国家卫生健康委员会"十四五"规划教材

全 国 高 等 学 校 教 材

供基础、临床、预防、口腔医学类专业用

新形态教材

内科学

Internal Medicine

U0298117

第 10 版

主　　审	钟南山　陆再英
主　　编	葛均波　王　辰　王建安
副 主 编	肖海鹏　胡　豫　余学清　秦茵茵

数 字 主 编	葛均波　王　辰
数字副主编	胡　豫　余学清　秦茵茵　房静远

分篇负责人	第一篇	绪论	葛均波
	第二篇	呼吸系统疾病	王　辰
	第三篇	循环系统疾病	葛均波
	第四篇	消化系统疾病	房静远
	第五篇	泌尿系统疾病	余学清
	第六篇	血液系统疾病	胡　豫
	第七篇	内分泌和代谢性疾病	肖海鹏
	第八篇	风湿免疫病	曾小峰
	第九篇	理化因素所致疾病	柴艳芬

人民卫生出版社

·北京·

图书在版编目（CIP）数据

内科学 / 葛均波，王辰，王建安主编. -- 10 版.
北京：人民卫生出版社，2024. 7（2024. 11重印）.
（全国高等学校五年制本科临床医学专业第十轮规划
教材）. -- ISBN 978-7-117-36571-0

I. R5

中国国家版本馆 CIP 数据核字第 2024Y449X6 号

人卫智网	www.ipmph.com	医学教育、学术、考试、健康，购书智慧智能综合服务平台
人卫官网	www.pmph.com	人卫官方资讯发布平台

内 科 学
Neikexue
第 10 版

主　　编：葛均波　王　辰　王建安
出版发行：人民卫生出版社（中继线 010-59780011）
地　　址：北京市朝阳区潘家园南里 19 号
邮　　编：100021
E - mail：pmph @ pmph.com
购书热线：010-59787592　010-59787584　010-65264830
印　　刷：人卫印务（北京）有限公司
经　　销：新华书店
开　　本：850×1168　1/16　　印张：61　　插页：2
字　　数：1805 千字
版　　次：1979 年 12 月第 1 版　　2024 年 7 月第 10 版
印　　次：2024 年 11 月第 2 次印刷
标准书号：ISBN 978-7-117-36571-0
定　　价：148.00 元

打击盗版举报电话：010-59787491　E-mail：WQ @ pmph.com
质量问题联系电话：010-59787234　E-mail：zhiliang @ pmph.com
数字融合服务电话：4001118166　E-mail：zengzhi @ pmph.com

编委名单

编　委 （以姓氏笔画为序）

数字编委

新形态教材使用说明

新形态教材是充分利用多种形式的数字资源及现代信息技术，通过二维码将纸书内容与数字资源进行深度融合的教材。本套教材全部以新形态教材形式出版，每本教材均配有特色的数字资源和电子教材，读者阅读纸书时可以扫描二维码，获取数字资源、电子教材。

电子教材是纸质教材的电子阅读版本，其内容及排版与纸质教材保持一致，支持手机、平板及电脑等多终端浏览，具有目录导航、全文检索功能，方便与纸质教材配合使用，进行随时随地阅读。

获取数字资源与电子教材的步骤

1 扫描封底红标二维码，获取图书"使用说明"。

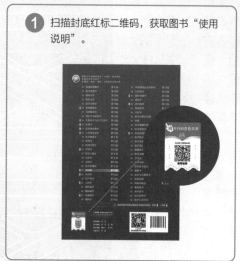

2 揭开红标，扫描绿标激活码，注册/登录人卫账号获取数字资源与电子教材。

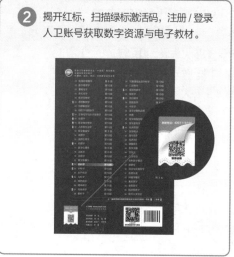

3 扫描书内二维码或封底绿标激活码，随时查看数字资源和电子教材。

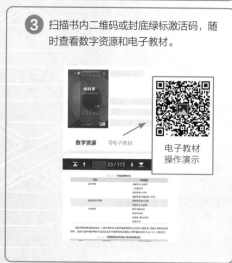

4 登录 zengzhi.ipmph.com 或下载应用体验更多功能和服务。

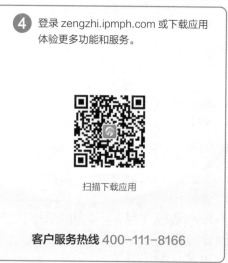

扫描下载应用

客户服务热线 400-111-8166

读者信息反馈方式

人卫e教
medu.pmph.com

欢迎登录"人卫e教"平台官网"medu.pmph.com"，在首页注册登录后，即可通过输入书名、书号或主编姓名等关键字，查询我社已出版教材，并可对该教材进行读者反馈、图书纠错、撰写书评以及分享资源等。

序言

百年大计，教育为本。教育立德树人，教材培根铸魂。

过去几年，面对突如其来的新冠疫情，以习近平同志为核心的党中央坚持人民至上、生命至上，团结带领全党全国各族人民同心抗疫，取得疫情防控重大决定性胜利。在这场抗疫战中，我国广大医务工作者为最大限度保护人民生命安全和身体健康发挥了至关重要的作用。事实证明，我国的医学教育培养出了一代代优秀的医务工作者，我国的医学教材体系发挥了重要的支撑作用。

党的二十大报告提出到 2035 年建成教育强国、健康中国的奋斗目标。我们必须深刻领会党的二十大精神，深刻理解新时代、新征程赋予医学教育的重大使命，立足基本国情，尊重医学教育规律，不断改革创新，加快建设更高质量的医学教育体系，全面提高医学人才培养质量。

尺寸教材，国家事权，国之大者。面对新时代对医学教育改革和医学人才培养的新要求，第十轮教材的修订工作落实习近平总书记的重要指示精神，用心打造培根铸魂、启智增慧、适应时代需求的精品教材，主要体现了以下特点。

1. 进一步落实立德树人根本任务。遵循《习近平新时代中国特色社会主义思想进课程教材指南》要求，努力发掘专业课程蕴含的思想政治教育资源，将课程思政贯穿于医学人才培养过程之中。注重加强医学人文精神培养，在医学院校普遍开设医学伦理学、卫生法以及医患沟通课程基础上，新增蕴含医学温度的《医学人文导论》，培养情系人民、服务人民、医德高尚、医术精湛的仁心医者。

2. 落实"大健康"理念。将保障人民全生命周期健康体现在医学教材中，聚焦人民健康服务需求，努力实现"以治病为中心"转向"以健康为中心"，推动医学教育创新发展。为弥合临床与预防的裂痕作出积极探索，梳理临床医学教材体系中公共卫生与预防医学相关课程，建立更为系统的预防医学知识结构。进一步优化重组《流行病学》《预防医学》等教材内容，撤销内容重复的《卫生学》，推进医防协同、医防融合。

3. 守正创新。传承我国几代医学教育家探索形成的具有中国特色的高等医学教育教材体系和人才培养模式，准确反映学科新进展，把握跟进医学教育改革新趋势新要求，推进医科与理科、工科、文科等学科交叉融合，有机衔接毕业后教育和继续教育，着力提升医学生实践能力和创新能力。

4. 坚持新形态教材的纸数一体化设计。数字内容建设与教材知识内容契合,有效服务于教学应用,拓展教学内容和学习过程;充分体现"人工智能+"在我国医学教育数字化转型升级、融合发展中的促进和引领作用。打造融合新技术、新形式和优质资源的新形态教材,推动重塑医学教育教学新生态。

5. 积极适应社会发展,增设一批新教材。包括:聚焦老年医疗、健康服务需求,新增《老年医学》,维护老年健康和生命尊严,与原有的《妇产科学》《儿科学》等形成较为完整的重点人群医学教材体系;重视营养的基础与一线治疗作用,新增《临床营养学》,更新营养治疗理念,规范营养治疗路径,提升营养治疗技能和全民营养素养;以满足重大疾病临床需求为导向,新增《重症医学》,强化重症医学人才的规范化培养,推进实现重症管理关口前移,提升应对突发重大公共卫生事件的能力。

我相信,第十轮教材的修订,能够传承老一辈医学教育家、医学科学家胸怀祖国、服务人民的爱国精神,勇攀高峰、敢为人先的创新精神,追求真理、严谨治学的求实精神,淡泊名利、潜心研究的奉献精神,集智攻关、团结协作的协同精神。在人民卫生出版社与全体编者的共同努力下,新修订教材将全面体现教材的思想性、科学性、先进性、启发性和适用性,以全套新形态教材的崭新面貌,以数字赋能医学教育现代化、培养医学领域时代新人的强劲动力,为推动健康中国建设作出积极贡献。

教育部医学教育专家委员会主任委员

教育部原副部长

林蕙青

2024 年 5 月

全国高等学校五年制本科临床医学专业
第十轮　规划教材修订说明

全国高等学校五年制本科临床医学专业国家卫生健康委员会规划教材自 1978 年第一轮出版至今已有 46 年的历史。近半个世纪以来，在教育部、国家卫生健康委员会的领导和支持下，以吴阶平、裘法祖、吴孟超、陈灏珠等院士为代表的几代德高望重、有丰富的临床和教学经验、有高度责任感和敬业精神的国内外著名院士、专家、医学家、教育家参与了本套教材的创建和每一轮教材的修订工作，使我国的五年制本科临床医学教材从无到有、从少到多、从多到精，不断丰富、完善与创新，形成了课程门类齐全、学科系统优化、内容衔接合理、结构体系科学的由纸质教材与数字教材、在线课程、专业题库、虚拟仿真和人工智能等深度融合的立体化教材格局。这套教材为我国千百万医学生的培养和成才提供了根本保障，为我国培养了一代又一代高水平、高素质的合格医学人才，为推动我国医疗卫生事业的改革和发展作出了历史性巨大贡献，并通过教材的创新建设和高质量发展，推动了我国高等医学本科教育的改革和发展，促进了我国医药学相关学科或领域的教材建设和教育发展，走出了一条适合中国医药学教育和卫生事业发展实际的具有中国特色医药学教材建设和发展的道路，创建了中国特色医药学教育教材建设模式。老一辈医学教育家和科学家们亲切地称这套教材是中国医学教育的"干细胞"教材。

本套第十轮教材修订启动之时，正是全党上下深入学习贯彻党的二十大精神之际。党的二十大报告首次提出要"加强教材建设和管理"，表明了教材建设是国家事权的重要属性，体现了以习近平同志为核心的党中央对教材工作的高度重视和对"尺寸课本、国之大者"的殷切期望。第十轮教材的修订始终坚持将贯彻落实习近平新时代中国特色社会主义思想和党的二十大精神进教材作为首要任务。同时以高度的政治责任感、使命感和紧迫感，与全体教材编者共同把打造精品落实到每一本教材、每一幅插图、每一个知识点，与全国院校共同将教材审核把关贯穿到编、审、出、修、选、用的每一个环节。

本轮教材修订全面贯彻党的教育方针，全面贯彻落实全国高校思想政治工作会议精神、全国医学教育改革发展工作会议精神、首届全国教材工作会议精神，以及《国务院办公厅关于深化医教协同进一步推进医学教育改革与发展的意见》（国办发〔2017〕63 号）与《国务院办公厅关于加快医学教育创新发展的指导意见》（国办发〔2020〕34 号）对深化医学教育机制体制改革的要求。认真贯彻执行《普通高等学校教材管理办法》，加强教材建设和管理，推进教育数字化，通过第十轮规划教材的全面修订，打造新一轮高质量新形态教材，不断拓展新领域、建设新赛道、激发新动能、形成新优势。

其修订和编写特点如下：

1. **坚持教材立德树人课程思政** 认真贯彻落实教育部《高等学校课程思政建设指导纲要》，以教材思政明确培养什么人、怎样培养人、为谁培养人的根本问题，落实立德树人的根本任务，积极推进习近平新时代中国特色社会主义思想进教材进课堂进头脑，坚持不懈用习近平新时代中国特色社会主义思想铸魂育人。在医学教材中注重加强医德医风教育，着力培养学生"敬佑生命、救死扶伤、甘于奉献、大爱无疆"的医者精神，注重加强医者仁心教育，在培养精湛医术的同时，教育引导学生始终把人民群众生命安全和身体健康放在首位，提升综合素养和人文修养，做党和人民信赖的好医生。

2. **坚持教材守正创新提质增效** 为了更好地适应新时代卫生健康改革及人才培养需求，进一步优化、完善教材品种。新增《重症医学》《老年医学》《临床营养学》《医学人文导论》，以顺应人民健康迫切需求，提高医学生积极应对突发重大公共卫生事件及人口老龄化的能力，提升医学生营养治疗技能，培养医学生传承中华优秀传统文化、厚植大医精诚医者仁心的人文素养。同时，不再修订第9版《卫生学》，将其内容有机融入《预防医学》《医学统计学》等教材，减轻学生课程负担。教材品种的调整，凸显了教材建设顺应新时代自我革新精神的要求。

3. **坚持教材精品质量铸就经典** 教材编写修订工作是在教育部、国家卫生健康委员会的领导和支持下，由全国高等医药教材建设学组规划，临床医学专业教材评审委员会审定，院士专家把关，全国各医学院校知名专家教授编写，人民卫生出版社高质量出版。在首届全国教材建设奖评选过程中，五年制本科临床医学专业第九轮规划教材共有13种教材获奖，其中一等奖5种、二等奖8种，先进个人7人，并助力人卫社荣获先进集体。在全国医学教材中获奖数量与比例之高，独树一帜，足以证明本套教材的精品质量，再造了本套教材经典传承的又一重要里程碑。

4. **坚持教材"三基""五性"编写原则** 教材编写立足临床医学专业五年制本科教育，牢牢坚持教材"三基"（基础理论、基本知识、基本技能）和"五性"（思想性、科学性、先进性、启发性、适用性）编写原则。严格控制纸质教材编写字数，主动响应广大师生坚决反对教材"越编越厚"的强烈呼声；提升全套教材印刷质量，在双色印制基础上，全彩教材调整纸张类型，便于书写、不反光。努力为院校提供最优质的内容、最准确的知识、最生动的载体、最满意的体验。

5. **坚持教材数字赋能开辟新赛道** 为了进一步满足教育数字化需求，实现教材系统化、立体化建设，同步建设了与纸质教材配套的电子教材、数字资源及在线课程。数字资源在延续第九轮教材的教学课件、案例、视频、动画、英文索引词读音、AR互动等内容基础上，创新提供基于虚拟现实和人工智能等技术打造的数字人案例和三维模型，并在教材中融入思维导图、目标测试、思考题解题思路，拓展数字切片、DICOM等图像内容。力争以教材的数字化开发与使用，全方位服务院校教学，持续推动教育数字化转型。

第十轮教材共有56种，均为国家卫生健康委员会"十四五"规划教材。全套教材将于2024年秋季出版发行，数字内容和电子教材也将同步上线。希望全国广大院校在使用过程中能够多提供宝贵意见，反馈使用信息，以逐步修改和完善教材内容，提高教材质量，为第十一轮教材的修订工作建言献策。

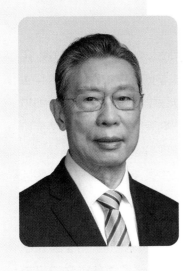

钟南山

中国工程院院士、广州医科大学呼吸内科教授、博士生导师,973计划首席科学家,中华医学会前会长、顾问,"共和国勋章"获得者。爱丁堡大学荣誉教授,伯明翰大学科学博士,首届"港大百周年杰出学者",首届"英国爱丁堡大学年度国际荣誉杰出校友"。现任广州国家实验室主任、国家呼吸医学中心荣誉主任、国家呼吸系统疾病临床医学研究中心主任。2020年新冠肺炎疫情期间,担任国家卫生健康委高级别专家组组长、新冠疫情联防联控工作机制科研攻关专家组组长。

从事医教研工作超60年,是我国呼吸系统疾病防治的领军人物。其先后主持WHO/GOLD委员会全球协作课题,国家973、863、科技攻关计划,国家自然科学基金重大项目等重大课题。在国际权威学术期刊上发表SCI论文500余篇,总引用次数超过1万次,是国内在NEJM、Lancet、Lancet子刊、JAMA等国际SCI刊物上学术贡献最突出的科学家之一。出版各类专著包括《呼吸病学》《全民健康十万个为什么》《内科学》(全国规划教材)、《物联网医学》等20余部。获得发明专利60余项,实用新型30余项。先后获得包括国家科学技术进步奖二等奖、教育部科学技术进步奖一等奖、广东省科技进步奖一等奖等奖励20余项,全国白求恩奖章、南粤功勋奖、吴阶平医学奖、中国工程院光华科技成就奖、全国高校黄大年式教师团队、改革先锋、新中国最美奋斗者、何梁何利基金"科学与技术成就奖"、全国创新争先团队奖、共和国勋章等荣誉及奖励数十项。

陆再英

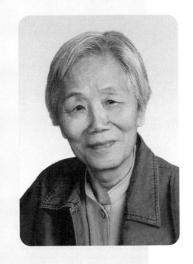

陆再英教授毕业后留同济医院内科工作,主要从事心血管专业的医疗、教学及科研工作。她精通英语、德语,作为"改革开放"后我国第一批公派出国人员出国深造,成为中国改革开放后医学界第一位女博士,曾历任大内科主任、诊断学教研室主任。她积极撰写教材和专著,主编《内科学》《诊断学》《英汉医学词汇》等一系列医学教材和参考书籍。她为人师表,作风正派,医德高尚,严谨求实,深受广大患者、学生和同事的一致好评。曾获国家卫生部、中医院管理局和人事部共同颁发的"全国卫生系统先进工作者""湖北省优秀教师""湖北省三育人"等光荣称号。所主编的《内科学》(第5版、第6版)均获教育部"全国普通高等学校优秀教材一等奖"。她一直心系年轻医师的发展培养,为他们创造良好的成长环境和发展平台。她先后培养硕士和博士研究生21人,博士后2人。许多研究生在国内外医学机构及高等学府担任学术带头人和领导职务。

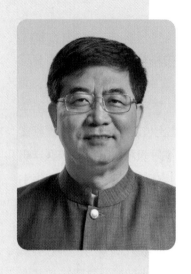

葛均波

中国科学院院士,国际著名心血管病专家,长江学者特聘教授、国家杰出青年科学基金获得者。现任复旦大学附属中山医院心内科主任、教授、博士生导师,国家放射与治疗临床医学研究中心主任、上海市心血管病研究所所长、复旦大学生物医学研究院院长、中国医师协会心血管内科医师分会会长、世界心脏联盟常务理事、美国哥伦比亚大学客座教授,曾任中华医学会心血管病分会主任委员、美国心脏病学会国际顾问、亚太介入心脏病学会主席。

长期致力于推动我国重大心血管疾病诊疗技术革新和成果转化,在冠状动脉腔内影像诊断、复杂介入诊疗技术创新、新型器械研发和心血管危重症救治体系建立等方面,开展了卓有成效的研究工作。

先后荣获全国先进工作者、全国创新争先奖章、白求恩奖章、中国医师奖、中国技术市场协会金桥奖突出贡献个人奖、何梁何利基金科学与技术进步奖、中源协和生命医学奖、树兰医学奖、世界杰出华人医师霍英东奖、国际心血管创新大会(ICI)终身成就奖。担任 *Cardiology Plus* 主编,*International Journal of Cardiology*、*Herz* 副主编。共发表 SCI 收录的通信作者论文 600 余篇;主编英文专著 1 部、中文专著 22 部,担任主编的《内科学》(第 9 版)于 2021 年获首届全国教材建设奖全国优秀教材一等奖。作为第一完成人获得国家科技进步奖二等奖、国家技术发明奖二等奖、上海市科技功臣奖、上海市科技进步奖一等奖、上海市技术发明奖一等奖、教育部科技进步奖一等奖等科技奖项16 项。

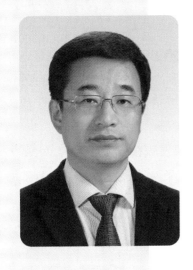

王 辰

呼吸病学与危重症医学专家,中国工程院院士,美国国家医学科学院、欧洲科学院外籍院士,欧洲科学与艺术学院院士,中国医学科学院学部委员。中国工程院副院长,中国医学科学院北京协和医学院院校长,国家呼吸医学中心主任。担任世界卫生组织(WHO)多项重要专业职务。*Chinese Medical Journal*(《中华医学杂志英文版》)总编辑。

长期从事呼吸与危重症医学临床、教学与研究工作。主要研究领域包括呼吸病学、群医学及公共卫生。在慢性气道疾病、肺栓塞、呼吸衰竭、新发呼吸道传染病、控制吸烟等领域作出多项重要创新,改善医疗卫生实践。在 *New Engl J Med*、*Lancet* 等国际权威期刊发表论文290余篇。获得国家科技进步奖特等奖、一等奖、二等奖。

具有中国工程院、中国医学科学院、北京协和医学院、中日友好医院、卫生部科教司、北京医院、北京朝阳医院和北京市呼吸疾病研究所的领导和管理工作经验,所负责单位的学科建设和事业发展取得显著进展。作为学科带头人以先进理念引领我国现代呼吸学科健康发展。推动创立我国住院医师和专科医师规范化培训制度、"4+4"医学教育制度、群医学学科。

王建安

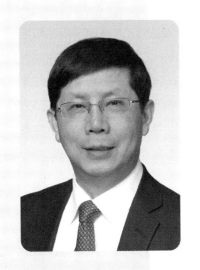

中国科学院院士,第十四届全国政协委员,现任经血管植入器械全国重点实验室主任、浙江大学心血管病研究所所长、浙江大学医学院副院长(兼)、浙江大学医学院附属第二医院党委书记、心脏中心主任,国家重大科学研究计划首席科学家,重大专项、重点研发计划等项目负责人,《美国心脏病学会杂志(亚洲刊)》(*JACC: Aisa*)主编,欧洲心脏先天结构与瓣膜介入大会(CSI)共同主席,中华医学会心血管病学分会副主任委员,*World Journal of Emergency Medicine* 主编、《中华急诊医学杂志》顾问、《中华心血管病杂志》顾问。

从事教学工作至今30余年。长期围绕动脉粥样硬化、冠心病、心肌梗死、心力衰竭及瓣膜病的介入治疗等领域展开研究工作及临床新技术推动,以第一完成人获国家科学技术进步奖二等奖、省部级重大贡献奖和一等奖多项,以通信作者(含共同)在 *NEJM*、*Cell Research*、*Circulation*、*JACC*、*Circulation Research*、*Science Translational Medicine*、*PNAS* 等著名期刊发表论文200余篇,获何梁何利基金"科学与技术进步奖"、谈家桢临床医学奖、吴阶平医药创新奖及白求恩奖章等。

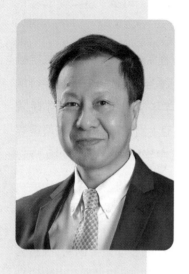

肖海鹏

教授,博士生导师,现为中山大学常务副校长、中山大学附属第一医院院长、内分泌科首席专家。任中国医师协会内分泌代谢科医师分会副会长、教育部"六卓越一拔尖"2.0计划新医科建设工作组成员、教育部医学教育专家委员会委员等。

从事医教研工作30余年,学术成果发表在 *BMJ*、*The Lancet Digital Health* 等,主持国家级和省部级等多项课题。主编国家规划教材《临床医学导论》(第2版)、《临床基本技能》(第2版)和住培教材《内科学 内分泌代谢科分册》(第2版),副主编《内科学》(第9版)、长学制《内科学》(第4版)等。首批全国高校黄大年式教师团队负责人,获国家级教学成果二等奖、教育部宝钢优秀教师奖、欧洲医学教育联盟 Honorary Fellowship 奖项首位中国专家称号、广东省科技进步奖一等奖。

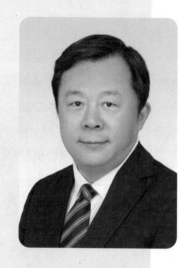

胡　豫

华中科技大学同济医学院附属协和医院院长,血液病学研究所所长。国家杰出青年科学基金获得者、教育部长江学者特聘教授、国家重点学科带头人。担任中华医学会血液学分会候任主任委员、血栓与止血学组组长、中华医学会内科学分会常委、中国医师协会血液科医师分会副会长、国际血栓与止血学会教育委员会委员、亚太血栓与止血协会常委等。担任本专业国际刊物 *Thrombosis and Haemostasis*、*Thrombosis Research* 副主编,《临床急诊杂志》主编、《中华血液学杂志》副主编。

获2018年国家科技进步奖二等奖(第一完成人)、2020年全国创新争先奖章、2020年全国教书育人楷模、2021年何梁何利基金"科学与技术进步奖"、教育部科技进步奖一等奖、湖北省科技进步奖一等奖、湖北省科技成果推广奖、湖北省高等学校教学成果特等奖。

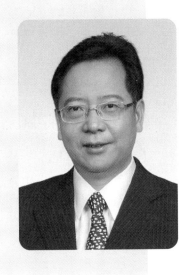

余学清

　　广东省人民医院（广东省医学科学院）院长。担任中国生物医学工程协会副会长、中国医院协会副会长、广东省医学会副会长、中华医学会肾脏病学分会第十届委员会主任委员、中国医师协会肾脏内科医师分会第二届委员会会长；《中华肾脏病杂志》总编辑，国际腹膜透析协会（ISPD）前任主席、亚太肾脏病学会（APSN）候任主席、《美国肾脏病杂志》和《国际肾脏病杂志》编委、*Nephrology* 主题编委。

　　承担各级科研基金 60 多项，包括国家重点研发计划 2 项，国家杰出青年科学基金、国家自然科学基金重点项目、教育部创新团队项目等；发表科研论文 500 多篇，其中 SCI 收录 200 多篇，以第一作者和通信作者发表论文 100 多篇，包括 *Nature Genetics*、*Nature Communications*、*Cell Metabolism*、*Science Translational Medicine* 等。出版学术专著 17 部，其中主编 8 部。荣获国家科技进步奖二等奖 1 项；中国高校科技进步一等奖；广东省科技进步奖一等奖 2 项；广东省自然科学奖一等奖。

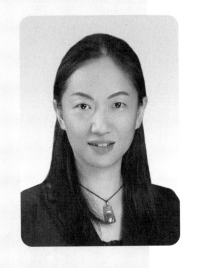

秦茵茵

　　广州医科大学内科教授，博士生导师。广州医科大学南山学院呼吸系统课程整合模块负责人，广州呼吸健康研究院呼吸与危重症医学科病区主任；现任国家临床医学研究中心-中国呼吸肿瘤协作组青年委员会常委、广东省胸部疾病学会呼吸肿瘤全程管理专业委员会主任委员、广东省医师协会呼吸科医师分会间质病与肺癌专业组副组长等多项学术职务。

　　从事医教研工作 28 年。主持 2 项国家自然科学基金项目及广东省本科高校教学质量与教学改革工程建设项目、广东省教育科学"十三五"规划研究项目等省级科研教学课题多项。首批全国高校黄大年式教师团队核心成员，任课程思政案例库《内科学》主编，器官-系统整合教材《呼吸系统与疾病》（第 2 版）副主编及配套 PBL 案例库主编。获广东省科学技术奖二等奖、广东省抗击传染性非典型肺炎三等功、广东省杰出青年医学人才、南粤优秀教师等奖项。

前言

健康,是我们人生中最为珍贵的财富,承载着无限的价值。而医学,则是人类捍卫这份珍贵财富的科学使者。在广袤的医学领域中,内科学犹如一座巍然屹立的堡垒,涵盖着人体各系统的秘密,解析着疾病的根源,指引着健康的方向。从病因到临床表现,从预防到治疗,内科学是临床医学的命脉,是医学生成长道路上的基石之一。

对怀揣医学信仰的年轻学子们,《内科学》是探索医学世界的起点,是塑造未来医者形象的摇篮。这本教材承载着历史使命,自 1979 年初版问世以来已有九次更新,它映照着社会和医学科学的变迁,伴随着时光的脉动,不断汲取新知,不断丰盈内核,获得广大医学院校的认可和盛誉,为我国培育医学人才作出了不可磨灭的贡献。

在全国高等学校五年制本科临床医学专业教材评审委员会和人民卫生出版社的引领与组织下,全体编委在第 9 版教材的坚实基础上,经过精雕细琢,铸成了第 10 版既有传承也有创新的面貌。新版《内科学》教材呈现如下特点:

其一,保持科学性、系统性、完整性、权威性和实用性等编写特质。充分满足内科学在教学、科研与临床实践中的多方位需求,保留并提炼内核知识,融入最新发展前沿,巧妙调整全书结构,以切合医学实践脉络。

其二,高度重视基础知识和实践技能的培养。教材概括了近年来的临床实践经验,精选了教学内容,集结成医学生必备的基石——内科学智慧。整体架构以内科各专科分支为纲,秉持"三基"原则,即基础理论、基本知识、基本技能,突显学生须掌握的常见病症、多发疾病等实用临床知识,体现了医学教育对本科生教材的要求。

其三,汇聚了国内外众多资深医学专家的集智成果,涵盖了内科学的最新演变与疾病认知。在第 9 版基础上,深化了各章节内容,特别是常见病诊疗部分,基于国际和国内最新指南以及循证医学证据,实施了相应更新。增添了若干崭新热门篇章,裁剪了如今不常见疾病内容,对交叉内容进行调整,以杜绝重复之弊,并对疾病名称和专业术语进行必要更替。全书力求言简意赅,焕发与时俱进之光彩。

其四,现代医学教育的发展已经进入数字化时代,本版教材融合丰富数字资源探索新形态教材模式,为学子们提供更为丰富的学习路径。通过多媒体的支持,学生们能够身临其境地感受临床实践,深入了解医学领域的创新进展。预习、复习、自主学习,都得以在丰富多样的学习资源中展开,为学生们的知识探索铺就更加宽广的道路。

这本书不仅是医学院校本科生课堂上的宝贵教材,考虑到广大临床医生的求知需求,也为他们提供了持续教育和自主学习的可靠指南。此外,它还可供正在备考执业医师资格考试、研究生入学考试等的医学界人士参考。

本教材从第 1 版至第 10 版,在充满挑战的医学世界里,每一页都凝聚了全体主编和编委的心血,每一个篇章都是他们深思熟虑的结晶。为编好这本教材,他们倾注了大量的心血、功不可没,在此谨向他们致敬。本书由戴宇翔主任医师出任学术秘书,他尽职尽责地完成了全书稿件的整理、成稿等工作,在此致以诚挚的感谢。

《内科学》第10版由葛均波、王辰、王建安院士担任主编,肖海鹏、胡豫、余学清、秦茵茵教授担任副主编,编写工作实行主编与分篇负责人分级负责制度,各篇负责人(按篇序排列)如下:葛均波(第一篇、第三篇)、王辰(第二篇)、房静远(第四篇)、余学清(第五篇)、胡豫(第六篇)、肖海鹏(第七篇)、曾小峰(第八篇)、柴艳芬(第九篇)。

在编写本教材的过程中,作者们尽一切努力完成编写工作,但难免存在一些不足之处。如果读者在使用本书的过程中发现任何问题或者错误,恳请批评指正。

葛均波　王　辰　王建安

2024年1月31日

目录

第一篇

绪　论

一、内科学概况

(一)人类医学发展历程

医学从远古走向现代,与人类的生存和繁衍并肩前行,它不断探索疾病的发生与发展规律,研究疾病的预防和治疗对策。遥远的蒙昧时代,先民在与自然灾害、猛兽以及疾病的搏斗中开启了医疗保健的征程,他们逐渐发现能够缓解疾病的药物和疗法,不断从生与死的边缘中积累着经验,最终构筑了初步的经验型医学体系。我国古代文献《帝王世纪》记载了伏羲氏"造书契以代结绳之政,画八卦以通神明之德,以类万物之情。所以六气、六腑、五脏、五行、阴阳、四时、水火升降,得以有象,百病之理,得以有类。乃尝味百药而制九针,以拯夭枉焉。"司马迁的《史记》和朱熹的《纲鉴》记载了神农氏"神农尝百草,始有医药"。《通鉴外纪》记载了黄帝所创之医,"乃上穷下际,察五色,立五运,洞性命,纪阴阳,咨于岐伯而作《内经》。"战国至秦汉时期,历代许多医家广泛收集整理当时积累的医疗经验和思想,不断丰富增补汇集而成《黄帝内经》,这是我国古代经验型医学理论的代表文献。

"医生"职业随着社会分工的发展而产生,希波克拉底(Hippocrates of Cos,约公元前460—公元前377,古希腊名医)是其中的典型代表,被西方尊为"医学之父"。希波克拉底的弟子和后人整理汇集他的医学著述并融入同时代其他古希腊医界论著而成的《希波克拉底文集》(*Corpus Hippocraticum*),集中代表了古希腊时期的经验型医学理论,为西方医学的发展奠定了基础。

中世纪的欧洲曾出现大规模的传染病流行,经过严格隔离才停止蔓延,这促进了"医院"的设立。1628年,哈维(William Harvey,1578—1657,英国医生)发表《动物心脏与血液运动的解剖实习》,论述了血液大循环理论。哈维的血液循环理论奠定了现代医学的基础理论,与哥白尼的日心说一起,标志着近代自然科学体系的开始。近代科学注重实验,从人类早期的经验型医疗知识的积累,发展为机械自然观方法论指导下的实验科学体系。例如,维萨利(Andreas Vesalius,1514—1564,比利时医生)在人体解剖的实验基础上发表了《论人体结构》,马尔比基(Marcello Malpighi,1628—1694,意大利解剖学家、医生)和列文虎克(Antonie van Leeuwenhoek,1632—1723,荷兰显微镜学家、微生物学家)发现了显微镜下的微观世界。19世纪后,巴斯德(Louis Pasteur,1822—1895,法国微生物学家、化学家)和科赫(Robert Koch,1843—1910,德国医生、细菌学家)在一系列微生物学实验的基础上,确立了"微生物导致传染病"的理论。

19世纪至20世纪,现代医学开始分化出基础医学、临床医学以及预防医学,并进一步细化,更加专业。基础医学是研究人的生命和疾病本质及其规律的自然科学,主要采用实验手段,所研究的各种规律为其他应用医学所遵循。预防医学以人群为研究对象,主要探索疾病在人群中发生、发展和流行的规律及其预防措施,帮助制定公共卫生策略,以达到预防疾病和增进健康的目的。临床医学是研究人体疾病发生、发展规律及其临床表现、诊断、治疗和预后的科学,其直接面对疾病和病人,是医学中侧重实践活动的部分。

在临床医学领域,内科学扮演着至关重要的角色,它涵盖广泛,具有强大的整体性,所论述的内容对整个临床医学体系都具有普遍意义,可谓是各个临床学科的基石。随着时间的推移,内科学所涉及的研究和诊治范围不断扩展。自20世纪50年代起,新的亚专科不断涌现,包括呼吸病学、心血管病学、消化病学、肾病学、血液病学、内分泌病学、营养代谢病学、风湿病学、神经病学、传染病学、精神病学以及老年医学等领域。

(二)现代内科学的演变

1. **社会发展和疾病谱变化对内科学的影响** 医学的发展与社会演化和科技进步密切相关。传染性疾病因其传播面广、破坏性强,一次次给人类带来深重的灾难。历史上曾出现多次鼠疫、霍乱等急性重大传染病大流行,其传染性强、流行面广、迅速致命的特点造成亿万人死亡。即使慢性传染病如疟疾、结核等也给人类造成了持续、巨大的生命和物质损失。早期内科学亟需解决的是诊治传染性疾病占主要地位的疾病。随着医学的不断进步,针对传染病的预防和治疗手段层出不穷,各种疫苗、抗生素以及化学药物的出现使大部分传染病逐步得到了控制。世界卫生组织(World Health Organization, WHO)于1979年宣布天花在全球范围内被消灭。但是,人类对微生物的认识还是有限的,微生物作为地球上古老的成员,它们长期存在并且不断进化。细菌、病毒等微生物搭载着四通八达的交通,使传染性疾病在"地球村"的传播更快捷。人类将继续面对传染性疾病带来的挑战和威胁,需要不断总结经验,做好科学防范和应对。

社会和自然环境变迁带来新的全球健康问题,那就是与人类寿命延长、生活方式改变以及心理行为密切相关的心脑血管疾病、恶性肿瘤以及其他慢性病逐步上升为社会主要的疾病类型。WHO公布的数据显示,2019年全世界估计死亡5 540万人,其中由非传染性疾病导致的占74%,比2000年的60%上升较多。四类主要非传染性疾病共造成约3 330万人死亡,分别为心血管疾病(1 790万)、肿瘤(930万)、慢性肺部疾病(410万)、糖尿病(200万);从具体病种来看,目前全球范围造成死亡的三大最主要疾病依次是缺血性心脏病、脑卒中以及慢性阻塞性肺疾病。因此,诊治慢性非传染性疾病成为现代医学以及内科学的重要任务。

2. 生命科学、基础医学和临床流行病学的发展对内科学的促进作用 影响现代内科学发展的另一个重要因素,是生命科学、基础医学和临床流行病学的发展。生命科学和基础医学对人类自身生命本质的认识,对内科疾病的病因和发病机制的深入阐明,促进了内科学对疾病发生、发展规律的科学理解,进而丰富了治疗手段。

在内科疾病诊断技术的发展中,细胞和分子生物学扮演了重要角色。高效液相层析、放射免疫和免疫放射测量、酶学检查技术、酶联免疫吸附试验、聚合酶链反应、生物芯片等技术的建立,使测定体液或组织中的微量物质、免疫抗体、微生物DNA或RNA等成为可能,大大提高了疾病诊断的敏感性和特异性。例如,高敏肌钙蛋白的测定使急性心肌梗死的诊断时间大大缩短,血乙肝病毒DNA载量的测定为慢性乙型肝炎的治疗提供了重要参考。2003年,人类基因组测序公布,人类基因图谱第一次被展示出来,基因组学时代正式开启。人类基因组和各种微生物基因组应用于各种场景,包括病因诊断、治疗指导、预后判断、药物反应、病原体检测、疫苗开发等。表观基因组学、微生物组学、代谢组学、暴露组学也在探索和发展过程中,用于解释和指导治疗人类复杂疾病。人类表型组国际大科学计划正在开展,贯穿和破解"基因-表型-环境、宏观-微观表型"之间的关联与调控机制,用于解释和指导治疗人类复杂疾病,实现对疾病与健康的精准干预。

医学、生命科学与物理学、化学、数学、机械工程等多学科交叉研究促成了多排螺旋CT、磁共振、正电子发射断层成像(positron emission tomography, PET)等辅助检查技术的开发和应用,使疾病的影像诊断条件发生了翻天覆地的改变。

同时,临床流行病学的建立和发展也极大改变了内科学的面貌。临床流行病学于20世纪70年代开始兴起,是建立在临床医学基础上的一门关于临床研究的设计、测量和评价的方法学,以患病群体为研究对象,将流行病学、统计学、临床经济学以及医学社会学的原理和方法结合在一起探索疾病的病因、诊断、治疗和预后的规律。

基于生命科学、基础医学和临床流行病学的发展,临床医学远离了古代经验型医学的范式,形成了循证医学体系。循证医学(evidence-based medicine, EBM)是指在临床研究中采用前瞻性随机双盲对照及多中心研究的科学方法,将系统地收集、整理大样本研究所获得的客观证据作为医疗决策的基础。循证医学保障了临床医疗决策基于科学实验的数据支持,避免了过去仅依据医生(即使最有经验的优秀医生)个体经验积累来进行医疗决策时可能发生的偏见和失误。循证医学在日常医学实践中已成为一个越来越重要的核心组成部分,临床诊疗的实践需求促使大量指导实践的循证医学指南共识发行发布,在这些正式发行发布的诊疗指南中,对某一诊疗措施,如果已经有多个大规模前瞻性双盲对照研究得出一致性的结论,则证据水平最高,常被列为强烈推荐;如尚无循证医学证据,仅为逻辑推理,但已被临床实践接受的则证据级别水平为最低,常被列为专家共识或临床诊治参考。需要强调指出的是,循证医学研究的结论或者诊疗指南的推荐,都只能是给临床医生提供重要的参考依据,不能作为临床医疗决策的唯一依据,更不能忽视临床医生对于每一个具体病人认真的个体化分析。

3. 医学思维的演变　人类的医学思维是在医学研究和实践活动中逐渐形成的观察和处理医学领域相关问题的基本思想和基本方法,是人们处理医学问题时所遵循的总原则,反映了特定时期人们认识健康和疾病及其相互关系的哲学观点,影响着这一时期医疗活动的思维和行为方式。

医学思维伴随着科技文化的不断发展、疾病谱的演变,以及人们对医学科学认识的逐步深入而变化。从远古时代到20世纪70年代以前,人们先后经历了神灵主义的医学模式、自然哲学的医学模式、机械论的医学模式以及生物医学模式。

现代医学诞生以来,生物医学模式把疾病的诊治对象作为生物自然人个体对待,使人们对疾病发病机制和医治方法的认识不断深入,对疾病的预防和治疗更加有效,极大促进了现代医学的发展。但是,这一模式本身的缺陷也不断暴露,尤其是"心身二元论"的观点使人们忽视了人的生理、心理以及诸多社会因素之间的关系和影响,致使诸多疾病仅从生物学角度难以解释,单纯依靠生物学手段也难以达到理想疗效。1977年,美国 George L. Engel 教授在 *Science* 杂志撰文,评价了传统生物医学模式的局限性,提出应该用"生物-心理-社会医学模式"取代生物医学模式,在生物-心理-社会医学模式中,整体看待健康与疾病问题,既要考虑到病人自身的生物学特性,还要充分考虑到有关的心理因素及社会环境的影响;医疗工作从以疾病为主导转变为以健康为主导,从以医疗机构为基础转变为以社会为基础,从主要依靠医护人员和医学科技转变为需要全社会、多部门、多学科共同参与;卫生保健不仅面向个体更要面向群体,疾病防治的重点不仅是躯体疾病,也要重视与心理、社会和环境因素密切相关的疾病。新的医学模式的提出和建立使医疗工作发生了从局部到全身、从个体到群体、从医病到医人、从生物医学到生物-心理-社会整体医学的跨越,这对包括内科学在内的整个医学领域的发展都具有重要的理论和指导意义。

（三）21 世纪内科学的机遇和挑战

1. 转化医学、整合医学的兴起给内科学带来的变革　过去半个多世纪,生物医学的基础科学探索取得长足进展,但人们却在追问,发表了那么多高质量的论文,发现了那么多关于人类自身的新知识,为什么疾病依旧肆虐、病痛仍未解除。转化医学概念由此诞生。转化医学(translational medicine)不是新兴的单一学科,而是一种状态、一个平台,甚至是一种理念,指从实验室到临床(bench to bedside)、从临床到实验室(bedside to bench),联系基础—临床—基础的重要途径,联合基础医学研究者、医生、病人、企业甚至政府,帮助实验室研究成果转化为临床应用的产品与技术;帮助来源于临床的观察促进实验室更深入全面认识疾病,进行更优化的实验设计。它的目的是促进基础研究、提高医疗水平、解决健康问题。药物研发、分子诊断、医疗器械、生物标志物、样本库等都属于转化医学的范畴。

医学思维模式由神灵主义变迁为今天的生物-心理-社会医学模式,历经了整体—局部—整体过程,尽管含义已有不同,但对人本和疾病的关注从没有停止。在许多国家,多种医学学说并行。比如我国,中医、西医并存,中医关注脏腑经脉学说,西医目前仍以分科为基础。随着老龄社会的到来,老年病人数量呈井喷式增长,他们往往同时患有多种疾病。多种病理机制共同作用,使疾病的诊断和治疗难度显著增加。同时多种疾病又存在共同的危险因素,比如冠心病、脑血管疾病、外周动脉疾病的危险因素都是高血压、糖尿病、吸烟等,发病机制和治疗上有共同之处。整合医学(integrated medicine)应运而生,指在理念上实现医学整体和局部的统一,在策略上以病人为核心,在实践上将各种防治手段有机融合。它将医学各领域最先进的知识理论和临床各专科最有效的实践经验有机整合,并根据社会、环境、心理进行调整,使之成为更加适合人体健康和疾病治疗的新的医学体系。

整合医学的核心是团队合作、多科合作,全程关注。对慢性病病人,比如 2 型糖尿病病人,医生不仅要提供单次就诊意见,给予降糖治疗处方,还需要了解病人的遗传背景和生活方式,评估心、肾、血管等多处靶器官的状态,全程指导疾病二级预防。随着病人疾病状态的变化,医生随时给予诊疗方案变更,推荐病人接受其他专科诊疗。再如对泛血管疾病病人,多学科协作诊疗,统筹考虑全身性危险因素和局部血管疾病,给予全方位全周期健康管理。

2. 微创、介入技术为内科学带来的新机遇　早期内科学主要强调整体生活方式优化和药物治疗,从 20 世纪发展至今,介入技术、内镜技术等开启了"微创内科学"新纪元。微创内科治疗方法创伤小、疗效好、风险低、康复快,对不能耐受外科手术的病人也适用,已经成为与药物治疗、外科手术并驾齐驱的三大治疗手段之一。心血管内科是成功运用微创介入诊疗技术的典范。1929 年福斯曼(Werner Forssmann,1904—1979,德国医生)在 X 线透视下通过自己的肘部静脉成功将导管亲手置入自己的右心房,并拍下了人类第一张心导管的 X 线片,拉开了介入心脏病学时代的序幕,他也因为这一创举获得 1956 年诺贝尔生理学或医学奖。之后,介入心脏病学蓬勃发展:经皮冠状动脉成形术、冠状动脉支架植入术、心律失常射频消融术、心脏起搏器植入术、先天性心脏病介入封堵术、瓣膜性心脏病介入治疗等广泛开展。心血管微创介入技术治疗了既往单靠药物难以解决的临床疾病,甚至在某些外科认为的手术禁区,也可以尝试利用内科介入方法化解难题。

呼吸内科、消化内科等也都已经广泛开展微创诊疗。例如,纤维支气管镜在呼吸系统领域不仅仅用于肺癌和病原学诊断,在肺部感染、肺不张、弥漫性肺疾病及呼吸科急诊中也得到广泛应用;支气管内超声将支气管镜与超声系统相结合,能更精准诊断呼吸系统疾病。消化内科内镜技术飞速发展,经历了硬式内镜、纤维内镜到目前电子内镜三个阶段,不仅用于诊断,还发展出内镜黏膜切除术、内镜黏膜下剥离术、内镜下全层切除术、经内镜逆行性胰胆管造影等内镜微创技术。

3. "互联网+"、大数据与精准医疗背景下的内科学　"互联网+"指利用新型互联网技术来促进传统行业的发展,不仅是传统行业本身技术和业务的创新,更是与互联网的深度融合。"互联网+医疗"的具体形式可有:移动医疗、远程医疗、电子病历、医疗信息数据平台、智能可穿戴医疗产品、信息化服务等。

互联网、云计算、超强生物传感器、基因组测序等创造性力量喷涌而出,爆炸的数据通过云服务器集群实现无限大的计算存储能力,这些来源多样、类型多样、具有潜在价值的数据群称为"大数据",将在医学的各方面,诸如临床研究分析、临床决策制定、疾病转归预测、个体化治疗、医疗质量管控等发挥巨大的作用。Framingham 心脏研究堪称医学史上的丰碑,它是一个长期、持续的心血管病学队列研究,为心血管流行病学提供了宝贵的资料。近年来,Framingham 心脏研究已进入对第三代人的观察,加入了遗传学和基因组学,在不断增加的大样本人群中进行了全基因组 DNA 测序,希望帮助了解人类基因组常见遗传变异与疾病的关联。部分研究者认为,大数据时代医生的日常诊疗已伴随产生大量病人信息数据,如果与他们的基因组学相结合,与他们的其他个人资料相结合,利用信息分析技术,完全可以产生有相当价值的医学信息,是一种新兴的医学研究模式。

精准医学指"集合现代科技手段与传统医学方法,科学认知人体机能和疾病本质,以最有效、最安全、最经济的医疗服务获取个体和社会健康效益最大化的新型医疗"(引自 2015 清华大学精准医学论坛)。简言之,根据个体情况量身定制个性化治疗方案,"个性化医疗"+遗传检测+靶向治疗。精准医学已经广泛应用于肿瘤靶向治疗和遗传病诊断。通过基因测序找到肿瘤病人基因突变的靶标,给予靶向药物,监控相关肿瘤标志物变化,结合高分辨影像学检测,精确跟踪治疗效果,并随时调整方案。对基因突变病人,精准治疗甚至可以代替传统的"地毯式"放化疗。不仅治疗效率明显提高,也可避免严重的放化疗毒副反应。

4. 人工智能+医疗的新发展　1956 年,美国达特茅斯会议(Dartmouth Meeting)上一批著名科学家提出人工智能的概念,探索用计算机模拟人的智能,让机器像人一样认知、思考、学习和工作。人工智能(artificial intelligence,AI)是计算机科学的一个分支,研究、开发用于模拟、延伸和扩展人类智能的理论、方法、技术,研究目的是了解人类智能的实质,并设计制作出与人类智能相似的机器,该领域的研究包括机器人、语音识别、图像识别、自然语言处理、机器学习和专家系统等。人工智能的科学研究经历了 60 多年的漫长探索,21 世纪后,由于云计算、大数据等软硬件技术的发展,人工智能的研究和应用进入空前高潮,正在掀起人类历史上的一次新的革命性变化,也将对医学产生革命性影响。

2017 年,斯坦福"人工智能百年(AI100)"专家小组(非营利性项目 AI Index)公布了一项 AI 指数报告,评估人工智能在计算机视觉、自然语言理解等方面,人工智能全面逼近人类能力。人工智能在医疗领域的应用包括:人工智能辅助诊疗、人工智能辅助影像技术、智能医疗导诊专家系统、人工智能辅助药物挖掘研发、智能健康管理(诸如疾病风险识别、虚拟护士助理、精神健康顾问、远程在线问诊、健康干预、基于精准医学的健康管理等)。目前,最成熟、最突出的实例是人工智能辅助诊疗和人工智能辅助影像技术。

人工智能用于医学诊疗中,让计算机"深度学习"专家医生的医疗知识和经验积累,阅读海量的文献,模拟医生的思维和诊断推理,从而提供可靠性较高的诊断和治疗方案。人工智能诊疗系统融合了知识图谱、自然语言处理、认知技术、自动推理、机器学习、信息检索等技术,大数据搜集、分析、评价,快速给出诊疗决策。2023 年,生成式人工智能受到广泛关注,它根据输入的信息、上下文或指令,生成新的文本、图像、音频或其他类型的创造性内容。系统利用大量的训练数据和机器学习技术,能够自主地生成具有逻辑性、准确性和连贯性的输出,仿佛是由人类创造的一样。它可以生成虚拟病历摘要,自动整理病人的症状、疾病历史和检查结果等信息,为医生提供更快速的病人情况概述。可以交互式地回答病人的一般性问题,如药物用法、饮食建议、运动处方等,在病人的健康管理中扮演重要角色。

二、如何学习内科学

(一)如何学好内科学

内科学包含人体各系统和各种疾病的病因、发病机制、临床表现、诊断、治疗与预防,是整个临床医学的基础。临床医师要高度重视基础知识和技能的学习,学习过程中要善于抓住要点,总结归纳,并与临床实践紧密结合,按照"理论—实践—再理论—再实践"的认识论,不断深化对知识体系的整体把握。临床医师要掌握基于循证医学的临床诊断和治疗技术,从多元化信息资源途径获取循证医学的证据,不断更新疾病相关诊疗指南。学习从海量的数据资源中深度挖掘,发现自己需要的信息。

医生要培养临床思维,掌握医学科学思维方法。临床思维(clinical thinking)指临床医生在诊治疾病的过程中,对病例进行信息获取、分析推理、判断决策、处理治疗,分析疗效的思维活动方式与过程。它包括医生与病人沟通—获取病史和病人体征—分析与判断病人病情—根据循证医学指南数据与病人个体情况进行匹配和独立分析—医疗方案制定与实施—治疗效果评价—根据前一轮治疗效果的反馈对下一轮治疗方案进行调整,如此形成诊疗循环周期。临床思维是科学与经验相结合的实践性智慧,通过反思总结每一个病例,在临床实践中不断积累得来。

医生要拓宽视野,掌握医学的科学与艺术。随着人类科学的进步,生命科学出现细胞学、基因学等重大突破。从基因图谱,到多脏器联合移植,甚至人工心脏,医学似乎无所不能。借助新仪器、新药物,临床医生增加了对抗疾病的利器。但医生不能成为高科技的附属品,医学的最终目标是呵护健康、解除病痛。医生面对病人的时候,需要语言的交流、细致的望闻问切,不仅为全面采集病史,也为传达对病人的关怀。综合运用医学科学知识、社会知识、丰富的临床经验等进行综合判断与决策,这不仅仅是一种逻辑推理判断,甚至包括直觉与顿悟判断。这就是被人们赞誉的"医学的科学与艺术"境界。

(二)培养优秀医生的基本素质

内科学的进步并非仅有技术的创新,更是温情与智慧的融合、对人性关怀的不断深化。医生肩负着保护人民健康的使命,需要广博的知识储备。人体是复杂而奥妙的生命体系,对疾病的理解和诊治需要建立在深厚而扎实的学识上。医学领域日新月异,医生需保持学习的激情,不断更新知识,不断提升技能。

医生需要同情心和良好的沟通能力,倾听病人的心声,化解他们的恐惧,安慰和支持病人,温暖和关怀病人。随着社会变迁,不仅医学模式发生变化,医患沟通模式也在发生改变。我国传统医学讲究

"医患相得",《素问》曰"病为本,工为标,标本不得,邪气不服",意为病人和疾病是根本,医生和医疗技术为辅助,两者相得,疾病才能得以治疗。《类经》曰"病与医相得,则情能相浃,才能胜利,庶乎得济而病无不愈",即医患之间相互信任,充分沟通,相互合作,疾病治疗才能取得最适合病人的理想疗效。传统医患模式主要是医生主导的家长式医疗模式。为了更好地与病人个体情况相匹配,包括文化经济状况和个人意愿,也为了更好地发挥病人自身在健康管理中的主体作用,提高依从性,近年来,"以病人为中心的协作医疗模式"在探索中成长。与病人建立信任,向他们解释疾病的情况和治疗方式,给予人文关怀,并提出专业建议和看法,期望得到病人的合作,共同参与医疗过程。同时协调多学科团队,与护士、技师和其他医疗专业人员密切合作,共同为病人提供最佳的医疗护理。

医生还应当具备判断力与决策能力,有足够的冷静和理性,作出最有利于病人的处理措施。

(葛均波)

第二篇
呼吸系统疾病

第一章 | 总 论

呼吸系统疾病造成严重的疾病和社会经济负担,构成对人类和我国人民健康的重大危害。WHO将慢性呼吸系统疾病与心脑血管疾病、恶性肿瘤、糖尿病与代谢性疾病一起定义为影响人类健康的四大类慢性疾病。根据近二十年的国家卫生统计数据,呼吸系统疾病所致死亡高居城乡人口死亡专率的1~4位。中国成人肺部健康研究(CPHS)显示我国20岁及以上人群慢性阻塞性肺疾病(COPD,简称慢阻肺病)患病率8.6%,总患病人数达9 990万人。随着我国工业化、现代化进程的加速和生活方式的转型,空气污染、吸烟、人口老龄化等问题陆续出现,呼吸系统疾病愈发成为影响我国人民健康和生命的重大、常见、多发疾病。21世纪以来发生的多次新发呼吸道传染病疫情,如2003年的严重急性呼吸综合征(SARS)、2009年的新型甲型H1N1流感、2013年的禽流感H7N9、2015年的中东呼吸综合征(MERS)以及2019年底2020年初暴发的2019冠状病毒病(COVID-19),我国也称新冠病毒感染,旧称新型冠状病毒肺炎,无不警醒人们,新发呼吸道传染病对人类健康和社会安定的威胁一直存在,需要时刻警惕,创建平疫结合的呼吸道传染病应对体系。

呼吸学科是研究呼吸系统的健康和疾病问题,从而实现健康促进、疾病预防、诊断、控制、治疗和康复的学科。因此,本篇学习重点是掌握呼吸系统解剖和生理特点,认识呼吸系统疾病发生发展及疾病对其影响;认识和解释呼吸系统疾病的常见症状和体征,建立常见呼吸系统疾病的诊断和鉴别诊断思路;知道如何运用呼吸系统检查技术解决临床问题;掌握常见呼吸系统疾病的处理原则和常见呼吸急症的急救措施。

【呼吸系统的结构功能特点】 吸入空气经过呈多级分支状的气道进入肺泡。气管进入胸腔后,分成左、右主支气管。右主支气管分出右上叶支气管和右中间段支气管,后者再分出右中叶和右下叶支气管。左主支气管分出左上叶和左下叶支气管,左上叶支气管分出固有上叶支气管和舌段支气管。这样,右肺被分为上、中、下三叶,左肺被分为上、下两叶。这些支气管再逐渐分出段、亚段支气管、细支气管、呼吸性细支气管、肺泡管、肺泡囊和肺泡。(图2-1-1)

1. **气体交换功能** 呼吸系统与体外环境相通,肺具有广泛的呼吸面积,健康成人的总呼吸面积大于100m²。成人在静息状态下,每天约有10 000L的气体进出呼吸道。氧气经呼吸道吸入,在肺脏进行气体交换,二氧化碳再经呼吸道排出体外,完成气体交换是肺脏最主要的功能。

2. **防御功能** 在呼吸过程中,外界环境中的有机或无机粉尘,包括各种微生物、变应原、PM2.5、有害气体及烟草烟雾等,皆可进入呼吸道及肺引起各种疾病。"百脉归肺",肺循环作为全身各系统血液汇集点,也使肺脏易受各系统疾病体内代谢毒物累及。呼吸系统因其结构功能特点,易受到外界和体内因素侵扰,因而呼吸系统的防御功能至关重要。呼吸系统的防御功能包括物理防御功能(鼻部加温过滤、喷嚏、咳嗽、支气管收缩、黏液纤毛运输系统)、化学防御功能(溶菌酶、乳铁蛋白、蛋白酶抑制剂、抗氧化的谷胱甘肽、超氧化物歧化酶等)、固有免疫(肺泡巨噬细胞、多形核粒细胞)及适应性免疫防御功能(B细胞分泌IgA、IgM等,T细胞免疫反应等)等。当各种原因引起防御功能下降或外界的刺激过强均可引起呼吸系统的损伤或疾病。

3. **代谢功能** 肺对某些生物活性物质、脂质及蛋白质、活性氧等物质有代谢功能。

4. **循环调节作用** 肺脏接受肺循环,也接受体循环供血。肺动脉从右心室发出并分支,最终形成包绕肺泡的毛细血管网,相当大的表面积有利于气体交换,完成气体交换后的富氧血经肺静脉回流入左心,经体循环支配全身,也经支气管动脉为支气管供血。肺循环具有低压(仅为体循环的1/10)、

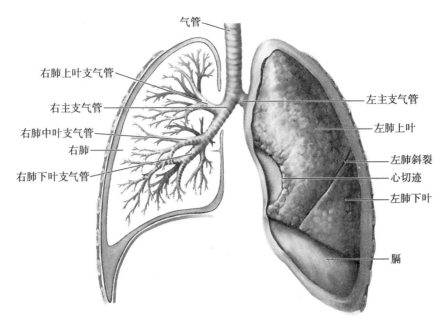

图 2-1-1　气管、支气管、肺结构示意图

低阻及高容的特点,接受全身血液汇集于肺泡毛细血管网,有利于气体交换。同时也通过肺循环过滤掉经静脉系统回流的颗粒物。

【呼吸系统疾病范畴】　按照呼吸系统解剖结构和病理生理特点,呼吸系统疾病主要分为以下几类(表 2-1-1):①气流受限性肺疾病;②限制性通气障碍性肺疾病;③肺血管疾病。感染、肿瘤作为常见获得性病因影响呼吸系统,导致各种病理变化。睡眠障碍也可导致呼吸系统疾病。这些疾病进展均可导致急性或慢性呼吸衰竭。

【呼吸系统疾病的诊断】　呼吸系统疾病的诊断常涉及多维度。详细的病史采集和体格检查是基础;影像学检查(包括 X 线和 CT 等)和肺功能检查对呼吸系统疾病的诊断具有重要意义;实验室化验,包括常规和特殊血液和微生物检查等也对疾病诊断有重要价值;同时,支气管镜、胸腔镜等对于一些呼吸系统疾病的诊断也愈发重要。呼吸系统疾病常需要结合以上多方面信息,进行全面综合分析,总结病例特点,去伪存真、由表及里地获得客观准确的结论。

（一）**病史**　详细的病史有助于了解引发呼吸系统疾病的原因和疾病发生的经过,因此应按照诊断学要求详细询问病史,包括环境/职业暴露史、吸烟史、传染病接触史,既往疾病与用药史以及家族遗传疾病史等。

（二）**症状**　呼吸系统的局部症状主要有咳嗽、咳痰、咯血、呼吸困难和胸痛等,在不同的肺部疾病中,它们有各自的特点。

1. **咳嗽**　咳嗽是呼吸系统疾病最常见的症状。咳嗽按病程分为:

（1）急性咳嗽(病程≤3 周):多见于呼吸气道或肺实质的急性损伤或炎症性疾病,如急性上呼吸道感染,急性气管炎、支气管炎,肺炎。常表现急性发作的咳嗽伴发热。

（2）亚急性咳嗽(病程 3～8 周):常见于感冒后咳嗽(又称感染后咳嗽)、细菌性鼻窦炎、哮喘等。

（3）慢性咳嗽(病程>8 周):原因较多,通常可分为两类。一类为胸部影像有明确病变,如慢阻肺病、支气管扩张、间质性肺疾病、肺结核、肺癌等,常伴有咳痰、咯血、气短等;另一类为胸部影像无明确异常,是以咳嗽为主要或唯一症状者,即通常所说的不明原因慢性咳嗽(简称慢性咳嗽),多见于上气道咳嗽综合征(upper airway cough syndrome,UACS)[既往称鼻后滴漏综合征(post-nasal drip syndrome)]、咳嗽变异性哮喘(cough variant asthma,CVA)、胃食管反流病(gastroesophageal reflux disease,GERD)、嗜酸性粒细胞支气管炎和血管紧张素转换酶抑制剂(ACEI)药物性咳嗽。

2. **咳痰**　痰液量及其性状、气味对诊断也有一定帮助。白色黏液痰多见于病毒、支原体或衣原

表 2-1-1　呼吸系统疾病分类

类别	举例
气流受限性肺疾病	支气管哮喘
	慢性阻塞性肺疾病(慢阻肺病)
	支气管扩张
	细支气管炎
限制性通气障碍性肺疾病	
肺实质疾病	间质性肺疾病/弥漫性实质性肺疾病,包括特发性肺纤维化、结节病、过敏性肺炎、尘肺等
神经肌肉疾病	肌萎缩侧索硬化症
	吉兰-巴雷综合征
胸壁/胸膜疾病	脊柱后、侧凸
	胸腔积液
	胸膜增厚
肺血管疾病	肺血栓栓塞症
	肺动脉高压
感染性肺疾病	肺炎(社区获得性肺炎、医院获得性肺炎等)
	肺结核
	肺真菌病
	新发呼吸道传染病(COVID-19 等)
	气管支气管炎
恶性肿瘤	支气管肺癌
	肺转移瘤/癌
睡眠呼吸障碍性疾病	睡眠呼吸暂停综合征
呼吸衰竭	急性呼吸衰竭
	慢性呼吸衰竭

体感染;黄色脓性痰或痰液由白色黏液状转为黄色脓性常提示细菌感染;铁锈样痰可能是肺炎链球菌感染;大量脓性痰常见于肺脓肿或支气管扩张;红棕色胶冻样痰提示可能有肺炎克雷伯菌感染;脓痰有腐臭味提示可能有厌氧菌感染;巧克力色腥味痰提示可能患肺阿米巴病。咳粉红色稀薄泡沫痰伴呼吸困难提示可能有心力衰竭和肺水肿。痰量的增减反映感染的加剧或炎症的缓解,若痰量突然减少,且出现体温升高,可能与支气管引流不畅有关。

　　3. **咯血**　是指来源于气道或肺实质的血管受损出血经咳嗽而排出,可以由很多原因引起,常见于急性支气管炎、肺炎、支气管扩张、肺结核、肺真菌病、肺癌等。咯血多是少量或中量,表现痰中带血丝、血痰或整口鲜血,但有约 5%～15% 的病人呈大咯血,甚至威胁生命,这主要与咯血量和/或咯血速度有关。对于咯血的严重程度一直没有十分一致的定义。一般认为 24 小时咯血量小于 100ml 或单次咯血量小于 30ml 为小量咯血,24 小时咯血量大于 500ml 或单次咯血量大于 100ml 为大量咯血,常见于支气管扩张、肺结核、肺真菌病等,需要紧急处理。

　　4. **呼吸困难**　呼吸困难常主诉为胸闷或气短,可表现在呼吸频率、深度及节律改变等方面。按其发作快慢分为急性、慢性和反复发作性。突发胸痛后出现呼吸困难需考虑气胸,若伴有咯血则要警惕急性肺栓塞。反复发作性呼吸困难且伴有哮鸣音主要见于支气管哮喘。夜间发作性呼吸困难提示左心衰竭或支气管哮喘急性发作。数日或数周内出现的渐进性呼吸困难可提示肺炎、胸腔积液。慢性进行性加重的呼吸困难多见于慢阻肺病和特发性肺纤维化等间质性肺疾病。在分析呼吸困难时还应注意是吸气性还是呼气性呼吸困难,前者见于肿瘤或异物堵塞引起的大气道狭窄,喉头水肿,喉、气管炎症等;后者主要见于支气管哮喘、慢阻肺病等。

5. 胸痛 肺实质内不存在痛觉感受器,故胸痛一般源于各种肺部疾病累及胸膜及咳嗽引起的肌肉疼痛等。胸膜性胸痛一般为单侧、吸气末明显,定位相对清晰,可继发于气胸、肺炎、肿瘤、肺栓塞等。严重肺动脉高压可导致心肌缺血,出现与呼吸无关的心前区钝痛。非呼吸系统疾病引起的胸痛中,最重要的是心绞痛和心肌梗死,其特点是胸骨后或左前胸部位的压榨性胸痛,可放射至左肩。此外,还应注意心包炎、主动脉夹层等所致的胸痛。肋间神经痛、肋软骨炎、带状疱疹、柯萨奇病毒感染引起的胸痛常表现为胸壁表浅部位的疼痛。腹部脏器疾病,如胆石症和急性胰腺炎等有时亦可表现为不同部位的胸痛,须注意鉴别。

(三)体征 呼吸系统疾病不但表现呼吸系统体征,也可以表现其他系统的体征,因此体检时既要重视胸部的体格检查,又要注意全身的体格检查,如眼、口唇、气管、颈静脉、骨关节、指(趾)等。通过视触叩听对胸部进行检查,并注意两侧对比,以发现异常征象。不同疾病或疾病的不同阶段由于病变的性质、范围不同,胸部体征可以由完全正常到明显异常。肺部听诊现在多用爆裂音(crackles)取代过去常用的啰音(rales)。细爆裂音(fine crackles)非乐音样,吸气晚期可听见,见于心力衰竭或间质性肺疾病。肺纤维化时可听到特征性的 Velcro 啰音。粗爆裂音(coarse crackles)听起来由口腔传来,在咳嗽后清晰,见于支气管炎等。哮鸣音(wheezes)听起来呈高调乐音样,呼气相明显,有时吸气相也可以听见,常见于哮喘和一些慢阻肺病病人。鼾音(rhonchus)呈低调乐音样,呼气相明显,有时吸气相也可以听见,通常随咳嗽而消失,常见于支气管炎病人。喘鸣音(stridor)呈高调乐音样,不用听诊器即可听到,提示上气道阻塞,如急性喉炎;气管阻塞,如气管肿块或因胸内肿瘤压迫。呼吸音消失见于气道完全阻塞或大量胸腔积液。摩擦音见于胸膜炎。

(四)实验室和辅助检查 根据病情需要选择相应实验室检查可协助明确病因,揭示疾病活动或损害程度。

1. 实验室检查

(1)常规检查:血常规、红细胞沉降率(ESR)、C反应蛋白(CRP)异常可提示感染或非感染性炎症,白细胞计数增高伴中性粒细胞计数增高常提示细菌感染;病毒感染可见淋巴细胞计数减低;嗜酸性粒细胞增高提示寄生虫感染或过敏性疾病。

(2)痰液检查:漱口后咳出深部痰,痰涂片在每个低倍镜视野里上皮细胞<10个,白细胞>25个或白细胞/上皮细胞>2.5为合格的痰标本。无痰病人可做高渗生理盐水雾化吸入诱导痰。

病原学检查:痰涂片革兰氏染色、抗酸染色和病原菌培养对肺部感染性疾病有重要价值。痰涂片中查到抗酸杆菌是诊断肺结核的重要依据,痰培养出结核分枝杆菌是确诊肺结核最可靠的证据。痰荧光染色检出或培养出丝状真菌一般均提示肺部丝状真菌感染。定量培养细菌≥10^7cfu/ml可判定为致病菌,10^4~10^7cfu/ml则可能为致病菌,<10^4cfu/ml则为口腔细菌污染。

痰细胞学检查:痰嗜酸性粒细胞升高对嗜酸性粒细胞性支气管炎有提示意义。痰脱落细胞学检查有助于肺恶性肿瘤的诊断。

(3)病原学检查:呼吸系统疾病微生物检查标本有痰液、血液、咽拭子、支气管肺泡灌洗液、支气管毛刷刷取物、活检肺组织等。检测方法包括:①常规涂片和特殊染色,鉴别病原体,如革兰氏阳性菌、阴性菌,抗酸杆菌等;②微生物培养;③免疫学方法检测相应病原(病毒、支原体、军团菌、结核分枝杆菌、真菌等)的抗原/抗体或机体免疫反应,恢复期血清特异性抗体滴度成倍升高则诊断意义更大。④核酸检测,PCR或RT-PCR检测病原体核酸;⑤病原体感染血清标志物检测,如疑似细菌感染检测降钙素原(PCT),真菌感染做G实验检测真菌表面的 1,3-β-D- 葡聚糖抗原、GM实验检测曲霉特异的半乳甘露聚糖抗原;⑥宏基因组(metagenomics)分析,对于一些不明原因感染或肺部炎症性病变诊断不明的病人,其检测分析结果对于明确是否感染及特定病原学有一定帮助。

（4）非感染的生物标志：如疑诊风湿免疫相关疾病，通常检测血清类风湿因子、抗核抗体、抗中性粒细胞胞质抗体（ANCA）等；如疑诊肿瘤，检测肿瘤标志物、循环肿瘤细胞等。

2. 影像学检查 影像学诊断在呼吸系统疾病诊治中具有重要意义。影像学的诊断依赖于以影像特征推测病理改变和以影像所在部位推测病变累及的组织器官，因此掌握胸部脏器的解剖、各种疾病的病理改变特点及相应的影像特征是作出正确影像学诊断的基础，影像学诊断还必须结合临床征象。

（1）胸部 X 线（胸片）：胸片常用来明确呼吸系统疾病病变部位、性质及与临床问题的关系。

（2）胸部 CT：能发现胸片不能发现的病变，对于明确肺部病变部位、性质以及有关气管、支气管通畅程度有重要价值。增强 CT 对淋巴结肿大、肺内占位性病变有重要的诊断提示意义。CT 肺血管造影（CTPA）能发现段水平甚至亚段水平的肺动脉血栓，是确诊肺栓塞的重要手段。胸部高分辨率CT（HRCT）是诊断间质性肺疾病的必备工具，也是诊断支气管扩张的重要手段。低剂量 CT 应用于肺癌早期筛查，尽可能减少辐射。

（3）胸部 MRI：在诊断血管、锁骨上窝区、纵隔、胸膜和胸壁等病变有其独特优势，但其诊断肺实质疾病的作用不如 CT。

（4）放射性核素扫描：肺通气/灌注显像对肺栓塞和血管病变有诊断价值；全身骨扫描对肺恶性肿瘤骨转移的诊断也有较高参考价值。

（5）正电子发射计算机断层成像（PET-CT）：通过组织对氟脱氧葡萄糖（FDG）的摄取，评价病变组织的代谢状态，确定病变的部位及累及的范围，估测病变的性质，从而可以较准确地对肺恶性肿瘤、纵隔淋巴结转移及远处转移进行鉴别诊断。

（6）胸部超声检查：可用于胸腔积液的诊断与穿刺定位，以及紧贴胸膜病变的引导穿刺等。

（7）肺/支气管动脉造影术和栓塞术：对肺动脉高压的分型有指导意义，对咯血有较好的诊治价值。

3. 抗原皮肤试验 哮喘的变应原皮肤试验阳性有助于变应体质的确定和相应抗原的脱敏治疗。结核菌素（PPD）试验阳性的皮肤反应仅说明已受感染或接种过卡介苗，但并不能确定患病。

4. 呼吸生理功能测定 包括血气分析、肺功能测定、6 分钟步行试验等。通过这些测定可了解呼吸系统疾病对肺功能损害的性质及程度，对某些肺部疾病的早期诊断具有重要价值。动脉血气分析可以判断是否存在低氧或呼吸衰竭、高碳酸血症和酸碱失衡。肺功能测定主要包括肺通气、肺一氧化碳弥散量（D_LCO），肺通气包括用力肺活量（FVC）、第一秒用力呼气容积（FEV_1）、呼气峰流量（PEF）等。通气功能障碍分为阻塞性、限制性和混合性。阻塞性通气功能障碍多见于小气道疾病，如慢阻肺病、哮喘等。限制性通气功能障碍见于肺组织顺应性下降的疾病，包括肺内疾病（如间质性肺疾病、结节病）和肺外疾病（如胸腔积液、胸膜肥厚、胸廓畸形、呼吸肌功能障碍）。两种通气障碍的特点见表2-1-2 和最大呼气流量-容积曲线图（图 2-1-2）。弥散功能测定有助于明确换气功能损害情况，以间质性肺疾病、肺血管疾病中体现明显。呼气峰流速（peak expiratory flow rate，PEFR）为是否存在气流受限的另一种测定方式，病人可以自行监测。此外，6 分钟步行试验也可综合评价肺部疾患病人的心肺功能，可协助判断疾病严重程度和治疗反应。

5. 胸腔穿刺和胸膜活检 胸腔穿刺用于明确胸腔积液的性质，常规检查和生化检查中的蛋白、糖和乳酸脱氢酶（LDH）可协助明确胸腔积液为渗出性或漏出性。胸腔积液中腺苷脱氨酶水平升高或 γ-干扰素释放试验阳性可能提示结核性胸膜炎。癌胚抗原、细胞学检查及细胞染色体分析有助于恶性胸腔积液的诊断。胸膜穿刺活检对肿瘤或结核病变有诊断价值。

6. 支气管镜与胸腔镜检查

（1）可弯曲纤维或电子支气管镜：能弯曲自如、深入到亚段支气管，能直视病变，还能做支气管肺泡灌洗（bronchoalveolar lavage，BAL）、支气管黏膜刷检和活检、经支气管肺活检（transbronchial lung biopsy，TBLB）、经支气管冷冻肺活检（transbronchial lung cryobiopsy，TBLC），以及超声支气管镜（endobronchial ultrasound，EBUS）引导的纵隔肿块或淋巴结的穿刺针吸活检（EBUS-transbronchial needle aspiration，

表 2-1-2 阻塞性和限制性通气功能障碍的肺容量和通气功能的特征性变化

检测指标	阻塞性	限制性
VC	减低或正常	减低
RV	增加	减低
TLC	正常或增加	减低
RV/TLC	明显增加	正常或略增加
FEV$_1$	减低	正常或减低
FEV$_1$/FVC	减低	正常或增加
MMFR	减低	正常或减低

注:VC,肺活量;RV,残气量;TLC,肺总量;MMFR,最大呼气中期流速。

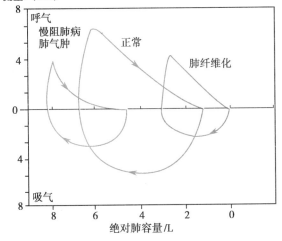

图 2-1-2 正常人、慢阻肺病和肺纤维化病人在用力吸气和用力呼气时的典型流量-容积曲线

EBUS-TBNA)等。对取得的支气管肺泡灌洗液和支气管黏膜/肺组织进行细胞学、病理学和病原学检查分析,有助于明确疾病的诊断。新近发展的径向探头超声支气管镜(radial probe endobronchial ultrasonograph,RP-EBUS)、电磁导航支气管镜(electromagnetic navigation bronchoscope,ENB)等可引导支气管镜对外周肺病变进行活检,明确疾病性质。

纤维支气管镜还能发挥治疗作用,可通过它取出异物、止血,用高频电刀、激光、微波及药物注射治疗良、恶性肿瘤。借助纤维支气管镜的引导还可以作气管插管。

(2)硬质支气管镜:其管径较粗,现多与可弯曲支气管镜协同应用,主要用于复杂气道介入手术,如肿瘤镜下切除术、气管支架放置术等。

(3)胸腔镜:可以直视观察胸膜病变,并进行胸膜、肺活检,同时可实施胸膜固定术。

7. 肺活检 是确诊肺部疾病的重要方法。获取肺活组织标本的方法主要有以下几种:①经支气管镜、胸腔镜或纵隔镜等内镜;②在 X 线、CT 引导下进行经皮肺活检,适用于非邻近心脏和大血管的肺内病变;③在超声引导下进行经皮肺活检,适用于病变部位贴近胸膜者;④开胸肺活检或电视辅助胸腔镜肺活检,适用于部分间质性肺疾病或其他方式活检未能确诊者。

【呼吸系统疾病的治疗】 呼吸系统疾病治疗方法因病而异,总体原则是"促防诊控治康"六位一体照护呼吸健康。

1. 去除病因或脱离危险因素 对于接触有害物质或刺激性物质引起的呼吸系统疾病如硅沉着病、过敏性肺炎等,病因治疗主要是脱离发病环境。

2. 止咳祛痰对症治疗 咳嗽是一种防御反射,但咳嗽严重影响生活质量,根据病情适当选用中枢镇咳或外周镇咳药物治疗。目前应用的祛痰药主要为黏液溶解剂,作用于黏蛋白的双硫链(—S—S—)使其断裂,降低痰液的黏稠度,常用药物包括氨溴索、乙酰半胱氨酸、羧甲司坦等。

3. 基于病因或发病机制的治疗

(1)抗生素:呼吸系统感染性疾病的病原体主要有细菌、病毒、支原体、衣原体、真菌、寄生虫等,可以根据不同的病原体选择相应的敏感抗生素。抗生素的选用不仅要参考药物敏感试验结果,还要考虑病人脏器功能状况和抗生素的药代动力学特点。详见肺部感染章节。

(2)支气管扩张剂:包括 β$_2$ 受体激动剂(长效、短效)、胆碱能受体拮抗剂(长效、短效)、茶碱类药,主要扩张支气管,用于哮喘、慢阻肺病等气流受限性疾病的治疗,根据病情选择相应的制剂、剂型和治疗方案。

（3）抗炎制剂:糖皮质激素,用于哮喘或慢阻肺病的治疗,多采用吸入剂型;用于间质性肺炎、肺血管炎等,多采用系统激素治疗。长期激素应用需要注意监测血压、血糖、血脂,口服激素超过3个月以上者,需要给予二膦酸盐预防骨质疏松症的发生。白三烯受体拮抗剂可以辅助治疗哮喘,尤其适用于阿司匹林哮喘。生物靶向药物包括抗 IgE 单克隆抗体、抗 IL-5 单克隆抗体、抗 IL-5 受体单克隆抗体和抗 IL-4 受体单克隆抗体,目前主要用于常规治疗不能控制的重度哮喘。详见相关章节。

（4）抗纤维化治疗:详见间质性肺疾病章节。

（5）抗凝或溶栓治疗:详见肺栓塞章节。

（6）肺癌化疗和靶向治疗:详见肺癌章节。

（7）呼吸介入治疗:借助支气管镜及相应技术进行气道异物取出或肿物切除,支气管狭窄的支架植入治疗等。

（8）氧疗或呼吸支持治疗:详见呼吸衰竭和睡眠呼吸障碍章节。

（9）肺移植:终末期肺疾病病人进行肺移植评估,符合指征,有条件者考虑。

（10）呼吸康复治疗:据病情给予适宜的康复治疗,有利于促进病情恢复,改善病人的生活质量。

（11）呼吸系统疾病的一、二、三级预防:吸烟是肺癌、慢阻肺病、特发性肺纤维化等疾病的重要危险因素,戒烟是预防疾病发生或减慢疾病进展的首要或根本方法。流感疫苗、肺炎疫苗、新型冠状病毒（SARS-CoV-2）疫苗接种,在老年、有基础疾病或免疫低下病人尤其重要,可以预防流感、肺炎、2019 冠状病毒病或减少重症的发生。

【我国呼吸系统疾病防治形势与发展方略】

（一）呼吸系统疾病的严峻形势 呼吸系统疾病是我国常见疾病。慢性呼吸系统疾病方面,慢阻肺病患病率高,40 岁及以上人群慢阻肺病病人近 1 亿,患病率 13.7%,并仍呈上升趋势;我国 20 岁及以上人群哮喘病人总数达 4 570 万,患病率 4.2%。WHO 已将慢性呼吸系统疾病列入“四大慢病”之一,是“健康中国”行动重点建设内容。急性呼吸系统疾病方面,新发突发呼吸道传染病如 SARS-CoV-2 感染等公共卫生事件对全社会造成重大影响,至今仍有诸多诊疗难题亟待解决。肺结核近年来发病率呈抬头趋势,且常用化疗药耐药率明显提高。肺癌已成为我国病死率排名第一位的恶性肿瘤。综上,按照系统统计,呼吸系统疾病是我国第一大系统性疾病,其发病率、患病率、死亡率、病死率和疾病负担巨大,对我国人民健康构成严重威胁,呼吸系统疾病的防治形势依然严峻。

（二）加强呼吸学科体系与能力建设 我国呼吸学科的发展大致可以分为三个阶段。第一个阶段（20 世纪 50—60 年代）,结核病肆虐,该阶段以结核病防治为主要工作内容。第二个阶段（20 世纪 70—90 年代）,以“呼吸四病”/肺源性心脏病防治为主要工作内容,是中国呼吸学科发展的重要时期,肺功能检查、血气分析、支气管镜检查等都是这个时期建设起来的。第三阶段（20 世纪 90 年代以后）是现代呼吸病学阶段,呼吸病学各领域全面开展工作,呼吸病学和危重症医学的捆绑式发展模式已成为呼吸学科发展的基本建制。未来呼吸学科将进一步开展以下主要工作。

1. 不断加强呼吸与危重症医学（PCCM）科的规范化建设,推进呼吸病学与危重症医学的捆绑式发展,推进 PCCM 专科医师的规范化培训,是呼吸学科发展的定局之举。加强呼吸专病联合体建设,加强不同层级医疗机构及不同发展水平的地区协作。

2. 构建多学科立体交融的现代呼吸学科体系。现代学科交叉明显,呼吸学科需要主动承担责任,在多学科交融的呼吸系统疾病防治领域中发挥主导作用,同时也需要主动协同呼吸系统疾病防治和研究相关的学科,构建多学科立体交融的现代呼吸学科体系。

3. 携手基层医生,推动呼吸系统疾病防治,乃呼吸学科发展的定势之举。

4. 探索和建立呼吸康复治疗体系,如组织管理、宣传教育、呼吸锻炼、家庭氧疗、心理治疗等,促进呼吸系统疾病康复,提高治疗水平。

5. 建立呼吸系统疾病一二三级预防体系。呼吸系统疾病的一级预防,即加强控烟、大气污染防控、疫苗接种等措施,减少慢阻肺病、肺癌、流感、肺炎等的发生。二级预防,即强调早发现、早诊断、早治疗,如体检中肺功能检查、低剂量 CT 检查可以早期发现慢阻肺病、肺癌等病人,通过早期诊断和及时干预减缓肺功能下降,提高肺癌生存率。三级预防,即临床预防,加强呼吸系统疾病的规范治疗与管理,减慢进展,降低死亡,改善预后,提高生活质量。

（王 辰）

本章思维导图

第二章 | 急性上呼吸道感染和急性气管支气管炎

第一节 | 急性上呼吸道感染

急性上呼吸道感染（acute upper respiratory tract infection）简称上感，为鼻腔、鼻窦、咽或喉部急性炎症的总称。主要病原体是病毒，少数是细菌，也有混合感染的情况存在。通常病情较轻、病程短、有自限性，预后良好。但由于发病率高，不仅可影响工作和生活，有时还可伴有严重并发症，特别是在有基础疾病、婴幼儿、孕妇和老年人等特殊人群，并有一定的传染性，应积极防治。

【流行病学】 上感是人类最常见的传染病之一，好发于冬春季节，多为散发。它主要以含有病毒的飞沫传播，或经污染的手和用具接触传播。可引起上感的病原体大多为自然界中广泛存在的病毒，健康人群亦可携带，机体感染后产生的免疫力较弱、短暂，病毒间也无交叉免疫，故可反复发病。

【病因和发病机制】 大约有 200 种病毒可以引起上呼吸道感染，成年人平均每年发病 2～4 次，学龄前儿童平均每年感染次数为 4～8 次。急性上感约有 70%～80% 由病毒引起，最常见的是鼻病毒，其他还包括冠状病毒、腺病毒、流感和副流感病毒以及呼吸道合胞病毒、埃可病毒和柯萨奇病毒等。另有 20%～30% 的上感为细菌引起，可单纯发生或继发于病毒感染，以溶血性链球菌多见，其次为流感嗜血杆菌、肺炎链球菌和葡萄球菌等，偶见革兰氏阴性杆菌。接触病原体后是否发病，还取决于人群易感性。淋雨、受凉、气候突变、过度劳累、吸烟等可降低呼吸道局部防御功能，致使侵入的病毒或细菌迅速繁殖。老幼体弱、免疫功能低下或有慢性呼吸道疾病如哮喘、慢阻肺病、鼻窦炎、扁桃体炎者更易发病。

【病理】 组织学上可无明显病理改变，亦可出现上皮细胞损伤。可有炎症因子参与发病，使上呼吸道黏膜充血、单核细胞浸润、浆液性及黏液性炎性渗出。继发细菌感染者可有中性粒细胞浸润及脓性分泌物。黏膜局部充血导致临床上出现鼻塞、咽喉疼痛，咽鼓管水肿导致听力障碍或诱发中耳炎。呼吸道上皮损伤及炎症因子的释放入血导致病人出现发热、全身肌肉酸痛等症状。

【临床表现】 临床表现有以下类型。

1. **普通感冒** 普通感冒（common cold）为病毒感染引起，俗称"伤风"，又称急性鼻炎或上呼吸道卡他。起病较急，主要表现为鼻部症状，如喷嚏、鼻塞、流清水样鼻涕，也可表现为咳嗽、咽干、咽痒或烧灼感，甚至鼻后滴漏感。2～3 天后鼻涕变稠，可伴咽痛、头痛、流泪、味觉迟钝、呼吸不畅、声嘶等，有时可由于咽鼓管炎致听力减退。严重者有发热、轻度畏寒和头痛等。体检可见鼻腔黏膜充血、水肿、有分泌物，咽部可为轻度充血。一般 5～7 天痊愈，伴发并发症者可致病程迁延。

2. **急性病毒性咽炎和喉炎** 由鼻病毒、腺病毒、流感病毒、副流感病毒以及肠病毒、呼吸道合胞病毒等引起。临床表现为咽痒和灼热感，咽痛不明显，咳嗽少见。急性喉炎多为流感病毒、副流感病毒及腺病毒等引起，临床表现明显声嘶、讲话困难，可有发热、咽痛或咳嗽，咳嗽又使咽痛加重。体检可见喉部充血、水肿，局部淋巴结轻度肿大和触痛，有时可闻及喉部的喘息声。

3. **急性疱疹性咽峡炎** 多发于夏季，多见于儿童，偶见于成人。由柯萨奇病毒 A 引起，表现为明显咽痛、发热，病程约一周。查体可见咽部充血，软腭、腭垂、咽及扁桃体表面有灰白色疱疹及浅表溃疡，周围伴红晕。

4. **急性咽结膜炎** 多发于夏季，由游泳传播，儿童多见。主要由腺病毒、柯萨奇病毒等引起。表现发热、咽痛、畏光、流泪、咽及结膜明显充血。病程 4～6 天。

5. 急性咽扁桃体炎　病原体多为溶血性链球菌,其次为流感嗜血杆菌、肺炎链球菌和葡萄球菌等。起病急,咽痛明显,伴发热、畏寒,体温可达 39℃以上。查体可发现咽部明显充血,扁桃体肿大和充血,表面有黄色脓性分泌物,有时伴有颌下淋巴结肿大、压痛。

【实验室检查】

1. 血液检查　因多为病毒性感染,白细胞计数正常或偏低,伴淋巴细胞比例升高。细菌感染者可有白细胞计数与中性粒细胞增多和核左移现象。

2. 病原学检查　因病毒类型繁多,且明确类型对治疗无明显帮助,一般无需病原学检查。必要时可用鼻拭子、咽拭子或鼻咽拭子免疫荧光法、酶联免疫吸附试验、血清学诊断或病毒分离鉴定以及 PCR 分子检测等方法确定病毒的类型。细菌培养可判断细菌类型并做药物敏感试验以指导临床用药。

【并发症】　少数病人可并发急性鼻窦炎、中耳炎、气管支气管炎。以咽炎为表现的上呼吸道感染,部分病人可继发溶血性链球菌引起的风湿热、肾小球肾炎等,少数病人可并发病毒性心肌炎,应予警惕。有基础疾病的病人如慢阻肺病和哮喘、支气管扩张症等,可诱发急性加重。心功能不全病人可出现心衰加重。

【诊断与鉴别诊断】　根据鼻咽部症状和体征,结合血常规和阴性的胸部 X 线检查可作出临床诊断。一般无需病因诊断,特殊情况下可进行病原学检查,并须与初期表现为感冒样症状的其他疾病鉴别。

1. 过敏性鼻炎　起病急,常表现为鼻黏膜充血和分泌物增多,伴有突发性连续喷嚏、鼻痒、鼻塞和大量清涕,无发热,咳嗽较少。多由过敏因素如螨虫、灰尘、动物毛皮、低温等刺激引起。如脱离变应原,数分钟至 1~2 小时内症状即消失。检查可见鼻黏膜苍白、水肿,鼻分泌物涂片可见嗜酸性粒细胞增多,皮肤过敏试验可明确变应原。

2. 流行性感冒　为流感病毒引起,可为散发,时有小规模流行,病毒发生变异时可大规模暴发。起病急,鼻咽部症状较轻,但全身症状较重,伴高热、全身酸痛和眼结膜炎症状。近来已有快速血清及 PCR 方法检查病毒,可供鉴别。

3. 急性气管支气管炎　表现为咳嗽、咳痰,血白细胞计数可升高,鼻部症状较轻,X 线胸片常见肺纹理增强。

4. 急性传染病前驱症状　很多病毒感染性疾病,如麻疹、脊髓灰质炎、脑炎、肝炎和心肌炎等疾病前期表现类似。初期可有鼻塞、头痛等类似症状,应予重视。但如果在 1 周内呼吸道症状减轻反而出现新的症状,需进行必要的实验室检查,以免误诊。

【治疗】　由于目前尚无特效抗病毒药物,以对症治疗为主,同时戒烟、注意休息、多饮水、保持室内空气流通和防治继发性细菌感染。

1. 对症治疗　对有急性咳嗽、鼻后滴漏和咽干的病人可予伪麻黄碱治疗以减轻鼻部充血,亦可局部滴鼻应用,必要时加用解热镇痛抗炎类药物,包括对乙酰氨基酚、布洛芬等。小儿感冒忌用阿司匹林,以防瑞氏(Reye)综合征。有哮喘病史者忌用阿司匹林。

2. 抗生素治疗　普通感冒无需使用抗生素。有白细胞升高、咽部脓苔、咳黄痰和流鼻涕等细菌感染证据,可根据当地流行病学史和经验选用口服青霉素类、第一代头孢菌素、大环内酯类药物或氟喹诺酮类药物。18 岁以下禁用氟喹诺酮类抗生素。

3. 抗病毒药物治疗　在病毒流行期,老年人、慢性基础疾病病人、免疫缺陷人群或肥胖人群(BMI≥28kg/m^2)等高危人群,如确诊流感或新冠病毒感染,建议尽早抗病毒治疗,如奥司他韦(oseltamivir)、玛巴洛沙韦(baloxavir)等治疗流感病毒感染,奈玛特韦、先诺特韦、氢溴酸氘瑞米德韦等治疗新冠病毒感染,可降低重症住院及死亡风险。而其他呼吸道病毒(如鼻病毒、呼吸道合胞病毒、腺病毒等)缺少有效抗病毒药物,为避免滥用造成耐药或其他不良反应,轻症病人不推荐使用没有确切疗效的药物。

4. 中药治疗 可辨证给予清热解毒或辛温解表和有抗病毒作用的中药,有助于改善症状,缩短病程。

【预防】 重在预防,隔离传染源有助于避免传染。加强锻炼、增强体质、改善营养、饮食生活规律、避免受凉和过度劳累有助于降低易感性。定期接种流感疫苗,是预防上呼吸道感染最好的方法。年老体弱易感者应注意防护,上呼吸道感染流行时应戴口罩,避免在人多的公共场合出入。

［附］ 流行性感冒

流行性感冒(influenza)简称流感,是由流感病毒引起的急性呼吸道传染病。起病急,高热、头痛、乏力、眼结膜炎和全身肌肉酸痛等中毒症状明显,而呼吸道卡他症状轻微。主要通过接触及空气飞沫传播。发病有季节性,北方常在冬春季,而南方全年可以流行,由于变异率高,人群普遍易感。流感发病率高,在全世界已引起多次暴发流行,严重危害人类生命安全。2009 年的新型甲型 H1N1 流感、2013 年的禽流感 H7N9 等,因并发重症肺炎和急性呼吸窘迫综合征而出现死亡病例,引起了较大的关注。

【病原体】 流感病毒属正黏病毒科,为 RNA 病毒。病毒表面有一层脂质包膜,膜上有糖蛋白突起,由血凝素和神经氨酸酶构成。根据内部抗原核蛋白抗原性不同,可将流感病毒分为感染人类的甲、乙、丙三型以及感染动物的 D 型,再根据外部抗原血凝素和神经氨酸酶抗原性的差异将甲型流感病毒分为不同亚型。抗原变异是流感病毒最显著的特征。甲型流感病毒极易发生变异,主要是血凝素 H 和神经氨酸酶 N 的变异。到目前为止发现的甲型流感病毒 H 有 18 种,N 有 11 种。流感病毒可以出现抗原漂移和抗原转变,前者编码表面抗原(HA、NA)基因点突变累积导致抗原位点的改变,属量变,变异幅度小;后者由于基因组重排导致新的亚型出现,属质变,变异幅度大。动物物种之间的传播可以导致核酸片段的重组,形成新的病毒株类型,如 2013 年的 H7N9 禽流感。甲型流感可以出现大型变异(H、N 均变异)、亚型变异(H 大变异,N 不变或小变异)和变种变异(H、N 均小变异)。根据抗原变异的大小,人体的原免疫力对变异的新病毒可完全无效或部分无效,从而引起流感流行。乙型流感病毒也易发生变种变异,丙型流感病毒一般不发生变异。流感病毒的流行与病毒血凝素与呼吸上皮细胞表达的 $\alpha_{2,6}$-唾液酸的结合效率、在宿主细胞内的转录合成效率等密切相关。

甲型流感病毒常引起大流行,病情较重,乙型和丙型流感病毒引起流行和散发,病情相对较轻。由于流感病毒抗原性变化较快,人类无法获得持久的免疫力。流感大流行时无明显季节性,散发流行以冬春季较多。病人以小儿与老年较多见。近年来出现的流感疫情,H5N1 主要见于老年人;H1N1 主要见于儿童;H7N9 主要见于老年人,尤其是合并糖尿病和慢阻肺病的老年人。

【发病机制和病理】 流感病毒主要通过空气中的病毒颗粒或密切接触进行传播。流感病毒侵入呼吸道的纤毛柱状上皮细胞内进行复制。流感病毒的 RNA 被转运到宿主细胞核内后,在其病毒转录酶和细胞 RNA 多聚酶的参与下,病毒 RNA 进行转录,形成与核蛋白体结合的互补 RNA,即为mRNA,在复制酶的参与下利用宿主的核苷酸再复制出病毒 RNA,再移行到细胞质中参加装配,最后通过神经氨酸酶的作用从细胞释放,再侵入其他上皮细胞引起病变。并发肺炎时肺充血、水肿,肺泡内含有纤维蛋白和渗出液,呈现支气管肺炎改变。部分流感病人出现重症肺炎表现,甚至快速进展为急性呼吸窘迫综合征(acute respiratory distress syndrome, ARDS)。

【临床表现】 分为单纯型、胃肠型、肺炎型和中毒型。潜伏期 1~3 天。有明显的流行和暴发。急性起病,出现畏寒、高热、头痛、头晕、全身酸痛、乏力等中毒症状。鼻咽部症状较轻,可有食欲减退。胃肠型者伴有腹痛、腹胀、呕吐和腹泻等消化道症状,儿童多于成人。肺炎型者表现为肺炎,甚至呼吸衰竭。中毒型者有全身毒血症表现,严重者可致休克、弥散性血管内凝血、循环衰竭,直至死亡。

【实验室检查】 外周血白细胞总数不高或减低,淋巴细胞减少。鼻咽分泌物、下呼吸道分泌物或口腔含漱液可用于分离流感病毒。疾病初期和恢复期双份血清抗流感病毒抗体滴度有 4 倍或以上升高,有助于回顾性诊断。快速鼻咽拭子或血清病毒 PCR 检查有助于其早期诊断,具有较高的敏感性和特异性,目前广泛用于临床流感的诊断和其他呼吸道病毒的诊断。流感诊断需要结合疾病流行情况进行判断,并考虑到病毒抗原检测的假阳性和假阴性。

【治疗】　流行性感冒的治疗要点如下。

1. **隔离**　应对疑似和确诊病人进行隔离。

2. **对症治疗**　可应用解热镇痛抗炎药、缓解鼻黏膜充血药、止咳祛痰药等。

3. **抗病毒治疗**　都应在发病48小时内使用。新型抗流感药物玛巴洛沙韦是一种cap依赖型核酸内切酶抑制剂,可以抑制流感病毒自身mRNA转录,使病毒失去自我复制能力,而且单一剂量(40～80mg)在发病48小时内服用即可抑制病毒复制。神经氨酸酶抑制剂类药物能抑制流感病毒复制,降低致病性,减轻症状,缩短病程,减少并发症。此类药毒性低,较少耐药且耐受性好。奥司他韦(oseltamivir)成人剂量每次75mg,每日2次,连服至少5天,重症病人建议服用到病毒检测两次阴性为止。帕拉米韦(peramivir)300～600mg静脉滴注,每日一次。扎那米韦(zanamivir)每次5mg,每日2次吸入,连用5天,可用于成年病人和12岁以上青少年病人。血凝素抑制剂阿比多尔在我国用于流感的治疗。另外,离子通道M_2阻滞剂金刚烷胺(amantadine)和金刚乙胺(rimantadine)因其高度耐药和副作用较大,临床上基本不用。

4. **支持治疗和预防并发症**　注意休息、多饮水、增加营养,给易于消化的饮食。纠正水、电解质紊乱。密切观察、监测并预防并发症。呼吸衰竭时给予呼吸支持治疗,必要时可采用体外膜肺氧合(ECMO)。在有继发细菌感染时及时使用抗生素。

【预后和预防】　病人预后与病毒毒力、自身免疫状况有关,年老体弱者易患肺炎性流感且病死率较高。单纯型流感预后较好。

应积极进行流感疫苗接种,尤其是年幼和老年病人,在一定程度上可以减轻继发流感症状。在诊断或根据接触史和流行病学史临床怀疑流感的病人服用抗流感病毒药物后可以减少或预防流感重症的发生。

第二节 | 急性气管支气管炎

急性气管支气管炎(acute tracheobronchitis)是由生物、理化刺激或过敏等因素引起的大气道或叶/段支气管的急性气管支气管黏膜炎症,大多1～3周自愈。多散发,每年约占人群5%,无流行倾向,年老体弱者易感。症状主要为咳嗽和咳痰,常发生于寒冷季节或气候突变时,也可由急性上呼吸道感染迁延不愈所致。有临床咳嗽症状排除肺炎后基本可以诊断。

【病因和发病机制】

1. **微生物**　病原体与上呼吸道感染类似。病毒常为腺病毒、流感病毒(甲、乙型)、冠状病毒、鼻病毒、单纯疱疹病毒、呼吸道合胞病毒和副流感病毒。细菌常为流感嗜血杆菌、肺炎链球菌、卡他莫拉菌等。近年来衣原体和支原体感染明显增加,在病毒感染的基础上继发细菌感染亦较多见。这些病原体除了引起大气道炎症,也可以引起小气道甚至肺泡炎症,因此病人存在咳嗽、喘鸣和气急。

2. **理化因素**　冷空气、粉尘、刺激性气体或烟雾(如二氧化硫、二氧化氮、氨气、氯气等)吸入,可刺激气管支气管黏膜,引起急性损伤和炎症反应。

3. **过敏反应**　机体对吸入性致敏原如花粉、有机粉尘、真菌孢子、动物毛皮及排泄物等过敏,或对细菌蛋白质过敏。钩虫、蛔虫的幼虫在肺内移行也可引起气管支气管急性炎症反应。

【病理】　气管、支气管黏膜充血水肿,淋巴细胞和中性粒细胞浸润,同时可伴纤毛上皮细胞损伤、脱落和黏液腺体肥大增生。合并细菌感染时,分泌物呈脓性。

【临床表现】

1. **症状**　通常起病较急,全身症状较轻,可有发热。初为干咳或少量黏痰,随后痰量增多,咳嗽加剧,偶伴痰中带血。咳嗽、咳痰可延续2～3周,如迁延不愈,可演变成慢性支气管炎。病人反复咳嗽咳痰,每年三个月,连续两年可以诊断慢性支气管炎。急性支气管炎伴支气管痉挛时,可出现程度不等的胸闷气促。

2. 体征　可无明显阳性表现,或在两肺闻及散在干、湿啰音,部位不固定,咳嗽后可减少或消失。

【实验室和其他辅助检查】　外周血白细胞计数可正常,但由细菌感染引起者,可伴白细胞总数和中性粒细胞百分比升高,血沉增快,痰培养可见致病菌。X线胸片大多为肺纹理增强,少数无异常发现。

【诊断与鉴别诊断】　根据病史、咳嗽和咳痰等症状,两肺散在干、湿啰音等体征,结合血常规和X线胸片,可作出临床诊断。病毒和细菌检查有助于病因诊断,需与下列疾病相鉴别。

1. 流行性感冒　起病急骤,发热较高,全身中毒症状(如全身酸痛、头痛、乏力等)明显,呼吸道局部症状较轻。流行病史、分泌物病毒分离和血清学检查有助于鉴别。

2. 急性上呼吸道感染　鼻咽部症状明显,咳嗽轻微,一般无痰,病程一周内。肺部无异常体征。胸部X线正常。

3. 细支气管炎　主要表现为咳嗽、胸闷或伴喘息,胸部CT或X线检查有细支气管炎的表现。

4. 其他　其他肺部疾病如支气管肺炎、肺结核、肺癌、肺脓肿、麻疹、百日咳等多种疾病可有类似的咳嗽、咳痰表现,应详细检查,以资鉴别。

【治疗】

1. 对症治疗　咳嗽、无痰或少痰,可用复方甲氧那明、喷托维林镇咳。咳嗽、有痰而不易咳出,可选用盐酸氨溴索、桃金娘油、桉柠蒎等化痰,也可雾化祛痰。较常用的中药为兼顾止咳和化痰的复方甘草合剂,也可选用其他中成药止咳祛痰。发生支气管痉挛时可用平喘药如茶碱、β_2受体激动剂、胆碱能阻滞剂等。发热可用解热镇痛抗炎药对症处理。

2. 抗生素治疗　原则上仅在有细菌感染证据时使用。一般咳嗽10天以上,细菌、支原体、肺炎衣原体等感染的概率较大,可首选新大环内酯类,亦可选用头孢菌素类或氟喹诺酮类等药物。美国疾病控制与预防中心推荐服用阿奇霉素5天、克拉霉素7天或红霉素14天。多数病人口服抗生素即可,症状较重者可肌内注射或静脉滴注给药,少数病人需根据病原体培养结果指导用药。

3. 一般治疗　多休息,避免劳累,避免吸烟或接触烟雾。

【预后】　多数病人预后良好,少数体质弱者可迁延不愈,20%的病人症状超过1个月,应引起足够重视。

【预防】　增强体质,避免劳累,防止感冒。改善生活卫生环境,避免接触污染空气及过敏物质。

本章思维导图

（宋元林）

第三章 | 慢性阻塞性肺疾病

第一节 | 慢性支气管炎

慢性支气管炎（chronic bronchitis）简称慢支炎，是气管、支气管黏膜及其周围组织的慢性非特异性炎症。临床上以咳嗽、咳痰为主要症状，或有喘息，每年发病持续3个月或更长时间，连续2年或2年以上，并排除具有咳嗽、咳痰、喘息症状的其他疾病。

【病因和发病机制】 本病的病因尚不完全清楚，可能是多种环境因素与机体自身因素长期相互作用的结果。

1. **吸烟** 吸烟是最重要的环境发病因素，吸烟者慢性支气管炎的患病率比不吸烟者高2～8倍，吸烟年龄越早，吸烟时间越长，吸烟量越大，发病的危险性就越高。烟草中的焦油、尼古丁和氢氰酸等化学物质具有多种损伤效应，如损伤气道上皮细胞和纤毛运动，使气道净化能力下降；促使支气管黏液腺和杯状细胞增生肥大，黏液分泌增多；刺激副交感神经而使支气管平滑肌收缩，气道阻力增加；使氧自由基产生增多，诱导中性粒细胞释放蛋白酶，破坏肺弹力纤维，诱发肺气肿形成等。

2. **职业/环境粉尘** 职业或环境粉尘吸入，如烟雾、变应原等有害颗粒等，浓度过高或接触时间过长，均可能促进慢性支气管炎发病。

3. **空气污染** PM2.5及大量有害气体如二氧化硫、二氧化氮、氯气等可损伤气道黏膜上皮，使纤毛清除功能下降，黏液分泌增加，为细菌感染创造条件。

4. **感染因素** 病毒、支原体、细菌等感染是慢性支气管炎发生发展的重要原因之一。病毒感染以流感病毒、鼻病毒、腺病毒和呼吸道合胞病毒为常见，新型冠状病毒感染也是影响因素之一。细菌感染常继发于病毒感染，常见病原体为肺炎链球菌、流感嗜血杆菌、卡他莫拉菌和葡萄球菌等。这些感染因素同样造成气管、支气管黏膜的损伤和慢性炎症。

5. **其他因素** 免疫功能紊乱、气道高反应性、自主神经功能失调、年龄增大等机体因素和气候等环境因素均与慢性支气管炎的发生和发展有关。如老年人肾上腺皮质功能减退，细胞免疫功能下降，溶菌酶活性降低，从而容易造成呼吸道的反复感染。寒冷空气可以刺激腺体增加黏液分泌，纤毛运动减弱，黏膜血管收缩，局部血液循环障碍，有利于继发感染。

【病理】 支气管上皮细胞变性、坏死、脱落，后期出现鳞状上皮化生，纤毛变短、粘连、倒伏、脱失；各级支气管管壁均有多种炎症细胞浸润，以中性粒细胞、淋巴细胞为主，急性发作期可见大量中性粒细胞，严重者为化脓性炎症，黏膜充血、水肿；杯状细胞和黏液腺肥大增生、分泌旺盛，大量黏液潴留；病情继续发展，炎症由支气管壁向其周围组织扩散，黏膜下层平滑肌束可断裂萎缩，黏膜下和支气管周围纤维组织增生；支气管壁的损伤修复过程反复发生，进而引起支气管结构重塑，胶原含量增加，瘢痕形成；进一步发展成阻塞性肺气肿时见肺泡腔扩大，肺泡弹性纤维断裂。

【临床表现】

（一）**症状** 缓慢起病，病程长，反复急性发作而使病情加重。主要症状为咳嗽、咳痰或伴有喘息。急性加重系指咳嗽、咳痰、喘息等症状突然加重。急性加重的主要原因是呼吸道感染，病原体可以是病毒、细菌、支原体和衣原体等。

1. **咳嗽** 一般晨间咳嗽为主，睡眠时有阵咳或排痰。

2. **咳痰** 一般为白色黏液或浆液泡沫性,偶可带血。清晨排痰较多,起床后或体位变动可刺激排痰。

3. **喘息或气急** 喘息明显者可能伴发支气管哮喘。若伴肺气肿时可表现为活动后气促。

（二）**体征** 早期多无异常体征。急性发作期可在背部或双肺底听到干、湿啰音,咳嗽后可减少或消失。如伴发哮喘可闻及广泛哮鸣音并伴呼气期延长。

【实验室和其他辅助检查】

1. **X线检查** 早期可无异常。反复发作者表现为肺纹理增粗、紊乱,呈网状或条索状、斑点状阴影,以双下肺明显。

2. **肺功能检查** 早期无异常。如有小气道阻塞时,最大呼气流速-容积曲线在75%和50%肺容量时,流量明显降低。当使用支气管扩张剂后第一秒用力呼气容积（FEV_1）与用力肺活量（FVC）的比值（FEV_1/FVC）<70%,提示已发展为慢阻肺病。

3. **血液检查** 细菌感染时可出现白细胞总数和/或中性粒细胞计数增高。

4. **痰液检查** 可培养出致病菌。涂片可发现革兰氏阳性菌或革兰氏阴性菌,或大量破坏的白细胞和杯状细胞。

【诊断】 依据咳嗽、咳痰或伴有喘息,每年发病持续3个月,连续2年或2年以上,并排除其他可以引起类似症状的慢性疾病。

【鉴别诊断】

1. **支气管哮喘** 部分哮喘病人以刺激性咳嗽为特征,灰尘、油烟、冷空气等容易诱发咳嗽,常有家庭或个人过敏性疾病史。抗生素对其无效,支气管激发试验阳性。

2. **嗜酸性粒细胞性支气管炎** 临床症状类似,X线检查无明显改变或肺纹理增加,支气管激发试验多阴性,临床上容易误诊。诱导痰检查嗜酸性粒细胞比例增加（≥3%）可以诊断。

3. **肺结核** 常有发热、乏力、盗汗及消瘦等症状。痰液查找抗酸杆菌及胸部X线检查可以鉴别。

4. **支气管肺癌** 多数有数年吸烟史,顽固性刺激性咳嗽或过去有咳嗽史,近期咳嗽性质发生改变,常有痰中带血。有时表现为反复同一部位的阻塞性肺炎,经抗生素治疗未能完全消退。痰脱落细胞学、胸部CT及支气管镜等检查可明确诊断。

5. **特发性肺纤维化** 临床经过多缓慢,开始仅有咳嗽、咳痰,偶有气短。听诊在胸背部可闻及爆裂音（Velcro啰音）。血气分析示动脉血氧分压降低,而二氧化碳分压可不升高。高分辨率螺旋CT检查有助诊断。

6. **支气管扩张** 典型者表现为反复咳嗽、咳大量脓痰或咯血。高分辨率螺旋CT检查可确定诊断。

7. **其他引起慢性咳嗽的疾病** 慢性咽炎、上呼吸道咳嗽综合征、胃食管反流、某些心血管疾病（如二尖瓣狭窄）等。

【治疗】

（一）**急性加重期的治疗**

1. **控制感染** 多依据病人所在地常见病原菌经验性选用抗生素,一般口服,病情严重时静脉给药。如左氧氟沙星0.5g,每日1次;阿奇霉素0.5g,每日1次;头孢呋辛0.5g,每日2次。如果能培养出致病菌,可按药敏试验选用抗生素。

2. **镇咳祛痰** 可使用复方甘草合剂10ml,每日3次;或溴己新8~16mg,每日3次;或盐酸氨溴索30mg,每日3次。干咳为主者可用镇咳药物。

3. **平喘** 有气喘者可加用支气管扩张剂,如氨茶碱0.1g,每日3次,或用茶碱控释剂;或β_2受体激动剂吸入;或抗胆碱药。

（二）**缓解期治疗**

1. 应戒烟及避免吸入有害气体和其他有害颗粒。

2. 增强体质,预防感冒。

3. 反复呼吸道感染者可试用免疫调节剂(如流感疫苗、肺炎疫苗、卡介苗多糖核酸、胸腺肽等)或中药。

【预后】　部分病人可控制,不影响工作、学习;部分病人可发展成慢阻肺病。

第二节 | 慢性阻塞性肺疾病

慢性阻塞性肺疾病(chronic obstructive pulmonary disease,COPD)简称慢阻肺病,是一种异质性的肺部疾病,以因气道异常(支气管炎、细支气管炎)和/或肺泡异常(肺气肿)进而引起慢性呼吸症状(呼吸困难、咳嗽、咳痰)及持续的、进行性加重的气流受限为特征。不可逆气流受限是诊断慢阻肺病的关键,在吸入支气管扩张剂后,第一秒用力呼气容积(FEV_1)与用力肺活量(FVC)的比值(FEV_1/FVC)<70%表明存在持续气流受限。

慢阻肺病与慢性支气管炎和肺气肿(emphysema)有密切关系。如本章第一节所述,慢性支气管炎是指在除外慢性咳嗽的其他已知原因后,病人每年咳嗽、咳痰 3 个月以上并连续 2 年者。肺气肿是指肺部终末细支气管远端气腔出现异常持久的扩张,并伴有肺泡和细支气管的破坏,而无明显的肺纤维化。当慢性支气管炎、肺气肿病人肺功能检查出现持续气流受限时,则能诊断为慢阻肺病;如病人只有慢性支气管炎和/或肺气肿,而无持续气流受限,则不能诊断为慢阻肺病。

一些已知病因或具有特征病理表现的疾病也可导致持续气流受限,如支气管扩张症、肺结核纤维化病变、严重的间质性肺疾病、弥漫性泛细支气管炎以及闭塞性细支气管炎等,但均不属于慢阻肺病。

慢阻肺病是呼吸系统疾病中的常见病,患病率和病死率均居高不下。1992 年在我国北部和中部地区对 102 230 名农村成年人进行了调查,慢阻肺病的患病率为 3%。2018 年发布的我国慢阻肺病流行病学调查结果显示,慢阻肺病的患病率占 40 岁以上人群的 13.7%。在我国,慢阻肺病是导致慢性呼吸衰竭和慢性肺源性心脏病最常见的病因,约占全部病例的 80%。因肺功能进行性减退,严重影响病人的劳动力和生活质量。

【病因】　本病的病因与慢性支气管炎相似,可能是多种环境因素与机体自身因素长期相互作用的结果。具体见本章第一节。

【发病机制】

1. 炎症机制　气道、肺实质和肺血管的慢性炎症是慢阻肺病的特征性改变,中性粒细胞、巨噬细胞、T 淋巴细胞等炎症细胞参与了慢阻肺病的发病过程。中性粒细胞的活化和聚集是慢阻肺病炎症过程的一个重要环节,通过释放中性粒细胞弹性蛋白酶等多种生物活性物质,引起慢性黏液高分泌状态并破坏肺实质。

2. 蛋白酶-抗蛋白酶失衡机制　蛋白水解酶对组织有损伤、破坏作用;抗蛋白酶对弹性蛋白酶等多种蛋白酶具有抑制功能,其中 α_1-抗胰蛋白酶(α_1-AT)是活性最强的一种。蛋白酶增多或抗蛋白酶不足均可导致组织结构破坏,产生肺气肿。吸入有害气体和有害物质可以导致蛋白酶产生增多或活性增强,抗蛋白酶产生减少或灭活加快;同时氧化应激、吸烟等危险因素也可以降低抗蛋白酶的活性。先天性 α_1-AT 缺乏多见于北欧血统的个体,我国尚未见正式报道。

3. 氧化应激机制　许多研究表明慢阻肺病病人的氧化应激增加。氧化物主要有超氧阴离子、羟根、次氯酸、过氧化氢和一氧化氮等。氧化物可直接作用并破坏许多生化大分子如蛋白质、脂质、核酸等,导致细胞功能障碍或细胞死亡,还可以破坏细胞外基质;引起蛋白酶-抗蛋白酶失衡;促进炎症反应,如激活转录因子 NF-κB,参与多种炎症介质的转录,如 IL-8、TNF-α 以及诱导型一氧化氮合酶(NOS)和环氧合物酶等的转录。

4. 其他机制　如异常肺发育、感染相关、儿童期哮喘、自主神经功能失调、营养不良、气温变化等都有可能参与慢阻肺病的发生、发展。

上述机制共同作用,最终产生两种重要病变:①小气道病变,包括小气道炎症、小气道纤维组织形成、小气道管腔黏液栓等,使小气道阻力明显升高。②肺气肿病变,使肺泡对小气道的正常拉力减小,小气道较易塌陷;同时肺气肿使肺泡弹性回缩力明显降低。这种小气道病变与肺气肿病变共同作用,造成慢阻肺病特征性的持续性气流受限。

【病理】　慢阻肺病的病理改变主要表现为慢性支气管炎及肺气肿的病理变化。慢性支气管炎的病理改变见本章第一节。肺气肿的病理改变可见肺过度膨胀,弹性减退。外观灰白或苍白,表面可见多个大小不一的大疱。镜检见肺泡壁变薄,肺泡腔扩大、破裂或形成大疱,血液供应减少,弹力纤维网破坏。按照累及肺小叶的部位,可将阻塞性肺气肿分为小叶中央型(图 2-3-1)、全小叶型(图 2-3-2)及介于两者之间的混合型三类,其中以小叶中央型为多见。

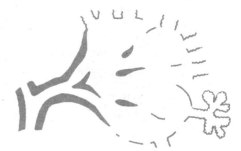

图 2-3-1　小叶中央型肺气肿

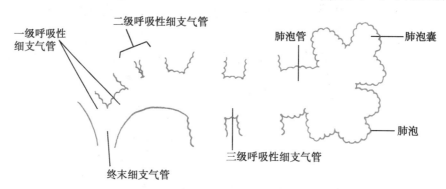

图 2-3-2　全小叶型肺气肿

小叶中央型是由于终末细支气管或一级呼吸性细支气管炎症导致管腔狭窄,其远端的二级呼吸性细支气管呈囊状扩张,其特点是囊状扩张的呼吸性细支气管位于二级小叶的中央区。全小叶型是呼吸性细支气管狭窄,引起所属终末肺组织,即肺泡管、肺泡囊及肺泡的扩张,其特点是气肿囊腔较小,遍布于肺小叶内。有时两型存在一个肺内称混合型肺气肿,多在小叶中央型基础上,并发小叶周边区肺组织膨胀。

【病理生理】　慢阻肺病特征性的病理生理变化是持续气流受限致肺通气功能障碍。随着病情的发展,肺组织弹性日益减退,肺泡持续扩大,回缩障碍,则残气量及残气量占肺总量的百分比增加。肺气肿加重导致大量肺泡周围的毛细血管受肺泡膨胀的挤压而退化,致使肺毛细血管大量减少,肺泡间的血流量减少,此时肺泡虽有通气,但肺泡壁无血液灌流,导致生理无效腔气量增大;也有部分肺区虽有血液灌流,但肺泡通气不良,不能参与气体交换,导致功能性分流增加,从而产生通气与血流比例失调。同时,肺泡及毛细血管大量丧失,弥散面积减少,进而导致换气功能发生障碍。通气和换气功能障碍引起缺氧和二氧化碳潴留,可发生不同程度的低氧血症和高碳酸血症,最终出现呼吸衰竭。

【临床表现】

(一)**症状**　起病缓慢,病程较长,早期可以没有自觉症状。主要症状包括:

1. **慢性咳嗽**　随病程发展可终身不愈。常晨间咳嗽明显,夜间阵咳或排痰。

2. **咳痰**　一般为白色黏液或浆液泡沫性痰,偶可带血丝,清晨排痰较多。急性发作期痰量增多,可有脓性痰。

3. **气短或呼吸困难**　早期在较剧烈活动时出现,后逐渐加重,以致在日常活动甚至休息时也感到气短,是慢阻肺病的标志性症状。

4. **喘息和胸闷**　部分病人特别是重度病人或急性加重时出现喘息。

5. **其他**　晚期病人有体重下降,食欲减退等。

（二）体征

1. **视诊**　胸廓前后径增大，肋间隙增宽，剑突下胸骨下角增宽，称为桶状胸。部分病人呼吸变浅，频率增快，严重者可有缩唇呼吸等。

2. **触诊**　双侧语颤减弱。

3. **叩诊**　肺部过清音，心浊音界缩小，肺下界和肝浊音界下降。

4. **听诊**　两肺呼吸音减弱，呼气期延长，部分病人可闻及湿啰音和/或干啰音。

【实验室和其他辅助检查】

1. **肺功能检查**　是判断持续气流受限的主要方法。吸入支气管扩张剂后，$FEV_1/FVC<70\%$ 可确定为持续气流受限。肺总量（TLC）、功能残气量（FRC）和残气量（RV）增高，肺活量（VC）减低，表明肺过度充气。

2. **胸部 X 线检查**　慢阻肺病早期 X 线胸片无异常变化。以后可出现肺纹理增粗、紊乱等非特异性改变，也可出现肺气肿。X 线胸片改变对慢阻肺病诊断的特异性不高，但对于与其他肺疾病进行鉴别具有重要价值，对于明确自发性气胸、肺炎等常见并发症也十分有用。

3. **胸部 CT 检查**　CT 检查可见慢阻肺病小气道病变、肺气肿以及并发症的表现，但其主要临床意义在于排除其他具有相似症状的呼吸系统疾病。高分辨率 CT 对辨别小叶中央型或全小叶型肺气肿以及确定肺大疱的大小和数量，有较高的敏感性和特异性，对预估肺大疱切除或外科减容手术等效果有一定价值。对于由吸烟导致的慢阻肺病病人，推荐以低剂量 CT 扫描进行肺癌筛查。

4. **血气分析**　对确定发生低氧血症、高碳酸血症、酸碱平衡失调以及判断呼吸衰竭的类型有重要价值。

5. **其他**　慢阻肺病合并细菌感染时，外周血白细胞计数增高，核左移。痰培养可用于病原菌检测。

【诊断与稳定期病情严重程度评估】

（一）诊断　根据吸烟等高危因素史、临床症状和体征等资料，临床可以怀疑慢阻肺病。肺功能检查确定持续气流受限是慢阻肺病诊断的必备条件，吸入支气管扩张剂后，$FEV_1/FVC<70\%$ 为确定存在持续气流受限的界限，若能同时排除其他已知病因或具有特征病理表现的气流受限疾病，则可明确诊断为慢阻肺病。

（二）稳定期病情严重程度评估　目前多主张对稳定期慢阻肺病采用综合指标体系进行病情严重程度评估。

1. **肺功能评估**　可使用 GOLD 分级，慢阻肺病病人吸入支气管扩张剂后 FEV_1/FVC $<70\%$，再依据其 FEV_1 下降幅度进行气流受限的严重程度分级，见表 2-3-1。

2. **症状评估**　可采用改良版英国医学研究委员会呼吸困难问卷（mMRC 问卷）评估呼吸困难程度（表 2-3-2），采用慢阻肺病评估测试（COPD assessment test，CAT）问卷评估慢阻肺病病人的健康损害程度。

表 2-3-1　慢阻肺病病人气流受限严重程度的肺功能分级

肺功能分级	病人肺功能 FEV_1 占预计值的百分比（%pred）
GOLD 1 级：轻度	$\geqslant 80$
GOLD 2 级：中度	$50\sim<80$
GOLD 3 级：重度	$30\sim<50$
GOLD 4 级：极重度	<30

3. **急性加重风险评估**　上一年发生 2 次及 2 次以上中度急性加重，或 1 次及 1 次以上需要住院治疗的急性加重，均提示未来急性加重风险增加。

依据上述症状、急性加重风险和肺功能改变等，即可对稳定期慢阻肺病病人的病情严重程度作出综合性评估，并依据该评估结果选择稳定期的主要治疗药物（表 2-3-3）。外周血嗜酸性粒细胞计数有可能在预估慢阻肺病急性加重风险及吸入型糖皮质激素（ICS）对急性加重的预防效果有一定价值。

表 2-3-2　mMRC 问卷

mMRC 分级	呼吸困难症状
0 级	剧烈活动时出现呼吸困难
1 级	平地快步行走或爬缓坡时出现呼吸困难
2 级	由于呼吸困难,平地行走时比同龄人慢或需要停下来休息
3 级	平地行走 100 米左右或数分钟后即需要停下来喘气
4 级	因严重呼吸困难而不能离开家,或在穿衣脱衣时即出现呼吸困难

表 2-3-3　稳定期慢阻肺病病人病情严重程度的综合性评估及其主要治疗药物

病人综合评估分组	特征	上一年急性加重次数	mMRC 分级或 CAT 评分	首选治疗药物
A 组	低风险,症状少	0 或 1 次中度急性加重(无住院事件)	0~1 级或<10 分	一种支气管扩张剂
B 组	低风险,症状多	0 或 1 次中度急性加重(无住院事件)	≥2 级或≥10 分	LABA+LAMA
E 组	高风险	≥2 次中度急性加重或≥1 次住院事件	不考虑症状评分	LABA+LAMA LABA+LAMA+ICS(血 EOS≥300 个/μl)

注:症状少、高风险的 C 组病人和症状多、高风险的 D 组合并为 E 组,以突出急性加重高风险临床相关性。LABA,长效 β_2 受体激动剂;LAMA,长效抗胆碱药;ICS,吸入型糖皮质激素;EOS,嗜酸性粒细胞。

在对慢阻肺病病人进行病情严重程度的综合评估时,还应注意慢阻肺病病人的全身合并疾病,如心血管疾病、骨质疏松、焦虑和抑郁、肺癌、感染、代谢综合征和糖尿病等,治疗时应予兼顾。

(三)急性加重期病情严重程度评估　慢阻肺病急性加重是指 14 天内,出现以呼吸困难和/或咳嗽、咳痰增加为特征的事件,可伴有呼吸急促和/或心动过速,通常与感染、污染或其他气道损伤因素引起的局部和全身炎症增加有关。

根据临床征象将慢阻肺病急性加重分为 3 级(表 2-3-4)。

表 2-3-4　慢阻肺病急性加重的临床分级

分级指标	轻度	中度	重度
呼吸衰竭	无	有	有
呼吸频率/(次/分)	20~30	>30	>30
应用辅助呼吸肌群	无	有	有
意识状态改变	无	无	有
低氧血症	能通过鼻导管或文丘里面罩 28%~35% 浓度吸氧而改善	能通过文丘里面罩 28%~35% 浓度吸氧而改善	低氧血症不能通过文丘里面罩吸氧或>40% 吸氧浓度而改善
高碳酸血症	无	有,$PaCO_2$ 增加到 50~60mmHg	有,$PaCO_2$>60mmHg,或存在酸中毒(pH≤7.25)

【鉴别诊断】

1. 哮喘　慢阻肺病多为中年发病,症状缓慢进展,多有长期吸烟史。哮喘多为儿童或青少年期起病,症状起伏大,常伴有过敏史、鼻炎和/或湿疹等,部分病人有哮喘家族史。大多数哮喘病人的气流受限有显著的可逆性,合理吸入糖皮质激素等药物常能有效控制病情,是其与慢阻肺病相鉴别的一个重要特征。但是,部分病程长的哮喘病人可发生气道重塑,气流受限的可逆性减小,两者的鉴别诊断比较困难。此时应根据临床及实验室所见全面分析,进行鉴别。在少部分病人中这两种疾病可以重叠存在。

2. **其他引起慢性咳嗽、咳痰症状的疾病** 如支气管扩张、肺结核、肺癌、特发性肺纤维化、弥漫性泛细支气管炎等,具体见本章第一节。

3. **其他引起劳力性气促的疾病** 如冠心病、高血压心脏病、心脏瓣膜疾病等。具体见第三篇循环系统疾病。

4. **其他原因导致的呼吸气腔扩大** 呼吸气腔均匀规则扩大而不伴有肺泡壁破坏时,虽不符合肺气肿的严格定义,但临床上也常习惯称为肺气肿,如代偿性肺气肿、老年性肺气肿。临床表现可以出现劳力性呼吸困难和肺气肿体征。需要综合分析临床资料以进行鉴别。

【并发症】

1. **慢性呼吸衰竭** 常在慢阻肺病急性加重时发生,其症状明显加重,发生低氧血症和/或高碳酸血症,出现缺氧和二氧化碳潴留的临床表现。

2. **自发性气胸** 如有突然加重的呼吸困难,并伴有明显发绀,患侧肺部叩诊为鼓音,听诊呼吸音减弱或消失,应考虑并发自发性气胸,通过 X 线检查可以确诊。

3. **慢性肺源性心脏病** 由于慢阻肺病引起肺血管床减少及缺氧致肺动脉收缩和血管重塑,导致肺动脉高压,右心室肥厚扩大,最终发生右心功能不全。

【治疗】

(一)稳定期的治疗

1. **教育与管理** 其中最重要的是劝导吸烟的病人戒烟,这是减慢肺功能损害最有效的措施,也是最难落实的措施。对吸烟的病人采用多种宣教措施,有条件者可以考虑使用辅助药物。因职业或环境粉尘、刺激性气体所致者,应脱离污染环境。

2. **支气管扩张剂** 是现有控制症状的主要措施,可依据病人病情严重程度(参照表 2-3-3)、用药后病人的反应等因素选用。联合应用不同药理机制的支气管扩张剂可增加支气管扩张效果。

(1)β₂肾上腺素受体激动剂:短效制剂如沙丁胺醇(salbutamol)气雾剂,每次吸入 100~200μg(1~2 喷),疗效持续 4~6 小时,每 24 小时不超过 8~12 喷。长效制剂如沙美特罗(salmeterol)、福莫特罗(formoterol)等,每日吸入 2 次,茚达特罗(indacaterol)、维兰特罗(vilanterol)每日仅吸入 1 次。

(2)抗胆碱药:短效制剂如异丙托溴铵(ipratropium)气雾剂,每次吸入 40~80μg(每喷 20μg),持续 6~8 小时,每天 3~4 次。长效制剂有噻托溴铵(tiotropium bromide)、格隆溴铵(glycopyrronium bromide)、乌美溴铵(umeclidinium bromide),每日吸入 1 次。

(3)茶碱类药:茶碱缓释或控释片,0.2g,每 12 小时 1 次;氨茶碱,0.1g,每天 3 次。

3. **吸入型糖皮质激素(ICS)** 对于已充分使用长效支气管扩张剂维持治疗、急性加重仍未控制的部分病人可考虑联用吸入激素治疗。临床常使用双支气管扩张剂加激素的三联剂型。使用吸入激素的指征有:有慢阻肺病急性加重住院史,每年≥2 次中度急性加重,外周血嗜酸性粒细胞计数≥300 个/μl,有哮喘病史或伴有哮喘特征的病人,推荐在长效支气管扩张剂基础上加用激素治疗;对于每年 1 次中度急性加重,外周血嗜酸性粒细胞计数为 100~300 个/μl 的病人,可在长效支气管扩张剂基础上加用激素;对于外周血嗜酸性粒细胞计数<100 个/μl,反复发生肺炎、合并分枝杆菌感染的病人不建议使用激素。常用吸入激素有布地奈德、氟替卡松、倍氯米松。

4. **祛痰药** 对痰不易咳出者可应用,常用药物有盐酸氨溴索,30mg,每日 3 次;乙酰半胱氨酸,0.6g,每日 2 次;或羧甲司坦,0.5g,每日 3 次。后两种药物可以降低部分病人急性加重的风险。

5. **其他药物** 磷酸二酯酶-4 抑制剂罗氟司特用于具有慢阻肺病频繁急性加重病史的病人,可以降低急性加重风险。有研究表明大环内酯类药物(红霉素或阿奇霉素)应用 1 年可以减少某些频繁急性加重的慢阻肺病病人的急性加重频率,但可能导致细菌耐药及听力受损。

6. **长期家庭氧疗(LTOT)** 对慢阻肺病并发慢性呼吸衰竭者可提高生活质量和生存率,对血流动力学、运动能力和精神状态均会产生有益的影响。LTOT 的使用指征为:①PaO₂≤55mmHg 或

$SaO_2 \leqslant 88\%$，伴或不伴高碳酸血症。②PaO_2 55~60mmHg，或 $SaO_2 < 89\%$，伴有肺动脉高压、右心衰竭或红细胞增多症(血细胞比容>0.55)。一般用鼻导管吸氧，氧流量为 1.0~2.0L/min，吸氧时间>15h/d。目的是使病人在海平面、静息状态下，达到 $PaO_2 \geqslant 60$mmHg 和/或使 SaO_2 升至 90% 以上。

7. 康复治疗 可以使因进行性气流受限、严重呼吸困难而很少活动的病人改善活动能力、提高生活质量，是稳定期病人的重要治疗手段，具体包括呼吸生理治疗、肌肉训练、营养支持、精神治疗与教育等多方面措施。

(二)急性加重期治疗

1. 确定急性加重的原因(最多见的原因是细菌或病毒感染)及病情的严重程度，根据病情严重程度决定门诊或住院治疗。

2. 支气管扩张剂 药物同稳定期。有严重喘息症状者可给予较大剂量雾化吸入治疗，如应用沙丁胺醇 500μg，或沙丁胺醇 1 000μg 加异丙托溴铵 250~500μg，通过小型雾化器给病人吸入治疗以缓解症状。

3. 低流量吸氧 发生低氧血症者可用鼻导管吸氧，或通过文丘里(Venturi)面罩吸氧。鼻导管给氧时，吸入的氧浓度为 28%~30%，应避免吸入氧浓度过高引起二氧化碳潴留。

4. 抗生素 当病人呼吸困难加重，咳嗽伴痰量增加、有脓性痰时，应依据病人所在地常见病原菌及其药物敏感情况积极选用抗生素治疗。门诊可用阿莫西林/克拉维酸、头孢唑肟、头孢呋辛、左氧氟沙星、莫西沙星口服治疗；较重者可应用第三代头孢菌素，如头孢曲松 2.0g 加于生理盐水中静脉滴注，每天 1 次。住院病人应根据预计的病原菌及当地细菌耐药情况选用抗生素，如 β 内酰胺类/β 内酰胺酶抑制剂联合大环内酯或呼吸喹诺酮类，一般多静脉滴注给药。如果找到确切的病原菌，应根据药敏结果选用抗生素。

5. 糖皮质激素 对需要住院治疗的急性加重期病人可考虑泼尼松龙 30~40mg/d，也可静脉给予甲泼尼龙 40~80mg，每日 1 次，连续 5 天。

6. 机械通气 对于并发较严重呼吸衰竭的病人可使用机械通气治疗，具体见本篇第十六章。

7. 其他治疗措施 合理补充液体和电解质以保持身体水电解质平衡。注意补充营养，根据病人胃肠功能状况调节饮食，保证热量和蛋白质、维生素等营养素的摄入，必要时可以选用肠外营养治疗。积极排痰治疗，最有效的措施是保持机体有足够体液，使痰液变稀薄；其他措施如刺激咳嗽、叩击胸部、体位引流等方法。积极处理伴随疾病(如冠心病、糖尿病等)及并发症(如自发性气胸、休克、弥散性血管内凝血、上消化道出血、肾功能不全等)。

如病人有呼吸衰竭、肺源性心脏病、心力衰竭，具体治疗方法可参阅有关章节治疗内容。

(三)内科介入治疗 慢阻肺病的内科介入治疗主要为支气管镜介入术，可通过支气管镜介入减少严重肺气肿病人的肺过度充气。常见的支气管镜介入术包括支气管内单向活瓣、气道旁路支架、肺封堵术、热蒸汽消融术、弹簧圈肺减容术等，需结合临床和影像学进行选择。

(四)外科治疗 外科方法仅适用于少数有特殊指征的病人，选择适当病例可以取得一定疗效，使病人肺功能有所改善，呼吸困难有所减轻。鉴于较高的手术风险及昂贵的手术费用，选择手术治疗应十分谨慎。手术方式包括肺大疱切除术和肺减容手术。肺移植术为终末期慢阻肺病病人提供了一种新的治疗选择，但存在着技术要求高、供体资源有限、手术费用昂贵等诸多问题。

【预防】 慢阻肺病导致不可逆的气流受限，患病后再行诊治，疗效常不理想，要遵循"促防诊控治康"全面照护的理念，将端口前移，以预防为主。戒烟是预防慢阻肺病最重要的措施，在疾病的任何阶段戒烟都有助于防止慢阻肺病的发生和发展。控制环境污染，减少有害气体或有害颗粒的吸入。积极防治婴幼儿和儿童期的呼吸系统感染。流感疫苗、肺炎链球菌疫苗、细菌溶解物、卡介苗多糖核酸等对防止慢阻肺病病人反复感染可能有益。加强体育锻炼，增强体质，可提高机体免疫力。此外，对于有慢阻肺病高危因素的人群，应定期进行肺功能监测，以尽可能早期发现慢阻肺病并及时予以干预。

(赵建平)

本章思维导图

第四章 | 支气管哮喘

支气管哮喘（bronchial asthma）简称哮喘，是一种以慢性气道炎症和气道高反应性为特征的异质性疾病。临床表现为反复发作的喘息、气急、胸闷或咳嗽等症状，常在夜间及凌晨发作或加重，同时伴有可变的呼气气流受限，其呼吸道症状可随时间变化，且严重程度可变。

【流行病学】 哮喘是世界上最常见的慢性疾病之一，近年来其患病率呈上升趋势。全球约有3.58亿哮喘病人，我国20岁及以上人群的哮喘患病率为4.2%，患病人数达4 570万。哮喘病死率为（1.6～36.7）/10万，目前全世界每年由哮喘导致的死亡人数约35万，多与哮喘长期控制不佳或发作时治疗不及时相关，其中大部分是可预防的。

【病因和发病机制】

（一）**病因** 哮喘是一种复杂的、具有多基因遗传倾向的疾病，其发病具有家族集聚现象，亲缘关系越近，患病率越高。近年来，全基因组关联研究（GWAS）的发展给哮喘的易感基因研究带来了革命性的突破。目前采用GWAS鉴定了多个哮喘易感基因，如 *TSLP*、*ORMDL3*、*GSDMB*、*HLA-DQ*、*IL-33* 等。具有哮喘易感基因的人群发病与否受环境因素的影响较大，深入研究基因-环境相互作用将有助于揭示哮喘发病的遗传机制。

环境因素包括变应原性因素，如室内变应原（尘螨、家养宠物、霉菌、蟑螂等）、室外变应原（草花粉、树花粉等）、职业性变应原（油漆活性染料、某些谷物及种子、洗涤剂生产以及酿造和皮革工业中使用的蛋白水解酶、化合物等）、食物（鱼、虾、蛋类、牛奶）、药物（阿司匹林、抗生素），以及非变应原性因素，如大气污染、吸烟、运动、肥胖、精神焦虑紧张等。

（二）**发病机制** 哮喘的发病机制尚未完全阐明，目前可概括为气道免疫-炎症机制、神经调节机制及其相互作用。

1. 气道免疫-炎症机制

（1）气道炎症形成机制：气道慢性炎症反应是由多种炎症细胞、气道结构细胞、炎症介质和细胞因子共同参与、相互作用的结果。

在变应原、污染物或微生物的刺激下，气道上皮细胞释放白介素（IL）如 IL-33、IL-25 和胸腺基质淋巴细胞生成素（TSLP）等细胞因子，激活2型辅助性T细胞（Th2）及2型固有淋巴细胞（ILC2）。一方面，活化的 Th2 及 ILC2 产生 IL-4、IL-5 和 IL-13 等激活 B 淋巴细胞并合成特异性 IgE，后者结合于肥大细胞和嗜碱性粒细胞等表面的 IgE 受体。当变应原再次进入体内，可与结合在细胞表面的 IgE 交联，激活肥大细胞和嗜碱性粒细胞，使其合成并释放多种活性介质，导致气道平滑肌收缩、黏液分泌增加和炎症细胞浸润，产生哮喘的临床症状，这是一个典型的变态反应过程。另一方面，活化的 Th2 及 ILC2 分泌的 IL 等细胞因子可直接激活肥大细胞、嗜酸性粒细胞及巨噬细胞等，并使之聚集在气道。这些细胞进一步分泌多种炎症因子如组胺、白三烯、前列腺素、活性神经肽、嗜酸性粒细胞趋化因子等，构成了一个多种炎症细胞、气道结构细胞、炎症介质相互作用的复杂网络，共同导致气道慢性炎症发生发展。近年来认识到嗜酸性粒细胞在哮喘发病中不仅发挥着终末效应细胞的作用，还具有免疫调节作用。Th17 细胞在以中性粒细胞浸润为主的激素抵抗型哮喘和重度哮喘发病中起到了重要作用。

（2）气道高反应性（airway hyperresponsiveness，AHR）：是指气道对各种刺激因子如变应原、理化因素、运动、药物等呈现的高度敏感状态，表现为病人接触这些刺激因子时气道出现过强或过早的收缩反应。AHR 是哮喘的基本特征,可通过支气管激发试验来量化和评估,有症状的哮喘病人几乎都存在 AHR。当气道受到变应原或其他刺激后,多种炎症细胞释放炎症介质和细胞因子,引起气道上皮损伤、上皮下神经末梢裸露等,共同导致气道慢性炎症,是 AHR 的重要发生机制之一。长期存在无症状的气道高反应性者出现典型哮喘症状的风险明显增加。然而,出现 AHR 者并非都是哮喘,如长期吸烟、接触臭氧、病毒性上呼吸道感染、慢阻肺病等也可出现,但程度相对较轻。

2. 神经调节机制 神经因素是哮喘发病的重要环节之一。支气管受复杂的自主神经支配,除肾上腺素能神经、胆碱能神经外,还有非肾上腺素能和非胆碱能(NANC)神经系统。哮喘病人 β 肾上腺素受体功能低下,而对吸入组胺和醋甲胆碱的气道反应性显著增高则提示存在胆碱能神经张力的增加。NANC 神经系统能释放舒张支气管平滑肌的神经递质如血管活性肠肽、一氧化氮及收缩支气管平滑肌的介质如 P 物质、神经激肽,两者平衡失调则可引起支气管平滑肌收缩。此外,从感觉神经末梢释放的 P 物质、降钙素基因相关肽、神经激肽 A 等导致血管扩张、血管通透性增加和炎症渗出,此即为神经源性炎症。神经源性炎症能通过局部轴突反射释放感觉神经肽而引起哮喘发作。

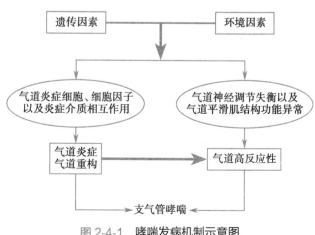

图 2-4-1 哮喘发病机制示意图

有关哮喘发病机制总结于图 2-4-1。

【病理】 气道慢性炎症作为哮喘的基本特征,存在于所有的哮喘病人,表现为气道上皮下肥大细胞、嗜酸性粒细胞、巨噬细胞、淋巴细胞及中性粒细胞等的浸润,以及气道黏膜下组织水肿、微血管通透性增加、支气管平滑肌痉挛、纤毛上皮细胞脱落、杯状细胞增殖及气道分泌物增加等病理改变。若哮喘长期反复发作,可出现支气管平滑肌肥大/增生、气道上皮细胞黏液化生、上皮下胶原沉积和纤维化、血管增生以及基底膜增厚等气道重塑表现。

【临床表现】

1. 症状 典型症状为发作性伴有哮鸣音的呼气性呼吸困难,可伴有气促、胸闷或咳嗽。症状可在数分钟内发作,并持续数小时至数天,可经平喘药物治疗后缓解或自行缓解。哮喘症状可随时间变化且严重程度可变,夜间及凌晨发作或加重是哮喘的重要临床特征。有些病人尤其是青少年,其哮喘症状在运动时出现,称为运动性哮喘。此外,临床上还存在没有喘息症状的不典型哮喘,病人可表现为发作性咳嗽、胸闷或其他症状。对以咳嗽为唯一症状的不典型哮喘称为咳嗽变异性哮喘(cough variant asthma,CVA);对以胸闷为唯一症状的不典型哮喘称为胸闷变异性哮喘(chest tightness variant asthma,CTVA)。

2. 体征 发作时典型的体征为双肺可闻及广泛的哮鸣音,呼气音延长。但非常严重的哮喘发作,哮鸣音反而减弱,甚至完全消失,表现为"沉默肺",是病情危重的表现。非发作期体检可无异常发现,故未闻及哮鸣音不能排除哮喘。

【实验室和其他检查】

(一)痰嗜酸性粒细胞计数 大多数哮喘病人诱导痰中嗜酸性粒细胞计数增高(>2.5%),且与哮喘症状相关。诱导痰嗜酸性粒细胞计数可作为评价哮喘气道炎症指标之一,也是评估糖皮质激素治疗反应性的敏感指标。

(二)外周血嗜酸性粒细胞计数 部分哮喘病人外周血嗜酸性粒细胞计数增高。虽然不能作为哮喘诊断的依据,但是外周血嗜酸性粒细胞增高可以作为判定嗜酸性粒细胞为主的哮喘临床表型,可以作为药物的选择和治疗后反应的观察指标。

（三）肺功能检查

1. **通气功能检测**　哮喘发作时呈阻塞性通气功能障碍表现,用力肺活量(FVC)正常或下降,第一秒用力呼气容积(FEV_1)、1秒率(FEV_1/FVC)以及呼气峰流量(PEF)均下降,残气量及残气量与肺总量比值增加。其中以FEV_1/FVC<70%为判断气流受限的最重要指标。缓解期上述通气功能指标可逐渐恢复。症状迁延、反复发作者,其通气功能可逐渐下降。

2. **支气管激发试验(BPT)**　用于测定气道反应性。常用吸入激发剂为醋甲胆碱和组胺。观察指标包括FEV_1、PEF等。结果判断与采用的激发剂有关,通常以使FEV_1下降20%所需吸入醋甲胆碱或组胺累积剂量(PD_{20}-FEV_1)或浓度(PC_{20}-FEV_1)来表示,如FEV_1下降≥20%,判断结果为阳性,提示存在气道高反应性。BPT适用于非哮喘发作期、FEV_1在正常预计值70%以上病人的检查。

3. **支气管舒张试验(BDT)**　用于测定气道的可逆性改变。常用吸入支气管扩张剂有沙丁胺醇、特布他林。当吸入支气管扩张剂20分钟后重复测定肺功能,FEV_1较用药前增加≥12%,且其绝对值增加≥200ml,判断结果为阳性,提示存在可逆性的气道阻塞。

4. **呼气峰流量(PEF)及其变异率测定**　哮喘发作时PEF下降。由于哮喘有通气功能时间节律变化的特点,监测PEF日间、周间变异率有助于哮喘的诊断和病情评估。PEF平均每日昼夜变异率(连续7天,每日PEF昼夜变异率之和/7)>10%,或PEF周变异率{(2周内最高PEF值-最低PEF值)/[(2周内最高PEF值+最低PEF值)×1/2]×100%}>20%,提示存在气道可逆性的改变。

（四）胸部X线/CT检查　哮喘发作时胸部X线可见两肺透亮度增加,呈过度通气状态,缓解期多无明显异常。胸部CT在部分病人可见支气管壁增厚、黏液阻塞。

（五）特异性变应原检测　外周血变应原特异性IgE增高结合病史有助于病因诊断;血清总IgE测定对哮喘诊断价值不大,但其增高的程度可作为重度哮喘使用抗IgE抗体治疗及制定剂量的依据。体内变应原试验包括变应原皮肤点刺试验和变应原激发试验。

（六）动脉血气分析　严重哮喘发作时可出现缺氧。由于过度通气可使$PaCO_2$下降,pH上升,表现为呼吸性碱中毒。若病情进一步恶化,可同时出现缺氧和CO_2滞留,表现为呼吸性酸中毒。当$PaCO_2$较前增高,即使在正常范围内也要警惕严重气道阻塞的发生。

（七）呼出气一氧化氮(FeNO)检测　FeNO测定可作为评估哮喘控制水平的指标,可用于预判和评估吸入激素治疗的反应。

【诊断】

（一）诊断标准

1. **典型哮喘的临床症状和体征**

（1）反复发作喘息、气急,伴或不伴胸闷或咳嗽,夜间及凌晨多发,常与接触变应原、冷空气、理化刺激以及病毒性上呼吸道感染、运动等有关。

（2）发作时及部分未控制的慢性持续性哮喘,双肺可闻及散在或弥漫性哮鸣音,呼气相延长。

（3）上述症状和体征可经治疗缓解或自行缓解。

2. **可变气流受限的客观检查**　①支气管舒张试验阳性;②支气管激发试验阳性;③平均每日PEF昼夜变异率>10%或PEF周变异率>20%。

符合上述症状和体征,同时具备气流受限客观检查中的任一条,并除外其他疾病所引起的喘息、气急、胸闷和咳嗽,可以诊断为哮喘。

咳嗽变异性哮喘或胸闷变异性哮喘:指咳嗽或胸闷作为唯一或主要症状,无喘息和哮鸣音等典型哮喘的临床表现,同时具备可变气流受限客观检查中的任一条,除外其他疾病所引起的咳嗽或胸闷,且哮喘治疗有效。

（二）哮喘的分期及控制水平分级　根据临床表现,哮喘可分为急性发作期、慢性持续期和临床控制期。

1. **急性发作期**　指喘息、气急、胸闷或咳嗽等症状突然发生或症状加重,伴有呼气流量降低,常因接触变应原等刺激物或治疗不当所致。哮喘急性发作时其程度轻重不一,病情加重可在数小时或数天内出现,偶尔可在数分钟内即危及生命,故应对病情作出正确评估并及时治疗。急性发作时严重程度可分为轻度、中度、重度和危重度4级。

（1）轻度:步行或上楼时气短,可有焦虑,呼吸频率轻度增加,闻及散在哮鸣音,肺通气功能和血气检查正常。

（2）中度:稍事活动感气短,讲话常有中断,时有焦虑,呼吸频率增加,可有三凹征,闻及响亮、弥漫的哮鸣音,心率增快,可出现奇脉,使用支气管扩张剂后 PEF 占预计值的 60%～80%,SaO_2 91%～95%。

（3）重度:休息时感气短,端坐呼吸,只能发单字表达,常有焦虑和烦躁,大汗淋漓,呼吸频率>30 次/分,常有三凹征,闻及响亮、弥漫的哮鸣音,心率增快,>120 次/分,常有奇脉,使用支气管扩张剂后 PEF 占预计值<60% 或绝对值<100L/min,或作用时间<2 小时,$PaO_2<60mmHg$,$PaCO_2>45mmHg$,$SaO_2≤90\%$,pH 正常或降低。

（4）危重度:病人不能讲话,嗜睡或意识模糊,胸腹矛盾运动,哮鸣音减弱甚至消失,脉率变慢或不规则,严重低氧血症和高碳酸血症,pH 降低。

2. 慢性持续期 指病人虽然没有哮喘急性发作,但在相当长的时间内仍有不同频度和不同程度的喘息、咳嗽、胸闷等症状,可伴有肺通气功能下降。初始治疗时,可根据白天、夜间哮喘症状出现的频率和肺功能检查结果,将慢性持续期哮喘病情严重程度分为间歇状态、轻度持续、中度持续和重度持续4级。目前应用最为广泛的慢性持续期哮喘严重性的评估指标为哮喘控制水平,这种评估方法包括目前临床控制评估和未来风险评估,临床控制又可分为良好控制、部分控制和未控制3个等级,具体指标见表2-4-1。

表 2-4-1 哮喘控制水平的分级

A:哮喘症状控制		哮喘症状控制水平		
		良好控制	部分控制	未控制
过去四周,病人存在:		无	存在 1～2 项	存在 3～4 项
日间哮喘症状>2 次/周	是□ 否□			
夜间因哮喘憋醒	是□ 否□			
使用缓解药次数>2 次/周	是□ 否□			
哮喘引起的活动受限	是□ 否□			
B:未来风险评估(急性发作风险,进展为持续性气流受限,出现药物不良反应)				
与未来不良事件风险增加的相关因素包括: 临床控制不佳;过去一年频繁急性发作;曾因严重哮喘住院;FEV_1 低;血嗜酸性粒细胞计数较高;FeNO 升高;烟草暴露;肥胖;短效 $β_2$ 受体激动剂(SABA)使用率高、ICS 使用不足;频繁使用口服激素、长期高剂量 ICS 使用				

3. 临床控制期 指病人无喘息、气急、胸闷、咳嗽等症状 4 周以上,近一年内无急性发作,肺功能正常。

【鉴别诊断】

1. 左心衰竭引起的呼吸困难 该病与重症哮喘症状相似,极易混淆。鉴别要点:病人多有高血压、冠状动脉粥样硬化性心脏病、风湿性心脏病等病史和体征,突发气急,端坐呼吸,阵发性咳嗽,常咳出粉红色泡沫痰,两肺可闻及广泛的湿啰音和哮鸣音,左心界扩大,心率增快,心尖部可闻及奔马律。胸部 X 线检查可见心脏增大、肺淤血征。若一时难以鉴别,可雾化吸入 $β_2$ 受体激动剂或静脉注射氨茶碱缓解症状后进一步检查。忌用肾上腺素或吗啡。

2. 慢阻肺病　多见于中老年人,多有长期吸烟史或有害气体接触史,及慢性咳嗽病史,喘息长年存在,有加重期。体检双肺呼吸音明显下降,可有肺气肿体征,两肺或可闻及湿啰音。对于中老年病人,严格区分慢阻肺病和哮喘有时十分困难,用支气管扩张剂联合口服或吸入激素作诊断性治疗可能有所帮助。如病人同时具有哮喘和慢阻肺病的特征,可以诊断哮喘合并慢阻肺病。

3. 上气道阻塞　中央型支气管肺癌、气管支气管结核、复发性多软骨炎等气道疾病或异物气管吸入,导致支气管狭窄或伴发感染时,可出现喘鸣或类似哮喘样呼吸困难,肺部可闻及哮鸣音。但根据病史,特别是出现吸气性呼吸困难,结合痰细胞学或细菌学检查,胸部影像、支气管镜检查,常可明确诊断。

4. 变应性支气管肺曲霉病(ABPA)　常以反复哮喘发作为特征,可咳出棕褐色黏稠痰块或树枝状支气管管型。痰嗜酸性粒细胞增加。胸部 CT 可显示近端支气管呈囊状或柱状扩张。曲霉抗原特异性 IgE 阳性,血清总 IgE 显著升高。

【并发症】　严重发作时可并发气胸、纵隔气肿、肺不张;长期反复发作或感染可致慢性并发症,如慢阻肺病、支气管扩张和肺源性心脏病。

【治疗】　虽然目前哮喘不能根治,但长期规范化治疗可使大多数病人达到良好或完全的临床控制。哮喘治疗的目标是长期控制症状,并最大限度地降低相关风险,包括未来哮喘相关死亡、急性发作、持续性气流受限和治疗副作用的风险。即在使用最小有效剂量药物治疗的基础上或不用药物,能使病人与正常人一样生活、学习和工作。

(一)确定并减少危险因素接触　部分病人能找到引起哮喘发作的变应原或其他非特异刺激因素,使病人脱离并长期避免接触这些危险因素是防治哮喘最有效的方法。

(二)药物治疗

1. 药物分类和作用特点　哮喘治疗药物分为控制性药物和缓解性药物。前者指需要长期使用的药物,主要用于治疗气道慢性炎症而使哮喘维持临床控制,亦称抗炎药。后者指按需使用的药物,通过迅速解除支气管痉挛从而缓解哮喘症状,亦称支气管扩张药。各类药物介绍见表 2-4-2。

表 2-4-2　哮喘治疗药物分类

缓解性药物	控制性药物
短效 β_2 受体激动剂(SABA)	吸入型糖皮质激素(ICS)
短效吸入型抗胆碱药物(SAMA)	联合药物(如 ICS+LABA,ICS+LABA+LAMA)
ICS+ 福莫特罗	白三烯调节剂
短效茶碱	长效 β_2 受体激动剂(LABA,不单独使用)
全身用糖皮质激素	缓释茶碱
	抗 IgE 抗体
	抗 IL-5 抗体/抗 IL-5R 抗体
	抗 IL-4R 抗体
	抗 TSLP 抗体

(1)糖皮质激素:简称激素,是目前控制哮喘最有效的药物。激素通过作用于气道炎症形成过程中的诸多环节,如抑制嗜酸性粒细胞等炎症细胞在气道的聚集、抑制炎症因子的生成和介质释放、增强平滑肌细胞 β_2 受体的反应性等,有效抑制气道炎症。分为吸入、口服和静脉用药。

1)吸入:吸入型糖皮质激素(ICS)由于其局部抗炎作用强、全身不良反应少,已成为目前哮喘长期治疗的首选药物。常用药物有倍氯米松(beclomethasone)、布地奈德(budesonide)、氟替卡松(fluticasone)等。根据哮喘病情选择吸入不同 ICS 剂量,通常需规律吸入 1～2 周或以上方能起效。虽然吸入 ICS 全身不良反应少,但少数病人可出现口咽念珠菌感染、声音嘶哑,吸入药后用清水漱口可减轻局部反应和胃肠吸收。长期吸入较大剂量 ICS（>1 000μg/d）者应注意预防全身性不良反应。为减少吸入大剂量激素的不良反应，可采用低、中剂量 ICS 与长效 β$_2$ 受体激动剂、白三烯调节剂或缓释茶碱联合使用。布地奈德、倍氯米松还有雾化用混悬液制剂，经以压缩空气为动力的射流装置雾化吸入，起效快，在应用短效支气管扩张剂的基础上，可用于轻、中度哮喘急性发作的治疗。

2）口服：常用泼尼松和泼尼松龙。适用于吸入激素无效或需要短期加强治疗的病人。起始 30～60mg/d，症状缓解后逐渐减量至≤10mg/d，然后停用或改用吸入剂。不主张长期口服激素用于维持哮喘控制的治疗。

3）静脉：重度或严重哮喘发作时应及早静脉给予激素。可选择琥珀酸氢化可的松，常用量 100～400mg/d，或甲泼尼龙，常用量 80～160mg/d。地塞米松因在体内半衰期较长、不良反应较多，应慎用。无激素依赖倾向者，可在短期（3～5 天）内停药；有激素依赖倾向者应适当延长给药时间，症状缓解后逐渐减量，然后改口服和吸入剂维持。

（2）β$_2$ 受体激动剂：主要通过激动气道 β$_2$ 受体，舒张支气管、缓解哮喘症状。分为短效 β$_2$ 受体激动剂（SABA，维持 4～6 小时）和长效 β$_2$ 受体激动剂（LABA，维持 10～12 小时），LABA 又可分为快速起效（数分钟起效）和缓慢起效（30 分钟起效）两种。

1）SABA：有吸入、口服和静脉三种制剂，首选吸入给药。常用药物有沙丁胺醇（salbutamol）和特布他林（terbutaline）。吸入剂包括定量气雾剂（MDI）、干粉剂和雾化溶液。主要不良反应有心悸、骨骼肌震颤、低钾血症等。SABA 应按需间歇使用，不建议单用 SABA 治疗，过度使用 SABA 会增加哮喘急性发作的风险，在处方 SABA 作为缓解性药物时，需要联合使用 ICS。

2）LABA：与 ICS 联合是目前最常用的哮喘控制性药物。常用 LABA 有沙美特罗（salmeterol）和福莫特罗（formoterol）。福莫特罗属快速起效的 LABA，也可按需用于哮喘急性发作的治疗。目前常用 ICS 加 LABA 的联合制剂有：氟替卡松/沙美特罗吸入干粉剂、布地奈德/福莫特罗吸入干粉剂，二丙酸倍氯米松/福莫特罗气雾剂。特别注意：LABA 不能单独用于哮喘的治疗。

（3）白三烯调节剂：通过调节白三烯的生物活性而发挥抗炎作用，同时可以舒张支气管平滑肌，可作为中、重度哮喘的联合治疗用药，尤适用于阿司匹林哮喘、运动性哮喘和伴有过敏性鼻炎哮喘病人的治疗。常用药物有孟鲁司特（montelukast）。不良反应通常较轻微，少数有皮疹、血管性水肿、转氨酶升高，神经精神症状，停药后可恢复正常。

（4）茶碱类药物：通过抑制磷酸二酯酶，提高平滑肌细胞内的 cAMP 浓度，拮抗腺苷受体，增强呼吸肌的收缩力以及增强气道纤毛清除功能等，从而起到舒张支气管和气道抗炎作用。

1）口服：常用药物有氨茶碱和缓释茶碱，常用剂量每日 6～10mg/kg。

2）静脉：氨茶碱首剂负荷剂量为 4～6mg/kg，注射速度不宜超过 0.25mg/（kg·min），维持剂量为 0.6～0.8mg/（kg·h）。每日最大用量一般不超过 1.0g。

静脉注射茶碱速度过快可引起严重不良反应，甚至死亡。由于茶碱的"治疗窗"窄，有条件的应在用药期间监测其血药浓度，安全有效浓度为 6～15mg/L。发热、妊娠、小儿或老年，患有肝、心、肾功能障碍及甲状腺功能亢进者尤需慎用。合用西咪替丁、喹诺酮类、大环内酯类药物等可影响茶碱代谢而使其排泄减慢，应减少用药量。

（5）抗胆碱药：通过阻断节后迷走神经通路，降低迷走神经张力而起到舒张支气管、减少黏液分泌的作用，但其舒张支气管的作用比 β$_2$ 受体激动剂弱。分为短效抗胆碱药（SAMA，维持 4～6 小时）和长效抗胆碱药（LAMA，维持 24 小时）。常用的 SAMA 异丙托溴铵（ipratropine bromide）有 MDI 和雾化溶液两种剂型。SAMA 主要用于哮喘急性发作的治疗，多与 β$_2$ 受体激动剂联合应用。少数病人可有口苦或口干等不良反应。常用的 LAMA 噻托溴铵（tiotropium bromide）是选择性 M$_1$、M$_3$ 受体拮抗剂，作用更强，持续时间更久（可达 24 小时）。LAMA 主要适用于中等剂量或高剂量 ICS+LABA 不能良好控制的哮喘。ICS+LABA+LAMA 三联复合制剂如茚达特罗/格隆溴铵/糠酸莫米松吸入粉雾剂、糠酸氟替卡松/维兰特罗/乌美溴铵干粉剂、倍氯米松/福莫特罗/格隆溴铵等,重度哮喘病人使用吸入型三联复合制剂更为方便。

（6）生物制剂:①抗IgE单克隆抗体(omalizumab):可阻断游离IgE与其效应细胞表面IgE受体的结合。适用于经高剂量ICS+LABA联合治疗后症状仍未控制且血清IgE水平增高的重度哮喘。②抗IL-5单克隆抗体:如美泊利单抗(mepolizumab),通过阻断IL-5的作用,抑制体内嗜酸性粒细胞增多而治疗哮喘。③抗IL-5受体(IL-5R)单克隆抗体:如贝那利珠单抗(benralizumab),作用于嗜酸性粒细胞表面的IL-5Rα,通过抗体依赖的细胞毒作用直接快速地清除嗜酸性粒细胞。④抗IL-4受体(IL-4R)单克隆抗体:如度普利尤单抗(dupilumab),通过抑制IL-4和IL-13与IL-4Rα结合,阻断该信号通路介导的Th2及ILC2激活、炎症介质释放、黏液高分泌、嗜酸性粒细胞聚集等反应。⑤抗TSLP单克隆抗体:可直接阻断TSLP与其受体结合,下调2型细胞因子的释放,抑制Th2和ILC2介导的免疫炎症级联反应,有效治疗哮喘气道炎症。目前生物制剂主要推荐用于重度哮喘的附加治疗,建议基于生物标志物指导生物制剂个体化选择,并预测治疗反应。

2. 急性发作期的治疗　急性发作的治疗目标是尽快缓解气道痉挛,纠正低氧血症,恢复肺功能,预防进一步恶化或再次发作,防治并发症。

（1）轻度:经MDI吸入SABA,在第1小时内每20分钟吸入1~2喷。随后可调整为每3~4小时吸入1~2喷。在使用SABA时应该同时增加控制性药物ICS的剂量,增加的ICS剂量至少是基础使用剂量的两倍。如果控制性药物使用的是布地奈德/福莫特罗(160μg/4.5μg规格),则可以直接增加该药1~2吸,但每天不要超过8吸。

（2）中度:吸入SABA(常用雾化吸入),第1小时内可持续雾化吸入。联合应用雾化吸入短效抗胆碱药、激素混悬液,也可联合静脉注射茶碱类。如果治疗效果欠佳,尤其是在控制性药物治疗的基础上发生的急性发作,应尽早口服激素,同时吸氧。

（3）重度至危重度:持续雾化吸入SABA,联合雾化吸入短效抗胆碱药、激素混悬液以及静脉茶碱类药物,吸氧。尽早静脉应用激素,待病情得到控制和缓解后改为口服给药。注意维持水、电解质平衡,纠正酸碱失衡,当pH<7.20且合并代谢性酸中毒时,应适当补碱。经过上述治疗,临床症状和肺功能无改善甚至继续恶化,应及时给予机械通气治疗,其指征主要包括:呼吸肌疲劳、$PaCO_2 \geq 45mmHg$、意识改变(需进行有创机械通气)。此外,应预防呼吸道感染等。

对所有急性发作的病人都应制订个体化的长期治疗方案。

3. 慢性持续期的治疗　慢性持续期的治疗应在评估和监测病人哮喘控制水平的基础上,定期根据长期治疗分级方案进行调整,以维持其控制水平。哮喘长期治疗方案分为5级,见表2-4-3。如果使用该级治疗方案不能够使哮喘得到控制,治疗方案应该升级直至达到哮喘控制为止。如果哮喘症状控制且肺功能稳定3个月以上,可考虑降级治疗。推荐的药物减量方案如下:通常为首先减少激素用量(口服或吸入),再减少使用次数(由每日2次减至每日1次),然后再减去与激素合用的控制性药物,以最低剂量ICS维持治疗直至停药。通常情况下,病人在初诊后2~4周回访,以后每1~3个月随访1次。出现哮喘发作时应及时就诊,哮喘发作后2周~1个月内进行回访。

对于成人哮喘病人的初始治疗,应根据病人具体情况选择合适的级别,或在两相邻级别之间的建议选择高的级别,以保证初始治疗的成功率(表2-4-4)。

4. 免疫疗法　变应原特异性免疫治疗在过敏起主要作用的哮喘中是一种治疗选择。目前有两种方法:皮下免疫治疗(SCIT)和舌下免疫治疗(SLIT)。对于室内尘螨致敏哮喘(合并过敏性鼻炎)的病人,可考虑在病情得到控制后添加变应原特异性免疫治疗(AIT),但前提是哮喘达到良好控制,疾病严重度为轻中度,最好FEV_1>预计值的70%。

咳嗽变异性哮喘和胸闷变异性哮喘的治疗原则与典型哮喘相同。

重度哮喘是指使用最高剂量ICS+LABA治疗和良好管理触发因素后哮喘仍无法控制或减少高剂量治疗时哮喘恶化。治疗包括:①首先排除病人治疗依从性不佳,去除诱发因素和治疗共患疾病;

表 2-4-3　哮喘病人长期(阶梯式)治疗方案

治疗方案	第1级	第2级	第3级	第4级	第5级
推荐选择 控制性药物	按需低剂量 ICS+ 福莫特罗	按需低剂量 ICS+福莫特罗	低剂量 ICS+福莫特罗维持	中剂量 ICS+福莫特罗维持	附加 LAMA,评估表型,考虑高剂量 ICS+福莫特罗维持、± 抗IgE 抗体、抗 IL-5/5R 抗体、抗 IL-4R 抗体或抗 TSLP 抗体
替代选择 控制性药物	按需使用 SABA 时即联合低剂量 ICS	低剂量 ICS 维持	低剂量 ICS+LABA 维持	中高剂量 ICS+LABA 维持	附加 LAMA,评估表型,考虑高剂量 ICS+LABA 维持、± 抗 IgE 抗体、抗 IL-5/5R 抗体、抗 IL-4R 抗体或抗 TSLP 抗体
其他选择 控制性药物		按需使用 SABA 时即联合低剂量 ICS,或每日 LTRA	中等剂量 ICS,或添加 LTRA	添加 LAMA 或 LTRA,或转为高剂量 ICS	添加阿奇霉素或 LTRA。作为最后治疗手段,考虑添加低剂量口服糖皮质激素,但需考虑副作用
首选缓解性药物 其他缓解性药物	按需使用低剂量 ICS+ 福莫特罗 按需使用 SABA(但需要和 ICS 同时使用)或按需 ICS+SABA				

注:ICS,吸入型糖皮质激素;LABA,长效 β₂ 受体激动剂;SABA,短效 β₂ 受体激动剂;LAMA,长效抗胆碱药;TSLP,胸腺基质淋巴细胞生成素;LTRA,白三烯受体拮抗剂。

表 2-4-4　初始哮喘治疗:成人和青少年的推荐选择

存在症状	首选初始治疗
所有病人	不推荐仅用 SABA 治疗
哮喘症状不频繁,少于每月 2 次	1. 按需低剂量 ICS+ 福莫特罗 2. 使用 SABA 时同时使用 ICS
每月 2 次或 2 次以上,但少于每周 4~5 天	1. 按需低剂量 ICS+ 福莫特罗 2. 低剂量 ICS 维持,且按需使用 SABA
大多数日子有哮喘症状;或每周 1 次或 1 次以上因哮喘憋醒且肺功能低下	1. 中等剂量 ICS+ 福莫特罗维持治疗 2. 中/高剂量 ICS+LABA 作为维持治疗
初始表现为重度未控制的哮喘,也可能需要短期口服糖皮质激素	1. 附加 LAMA 2. 评估表型,考虑 ± 生物制剂 3. 考虑高剂量 ICS+ 福莫特罗或高剂量 ICS+LABA

②根据哮喘表型评估结果,考虑给予高剂量 ICS 联合 LABA 或 LAMA 或 LTRA,仍未控制者,或反复急性发作的病人,建议加用生物靶向药物;③支气管热成形术;④添加低剂量口服糖皮质激素作为最后治疗手段,需考虑其副作用。

【哮喘的教育与管理】 哮喘病人的教育与管理是提高疗效、减少复发和提高病人生活质量的重要措施。为每位初诊哮喘病人制订长期防治计划,使病人在医生和专科护士指导下学会自我管理,包括了解哮喘的激发因素及避免诱因的方法、熟悉哮喘发作先兆表现及相应处理办法、学会在家中自行监测病情变化并进行评定、重点掌握峰流速仪的使用方法、坚持记哮喘日记、学会哮喘发作时进行简单的紧急自我处理方法、掌握正确的吸入技术、知道什么情况下应去医院就诊,以及和医生共同制订防止复发、保持长期稳定的方案。

【预后】 通过长期规范化治疗,儿童哮喘临床控制率可达95%,成人可达80%。轻症病人容易控制;病情重,气道反应性增高明显,出现气道重塑,或伴有其他过敏性疾病者则不易控制,若不及时规范治疗,最终可因反复急性发作危及生命或慢性并发症导致肺功能丧失,或因高剂量药物长期使用而产生副作用。

（沈华浩）

本章思维导图

第五章 | 支气管扩张症

支气管扩张症（bronchiectasis）最早由 Laennec 描述，主要指急、慢性呼吸道感染和支气管阻塞后，反复发生支气管化脓性炎症，致使支气管壁结构破坏，管壁增厚，引起支气管异常和持久性扩张的一类异质性疾病的总称，可以是原发或继发，主要分为囊性纤维化（cystic fibrosis，CF）导致的支气管扩张症和非囊性纤维化导致的支气管扩张。本章主要讨论非囊性纤维化导致的支气管扩张症。近年来随着急、慢性呼吸道感染的恰当治疗，其发病率有减少趋势，但随着 CT 的普及，尤其是高分辨率 CT 的应用，在某些晚期慢阻肺病病人也发现了一定比例的支气管扩张症。

【流行病学】 支气管扩张症的患病率各国报道差别较大，约为（1~52）/10 万。从 2000 年到 2007 年美国每年支气管扩张症病人增加 8.74%，女性多见，我国报道 40 岁以上人群中支气管扩张症的患病率可达到 1.2%。部分慢阻肺病病人合并支气管扩张的比例高达 30%。支气管扩张症病人反复发生呼吸道感染，导致肺功能下降，最后出现呼吸衰竭，整体预后较差。

【病因和发病机制】 本病分为先天性和继发性。先天性支气管扩张症少见，有些病例无明显病因，但弥漫性支气管扩张常发生于有遗传、免疫或解剖缺陷的病人，如囊性纤维化、纤毛运动障碍和严重的 α_1-抗胰蛋白酶缺乏病人（表 2-5-1）。局灶性支气管扩张可源于未进行治疗的肺炎或气道阻塞，例如异物或肿瘤、外源性压迫或肺叶切除后解剖移位。

支气管扩张症的发病机制有"恶性循环"学说。各种诱因导致的慢性支气管的感染，可以引起呼吸道的炎症反应，导致气道黏液高分泌，黏液清除障碍，细菌定植和繁殖，引起气道和肺的结构性破坏，肺功能恶化，促进了肺感染的进一步发生。实际上，这些因素之间都会出现相互的作用，如气道结构性破坏导致引流不通畅，促进细菌的定植和增生等。在支气管扩张症病人肺内，存在着恶性循环基础上交互作用，而治疗支气管扩张症需要在各个因素上阻断或逆转恶性循环，促进痰液引流和排出，减少细菌定植和感染，增强呼吸道防御能力，改善气道炎症，降低和预防急性加重，并改善肺功能和一定程度上的气道重塑（图 2-5-1）。

上述疾病损伤了宿主气道清除和防御功能，易发生感染和炎症。

继发性大多为细菌、结核/NTM、病毒、真菌感染后出现。细菌反复感染可使充满炎症介质和病原菌黏稠脓性液体的气道逐渐扩大，形成瘢痕和扭曲。支气管壁由于水肿、炎症和新血管形成而变厚。周围间质组织和肺泡的破坏导致了纤维化、肺气肿，或二者兼有，合并肺气肿的支气管扩张症病人预后更差，5 年生存率明显降低；合并铜绿假单胞菌定植的病人肺功能下降更为明显。

对下列病人考虑为高危人群，需要进行支气管扩张症的筛查：①慢性咳嗽咳痰，尤其有脓性痰或咯血病人；②慢阻肺病频繁急性加重（≥2 次/年），重症哮喘或控制不佳，且曾有痰培养铜绿假单胞菌（+）；③有慢性鼻窦炎、风湿性疾病或其他结缔组织疾病，出现慢性咳嗽咳痰或反复肺部感染病人；④既往 HIV 感染、实体器官移植、接受免疫抑制剂治疗出现慢性咳嗽咳痰病人。

【病理和病理生理】 支气管扩张常常是位于段或亚段支气管管壁的破坏和炎性改变，受累管壁的结构，包括软骨、肌肉和弹性组织被破坏并被纤维组织替代，进而形成三种不同类型：①柱状扩张：支气管呈均一管形扩张且突然在一处变细，远处的小气道往往被分泌物阻塞；②囊状扩张：扩张支气管腔呈囊状改变，支气管末端的盲端也呈无法辨认的囊状结构；③不规则扩张：支气管腔呈不规则改变或串珠样改变。显微镜下可见支气管炎症和纤维化、支气管壁溃疡、鳞状上皮化生和黏液腺增生。病变支气管相邻肺实质也可有纤维化、肺气肿、支气管肺炎和肺萎陷。炎症可致支气管壁血管增多，

表 2-5-1　支气管扩张症的诱发因素

种类	诱发因素及特征
感染	
细菌	铜绿假单胞菌、流感嗜血杆菌、卡他莫拉菌、肺炎克雷伯菌、金黄色葡萄球菌、百日咳杆菌
真菌	曲霉菌
分枝杆菌	结核分枝杆菌、非结核分枝杆菌（NTM）
病毒	腺病毒、流感病毒、单纯疱疹病毒、麻疹病毒
免疫缺陷或异常	
原发性	低免疫球蛋白血症,包括 IgG 亚群的缺陷（IgG2、IgG4）,慢性肉芽肿性疾病
继发性	长期服用免疫抑制药物、人类免疫缺陷病毒（HIV）感染、慢性淋巴细胞白血病、肺移植后
免疫异常	干燥综合征、ABPA、类风湿关节炎
先天性遗传疾病	
α_1-抗胰蛋白酶缺乏	支气管扩张仅见于严重缺乏的病人
纤毛缺陷	原发性纤毛不动综合征（PCD）和卡塔格内（Kartagener）综合征
囊性纤维化	白种人常见
先天性结构缺损	
淋巴管性/淋巴结	淋巴结病
黄甲综合征	指（趾）甲黄色、肥厚,淋巴水肿,慢性胸腔积液三联征
气管支气管性	巨气管支气管症、支气管软骨发育缺陷、先天性支气管发育不良、马方（Marfan）综合征
血管性	肺隔离症
其他	
气道阻塞	外源性压迫、异物、恶性肿瘤、黏液阻塞、肺叶切除后其余肺叶纠集弯曲
毒性物质吸入	氨气、氯气和二氧化氮使气道直接受损,改变结构和功能
炎症性肠病	常见于慢性溃疡性结肠炎,肠道的切除加重肺部疾病

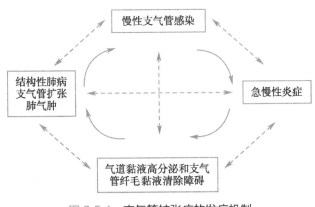

图 2-5-1　支气管扩张症的发病机制

并伴相应支气管动脉扩张及支气管动脉和肺动脉吻合。支气管扩张症是呼吸科化脓性疾病之一,由于各种致病因素导致慢性气道炎症、气道内分泌物增多、气道廓清障碍,出现痰液积聚、气道梗阻,进而出现病原微生物定植、增生及感染的概率增加,而反复的细菌感染会加重气道炎症反应及气道壁的破坏和增厚,反过来降低痰液廓清的能力。50% 的支气管扩张症病人可有阻塞性通气功能障碍,限制性通气功能障碍更为常见。

【临床表现】　分为稳定期和急性加重期。稳定期主要症状为持续或反复的咳嗽、咳痰或咳脓痰。痰液为黏液性、黏液脓性或脓性,可呈黄绿色,收集后分层(上层为泡沫,中间为浑浊黏液,下层为脓性成分,最下层为坏死组织)。无明显诱因者常隐匿起病,无症状或症状轻微。当支气管扩张症伴急性感染时,病人可表现为咳嗽、咳脓痰加重,伴或不伴肺炎。50%～70% 的病例可发生咯血,大咯血常为小动脉被侵蚀或增生的血管被破坏所致。部分病人以反复咯血为唯一症状,称为"干性支气管扩张症"。呼吸困难和喘息常提示有广泛的支气管扩张或有潜在的慢阻肺病。体检可闻及湿啰音和干啰音。病变严重尤其是伴有慢性缺氧、慢性肺源性心脏病和右心衰竭的病人可出现杵状指(趾)及右心衰竭体征。英国胸科学会(BTS)指南将急性加重定义为 48 小时内出现:咳嗽程度、咳痰量、脓性痰、呼吸困难或活动耐受度下降、乏力或不适、咯血这 6 项中的 3 项及以上症状的恶化,需要进行紧急处理。

【实验室和其他辅助检查】　主要影像学检查包括胸部 X 线和胸部高分辨率 CT,实验室检查包括血常规和炎症标志物如 C 反应蛋白、免疫球蛋白(IgG、IgA、IgM)、微生物学检查、血气分析,还可以行肺功能检查。其他检查包括鼻窦 CT、血 IgE、特异性 IgE、烟曲霉皮试、类风湿因子、抗核抗体、细胞免疫功能检查、CF 和 PCD 相关检查等,必要时做纤维支气管镜检查等。

1. 影像学检查

(1)胸部 X 线检查:严重的支气管扩张症可表现为"卷发征"(图 2-5-2),囊状支气管扩张的气道表现为显著的囊腔,腔内可存在气液平面。囊腔内无气液平面时,很难与大疱性肺气肿或严重肺间质病变的蜂窝肺鉴别。

(2)胸部高分辨率 CT 扫描(HRCT):HRCT 可在横断面上清楚地显示扩张的支气管(图 2-5-3A),且兼具无创、易重复、易接受的特点,现已成为支气管扩张症的主要诊断方法,尤其是层厚≤1mm 的高分辨率 CT。正常人左、右支气管内径与并行的肺动脉直径的比值为 0.75 和 0.72,而在支气管扩张症的病人支气管内径/伴行肺动脉直径比值往往>1。支气管可呈柱状及囊状改变,气道壁增厚(支气管内径<80% 外径)、黏液阻塞(图 2-5-3B)、树芽征及呼气相可出现"马赛克征"及气体陷闭。当 CT 扫描层面与支气管平行

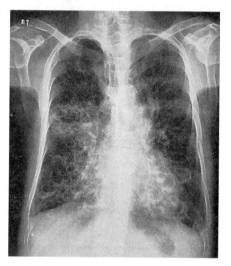

图 2-5-2　支气管扩张 X 线胸片表现

时,扩张的支气管呈"双轨征"或"串珠"状改变;当 CT 扫描层面与支气管垂直时,扩张的支气管与伴行的肺动脉形成"印戒征";当多个囊状扩张的支气管彼此相邻时,则表现为"蜂窝"状或"卷发"状改变。有部分病人合并曲霉菌感染形成曲霉菌球改变(图 2-5-3C)。

(3)支气管碘油造影:可确诊支气管扩张症,但因其为创伤性检查,现已被高分辨率 CT(HRCT)所取代。

2. 实验室检查

(1)血常规及炎症标志物:当细菌感染导致支气管扩张症急性加重时,血常规白细胞计数、中性粒细胞百分比及 C 反应蛋白可升高。

(2)血清免疫球蛋白:合并免疫功能缺陷者可出现血清免疫球蛋白(IgG、IgA、IgM)缺乏。

(3)血气分析:可判断病人是否合并低氧血症和/或高碳酸血症。

(4)微生物学检查:应留取合格的痰标本送检涂片染色以及痰细菌培养,痰培养和药敏试验结果可指导抗菌药物的选择,痰液中找到抗酸杆菌时需要进一步分型是结核分枝杆菌还是非结核分枝杆菌。

(5)病因学:必要时可检测类风湿因子、抗核抗体、抗中性粒细胞胞质抗体。怀疑 ABPA 的病人可选择性进行血清 IgE 测定、烟曲霉皮试、曲霉沉淀素检查。如病人自幼起病,合并慢性鼻窦炎或中耳炎,或合并右位心,需怀疑 PCD 可能,可行鼻呼出气一氧化氮测定筛查,疑诊者需进一步取纤毛上皮行电镜检查,必要时行基因检测。

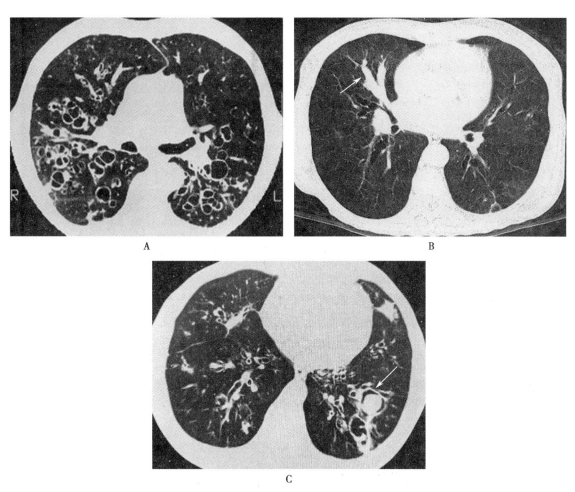

图 2-5-3 支气管扩张 CT 表现

3. 其他

（1）纤维支气管镜检查：当支气管扩张呈局灶性且位于段支气管以上时，可发现弹坑样改变，可通过纤维支气管镜采样用于病原学诊断及病理诊断。纤维支气管镜检查还可明确出血、扩张或阻塞的部位。还可经纤维支气管镜进行局部灌洗，采取灌洗液标本进行涂片、细菌学和细胞学检查，协助诊断和指导治疗。

（2）肺功能测定：部分病人存在限制性、阻塞性或混合性通气功能障碍。

【诊断与鉴别诊断】

（一）**诊断** 根据反复咳脓痰、咯血病史和既往有诱发支气管扩张症的呼吸道感染病史，HRCT 显示支气管扩张的异常影像学改变，即可明确诊断为支气管扩张症。诊断支气管扩张症的病人还应进一步仔细询问既往病史、评估呼吸道症状、根据病情完善相关检查以明确病因诊断。

（二）**评估**

1. 病人初次诊断后的评估 痰液检查，包括初诊及定期的痰涂片（包括真菌和抗酸染色），痰培养加药敏试验。肺部 CT 随访，尤其是肺内出现空洞、无法解释的咯血或痰中带血、治疗反应不佳、反复急性加重等。肺功能用于评估疾病进展程度和指导药物治疗。血气分析判断是否存在低氧血症和/或 CO_2 潴留。实验室检查评估病人的炎症反应，免疫状态，是否合并其他病原体感染等。

2. 支气管扩张症危重程度及预后的评估 由于支气管扩张症病人的异质性较强，肺部影像学和肺功能差异较大，临床症状也有较大的差异，因此支气管扩张症病人的危重程度评估是依靠临床症状、体征、影像学、肺功能以及实验室检查等多个维度来进行综合的评估。评估方面，目前常用的是支气管扩张严重指数（bronchiectasis severity index，BSI）和支气管扩张症严重程度分级（E-FACED）评分。BSI 可用于预测支气管扩张症病人病情恶化、住院、死亡风险等。总分 0~4 分为轻度,5~8 分为中度,≥9 分为重度。E-FACED 主要用于预测未来急性加重和住院。总分 0~3 分为轻度,4~6 分为中度,7~9 分为重度。

(三)鉴别诊断 需鉴别的疾病主要为慢性支气管炎、肺脓肿、肺结核、先天性肺囊肿、弥漫性泛细支气管炎和支气管肺癌等。仔细研究病史和临床表现,参考影像学、纤维支气管镜和支气管造影的特征常可作出明确的鉴别诊断。下述要点对鉴别诊断有一定参考意义。

1. 慢性支气管炎 多发生在中年以上病人,在气候多变的冬春季节咳嗽、咳痰明显,多咳白色黏液痰,感染急性发作时可出现脓性痰,但无反复咯血史。听诊双肺可闻及散在干、湿啰音。

2. 肺脓肿 起病急,有高热、咳嗽、大量脓臭痰。X 线检查可见局部浓密炎症阴影,内有空腔液平。

3. 肺结核 常有低热、盗汗、乏力、消瘦等结核毒性症状,干、湿啰音多局限于上肺,X 线胸片和痰结核菌检查可作出诊断。

4. 先天性肺囊肿 X 线检查可见多个边界纤细的圆形或椭圆形阴影,壁较薄,周围组织无炎症浸润。胸部 CT 和支气管造影可协助诊断。

5. 弥漫性泛细支气管炎 有慢性咳嗽、咳痰、活动时呼吸困难及慢性鼻窦炎。X 线胸片和胸部 CT 显示弥漫分布的小结节影。大环内酯类抗生素治疗有效。

6. 支气管肺癌 多见于 40 岁以上病人,可伴有咳嗽、咳痰、胸痛,痰中带血。大咯血少见。影像学、痰细胞学、支气管镜检查等有助于确诊。

【治疗】

1. 治疗基础疾病 对活动性肺结核伴支气管扩张症应积极抗结核治疗,低免疫球蛋白血症可用免疫球蛋白替代治疗。

2. 控制感染 支气管扩张症病人出现痰量增多及其脓性成分增加等急性感染征象时,需应用抗感染药物。急性加重期开始抗菌药物治疗前应常规送痰培养,根据痰培养和药敏结果指导抗生素应用,但在等待培养结果时即应开始经验性抗菌药物治疗。无铜绿假单胞菌感染高危因素的病人应立即经验性使用对流感嗜血杆菌有活性的抗菌药物(如氨苄西林/舒巴坦、阿莫西林/克拉维酸),第二代头孢菌素,第三代头孢菌素(如头孢曲松钠、头孢噻肟),莫西沙星、左氧氟沙星。对于存在铜绿假单胞菌感染高危因素的病人[如存在以下 4 条中的 2 条:①近期住院;②每年 4 次以上或近 3 个月以内应用抗生素;③重度气流阻塞(FEV$_1$<30% 预计值);④最近 2 周每日口服泼尼松>10mg],可选择具有抗假单胞菌活性的 β-内酰胺类抗生素(如头孢他啶、头孢吡肟、哌拉西林/他唑巴坦、头孢哌酮/舒巴坦),碳青霉烯类(如亚胺培南、美罗培南),氨基糖苷类,喹诺酮类(环丙沙星或左氧氟沙星),可单独应用或联合应用。对于慢性咳脓痰病人,还可考虑使用疗程更长的抗生素,如口服阿莫西林或吸入氨基糖苷类药物,或间断并规则使用单一抗生素以及轮换使用抗生素以加强对下呼吸道病原体的清除。合并 ABPA 时,除一般需要糖皮质激素(泼尼松 0.5~1mg/kg)外,还需要抗真菌药物(如伊曲康唑)联合治疗,疗程较长。支气管扩张症病人出现肺内空洞,尤其是内壁光滑的空洞,合并或没有合并树芽征,要考虑到不典型分枝杆菌感染的可能,可采用痰抗酸染色、痰培养及痰的微生物分子检测进行诊断。本病也容易合并结核,病人可以有肺内空洞或肺内结节,渗出合并增殖性改变等,可合并低热、夜间盗汗,需要在随访过程中密切注意上述相关的临床表现。支气管扩张症病人容易合并曲霉菌的定植和感染,表现为管腔内有曲霉球,或出现慢性纤维空洞样改变,或急性、亚急性侵袭性感染。曲霉菌的侵袭性感染治疗一般选择伏立康唑。

长期抗生素治疗:利用十四元环、十五元环等大环内酯类抗生素,包括阿奇霉素、克拉霉素、红霉素等具有免疫调节作用的特点,在排除了肝肾功能障碍、心电图未见 Q-T 间期延长和听力未有明显障碍的基础上,参照国外的研究结果,给予长期(可达一年)的口服治疗,在有些支气管扩张症病人可以减少急性加重的频率。治疗过程中需要监测肝肾功能、心电图和听力。雾化吸入抗生素如妥布霉素可以有效清除定植的微生物,并能减少急性加重,目前已经在临床上开始使用,但疗程上还有待进一步的探索。

病原体清除治疗:对于首次分离出铜绿假单胞菌且病情进展的病人,根据国外的研究结果,可以给予为期两周的环丙沙星(500mg,2 次/日)口服治疗,并于后续三个月吸入妥布霉素治疗。合并NTM 的病人,根据病人的 NTM 感染的危重程度,是否合并咯血和空洞等进行评估,如果考虑单纯定植,或病灶局限,病变较轻,并不需要进行抗 NTM 治疗。如果判断 NTM 促进了肺部疾病的进展或有较高的风险,可以进行至少包含三种药物的抗 NTM 治疗,最长疗程可达两年。部分病人因为药物的副作用往往不能耐受两年的疗程。

3. 改善气流受限　建议支气管扩张症病人常规随访肺功能的变化,尤其是已经有阻塞性通气功能障碍的病人。长效支气管扩张剂(长效 β_2 受体激动剂、长效抗胆碱药、吸入糖皮质激素联合长效 β_2 受体激动剂)可改善气流受限并帮助清除分泌物,对伴有气道高反应及可逆性气流受限的病人常有一定疗效。但由于缺乏循证医学的依据,在支气管扩张剂的选择上,目前并无常规推荐的指征。

4. 清除气道分泌物　包括物理排痰和化痰药物。物理排痰包括:体位引流,一般头低臀部抬高,可配合震动拍击背部协助痰液引流;气道内雾化吸入生理盐水,短时间内吸入高渗生理盐水,或吸入黏液溶解剂如乙酰半胱氨酸等,可有助于痰液的稀释和排出。其他如胸壁震荡、正压通气、主动呼吸训练等合理使用也可以起到排痰作用。药物包括黏液溶解剂、痰液促排剂、抗氧化剂等。乙酰半胱氨酸具有较强的化痰和抗氧化作用。

5. 免疫调节剂　使用一些促进呼吸道免疫增强的药物如细菌细胞壁裂解产物,可以减少支气管扩张症病人的急性发作。部分支气管扩张症病人长期使用十四元环或十五元大环内酯类抗生素可以减少急性发作和改善病人的症状,但需要注意长期口服抗生素带来的其他副作用,包括心血管、听力、肝功能的损害及出现细菌耐药等。

6. 咯血的治疗　对反复咯血的病人,如果咯血量少,可以对症治疗或口服卡巴克洛、卡络磺钠、云南白药等。若出血量中等,可静脉给予垂体后叶素或酚妥拉明;若出血量大,经内科治疗无效,可考虑介入栓塞治疗或手术治疗。使用垂体后叶素需要注意低钠血症的产生。

7. 外科治疗　如支气管扩张为局限性,经充分内科治疗仍顽固反复发作者,可考虑外科手术切除病变肺组织。如大出血来自增生的支气管动脉,经休息和抗生素等保守治疗不能缓解仍反复大咯血时,病变局限者可考虑外科手术,否则采用支气管动脉栓塞术治疗。对于那些尽管采取了所有治疗仍致残的病例,合适者可考虑肺移植。

8. 预防　可考虑应用肺炎球菌疫苗和流感疫苗预防或减少急性发作,新冠病毒疫苗接种可以降低感染后病情的危重程度和降低病死率。免疫调节剂对于减轻症状和减少发作有一定帮助。吸烟者应予以戒烟。康复锻炼对于保持肺功能有一定作用。

【预后】　支气管扩张症的预后,取决于支气管扩张范围和有无并发症。支气管扩张范围局限者,积极治疗可改善生命质量和延长寿命。支气管扩张范围广泛者易损害肺功能,甚至发展至呼吸衰竭而引起死亡。大咯血也可严重影响预后。支气管扩张症合并铜绿假单胞菌定植、肺实质损害如肺气肿和肺大疱者预后较差。慢阻肺病病人合并支气管扩张症后死亡率增加。

(宋元林)

本章思维导图

第六章 | 肺部感染性疾病

第一节 | 肺炎概述

肺炎(pneumonia)指终末气道、肺泡和肺间质的炎症,可由病原微生物、理化因素、免疫损伤、过敏及药物所致。细菌性肺炎是最常见的肺炎,也是最常见的感染性疾病之一。在抗菌药物应用以前,细菌性肺炎对儿童及老年人的健康威胁极大,抗菌药物的出现及发展曾一度使肺炎病死率明显下降。但近年来,尽管应用强力的抗菌药物和有效的疫苗,肺炎的病死率并未进一步降低,甚至有所上升。

【流行病学】 社区获得性肺炎(community acquired pneumonia,CAP)和医院获得性肺炎(hospital acquired pneumonia,HAP)年发病率分别约为(5～11)/1 000 人口和(5～10)/1 000 住院病人。CAP病人门诊治疗者病死率<1%～5%,住院治疗者平均为 12%,入住重症监护病房者约为 40%。由 HAP引起的相关病死率为 15.5%～38.2%。发病率和病死率高的原因与社会人口老龄化、吸烟、伴有基础疾病和免疫功能低下有关,如慢阻肺病、心力衰竭、肿瘤、糖尿病、尿毒症、神经系统疾病、药物成瘾、嗜酒、艾滋病、久病体衰、大型手术、应用免疫抑制剂和器官移植等。此外,亦与病原体变迁、新病原体出现、病原学诊断困难、不合理使用抗菌药物导致细菌耐药性增加,尤其是与多耐药(multidrug-resistant,MDR)病原体增加等有关。

【病因、发病机制和病理】 正常的呼吸道免疫防御机制(支气管内黏液-纤毛运载系统、肺泡巨噬细胞等细胞防御的完整性等)使下呼吸道免于细菌等致病菌感染。是否发生肺炎取决于两个因素:病原体和宿主因素。如果病原体数量多、毒力强和/或宿主呼吸道局部和全身免疫防御系统损害,即可发生肺炎。病原体可通过下列途径引起社区获得性肺炎:①空气吸入;②血行播散;③邻近感染部位蔓延;④上呼吸道定植菌的误吸。医院获得性肺炎则更多是通过误吸胃肠道的定植菌(胃食管反流)和/或通过人工气道吸入环境中的致病菌引起。病原体直接抵达下呼吸道后,滋生繁殖,引起肺泡毛细血管充血、水肿,肺泡内纤维蛋白渗出及细胞浸润。除了金黄色葡萄球菌、铜绿假单胞菌和肺炎克雷伯菌等可引起肺组织的坏死性病变易形成空洞外,肺炎治愈后多不遗留瘢痕,肺的结构与功能均可恢复。

【分类】 肺炎可按解剖、病因或患病环境加以分类。

(一)解剖分类

1. **大叶性(肺泡性)肺炎** 病原体先在肺泡引起炎症,经肺泡间孔(Cohn 孔)向其他肺泡扩散,致使部分肺段或整个肺段、肺叶发生炎症。典型者表现为肺实质炎症,通常并不累及支气管。致病菌多为肺炎链球菌。X 线影像显示肺叶或肺段的实变阴影。

2. **小叶性(支气管性)肺炎** 病原体经支气管入侵,引起细支气管、终末细支气管及肺泡的炎症,常继发于其他疾病,如支气管炎、支气管扩张、上呼吸道病毒感染以及长期卧床的危重病人。其病原体有肺炎链球菌、葡萄球菌、病毒、肺炎支原体以及军团菌等。X 线影像显示为沿着肺纹理分布的不规则斑片状阴影,边缘密度浅而模糊,无实变征象,肺下叶常受累。

3. **间质性肺炎** 以肺间质受累为主的炎症,累及支气管壁、支气管周围组织及肺泡壁,因病变仅在肺间质,故呼吸道症状较轻,病变广泛则呼吸困难明显。可由细菌、支原体、衣原体、病毒或肺孢子菌等引起。X 线影像表现为一侧或双侧肺下部不规则阴影,可呈磨玻璃状、网格状,其间可有小片肺不张阴影。

（二）病因分类

1. **细菌性肺炎**　如肺炎链球菌、金黄色葡萄球菌、甲型溶血性链球菌、肺炎克雷伯菌、流感嗜血杆菌、铜绿假单胞菌和鲍曼不动杆菌等。

2. **非典型病原体所致肺炎**　如军团菌、支原体和衣原体等。

3. **病毒性肺炎**　如冠状病毒、腺病毒、呼吸道合胞病毒、流感病毒、麻疹病毒、巨细胞病毒、单纯疱疹病毒等。

4. **肺真菌病**　如念珠菌、曲霉、隐球菌、肺孢子菌、毛霉等。

5. **其他病原体所致肺炎**　如立克次体（如 Q 热立克次体）、弓形体（如鼠弓形体）、寄生虫（如肺包虫、肺吸虫、肺血吸虫）等。

6. **理化因素所致肺炎**　如放射性损伤引起的放射性肺炎，胃酸吸入引起的化学性肺炎，对吸入或内源性脂类物质产生炎症反应的类脂性肺炎等。通常所说的肺炎不包括理化因素所致的肺炎。

（三）患病环境分类　由于细菌学检查阳性率低，培养结果滞后，病因分类在临床上应用较为困难，目前多按肺炎的获得环境分成两类，这是因为不同场所发生的肺炎的病原学有相应的特点，因此有利于指导经验性治疗。

1. **CAP**　是指在医院外罹患的感染性肺实质（含肺泡壁，即广义上的肺间质）炎症，包括具有明确潜伏期的病原体感染在入院后于潜伏期内发病的肺炎。其临床诊断依据是：①社区发病。②肺炎相关临床表现：a. 新近出现的咳嗽、咳痰或原有呼吸道疾病症状加重并出现脓性痰，伴或不伴胸痛/呼吸困难/咯血；b. 发热；c. 肺实变体征和/或闻及湿啰音；d.WBC＞$10×10^9$/L 或＜$4×10^9$/L，伴或不伴中性粒细胞核左移。③胸部影像学检查显示片状、斑片状浸润性阴影或间质性改变，伴或不伴胸腔积液。符合①、③及②中任何 1 项，并除外肺结核、肺部肿瘤、非感染性肺间质性疾病、肺水肿、肺不张、肺栓塞、肺嗜酸性粒细胞浸润症及肺血管炎等后，可建立临床诊断。CAP 常见病原体为肺炎链球菌、支原体、衣原体、流感嗜血杆菌和呼吸道病毒（甲、乙型流感病毒，腺病毒，呼吸道合胞病毒和副流感病毒）等。

2. **HAP**　指病人住院期间没有接受有创机械通气，未处于病原感染的潜伏期，且入院≥48 小时后在医院内新发生的肺炎。呼吸机相关性肺炎（ventilator associated pneumonia，VAP）是指气管插管或气管切开病人，接受机械通气 48 小时后发生的肺炎及机械通气撤机、拔管后 48 小时内出现的肺炎。胸部 X 线或 CT 显示新出现或进展性的浸润影、实变影、磨玻璃影，加上下列 3 个临床症状中 2 个或以上，可建立临床诊断：①发热，体温＞38℃；②脓性气道分泌物；③外周血白细胞计数＞$10×10^9$/L 或＜$4×10^9$/L。肺炎相关的临床表现中，满足的条件越多，临床诊断的准确性越高。HAP 的临床表现、实验室和影像学检查特异性低，应注意与肺不张、心力衰竭和肺水肿、基础疾病肺侵犯、药物性肺损伤、肺栓塞和急性呼吸窘迫综合征等相鉴别。临床诊断 HAP/VAP 后，应积极留取标本行微生物学检测。非免疫缺陷的病人 HAP/VAP 通常由细菌感染引起，常见病原菌的分布及其耐药性特点随地区、医院等级、病人人群、暴露于抗菌药物情况不同而异，并且随时间而改变。我国 HAP/VAP 常见病原菌包括鲍曼不动杆菌、铜绿假单胞菌、肺炎克雷伯菌、大肠埃希菌、金黄色葡萄球菌等。需要强调的是，在经验性治疗时，了解当地医院的病原学监测数据更为重要，应根据本地区、本医院甚至特定科室的病原谱和耐药特点，结合病人个体因素来选择抗菌药物。

【临床表现】　细菌性肺炎的症状可轻可重，取决于病原体和宿主的状态。常见症状为咳嗽、咳痰，或原有呼吸道症状加重，并出现脓性痰或血痰，伴或不伴胸痛。病变范围大者可有呼吸困难、呼吸窘迫。大多数病人有发热。早期肺部体征无明显异常，重症者可有呼吸频率增快、鼻翼扇动、发绀。肺实变时有典型的体征，如叩诊呈浊音、语颤增强和支气管呼吸音等，也可闻及湿啰音。并发胸腔积液者，患侧胸部叩诊呈浊音、语颤减弱、呼吸音减弱。

【诊断与鉴别诊断】　肺炎的诊断程序如下。

（一）确定肺炎诊断　根据前述肺炎诊断标准确定肺炎诊断，并分类为社区获得性肺炎或医院获得性肺炎。同时需要与下列疾病进行鉴别诊断。

1. **急性上呼吸道感染与气管支气管炎**　通常有咳嗽、咳痰和发热等症状,但无肺实质浸润,胸部 X 线检查可鉴别。

2. **类似肺炎的疾病**

（1）肺结核:多有全身中毒症状,如午后低热、盗汗、疲乏无力、体重减轻、失眠、心悸,女性病人可有月经失调或闭经等。X 线胸片见病变多在肺尖或锁骨上下,密度不匀,消散缓慢,且可形成空洞或肺内播散。痰中可找到结核分枝杆菌。一般抗菌治疗疗效不佳。

（2）肺癌:多无急性感染中毒症状,有时痰中带血丝,血白细胞计数不高。但肺癌可伴发阻塞性肺炎,经抗菌药物治疗炎症消退后肿瘤阴影渐趋明显,或可见肺门淋巴结肿大,有时出现肺不张。若抗菌药物治疗后肺部炎症不见消散,或消散后于同一部位再次出现肺炎,应密切随访。对有吸烟史及年龄较大的病人,必要时做 CT、MRI、支气管镜和痰脱落细胞等检查,以免延误诊断。

（3）肺栓塞:多有静脉血栓的危险因素,如血栓性静脉炎、心肺疾病、创伤、手术和肿瘤等病史,呼吸困难较明显,可发生咯血、晕厥。X 线胸片示区域性肺血管纹理减少,有时可见尖端指向肺门的楔形阴影。动脉血气分析常见低氧血症及低碳酸血症。D-二聚体、CT 肺动脉造影、放射性核素肺通气/灌注扫描和 MRI 等检查可帮助鉴别。

（4）非感染性肺部浸润:还需要与间质性肺炎、肺水肿、肺不张和肺血管炎等疾病鉴别。

（二）评估严重程度　如果肺炎的诊断成立,评价病情的严重程度对于决定在门诊或入院治疗甚或 ICU 治疗至关重要。肺炎严重性取决于 3 个主要因素:肺部局部炎症程度、肺部炎症的播散和全身炎症反应程度。重症肺炎目前还没有普遍认同的诊断标准,如果肺炎病人需要呼吸支持(急性呼吸衰竭、气体交换严重障碍伴高碳酸血症或持续低氧血症)、循环支持(血流动力学障碍、外周灌注不足)和加强监护与治疗可认为是重症肺炎。目前许多国家制定了重症肺炎的诊断标准,虽然有所不同,但均注重肺部病变的范围、器官灌注和氧合状态。目前我国推荐使用 CURB-65 作为判断 CAP 病人是否需要住院治疗的标准。CURB-65 共五项指标,由 4 项指标英文首字母与年龄 65 岁组成,满足 1 项得 1 分:①意识障碍(confusion,C);②尿素氮(uremia,U)>7mmol/L;③呼吸频率(respiratory rate,R)≥30 次/分;④血压(blood pressure,B),收缩压<90mmHg 或舒张压≤60mmHg;⑤年龄≥65 岁。评分 0～1 分,原则上门诊治疗即可;2 分建议住院或严格随访下的院外治疗;3～5 分应住院治疗。同时应结合病人年龄、基础疾病、社会经济状况、胃肠功能、治疗依从性等综合判断。若 CAP 符合下列 1 项主要标准或≥3 项次要标准可诊断为重症肺炎,需密切观察,积极救治,有条件时收住 ICU 治疗。主要标准:①需要气管插管行机械通气治疗;②感染性休克经积极液体复苏后仍需要血管活性药物治疗。次要标准:①呼吸频率≥30 次/分;②PaO_2/FiO_2≤250mmHg(1mmHg=0.133kPa);③多肺叶浸润;④意识障碍和/或定向障碍;⑤血尿素氮≥7.14mmol/L(20mg/dl);⑥收缩压<90mmHg 需要积极的液体复苏。

（三）确定病原体　由于人上呼吸道黏膜表面及其分泌物含有许多微生物,即所谓的正常菌群,因此,途经口咽部的下呼吸道分泌物或痰无疑极易受到污染。有慢性气道疾病者、老年人和危重病病人等,其呼吸道定植菌明显增加,影响痰中致病菌的分离和判断。另外,应用抗菌药物后可影响细菌培养结果。因此,在采集呼吸道标本进行细菌培养时,尽可能在抗菌药物应用前采集,避免污染,及时送检,其结果才能起到指导治疗的作用。目前常用的方法如下。

1. **痰**　采集方便,是最常用的下呼吸道病原学标本。采集后在室温下 2 小时内送检。先直接涂片,光镜下观察细胞数量,如每低倍视野鳞状上皮细胞<10 个、白细胞>25 个,或鳞状上皮细胞:白细胞<1∶2.5,可作为污染相对较少的"合格"标本接种培养。痰定量培养分离的致病菌或机会致病菌浓度≥10^7cfu/ml,可以认为是肺部感染的致病菌;≤10^4cfu/ml 则为污染菌;介于两者之间建议重复痰培养;如连续分离到相同细菌,10^5～10^6cfu/ml 连续 2 次以上,也可认为是致病菌。

2. **经支气管镜或人工气道吸引**　受口咽部细菌污染的机会较咳痰为少,如吸引物细菌培养其浓度≥10^5cfu/ml,可认为是致病菌,低于此浓度则多为污染菌。

3. **防污染样本毛刷**　如细菌≥10³cfu/ml,可认为是致病菌。

4. **支气管肺泡灌洗**　如细菌≥10⁴cfu/ml,防污染 BAL 标本细菌≥10³cfu/ml,可认为是致病菌。

5. **经皮细针吸检和开胸肺活检**　敏感性和特异性均很好,但由于是创伤性检查,容易引起并发症,如气胸、出血等,临床一般用于对抗菌药物经验性治疗无效或其他检查不能确定者。

6. **血和胸腔积液培养**　肺炎病人血和痰培养分离到相同细菌,可确定为肺炎的病原菌。胸腔积液培养到的细菌则基本可认为是肺炎的致病菌。由于血或胸腔积液标本的采集均经过皮肤,故其结果须排除操作过程中皮肤细菌的污染。

7. **尿抗原试验**　包括军团菌和肺炎链球菌尿抗原。

8. **血清学检查**　测定特异性IgM抗体滴度,如急性期和恢复期之间抗体滴度有4倍增高可诊断,例如支原体、衣原体、嗜肺军团菌和病毒感染等,多为回顾性诊断。

9. **分子诊断学技术**　核酸检测技术包括实时荧光 PCR、数字 PCR、等温扩增技术、核酸即时检测技术等,实时荧光 PCR 主要适用于门急诊、住院病人和大人群筛查,数字 PCR 可直接定量检测呼吸道标本中病原体个数,等温扩增技术、核酸即时检测技术,适用于门急诊、发热门诊呼吸道感染病人病原体核酸快速筛查。病原体宏基因组下一代测序(metagenomic next generation sequencing,mNGS)主要适用于呼吸道重症感染、疑似特殊病原体感染、聚集性呼吸道传播性感染病人,在传统微生物检验未能明确病原体或急需快速鉴别是否感染及其病原体时,有选择地使用。对于社区获得性肺炎,核酸检测技术有利于提高病原体检出率。医院获得性肺炎和呼吸机相关肺炎病原学诊断以传统培养方法为主,仅在病人有免疫缺陷、3 天内未通过传统微生物检验明确病原体且经验性抗感染治疗无效时,考虑进行以 DNA 测序为主的 mNGS。

虽然目前有许多病原学诊断方法,仍有高达 40%～50% 的肺炎不能确定相关病原体。病原体低检出率以及病原学和血清学诊断的滞后性,使大多数肺部感染治疗,特别是初始的抗菌治疗都是经验性的,而且相当一部分病人的抗菌治疗始终是在没有病原学诊断的情况下进行的。但是,对 HAP、免疫抑制宿主肺炎和抗感染治疗无反应的重症肺炎等,仍应积极采用各种手段确定病原体,以指导临床的抗菌药物治疗。临床可根据各种肺炎的临床和放射学特征估计可能的病原体(表 2-6-1)。

表 2-6-1　常见肺炎的症状、体征和 X 线特征

病原体	病史、症状和体征	X 线征象
肺炎链球菌	起病急,寒战、高热、咳铁锈色痰、胸痛,肺实变体征	肺叶或肺段实变,无空洞,可伴胸腔积液
金黄色葡萄球菌	起病急,寒战、高热、脓血痰、气急、毒血症症状、休克	肺叶或小叶浸润,早期空洞,脓胸,可见液气囊腔
肺炎克雷伯菌	起病急,寒战、高热、全身衰竭、咳砖红色胶冻状痰	肺叶或肺段实变,蜂窝状脓肿,叶间隙下坠
铜绿假单胞菌	毒血症症状明显,脓痰,可呈蓝绿色	弥漫性支气管炎,早期肺脓肿
大肠埃希菌	原有慢性病,发热、脓痰、呼吸困难	支气管肺炎,脓胸
流感嗜血杆菌	高热、呼吸困难、衰竭	支气管肺炎,肺叶实变,无空洞
厌氧菌	吸入病史,高热、腥臭痰、毒血症症状明显	支气管肺炎,脓胸,脓气胸,多发性肺脓肿
军团菌	高热、肌痛、相对缓脉	下叶斑片浸润,进展迅速,无空洞
支原体	起病缓,可小流行,乏力、肌痛、头痛	下叶间质性支气管肺炎,3～4 周可自行消散
念珠菌	慢性病史、畏寒、高热、黏痰	双下肺纹理增多,支气管肺炎或大片浸润,可有空洞
曲霉	免疫抑制宿主,发热、干咳或棕黄色痰、胸痛、咯血、喘息	以胸膜为基底的楔形影,结节或团块影,内有空洞;有晕轮征和新月征

【治疗】 抗感染治疗是肺炎治疗的关键环节,包括经验性治疗和抗病原体治疗。前者主要根据本地区、本单位的肺炎病原体流行病学资料,选择可能覆盖病原体的抗菌药物;后者则根据病原学的培养结果或肺组织标本的培养或病理结果以及药物敏感试验结果,选择体外试验敏感的抗菌药物。此外,还应该根据病人的年龄、有无基础疾病、是否有误吸、住普通病房还是重症监护病房、住院时间长短和肺炎的严重程度等,选择抗菌药物和给药途径。

青壮年和无基础疾病的 CAP 病人,常用青霉素类、第一代头孢菌素等。由于我国肺炎链球菌对大环内酯类耐药率高,故对该菌所致的肺炎不单独使用大环内酯类药物治疗。对耐药肺炎链球菌可使用呼吸氟喹诺酮类药物(莫西沙星、吉米沙星和左氧氟沙星)。老年人、有基础疾病或住院的 CAP,常用呼吸氟喹诺酮类药物,第二、三代头孢菌素,β-内酰胺类/β-内酰胺酶抑制剂或厄他培南,可联合大环内酯类药物。HAP 常用第二、三代头孢菌素,β-内酰胺类/β-内酰胺酶抑制剂、氟喹诺酮类或碳青霉烯类药物。

重症肺炎首先应选择广谱的强力抗菌药物,并应足量、联合用药。因为初始经验性治疗不足或不合理,或之后根据病原学培养结果调整抗菌药物,其病死率均明显高于初始治疗正确者。重症 CAP 常用 β-内酰胺类联合大环内酯类或氟喹诺酮类药物;青霉素过敏者用呼吸氟喹诺酮类和氨曲南。HAP 可用具有抗假单胞菌活性的 β-内酰胺类、广谱青霉素/β-内酰胺酶抑制剂、碳青霉烯类的任何一种联合呼吸氟喹诺酮类或氨基糖苷类药物,如怀疑有 MDR 球菌感染可选择联合万古霉素、替考拉宁或利奈唑胺。

抗菌药物治疗应尽早进行,一旦怀疑为肺炎即应马上给予首剂抗菌药物,越早治疗预后越好。病情稳定后可从静脉途径转为口服治疗。抗感染治疗一般可于热退 2~3 天且主要呼吸道症状明显改善后停药,但疗程应视病情严重程度、缓解速度、并发症以及不同病原体而异,不必以肺部阴影吸收程度作为停用抗菌药物的指征。通常轻、中度 CAP 病人疗程 5~7 天,重症以及伴有肺外并发症病人可适当延长抗感染疗程。非典型病原体治疗反应较慢者疗程延长至 10~14 天。金黄色葡萄球菌、铜绿假单胞菌、克雷伯菌属或厌氧菌等容易导致肺组织坏死,抗菌药物疗程可延长至 14~21 天。

大多数 CAP 病人在初始治疗后 72 小时临床症状改善,表现为体温下降、症状改善、临床状态稳定,白细胞、C 反应蛋白和降钙素原逐渐降低或恢复正常,但影像学改善滞后于临床症状。应在初始治疗后 72 小时对病情进行评价,部分病人对治疗的反应相对较慢,只要临床表现无恶化,可以继续观察,不必急于更换抗感染药物。经治疗后达到临床稳定,可以认定为初始治疗有效。临床稳定标准需符合下列所有五项指标:①体温≤37.8℃;②心率≤100 次/分;③呼吸频率≤24 次/分;④收缩压≥90mmHg;⑤血氧饱和度≥90%(或者动脉血氧分压≥60mmHg,吸空气条件下)。对达到临床稳定且能接受口服药物治疗的病人,改用同类或抗菌谱相近、对致病菌敏感的口服制剂进行序贯治疗。

如 72 小时后症状无改善,其原因可能有:①药物未能覆盖致病菌,或细菌耐药;②特殊病原体感染,如结核分枝杆菌、真菌、病毒等;③出现并发症或存在影响疗效的宿主因素(如免疫抑制);④非感染性疾病误诊为肺炎;⑤药物热。需仔细分析,做必要的检查,进行相应处理。

【预防】 加强体育锻炼,增强体质。减少危险因素如吸烟、酗酒。年龄大于 65 岁者可接种流感疫苗。对年龄大于 65 岁或不足 65 岁,但有心血管疾病、肺疾病、糖尿病、酗酒、肝硬化和免疫抑制者可接种肺炎疫苗。

第二节 | 细菌性肺炎

一、肺炎链球菌肺炎

肺炎链球菌肺炎(Streptococcal pneumoniae pneumonia)是由肺炎链球菌(Streptococcus pneumoniae,SP)或称肺炎球菌(Pneumococcal pneumoniae)所引起的肺炎,约占 CAP 的半数。通常急骤起病,以高

热、寒战、咳嗽、血痰及胸痛为特征。胸部影像学检查呈肺段或肺叶急性炎性实变。因抗菌药物的广泛使用,使本病的起病方式、症状及 X 线影像改变均不典型。

【病因和发病机制】　SP 为革兰氏阳性球菌,多成双排列或短链排列。有荚膜,其毒力大小与荚膜中的多糖结构及含量有关。根据荚膜多糖的抗原特性,SP 可分为 86 个血清型。成人致病菌多属 1～9 型及 12 型,以第 3 型毒力最强,儿童则多为 6、14、19 及 23 型。SP 在干燥痰中能存活数月,但在阳光直射 1 小时或加热至 52℃ 10 分钟即可被杀灭,对苯酚等消毒剂亦甚敏感。机体免疫功能正常时,SP 是寄居在口腔及鼻咽部的一种正常菌群,带菌率随年龄、季节及免疫状态的变化而有差异。机体免疫功能受损时,有毒力的 SP 入侵人体而致病。SP 除引起肺炎外,少数可发生菌血症或感染性休克,老年人及婴幼儿的病情尤为严重。

SP 不产生毒素,不引起组织坏死或形成空洞。其致病力是由于高分子多糖体的荚膜对组织的侵袭作用,首先引起肺泡壁水肿,出现白细胞与红细胞渗出,之后含菌的渗出液经 Cohn 孔向肺的中央部分扩展,甚至累及几个肺段或整个肺叶。因病变开始于肺的外周,故肺叶间分界清楚,易累及胸膜,引起渗出性胸膜炎。

【病理】　病理改变有充血期、红肝变期、灰肝变期及消散期。表现为肺组织充血水肿,肺泡内浆液渗出及红、白细胞浸润,白细胞吞噬细菌,继而纤维蛋白渗出物溶解、吸收、肺泡重新充气。肝变期病理阶段实际并无明确分界,经早期应用抗菌药物治疗,典型病理的分期已经很少见。病变消散后肺组织结构多无损坏,不留纤维瘢痕。极个别病人肺泡内纤维蛋白吸收不完全,甚至有成纤维细胞形成,形成机化性肺炎。老年人及婴幼儿感染可沿支气管分布(支气管肺炎)。若未及时治疗,5%～10% 的病人可并发脓胸,10%～20% 的病人因细菌经淋巴管、胸导管进入血液循环,可引起脑膜炎、心包炎、心内膜炎、关节炎和中耳炎等肺外感染。

【临床表现】　冬季与初春多见,常与呼吸道病毒感染相伴行。病人多为原来健康的青壮年或老年与婴幼儿,男性较多见。吸烟者、痴呆者、慢性支气管炎、支气管扩张、充血性心力衰竭、慢性病病人以及免疫抑制者均易受 SP 感染。

1. **症状**　发病前常有受凉、淋雨、疲劳、醉酒、病毒感染史,多有上呼吸道感染的前驱症状。起病急骤,高热、寒战、全身肌肉酸痛,体温在数小时内升至 39～40℃,高峰在下午或傍晚,或呈稽留热,脉率随之增速。可有患侧胸部疼痛,放射到肩部或腹部,咳嗽或深呼吸时加剧。痰少,可带血或呈铁锈色,胃纳锐减,偶有恶心、呕吐、腹痛或腹泻,易被误诊为急腹症。

2. **体征**　病人呈急性热病容,面颊绯红,鼻翼扇动,皮肤灼热、干燥,口角及鼻周有单纯疱疹;病变广泛时可出现发绀。有感染中毒症者,可出现皮肤、黏膜出血点,巩膜黄染。早期肺部体征无明显异常,仅有胸廓呼吸运动幅度减小,叩诊稍浊,听诊可有呼吸音减低及胸膜摩擦音。肺实变时叩诊呈浊音,触觉语颤增强并可闻及支气管呼吸音。消散期可闻及湿啰音。心率增快,有时心律不齐。重症病人有肠胀气,上腹部压痛多与炎症累及膈胸膜有关。重症感染时可伴休克、急性呼吸窘迫综合征及神经精神症状。

自然病程大致 1～2 周。发病 5～10 天,体温可自行骤降或逐渐消退;使用有效的抗菌药物后可使体温在 1～3 天内恢复正常。病人的其他症状与体征亦随之逐渐消失。

【并发症】　SP 肺炎的并发症近年已很少见。严重感染中毒症病人易发生感染性休克,尤其是老年人。表现为血压降低、四肢厥冷、多汗、发绀、心动过速、心律不齐等,而高热、胸痛、咳嗽等症状并不突出。其他并发症有胸膜炎、脓胸、心包炎、脑膜炎和关节炎等。

【实验室和其他检查】　血白细胞升高,中性粒细胞多在 80% 以上,并有核左移。年老体弱、酗酒、免疫功能低下者的白细胞计数可不增高,但中性粒细胞百分比仍增高。痰直接涂片作革兰氏染色及荚膜染色镜检,如发现典型的革兰氏阳性、带荚膜的双球菌或链球菌,即可初步作出病原学诊断。痰培养 24～48 小时可以确定病原体。痰标本要及时送检,在抗菌药物应用之前漱口后采集,取深部咳出的脓性或铁锈色痰。聚合酶链反应(PCR)及荧光标记抗体检测可提高病原学诊断率。尿 SP 抗原可阳性。约 10%~20% 病人合并菌血症,故重症肺炎应做血培养。如合并胸腔积液,应积极抽取积液进行细菌培养。

胸部影像学检查早期仅见肺纹理增粗,或受累的肺段、肺叶稍模糊。随着病情进展,表现为大片炎症浸润阴影或实变影,在实变阴影中可见支气管充气征,肋膈角可有少量胸腔积液。在消散期,炎性浸润逐渐吸收,可有片状区域吸收较快而呈现"假空洞"征,多数病例在起病 3~4 周后才完全消散。老年肺炎病灶消散较慢,容易吸收不完全而成为机化性肺炎。

【诊断】 根据典型症状与体征,结合胸部 X 线检查,容易作出初步诊断。年老体衰、继发于其他疾病或灶性肺炎表现者,临床常不典型,需认真加以鉴别。病原菌检测是确诊本病的主要依据。

【治疗】

1. **抗菌药物治疗** 首选青霉素 G,用药途径及剂量视病情轻重及有无并发症而定。轻症病人,可用 240 万 U/d,分 3 次肌内注射,或用普鲁卡因青霉素每 12 小时肌内注射 60 万 U。病情稍重者,宜用青霉素 G 240 万~480 万 U/d,分次静脉滴注,每 6~8 小时 1 次;重症及并发脑膜炎者,可增至 1 000 万~3 000 万 U/d,分 4 次静脉滴注。鉴于目前 SP 对青霉素不敏感率的升高以及对青霉素最小抑菌浓度(MIC)敏感阈值的提高,欧洲下呼吸道感染处理指南建议大剂量青霉素治疗,对怀疑 SP 肺炎者,青霉素 G 320 万 U,每 4 小时 1 次,对青霉素 MIC≤8mg/L 的 SP 有效,并可预防由于广谱抗菌药物应用引起的耐药 SP、耐甲氧西林金黄色葡萄球菌(MRSA)和艰难梭菌的传播。对青霉素过敏者,或感染耐青霉素菌株者,用呼吸氟喹诺酮类、头孢噻肟或头孢曲松等药物,感染 MDR 菌株者可用万古霉素、替考拉宁或利奈唑胺。

2. **支持疗法** 病人卧床休息,补充足够的蛋白质、热量及维生素。密切监测病情变化,防止休克。剧烈胸痛者,可酌用少量镇痛药。不用阿司匹林或其他解热镇痛抗炎药,以免过度出汗、脱水及干扰真实热型,导致临床判断错误。鼓励饮水,每日 1~2L,失水者可输液。伴低氧血症或重症病人(PaO$_2$<60mmHg 或有发绀)应吸氧。若有明显麻痹性肠梗阻或胃扩张,应暂时禁食、禁饮和胃肠减压,直至肠蠕动恢复。烦躁不安、谵妄、失眠酌用镇静药,禁用抑制呼吸的镇静药。

3. **并发症的处理** 经抗菌药物治疗后,高热常在 24 小时内消退,或数日内逐渐下降。若体温降而复升或 3 天后仍不降者,应考虑 SP 的肺外感染,如脓胸、心包炎或关节炎等;若持续发热应寻找其他原因。约 10%~20% 的 SP 肺炎伴发胸腔积液,应酌情取胸液检查及培养以确定其性质。若治疗不当,约 5% 并发脓胸,应积极引流排脓。

二、葡萄球菌肺炎

葡萄球菌肺炎(staphylococcal pneumonia)是由葡萄球菌引起的急性肺化脓性炎症。常发生于有基础疾病如糖尿病、血液病、艾滋病、肝病、营养不良、酒精中毒、静脉吸毒或原有支气管、肺疾病者,流感后、非流感病毒性肺炎后或儿童患麻疹时也易罹患。多急骤起病,表现为高热、寒战、胸痛、脓性痰,可早期出现循环衰竭。胸部影像学表现为坏死性肺炎,如肺脓肿、肺气囊肿和脓胸。若治疗不及时或不当,病死率甚高。

【病因和发病机制】 葡萄球菌为革兰氏阳性球菌,可分为凝固酶阳性的葡萄球菌(主要为金黄色葡萄球菌,简称金葡菌)及凝固酶阴性的葡萄球菌(如表皮葡萄球菌和腐生葡萄球菌等)。其致病物质主要是毒素与酶,如溶血毒素、杀白细胞素、肠毒素等,具有溶血、坏死、杀白细胞及血管痉挛等作用。葡萄球菌致病力可用血浆凝固酶来测定,阳性者致病力较强。金葡菌凝固酶为阳性,是化脓性感染的主要原因,但其他凝固酶阴性葡萄球菌亦可引起感染。随着医院内感染的增多,由凝固酶阴性葡萄球菌引起的肺炎也不断增多。HAP 中葡萄球菌感染占 11%~25%。近年有 MRSA 在医院内暴发流行的报道。另外,社区获得性 MRSA(community acquired MRSA,CA-MRSA)肺炎的出现也引起高度的重视。

【病理】 经呼吸道吸入的肺炎常呈大叶性分布或累及多叶段的支气管肺炎。支气管及肺泡破溃可使气体进入肺间质,并与支气管相通。当坏死组织或脓液阻塞细支气管,形成单向活瓣作用,产生张力性肺气囊肿。浅表的肺气囊肿若张力过高,可溃破形成气胸或脓气胸,并可形成支气管胸膜瘘。偶可伴发化脓性心包炎、脑膜炎等。

皮肤感染灶(疖、痈、毛囊炎、蜂窝织炎、伤口感染)中的葡萄球菌可经血液循环抵达肺部,引起多处肺实变、化脓及组织破坏,形成单个或多发性肺脓肿。

【临床表现】

1. **症状**　起病多急骤,寒战、高热,体温多高达 39～40℃,胸痛,痰脓性,量多,带血丝或呈脓血状。全身感染中毒症状明显,全身肌肉、关节酸痛,体质衰弱,精神萎靡,病情严重者可早期出现周围循环衰竭。院内感染者通常起病较隐袭,体温逐渐上升。老年人症状可不典型。血源性葡萄球菌肺炎常有皮肤伤口、疖、痈或中心静脉导管置入等,或静脉吸毒史,较少咳脓性痰。

2. **体征**　早期可无体征,常与严重的全身感染中毒症状和呼吸道症状不平行,然后可出现两肺散在性湿啰音。病变较大或融合时可有肺实变体征,气胸或脓气胸则有相应体征。血源性葡萄球菌肺炎应注意肺外病灶,静脉吸毒者多有皮肤针口和三尖瓣赘生物,可闻及心脏杂音。

【实验室和其他检查】　外周血白细胞计数明显升高,中性粒细胞比例增加,核左移;部分病人因感染产杀白细胞毒素的金葡菌,出现白细胞计数降低。胸部 X 线检查显示肺段或肺叶实变,可早期形成空洞,或呈小叶状浸润,其中有单个或多发的液气囊腔。另一特征是 X 线影像阴影的易变性,表现为一处的炎性浸润消失而在另一处出现新的病灶,或很小的单一病灶发展为大片阴影。治疗有效时,病变消散,阴影密度逐渐减低,约 2～4 周后病变完全消失,偶可遗留少许条索状阴影或肺纹理增多等。

【诊断】　根据全身感染中毒症状,咳嗽、脓血痰,白细胞计数增高、中性粒细胞比例增加、核左移并有中毒颗粒和 X 线影像表现,可作出初步诊断。细菌学检查是确诊的依据,可行痰、胸腔积液、血和肺穿刺物培养。

【治疗】　强调早期清除和引流原发病灶,选用敏感的抗菌药物。近年来,金黄色葡萄球菌对青霉素 G 的耐药率已高达 90% 左右,因此可选用耐青霉素酶的半合成青霉素或头孢菌素,如苯唑西林钠、氯唑西林、头孢呋辛钠等,联合氨基糖苷类如阿米卡星等,亦有较好疗效。阿莫西林、氨苄西林与酶抑制剂组成的复方制剂对产酶金黄色葡萄球菌有效。对于 MRSA,则应选用万古霉素、替考拉宁和利奈唑胺等,如万古霉素 1.5～2.0g/d 静滴,偶有药物热、皮疹、静脉炎等不良反应。临床选择抗菌药物时可参考细菌培养的药物敏感试验。

第三节 | 病毒性肺炎

病毒性肺炎(viral pneumonia)是由病毒侵入呼吸道上皮及肺泡上皮细胞引起的肺间质及实质性炎症。免疫功能正常或抑制的个体均可罹患。大多发生于冬春季节,暴发或散发流行。病毒是成人社区获得性肺炎除细菌外第二大常见病原体,大多可自愈。近年来,新的变异病毒(如 SARS 冠状病毒,H5N1、H1N1、H7N9 病毒等)不断出现,产生暴发流行,死亡率较高,成为公共卫生防御的重要疾病之一。

【病因和发病机制】　常见病毒为甲、乙型流感病毒,腺病毒,副流感病毒,呼吸道合胞病毒和冠状病毒等。免疫抑制宿主为疱疹病毒和麻疹病毒的易感者;骨髓移植和器官移植受者易患疱疹病毒和巨细胞病毒性肺炎。病人可同时受一种以上病毒感染,并常继发细菌感染如金葡菌感染,免疫抑制宿主还常继发真菌感染。病毒性肺炎主要为吸入性感染,通过人与人的飞沫传染,主要是由上呼吸道病毒感染向下蔓延所致,常伴气管支气管炎。偶见黏膜接触传染,呼吸道合胞病毒通过尘埃传染。器官移植的病例可以通过多次输血,甚至供者的器官引起病毒血行播散感染,通常不伴气管支气管炎。

【病理】　病毒侵入细支气管上皮引起细支气管炎。感染可波及肺间质与肺泡而致肺炎。气道上皮广泛受损,黏膜发生溃疡,其上覆盖纤维蛋白被膜。单纯病毒性肺炎多为间质性肺炎,肺泡间隔有大量单核细胞浸润。肺泡水肿,被覆含蛋白及纤维蛋白的透明膜,使肺泡弥散距离增加。肺炎可为局灶性或弥漫性,也可呈实变。部分肺泡细胞及巨噬细胞内可见病毒包涵体。炎性介质释出,直接作用于支气管平滑肌,致使支气管痉挛。病变吸收后可留有肺纤维化。

【临床表现】 好发于病毒疾病流行季节,症状通常较轻,与支原体肺炎的症状相似。但起病较急,发热、头痛、全身酸痛、倦怠等全身症状较突出,常在急性流感症状尚未消退时即出现咳嗽、少痰或白色黏液痰、咽痛等呼吸道症状。小儿或老年人易发生重症肺炎,表现为呼吸困难、发绀、嗜睡、精神萎靡,甚至发生休克、心力衰竭和呼吸衰竭或 ARDS 等并发症。本病常无显著的胸部体征,病情严重者有呼吸浅速、心率增快、发绀、肺部干湿啰音。

【实验室和其他检查】 白细胞计数正常、稍高或偏低,血沉通常在正常范围,痰涂片所见的白细胞以单核细胞居多,痰培养常无致病细菌生长。

病毒培养较困难,不宜常规开展,肺炎病人的痰涂片仅发现散在细菌及大量有核细胞,或找不到致病菌,应怀疑病毒性肺炎的可能。用血清检测病毒的特异性 IgM 抗体,有助于早期诊断。急性期和恢复期的双份血清抗体滴度增高 4 倍或以上有确诊意义。PCR 检测病毒核酸对新发变异病毒或少见病毒有确诊价值。

胸部 X 线检查可见肺纹理增多,磨玻璃状阴影,小片状浸润或广泛浸润、实变,病情严重者显示双肺弥漫性结节性浸润,但大叶实变及胸腔积液者均不多见。病毒性肺炎的致病原不同,其 X 线征象亦有不同的特征。病毒性肺炎胸部 CT 表现多样,常见小叶分布的磨玻璃影、小结节病灶,也可表现为网织索条影,支气管、血管束增粗,叶、段实变影,可伴有纵隔淋巴结肿大,单侧或双侧少量胸腔积液。病毒性肺炎吸收慢,病程长。

【诊断】 诊断依据为临床症状及 X 线或 CT 影像改变,并排除由其他病原体引起的肺炎。确诊则有赖于病原学检查,包括病毒分离、病毒核酸以及病毒抗体的检测。呼吸道分泌物中细胞核内的包涵体可提示病毒感染,但并非一定来自肺部,需进一步收集下呼吸道分泌物或肺活检标本作培养分离病毒。血清学检查常用的方法是检测特异性 IgG 抗体,如补体结合试验、血凝抑制试验、中和试验,作为回顾性诊断。

【治疗】 以对症为主,必要时氧疗。注意隔离消毒,预防交叉感染。

目前已经证实较为有效的病毒抑制药物有:①利巴韦林,具有广谱抗病毒活性,包括呼吸道合胞病毒、腺病毒、副流感病毒和流感病毒。0.8～1.0g/d,分 3～4 次服用;静脉滴注或肌内注射每日 10～15mg/kg,分 2 次。亦可用雾化吸入,每次 10～30mg,加蒸馏水 30ml,每日 2 次,连续 5～7 天。②阿昔洛韦,具有广谱、强效和起效快的特点,用于疱疹病毒、水痘病毒感染,尤其对免疫缺陷或应用免疫抑制者应尽早应用。每次 5mg/kg,静脉滴注,一日 3 次,连续给药 7 天。③更昔洛韦,可抑制 DNA 合成,用于巨细胞病毒感染,7.5～15mg/(kg·d),连用 10～15 天。④奥司他韦,为神经氨酸酶抑制剂,对甲、乙型流感病毒均有很好的抑制作用,耐药发生率低,150mg/d,分 2 次,连用 5 天。⑤阿糖腺苷,具有广泛的抗病毒作用,多用于治疗免疫缺陷病人的疱疹病毒与水痘病毒感染,5～15mg/(kg·d),静脉滴注,每 10～14 天为 1 个疗程。原则上不宜应用抗生素预防继发性细菌感染,一旦明确已合并细菌感染,应及时选用敏感的抗生素。

糖皮质激素对病毒性肺炎疗效仍有争论,例如对传染性非典型肺炎国内报道有效,而欧洲和亚洲有报道对 H1N1 肺炎的观察证明无效,还导致病死率升高、机械通气和住院时间延长、二重感染发生率升高。因此,不同的病毒性肺炎对激素的反应可能存在差异,应酌情使用。

[附1] 严重急性呼吸综合征

严重急性呼吸综合征(severe acute respiratory syndrome,SARS)是由 SARS 冠状病毒(SARS-associated coronavirus,SARS-CoV)引起的一种具有明显传染性、可累及多个器官系统的病毒性肺炎。2002 年首

次暴发流行。其主要临床特征为急性起病、发热、干咳、呼吸困难,白细胞不高或降低、肺部浸润和抗生素治疗无效。人群普遍易感,家庭和医院聚集性发病,多见于青壮年,儿童感染率较低。

【病原体】　SARS冠状病毒,简称SARS病毒,和其他人类及动物已知的冠状病毒相比较,是一种全新的冠状病毒,并非为已知的冠状病毒之间新近发生的基因重组所产生,与目前已知的三群冠状病毒均有区别,可被归为第四群。SARS病毒在环境中较其他已知的人类冠状病毒稳定,室温24℃下病毒在尿液里至少可存活10天,在痰液中和腹泻病人的粪便中能存活5天以上,在血液中可存活15天。但病毒暴露在常用的消毒剂和固定剂中即可失去感染性,56℃以上90分钟可灭活病毒。

【发病机制和病理】　SARS病毒通过短距离飞沫、气溶胶或接触污染的物品传播。发病机制未明,推测SARS病毒通过其表面蛋白与肺泡上皮等细胞上的相应受体结合,导致肺炎的发生。病理改变主要是弥漫性肺泡损伤和炎症细胞浸润,早期的特征是肺水肿、纤维素样坏死、透明膜形成、脱屑性肺炎以及灶性肺出血等病变;机化期可见到肺泡内含细胞性的纤维黏液样渗出物及肺泡间隔的成纤维细胞增生,仅部分病例出现明显的纤维增生,导致肺纤维化甚至硬化。

【临床表现】　潜伏期2~10天。起病急骤,多以发热为首发症状,体温大于38℃,可有寒战,咳嗽、少痰,偶有血丝痰,心悸、呼吸困难甚或呼吸窘迫。可伴有肌肉关节酸痛、头痛、乏力和腹泻。病人多无上呼吸道卡他症状。肺部体征不明显,部分病人可闻及少许湿啰音,或有肺实变体征。

【实验室和其他检查】　外周血白细胞一般不升高,或降低,常有淋巴细胞减少,可有血小板降低。部分病人血清转氨酶、乳酸脱氢酶等升高。

胸部X线检查早期可无异常,一般1周内逐渐出现肺纹理粗乱的间质性改变、斑片状或片状渗出影,典型的改变为磨玻璃影及肺实变影。可在2~3天内波及一侧肺野或双肺,约半数波及双肺。病灶多位于中下叶,分布于外周。少数出现气胸和纵隔气肿。CT还可见小叶内间隔和小叶间隔增厚(碎石路样改变)、细支气管扩张和少量胸腔积液。病变后期部分病人有肺纤维化改变。

病原诊断早期可用鼻咽部冲洗/吸引物、血、尿、粪便等标本行病毒分离和聚合酶链反应(PCR)。平行检测进展期和恢复期双份血清SARS病毒特异性IgM、IgG抗体,抗体阳转或出现4倍及以上升高,有助于诊断和鉴别诊断。常用免疫荧光抗体法(IFA)和酶联免疫吸附试验(ELISA)检测。

【诊断】　有与SARS病人接触或传染给他人的病史,起病急、高热、有呼吸道和全身症状,血白细胞正常或降低,有胸部影像学变化,配合SARS病原学检测阳性,排除其他表现类似的疾病,可以诊断。但需和其他感染性和非感染性肺部病变鉴别,尤其注意与流感鉴别。

【治疗】　一般性治疗和抗病毒治疗请参阅本节病毒性肺炎。重症病人可酌情使用糖皮质激素,具体剂量及疗程应根据病情而定,并应密切注意激素的不良反应和SARS的并发症。对出现低氧血症的病人,可使用无创机械通气,应持续使用直至病情缓解,如效果不佳或出现ARDS,应及时进行有创机械通气治疗。注意器官功能的支持治疗,一旦出现休克或多器官功能障碍综合征,应予相应治疗。

[附2]　高致病性人禽流感病毒性肺炎

人禽流行性感冒是由禽甲型流感病毒某些亚型中的一些毒株引起的急性呼吸道传染病,可引起肺炎和多器官功能障碍。1997年以来,高致病性禽流感病毒(H5N1)跨越物种屏障,引起许多人致病和死亡。近年又获得H9N2、H7N2、H7N3、H7N9亚型禽流感病毒感染人类的证据。WHO警告,此病可能是对人类潜在威胁最大的疾病之一。

【病原体】　禽流感病毒属正黏病毒科甲型流感病毒属。感染人的禽流感病毒亚型为H5N1、H9N2、H7N7、H7N2、H7N3等,其中感染H5N1的病人病情重,病死率高,故称为高致病性禽流感病毒。近年来发现野生水禽是甲型流感病毒巨大的天然贮存库,病毒不断进化,抗原性不断改变,对环境稳定性也在增加。

禽流感病毒对乙醚、氯仿、丙酮等有机溶剂均敏感。对热也比较敏感,65℃加热30分钟或煮沸

（100℃）2分钟以上可被灭活。病毒在较低温度粪便中可存活1周,在4℃水中可存活1个月,对酸性环境有一定抵抗力。裸露的病毒在直射阳光下40~48小时即可灭活,如果用紫外线直接照射,可迅速破坏其活性。

人感染H5N1后发病的1~16天,都可从病人鼻咽部分离物中检出病毒。大多数病人的血清和粪便以及少数病人的脑脊液都被检出病毒RNA,而尿标本阴性。目前尚不清楚粪便或血液是否能成为传播感染的媒介。

【发病机制和病理】 人感染H5N1迄今的证据符合禽—人传播,可能存在环境—人传播,还有少数未得到证据支持的人—人传播。虽然人类广泛暴露于感染的家禽,但H5N1的发病率相对较低,表明阻碍获得禽流感病毒的物种屏障是牢固的。家族成员聚集发病可能系共同暴露所致。

尸检可见高致病性人禽流感病毒性肺炎有严重肺损伤伴弥漫性肺泡损害,包括肺泡腔充满纤维蛋白性渗出物和红细胞,透明膜形成,血管充血、肺间质淋巴细胞浸润和反应性成纤维细胞增生。

【临床表现】 潜伏期1~7天,大多数在2~4天。主要症状为发热,体温大多持续在39℃以上,可伴有流涕、鼻塞、咳嗽、咽痛、头痛、肌肉酸痛和全身不适。部分病人可有恶心、腹痛、腹泻、稀水样便等消化道症状。

重症病人可高热不退,病情发展迅速,几乎所有病人都有明显的肺炎表现,可出现急性肺损伤、ARDS、肺出血、胸腔积液、全血细胞减少、多脏器衰竭、休克及瑞氏（Reye）综合征等多种并发症。可继发细菌感染,发生感染中毒症。

【实验室和其他检查】 血白细胞不高或减少,尤其是淋巴细胞减少;并有血小板减少。病毒抗原及基因检测可检测甲型流感病毒核蛋白抗原（NP）或基质蛋白（M1）、禽流感病毒H亚型抗原。还可用RT-PCR法检测禽流感病毒亚型特异性H抗原基因。从病人呼吸道标本中(如鼻咽分泌物、口腔含漱液、气管吸出物或呼吸道上皮细胞)可分离出禽流感病毒。发病初期和恢复期双份血清禽流感病毒亚型毒株抗体滴度4倍或以上升高,有助于回顾性诊断。

胸部影像学检查可表现为肺内片状影。重症病人肺内病变进展迅速,呈大片状磨玻璃影或肺实变影,病变后期为双肺弥漫性实变影,可合并胸腔积液。

【治疗】 凡疑诊或确诊H5N1感染的病人都要住院隔离,进行临床观察和抗病毒治疗。除了对症治疗以外,尽早口服奥司他韦,成人75mg,每天2次,连续5天,年龄超过1岁的儿童按照体重调整每日剂量,分2次口服;在治疗严重感染时,可以考虑适当加大剂量,治疗7~10天。

［附3］ 2019冠状病毒病

2019冠状病毒病亦称新型冠状病毒感染,是一种急性传染性疾病。其病原体是一种先前未在人类中发现的新型冠状病毒。2020年2月11日,WHO将由新型冠状病毒引发的疾病命名为2019冠状病毒病,英文名称为"Corona Virus Disease 2019",简称"COVID-19"。国际病毒命名委员会（ICTV）引入"严重急性呼吸系统综合征冠状病毒2"（SARS-CoV-2）来命名这一新发现的病毒。新型冠状病毒在复制过程中不断适应宿主而产生突变,2020年10月在印度马哈拉施特拉邦发现德尔塔变异株,随后迅速在全球传播。2021年11月9日在非洲南部的博茨瓦纳首次检出奥密克戎变异株。

【病原体】 新型冠状病毒(以下简称新冠病毒,SARS-CoV-2)为β属冠状病毒,有包膜,颗粒呈圆形或椭圆形,直径60~140nm,病毒颗粒中包含4种结构蛋白:刺突蛋白（spike,S）、包膜蛋白（envelope,E）、膜蛋白（membrane,M）、核壳蛋白（nucleocapsid,N）。新型冠状病毒基因组为单股正链RNA,全长约29.9kb。核壳蛋白包裹着病毒RNA形成病毒颗粒的核心结构——核衣壳,核衣壳再由双层脂膜包裹,双层脂膜上镶嵌有新冠病毒的S、M、N蛋白。新冠病毒在人群中流行和传播过程中基因频繁发生突变,当新冠病毒不同的亚型或子代分支同时感染人体时,还会发生重组,产生重组病毒株;某些突变或重组会影响病毒生物学特性,如S蛋白上特定的氨基酸突变后,导致新冠病毒与血管紧张素转换酶2（ACE2）亲和力增强,在细胞内复制和传播力增强;S蛋白一些氨基酸突变也会增加对疫苗的免疫逃逸能力和降低不同亚分支变异株之间的交叉保护能力,导致突破感染和一定比例的再感染。截至 2022 年底,WHO 提出的"关切的变异株"(variant of concern,VOC)有 5 个,分别为阿尔法(Alpha,B.1.1.7)、贝塔(Beta,B.1.351)、伽玛(Gamma,P.1)、德尔塔(Delta,B.1.617.2)和奥密克戎(Omicron,B.1.1.529)。奥密克戎变异株 2021 年 11 月在人群中出现,相比 Delta 等其他 VOC 变异株,其传播力和免疫逃逸能力显著增强,在 2022 年初迅速取代 Delta 变异株成为全球绝对优势流行株。

截至 2023 年底,奥密克戎 5 个亚型(BA.1、BA.2、BA.3、BA.4、BA.5)已经先后演变成系列子代亚分支 709 个,其中重组分支 72 个。随着新冠病毒在全球的持续传播,新的奥密克戎亚分支将会持续出现。

新冠病毒对紫外线、有机溶剂(乙醚、75% 乙醇、过氧乙酸和氯仿等)以及含氯消毒剂敏感,75% 乙醇以及含氯消毒剂较常用于临床及实验室新冠病毒的灭活,但氯己定不能有效灭活病毒。

【发病机制和病理】　新冠病毒入侵人体呼吸道后,主要依靠其表面的 S 蛋白上的受体结合域(RBD)识别宿主细胞受体 ACE2,并与之结合感染宿主细胞。

新冠病毒肺炎早期病变为病毒性间质性肺炎,肺水肿相对比较突出,部分病人肺部病变可加重合并弥漫性肺泡损伤。病理多表现为局灶肺泡腔内见蛋白性渗出物、散在分布的蛋白性小球,气腔内可见由纤维素、炎症细胞和多核巨细胞组成的肉芽肿样结节,增生的肺泡上皮细胞,有些可见可疑的病毒包涵体。

【临床表现】　潜伏期多为 2~4 天。主要表现为咽干、咽痛、咳嗽、发热等,发热多为中低热,部分病例亦可表现为高热,热程多不超过 3 天;部分病人可伴有肌肉酸痛、嗅觉味觉减退或丧失、鼻塞、流涕、腹泻、结膜炎等。少数病人病情继续发展,发热持续,并出现肺炎相关表现。重症病人多在发病 5~7 天后出现呼吸困难和 / 或低氧血症。严重者可快速进展为急性呼吸窘迫综合征、感染中毒症休克、难以纠正的代谢性酸中毒和出凝血功能障碍及多器官功能衰竭等。极少数病人还可有中枢神经系统受累等表现。

【临床分型】

1. **轻型**　以上呼吸道感染为主要表现,如咽干、咽痛、咳嗽、发热等。

2. **中型**　持续高热>3 天或 / 和咳嗽、气促等,但呼吸频率(RR)<30 次 / 分,静息状态下吸空气时指氧饱和度>93%。影像学可见特征性新冠病毒感染肺炎表现。

3. **重型**　成人符合下列任何一条且不能以新冠病毒感染外其他原因解释:①出现气促,RR≥30 次 / 分;②静息状态下,吸空气时指氧饱和度≤93%;③动脉血氧分压(PaO_2)/吸入气氧浓度(FiO_2)≤300mmHg,高海拔(海拔超过 1 000 米)地区应根据以下公式对 PaO_2/FiO_2 进行校正:$PaO_2/FiO_2 \times$〔760/大气压(mmHg)〕;④临床症状进行性加重,肺部影像学显示 24~48 小时内病灶明显进展>50%。

4. **危重型**　符合以下情况之一者:①出现呼吸衰竭,且需要机械通气;②出现休克;③合并其他器官功能衰竭需 ICU 监护治疗。

【实验室和其他检查】

1. **一般检查**　发病早期外周血白细胞总数正常或减少,可见淋巴细胞计数减少,部分病人可出现肝酶、乳酸脱氢酶、肌酶、肌红蛋白、肌钙蛋白和铁蛋白增高。部分病人 C 反应蛋白(CRP)和血沉升高,降钙素原(PCT)正常。重型、危重型病例可见 D- 二聚体升高、外周血淋巴细胞进行性减少和炎症因子升高。

2. **病原学及血清学检查**

(1)核酸检测:可采用核酸扩增试验方法检测呼吸道标本(鼻咽拭子、咽拭子、痰、气管抽取物)或其他标本中的新冠病毒核酸。荧光定量 PCR 是目前最常用的新冠病毒核酸检测方法。

(2)抗原检测:采用胶体金法和免疫荧光法检测呼吸道标本中的病毒抗原,检测速度快,其敏感性与感染者病毒载量呈正相关,病毒抗原检测阳性支持诊断,但阴性不能排除。

(3)病毒培养分离:从呼吸道标本、粪便标本等可分离、培养获得新冠病毒。

（4）血清学检测：新冠病毒特异性 IgM 抗体、IgG 抗体阳性，发病 1 周内阳性率均较低。恢复期 IgG 抗体水平为急性期 4 倍或以上升高有回顾性诊断意义。

3. 胸部影像学检查 合并肺炎者早期呈现多发小斑片影及间质改变，以肺外带明显，进而发展为双肺多发磨玻璃影、浸润影，严重者可出现肺实变，胸腔积液少见。

【诊断】

1. 具有新冠病毒感染的相关临床表现。

2. 具有以下一种或以上病原学、血清学检查结果：①新冠病毒核酸检测阳性；②新冠病毒抗原检测阳性；③新冠病毒分离、培养阳性；④恢复期新冠病毒特异性 IgG 抗体水平为急性期 4 倍或以上升高。

【治疗】

（一）一般治疗

1. 按呼吸道传染病要求隔离治疗。保证充分能量和营养摄入，注意水、电解质平衡，维持内环境稳定。高热者可进行物理降温，应用解热镇痛抗炎药。咳嗽、咳痰严重者给予止咳祛痰药物。

2. 对重症高危人群应进行生命体征监测，特别是静息和活动后的指氧饱和度等。同时对基础疾病相关指标进行监测。

3. 根据病情进行必要的检查，如血常规、尿常规、CRP、生化指标（肝酶、心肌酶、肾功能等）、凝血功能、动脉血气分析、胸部影像学等。

4. 根据病情给予规范有效氧疗措施，包括鼻导管、面罩给氧和经鼻高流量氧疗。

5. 抗菌药物治疗：避免盲目或不恰当使用抗菌药物，尤其是联合使用广谱抗菌药物。

6. 有基础疾病者给予相应治疗。

（二）抗病毒治疗

1. 奈玛特韦/利托那韦 适用人群为发病 5 天以内的轻、中型且伴有进展为重症高风险因素的成年病人。用法：奈玛特韦 300mg 与利托那韦 100mg 同时服用，每 12 小时 1 次，连续服用 5 天。使用前应详细阅读说明书，不得与哌替啶、雷诺嗪等高度依赖 CYP3A 进行清除且其血浆浓度升高会导致严重和/或危及生命的不良反应的药物联用。只有母亲的潜在获益大于对胎儿的潜在风险时，才能在妊娠期间使用。不建议在哺乳期使用。中度肾功能损伤者应将奈玛特韦减半服用，重度肝、肾功能损伤者不应使用。

2. 阿兹夫定 用于治疗中型新冠病毒感染的成年病人。用法：空腹整片吞服，每次 5mg，每日 1 次，疗程至多不超过 14 天。使用前应详细阅读说明书，注意与其他药物的相互作用、不良反应等问题。不建议在妊娠期和哺乳期使用，中重度肝、肾功能损伤病人慎用。

3. 莫诺拉韦 适用人群为发病 5 天以内的轻、中型且伴有进展为重症高风险因素的成年病人。用法：800mg，每 12 小时口服 1 次，连续服用 5 天。不建议在妊娠期和哺乳期使用。

4. 单克隆抗体 安巴韦单抗/罗米司韦单抗注射液。联合用于治疗轻、中型且伴有进展为重症高风险因素的成人和青少年（12～17 岁，体重≥40kg）病人。用法：两药的剂量分别为 1 000mg。在给药前两种药品分别以 100ml 生理盐水稀释后，经静脉序贯输注给药，以不高于 4ml/min 的速度静脉滴注，之间使用生理盐水 100ml 冲管。在输注期间对病人进行临床监测，并在输注完成后对病人进行至少 1 小时的观察。

5. 静脉注射 COVID-19 人免疫球蛋白 可在病程早期用于有重症高风险因素、病毒载量较高、病情进展较快的病人。使用剂量为轻型 100mg/kg、中型 200mg/kg、重型 400mg/kg，静脉输注，根据病人病情改善情况，次日可再次输注，总次数不超过 5 次。

6. 康复者恢复期血浆 可在病程早期用于有重症高风险因素、病毒载量较高、病情进展较快的病人。输注剂量为 200～500ml（4～5ml/kg），可根据病人个体情况及病毒载量等决定是否再次输注。

7. 其他抗病毒药物 国家药品监督管理局批准的其他抗新冠病毒药物。

（三）免疫治疗

1. **糖皮质激素**　对于氧合指标进行性恶化、影像学进展迅速、机体炎症反应过度激活状态的重型和危重型病例，酌情短期内(不超过 10 日)使用糖皮质激素，建议地塞米松 5mg/d 或甲泼尼龙 40mg/d，避免长时间、大剂量使用糖皮质激素，以减少副作用。

2. **白细胞介素 6(IL-6)抑制剂**　托珠单抗，对于重型、危重型且实验室检测 IL-6 水平明显升高者可试用。用法：首次剂量 4～8mg/kg，推荐剂量 400mg，生理盐水稀释至 100ml，输注时间大于 1 小时；首次用药疗效不佳者，可在首剂应用 12 小时后追加应用 1 次(剂量同前)，累计给药次数最多为 2 次，单次最大剂量不超过 800mg。注意过敏反应，有结核等活动性感染者禁用。

（四）抗凝治疗　用于具有重症高风险因素、病情进展较快的中型病例，以及重型和危重型病例，无禁忌证情况下可给予治疗剂量的低分子量肝素或普通肝素。发生血栓栓塞事件时，按照相应指南进行治疗。

（五）俯卧位治疗　具有重症高风险因素、病情进展较快的中型、重型和危重型病例，应当给予规范的俯卧位治疗，建议每天不少于 12 小时。

（六）心理干预　病人常存在紧张焦虑情绪，应当加强心理疏导，必要时辅以药物治疗。

（七）重型、危重型支持治疗

1. **治疗原则**　在上述治疗的基础上，积极防治并发症，治疗基础疾病，预防继发感染，及时进行器官功能支持。

2. **呼吸支持**

（1）鼻导管或面罩吸氧：PaO_2/FiO_2 低于 300mmHg 的重型病例均应立即给予氧疗。接受鼻导管或面罩吸氧后，短时间(1～2 小时)密切观察，若呼吸窘迫和/或低氧血症无改善，应使用经鼻高流量氧疗(HFNC)或无创通气(NIV)。

（2）经鼻高流量氧疗或无创通气：PaO_2/FiO_2 低于 200mmHg 时应用。接受 HFNC 或 NIV 的病人，无禁忌证的情况下，建议同时实施俯卧位通气，即清醒俯卧位通气，俯卧位治疗时间每天应大于 12 小时。部分病人使用 HFNC 或 NIV 治疗的失败风险高，需要密切观察病人的症状和体征。若短时间(1～2 小时)治疗后病情无改善，特别是接受俯卧位治疗后，低氧血症仍无改善，或呼吸频数、潮气量过大或吸气努力过强等，往往提示 HFNC 或 NIV 治疗疗效不佳，应及时进行有创机械通气治疗。

（3）有创机械通气：一般情况下，PaO_2/FiO_2 低于 150mmHg，特别是吸气努力明显增强的病人，应考虑气管插管，实施有创机械通气。但鉴于部分重型、危重型病例低氧血症的临床表现不典型，不应单纯把 PaO_2/FiO_2 是否达标作为气管插管和有创机械通气的指征，而应结合病人的临床表现和器官功能情况实时进行评估。值得注意的是，延迟气管插管，带来的危害可能更大。

早期恰当地有创机械通气治疗是危重型病例重要的治疗手段，应实施肺保护性机械通气策略。对于中重度急性呼吸窘迫综合征病人，或有创机械通气 FiO_2 高于 0.5 时，可采用肺复张治疗，并根据肺复张的反应性，决定是否反复实施肺复张手法。应注意部分新型冠状病毒感染病人肺可复张性较差，应避免过高的呼气末正压(PEEP)导致气压伤。

（4）气道管理：加强气道湿化，建议采用主动加热湿化器，有条件的使用环路加热导丝保证湿化效果；建议使用密闭式吸痰，必要时气管镜吸痰；积极进行气道廓清治疗，如振动排痰、高频胸廓振荡、体位引流等；在氧合及血流动力学稳定的情况下，尽早开展被动及主动活动，促进痰液引流及肺康复。

（5）体外膜肺氧合(ECMO)：ECMO 启动时机：在最优的机械通气条件下($FiO_2 \geq 0.8$，潮气量为 6ml/kg 理想体重，$PEEP \geq 5cmH_2O$，且无禁忌证)，且保护性通气和俯卧位通气效果不佳，并符合以下之一，应尽早考虑评估实施 ECMO。①$PaO_2/FiO_2 < 50mmHg$ 超过 3 小时；②$PaO_2/FiO_2 < 80mmHg$ 超过 6 小时；③动脉血 $pH < 7.25$ 且 $PaCO_2 > 60mmHg$ 超过 6 小时，且呼吸频率 > 35 次/分；④呼吸频率 > 35 次/分时，动脉血 $pH < 7.2$ 且平台压 $> 30cmH_2O$。

符合 ECMO 指征,且无禁忌证的危重型病例,应尽早启动 ECMO 治疗,避免延误时机,导致病人预后不良。

ECMO 模式选择:仅需呼吸支持时选用静脉-静脉方式 ECMO(VV-ECMO),是最为常用的方式;需呼吸和循环同时支持则选用静脉-动脉方式 ECMO(VA-ECMO);VA-ECMO 出现头臂部缺氧时可采用静脉-动脉-静脉方式 ECMO(VAV-ECMO)。实施 ECMO 后,严格实施保护性肺通气策略。推荐初始设置:潮气量<4~6ml/kg 理想体重,平台压≤25cmH$_2$O,驱动压<15cmH$_2$O,PEEP 5~15cmH$_2$O,呼吸频率 4~10 次/分,FiO$_2$<0.5。对于氧合功能难以维持或吸气努力强、双肺重力依赖区实变明显或需气道分泌物引流的病人,应积极俯卧位通气。

3. **循环支持** 危重型病例可合并休克,应在充分液体复苏的基础上,合理使用血管活性药物,密切监测病人血压、心率和尿量的变化,以及乳酸和碱剩余。必要时进行血流动力学监测。

4. **急性肾损伤和肾替代治疗** 危重型病例可合并急性肾损伤,应积极寻找病因,如低灌注和药物等因素。在积极纠正病因的同时,注意维持水、电解质、酸碱平衡。连续性肾脏替代治疗(CRRT)的指征包括:高钾血症、严重酸中毒、利尿剂无效的肺水肿或水负荷过多。

5. **营养支持** 应加强营养风险评估,首选肠内营养,保证热量 25~30kcal/(kg·d)(1kcal=4.18kJ)、蛋白质>1.2g/(kg·d)摄入,必要时加用肠外营养。可使用肠道微生态调节剂,维持肠道微生态平衡,预防继发细菌感染。

第四节 | 肺炎支原体肺炎、衣原体肺炎与肺军团病

一、肺炎支原体肺炎

肺炎支原体肺炎(Mycoplasma pneumoniae pneumonia)是由肺炎支原体(*Mycoplasma pneumoniae*,MP)引起的呼吸道和肺部的急性炎症改变,常同时有咽炎、气管炎和肺炎。肺炎支原体是引起人类社区获得性肺炎(CAP)的重要病原体,约占所有 CAP 病原体的 5%~30%,它由口、鼻分泌物经空气传播,终年散发并可引起小流行的呼吸道感染。主要见于儿童和青少年,在成人中也较常见。支原体肺炎大多症状轻,预后较好,但肺炎支原体感染也可引起严重的双侧肺炎和其他系统的肺外并发症而导致死亡,如脑膜炎、脊髓炎、心肌炎、心包炎、免疫性溶血性贫血和肾炎等。

【病因和发病机制】 MP 是介于细菌和病毒之间、兼性厌氧、能独立生活的最小微生物。存在于呼吸道分泌物中的支原体随飞沫以气溶胶颗粒形式传播给密切接触者,潜伏期 2~3 周,传染性较小。支原体肺炎以儿童及青年人居多,婴儿间质性肺炎亦应考虑本病的可能。发病前 2~3 天直至病愈数周,皆可在呼吸道分泌物中发现 MP。肺炎支原体入侵呼吸道后,首先借助表面蛋白与呼吸道上皮细胞表面的神经氨酸受体黏附,并移动到纤毛的基底部位,从而保护了支原体免受纤毛系统的清除。肺炎支原体通过诱导免疫损伤及释放毒性代谢产物如过氧化氢(H$_2$O$_2$)和超氧化物等,引起支气管、细支气管黏膜层破坏,纤毛运动减弱甚至消失,并可累及间质,肺泡壁等。肺炎支原体感染和发病除病原体的直接致病作用外,尚存在复杂的免疫病理机制。MP 感染后血清中产生特异性 IgM、IgG 及 IgA,呼吸道局部也产生相应的分泌性抗体,后者具有较强的保护作用,在儿童或青少年可防止再感染时病变和症状加重。MP 感染后 IgE 反应亦见增强,可出现 IgE 介导的超敏反应,促使哮喘病人的急性发作。肺炎支原体感染后还可以产生多种非特异性抗体,如冷凝集素、MG 链球菌凝集素以及抗脑、心、肺、肝及平滑肌的自身抗体,可能与病人肺外并发症的发生有关。此外,有报道肺炎支原体肺炎病人血清中测出免疫复合物,在并发肾炎者的肾小球中测出含肺炎支原体抗原的免疫复合物。MP 感染可产生特异性细胞免疫,并随年龄增长而上升,也可产生酷似结核菌素反应的迟发性变态反应。MP 细胞膜与宿主细胞膜有共同抗原成分,使之逃避宿主的免疫监视,导致长期寄居。

【病理】 肺部病变为支气管肺炎、间质性肺炎和细支气管炎。肺泡内可含少量渗出液,并可发生

灶性肺不张。肺泡壁与间隔有中性粒细胞、单核细胞、淋巴细胞及浆细胞浸润。支气管黏膜充血,上皮细胞肿胀,胞质空泡形成,有坏死和脱落。胸腔可有纤维蛋白渗出和少量渗出液。开胸肺活检的资料表明肺炎支原体感染还可引起闭塞性细支气管炎伴机化性肺炎。

【临床表现】 肺炎支原体感染起病缓慢,起初有数天至一周的无症状期,继而乏力、头痛、咽痛、肌肉酸痛,咳嗽明显,多为发作性干咳,夜间为重,也可产生脓痰,持久的阵发性剧咳为支原体肺炎较为典型的表现。一般为中等度发热,也可以不出现发热。可伴有鼻咽部和耳部的疼痛,也可伴有气促或呼吸困难。咽部和鼓膜可以见到充血,颈部淋巴结可肿大。有10%~20%的病人出现斑丘疹或多形红斑等。胸部体征不明显,与肺部病变程度不相符。可闻鼾音、笛音及湿啰音。很少出现肺实变体征,亦有在整个病程中无任何阳性体征者。

【实验室和其他检查】 血白细胞总数正常或略增高,以中性粒细胞为主。起病2周后,约2/3的病人冷凝集试验阳性,滴度≥1∶32,如果滴度逐步升高,更有诊断价值。如血清支原体IgM抗体≥1∶64,或恢复期抗体滴度有4倍增高,可进一步确诊。直接检测呼吸道标本中肺炎支原体抗原,可用于临床早期快速诊断。单克隆抗体免疫印迹法、核酸杂交技术及PCR技术等具有高效、特异而敏感等优点。

X线检查显示肺部多种形态的浸润影,呈节段性分布,以肺下野为多见,有的从肺门附近向外伸展。病变常经3~4周后自行消散。部分病人出现少量胸腔积液。

【诊断与鉴别诊断】 需综合临床症状、X线影像表现及血清学检查结果作出诊断。培养分离出肺炎支原体虽对诊断有决定性意义,但其检出率较低,技术条件要求高,所需时间长。血清学试验有一定参考价值,尤其血清抗体有4倍增高者,但多为回顾性诊断。本病应与病毒性肺炎、军团菌肺炎等鉴别。外周血嗜酸性粒细胞数正常,可与嗜酸性粒细胞肺浸润相鉴别。

【治疗】 早期使用适当抗生素可减轻症状及缩短病程。本病有自限性,多数病例不经治疗可自愈。鉴于我国肺炎支原体对大环内酯类药物的高耐药率现状,首选呼吸氟喹诺酮类,如左氧氟沙星、莫西沙星等,四环素类也用于肺炎支原体肺炎的治疗。疗程一般2~3周。因肺炎支原体无细胞壁,青霉素或头孢菌素类等抗生素无效。对剧烈咳嗽者,应适当给予镇咳药。若合并细菌感染,可根据病原学检查,选用针对性的抗生素治疗。

二、肺炎衣原体肺炎

肺炎衣原体肺炎(Chlamydia pneumoniae pneumonia)是由肺炎衣原体(*Chlamydia pneumoniae*,CP)引起的急性肺部炎症,大部分为轻症,发病常隐匿,没有性别差异,四季均可发生。常累及上下呼吸道,可引起咽炎、喉炎、扁桃体炎、鼻窦炎、支气管炎和肺炎。肺炎衣原体肺炎多见于学龄儿童,但3岁以下的儿童较少患病。在半封闭的环境如家庭、学校、军队以及其他人口集中的工作区域可存在小范围的流行,占社区获得性肺炎的10%~20%。

【病因和发病机制】 CP是专性细胞内细菌样寄生物,属于衣原体科。引起人类肺炎的还有鹦鹉热衣原体。CP具有原体(elementary body)和始体(initial body)两相生活环。原体呈致密球状,直径约0.2~0.4μm,具有感染性;始体亦称网状体(reticulate body),直径约0.51μm,是衣原体的增殖型,没有感染力。CP是一种人类致病原,属于人—人传播,可能主要是通过呼吸道的飞沫传染,也可能通过污染物传染。年老体弱、营养不良、慢阻肺病、免疫功能低下者易被感染。

【临床表现】 起病多隐袭,早期表现为上呼吸道感染症状,与支原体肺炎颇为相似。通常症状较轻,伴有发热、寒战、肌痛、干咳,非胸膜炎性胸痛,头痛、不适和乏力,少有咯血。发生咽喉炎者表现为咽喉痛、声音嘶哑,有些病人可表现为双阶段病程:开始表现为咽炎,经对症处理好转;1~3周后又发生肺炎或支气管炎,咳嗽加重。少数病人可无症状。CP感染时也可伴有肺外表现,如中耳炎、关节炎、甲状腺炎、脑炎、吉兰-巴雷综合征等。体格检查肺部多无异常,偶闻及湿啰音。

【实验室和其他检查】 血白细胞正常或稍高,血沉多增快。从痰、咽拭子、咽喉分泌物、支气管肺泡灌洗液中直接分离出 CP 是诊断的 "金标准"。但 CP 不能体外培养,需要在呼吸道来源的细胞系(如 HEp-2 和 HL 细胞系)中接种培养,操作较烦琐,一般仅用于科学研究,大多医院难以开展。目前衣原体肺炎的诊断主要依靠血清学。原发感染者,急性期血清标本如 IgM 滴度≥1∶32 或急性期和恢复期的双份血清 IgM 或 IgG 有 4 倍以上的升高可诊断。再感染者 IgG 滴度≥1∶512 或 4 倍增高,或恢复期 IgM 有 4 倍以上的升高。也可用 PCR 方法对呼吸道标本进行 DNA 扩增,多用于临床流行病学调查。

X 线检查显示疾病早期以单侧、下叶肺泡渗出为主,后期可发展成双侧病变,表现为肺间质和肺泡渗出混合存在,病变可持续几周。原发感染者多为肺泡渗出,再感染者则为肺泡渗出和间质病变混合。

【诊断与鉴别诊断】 应结合呼吸道和全身症状、X 线检查、病原学和血清学检查作综合分析。对于应用 β- 内酰胺类抗生素治疗无效的肺炎病人,持续干咳时应警惕 CP 感染。因此病无特异的临床表现,确诊主要依据有关的特殊检查,如病原体分离和血清学检测。应注意与肺炎支原体肺炎和病毒性肺炎相鉴别。

【治疗】 大环内酯类抗生素为首选,如红霉素、罗红霉素、阿奇霉素和克拉霉素。喹诺酮类(如左氧氟沙星、莫西沙星等)和四环素类(如多西环素等)也具有良好疗效。疗程均为 14～21 天。对发热、干咳、头痛等可对症治疗。

三、肺军团病

肺军团病,或称军团菌肺炎(Legionella pneumonia,LP)是嗜肺军团菌引起的以肺炎表现为主,可能合并肺外其他系统或全身多器官损害的感染性疾病,且容易进展为重症肺炎,是军团病(legionnaires disease,LD)的一种临床类型。根据 WHO 的数据,军团菌病的整体病死率在 5%～10%。对于免疫力低下人群,这种疾病死亡率可能达到 30%,若没有及时得到正确治疗,死亡率可达 40%～80%。

【病因和发病机制】 军团菌为革兰氏阴性菌,主要寄生在水及土壤的原核生物中,共有 52 个菌种和 70 个血清型。与人类疾病关系最为密切的是嗜肺军团菌种(Lp),约 90% 的军团菌病由其引起。嗜肺军团菌可引起社区获得性和医院获得性肺炎,应考虑为非典型肺炎的病原体之一。流行病学研究显示,冷却水、淋浴水是军团菌的主要污染源,军团菌病可散发,也可暴发,大部分的军团菌病病人为散发病例。

【流行病学】 接触被污染的空调或空调冷却塔、饮用水、温泉洗浴水,从事园艺、管道修理工作,淋雨,有军团菌病源地旅游史等,或通过直接吸入被污染的水源(如婴儿水中分娩时)发生感染。免疫力低下者更容易感染,而老年、免疫抑制、吸烟、合并多种基础疾病及诊治延误与其高病死率密切相关。主要的感染途径是吸入受污染水源产生的气溶胶,特别是易感的住院病人。

【临床表现】 军团菌肺炎病人的临床表现差异性很大,通常在感染后 2～14 天出现,主要包括寒战、发热、干咳、呼吸困难等非特异性呼吸道症状及头痛、肌痛、呼吸困难、腹泻、谵妄在内的肺外器官受累症状,并有肺部(发热超过 38.8℃、寒战、咳嗽、胸痛、咯血、呼吸困难)和肺外表现(腹泻、恶心或呕吐、精神异常、肌痛或关节痛、头痛)。

【实验室和其他检查】 军团菌培养阳性是诊断军团菌感染的 "金标准",一般需要 3～5 天后能培养到军团菌菌落,一些极少分离的军团菌种可能需要孵育 14 天才能长出菌落。应在培养的第 1～5 天和第 14 天检视培养平皿。

军团菌血清抗体检测,需要急性期及恢复期双份血清标本呈 4 倍或 4 倍以上变化时有诊断价值。多数军团菌感染病人在感染后第 3 周左右才产生抗体,而且免疫抑制病人可能永久不会产生抗体。

肺军团菌尿抗原检测是最常用的诊断手段,结果不受先期抗感染治疗影响,实现 15 分钟内快速床旁检测,敏感性和特异性高,可用于急性期快速诊断。但仅能检测出嗜肺军团菌血清 1 型的感染,对由非嗜肺军团菌血清型阳性菌株引起的军团菌敏感性差。完全依赖该检测技术可能会造成漏诊,且在不同严重程度军团菌肺炎病人中的检测阳性率波动较大。合格下呼吸道标本军团菌抗原检测虽然具有快速、简便、可进行属种鉴定、可区分亚型等优点，但敏感性和特异性较差。

核酸扩增试验（nucleic acid amplification tests，NAAT）可区分嗜肺军团菌血清1型和其他血清型。传统PCR和实时PCR均可用来检测军团菌，高通量基因检测（NGS）敏感度高，可以测多种病原体，但价格昂贵，目前仍未作为临床常规检测手段。

19kD寡聚糖相关脂蛋白（PAL）是一种通过尿液排泄的可溶性抗原，有研究提出对浓缩尿液中PAL进行检测可协助军团菌肺炎的诊断，核糖体蛋白L7/L12、白介素-17A（IL-17A）等作为军团菌检测新兴标志物的研究正在进行中。

【诊断与鉴别诊断】 凡同时具有以下①、②项和③～⑦项中的任何一项即可诊断军团菌肺炎：①临床表现有发热、寒战、咳嗽、胸痛等症状；②X线胸片具有浸润性阴影或伴胸腔积液；③呼吸道分泌物、痰、血或胸腔积液在活性酵母浸膏琼脂培养基（BCYE）或其他特殊培养基培养有军团菌生长；④呼吸道分泌物用荧光抗体检查Lp阳性；⑤血间接荧光法检查相隔2～4周采集的两次标本IgG抗体升高4倍，或IgG抗体滴度持续≥1：128（已不常用）；⑥尿液抗原阳性；⑦核酸检测阳性。

对具有特定危险因素或流行病学暴露的非重症CAP病人，以及重症或需要住院治疗的CAP病人建议进行军团菌肺炎检测。

【治疗】 目前可用于治疗军团菌感染的常用药物包括喹诺酮类、大环内酯类、多西环素，另外替加环素、复方磺胺甲噁唑及利福平也被证实对军团菌感染有效。近年来单药治疗军团菌肺炎的失败案例时有报道，这种情况的发生可能有以下几个原因：①军团菌肺炎病人多重菌感染；②军团菌导致肺纤维化改变；③军团菌耐药性的产生。

第五节 | 肺真菌病

肺真菌病是最常见的深部真菌病。近年来由于广谱抗生素、糖皮质激素、细胞毒药物及免疫抑制剂的广泛使用，器官移植的开展，以及免疫缺陷病如艾滋病的增多等，肺真菌病有增多的趋势。

真菌多在土壤中生长，孢子广泛存在于空气中，被吸入到肺部可引起肺真菌病（外源性）。有些真菌为寄生菌，当机体免疫力下降时可引起感染。体内其他部位真菌感染亦可经淋巴或血液到肺部，为继发性肺真菌病。

病理改变有过敏、化脓性炎症或形成慢性肉芽肿。X线影像表现无特征性，可为支气管肺炎、大叶性肺炎、单发或多发结节，乃至肿块状阴影和空洞。由于肺真菌病临床表现无特异性，诊断时必须综合考虑宿主因素、临床特征、微生物学检查和组织病理学资料，病理学诊断仍是肺真菌病的"金标准"。

一、肺念珠菌病

肺念珠菌病（pulmonary candidiasis）又称支气管-肺念珠菌病（broncho-pulmonary candidiasis），是由白念珠菌或其他念珠菌所引起的急性、亚急性或慢性下呼吸道真菌病。念珠菌有黏附黏膜组织的特性，其中白念珠菌对组织的黏附力尤强，故其致病力较其他念珠菌更强。念珠菌被吞噬后，在巨噬细胞内仍可长出芽管，穿破细胞膜并损伤巨噬细胞。念珠菌尚可产生致病性强的水溶性毒素，引起休克。肺念珠菌病在临床较为少见。但近年来非白念珠菌（如热带念珠菌、光滑念珠菌、克柔念珠菌等）感染有升高的趋势，可能与抗真菌药广泛应用有关。

念珠菌病临床可分为两种类型，亦是病程发展中的两个阶段。

1. 支气管炎型 表现为阵发性刺激性咳嗽，咳多量似白泡沫塑料状稀痰，偶带血丝，随病情进展，痰稠如糊糊状。憋喘、气短，尤以夜间为甚。乏力、盗汗，多无发热。X线影像仅示两肺中下野纹理增粗。

2. **肺炎型** 表现为畏寒、高热,咳白色泡沫黏痰,有酵臭味,痰或呈胶冻状,有时咯血,临床酷似急性细菌性肺炎。胸部 X 线检查显示双下肺纹理增多,有纤维条索影,伴散在的大小不等、形状不一的结节状阴影,呈支气管肺炎表现;或融合的均匀大片浸润,自肺门向周边扩展,可形成空洞。多为双肺或多肺叶病变,但肺尖较少受累。偶可并发胸膜炎。

诊断肺念珠菌病,要求合格的痰或支气管分泌物标本 2 次显微镜检酵母假菌丝或菌丝阳性以及真菌培养有念珠菌生长且两次培养为同一菌种(血行播散者除外)。另外,血清 1,3-β-D-葡聚糖抗原检测(G 试验)连续 2 次阳性。但确诊仍需组织病理学的依据。

轻症病人在消除诱因后,病情常能逐渐好转,病情严重者则应及时应用抗真菌药物。氟康唑、伊曲康唑、伏立康唑和泊沙康唑均有效果。氟康唑每日 200mg,首剂加倍,病情重者可用 400mg/d,甚或更高剂量,6~12mg/(kg·d)。两性霉素 B 亦可用于重症病例,0.5~1.0mg/(kg·d),但毒性反应较大。棘白菌素类抗真菌药如卡泊芬净、米卡芬净等对念珠菌也有效。临床上应根据病人的状态和真菌药敏结果选用。

二、肺曲霉病

肺曲霉病(pulmonary aspergillosis)可由多种曲霉引起,烟曲霉为主要致病原。烟曲霉常定植在上呼吸道,病人免疫力的高低对临床曲霉病的类型有明显的影响,如免疫力正常,可发生变应性支气管肺曲霉病和曲霉相关的过敏性肺炎,免疫力极度低下时,可致侵袭性肺曲霉病。曲霉属广泛存在于自然界,其孢子广泛存在于空气中,在秋冬及阴雨季节,储藏的谷草霉变时尤甚。吸入曲霉孢子不一定致病,如大量吸入可能引起急性气管支气管炎或肺炎。曲霉的内毒素使组织坏死,病灶可为浸润性、实变、空洞、支气管炎或粟粒状弥漫性病变。

肺曲霉病的确诊有赖于组织培养(病变器官活检标本)及组织病理学检查,镜检可见锐角分支分隔无色素沉着的菌丝,直径约 2~4μm;无菌组织或体液培养有曲霉属生长。如呼吸道标本(痰液、支气管肺泡灌洗液和支气管毛刷)镜检真菌成分显示为曲霉或培养阳性,或肺、脑、鼻窦 CT 或 X 线检查有特征性改变,病人为免疫抑制宿主应怀疑曲霉病。免疫抑制宿主侵袭性肺曲霉病其支气管肺泡灌洗液涂片、培养和/或抗原测定有很好的特异性和阳性预测值。用曲霉浸出液作抗原皮试,变应性病人有速发型反应,表明有 IgE 抗体存在;对曲霉过敏者血清 IgE 可明显升高。血、尿、脑脊液及肺泡灌洗液曲霉半乳甘露聚糖测定(GM 试验)和 PCR 测定血中曲霉 DNA 对本病诊断亦有帮助,动态观察其变化对诊断更有价值。

临床上肺曲霉病可分三种类型。

1. **侵袭性肺曲霉病**(invasive pulmonary aspergillosis,IPA) IPA 是最常见的类型,肺组织破坏严重,治疗困难,病死率高。侵袭性肺曲霉病多为局限性肉芽肿或广泛化脓性肺炎,伴脓肿形成。病灶呈急性凝固性坏死,伴坏死性血管炎、血栓及霉栓,甚至累及胸膜。症状以干咳、胸痛常见,部分病人有咯血,病变广泛时出现气急和呼吸困难,甚至呼吸衰竭。X 线胸片表现为以胸膜为基底的多发的楔形、结节、肿块阴影或空洞;有些病人典型的胸部 CT 表现早期为晕轮征(halo sign),即肺结节影(水肿或出血)周围环绕有低密度影(缺血),后期为新月征(crescent sign)。部分病人可有中枢神经系统感染,出现中枢神经系统的症状和体征。

2. **慢性肺曲霉病**(chronic pulmonary aspergillosis,CPA) CPA 多表现为反复或长期乏力、体重下降、食欲减退等慢性消耗症状,可伴有慢性咳嗽、不明原因咯血、胸闷等非特异性症状,通过临床症状难以确诊。CPA 的起病隐匿,病情进展较慢,在临床上难以察觉,通常病人只有在出现咯血或急性加重时才就诊,漏诊、误诊率高。不同类型 CPA 的临床表现不完全相同。

(1)简单型肺曲霉球:肺曲霉球的临床表现不具有特异性,部分病人可无明显症状。最突出的临床症状是反复间歇性咯血。大多数肺曲霉球病人以少量咯血为主要表现,少数病人可出现致命性大咯血,后者最常见于结核后肺曲霉病。胸部 CT 上表现为单一空腔/空洞结构内出现球形结构,病灶呈类圆形,边界清楚,密度均匀,其内可以出现钙化。曲霉球与空洞壁间可见弧形含气透亮区,曲霉球可以随着体位改变而移动改变(Monad 征)。增强扫描曲霉球不强化。胸部影像学改变相对稳定。

(2)慢性空洞性肺曲霉病(CCPA):CCPA 病人常表现为亚急性症状,如咳嗽、胸痛和少量咯血,也有部分病人表现出与肺结核相似的症状,如发热、畏寒、盗汗和体重减轻。不同于简单的曲霉球,CCPA 在胸部 CT 上表现为多个或一个肺空洞/空腔结构,可含有一个或多个曲霉菌球或不规则内容物;常伴有邻近胸膜的增厚改变。胸部影像可缓慢进展。

(3)慢性纤维化性肺曲霉病(CFPA):广泛的肺纤维化累及至少两个肺叶,导致病人的肺功能严重受损。除了类似 CCPA 的临床表现外,还有呼吸急促或呼吸困难,尤其是在运动后。影像学检查可见在严重肺纤维化的毁损肺肺叶容积缩小,邻近胸膜显著增厚,病变肺叶内可见曲霉球。

(4)曲霉结节:大多数曲霉结节病人无症状,通常通过胸部影像学检查发现。曲霉结节是 CPA 的少见形式,伴或不伴空洞的单个或多个结节,影像学无特征性,与结核瘤、肺肿瘤等相似,只能依靠组织病理学确诊。

(5)亚急性侵袭性肺曲霉病(SAIA):SAIA 通常具有侵袭性特征,以慢性咳嗽、咳痰、发热和全身症状为特征。约 15% 的 SAIA 病人可出现咯血症状。SAIA 的影像表现多样,包括空洞、结节、进展性实变伴空洞形成,空洞内可见曲霉球或者不规则内容物,空洞周围可伴有实变、小叶核心结节,邻近胸膜可见增厚改变。增强扫描曲霉球或内容物不强化,空洞壁可见强化改变。

3. 变应性支气管肺曲霉病(allergic bronchopulmonary aspergillosis,ABPA) ABPA 是一种多由烟曲霉引起的气道高反应性疾病。对曲霉过敏者吸入大量孢子后,阻塞小支气管,引起短暂的肺不张和喘息的发作,亦可引起肺部反复游走性浸润。病人喘息、畏寒、发热、乏力、刺激性咳嗽、咳棕黄色脓痰,偶带血。痰中有大量嗜酸性粒细胞及曲霉菌丝,烟曲霉培养阳性。哮喘发作为其突出的临床表现,一般支气管扩张剂难以奏效。外周血嗜酸性粒细胞增多,血清 IgE＞1 000IU/ml,曲霉速发型皮肤反应阳性,血清烟曲霉 IgG 抗体阳性,血清曲霉特异性 IgE 阳性。X 线胸片或 CT 显示中央性支气管扩张(肺野内侧 2/3 的支气管)和一过性肺浸润,表现为上叶一过性实变或不张,磨玻璃阴影伴马赛克征,黏液嵌塞,可发生于双侧。

侵袭性肺曲霉病的治疗首选伏立康唑,首日剂量 6mg/kg,随后 4mg/kg,每 12 小时 1 次;病情好转后可转为口服,200mg 每 12 小时 1 次。疗程至少 6～12 周。艾沙康唑与伏立康唑疗效相似,安全性和耐受性更好。使用泊沙康唑时,推荐使用针剂或肠溶片。由于新的抗真菌药的出现,目前两性霉素 B 脱氧胆酸盐已不作为首选,但其具有价廉、疗效好的优点。首次宜从小剂量开始,每日 0.1mg/kg 溶于 5% 葡萄糖溶液中缓慢避光静滴,逐日增加 5～10mg,尽快尽可能给予最大耐受剂量[1～1.5mg/(kg·d)],然后维持治疗。目前对疗程、总剂量还没有统一的意见,可根据病人病情的程度、对治疗的反应、基础疾病或免疫状态个体化给予。主要不良反应为畏寒、发热、心悸、腰痛、肝肾功能损害及顽固性低钾等。但用药过程中出现中度肾功能损害并非停药的指征。两性霉素 B 脂质复合体,其肾毒性较小,主要适合已有肾功能损害或应用两性霉素 B 后出现肾毒性的病人,剂量 5mg/(kg·d)。卡泊芬净和米卡芬净等棘白菌素类药物联合伏立康唑或艾沙康唑可作为耐药、难治或进展型 IPA 的补救治疗。棘白菌素类也可作为唑类不耐受病人的备选药物。

当慢性肺曲霉病出现呼吸道症状加重或咯血等并发症且伴有血清学及影像学进展时建议进行抗真菌治疗,首选口服伊曲康唑 200mg 每日 2 次或伏立康唑 150～200mg 每日 2 次,并进行治疗药物监测(TDM)以达到最佳治疗效果并避免不良反应。若伊曲康唑或伏立康唑产生耐药性或出现不良反应时,可改用口服艾沙康唑或泊沙康唑作为替代药物。静脉输注棘白菌素类或两性霉素 B 及其衍生物作为三唑类药物治疗失败、出现耐药性或病人不耐受情况下的二线治疗方案。

肺曲霉球的治疗主要预防威胁生命的大咯血,如条件允许应行手术治疗。支气管动脉栓塞可用于大咯血的治疗。支气管内和脓腔内注入抗真菌药或口服伊曲康唑可能有效。

急性 ABPA 的治疗首选糖皮质激素,初始可用泼尼松 0.5mg/(kg·d),2 周后改为隔日 1 次。慢性

ABPA 糖皮质激素剂量 7.5～10mg/d。疗程根据情况决定,一般需 3 个月或更长。联合抗真菌药物治疗有助于减少系统性激素用量、减少侵袭性曲霉感染的发生风险。经曲霉特异性 IgE 检查证实合并曲霉致敏且经过充分治疗后仍有持续性喘息的病人或口服激素依赖的病人,可考虑抗真菌治疗。抗真菌治疗可选用伊曲康唑,200mg/d,口服,疗程大于 16 周。伏立康唑和泊沙康唑也有效。可酌情使用 β_2 受体激动剂或吸入型糖皮质激素。

三、肺隐球菌病

肺隐球菌病(pulmonary cryptococcosis)为新型或格特隐球菌感染引起的亚急性或慢性内脏真菌病。主要侵犯肺和中枢神经系统,但也可以侵犯骨骼、皮肤、黏膜和其他脏器。本菌感染后仅引起轻度炎症反应,多发于免疫抑制宿主,如艾滋病病人;约 20% 发生在免疫功能正常的健康人。

隐球菌中具有致病性的主要是新型隐球菌及格特变种(目前至少有 9 种),细胞多呈圆形或卵圆形,不形成菌丝和孢子,出芽生殖。新型隐球菌是一种腐物寄生性酵母菌,能在 37℃ 生长,具有荚膜。根据其荚膜抗原分为 A、B、C、D 四个血清型。不同变种及不同血清型所致感染呈现一定的地域性差异。A、D 型和 AD 型呈全球性分布,广泛存在于土壤和鸽粪中,与免疫抑制(尤其是 AIDS)病人感染有关,而格特变种(B、C 血清型)和上海变种(B 型)则见于热带和亚热带地区。我国以 A 型居多,未见 C 型。本菌可以从土壤、鸽粪和水果中分离到,也可从健康人的皮肤、黏膜和粪便中分离出来。环境中的病原体主要通过呼吸道,也可通过皮肤或消化道进入人体引起疾病,或成为带菌者。新型隐球菌病在 HIV 感染病人的发生率近 10%,居感染性并发症的第 4 位。隐球菌病可发生于任何年龄,儿童及 40 岁以上成人多见。新型隐球菌不产生毒素,感染不引起组织破坏、出血、梗死或坏死,也不引起纤维化和钙化。病原菌对组织的直接作用是由于酵母细胞增加占据空间和压迫所致。

肺部隐球菌感染时起病多隐匿,可有发热、咳嗽、咳少量白痰或并有气短、胸痛、咯血、体重降低、盗汗等,亦可无症状。X 线胸片常见肺局限性小斑片影,多误诊为肺结核或非典型病原体肺炎。病人可在未用抗真菌药物治疗时肺病变即自行吸收,但有部分病人可缓慢发展或形成播散:缓慢发展者则渐形成慢性炎症和肉芽肿,在 X 线胸片上显示结节或块状影,此时易误诊为肺癌;形成播散者则发生肺外感染,尚可见少数病例在肺感染已有吸收或吸收后才出现脑膜脑炎或其他部位的肺外感染。免疫功能受抑制的肺感染病人,其 X 线胸片呈双肺多发实质性斑片状或弥漫性间质浸润,或呈结节、斑块影,可累及胸膜而发生渗液、气胸,或伴有肺门淋巴结肿大。痰培养有隐球菌生长对肺隐球菌病的诊断很有帮助,但不足以确诊,因为它可以作为呼吸道定植菌,不一定引起发病。确诊需要从下呼吸道或肺组织直接采样培养。脑脊液可墨汁染色直接镜检,若见到外圈透光的圆形厚壁菌体即可确定新型隐球菌。组织经六铵银染色或 Fontana-Masson 染色(FMS),能使隐球菌选择性染色。乳胶凝集试验检测隐球菌抗原对隐球菌感染具有很高的诊断价值。

治疗上可选用氟康唑、伊曲康唑或两性霉素 B。对免疫功能正常的无症状者,可临床观察随访或口服氟康唑 200～400mg/d,疗程 3～6 个月;有症状的病人疗程 6～12 个月,重症病人尤其是合并隐球菌脑膜炎者可联合两种抗真菌药物治疗,如两性霉素 B 联合 5-氟胞嘧啶治疗。术前未经化疗而手术切除的肺隐球菌病,建议术后口服氟康唑 200～400mg/d,疗程 2～4 个月。

四、肺孢子菌肺炎

肺孢子菌肺炎(Pneumocystis pneumonia,PCP)是机会性感染疾病。肺孢子菌(Pneumocystis,PC)是在哺乳动物和人的呼吸道发现的单细胞真菌属,以往称为卡氏肺囊虫(Pneumocystis carinii),20 世纪 80 年代基因组序列分析结果显示其应归属于真菌。2002 年重新命名为伊氏肺孢子菌(Pneumocystis jiroveci)。

PC 有 3 种结构形态,即滋养体、包囊和子孢子(囊内体)。PC 可寄生于多种动物,如鼠、犬、猫、兔、羊、猪、马、猴等体内,也可寄生于健康人体。它广泛分布于自然界,如土壤、水等。PC 的不同株型存在宿主特异性,伊氏肺孢子菌是感染人类特异的病原体,其包囊壁薄、圆形,大小5~8μm。PCP是免疫功能低下病人最常见、最严重的机会性感染疾病。

PCP的感染途径为空气传播和体内潜伏状态肺孢子菌的激活。在肺内繁殖并逐渐充满整个肺泡腔,并引起肺泡上皮细胞空泡化,脱落。肺间质充血水肿、肺泡间隔增宽。间质中淋巴细胞、巨噬细胞和浆细胞浸润,亦可见中性粒细胞和嗜酸性粒细胞。

PCP潜伏期一般为2周,而艾滋病病人潜伏期约4周左右。发病无性别和季节差异。在不同个体及疾病的不同病程,PCP临床表现差异甚大。

1. **流行型或经典型**　主要见于早产儿、营养不良儿,年龄多在2~6个月之间,可在育婴机构内流行。起病常隐匿,进展缓慢。初期大多有拒睡、食欲减退、腹泻、低热,体重减轻,逐渐出现干咳、气急,并呈进行性加重,发生呼吸困难、鼻翼扇动和发绀。有时可发生脾大。病程一般持续3~8周,如不及时治疗,可死于呼吸衰竭,病死率为20%~50%。

2. **散发型或现代型**　多见于免疫缺陷者,偶见于健康者。化疗或器官移植病人并发PCP时病情进展迅速,而艾滋病病人并发PCP时的进展较缓慢。初期表现有食欲缺乏、体重减轻。继而出现干咳、发热、发绀、呼吸困难,很快发生呼吸窘迫,未及时发现和治疗的病人其病死率高达70%~100%。

PCP病人常表现症状和体征分离现象,即症状虽重,体征常缺如。少数病人可有数次复发,尤其在艾滋病病人中更为常见。

外周血白细胞升高,部分病人减少,嗜酸性粒细胞增加,淋巴细胞绝对值减少。动脉血气分析示低氧血症和呼吸性碱中毒。乳酸脱氢酶明显升高。血G试验可升高。肺功能潮气量、肺总量和弥散量降低。

胸部X线检查早期典型改变为弥漫性肺泡和间质浸润性阴影,表现为双侧肺门周围弥漫性渗出,呈网状和小结节状影,然后迅速进展成双侧肺门的蝶状影,呈肺实变,可见支气管充气征。

病原学检查可用痰或诱导痰标本,经支气管镜刷检、肺活检和肺泡灌洗,经皮肺穿刺和开胸肺活检等标本染色观察包囊壁、子孢子。PCP核酸检测对本病诊断亦有帮助。

除了对症治疗和基础病治疗之外,主要是病原治疗。首选复方磺胺甲噁唑(TMP-SMZ),TMP 15~20mg/(kg·d)或SMZ 75~100mg/(kg·d),分3~4次口服或静脉滴注,疗程2~3周;如对TMP-SMZ耐药或不耐受,也可选用氨苯砜、克林霉素+伯氨喹、甲氧苄啶+氨苯砜、阿托伐醌等。棘白菌素类抗真菌药如卡泊芬净等对PCP也有良好的疗效。此外,糖皮质激素可抑制PCP的炎症反应,在HIV合并PCP的病人中降低病死率,但在非HIV合并PCP的病人中无明确循证医学证据。对于$PaO_2 \leq 70mmHg$者,可尽早使用泼尼松40mg,每日2次,连续5天;随后40mg,每日1次,连续5天;然后20mg,每日1次,连续10天后停用。临床对高危人群可予预防性治疗。

本章思维导图

(瞿介明)

第七章 | 肺脓肿

肺脓肿（lung abscess）是由多种病原体感染所引起的肺组织坏死性病变和脓腔形成。临床特征为高热、咳嗽和咳大量脓臭痰。胸部 X 线或 CT 显示一个或多发的含气液平面的空洞，如形成多个直径小于 2cm 的空洞，则称为坏死性肺炎。本病可见于任何年龄，以青壮年较多见，男多于女。病原体主要是厌氧菌和兼性厌氧菌，近年来需氧菌感染比率增加。

【病因和发病机制】 肺脓肿的病原体与感染途径密切相关。根据感染途径，可分为以下类型。

1. 原发性肺脓肿 也称吸入性肺脓肿，主要由于吸入口鼻、咽部病原菌（厌氧菌为主）引起。误吸和气道防御清除功能降低是其发生的重要原因，常见的厌氧菌主要为消化链球菌属、普雷沃菌属、梭杆菌属和脆弱拟杆菌属等。需氧菌和兼性厌氧菌包括链球菌、金黄色葡萄球菌和铜绿假单胞菌、肺炎克雷伯菌等革兰氏阴性杆菌。脓肿常为单发，其部位与支气管解剖和体位有关。由于右主支气管较陡直，且管径较粗大，吸入物易进入右肺。仰卧位时，好发于上叶后段或下叶背段；坐位时好发于下叶后基底段；右侧卧位时，则好发于右上叶前段或后段。

2. 继发性肺脓肿 某些细菌性肺炎，如金黄色葡萄球菌、铜绿假单胞菌和肺炎克雷伯菌肺炎可继发肺脓肿。肺部基础疾病（如支气管异物阻塞、支气管扩张、支气管囊肿、支气管肺癌、肺结核空洞等）继发感染也可导致继发性肺脓肿。肺部邻近器官化脓性病变，如膈下脓肿、肾周围脓肿、脊柱脓肿或食管穿孔等波及肺也可引起肺脓肿。阿米巴肝脓肿好发于右肝顶部，易穿破膈肌至右肺下叶，形成阿米巴肺脓肿。

3. 血源性肺脓肿 因皮肤软组织感染或注射毒品、咽周间隙感染、肝脓肿播散等所致的感染中毒症，菌栓经血行播散到肺，引起小血管栓塞、炎症和坏死而形成血源性肺脓肿。金黄色葡萄球菌是皮肤软组织感染或注射毒品后感染中毒症的常见致病菌；高毒力血清型的肺炎克雷伯菌常导致肝、肺多发脓肿，病人常有糖尿病或糖耐量异常病史；咽峡炎链球菌群包括中间链球菌、咽峡炎链球菌和星座链球菌，常引起化脓性感染，特别是脑脓肿和腹腔脏器脓肿，以及口腔或呼吸道相关的感染，如咽周间隙脓肿、肺脓肿和脓胸。血源性肺脓肿影像学表现为双肺多发胸膜下楔形实变影伴脓肿形成。

【病理】 感染病原体引起肺炎，阻塞细支气管，致病菌繁殖出现小血管炎性栓塞，导致肺组织坏死，肺脓肿形成，继而坏死组织液化破溃到支气管，脓液部分排出，形成有气液平面的脓腔，空洞壁表面常见残留坏死组织。病变有向周围扩展的倾向，甚至超越叶间裂和脏胸膜。若脓肿靠近胸膜，可发生局限性纤维蛋白性胸膜炎，发生胸膜粘连；如为张力性脓肿，破溃到胸膜腔，则可形成脓胸、脓气胸或支气管胸膜瘘。肺脓肿可完全吸收或仅剩少量纤维瘢痕。

急性肺脓肿通常不超过 4~6 周。如果治疗不彻底，或支气管引流不畅，导致大量坏死组织残留脓腔，炎症迁延 3 个月以上则称为慢性肺脓肿。脓腔壁成纤维细胞增生，肉芽组织使脓腔壁增厚，并可累及周围细支气管，致其变形或扩张。

【临床表现】

1. 症状 早期常为肺炎症状，病人有畏寒、高热，体温可达 39~40℃，伴有咳嗽、咳黏液痰或黏液脓痰。炎症累及胸膜可引起胸痛。同时还伴有精神不振、全身乏力、食欲减退等全身症状。约有 90% 的肺脓肿病人存在明显的齿龈疾病、口腔不洁或误吸的危险因素，如手术、醉酒、劳累、受凉和脑血管病等病史。单纯厌氧菌感染所致的肺脓肿可以起病隐匿。如感染不能及时控制，约 1~2 周后咳嗽加剧，咳出大量脓臭痰及坏死组织，每天可达 300~500ml，静置后可分成 3 层。约有 1/3 病人有痰血或小量咯血,偶有中、大量咯血。一般在咳出大量脓痰后体温明显下降,全身毒性症状随之减轻,数周后一般情况逐渐恢复正常,获得治愈。如机体抵抗力下降和病变发展迅速时,脓肿可破溃到胸膜腔,出现突发性胸痛、气急等脓气胸症状。血源性肺脓肿多常有肺外感染史,如皮肤软组织感染、咽周间隙感染或肝脓肿等,先有原发病灶引起的局部症状,以及畏寒、高热等全身感染中毒症的症状。经数日至两周后才出现肺部症状,如咳嗽、咳痰等,痰量不多,极少咯血。

2. 体征 体征与肺脓肿大小和部位有关。疾病早期病变较小或位于肺脏深部的病变,肺部可无异常体征。病变较大时,脓肿周围可有大量炎症,可出现肺炎实变体征,可闻及支气管呼吸音。如空洞大,叩诊可出现鼓音,可有空瓮音。病变累及胸膜可闻及胸膜摩擦音或出现胸腔积液体征。慢性肺脓肿病人常呈消瘦、贫血等慢性消耗病容,可有杵状指(趾)。血源性肺脓肿大多无异常体征。

【实验室和其他检查】

1. 生化检查 急性肺脓肿血白细胞总数达(20～30)×10⁹/L,中性粒细胞在90%以上,核明显左移,常有毒性颗粒。慢性病人的血白细胞可稍升高或正常,红细胞和血红蛋白减少。

2. 微生物学检查 痰涂片革兰氏染色,痰液、胸腔积液和血培养(包括需氧和厌氧培养,以及抗菌药物敏感试验),有助于确定病原体和选择有效的抗生素治疗。理想的采样方式是通过经鼻支气管镜防污染毛刷或经皮肺穿刺吸引采样。合并有胸腔积液的病人,胸腔积液培养阳性对病原体的诊断价值更大。血源性肺脓肿病人的血培养可发现致病菌。

3. 胸部影像学检查 正侧位X线片是诊断肺脓肿最常用的手段。肺脓肿的X线表现可根据类型、病期、支气管的引流是否通畅以及有无胸膜并发症而有所不同。吸入性肺脓肿在早期化脓性炎症阶段,X线表现为大片浓密模糊浸润阴影,边缘不清,或为团片状浓密阴影,分布在一个或数个肺段。在肺脓肿形成后,脓液经支气管排出,脓腔出现圆形透亮区及气液平面,其四周被浓密炎症浸润所环绕。脓腔内壁光整或略有不规则。经脓液引流和抗生素治疗后,肺脓肿周围炎症吸收,脓腔缩小甚至消失,最后仅残留纤维条索状阴影。慢性肺脓肿以厚壁空洞为主要表现,脓腔壁增厚,内壁不规则,有时呈多房性,伴有纤维组织增生及邻近胸膜增厚,并有程度不等的肺叶萎缩,纵隔可向患侧移位。并发脓胸时,患侧胸部呈大片浓密阴影;若伴发气胸可见气液平面。血源性肺脓肿表现为单侧或双侧肺周边部有多发的斑片或边缘整齐的球形或椭圆形致密阴影,大小不一,其中可见小脓腔及液平面,炎症吸收后可呈现局灶性纤维化或小气囊。

胸部CT检查能更准确地定位和发现体积较小的脓肿,对肺脓肿的诊断、鉴别诊断和确定治疗原则有重要意义。

4. 电子支气管镜检查 电子支气管镜检查有助于明确病因、病原学诊断及治疗。经电子支气管镜用保护性支气管针刺和保护性防污染毛刷采样,做需氧及厌氧菌培养,可明确病原体;组织活检病理检查可以与肿瘤进行鉴别;借助电子支气管镜吸引脓液和在病变部位注入抗生素,可促进支气管引流和脓腔愈合。

【诊断与鉴别诊断】

(一)诊断 根据病人有误吸危险因素或误吸病史,急性发作的畏寒、高热、咳嗽和咳大量脓臭痰的临床表现,外周血白细胞总数和中性粒细胞显著增高,胸部影像显示肺部大片浓密炎性阴影中有脓腔和/或液平面,可作出诊断。气道分泌物、血培养,包括需氧与厌氧菌培养,以及抗菌药物敏感试验,对确定病原体和抗菌药物的选用有重要价值。有皮肤软组织感染或注射毒品、咽周间隙感染、高毒力肺炎克雷伯菌感染播散等危险因素或肺外感染并出现发热不退、咳嗽、咳痰症状,胸部影像显示双肺多发胸膜下楔形实变影伴脓肿形成,可诊断为血源性肺脓肿。

(二)鉴别诊断

1. 细菌性肺炎 早期肺脓肿与细菌性肺炎在症状和X线胸片表现很相似。常见的肺炎链球菌肺炎多伴有口唇疱疹、铁锈色痰而无大量脓臭痰,X线胸片示肺叶或肺段实变或呈片状淡薄炎症病变,边缘模糊不清,没有空洞形成。

2. 空洞性肺结核 肺结核起病缓慢、病程长,常有午后低热、乏力、盗汗、长期咳嗽、食欲减退、反复咯血等症状。胸部影像学检查示空洞壁较厚,一般无液平面,其周围的炎性病变较少,可有不规则条索状斑点、结节状病灶和钙化斑点,有时可伴有同侧或对侧结核播散灶。痰中可找到结核分枝杆菌。

3. 支气管肺癌 肿瘤阻塞支气管可引起远端阻塞性肺炎,如果感染化脓性病原体可形成肺脓肿。其病程相对较长,脓痰量较少。由于支气管引流不畅,抗生素治疗效果差。肺鳞癌病变本身也可发生坏死液化,形成空洞,即"癌性空洞",但一般无急性感染症状,胸部影像学显示空洞壁较厚,多呈偏心空洞,残留的肿瘤组织使空洞内壁凹凸不平,空洞周围亦较少有炎症浸润,可有肺门淋巴结肿大。故不难与肺脓肿鉴别,经电子支气管镜检查或痰中找到癌细胞,则可确定诊断。

4. 肺大疱或肺囊肿继发感染 肺大疱或肺囊肿继发感染时,肺大疱或囊肿内可见气液平面,周围炎症反应轻,无明显中毒症状和脓性痰。如有以往的影像学结果作对照,更容易鉴别。

【治疗】 急性肺脓肿的治疗原则包括有效的抗感染治疗和痰液引流。

1. 一般治疗 肺脓肿病人一般多有消耗性表现,特别是体质差者应加强营养治疗,如补液、高营养、高维生素治疗;有缺氧表现时可以吸氧。

2. 抗感染治疗 吸入性肺脓肿是以厌氧菌感染为主的混合性感染,大多数厌氧菌对青霉素都敏感,可经验性选择青霉素,每天剂量 120 万～1 000 万单位,分 3～4 次静脉滴注。如青霉素疗效不佳,可用克林霉素 0.6～1.8g/d 或甲硝唑 1.0～1.5g/d,分 2～3 次静脉滴注。当疗效不佳时,应注意根据细菌培养的药物敏感试验结果选用合适的抗生素,也可以选择其他抗生素如碳青霉烯类或 β-内酰胺类/β-内酰胺酶抑制剂。

血源性肺脓肿的病原体多为金黄色葡萄球菌、肺炎克雷伯菌或咽峡炎链球菌群。对于金黄色葡萄球菌感染,可选用耐青霉素酶的半合成青霉素如苯唑西林钠 6～12g/d,分次静脉滴注;耐甲氧西林金黄色葡萄球菌(MRSA)应首选万古霉素或替考拉宁或利奈唑胺。肺炎克雷伯菌等革兰氏阴性杆菌感染时,常用第二、三代头孢菌素或碳青霉烯类,同时联合氨基糖苷类或环丙沙星抗感染治疗。咽峡炎链球菌群可首选青霉素治疗,青霉素耐药时可选择万古霉素治疗。血源性肺脓肿应选择局部药物浓度高的抗菌药物,同时积极处理原发感染灶,如皮肤软组织脓肿、咽周间隙脓肿和肝脓肿的及时切开或置管引流。

抗生素治疗的疗程一般为 6～8 周,直到临床症状完全消失,胸部影像学显示脓腔及炎性病变完全消失,仅残留少量条索状纤维阴影。在有效抗生素治疗下,约 3～7 天时体温可下降,7～14 天可降至正常;3～10 天内痰恶臭味消失。临床症状改善后,抗生素静脉滴注可改用肌内注射或口服。

3. 脓液引流 可以缩短病程、提高疗效。痰液黏稠不易咳出者,可予氨溴索、对乙酰半胱氨酸等加强化痰,也可雾化吸入生理盐水、支气管舒张药利于痰液的引流。对身体状况较好的病人,可采取体位引流排痰,使脓肿处于最高位置,轻拍患部,每天 2～3 次,每次 10～15 分钟;电子支气管镜冲洗及吸引也非常有效。

4. 外科治疗 手术适应证为:①慢性肺脓肿经内科治疗 3 个月以上脓腔仍不缩小,感染不能控制或反复发作或脓腔过大(5cm 以上)估计不易闭合者;②并发支气管胸膜瘘或脓胸,经抽吸冲洗脓液疗效不佳者;③大咯血经内科治疗无效或危及生命;④支气管阻塞疑为支气管肺癌致引流不畅的肺脓肿。

【预防】 要重视口腔、上呼吸道慢性感染病灶的治疗。口腔和胸腹手术前应注意保持口腔清洁,手术中注意清除口腔和上呼吸道血块和分泌物,鼓励病人咳嗽,及时取出呼吸道异物,保持呼吸道引流通畅。昏迷病人更要注意口腔清洁。

(郭禹标)

本章思维导图

第八章 | 肺结核

肺结核（pulmonary tuberculosis）在 21 世纪仍然是严重危害人类健康的主要传染病，是全球关注的公共卫生和社会问题，也是我国重点控制的主要疾病之一。

自 20 世纪 80 年代以来，结核病疫情出现明显回升并呈现全球性恶化的趋势。进入 21 世纪后，全球结核病的疫情出现缓慢下降，2005 年至 2019 年期间结核病发病率呈下降趋势。但 2021 年全球结核病发病率较 2020 年增加了 3.6%，结核病发病率下降的趋势再次发生逆转。我国作为结核病高负担国家，结核病发病例数占全球的 7.4%。

【流行病学】

1. **全球疫情** 全球有 1/3 的人（约 20 亿）曾受到结核分枝杆菌的感染。结核病的流行状况与经济水平相关，结核病的高流行与国内生产总值（GDP）的低水平相对应。2021 年，全球新发结核病数量约为 640 万例，其中 40 万新发结核病例为 HIV 感染者（占 6.7%）。约 160 万人死于结核病，其中有 18.7 万为 HIV 感染者。2021 年全球约新发 45 万例利福平耐药结核病，全球耐药结核病的治疗成功率仍较低（60% 左右）。

2. **我国疫情** 2019 年全国结核病监测数据显示，我国有 83.3 万新发结核病例，发病率为 58/10 万；其中新发 HIV 相关结核病 1.4 万例，发病率为 0.95/10 万；HIV 阴性结核病死亡 3.1 万例，HIV 阳性结核病死亡 2 200 例。新发耐多药/利福平耐药结核病（multidrug-resistant or rifampicin-resistant tuberculosis，MDR/RR-TB）6.5 万人，发病率为 4.5/10 万。2008 年后我国结核病疫情呈持续下降趋势，至 2020 年已下降至 47.76/10 万的发病率和 67.05 万的发病人数，2020 年死亡人数仅 1 367 例。2000 年以来，我国结核病的发病率下降了 38.5%，年递减率为 3.2%；死亡率下降了 70.1%，年递减率 7.7%。由于我国结核病疫情比较严重，各地区差异大，西部地区肺结核患病率明显高于全国平均水平。

【结核分枝杆菌】 结核病的病原菌为结核分枝杆菌复合群，包括结核分枝杆菌（*Mycobacterium tuberculosis*，MTB）、牛分枝杆菌、非洲分枝杆菌和田鼠分枝杆菌。人肺结核的致病菌 90% 以上为结核分枝杆菌。典型的结核分枝杆菌是细长、稍弯曲、两端圆形的杆菌，痰标本中的结核分枝杆菌可呈现为 T、V、Y 形以及丝状、球状、棒状等多种形态。结核分枝杆菌抗酸染色呈红色，可抵抗盐酸酒精的脱色作用，故称抗酸杆菌。结核分枝杆菌对干燥、冷、酸、碱等抵抗力强，对紫外线比较敏感，太阳光直射下痰中结核分枝杆菌经 2~7 小时可被杀死，实验室或病房常用紫外线灯消毒，10W 紫外线灯距照射物 0.5~1m，照射 30 分钟具有明显杀菌作用。

结核分枝杆菌为专性需氧菌，营养要求高，增代时间为 14~20 小时，培养时间一般为 2~8 周。结核分枝杆菌菌体成分复杂，主要是类脂质、蛋白质和多糖类。类脂质占总量的 50%~60%，其中的蜡质约占 50%，与结核病的组织坏死、干酪液化、空洞发生以及结核变态反应有关。菌体蛋白质以结合形式存在，是结核菌素的主要成分，诱发皮肤变态反应。多糖类与血清反应等免疫应答有关。

【结核病在人群中的传播】 结核病在人群中的传染源主要是结核病病人，即痰直接涂片阳性者。结核分枝杆菌主要通过呼吸道传播，飞沫传播是肺结核最重要的传播途径。健康人吸入病人咳嗽、打喷嚏时喷出的带菌飞沫，可引起肺部结核菌感染。经消化道和皮肤等其他途径传播现已罕见。

传染性的大小除取决于病人排出结核分枝杆菌量的多少外，还与空间含结核分枝杆菌气溶胶的密度及通风情况、接触的密切程度和时间长短以及个体免疫力的状况有关。通风换气、减少空间气溶胶的密度是减少肺结核传播的有效措施。结核感染后是否发病与宿主免疫力有关，免疫力下降是结核病发病的主要危险因素。导致宿主免疫力下降的主要危险因素包括糖尿病、HIV 感染、酗酒、吸烟和营养不良等。COVID-19、硅沉着病、抗肿瘤坏死因子-α（TNF-α）治疗、透析治疗、免疫抑制剂使用等危险因素，也增加了高危人群罹患结核病的风险。

【结核病在人体的发生与发展】

1. 原发感染 首次吸入含结核分枝杆菌的气溶胶后，是否感染取决于结核分枝杆菌的毒力和肺泡内巨噬细胞固有的吞噬杀菌能力。结核分枝杆菌的类脂质等成分能抵抗溶酶体酶类的破坏作用，如果结核分枝杆菌能够存活下来，并在肺泡巨噬细胞内外生长繁殖，这部分肺组织即出现炎症病变，称为原发病灶。原发病灶中的结核分枝杆菌沿着肺内引流淋巴管到达肺门淋巴结，引起淋巴结肿大。原发病灶和肿大的气管支气管淋巴结合称为原发综合征。原发病灶继续扩大，可直接或经血流播散到邻近组织器官，发生结核病。

当结核分枝杆菌首次侵入人体开始繁殖时，人体通过细胞介导的免疫系统对结核分枝杆菌产生特异性免疫，使原发病灶、肺门淋巴结和播散到全身各器官的结核分枝杆菌停止繁殖，原发病灶炎症迅速吸收或留下少量钙化灶，肿大的肺门淋巴结逐渐缩小、纤维化或钙化，播散到全身各器官的结核分枝杆菌大部分被消灭，这就是原发感染最常见的良性过程。但仍然有少量结核分枝杆菌没有被消灭，长期处于休眠期，成为继发性结核病的来源之一。肺结核的发生发展过程见图 2-8-1。

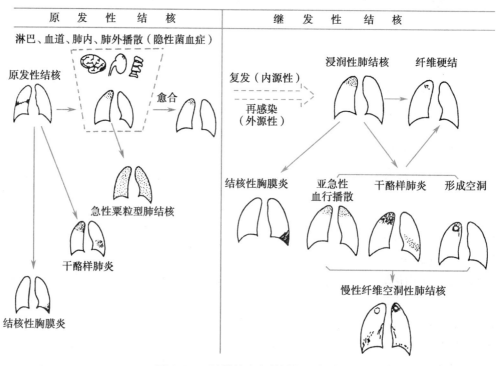

图 2-8-1 肺结核病自然过程示意图

2. 结核病免疫和迟发性变态反应 结核分枝杆菌是胞内感染菌，结核病主要的免疫保护机制是以 T 细胞为主的细胞免疫。体液免疫对控制结核分枝杆菌感染的作用不重要。

天然免疫中巨噬细胞是结核感染的主要靶细胞，也是机体抗结核感染的最早起作用和最具有代表性的细胞群。肺泡中的巨噬细胞大量分泌白细胞介素（简称白介素）-1、白介素-6 和肿瘤坏死因子（TNF）-α 等细胞因子，使淋巴细胞和单核细胞聚集到结核分枝杆菌入侵部位，逐渐形成结核肉芽肿，限制结核分枝杆菌扩散并杀灭结核分枝杆菌。巨噬细胞中结核分枝杆菌通过 MHC Ⅱ 类分子的抗原提呈给 CD4[+]T 细胞，CD4[+]T 细胞促进免疫反应，被早期细胞因子如 IL-12、IL-18 等诱导向 Th1 型细胞分化。这种 CD4[+]T 细胞能够产生大量的 γ-干扰素等细胞因子，进一步激活巨噬细胞，加速吞噬和杀灭结核分枝杆菌。另外有研究说明 CD4[+]T 细胞还参与被感染的细胞的凋亡。T 细胞具有独特作用，其与巨噬细胞相互作用和协调,对完善免疫保护作用非常重要。总的来说,CD4⁺T 细胞在机体抗结核感染中起着重要作用。CD8⁺T 细胞对结核感染的控制作用主要是产生颗粒溶素(granulysin)和穿孔素来直接杀灭结核分枝杆菌。结核病免疫保护机制十分复杂,一些确切机制尚需进一步研究。

1890 年 Koch 观察到,将结核分枝杆菌皮下注射到未感染的豚鼠,10~14 日后局部皮肤红肿、溃烂,形成深的溃疡,不愈合,最后豚鼠因结核分枝杆菌播散到全身而死亡。而对 3~6 周前受少量结核分枝杆菌感染和结核菌素皮肤试验阳转的动物,给予同等剂量的结核分枝杆菌皮下注射,2~3 日后局部出现红肿,形成表浅溃烂,继之较快愈合,无淋巴结肿大,无播散和死亡。这种机体对结核分枝杆菌再感染和初感染所表现出不同反应的现象称为 Koch 现象。较快的局部红肿和表浅溃烂是由结核菌素诱导的迟发性变态反应的表现;结核分枝杆菌无播散,引流淋巴结无肿大以及溃疡较快愈合是免疫力的反映。免疫力与迟发性变态反应之间关系相当复杂,尚不十分清楚,大致认为两者既有相似的方面,又有独立的一面,变态反应不等于免疫力。

3. 继发性结核病 继发性结核病与原发性结核病有明显的差异,继发性结核病有明显的临床症状,容易出现空洞和排菌。有传染性继发性结核病的发病,目前认为有两种方式:原发性结核感染时期遗留下来的潜在病灶中的结核分枝杆菌重新活动而发生的结核病,此为内源性复发;据统计约 10% 的结核分枝杆菌感染者,在一生的某个时期发生继发性结核病。另一种方式是由于受到结核分枝杆菌的再感染而发病,称为外源性重染。两种不同发病方式主要取决于当地的结核病流行病学特点与严重程度。

【病理学】

1. 基本病理变化 结核病的基本病理变化是炎性渗出、增生和干酪样坏死。结核病的病理过程特点是破坏与修复常同时进行,故上述三种病理变化多同时存在,也可以某一种变化为主,且三种病理变化间可相互转化。渗出为主的病变主要出现在结核病炎症初期阶段或病变恶化复发时,可表现为局部中性粒细胞浸润,继之由巨噬细胞及淋巴细胞取代。增生为主的病变发生在机体抵抗力较强、病变恢复阶段,表现为典型的结核结节,直径约为 0.1mm,数个结节融合后肉眼可见到。结核结节由淋巴细胞、上皮样细胞、朗汉斯巨细胞以及成纤维细胞组成,中间可出现干酪样坏死。大量上皮样细胞互相聚集融合形成的多核巨细胞称为朗汉斯巨细胞。干酪样坏死为主的病变多在结核分枝杆菌毒力强、感染菌量多、机体超敏反应增强、抵抗力低下等情况发生。干酪样坏死病变镜检时表现为红染、无结构的颗粒状物,含脂质多,肉眼观察呈淡黄色,状似奶酪,故称干酪样坏死。

2. 病理变化转归 抗结核化学治疗问世前,结核病的病理转归特点为吸收愈合缓慢、病情多反复恶化和播散。采用化学治疗后,早期渗出性病变可完全吸收消失或仅留下少许纤维条索。一些增生病变或较小的干酪样坏死病变在化学治疗下也可吸收缩小逐渐纤维化,或纤维组织增生将病变包围,形成散在的小硬结灶。未经化学治疗的干酪样坏死病变常发生液化坏死或形成空洞,含有大量结核分枝杆菌的液化物可经支气管播散到对侧肺或同侧肺其他部位引起新病灶。经化学治疗后,干酪样病变中的大量结核分枝杆菌被杀死,病变逐渐吸收缩小或形成钙化。

【临床表现】 肺结核的临床表现不尽相同,但有共同之处。

(一) 症状

1. 呼吸系统症状 咳嗽、咳痰两周以上或咯血是肺结核的常见可疑症状。咳嗽较轻,干咳或少量黏液痰。有空洞形成时,痰量增多,若合并其他细菌感染,痰可呈脓性。若合并支气管结核,表现为刺激性咳嗽。约 1/3 的病人有咯血,多数病人为少量咯血,少数为大咯血。结核病灶累及胸膜时可出现胸痛,为胸膜性胸痛。随呼吸运动和咳嗽加重。呼吸困难多见于干酪样肺炎和大量胸腔积液病人。

2. 全身症状 发热为最常见症状,多为长期午后潮热,即下午或傍晚开始升高,翌晨降至正常。部分病人有倦怠乏力、盗汗、食欲减退和体重减轻等,育龄期女性病人可以有月经不调。

(二) 体征 多寡不一,取决于病变性质和范围。病变范围较小时,可以没有任何体征;渗出性病变范围较大或干酪样坏死时,则可以有肺实变体征。结核性胸膜炎时可出现胸腔积液体征:气管向健侧移位,患侧胸廓望诊饱满、触觉语颤减弱、叩诊实音、听诊呼吸音消失。支气管结核可有局限性哮鸣音。

少数病人可以有类似风湿热样表现,称为结核性风湿症。多见于青少年女性。常累及四肢大关节,在受累关节附近可见结节性红斑或环形红斑,间歇出现。

【肺结核的诊断】

(一)诊断原则 肺结核的诊断是以病原学(包括细菌学和分子生物学)检查结果为主,流行病学史、临床表现、胸部影像学和相关的辅助检查等进行综合分析判断后作出诊断。儿童肺结核的诊断,除痰液病原学检查外,还要重视胃液提取物的病原学检查。

(二)诊断方法

1. 影像学检查 胸部影像学检查是早期发现结核病的重要工具。肺结核病影像特点是病变多发生在上叶的尖后段、下叶的背段和后基底段,呈多态性,即浸润、增殖、干酪、纤维钙化病变可同时存在。

胸部 X 线检查是诊断肺结核的常规首选方法,可以发现早期轻微的结核病变,确定病变的范围、部位、形态、密度、与周围组织的关系、病变的伴随影像征象;判断病变性质、有无活动性、有无空洞、空洞大小和洞壁特点等。

胸部 CT 能提高分辨率,对病变细微特征进行评价可早期发现肺内粟粒阴影和减少微小病变的漏诊;能清晰显示各型肺结核病变特点和性质,与支气管的关系,有无空洞以及进展恶化和吸收好转的变化;能准确显示纵隔淋巴结有无肿大。常用于对肺结核的诊断以及与其他胸部疾病的鉴别诊断,也可用于引导穿刺、引流和介入性治疗等。

2. 痰结核分枝杆菌检查 是确诊肺结核病的主要方法,也是制订化疗方案和考核治疗效果的主要依据。每一个有肺结核可疑症状或肺部有异常阴影的病人都必须查痰。

(1)痰标本的收集:肺结核病人的排菌具有间断性和不均匀性的特点,所以要多次查痰。通常初诊病人至少要送 3 份痰标本,包括清晨痰、夜间痰和即时痰,复诊病人每次送两份痰标本。无痰病人可采用痰诱导技术获取痰标本。

(2)痰涂片检查:是简单、快速、易行和可靠的方法,但欠敏感。每毫升痰中至少含 5 000~10 000 个细菌时可呈阳性结果。除常采用的齐-尼(Ziehl-Neelsen)染色法外,目前 WHO 推荐使用 LED 荧光显微镜检测抗酸杆菌,具有省时、方便的优点,适用于痰检数量较大的实验室。痰涂片检查阳性只能说明痰中含有抗酸杆菌,不能区分是结核分枝杆菌还是非结核分枝杆菌,需结合其他临床资料进一步判断其意义。

(3)培养法:结核分枝杆菌培养为肺结核病提供准确、可靠的结果,灵敏度高于涂片法,常作为结核病诊断的"金标准"。同时也为药物敏感性测定和菌种鉴定提供菌株。沿用的改良罗氏法(Lowenstein-Jensen)结核分枝杆菌培养费时较长,一般为 2~8 周。近期采用液体培养基和测定细菌代谢产物的 BACTEC-TB 960 法,10 日可获得结果并提高 10% 分离率。

(4)药物敏感性测定:结核病初治失败、复发以及其他复治病人应进行药物敏感性测定,为临床耐药病例的诊断、制订合理的化疗方案以及流行病学监测提供依据。WHO 把比例法作为药物敏感性测定的"金标准"。由于采用 BACTEC-TB 960 法以及显微镜观察药物敏感法和噬菌体生物扩增法等新生物技术,使药物敏感性测定时间明显缩短,准确性提高。

(5)分子生物学检查:结核病病原学分子生物学诊断技术以 MTB 相关基因为诊断标志物,检测标本中是否含有 MTB 核酸或耐药基因。分子生物学诊断技术敏感性高,特异性强,可快速获取结果,时效性优于传统的培养方法,分子生物学阳性可作为病原学阳性的诊断依据。

目前常用的方法包括:①实时荧光定量 PCR(Xpert MTB/RIF)技术:可检测临床标本中是否存在 MTB 复合群及其对利福平的耐药性。②等温(恒温)扩增技术:主要用于检测临床标本中是否存在 MTB 复合群,包括环介导等温扩增(loop-mediated isothermal amplification,LAMP)、交叉引物扩增（crossing priming amplification，CPA）及实时荧光核酸恒温扩增检测（simultaneous amplification and testing，SAT）技术。

基于高通量测序技术的宏基因组下一代测序（mNGS）和靶向基因测序（targeted NGS，tNGS）技术不依赖于传统的微生物培养，通过对临床样本中微生物的核酸进行测序分析。此技术对结核病的诊断价值仍需进一步评价，对于 MTB 阳性的检测报告，需要结合临床及其他检测结果等综合判断是否诊断为结核病。

3. 电子支气管镜检查　电子支气管镜检查常应用于支气管结核和淋巴结支气管瘘的诊断，支气管结核表现为黏膜充血、溃疡、糜烂、组织增生、形成瘢痕和支气管狭窄，可以在病灶部位钳取活体组织进行病理学检查和结核分枝杆菌培养。对于肺内结核病灶，可以采集分泌物或灌洗液标本做病原体检查，也可以经支气管肺活检获取标本检查。

4. 免疫学检查　肺结核病为病原微生物感染所造成的疾病，临床上可利用免疫学实验技术检测机体对分枝杆菌，特别是结核分枝杆菌感染造成的免疫反应，帮助临床医师进行鉴别诊断。但由于结核分枝杆菌引起的人体免疫反应比较复杂，免疫学检查结果仅作为肺结核病诊断的辅助参考指标，不能作为确诊和疗效评价指标。

（1）结核菌素试验：结核菌素试验广泛应用于检出结核分枝杆菌的感染，而非检出结核病。结核菌素试验对儿童、少年和青年的结核病诊断有参考意义。由于许多国家和地区广泛推行卡介苗接种，结核菌素试验阳性不能区分是结核分枝杆菌的自然感染还是卡介苗接种的免疫反应。目前 WHO 推荐使用的结核菌素为纯蛋白衍化物（purified protein derivative，PPD）和 PPD-RT23。

结核分枝杆菌感染后需 4~8 周才能建立充分的变态反应，在此之前，结核菌素试验可呈阴性；营养不良、HIV 感染、麻疹、水痘、癌症、严重的细菌感染包括重症结核病如粟粒性肺结核和结核性脑膜炎等，结核菌素试验结果则多为阴性或弱阳性。

（2）γ-干扰素释放试验（interferon-gamma release assays，IGRAs）：通过特异性抗原 ESAT-6 和 GFP-10 与全血细胞共同孵育，然后检测 γ-干扰素水平或采用酶联免疫斑点试验（ELISPOT）测量计数分泌 γ-干扰素的特异性 T 淋巴细胞，以判断是否存在结核分枝杆菌感染。可以区分结核分枝杆菌自然感染与卡介苗接种和大部分非结核分枝杆菌感染，因此诊断结核感染的特异性明显高于 PPD 试验。IGRAs 不能用于确诊或排除活动性结核病，但对缺少细菌学诊断依据的活动性结核病（如菌阴肺结核等），IGRAs 可在常规诊断依据的基础上，起到补充或辅助诊断的作用。

（三）肺结核的诊断程序

1. 可疑症状病人的筛选　肺结核病人主要的可疑症状为：咳嗽、咳痰持续两周以上和咯血，其次是午后低热、乏力、盗汗、月经不调或闭经，有肺结核接触史或肺外结核。

2. 是否为肺结核　胸部影像学检查发现肺部有异常阴影者，必须通过系统检查确定肺部病变性质为结核性或其他性质。肺结核以病原学、病理学结果作为确诊依据。如一时难以确定，可经系统抗常见病原体感染治疗 10~14 天后复查，大部分常见病原体感染所致肺炎的胸部影像学会有所变化，肺结核病则变化不大。

3. 有无活动性　如果诊断为肺结核，应进一步明确有无活动性。活动性结核病变在胸部影像学上通常表现为边缘模糊不清的斑片状阴影，可有中心溶解或空洞，或出现播散病灶。胸部影像学表现为钙化、硬结或纤维化，痰检查不排菌，无任何症状，考虑为无活动性肺结核。

4. 是否排菌　确定活动性后还要明确是否排菌，是确定传染源的唯一方法。

5. 是否耐药　通过药物敏感性试验确定是否耐药。

6. 明确初、复治　病史询问明确初、复治病人，两者治疗方案迥然不同。

肺结核病的诊断流程见图 2-8-2。

【结核病的分类标准】　根据我国实施的《结核病分类》（WS 196—2017）标准，肺结核可按不同的分类方法进行诊断分类。

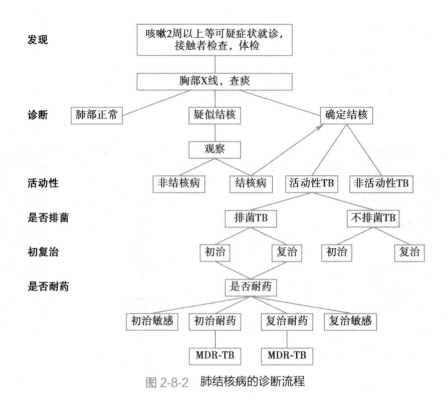

图 2-8-2　肺结核病的诊断流程

（一）**结核分枝杆菌潜伏感染者**　机体内感染了结核分枝杆菌,但没有发生临床结核病,没有临床细菌学或者影像学方面活动性结核的证据。

（二）**活动性结核病**　具有结核病相关的临床症状和体征,结核分枝杆菌病原学、病理学、影像学等检查有活动性结核的证据。活动性结核可按照病变部位、病原学检查结果、耐药状况、既往治疗史等分类。

1. **按病变部位分类**

（1）肺结核:肺结核病的结核病变可发生在肺、气管、支气管和胸膜等部位。按照病变部位,分为以下 5 种类型。

1）原发性肺结核:包括原发综合征和胸内淋巴结结核。多见于少年儿童,无症状或症状轻微,多有结核病接触史,结核菌素试验多为强阳性,X 线胸片表现为哑铃形阴影,即原发病灶、引流淋巴管炎和肿大的肺门淋巴结,形成典型的原发综合征(图 2-8-3)。原发病灶一般吸收较快,可不留任何痕迹。若 X 线胸片只有肺门淋巴结肿大,则诊断为胸内淋巴结结核。肺门淋巴结结核可呈团块状、边缘清晰和密度高的肿瘤型或边缘不清、伴有炎性浸润的炎症型。

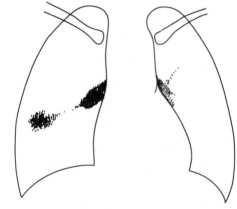

图 2-8-3　原发综合征示意图

2）血行播散性肺结核:含急性、亚急性和慢性血行播散性肺结核。急性血行播散性肺结核(急性粟粒性肺结核)多见于婴幼儿和青少年,特别是营养不良、患传染病和长期应用免疫抑制剂导致免疫力明显下降的小儿,多同时伴有原发性肺结核。成人也可发生急性粟粒性肺结核,起病急,持续高热,中毒症状严重。全身浅表淋巴结肿大,肝、脾大,有时可发现皮肤淡红色粟粒疹,可出现颈项强直等脑膜刺激征,眼底检查约 1/3 的病人可发现脉络膜结核结节。急性血行播散性肺结核表现为两肺均匀分布的大小、密度一致的粟粒阴影。亚急性、慢性血行播散性肺结核起病较缓,症状较轻,影像学提示双肺弥漫病灶,多分布于两肺的上中部,大小不一,密度不等,可有融合,新鲜渗出与陈旧硬结和钙化病灶共存(图 2-8-4)。

3）继发性肺结核:成人肺结核的最常见类型,胸部影像表现多样,包括浸润性肺结核、干酪性肺炎、结核球、慢性纤维空洞性肺结核和毁损肺等。临床特点如下:

A. 浸润性肺结核:浸润渗出性结核病变和纤维干酪增殖病变多发生在肺尖和锁骨下,影像学检查表现为小片状或斑点状阴影,可融合和形成空洞(图 2-8-5)。渗出性病变易吸收,而纤维干酪增殖病变吸收很慢,可长期无改变。

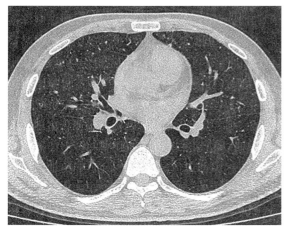

图 2-8-4　急性粟粒性肺结核 CT 表现
两肺均匀分布的大小、密度一致的粟粒阴影。

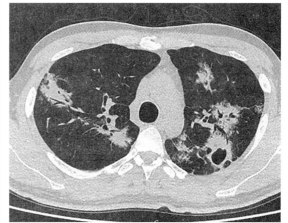

图 2-8-5　浸润性肺结核 CT 改变
双上肺渗出影,沿支气管走行,可见空洞形成,内壁光滑。

浸润性肺结核的空洞性病变,形态不一,多由干酪渗出病变溶解形成洞壁不明显的、多个空腔的虫蚀样空洞;伴有周围浸润病变的新鲜的薄壁空洞,当引流支气管壁出现炎症半堵塞时,因活瓣形成,可出现壁薄的、可迅速扩大和缩小的张力性空洞。出现空洞性病变的浸润性肺结核,多有支气管播散病变,临床症状较多,如发热、咳嗽、咳痰和咯血等,病人痰中经常排菌。应用有效的化学治疗后,出现空洞不闭合,但长期多次查痰阴性,可诊断为"净化空洞",空洞壁由纤维组织或上皮细胞覆盖。但有些病人空洞还残留一些干酪组织,长期多次查痰阴性,临床上诊断为"开放菌阴综合征",仍须随访。

B. 干酪性肺炎:多发生在机体免疫力和体质衰弱、又受到大量结核分枝杆菌感染的病人,或有淋巴结支气管瘘,淋巴结中的大量干酪样物质经支气管进入肺内而发生。大叶性干酪性肺炎影像学检查呈大叶性密度均匀磨玻璃状阴影,逐渐出现溶解区,呈虫蚀样空洞,可出现播散病灶(图 2-8-6),痰中能查出结核分枝杆菌。小叶性干酪性肺炎的症状和体征都比大叶性干酪性肺炎轻,X 线影像呈小叶斑片播散病灶,多发生在双肺中下部。

C. 结核球:多由干酪样病变吸收和周边纤维膜包裹或干酪空洞阻塞性愈合而形成。结核球内有钙化灶或液化坏死形成空洞,同时 80% 以上的结核球有卫星灶,可作为诊断和鉴别诊断的参考。直径 2～4cm,多小于 3cm。

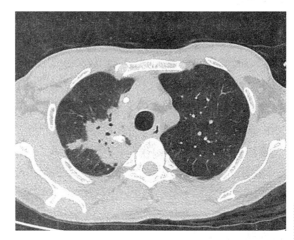

图 2-8-6　干酪性肺炎 CT 改变
右上肺见大片状实变影,可见支气管充气相,局部见钙化灶。

D. 慢性纤维空洞性肺结核和毁损肺:慢性纤维空洞性肺结核和毁损肺的特点是病程长,反复进展恶化,肺组织破坏重,肺功能严重受损,双侧或单侧出现纤维厚壁空洞和广泛的纤维增生,患侧肺组织体积缩小,邻近肺门和纵隔结构牵拉移位,胸廓塌陷,胸膜增厚粘连,其他肺组织出现代偿性肺气肿和新旧不一的支气管播散病灶等。

4）气管、支气管结核:指发生在气管、支气管的黏膜、黏膜下层的结核病,是肺结核的特殊临床类型。主要表现为气管或支气管壁不规则增厚、管腔狭窄或阻塞,狭窄支气管远端肺组织可出现肺不张或肺实变、支气管扩张及其他部位支气管播散病灶等。

5）结核性胸膜炎:含结核性干性胸膜炎、结核性渗出性胸膜炎、结核性脓胸(见本篇第十三章)。

（2）肺外结核:结核病变发生在肺以外的器官和部位。肺外结核按照病变器官及部位命名。

2. 按病原学检查结果分类 分为病原学阳性、病原学阴性和病原学未查肺结核。病原学阳性包括痰涂片阳性、培养阳性或分子生物学阳性。

痰菌检查记录格式:以涂(＋)、涂(－)、培(＋)、培(－)、分子生物学(＋)表示。当病人无痰或未查痰时,则注明(无痰)或(未查)。

3. 按耐药状况分类 分为敏感肺结核和耐药肺结核,其中耐药肺结核又可分为:单耐药、多耐药、耐多药、广泛耐药和利福平耐药。

4. 按既往治疗史分类 分为初治肺结核和复治肺结核。

（1）初治:有下列情况之一者谓初治:①尚未开始抗结核治疗的病人;②正进行标准化疗方案用药而未满疗程的病人;③不规则化疗未满 1 个月的病人。

（2）复治:有下列情况之一者为复治:①初治失败的病人;②规则用药满疗程后痰菌又复阳的病人;③结核病不合理或不规律抗结核治疗≥1 个月的病人。

（三）病原学检测阴性肺结核 病原学检测阴性肺结核,定义为结核病病原学检测阴性的肺结核。结核病病原学检测,包括结核分枝杆菌涂片、分离培养及核酸检测均阴性。诊断需要排除其他非结核性肺部疾病;同时符合以下标准,方可诊断为病原学检测阴性肺结核。

肺组织结核须满足以下标准:①典型肺结核胸部影像学表现;②典型肺结核临床表现;③符合任一项免疫学检查结果阳性:结核菌素试验中度以上阳性、γ-干扰素释放试验阳性、结核分枝杆菌抗体阳性;④肺外组织病理证实为结核病变。具备①和②～④中任一项即可诊断。

气管支气管结核须同时满足:①典型的胸部影像学表现;②支气管镜检查镜下改变符合结核病改变。

结核性胸膜炎须同时满足:①典型的胸部影像学改变;②胸腔积液为渗出液,腺苷脱氨酶升高;③符合任一项免疫学检查结果阳性:结核菌素试验中度以上阳性、γ-干扰素释放试验阳性、结核分枝杆菌抗体阳性。

【肺结核的记录方式】 按结核病分类、病变部位、范围、痰菌情况、化疗史程序书写。如:原发性肺结核,右中肺,涂(－),初治;继发性肺结核,双上肺,涂(＋),复治。血行播散性肺结核(可注明急性或慢性);继发性肺结核(可注明浸润性、慢性纤维空洞性等)。并发症(如自发性气胸、肺不张等)、共病(如硅沉着病、糖尿病等)、手术(如肺切除术后、胸廓成形术后等)等诊断,可在化学治疗史后按并发症、共病、手术等顺序书写。

【鉴别诊断】

1. 浸润性肺结核的鉴别 应与细菌性肺炎、肺真菌病和肺寄生虫病等感染性肺疾病相鉴别。通过详细的病史资料、病原学检查或治疗反应可进一步鉴别。

2. 肺结核球的鉴别 应与周围型肺癌、炎性假瘤、肺错构瘤和肺隔离症等相鉴别。周围型肺癌经皮肺穿刺活检或经支气管肺活检病理检查常能确诊。炎性假瘤是一种病因不明的炎性肉芽肿病变,常有慢性肺部感染病史,抗感染治疗后病灶可逐渐缩小。肺错构瘤常为孤立病灶,呈爆米花样阴影。肺隔离症以年轻人多见,不伴肺内感染时可长期无症状,病变好发于肺下叶后基底段,左下肺多见,血管增强 CT 可见单独血供。

3. 血行播散性肺结核的鉴别 应与支气管肺泡癌、肺含铁血黄素沉着症和弥漫性间质性肺疾病相鉴别。

4. **支气管淋巴结结核的鉴别**　应与中央型肺癌、淋巴瘤和结节病相鉴别,通常需要经支气管镜或超声内镜检查取病理确诊。

5. **肺结核空洞的鉴别**　应与癌性空洞、肺囊肿和囊性支气管扩张相鉴别。癌性空洞洞壁多不规则,空洞内可见结节状突起,空洞周围无卫星灶,空洞增大速度快。肺囊肿为肺组织先天性异常,多发生在肺上野,并发感染时空腔内可见液平面,周围无卫星灶,未并发感染时可多年无症状,病灶多年无变化。囊性支气管扩张多发生在双肺中下肺野,病人常有咳大量脓痰、咯血病史,薄层CT扫描或支气管碘油造影有助于诊断。

6. **肺结核与非结核分枝杆菌肺病的鉴别**　详见本章附录非结核分枝杆菌病。

7. **结核性胸膜炎的鉴别**　详见第十三章第一节胸腔积液。

【结核病的化学治疗】

(一) **化学治疗的原则**　肺结核化学治疗的原则是早期、规律、全程、适量、联合。整个治疗方案分强化和巩固两个阶段。

(二) **化学治疗的主要作用**

1. **杀菌作用**　迅速地杀死病灶中大量繁殖的结核分枝杆菌,使病人由传染性转为非传染性,减轻组织破坏,临床上表现为痰菌迅速阴转。

2. **防止耐药菌产生**　防止获得性耐药变异菌的出现是保证治疗成功的重要措施,耐药变异菌的产生不仅会造成治疗失败和复发,而且会造成耐药菌的传播。

3. **灭菌**　彻底杀灭结核病变中半静止或代谢缓慢的结核分枝杆菌是化学治疗的最终目的,使完成规定疗程治疗后无复发或复发率很低。

(三) **化学治疗的生物学机制**

1. **药物对不同代谢状态和不同部位的结核分枝杆菌群的作用**　结核分枝杆菌根据其代谢状态分为A、B、C、D四个菌群。A菌群:快速繁殖,大量的A菌群多位于巨噬细胞外和肺空洞干酪液化部分,占结核分枝杆菌群的绝大部分。由于细菌数量大,易产生耐药变异菌。B菌群:处于半静止状态,多位于巨噬细胞内酸性环境和空洞壁坏死组织中。C菌群:处于半静止状态,可有突然间歇性短暂的生长繁殖,许多生物学特点尚不十分清楚。D菌群:处于休眠状态,不繁殖,数量很少。抗结核药物对不同菌群的作用各异。抗结核药物对A菌群作用强弱依次为异烟肼>链霉素>利福平>乙胺丁醇;对B菌群依次为吡嗪酰胺>利福平>异烟肼;对C菌群依次为利福平>异烟肼。随着药物治疗作用的发挥和病变变化,各菌群之间也互相变化。通常大多数抗结核药物可以作用于A菌群,异烟肼和利福平具有早期杀菌作用,即在治疗的48小时内迅速杀菌,使菌群数量明显减少,传染性减少或消失,痰菌阴转。这显然对防止获得性耐药的产生有重要作用。B和C菌群由于处于半静止状态,抗结核药物的作用相对较差,有"顽固菌"之称。杀灭B和C菌群可以防止复发。抗结核药物对D菌群无作用。

2. **耐药性**　耐药性是基因突变引起的药物对突变菌的效力降低。治疗过程中如单用一种敏感药,菌群中大量敏感菌被杀死,但少量的自然耐药变异菌仍存活并不断繁殖,最后逐渐完全替代敏感菌而成为优势菌群。结核病变中结核菌群数量愈大,则存在的自然耐药变异菌也愈多。现代化学治疗多采用联合用药,通过交叉杀菌作用防止耐药性产生。联合用药后中断治疗或不规律用药仍可产生耐药性。其产生机制与各种药物开始早期杀菌作用的速度差异有关,某些菌群只有一种药物起灭菌作用,而在菌群再生长期间或菌群延缓生长期间药物抑菌浓度存在差异也可产生耐药性。因此,强调在联合用药的条件下也不能随意中断治疗,短程疗法最好应用全程督导化疗。

3. **间歇化学治疗**　间歇化学治疗的主要理论基础是结核分枝杆菌的延缓生长期。结核分枝杆菌接触不同的抗结核药物后产生不同时间的延缓生长期。如接触异烟肼和利福平24小时后分别可有6~9日和2~3日的延缓生长期。药物使结核分枝杆菌产生延缓生长期,就有间歇用药的可能性,而氨硫脲没有延缓生长期,就不适于间歇应用。

4. **顿服** 抗结核药物血中高峰浓度的杀菌作用要优于经常性维持较低药物浓度水平的情况。每日剂量一次顿服要比一日 2 次或 3 次分服所产生的高峰血药浓度高 3 倍左右。临床研究已经证实顿服的效果优于分次口服。

(四)常用抗结核病药物

1. **异烟肼**(isoniazid,INH,H) 异烟肼是单一抗结核药物中杀菌力特别是早期杀菌力最强者。INH 对巨噬细胞内外的结核分枝杆菌均具有杀菌作用。最低抑菌浓度为 0.025~0.05μg/ml。口服后迅速吸收,血中药物浓度可达最低抑菌浓度的 20~100 余倍。脑脊液中药物浓度也很高。用药后经乙酰化而灭活,乙酰化的速度决定于遗传因素。成人剂量每日 300mg,顿服;儿童为每日 5~10mg/kg,最大剂量每日不超过 300mg。结核性脑膜炎和血行播散性肺结核的用药剂量可加大,儿童 20~30mg/kg,成人 10~20mg/kg。偶可发生药物性肝炎,肝功能异常者慎用,需注意观察。如果发生周围神经炎可服用维生素 B_6(吡哆醇)。

2. **利福平**(rifampicin,RFP,R) 最低抑菌浓度为 0.06~0.25μg/ml,对巨噬细胞内外的结核分枝杆菌均有快速杀菌作用,特别是对 C 菌群有独特的杀菌作用。INH 与 RFP 联用可显著缩短疗程。口服 1~2 小时后达血药峰浓度,半衰期为 3~8 小时,有效血药浓度可持续 6~12 小时,药量加大则持续时间更长。口服后药物集中在肝脏,主要经胆汁排泄,胆汁药物浓度可达 200μg/ml。未经变化的药物可再经肠吸收,形成肠肝循环,能保持较长时间的高峰血药浓度,故推荐早晨空腹或早饭前半小时服用。利福平及其代谢物为橘红色,服后大小便、眼泪等为橘红色。成人剂量为每日 8~10mg/kg,体重在 50kg 及以下者为 450mg,50kg 以上者为 600mg,顿服。儿童每日 10~20mg/kg。间歇用药为 600~900mg,每周 2 次或 3 次。用药后如出现一过性转氨酶上升可继续用药,加保肝治疗观察,如出现黄疸应立即停药。流感样症状、皮肤综合征、血小板减少多在间歇疗法出现。妊娠 3 个月以内者忌用,超过 3 个月者要慎用。其他常用利福霉素类药物有利福喷丁(rifapentine,RFT),该药血清峰浓度(C_{max})和半衰期分别为 10~30μg/ml 和 12~15 小时。RFT 的最低抑菌浓度为 0.015~0.06μg/ml,比 RFP 低很多。上述特点说明 RFT 适于间歇使用。使用剂量为 450~600mg,每周 2 次。RFT 与 RFP 之间完全交叉耐药。

3. **吡嗪酰胺**(pyrazinamide,PZA,Z) 吡嗪酰胺具有独特的杀菌作用,主要是杀灭巨噬细胞内酸性环境中的 B 菌群。在 6 个月标准短程化疗中,PZA 与 INH 和 RFP 联合用药,是三个不可缺的重要药物。对于新发现初治涂阳病人,PZA 仅在头两个月使用,因为使用 2 个月的效果与使用 4 个月和 6 个月的效果相似。成人用药为 1.5g/d,每周 3 次用药为 1.5~2.0g/d,儿童每日为 30~40mg/kg。常见不良反应为高尿酸血症、肝损害、食欲缺乏、关节痛和恶心。

4. **乙胺丁醇**(ethambutol,EMB,E) 乙胺丁醇对结核分枝杆菌的最低抑菌浓度为 0.95~7.5μg/ml,口服易吸收,成人剂量为 0.75~1.0g/d,每周 3 次用药为 1.0~1.25g/d。不良反应为视神经炎,应在治疗前测定视力与视野,治疗中密切观察,提醒病人发现视力异常应及时就医。鉴于儿童无症状判断能力,故不使用。

5. **链霉素**(streptomycin,SM,S) 链霉素对巨噬细胞外碱性环境中的结核分枝杆菌有杀菌作用。肌内注射,每日量为 0.75g,每周 5 次;间歇用药每次为 0.75~1.0g,每周 2~3 次。不良反应主要为耳毒性、前庭功能损害和肾毒性等,严格掌握使用剂量,儿童、老人、孕妇、听力障碍和肾功能不良等要慎用或不用。

6. **抗结核药品固定剂量复合制剂的应用** 抗结核药品固定剂量复合制剂(fixed-dosecombination,FDC)由多种抗结核药品按照一定的剂量比例合理组成,由于 FDC 能够有效防止病人漏服某一药品,而且每次服药片数明显减少,对提高病人治疗依从性、充分发挥联合用药的优势具有重要意义,成为预防耐药结核病发生的重要手段。目前 FDC 的主要使用对象为初治活动性肺结核病人。复治肺结核病人、结核性胸膜炎及其他肺外结核也可以用 FDC 组成治疗方案。常用抗结核药物的用法、用量及主要不良反应见表 2-8-1。

表 2-8-1　常用抗结核药物成人剂量和主要不良反应

药名	缩写	每日剂量/g	间歇疗法 一日量/g	主要不良反应
异烟肼	H,INH	0.3	0.3～0.6	周围神经炎,偶有肝功能损害
利福平	R,RFP	0.45～0.6*	0.6～0.9	肝功能损害、过敏反应
利福喷丁	RFT		0.45～0.6	肝功能损害、过敏反应
链霉素	S,SM	0.75～1.0△	0.75～1.0	听力障碍、眩晕、肾功能损害
吡嗪酰胺	Z,PZA	1.5～2.0	2～3	肠胃不适、肝功能损害、高尿酸血症、关节痛
乙胺丁醇	E,EMB	0.75～1.0**	1.5～2.0	视神经炎
对氨基水杨酸钠	P,PAS	8～12***	10～12	胃肠不适、过敏反应、肝功能损害
乙硫异烟胺	Eto	0.5～1.0		肝、肾毒性、光敏反应
丙硫异烟胺	Pro	0.5～1.0	0.5～1.0	肠胃不适、肝功能损害
阿米卡星	Am	0.4～0.6		听力障碍、眩晕、肾功能损害
卡那霉素	K,Km	0.75～1.0	0.75～1.0	听力障碍、眩晕、肾功能损害
卷曲霉素	Cp,CPM	0.75～1.0	0.75～1.0	听力障碍、眩晕、肾功能损害
氧氟沙星	Ofx	0.6～0.8		肝、肾毒性、光敏反应
左氧氟沙星	Lfx	0.6～0.75		肝、肾毒性、光敏反应
莫西沙星	Mfx	0.4		
环丝氨酸	Cs	0.5～1.0		惊厥、焦虑
固定复合剂				
卫非特（R120,H80,Z250）	Rifater	4～5 片/顿服		同 H、R、Z
卫非宁（R150,H100）	Riflnah	3 片/顿服		同 H、R

注:* 体重<50kg 用 0.45g,>50kg 用 0.6g;S、Z、Th 用量亦按体重调节;△ 老年人每次用 0.75g;** 前 2 个月 25mg/kg;*** 每日分 2 次服用(其他药物为每日 1 次)。

（五）标准化学治疗方案　为充分发挥化学治疗在结核病防治工作中的作用,解决滥用抗结核药物、化疗方案不合理和混乱造成的治疗效果差、费用高、治疗期过短或过长、药物供应和资源浪费等实际问题,在全面考虑到化疗方案的疗效、不良反应、治疗费用、病人接受性和药源供应等条件下,经国内外严格对照研究证实的化疗方案,可供选择作为标准方案。实践证实,执行标准方案符合投入效益原则。

1. 初治活动性肺结核(含涂阳和涂阴)治疗方案

（1）2HRZE/4HR:①强化期:异烟肼、利福平、吡嗪酰胺和乙胺丁醇,顿服,2 个月;②巩固期:异烟肼、利福平,顿服,4 个月。

（2）2H₃R₃Z₃E₃/4H₃R₃:①强化期:异烟肼、利福平、吡嗪酰胺和乙胺丁醇,隔日一次或每周 3 次,2 个月;②巩固期:异烟肼、利福平,隔日一次或每周 3 次,4 个月。

注意:①如新涂阳肺结核病人治疗至 2 个月末痰菌检查仍为阳性,则应延长 1 个月的强化期治疗,巩固期化疗方案及疗程不变,第 3 个月末增加一次查菌;如第 5 个月末痰菌阴性,则方案为 3HRZE/4HR 或 3H₃R₃Z₃E₃。在治疗至第 5 个月末或疗程结束时痰涂片仍阳性者,为初治失败。②如新涂阴肺结核病人治疗过程中任何一次痰菌检查阳性,均为初治失败。③所有初治失败病人均应进行重新登记,分类为"初治失败",用复治涂阳肺结核化疗方案治疗。④WHO 最新指南推荐:对于≥12 岁的药物敏感肺结核病人,可接受为期 4 个月的短程化疗方案 2HPMZ/2HPM(H,异烟肼;P,利福喷丁;M,莫西沙星;Z,吡嗪酰胺);3 个月至 16 岁的儿童和青少年患有非重症结核病,可使用 4 个月的短程化疗方案 2HRZ(E)/2HR。非重症结核病定义:外周淋巴结结核;无气道阻塞的胸内淋巴结结核;单纯性结核性胸膜炎或非粟粒样、非空洞性、仅局限于一个肺叶的少菌型肺结核。虽然 2022 年 WHO 指南推荐了新的 4 个月短程化疗方案,但 6 个月 2HRZE/4HR 方案仍是比较稳妥保守的选择,仍需进一步研究探讨该方案是否适用于我国结核病人群。

2. 复治肺结核病的治疗 复治肺结核病人是指因结核病不合理或不规律抗结核治疗≥1 个月,以及初治失败或复发的肺结核病人。WHO 2017 年指南以及《中国结核病预防控制工作技术规范(2020 年版)》提出,不再规定标准复治方案,应对所有复治肺结核病病人进行药物敏感性试验,根据耐药结果制订个体化治疗方案。分为利福平敏感肺结核和利福平耐药肺结核两大类。对于利福平敏感或耐药性未知的复治肺结核病人,首选按照初治标准化治疗方案对病人进行治疗,耐药者纳入耐药方案治疗。

【MDR-TB 或 RR-TB 的治疗】 耐药结核病,特别是 MDR-TB(至少耐异烟肼和利福平)和 RR-TB(利福平耐药结核病)对全球结核病控制构成严峻的挑战。化学治疗仍然是耐多药结核病的主要治疗手段。规范地制订化疗方案是保障治疗成功的重要措施。

(一) 抗结核药品种类及用药剂量

1. 长程方案使用的抗结核药物 根据 WHO 的推荐意见,结合我国实际情况,将 MDR/RR-TB 长程治疗方案中使用的抗结核药物按优先顺序划分为 A、B、C 三组(表 2-8-2)。

表 2-8-2　利福平耐药长程治疗方案药物剂量表

组别	药物(缩写)
A 组:首选药物	左氧氟沙星(Lfx)/莫西沙星(Mfx)
	贝达喹啉(Bdq)
	利奈唑胺(Lzd)
B 组:次选药物	氯法齐明(Cfz)
	环丝氨酸(Cs)
C 组:备选药物	乙胺丁醇(E)
	德拉马尼(Dlm)
	吡嗪酰胺(Z)
	亚胺培南-西司他丁(Ipm-Cln)
	美罗培南(Mpm)
	阿米卡星(Am)
	链霉素(S)
	卷曲霉素(Cm)
	丙硫异烟胺(Pto)
	对氨基水杨酸(PAS)

2. 短程方案使用的抗结核药物 短程方案使用的抗结核药物包括:莫西沙星(Mfx)、氯法齐明(Cfz)、乙胺丁醇(E)、吡嗪酰胺(Z)、异烟肼(高剂量)(H)、丙硫异烟胺(Pto)、阿米卡星(Am)。

(二) 治疗方案 治疗方案分长程治疗方案和短程治疗方案,如病人适合短程治疗方案,优先选择短程治疗方案。

1. 长程治疗方案 长程治疗方案是指至少由 4 种有效抗结核药物组成的 18～20 个月治疗方案,分为标准化或个体化治疗方案。

(1)治疗方案制订原则:方案包括所有 A 组药物和至少一种 B 组药物;当 A 组药物只能选用 1～2 种时,则选择所有 B 组药物;当 A 组和 B 组药物不能组成方案时可以添加 C 组药物。

（2）推荐的标准化治疗方案：以下为推荐标准化治疗方案，如不能适用推荐的标准化治疗方案，可根据上述治疗方案原则，制订个体化治疗方案。

1）氟喹诺酮类敏感

推荐标准化治疗方案：6Lfx（Mfx）Bdq Lzd（Cs）Cfz /12Lfx（Mfx）Cfz Lzd（Cs）。

2）氟喹诺酮类耐药

推荐标准化治疗方案：6Bdq Lzd Cfz Cs/14 Lzd Cfz Cs。

2. 短程治疗方案　短程 MDR-TB 治疗方案是指疗程为 9～12 个月的 MDR-TB 治疗方案，这种方案大部分是标准化方案。

（1）治疗方案

推荐治疗方案：4～6 Am Mfx Pto Cfz Z H（高剂量）E/5 Mfx Cfz Z E。

治疗分强化期和继续期，如果治疗 4 个月末痰培养阳性，强化期可延长到 6 个月；如果治疗 6 个月末痰培养阳性，判定为失败，转入个体治疗方案进行治疗。

（2）适用人群：未接受或接受短程治疗方案中的二线药物不超过 1 个月，并且对氟喹诺酮类和二线注射剂敏感的利福平耐药病人，同时排除以下病人：①对短程方案中的任何药物不能耐受或存在药物毒性风险（如药物间的相互作用）；②妊娠；③血行播散性结核病、脑膜或中枢神经系统结核病，或合并 HIV 的肺外结核病。

【其他治疗】

1. 对症治疗　肺结核的一般症状在合理化疗下很快减轻或消失，无需特殊处理。咯血是肺结核的常见症状，一般少量咯血，多以安慰病人、消除紧张、卧床休息为主，可用氨基己酸、氨甲苯酸、酚磺乙胺、卡巴克洛等药物止血。大咯血时可使用垂体后叶素止血治疗，垂体后叶素收缩小动脉，使肺循环血量减少而达到较好的止血效果。高血压、冠状动脉粥样硬化性心脏病、心力衰竭病人和孕妇禁用。使用垂体后叶素期间需注意低钠血症、低钾血症、腹泻、高血压等不良反应。对支气管动脉破坏造成的大咯血可考虑支气管动脉栓塞术。在大咯血时，病人突然停止咯血，并出现呼吸急促、面色苍白、口唇发绀、烦躁不安等症状时，常为咯血窒息，应及时抢救。

2. 糖皮质激素　糖皮质激素治疗结核病的应用主要是利用其抗炎、抗毒作用。仅用于结核毒性症状严重者。必须确保在有效抗结核药物治疗的情况下使用。使用剂量依病情而定，一般用泼尼松口服每日 20mg，顿服，1～2 周，以后每周递减 5mg，用药时间为 4～8 周。

3. 免疫治疗　结核病的免疫治疗（immunotherapy）是指应用免疫制剂调节机体的免疫状态，使机体对疾病产生适当的免疫应答，从而防治疾病。目前常用的免疫治疗及免疫制剂包括：注射用母牛分枝杆菌、细胞因子（IL-2、γ-干扰素）、胸腺活性提取物（胸腺肽或胸腺五肽）等。

4. 肺结核外科手术治疗　当前肺结核外科手术治疗主要的适应证是经合理化学治疗后无效、多重耐药的厚壁空洞、大块干酪灶、结核性脓胸、支气管胸膜瘘和大咯血保守治疗无效者。

【肺结核与相关疾病】

1. HIV/AIDS　结核病是 HIV/AIDS 最常见的机会感染性疾病，HIV/AIDS 加速了潜伏结核的发展和感染，是增加结核病发病最危险的因素，两者互相产生不利影响，使机体自卫防御能力丧失，病情迅速发展，死亡率极高。

2. 肝炎　异烟肼、利福平和吡嗪酰胺均有潜在的肝毒性作用，用药前和用药过程中应定期监测肝功能。在传染性肝炎流行区，确定肝炎的原因比较困难。如肝炎严重，肺结核又必须治疗，可考虑使用 2SHE/10HE 方案。

3. 糖尿病　糖尿病合并肺结核有逐年增高趋势。两病互相影响，糖尿病对肺结核治疗的不利影响比较显著，肺结核的治疗必须在控制糖尿病的基础上才能奏效。

4. 硅沉着病　硅沉着病病人是并发肺结核的高危人群。Ⅲ期硅沉着病病人合并肺结核的比例可高达 50% 以上。硅沉着病合并肺结核的诊断强调多次查痰，特别是采用培养法。

5. COVID-19　患有结核病的 COVID-19 病人的死亡风险较高,同样,HIV 感染者和 TB/HIV 双重感染者感染 COVID-19 重症化的风险更高,病亡率也更高。其他导致 COVID-19 和结核病不良结局的主要健康危险因素包括糖尿病和吸烟。

【结核病控制策略与措施】

1. **全程督导化学治疗**　全程督导化学治疗是指肺结核病人在治疗过程中,每次用药都必须在医务人员或经培训的家庭督导员的直接监督下进行,因故未用药时必须采取补救措施以保证按医嘱规律用药。督导化疗可以提高治疗依从性和治愈率,并减少多耐药病例的发生。

2. **病例报告和转诊**　根据《中华人民共和国传染病防治法》,肺结核属于乙类传染病。各级医疗预防机构要专人负责,做到及时、准确、完整地报告肺结核疫情。同时要做好转诊工作。

3. **病例登记和管理**　由于肺结核具有病程较长、易复发和具有传染性等特点,必须长期随访,掌握病人从发病、治疗到治愈的全过程。通过对确诊肺结核病例的登记,达到掌握疫情和便于管理的目的。

4. **卡介苗接种**　普遍认为卡介苗接种对预防成年人肺结核的效果很差,但对预防常发生在儿童的结核性脑膜炎和粟粒性肺结核有较好作用。新生儿进行卡介苗接种后,仍须注意采取与肺结核病人隔离的措施。

5. **预防性化学治疗**　对结核分枝杆菌潜伏感染者进行预防性治疗能减少该人群发生结核病的机会,是结核病预防的重要措施之一。预防性治疗的对象包括:①与病原学阳性肺结核病人密切接触的 5 岁以下儿童结核潜伏感染者;②HIV 感染者及艾滋病病人中的结核潜伏感染者,或感染检测未检出阳性而临床医生认为确有必要进行治疗的个体;③与活动性肺结核病人密切接触的学生等新近潜伏感染者;④其他人群:需使用肿瘤坏死因子治疗、长期应用透析治疗、准备做器官移植或骨髓移植者、硅沉着病病人以及长期应用糖皮质激素或其他免疫抑制剂的结核潜伏感染者。推荐使用的结核潜伏感染者的预防性治疗方案见表 2-8-3。

表 2-8-3　结核预防性治疗方案

治疗方案	药物	剂量				用法	疗程
		成人/(mg/次)		儿童			
		<50kg	≥50kg	mg/(kg·次)	最大剂量/(mg/次)		
单用异烟肼方案	异烟肼	300	300	10	300	每日 1 次	6~9 个月
异烟肼、利福喷丁联合间歇方案	异烟肼	500	600	10~15	300	每周 2 次	3 个月
	利福喷丁	450	600	10(>5 岁)	450(>5 岁)		
异烟肼、利福平联合方案	异烟肼	300	300	10	300	每日 1 次	3 个月
	利福平	450	600	10	450		
单用利福平方案	利福平	450	600	10	450	每日 1 次	4 个月

［附］　非结核分枝杆菌病

非结核分枝杆菌(NTM)是指除结核分枝杆菌复合群(包括结核、牛、非洲和田鼠分枝杆菌)以外一大类分枝杆菌的总称,仅少部分对人致病,属机会致病菌。非结核分枝杆菌病(简称 NTM 病)是指人体感染了 NTM,并引起相关组织、脏器的病变,肺部是最常见的受累脏器。

【危险因素】

1. **宿主因素**　有肺部基础疾病的人群易患 NTM 肺病,多继发于支气管扩张、硅沉着病和肺结核病等慢性肺部疾病。胃食管反流、类风湿关节炎、营养不良、HIV 感染等均为 NTM 病的危险因素。

2. **药物因素**　免疫抑制剂(包括糖皮质激素、器官移植后或自身免疫病使用的免疫抑制剂、肿瘤坏死因子-α 抑制剂等）、阿奇霉素、质子泵抑制剂等长期使用可使病人易患 NTM 病。

3. **环境因素**　NTM 在土壤和水中普遍存在，在自然界的分布受到温度和湿度等多种因素影响，分布具有地域差异性。潮热地带、沿海地区 NTM 感染多见。

【NTM 病的传播】　传统观点认为，人或动物可从环境中感染 NTM 而患病，NTM 病一般不会从动物传人或人传人。但近年通过对囊性肺纤维化病人感染的脓肿分枝杆菌菌株进行全基因组测序分析后发现，这些菌株具有高度的同源性，表明脓肿分枝杆菌病可通过人与人之间进行传播，尤其是囊性肺纤维化病人，可能是通过气溶胶或污染物传播，应引起高度关注。

【NTM 肺病】　NTM 肺病是最常见的 NTM 病类型，其表现酷似肺结核。

1. **临床表现**　通常包括持续数月或数年的反复咳嗽、咳痰、咯血等。

2. **胸部影像学检查**　表现多样，缺乏特异性，影像学主要有两种类型，纤维空洞性和结节性支气管扩张性，两者的表现可相互重叠。

3. **病原学检测**　可采用痰液、诱导痰、肺泡灌洗液、肺活检组织、淋巴结活检组织、胸腔积液等肺内标本检测。抗酸染色涂片检查阳性，但无法区别结核分枝杆菌与非结核分枝杆菌，可通过分枝杆菌分离培养和菌种鉴定或进一步通过 mNGS 或 tNGS 来鉴别。

4. **病理改变**　类似于结核病，但非结核分枝杆菌肺病的组织学上改变以类上皮细胞肉芽肿改变多见，无明显干酪样坏死。胶原纤维增生且多呈现玻璃样变，这是与结核病的组织学改变区别的主要特点。

5. **诊断**　具有呼吸系统症状和/或全身症状，经胸部影像学检查发现有空洞性病变、多灶性支气管扩张及多发性小结节病变等，排除其他肺部疾病，在确保标本无外源性污染的前提下，符合以下条件之一者可作出 NTM 肺病的诊断。

（1）痰 NTM 培养 2 次均为同一致病菌。

（2）支气管肺泡灌洗液（BALF）中 NTM 培养阳性 1 次，阳性度 ++ 以上。

（3）BALF 中 NTM 培养阳性 1 次，抗酸杆菌涂片阳性度 ++ 以上。

（4）经支气管镜或其他途径的肺组织活检病理改变符合 NTM 肺病特征性改变（肉芽肿性炎症或抗酸染色阳性），并且 NTM 培养阳性。

（5）经支气管镜或其他途径的肺组织活检病理改变符合 NTM 肺病特征性改变（肉芽肿性炎症或抗酸染色阳性），并且痰标本和/或 BALF 中 NTM 培养阳性≥1 次。

6. **治疗**　目前尚无特效治疗 NTM 肺病的化学药物和标准的化疗方案，且多数 NTM 对抗结核药物耐药，故主张抗结核药物与其他抗生素联合使用，方案中药物以 3～5 种为宜，一般情况下，NTM 肺病在抗酸杆菌阴转后仍需继续治疗 18～24 个月，至少 12 个月，与肺结核化疗方案明显不同。

（郭禹标）

本章思维导图

第九章 | 肺 癌

肺癌（lung cancer）或称原发性支气管癌（primary bronchogenic carcinoma）或原发性支气管肺癌（primary bronchogenic lung cancer），WHO 定义为起源于呼吸上皮细胞（支气管、细支气管和肺泡）的恶性肿瘤，是最常见的肺部原发性恶性肿瘤。根据病理类型，肺癌分为小细胞癌和非小细胞癌。发病高峰在 55～65 岁，男性多于女性，男女比约为 2.1∶1。临床症状多隐匿，以咳嗽、咳痰、咯血和消瘦等为主要表现，X 线影像学主要表现为肺部结节、肿块影等。约 75% 病人出现症状就诊时已属肺癌晚期，整体 5 年生存率在 20% 左右。因此，要提高病人的生存率就必须重视早期诊断和规范化治疗。

【流行病学】 肺癌是全球癌症相关死亡最主要的原因。根据 WHO 公布的数据（GLOBOCAN 2020），2020 年全球新发肺癌数 220.0 万，占所有癌症（不包括非黑色素瘤皮肤癌）发病人数 11.4%，肺癌死亡数 180.0 万，占所有癌症死亡人数 18.0%。过去 20 年间，西方国家男性肺癌发病率和死亡率有所下降，而发展中国家则持续上升；女性肺癌死亡率在世界大部分地区仍在上升。2022 年我国新发肺癌数 87.0 万，其中男性 57.5 万，女性 29.5 万；肺癌死亡数 76.6 万，其中男性 50.5 万，女性 26.1 万。男性发病率和死亡率在所有癌症中列首位，女性发病率仅次于乳腺癌、结肠癌列第三位，死亡率仅次于乳腺癌列第二位，与以往数据相比，发病率和死亡率均呈上升趋势。

【病因和发病机制】 病因和发病机制迄今尚未明确，但有证据显示与下列因素有关。

（一）吸烟 吸烟是引起肺癌最常见的原因，约 85% 肺癌病人有吸烟史，包括吸烟和已戒烟者（定义为诊断前戒烟至少 12 个月）。吸烟 20～30 包·年（定义为每天 1 包，吸烟史 20～30 年）者罹患肺癌的危险性明显增加。一项来自 UK Biobank 的最新研究发现，无论是宫内接受烟草暴露还是出生后的吸烟行为均会增加肺癌的发生风险，并且开始吸烟年龄越小，肺癌的发生风险越大。与从不吸烟者相比，吸烟者发生肺癌的危险性平均高 10 倍，重度吸烟者可达 10～25 倍；儿童、青少年和成年时期习得吸烟行为后，肺癌发病风险分别增加 14 倍、8 倍和 5 倍，肺癌死亡风险亦增加。已戒烟者罹患肺癌的危险性比那些持续吸烟者降低，但与从未吸烟者相比仍有 9 倍升高的危险，随着戒烟时间的延长，发生肺癌的危险性逐步降低。吸烟与肺癌之间存在着明确的关系，开始吸烟的年龄越小，吸烟时间越长，吸烟量越大，肺癌的发病率和死亡率越高。

环境烟草烟雾（environmental tobacco smoke，ETS）或称二手烟或被动吸烟也是肺癌的病因之一。来自 ETS 的危险低于主动吸烟，非吸烟者与吸烟者结婚共同生活多年后其肺癌风险增加 20%～30%，且其罹患肺癌的危险性随配偶的吸烟量而升高。烟草已列为 A 级致癌物，吸烟与所有病理类型肺癌的危险性相关。

（二）职业致癌因子 某些职业的工作环境中存在许多致癌物质。已被确认的致癌物质包括石棉、砷、双氯甲基乙醚、铬、芥子气、镍、氯、镉、铍、多环芳香烃类，以及铀、镭等放射性物质衰变时产生的氡和氡气，电离辐射和微波辐射等。二氧化硅及煤烟也是明确的肺癌致癌物质。这些因素可使肺癌发生危险性增加 3～30 倍。由于肺癌的形成是一个漫长的过程，其潜伏期可达 20 年或更久，故不少病人在停止接触致癌物质很长时间后才发生肺癌。

（三）空气污染

1. **室外大环境污染** 城市中的工业废气、汽车尾气等都有致癌物质，如苯并芘、氧化亚砷、放射性物质、镍、铬化合物、SO_2、NO 以及不燃的脂肪族碳氢化合物等。PM2.5 又称为细颗粒物或可吸入肺颗粒物，是大气环境中化学组成最复杂、危害最大的污染物之一，与肺癌的发病率及死亡率相关，且伴随 PM2.5 浓度的升高而增加。有资料显示,城市肺癌发病率明显高于农村。

2. 室内小环境污染　室内被动吸烟、燃料燃烧和烹调过程中均可产生致癌物。室内接触煤烟或其不完全燃烧物为肺癌的危险因素,特别是对女性腺癌的影响较大。烹调时加热所释放出的油烟雾也是不可忽视的致癌因素。

(四)电离辐射　电离辐射可以是职业性或非职业性的,有来自体外或因吸入放射性粉尘和气体引起的体内照射。不同射线产生的效应也不同,如在日本广岛原子弹释放的是中子和 α 射线,长崎则仅有 α 射线,前者患肺癌的危险性高于后者。美国 1978 年报道,一般人群中电离辐射 49.6% 来源于自然界,44.6% 为医疗照射,其中来自 X 线诊断的占 36.7%。

(五)饮食与体力活动　有研究显示,成年期水果和蔬菜的摄入量低,肺癌发生的危险性升高。血清中 β 胡萝卜素水平低的人,肺癌发生的危险性高。也有研究显示,中、高强度的体力活动使发生肺癌的风险下降 13%～30%。

(六)遗传和基因改变　遗传因素与肺癌的相关性受到重视。例如有早期肺癌(60 岁前)家族史的亲属罹患肺癌的危险性升高 2 倍;同样的烟草暴露水平,女性发生肺癌的危险性高于男性;仅约 11% 的重度吸烟者罹患肺癌,基因敏感性可能在其中起一定的作用。肺癌可能是外因通过内因而发病的,外因可诱发细胞的恶性转化和不可逆的基因改变,包括原癌基因(proto-oncogene)的活化、抑癌基因(tumor suppressor gene)的失活、自反馈分泌环的活化和细胞凋亡的抑制。肺癌的发生是一个多阶段逐步演变的过程,涉及一系列基因改变,多种基因变化的积累才会引起细胞生长和分化的控制机制紊乱,使细胞生长失控而癌变。与肺癌发生关系较为密切的癌基因主要有 *HER* 家族、*RAS* 基因家族、*MYC* 基因家族、*ALK* 融合基因、*Sox* 基因以及 *MDM2* 基因等。相关的抑癌基因包括 *TP53*、*RB1*、*CDKN2A*、*NME1*、*PTEN* 基因等。与肺癌发生、发展相关的分子发病机制还包括生长因子信号转导通路激活、肿瘤血管生成、细胞凋亡障碍和免疫逃避等。

(七)其他因素　美国癌症学会将结核列为肺癌的发病因素之一,其罹患肺癌的危险性是正常人群的 10 倍,主要组织学类型为腺癌。某些慢性肺部疾病如慢阻肺病、结节病、特发性肺纤维化、硬皮病,病毒感染、真菌(黄曲霉)感染等,与肺癌的发生可能也有一定关系。

【分类】

(一)按解剖学部位分类

1. 中央型肺癌　发生在段及以上支气管的肺癌,以鳞状上皮细胞癌和小细胞肺癌较多见。

2. 周围型肺癌　发生在段支气管以下的肺癌,以腺癌较多见。

(二)按组织病理学分类　根据 2021 版 WHO 肺肿瘤组织学分型标准,肺癌分为非小细胞肺癌和小细胞肺癌两大类,其中,非小细胞肺癌最为常见,约占肺癌总发病率的 85%。同时将不典型腺瘤性增生(atypical adenomatous hyperplasia,AAH)和原位腺癌(adenocarcinoma in situ,AIS)归类为腺体前驱病变。

1. 非小细胞肺癌(non-small cell lung cancer,NSCLC)

(1) 鳞状上皮细胞癌(简称鳞癌):目前分为鳞状细胞癌、非特指型(角化型、非角化型和基底细胞样鳞癌)和淋巴上皮癌。典型的鳞癌显示来源于支气管上皮的鳞状上皮细胞化生,常有细胞角化和/或细胞间桥;非角化型鳞癌因缺乏细胞角化和/或细胞间桥,常需免疫组化证实存在鳞状分化;基底细胞样鳞癌,其基底细胞样癌细胞成分至少 >50%。淋巴上皮癌为低分化的鳞状细胞癌伴有数量不等的淋巴细胞、浆细胞浸润,90% 以上的亚洲病例与 EB 病毒有关,而欧美人群中与 EB 病毒相关性低;原位杂交 EBER 大部分阳性,需注意与鼻咽癌鉴别。免疫组化染色癌细胞 CK5/6、p40 和 p63 阳性。

鳞癌多起源于段或亚段的支气管黏膜,并有向管腔内生长的倾向,早期常引起支气管狭窄导致肺不张或阻塞性肺炎。癌组织易变性、坏死,形成空洞或癌性肺脓肿。常见于老年男性。一般生长较慢,转移晚,手术切除机会较多,5 年生存率较高,但对化疗和放疗敏感性不如小细胞肺癌。

（2）腺癌

1）微浸润性腺癌（minimally invasive adenocarcinoma，MIA）：肿瘤以贴壁型成分为主，MIA 肿瘤直径≤3cm，浸润间质最大直径≤5mm，且无支气管、脉管和胸膜侵犯、肿瘤坏死以及气腔内播散。

2）浸润性非黏液腺癌：为形态学或免疫组化具有腺样分化的证据，以 5% 为标尺记录不同亚型，不再要求归类为某亚型为主的腺癌。常见亚型包括贴壁型、腺泡型、乳头型、微乳头型和实体型，常为多个亚型混合存在。早期浸润性非黏液腺癌分级方案由国际肺癌研究协会（International Association for the Study of Lung Cancer，IASLC）病理委员会提出。根据腺癌中占优势的组织学类型以及高级别结构的占比分成 3 级：1 级为高分化，2 级为中分化，3 级为低分化。高分化为贴壁为主型无高级别成分，或者伴有＜20% 高级别成分；中分化为腺泡或乳头为主型无高级别成分，或者伴有＜20% 高级别成分；低分化为任何组织学类型腺癌伴有≥20% 的高级别成分。

3）浸润性黏液腺癌：占肺腺癌 3%，肿瘤细胞呈杯状细胞或柱状细胞形态，含丰富的细胞内黏液，肿瘤细胞核小，被推挤至细胞一侧，肿瘤周围肺泡内常充满黏液；常呈现为贴壁型生长，包括腺泡型、乳头型、微乳头型、实性型及筛状型等。可与非黏液腺癌混合存在。免疫组化 CK7 阳性、CK20 及 CDX2 部分阳性，TTF-1 及 Napsin A 多为阴性。

4）胶样型腺癌：发生率约占肺癌的 0.14%～0.25%，以破坏肺泡壁的大量黏液蛋白为特征，且黏液含量一般＞50%，免疫组化 CDX-20、CK20、Villin 均阳性。

5）胎儿型肺腺癌（fetal adenocarcinoma of the lung，FLAC）：占肺癌的 0.1%～0.5%，病理改变见由类似胎儿肺小管且富含糖原、无纤毛细胞组成的小管形成的腺样结构。分为低级别和高级别胎儿型腺癌，高级别 FLAC 多见于老年男性，好发年龄为 60～70 岁，有重度吸烟史，可能出现血清 AFP 升高，就诊时多为Ⅲ～Ⅳ期。低级别 FLAC 更多见于年轻女性，30～40 岁多发，就诊时多为Ⅰ～Ⅱ期。

6）肠型腺癌（enteric-type adenocarcinoma），发病率低，镜下癌组织形态类似于结直肠腺癌，常呈规则或不规则腺管状、乳头状、筛状分布，分化差时呈实性巢团状，腺腔内常见粉尘样坏死物或明显的核碎裂，有时伴少量黏液样物。有些肠型腺癌表达肠型分化标记（CK7、CK20、CDX-2、Villin、MUC2 和 HNF4a），而有些病例只有肠型腺癌的形态而缺乏肠型标志物的表达，常需完善临床检查排除胃肠道腺癌。

腺癌是肺癌最常见的类型。女性多见，主要起源于支气管黏液腺，可发生于细小支气管或中央气道，临床多表现为周围型。腺癌可在气管外生长，也可循肺泡壁蔓延，常在肺边缘部形成直径 2～4cm 结节或肿块。由于腺癌富含血管，局部浸润和血行转移较早，易累及胸膜引起胸腔积液。

（3）大细胞癌：大细胞癌是一种未分化的非小细胞癌，较为少见，占肺癌 10% 以下，其在细胞学和组织结构及免疫表型等方面缺乏小细胞癌、腺癌或鳞癌的特征。诊断大细胞癌只用手术切除的标本，不适用小活检和细胞学标本。免疫组化及黏液染色鳞状上皮样及腺样分化标志物阴性。大细胞癌的转移较晚，手术切除机会较大。

（4）其他：腺鳞癌、肉瘤样癌、肺 NUT 癌［伴有睾丸核蛋白（the nuclear protein of the testis，NUT）基因重排］、唾液腺型癌（腺样囊性癌、黏液表皮样癌）等。

2. 小细胞肺癌（small cell lung cancer，SCLC）　肺神经内分泌肿瘤包括典型类癌、不典型类癌、小细胞癌和大细胞神经内分泌癌。SCLC 是一种低分化的神经内分泌肿瘤，包括小细胞癌和复合性小细胞癌。小细胞癌细胞小，圆形或卵圆形，胞质少，细胞边缘不清。核呈细颗粒状或深染，核仁缺乏或不明显，核分裂常见。小细胞肺癌细胞质内含有神经内分泌颗粒，具有内分泌和化学受体功能，能分泌 5-羟色胺、儿茶酚胺、组胺、激肽等物质，可引起类癌综合征（carcinoid syndrome）。癌细胞常表达神经内分泌标志物如 CD56、神经细胞黏附分子、突触素和嗜铬粒蛋白。Ki-67 免疫组化对区分 SCLC 和类癌有很大帮助，SCLC 的 Ki-67 增殖指数通常为 50%～100%。

SCLC 以增殖快速和早期广泛转移为特征，初次确诊时 60%～88% 已有脑、肝、骨或肾上腺等转移，只有约 1/3 病人局限于胸内。SCLC 多为中央型，典型表现为肺门肿块和肿大的纵隔淋巴结引起的咳嗽和呼吸困难。SCLC 对化疗和放疗较敏感。

在所有上皮细胞来源的肺癌中，鳞癌、腺癌、大细胞癌和小细胞癌是主要类型的肺癌，约占所有肺癌的 90%。

【临床表现】 临床表现与肿瘤大小、类型、发展阶段、所在部位、有无并发症或转移有密切关系。5%～15% 的病人无症状，仅在常规体检、胸部影像学检查时发现。其余病人或多或少表现与肺癌有关的症状与体征。

（一）原发肿瘤引起的症状和体征

1. **咳嗽** 为早期症状，常为无痰或少痰的刺激性干咳，当肿瘤引起支气管狭窄后可加重咳嗽。多为持续性，呈高调金属音性咳嗽或刺激性呛咳。黏液型腺癌可有大量黏液痰。伴有继发感染时，痰量增加，且呈黏液脓性。

2. **痰血或咯血** 多见于中央型肺癌。肿瘤向管腔内生长者可有间歇或持续性痰中带血，如果表面糜烂严重侵蚀大血管，则可引起大咯血。

3. **气短或喘鸣** 肿瘤向气管、支气管内生长引起部分气道阻塞，或转移到肺门淋巴结致使肿大的淋巴结压迫主支气管或隆突，或转移引起大量胸腔积液、心包积液、膈肌麻痹、上腔静脉阻塞，或广泛肺部侵犯时，可有呼吸困难、气短、喘息，偶尔表现为喘鸣，听诊时可发现局限或单侧哮鸣音。

4. **胸痛** 可有胸部隐痛，与肿瘤的转移或直接侵犯胸壁有关。

5. **发热** 肿瘤组织坏死可引起发热。多数发热是由于肿瘤引起的阻塞性肺炎所致，抗生素治疗效果不佳。

6. **消瘦** 为恶性肿瘤常见表现，晚期由于肿瘤毒素以及感染、疼痛所致食欲减退，可表现消瘦或恶病质。

（二）肿瘤局部扩展引起的症状和体征

1. **胸痛** 肿瘤侵犯胸膜或胸壁时，产生不规则的钝痛或隐痛，或剧痛，在呼吸、咳嗽时加重。肋骨、脊柱受侵犯时可有压痛点。肿瘤压迫肋间神经，胸痛可累及其分布区域。

2. **声音嘶哑** 肿瘤（多见左侧）直接或转移至纵隔淋巴结后压迫喉返神经使声带麻痹，导致声音嘶哑。

3. **吞咽困难** 肿瘤侵犯或压迫食管，引起吞咽困难，尚可引起气管-食管瘘，导致纵隔或肺部感染。

4. **胸腔积液** 肿瘤转移累及胸膜或肺淋巴回流受阻，可引起胸腔积液。

5. **心包积液** 肿瘤可通过直接蔓延侵犯心包，亦可阻塞心脏的淋巴引流导致心包积液。迅速产生或者大量的心包积液可有心脏压塞症状。

6. **上腔静脉阻塞综合征** 肿瘤直接侵犯纵隔，或转移的肿大淋巴结压迫上腔静脉，或腔静脉内癌栓阻塞，均可引起静脉回流受阻。表现上肢、颈面部水肿和胸壁静脉曲张。严重者皮肤呈暗紫色，眼结膜充血，视力模糊，头晕、头痛。

7. **Horner 综合征** 肺上沟瘤（Pancoast tumor）是肺尖部肺癌，可压迫颈交感神经，引起患侧眼睑下垂、瞳孔缩小、眼球内陷，同侧额部与胸壁少汗或无汗，称为 Horner 综合征。

（三）肿瘤远处转移引起的症状和体征
病理解剖发现，鳞癌病人 50% 以上有胸外转移，腺癌和大细胞癌病人为 80%，小细胞癌病人则 95% 以上。约 1/3 有症状的病人是胸腔外转移引起的。肺癌可转移至任何器官系统，累及部位出现相应的症状和体征。

1. **中枢神经系统转移** 脑转移可引起头痛、恶心、呕吐等颅内压增高的症状，也可表现眩晕、共济失调、复视、性格改变、癫痫发作，或一侧肢体无力甚至偏瘫等症状。脊髓束受压迫，出现背痛、下肢无力、感觉异常，膀胱或肠道功能失控。

2. **骨骼转移** 表现为局部疼痛和压痛，也可出现病理性骨折。常见部位为肋骨、脊椎、骨盆和四肢长骨。多为溶骨性病变。

3. **腹部转移** 可转移至肝脏、胰腺、胃肠道,表现为食欲减退、肝区疼痛或腹痛、黄疸、肝大、腹腔积液及胰腺炎症状。肾上腺转移亦常见。

4. **淋巴结转移** 锁骨上窝淋巴结是常见部位,多位于胸锁乳突肌附着处的后下方,可单个、多个,固定质硬,逐渐增大、增多,可以融合,多无疼痛及压痛。腹膜后淋巴结转移也较常见。

(四)肺癌的胸外表现 指肺癌非转移性的胸外表现,可出现在肺癌发现的前后,称之为副肿瘤综合征(paraneoplastic syndrome)。副肿瘤综合征以 SCLC 多见,可以表现为先发症状或复发的首发征象。某些情况下其病理生理学是清楚的,如激素分泌异常;而大多数是未知的,如厌食、恶病质、体重减轻、发热和免疫抑制。

1. **内分泌综合征**(endocrine syndromes) 内分泌综合征系指肿瘤细胞分泌一些具有生物活性的多肽和胺类物质,如促肾上腺皮质激素(ACTH)、甲状旁腺激素(PTH)、抗利尿激素(ADH)和促性腺激素等,出现相应的临床表现。约 12% 的肺癌病人出现内分泌综合征。

(1)抗利尿激素分泌失调综合征(SIADH):表现为低钠血症和低渗透压血症,出现厌食、恶心、呕吐等水中毒症状,还可伴有逐渐加重的嗜睡、易激动、定向障碍、癫痫样发作或昏迷等神经系统症状。低钠血症还可以由于异位心钠肽(ANP)分泌增多引起。大多数病人的症状可在初始化疗后 1～4 周内缓解。

(2)异位 ACTH 综合征:表现为库欣综合征(Cushing syndrome),如色素沉着、水肿、肌萎缩、低钾血症、代谢性碱中毒、高血糖或高血压等,但表现多不典型,向心性肥胖和紫纹罕见。由 SCLC 或类癌引起。

(3)高钙血症:轻症者表现口渴和多尿;重症者可有恶心、呕吐、腹痛、便秘,甚或嗜睡、昏迷。高钙血症是恶性肿瘤最常见的威胁生命的代谢并发症。切除肿瘤后血钙水平可恢复正常。常见于鳞癌病人。

(4)其他:异位分泌促性腺激素主要表现为男性轻度乳房发育,常伴有肥大性肺性骨关节病,多见于大细胞癌。因 5-羟色胺等分泌过多引起的类癌综合征,表现为喘息、皮肤潮红、水样腹泻、阵发性心动过速等,多见于 SCLC 和腺癌。

2. **骨骼-结缔组织综合征**(skeletal-connective tissue syndromes)

(1)原发性肥大性骨关节病(hypertrophic primary osteoarthropathy):30% 的病人有杵状指(趾),多为 NSCLC。受累骨骼可发生骨膜炎,表现疼痛、压痛、肿胀,多在上、下肢长骨远端。X 线显示骨膜增厚、新骨形成,γ-骨显像病变部位有核素浓聚。

(2)神经-肌病综合征(neurologic-myopathic syndromes):原因不明,可能与自身免疫反应或肿瘤产生的体液物质有关。

1)肌无力样综合征(Eaton-Lambert syndrome):类似肌无力的症状,即随意肌力减退。早期骨盆带肌群及下肢近端肌群无力,反复活动后肌力可得到暂时性改善。体检腱反射减弱。有些病人化疗后症状可以改善。70% 以上病例对新斯的明试验反应欠佳,低频反复刺激显示动作电位波幅递减,高频刺激则引起波幅暂时性升高,可与重症肌无力鉴别。多见于 SCLC。

2)其他:多发性周围神经炎、亚急性小脑变性、皮质变性和多发性肌炎可由各型肺癌引起;而副肿瘤性脑脊髓炎、感觉神经病变、小脑变性、边缘叶脑炎和脑干脑炎由小细胞肺癌引起,常伴有各种抗神经元抗体的出现,如抗 Hu 抗体、抗 CRMP5 和 ANNA-3 抗体。

3. **血液学异常及其他** 1%～8% 的病人有凝血、血栓或其他血液学异常,包括游走性血栓性静脉炎(又称特鲁索综合征,Trousseau syndrome)、伴心房血栓的非细菌性血栓性心内膜炎、弥散性血管内凝血伴出血、贫血、粒细胞增多和红白血病(leukoerythroblastosis)。肺癌伴发血栓性疾病预后较差。

其他还有皮肌炎、黑棘皮症,发生率约 1%;肾病综合征和肾小球肾炎发生率≤1%。

【影像学及其他检查】

(一)影像学检查

1. **X 线胸片** 发现肺癌最常用的方法之一。但分辨率低,不易检出肺部微小结节和隐蔽部位的病灶,对早期肺癌的检出有一定的局限性。肺癌 X 线胸片常见特征如下。

（1）中央型肺癌:肿瘤生长在主支气管、叶或段支气管。①直接征象:向管腔内生长可引起支气管阻塞征象。多为一侧肺门类圆形阴影,边缘毛糙,可有分叶或切迹,与肺不张或阻塞性肺炎并存时,下缘可表现为倒 S 状影像,是右上叶中央型肺癌的典型征象(图 2-9-1)。②间接征象:由于肿瘤在支气管内生长,可使支气管部分或完全阻塞,形成局限性肺气肿、肺不张、阻塞性肺炎和继发性肺脓肿等征象。

（2）周围型肺癌:肿瘤发生在段以下支气管。早期多呈局限性小斑片状阴影,边缘不清,密度较淡,也可呈结节、球状、网状阴影或磨玻璃影,易误诊为炎症或结核。随着肿瘤增大,阴影逐渐增大,密度增高,呈圆形或类圆形,边缘常呈分叶状,伴有脐凹征或细毛刺,常有胸膜牵拉(图 2-9-2)。如肿瘤向肺门淋巴结转移,可见引流淋巴管增粗成条索状阴影伴肺门淋巴结增大。癌组织坏死与支气管相通后,表现为厚壁、偏心、内缘凹凸不平的癌性空洞(图 2-9-3)。继发感染时,空洞内可出现液平面。腺癌经支气管播散后,可表现为类似支气管肺炎的斑片状浸润阴影。侵犯胸膜时引起胸腔积液。侵犯肋骨则引起骨质破坏。

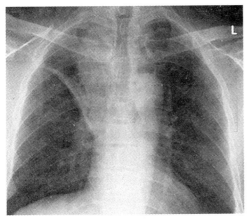

图 2-9-1　中央型肺癌

男性,60 岁。右上肺中央型肺癌并阻塞性肺不张、阻塞性肺炎。病理为肺鳞癌。

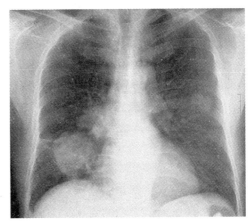

图 2-9-2　周围型肺癌

男性,52 岁。右下肺周围型肺癌并右肺门淋巴结、双肺转移。病理为肺高分化腺癌。

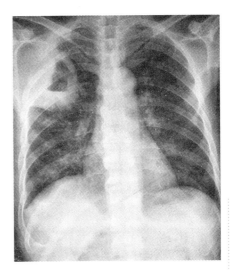

图 2-9-3　癌性空洞

2. **胸部 CT**　具有更高的分辨率,可发现肺微小病变和普通 X 线胸片难以显示的部位(如位于心脏后、脊柱旁、肺尖、肋膈角及肋骨头等)。增强 CT 能敏感地检出肺门及纵隔淋巴结肿大,有助于肺癌的临床分期。螺旋式 CT 可显示直径小于 5mm 的小结节、中央气道内和第 6~7 级支气管及小血管,明确病灶与周围气道和血管的关系。低剂量 CT 可以有效发现早期肺癌,已经取代 X 线胸片成为较敏感的肺结节评估工具。CT 引导下经皮肺病灶穿刺活检是重要的组织学诊断技术。应用 CT 模拟成像功能,可以引导支气管镜在气道内或经支气管壁进行病灶的活检。肺癌胸部 CT 常见表现见图 2-9-4~图 2-9-6。

3. **胸部 MRI**　与 CT 相比,在明确肿瘤与大血管之间的关系、发现脑实质或脑膜转移上有优越性,而在发现肺部小病灶(<5mm)方面则不如 CT 敏感。

4. **核素闪烁显像**

（1）骨 γ 闪烁显像:可以了解有无骨转移,其敏感性、特异性和准确性分别为 91%、88% 和 89%。若采用核素标记生长抑素类似物显像则更有助于 SCLC 的分期诊断。

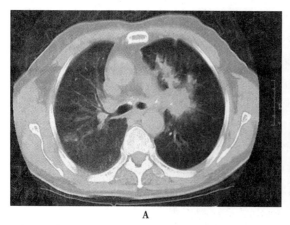
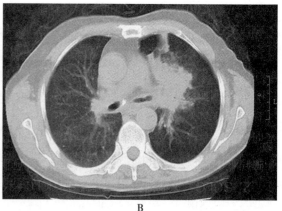

A　　　　　　　　　　　　　　　　B

图 2-9-4　小细胞肺癌

男性,59 岁。左肺中央型肺癌,累及左主支气管和上下叶支气管,左肺阻塞性肺炎,肺内多发转移灶。支气管镜病理活检为小细胞肺癌。

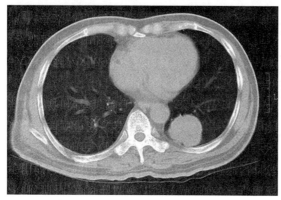
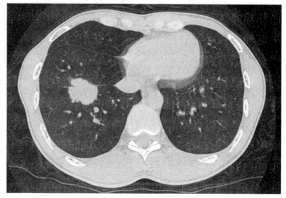

图 2-9-5　左下肺腺癌　　　　　　　　　　图 2-9-6　右下肺腺癌

男性,61 岁。左下肺周围型肺癌,病理为肺腺癌。　　男性,32 岁。右下肺周围型肺癌,病理为肺腺癌。

（2）正电子发射断层成像（PET）和 PET-CT:PET 通过跟踪正电子核素标记的化合物在体内的转移与转变,显示代谢物质在体内的生理变化,能无创性地显示人体内部组织与器官的功能,并可定量分析。PET-CT 是将 PET 和 CT 整合在一起,病人在检查时经过快速的全身扫描,可以同时获得 CT 解剖图像和 PET 功能代谢图像,可同时获得生物代谢信息和精准的解剖定位,对发现早期肺癌和其他部位的转移灶,以及肿瘤分期与疗效评价均优于任何现有的其他影像学检查。需要注意 PET-CT 阳性的病人仍然需要细胞学或病理学检查进行最终确诊。

（二）获得病理学诊断的检查

1. **痰液细胞学检查**　诊断中央型肺癌最简单方便的无创诊断方法,但有一定的假阳性和假阴性可能。要提高痰检阳性率,必须获得气道深部的痰液,及时送检,至少送检 3 次。敏感性<70%,分型较为困难,但特异性高。

2. **胸腔积液细胞学检查**　胸腔穿刺术可以获取胸腔积液进行细胞学检查,检出率 40%～90%,以明确病理和进行肺癌分期。胸腔积液离心沉淀的细胞块行石蜡包埋、切片和染色,可提高病理阳性诊断率。对位于其他部位的转移性浆膜腔积液亦可行穿刺获取病理证据。

3. **呼吸内镜检查**

（1）支气管镜:诊断肺癌的主要方法之一。支气管镜可进入 4～5 级支气管,帮助肉眼观察近端约 1/3 的支气管黏膜,并通过活检、刷检以及灌洗等方式进行组织学或细胞学取材,活检、刷检以及灌洗联合应用可以提高检出率。荧光支气管镜是利用肿瘤组织的自体荧光特性有别于正常组织这一原理开发出的气管镜检查技术,联合常规气管镜检查可明显提高对上皮细胞癌变和浸润性肺癌的诊断。对于常规支气管镜无法观察到的病灶,可根据病灶的部位和不同单位的具体条件,通过细或超细支气管镜、X线透视、径向超声探头、电磁导航支气管镜等引导支气管镜技术以获得病理标本。超声支气管镜(EBUS)引导下针吸活检术有助于明确大气道管壁浸润病变、气道外占位性病变和纵隔淋巴结的性质,同时有助于肺癌的TNM分期;外周病变可用小超声探头引导下肺活检。

(2)胸腔镜:用于经支气管镜等方法无法取得病理标本的胸膜下的病变,并可观察胸膜有无转移病变,为制订全面治疗方案提供可靠依据。

(3)纵隔镜:纵隔镜检查取样较多,是鉴别伴纵隔淋巴结肿大的良恶性疾病的有效方法,也是评估肺癌分期和术前评估淋巴结分期的方法之一,但操作创伤及风险相对较大。

4. 针吸活检

(1)经胸壁穿刺肺活检:在X线透视、胸部CT或超声引导下可进行病灶针吸或切割活检。创伤小、操作简便,可迅速获得结果,适用于紧贴胸壁或离胸壁较近的肺内病灶。

(2)浅表淋巴结活检:锁骨上或腋窝肿大的浅表淋巴结可做针吸活检,也可通过手术对淋巴结活检或切除。操作简便,可在门诊进行。

5. 开胸肺活检　若经上述多项检查仍未能明确诊断,可考虑开胸肺活检。必须根据病人的年龄、肺功能等仔细权衡利弊后决定。

(三)肿瘤标志物检测　迄今尚无诊断敏感性和特异性高的肿瘤标志物。癌胚抗原(CEA)、神经特异性烯醇酶(NSE)、细胞角蛋白19片段(CYFRA21-1)和胃泌素释放肽前体(ProGRP)检测或联合检测时,对肺癌的诊断和病情的监测有一定参考价值。

(四)肺癌的基因诊断及其他　肺癌的发生认为是由于原癌基因的激活和抑癌基因的缺失所致,因此癌基因产物如 *MYC* 基因扩增、*RAS* 基因突变,抑癌基因 *RB1*、*TP53* 异常等有助于诊断早期肺癌。同时,基因检测可识别靶向药物最佳用药人群。目前主要检测NSCLC病人 *EGFR* 基因突变、间变性淋巴瘤激酶(ALK)融合基因和 *ROS1* 融合基因重排、*BRAF V600* 突变、*RET* 重排、*MET14* 外显子跳跃突变、*NTRK1/2/3* 重排,扩展基因包括 *MET* 扩增或过表达、*HER-2* 等。还可检测耐药基因,如 *EGFR* 耐药突变的 *T790M*、*C797S* 以及 *MET* 扩增检测等。当难以获取肿瘤组织标本时,可采用外周血游离肿瘤DNA(cell-free tumor DNA,ctDNA)作为补充标本评估基因突变状态,即所谓的"液体活检"。抗程序性细胞死亡蛋白配体1(PD-L1)免疫组化检测可筛选对免疫检查点抑制剂(immune-checkpoint inhibitor)可能获益的NSCLC病人。肿瘤突变负荷(tumor mutation burden,TMB)可能是预测免疫治疗效果的又一标志物,但目前其检测方法及阈值的选择上还无统一的标准。

【诊断与鉴别诊断】

(一)诊断　肺癌诊断可按下列步骤进行。

1. CT确定部位　有临床症状或放射学征象怀疑肺癌的病人先行胸部和腹部CT检查,发现肿瘤的原发部位、纵隔淋巴结侵犯和其他解剖部位的播散情况。

2. 组织病理学诊断　怀疑肺癌的病人必须获得组织学标本诊断。肿瘤组织多可通过微创技术获取,如支气管镜、胸腔镜。但不推荐单一痰细胞学确诊肺癌。浅表可扪及的淋巴结或皮肤转移也应活检。如怀疑远处转移病变,也应获得组织标本,如软组织肿块、溶骨性病变、骨髓、胸膜或肝病灶。胸腔积液则应获得足量的细胞团,或胸腔镜检查。目前建议对高度怀疑为Ⅰ期和Ⅱ期肺癌可直接手术切除。

3. 分子病理学诊断　有条件者应在病理学确诊的同时,检测肿瘤组织的 *EGFR* 基因突变、*ALK* 融合基因、*ROS1* 融合基因、*BRAF V600*、*RET*、*MET14* 外显子跳跃突变、*KRAS* 和 *NTRK* 等,NSCLC也可考虑检测 *PD-L1* 的表达水平,以利于制订个体化的治疗方案。

(二)鉴别诊断　肺癌常与某些肺部疾病共存,或其影像学的表现与某些疾病相类似,故常易误诊或漏诊,临床应与下列疾病鉴别。

1. 肺结核

（1）肺结核球：见于年轻病人，多无症状。病灶多位于肺上叶尖后段和下叶背段，边界清楚，密度高，可有包膜，有时含钙化点，周围有纤维结节状病灶，多年不变。

（2）肺门淋巴结结核：易与中央型肺癌相混淆，多见于儿童、青年，有发热、盗汗等结核中毒症状。结核菌素试验常阳性，抗结核治疗有效。

（3）急性粟粒性肺结核：年龄较轻，有发热、盗汗等全身中毒症状。X 线影像表现为细小、分布均匀、密度较淡的粟粒样结节病灶。腺癌（旧称细支气管肺泡癌）两肺多有大小不等的结节状播散病灶，边界清楚，密度较高，进行性发展和增大。

2. 肺炎 有发热、咳嗽、咳痰等症状，抗生素治疗有效。若无中毒症状，抗生素治疗后肺部阴影吸收缓慢，或同一部位反复发生肺炎时，应考虑肺癌的可能。肺部慢性炎症机化，形成团块状的炎性假瘤，也易与肺癌相混淆。但炎性假瘤往往形态不整，边缘不齐，核心密度较高，易伴有胸膜增厚，病灶长期无明显变化。

3. 肺脓肿 起病急，中毒症状严重，寒战、高热、咳嗽、咳大量脓臭痰等症状。影像学可见均匀的大片状阴影，空洞内常见液平面。癌性空洞病人一般不发热，继发感染时，可有肺脓肿的临床表现，影像学癌肿空洞偏心、壁厚、内壁凹凸不平。支气管镜和痰脱落细胞学检查有助于鉴别。

4. 结核性胸膜炎 应与癌性胸腔积液相鉴别。可参阅本书第十三章胸膜疾病。

5. 肺隐球菌病 可肺内单发或多发结节和肿块，大多位于胸膜下，单发病变易与周围型肺癌混淆。肺活检和血清隐球菌荚膜多糖抗原检测有助于鉴别。

6. 其他 如肺良性肿瘤、淋巴瘤等，需通过组织病理学鉴别。

【肺癌临床分期】 2023 年国际肺癌研究学会（IASLC）公布了第 9 版肺癌 TNM 分期系统修订稿，见表 2-9-1、表 2-9-2。对于 SCLC，亦可分为局限期和广泛期。局限期指病灶局限于同侧半胸，能安全地被单个放射野包围；广泛期指病灶超过同侧半胸，包括了恶性胸腔积液或心包积液以及血行转移等。

表 2-9-1 肺癌的 TNM 分期

原发肿瘤（T）

T_X：未发现原发肿瘤，或通过痰细胞学或支气管灌洗发现癌细胞，但影像学及支气管镜无法发现

T_0：无原发肿瘤的证据

T_{is}：原位癌

T_1：肿瘤最大径≤3cm，周围包绕肺组织及脏胸膜，支气管镜见肿瘤侵及叶支气管，未侵及主支气管

T_{1a}：肿瘤最大径≤1cm

T_{1b}：肿瘤最大径 1～2cm

T_{1c}：肿瘤最大径>2～3cm

T_2：肿瘤最大径>3～5cm；侵犯主支气管（不常见的表浅扩散型肿瘤，不论体积大小，侵犯限于支气管壁时，虽可能侵犯主支气管，仍为 T_1），但未侵及隆突；侵及脏胸膜；有阻塞性肺炎或者部分或全肺不张。符合以上任何一个条件即归为 T_2

T_{2a}：肿瘤最大径>3～4cm

T_{2b}：肿瘤最大径>4～5cm

T_3：肿瘤最大径>5～7cm；直接侵及以下任何一个器官，包括：胸壁（包含肺上沟瘤）、膈神经、心包；全肺肺不张肺炎；同一肺叶出现孤立性癌结节。符合以上任何一个条件即归为 T_3

T_4：肿瘤最大径>7cm；无论大小，侵及以下任何一个器官，包括：纵隔、心脏、大血管、隆突、喉返神经、主气管、食管、椎体、膈肌；同侧不同肺叶内出现孤立癌结节

区域淋巴结（N）

N_X：区域淋巴结无法评估

N_0：无区域淋巴结转移

N_1：同侧支气管周围及（或）同侧肺门淋巴结以及肺内淋巴结转移，包括原发肿瘤直接侵及的肺内淋巴结

续表

N_2:同侧纵隔内及(或)隆突下淋巴结转移

N_{2a}:同侧纵隔内(或隆突下)淋巴结单发转移

N_{2b}:同侧纵隔内及(或)隆突下淋巴结多发转移

N_3:对侧纵隔、对侧肺门、同侧或对侧前斜角肌及锁骨上淋巴结转移

远处转移(M)

M_X:远处转移无法评估

M_0:无远处转移

M_1:远处转移

M_{1a}:局限于胸腔内,包括胸膜播散(恶性胸腔积液、心包积液或胸膜结节)以及对侧肺叶出现癌结节

M_{1b}:远处器官单发转移灶

M_{1c}:多个或单个器官多处转移

M_{1c1}:单个胸腔外器官内的多发转移

M_{1c2}:多个胸腔外器官的多发转移

表 2-9-2 TNM 与临床分期的关系

临床分期	TNM 分期
隐性癌	$T_X N_0 M_0$
0 期	$T_{is} N_0 M_0$
I A 期:I A1	$T_{1a} N_0 M_0$
I A2	$T_{1b} N_0 M_0$
I A3	$T_{1c} N_0 M_0$
I B 期	$T_{2a} N_0 M_0$
II A 期	$T_1 N_1 M_0$;$T_{2b} N_0 M_0$
II B 期	$T_3 N_0 M_0$;$T_{2a\sim2b} N_1 M_0$;$T_1 N_{2a} M_0$
III A 期	$T_4 N_0 M_0$;$T_3 N_{1\sim2a} M_0$;$T_{2a\sim2b} N_{2a} M_0$;$T_{1a\sim1c} N_{2b} M_0$
III B 期	$T_4 N_{2a\sim2b} M_0$;$T_3 N_{2b} M_0$;$T_{1a\sim2b} N_3 M_0$
III C 期	$T_{3\sim4} N_3 M_0$
IV A 期	$T_{1\sim4} N_{0\sim3} M_{1a\sim1b}$
IV B 期	$T_{1\sim4} N_{0\sim3} M_{1c1\sim2}$

【治疗】 肺癌的治疗应当根据病人的体力活动状态(PS)评分(表 2-9-3)、病理学类型(包括分子病理诊断)、侵及范围(临床分期),采取多学科综合治疗模式,强调个体化治疗。有计划、合理地应用手术、化疗、生物靶向、免疫治疗和放射治疗等手段,以期达到根治或最大程度控制肿瘤,提高治愈率,改善病人的生活质量,延长生存期的目的。

表 2-9-3 体力活动状态(PS)评分

评分	体力活动状态
0 分	正常
1 分	可自由行走或从事轻体力劳动,包括一般家务及办公室活动
2 分	可自由行走及生活自理,但失去工作能力,日间不少于一半时间可起床活动
3 分	生活部分自理,日间一半时间卧床
4 分	卧床不起,生活不能自理

（一）**手术治疗** 是早期肺癌的最佳治疗方法,分为根治性与姑息性手术,应当力争根治性切除,以期达到切除肿瘤、减少肿瘤转移和复发的目的,并可进行 TNM 分期,指导术后综合治疗。

1. NSCLC 主要适用于 I 期及 II 期病人,根治性手术切除是首选的治疗手段,T_3N_1 和 $T_4N_{0\sim1}$ 和部分 $T_{1\sim3}N_2$ 的 IIIa 期病人需通过多学科讨论采取综合治疗的方法,包括手术治疗联合术后化疗或序贯放化疗,或同步放化疗等。除了 I 期外,II～III 期肺癌根治性手术后需术后辅助化疗。术前化疗(新辅助化疗)可使原先不能手术的病人降低 TNM 分期而可以手术。术后根据病人最终病理 TNM 分期、切缘情况,选择再次手术、术后辅助靶向治疗、化疗、免疫治疗或放疗。对不能耐受肺叶切除的病人也可考虑行楔形切除。

2. SCLC 90% 以上就诊时已有胸内或远处转移,一般不推荐手术治疗。如经病理学纵隔分期方法如纵隔镜、纵隔切开术等检查阴性的 $T_{1\sim2}N_0$ 的病人,可考虑肺叶切除和淋巴结清扫,单纯手术无法根治 SCLC,因此所有术后的 SCLC 病人均需采用含铂的两药化疗方案化疗 4～6 个疗程。

（二）**药物治疗** 主要包括化疗、免疫治疗和靶向治疗/应用抗血管生成药,用于肺癌晚期或复发病人的治疗。化疗及免疫治疗还可用于手术后病人的辅助化疗、术前新辅助化疗及放疗的联合治疗等。

化疗应当严格掌握适应证,充分考虑病人的疾病分期、体力状况、自身意愿、药物不良反应、生活质量等,避免治疗过度或治疗不足。如病人体力状况评分≤2 分,重要脏器功能可耐受者可给予化疗。常用的药物包括铂类(顺铂、卡铂)、吉西他滨、培美曲塞、紫杉类(紫杉醇、多西他赛)、长春瑞滨、依托泊苷和喜树碱类似物(伊立替康)等。目前一线化疗推荐含铂的两药联合方案,二线化疗推荐多西他赛或培美曲塞单药治疗。一般治疗 2 个周期后评估疗效,密切监测及防治不良反应,并酌情调整药物和/或剂量。

靶向治疗是以肿瘤组织或细胞的驱动基因变异以及肿瘤相关信号通路的特异性分子为靶点,利用分子靶向药物特异性阻断该靶点的生物学功能,选择性从分子水平逆转肿瘤细胞的恶性生物学行为,从而达到抑制肿瘤生长甚至使肿瘤消退的目的。目前靶向治疗主要应用于非小细胞肺癌中的腺癌病人,例如以 *EGFR* 突变阳性为靶点 EGFR-酪氨酸激酶抑制剂(EGFR-TKI)的厄洛替尼(erlotinib)、吉非替尼(gefitinib)、阿法替尼(afatinib)、奥希替尼(osimertinib)、阿美替尼(almonertinib),*ALK* 重排阳性为靶点的克唑替尼(crizotinib)、艾乐替尼(alectinib)、色瑞替尼(ceritinib)、洛拉替尼(loratinib)、恩沙替尼(ensartinib)等,*ROS1* 重排阳性为靶点的克唑替尼或恩曲替尼(entrutinib),*MET14* 外显子跳跃突变为靶点的谷美替尼(glumetinib),*BRAF V600* 突变阳性为靶点的达拉非尼(dabrafenib)联合曲美替尼(trametinib)和 *RET* 融合基因阳性的塞普替尼(septinib)可用于一线治疗或化疗后的维持治疗,对不适合根治性治疗局部晚期和转移的 NSCLC 有显著的治疗作用,并可延长病人的生存期。靶向治疗成功的关键是选择特异性的标靶人群。

此外,肿瘤血管生成是恶性肿瘤十大特征之一,血管内皮生长因子(VEGF)和 VEGF 受体 2 (VEGFR2)结合所介导的信号通路可以控制血管内皮细胞的增殖、存活和迁移,最终导致新生血管形成。肿瘤的发生、发展和转移都依赖于血管生成,而抗 VEGF 治疗可以有效抑制肿瘤生长并阻止其转移。靶向抗血管生成是治疗肺癌的有效途径之一。目前靶向 VEGF 通路的血管生成抑制剂主要有以下 3 类:①VEGF 单克隆抗体(贝伐珠单抗);②VEGFR 单克隆抗体(雷莫芦单抗);③VEGFR 酪氨酸激酶抑制剂(索拉菲尼、安罗替尼、尼达尼布、阿帕替尼、瑞戈非尼等)。近年来研究提示,抗血管生成治疗联合化疗、靶向治疗和免疫治疗或单药治疗应用于晚期肺癌均已获得明显疗效。其中贝伐珠单抗(bevacizumab),联合化疗能明显提高晚期 NSCLC 的化疗效果并延长肿瘤中位进展时间;安罗替尼是我国自主研发的一种口服、新型小分子多靶点酪氨酸激酶抑制剂,具有抗肿瘤血管生成和抑制肿瘤生长的双重作用,目前对于晚期 NSCLC 病人三线及以上治疗可明显延长其中位无疾病进展时间及生存时间。

免疫检查点抑制剂(ICIs)采用针对免疫检查点 PD-(L)1 的单克隆抗体可抑制 PD-1 与肿瘤细胞

表面的 PD-L1 结合,产生一系列抗肿瘤的免疫作用,从而达到抗肿瘤的作用。近年来,ICIs 为晚期驱动基因阴性 NSCLC 的治疗带来重大突破,病人 5 年生存率从化疗时代的 5% 提升至 13.4%～23.2%,ICIs 已成为晚期 NSCLC 的标准治疗。常用免疫检查点抑制剂包括帕博利珠单抗、阿替利珠单抗、卡瑞利珠单抗、信迪利单抗、替雷利珠单抗、舒格利单抗、特瑞普利单抗、阿得贝利单抗。

1. NSCLC　对化疗的反应较差,对于晚期和复发 NSCLC 病人联合化疗方案可缓解症状及提高生活质量,提高生存率,约 30%～40% 的部分缓解率,近 5% 的完全缓解率,中位生存期 9～10 个月,1 年生存率为 30%～40%。目前一线化疗推荐含铂两药联合化疗,如卡铂或顺铂加上紫杉醇、长春瑞滨、吉西他滨、培美曲塞或多西他赛等,治疗 4～6 个周期。对于化疗后肿瘤缓解或疾病稳定而没有发生进展的病人,可给予维持治疗。一线治疗失败者,推荐多西他赛或培美曲赛单药二线化疗,若一线治疗未接受免疫治疗者也可推荐二线治疗使用 ICIs。

对 EGFR 突变阳性的Ⅳ期 NSCLC,一线给予 EGFR-TKI(奥希替尼、阿美替尼、厄洛替尼、吉非替尼和阿法替尼)治疗较一线含铂的两药化疗方案,其治疗反应、无进展生存率(PFS)更具优势,且毒性反应更低。也可用于化疗无效的二线或三线口服治疗。如发生耐药(一般在治疗后 9～13 个月)或疾病进展,如 T790M 突变,可使用奥希替尼、阿美替尼或伏美替尼。对于 ALK 和 ROS1 重排阳性的病人可选择克唑替尼/色瑞替尼等 ALK 抑制剂治疗。对于Ⅳ期非鳞状细胞癌的 NSCLC,若病人无咯血及脑转移,可考虑在化疗基础上联合抗肿瘤血管药物如贝伐珠单抗。若 PD-L1 表达阳性(≥1%)的驱动基因阴性的 NSCLC 病人一线推荐化疗联合免疫治疗;若 PD-L1 高表达(≥50%)的驱动基因阴性的 NSCLC 病人免疫检查点抑制剂治疗获益更明显,也可免疫单药治疗。

2. SCLC　对化疗非常敏感,是治疗的基本方案。一线化疗药物包括依托泊苷或伊立替康联合顺铂或卡铂,共 4～6 个周期。手术切除的病人推荐辅助化疗。对于局限期 SCLC(Ⅱ～Ⅲ期)病人推荐放、化疗为主的综合治疗。对于广泛期病人则以化疗联合免疫治疗为主的综合治疗,常用方案包括依托泊苷+卡铂+阿替利珠单抗、依托泊苷+铂类+度伐利尤单抗、依托泊苷+铂类+阿得贝利单抗或依托泊苷+铂类+斯鲁利单抗。广泛期和脑转移病人,取决于病人是否有神经系统症状,可在全脑放疗之前或之后给予化疗。大多数局限期和几乎所有的广泛期 SCLC 都会复发。复发 SCLC 病人根据复发类型选择二线化疗方案或一线化疗方案的再次使用。

(三) 放射治疗　可分为根治性放疗、姑息性放疗、辅助放疗、新辅助化放疗和预防性放疗等。根治性放疗用于病灶局限、因解剖原因不便手术或其他原因不能手术者,若辅以化疗,可提高疗效;姑息性放疗目的在于抑制肿瘤的发展,延迟肿瘤扩散和缓解症状,对肺癌引起的顽固性咳嗽、咯血、肺不张、上腔静脉阻塞综合征有肯定疗效,也可缓解骨转移性疼痛和脑转移引起的症状。辅助放疗适用于术前放疗、术后切缘阳性的病人。预防性放疗适用于全身治疗有效的小细胞肺癌病人全脑放疗。

放疗通常联合化疗治疗肺癌,因分期、治疗目的和病人一般情况的不同,联合方案可选择同步放化疗、序贯放化疗。接受放化疗的病人,潜在毒副反应会增大,应当注意对肺、心脏、食管和脊髓的保护;治疗过程中应当尽可能避免因毒副反应处理不当导致放疗的非计划性中断。

肺癌对放疗的敏感性,以 SCLC 为最高,其次为鳞癌和腺癌,故照射剂量以 SCLC 最小,腺癌最大。一般 40～70Gy 为宜,分 5～7 周照射,常用的放射线有 ^{60}钴 γ 射线,电子束 β 射线和中子加速器等。应注意减少和防止白细胞减少、放射性肺炎和放射性食管炎等放疗不良反应。对全身情况太差,有严重心、肺、肝、肾功能不全者应列为禁忌。放疗时可合理使用更安全、先进的技术,如三维适形放疗技术(3DCRT)和调强放疗技术(IMRT)等。

1. NSCLC　主要适用于:①局部晚期病人,需与化疗结合进行;②因身体原因不能手术的早期 NSCLC 病人的根治性治疗;③选择性病人的术前、术后辅助治疗;④局部的复发与转移治疗;⑤晚期不可治愈病人的姑息性治疗。

2. SCLC　主要适用于:①局限期 SCLC 经全身化疗后部分病人可以达到完全缓解,但胸内复发和脑转移的风险很高,加用胸部放疗和预防性颅脑放疗不仅可以显著降低局部复发率和脑转移,死亡风险也显著降低。②广泛期 SCLC 病人,远处转移病灶经过化疗控制后,加用胸部放疗也可以提高肿瘤控制率,延长生存期。

(四)介入治疗

1. 支气管动脉灌注化疗 适用于失去手术指征,全身化疗无效的晚期病人。此方法毒副作用小,可缓解症状,减轻病人痛苦。

2. 经支气管镜介入治疗 ①血卟啉染料激光治疗和 YAG 激光切除治疗:切除气道腔内肿瘤,解除气道阻塞和控制出血,可延长病人的生存期。②经支气管镜行腔内放疗:可缓解肿瘤引起的阻塞和咯血症状。③超声引导下的介入治疗:可直接将抗肿瘤药物等注入肿瘤组织内。

(五)中医药治疗

中医有许多单方、验方,与西药协同治疗肺癌,可减少病人化疗、放疗时的不良反应,促进机体抵抗力的恢复。

【预防】 肺癌预防包括三级预防措施:一级预防指病因预防,提高机体防癌能力,防患于未然。通过去除多种致癌、促癌因素,包括戒烟、改善空气污染、合理饮食、避免劳累等,改造有害环境(生活及职业环境)和改变不良的生活习惯,来消除或减少致癌、促癌因素,从而预防癌症的发生。二级预防指临床前预防。肺癌的治疗效果与预后取决于早诊早治,尽早发现高危人群尤为重要。要求对肺癌高危人群进行肿瘤的筛检普查。多年来国内外一直致力于通过筛查来实现肺癌的早诊早治,并最终降低肺癌相关死亡率。2011 年美国国家肺癌筛查试验的随机对照研究结果显示,与 X 线摄影相比,采用低剂量计算机体层摄影(low-dose computed tomography,LDCT)对肺癌高危人群进行筛查,可使肺癌死亡率下降 20%。欧美多家权威医学组织的肺癌筛查指南均推荐在高危人群中采用 LDCT 进行肺癌筛查。近年来,我国越来越多的医疗机构已开展或拟开展 LDCT 肺癌筛查,但国内对于这方面的认识及诊疗水平存在较大差异。三级预防指临床防治或康复性预防。其目的是减少癌症病人并发症,防止病情恶化,防止残疾,以提高生活质量。三项任务缺一不可,且相互联系,构成预防肺部肿瘤的全部。

【预后】 肺癌的预后取决于早发现、早诊断、早治疗。由于早期诊断不足致使肺癌的预后差,约 80% 的病人在确诊后 5 年内死亡,只有 15% 的病人在确诊时病变局限,其 5 年生存率可达 50%。

(秦茵茵)

本章思维导图

第十章 | 间质性肺疾病

间质性肺疾病（interstitial lung disease，ILD）亦称弥漫性实质性肺疾病（diffuse parenchymal lung disease，DPLD），是一组主要累及肺间质和肺泡腔、导致肺泡-毛细血管功能单位丧失的弥漫性肺疾病。临床主要表现为进行性加重的呼吸困难、限制性通气功能障碍伴弥散功能降低、低氧血症以及影像学上的双肺弥漫性病变，ILD 可最终发展为弥漫性肺纤维化和蜂窝肺，导致呼吸衰竭而死亡。

第一节 | 间质性肺疾病的分类

间质性肺疾病包括 200 多种急性和慢性肺部疾病，既有临床常见病，也有临床少见病，其中大多数疾病的病因还不明确。根据病因、临床和病理特点，2002 年美国胸科学会（ATS）和欧洲呼吸学会（ERS）将 ILD 按以下分类：①已知原因的 ILD；②特发性间质性肺炎（idiopathic interstitial pneumonia，IIP）；③肉芽肿性 ILD；④其他罕见 ILD（表 2-10-1）。其中特发性间质性肺炎是一组病因不明的间质性肺炎。2013 年 ATS/ERS 将 IIP 进一步分为三大类：①主要的特发性间质性肺炎；②少见的特发性间质性肺炎；③未能分类的特发性间质性肺炎（表 2-10-2）。

表 2-10-1　间质性肺疾病的临床分类

1. 已知原因的 ILD

　1.1 职业或环境因素相关

　　吸入致敏原——过敏性肺炎

　　吸入有害粉尘——尘肺病如石棉肺、硅沉着病、硬金属尘肺等

　1.2 药物或治疗相关

　　药物如胺碘酮、博来霉素、甲氨蝶呤、抗肿瘤靶向治疗（如 EGFR-TKI）、免疫治疗（如 PD-1/PD-L1 单克隆抗体），放射线治疗，高浓度氧疗

　1.3 结缔组织疾病（connective tissue diseases，CTD）或血管炎相关

　　系统性硬化症、类风湿关节炎、特发性炎性肌病、干燥综合征、系统性红斑狼疮

　　ANCA 相关性血管炎：坏死性肉芽肿性多血管炎、变应性肉芽肿性多血管炎、显微镜下多血管炎

2. 特发性间质性肺炎

3. 肉芽肿性 ILD

　　结节病（sarcoidosis）

4. 罕见 ILD

　4.1 肺淋巴管平滑肌瘤病（pulmonary lymphangioleiomyomatosis，PLAM）

　4.2 肺朗格汉斯细胞组织细胞增生症（pulmonary Langerhans cell histiocytosis，PLCH）

　4.3 慢性嗜酸性粒细胞性肺炎（chronic eosinophilic pneumonia，CEP）

　4.4 肺泡蛋白沉积症（pulmonary alveolar proteinosis，PAP）

　4.5 特发性肺含铁血黄素沉着症（idiopathic pulmonary haemosiderosis，IPH）

　4.6 肺泡微石症（pulmonary alveolar microlithiasis，PAM）

　4.7 肺淀粉样变（pulmonary amyloidosis）

表 2-10-2　特发性间质性肺炎的分类

分类		临床-影像-病理诊断	相应影像和/或组织病理形态学类型
主要的 IIP	慢性纤维化性 IP	特发性肺纤维化（IPF）	普通型间质性肺炎（UIP）
		特发性非特异性间质性肺炎（iNSIP）	非特异性间质性肺炎（NSIP）
	吸烟相关性 IP	呼吸性细支气管炎伴间质性肺疾病（RB-ILD）	呼吸性细支气管炎（RB）
		脱屑性间质性肺炎（DIP）	DIP
	急性/亚急性 IP	隐源性机化性肺炎（COP）	机化性肺炎（OP）
		急性间质性肺炎（AIP）	弥漫性肺泡损伤（DAD）
罕见的 IIP		特发性淋巴细胞性间质性肺炎（iLIP）	LIP
		特发性胸膜肺实质弹力纤维增生症（iPPFE）	PPFE
未分类的 IIP			

注：IPF，idiopathic pulmonary fibrosis；NSIP，nonspecific interstitial pneumonia；COP，cryptogenic organizing pneumonia；AIP，acute interstitial pneumonia；RB-ILD，respiratory bronchiolitis-interstitial lung disease；DIP，desquamative interstitial pneumonia；LIP，lymphoid interstitial pneumonia；PPFE，pleuroparenchymal fibroelastosis；UIP，usual interstitial pneumonia；DAD：diffuse alveolar damage。

【诊断】　临床诊断某一种 ILD 是一个动态的过程，需要临床、放射和病理科医生的密切合作，根据所获得的完整资料对先前的诊断进行验证或修订（图 2-10-1）。

（一）临床表现

1. 症状　不同 ILD 临床表现不完全一样，多数隐匿起病。呼吸困难/气短是最常见的症状，疾病早期仅在活动时出现，随着疾病进展呈进行性加重。其次是咳嗽，多为持续性干咳，少有咯血、胸痛和喘鸣。如果病人还有全身症状如发热、皮疹、肌肉关节疼痛、关节肿胀、口干、眼干等，通常提示可能存在潜在的结缔组织疾病等。

2. 相关病史　重要的既往史包括结缔组织疾病、肿瘤、脏器移植、心脏病等；药物应用史，尤其一些可以诱发肺纤维化的药物，如胺碘酮、甲氨蝶呤、抗肿瘤靶向治疗（如 EGFR-TKI）、免疫治疗（如 PD-1/PD-L1 单克隆抗体）；肺纤维化家族史；吸烟史包括每天吸烟支数、烟龄及戒烟时间；职业或家居环境暴露史，禽类及发霉环境接触史。这些病史的详细了解对于明确 ILD 的病因具有重要作用。

3. 体征

（1）爆裂音或 Velcro 啰音：两肺底闻及的吸气末细小的干性爆裂音或 Velcro 啰音是 ILD 的常见体征，尤其是 IPF，也是早期体征。

（2）杵状指：是 ILD 病人一个比较常见的体征，通常提示长期的肺结构破坏和肺功能受损，多见于 IPF。

（3）肺动脉高压和肺心病的体征：ILD 进展到晚期，可以出现肺动脉高压和肺心病，进而表现为发绀、呼吸急促、$P_2 > A_2$、下肢水肿等体征。

（4）系统疾病体征：皮疹、关节肿胀、变形等可能提示结缔组织疾病等。

（二）影像学评价　绝大多数 ILD 病人 X 线胸片显示弥漫性浸润性阴影，但不具备诊断意义，X线胸片正常也不能除外 ILD。胸部高分辨率 CT（HRCT）更能细致地显示肺实质异常的程度和性质，能发现 X 线胸片不能显示的病变，是诊断 ILD 的重要工具。ILD 的 HRCT 表现包括网格影、蜂窝影、弥漫性微结节影、牵拉性支气管扩张、磨玻璃样变、肺泡实变、小叶间隔增厚、胸膜下线、囊性病变等。

（三）肺功能　ILD 病人以限制性通气功能障碍和气体交换障碍为特征，限制性通气功能障碍表现为肺总量（TLC）、肺活量（VC）和用力肺活量（FVC）均减少，肺顺应性降低。第一秒用力呼气容

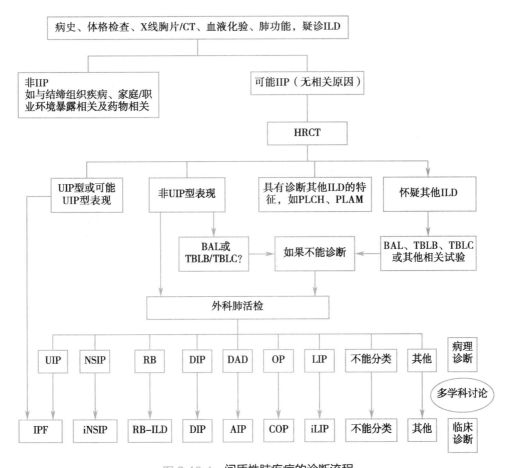

图 2-10-1　间质性肺疾病的诊断流程

UIP, 普通型间质性肺炎;RB, 呼吸性细支气管炎(respiratory bronchiolitis);DAD, 弥漫性肺泡损伤
(diffuse alveolar damage);OP, 机化性肺炎(organizing pneumonia)。

积/用力肺活量(FEV$_1$/FVC)正常或增加。气体交换障碍表现为肺一氧化碳弥散量(D$_L$CO)减少,静息时或运动时肺泡-动脉血氧分压差[P$_{(A-a)}$O$_2$]增加和低氧血症。

(四)实验室检查　常规进行全血细胞学、尿液分析、生物化学及肝肾功能、红细胞沉降率(ESR)、C 反应蛋白(CRP)检查,结缔组织疾病相关的自身抗体如类风湿因子(RF)、抗核抗体(ANA)、抗中性粒细胞质抗体(ANCA)、抗环瓜氨酸肽抗体、炎性肌病抗体等检查。酌情进行巨细胞病毒(CMV)或肺孢子菌(机会性感染)、肿瘤细胞(怀疑肿瘤)等检查,这些检查对 ILD 的病因或伴随疾病具有提示作用。

(五)支气管镜检查　支气管镜检查并进行支气管肺泡灌洗(bronchoalveolar lavage,BAL)或/和经支气管肺活检(transbronchial lung biopsy,TBLB)/经支气管冷冻肺活检(transbronchial lung cryobiopsy,TBLC)对于了解弥漫性肺部渗出性病变的性质、鉴别 ILD 分型具有很大帮助。正常支气管肺泡灌洗液(BALF)细胞学分类为巨噬细胞>85%,淋巴细胞≤7%~15%,中性粒细胞≤3%,嗜酸性粒细胞≤1%。如果 BALF 细胞学分析显示淋巴细胞、嗜酸性粒细胞或中性粒细胞增加,各自具有特定的临床意义,能够帮助临床医生缩小鉴别诊断的范围。TBLB 取材较小,很多情况下不足以诊断 ILD 的具体类型。近年来逐渐发展的 TBLC 可以取得较大块的肺组织,更好地观察肺脏的结构变化,对 ILD 诊断分型有更大帮助,显示出较好的临床应用前景。

(六)外科肺活检　外科肺活检包括开胸肺活检(open lung biopsy,OLB)和电视辅助胸腔镜肺活检(video assisted thoracoscopy surgical lung biopsy,VATS-SLB)。对于基于临床、胸部 HRCT 特征,甚至 BAL 和 TBLB/TBLC 等不能明确诊断的 ILD,通常需要外科肺活检明确病理改变和确诊。

第二节 | 特发性肺纤维化

特发性肺纤维化(idiopathic pulmonary fibrosis,IPF)是一种慢性、进行性、纤维化性间质性肺炎,组织学和/或胸部 HRCT 特征性表现为 UIP,病因不清,好发于老年人。

【流行病学】 IPF 是临床最常见的一种特发性间质性肺炎,其发病率呈现上升趋势。美国 IPF 的患病率和年发病率分别是(14～42.7)/10 万人口和(6.8～16.3)/10 万人口。我国缺乏相应的流行病学资料,但是临床实践中发现近年来 IPF 病例呈明显增多的趋势。

【病理改变】 普通型间质性肺炎(UIP)是 IPF 的特征性病理改变类型。UIP 的组织学特征是病变呈致密纤维化、斑片状分布,主要累及胸膜下或小叶间隔。低倍镜下病变时相不一,表现出纤维化病变和正常肺组织相邻存在,致密的纤维瘢痕区伴散在的成纤维细胞灶形成。

【病因和发病机制】 目前为止有关 IPF 的病因仍不清楚。但是认识到遗传易感、衰老、吸烟、环境暴露、病原微生物、慢性吸入等增加 IPF 发生的风险。

IPF 的发病机制还不十分清楚。目前认为 IPF 起源于肺泡上皮反复微小损伤后的异常修复。主要机制包括:①端粒酶基因变异、端粒缩短,导致老化加速;②肺泡上皮损伤和异常激活,细胞自噬降低,产生促纤维化因子如转化生长因子 β(TGF-β)、血小板源生长因子(PDGF)等形成局部促纤维化微环境,干扰上皮再生;③成纤维细胞增生激活转变为肌成纤维细胞,产生过量的细胞外基质沉积,导致纤维瘢痕与蜂窝囊形成,肺结构破坏和功能丧失。肺脏巨噬细胞 M1 型向 M2 型转化、*MUC5B* 和 *TOLLIP* 基因变异、微生态改变以及宿主对微生物的反应在肺纤维化形成中发挥了重要作用。

【临床表现】 多于 50 岁以后发病,呈隐匿起病,主要表现为活动性呼吸困难,渐进性加重,常伴干咳。全身症状不明显,可以有不适、乏力和体重减轻等,但很少发热。75% 的病人有吸烟史。

约半数病人可见杵状指,90% 的病人可在双肺基底部闻及吸气末细小的 Velcro 啰音。在疾病晚期可出现明显发绀、肺动脉高压和右心功能不全征象。

【辅助检查】

1. **胸部 X 线** 通常显示双肺外带、胸膜下和基底部分布明显的网状或网结节模糊影,伴有蜂窝样变和下叶肺容积缩小(图 2-10-2)。

2. **胸部 HRCT** 可以显示 UIP 的特征性改变(图 2-10-3)。HRCT 的典型 UIP 表现为:①病变呈网格、蜂窝样改变伴或不伴牵拉支气管扩张;②病变以胸膜下、基底部分布为主,与病理诊断 UIP 的符合率大于 90%。可能 UIP 表现为:①病变呈网格改变伴牵拉支气管扩张,缺乏蜂窝样改变;②病变以胸膜下、基底部分布为主,与病理诊断 UIP 的符合率达 70%～89%,因此 HRCT 已成为诊断 IPF 的重要方法,可以替代外科肺活检。凡不符合上述 UIP 的特征性分布和表现形式则可能为不确定 UIP 或非 UIP,则需要活检病理诊断。

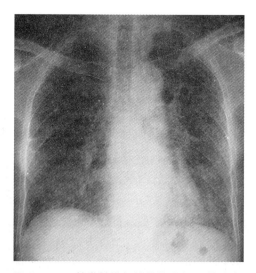

图 2-10-2 特发性肺纤维化的胸部 X 线改变
X 线胸片显示双肺弥漫网状影,胸膜下和基底部尤为明显。

3. **肺功能** 主要表现为限制性通气功能障碍、弥散量降低伴低氧血症或 I 型呼吸衰竭。早期静息肺功能可以正常或接近正常,但运动肺功能表现 $P_{(A-a)}O_2$ 增加和氧分压降低。

4. **血液化验** 血液涎液化糖链抗原(KL-6)增高,ESR、抗核抗体和类风湿因子可能轻度异常,但没有特异性。结缔组织疾病相关自身抗体检查有助于 IPF 的鉴别。

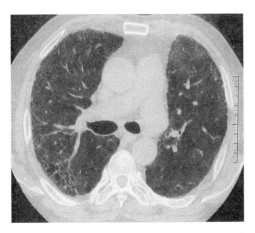

图 2-10-3　特发性肺纤维化的胸部 HRCT 改变

胸部 HRCT 显示两肺外带胸膜下分布为主的斑片性网状模糊影,伴有蜂窝状改变。

5. **BALF/TBLC**　BALF 细胞分析多表现为中性粒细胞和/或嗜酸性粒细胞增加。TBLB 对 IPF 无诊断意义。随着 TBLC 应用的增加,目前认为在有经验的中心可以考虑使用 TBLC 替代 SLB。

6. **外科肺活检(SLB)**　对于 HRCT 呈不确定 UIP 或非 UIP 改变,诊断不清楚,没有手术禁忌证的病人,应该考虑外科肺活检。IPF 的组织病理类型是 UIP,UIP 的病理诊断标准为:①致密纤维化伴肺结构破坏(如毁损性瘢痕组织和/或蜂窝);②胸膜下和/或间隔旁分布为主的纤维化;③斑片肺实质纤维化;④成纤维细胞灶。

【诊断】

1. **IPF 诊断标准**　①ILD,但排除了其他原因(如环境、药物和结缔组织疾病等);②HRCT 表现为 UIP 或可能 UIP 型;或③联合 HRCT 和 SLB/TBLC 病理表现诊断 UIP,经过多学科讨论诊断为 IPF(图 2-10-4)。

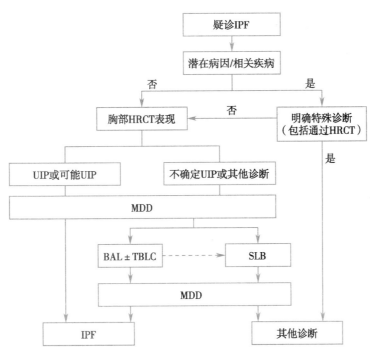

图 2-10-4　IPF 的诊断流程

MDD,多学科讨论。

2. **IPF 急性加重(acute exacerbation of IPF,AEIPF)**　IPF 病人出现新的弥漫性肺泡损伤导致急性或显著的呼吸困难恶化即为 AEIPF。诊断标准:①过去或现在诊断 IPF;②1 个月内发生显著的呼吸困难加重;③CT 表现为 UIP 背景下出现新的双侧磨玻璃影伴或不伴实变影;④不能完全由心衰或液体过载解释。

【鉴别诊断】　IPF 的诊断需要排除其他原因的 ILD。UIP 是诊断 IPF 的"金标准",但 UIP 也可见于纤维化性过敏性肺炎、石棉肺病、结缔组织病所致间质性肺病(CTD-ILD)等。过敏性肺炎多有环境抗原暴露史(如饲养鸽子、霉菌接触等),BAL 细胞分析显示淋巴细胞比例增加。石棉肺、硅沉着病或其他职业尘肺多有石棉、二氧化硅或其他粉尘接触史。CTD-ILD 多有皮疹、关节炎、全身多系统累及和特异性自身抗体阳性。

IPF 与其他类型 IIP 的鉴别见表 2-10-3。

表2-10-3 特发性间质性肺炎的临床、影像、病理及预后比较

临床-影像-病理诊断	IPF	NSIP	COP	DIP	RB-ILD	LIP	AIP
病程	慢性(>12个月)	慢性(数月~数年)	亚急性(<3个月)	亚急性/慢性(数周~数月)吸烟者	慢性	慢性(>12个月)	急性(1~2周)
发病年龄/岁	>50	50	55	40~50	40~50	40~50	50
男:女	3:2	1:1	1:1	2:1	2:1	1:5	1:1
HRCT	外周,胸膜下,基底部明显;网格,蜂窝肺,牵拉性支气管/细支气管扩张,肺结构变形	外周,胸膜下,基底部,对称;磨玻璃影,可有网格,实变(不常见),偶见蜂窝肺	胸膜下,支气管周围;斑片实变,常常多发,伴磨玻璃影;结节	弥漫,外周,基底部明显;磨玻璃影,伴网格	弥漫;斑片磨玻璃影,小叶中心结节,气体陷闭,支气管和细支气管壁增厚	弥漫,基底部明显;磨玻璃影,小叶中心结节,索条影,薄壁囊腔	弥漫,两侧;斑片实变,主要影响重力依赖区,斑片磨玻璃影,同或有正常小叶,支气管扩张,肺结构变形
组织学类型	UIP	NSIP	OP	DIP	RB-ILD	LIP	DAD
组织学特征	时相不一,斑片,胸膜下纤维化,成纤维细胞灶	时相一致,轻到中度间质炎症	肺泡腔内机化,呈斑片分布,肺结构保持	肺泡腔巨噬细胞聚集,肺泡间隔增厚	轻度纤维化,黏膜下淋巴细胞浸润,斑片,细支气管中心分布,气腔内色素巨噬细胞聚集	密集的间质淋巴细胞浸润,II型肺泡上皮增生,偶见淋巴滤泡	早期:时相一致,肺泡间隔增厚,肺泡腔渗出,透明膜;后期:机化,纤维化
治疗	对激素或细胞毒制剂反应差	对激素反应较好	对激素反应好	戒烟/激素效果好	戒烟/激素效果好	对激素反应好	对激素的效果不清楚
预后	差,5年病死率50%~80%	中等,5年病死率<10%	好,很少死亡	好,5年病死率5%	好,5年病死率5%	中等	差,病死率>50%,且多在发病后1~2个月内死亡

【治疗】　IPF不可能治愈,治疗目的是延缓疾病进展,改善生活质量,延长生存期。包括抗纤维化药物治疗、非药物治疗、合并症治疗、姑息治疗、疾病的监测、病人教育和自我管理。

1. **抗纤维化药物治疗**　循证医学证据证明吡非尼酮(pirfenidone)和尼达尼布(nintedanib)治疗可以减慢IPF肺功能下降。吡非尼酮是一种多效性的吡啶化合物,具有抗炎、抗纤维化和抗氧化特性。尼达尼布是一种多靶点酪氨酸激酶抑制剂,能够抑制血小板源生长因子受体(PDGFR)、血管内皮生长因子受体(VEGFR)以及成纤维细胞生长因子受体(FGFR)。两种药物作为抗纤维化药物,已在临床广泛应用于IPF的治疗。乙酰半胱氨酸,作为一种祛痰药,高剂量(1 800mg/d)具有抗氧化、进而抗纤维化作用,研究证实对部分呈 *TOLLIP* 基因CC型者可能有用。

2. **非药物治疗**　IPF病人应尽可能进行肺康复训练,静息状态下存在明显的低氧血症($PaO_2 <$55mmHg 或 $SpO_2 < 88\%$)的病人还应该实行长程氧疗,但是一般不推荐使用机械通气治疗IPF所致的呼吸衰竭。

3. **肺移植**　IPF肺移植的5年存活率超过50%,目前肺移植是终末期IPF的唯一有效治疗方法。因此,如果可能,应该积极推荐有指征有条件的IPF病人考虑肺移植。

4. **合并症治疗**　治疗合并存在的胃-食管反流及其他合并症,以减轻或改善相应疾病,对IPF合并的肺动脉高压可以酌情选用西地那非、曲前列环素吸入治疗。

5. **对症治疗**　减轻病人因咳嗽、呼吸困难、焦虑带来的痛苦,提高生活质量。

6. **IPF急性加重的治疗**　由于IPF急性加重病情严重、病死率高,虽然缺乏随机对照研究,临床上仍然推荐高剂量激素治疗。氧疗、治疗可能合并的肺部感染、对症支持治疗是IPF急性加重病人的主要治疗手段。一般不推荐使用机械通气治疗IPF所致的呼吸衰竭,但酌情可以使用无创机械通气。

7. **加强病人教育与自我管理**　建议吸烟者戒烟,预防流感和肺炎。

【自然病程与预后】　IPF诊断后中位生存期为2~3年,但IPF自然病程及结局个体差异较大。大多数病人表现为缓慢逐步可预见的肺功能下降;少数病人在病程中反复出现急性加重;极少数病人呈快速进行性发展。影响IPF病人预后的因素包括:呼吸困难、肺功能下降和HRCT纤维化及蜂窝样改变的程度,6分钟步行试验(6MWT)的结果,尤其是这些参数的动态变化。基线状态下 $D_LCO < 40\%$预计值和6MWT时 $SpO_2 < 88\%$,6~12个月内FVC绝对值降低10%以上或 D_LCO 绝对值降低15%以上都是预测死亡风险的可靠指标。

第三节 ｜ 结节病

结节病(sarcoidosis)是一种原因不明的多系统累及的肉芽肿性疾病,主要侵犯肺和淋巴系统,其次是眼部和皮肤。

【流行病学】　由于部分病例无症状和可以自然痊愈,目前没有确切的流行病学数据。结节病多发于中青年(<40岁),女性发病稍高于男性,患病率从不足 $1/10^5$ 到高于 $40/10^5$ 都有报道,以斯堪的纳维亚和美籍非洲人群的患病率最高,寒冷地区多于热带地区,黑种人多于白种人,呈现出明显的地区和种族差异。

【病因和发病机制】　虽然结节病的确切病因和发病机制不清楚,有待进一步研究,但是目前认为结节病是由于遗传易感者受特定的环境暴露刺激,导致受累脏器局部产生增强的Th1/Th17细胞免疫反应,从而形成的肉芽肿性疾病。

【病理】　结节病的特征性病理改变是非干酪样坏死性上皮样细胞性肉芽肿,主要由高分化的单核吞噬细胞(上皮样细胞和巨细胞)与淋巴细胞组成。巨细胞可以有包涵体如舒曼小体(Schauman bodies)和星状小体(asteroid bodies)。肉芽肿的中心主要是 $CD4^+$ 淋巴细胞,而外周主要是 $CD8^+$ 淋巴细胞。结节病性肉芽肿或消散,或发展成纤维化。在肺脏75%的肉芽肿沿淋巴管分布,接近或位于支气管血管鞘、胸膜下或小叶间隔,开胸肺活检或尸检发现半数以上累及血管。此外,气道内或周围受累也常见。

【临床表现】 结节病的临床过程表现多样,与起病的急缓和脏器受累的不同以及肉芽肿的活动性有关,还与种族和地区有关。

(一)急性结节病 急性结节病(Löfgren syndrome)表现为双肺门淋巴结肿大、关节炎和结节性红斑,常伴有发热、肌肉痛、全身不适。85%的病人于一年内自然缓解。

(二)亚急性/慢性结节病 约50%的结节病无症状,为体检或胸部影像学检查偶尔发现。

1. **系统症状** 约1/3病人可以有非特异性表现,如发热、体重减轻、乏力、全身不适和盗汗。

2. **胸内结节病** 90%以上的结节病累及肺脏。临床表现隐匿,30%~50%有咳嗽、胸痛或呼吸困难,20%有气道高反应性或伴喘鸣音。

3. **胸外结节病** 包括淋巴结、皮肤、眼、心脏、内分泌等多系统累及。

【辅助检查】

(一)影像学检查

1. **胸部X线检查** 90%以上的病人表现为X线胸片异常,胸片是提示诊断的敏感工具。双侧肺门淋巴结肿大(BHL),伴或不伴右侧气管旁淋巴结肿大,是最常见的征象(图2-10-5)。临床上通常根据后前位X线胸片对结节病进行分期(表2-10-4),该分期与疾病自然缓解率相关。

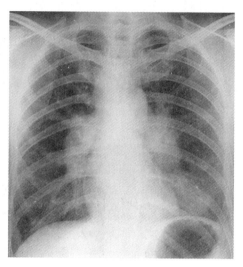

图2-10-5 结节病I期的胸部X线征象
36岁病人,体检X线胸片发现双侧肺门淋巴结肿大,诊断结节病I期。

表2-10-4 结节病的胸部X线分期

分期	表现
0	无异常X线表现
I	双侧肺门淋巴结肿大,无肺部浸润影
II	双侧肺门淋巴结肿大,伴肺部网状、结节状或片状浸润影
III	肺部网状、结节状或片状浸润影,无双侧肺门淋巴结肿大
IV	肺纤维化,蜂窝肺,肺大疱,肺气肿

2. **胸部CT/HRCT** HRCT的典型表现为沿着支气管血管束和小叶间隔分布的微小结节,结节可融合。其他异常有磨玻璃样变、索条带影、蜂窝肺、牵拉性支气管扩张及血管或支气管的扭曲或变形。病变多侵犯上叶,肺底部相对正常。可见气管前、气管旁、主动脉旁和隆突下区的淋巴结肿大(图2-10-6)。

3. **核素显像** 肉芽肿活性巨噬细胞摄取 ^{67}Ga 明显增加,肉芽肿性病变可被 ^{67}Ga 显示,典型病变显示"熊猫征"(鼻黏膜、双侧泪腺和腮腺显影)和"λ"征(右侧气管旁和双肺门淋巴结显影),但通常无诊断特异性。^{18}F-FDG PET 也可以用于结节病的诊断,通常可发现更加隐匿

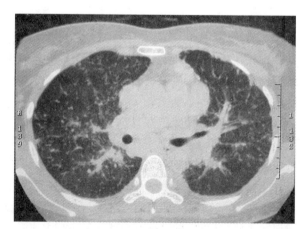

图2-10-6 结节病的胸部HRCT表现
显示许多微小结节沿淋巴管走行,位于支气管血管旁间质、小叶间隔和胸膜下。纵隔和肺门淋巴结肿大。

的病变,以及可以帮助评估心脏结节病,但 ^{18}F-FDG PET 不能鉴别恶性肿瘤、肺结核和结节病,需要结合其他检查结果。

(二)肺功能试验　80% 以上的 Ⅰ 期结节病病人的肺功能正常。Ⅱ 期或 Ⅲ 期结节病的肺功能异常者占 40%~70%,特征性变化是限制性通气功能障碍和弥散量降低及氧合障碍。1/3 以上的病人同时有气流受限。

(三)支气管镜检查与支气管肺泡灌洗　支气管镜下可以见到因隆突下淋巴结肿大所致的气管隆突增宽,气管和支气管黏膜受累所致的黏膜结节。BALF 检查主要显示淋巴细胞比例增加,CD4/CD8 的比值增加(>3.5)。结节病可以通过经支气管镜活检术(TBB)、TBLB 和 EBUS-TBNA 得到诊断,这些检查的诊断率较高,风险低,成为目前肺结节病的重要确诊手段。一般不需要纵隔镜或外科肺活检。

(四)血液检查　血管紧张素转换酶(ACE)由结节病肉芽肿的类上皮细胞产生,血清 ACE 水平反映体内肉芽肿负荷,可以辅助判断疾病活动性,因缺乏足够的敏感性和特异性,不能作为诊断指标。其他疾病活动指标包括血清可溶性白介素 -2 受体(sIL-2R)、血钙增高等。

(五)结核菌素试验　对 PPD 5TU 的结核菌素皮肤试验无或弱反应是结节病的特点,可以用来鉴别结核和结节病。

【诊断】　结节病的诊断应符合三个条件:①临床和胸部影像表现与结节病相符合;②活检证实有非干酪样坏死性类上皮肉芽肿;③除外其他原因。

建立诊断以后,还需要判断疾病累及的脏器范围、分期(如上述)和活动性。活动性判断缺乏严格的标准。起病急、临床症状明显、病情进展较快、重要脏器受累、血清 ACE 增高等,提示属于活动期。

【鉴别诊断】

1. **肺门淋巴结结核**　病人较年轻,结核菌素试验多阳性。肺门淋巴结肿大一般为单侧性,有时伴有钙化,可见肺部原发病灶。CT 可见淋巴结中心区有坏死。

2. **淋巴瘤**　多有发热、消瘦、贫血等。常累及上纵隔、隆突下等处的纵隔淋巴结,大多为单侧或双侧不对称肿大,淋巴结可呈现融合。结合其他检查及活组织检查可作鉴别。

3. **肺门转移性肿瘤**　肺癌和肺外肿瘤转移至肺门淋巴结,均有相应的症状和体征。对可疑原发灶进行进一步的检查可助鉴别。

4. **其他肉芽肿病**　过敏性肺炎、铍肺、硅沉着病以及感染性、化学性因素所致的肉芽肿,结合临床资料及相关检查的综合分析有助于与结节病进行鉴别。

【治疗】　结节病近半数无症状,60%~70% 的结节病可以自然缓解,慢性病程者仅占 10%~30%。因此,对于无活动、无症状的结节病一般无需治疗,但需要随访观察。

结节病出现明显症状、显著肺功能异常和肺实质病变,以及合并肺外表现,尤其累及心脏、神经系统、肝、脾等,需要使用全身糖皮质激素治疗。对于肺结节病,通常起始剂量为泼尼松(或相当剂量的其他激素)0.5mg/(kg·d)或 20~40mg/d,2~4 周后逐渐减量,5~10mg/d 维持,总疗程 6~24 个月。结节病的复发率为 16%~74%,对于有复发倾向的病人,应该适当增加激素的剂量。当糖皮质激素不能耐受或治疗无效,可考虑使用其他免疫抑制剂如甲氨蝶呤、硫唑嘌呤、来氟米特、吗替麦考酚酯,以及生物制剂如英夫利昔单抗(infliximab)或阿达木单抗(adalimumab)。结节病治疗结束后需要每 3~6 个月随访一次,至少 3 年或直至病情稳定。

【预后】　结节病的病程和预后变化很大,Ⅰ 期肺结节病的自发缓解率为 55%~90%,Ⅱ 期肺结节病的自发缓解率为 40%~70%,Ⅲ 期肺结节病的自发缓解率为 10%~20%。急性起病者,经治疗或自行缓解,预后较好;而慢性进行性、多脏器功能损害、肺广泛纤维化者则预后较差,总病死率 1%~5%。死亡原因常为呼吸功能不全或心脏、中枢神经系统受累所致,75% 的死亡与进展型肺结节病有关,但是目前还没能确定重症慢性进展型肺结节病的预后判断指标。

第四节 │ 其他间质性肺疾病

一、过敏性肺炎

过敏性肺炎（HP）也称外源性过敏性肺泡炎（extrinsic allergic alveolitis, EAA），是指易感个体反复吸入有机或无机粉尘抗原后诱发的一种主要通过细胞免疫和体液免疫反应介导的肺部迟发性变态反应性疾病。病理表现为以淋巴细胞浸润为主的慢性肺泡炎症，伴细胞性细支气管炎（气道中心炎症）和散在分布的非干酪样肉芽肿为特征性病理改变。农民肺是 HP 的典型形式，是农民吸入发霉干草中的嗜热放线菌或热吸水链霉菌孢子所致。吸入含动物蛋白的羽毛和排泄物尘埃引起饲鸟者肺（如鸽子肺、鹦鹉肺），生活在有嗜热放线菌污染的空调或湿化器的环境引起空调器肺等。各种病因所致 HP 的临床表现相同，可以是急性、亚急性或慢性。

目前根据 HP 的影像学和病理学表现分为非纤维化性 HP 和纤维化性 HP。非纤维化性 HP 一般呈急性或亚急性起病，急性起病者一般在职业或家居环境抗原接触后 4～8 小时出现畏寒、发热、全身不适伴胸闷、呼吸困难和咳嗽。如果脱离抗原接触，病情可于 24～48 小时内恢复。如果持续暴露，反复急性发作导致几周或几个月内逐渐出现持续进行性发展的呼吸困难，伴体重减轻，表现为亚急性形式。纤维化性 HP 一般为慢性长期暴露于变应原，肺脏炎症反复伴异常修复导致纤维化形成，主要表现为进行性发展的呼吸困难伴咳嗽及体重减轻，肺底部可以闻及吸气末 Velcro 啰音，少数有杵状指。

根据明确的抗原接触史，典型的症状发作特点，胸部 HRCT 具有小叶中心性微结节、斑片磨玻璃影、气体陷闭形成的马赛克征、中上肺为著的肺纤维化等特征性表现，BALF 检查显示明显增加的淋巴细胞比例，可以作出相对明确的诊断。TBLB、TBLC 取得的病理资料能进一步支持诊断，一些不典型病例也可能需要外科肺活检。

HP 根本的治疗措施是脱离或避免抗原接触。对于伴有明显的肺部渗出和低氧血症者，激素治疗有助于影像学和肺功能明显改善。

二、嗜酸性粒细胞性肺炎

嗜酸性粒细胞性肺炎是一种以肺部嗜酸性粒细胞浸润伴有或不伴有外周血嗜酸性粒细胞增多为特征的临床综合征，既可以是已知原因所致，如单纯性肺嗜酸细胞浸润症（Löffler 综合征）、热带肺嗜酸性粒细胞增多症、变应性支气管肺曲霉病、药物或毒素诱发，又可以是原因不明的疾病，如急性嗜酸性粒细胞性肺炎、慢性嗜酸性粒细胞性肺炎、嗜酸性粒细胞性肉芽肿性多血管炎。

慢性嗜酸性粒细胞性肺炎（CEP）的发病原因不明，最常发生于中年女性，通常于数周或数个月内出现呼吸困难、咳嗽、发热、盗汗、体重减轻和喘鸣，呈现亚急性或慢性病程。X 线胸片的典型表现有肺外带的致密肺泡渗出影，中心带清晰，这种表现称作"反ני水肿征"（photographic negative of pulmonary edema），而且渗出性病变多位于上叶。80% 的病人有外周血嗜酸性粒细胞增多。血清 IgE 增高也常见。如果病人有相应的临床和影像学特征，BALF 嗜酸性粒细胞大于 40%，高度提示嗜酸性粒细胞性肺炎。治疗主要采用糖皮质激素。

三、肺朗格汉斯细胞组织细胞增生症

肺朗格汉斯细胞组织细胞增生症（PLCH）是一种多数与吸烟相关的 ILD，好发于成年人，临床罕见。早期病变呈细支气管中心分布的朗格汉斯细胞（CD1a 染色阳性）浸润性结节，多伴有嗜酸性粒细胞及慢性炎症细胞混合浸润，可伴囊腔形成；晚期病变朗格汉斯细胞可能较少，多形成"星形"纤维化病灶。PLCH 起病隐匿，表现为咳嗽和呼吸困难，1/4 为胸部影像偶然发现，也有部分病人因气胸就诊发现。X 线胸片显示结节或网格结节样渗出性病变，常分布于上叶和中叶肺，肋膈角清晰。HRCT

特征性地表现为多发的、大小不一的、囊壁厚薄不等的不规则囊腔,早期多伴有细支气管周围结节(直径 1~4mm),主要分布于上、中肺野。主要涉及上、中肺野的多发性囊腔和结节或 BALF 朗格汉斯细胞超过 5% 高度提示 PLCH 的诊断。治疗为首先劝告病人戒烟。对于严重或已经戒烟但仍进行性加重的病人,还可能需要应用糖皮质激素。

四、肺淋巴管平滑肌瘤病

肺淋巴管平滑肌瘤病(PLAM)是一种临床罕见病,可以散发,也可以伴发于遗传疾病结节性硬化复合症(tuberous sclerosis complex,TSC)。散发的 PLAM 几乎只发生于育龄期妇女。病理学为肺泡壁、细支气管壁和血管壁的类平滑肌细胞(LAM 细胞,HMB-45[+])呈弥漫性或结节性增生,导致局限性肺气肿或薄壁囊腔形成。

临床上主要表现为进行性加重的呼吸困难、反复出现的气胸和乳糜胸,偶有咯血。肺功能呈现气流受限和气体交换障碍,晚期伴有限制性通气功能障碍。胸部 HRCT 特征性地显示大小相对均一的薄壁囊腔(直径 2~20mm)弥漫性分布于两侧肺脏。LAM 与 PLCH 在 CT 上的主要区别是 PLCH 一般不影响肋膈角,囊壁更厚且囊形状不规则,疾病早期有更多的结节。

对于 PLAM 目前尚无可逆转病情的治疗方法。近来研究显示,免疫抑制剂西罗莫司可以使一些病人的肺功能稳定或改善。终末期 PLAM 可以考虑肺移植。

五、肺泡蛋白沉着症

肺泡蛋白沉着症(pulmonary alveolar proteinosis,PAP)以肺泡腔内积聚大量的表面活性物质形成的脂蛋白为特征,主要是由于体内存在的抗粒细胞-巨噬细胞集落刺激因子(GM-CSF)自身抗体导致肺泡巨噬细胞对表面活性物质的清除障碍所致。PAP 常隐匿起病,10%~30% 诊断时无症状。常见症状是呼吸困难伴咳嗽,偶有咳痰。X 线胸片显示两侧弥漫性的渗出影,分布于肺门周围,形成“蝴蝶”(butterfly)样图案。经常是广泛的肺部渗出与轻微的临床症状不匹配。胸部 HRCT 特征性的表现为:①磨玻璃影与正常肺组织截然分开,形成“地图”(geographic)样图案;②小叶间隔和小叶内间隔增厚,形成多边形或“不规则铺路石”(crazy paving)样图案。特征性生理功能改变是肺内分流导致的严重低氧血症。BALF 特征性地表现为奶白色,稠厚且不透明,静置后沉淀分层,BALF 细胞或 TBLB 组织的过碘酸希夫染色(PAS)阳性可以证实诊断。

1/3 的 PAP 病人可以自行缓解。对于有明显呼吸功能障碍的病人,全肺灌洗是首选和有效的治疗方法。部分病人对 GM-CSF 替代治疗(雾化吸入)的反应良好。

六、特发性肺含铁血黄素沉着症

特发性肺含铁血黄素沉着症(idiopathic pulmonary hemosiderosis,IPH)的发病原因不明,多发生于儿童和青少年,以反复发作的弥漫性肺泡出血导致咯血、呼吸困难和缺铁性贫血为临床特点。胸部 X 线的典型表现是两肺中、下肺野弥漫性分布的边缘不清的磨玻璃状阴影。

主要根据症状和影像学检查作出初步诊断。常规进行 BAL 检查确诊有无肺泡出血,并可以发现隐匿性出血。BALF 发现游离红细胞或含吞噬红细胞的肺泡巨噬细胞提示近期肺泡出血,发现许多含铁血黄素巨噬细胞提示陈旧肺泡出血。同时也应该常规检测相关循环自身抗体(如 anti-GBM、ANCA、ANA 等)以除外其他原因所致的弥漫性肺泡出血。

一般而言,IPH 的临床过程比较轻,尤其在成年人,25% 可以自行缓解。但是弥漫性肺泡出血可导致死亡。治疗以支持治疗为主。糖皮质激素治疗对于改善急性加重期的预后和预防反复出血有益,但是尚无确定的疗效判断指征。

(代华平)

本章思维导图

第十一章 | 肺血栓栓塞症

肺栓塞（pulmonary embolism，PE）是以各种栓子阻塞肺动脉或其分支为发病原因的一组疾病或临床综合征的总称，包括肺血栓栓塞症（pulmonary thromboembolism，PTE）、脂肪栓塞综合征、羊水栓塞、空气栓塞、肿瘤栓塞等。

PTE 为肺栓塞最常见的类型，是来自静脉系统或右心的血栓阻塞肺动脉或其分支所导致的以肺循环和呼吸功能障碍为主要临床及病理生理特征的疾病。引起 PTE 的血栓主要来源于深静脉血栓形成（deep venous thrombosis，DVT）。DVT 与 PTE 实质上为一种疾病过程在不同部位、不同阶段的表现，两者合称为静脉血栓栓塞症（venous thromboembolism，VTE）。

肺动脉内反复血栓栓塞，以及栓塞后血栓不溶、机化，导致血管慢性化机械阻塞，称为慢性血栓栓塞性肺疾病（chronic thromboembolic pulmonary disease，CTEPD）。后期病情进展，逐渐产生肺血管重塑，导致血管进一步狭窄或闭塞，肺血管阻力（pulmonary vascular resistance，PVR）增加，肺动脉压力进行性增高，经过数月或数年，最终可引起右心室肥厚和右心衰竭，称为慢性血栓栓塞性肺动脉高压（chronic thromboembolic pulmonary hypertension，CTEPH）。

【流行病学】 VTE 发病率随年龄的增加而增加，年龄＞40 岁的病人较年轻病人风险增高，大约每 10 年风险增加 1 倍。来自我国 90 家三级医院的统计资料显示，基于我国住院病人信息统计的 PTE 患病率从 2007 年的 1.2/10 万上升至 2016 年的 7.1/10 万。10 年间，各家医院诊治 PTE 与 DVT 的病例数不断攀升。

PTE 的致死率及致残率较高。一项国际注册登记研究显示，PTE 的 7 天及 30 天全因病死率分别为 1.9%～2.9% 及 4.9%～6.6%。随着国内医生对 PTE 诊治水平的提高，我国急性 PTE 的住院病死率从 2007 年的 8.5% 已下降为 2016 年的 3.9%。

【危险因素】 任何可以导致静脉血流淤滞、血管内皮损伤和血液高凝状态的因素（Virchow 三要素）均为 VTE 的危险因素，可分为遗传性和获得性两类（表 2-11-1）。

遗传性危险因素指由遗传变异引起，常以反复发生的动、静脉血栓形成为主要临床表现。＜50 岁的病人如无明显诱因反复发生 VTE 或呈家族性发病倾向，需警惕易栓症的存在。

获得性危险因素指后天获得的易导致 VTE 发生的多种病理生理异常，多为暂时性或可逆性。恶性肿瘤是 VTE 重要的危险因素，肿瘤活动期 VTE 风险显著增加。VTE 与动脉性疾病有某些共同的危险因素，如吸烟、肥胖、高胆固醇血症、高血压病和糖尿病等。心肌梗死和心力衰竭也能够增加 VTE 的风险。年龄是 VTE 发生的独立危险因素，VTE 的发病率随年龄的增长逐渐增高。部分病人经较全面的检查也不能明确危险因素，称为特发性 VTE。部分特发性 VTE 病人存在隐匿性恶性肿瘤，应注意筛查和随访。

【病理和病理生理】 PTE 血栓可来源于下腔静脉、上腔静脉或右心腔，其中大部分来源于下肢深静脉。约 70% 的 PTE 病人可在下肢发现 DVT，而在近端 DVT 病人中，约 50% 的病人存在症状性 PTE。PTE 的形成机制见图 2-11-1。

1. PVR 增加和心功能不全 栓子阻塞肺动脉及其分支达一定程度（30%～50%）后，因机械阻塞作用等导致 PVR 增加，继而导致了右心室后负荷增加，肺动脉压力升高。右心扩大致室间隔左移，使左心室功能受损。因此，左心室在舒张早期发生充盈受阻，导致心排血量的降低，进而引起体循环低血压、血流动力学不稳定。心排血量下降，主动脉内低血压和右心室压升高，使冠状动脉灌注压下降，特别是右心室内膜下心肌处于低灌注状态。

表 2-11-1 静脉血栓栓塞症常见危险因素

遗传性危险因素	获得性危险因素		
	血液高凝状态	血管内皮损伤	静脉血流淤滞
抗凝血酶缺乏	高龄	手术(多见于全髋关节或膝	瘫痪
蛋白 S 缺乏	恶性肿瘤	关节置换)	长途航空或乘车旅行
蛋白 C 缺乏	抗磷脂综合征	创伤/骨折	急性内科疾病住院
V 因子 Leiden 突变	口服避孕药	中心静脉置管	居家养老护理
凝血酶原 20210A 基因变异	妊娠/产褥期	吸烟	
纤溶酶原缺乏	静脉血栓个人史	高同型半胱氨酸血症	
异常纤维蛋白原血症	静脉血栓家族史	肿瘤静脉化疗	
凝血酶调节蛋白异常	炎症性肠病		
纤溶酶原激活物抑制因子过量	肥胖		
Ⅷ因子水平升高	肾病综合征		
Ⅸ因子水平升高	真性红细胞增多症		
Ⅺ因子水平升高	巨球蛋白血症		
非"O"血型	植入人工假体		

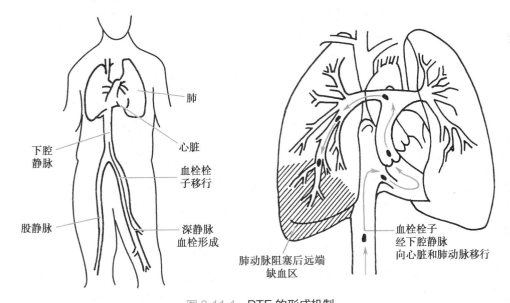

图 2-11-1 PTE 的形成机制

外周深静脉血栓形成后脱落,随静脉血流移行至肺动脉内,形成肺动脉内血栓栓塞。

2. **呼吸功能不全** 心排血量降低导致混合静脉血氧饱和度下降。PTE 导致血管阻塞、栓塞部位肺血流减少,肺泡无效腔量增大;肺内血流重新分布,而未阻塞血管灌注增加,通气血流比例失调而致低氧血症。约 1/3 的病人因右心房压力增加而出现卵圆孔再开放,产生右向左分流,可能导致严重的低氧血症(同时增加矛盾性栓塞和猝死的风险)。远端小栓子可能造成局部的出血性肺不张,即肺梗死,并引起局部肺泡出血,可表现为咯血,并可伴发胸膜炎和胸腔积液,从而对气体交换产生影响。

3. **CTEPH** 部分急性 PTE 经治疗后血栓不能完全溶解,血栓机化、肺动脉内膜发生慢性炎症并增厚,发展为慢性 PTE。此外,DVT 多次脱落反复栓塞肺动脉亦为慢性 PTE 形成的一个主要原因。肺动脉血栓机化的同时伴随不同程度的血管重塑、原位血栓形成,导致管腔狭窄或闭塞,PVR 和肺动脉压力逐步升高,形成肺动脉高压。多种影响因素如低氧血症可以加重这一过程,右心后负荷进一步加重,最终可致右心衰竭。

【临床表现】 急性 PTE 临床表现缺乏特异性,严重程度亦有很大差别,轻者无症状,重者可以出现血流动力学不稳定、休克,甚或猝死。诊断过程中也要注意是否存在 DVT 的临床表现。

（一）症状

1. **呼吸困难及气促** 最多见,尤以活动后明显,静息时可缓解或消失。病人有时主诉突然体位变化、便后、上楼梯时出现胸部"憋闷"。

2. **胸痛** 包括胸膜炎样胸痛和心绞痛样疼痛。前者较多见,其特点为深呼吸或咳嗽时疼痛明显加重。后者仅见于少数病人,为胸骨后较剧烈的挤压痛,酷似心绞痛发作。

3. **咯血** 见于约 1/3 的病人,多发生于肺梗死后 24 小时之内,常为小量咯血,大咯血少见。

4. **烦躁不安、惊恐甚至濒死感** 发生机制不明,可能与胸痛或低氧血症有关。

5. **咳嗽** 见于约 1/3 的病人,多为干咳或有少量白痰。

6. **晕厥** 可为急性 PTE 的唯一或首发症状,主要原因是大块血栓栓塞阻塞 50% 以上的肺血管,使心排血量明显减少,引起脑供血不足。部分病人可能与神经反射有关。

各病例可出现以上症状的不同组合。临床上有时出现所谓"肺梗死三联征",即同时出现呼吸困难、胸痛及咯血,但仅见于约 20% 的病人。

（二）体征

1. **呼吸系统** 呼吸频率增快,可见发绀,肺部可闻及哮鸣音和/或细湿啰音,偶可闻及血管杂音;合并肺不张和胸腔积液时出现相应的体征。

2. **循环系统** 主要是肺动脉高压、右心功能不全以及左心搏出量急剧减少的体征。窦性心动过速最常见,并可见心律失常如期前收缩、室上性心动过速、心房扑动和心房颤动等;部分病人可闻及肺动脉瓣区第二心音亢进（$P_2 > A_2$）或分裂,少数病人可闻及收缩期喷射性杂音;颈静脉充盈或异常搏动,三尖瓣区可闻及收缩期杂音,可闻及右心奔马律,肝脏增大、肝颈静脉反流征和下肢肿胀等右心衰竭的体征;少数病人有心包摩擦音;病情严重的病人可出现血压下降甚至休克。

3. **其他** 可伴发热,多为低热,少数病人可有 38℃ 以上的发热,可由肺梗死、肺出血、肺不张继发感染等引起,也可由下肢血栓性静脉炎引起。

（三）**DVT 的临床表现** 主要表现为患肢肿胀、周径增粗、疼痛或压痛、皮肤色素沉着,行走后患肢易疲劳或肿胀加重。双下肢不对称性肿胀应引起重视。可测量双侧下肢的周径来评价其差别。大、小腿周径的测量点分别为髌骨上缘以上 15cm 处、髌骨下缘以下 10cm 处,双侧相差＞1cm 即考虑有临床意义。约半数以上的下肢 DVT 病人无自觉症状和明显体征。

【诊断】 诊断一般按疑诊、确诊、求因三个步骤进行。

（一）**根据临床情况疑诊 PTE（疑诊）** 当病人出现前述临床表现,特别是存在危险因素的病例,出现不明原因的呼吸困难、胸痛、晕厥、休克,或伴有不对称性下肢肿胀、疼痛等,应进行如下检查。

1. **血浆 D- 二聚体（D-dimer）** D- 二聚体对急性 PTE 的诊断敏感度在 92%～100%,对于低度临床可能性疑诊 PTE 病人具有较高的阴性预测价值。采用酶联免疫吸附试验、酶联免疫荧光分析、高敏感度定量微粒凝集法和免疫化学发光分析等行 D- 二聚体检测敏感性高,若 D- 二聚体＜500μg/L,可基本排除急性 PTE。

D- 二聚体的诊断特异性随着年龄的升高而逐渐下降,随年龄调整的 D- 二聚体临界值［＞50 岁病人为年龄（岁）×10μg/L］可使特异度增加。恶性肿瘤、炎症、出血、创伤、手术和坏死等情况可引起 D- 二聚体一定水平的升高,需要动态观察,并结合临床解读。

2. **动脉血气分析** 肺血管床阻塞 15% 以上就可以出现低氧血症,急性 PTE 常表现为低氧血症、低碳酸血症和肺泡 - 动脉血氧分压差［$P_{(A-a)}O_2$］增大。部分病人的结果可以正常。

3. **血浆肌钙蛋白** 包括肌钙蛋白 I（cardiac troponin I, cTNI）及肌钙蛋白 T（cardiac troponin T, cTNT）。急性 PTE 并发右心功能不全（right ventricular dysfunction, RVD）可引起肌钙蛋白升高,水平越高,提示心肌损伤程度越严重,预后不良。

4. **脑钠肽**（brain natriuretic peptide，BNP）**和 N 末端 B 型利钠肽原**（N-terminal proBNP，NT-proBNP） BNP 和 NT-proBNP 是心室肌细胞在压力负荷增加或心室扩张时合成和分泌的心源性激素。急性 PTE 病人右心室后负荷增加，室壁张力增高，血 BNP 和 NT-proBNP 水平升高，升高的水平可反映右心功能不全及血流动力学紊乱的严重程度；若无明确心脏基础疾病病人 BNP 或 NT-proBNP 增高，需考虑 PTE 的可能。该指标也可用于评估预后。

5. **心电图** 大多数病例呈非特异性的心电图异常。较为多见的是窦性心动过速、$V_1 \sim V_4$ 的 T 波改变和 ST 段异常；部分病例可出现 $S_IQ_{III}T_{III}$ 征（即 I 导联 S 波加深，III 导联出现 Q/q 波及 T 波倒置）。其他心电图改变包括完全或不完全右束支传导阻滞；肺型 P 波；电轴右偏，顺钟向转位等。心电图的动态改变较静态异常对于提示 PTE 有更大意义。

6. **超声心动图** 在提示 PTE 诊断、发现右心室功能障碍和排除其他心血管疾病方面有重要价值。可发现右心室后负荷增加的征象，在少数 PTE 疑诊病人中，可同时发现右心房、右心室及肺动脉血栓。

通过不同的可能性评估量表可以将 PTE 疑诊病人分为不同程度的临床可能性，最常用的评估是修订版 Geneva 评分和 Wells 评分。

（二）对疑诊病例进一步明确诊断（确诊） PTE 的确诊检查包括 CT 肺动脉造影（computed tomography pulmonary angiography，CTPA）、肺通气/灌注显像（ventilation/perfusion imaging，V/Q 显像）、磁共振肺动脉造影（magnetic resonance pulmonary angiography，MRPA）、肺动脉造影等。DVT 确诊影像学检查包括加压静脉超声、CT 静脉造影、核素静脉显像、静脉造影等。

1. **CTPA** 可直观地显示肺动脉内血栓形态、部位及血管堵塞程度，目前已成为确诊 PTE 的首选检查方法。其直接征象为肺动脉内充盈缺损，部分或完全包围在不透光的血流之间（轨道征），或呈完全充盈缺损，远端血管不显影；间接征象包括肺野楔形、条带状密度增高影或盘状肺不张，中心肺动脉扩张及远端血管分支减少或消失等（图 2-11-2）。

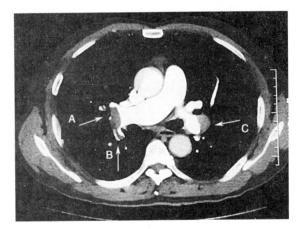

图 2-11-2　CTPA（右肺动脉层面）
右肺动脉远端血栓（A）延续到右肺下叶背段动脉内（B）；左肺动脉远端外侧壁附壁血栓（C）。

2. **V/Q 显像** 典型征象是呈肺段分布的肺灌注缺损，并与通气显像不匹配，对远端肺栓塞诊断价值更高。由于许多疾病可以同时影响病人的肺通气和血流状况，致使 V/Q 显像在结果判定上较为复杂，需密切结合临床进行判读。

V/Q 显像可优先应用于临床可能性低的门诊病人、年轻病人（尤其是女性病人）、妊娠期病人、对造影剂过敏病人、严重的肾功能不全病人等。

3. **MRPA** 可直接显示肺动脉内的栓子及 PTE 所致的低灌注区，但对肺段以下水平的 PTE 诊断价值有限。MRPA 无 X 线辐射，不使用含碘造影剂，可以任意方位成像，但对仪器和技术要求高，检查时间长。肾功能严重受损、对碘造影剂过敏或妊娠病人可考虑选择 MRPA。

4. **肺动脉造影** 为 PTE 诊断的"金标准"，敏感度及特异度均较高。直接征象有肺血管内造影剂充盈缺损，伴或不伴轨道征的血流阻断；间接征象有肺动脉造影剂流动缓慢，局部低灌注，静脉回流延迟等。如缺乏 PTE 的直接征象，则不能诊断 PTE。肺动脉造影是一种有创性检查，发生致命或严重并发症的可能性分别为 0.1% 和 1.5%，应严格掌握适应证。

疑诊 PTE 的病人，推荐根据是否合并血流动力学障碍采取不同的诊断策略。

（1）血流动力学不稳定的 PTE 疑诊病人：如条件允许，建议完善 CTPA 检查以明确诊断或排除 PTE；如无条件或不适合行 CTPA 检查，建议行床旁超声心动图检查，如发现右心负荷增加和/或发现肺动脉或右心腔内血栓证据,在排除其他疾病可能性后,建议按照 PTE 进行治疗。

（2）血流动力学稳定的疑诊病人:CTPA 为首选的确诊检查手段,如存在 CTPA 检查相对禁忌(如造影剂过敏、肾功能不全、妊娠等),建议选择其他影像学确诊检查,包括 V/Q 显像、MRPA。

（三）寻找 PTE 的成因和危险因素（求因）

1. 明确有无 DVT 对某一病例只要疑诊 PTE,无论其是否有 DVT 症状,均应进行下肢深静脉加压超声等检查,以明确有无 DVT 及栓子的来源。

2. 寻找发生 DVT 和 PTE 的诱发因素 如制动、创伤、长期口服避孕药,以及导致易栓倾向的疾病,如抗磷脂综合征等。抗磷脂抗体检测包括狼疮抗凝物、抗心磷脂抗体、抗 β_2 糖蛋白 1 抗体。抗磷脂综合征的诊断除临床标准外,需要满足以下实验室标准:间隔至少 12 周,两次抗磷脂抗体检测阳性的,同时排除抗凝药导致的假阳性。

也需要注意病人有无遗传性易栓症倾向,尤其是对于年龄小于 50 岁,复发性 PTE 或有突出 VTE 家族史的病人。中国人群中最常见的易栓症表现包括抗凝血酶、蛋白 C 和蛋白 S 遗传性缺陷。在进行抗凝蛋白活性检测及结果解读时,应注意检测的时机、抗凝药物对检测结果的影响。

对不明原因的 PTE 病人及考虑存在遗传性易栓症倾向的病人(早发、复发、少见部位 VTE、家族史),可考虑进行基因检测;对于老年病人,应警惕潜在的恶性肿瘤并密切随访。

【PTE 的临床分型】

（一）急性肺血栓栓塞症

1. 高危 PTE 血流动力学不稳定(表 2-11-2),提示高危 PTE。临床症状及显著的右心衰竭和血流动力学不稳定表现时,提示早期死亡的高风险(院内或发病 30 天内)。

表 2-11-2 血流动力学不稳定的定义

血流动力学不稳定[*]	定义
心搏骤停	需要心肺复苏
梗阻性休克	收缩压<90mmHg 或在血容量足够的情况下,仍需升压药物使血压≥90mmHg 且外周器官低灌注状态
持续低血压	收缩压<90mmHg 或收缩压下降≥40mmHg,持续时间超过 15 分钟,且除外由新发心律失常、低血容量或感染中毒症引起的血压下降

注:[*]具有以上三种情况中的任意一种即可诊断为血流动力学不稳定。

2. 中危 PTE 血流动力学稳定,但存在右心功能不全(RVD)的影像学证据和/或心脏生物学标志物升高。中高危:RVD 和心脏生物学标志物升高同时存在。中低危:单纯存在 RVD 或心脏生物学标志物升高。

RVD 的诊断标准:影像学证据包括超声心动图或 CT 提示 RVD,超声检查符合下述表现:①右心室扩张(右心室舒张末期内径/左心室舒张末期内径>1.0);②右心室游离壁运动幅度减低;③三尖瓣反流速度增快;④三尖瓣环收缩期位移减低(<17mm)。CTPA 检查符合以下条件也可诊断 RVD:四腔心层面发现的右心室扩张(右心室舒张末期内径/左心室舒张末期内径>1.0)。

心脏生物学标志物包括 BNP、NT-proBNP、肌钙蛋白。

3. 低危 PTE 血流动力学稳定,不存在 RVD 和心脏生物学标志物升高的 PTE。

（二）慢性血栓栓塞性肺动脉高压

CTEPH 多存在慢性、进行性发展的肺动脉高压的相关临床表现,如进行性加重的呼吸困难、乏力、运动耐量下降,后期出现右心衰竭;影像学检查证实肺动脉阻塞,常呈多部位、较广泛的阻塞,可见肺动脉内贴血管壁、环绕或偏心分布、有钙化倾向的团块状物等慢性栓塞征象;常可发现 DVT 的存在;海平面,静息状态下,右心导管测量平均肺动脉压(mPAP)≥25mmHg,且除外血管炎、肺动脉肉瘤等;超声心动图检查示右心室壁增厚,符合慢性肺源性心脏病的诊断标准。

【鉴别诊断】

（一）合并胸痛的鉴别

1. **急性冠脉综合征** 部分 PTE 病人可出现冠状动脉供血不足,心肌缺氧,表现为胸闷、心绞痛样胸痛,心电图有心肌缺血样改变,易误诊为冠心病所致心绞痛或心肌梗死。冠心病有其自身发病特点,心电图和心肌酶水平的动态变化,冠脉造影可以确诊。部分 PTE 与冠心病共存。

2. **主动脉夹层** 多有高血压,疼痛较剧烈,X 线胸片常显示纵隔增宽,心血管超声和胸部 CT 血管造影检查可见主动脉夹层征象。

（二）合并呼吸困难的鉴别

1. **肺炎** 当 PTE 有咳嗽、咯血、呼吸困难、胸膜炎样胸痛,影像学出现肺不张、肺部阴影等表现,尤其同时合并发热时,需与肺炎鉴别。

2. **支气管哮喘** PTE 病人多有胸闷、气短等表现,需与支气管哮喘鉴别。

（三）合并胸腔积液的鉴别 PTE 病人可出现胸膜炎样胸痛,合并胸腔积液,需与结核、肺炎、肿瘤、左心功能不全等其他原因所致的胸腔积液相鉴别。

（四）合并晕厥的鉴别 PTE 有晕厥时,需要与迷走反射性、脑血管性晕厥及心律失常等其他原因所致的晕厥相鉴别。

（五）合并休克的鉴别 PTE 所致的休克属梗阻性休克,表现为动脉血压低而静脉压升高,需与心源性、低血容量性、分布性休克等相鉴别。

（六）合并咯血的鉴别 咯血见于多种疾病,需排除消化道出血导致的呕血,需与结核、支气管扩张、肿瘤、左心功能不全等疾病鉴别。

（七）其他肺动脉腔内占位性病变的鉴别 包括脂肪栓塞综合征、羊水栓塞、空气栓塞、肿瘤栓塞、异物栓塞等,此外还需鉴别肺动脉原发性恶性肿瘤、肺动脉炎等。

【治疗方案及原则】

（一）一般支持治疗 严密监测呼吸、心率、血压、心电图及血气的变化。

合并低氧血症者,应使用经鼻导管、面罩吸氧或经鼻高流量吸氧;合并呼吸衰竭时,可采用无创机械通气或经气管插管有创机械通气;可应用血管活性药物,如多巴胺、多巴酚丁胺或去甲肾上腺素以维持有效的血流动力学,改善右心功能。

可适当应用镇静剂及止痛剂;应注意保持大便通畅,避免用力。

（二）抗凝治疗

1. **抗凝治疗** 为 PTE 的基础治疗手段,一旦明确急性 PTE,宜尽早启动抗凝治疗。

（1）适应证:低危 PTE 病人,应给予抗凝治疗;高危 PTE 病人,应先行溶栓治疗,随后使用抗凝治疗;中危 PTE 病人,无论是否溶栓,都应进行抗凝治疗。

（2）禁忌证和并发症:禁忌证包括活动性出血、未控制的严重高血压等,在急性 PTE 时多不是绝对禁忌证。主要并发症是出血。

2. **抗凝药物**

（1）胃肠外抗凝药物

1）普通肝素（UFH）:首选静脉给药,予 2 000~5 000U 或按 80U/kg 静脉注射后以 18U/(kg·h)持续静脉泵入,后监测 APTT 并根据 APTT 调整剂量。治疗过程中需监测血小板计数,警惕肝素诱导血小板减少症。

2）低分子量肝素（LMWH）:不同种类的 LMWH 的剂量不同,一般按体重给药,1~2 次/日,皮下注射。治疗过程中亦需监测血小板计数。LMWH 由肾脏清除,肾功能不全者应慎用。

3）磺达肝癸钠:为选择性 Xa 因子抑制剂,通过与抗凝血酶特异性结合,介导对 Xa 因子的抑制作用。给药方法:5mg 每天一次（体重<50kg）,7.5mg 每天一次（体重 50~100kg）,10mg 每天一次（体重>100kg）,皮下注射,同时根据肾功能调整剂量。

（2）口服抗凝药物：胃肠外初始抗凝治疗启动后，应根据临床情况及时桥接为口服抗凝药物。

1）华法林：最常用，初始剂量一般为 3.0～5.0mg，＞75 岁和出血高危病人应从 2.5～3.0mg 起始，国际标准化比值（international normalized ratio，INR）达标之后可以每 1～2 周检测 1 次 INR。推荐 INR 维持在 2.0～3.0，稳定后可每 4～12 周检测 1 次。

2）直接口服抗凝药物（DOACs）：直接抑制凝血路径中的某一靶点产生抗凝作用，主要包括直接 Ⅹa 因子抑制剂与直接凝血酶抑制剂。直接 Ⅹa 因子抑制剂的代表药物是利伐沙班（rivaroxaban）、阿哌沙班（apixaban）和艾多沙班（edoxaban）等；直接凝血酶抑制剂的代表药物是达比加群酯（dabigatran etexilate）。

病人用药期间一旦发生出血事件，应立即停药，可考虑给予凝血酶原复合物、新鲜冰冻血浆等。

3. 抗凝疗程　对于明确诊断的急性 PTE，如果无特殊情况，均应接受至少 3 个月的抗凝治疗。继发于短暂或可逆危险因素的初发病人，抗凝治疗满 3 个月后，如果急性 PTE 治愈，可考虑停药；对于无短暂或可逆危险因素，包括复发性 VTE（即至少有一次 PTE 或 DVT 发作）、抗磷脂综合征、遗传性易栓症的病人等，建议延长抗凝时间；对初发 PTE 且没有可识别的危险因素、伴持续性危险因素、伴有较轻的短暂或可逆性危险因素的病人，可考虑延长抗凝时间，并进一步寻找或去除相关危险因素。对于合并肿瘤的 PTE 病人，建议长期甚至终身抗凝治疗，直至肿瘤完全缓解。

（三）溶栓治疗　溶栓的时间窗一般定为 14 天以内，应尽可能在急性 PTE 确诊的前提下慎重进行。

溶栓主要适用于高危急性 PTE，此类病人只要没有溶栓治疗的禁忌证，就应该积极、尽早地开始溶栓。对于中危 PTE，不建议常规进行系统性溶栓，应权衡溶栓治疗的效益和风险，做出个体化的决定。对于低危 PTE，不建议溶栓治疗。抗凝治疗过程中血流动力学恶化的病人建议抢救性溶栓治疗。

溶栓治疗的禁忌证分为绝对禁忌证和相对禁忌证（表 2-11-3）。对于致命性高危 PTE，上述绝对禁忌证亦应被视为相对禁忌证。

表 2-11-3　溶栓禁忌证

绝对禁忌证	相对禁忌证
结构性颅内疾病	收缩压＞180mmHg
出血性脑卒中病史	舒张压＞110mmHg
3 个月内缺血性脑卒中	近期非颅内出血
活动性出血	近期侵入性操作
近期脑或脊髓手术	近期手术
近期头部骨折性外伤或头部损伤	3 个月以上缺血性脑卒中
出血倾向(自发性出血)	口服抗凝药物(如华法林)治疗
	创伤性心肺复苏
	心包炎或心包积液
	糖尿病视网膜病变
	妊娠
	年龄＞75 岁

常用的溶栓药物有尿激酶、链激酶和重组组织型纤溶酶原激活物（rt-PA）。rt-PA 可能对血栓有更快的溶解作用，低剂量溶栓（50mg rt-PA）与 FDA（美国食品药品监督管理局）推荐剂量（100mg rt-PA）相比疗效相似，而安全性更好。

溶栓治疗结束后，2 小时测定 1 次 APTT，当其水平＜正常值的 2 倍，即应重新开始规范的抗凝治疗，首选 UFH 抗凝。

溶栓治疗的主要并发症为出血。用药前应充分评估出血风险,必要时做好输血准备。溶栓前宜留置外周静脉套管针,以方便溶栓中取血监测。溶栓治疗的其他副作用还有发热、过敏反应(多见于链激酶)、低血压、恶心、呕吐、肌痛、头痛等。

(四)介入治疗　介入治疗的目的是清除血栓,以利于恢复右心功能并改善症状和生存率。介入治疗包括:经导管碎解和抽吸血栓,或同时进行局部小剂量溶栓。并发症包括:远端栓塞、肺动脉穿孔、肺出血、心脏压塞、心脏传导阻滞或心动过缓、溶血、肾功能不全以及穿刺相关并发症。

对于大多数急性 PTE 病人,不建议常规植入下腔静脉滤器。对于有抗凝禁忌的急性 PTE 病人,为防止下肢深静脉大块血栓再次脱落阻塞肺动脉,可考虑放置下腔静脉滤器,建议应用可回收滤器,通常在 2 周至 4 周之内取出。

(五)手术治疗　肺动脉血栓切除术可以作为全身溶栓的替代补救措施,适用于经积极内科或介入治疗无效的急性高危 PTE。

(六)CTEPH 的治疗　包括基础治疗、手术治疗、药物治疗和介入治疗。基础治疗主要包括长期抗凝治疗、家庭氧疗、改善心功能和康复治疗等。对 CTEPH 病人应进行长期抗凝治疗。若阻塞部位处于手术可及的肺动脉近端,首选肺动脉内膜剥脱术治疗。对于远端病变,可以考虑球囊肺动脉成形术。对于不能手术或介入,或者术后存在残余肺动脉高压的病人,可考虑给予针对肺动脉高压的靶向药物治疗。

【预防】　早期识别高危病人并及时预防可以明显降低医院内 VTE 的发生率。对存在发生 DVT-PTE 危险因素的病例,应根据病情轻重、年龄、是否合并其他危险因素等来评估发生 DVT-PTE 的危险性以及出血的风险,给予相应的预防措施。主要预防措施如下。

1.**基本预防**　加强健康教育;注意活动;避免脱水。

2.**药物预防**　对于 VTE 风险高而出血风险低的病人,应考虑进行药物预防:LMWH、UFH、磺达肝癸钠、DOACs 等。对长期接受药物预防的病人,应动态评估预防的效果和潜在的出血风险。

3.**机械预防**　对于 VTE 风险高,但是存在活动性出血或有出血风险的病人可给予机械预防,包括间歇充气加压泵、分级加压弹力袜和足底静脉泵等。

(王　辰)

本章思维导图

第十二章 | 肺动脉高压

肺动脉高压（pulmonary hypertension，PH）是由多种原因引起的肺动脉压力异常升高的一种病理生理状态，血流动力学诊断标准为：在海平面、静息状态下，右心导管测量平均肺动脉压（mean pulmonary artery pressure，mPAP）≥25mmHg。正常肺循环是一个低压系统，健康成年人在静息状态下 mPAP 为（14±3.3）mmHg，上限不超过 20mmHg。2018 年召开的世界肺动脉高压会议提出将 PH 的血流动力学诊断标准调整为 mPAP＞20mmHg，但由于该标准尚未得到国内广泛认可，目前临床仍沿用 mPAP≥25mmHg 的标准。

第一节 | 肺动脉高压的分类

1975 年第一次 WHO 肺动脉高压会议将肺动脉高压分为"原发性"和"继发性"两类，1998 年根据病理学和血流动力学特点分为 5 大类，到 2003 年肺动脉高压现代 5 分类框架基本确立并维持至今。2021 年中国肺动脉高压诊治指南修订的分类见表 2-12-1，具有指导制订治疗方案的作用，获得国内外学者认可。

表 2-12-1　2021 年中国肺动脉高压诊治指南修订的肺动脉高压分类

分类	亚类
1. 动脉性肺动脉高压	1.1 特发性肺动脉高压
	1.2 遗传性肺动脉高压
	1.3 药物和毒物相关肺动脉高压
	1.4 疾病相关性肺动脉高压
	1.4.1 结缔组织病
	1.4.2 HIV 感染
	1.4.3 门静脉高压
	1.4.4 先天性心脏病
	1.4.5 血吸虫病
	1.5 对钙通道阻滞剂长期有效的肺动脉高压
	1.6 具有明显肺静脉/肺毛细血管受累（肺静脉闭塞病/肺毛细血管瘤样增生症）的肺动脉高压
	1.7 新生儿持续性肺动脉高压
2. 左心疾病所致肺动脉高压	2.1 射血分数保留的心力衰竭
	2.2 射血分数降低的心力衰竭
	2.3 瓣膜性心脏病
	2.4 导致毛细血管后性肺动脉高压的先天性/获得性心血管病
3. 肺部疾病和/或低氧所致肺动脉高压	3.1 阻塞性肺疾病
	3.2 限制性肺疾病
	3.3 其他阻塞性和限制性并存的肺疾病
	3.4 非肺部疾病导致的低氧血症
	3.5 肺发育障碍性疾病

续表

分类	亚类
4. 慢性血栓栓塞性肺动脉高压和/或其他肺动脉阻塞性肺动脉高压	4.1 慢性血栓栓塞性肺动脉高压 4.2 其他肺动脉阻塞性疾病：肺动脉肉瘤或血管肉瘤等恶性肿瘤、肺血管炎、先天性肺动脉狭窄、寄生虫（包虫病）
5. 未明和/或多因素所致肺动脉高压	5.1 血液系统疾病（如慢性溶血性贫血、骨髓增殖性疾病） 5.2 系统性和代谢性疾病（如结节病、戈谢病、糖原贮积症） 5.3 复杂性先天性心脏病 5.4 其他（如纤维性纵隔炎）

动脉性肺动脉高压、肺部疾病或低氧所致肺动脉高压、CTEPH 及未明多因素机制所致肺动脉高压都属于毛细血管前性肺动脉高压，血流动力学特征为 mPAP≥25mmHg，肺毛细血管楔压（pulmonary capillary wedge pressure，PCWP）或左心室舒张末压<15mmHg。左心疾病所致肺动脉高压属于毛细血管后性肺动脉高压，血流动力学特征为 mPAP≥25mmHg，PCWP 或左心室舒张末压≥15mmHg。肺动脉高压的严重程度应根据症状、6 分钟步行距离、脑钠肽前体水平、心脏彩超、血流动力学等进行综合分析，可根据静息状态下 mPAP 水平分为"轻"（25～35mmHg）、"中"（>35～45mmHg）、"重"（>45mmHg）三度。

第二节 ｜ 特发性肺动脉高压

特发性肺动脉高压（idiopathic pulmonary arterial hypertension，IPAH）是一种不明原因的肺动脉高压，过去被称为原发性肺动脉高压。病理上主要表现为"致丛性肺动脉病"，即由动脉中层肥厚、向心或偏心性内膜增生及丛状损害和坏死性动脉炎等构成的疾病。

【流行病学】　欧洲资料显示成年人肺动脉高压的患病率最低估计为 15/100 万人，发病率最低估计为 2.4/（100 万人·年），IPAH 的患病率最低估计为 5.9/100 万人。1981 年美国国立卫生院第一次注册研究数据显示 IPAH 的平均患病年龄为 36 岁，近年来老年人更多地被诊断为 IPAH，最近的研究统计其平均年龄为 50～65 岁。目前我国尚无发病率的确切统计资料，一些研究资料表明，IPAH 与家族性肺动脉高压病人 1 年、3 年、5 年的生存率分别为 68%、38.9%、20.8%，接受肺动脉高压靶向药物，病人 1 年、3 年、5 年的生存率分别为 84.1%、73.7%、70.6%。

【病因和发病机制】　特发性肺动脉高压迄今病因不明，目前认为其发病与遗传因素、自身免疫及肺血管内皮、平滑肌功能障碍等因素有关。

1. **遗传因素**　11%～40% 的散发 IPAH 存在骨形成蛋白受体 2（*BMPR2*）基因变异。有些病例存在激活素受体样激酶 1（*ACVRL1*）基因、*endoglin*、*SMAD9* 变异。

2. **免疫与炎症反应**　免疫调节作用可能参与 IPAH 的病理过程。有 29% 的 IPAH 病人抗核抗体水平明显升高，但却缺乏结缔组织疾病的特异性抗体。IPAH 病人丛状病变内可见巨噬细胞、T 淋巴细胞和 B 淋巴细胞浸润，提示炎症细胞参与了 IPAH 的发生与发展。

3. **肺血管内皮功能障碍**　肺血管收缩和舒张由肺血管内皮分泌的收缩和舒张因子共同调控，前者主要为血栓素 A_2（TXA_2）和内皮素 -1（ET-1），后者主要是前列环素和一氧化氮（NO）。由于上述因子表达的不平衡，导致肺血管平滑肌收缩，从而引起肺动脉高压。

4. **血管壁平滑肌细胞钾通道缺陷**　可见血管平滑肌增生肥大，电压依赖性钾（K^+）通道（Kv）功能缺陷，K^+ 外流减少，细胞膜处于除极状态，使 Ca^{2+} 进入细胞内，从而导致血管收缩。

【临床表现】

（一）**症状**　IPAH 的症状缺乏特异性，早期通常无症状，仅在剧烈活动时感到不适；随着肺动脉压力的升高，可逐渐出现全身症状。

1. **呼吸困难** 是最常见的症状,多为首发症状,主要表现为活动后呼吸困难,进行性加重,以至在静息状态下即感呼吸困难,与心排血量减少、肺通气血流比例失调等因素有关。

2. **胸痛** 由于右心后负荷增加、耗氧量增多及冠状动脉供血减少等引起心肌缺血所致,常于活动或情绪激动时发生。

3. **头晕或晕厥** 由于心排血量减少,脑组织供血突然减少所致。常在活动时出现,有时休息时也可以发生。

4. **咯血** 通常为小量咯血,有时也可出现大咯血而致死亡。

其他症状包括疲乏、无力,往往容易被忽视。10% 的病人出现雷诺现象,增粗的肺动脉压迫喉返神经可引起声音嘶哑(Ortner 综合征)。

(二)体征 IPAH 的体征均与肺动脉高压和右心室负荷增加有关。

【辅助检查】

1. **血液检查** 血红蛋白可增高,与长期缺氧代偿有关;脑钠肽可有不同程度升高,与疾病严重程度及病人预后具有一定相关性。

2. **心电图** 心电图不能直接反映肺动脉压升高,但能提示右心增大或肥厚,参见肺源性心脏病部分。

3. **胸部 X 线检查** 提示肺动脉高压的 X 线征象(图2-12-1):①右下肺动脉干扩张,其横径≥15mm 或右下肺动脉横径与气管横径比值≥1.07,或动态观察右下肺动脉干增宽>2mm;②肺动脉段明显突出或其高度≥3mm;③中心肺动脉扩张和外周分支纤细,形成"残根"征;④圆锥部显著凸出(右前斜位 45°)或其高度≥7mm;⑤右心室增大。

4. **超声心动图和多普勒超声检查** 是筛查肺动脉高压最重要的无创性检查方法,多普勒超声心动图估测三尖瓣峰值流速>3.4m/s 或肺动脉收缩压>50mmHg 将被诊断为肺动脉高压(表 2-12-2)。

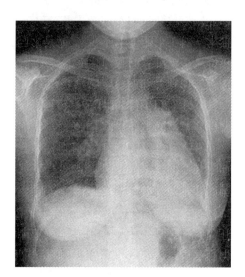

图 2-12-1 肺动脉高压 X 线胸片正位

表 2-12-2 超声心动图和多普勒超声在肺动脉高压中的评估及临床建议

肺动脉高压可能性	三尖瓣反流峰值流速/(m/s)	其他"PH征象"	无 PAH 或 CTEPH 危险因素或相关状况	有 PAH 或 CTEPH 危险因素或相关状况
低	≤2.8 或测量不出	无	诊断存疑	随诊复查 Echo
中	≤2.8 或测量不出	有	诊断存疑、随诊或复查 Echo	进一步 PH 相关检查(包括 RHC)
	2.9~3.4	无		
高	2.9~3.4	有	进一步 PH 相关检查(包括 RHC)	进一步 PH 相关检查(包括 RHC)
	>3.4	不必要		

注:其他 PH 征象包括右心室、肺动脉、下腔静脉和右心房的超声心动图征象。

5. **肺功能测定** 可有轻到中度限制性通气障碍与弥散功能障碍。

6. **血气分析** 多数病人有轻、中度低氧血症,系由通气血流比例失调所致。肺泡高通气导致二氧化碳分压降低。重度低氧血症可能与心排血量下降、合并肺动脉血栓或卵圆孔开放有关。

7. **放射性核素肺通气/灌注显像** IPAH 病人可呈弥漫性稀疏或基本正常,也是排除慢性栓塞性肺动脉高压的重要手段。

8. **右心漂浮导管检查及急性血管反应试验** 右心漂浮导管检查是确定肺动脉高压的"金标准"检查,可直接测量肺动脉压力,并测定心排血量,计算肺血管阻力,确定有无左向右分流等,有助于制订治疗策略。

急性血管反应试验(acute vasoreactivity test)是评价肺血管对短效血管扩张剂的反应性,其目的是筛选出对口服钙通道阻滞剂可能有效的病人。用于该试验的药物有吸入用伊洛前列素、静脉用腺苷和吸入NO。急性血管反应试验阳性标准为mPAP下降≥10mmHg,且mPAP下降到≤40mmHg,同时心排血量增加或保持不变。一般而言,仅有10%~15%的IPAH病人可达到此标准。

【诊断与鉴别诊断】 多普勒超声心动图估测肺动脉收缩压>50mmHg,结合临床可以诊断肺动脉高压。肺动脉高压的确诊标准是右心导管检查测定平均肺动脉压≥25mmHg。而IPAH属于排除性诊断,必须在除外引起肺动脉高压的各种病因后方可作出诊断。

【治疗】 治疗策略包括:①初始治疗及支持治疗。②急性血管反应试验阳性病人给予高剂量钙通道阻滞剂类药物治疗,急性血管反应试验阴性病人给予靶向药物治疗。③对于治疗反应不佳的病人,联合药物治疗及肺移植。

(一)**初始治疗** 建议育龄期女性病人避孕;及时接种流感及肺炎链球菌注射疫苗;予以病人社会心理支持;体力下降病人在药物治疗的基础上进行必要的康复训练;如需要进行手术,首选硬膜外麻醉而非全麻。

(二)**支持治疗**

1. **口服抗凝药物** IPAH病人的尸检显示了血管内原位血栓形成的高患病率,凝血及纤溶途径异常也有报道,静脉血栓栓塞症的非特异高危因素包括心衰、制动,以上都是其进行口服抗凝药物的理论基础。

2. **利尿剂** 当失代偿性右心衰竭导致液体潴留、中心静脉压升高、肝脏淤血、腹腔积液和外周水肿时,可使用利尿剂以改善症状。

3. **氧疗** 低氧刺激可引起肺血管收缩、红细胞增多而血液黏稠、肺小动脉重塑加速IPAH的进展。WHO功能分级Ⅲ~Ⅳ级和动脉血氧分压持续低于8kPa(60mmHg)的病人建议进行氧疗,以保持其动脉血氧饱和度持续大于90%。

4. **地高辛** 地高辛能迅速改善IPAH的心排血量,并可用于降低PAH病人发生房性快速型心律失常的心室率。

5. **贫血和铁状态** 铁缺乏与运动能力下降有关,也可能与高死亡率相关,应对病人进行常规的铁状态监测,如有铁缺乏应继续寻找病因,并补充铁制剂。

(三)**血管扩张药**

1. **钙通道阻滞剂(CCB)** 急性血管反应试验结果阳性是应用CCB治疗的指征。CCB仅对10%~15%的IPAH病人有效,主要包括硝苯地平、地尔硫䓬、氨氯地平,心动过缓者倾向于硝苯地平,心动过速者倾向于地尔硫䓬。需要在治疗3~4个月后重新评估其适用性。

2. **前列环素** 不仅能扩张血管降低肺动脉压,长期应用尚可逆转肺血管重塑。常用的前列环素类似物有:依前列醇(epoprostenol)、伊洛前列素(iloprost)、贝前列素(beraprost)。另外还有前列环素受体激动剂,如司来帕格。

3. **一氧化氮(NO)** NO吸入是一种选择性地扩张肺动脉而不作用于体循环的治疗方法。但是由于NO的作用时间短,且可供吸入的NO制备不方便,临床应用尚不普遍。

4. **内皮素受体拮抗剂** 常用内皮素受体拮抗剂有:波生坦(bosentan)、安立生坦(ambrisentan)、马昔腾坦(macitentan)。

5. **磷酸二酯酶(PDE)-5抑制剂** 包括西地那非(sildenafil)、他达拉非(tadalafil)、伐地那非(vardenafil)。

6. **可溶性鸟苷酸环化酶(sGC)激动剂** 利奥西呱(riociguat),不推荐利奥西呱与PDE-5抑制剂联合应用。

(四)**肺或心肺移植** 经积极内科治疗临床效果不佳的病人可以行肺移植治疗。肺静脉闭塞病

（PVOD）和肺毛细血管瘤样增生症（PCH）病人的预后差，且缺乏有效的内科治疗方法，一旦被诊断为上述两种疾病即应考虑肺移植。如同时判断伴有心脏结构或功能出现不可逆损害，可考虑行心肺联合移植。

（五）健康指导 对 IPAH 病人进行生活指导，加强相关卫生知识的宣传教育，增强病人战胜疾病的信心，预防肺部感染。

第三节 | 慢性肺源性心脏病

肺源性心脏病（cor pulmonale）简称肺心病，是指由支气管-肺组织、胸廓或肺血管病变致肺血管阻力增加，产生肺动脉高压，继而右心室结构或/和功能改变的疾病。根据起病缓急和病程长短，可分为急性和慢性肺心病两类。急性肺心病常见于急性大面积肺栓塞，详见本篇第十一章肺栓塞。本节重点论述慢性肺心病。

【流行病学】 我国在 20 世纪 70 年代的普查结果表明，＞14 岁人群慢性肺心病的患病率为 4.8‰。1992 年在北京、湖北、辽宁农村调查 102 230 例居民的慢性肺心病患病率为 4.4‰，其中≥15 岁人群的患病率为 6.7‰。慢性肺心病的患病率存在地区差异，北方地区患病率高于南方地区，农村患病率高于城市，并随年龄增长而增加。吸烟者比不吸烟者患病率明显增多，男女无明显差异。冬春季节和气候骤然变化时，易出现急性发作。

【病因】 按原发病的不同部位，可分为以下几类。

1. 支气管、肺疾病 以慢阻肺病最为多见，约占 80%～90%，其他包括间质性肺疾病、支气管哮喘、支气管扩张、肺结核等。

2. 胸廓运动障碍性疾病 较少见，严重胸廓或脊椎畸形以及神经肌肉疾病均可引起胸廓活动受限、肺受压、支气管扭曲或变形，导致肺功能受损。气道引流不畅，肺部反复感染，并发肺气肿或纤维化。

3. 肺血管疾病 特发性肺动脉高压、慢性栓塞性肺动脉高压和肺动脉炎均可引起肺血管阻力增加、肺动脉压升高和右心室负荷加重，发展成慢性肺心病。

4. 其他 原发性肺泡通气不足及先天性口咽畸形、睡眠呼吸暂停低通气综合征等均可产生低氧血症，引起肺血管收缩，导致肺动脉高压，发展成慢性肺心病。

【发病机制和病理生理改变】

（一）肺动脉高压的形成

1. 肺血管阻力增加的功能性因素 肺血管收缩在低氧性肺动脉高压的发生中起着关键作用。缺氧、高碳酸血症和呼吸性酸中毒使肺血管收缩、痉挛，其中缺氧是肺动脉高压形成最重要的因素。

缺氧时收缩血管的活性物质增多，如白三烯、5-羟色胺（5-HT）、血管紧张素Ⅱ、血小板活化因子（PAF）等使肺血管收缩，血管阻力增加。内皮源性舒张因子（EDRF）和内皮源性收缩因子（EDCF）的平衡失调，在缺氧性肺血管收缩中也起一定作用。缺氧使平滑肌细胞膜对 Ca^{2+} 的通透性增加，细胞内 Ca^{2+} 含量增高，肌肉兴奋-收缩偶联效应增强，直接使肺血管平滑肌收缩。

高碳酸血症时，由于 H^+ 产生过多，使血管对缺氧的收缩敏感性增强，致肺动脉压增高。

2. 肺血管阻力增加的解剖学因素 解剖学因素系指肺血管解剖结构的变化，形成肺循环血流动力学障碍。主要原因如下。

（1）肺血管重塑：特发性肺动脉高压的肺动脉病变、CTEPH 的慢性血栓阻塞均是肺血管重塑的常见原因，慢阻肺病、间质性肺疾病等病人慢性缺氧可使肺血管收缩，管壁张力增高，同时缺氧时肺内产生多种生长因子（如多肽生长因子），可直接刺激管壁平滑肌细胞、内膜弹力纤维及胶原纤维增生。

（2）长期反复发作的慢阻肺病及支气管周围炎，可累及邻近肺小动脉，引起血管炎，管壁增厚、管腔狭窄或纤维化，甚至完全闭塞，使肺血管阻力增加，产生肺动脉高压。

（3）肺气肿导致肺泡内压增高，压迫肺泡毛细血管，造成毛细血管管腔狭窄或闭塞。肺泡壁破裂造成毛细血管网的毁损，肺泡毛细血管床减损超过 70% 时肺循环阻力增大。

（4）血栓形成：尸检发现，部分慢性肺心病急性发作期病人存在多发性肺微小动脉原位血栓形成，引起肺血管阻力增加，加重肺动脉高压。

3. 血液黏稠度增加和血容量增多　慢性缺氧产生继发性红细胞增多，血液黏稠度增加。缺氧可使醛固酮增加，导致水、钠潴留；缺氧又使肾小动脉收缩，肾血流减少也加重水、钠潴留，血容量增多。血液黏稠度增加和血容量增多，可导致肺动脉压升高。

（二）心脏病变和心力衰竭　肺循环阻力增加导致肺动脉高压，右心发挥其代偿功能，以克服升高的肺动脉阻力而发生右心室肥厚。肺动脉高压早期，右心室尚能代偿，舒张末期压仍正常。随着病情的进展，特别是急性加重期，肺动脉压持续升高，超过右心室的代偿能力，右心失代偿，右心排血量下降，右心室收缩末期残留血量增加，舒张末期压增高，促使右心室扩大和右心衰竭。

（三）其他重要脏器的损害　缺氧和高碳酸血症除影响心脏外，尚导致其他重要脏器如脑、肝、肾、胃肠及内分泌系统、血液系统等发生病理改变，引起多脏器的功能损害，详见本篇第十六章。

【临床表现】

（一）肺、心功能代偿期

1. 症状　咳嗽、咳痰、气促，活动后可有心悸、呼吸困难、乏力和劳动耐力下降。少有胸痛或咯血。

2. 体征　可有不同程度的发绀，原发肺脏疾病体征，如肺气肿体征，干、湿啰音，$P_2 > A_2$，三尖瓣区可出现收缩期杂音或剑突下心脏搏动增强，提示有右心室肥厚。部分病人因肺气肿使胸腔内压力升高，阻碍腔静脉回流，可有颈静脉充盈甚至怒张，或使横膈下降致肝界下移。

（二）肺、心功能失代偿期

1. 呼吸衰竭

（1）症状：呼吸困难加重，常有头痛、失眠、食欲缺乏，白天嗜睡，部分病人甚至出现表情淡漠、神志恍惚、谵妄等肺性脑病的表现。

（2）体征：发绀明显，球结膜充血、水肿，严重时可有视网膜血管扩张、视盘水肿等颅内压升高的表现。腱反射减弱或消失，出现病理反射。因高碳酸血症可出现周围血管扩张的表现，如皮肤潮红、多汗。

2. 右心衰竭

（1）症状：明显气促，心悸、食欲缺乏、腹胀、恶心等。

（2）体征：发绀明显，颈静脉怒张，心率增快，可出现心律失常，剑突下可闻及收缩期杂音，甚至出现舒张期杂音。肝大且有压痛，肝颈静脉回流征阳性，下肢水肿，重者可有腹腔积液。少数病人可出现肺水肿及全心衰竭的体征。

【辅助检查】

1. X 线检查　除肺、胸基础疾病及急性肺部感染的特征外，尚有肺动脉高压征象（图 2-12-2）。

2. 心电图检查　心电图对慢性肺心病的诊断阳性率为 60.1%～88.2%。慢性肺心病的心电图诊断标准如下：①额面平均电轴≥+90°；②$V_1 R/S≥1$；③重度顺钟向转位（$V_5 R/S≤1$）；④$R_{V1} + S_{V5}≥1.05mV$；⑤aVR 导联 R/S 或 R/Q≥1；⑥$V_1～V_3$ 呈 QS、Qr 或 qr（酷似心肌梗死，应注意鉴别）；⑦肺型 P 波。具有一条即可诊断。典型慢性肺心病的心电图表现见图 2-12-3。

3. 超声心动图检查　超声心动图诊断肺心病的阳性率为 60.6%～87.0%。慢性肺心病的超声心动图诊断标准如下：①右心室流出道内径≥30mm；②右心室内径≥20mm；③右心室前壁厚度≥5mm 或前壁搏动幅度增强；④左、右心室内径比值<2；⑤右肺动脉内径≥18mm 或肺动脉干≥20mm；⑥右室流出道/左房内径>1.4；⑦肺动脉瓣曲线出现肺动脉高压征象者（a 波低平或<2mm，或有收缩中期关闭征等）。

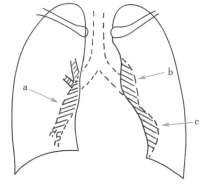

图 2-12-2　**慢性肺心病 X 线胸片正位**　右下肺动脉干增宽（a），肺动脉段凸出（b），心尖上凸（c）。

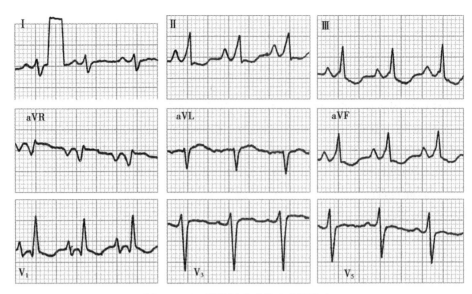

图 2-12-3　慢性肺心病的心电图改变

电轴右偏,顺钟向转位,肺性 P 波,V_1 导联 QRS 波群呈 qR,$V_5R/S < 1$,$R_{V1} + S_{V5} = 1.5mV$。

4. **血气分析**　可出现低氧血症甚至呼吸衰竭或合并高碳酸血症。

5. **血液化验**　红细胞及血红蛋白可升高。全血黏度及血浆黏度可增加,红细胞电泳时间常延长。心功能不全时可伴有肾功能或肝功能异常。

6. **其他**　痰病原学检查可以指导抗生素的选用。早期或缓解期慢性肺心病可行肺功能检查评价。

【诊断】　根据病人有慢阻肺病或慢性支气管炎、肺气肿病史,或其他胸肺疾病病史,并出现肺动脉压增高、右心室增大或右心功能不全的征象,如颈静脉怒张、$P_2 > A_2$、剑突下心脏搏动增强、肝大压痛、肝颈静脉反流征阳性、下肢水肿等,心电图、X 线胸片、超声心动图有肺动脉增宽和右心增大、肥厚的征象,可以作出诊断。

【鉴别诊断】

1. **冠状动脉粥样硬化性心脏病(冠心病)**　慢性肺心病与冠心病均多见于老年人。冠心病多有典型的心绞痛、心肌梗死病史或心电图表现,若有左心衰竭的发作史、原发性高血压、高脂血症、糖尿病病史,则更有助于鉴别。体格检查、X 线、心电图、超声心动图检查呈左心室肥厚为主的征象,冠状动脉造影提示冠状动脉狭窄可资鉴别。慢性肺心病合并冠心病时鉴别有较多困难,应详细询问病史,并结合体格检查和有关心、肺功能检查加以鉴别。

2. **风湿性心脏病**　风湿性心脏病的三尖瓣疾病,应与慢性肺心病的相对三尖瓣关闭不全相鉴别。前者往往有风湿性关节炎和心肌炎病史,其他瓣膜如二尖瓣、主动脉瓣常有病变,X 线、心电图、超声心动图有特殊表现。

3. **原发性心肌病**　本病多为全心增大,无慢性支气管、肺疾病史,无肺动脉高压的 X 线表现等(详见第三篇第六章心肌疾病)。

【治疗】

(一) **肺、心功能代偿期**　可采用综合治疗措施,延缓基础支气管、肺疾病的进展,预防感染,减少或避免急性加重,加强康复锻炼和营养,需要时长期家庭氧疗或家庭无创呼吸机治疗等,以改善病人的生活质量。继发于慢阻肺病者,具体方法参阅本篇第三章。

(二) **肺、心功能失代偿期**　治疗原则为积极控制感染,通畅呼吸道,改善呼吸功能,纠正缺氧和/或二氧化碳潴留,控制呼吸衰竭和心力衰竭,防治并发症。

1. **控制感染**　呼吸系统感染是引起慢性肺心病急性加重致肺、心功能失代偿的常见原因,需积极控制感染,抗生素选用参阅本篇第三章和第六章。

2. 控制心力衰竭 慢性肺心病病人一般在积极控制感染、改善呼吸功能、纠正缺氧和二氧化碳潴留后,心力衰竭便会得到改善,病人尿量增多,水肿消退,不需常规使用利尿药和正性肌力药。但对经上述治疗无效或严重心力衰竭病人,可适当选用利尿药、正性肌力药或扩血管药物。

(1)利尿药:通过抑制肾脏钠、水重吸收而增加尿量,消除水肿,减少血容量,减轻右心前负荷的作用。但是利尿药应用后易出现低钾、低氯性碱中毒,痰液黏稠不易排痰和血液浓缩,应注意预防。因此,原则上宜选用作用温和的利尿药,联合保钾利尿药,小剂量、短疗程使用。如氢氯噻嗪25mg,1～3次/日,联用螺内酯20～40mg,1～2次/日。

(2)正性肌力药:慢性肺心病病人由于慢性缺氧及感染,对洋地黄类药物的耐受性低,易致中毒,出现心律失常。因此是否应用应持慎重态度,指征有:①感染已控制,呼吸功能已改善,利尿治疗后右心功能无改善者;②以右心衰竭为主要表现而无明显感染的病人;③合并室上性快速型心律失常,如室上性心动过速、心房颤动(心室率>100次/分)者;④合并急性左心衰竭的病人。原则上选用作用快、排泄快的洋地黄类药物,小剂量(常规剂量的1/2或2/3)静脉给药,常用毒毛花苷 K 0.125～0.25mg,或毛花苷丙 0.2～0.4mg 加入 10% 葡萄糖溶液内缓慢静脉注射。用药前应注意纠正缺氧,防治低钾血症,以免发生药物毒性反应。低氧血症、感染等均可使心率增快,故不宜以心率作为衡量洋地黄类药物的应用和疗效考核指征。

(3)血管扩张药:对于动脉性肺动脉高压、CTEPH 引起的肺心病可应用靶向药物,降低肺血管阻力,但对于慢阻肺病、间质性肺病等所致肺心病者,血管扩张药有可能加重通气血流比例失调,加重缺氧,且在扩张肺动脉的同时也扩张体动脉,容易造成体循环血压下降,反射性产生心率增快、氧分压下降、二氧化碳分压上升等不良反应,因而限制了血管扩张药的临床应用。

3. 防治并发症

(1)肺性脑病:由于呼吸衰竭所致缺氧、二氧化碳潴留而引起的神经精神障碍综合征,常继发于慢阻肺病。诊断肺性脑病必须除外脑血管疾病、感染中毒性脑病、严重电解质紊乱等。治疗参见本篇第十六章呼吸衰竭。

(2)酸碱失衡及电解质紊乱:慢性肺心病失代偿期常合并各种类型的酸碱失衡及电解质紊乱。呼吸性酸中毒以通畅气道、纠正缺氧和解除二氧化碳潴留为主。呼吸性酸中毒合并代谢性酸中毒通常需要补碱治疗,尤其当 pH<7.2 时,先补充 5% 碳酸氢钠 100ml,然后根据血气分析结果酌情处理。呼吸性酸中毒合并代谢性碱中毒常合并低钠、低钾、低氯等电解质紊乱,应根据具体情况进行补充。低钾、低氯引起的代谢性碱中毒多是医源性的,应注意预防。

(3)心律失常:多表现为房性期前收缩及阵发性室上性心动过速,其中以紊乱性房性心动过速最具特征性。也可有心房扑动及心房颤动。一般的心律失常经过控制感染,纠正缺氧、酸碱失衡和电解质紊乱后,心律失常可自行消失。如果持续存在,可根据心律失常的类型选用药物,详见第三篇第三章心律失常。

(4)休克:合并休克并不多见,一旦发生则预后不良。发生原因有严重感染、失血(多由上消化道出血所致)和严重心力衰竭或心律失常。

(5)消化道出血:慢性肺心病由于感染、呼吸衰竭、心力衰竭致胃肠道淤血,以及应用糖皮质激素等,常常并发消化道出血,需要预防治疗,一旦发生需要积极处理。

(6)弥散性血管内凝血(DIC):详见第六篇第十七章弥散性血管内凝血。

(7)深静脉血栓形成:低剂量普通肝素或低分子量肝素可用于预防。

【预后】 慢性肺心病常反复急性加重,随肺功能的损害病情逐渐加重,多数预后不良,病死率约在 10%～15%,但经积极治疗可以延长寿命,提高病人生活质量。

【预防】 主要是防治支气管、肺和肺血管等基础疾病,预防肺动脉高压、慢性肺心病的发生发展。

(代华平)

本章思维导图

第十三章 | 胸膜疾病

胸膜是覆盖在胸膜腔内表面的一层薄膜,由结缔组织和纤维弹力组织支持的间皮细胞层组成。脏胸膜覆盖于肺表面,而壁胸膜覆盖肋骨、膈肌和纵隔表面。脏胸膜和壁胸膜之间是连续的,闭合形成胸膜腔。壁胸膜血供来自体循环,含有感觉神经和淋巴管;而脏胸膜主要由肺循环供血,不含感觉神经。

胸膜疾病是指以胸膜腔的解剖结构和生理功能异常为特征的一系列疾病,可以原发于胸膜组织本身,也可继发于肺内、胸壁、膈肌及腹内脏器,或全身系统性疾病。主要有以下三类:①以液体为主的胸膜疾病,即胸腔积液,临床上最多见;②以气体为主的疾病,即气胸;③胸膜腔内还有以固体为主的疾病,主要为胸膜腔内的肿瘤,大多数为恶性,常为肺内或肺外脏器的转移瘤,或为少见的原发于胸膜的间皮细胞瘤。本章着重介绍胸腔积液、气胸。

第一节 | 胸腔积液

胸膜腔是位于肺和胸壁之间的潜在腔隙。正常情况下脏胸膜和壁胸膜表面上有一层很薄的液体,在呼吸运动时起润滑作用。每一次呼吸周期中,胸膜腔形状和压力均有很大变化,使胸腔内液体持续滤出和吸收,并处于动态平衡。任何因素造成胸膜腔内液体产生过快或/和吸收过缓,即产生胸腔积液(pleural effusion),俗称胸水。

【胸腔积液循环机制】 胸膜腔内的液体主要在壁胸膜表面产生和吸收。在正常情况下,胸膜腔内的液体量取决于壁胸膜、脏胸膜以及胸膜腔之间的静水压和胶体渗透压的平衡。壁胸膜的血供来自体循环,而脏胸膜的血供来自肺循环和体循环的支气管动脉。体循环的压力高于肺循环,由于压力梯度,液体从壁胸膜和脏胸膜的体循环血管进入间质,部分在间质内重吸收,剩余的通过有渗漏性的胸膜间皮细胞层滤出到胸膜腔,通过壁胸膜的淋巴管微孔经淋巴管回吸收(图2-13-1)。

多种压力的平衡共同调节胸腔积液的形成,见图2-13-2。毛细血管内流体静水压壁胸膜与体循环相似,约30cmH$_2$O,而脏胸膜是

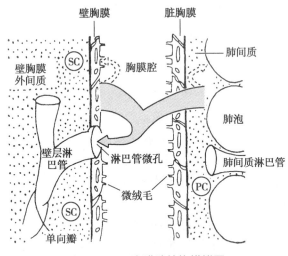

图2-13-1 胸膜腔结构模拟图
SC:体循环毛细血管;PC:肺毛细血管。

24cmH$_2$O;胶体渗透压壁胸膜和脏胸膜均为34cmH$_2$O;胸腔内压约为-5cmH$_2$O,胸腔内液体因含有少量蛋白质,其胶体渗透压为5cmH$_2$O。液体从胸膜滤出到胸膜腔的因素包括流体静水压、胸腔内压和胸腔积液胶体渗透压,而阻止滤出的压力为毛细血管内胶体渗透压。因此,壁胸膜液体滤出到胸腔的压力梯度为毛细血管内流体静水压+胸腔内负压+胸液胶体渗透压-毛细血管内胶体渗透压,其压力梯度为30+5+5-34=6cmH$_2$O,液体从壁胸膜滤出到胸膜腔。脏胸膜的压力梯度是24+5+5-34=0cmH$_2$O,其在胸腔积液的循环中作用很小。胸腔积液滤过在胸腔的上部大于下部,吸收则主要在横膈和胸腔下部的纵隔胸膜。

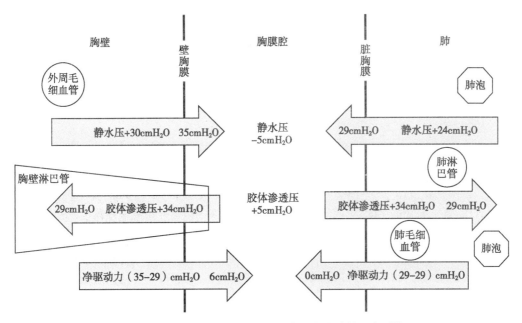

图 2-13-2 人体正常情况下液体进出胸膜腔的压力对比

【胸腔积液的发病机制】 胸腔积液临床常见,肺、胸膜和肺外疾病均可引起。常见病因和发病机制如下。

1. **胸膜毛细血管静水压升高** 体循环和/或肺循环静水压增高,前者使滤至胸膜腔的液体量增加,后者使胸膜腔液体吸收减少。壁胸膜毛细血管液体大量滤出,超过液体重吸收能力,导致胸腔积液。临床上常见如充血性心力衰竭、缩窄性心包炎、血容量增加、上腔静脉或奇静脉受阻,产生胸腔漏出液。

2. **胸膜毛细血管胶体渗透压降低** 当血浆白蛋白减少,血浆胶体渗透压降低时,可使壁胸膜毛细血管胶体渗透压下降、壁胸膜毛细血管滤过增加,同时脏胸膜毛细血管胶体渗透压降低,胸膜毛细血管胶体渗透压降低,胸腔液体再吸收减少,胸腔积液量增多。临床上常见如低蛋白血症、肝硬化、肾病综合征、急性肾小球肾炎、黏液性水肿等,产生胸腔漏出液。

3. **胸膜通透性增加** 胸膜腔及其邻近脏器组织炎症或胸膜肿瘤时,由于胸膜直接受累或受损细胞释放各种酶、补体以及生物活性物质,如组胺等,致使胸膜毛细血管通透性增加,大量含蛋白质和细胞的液体进入胸膜腔。胸液中蛋白质含量升高,胶体渗透压增高,进一步促使胸膜腔液体积聚。临床多见如胸膜炎症(肺结核、肺炎旁胸腔积液)、结缔组织病(系统性红斑狼疮、类风湿关节炎)、胸膜肿瘤(恶性肿瘤转移、胸膜间皮瘤)、肺梗死、膈下炎症(膈下脓肿、肝脓肿、急性胰腺炎)等,产生胸腔渗出液。

4. **壁胸膜淋巴回流受阻** 胸液中液体和蛋白通过淋巴系统返回循环系统,故癌性淋巴管阻塞、先天性发育异常致淋巴管引流异常,外伤致淋巴回流障碍等产生高蛋白质含量的胸腔积液。

5. **损伤** 主动脉瘤破裂、食管破裂、胸导管破裂等,产生血胸、脓胸和乳糜胸。

6. **医源性** 药物、放射治疗、消化内镜检查和治疗、支气管动脉栓塞术、卵巢过度刺激综合征、液体负荷过重、冠状动脉旁路移植手术、骨髓移植、中心静脉置管穿破和腹膜透析等,都可以引起渗出性或漏出性胸腔积液。

【临床表现】

1. **症状** 症状与积液量有关,积液量少于 0.3～0.5L 时症状多不明显;大量积液时,呼吸困难是最常见的症状,多伴有胸痛、咳嗽。随着胸腔积液量增加,胸痛可缓解,但随之胸闷、气促加重。

原发病不同,症状有所差别,比如结核性胸膜炎多见于青年人,常伴有发热、干咳、胸痛;心力衰竭所致的胸腔积液,有心功能不全的表现;肝脓肿伴有右侧胸腔积液可为反应性胸膜炎,亦可为脓胸,多有发热和肝区疼痛。

2. **体征** 与积液量有关。少量积液,可无明显体征,也可触及胸膜摩擦感及闻及胸膜摩擦音;中至大量积液时,患侧胸廓饱满,触觉语颤减弱,局部叩诊呈浊音,呼吸音减低或消失。可伴有气管、纵隔向健侧移位。肺外疾病如类风湿关节炎、干燥综合征等引起的胸腔积液,多有原发病的体征。

【实验室和其他检查】

(一)影像学检查

1. **X线胸片** X线改变与积液量、是否有包裹、粘连有关,侧位X线胸片对诊断少量胸腔积液尤为重要。小量的游离性胸腔积液,正位X线胸片可出现肋膈角变钝或消失,积液量增多时呈向外侧、向上的弧形上缘的积液影(图2-13-3);当大量积液时,患侧胸部致密影,气管和纵隔向健侧推动。平卧时积液散开,整个肺野透亮度降低。液气胸时有气液平面。包裹性积液不随体位改变而变动,边缘光滑饱满,多局限于叶间或肺与膈之间;肺底积液可仅有膈肌升高或形状的改变。

2. **胸部CT** 胸部CT可显示少量胸腔积液,分辨包裹性积液及位置(图2-13-4)。胸部CT可显示肺内、胸膜、膈肌、肺门和纵隔等部位的病变,有助于病因诊断,还可以评估积液量。

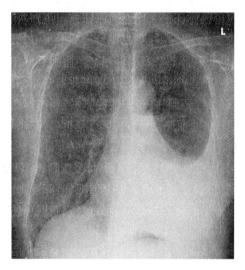

图 2-13-3　X线胸片示左侧胸腔积液

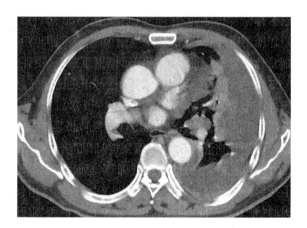

图 2-13-4　胸部CT示左侧胸腔积液

3. **超声检查** 探测胸腔积液的灵敏度高,可估计胸腔积液深度和积液量,协助胸腔穿刺定位,可判断积液有无包裹、分隔。超声引导下胸腔穿刺能降低操作风险。

4. **磁共振(MRI)** MRI对软组织有很高的分辨率,可协助鉴别良、恶性胸腔积液,尤其适用于对增强CT造影剂过敏的病人。

5. **PET-CT** 一种广泛应用于肿瘤领域的功能成像技术,基于正常和异常组织中糖代谢水平的差异,氟(^{18}F)脱氧葡萄糖在肿瘤细胞中加速摄取,对协助鉴别良、恶性胸腔积液具有一定价值,还可以辅助肿瘤分期及寻找原发灶。

(二)实验室检查

1. **一般性状检查**

(1)外观:漏出液多为淡黄色,透明清亮,静置不凝固,比重<1.016~1.018。渗出液稍混浊,易有凝块,比重>1.018。血性胸腔积液呈洗肉水样或静脉血样,多见于肿瘤、结核和肺栓塞。乳状胸腔积液多为乳糜胸,多由肿瘤、寄生虫、外伤(胸科手术、胸部外伤)或结核等原因导致胸导管压迫或破裂。巧克力色胸腔积液考虑阿米巴肝脓肿破溃入胸腔的可能。黑色胸腔积液可能为曲霉感染。黄绿色胸腔积液多见于类风湿关节炎。

(2)气味:厌氧菌感染胸腔积液常有臭味,提示可能有脓胸。如积液有尿味,可能为"尿胸"

（urinothorax），胸腔积液的肌酐水平常高于血清肌酐水平。

2. 细胞计数和分类

（1）细胞总数：胸腔积液中可见各种炎症细胞、增生与退化的间皮细胞。漏出液细胞数少于$100×10^6/L$；渗出液的有核细胞数常超过$500×10^6/L$，脓胸时有核细胞多达$10×10^9/L$以上。但漏出液和渗出液的细胞计数无确切分界，需综合分析。

（2）细胞分类：中性粒细胞增多常见于急性炎症。以淋巴细胞为主的胸腔积液，在结核、充血性心力衰竭和恶性肿瘤中则更常见。胸腔积液中嗜酸性粒细胞占比≥10%可见于寄生虫感染、嗜酸性粒细胞增多症、石棉肺病、药物、肿瘤等。

3. 生化检查

（1）pH：正常胸腔积液pH接近7.6。pH降低可见于脓胸、食管破裂、类风湿关节炎等，结核和恶性胸腔积液也可降低。尤其pH<7.0者仅见于脓胸以及食管破裂所致的胸腔积液。

（2）葡萄糖：正常胸腔积液中葡萄糖含量和外周血中含量相近，漏出液与大多数渗出液葡萄糖含量正常。结核性胸膜炎、恶性肿瘤、狼疮性胸膜炎等积液中葡萄糖可低于血糖。复杂性肺炎旁胸腔积液、脓胸和类风湿关节炎是胸腔积液中葡萄糖水平明显降低（<3.3mmol/L）的最常见原因。

（3）蛋白质：渗出液蛋白质含量较高（>30g/L），胸腔积液/血清蛋白比值>0.5；漏出液的蛋白质含量较低（<30g/L），以白蛋白为主，黏蛋白实验（Rivalta试验）阴性。

（4）酶：渗出液乳酸脱氢酶（LDH）含量增高，胸腔积液/血清LDH比值>0.6。LDH>500IU/L常提示为恶性肿瘤或胸腔感染。

腺苷脱氨酶（ADA）是一种存在于多种细胞中的酶，尤其是在活化的T淋巴细胞中，对淋巴细胞的分化起着重要作用。结核性胸膜炎ADA水平多超过45IU/L，其诊断结核性胸膜炎的敏感度高。艾滋病病人如并发结核性胸膜炎，胸腔积液中的ADA水平常低于40IU/L。ADA升高也见于脓胸、类风湿关节炎、系统性红斑狼疮引起的胸腔积液、恶性胸腔积液等。ADA有两种同工酶，ADA1和ADA2，可用于鉴别结核性和非结核性病因。

淀粉酶升高可见于急性胰腺炎、食管破裂、恶性肿瘤等。急性胰腺炎病人约10%可并发胸腔积液，淀粉酶逸出进入胸腔积液中，甚至高于血清淀粉酶水平。

（5）类脂：乳糜性胸腔积液中含较多甘油三酯（>1.24mmol/L），且其成分改变与饮食相关，胸腔积液苏丹Ⅲ染色呈红色，而胆固醇含量正常。在假性乳糜性胸腔积液中胆固醇含量高（>5.18mmol/L），主要由于胆固醇积聚所致，但没有乳糜微粒，积液中甘油三酯正常，苏丹Ⅲ染色阴性，主要见于陈旧性结核性胸腔积液、类风湿关节炎性胸腔积液。

4. 肿瘤标志物

癌胚抗原（CEA）为多种肿瘤相关的标志物，胸腔积液CEA>10μg/L或积液/血清CEA>1常提示恶性胸腔积液，其特异度高、敏感度低。CEA对于腺癌尤其是分泌CEA的肺腺癌、胃肠道肿瘤、乳腺癌所致胸腔积液的诊断价值更高。其他的肿瘤标志物包括癌抗原CA125、细胞角蛋白19片段（CYFRA 21-1）、神经元特异性烯醇化酶等，可作为诊断的参考。

5. 免疫学检查

结核性胸膜炎胸腔积液中γ-干扰素、IL-27水平增高，其敏感性和特异性高。γ-干扰素释放试验（IGRAs）是检测结核分枝杆菌特异性抗原刺激T细胞产生的IFN-γ水平，胸腔积液IGRAs诊断结核性胸膜炎的敏感度和特异度均不高。

系统性红斑狼疮及类风湿关节炎引起的胸腔积液中补体成分（C3、C4）降低，且免疫复合物含量升高。系统性红斑狼疮胸腔积液中抗核抗体（ANA）滴度可达1∶160以上。类风湿关节炎胸腔积液中类风湿因子>1∶320。

6. 病原学检测

胸腔积液标本涂片行抗酸染色镜检阳性率不足10%。胸腔积液结核分枝杆菌培养的阳性率与所使用的培养基有关，相比固体培养基，液体培养基可提高阳性率和缩短培养时间。胸腔积液标本行结核分枝杆菌核酸扩增试验诊断结核性胸膜炎的特异度超过90%，但敏感度低。胸腔积液Xpert MTB/RIF诊断结核性胸膜炎具有高特异度（99%），但敏感度仅37%～51%。

胸腔积液细菌涂片、培养、核酸扩增试验等对胸腔感染的病原体鉴别有一定帮助。将胸腔积液注入血培养瓶中进行培养可提高检出率。宏基因组下一代测序（mNGS）能够快速检测各种病原微生物，能检测到其他传统方法难以识别的病原体，包括诺卡菌、肺孢子菌、结核分枝杆菌、肠杆菌、链球菌、具核梭形杆菌、牙龈卟啉单胞菌等。相较于传统的胸腔积液微生物检测和培养，mNGS 敏感性更高，但特异性低，需结合临床相关信息综合判定。

7. 脱落细胞学检查 恶性胸腔积液约 40%～87% 的病人可检出恶性细胞，其诊断性能与原发肿瘤的类型、部位及标本的收集有关。反复多次检查有助于提高检测阳性率。

（三）胸膜活检 经皮穿刺胸膜活检对胸腔积液病因诊断有重要意义，可发现肿瘤、结核和其他胸膜肉芽肿性病变。拟诊结核性胸膜炎时，活检组织标本除做病理检查外，还可以做结核分枝杆菌 DNA 检测和抗酸染色，必要时还可以做结核分枝杆菌培养。胸膜穿刺活检具有简单、易行、损伤性较小的优点，CT 或超声引导下胸膜活检可提高成功率。

（四）胸腔镜或开胸活检 上述检查仍不能确诊的，必要时可经胸腔镜或开胸直视下活检。胸腔镜活检诊断恶性胸腔积液的敏感度为 92%～97%，特异度为 99%～100%。通过胸腔镜能全面检查胸膜腔，观察病灶形态特征、分布范围及邻近器官受累情况，并在直视下多处活检。少数病人胸腔积液的病因经上述检查仍难以确定，如无特殊禁忌，可考虑剖胸探查。

（五）支气管镜 对咯血或疑有气道阻塞的病人，尤其是怀疑肺癌的病人，可行支气管镜检查协助诊断，如无上述异常病人，诊断阳性率较低。

【**诊断与鉴别诊断**】 胸腔积液的诊断和鉴别诊断分 3 个步骤。

（一）确定有无胸腔积液 中量以上的胸腔积液诊断不难，症状、体征常比较明显。少量胸腔积液仅表现肋膈角变钝，有时易与胸膜粘连相混淆，可行患侧卧位 X 线胸片，液体可散开于肺外带。超声、CT 等检查可确定有无胸腔积液。

（二）区别漏出液和渗出液 诊断性胸腔穿刺可区别积液性质，漏出液外观清澈透明，无色或浅黄色，不凝固。而渗出液外观颜色深，呈透明或混浊的草黄、棕黄色或血性，可自行凝固。可根据比重（以 1.018 为界）、蛋白质含量（30g/L 为界）、细胞数（500×10⁶/L 为界），小于以上为漏出液，反之为渗出液。但诊断的敏感性和特异性较差。

Light 标准（表 2-13-1）通常用于区别漏出液和渗出液，主要测定胸腔积液中的蛋白质含量和乳酸脱氢酶（LDH）。根据 Light 标准，符合任意 1 项可判断为渗出液，3 项均不满足则为漏出液。Light 标准对渗出液的判断特异性不高，按此标准，约 25% 的漏出液被判为渗出液。

表 2-13-1　渗出液和漏出液的鉴别（Light 标准）

指标	渗出液	漏出液
胸腔积液/血清蛋白比值	>0.5	≤0.5
胸腔积液乳酸脱氢酶水平	>血清正常值上限的 2/3	≤血清正常值上限的 2/3
胸腔积液/血清乳酸脱氢酶比值	>0.6	≤0.6

注：符合任意 1 项可判断为渗出液。

（三）寻找胸腔积液的原因

1. 漏出性胸腔积液 漏出液的主要病因有：①充血性心力衰竭：常为双侧胸腔，且右侧胸腔较多，强烈利尿可引起假性渗出液。胸腔积液的 N 末端 B 型利钠肽原（NT-proBNP）>1 500pg/ml 对心力衰竭所致胸腔积液有很好的诊断价值。②肾病综合征：常发生于双侧胸腔，可随着蛋白质丢失的纠正而改善。③肝硬化：多伴有腹腔积液，胸腔积液大多在右侧胸腔。④其他：如急性肾小球肾炎、缩窄性心包炎、腹膜透析、黏液性水肿、药物过敏和放射反应等。

2. 渗出性胸腔积液 渗出液的病因较多，常见病因包括：肺炎旁胸腔积液、结核和恶性肿瘤。

（1）肺炎旁胸腔积液（parapneumonic effusion）：也称为类肺炎性胸腔积液，是指由肺炎、肺脓肿和支气管扩张等感染引起的胸腔积液。肺炎旁胸腔积液按发病机制可分为单纯性肺炎旁胸腔积液和复杂性肺炎旁胸腔积液。单纯性肺炎旁胸腔积液为胸膜反应性渗出所致，随着肺炎好转而吸收，但当细菌侵入胸膜腔时，可导致复杂性肺炎旁胸腔积液。病人多有发热、咳嗽、咳痰、胸痛等症状，血白细胞计数升高，中性粒细胞增加和核左移。X 线或 CT 先有肺实质的浸润影，或肺脓肿和支气管扩张的表现，然后出现胸腔积液，积液量一般不多。复杂性肺炎旁胸腔积液多呈黄色混浊，有核细胞计数明显升高，以中性粒细胞为主，葡萄糖和 pH 降低，LDH 升高。见表 2-13-2。

表 2-13-2　肺炎旁胸腔积液和脓胸的特征

积液特征	单纯性肺炎旁胸腔积液	复杂性肺炎旁胸腔积液	脓胸
外观	浆液样	混浊	脓性
pH	>7.2	<7.2	
葡萄糖	>3.3mmol/L	<3.3mmol/L	
LDH	<1 000IU/L	>1 000IU/L	
培养	阴性	可能阳性	

脓胸是胸腔内致病菌感染造成积脓，多与未能有效控制肺部感染、致病菌直接侵袭穿破入胸腔有关。急性脓胸表现为高热、胸痛等；慢性脓胸有胸膜增厚、胸廓塌陷、慢性消耗和杵状指（趾）等。胸腔积液呈脓性、黏稠，脓液细菌培养可能阳性。

胸腔感染是指复杂性肺炎旁胸腔积液和脓胸。大多数社区获得性胸腔感染是由革兰氏阳性需氧菌引起的，包括链球菌、金黄色葡萄球菌等。革兰氏阴性菌相对少见。医院获得性胸腔感染主要是耐药革兰氏阳性菌（包括 MRSA）和革兰氏阴性菌，如肠杆菌、假单胞菌等。胸腔感染多有厌氧菌参与。真菌、放线菌、诺卡菌等所致胸腔感染较为罕见。

（2）结核性胸膜炎：结核性胸膜炎可发生于任何年龄，常与肺结核或身体其他部位结核同时存在，表现为胸痛、气短，可伴有潮热、盗汗、消瘦等结核中毒症状。结核菌素试验阳性或强阳性。老年病人可无发热，结核菌素试验亦常阴性，应予注意。胸腔积液多呈黄色，少数为血性，淋巴细胞为主，间皮细胞<5%，ADA、γ-干扰素、IL-27 水平增高。胸腔积液沉渣涂片抗酸染色镜检不足 10%，积液结核分枝杆菌培养的阳性率 18%～40%。核酸扩增试验、Xpert MTB/RIF 检测 MTB 的 DNA 及利福平耐药基因可用于结核性胸膜炎的诊断，但均敏感性较低，特异性高。

胸膜穿刺活检，尤其是 CT 或彩超引导下的胸膜穿刺活检对结核性胸膜炎的诊断颇具意义。病理可见肉芽肿，还可以做结核分枝杆菌 DNA 检测和抗酸染色，敏感度 60%～80%，活检组织结核分枝杆菌培养能进一步提升敏感度。胸腔镜下胸膜活检（病理学、DNA 检测、培养）诊断结核性胸膜炎的敏感度更高。

（3）恶性胸腔积液：是指胸膜原发恶性肿瘤或其他部位的恶性肿瘤转移至胸膜引起的胸腔积液，包括肺癌、乳腺癌、血液系统肿瘤、胃肠道肿瘤、妇科恶性肿瘤以及恶性胸膜间皮瘤等。恶性胸腔积液是晚期肿瘤的常见并发症，通常增长较快，且持续存在，治疗效果差，预后不良。以中老年人多见，主要临床表现包括呼吸困难、胸部钝痛、咳血丝痰和消瘦等症状，胸腔积液多呈血性、量大、增长迅速，CEA 或其他肿瘤标志物升高，LDH 多大于 500IU/L。胸部影像学检查可提供诊断线索。恶性胸腔积液的确诊根据是胸腔积液样本或胸膜活检组织经病理证实存在恶性肿瘤细胞。胸腔积液脱落细胞检查、胸膜穿刺活检、支气管镜及胸腔镜等检查，有助于进一步诊断和鉴别。疑为其他器官肿瘤需进行相应检查。

【治疗】　胸腔积液为胸部或全身疾病的一部分，病因治疗尤为重要，漏出液常在纠正病因后可吸收，渗出液根据不同病因处理有所差异。

（一）肺炎旁胸腔积液　单纯性肺炎旁胸腔积液一般积液量少，经抗生素治疗可吸收。胸腔感染

（复杂性肺炎旁胸腔积液、脓胸）的治疗原则是控制感染、引流胸腔积液、营养支持治疗。抗生素的选择要基于感染是社区获得性还是医院获得性、当地微生物的流行情况和耐药情况，以及病人个体因素等。疗程一般为 2～6 周。

是否引流胸腔积液应基于胸腔积液生化检测（pH、LDH、葡萄糖等）和影像学特征（超声、CT）来综合判断，引流积液的措施包括胸腔穿刺抽液和胸腔置管引流。对于复发性或慢性胸腔感染病人，尤其是肺不张和无法手术的病人，应考虑胸腔置管引流。

慢性脓胸应改进原有的脓腔引流，多需考虑胸膜剥脱术、胸廓成形术等外科治疗策略。此外，一般支持治疗亦相当重要，应给予高能量、高蛋白及富含维生素的食物，纠正水电解质紊乱及维持酸碱平衡。

（二）结核性胸膜炎 结核性胸膜炎治疗的目标除了治疗控制结核病外，还应尽可能减轻胸腔积液吸收后残留的胸膜增厚，防止对肺功能的减弱，减少因胸膜增厚所致的后遗症。

1. **一般治疗** 包括休息、营养支持和对症治疗。

2. **抽液治疗** 结核性胸腔积液因为蛋白质含量高，容易引起胸膜粘连，原则上应尽快抽尽胸腔内积液或胸腔置管引流，以减轻或解除胸腔积液对心肺的压迫，减少纤维蛋白沉着，减轻结核中毒症状。首次抽液不要超过 800ml，以后每次抽液量不应超过 1 000ml，抽液不宜过快，以免胸腔压力骤降引起休克及复张后肺水肿，表现为剧咳、气促、咳大量泡沫状痰，双肺满布湿啰音，PaO_2 下降，X 线或 CT 显示肺水肿征。治疗应该立即吸氧，酌情应用糖皮质激素及利尿剂，控制液体入量，严密监测病情与酸碱失衡，有时需气管插管机械通气。若抽液过程中病人出现头晕、面色苍白、出汗、心悸、四肢发凉，则考虑"胸膜反应"，应立即停止抽液，使病人平卧，必要时皮下注射 0.1% 肾上腺素 0.5ml，密切观察病情、血压变化。一般情况下，抽胸腔积液后，没必要胸腔内注入抗结核药物，但可注入尿激酶或链激酶等防止胸膜粘连。

3. **抗结核治疗** 结核性胸膜炎的化疗原则与活动性肺结核相同，也应坚持早期、规律、全程、足量、联合的原则，其中早期抗结核治疗尤为重要。

4. **糖皮质激素的应用** 疗效不肯定。如全身毒性症状严重、大量胸腔积液，可在抗结核治疗的同时加用糖皮质激素。常用泼尼松 20～30mg/d，待体温正常、全身结核中毒症状减轻或消失、胸腔积液量明显减少时，即应逐渐减量以至停药，一般疗程为 4～6 周。

5. **结核性脓胸、脓气胸并胸膜支气管瘘的治疗** 多数病人需外科手术治疗，术前可在全身治疗的同时行胸腔闭式引流，逐渐缩小其范围，为胸膜剥脱、肺胸膜切除术创造条件。

（三）恶性胸腔积液 包括原发病和胸腔积液的治疗。恶性胸腔积液最常见的病因是肺癌、乳腺癌，积极治疗原发肿瘤（如化疗、靶向治疗、应用抗血管生成药物、免疫治疗、放疗等）有一定疗效。胸腔积液多为晚期恶性肿瘤并发症，若病人无呼吸困难症状，则不需要行胸腔积液引流，可在治疗原发肿瘤的同时密切随访观察；如病人存在呼吸困难，建议行胸腔穿刺排液，以助于明确病人的症状是否与胸腔积液有关，并判定肺是否可复张。肺可复张者，胸腔置管引流或胸膜固定术均可作为一线治疗手段；肺不可复张的病人，首选胸腔置管引流。

胸腔内可注入化疗药、抗血管生成药物、生物制剂以协助控制积液。常用化疗药包括顺铂、洛铂等，抗血管生成药物包括重组人血管内皮抑制素、贝伐珠单抗，生物制剂包括 IL-2、肿瘤坏死因子、干扰素、肿瘤浸润性淋巴细胞等。

第二节｜气 胸

胸膜腔是不含气体的密闭的潜在性腔隙，正常情况下，胸膜腔内为负压，任何原因导致气体进入胸膜腔造成积气状态，称为气胸（pneumothorax）。气胸可分为自发性、外伤性和医源性三类。自发性气胸又可分为原发性和继发性，前者发生在无基础肺疾病的健康人，后者常发生在有基础肺疾病的病人。外伤性气胸系胸部外伤导致胸壁的直接或间接损伤引起。医源性气胸则由诊断或治疗操作所致。气胸是常见的内科急症,男性多于女性,原发性气胸的发病率男性为(18~28)/10万人口,女性为(1.2~6)/10万人口。发生气胸后,胸膜腔内负压可变成正压,致使静脉回心血流受阻,产生程度不同的心、肺功能障碍。本节主要叙述自发性气胸。

【病因和发病机制】　正常情况下胸膜腔内没有气体,这是因为毛细血管血中各种气体分压的总和仅为706mmHg,比大气压低54mmHg。胸膜毛细血管内总气体分压低于大气压,故胸膜腔内不存在气体。并且由于胸廓向外的扩张力及肺组织向内的回缩力存在,使得整个呼吸周期胸膜腔内压均为负压。胸腔内出现气体仅在三种情况下发生:①肺泡与胸腔之间产生损伤;②胸壁与外界因创伤产生交通;③胸腔内出现产气微生物。临床上主要见于前两种原因。气胸时失去了胸腔负压对肺的牵引作用,甚至因正压对肺产生压迫,使肺失去膨胀能力,表现为肺容积缩小、肺活量减低、最大通气量降低的限制性通气功能障碍。由于肺容积缩小,初期血流量并不减少,因而通气血流比例减少,导致动静脉分流,出现低氧血症。大量气胸时,由于吸引静脉血回心的负压消失,甚至胸膜腔内正压对血管和心脏的压迫,使心脏充盈减少,心搏出量降低,引起心率加快、血压降低,甚至休克。张力性气胸可引起纵隔移位,循环障碍,或窒息死亡。

(一)原发性自发性气胸(primary spontaneous pneumothorax,PSP)　发生在无明确基础肺疾病的健康人,但胸膜下微小疱和肺大疱破裂可能是气胸发生的主要机制。研究表明,吸烟、体型和家族史是危险因素。此类型多见于瘦高体型的男性青壮年,常规X线检查肺部无显著病变,但可有胸膜下肺大疱(pleural bleb),多在肺尖部。此种胸膜下肺大疱的原因尚不清楚,可能与吸烟、身高和小气道炎症有关,也可能与非特异性炎症瘢痕或弹性纤维先天性发育不良有关。

(二)继发性自发性气胸(secondary spontaneous pneumothorax,SSP)　本病占我国气胸发病的首位,多见于有基础肺部疾病的病人。由于病变引起小支气管及细支气管不完全阻塞、扭曲,形成活瓣,使局部肺泡过度充气,肺泡壁破坏融合形成肺大疱。肺内压突然增高时,脏胸膜下肺大疱破裂形成气胸。如肺结核、慢阻肺病、肺癌、肺脓肿、肺纤维化、嗜酸性肉芽肿、结节病、肺尘埃沉着症及淋巴管平滑肌瘤病等。由于基础肺部病变的存在,继发性自发性气胸临床症状较原发性自发性气胸病人严重,且对气胸的耐受性更差,故绝大多数病人都需要积极的干预。

(三)特殊类型的气胸

1. 月经性气胸　即与月经周期有关的反复发作的气胸,其发生率为女性自发气胸的0.9%。月经性气胸仅在月经来潮前后24~72小时内发生,病理机制尚不清楚,其发生原因主要与肺、胸膜或膈肌上有异位子宫内膜结节破裂所致。

2. 妊娠期气胸　本病病人因每次妊娠而发生,根据气胸出现时间,可分为早期(妊娠3~4个月)和后期(妊娠8个月以上)两种。其发生机制不清,可能与激素变化和胸廓顺应性改变有关。

【临床类型】　根据脏胸膜破裂情况不同及其发生后对胸腔内压力的影响,自发性气胸通常分为以下三种类型。

1. 闭合性(单纯性)气胸　胸膜破裂口较小,随肺萎陷而闭合,空气不再继续进入胸膜腔。此时胸膜腔内压力接近或高于大气压,抽气后压力不再升高。

2. 开放性(交通性)气胸　破裂口较大或因两层胸膜间有粘连或牵拉,使破口持续开放,吸气与呼气时空气自由进出胸膜腔。胸膜腔内压在0cmH_2O上下波动;抽气后可呈负压,但观察数分钟,压力又复升至抽气前水平。

3. 张力性(高压性)气胸　破裂口呈单向活瓣或活塞作用,吸气时胸廓扩大,胸膜腔内压变小,空气从破裂口处进入胸膜腔;呼气时胸廓缩小,胸膜腔内压升高,压迫活瓣使之关闭,气体只进不出,致使胸膜腔内空气越积越多,内压持续升高,使肺脏受压,纵隔向健侧移位,影响心脏血液回流。此型气胸胸膜腔内压测定常超过10cmH_2O,甚至高达20cmH_2O,抽气后胸膜腔内压可下降,但又迅速复升,对机体呼吸循环功能的影响最大,必须紧急抢救处理。

【临床表现】 症状轻重与有无肺的基础疾病及功能状态、气胸发生的速度、胸膜腔内积气量及其压力大小三个因素有关。

1. 症状

（1）呼吸困难：此症状的严重程度与基础肺功能、肺萎陷程度、发病速度都有密切关系。肺功能正常的青年，可无明显呼吸困难，而原本肺功能极差的慢阻肺病病人，即使患肺轻度压缩，也会出现明显的呼吸困难。慢性气胸时，健肺已经代偿，多表现为轻度气促。合并纵隔气肿的病人呼吸困难更加明显，甚至出现发绀。

（2）胸痛：多为突发的单侧前胸、腋下尖锐性刺痛或刀割样疼痛，持续时间短暂，吸气时加剧，有时可放射到肩部、背部、上腹部等。胸痛程度与肺压缩程度无关。

（3）刺激性干咳：气体刺激胸膜导致，多不严重，无痰或痰中带少量血丝。

继发性自发性气胸症状多重于原发性自发性气胸。张力性气胸时胸膜腔内压骤然升高，肺被压缩，纵隔移位，迅速出现严重呼吸循环障碍；病人出现高度紧张、胸闷、挣扎坐起、烦躁不安、发绀、冷汗、脉速、虚脱、心律失常，甚至发生意识不清、呼吸衰竭。

2. 体征 取决于积气量的多少。少量气胸体征不明显，尤其在肺气肿病人更难确定，听诊呼吸音减弱具有重要意义。大量气胸时，气管向健侧移位，患侧胸部隆起，呼吸运动与触觉语颤减弱，叩诊呈过清音或鼓音，心或肝浊音界缩小或消失，听诊呼吸音减弱或消失。左侧少量气胸或纵隔气肿时，有时可在左心缘处听到与心跳一致的气泡破裂音，称 Hamman 征。液气胸时，胸内有振水声。血气胸如失血量过多，可使血压下降，甚至发生失血性休克。

【影像学检查和其他检查】

1. X 线胸片检查 立位后前位 X 线胸片检查是诊断气胸的重要方法，可显示肺受压程度、肺内病变情况及有无胸膜粘连、胸腔积液及纵隔移位等。气胸的典型表现为外凸弧形的细线条阴影，系肺组织和胸膜腔内空气的交界线，称为气胸线，线内是压缩的肺组织，线外透亮度增高，无肺组织（图 2-13-5）。大量气胸时，肺被压缩于肺门部，呈圆球形阴影，且常有纵隔向健侧移位表现。

肺结核或肺部慢性炎症使胸膜多处粘连，气胸时多呈局限性包裹，有时气胸互相通连。气胸若延及下部胸腔，肋膈角变锐利。合并胸腔积液时，显示气液平面。局限性气胸在后前位 X 线胸片易遗漏，侧位 X 线胸片可协助诊断。

临床上可通过 X 线平片估算气胸后肺脏压缩程度。如从肺尖气胸线至胸腔顶部估计气胸大小，距离≥3cm 为

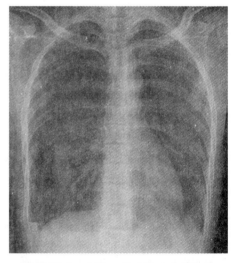

图 2-13-5 正位 X 线胸片示右侧气胸

大量气胸，<3cm 为小量气胸。在肺门水平侧胸壁至肺边缘的距离为 1cm 时，约占单侧胸腔容量的25%，2cm 时约 50%，故从侧胸壁至肺边缘的距离≥2cm 为大量气胸，<2cm 为小量气胸（图 2-13-6）。

2. 胸部 CT 胸部 CT 对于小量气胸、局限性气胸以及肺大疱与气胸的鉴别比 X 线胸片检查更敏感和准确，对气胸量大小的评价也更为准确。表现为胸膜腔内出现极低密度气体影，伴有肺组织不同程度的压缩。

3. 血气分析和肺功能检查 多数气胸病人的动脉血气分析结果不正常，表现为 PaO_2 降低，$PaCO_2$ 多正常或降低。肺功能检查对检测气胸发生或者容量的大小帮助不大，故临床诊疗中，不推荐常规进行检查。

【诊断与鉴别诊断】

（一）诊断标准或诊断依据 根据临床症状、体征及影像学表现一般可以确诊气胸，X 线或 CT

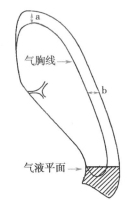

图 2-13-6　气胸容量测定法

显示气胸线是确诊依据。若突发呼吸困难而病情危重无法搬动病人行影像学检查时,应当机立断在患侧胸腔体征最明显处试验穿刺,如抽出气体,可证实气胸的诊断。

自发性气胸尤其是老年人和原有慢性心、肺疾病者,临床表现酷似其他心、肺急症,必须认真鉴别。

(二) 鉴别诊断

1. **哮喘与慢阻肺病**　两者急性发作时均有不同程度的呼吸困难,体征亦与自发性气胸相似。哮喘病人常有反复阵发性喘息发作史,慢阻肺病病人的呼吸困难多呈长期缓慢进行性加重。当哮喘及慢阻肺病病人突发严重呼吸困难、冷汗、烦躁,支气管扩张剂、抗感染药物等治疗效果不好且症状加剧,应考虑并发气胸的可能,X 线或 CT 检查有助鉴别。

2. **急性心肌梗死**　有突然胸痛、胸闷,甚至呼吸困难、休克等临床表现,但多合并高血压病史,动脉粥样硬化、冠状动脉粥样硬化性心脏病病史。体征、心电图、X 线或 CT 检查、血清酶学检查有助于诊断。

3. **急性肺栓塞**　大面积肺栓塞可突发起病,呼吸困难、胸痛、烦躁不安、惊恐甚或濒死感,临床上酷似自发性气胸。但病人可有咯血、低热和晕厥,并常有下肢深静脉血栓、骨折、手术后、脑卒中、心房颤动等病史,或发生于长期卧床的老年病人。CT 肺动脉造影检查可鉴别。

4. **肺大疱**　位于肺周边的肺大疱,尤其是巨型肺大疱易被误认为气胸。肺大疱通常起病缓慢,呼吸困难并不严重,而气胸多突然发生。影像学上,肺大疱气腔呈圆形或椭圆形,疱内有细小的条状纹理,为肺小叶或血管的残遗物。肺大疱向周围膨胀,将肺压向肺尖区、肋膈角及心膈角。气胸则呈胸外侧的透光带,其中无肺纹理可见。从不同角度做胸部 X 线透视,可见肺大疱为圆形透光区,在大疱的边缘看不到发丝状气胸线。肺大疱内压力与大气压相仿,抽气后,大疱容积无明显改变。如误对肺大疱抽气测压,易引起气胸。

5. **其他**　还需与消化性溃疡穿孔、胸膜炎、肋软骨炎、肺癌、膈疝等鉴别,偶可有急起的胸痛、上腹痛及气促等急腹症表现,亦应注意与自发性气胸鉴别。

(三) 严重程度评估　为了便于临床观察和处理,根据临床表现把自发性气胸分成稳定型和不稳定型。符合下列所有表现者为稳定型,否则为不稳定型:呼吸频率<24 次/分;心率 60～120 次/分;血压正常;呼吸室内空气时 SaO_2>90%;两次呼吸间隔说话成句。

【治疗】

(一) 治疗目的　促进患侧肺复张,消除病因及减少复发。常用的治疗方法包括:保守治疗、胸腔减压排气(胸腔穿刺抽气和胸腔闭式引流)、胸膜固定术和手术治疗。病人个体的具体治疗方法应根据气胸的类型与病因、发作频次、肺压缩程度及病情状态及有无并发症等情况适当选择。

影响肺复张的因素包括病人年龄、基础肺疾病、气胸类型、肺萎陷时间长短以及治疗措施等。老年人肺复张的时间通常较长;交通性气胸较闭合性气胸需时更长;有基础肺疾病、肺萎陷时间长者肺复张的时间亦长;单纯卧床休息肺复张的时间较胸腔闭式引流或胸腔穿刺抽气更长。有支气管胸膜瘘、脏胸膜增厚、支气管阻塞者,均可妨碍肺复张,并易导致慢性持续性气胸。

(二) 治疗方法

1. **保守治疗**　保守治疗的具体指征常有:①稳定型小量气胸,肺压缩在 20% 以下,无明显症状;②初次发作,CT 上未发现明显肺大疱形成;③无伴随的血胸等。病人应卧床休息,可观察、吸氧并酌情给予镇静、镇痛治疗,待气体自行吸收。

自发性气胸病人每 24 小时气体吸收率(X 线胸片气胸面积)为 1.25%～2.20%。高浓度吸氧可提高血中 PaO_2,使氮分压下降,从而增加胸膜腔与血液间的氮分压差,促使胸膜腔内的氮气向血液传递(氮-氧转换),加快胸腔内气体的吸收,促进肺复张。经鼻导管或面罩吸入 10L/min 的氧,可取得较满意的效果。对于保守治疗的病人需密切观察病情变化,尤其在气胸发生后的 24～48 小时内。如病人年龄偏大,合并有肺基础疾病(如慢阻肺病),其胸膜破裂口愈合慢,呼吸困难等症状严重,即使气胸量较小,原则上亦不主张保守治疗。

2. 排气治疗 当气胸所致肺压缩程度大于 20%,尤其是对肺功能差或合并肺部基础疾病的病人,排气减压是首要措施。张力性气胸和开放性气胸均应紧急排气。

(1)胸腔穿刺排气:适用于单侧肺组织压缩程度 20%～50% 的气胸,呼吸困难症状较轻、心肺功能尚好的闭合性气胸病人。通常选择患侧胸部锁骨中线第 2 前肋间为穿刺点,腋前区第 4、第 5 或第 6 肋间也可作为穿刺点。局限性气胸需 CT 定位后进行穿刺。皮肤消毒后用气胸针或细导管直接穿刺入胸腔,连接于 50ml 或 100ml 注射器抽气,直到病人呼吸困难缓解为止。一次抽气量不宜超过 1 000ml,根据肺复张情况每日或隔日抽气 1 次。张力性气胸病情危急,应迅速解除胸腔内正压以避免发生严重并发症。如紧急情况下无胸腔置管等抽气条件时,为抢救病人生命,可用粗针头迅速刺入胸膜腔以达到减压的目的。

(2)胸腔闭式引流:适用于不稳定型气胸,呼吸困难明显、肺压缩程度较重,交通性或张力性气胸,反复发生气胸的病人。无论其气胸量大小,均应尽早行胸腔闭式引流。继发性气胸病人均需要置管,但疗效较原发性气胸病人差,甚至有的病人需要反复胸腔置管。插管部位一般多取锁骨中线外侧第 2 肋间,或腋前线第 4～5 肋间,如为局限性气胸或需引流胸腔积液,则应根据 X 线胸片或胸部 CT 检查的影像学表现选择适当部位插管。在选定部位局麻下沿肋骨上缘平行做 1.5～2cm 皮肤切口,用套管针穿刺进入胸膜腔,拔去针芯,通过套管将灭菌胶管插入胸腔;或经钝性分离肋间组织达胸膜,再穿破胸膜将导管直接送入胸膜腔。16～22F 导管适用于大多数病人,如有支气管胸膜瘘或机械通气的病人,应选择 24～28F 的大导管。导管固定后,另一端连接于水封瓶的水面下 1～2cm(图 2-13-7),使胸膜腔内压力保持在 –1～–2cmH$_2$O 或以下,插管成功则导管持续逸出气泡,呼吸困难迅速缓解,压缩的肺在几小时至数天内复张。对肺压缩严重、时间较长的病人,插管后应夹住引流管分次引流,避免胸腔内压力骤降产生肺复张后肺水肿。若水封瓶中导管不再有气体逸出,病人气急症状消失,继续观察 24～48 小时后若再无变化,可夹闭排气导管再观察 24 小时,病情稳定

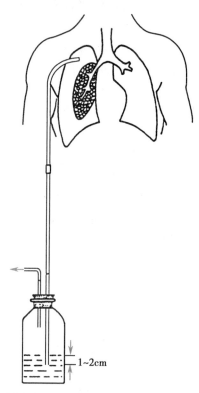

图 2-13-7 水封瓶胸腔闭式引流装置

或 X 线胸片显示肺已全部复张时,即可拔除导管。约 70% 的病人可在闭式引流 3 天后肺复张。有时导管虽见气泡冒出,但病人症状缓解不明显,应考虑为导管不通畅,或部分滑出胸膜腔,需及时更换导管或做其他处理。

PSP 经导管引流后,即可使肺完全复张;SSP 常因气胸分隔,单导管引流效果不佳,有时需要在患侧胸腔插入多根导管。两侧同时发生气胸时,可在双侧胸腔做插管引流。若经水封瓶引流后胸膜破口仍未愈合,表现为水封瓶中持续气泡逸出,可加用负压吸引装置(图 2-13-8)。用低负压吸引器,如吸引机负压过大,可用调压瓶调节,一般负压为 –10～–20cmH$_2$O,如果负压超过设置值,则空气由压力调节管进入调压瓶,因此胸腔所承受的吸引负压不会超过设置值,可避免过大的负压吸引对肺的损伤。

闭式负压吸引宜连续,如经 12 小时后肺仍未复张,应查找原因。如无气泡冒出,表示肺已复张,停止负压吸引,观察 2～3 天,经 X 线胸片证实气胸未再复发,即可拔除引流管。

水封瓶应放置于低于病人胸部的地方(如病人床下),以免瓶内的水反流进入胸腔。应用各种插管引流排气过程中,应注意消毒,防止发生感染。

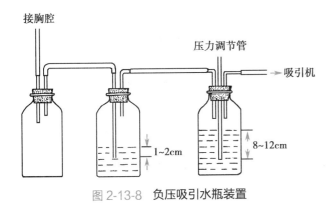

图 2-13-8 负压吸引水瓶装置

3. **胸膜固定术**（pleurodesis） 由于气胸复发率高，为了预防复发，可胸腔内注入硬化剂，产生无菌性胸膜炎症，使脏胸膜和壁胸膜粘连，消灭胸膜腔间隙，达到防止气胸复发的目的。适用于不宜手术或拒绝手术的下列病人：①持续性或复发性气胸；②双侧气胸；③合并肺大疱；④肺功能不全，不能耐受手术者。常用硬化剂如滑石粉、聚维酮碘、多西环素、四环素等，用生理盐水60～100ml 稀释后经胸腔导管注入，夹管 1～2 小时后引流，或经胸腔镜直视下喷洒医用滑石粉。胸腔注入硬化剂前，先采用胸腔闭式引流使肺完全复张后再通过引流管注入硬化剂。为避免药物引起的局部剧痛，先注入适量利多卡因，让病人转动体位，充分麻醉胸膜，15～20 分钟后注入硬化剂。若一次无效，可重复注药。注药后观察 1～3 天，经X 线胸片证实气胸已吸收，可拔除引流管。此法主要不良反应为胸痛、发热，滑石粉可引起急性呼吸窘迫综合征，应用时应予注意。

4. **支气管内封堵术** 采用微球囊或栓子堵塞支气管，导致远端肺不张，以达到闭合肺大疱裂口的目的。无论微球囊或栓子封堵，一般应在病人肋间插管引流下进行。置入微球囊（如硅酮球囊）后观察水封瓶气泡逸出情况，如气泡不再逸出，说明封堵位置正确，可观察数天后释放气囊观察气泡情况，如不再有气泡逸出说明裂口已闭合。支气管内栓塞可用支气管内硅酮栓子、纤维蛋白胶、自体血等。

5. **外科手术治疗** 大部分病人通过胸腔穿刺抽气或胸腔闭式引流可暂时治愈，但 30% 以上的病人气胸迁延不愈或反复发作，并随着复发次数的增加，再发气胸可能性也随之增加。对于反复发作的自发性气胸有效的治疗方式是外科手术切除肺大疱加胸膜固定术。另外，手术治疗也适用于长期气胸、血胸、双侧气胸、复发性气胸、张力性气胸引流失败者、胸膜增厚致肺膨胀不全或影像学提示有多发肺大疱者。手术治疗成功率高，复发率低。

（三）并发症及其处理

1. **脓气胸** 由金黄色葡萄球菌、肺炎克雷伯菌、铜绿假单胞菌、结核分枝杆菌以及多种厌氧菌引起的肺炎、肺脓肿以及干酪样肺炎可并发脓气胸，也可因胸腔穿刺或肋间插管引流医源性感染所致。病情多危重，常有支气管胸膜瘘形成。脓液中可查到病原菌。除积极使用抗生素外，应插管引流，胸腔内生理盐水冲洗，必要时应根据具体情况考虑手术。

2. **血气胸** 气胸伴有胸膜腔内出血常与胸膜粘连带内血管断裂有关，肺完全复张后，出血多能自行停止。若继续出血不止，除抽气排液及适当输血外，应考虑外科手术结扎出血的血管。

3. **纵隔气肿与皮下气肿** 由于肺泡破裂逸出的气体进入肺间质，形成间质性肺气肿。肺间质内的气体沿血管鞘可进入纵隔，甚至进入颈部、胸部或腹部皮下组织，导致皮下气肿。张力性气胸抽气或闭式引流后，亦可沿针孔或切口出现胸壁皮下气肿，或全身皮下气肿及纵隔气肿。大多数病人并无症状，但颈部可因皮下积气而变粗。气体积聚在纵隔间隙可压迫纵隔大血管，出现干咳、呼吸困难、呕吐及胸骨后疼痛，并向双肩或双臂放射。疼痛常因呼吸运动及吞咽动作而加剧。病人发绀、颈静脉怒张、心动过速、低血压、心浊音界缩小或消失、心音遥远。X 线检查于纵隔旁或心缘旁（主要为左心缘）可见透明带。皮下气肿及纵隔气肿随胸腔内气体排出减压而自行吸收。吸入浓度较高的氧气可增加纵隔内氧浓度，有利于气肿消散。若纵隔气肿张力过高影响呼吸及循环，可做胸骨上窝切开排气。

【**预防**】 最佳预防措施是去除病因，规范治疗原发疾病。气胸病人禁止乘坐飞机，因为在高空上可加重病情，导致严重后果。肺完全复张后 1 周可乘坐飞机。英国胸科学会则建议，如气胸病人未接受外科手术治疗，气胸发生后 1 年内不要乘坐飞机。

（李为民）

本章思维导图

NOTES

137

第十四章 睡眠呼吸障碍

第一节 | 概 述

人的一生有三分之一时间在睡眠中度过,人体生物钟的发现让人们更加深入了解了睡眠中机体的变化规律,很多疾病也会在睡眠中发生或加重,因此,逐渐形成了探讨睡眠疾病的睡眠医学。睡眠呼吸障碍是以睡眠时呼吸异常为主要特征的一组疾病,在睡眠疾病中排名第二位。根据 2014 年美国睡眠医学会(AASM)发布的《睡眠疾病国际分类第三版》(ICSD-3),睡眠呼吸障碍包括阻塞性睡眠呼吸暂停(obstructive sleep apnea,OSA)、中枢性睡眠呼吸暂停(central sleep apnea,CSA)、睡眠相关肺泡低通气症、睡眠相关低氧血症、睡眠孤立症状及正常变异 5 个类别、17 个疾病分型。其中,阻塞性睡眠呼吸暂停最为常见。

【定义】 常见的睡眠时呼吸异常事件定义如下。

1. **睡眠呼吸暂停**(sleep apnea) 睡眠过程中口鼻呼吸气流消失(较基线幅度下降≥90%),持续时间≥10 秒,定义为一次睡眠呼吸暂停事件。根据呼吸暂停事件的表现分为两种类型:

(1)阻塞型睡眠呼吸暂停:睡眠过程中口鼻呼吸气流消失,胸、腹式呼吸仍存在,常呈现矛盾运动。

(2)中枢型睡眠呼吸暂停:睡眠过程中口鼻呼吸气流和胸、腹式呼吸运动同时消失,膈肌和肋间肌也都停止活动。

2. **低通气**(hypopnea) 指睡眠过程中口鼻呼吸气流较基线水平降低≥30%并伴有血氧饱和度下降≥4%,持续时间≥10 秒;或者口鼻呼吸气流较基线水平降低≥50%并伴血氧饱和度下降≥3%,持续时间≥10 秒。

3. **睡眠呼吸暂停低通气指数**(apnea-hypopnea index,AHI) 睡眠中平均每小时发生呼吸暂停与低通气的次数之和。

4. **微觉醒** 非快速眼球运动(NREM)睡眠过程中持续 3 秒以上的脑电图频率改变,包括 θ 波、α 波频率>16Hz 的脑电波(不包括纺锤波)。

睡眠呼吸暂停和低通气的分型见图 2-14-1。

【分类】

1. **阻塞性睡眠呼吸暂停** 是以阻塞型睡眠呼吸暂停事件和低通气为主的疾病,系因睡眠中反复出现上气道阻塞所致,我国也称之为"阻塞性睡眠呼吸暂停低通气综合征"(obstructive sleep apnea hypopnea syndrome,OSAHS)。根据发生年龄又分为成人阻塞性睡眠呼吸暂停、儿童阻塞性睡眠呼吸暂停。

2. **中枢性睡眠呼吸暂停** 是以中枢型睡眠呼吸暂停事件为主的疾病,常因中枢神经系统疾病、充血性心力衰竭等疾病导致呼吸中枢不能发出有效指令。根据病因不同又分为 8 个类型,包括中枢性睡眠呼吸暂停伴陈-施呼吸、疾病所致中枢性睡眠呼吸暂停不伴陈-施呼吸、高原型周期性呼吸所致中枢性睡眠呼吸暂停、药物或其他物质所致中枢性睡眠呼吸暂停、原发型中枢性睡眠呼吸暂停、婴儿原发型中枢性睡眠呼吸暂停、早产儿原发型中枢性睡眠呼吸暂停、治疗后中枢性睡眠呼吸暂停。

3. **睡眠相关肺泡低通气症** 是以睡眠期间肺泡低通气为病理生理改变的一系列疾病。最初可仅发生在睡眠中,随着疾病的进展,可逐渐发展为白日肺泡低通气,主要包括肥胖低通气综合征、先天

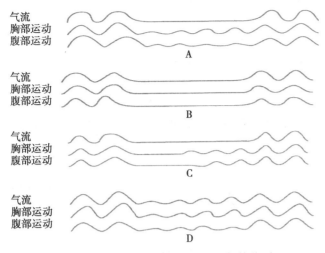

图 2-14-1　**睡眠呼吸暂停和低通气的分型**
A. 阻塞性睡眠呼吸暂停:口鼻气流消失但胸腹呼吸运动仍存在;B. 中枢性睡眠呼吸暂停:口鼻气流及胸腹部呼吸运动同时消失;C. 混合性睡眠呼吸暂停:呼吸暂停过程中先出现 CSA,接着为 OSA;D. 低通气:呼吸气流幅度降低但未完全消失。

性中枢肺泡低通气综合征、迟发性中枢肺泡低通气伴下丘脑功能障碍、特发性中枢肺泡低通气、药物或毒物致睡眠相关肺泡低通气、疾病致睡眠相关肺泡低通气。

4. **睡眠相关低氧血症**　是指由全身或神经系统疾病导致的睡眠时低氧,不能被其他睡眠呼吸障碍解释,多继发于气道疾病、肺实质疾病、胸壁疾病、肺血管疾病和神经肌肉疾病等。

5. **睡眠孤立症状和正常变异**　主要包括打鼾和睡眠呻吟。①打鼾:呼吸气流通过上气道狭窄部位时振动周边软组织发出的声响即为鼾声,但不伴有其他异常呼吸事件。②睡眠呻吟:为深吸气后呼气相延长并伴随像呻吟般单调的声音,多发生于年轻人,若没有合并其他症状或疾病,一般不需要治疗。

由于睡眠呼吸障碍主要发生于睡眠期间,临床表现具有隐匿性,常常被忽视或漏诊,需要在临床实践中提高对这类疾病的认识,认真询问病史,仔细甄别,及早诊治,改善病人的预后。

第二节 ｜ 阻塞性睡眠呼吸暂停

阻塞性睡眠呼吸暂停是最常见的睡眠呼吸障碍,主要表现为睡眠中反复发生的上气道阻塞,是高血压、糖尿病、冠心病、脑卒中等多种全身疾病的独立危险因素,同时也是发生交通事故的重要原因之一。

【流行病学】　阻塞性睡眠呼吸暂停在成人的发病率为 2%~4%,目前全球约有阻塞性睡眠呼吸暂停病人 9.36 亿,男性多于女性,女性绝经后、老年人发病率明显升高。

【病因和发病机制】　阻塞性睡眠呼吸暂停发病机制复杂,部分病人存在上气道解剖结构狭窄,如鼻息肉、鼻中隔偏曲、扁桃体肥大、舌体肥大、小颌畸形等。另外,咽部神经肌肉功能异常、局部氧化应激和炎症、遗传因素等也在发病中共同起作用。

肥胖、男性、饮酒、服用镇静催眠或肌肉松弛类药物、高龄是发生阻塞性睡眠呼吸暂停的高危因素,一些疾病如甲状腺功能减退、肢端肥大症、心功能不全、脑卒中、胃食管反流及神经肌肉疾病等易引起阻塞性睡眠呼吸暂停。

进入睡眠后,由于上述因素使上气道完全或部分阻塞,引起睡眠呼吸暂停/低通气。呼吸暂停/低通气后,体内血氧下降、二氧化碳水平升高,刺激呼吸中枢,同时出现觉醒或微觉醒反应,使上气道重新开放,呼吸暂停/低通气消失,之后血氧和二氧化碳恢复正常,再次入睡,引起下一次呼吸暂停/低通气,这样周而复始,形成了阻塞性睡眠呼吸暂停。

【病理生理】 阻塞性睡眠呼吸暂停引起的主要病理生理变化是慢性间歇低氧、睡眠片段化和交感神经兴奋,可引起呼吸、循环、内分泌等多系统受累。

1. **呼吸系统** 阻塞性睡眠呼吸暂停病人多肥胖,易出现限制性通气功能障碍,引起低氧,睡眠呼吸暂停的发生会加重低氧血症,可伴或不伴高碳酸血症。久而久之,在清醒状态下,部分病人动脉血气可出现不同程度的血氧降低和二氧化碳分压升高。如病人伴有其他呼吸系统疾病如慢阻肺病、支气管哮喘,会使伴随疾病加重。

2. **循环系统** 正常人睡眠时血压降低,但呼吸暂停时可出现不同程度的一过性血压升高,使血压失去正常节律,这与睡眠时反复发作的低氧血症和高碳酸血症、显著的胸腔内压力变化、频繁的觉醒反应和交感神经兴奋有关。一些阻塞性睡眠呼吸暂停病人会出现不同程度的心律失常,在呼吸暂停时一般表现为副交感神经过度兴奋,心律失常多以窦性心动过缓、窦性停搏、房室传导阻滞为主,在恢复呼吸时则表现为交感神经兴奋性增高,常出现心率加快,严重者可引起猝死。睡眠时伴随呼吸暂停引起的低氧还可使肺动脉压升高,持久的肺动脉高压能引起慢性肺源性心脏病。

3. **内分泌系统** 阻塞性睡眠呼吸暂停主要引起交感神经活性增强,使下丘脑-垂体-肾上腺功能失调,激素分泌失去正常节律,因而引起胰岛素抵抗,促进糖尿病的发生。

4. **其他系统** 长期慢性间歇低氧可引起继发性红细胞增多和血栓形成。睡眠时反复觉醒、深睡眠减少、睡眠片段化会损伤脑功能,引起精神、神经和行为异常,促进认知功能障碍的发展。由于胸腔内压力波动,也可引起胃食管反流。由于反复的氧化应激和慢性炎症,阻塞性睡眠呼吸暂停也可促进肿瘤的发生和迁移。

【临床表现】 阻塞性睡眠呼吸暂停的常见表现为夜间睡眠中打鼾且鼾声不规律,反复出现呼吸暂停及觉醒,晨起头痛、口干,白天嗜睡,记忆力下降,有的病人出现夜尿增多、性功能减退、遗尿,严重者可出现心理、智力、行为异常,易合并高血压、冠心病、心律失常(特别是以慢-快心律失常为主)、心力衰竭、慢性肺源性心脏病、脑卒中、2型糖尿病及胰岛素抵抗、肾功能损害以及非酒精性肝损害等。因此,对于有上述合并症的病人,应仔细询问有无阻塞性睡眠呼吸暂停的症状。

体格检查包括记录身高、体重,计算体重指数(body mass index,BMI),测量血压(睡前及醒后血压)、颈围,评定颌面形态(重点观察有无下颌后缩、小颌畸形),进行鼻腔及咽喉部检查(注意有无腭垂肥大、扁桃体肿大、舌体肥大及腺样体肥大等上气道狭窄)。由于易出现心脑血管并发症,故应根据临床症状进行心、肺、神经系统等相关检查。

【实验室和其他检查】 辅助检查包括:①血常规:部分病人可出现红细胞和血红蛋白增高;②血糖、血脂:部分病人亦可见血糖、血脂增高;③动脉血气分析:可有不同程度的低氧血症和二氧化碳分压增高;④心电图:可出现心律失常;⑤肺功能:部分病人可表现为限制性通气功能障碍;⑥X线头影测量(包括咽喉部测量)。

多导睡眠监测(polysomnography,PSG)是诊断阻塞性睡眠呼吸暂停的"金标准",正规监测一般不少于7小时的睡眠,同步记录病人睡眠时的脑电图、肌电图、口鼻气流、胸腹呼吸运动、血氧饱和度、心电图等指标,可准确了解病人睡眠呼吸暂停的程度和类型。如果没有条件进行多导睡眠监测,也可选用便携式监测仪进行初筛。

【诊断】 本病的诊断主要根据病史、体征和多导睡眠监测结果。临床上有典型的夜间睡眠时打鼾及睡眠呼吸暂停、白天嗜睡等日间症状,多导睡眠监测显示 AHI≥5 次/小时、以阻塞型睡眠呼吸暂停事件为主,或虽然白天无症状但 AHI≥10 次/小时、以阻塞型睡眠呼吸暂停事件为主,同时发生 1个或以上重要脏器损害,可诊断本病。

阻塞性睡眠呼吸暂停的病情分度如表 2-14-1 所示。可按照 AHI 和夜间最低动脉血氧饱和度(SaO_2)对病人病情分度,由于临床上有些病人 AHI 和血氧饱和度变化程度并不平行,因此推荐以 AHI 为判断病情的主要标准,同时注明低氧血症水平。

表2-14-1 阻塞性睡眠呼吸暂停的病情分度

病情分度	AHI/(次/小时)	夜间最低 SaO_2/%
轻度	5~15	85~90
中度	>15~30	80~<85
重度	>30	<80

【鉴别诊断】 阻塞性睡眠呼吸暂停主要与打鼾、上气道阻力综合征、发作性睡病等进行鉴别。

1. **打鼾** 睡眠时有明显的鼾声,规律而均匀,多导睡眠监测检查AHI<5次/小时,睡眠时低氧血症不明显。

2. **上气道阻力综合征** 表现为睡眠中上气道阻力增加,多导睡眠监测反复出现α觉醒波,夜间微醒觉>10次/小时,睡眠连续性中断,有疲倦及白天嗜睡,可有或无明显鼾声,无呼吸暂停和低氧血症。

3. **发作性睡病** 主要表现为白天过度嗜睡、发作性猝倒、睡眠瘫痪和睡眠幻觉,多发生在青少年,少数有家族史。除典型的猝倒症状外,主要诊断依据为多次小睡睡眠潜伏期试验时平均睡眠潜伏期<8分钟伴≥2次的异常快动眼睡眠。鉴别时应注意询问家族史、发病年龄、主要症状及多导睡眠监测结果,同时应注意,该病与阻塞性睡眠呼吸暂停合并发生的机会也很多,临床上不可漏诊。

【治疗】 对阻塞性睡眠呼吸暂停病人进行积极治疗,不但能够提高生活质量,还能减少并发症的发生,改善预后。

1. **病因治疗** 纠正引起阻塞性睡眠呼吸暂停或使之加重的基础疾病,如对甲状腺功能减退者应用甲状腺素治疗。

2. **行为干预** 指导病人控制饮食减轻体重,养成良好的睡眠卫生,以侧卧位睡眠为主,避免危险因素如吸烟、饮酒(尤其在晚上)、使用镇静催眠药等。

(1)控制体重:肥胖是阻塞性睡眠呼吸暂停的重要危险因素,有效控制体重可以减轻疾病的严重程度。

(2)戒烟酒:长期吸烟刺激上气道,容易引起上气道黏膜广泛水肿,加重打鼾。酒精可降低中枢神经系统对低氧和二氧化碳的敏感性,使咽部肌张力下降,引起上气道阻塞。

(3)体位疗法:阻塞性睡眠呼吸暂停好发于仰卧位,采用侧卧位睡姿能够降低AHI。

3. **无创气道正压通气** 临床常用的无创气道正压通气包括持续气道正压(continuous positive airway pressure,CPAP)通气、自动CPAP(auto-CPAP)通气和双水平气道正压(bi-level positive airway pressure,BiPAP)通气。CPAP通气是中重度阻塞性睡眠呼吸暂停的一线治疗方法,其原理是持续将正压气流送入气道,使气道在整个呼吸周期处于正压状态而不出现塌陷,因此CPAP通气能有效改善上气道阻塞,减少心脑血管等不良事件的发生。自动CPAP通气和BiPAP通气可用于那些不能耐受CPAP通气治疗的病人,CO_2潴留明显者建议使用BiPAP通气。在应用无创气道正压通气前应进行压力滴定,以选择合适的通气压力和模式。

CPAP通气治疗适应证包括:①中重度阻塞性睡眠呼吸暂停;②轻度阻塞性睡眠呼吸暂停,但症状明显(如白天嗜睡、认知障碍、抑郁等),合并或并发心脑血管疾病、糖尿病等;③经过其他治疗如腭垂腭咽成形术、口腔矫治器等仍存在阻塞性睡眠呼吸暂停;④阻塞性睡眠呼吸暂停合并慢阻肺病,即"重叠综合征";⑤阻塞性睡眠呼吸暂停的围手术期治疗。

但是,以下情况应慎用或禁用CPAP通气治疗:①胸部X线或CT检查发现肺大疱;②气胸或纵隔气肿;③血压明显降低或休克;④急性心肌梗死病人血流动力学指标不稳定;⑤脑脊液漏、颅脑外伤或颅内积气;⑥急性中耳炎、鼻炎、鼻窦炎感染未控制;⑦青光眼。

4. **口腔矫治器** 通过佩戴一体式或分体式下颌前移器,将下颌骨向前牵拉,进而扩张咽部气道,改善上气道梗阻。适用于单纯打鼾及轻中度阻塞性睡眠呼吸暂停病人,特别是有下颌后缩者。对于不能耐受CPAP通气、不能手术或手术效果不佳者可试用。

5. 外科手术 考虑到获益和风险,手术不作为中重度阻塞性睡眠呼吸暂停的初始治疗,需严格掌握手术适应证。目前认为外科手术治疗仅适合于手术确实可解除上气道阻塞的病人,如上气道口咽部阻塞(包括咽部黏膜组织肥厚、咽腔狭小、腭垂肥大、软腭过低、扁桃体肥大)并且 AHI<20 次/小时者,肥胖者及 AHI>20 次/小时者均不适用。可选用的手术方式包括腭垂腭咽成形术及其改良术、下颌骨前徙术等。

本章思维导图

6. 其他方法 阻塞性睡眠呼吸暂停的药物治疗尚属空白。近年来,上气道肌群训练、舌下神经或上气道肌群电刺激等新方法被尝试用于治疗阻塞性睡眠呼吸暂停,但效果不一,需要进一步明确相应的治疗适应证。

(王 玮)

本章数字资源

第十五章 | 急性呼吸窘迫综合征

急性呼吸窘迫综合征（acute respiratory distress syndrome, ARDS）是指由各种肺内和肺外致病因素所导致的急性呼吸衰竭。ARDS 的主要病理特征是炎症反应所致急性肺损伤,表现为肺微血管内皮及肺泡上皮受损,肺微血管通透性增高,肺泡腔渗出富含蛋白质的液体,进而导致肺水肿及透明膜形成和大量肺泡不张。主要病理生理改变是肺容积缩小、肺顺应性降低和以分流为主要特征的严重通气血流比例失调。临床表现为呼吸窘迫及难治性低氧血症,肺部影像学显示双肺渗出性改变。

为了强调 ARDS 为一动态发病过程,以便早期干预、提高临床疗效,以及对不同发展阶段的病人按严重程度进行分级,1994 年的美欧 ARDS 联席会议（AECC）同时提出了急性肺损伤（acute lung injury, ALI）和 ARDS 的概念。ALI 和 ARDS 为同一疾病过程的两个阶段,ALI 代表早期和病情相对较轻的阶段,而 ARDS 代表后期病情较严重的阶段,55% 的 ALI 会在 3 天内进展为 ARDS。鉴于用不同名称区分严重程度可能给临床和研究带来困惑,2012 年发表的 ARDS 柏林定义取消了 ALI 命名,统一称为 ARDS,原 ALI 相当于轻度 ARDS。2023 年全球 ARDS 领域的专家们共同提出了 ARDS 新定义,对于 ARDS 肺部病变检测手段、氧合判断前提及标准等做出了新定义。

【病因】 引起 ARDS 的病因很多,可以分为肺内因素（直接因素）和肺外因素（间接因素）,但是这些直接和间接因素及其所引起的炎症反应、影像改变及病理生理反应常常相互重叠。ARDS 的常见危险因素列于表 2-15-1。近年来,社会发展和医疗进步导致 ARDS 病因分布发生变化。自 2018 年起,电子烟相关肺损伤成为青年人 ARDS 的新发病因。抗肿瘤治疗的进展使化疗药物和免疫检查点抑制剂相关肺损伤成为药物所致 ARDS 的重要病因之一。此外,病毒感染一直以来都是 ARDS 的主要病因之一,由于 SARS-CoV-2（COVID-19）的大流行,病毒感染所占 ARDS 比例显著增加。

【病理与病理生理】 ARDS 病理过程可大致分为三个阶段:渗出期、增生期和纤维化期,三个阶段常重叠存在。

表 2-15-1 急性呼吸窘迫综合征的常见危险因素

肺炎
非肺源性感染中毒症
胃内容物吸入
大面积创伤
肺挫伤
胰腺炎
吸入性肺损伤
重度烧伤
非心源性休克
药物过量
输血相关急性肺损伤
肺血管炎
溺水

1. 渗出期 ARDS 发病后的前 7 天,病理上表现为渗出期。在此期,ARDS 的病理改变为弥漫性肺泡损伤（diffuse alveolar damage, DAD）,主要表现为肺毛细血管内皮细胞和肺泡上皮细胞损伤,I 型肺泡上皮细胞受损坏死,肺间质和肺泡腔内有富含蛋白质的水肿液及炎症细胞浸润,肺微血管充血、出血、微血栓形成。经过约 72 小时后,由凝结的血浆蛋白、细胞碎片、纤维素及残余的肺表面活性物质混合形成透明膜,伴灶性或大面积肺泡萎陷。ARDS 肺大体表现为暗红色或暗紫红色的肝样变,重量明显增加,可见水肿、出血,切面有液体渗出,故有"湿肺"之称。由于肺泡膜通透性增加与肺表面活性物质减少,进而引起肺间质和肺泡水肿以及小气道陷闭和肺泡萎陷不张。通过 CT 观察发现,ARDS 肺部形态改变具有两个特点,一是肺水肿和肺不张在肺内呈"不均一"分布,即在重力依赖区

NOTES

143

（dependent regions，仰卧位时靠近背部的肺区）以肺水肿和肺不张为主，通气功能极差，而在非重力依赖区（non-dependent regions，仰卧位时靠近前胸壁的肺区）的肺泡通气功能基本正常；二是由于肺水肿和肺泡萎陷，使功能残气量和有效参与气体交换的肺泡数量减少，因而称 ARDS 病人的肺为"婴儿肺"（baby lung）或"小肺"（small lung）。上述病理和肺形态改变可引起肺顺应性降低、肺内分流增加，造成顽固性低氧血症和呼吸窘迫。呼吸窘迫的发生机制主要有：①低氧血症刺激颈动脉体和主动脉体化学感受器，反射性刺激呼吸中枢，产生过度通气；②肺充血、水肿刺激毛细血管旁 J 感受器，反射性使呼吸加深、加快，导致呼吸窘迫。由于呼吸的代偿，$PaCO_2$ 最初可以表现为降低或正常。另外，由于微血管闭塞、功能残气量减少导致的肺血管阻力增加会导致肺动脉高压及无效腔增大，严重者可出现急性肺心病及高碳酸血症。

2. **增生期** 通常为 ARDS 发病后 7～21 天，部分病人肺损伤进一步发展，出现早期纤维化，典型组织学改变是炎性渗出液和肺透明膜吸收消散而修复，亦可见肺泡渗出并机化形成，其中淋巴细胞增多取代中性粒细胞。此外，作为修复过程的一部分，Ⅱ型肺泡上皮细胞沿肺泡基底膜增殖，合成分泌新的肺表面活性物质，并可分化为Ⅰ型肺泡上皮细胞。

3. **纤维化期** 尽管多数 ARDS 病人发病 3～4 周后，肺功能得以恢复，仍有部分病人将进入纤维化期，可能需要长期机械通气和/或氧疗。组织学上，早期的肺泡炎性渗出水肿转化为肺泡腔及肺间质纤维化。腺泡结构的显著破坏导致肺组织呈肺气肿样改变和肺大疱形成。以上病理变化导致肺顺应性及可复张性下降，此阶段容易发生气压伤。同时，肺毛细血管床数量显著减少、肺泡间隔增厚、肺微血管内膜的纤维化及微血栓形成致血管闭塞均导致无效腔的增加，从而造成气体交换障碍，形成顽固的高碳酸血症。另外，由于肺微循环阻力的增加，造成了肺循环压力的升高，从而导致肺动脉高压。

【临床表现】 ARDS 大多数于原发病起病后 72 小时内发生，几乎不超过 7 天。除原发病的相应症状和体征外，最早出现的症状是呼吸增快，并呈进行性加重的呼吸困难、发绀，常伴有烦躁、焦虑、出汗等。其呼吸困难的特点是呼吸深快、费力，病人常感到胸廓紧束、严重憋气，即呼吸窘迫，不能用通常的吸氧疗法改善，亦不能用其他原发心肺疾病（如气胸、肺气肿、肺不张、肺炎、心力衰竭）解释。早期体征可无异常，或仅在双肺闻及少量细湿啰音；后期查体多可闻及水泡音，可有管状呼吸音。

【辅助检查】

1. **X 线胸片及 CT** 早期可无异常或呈轻度间质改变，表现为边缘模糊的肺纹理增多，继之出现双侧斑片状以至融合成大片状的磨玻璃或实变浸润影（图 2-15-1）。其演变过程符合肺水肿的特点，快速多变；后期可出现肺间质纤维化的改变。虽然从准确性来讲 CT 优于 X 线胸片，但由于其高辐射以及危重病人转运高风险而限制了 CT 的广泛应用。目前，ARDS 的诊断仍以 X 线胸片为主。

2. **肺部超声** 双侧多发 B 线和/或实变征象为 ARDS 肺部超声表现。超声检查便捷、安全并可实现动态评估。其敏感性好，但特异性一般，且存在操作者间异质性，可能导致假阳性率的增加。因此，该评估需由经过规范培训的超声医师进行。

3. **动脉血气分析** 典型的改变为 PaO_2 降低，$PaCO_2$ 降低，pH 升高。根据动脉血气分析和吸入氧浓度

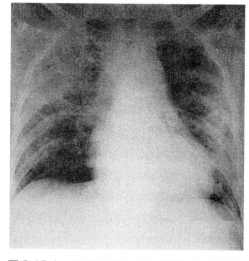

图 2-15-1 ARDS 病人的 X 线胸片显示两肺广泛斑片浸润影

可计算肺氧合功能指标，如氧合指数（PaO_2/FiO_2）、肺泡-动脉血氧分压差[$P_{(A-a)}O_2$]、肺内分流（QS/QT）等指标，对建立诊断、严重性分级和疗效评价等均有重要意义。目前在临床上以 PaO_2/FiO_2 最为常用，正常值为 400～500mmHg。早期由于过度通气而出现呼吸性碱中毒，pH 可高于正常，$PaCO_2$ 低于正

常。后期若无效腔通气增加、呼吸肌疲劳或合并代谢性酸中毒,则 pH 可低于正常,$PaCO_2$ 高于正常。

4. SpO_2/FiO_2　当 $SpO_2 \leqslant 97\%$ 时,SpO_2/FiO_2 与 PaO_2/FiO_2 呈良好的线性相关。因此在动脉血气无法获及的情况下,可以通过 SpO_2/FiO_2 替代 PaO_2/FiO_2 判断病人的氧合情况及 ARDS 严重程度。

5. 床旁呼吸功能监测　ARDS 时肺水肿、肺顺应性降低、出现明显的肺内分流,但无呼吸气流受限。床旁呼吸力学监测常提示低顺应性,阻力相对正常和有高分流率的表现。上述改变对 ARDS 疾病严重性评价和疗效判断有一定的意义。

6. 心脏超声和 Swan-Ganz 导管检查　心脏超声有助于鉴别心源性肺水肿和指导治疗,且具有无创、无辐射、可重复等优点。如条件允许,在诊断 ARDS 时应常规进行心脏超声检查。Swan-Ganz 导管测定肺动脉楔压(PAWP)>18mmHg 可以很好地提示急性左心衰和心源性肺水肿,但需要关注心源性肺水肿和 ARDS 有合并存在的可能性,因此目前认为 PAWP>18mmHg 并非 ARDS 的排除标准,如果呼吸衰竭的临床表现不能完全用左心衰竭解释时,仍应考虑 ARDS 的诊断。另 Swan-Ganz 导管置入损伤大,并发症较多,已不作为鉴别心源性肺水肿的常规检查手段。

【诊断】　根据 ARDS 柏林定义,满足以下四项条件方可诊断 ARDS。

1. 明确诱因下 1 周内出现的急性或进展性呼吸困难。

2. X 线胸片/胸部 CT 显示双肺浸润影,不能完全用胸腔积液、肺叶/全肺不张和结节影解释。

3. 呼吸衰竭不能完全用心力衰竭或液体过负荷解释。如果临床没有危险因素,需要用客观检查(如心脏超声)来评价心源性肺水肿。

4. 低氧血症　根据 PaO_2/FiO_2 确立 ARDS 诊断,并将其按严重程度分为轻度、中度和重度 3 种。需要注意的是上述氧合指数中的 PaO_2 都是在机械通气 PEEP 或 CPAP 不低于 5cmH$_2$O 的条件下测得;所在地海拔超过 1 000m 时,需对 PaO_2/FiO_2 进行校正,校正后的 PaO_2/FiO_2=(PaO_2/FiO_2)×(所在地大气压值/760)。

轻度:200mmHg<$PaO_2/FiO_2 \leqslant$300mmHg。

中度:100mmHg<$PaO_2/FiO_2 \leqslant$200mmHg。

重度:$PaO_2/FiO_2 \leqslant$100mmHg。

2023 年,ATS 发布了 ARDS 新定义。该定义继续保留了柏林定义中关于在明确诱因下 1 周内出现急性或进展性呼吸困难的时间要求,增加了可以由经过规范培训的操作者行胸部超声评估双肺病变,不再强制要求 PEEP 或 CPAP 不低于 5cmH$_2$O 作为诊断的前提条件,并且引入 SpO_2/FiO_2 作为氧合评估的指标之一。具体如下:

1. 由各种急性诱发因素如肺炎、肺外感染、创伤、误吸、休克、输血等所诱发。

2. 明确诱因下 1 周内出现的急性呼吸衰竭或呼吸衰竭加重。

3. 需除外主要由心源性/液体过负荷所引起的肺水肿和主要由肺不张导致的低氧血症。

4. X 线胸片或胸部 CT 表现为双侧渗出影,或胸部超声(经过规范培训的医生)提示双侧 B 线或实变征象。

5. 氧合指标

(1)未插管病人:HFNC 流量≥30L/min 或无创正压通气(NPPV)的呼气相气道正压(EPAP)或持续气道正压(CPAP)≥5cmH$_2$O 前提下,$PaO_2/FiO_2 \leqslant$300mmHg 或 $SpO_2/FiO_2 \leqslant$315(且 $SpO_2 \leqslant 97\%$)。

(2)插管病人

轻度 ARDS:200mmHg<$PaO_2/FiO_2 \leqslant$300mmHg 或 235<$SpO_2/FiO_2 \leqslant$315(且 $SpO_2 \leqslant 97\%$)。

中度 ARDS:100mmHg<$PaO_2/FiO_2 \leqslant$200mmHg 或 148<$SpO_2/FiO_2 \leqslant$235(且 $SpO_2 \leqslant 97\%$)。

重度 ARDS:$PaO_2/FiO_2 \leqslant$100mmHg 或 $SpO_2/FiO_2 \leqslant$148(且 $SpO_2 \leqslant 97\%$)。

(3)在资源有限地区,不需呼气末正压及 HFNC 气流量作为前提条件,仅根据 $SpO_2/FiO_2 \leqslant$315(且 $SpO_2 \leqslant 97\%$)也可诊断 ARDS。

【鉴别诊断】　上述 ARDS 的诊断标准是非特异的。因 ARDS 是一组临床综合征,其病因众多,因此病因诊断至关重要。建立诊断时必须排除心源性肺水肿、大面积肺不张、大量胸腔积液、弥漫性肺泡出血等,通常能通过详细询问病史、体检、X线胸片、心脏超声及血液化验等作出鉴别。心源性肺水肿病人卧位时呼吸困难加重,咳粉红色泡沫样痰,肺湿啰音多在肺底部,对强心、利尿等治疗效果较好。鉴别困难时,可通过超声心动图检测心室功能等作出判断并指导治疗。

【治疗】 治疗原则包括原发病的治疗、脏器功能支持以及并发症的处理。以下按照现有循证医学证据级别,对治疗方式进行具体阐述。

(一)原发病的治疗 是治疗ARDS的首要原则和基础,应积极寻找ARDS诱因并予以充分治疗。感染是ARDS的最常见诱因,且ARDS也易继发感染,因此对所有ARDS病人都应怀疑感染的可能,除非有明确的其他导致ARDS的原因存在。治疗上宜根据宿主免疫状态、感染部位、感染严重程度、多重耐药菌感染风险等经验性选择适宜的抗生素。

(二)纠正缺氧 ARDS病人氧疗目标为PaO_2 55~80mmHg或SaO_2 88%~95%。应选择能达到目标氧合的最低吸氧浓度,并根据病人低氧血症的严重程度选择氧疗手段(详见本章第三节呼吸支持技术)。

(三)机械通气 尽管ARDS机械通气的指征尚无统一标准,多数学者认为一旦诊断为ARDS,应尽早进行机械通气。轻度ARDS病人可在密切监护下试用NPPV。若病人经高浓度吸氧或NPPV支持下仍无法改善低氧血症或出现明显呼吸窘迫时,应尽早行有创机械通气。机械通气的目的是维持充分的通气和氧合,以支持脏器功能。由于ARDS肺部病变具有"不均一性"和"小肺"的特点,因此ARDS机械通气的关键在于:复张萎陷的肺泡并使其维持开放状态,以增加肺容积和改善氧合,同时避免肺泡过度扩张和反复开闭所造成的损伤。ARDS的机械通气推荐采用肺保护性通气策略,包括小潮气量通气策略、较高PEEP、重度ARDS病人俯卧位通气等。

1. **小潮气量通气策略** 主要指小潮气量及限制平台压。ARDS机械通气强烈推荐采用小潮气量,即4~8ml/kg理想体重,同时将吸气平台压控制在30cmH_2O以下,防止肺泡过度扩张。部分病人实施保护性肺通气策略后可能出现一定程度的CO_2潴留和呼吸性酸中毒(pH>7.2),接受高碳酸血症并继续实施上述通气策略称为允许性高碳酸血症,即容忍高碳酸血症的存在而非将改善高碳酸血症作为通气目标。

2. **PEEP的调节** 适当水平的PEEP可使萎陷的小气道和肺泡开放,增加呼气末肺容积,并可减轻肺损伤和肺泡水肿,从而改善肺泡弥散功能和通气血流比例,减少肺内分流,达到改善氧合和肺顺应性的目的。同时可防止肺泡周期性塌陷开放而产生的剪切伤。推荐对中-重度ARDS病人使用较高水平PEEP。但PEEP通气会增加胸内正压,减少回心血量,并有加重肺损伤的潜在危险。最佳PEEP的确定方式目前还无定论,可根据中国急性呼吸窘迫综合征研究联盟(Chi-ARDSnet)吸氧浓度和PEEP对照表格、最佳氧合法、食管压监测、电阻抗断层成像(EIT)等方法确定。

3. **俯卧位通气** 俯卧位通气通过降低胸腔内压力梯度、使肺内液体重分布、促进分泌物引流等改善通气血流比例,从而改善氧合并降低重度ARDS病人的病死率。对于重度ARDS病人,强烈推荐每日至少12小时的俯卧位通气。操作过程中需密切监测气管导管、血管内置管等管路安全。严重低血压、室性心律失常、颅内压增高、颜面部创伤及不稳定的脊柱骨折等是俯卧位通气的禁忌。

4. **肺复张** 为限制气道平台压而采取小潮气量通气往往不利于ARDS塌陷肺泡的复张,且PEEP维持肺泡开放的效应依赖于吸气期肺泡膨胀的程度。因此,通过短时间增加气道压力,使萎陷肺泡重新开放,从而降低肺内分流,改善氧合。

5. **神经肌肉阻滞剂** ARDS病人过强的呼吸驱动使病人氧耗及气压伤的风险增加。神经肌肉阻滞剂通过松弛骨骼肌,改善人机协调性、降低氧耗。但长时间应用有增加ICU获得性衰弱及呼吸机相关性肺炎的风险。对于重度ARDS早期伴随难治性低氧血症、人机不协调、高气压伤风险以及需要俯卧位通气的病人,可短时间(不超过48小时)应用。

(四)体外膜肺氧合(ECMO) ECMO是一种体外生命支持方式,可以暂时性地支持难治性呼吸和/或循环衰竭病人。但目前针对 ECMO 的临床研究结果并不一致。对于原发病可逆的重度 ARDS 病人可考虑 ECMO 作为挽救性治疗措施。具体指征如下：机械通气时间<7 天，在肺保护性通气联合俯卧位、神经肌肉阻滞剂及肺复张等措施下，优化呼吸机设置（FiO_2≥0.8，潮气量 6ml/kg 理想体重，PEEP≥$10cmH_2O$），仍存在严重低氧血症和/或呼吸性酸中毒：PaO_2/FiO_2<50mmHg 持续>3 小时，或 PaO_2/FiO_2<80mmHg 持续>6 小时；或通气频率增加至 35 次/分且调整呼吸机参数使得平台压≤$32cmH_2O$ 时，pH<7.25 伴 $PaCO_2$≥60mmHg 持续>6 小时。无抗凝禁忌情况下可考虑应用 ECMO 辅助。

（五）液体管理　ARDS 的炎症反应造成毛细血管通透性增加及肺水肿的形成。与宽松的液体管理策略相比，基于中心静脉压及尿量监测等手段保证组织器官灌注前提下，实施限制性液体管理，可改善病人氧合及缩短机械通气时间，但不能降低死亡率。

（六）糖皮质激素　糖皮质激素因其强大的抗炎作用，一直以来是 ARDS 药物治疗的研究热点。COVID-19 大流行期间的一项重大进展是发现糖皮质激素对重症 COVID-19 病人有益，因此糖皮质激素是目前 COVID-19 所致 ARDS 的标准治疗之一。但糖皮质激素对于非 COVID-19 ARDS 的临床研究尚未得出一致结论，ARDS 病人不推荐常规应用糖皮质激素治疗。

（七）抗凝治疗　ARDS 病人由于严重低氧、全身炎症反应、卧床等因素导致高凝状态，易合并下肢深静脉血栓甚至肺栓塞。因此应对 ARDS 病人行血栓风险及出血风险评估，无禁忌者予以预防性抗凝治疗。

（八）营养支持治疗　ARDS 病人处于高代谢状态，应予以充足的营养支持。对于血流动力学稳定的 ARDS 病人，若无禁忌应尽早（入 ICU 后 24~48 小时内）开启肠内营养治疗。若不能开启肠内营养，可暂时予以肠外营养，并争取尽快过渡为肠内营养。实施俯卧位通气病人，优先考虑幽门后喂养以降低反流、误吸风险。

（九）呼吸机相关肺炎（VAP）的预防　呼吸机相关肺炎是 ARDS 病人最常见的并发症，对于机械通气病人应实施呼吸机相关肺炎集束化预防管理措施，以避免 VAP 发生。

（十）早期康复治疗　ARDS 病人早期康复治疗可降低 ICU 获得性衰弱的发生率，缩短机械通气时长并降低死亡率（详见第十六章附录呼吸康复概要相关内容）。

【预后】　ARDS 的病死率为 26%~44%。预后与原发病和疾病严重程度明显相关。继发于感染中毒症或免疫功能低下并发机会致病菌引起的肺炎病人预后差。ARDS 单纯死于呼吸衰竭者仅占 16%，49% 的病人死于 MODS。老年病人（年龄超过 60 岁）预后不佳。近年来 ARDS 的病死率呈现下降趋势。ARDS 存活者大部分肺脏能完全恢复，部分遗留肺纤维化。

（詹庆元）

本章思维导图

第十六章 | 呼吸衰竭与呼吸支持技术

第一节 | 概 述

呼吸衰竭（respiratory failure）是指原发性肺通气和/或换气功能严重损害，导致低氧血症和/或 CO_2 潴留，并引起一系列生理功能异常和代谢紊乱的临床综合征。呼吸衰竭诊断以动脉血气为客观标准，即海平面、静息状态、呼吸空气条件下动脉血氧分压（PaO_2）<60mmHg 或二氧化碳分压（$PaCO_2$）>50mmHg 为呼吸衰竭。

【分类】 在临床实践中，通常按动脉血气、发病急缓进行分类。

（一）按照动脉血气分类

1. **I型呼吸衰竭** 即低氧性呼吸衰竭，血气分析特点是 PaO_2<60mmHg、$PaCO_2$ 降低或正常。主要见于肺换气功能障碍（通气血流比例失调、弥散功能损害、肺动静脉分流等），如严重肺部感染性疾病、间质性肺疾病、急性肺栓塞等。

2. **II型呼吸衰竭** 即高碳酸血症性呼吸衰竭，血气分析特点是 $PaCO_2$>50mmHg、伴或不伴低氧血症。单纯通气不足所致低氧血症和高碳酸血症的程度是平行的，若伴有换气功能障碍，则低氧血症更为严重。

（二）按照发病急缓分类

1. **急性呼吸衰竭** 某些急性的致病因素，如严重肺疾病、创伤、休克、电击、急性气道阻塞等，可使肺通气和/或换气功能迅速出现严重障碍，短时间内即可发生呼吸衰竭。因机体不能很快代偿，若不及时抢救，会危及病人生命。

2. **慢性呼吸衰竭** 一些慢性疾病可使呼吸功能的损害逐渐加重，经过较长时间发展为呼吸衰竭。如慢阻肺病、肺结核、间质性肺疾病、神经肌肉病变等，其中以慢阻肺病最常见。早期虽有低氧血症或伴高碳酸血症，但机体通过代偿适应，生理功能障碍和代谢紊乱较轻，仍保持一定的生活活动能力，动脉血气分析 pH 在正常范围。另一种临床较常见的情况是在慢性呼吸衰竭的基础上，因合并呼吸系统感染、气道痉挛或并发气胸等，病情急性加重，在短时间内出现 PaO_2 显著下降和/或 $PaCO_2$ 显著升高，称为慢性呼吸衰竭急性加重，其病理生理学改变和临床表现兼有慢性和急性呼吸衰竭的特点。

【病理生理机制】

（一）低氧性呼吸衰竭的病理生理机制

造成低氧性呼吸衰竭的主要原因有：吸入气氧分压（PiO_2）降低、肺泡通气（V_A）减少、通气血流比例（V/Q）失调、真性分流以及弥散功能障碍。

1. **吸入气体氧分压降低**（low inspired oxygen） 任何原因引起吸入气体氧分压降低的情况均可导致低氧血症。根据肺泡气体公式：

$$P_AO_2=PiO_2-（P_ACO_2/RQ）$$

P_AO_2 为肺泡气氧分压，P_ACO_2 为肺泡气二氧化碳分压，RQ 为呼吸熵（二氧化碳产生量/氧气消耗量）是一常数。因此，当吸入气氧分压降低时引起肺泡气氧分压下降，从而导致动脉血氧分压下降。吸入气氧分压下降多见于特定情况，如海拔 3 000m 以上的高空或高原、氧疗病人因氧气传输装置故障所致 PiO_2 突然下降等。这些情况在临床中容易识别。

2. **肺泡低通气**（hypoventilation）　正常成人在静息状态下有效肺泡通气量约为 4L/min。根据公式：

$$P_ACO_2=0.863\times VCO_2/V_A$$

P_ACO_2 是肺泡气体中二氧化碳分压。VCO_2 是每分钟二氧化碳产生量,可以看作常数。由公式可得 P_ACO_2 与 V_A 呈反比关系。因此,当肺泡低通气时,将直接导致 P_ACO_2 升高(图 2-16-1)。再根据肺泡气体公式(P_{atm} 为大气压,P_{H_2O} 为水蒸气分压):

$$P_AO_2=PiO_2-(P_ACO_2/RQ)=FiO_2\times(P_{atm}-P_{H_2O})-(P_ACO_2/RQ)$$

可得出 P_ACO_2 升高会导致 P_AO_2 下降,但这种下降幅度有限,且增加吸氧浓度可纠正。

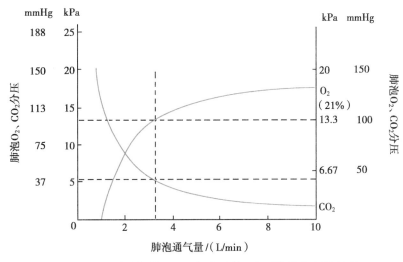

图 2-16-1　肺泡氧分压和二氧化碳分压与肺泡通气量的关系

3. **通气血流比例失调**（ventilation perfusion ratio mismatch）　血液流经肺泡时能否保证血液动脉化,即得到充足的 O_2 并充分排出 CO_2,除需有正常的肺通气功能和良好的肺泡膜弥散功能外,还取决于肺泡通气量与血流量之间的正常比例。正常成人静息状态下,通气血流比例约为 0.8。肺泡通气血流比例失调有两种主要形式:①部分肺泡通气不足:肺部病变如肺泡萎陷、肺炎、肺不张、肺水肿等引起病变部位的肺泡通气不足,通气血流比例变小,部分未经充分氧合的静脉血(肺动脉血)通过肺泡的毛细血管或短路流入动脉血(肺静脉)中,称为功能性分流(functional shunt);②部分肺泡血流不足:肺栓塞引起栓塞部位血流减少、心排血量下降所致肺血流量减少、肺气肿时过度扩张的肺泡壁使肺泡毛细血管床受压等情况,均可导致通气血流比例增大,肺泡通气不能被充分利用,又称为无效腔样通气(dead-space like ventilation)。通气血流比例失调通常对氧合的影响更大,而对二氧化碳影响较小。其原因主要是:①肺泡内二氧化碳弥散入血的速度是氧气的 20 倍。②氧解离曲线呈 S 形,正常肺泡毛细血管的血氧饱和度已处于曲线的平台段,无法携带更多的氧以代偿低 PaO_2 区的血氧含量下降。而 CO_2 解离曲线在生理范围内呈直线,有利于通气良好区对通气不足区的代偿,排出足够的 CO_2,不至于出现 CO_2 潴留。

4. **真性分流**（true shunt）　真性分流也称解剖分流,指 V/Q 为 0,即肺动脉内的静脉血未经气体交换直接进入肺静脉,是 V/Q 失调的极端情况。流经分流肺泡的血流量与心排血量之比称为分流分数。正常人分流分数小于 10%。分流分数的增加,将导致病人氧合下降。真性分流因血液流经无通气的肺泡,完全未经气体交换,因此提高吸氧浓度对于纠正真性分流所致低氧无效,是临床难治性低氧的主要原因。分流分数增加的情况见于:肺泡填充性疾病(肺炎、肺水肿),肺泡塌陷(肺不张),小气道阻塞(哮喘),肺毛细血管间异常交通形成(动静脉畸形)。

5. **弥散障碍**(diffusion impairment) 指 O_2、CO_2 等气体通过肺泡毛细血管膜进行交换的物理弥散过程发生障碍,常见于间质性肺疾病。气体弥散的速度取决于肺泡膜两侧气体分压差,气体弥散系数,肺泡膜的弥散面积、厚度和通透性,同时气体弥散量还受血液与肺泡接触时间以及心排血量、血红蛋白含量、通气血流比例的影响。CO_2 的弥散系数约为 O_2 的 20 倍,弥散膜两侧的分压差为 O_2 的 1/10,折算后 CO_2 实际弥散速度为 O_2 的 2 倍,因此弥散功能障碍时,常只会引起低氧而无二氧化碳潴留。但事实上,弥散障碍很少作为单一引起严重低氧的原因。因为静息状态时,流经肺泡壁毛细血管的血液与肺泡的接触时间约为 0.72 秒,而 O_2 完成气体交换的时间只需要 0.25~0.3 秒,说明弥散功能代偿能力很强。

(二)高碳酸血症性呼吸衰竭的发生机制 导致高碳酸血症性呼吸衰竭的原因可以分为两方面:其一是二氧化碳产生增加,如高热、过度喂养及感染中毒症等情况。但由于人体的代偿机制,当二氧化碳产生增加时,每分通气量会随之增加,使得二氧化碳排出增加。因此单纯二氧化碳产生增加所致高碳酸血症性呼吸衰竭不常见。第二种情况是肺泡通气量不足所致二氧化碳排出减少,是导致高碳酸血症性呼吸衰竭最主要的因素。根据公式:

$$P_ACO_2=0.863 \times VCO_2/V_A$$

因 $V_A=MV-VD$,其中 MV 为每分通气量,VD 为无效腔通气量。因此得出,肺泡通气量下降与每分通气量下降和/或无效腔量增加有关。而每分通气量下降又可以进一步分为阻塞性通气功能障碍及限制性通气功能障碍,前者如慢阻肺病、哮喘、痰堵等,后者如神经肌肉疾病所致呼吸肌无力、气胸、胸腔积液、腹腔高压、肥胖等。

第二节 | 急性呼吸衰竭

【病因】 呼吸系统疾病如严重呼吸系统感染、急性呼吸道阻塞性病变、重度或危重哮喘、各种原因引起的急性肺水肿、肺血管疾病、胸廓外伤或手术损伤、自发性气胸和急剧增加的胸腔积液等,导致肺通气或/和换气障碍;急性颅内感染、颅脑外伤、脑血管病变(脑出血、脑梗死)等可直接或间接抑制呼吸中枢;脊髓灰质炎、重症肌无力、有机磷中毒及颈椎外伤等可损伤神经肌肉传导系统,引起肺通气不足。上述各种原因均可造成急性呼吸衰竭。

【临床表现】 急性呼吸衰竭的临床表现主要是低氧血症所致的呼吸困难和多脏器功能障碍。

1. **呼吸困难** 呼吸困难是呼吸衰竭最早出现的症状。多数病人有明显的呼吸困难,可表现为频率、节律和幅度的改变。较早表现为呼吸频率增快,病情加重时出现呼吸困难,辅助呼吸肌活动加强,如出现三凹征。中枢性疾病或中枢神经抑制性药物所致的呼吸衰竭,表现为呼吸节律改变,如潮式呼吸、比奥呼吸等。

2. **发绀** 发绀是缺氧的典型表现,当动脉血氧饱和度低于 90% 时,可在口唇、指甲等处出现发绀。另应注意,因发绀的程度与还原型血红蛋白含量相关,所以红细胞增多者发绀更明显,贫血者则不明显或不出现发绀。因严重休克等引起末梢循环障碍的病人,即使动脉血氧分压尚正常,也可出现发绀,称作外周性发绀;而真正由于动脉血氧饱和度降低引起的发绀,称作中央性发绀。发绀还受皮肤色素及心功能的影响。

3. **精神神经症状** 急性缺氧可出现精神错乱、躁狂、昏迷、抽搐等症状。如合并急性 CO_2 潴留,可出现嗜睡、淡漠、扑翼样震颤,甚至呼吸骤停。

4. **循环系统表现** 多数病人有心动过速;严重低氧血症和酸中毒可导致心肌损害,亦可引起周围循环衰竭、血压下降、心律失常、心搏停止。

5. **消化和泌尿系统表现** 严重呼吸衰竭对肝、肾功能都有影响,部分病例可出现丙氨酸转氨酶与血浆尿素氮升高,个别病例尿中可出现蛋白、红细胞和管型。因胃肠道黏膜屏障功能受损,导致胃肠道黏膜充血水肿、糜烂渗血或发生应激性溃疡,引起消化道出血。

【诊断】 除原发疾病、低氧血症及 CO_2 潴留所致的临床表现外,呼吸衰竭的诊断主要依靠动脉血气分析。根据动脉血气分析可以明确病人呼吸衰竭的类型和严重程度。进而结合胸部影像学、肺功能、纤维支气管镜等检查明确呼吸衰竭的病因。呼吸衰竭鉴别可采取如下思路(图2-16-2):首先根据血气分析判断是低氧性呼吸衰竭(Ⅰ型呼吸衰竭)还是高碳酸血症性呼吸衰竭(Ⅱ型呼吸衰竭)。若为低氧性呼吸衰竭,最主要原因为V/Q失调。若胸部影像学(如X线胸片)大致正常,则定位于右心-肺血管疾病;若影像学明显异常,需进一步根据病史、症状、体征、危险因素、心电图、心脏超声及心肌酶等检查判断是肺源性疾病还是左心相关疾病所致肺水肿。若为高碳酸血症性呼吸衰竭,主要包括二氧化碳生成增加和二氧化碳排出减少。因人体代偿机制,单纯二氧化碳生成增加所致Ⅱ型呼吸衰竭少见,主要原因为二氧化碳排出减少,见于通气功能障碍和/或无效腔增加所致。

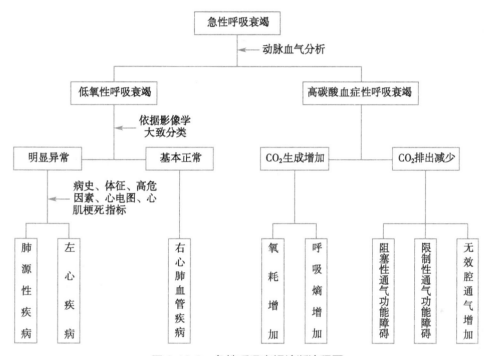

图 2-16-2 急性呼吸衰竭诊断流程图

1. 动脉血气分析 对判断呼吸衰竭和酸碱失衡的严重程度及指导治疗均具有重要意义。pH可反映机体的代偿状况,有助于鉴别急性或慢性呼吸衰竭。当 $PaCO_2$ 升高、pH正常时,称为代偿性呼吸性酸中毒;若 $PaCO_2$ 升高、pH<7.35,则称为失代偿性呼吸性酸中毒。需要指出,由于血气受年龄、海拔高度、氧疗等多种因素影响,具体分析时一定要结合临床情况。

2. 肺功能检测 尽管在某些重症病人,肺功能检测受到限制,但能通过肺功能判断通气功能障碍的性质(阻塞性、限制性或混合性)及是否合并换气功能障碍,并对通气和换气功能障碍的严重程度进行判断。呼吸肌功能测定能够提示呼吸肌无力的原因和严重程度。

3. 胸部影像学检查 包括普通X线胸片、胸部CT和放射性核素肺通气/灌注扫描、肺血管造影及超声检查等。

4. 纤维支气管镜检查 对明确气道疾病和获取病理学证据具有重要意义。

【治疗】 急性呼吸衰竭病因众多,不同原发病治疗方案不同。总体治疗原则包括三方面:呼吸支持、对因治疗及并发症的处理。

1. 呼吸支持 低氧血症和高碳酸血症能够影响全身各系统脏器的代谢、功能甚至使组织结构发生变化。在呼吸衰竭的初始阶段,各系统脏器的功能和代谢可发生一系列代偿性反应,以改善组织供氧、调节酸碱平衡、适应内环境的变化。当呼吸衰竭进入严重阶段时,则出现代偿不全,表现为各系统脏器严重的功能和代谢紊乱直至衰竭。因此,需尽快予以呼吸支持治疗,改善低氧及高碳酸血症状态,纠正内环境紊乱,维持循环稳定,避免进入失代偿期(详见本章第四节呼吸支持技术)。

2. 对因治疗 如前所述,引起急性呼吸衰竭的原发疾病多种多样,在解决呼吸衰竭本身所致危害的前提下,明确并针对不同病因采取适当的治疗措施十分必要,是治疗呼吸衰竭的根本所在。

3. 并发症的处理 呼吸衰竭往往会累及其他重要脏器,因此需加强对脏器功能的监测与支持,预防和治疗肺动脉高压、肺源性心脏病、肺性脑病、肾功能不全、消化道功能障碍和弥散性血管内凝血(DIC)等。

第三节 | 慢性呼吸衰竭

【病因】 慢性呼吸衰竭多由支气管、肺疾病引起,如慢阻肺病、严重肺结核、肺间质纤维化、肺尘埃沉着症等。胸廓和神经肌肉病变,如胸部手术、外伤、广泛胸膜增厚、胸廓畸形、脊髓侧索硬化症等,亦可导致慢性呼吸衰竭。

【临床表现】 慢性呼吸衰竭的临床表现与急性呼吸衰竭大致相似,但以下几方面有所不同。

1. 呼吸困难 慢阻肺病所致的呼吸困难,病情较轻时表现为呼吸费力伴呼气延长,严重时发展成浅快呼吸。若并发 CO_2 潴留,$PaCO_2$ 升高过快或显著升高以致发生 CO_2 麻醉时,病人可由呼吸过速转为浅慢呼吸或潮式呼吸。

2. 神经症状 慢性呼吸衰竭伴 CO_2 潴留时,随 $PaCO_2$ 升高可表现为先兴奋后抑制现象。兴奋症状包括失眠、烦躁、躁动、夜间失眠而白天嗜睡(昼夜颠倒现象)等,但此时切忌应用镇静或催眠药,以免加重 CO_2 潴留,诱发肺性脑病。肺性脑病主要表现为神志淡漠、肌肉震颤或扑翼样震颤、间歇抽搐、昏睡甚至昏迷等,亦可出现腱反射减弱或消失、锥体束征阳性等。此时应与合并脑部病变作鉴别。

3. 循环系统表现 CO_2 潴留使外周体表静脉充盈、皮肤充血、温暖多汗、血压升高、心排血量增多而致脉搏洪大;多数病人心率增快;可因脑血管扩张产生搏动性头痛。

【诊断】 慢性呼吸衰竭的血气分析诊断标准参见急性呼吸衰竭,但在临床上Ⅱ型呼吸衰竭病人还常见于另一种情况,即吸氧治疗后,$PaO_2 > 60mmHg$,但 $PaCO_2$ 仍高于正常水平。

【治疗】 治疗原发病、保持气道通畅、恰当的氧疗等治疗原则与急性呼吸衰竭基本一致。

1. 氧疗 慢阻肺病是导致慢性呼吸衰竭的常见呼吸系统疾病,病人常伴有 CO_2 潴留,氧疗时需注意保持低浓度吸氧,防止血氧含量过高。CO_2 潴留是通气功能不良的结果。慢性高碳酸血症病人呼吸中枢的化学感受器对 CO_2 反应性差,呼吸主要靠低氧血症对颈动脉体、主动脉体化学感受器的刺激来维持。若吸入高浓度氧,使血氧迅速上升,解除了低氧对外周化学感受器的刺激,便会抑制病人呼吸,造成通气状况进一步恶化,导致 CO_2 上升,严重时陷入 CO_2 麻醉状态。

2. 正压机械通气 根据病情选用无创机械通气或有创机械通气。慢阻肺病急性加重早期及时应用无创机械通气可以防止呼吸功能不全加重,缓解呼吸肌疲劳,减少后期气管插管率,改善预后。

3. 抗感染 慢性呼吸衰竭急性加重的常见诱因是感染,一些非感染因素诱发的呼吸衰竭也容易继发感染。抗感染治疗抗生素的选择可以参考相关章节。

4. 纠正酸碱平衡失调 慢性呼吸衰竭常伴有 CO_2 潴留,导致呼吸性酸中毒。呼吸性酸中毒的发生多为慢性过程,机体常通过增加碱储备来代偿,以维持 pH 于相对正常水平。当以机械通气等方法较为迅速地纠正呼吸性酸中毒时,原已增加的碱储备会使 pH 升高,对机体造成严重危害,故应注意纠正呼吸性酸中毒的速度,目标是使 pH 尽快恢复至正常范围,使 $PaCO_2$ 恢复至平素水平。

慢性呼吸衰竭的对因治疗和并发症处理方面与急性呼吸衰竭有类同之处,可参见相关内容。

【长期管理】 慢性呼吸衰竭一般无法治愈,病人出院后常需使用家庭长期氧疗和/或家庭机械通气。需要在家庭配备氧气罐、制氧机、呼吸机等设备和呼吸管路、面罩等耗材。这些设备和材料的使用和维护具有高度专业性,需由专业的医务人员负责,一旦错误使用可能对病人产生生命威胁。这些病人病情变化快,机械通气并发症多,易发生人机不同步,居家识别和解决困难。另外,慢性呼吸衰竭病人行动不便,需由专业人员定期上门进行人工气道维护和管理、用药指导、康复训练、心理支持、戒烟宣教等。在一些发达国家,有专门的医疗机构负责管理区域内的家庭氧疗和家庭机械通气病人,负责设备和耗材的集中采购,有医疗团队负责对病人和家属进行指导和培训,为病人提供上门随访和门诊复查,病人可以在需要时联系到其所属的医疗机构。目前国内尚未建立针对慢性呼吸衰竭病人的医院-家庭闭环管理体系。

第四节 │ 呼吸支持技术

呼吸支持技术是最重要的生命支持技术之一,是指以维持呼吸功能不全或衰竭病人的基本通气和氧合状态为主要目的的一系列技术的统称,主要包括氧气疗法、气道维护、正压机械通气和体外生命支持等技术。其临床价值在于为诊治导致呼吸衰竭的原发病争取时间,对原发病本身并无直接治疗作用。

一、氧疗

氧气疗法(简称氧疗),指通过不同吸氧装置增加肺泡内氧分压以纠正机体低氧血症的治疗方法。合理的氧疗能使体内可利用氧明显增加,缓解低氧血症引起的临床症状和心肺负担。

【适应证】 一般而言,只要 PaO_2 低于正常即可氧疗,但临床实践中往往采用更严格的标准。对于成年病人,特别是慢性呼吸衰竭者,$PaO_2<60mmHg$ 是比较公认的氧疗指征。而对于急性呼吸衰竭病人,氧疗指征应适当放宽。

【装置】 氧疗需要通过给氧装置才能实现,氧疗装置有多种形式,具备不同性能。常将其分为低流量装置、储存装置和高流量装置。

1. **低流量装置** 因提供的气体流量(一般低于 8L/min)低于病人的吸气峰值流量,病人吸入氧气浓度易受空气的稀释作用而出现不恒定的特点。鼻塞导管是其典型代表,也是最常用的氧疗装置,优点在于廉价、舒适,病人易于接受,吸氧的同时可以进食、交谈和咳痰。吸入氧浓度受病人呼吸深度和频率影响,吸入氧浓度与氧流量的关系可以粗略计算为:吸入氧浓度(%)=21+4×氧流量(L/min)。但是,当氧流量超过 8L/min 时,吸入氧浓度不再明显提高,该公式不再适用。这类低流量装置提供的流量过高时对局部鼻黏膜有刺激,并可导致黏膜干燥、分泌物阻塞导管,故氧流量不能超过 8L/min。

2. **储存装置** 用容量较大的储氧空间扩大了固有的上呼吸道储氧空间,将病人每次呼吸之间的氧气储存起来,既可以减少外界空气对氧气的稀释,又避免了病人在呼气相时氧气的浪费。但为避免呼出二氧化碳积聚,该类装置一般要求氧流量大于 6L/min。主要优点为吸氧浓度相对稳定,且对鼻黏膜刺激小;缺点为会在一定程度上影响病人进食、交谈和咳痰。一般而言,简单面罩所能提供的氧气浓度为 35%~55%,部分重复呼吸储氧面罩为 40%~70%,非重复呼吸储氧面罩为 60%~80%。

3. **高流量装置** 因提供的气体流量高于病人的流量需求,无空气的稀释作用,吸入氧浓度恒定。如空气卷吸面罩和经鼻高流量吸氧装置。

(1)空气卷吸面罩:常称为文丘里面罩,但应用的原理并非文丘里原理,其通过一小孔或喷嘴提供高速流动的氧气,喷嘴边缘的剪切力将空气卷吸进去。卷吸口越大,氧气射流速度越高,卷吸的空气越多。因此其只能提供低于 100% 浓度的氧,且只有在低氧浓度(一般小于 35%)时才能输送高流量气体。文丘里面罩氧浓度可精确调节,更适用于需要精确控制吸氧浓度且不应出现重复呼吸的病人,如慢阻肺病病人。

(2)经鼻高流量吸氧(high flow nasal cannula,HFNC)装置:近年来出现的一种新型的呼吸支持技术。该系统主要由 3 部分组成:高流量产生装置、加温湿化装置和高流量鼻塞。HFNC 可以实现气体流量和氧气浓度单独调节,一般要求输送的最大流量至少达到 60L/min,FiO_2 调节范围 0.21~1.0。该系统的主要生理学效应包括：吸入氧气浓度更加稳定；产生一定水平的气道内正压（2～7cmH₂O），每增加10L/min 的气体流量，气道内压力在张口呼吸情况下平均增加 0.35cmH₂O，在闭口呼吸情况下平均增加 0.69cmH₂O，因此能增加呼气末肺容积、改善气体交换和降低呼吸功耗；减低生理无效腔，改善通气效率；加强气道湿化，促进纤毛黏液系统的痰液清除能力和改善病人治疗的耐受性；促进气体分布的均一性。

其他氧疗方式还有机械通气氧疗、高压氧疗等。

【目标】 机体氧气含量过低或过高都会造成伤害，必须结合病情特点，根据病情变化严格地把握氧气的吸入浓度。在急性情况下，如心跳呼吸骤停、休克、呼吸衰竭、CO 中毒、严重哮喘及肺栓塞等，在未开始针对性治疗前短时间吸入 60%～100% 高浓度氧是必要的，与高浓度吸氧可能造成的危害相比，氧供不足会导致更差的预后。然而，高浓度氧疗对于有高碳酸血症风险的慢性呼吸系统疾病（如慢阻肺病急性加重）病人来说却是不恰当的，因为吸入氧浓度过高会降低缺氧对这类病人呼吸的刺激，加重二氧化碳潴留，对其氧疗的浓度最好从低浓度（24%～28%）开始逐渐上调。但对于严重缺氧病人，即使合并高碳酸血症，必要时也应给予高浓度氧疗以保证组织氧供，对于其引起的二氧化碳潴留加重，须行机械通气治疗。一般来说，对于无高碳酸血症风险的病人，氧疗目标建议维持 SpO₂ 94%～98%；存在高碳酸血症风险的病人，氧疗目标建议维持 SpO₂ 88%～92%。

【副作用】 氧气作为一种药物，也有着药物的一切属性，既有其有益的治疗作用，又可能带来不良的作用乃至产生毒性。氧疗的副作用包括通气抑制、早产儿视网膜病变、氧中毒、吸收性肺不张和火灾危险等。

二、人工气道的建立与管理

在危重症急救治疗工作中，保持呼吸道通畅，保证充分的通气和换气，防治呼吸道并发症及呼吸功能不全，是关系到重要脏器功能保障和救治能否成功的重要环节。

1. **建立人工气道的目的** ①解除气道梗阻；②及时清除呼吸道内分泌物；③防止误吸；④严重低氧血症和高碳酸血症时实行正压通气治疗。

2. **建立人工气道的方法**

（1）气道紧急处理：紧急情况下应首先保证病人有足够的通气及氧供，而不是一味强求气管插管。在某些情况下，一些简单的方法能起到重要作用，甚至能避免紧急气管插管，如迅速清除呼吸道和口咽部的分泌物或异物，头后仰，托起下颌，放置口咽通气道，用简易呼吸器经面罩加压给氧等。

（2）人工气道建立方式的选择：气道的建立分为喉上途径和喉下途径。喉上途径主要指经口或经鼻气管插管，喉下途径指环甲膜穿刺或气管切开。其他人工气道种类还包括口咽气道、鼻咽气道、喉罩和食管气管联合导管等。

（3）插管前的准备：喉镜、简易呼吸器、气管导管、负压吸引等设备。应先与家属交代清楚可能发生的意外，使其理解插管的必要性和危险性，取得一致认识。

（4）插管操作方法：有经口腔和鼻腔的插管术，具体操作方法见《麻醉学》。

（5）插管过程的监测：监测基础生命体征，如呼吸状况、血压、心电图、SpO₂ 及呼气末二氧化碳（ETCO₂），ETCO₂ 对判断气管导管是否插入气管内有重要价值。

3. **气管插管的并发症** 动作粗暴可造成机械性损伤，引起出血或下颌关节脱位；浅麻醉下插管可引起剧烈咳嗽或喉、支气管痉挛以及心血管反应如心动过缓、心律失常甚至心搏骤停；插管位置不当导致导管进入食管或一侧支气管内，可引起低氧血症、肺不张；在胃充盈时插管易造成呕吐和胃内容物误吸等。

4. **人工气道的管理** 主要包括：人工气道的固定和位置的维持，以防移位或脱出；及时清除气道内分泌物保证气道通畅；定时口腔护理，避免口腔病原菌大量繁殖积聚；维持气囊内压力 25～30cmH₂O，避免压力过高造成气道黏膜损伤和压力过低造成误吸；及时清除口咽部、气囊上滞留物；对吸入气体进行加温湿化等。

三、正压机械通气

机械通气是在病人自然通气和/或氧合功能出现障碍时,运用器械(主要是呼吸机)使病人恢复有效通气并改善氧合的技术方法。正压通气是目前临床最为常用的机械通气技术,包括有创正压通气和无创正压通气。

(一)有创正压通气　有创正压通气是指需要建立人工气道(经口或经鼻气管插管、气管切开、喉罩等)的正压机械通气方式。其能够维持必要的肺泡通气量,降低 $PaCO_2$;改善肺的气体交换效能;使呼吸肌得以休息,有利于恢复呼吸肌功能。

1. **适应证**　可用于改善具有下述病理生理状态的疾病:①通气功能障碍为主的疾病:包括慢阻肺病急性加重、哮喘急性发作、神经肌肉疾病、胸廓畸形、胸部外伤或手术后等所致外周呼吸泵衰竭,脑部炎症、外伤、肿瘤、脑血管意外、药物中毒等所致中枢性呼吸衰竭;②换气功能障碍为主的疾病:ARDS、肺炎、间质性肺病、肺栓塞等;③需强化气道管理者:保持气道通畅,防止窒息;使用某些有呼吸抑制的药物时。当符合下述条件时应实施机械通气:经积极治疗后病情恶化;意识障碍;呼吸形式严重异常,如呼吸频率>35~40 次/分或<6~8 次/分,呼吸节律异常,或自主呼吸微弱或消失;血气分析提示严重通气和/或氧合障碍,PaO_2<50mmHg,尤其是充分氧疗后仍 PaO_2<60mmHg;$PaCO_2$ 进行性升高,pH 动态下降。

2. **禁忌证**　有创正压通气没有绝对禁忌证,以下情况可视为其相对禁忌证:严重肺大疱、张力性气胸及纵隔气肿未行引流、大咯血或严重误吸引起窒息、低血容量性休克未纠正、支气管胸膜瘘。

3. **撤离**　有创正压通气的撤离是逐渐降低机械通气支持水平,恢复病人自主呼吸,最终脱离呼吸机的过程。应遵循程序化撤机,在下述程序指导下尽早撤机:①每日筛查,评估撤机可能性,包括导致机械通气的病因是否好转或去除、气体交换是否充分、血流动力学是否稳定、是否有自主呼吸能力等;②进行自主呼吸试验(spontaneous breath test,SBT),在无或低水平的通气支持下,评价自主呼吸能力能否克服呼吸负荷,以判断病人能否完全脱离呼吸机;③评估能否拔除人工气道,包括上气道通畅性、气道保护能力和精神状态的评估等。对于慢性呼吸衰竭急性加重的病人,采用有创-无创序贯机械通气的方式逐渐撤机,能够减少机械通气时间,提高撤机成功率,减少并发症的发生。

4. **并发症**　机械通气的并发症主要与正压通气和人工气道有关。

(1)呼吸机所致肺损伤(ventilator-induced lung injury,VILI):包括气压-容积伤、剪切伤和生物伤。

(2)呼吸机所致膈肌功能障碍(ventilator-induced diaphragmatic dysfunction,VIDD):机械通气导致的膈肌萎缩、损伤和肌力的降低,易造成机械通气时间延长和脱机困难。

(3)血流动力学影响:胸腔内压力升高,心排血量减少,血压下降。

(4)呼吸机相关性肺炎(ventilator-associated pneumonia,VAP):是指气管插管或气管切开病人在接受机械通气 48 小时后发生的肺炎,是医院获得性肺炎的一种,主要由口咽部病原菌的误吸导致。

(5)人工气道气囊长期压迫可造成气道黏膜缺血坏死,导致肉芽肿形成、气道狭窄,甚至造成气管软化和气管食管瘘。

(二)无创正压通气　无创正压通气(non-invasive positive pressure ventilation,NPPV)是指通过鼻罩、口鼻罩、全面罩或头罩等无创的方式将病人与呼吸机相连接进行正压通气的技术。与有创正压通气相比,具有无需建立人工气道(避免相关的并发症)、避免和减少镇静药使用、减轻病人痛苦、保留正常的吞咽和咳嗽能力、能够间歇交替应用、减少入住 ICU 的需要和降低医疗费用等优点。

1. **适应证**　近年来,NPPV 已从传统的主要治疗阻塞性睡眠呼吸暂停低通气综合征(OSAHS)扩展为治疗多种急、慢性呼吸衰竭,在慢阻肺病急性加重早期、慢阻肺病有创-无创序贯通气、急性心源性肺水肿、免疫力低下病人、术后预防呼吸衰竭以及家庭康复(home care)等方面均有良好的治疗效果。

2. **禁忌证**

(1)绝对禁忌证:心跳呼吸骤停;自主呼吸微弱、昏迷;严重呕吐或消化道大出血/穿孔者;误吸风险高及不能清除口咽及上呼吸道分泌物、气道保护能力差;颈面部创伤、烧伤及畸形;上气道梗阻。

（2）相对禁忌证:血流动力学不稳定(如休克、严重心律失常);未引流的气胸或纵隔气肿;近期面部、颈部、口腔、咽腔、食管及胃部手术;不合作或极度紧张;严重低氧血症($PaO_2<45mmHg$)、严重酸中毒($pH\leqslant7.20$);气道分泌物多或排痰障碍。

3. 不良反应 包括胃胀气、误吸、口鼻咽干燥、鼻面部皮肤压伤、排痰障碍、不耐受、幽闭恐惧症、气压伤等。

四、体外膜肺氧合

体外膜肺氧合(extracorporeal membrane oxygenation,ECMO)是体外生命支持技术的一种,通过将病人静脉血引出体外后经氧合器进行充分的气体交换,然后再输入病人体内。ECMO可分为静脉-静脉方式ECMO(VV-ECMO)和静脉-动脉方式ECMO(VA-ECMO)两种。VV-ECMO是指将经过体外氧合后的静脉血重新回输至静脉,因此仅用于呼吸功能支持;而VA-ECMO是指将经过体外氧合后的静脉血回输至动脉,因减少了回心血量,可以同时起到呼吸和心脏功能支持的目的。ECMO是严重呼吸/循环衰竭的终极呼吸支持方式,可部分或全部替代心肺功能,让心肺充分休息、修复,为原发病的治疗争取更多的时间。

[附1] 危重症医学概要

(一)危重症医学的概念 危重症医学(critical care medicine)是主要研究危重症病人脏器功能障碍或衰竭的发病机制、预防、诊断、监测、治疗与康复方法的一门临床学科。其临床处理对象为危重但经救治后有可能好转或痊愈的病人,临床基地为重症监护治疗病房,核心技术为脏器功能监测与脏器支持技术。ICU内有专门接受过危重症医学训练的医务人员,配备较为完备的医疗设施和仪器,对病人进行比在普通病房更为强化的监测和治疗。危重症医学是由医生、护士、呼吸治疗师、康复师、药剂师、微生物学家、营养师、社会工作者等多学科团队进行系统诊疗的学科。

(二)重症监护病房概述 重症监护病房(intensive care unit,ICU)是为适应危重症病人的强化医疗需要而集中必要的人员和设备所形成的医疗组织,是医院组织架构和空间地域相对独立的单元。它包括四个要素,即危重症病人、受过专门训练和富有经验的全职医护技术人员、完备的临床病理生理监测和抢救治疗设施以及严格科学的管理,其最终目的是尽可能排除人员和设备因素对治疗的限制,最大程度地体现当代医学的治疗水平,使危重症病人的预后得以改善。

ICU可分为综合型ICU(GICU)或专科ICU,后者如内科ICU(MICU)、外科ICU(SICU)、呼吸ICU(RICU)等,以适应不同医疗机构、不同专科危重症病人的救治需要。专职ICU医生的背景可能来源于呼吸科、麻醉科、心内科和外科。ICU中最常面临的突出问题也是专业性最强的是呼吸衰竭和呼吸支持,呼吸学科与以呼吸衰竭支持为最核心技术的危重症照护有着天然、密切的联系,呼吸与危重症医学的融合(pulmonary and critical care medicine,PCCM)是呼吸病学专科发展的必然趋势。

(三)病情严重程度评估 ICU中最为通用的病情严重程度评估系统包括急性生理和慢性健康状况Ⅱ评分(acute physiology and chronic health evaluation Ⅱ score,APACHE Ⅱ评分)(表2-16-1)和序贯器官功能衰竭评分(sequential organ failure assessment,SOFA评分)(表2-16-2)。分数越高,病人预期病死率也越高。

(四)脏器功能监测技术 危重症病人的脏器功能监测包含生命体征的监测,如心率、血压、呼吸频率和血氧饱和度等。此外,针对不同脏器的功能有不同的监测手段,其中呼吸和循环系统的功能监测尤为重要。

针对呼吸系统的监测手段与技术:反映肺通气和换气功能的指标,如动脉血气分析、呼气末CO_2、容积CO_2等;反映呼吸力学的指标,如气道阻力、顺应性、气道压、食管压、功能残气量等;床旁影像,如肺部超声、电阻抗成像(electrical impedance tomography,EIT)等。

A. 急性健康评分

表 2-16-1　APACHE II评分

生理学指标	高于正常范围				正常值	低于正常范围			
	+4	+3	+2	+1	0	+1	+2	+3	+4
肛温/℃	≥41	39~40.9	—	38.5~38.9	36~38.4	34~35.9	32~33.9	30~31.9	≤29.9
MAP/mmHg	≥160	130~159	110~129	—	70~109	—	50~69	—	≤49
心室率/(次/分)	≥180	140~179	110~139	—	70~109	—	55~69	40~54	≤39
呼吸频率/(次/分)	≥50	35~49	—	25~34	12~24	10~11	6~9	—	<5
氧合（二选一）　$P_{(A-a)}O_2$（$FiO_2 \geq 0.5$）	≥500	350~499	200~349	—	<200	—	—	—	—
PaO_2（$FiO_2 < 0.5$）	—	—	—	—	>70	61~70	—	55~60	<54
动脉血 pH	≥7.7	7.6~7.69	—	7.5~7.59	7.33~7.49	—	7.25~7.32	7.15~7.24	<7.15
血清 Na^+/(mmol/L)	≥180	160~179	155~159	150~154	130~149	—	120~129	111~119	<110
血清 K^+/(mmol/L)	≥7	6~6.9	—	5.5~5.9	3.5~5.4	3~3.4	2.5~2.9	—	<2.5
血清 Cr/(mg/L)*	≥3.5	2~3.4	1.5~1.9	—	0.6~1.4	—	<0.6	—	—
HCT/%	≥60	50~59.9	—	46~49.9	30~45.9	—	20~29.9	—	<20
WBC/(×10^9/L)	≥40	20~39.9	—	15~19.9	3~14.9	—	1~2.9	—	<1
格拉斯哥昏迷评分（GCS）§									
急性生理学评分（acute physiology score, APS）= 上述 12 项指标评分之和									
静脉血 HCO_3^-/(mmol/L)#	≥52	41~51.9	—	32~40.9	22~31.9	—	18~21.9	15~17.9	<15

注：* 急性肾衰时评分加倍；# 用于无血气结果的应用。

续表

§ 格拉斯哥昏迷评分（Glasgow coma scale, GCS）

评分	睁眼运动（E）	语言反应（V）	最佳运动反应（M）
6			遵嘱动作
5		回答准确	刺痛能定位
4	自主睁眼	回答错误	刺痛能躲避
3	呼唤睁眼	能说出单个词	刺痛时肢体屈曲（去皮质）
2	刺痛睁眼	只能发音	刺痛时肢体过伸
1	不能睁眼	不能言语	不能运动（去脑强直）

评分方式：每一项评判时按最佳反应计分。如果在晚上六点半测得评分为9分，其中E 2分，V 4分，M 3分，则记作为：GCS 9（2+4+3）18:30。GCS最高为15分，最低分为3分，分数越低则意识障碍越重。

B. 年龄评分

年龄/岁	<44	45~54	55~64	65~74	≥75
评分	0	2	3	5	6

C. 慢性健康评分　如果病人有严重的器官系统功能不全史或免疫功能抑制（具体定义见下述），应如下评分：①非手术或急诊手术后病人+5分；②择期术后病人+2分。

器官功能不全和免疫功能抑制状态必须在此次入院前即有明显表现，并符合下列标准：①肝脏：活检证实肝硬化，明确的门静脉高压，既往由门静脉高压造成的上消化道出血；或既往发生过肝衰竭/肝性脑病/昏迷。②心血管系统：NYHA心功能IV级。③呼吸系统：慢性限制性、阻塞性或血管性疾病导致的严重活动受限，如不能上楼或不能从事家务劳动；或明确的慢性缺氧、高碳酸血症、继发性红细胞增多症、严重肺动脉高压（>40mmHg），或呼吸机依赖。④肾脏：接受长期透析治疗。⑤免疫功能抑制：病人接受的治疗能抑制对感染的抵抗力，如免疫抑制治疗、化疗、放疗、长期或最近大剂量类固醇药物治疗，或患有足以抑制对感染抵抗力的疾病，如白血病、淋巴瘤、AIDS。

APACHE II评分 = 急性生理学评分（A）+ 年龄评分（B）+ 慢性健康评分（C）。最低分 =0分，最高为71分，院内死亡危险性随分值增加而增加。

表 2-16-2 SOFA 评分

SOFA 评分变量	分值			
	1	2	3	4
PaO_2/FiO_2/mmHg	<400	<300	<200	<100
血小板/($\times 10^9$/L)	<150	<100	<50	<20
胆红素/(μmol/L)	20.5~32.5	34.2~100.9	102.6~203.5	>205.2
低血压/mmHg	MAP<70	DA≤5 或 Dobu（任何剂量）	DA>5 或 Epi≤0.1 或 NE≤0.1	DA>15 或 Epi>0.1 或 NE>0.1
GCS 评分	13~14	10~12	6~9	<6
肌酐/(μmol/L) 或尿量/(ml/d)	106.1~168	176.8~300.6	309.4~433.2 <500	>442.1 <200

注:MAP,平均动脉压;DA,多巴胺;Dobu,多巴酚丁胺;Epi,肾上腺素;NE,去甲肾上腺素;单位均为 μg/(kg·min)。血管活性药需要至少给药 1 小时。

针对循环系统的监测手段与技术:有创血流动力学监测技术,如动脉置管、深静脉置管、右心漂浮导管(Swan-Ganz catheter)、脉搏轮廓连续心排血量监测(pulse indicator continuous cardiac output,PiCCO)技术等;无创血流动力学监测技术,如经胸电阻抗法(transthoracic electrical bioimpedance,TEB)、无创心排血量(noninvasive cardiac output,NICO)监测技术等;组织灌注监测技术,如组织氧代谢监测。

其他脏器功能监测手段与技术:神经电生理(脑电图、诱发电位)、脑血流(颅内压监测、经颅多普勒超声)、脑代谢(脑氧饱和度监测、脑组织氧代谢)、膀胱压、凝血-纤溶功能等。

(五)脏器功能支持技术

1. **呼吸支持技术** 包括氧疗、无创正压通气、有创正压通气、体外膜肺氧合(ECMO)、气道管理等。

2. **循环支持技术** 主动脉内球囊反搏(IABP)技术、静脉-动脉体外膜肺氧合(VA-ECMO)技术、心室辅助装置(VAD)、电除颤、电复律、临床起搏(经皮起搏、经静脉起搏)等。

3. **其他脏器功能支持技术** 肠内/肠外营养、人工肝(血浆置换、血液/血浆灌流、血液滤过、血浆胆红素吸附、连续性血液透析滤过、白蛋白透析等分子吸附再循环系统)等血液净化(心肺转流术,CPB)。

(六)休克的分类
休克(shock)是 ICU 中最常见的危及生命的临床综合征。其定义为由一种或多种原因诱发的组织灌注不足导致细胞氧利用不充分的危及生命的急性循环衰竭。灌注不足使组织缺氧和营养物质供应障碍,导致细胞功能受损,诱发炎症因子的产生和释放,引起微循环的功能和结构发生改变,进一步加重灌注障碍,形成恶性循环,最终导致多器官衰竭。

休克有多种分类方法,其中 1971 年 Weil 教授基于血流动力学改变,将不同病因的休克归纳为具有共同血流动力学特点,具体分类如下。

1. **低血容量性休克(hypovolemic shock)** 其基本机制为有效循环血容量的绝对减少,常见于失血、胃肠道液体丢失、急性重症胰腺炎、大面积烧伤、脱水、利尿等原因。其血流动力学特点为"低排高阻,低前负荷",即回心血量减少,低心排血量,全身血管阻力升高。通常引起容量丢失的原因去除,有效容量得到及时补充,低血容量性休克可以很快得到纠正。

2. **心源性休克(cardiogenic shock)** 其基本机制为心脏泵功能衰竭,如急性大面积心肌梗死、暴发性心肌炎、严重心律失常等所致休克。其血流动力学特点为"低排高阻,高前负荷",即心排血量下降,前负荷增加,全身血管阻力升高。心源性休克的治疗主要是病因治疗。当常规治疗方案无效时,也可考虑体外膜肺氧合为代表的机械性循环辅助装置改善病人的预后。

3. **分布性休克**（distributive shock） 是休克中最为常见也是最重要的类型。其基本机制为血管收缩舒张调节功能异常，血流重新分布，其血流动力学特点为"高排低阻，低前负荷"，即全身血管阻力降低，通常伴随有高心排血量。与低血容量性休克不同的是，分布性休克的容量改变并非血容量的绝对减少，而是血容量的重新分布和相对不足。感染性休克是最常见的分布性休克，此外神经性休克、过敏性休克、内分泌性休克也属于此类。严重创伤和其他类型的休克如失血性休克的晚期也可能进展为分布性休克。分布性休克往往不能单纯通过补液而纠正，通常还需要血管活性药物改善血管张力和去除病因的治疗。

4. **梗阻性休克**（obstructive shock） 其基本机制为血流流动通道受到机械性阻塞，根据梗阻部位可分为心外梗阻性休克和心内梗阻性休克。心外梗阻性休克是由于心脏外的血管回路中血流受阻所致，如肺血栓栓塞症或非栓塞性急性肺动脉高压、心脏压塞、主动脉夹层、张力性气胸等。心内梗阻性休克常见于瓣膜狭窄或心室流出道梗阻等。梗阻性休克的血流动力学特点虽然也是"低排高阻"，但其治疗的基本措施是解除梗阻，如心脏压塞的心包引流、肺栓塞的溶栓治疗等。

需要关注的是很多病人发生休克时存在多种休克类型并存的情况，如感染性休克病人可能同时因感染导致心肌病而合并心源性休克。

（七）感染中毒症与感染性休克 感染中毒症（sepsis）与感染性休克（septic shock）是 ICU 病人常见的临床综合征，死亡率可高达 30%~40%，是 ICU 死亡的最重要原因。1991 年美国胸科医师学会和危重病学会首次提出感染中毒症定义（sepsis 1.0），认为是感染所引起的全身炎症反应综合征（systemic inflammatory response syndrome，SIRS），具备至少以下两项即可认为 SIRS：体温＞38℃或＜36℃；心率＞90 次/分；呼吸＞20 次/分或 $PaCO_2$＜32mmHg；白细胞总数＞$12×10^9$/L 或＜$4×10^9$/L，或未成熟（杆状核）中性粒细胞比例＞10%。

严重感染中毒症（severe sepsis）定义为感染中毒症伴有其导致的器官功能障碍和/或组织灌注不足。低灌注可出现但不限于乳酸中毒、少尿或精神状态的急性改变等。而感染性休克则定义为在感染中毒症基础上，感染持续加重，经过充分容量复苏后仍发生低血压（收缩压＜90mmHg，或下降 40mmHg 且无其他低血压原因可循）。

sepsis 1.0 诊断标准发布后，因过于敏感而难以被临床使用，因此在 sepsis 2.0 版中增加了 20 余条器官功能评价的指标，但评估过于复杂。2016 年又推出了 sepsis 3.0 版。这一版中感染中毒症定义为机体对于感染的失控反应所导致威胁生命的器官功能障碍。sepsis 3.0 摒弃了 SIRS 这种过于宽泛和缺乏特异性的指标，也不再沿用 sepsis 2.0 过于复杂的诊断系统，而是着眼于感染和继发的脏器功能障碍，即 sepsis= 感染 +SOFA≥2，废除了严重感染中毒症的概念。3.0 版感染性休克定义为感染中毒症病人经充分容量复苏后仍存在持续性低血压，需血管活性药物维持平均动脉压（MAP）≥65mmHg 且血清乳酸水平＞2mmol/L。

感染中毒症和感染性休克需多方位管理，主要包含以下措施：测定血乳酸水平，如果乳酸＞2mmol/L 则需复测；应用抗生素前获取血培养；尽早（最好在诊断 1 小时内）应用广谱抗生素；控制感染源；对于低血压或乳酸≥4mmol/L 的病人以 30ml/kg 开始快速补充晶体液；病人液体复苏期间或之后仍存在低血压，使用升压药（首选去甲肾上腺素）以维持平均动脉压（MAP）≥65mmHg，如果去甲肾上腺素剂量＞0.25~0.5μg/（kg·min），建议联合使用血管升压素，应用去甲肾上腺素和血管升压素后 MAP 仍不达标，建议加用肾上腺素；对成人感染性休克且需要持续使用升压药的病人，建议静脉应用糖皮质激素（氢化可的松 200mg/d）。

（八）ICU 并发症的防治 危重病人由于病情危重、合并免疫力低下或营养不良、合并多脏器功能不全、侵入性操作和留置导管多、使用多种药物、长期卧床等原因，易发生各种并发症，如医院获得性感染、静脉血栓栓塞、ICU 获得性衰弱（ICU acquired weakness）、应激性溃疡等。ICU 病人一旦发生并发症，不仅导致病人病死率显著上升、住院时间延长、住院费用增加，而且会导致医疗资源的浪费和公共卫生负担的增加。因此预防各种 ICU 并发症十分重要。

[附2] 呼吸康复概要

康复医学是一门以消除和减轻功能障碍,弥补和重建功能缺失,设法改善和提高各方面功能的医学学科,是功能障碍的预防、诊断、评估、治疗、训练和处理的医学学科。呼吸康复在呼吸系统疾病的综合治疗中起着非常重要的作用,可以改善因呼吸功能障碍引发的一系列临床问题,提高日常活动及参与社会活动的能力。

(一)呼吸康复的概念和目标 呼吸康复是基于对病人的全面评估,为病人提供个体化的综合干预措施,包括但不限于运动训练、教育和行为改变,旨在改善慢性呼吸系统疾病病人生理和心理状态,促进健康增益行为的长期坚持。

呼吸康复通常由跨学科的团队共同实施完成,包括呼吸专科医师、康复治疗师、呼吸治疗师、护士、营养师、心理医师、社会工作者等。对病人的全面评估包括临床评估和功能学评估,如疾病严重程度、合并症、不良生活习惯、生活质量、心理状态、运动能力、居家环境等。通过全面的评估了解病人目前的功能障碍水平,制订合理的综合康复计划和康复目标,最终目标是使病人回归家庭和社会。呼吸康复应该贯穿病人疾病管理过程的始终,无论是稳定期还是急性加重期,无论是轻中度病人还是重度病人均可从呼吸康复中获益。呼吸康复确切的获益包括减轻呼吸困难症状,提高运动耐力,改善生活质量,增加参与社会活动的能力,促进病人自我管理,达到和维持个体最佳独立生活能力。

(二)呼吸康复的适应证和禁忌证 大多数慢性呼吸系统疾病均可以从呼吸康复中获益,包括慢阻肺病、间质性肺疾病、支气管扩张、囊性纤维化、哮喘、肺动脉高压、呼吸衰竭等;呼吸康复在围手术期管理中也发挥重要的作用,积极的呼吸康复可以减少术后并发症,改善预后,帮助病人尽早下床活动。因此,在肺癌、肺减容手术、肺移植手术前后均需要常规进行呼吸康复。

呼吸康复的禁忌证包括合并不稳定型心绞痛、严重的心律失常、心功能不全、未经控制的高血压等心血管疾病,影响运动的神经肌肉疾病、不稳定骨折、关节病变、周围血管疾病等,以及严重的认知功能障碍和精神异常。

(三)呼吸康复的主要内容 呼吸康复的主要内容包括病人评估、运动治疗、自我管理策略、营养支持和心理支持等。

1. 病人全面评估 病人的全面评估包括:临床评估(病史、症状、体格检查等)、体适能评估、呼吸肌功能评估、呼吸困难评估、吞咽功能评估、日常活动能力评估、生活质量评估、心理状态评估、营养状态评估。全面的评估是制订个体化康复方案的基础,也是衡量康复方案是否有效的标准。

(1)临床评估:临床评估的主要目的是了解病人病情和疾病严重程度,为下一步功能评估做铺垫。主要包括现病史、既往史、合并症,日常不良生活习惯如吸烟史、活动习惯、饮食习惯、睡眠情况,相关辅助检查如肺功能、近期的血气分析、胸部影像等。

(2)体适能评估:体适能是指人拥有或者后天获得的一种维持日常活动的能力。主要包括心肺耐力、肌肉力量和耐力、柔韧性和体成分分析。

心肺运动试验是评估心肺耐力的"金标准"。通过心肺运动试验可以了解病人目前心肺耐力水平,指导个体化运动处方。此外,它还可以评估病人运动的安全性,分析运动不耐受的原因,评估手术风险,评估病人治疗效果和预后。由于心肺运动试验操作复杂,需要严格培训的专业人员,在临床的应用受到一定限制。步行试验是临床上评估心肺耐力的常用测试,主要包括:6分钟步行试验(6MWT)、递增型穿梭步行试验(ISWT)、耐力往返步行试验(ESWT)和循环耐力测试等。6分钟步行试验操作简单、实用性强,在国内外指南共识上广为推荐。

(3)呼吸肌功能评估:呼吸肌功能是维持人正常肺功能的基础。评估呼吸肌功能状态指标主要包括呼吸肌力量和耐力。呼吸肌力量是指最大的呼吸肌收缩能力,评估的"金指标"是最大跨膈压,但因为其操作复杂,属于有创类检测,在临床上应用受限。临床上常使用最大吸气压(MIP)和最大呼气压(MEP)来间接测量呼吸肌力量。

呼吸肌耐力是指呼吸肌维持一定水平通气的能力。指标主要有最大自主通气量和最大维持通气量、膈肌张力-时间指数(需要测跨膈压)。

(4)日常生活活动能力评估:日常生活活动是指每天在家居环境中和户外环境里自我照料的活动,日常生活活动能力是指人们为了维持生存以及适应生存环境而每天必须反复进行的、最基本的活动,是评估病人呼吸残疾水平的一个重要指标,包括肺功能状态和呼吸困难问卷(PFSDQ)、肺功能状态量表和伦敦胸部日常生活活动量表等。

(5)生活质量评估:常用于呼吸康复生活质量评估的问卷有慢性呼吸疾病问卷(CRQ)、圣乔治呼吸问卷(SGRQ)和慢阻肺病评估测试(CAT)等。

(6)焦虑和抑郁评估:慢性呼吸系统疾病病人常常合并有心理障碍,其中焦虑和抑郁是最常见的心理问题。焦虑和抑郁也是导致病人呼吸康复参与率低,治疗依从性差的重要原因之一。评估量表有 PHQ-9 抑郁筛查量表、GAD-7 广泛焦虑量表、医院焦虑抑郁量表、汉密顿焦虑抑郁量表、贝克焦虑抑郁量表、SAS 焦虑自评量表和 SDS 抑郁自评量表等。

(7)营养状态评估:慢性呼吸系统疾病病人营养不良是导致疾病恶化、预后不良的主要原因之一。评估病人营养状态,制订个体化营养干预策略是呼吸康复的重要内容。营养评估主要包括:饮食习惯调查,简易膳食调查,营养风险筛查(NRS2002),微型营养评估表(MNA),身体测量指标、体成分测量以及必要的实验室检查。

2. 运动治疗方法 规律的运动治疗是呼吸康复的核心内容。每个病人的运动治疗计划应根据病人的全面评估结果、康复目标、康复场所以及可提供的仪器设备来决定。运动处方包括运动方式、频率、持续时间、运动强度和注意事项。为了提高心肺耐力、力量和/或柔韧性,需要各种训练模式。耐力训练、间歇训练、阻抗训练、呼吸肌训练、上肢训练都是被推荐的有效运动方式。

(1)有氧训练:又称耐力训练,指机体动用全身大肌群按照一定的负荷,维持长时间运动能力。常见的有氧运动包括骑自行车、快走、慢跑、游泳、打球等。有氧运动强度是制订运动处方的关键。强度过大,病人不耐受,运动风险增加;强度过小,运动效果欠佳。评估运动强度的方法包括:心率储备法、无氧阈法、自我感知 Borg 呼吸困难评分法。心率储备法:临床上最常用,目标心率=(最大心率-静止心率)×运动强度%+静止心率。无氧阈法:无氧阈水平的运动是病人最佳的运动强度,需要通过心肺运动试验评估病人无氧阈值出现对应的心率和功率负荷。自我感知劳累程度分级法多采用 Borg 呼吸困难评分表(0~10 分),通常建议病人在 3~5 分范围内运动。运动治疗一次时间建议 20~60 分钟,时间长短应结合病人病情和耐受程度。需要注意的是每次有氧训练的时间不低于 10 分钟。对于无法耐受持续有氧训练的病人,建议采用低强度耐力训练或间歇训练,同时给予氧疗以增加运动强度和持续时间。运动治疗建议每周 3~5 次,至少 4~6 周。

(2)阻抗训练:又称力量训练,是指通过重复举起一定量的负荷来训练局部肌肉群的一种运动方式。阻抗训练可以增强局部肌肉的功能(肌肉耐力和肌肉量),改善骨骼肌的氧化能力和运动耐力。阻抗训练方式通常包括器械训练和徒手训练。器械训练主要包括哑铃、弹力带、各种阻抗训练器械。徒手训练常用抗自身重力方式如深蹲、俯卧撑等。每次进行 3~5 组的大肌群训练,每组动作重复 8~12 次,间隔 30 秒。

(3)柔韧性训练:可以提高病人柔韧性,对于预防运动损伤、扩大关节活动范围有重要作用。柔韧训练建议每次运动结束后进行,主要牵伸全身大的关节。每个动作持续 15~30 秒,重复 2~3 遍。

(4)呼吸肌训练:呼吸肌功能下降是导致病人肺通气功能不足、气促的常见原因之一。呼吸肌耐力训练一般按照最大吸气压(MIP)的 30% 给予初始负荷,至少每天进行 1 次,最好是少量、多次的训练。

(5)其他运动训练:包括增量穿梭步行试验、北欧式健走锻炼、水上运动锻炼等。

3. 自我管理策略 呼吸康复应包括病人自我管理,确保病人掌握必要的自我管理策略和技巧,如有效咳嗽和排痰方法(体位引流、叩打、压迫、振动、哈气等多种气道廓清技术)、缩唇呼吸、腹式呼吸等。

4. 其他　包括营养支持、心理支持、戒烟指导、合理用药、长期氧疗等。

（四）呼吸康复周期和效果维持　呼吸康复可以在医院、门诊、社区等场所开展。根据病人病情严重程度可以选择不同的场所。病情严重病人，可住院或在专业的康复机构进行康复；而病情平稳、合并症较少的病人可在门诊或者社区康复。一般呼吸康复周期为4～6周，时间越长，效果越好。一个周期的康复锻炼其获益最多可维持6～12个月，12个月之后会回复到康复前水平。慢性呼吸系统疾病病人应该终身持续居家康复。

（詹庆元）

本章思维导图

第十七章 | 烟草病学概要

　　吸烟是一种常见的行为,是当今世界上最严重的公共卫生与医疗保健问题之一。虽然我国大部分民众对吸烟的危害有所知晓,但通常只是将吸烟当作一种可自愿选择的不良行为习惯,而对吸烟的高度成瘾性、危害的多样性和严重性缺乏深入认识,以至于我国的吸烟率居高不下,对人民健康造成极为严重的危害。基于坚实的科学证据,深刻地认识吸烟之害,掌握科学的戒烟方法,积极地投身于控制吸烟工作,是当代医学生的历史使命与责任。

　　【烟草病学的概念】 烟草病学(tobacco medicine)是一门研究烟草使用对健康影响的医学学科。吸烟危害健康已是 20 世纪不争的医学结论。进入 21 世纪,关于吸烟危害健康的新科学证据仍不断地被揭示出来。控制吸烟,包括防止吸烟和促使吸烟者戒烟,已经成为人群疾病预防和个体保健的重要与可行措施。如同在对感染性疾病和职业性疾病的防治中产生了感染病学与职业病学一样,在对吸烟危害健康的研究与防治实践中,已逐步形成烟草病学这样一个专门的医学体系,其学科框架主要包括烟草及吸烟行为、烟草依赖、吸烟及二手烟暴露的流行状况、吸烟对健康的危害、二手烟暴露对健康的危害、戒烟的健康益处、戒烟及烟草依赖的治疗等内容。

　　【烟草及吸烟行为】 烟草种植、贸易与吸烟是一种全球性的不良生产、经营与生活行为,对人类的健康和社会发展造成了严重的损害。世界上有多种烟草制品,其中大部分为可燃吸烟草制品,即以点燃后吸入烟草燃烧所产生的烟雾为吸食方式的烟草制品,卷烟是其最常见的形式。

　　烟草燃烧后产生的气体混合物称为烟草烟雾。吸烟者除了自己吸入烟草烟雾外,还会将烟雾向空气中播散,形成二手烟。吸入或接触二手烟称为二手烟暴露。烟草烟雾的化学成分复杂,已发现含有 7 000 余种化学成分,其中数百种物质可对健康造成危害。有害物质中至少包括 69 种已知的致癌物(如苯并芘等稠环芳香烃类、N-亚硝基胺类、芳香胺类、甲醛、1,3-丁二烯等),可对呼吸系统造成危害的有害气体(如一氧化碳、一氧化氮、硫化氢及氨等)以及具有很强成瘾性的尼古丁。"烟焦油"是燃吸烟草过程中,有机质在缺氧条件下不完全燃烧的产物,为众多烃类及烃的氧化物、硫化物及氮化物的复杂混合物。烟草公司推出"低焦油卷烟"和"中草药卷烟"以促进消费,但研究证实,这些烟草产品并不能降低吸烟对健康的危害,反而容易诱导吸烟,影响吸烟者戒烟。

　　【烟草依赖】 吸烟可以成瘾,称为烟草依赖,是造成吸烟者持久吸烟并难以戒烟的重要原因。烟草中导致成瘾的物质是尼古丁,其药理学及行为学过程与其他成瘾性物质(如海洛因和可卡因等)类似,故烟草依赖又称尼古丁依赖。烟草依赖是一种慢性高复发性疾病[国际疾病分类(ICD-10)编码为 F17.2]。根据《中国临床戒烟指南(2015 年版)》,烟草依赖的诊断标准如下:

　　在过去 1 年内体验过或表现出下列 6 项中的至少 3 项,可以作出诊断。

　　(1)强烈渴求吸烟。

　　(2)难以控制吸烟行为。

　　(3)当停止吸烟或减少吸烟量后,出现戒断症状。

　　(4)出现烟草耐受表现,即需要增加吸烟量才能获得过去吸较少量烟即可获得的吸烟感受。

　　(5)为吸烟而放弃或减少其他活动及喜好。

　　(6)不顾吸烟的危害而坚持吸烟。

　　烟草依赖的临床表现分为躯体依赖和心理依赖两方面。躯体依赖表现为:吸烟者在停止吸烟或减少吸烟量后,出现一系列难以忍受的戒断症状,包括吸烟渴求、焦虑、抑郁、不安、头痛、唾液腺分泌增加、注意力不集中、睡眠障碍等。一般情况下,戒断症状可在停止吸烟后数小时开始出现,在戒烟最初 14 天内表现最强烈,之后逐渐减轻,直至消失。大多数戒断症状持续时间为 1 个月左右,但部分病人对吸烟的渴求会持续 1 年以上。心理依赖又称精神依赖,俗称"心瘾",表现为主观上强烈渴求吸烟。烟草依赖者出现戒断症状后若再吸烟,会减轻或消除戒断症状,破坏戒烟进程。

对于患有烟草依赖的病人,可根据法氏烟草依赖评估量表(Fagerstrm test for nicotine dependence, FTND)(表 2-17-1)和吸烟严重度指数(heaviness of smoking index,HSI)(表 2-17-2)评估严重程度。两个量表的累计分值越高,说明吸烟者的烟草依赖程度越严重,该吸烟者从强化戒烟干预,特别是戒烟药物治疗中获益的可能性越大。

表 2-17-1　法氏烟草依赖评估量表(FTND)

评估内容	0分	1分	2分	3分
您早晨醒来后多长时间吸第一支烟?	>60 分钟	31~60 分钟	6~30 分钟	≤5 分钟
您是否在许多禁烟场所很难控制吸烟?	否	是		
您认为哪一支烟最不愿意放弃?	其他时间	晨起第一支		
您每天吸多少支卷烟?	≤10 支	11~20 支	21~30 支	>30 支
您早晨醒来后第 1 个小时是否比其他时间吸烟多?	否	是		
您患病在床时仍旧吸烟吗?	否	是		

注:0~3分,轻度烟草依赖;4~6分,中度烟草依赖;≥7分,重度烟草依赖。

表 2-17-2　吸烟严重度指数(HSI)

评估内容	0分	1分	2分	3分
您早晨醒来后多长时间吸第一支烟?	>60 分钟	31~60 分钟	6~30 分钟	≤5 分钟
您每天吸多少支卷烟?	≤10 支	11~20 支	21~30 支	>30 支

注:≥4分为重度烟草依赖。

【吸烟及二手烟暴露的流行状况】　WHO 的统计数字显示,全世界每年因吸烟死亡的人数高达 800 万,现在吸烟者中将会有一半因吸烟提早死亡。由于认识到吸烟的危害,近几十年来,发达国家卷烟产销量增长缓慢,世界上多个国家的吸烟流行状况逐渐得到控制。目前,我国在烟草问题上面临严峻挑战,卷烟产销量约占全球的 40%;吸烟人群逾 3 亿,15 岁以上人群吸烟率为 25.8%;每年因吸烟相关疾病所致的死亡人数超过 100 万,如对吸烟流行状况不加以控制,至 2050 年将突破 300 万。

【吸烟对健康的危害】　烟草烟雾中所含有的数百种有害物质有些是以其原型损害人体,有些则是在体内外与其他物质发生化学反应,衍化出新的有害物质后损伤人体。吸烟与二手烟暴露有时作为主要因素致病(如已知的 69 种致癌物质可以直接导致癌症),有时则与其他因素复合致病或通过增加吸烟者对某些疾病的易感性致病(如吸烟增加呼吸道感染的风险即是通过降低呼吸道的抗病能力,使病原微生物易于侵入和感染而发病),有时则兼以上述多种方式致病。

由于吸烟对人体的危害主要是一个长期、慢性的过程,且常常作为多病因之一复合致病,同时与人体的易感性密切相关,因此,研究吸烟与二手烟暴露对人体危害的最科学、最有效、最主要的方法是基于人群的流行病学研究,包括横断面研究、病例对照研究、队列研究和 Meta 分析、系统评价以及人群干预研究等。鉴于人群调查是揭示人类病因的最高等级证据来源,医学上确凿证明吸烟危害健康所采用的科学证据即主要为基于人群调查的研究数据,辅以实验研究证据。

1964 年《美国卫生总监报告》首次对吸烟危害健康进行了明确阐述,此后以系列报告的形式动态发布吸烟危害健康的新科学结论。《中国吸烟危害健康报告》和《中国吸烟危害健康报告 2020》是我国针对吸烟及二手烟暴露对健康所造成危害的系列国家报告。该系列报告对大量国内外研究文献,特别是注重对华人与亚裔人群研究进行收集、整理,在科学、系统的证据评估与评价基础上撰写完成。以下即主要基于这两部报告内容以及近些年具有代表性的烟草病学研究成果,对吸烟的健康危害进行结论性概要阐述。

1. **吸烟与恶性肿瘤** 烟草烟雾中含有 69 种已知的致癌物,这些致癌物会引发机体内关键基因突变,正常生长控制机制失调,最终导致细胞癌变和恶性肿瘤的发生。有充分证据说明吸烟可以导致肺癌、口腔癌、喉癌、食管癌、胃癌、肝癌、胰腺癌、肾癌、膀胱癌、宫颈癌等,且吸烟量越大、吸烟年限越长,疾病的发病风险越高。此外,有证据提示吸烟可以增加鼻咽癌、结直肠癌、乳腺癌、急性白血病的发病风险。

2. **吸烟与呼吸系统疾病** 吸烟对呼吸道免疫功能、肺部结构和肺功能均会产生影响,引起多种呼吸系统疾病。有充分证据说明吸烟可以导致慢阻肺病、呼吸系统感染、肺结核、多种间质性肺疾病,且吸烟量越大、吸烟年限越长,疾病的发病风险越高。此外,有证据提示吸烟可以增加哮喘、小气道功能异常、静脉血栓塞症、尘肺的发病风险。

3. **吸烟与心脑血管疾病** 吸烟会损伤血管内皮功能,可以导致动脉粥样硬化的发生,使动脉血管腔变窄,动脉血流受阻,引发多种心脑血管疾病。有充分证据说明吸烟可以导致动脉粥样硬化、冠状动脉粥样硬化性心脏病(冠心病)、脑卒中、外周动脉疾病等。有证据提示吸烟可以增加高血压的发病风险。

4. **吸烟与糖尿病** 吸烟可使拮抗胰岛素的激素分泌增加,影响细胞胰岛素信号转导蛋白的合成,抑制胰岛素的生成,长期吸烟还可引起脂肪组织的再分布,增加胰岛素抵抗。有充分证据说明吸烟可以导致 2 型糖尿病,且吸烟量越大、吸烟年限越长,疾病的发病风险越高。

5. **吸烟与生殖和发育异常** 烟草烟雾中含有多种可以影响人体生殖及发育功能的有害物质。吸烟会损伤遗传物质,对内分泌系统、输卵管功能、胎盘功能、免疫功能、孕妇及胎儿心血管系统及胎儿组织器官发育造成不良影响。有充分证据说明女性吸烟可以降低受孕概率,导致前置胎盘、胎盘早剥、胎儿生长受限、新生儿低出生体重以及婴儿猝死综合征。此外,有证据提示吸烟还可以导致勃起功能障碍、异位妊娠和自然流产。

6. **吸烟与其他健康问题** 有充分证据说明吸烟可以导致髋部骨折、牙周炎、白内障、手术伤口愈合不良及手术后呼吸系统并发症、皮肤老化、缺勤和医疗费用增加,幽门螺杆菌感染者吸烟可以导致消化道溃疡。此外,有证据提示吸烟还可以导致痴呆。

7. **电子烟的健康危害** 电子烟是不安全的,会对健康产生危害。有充分证据表明电子烟的烟液、调味剂,以及使用后产生的气溶胶和烟雾等会对健康造成危害。同时,电子烟本身会对青少年的身心健康和成长造成不良后果,同时亦会吸引青少年使用卷烟。

【二手烟暴露对健康的危害】 二手烟中含有大量有害物质及致癌物,不吸烟者暴露于二手烟同样会增加多种吸烟相关疾病的发病风险。有充分的证据说明二手烟暴露可以导致肺癌、烟味反感、鼻部刺激症状和冠心病。此外,有证据提示二手烟暴露还可以导致乳腺癌、鼻窦癌、成人呼吸道症状、肺功能下降、支气管哮喘、慢阻肺病、脑卒中和动脉粥样硬化。二手烟暴露对孕妇及儿童健康造成的危害尤为严重。有充分证据说明孕妇暴露于二手烟可以导致婴儿猝死综合征和胎儿出生体重降低。此外,有证据提示孕妇暴露于二手烟还可以导致早产、新生儿神经管畸形和唇腭裂。有充分的证据说明儿童暴露于二手烟会导致呼吸道感染、支气管哮喘、肺功能下降、急性中耳炎、复发性中耳炎及慢性中耳积液等疾病。此外,有证据提示儿童暴露于二手烟还会导致多种儿童癌症,加重哮喘患儿的病情,影响哮喘的治疗效果,而母亲戒烟可以降低儿童发生呼吸道疾病的风险。

【戒烟的健康益处】 吸烟会对人体健康造成严重危害,控烟是疾病预防最佳策略,戒烟是已被证实减轻吸烟危害的唯一方法。吸烟者戒烟后可获得巨大的健康益处,包括延长寿命、降低吸烟相关疾病的发病及死亡风险、改善多种吸烟相关疾病的预后等,如美国因减少吸烟与早诊早治,已导致过去

20年癌症尤其是肺癌的死亡率显著下降。吸烟者减少吸烟量并不能降低其发病和死亡风险。任何年龄戒烟均可获益。早戒比晚戒好,戒比不戒好。与持续吸烟者相比,戒烟者的生存时间更长。

【戒烟及烟草依赖的治疗】　在充分认识到吸烟对健康的危害及戒烟的健康获益后,许多吸烟者都会产生戒烟的意愿。对于没有成瘾或烟草依赖程度较低的吸烟者,可以凭毅力戒烟,但经常需要给予强烈的戒烟建议,激发其戒烟动机;对于烟草依赖程度较高者,往往需要给予更强的戒烟干预才能最终成功戒烟。

研究证明可有效提高长期戒烟率的方法包括:戒烟劝诫、戒烟咨询、戒烟热线(全国专业戒烟热线400-808-5531)以及戒烟药物治疗。目前采用的一线戒烟药物包括尼古丁替代疗法药品、盐酸安非他酮缓释片和酒石酸伐尼克兰片。戒烟门诊是对烟草依赖者进行强化治疗的有效方式。医务人员应将戒烟干预整合到日常临床工作中,使每位吸烟者都能够在就诊时获得有效的戒烟帮助。

(王　辰)

本章思维导图

推荐阅读

［1］ WING E J,SCHIFFMAN F J.Cecil Essentials of Medicine.10th ed.Philadelphia：Elsevier,2022.

［2］ GOLDMAN L,SCHAFER A I.Cecil Medicine.26th ed.Philadelphia：Elsevier,2020.

［3］ LOSCALZO J,FAUCI A S,KASPER D L,et al.Harrison's Principles of Internal Medicine. 21st ed.New York：McGraw-Hill Education,2022.

［4］ RALSTON S,PENMAN I,STRACHAN M.Davidson's Principles and Practice of Medicine. 23rd ed.Philadelphia：Elsevier,2018.

［5］ MARTIN-LOECHES I,TORRES A,NAGAVCI B,et al. ERS/ESICM/ESCMID/ALAT guidelines for the management of severe community-acquired pneumonia.Intensive Care Med,2023,49（6）:615-632.

［6］ World Health Organization. Guidelines for treatment of tuberculosis.Geneva：WHO Press,2021.

［7］ RAGHU G,REMY-JARDIN M,RICHELDI L,et al.Idiopathic Pulmonary Fibrosis（an Update）and Progressive Pulmonary Fibrosis in Adults：An Official ATS/ERS/JRS/ALAT Clinical Practice Guideline.Am J Respir Crit Care Med,2022, 205（9）:e18-e47.

［8］ 中华医学会呼吸病学分会肺栓塞与肺血管病学组,中国医师协会呼吸医师分会肺栓塞与肺血管病工作委员会,全国肺栓塞与肺血管病防治协作组.肺血栓栓塞症诊治与预防指南.中华医学杂志,2018,98（14）:1060-1087.

［9］ 中华医学会呼吸病学分会肺栓塞与肺血管病学组,中国医师协会呼吸医师分会肺栓塞与肺血管病工作委员会,全国肺栓塞与肺血管病防治协作组,等.中国肺动脉高压诊断与治疗指南（2021版）.中华医学杂志,2021,101（1）:11-51.

［10］ 中华医学会呼吸病学分会胸膜与纵隔疾病学组（筹）.胸腔积液诊断的中国专家共识.中华结核和呼吸杂志,2022, 45（11）:1080-1096.

［11］ 何权瀛,陈宝元,韩芳.睡眠呼吸病学.2版.北京：人民卫生出版社,2022.

［12］ MATTHAY M A,ARABI Y,ARROLIGA A C,et al.A New Global Definition of Acute Respiratory Distress Syndrome.Am J Respir Crit Care Med,2024,209（1）:37-47.

［13］ 梁宗安,夏金根.呼吸治疗教程.2版.北京：人民卫生出版社,2023.

［14］ EVANS L,RHODES A,ALHAZZANI W,et al.Surviving sepsis campaign：international guidelines for management of sepsis and septic shock 2021.Intensive Care Med,2021,47（11）:1181-1247.

［15］ BOLTON C E,BEVAN-SMITH E F,BLAKEY J D,et al.British Thoracic Society guideline on pulmonary rehabilitation in adults.Thorax,2013,68（Supple2）:ii1-ii30.

［16］ ROCHESTER C L,VOGIATZIS I,HOLLAND A E,et al.An Official American Thoracic Society/European Respiratory Society Policy Statement：Enhancing Implementation,Use,and Delivery of Pulmonary Rehabilitation.Am J Respir Crit Care Med,2015,192（11）:1373-1386.

［17］ 国家卫生健康委员会.中国吸烟危害健康报告2020.（2021-05-28）. http://www.nhc.gov.cn/guihuaxxs/s7788/202105/c1c6d17275d94de5a349e379bd755bf1.shtml

第三篇
循环系统疾病

第一章 总 论

心血管系统由心脏、动脉、静脉和毛细血管组成,血液在血管中循环流动。心血管系统的主要功能是物质运输,血液将消化系统吸收的营养物质和肺吸收的氧运送到全身器官的组织和细胞,同时将组织和细胞的代谢产物、多余的水和二氧化碳运送到肾、肺、皮肤等排出体外,以保证身体新陈代谢的正常进行。内分泌器官和分散在体内各处的内分泌细胞所分泌的激素及生物活性物质亦由心血管系统输送到相应的靶器官,以实现体液调节。同时心血管系统对维持人体内酸碱平衡、体温调节以及实现防卫功能等均具有重要作用。另外,心血管系统本身还具有内分泌功能,心肌细胞、血管平滑肌细胞和内皮细胞等可产生心房钠尿肽、肾素、血管紧张素等多种生物活性物质参与机体的功能调节。

一、心脏的解剖和生理

【心脏的解剖】

(一)心脏结构 心脏是一个中空器官,分为左、右心房和心室四个腔。全身的静脉血由上、下腔静脉口入右心房,而心脏本身的静脉血由冠状窦口入右心房。右心房的静脉血经三尖瓣口流入右心室,再由右心室前上方肺动脉瓣流入肺动脉,由肺进行气体交换后形成动脉血,通过左右各两个肺静脉口流入左心房,再经二尖瓣流入左心室,最后由左心室上方主动脉瓣口射入主动脉(图 3-1-1)。

(二)心脏传导系统 某些心肌细胞可以自发地发生动作电位,具有自律性和兴奋性。心脏传导系统包括窦房结、房室结、房室束和浦肯野纤维。窦房结是心脏正常的起搏点,自律性最高,位于右心房壁内,窦房结内的兴奋传至心房肌,使心房肌收缩。同时兴奋可经结间束下传至房间隔下部的房室结,由房室结发出房室束进入心室,房室束进入室间隔分成左、右束支,分别沿心室内膜下行,最后以细小分支即浦肯野纤维分布于心室肌,引起心室收缩。

(三)冠状动脉 冠状动脉是供应心脏本身血液的血管,分为左、右冠状动脉(图 3-1-2)。

扫描图片
体验 AR

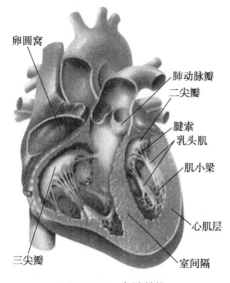

图 3-1-1 心脏结构

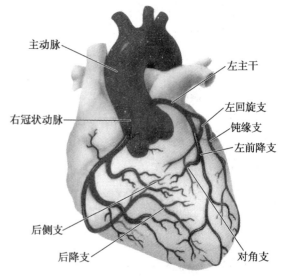

图 3-1-2 冠状动脉

1. **左冠状动脉**

（1）左主干:起源于主动脉根部冠状动脉左窦,然后分为左前降支和左回旋支,有时亦发出第三支血管,即中间支。

（2）左前降支:沿肺动脉前行至前室间沟,下行至心尖或绕过心尖;其主要分支包括间隔支动脉和对角支。

（3）左回旋支:绕向后于左心耳下到达左房室沟;其主要分支为钝缘支。

2. **右冠状动脉**　大部分起源于主动脉根部冠状动脉右窦,下行至右房室沟,绝大多数延续至后室间沟;其分支包括:圆锥支、窦房结动脉、锐缘支,远端分为后降支和后侧支。

【心脏的生理】

（一）**心肌动作电位**　心肌动作电位分为:

1. **除极过程**　0期。

2. **复极过程**　①1期(快速复极初期);②2期(平台期);③3期(快速复极末期);④4期(静息期)。

了解动作电位对各类抗心律失常药物及离子通道疾病有重要意义。

（二）**压力和容积曲线变化**　通过对心房、心室、主动脉压力和容积曲线的认识,可以很好地理解整个收缩舒张过程(图3-1-3)。

1. **心室收缩期**

（1）等容收缩期:室内压大幅度升高,心室容积不变。

（2）快速射血期:由于大量血液进入主动脉,主动脉压相应增高,约占总射血量的70%,伴随心室容积迅速缩小。

（3）减慢射血期:心室内压和主动脉压都相应由峰值逐步下降。约占总射血量的30%,心室容积继续缩小。

2. **心室舒张期**

（1）等容舒张期:心室内压急剧下降,心室容积不变。

（2）快速充盈期:血液由心房快速流入心室,心室容积增大。

（3）减慢充盈期:血液充盈速度减慢,心室容积进一步增大。

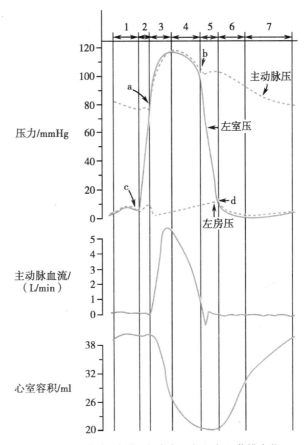

图3-1-3　心房、心室、主动脉压力和容积曲线变化
a. 主动脉瓣开放;b. 主动脉瓣关闭;c. 二尖瓣关闭;
d. 二尖瓣开放。

二、心血管疾病的诊断

【症状、体征和实验室检查】　诊断心血管疾病应根据病史、临床症状和体征、实验室检查和器械检查等资料作出综合分析。

（一）**症状**　心血管疾病的常见症状有发绀、呼吸困难、胸闷、胸痛、心悸、水肿、晕厥,其他症状还包括咳嗽、头痛、头晕或眩晕、上腹胀痛、恶心、呕吐、声音嘶哑等。上述症状也见于一些其他系统的疾病,因此分析时要作出仔细的鉴别。

（二）**体征**　体征对诊断心血管疾病多数具特异性,尤其有助于诊断心脏瓣膜病、先天性心脏病、心包炎、心力衰竭和心律失常。心血管疾病常见体征如下。

1. 视诊 主要观察一般情况、呼吸状况(是否存在端坐呼吸等),是否存在发绀、贫血、颈静脉怒张、水肿、心前区隆起、心尖和心前区异常搏动等。此外,环形红斑、皮下结节等有助于诊断风湿热,两颧呈紫红色有助于诊断二尖瓣狭窄和肺动脉高压,皮肤黏膜的瘀点、Osler 结节、Janeway 点等有助于诊断感染性心内膜炎,杵状指(趾)有助于诊断右至左分流的先天性心脏病。

2. 触诊 先全手掌,再小鱼际触诊,主要判断是否存在心尖搏动异常、有无震颤和心包摩擦感、毛细血管搏动、静脉充盈或异常搏动、脉搏的异常变化、肝颈静脉反流征、肝脾大、下肢水肿等。

3. 叩诊 采用轻叩确定心脏相对浊音界(叩诊音由清变浊),判断是否存在心脏增大;先叩左界,后右界;从左侧心尖搏动最强点外 2～3cm 处开始,由外向内,逐个肋间向上,直至第二肋间;右界需先叩出肝上界,然后于其上一肋间由外向内,逐个肋间向上,直至第二肋间。

4. 听诊 听诊内容包括心率、心律、心音强度、心音分裂、心脏杂音、额外心音、心包摩擦音、肺部啰音、周围动脉的杂音和“枪击声”等。各听诊区听诊顺序为心尖区(二尖瓣听诊区)、肺动脉瓣听诊区、主动脉瓣听诊区、主动脉瓣第二听诊区、三尖瓣听诊区。

(三)实验室检查 实验室检查主要包括血常规、尿常规、各种生化检查,包括血脂检查、心肌损伤标志物如血肌钙蛋白、肌红蛋白和心肌酶的测定;心力衰竭标志物脑钠肽的测定等。此外微生物和免疫学检查,如感染性心内膜炎时微生物培养、病毒核酸及抗体等检查;风湿性心脏病时有关链球菌抗体和炎症反应(如抗“O”、血沉、C 反应蛋白)的检查。

【辅助检查】

(一)非侵入性检查

1. 血压测定 包括诊所血压、动态血压监测和家庭自测血压。诊所血压包括传统的医生测量血压和较新研究中采用的诊所自测血压,诊所自测血压比医生测量要低。24 小时动态血压监测有助于早期高血压病的诊断,可协助鉴别继发性高血压、难治性高血压、白大衣高血压以及隐匿性高血压,指导合理用药。家庭自测血压简便易行,适合病人进行自我监测。

2. 心电图检查 包括常规心电图、24 小时动态心电图、心电图运动负荷试验、遥测心电图、心室晚电位和心率变异性分析等。

(1)常规心电图:分析内容主要包括心率、节律、各传导时间、波形振幅和形态等,了解是否存在各种心律失常、心肌缺血/梗死、房室肥大或电解质紊乱等。

(2)运动负荷试验:是目前诊断冠心病最常用的一种辅助手段。通过运动增加心脏负荷而诱发心肌缺血,从而出现缺血性心电图改变的试验方法。常用运动平板试验。

(3)动态心电图:又称 Holter 监测,可连续记录 24～72 小时心电信号,以提高对非持续性心律失常及短暂心肌缺血发作的检出率。

3. 心脏超声检查

(1)M 型超声心动图:将心脏各层的解剖结构回声以运动曲线的形式予以显示,有助于深入分析心脏的活动。目前主要用于检测主动脉根部、二尖瓣和左心室的功能活动。

(2)二维超声心动图:是各种心脏超声检查技术中最重要和最基本的方法,也是临床上应用最广泛的检查。它能实时显示心脏的结构和运动状态。常用的切面包括胸骨旁左室长轴切面、胸骨旁主动脉短轴切面、心尖四腔切面等。

(3)多普勒超声心动图:包括彩色多普勒血流显像(color doppler flow imaging,CDFI)和频谱多普勒,可分析血流发生的时间、方向、流速以及血流性质。在二维超声基础上应用多普勒技术可很好地观察心脏各瓣膜的功能。另外,近年来组织多普勒超声心动图(tissue doppler imaging,TDI)技术快速进步,日益成为评价心脏收缩、舒张功能以及左心室充盈血流动力学的主要定量手段。

(4)经食管超声心动图:由于食管位置接近心脏,因此提高了许多心脏结构,尤其是后方心内结构如房间隔、左侧心瓣膜及左侧心腔病变(如左房血栓等)的可视性和分辨率。

（5）心脏声学造影:声学造影是将含有微小气泡的溶液经血管注入体内,把对比剂微气泡作为载体,对特定的靶器官进行造影,使靶器官显影,从而为临床诊断提供重要依据。右心系统声学造影在发绀型先天性心脏病诊断上仍具有重要价值。而左心系统与冠状动脉声学造影则有助于确定心肌灌注面积、了解冠状动脉血液状态及储备能力、判定存活心肌、了解侧支循环情况以及评价血运重建的效果。

（6）实时三维心脏超声:可以更好地对心脏大小、形状及功能进行定量分析,尤其是对手术计划中异常病变进行定位,还可指导某些心导管操作包括右心室心肌活检等。

4. X线胸片　能显示出心脏及大血管的大小、形态、位置和轮廓,能观察心脏与毗邻器官的关系和肺内血管的变化。

5. 心脏CT　以往心脏CT主要用于观察心脏结构、心肌、心包和大血管改变,而近几年,冠状动脉CT血管造影(CTA)逐渐成为评估冠状动脉粥样硬化的无创成像方法,显示冠状动脉主要分支病变情况、冠状动脉解剖异常和桥血管情况,是筛查和诊断冠心病的重要手段。

6. 心脏MRI　心脏MRI除了可以观察心脏结构、功能、心肌和心包病变外,采用延迟增强技术可定量测定心肌瘢痕大小,识别存活的心肌,也用来鉴别诊断各种心肌疾病。

7. 心脏核医学　正常或有功能的心肌细胞可选择性摄取某些显像药物,摄取量与该部位冠状动脉灌注血流量成正比,也与局部心肌细胞的功能或活性密切相关。可以定量分析心肌灌注、心肌存活和心脏功能。显像技术包括心血池显像、心肌灌注显像、心肌代谢显像等。临床上常用的显像剂包括 ^{201}Tl、^{99m}Tc-MIBI 及 ^{18}F-FDG 等。常用的成像技术包括单光子发射计算机断层成像(single photon emission computed tomography,SPECT)和正电子发射计算机断层成像(positron emission tomography,PET)。与 SPECT 相比,PET 特异性、敏感性更高。

(二) 侵入性检查

1. 右心导管检查　是一种微创介入技术。将心导管经周围静脉送入上下腔静脉、右心房、右心室、肺动脉及其分支,在腔静脉及右侧心腔进行血流动力学、血氧和心排血量测定;可经导管内注射对比剂进行腔静脉、右心房、右心室和肺动脉造影,以了解血流动力学改变,用于诊断先天性心脏病、判断手术适应证和评估心功能状态。

临床上可应用漂浮导管在床旁经静脉(多为股静脉或颈内静脉)利用压力变化将气囊导管送至肺动脉的远端,可持续床旁血流动力学测定,主要用于急性心肌梗死、心力衰竭、休克等有明显血流动力学改变的危重病人的监测。

2. 左心导管检查

（1）左心导管检查:将导管经周围动脉送入主动脉、左心室等处进行压力测定和心血管造影,可了解左心室功能、室壁运动及心腔大小、主动脉瓣和二尖瓣功能。

（2）选择性冠状动脉造影:可记录冠状动脉全部血管及分支的走行、分布、解剖和功能异常(包括动脉粥样硬化、血栓、先天性异常或冠状动脉痉挛),同时可记录冠状动脉间和冠状动脉自身侧支循环情况,是诊断冠状动脉疾病的传统"金标准"。尽管 CTA 等无创影像学技术的不断进步,冠状动脉造影仍然是最普遍应用于确诊有无冠状动脉疾病并据此制订治疗方案的影像方法。

3. 心脏电生理检查　心脏电生理检查是以记录标测心内心电图和应用各种特定的电脉冲刺激,借以诊断和研究心律失常的一种方法。对导管消融治疗心律失常更是必需的检查。

4. 腔内成像技术

（1）心腔内超声:将带超声探头的导管经周围静脉送入右心系统,显示的心脏结构图像清晰,对瓣膜介入手术及房间隔穿刺等有较大帮助。

（2）血管内超声(intravascular ultrasound,IVUS):将小型超声换能器安装于心导管顶端,送入血管腔内,可显示冠状动脉的横截面图像,可评价冠状动脉病变的性质,定量测定其管径面积、斑块大小和性质、斑块负荷等,对评估冠脉病变严重程度、指导并优化介入治疗、评价疗效及判断预后等都有重要价值。

（3）光学相干断层扫描（optical coherence tomography，OCT）：将利用红外线的成像导丝送入血管内，可显示冠状动脉的横截面图像，其成像分辨率较血管内超声提高约10倍。在评估冠脉病变严重程度、指导介入治疗策略、评价治疗结果等方面的意义和IVUS类似。

5. 血管狭窄功能性判断

（1）血流储备分数（fractional flow reserve，FFR）：是指在冠状动脉存在狭窄病变的情况下，该血管所供心肌区域能获得的最大血流与同一区域理论上正常情况下所能获得的最大血流之比。通过置入压力导丝测定病变两端的压力获得。FFR常用于对临界和多支病变是否行介入治疗进行功能学评价。我国和欧美指南均推荐应用FFR指导冠心病病人的血管重建。

（2）定量血流分数（quantitative flow ratio，QFR）：是一种不需要使用压力导丝和腺苷，通过冠脉造影的三维重建与血流动力学分析获得血流储备分数（FFR）的新技术。QFR具有较好的准确率、灵敏度和特异性，与FFR检测结果一致性较高，由于QFR不需要冠脉内应用器械，减少操作时间和费用，有望成为心肌缺血功能学评估的替代方案，进一步优化冠脉介入治疗策略。

6. 心内膜和心肌活检 利用活检钳夹取心脏组织，以了解心脏组织结构及其病理变化，对于心肌炎、心肌病、心脏淀粉样变性、心肌纤维化等疾病具有确诊意义。对心脏移植后排斥反应的判断及疗效评价具有重要意义。一般多采用经静脉右心室途径在透视引导下实施，偶用经动脉左心室途径。右心室间隔活检是最常用的位置，其优势在于造成心脏穿孔的风险相对较低，而且不会带来脑卒中风险。

7. 心包穿刺 是有/无X线透视或心脏超声引导下借助穿刺针直接刺入心包腔的诊疗技术。其目的是：①引流心包腔内积液，降低心包腔内压，是急性心脏压塞的急救措施；②通过穿刺抽取心包积液，做生化测定，涂片寻找细菌和病理细胞，做细菌培养，明确心包积液的原因，以鉴别诊断各种性质的心包疾病；③通过心包穿刺，注射抗生素等药物进行治疗。

三、心血管疾病的治疗

（一）药物治疗 虽然目前治疗心血管疾病的方法越来越多，但是药物治疗仍然是基础，是最为重要和首选的方法之一。治疗心血管疾病的常用药物常按作用机制进行分类，包括血管紧张素转换酶抑制剂（ACEI）类、血管紧张素受体拮抗剂（ARB）类、β受体拮抗剂、硝酸酯类、利尿剂、α受体拮抗剂、正性肌力药物、调脂类药物、抗心律失常药、钙通道阻滞剂、抗栓药物等。新型的心血管治疗药物包括新型口服抗凝药、胆固醇吸收抑制剂（依折麦布）、前蛋白转化酶枯草溶菌素9型（PCSK9）抑制剂和小干扰RNA（siRNA）药物英克司兰，以及治疗心衰的血管紧张素受体脑啡肽酶抑制剂（ARNI）和钠-葡萄糖共转运蛋白2（SGLT2）抑制剂等。药物的药理作用、适应证、禁忌证、毒副作用及应用注意事项对临床实践都非常重要，同时个体化治疗也是药物治疗成功的关键。

（二）介入治疗 介入治疗已经成为心脏疾病非常重要的治疗手段，其技术不断发展，适应证不断扩大，极大地改善了病人的预后和生活质量。

1. 经皮冠状动脉介入术（percutaneous coronary intervention，PCI） 治疗冠心病的一种最常用、最成熟的介入技术，它是在血管造影仪的引导下，通过特制的导管、导丝、球囊、支架等，对狭窄或阻塞的冠状动脉进行血运重建的治疗方法。操作器械的改进，尤其是药物支架的出现大大改善了冠心病病人的预后和生活质量。目前还有药物球囊、生物可吸收支架等新技术应用于临床。

2. 射频消融术（catheter radiofrequency ablation） 射频消融术是将电极导管经静脉或动脉送入心腔特定部位，释放射频电流导致局部心内膜及心内膜下心肌凝固性坏死，达到阻断快速型心律失常异常传导束和起源点的介入性技术。这种方法创伤小，并且随着三维标测系统的出现，手术成功率显著提高，已成为治疗各种快速型心律失常，包括心房颤动等的重要治疗策略。

3. 冷冻消融 为心律失常治疗的新技术。通过液态制冷剂的吸热蒸发，带走组织热量，使目标消融部位温度降低，异常电生理的细胞组织遭到破坏，从而消除心律失常。和传统射频消融相比，冷冻消融更易于医生操作,缩短了手术时间,治疗有效性高,并减少血栓等严重并发症,降低病人疼痛度。目前主要应用于阵发性房颤的介入治疗。

4. 脉冲电场消融(pulsed field ablation,PFA)　PFA是一种利用脉冲电场为能量的新型消融系统。通过设计适当的脉冲电场,采用短时程、高电压的多个电脉冲来进行消融能量的释放,使得消融过程为非热能消融,有效地诱导细胞发生电穿孔,使细胞外离子进入细胞,当高浓度 Ca^{2+} 进入时,细胞碎裂死亡。由于 PFA 对电场阈值较高的组织损伤可逆,而心肌组织的电场损伤阈值很低(400V/cm),因此可在不产热的情况下损伤心肌细胞,具有组织选择性,可保护消融组织周围的关键结构,相比现有的心脏消融技术,具有安全、有效和高效率的优点。

5. 经皮导管消融肾动脉去交感神经术(catheter-based renal sympathetic denervation,RDN)　通过阻断肾脏传出神经从而抑制交感神经系统、肾素-血管紧张素轴和血压升高的恶性循环。目前主要用于治疗顽固性高血压,其有效性和安全性仍有待于更多临床研究结果的进一步支持。

6. 心脏起搏器植入术　统称为心血管植入性电子装置(cardiovascular implanted electronic devices,CIED),主要包括治疗缓慢型心律失常的普通心脏起搏器(pacemaker)、心脏再同步治疗(cardiac resynchronization therapy,CRT)起搏器和植入型心律转复除颤器(implantable cardioverter defibrillator,ICD)。普通心脏起搏包括单腔及双腔起搏模式,近年来无导线起搏及传导束生理性起搏得到了逐渐普及。CRT 通过冠状窦将左心室导线送入心脏静脉起搏左心室心外膜下心肌或通过传导束起搏纠正室间或室内不同步,改善伴有心室电机械活动不同步的收缩性心衰患者的心功能,并降低死亡率。ICD 能明显降低心脏性猝死(sudden cardiac death,SCD)高危患者的 SCD 和总死亡率,是目前防止SCD 最有效的方法。近年来其内置算法、程控设置及非经静脉途径植入的 ICD 有了很多发展。

7. 先天性心脏病经皮封堵术　包括室间隔缺损、房间隔缺损和动脉导管未闭的封堵术。这类手术创伤小、康复快、效果可以和外科修补手术相媲美。我国先天性心脏病的介入治疗水平处于世界领先地位。

8. 心脏瓣膜的介入治疗　从 20 世纪 80 年代开始的瓣膜球囊扩张成形技术到 21 世纪初的经皮瓣膜植入或修补技术,瓣膜病的介入治疗技术进展迅速,适应证不断扩大。其中主动脉瓣、二尖瓣和肺动脉瓣狭窄的介入治疗技术日趋成熟,瓣膜反流疾病的介入治疗也在不断探索中。

(三)外科治疗　包括冠状动脉旁路移植手术、心脏瓣膜修补及置换手术、先天性心脏病矫治手术、心包剥离术、心脏移植等。

(四)其他治疗　筛选致病基因对于遗传性或家族倾向性心脏病的防治具有重要意义。干细胞移植和血管新生治疗在动物实验取得许多进展,具有良好的应用前景。分子心脏病学也终将为临床实践带来更多更新的诊疗方案。

(葛均波)

本章思维导图

第二章 | 心力衰竭

心力衰竭（heart failure，HF）是各种原因导致的心脏结构和/或功能异常，使心脏出现收缩和/或充盈障碍，在静息或运动时心排血量下降或心腔内压力增高而引起的一组复杂临床综合征，主要表现为活动耐量下降和液体潴留。心功能不全（cardiac dysfunction）是一个更广泛的概念，伴有临床症状的心功能不全称之为心力衰竭（简称心衰）。

第一节 | 心力衰竭总论

【类型】

（一）按发生的部位分类 左心室代偿功能不全所致为左心衰竭，临床上较为常见。右心室代偿功能不全所致为右心衰竭。左心衰竭和右心衰竭同时存在即为全心衰竭。

（二）按发生的速度分类 根据心衰发生的速度可分为慢性心衰和急性心衰。

1. **急性心衰** 系因急性的严重心肌损害、结构破坏、心律失常或突然加重的心脏负荷，使原本功能正常或处于代偿期的心脏在短时间内发生心功能急剧恶化。可以是初发心衰，也可以是慢性心衰急性加重。

2. **慢性心衰** 呈一个缓慢的发展过程，一般均有代偿性心脏扩大或肥厚及其他代偿机制的参与。

（三）按左心室射血分数分类 根据左心室射血分数（left ventricular ejection fraction，LVEF）进行的心衰分类在临床上具有重要意义，尤其在指导治疗方面。LVEF≤40%者称为射血分数降低的心衰（HF with reduced EF，HFrEF），即传统概念中的收缩性心衰。LVEF为41%～49%者称为射血分数轻度降低型心衰（HF with mildly reduced EF，HFmrEF），以轻度收缩功能障碍为主。LVEF≥50%者称为射血分数保留型心衰（HF with preserved EF，HFpEF），通常存在充盈压升高、舒张功能受损的表现，既往被称为舒张性心衰。大多数HFrEF病人同时存在舒张功能不全，而HFpEF病人也可能同时存在一定程度的收缩功能异常。

需要强调的是，LVEF是动态变化的，在管理全程中需定期监测。对于既往LVEF≤40%，在治疗过程发现LVEF＞40%的病人，称为射血分数改善的心衰（HF with improved EF，HFimpEF）。

【病因】

（一）基本病因

1. **心肌收缩力降低**

（1）原发性心肌损害：冠状动脉疾病导致缺血性心肌损害如心肌梗死、慢性心肌缺血；炎症导致心肌损害如心肌炎；遗传性心肌病如扩张型心肌病、肥厚型心肌病、致心律失常性右心室心肌病等。

（2）继发性心肌损害：内分泌代谢性疾病（如糖尿病、甲状腺疾病）、系统性浸润性疾病（如心脏淀粉样变）、贮积性疾病（如糖原贮积症、α-半乳糖苷酶A缺乏症）、结缔组织病、心脏毒性药物等导致的心肌损害。

2. **心室舒张和充盈受限** 心室充盈受限是指在静脉回心血量无明显减少的情况下，因心脏本身的病变引起的心脏舒张和充盈障碍。如，肥厚型心肌病时肥厚心肌的顺应性减退，舒张能力降低，使心室舒张期充盈障碍；房颤快心室率时心室舒张期缩短，房室收缩不同步，心室充盈受限。最终导致心室充盈量减少,心排血量降低,体循环、肺循环淤血。

3. **心脏负荷过重**

(1)压力负荷(后负荷)过重:见于高血压、主动脉瓣狭窄、肺动脉高压、肺动脉瓣狭窄等左、右心室收缩期射血阻力增加的疾病。心肌首先发生代偿性肥厚以承受增高的工作负荷,维持相对正常的心排血量。长期压力负荷过重超过心肌的代偿能力时,会导致心衰。

(2)容量负荷(前负荷)过重:多见于心脏瓣膜关闭不全及左、右心或动、静脉分流性先天性心脏病,也可见于血容量或组织代谢率增加的疾病,如慢性贫血、甲亢、动静脉瘘等。早期心室腔代偿性扩大,心肌收缩功能尚能代偿,维持相对正常的心排血量。长期容量负荷过重,超过心肌的代偿能力时,会导致心衰。

(二)诱因

1. **感染**　感染是最常见的诱因。感染引起的发热可增加心率,增加心肌耗氧量,特别是呼吸道感染,如果合并支气管痉挛、黏膜充血和水肿等,还可使肺循环阻力增加,加重右心室后负荷。

2. **心律失常**　心房颤动是器质性心脏病最常见的心律失常之一,也是心衰的重要诱因。其他各种类型的快速型心律失常以及严重缓慢型心律失常均可诱发心衰。

3. **心脏前、后负荷增加**　钠盐摄入过多、静脉液体输入过多或过快增加心脏前负荷,血压升高增加心脏后负荷。此外,过度劳累、怀孕与分娩、情绪波动、外伤与手术等均可加重心脏负荷,诱发心衰。

4. **治疗不当**　在心衰病情稳定阶段,若不恰当停用或减用原有治疗心衰的药物可导致心室重塑再次加重、心衰进一步恶化。

5. **原有心脏病变加重或并发其他疾病**　如冠心病发生心肌梗死,风湿性心脏病出现风湿活动,心肌病自然病程进展,合并肾功能不全、贫血等。

【病理生理】　心衰始于危险因素对心脏的作用。起初,通过心脏本身的代偿以及神经体液代偿机制等得以维持正常的心输出量;但这些代偿机制导致进一步心肌损害,加重心室重塑,最终导致失代偿,出现心衰。

(一)心脏本身机制

1. **Frank-Starling 机制**　正常心室的心搏出量能在很大幅度内调节,以适应机体运动、应激等需求。心脏前负荷增加时,回心血量增多,心室舒张末期容积增加,心肌收缩力随之增强,从而增加心排血量及心脏做功量,左心室功能曲线见图 3-2-1。

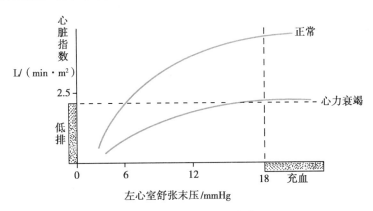

图 3-2-1　左心室功能曲线

2. **收缩功能不全**　心肌收缩功能减低时,Frank-Starling 机制调节下的心室收缩增强不能维持正常心排血量,导致心室舒张末压力增高,心房压、静脉压随之升高,达到一定程度时可出现肺循环和/或体循环淤血。

3. **舒张功能不全**　在心衰发生机制中的重要性越来越受关注。大体上可分为两大类:一是能量供应不足时钙离子回摄入肌质网及泵出胞外的耗能过程受损,导致主动舒张功能障碍,常见于心肌缺血、慢性容量负荷过重和衰老等;二是心室肌顺应性减退及充盈障碍,主要见于心室肥厚和心内膜纤维化,如高血压病、肥厚型心肌病等。舒张与收缩功能不全的心腔压力与容积的变化见图3-2-2。

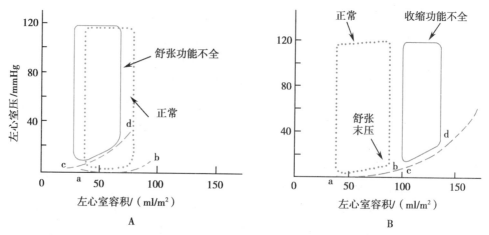

图 3-2-2 舒张与收缩功能不全的心腔压力与容积的变化

A. 单纯舒张功能不全时压力-容积曲线较正常左移,舒张末容积略减少而以舒张期压力增高为主;a→b,心脏功能正常时,左心室舒张期压力-容积变化曲线;c→d,舒张功能不全时,左心室舒张期压力-容积变化曲线。B. 收缩功能不全时压力-容积曲线较正常右移,收缩期及舒张期容积明显增加的同时舒张末压力增高;a→b,心脏功能正常时,左心室舒张期压力-容积变化曲线;c→d,收缩功能不全时,左心室舒张期压力-容积变化曲线。

(二)神经体液机制 当心排血量不足,心腔压力升高时,机体全面启动神经体液机制进行代偿,包括:

1. **交感-肾上腺髓质系统增强** 心衰病人血中去甲肾上腺素(norepinephrine,NE)水平升高,作用于心肌 β_1 肾上腺素能受体,增强心肌收缩力并提高心率,从而提高心排血量;作用于 α 受体使外周及腹腔内脏等阻力血管收缩,升高动脉血压,保证心和脑的血流灌注。但周围血管收缩导致心脏后负荷增加及心率加快均使心肌耗氧量增加,NE 还对心肌细胞有直接毒性作用,促使心肌细胞凋亡。此外,交感神经兴奋还可使心肌应激性增强而有促心律失常作用。

2. **肾素-血管紧张素-醛固酮系统增强** 心排血量降低致肾血流量减低,肾素-血管紧张素-醛固酮系统(renin-angiotensin-aldosterone system,RAAS)过度激活。血管紧张素 Ⅱ(angiotensin Ⅱ,AT Ⅱ)具有明显的收缩血管作用,与 NE 协同升高动脉血压,醛固酮通过促进水钠潴留而增加循环血量以提高心排血量,保证心、脑等重要器官的血液供应。但 RAAS 过度激活促进心肌和非心肌细胞肥大或增殖,作用于心脏成纤维细胞,促进胶原合成和心脏纤维化,从而加重心室和血管重塑,加速心肌损伤和心功能恶化。

3. **钠尿肽系统增强** 心衰时心室壁张力增加,脑钠肽分泌明显增加,具有抑制肾小管重吸收钠的作用,还能抑制醛固酮和抗利尿激素的分泌,因而可利钠排水、减少心脏的容量负荷;另外,可拮抗 AT Ⅱ 的缩血管作用并抑制球旁细胞分泌肾素。

4. **其他体液因子的改变** 心衰时除了上述主要神经内分泌系统的代偿机制外,另有众多体液调节因子参与。

精氨酸加压素(arginine vasopressin,AVP)由垂体释放,具有抗利尿和促周围血管收缩作用。心衰时心房牵张感受器敏感性下降,不能抑制 AVP 释放而使血浆 AVP 水平升高。AVP 通过 V_1 受体引起全身血管收缩,通过 V_2 受体减少游离水清除,致水潴留增加,同时增加心脏前、后负荷。心衰早期,AVP 的效应有一定的代偿作用,而长期的 AVP 增加将使心衰进一步恶化。

另外,内皮素、一氧化氮、缓激肽以及一些细胞因子、炎性介质等均参与慢性心衰的病理生理过程。

（三）心室重塑 在心脏功能受损、心腔扩大、心肌肥厚的代偿过程中,心肌细胞、非心肌细胞及胞外基质、胶原纤维网等均发生相应变化,即心室重塑(ventricular remodeling),是心衰发生发展的基本病理机制。除了因为代偿能力有限、代偿机制的负面影响外,心肌细胞的能量供应不足及利用障碍导致心肌细胞坏死,纤维化也是失代偿发生的一个重要因素。心肌细胞减少使心肌整体收缩力下降,纤维化的增加又使心室顺应性下降,重塑更趋明显,形成恶性循环,最终导致不可逆转的终末阶段。

第二节 | 慢性心力衰竭

【流行病学】 慢性心力衰竭(chronic heart failure,CHF)是心血管疾病的终末期阶段和最主要的死因。西方成人心衰患病率约为 1%～2%,总患病率呈上升趋势。基于中国高血压调查研究的结果显示我国≥35 岁人群心衰患病率约 1.3%,估计患病人数 890 万;基于 0.5 亿中国城镇职工医疗保险数据的调查发现我国≥25 岁人群心衰患病率约为 1.1%,估计心衰病人 1 210 万,每年新增 300 万。其中 HFpEF 所占比例接近 50%。我国心衰的发病率和患病率均在增长。

冠心病、高血压已成为慢性心衰的最主要病因,冠心病居首位,其次为高血压。风湿性心脏病比例则趋下降,但随着人口老龄化,退行性瓣膜病发病增加,总体瓣膜性心脏病仍不可忽视。同时,慢性肺心病和高原性心脏病在我国也具有一定的地域高发性。

【临床表现】

（一）左心衰竭 以肺循环淤血及心排血量降低为主要表现。

1. 症状

（1）不同程度的呼吸困难:①劳力性呼吸困难:是左心衰竭最早出现的症状。因运动使回心血量增加,左心房压力升高,肺淤血加重。随心衰程度的加重,病人活动耐量进行性减退。②夜间阵发性呼吸困难:病人入睡后突然因憋气而惊醒,被迫取坐位,多于端坐休息后缓解。其发生机制除睡眠平卧时血液重新分配使肺血量增加外,夜间迷走神经张力增加、小支气管收缩、横膈抬高、肺活量减少等也是促发因素。③端坐呼吸:肺淤血达到一定程度时,病人不能平卧,因平卧时回心血量增多且横膈上抬,呼吸更为困难。高枕卧位、半卧位甚至端坐时方可好转。④急性肺水肿:是左心衰竭呼吸困难最严重的形式,可有哮鸣音,称为"心源性哮喘"。

（2）咳嗽、咳痰、咯血:咳嗽、咳痰是肺泡和支气管黏膜淤血所致,开始常于夜间发生,坐位或立位时可减轻,白色浆液性泡沫状痰为其特点,偶可见痰中带血丝。急性左心衰竭发作时可出现粉红色泡沫样痰。长期慢性肺淤血肺静脉压力升高,肺循环和支气管血液循环之间在支气管黏膜下形成侧支,一旦破裂可引起大咯血。

（3）乏力、疲倦、头晕、心悸:是器官、组织灌注不足及代偿性心率加快所致的症状。

（4）少尿及肾功能损害症状:严重的左心衰竭血液再分配时,肾血流量首先减少,可出现少尿。长期慢性的肾血流量减少、肾静脉压力升高可出现肾功能不全的相应症状。

2. 体征

（1）肺部湿啰音:由于肺毛细血管楔压增高,液体渗出到肺泡而出现湿啰音。随着病情的加重,肺部啰音可从局限于肺底部直至全肺。侧卧位时下垂的一侧啰音较多。

（2）心脏体征:除基础心脏病的固有体征外,可有心脏扩大、心率增快及相对性二尖瓣关闭不全的反流性杂音、肺动脉瓣区第二心音亢进、第三心音或第四心音奔马律。

（3）发绀:主要由于呼吸膜水肿、增厚,氧气交换障碍,氧分压下降,还原血红蛋白增加引起,属中央型发绀。

（二）右心衰竭 以体循环淤血为主要表现。

1. 症状

（1）消化道症状:胃肠道及肝淤血引起腹胀、食欲缺乏、恶心、呕吐等,是右心衰竭最常见的症状。

（2）劳力性呼吸困难：继发于肺部疾病及左心衰竭者呼吸困难较明显。单纯右心衰竭也可出现劳力性呼吸困难，但仍可平卧。其呼吸困难的原因主要是心排血量下降，缺氧所致。此与左心衰竭肺淤血所致的呼吸困难不同。

（3）乏力、疲倦、头晕、心悸：主要由心排血量减少，组织器官灌注不足及代偿性心率加快引起。

2. 体征

（1）水肿：体循环压力升高使软组织出现水肿，表现为始于身体低垂部位的对称性凹陷性水肿。

（2）颈静脉征：颈静脉搏动增强、充盈、怒张是右心衰竭时的主要体征，肝颈静脉反流征阳性则更具特征性。

（3）肝大：肝脾淤血肿大常伴压痛，持续慢性右心衰可致心源性肝硬化。

（4）浆膜腔积液：可表现为胸腔积液，以双侧多见，右侧为甚，主要与体循环和肺循环压同时升高、胸膜毛细血管通透性增加有关。严重右心衰竭，由于肝静脉回流受阻或合并心源性肝硬化，可出现腹腔积液。

（5）心脏体征：除基础心脏病的相应体征外，可出现心率增快、右心室舒张期奔马律、右心扩大和相对性三尖瓣关闭不全的反流性杂音。

（三）全心衰竭 全心衰竭同时出现左心衰竭和右心衰竭的相关症状及体征。大多数全心衰竭由左心衰竭发展而来，此时右心排血量减少，左心的前负荷减少，呼吸困难等肺淤血症状反而有所减轻。心肌病、心肌炎可左右心室同时受累，起病即表现为全心衰竭。

【分期与分级】

（一）心力衰竭分期 心衰分期全面描述了病情进展阶段，提出对不同阶段进行相应的治疗。通过治疗只能延缓而不能逆转心衰分期（表 3-2-1）。

表 3-2-1　慢性心力衰竭分期

分期	临床特征
A 期：心衰危险因素阶段（at risk for heart failure）	病人存在心衰高危因素，但目前尚无心脏结构或功能异常，也无心衰的症状或体征。
B 期：前心衰阶段（pre-heart failure）	病人无心衰的症状或体征，但已出现心脏结构改变、心室充盈压升高或心脏损伤标志物升高，如左心室肥厚、无症状瓣膜性心脏病、既往心肌梗死病史、脑钠肽水平升高、肌钙蛋白水平升高等。
C 期：症状性心衰阶段（symptomatic heart failure）	病人已有心脏结构改变或功能异常，既往或目前有心衰的症状和/或体征。
D 期：晚期心衰阶段（advanced heart failure）	病人虽经严格优化治疗，仍有明显症状，常伴心源性恶病质，须反复住院。

（二）心力衰竭分级 心力衰竭的严重程度通常采用美国纽约心脏病学会（New York Heart Association，NYHA）的心功能分级方法（表 3-2-2）。

表 3-2-2　NYHA 心功能分级

分级	症状
Ⅰ级	日常活动量不受限制，一般活动不引起乏力、呼吸困难等心力衰竭症状。
Ⅱ级	体力活动轻度受限，休息时无自觉症状，一般活动下可出现心力衰竭症状。
Ⅲ级	体力活动明显受限，低于平时一般活动即引起心力衰竭症状。
Ⅳ级	不能从事任何体力活动，休息状态下也存在心力衰竭症状，活动后加重。

这种分级方案的优点是简便易行，但缺点是仅凭病人的主观感受和/或医生的主观评价，短时间内变化的可能性较大，病人个体间的差异也较大。

【辅助检查】

（一）实验室检查

1. 脑钠肽　脑钠肽是心衰诊断、预后和疗效评估中的重要指标，临床上常用 BNP 及 NT-proBNP。与 BNP 相比，NT-proBNP 半衰期更长，更稳定。

脑钠肽诊断心衰的敏感性、特异性、阴性预测值和阳性预测值均较高。在急性呼吸困难病人中，具有较高的阴性预测价值，BNP/NT-proBNP 正常基本可除外急性心衰。BNP<35ng/L 或 NT-proBNP<125ng/L 通常可用于排除慢性心衰，但其敏感度和特异度较急性心衰低。尤其值得注意的是，约 20% 的 HFpEF 病人 BNP/NT-proBNP 水平正常。

脑钠肽水平与心衰预后相关，治疗后脑钠肽水平下降提示预后改善。

脑钠肽水平与年龄、性别和体重有关，老龄和女性升高，肥胖者降低。左心室肥厚、心动过速、心肌缺血、肺动脉栓塞、肾功能不全、感染、败血症等亦可引起脑钠肽升高。

2. 肌钙蛋白　严重心衰或心衰失代偿期病人的肌钙蛋白可有轻微升高，但心衰病人检测肌钙蛋白更重要的目的是明确是否存在急性冠脉综合征。肌钙蛋白升高，特别是同时伴有脑钠肽升高，是心衰预后的强预测因子。

3. 常规检查　包括血常规、尿常规、肝肾功能、电解质、甲状腺功能、血清铁蛋白浓度和转铁蛋白饱和度等。

（二）心电图　心衰并无特异性心电图表现，但能帮助判断心肌缺血、心律失常等，还可以提供部分治疗适应证（如心房颤动的抗凝治疗、显著心动过缓的起搏治疗、QRS 波群增宽的心脏再同步治疗等）。

（三）影像学检查

1. 超声心动图　能较准确地评价各心腔大小及瓣膜结构和功能，方便快捷地评估心功能和协助病因判断，是诊断和评估心衰最主要的影像学检查。

（1）收缩功能：主要有射血分数（EF）、周径缩短速度和短径缩短率等指标，以 EF 最常用，推荐改良双平面 Simpson 法测量。EF 虽不够精确，但方便实用。

（2）舒张功能：多普勒超声是临床上最实用的判断舒张功能的方法。反映舒张功能的指标包括：E/e′、E/A、e′、三尖瓣反流峰值速度、肺动脉收缩压（PASP）、左心室纵向应变（GLS）。E/e′≥15 可用于确诊 HFpEF，E/A<1.2 提示舒张功能减退。在评估舒张功能异常时需关注相关的形态学指标，包括：左心房容积指数（LAVI）、左心室质量指数（LVMI）、室壁厚度、相对室壁厚度（RWT）等。

负荷超声心动图：运动或药物负荷超声心动图可用于心肌缺血、部分瓣膜性心脏病的评估及 HFpEF 的诊断。

2. X 线检查　有助于心衰与肺部疾病的鉴别。心影大小及形态也可为病因诊断提供重要参考，但并非所有心衰病人均存在心影增大。

X 线胸片可反映肺淤血，包括：肺门血管影增强、上肺血管影增多、肺动脉增宽、间质性肺水肿、Kerley B 线、肺门呈蝴蝶状、胸腔积液等。

3. 心脏磁共振（cardiac magnetic resonance，CMR）　CMR 的三维成像技术，可克服心室几何形态对体积计算的影响，能更精确计算收缩末期和舒张末期心室容积，据此计算 EF、心搏出量（SV）。对右心室和复杂先天性心脏病具有较好的分辨率。此外，CMR 具有较高的组织分辨能力，通过延迟钆增强（late gadolinium enhancement，LGE）等技术可区别缺血性与非缺血性改变、评估心肌纤维化程度、鉴别某些特殊类型心肌病。对于疑似心肌炎、致心律失常性右心室心肌病（ARVC）、心肌淀粉样变、结节病、血色病、病因诊断不明的病人，推荐行 CMR 检查。

4. 冠状动脉造影（coronary angiography，CAG）　对有冠心病危险因素、存在心肌缺血症状、无创检查提示存在心肌缺血的心衰病人，可行冠状动脉造影明确诊断。

5. 放射性核素检查　主要用于行心肌灌注显像评价存活/缺血心肌。另外，^{99m}Tc-DPD/PYP/

HMDP SPECT 骨闪烁扫描可用于检出甲状腺素转运蛋白心肌淀粉样变，^{18}F-FDG PET 可用于鉴别心脏结节病。

（四）有创性血流动力学检查　可用于重症心衰评估血流动力学状态、判断心脏移植可行性和 HFpEF 的诊断。常用右心漂浮导管（Swan-Ganz 导管）检查，测定各部位的压力及血液含氧量，计算心排血量（CO）、心脏指数（CI）及肺毛细血管楔压（PCWP）、肺阻力等。亦可通过左心导管、左心室造影的方法，测左心室舒张末期容积、左心室收缩末期容积以及据此计算出 EF、CO、CI、SV 等。

对存在劳力性呼吸困难，通过无创检查不能确诊 HFpEF 但临床仍高度怀疑的病人，Swan-Ganz 导管检查静息状态下 PCWP≥15mmHg 或左心室舒张末压（LVEDP）≥16mmHg、负荷时 PCWP≥25mmHg 可确诊 HFpEF。

（五）6 分钟步行试验　简单易行、安全方便，通过评定慢性心衰病人的运动耐力评价心衰严重程度和疗效。要求病人在平直走廊里尽快行走，测定 6 分钟步行距离。步行距离<150m、150～450m 和>450m 分别为重度、中度和轻度心衰。

（六）心-肺运动试验　仅适用于慢性稳定型心衰病人，用于评估心功能、判断心脏移植的可行性、指导运动康复治疗。主要测定参数包括最大耗氧量和无氧阈值。

【诊断与鉴别诊断】

（一）诊断　首先，根据病史、症状、体格检查、心电图、X 线胸片判断有无心衰的可能性；然后，通过脑钠肽检测和超声心动图检查明确是否存在心衰及其类型，再进一步确定其病因和诱因；最后，还需评估病情的严重程度及预后，以及是否存在合并症。

（二）鉴别诊断

1. **肺部疾病**　心衰最常见的症状为呼吸困难，首先需要与肺部疾病鉴别，包括慢性阻塞性肺气肿、支气管哮喘、肺栓塞等。根据基础疾病史、心脏体征、肺部体征结合肺功能和肺部影像学检查，不难鉴别。

2. **心包积液、缩窄性心包炎**　由于腔静脉回流受阻同样可以引起颈静脉怒张、肝大、下肢水肿等类似右心衰竭表现。超声心动图、胸部 CT、CMR 可鉴别。

3. **其他引起水肿的疾病**　应与肾性水肿、肝性水肿、低蛋白血症、甲状腺功能减退、下肢静脉功能异常等相鉴别。除基础心脏病体征有助于鉴别外，非心源性水肿不会出现颈静脉怒张等上腔静脉回流受阻的体征。常规实验室检查有助于鉴别。

4. **贫血、肥胖、神经肌肉疾病、衰老所导致的乏力、活动耐量减退**　尤其在 HFpEF 诊断时，如无典型的呼吸困难、水肿，仅有乏力、肌力减退等非特异性症状时，需要充分评估心衰与其他合并情况对机体影响孰轻孰重，避免 HFpEF 的过度诊断。

【治疗】　心衰的治疗目标为防止和延缓心衰的发生发展；缓解临床症状，提高生活质量；改善长期预后，降低病死率与再住院率。

（一）一般治疗

1. **生活方式管理**

（1）病人教育：心衰病人及家属应得到准确的有关疾病知识和管理的指导，内容包括健康的生活方式、适当的诱因规避、规范的药物服用、自我监测、合理的随访计划等。

（2）体重管理：日常体重监测能简便直观地反映病人体液潴留情况及利尿剂疗效。体重改变往往出现在临床体液潴留症状和体征之前。部分严重慢性心衰病人存在临床或亚临床营养不良，若出现大量体脂丢失或干重减轻称为心源性恶病质，往往提示预后不良。

（3）饮食管理：适当限盐有利于减轻心脏容量负荷，但过分严格限盐易导致低钠血症。临床上对一般心力衰竭病人不强调限盐，但对难治性心力衰竭及终末期心力衰竭病人，因存在利尿剂抵抗，适当限盐是合理的。

2. **休息与活动**　急性期或病情不稳定病人应限制体力活动，以降低心脏负荷。血流动力学稳定后应适量运动,有利于提高病人的生活质量。建议在心肺功能评估基础上制订个体化、循序渐进的运动方案。

(二)病因和诱因治疗

1. **病因治疗** 是治疗成功的关键,应积极寻找病因,对所有可能导致心脏功能受损的基础疾病尽早进行有效治疗。

2. **消除诱因** 常见的诱因为感染,特别是呼吸道感染,应积极抗感染治疗。快心室率心房颤动应尽快控制心室率,必要时复律。应注意排查并纠正潜在的甲状腺功能异常、贫血、肾功能不全、电解质紊乱等。

(三)药物治疗

1. **利尿剂** 利尿剂是有效控制体液潴留的药物。无论何种心衰,只要存在体液潴留都应使用利尿剂。利尿剂的适量应用至关重要,剂量不足则体液潴留,导致心衰症状加重并减弱改善预后类药物的疗效;剂量过大则容量不足,增加低血压及肾功能恶化的风险。

(1)袢利尿剂:以呋塞米(速尿)为代表,作用于髓袢升支粗段,排钠排钾,为强效利尿剂。使用方法:对轻度心衰病人一般小剂量 20mg,每日 1 次起始,逐渐加量,一般控制体重下降 0.5~1.0kg/d 直至干重;重度慢性心衰者可增至 100mg 每日 2 次;静脉注射效果优于口服。注意低血钾的副作用。

(2)噻嗪类利尿剂:以氢氯噻嗪(双氢克尿噻)为代表,作用于肾远曲小管近端和髓袢升支远端,抑制钠的重吸收,并因 Na^+-K^+ 交换同时降低钾的重吸收,为中效利尿剂。GFR<30ml/min 时作用明显受限。使用方法:轻度心衰可首选此药,12.5~25mg,每日 1 次起始,逐渐加量,可增至每日 75~100mg,分 2~3 次服用。注意电解质平衡,常与保钾利尿剂合用。因可抑制尿酸排泄会引起高尿酸血症,长期大剂量应用时可能影响糖、脂代谢。

(3)保钾利尿剂:作用于肾远曲小管远端,通过拮抗醛固酮或直接抑制 Na^+-K^+ 交换而具有保钾作用。利尿作用弱,多与上述两类利尿剂联用以加强利尿效果并预防低血钾。常用的有螺内酯、氨苯蝶啶、阿米洛利。使用方法:螺内酯 10~20mg,每日 1 次起始,可增至每日 20~40mg;氨苯蝶啶 25~50mg,每日 1 次起始,可增至每日 200mg。阿米洛利 2.5~5mg,每日 1 次起始,可增至每日 20mg。

(4)AVP 受体拮抗剂:通过结合 V_2 受体减少水的重吸收,不增加排钠,因此可用于伴有低钠血症、利尿剂抵抗的病人。常用药物有托伐普坦,使用方法:7.5~15mg,每日 1 次起始使用,最大剂量可增至每日 30mg。

2. **RAAS 抑制剂**

(1)血管紧张素转换酶抑制剂(angiotensin converting enzyme inhibitors,ACEI):通过抑制 ACE 减少 ATⅡ生成而抑制 RAAS,通过降低病人神经-体液代偿机制的不利影响,改善心室重塑。

HFrEF 病人:ACEI 早期足量应用可缓解症状,延缓心衰进展,降低死亡率。所有 HFrEF 病人除非存在禁忌,均推荐使用。

HFmrEF 病人:ACEI 可部分减少 HFmrEF 死亡和心衰住院风险,可考虑使用。

HFpEF 病人:ACEI 改善 HFpEF 病人预后的证据尚不充分,在合并存在高血压、心肌梗死等适应证时可考虑使用。

使用方法:ACEI 以小剂量起始,如能耐受则逐渐加量至靶剂量或最大耐受剂量,长期维持用药。

副作用主要包括低血压、肾功能一过性恶化、高血钾、干咳和血管性水肿等。血管性水肿和无尿型肾衰竭、妊娠期妇女及 ACEI 过敏者应禁用;低血压、双侧肾动脉狭窄、血肌酐明显升高(>265μmol/L)和高血钾(>5.5mmol/L)者慎用。开始用药或上调剂量后 1~2 周内监测肾功能与血钾,后定期复查。

(2)血管紧张素受体抑制剂(angiotensin receptor blockers,ARB):通过阻断经 ACE 和非 ACE 途径产生的 ATⅡ与 AT_1 受体结合发挥阻断 RAAS 的效应,但无抑制缓激肽降解作用,因此干咳和血管性水肿的副作用较少见。具有 ACEI 适应证的心衰病人治疗首选 ACEI,对 ACEI 不能耐受者可改用 ARB。

使用方法、副作用及使用注意事项同 ACEI。

（3）血管紧张素受体脑啡肽酶抑制剂（angiotensin receptor neprilysin inhibitor，ARNI）：如沙库巴曲缬沙坦，通过沙库巴曲代谢产物抑制脑啡肽酶而减少 BNP 的降解，同时通过缬沙坦阻断 AT_1 受体，抑制 RAAS 过度激活。

HFrEF 病人：ARNI 较 ACEI 进一步降低心衰住院和心血管死亡风险，改善心衰症状和生活质量。推荐作为 HFrEF 病人的初始治疗；对于已经使用 ACEI 或 ARB 但仍有心衰症状的病人，推荐以 ARNI 替代 ACEI 或 ARB。

HFmrEF 病人：ARNI 可部分减少 HFmrEF 病人死亡和心衰住院风险，可考虑使用。

HFpEF 病人：女性及 LVEF 相对较低的 HFpEF 病人使用 ARNI 可降低心衰再住院风险，可考虑使用。

使用方法：小剂量开始，每日 50~100mg，分 2 次服用，每 2~4 周上调剂量，至目标剂量为每日 400mg，分 2 次服用。

副作用及使用注意事项同 ACEI，已知对 ARNI 过敏者禁用。

3. **β 受体拮抗剂** β 受体拮抗剂可抑制交感神经过度激活对心衰代偿的不利作用，保护心肌细胞，改善心室重塑。

HFrEF 和 HFmrEF 病人：长期应用 β 受体拮抗剂治疗能改善 HFrEF 和 HFmrEF 病人左心室功能，降低死亡率和住院率，显著降低猝死率。所有病人除非存在禁忌，均推荐使用。

HFpEF 病人：目前关于 β 受体拮抗剂的证据有限，不推荐常规用于 HFpEF 治疗。如 HFpEF 病人存在 β 受体拮抗剂使用适应证的基础疾病或合并症，如冠心病、心肌梗死、房颤伴快速心室率等，推荐使用。

目前已经临床验证的 β 受体拮抗剂包括美托洛尔、比索洛尔与卡维地洛。

使用方法：血流动力学稳定情况下尽早使用，小剂量起始，逐渐增加达最大耐受剂量并长期维持。使用禁忌证为支气管痉挛性疾病、严重心动过缓、二度及二度以上房室传导阻滞、严重周围血管疾病（如雷诺病）和重度急性心衰。

突然停用 β 受体拮抗剂可致临床症状恶化，应予避免。对于慢性心衰急性失代偿的病人，如无低灌注表现或心源性休克应尽可能维持原有剂量的 β 受体拮抗剂治疗。

4. **醛固酮受体拮抗剂**（mineralocorticoid receptor antagonist，MRA） MRA 能阻断醛固酮效应，抑制心室重塑，在各类型心衰病人中均被证实能改善预后。推荐使用于各类型症状性慢性心衰病人。

第一代 MRA 螺内酯是目前应用最广泛的醛固酮受体拮抗剂，由于同时拮抗雄激素，长期服用引起男性乳腺增生。每日 20~40mg，分 1~2 次服用。第二代 MRA 依普利酮为选择性醛固酮受体拮抗剂，对雄激素的拮抗作用很弱，副作用明显减少，尤适用于老龄、糖尿病和肾功能不全病人。起始剂量每日 25mg，最大剂量每日 50mg。

MRA 使用的禁忌证包括：血钾 ≥5.0mmol/L 或估算的肾小球滤过率（eGFR）≤30ml/（min·1.73m²）。使用过程中需要定期随访肾功能、血钾。

5. **钠-葡萄糖共转运蛋白 2 抑制剂**（sodium-glucose cotransporter 2 inhibitors，SGLT2i） SGLT2i 通过抑制近端肾小管钠-葡萄糖的重吸收，促进尿糖和钠的排泄，降低血糖、减轻容量负荷，同时具有改善能量代谢、改善内皮功能、抑制炎症反应和纤维化等多重作用机制，能减少 2 型糖尿病人群心衰发病和心血管死亡风险，也能降低各 EF 类型心衰病人心血管死亡和心衰住院风险。推荐使用于所有 EF 类型心衰病人。

使用方法：所有病情稳定并无禁忌证的心衰病人均应尽早使用。达格列净或恩格列净，每次 10mg，每日 1 次。

SGLT2i 使用的禁忌证：①对该类药物有严重超敏反应史；②严重肾功能不全［达格列净禁用于 eGFR<25ml/（min·1.73m²），恩格列净禁用于 eGFR<20ml/（min·1.73m²）］、终末期肾病或透析的患者；

③妊娠或哺乳的患者。1型糖尿病、低血压的患者也不建议使用。使用过程中需要警惕血糖正常的酮症酸中毒、生殖器和软组织感染的风险,避免低血容量状态。

6. 洋地黄类药物 洋地黄类药物通过抑制 Na^+-K^+-ATP 酶发挥药理作用:①正性肌力作用:促进心肌细胞 Ca^{2+}-Na^+ 交换,升高细胞内 Ca^{2+} 浓度而增强心肌收缩力。②电生理作用:一般治疗剂量下,洋地黄可抑制心脏传导系统,对房室交界区的抑制最为明显。③迷走神经兴奋作用:作用于迷走神经传入纤维,增加心脏压力感受器的敏感性,反馈抑制中枢神经系统的兴奋冲动。④作用于肾小管细胞,减少钠的重吸收并抑制肾素分泌。

地高辛可改善心衰病人的症状,提高运动耐量,减少住院率,但对生存率无明显改变。适用于应用利尿剂、ACEI/ARB/ARNI、β 受体拮抗剂、MRA 和 SGLT2i 后仍持续有症状的 HFrEF 病人,或症状性心衰伴房颤快心室率者。

使用方法:地高辛每日 0.125~0.25mg,70 岁以上、肾功能损害或低体重的病人应予更小剂量(隔日 0.125mg)。地高辛血药浓度建议维持在 0.5~0.9μg/L。地高辛过量会导致心律失常、胃肠道反应、精神症状。

禁忌证:①病态窦房结综合征、二度及以上房室传导阻滞病人;②心肌梗死急性期(<24 小时),尤其是有进行性心肌缺血者;③预激综合征伴房颤或房扑;④肥厚型梗阻性心肌病。

7. 伊伐布雷定(ivabradine) 伊伐布雷定为选择性特异性窦房结 I_f 电流抑制剂,减慢窦性心率,延长舒张期,不影响心脏电传导,无负性肌力作用。适用于在使用 β 受体拮抗剂基础上、仍 LVEF≤35%、心功能 Ⅱ~Ⅳ级、窦性心律、HR≥70 次/分的慢性心衰病人。

使用方法:起始剂量每日 5mg,分 2 次服用;根据心率逐渐上调剂量,最大可增加至每日 15mg,分 2 次服用。如静息心率低于 50 次/分,或感觉头昏、疲劳,应减量或者停药。

8. 可溶性鸟苷酸环化酶(soluble guanylate cyclase,sGC)刺激剂 通过直接刺激 sGC,并稳定一氧化氮与 sGC 的结合,增强 NO-sGC-cGMP 信号通路,改善心肌和血管功能。现有的代表药物为维立西呱。适用于近期发生心衰失代偿、经治疗后病情稳定、LVEF<45% 的症状性心衰病人。

使用方法:起始剂量每日 2.5mg,1 次服用;根据血压每 2 周逐渐上调剂量,最大可增加至每日 10mg,1 次服用。如收缩压小于 90mmHg,或存在症状性低血压,应减量或者停药。eGFR<15ml/$(min \cdot 1.73m^2)$ 者禁用。

9. 扩血管药物 慢性心衰的治疗不推荐使用血管扩张药物,仅在伴有心绞痛或高血压的病人可考虑联合治疗。存在流出道梗阻或严重瓣膜狭窄者禁用。

(四)非药物治疗

1. 心脏再同步治疗(cardiac resynchronization therapy,CRT) 部分心衰病人存在房室、室间和/或室内收缩不同步,进一步导致心肌收缩功能降低。CRT 通过改善收缩同步性增加心排血量,减轻心衰症状,减少住院率并降低死亡率。对已接受最佳药物治疗 3 个月以上,仍持续存在心衰症状的窦性心律、NYHA 分级 Ⅱ~Ⅳ级、LVEF≤35%、QRS 间期>130ms 的病人,可考虑植入。具有普通起搏器植入指征的病人,如 LVEF≤50%,可考虑植入 CRT。(参照本篇第三章第八节)

2. 植入型心律转复除颤器(implantable cardioverter defibrillator,ICD) 中重度心衰病人逾半数死于恶性室性心律失常所致心脏性猝死,而 ICD 可用于以下病人的一级预防:①优化药物治疗 3 个月以上、LVEF 仍≤35%、NYHA Ⅱ~Ⅲ级者;②心肌梗死 40 天后及血运重建 90 天后,优化药物治疗后 LVEF≤30%,NYHA Ⅰ级者。也可用于心搏骤停幸存者或伴血流动力学不稳定的持续性室性心动过速的心衰病人的二级预防。(参照本篇第三章第八节)

3. 左室辅助装置(left ventricular assistant device,LVAD) 适用于拟行心脏移植术病人的短期过渡治疗和终末期心衰病人的替代治疗。LVAD 的小型化、精密化、便携化已可实现,有望成为心脏移植的有效替代方法。

4. 心脏移植 是目前治疗终末期心衰的最终治疗方法。准确评估心脏移植适应证至关重要。

第三节 | 急性心力衰竭

急性心力衰竭（acute heart failure，AHF）是指心力衰竭急性发作和/或加重的一种临床综合征，可以是急性新发或慢性心衰急性失代偿。

新发急性心衰的常见病因包括急性心肌损害（如急性冠脉综合征和重症心肌炎等）和急性血流动力学障碍（如急性瓣膜功能障碍、高血压危象、严重心律失常和急性肺栓塞等）。

【类型】

（一）临床分类

1. 急性左心衰竭 急性发作或加重的左心室收缩力降低、负荷加重，造成急性左心排血量骤降、肺循环压力突然升高，出现急性肺淤血、肺水肿并可伴组织器官灌注不足甚至心源性休克。根据起病速度和病情危急程度可分为慢性心衰急性失代偿、急性肺水肿、心源性休克。常由急性冠脉综合征、高血压危象、严重心律失常、慢性心衰急性失代偿等所致。

2. 急性右心衰竭 右心室心肌收缩力急剧下降或右心室的前后负荷突然加重，引起右心排血量急剧减低和体循环急性淤血，常由右心室梗死、急性大面积肺栓塞所致。

（二）临床分型 急性心衰根据组织的淤血和灌注情况进行分型，有助于判断病情危重程度并指导治疗。淤血症状和体征主要包括端坐呼吸/夜间阵发性呼吸困难、肺部湿啰音、外周（双侧）水肿、颈静脉怒张、淤血性肝大和肝颈静脉回流征阳性等；低灌注症状和体征主要包括四肢湿冷、神志模糊、少尿、头晕和脉压小等。按有无淤血分为"湿"和"干"型，有无组织低灌注分为"冷"和"暖"型，由此可将急性心衰分为四型：①"干暖"型，无明显淤血也无明显组织低灌注，此型病情最轻；②"干冷"型，无明显淤血但有组织低灌注，大约占 5%，多数合并低血容量；③"湿暖"型，有明显淤血但无明显组织低灌注，此型最为常见，多数为慢性心衰急性失代偿；④"湿冷"型，有淤血也有组织低灌注，病情最重。

【临床表现】 突发呼吸困难是急性左心衰竭最主要的临床表现。根据病情的严重程度可依次表现为劳力性呼吸困难、夜间阵发性呼吸困难、端坐呼吸等；体格检查可发现心脏增大、舒张早期或中期奔马律、肺部湿啰音等。早期征兆可表现为部分原来心功能正常的病人出现原因不明的疲乏或运动耐力明显减低、心率增加 15~20 次/分以上。

急性肺水肿：突发严重呼吸困难、端坐呼吸、烦躁不安，伴恐惧窒息感，呼吸频率可达 30~50 次/分，面色灰暗，口唇发绀，大汗淋漓，咳嗽，咳大量粉红色泡沫样痰，可出现大小便失禁。听诊心率快、心尖部常可闻及舒张早期奔马律，两肺满布湿啰音和哮鸣音。

心源性休克：在血容量充足的情况下存在持续低血压，收缩压≤90mmHg（持续 30 分钟以上），肺毛细血管楔压（PCWP）≥18mmHg，心脏指数（CI）≤2.2L/（min·m²），伴有组织低灌注的表现，包括少尿（尿量＜0.5ml/（kg·h）甚至无尿，皮肤苍白和发绀，四肢湿冷，意识障碍，血清乳酸＞2mmol/L，代谢性酸中毒（pH＜7.35）。

急性右心衰竭：主要出现体循环淤血及心排血量降低的一些表现，如低血压、心动过速、少尿、肢端湿冷、颈静脉充盈、肝颈静脉回流征阳性、肝脾大、下肢和骶部水肿等。

【诊断与鉴别诊断】 根据典型症状与体征，一般不难作出诊断。急性左心衰竭病人常出现"心源性哮喘"，应与支气管哮喘、喘息性支气管炎急性加重相鉴别。前者多见于器质性心脏病病人，发作时必须坐起，肺部有干、湿啰音，甚至咳粉红色泡沫样痰；后者多见于青少年有过敏史或中老年有长期慢性支气管炎病史，发作时双肺可闻及典型哮鸣音。测定血浆 BNP/NT-proBNP 水平对鉴别急性心源性和支气管性哮喘有较大的参考价值。

【治疗】 治疗目标：稳定血流动力学状态，维护脏器灌注和功能，缓解症状；针对病因和诱因的治疗；启动并加强基于循证的治疗，改善远期预后。

（一）初始评估和紧急干预

首先，需要评估是否存在循环或呼吸衰竭。存在心源性休克病人急性期死亡风险最高，需要尽快纠正休克状态，及早使用血管收缩剂和正性肌力药物，如药物治疗效果不佳，及早行机械循环支持治疗。存在呼吸衰竭的病人采用无创呼吸机持续加压（CPAP）或双水平气道正压（BiPAP）给氧。无创通气不能纠正的呼吸衰竭，及早行有创通气治疗。建议在 1 小时内纠正休克和呼吸衰竭。

随后，迅速识别出需要针对病因紧急处理的临床情况，包括急性冠脉综合征、高血压急症、严重心律失常、心脏急性机械并发症、急性肺栓塞、重症感染、心脏压塞。尽早给予相应处理，包括急诊血运重建、快速降压、电复律、紧急外科手术、取栓或溶栓、抗感染、心包穿刺。

（二）一般处理 应尽快开放静脉通道，留置导尿管，心电血压及血氧饱和度监测等。对于存在心源性休克病人，必要时可行有创血流动力学监测。

1. **吸氧** 立即高流量鼻管给氧。

2. **体位** 半卧位或端坐位，双腿下垂，以减少静脉回流。

3. **镇静** 吗啡 3～5mg 静脉注射不仅可以使病人镇静，减少躁动所带来的额外的心脏负担，同时可舒张小血管的功能而减轻心脏负荷。建议用于急性肺水肿病人。必要时每间隔 15 分钟重复 1 次，共 2～3 次。老年病人可减量或改为肌内注射。

4. **容量管理** 监测 24 小时出入液量。容量超负荷严重者应严格限盐限水、调整输液量和速度，保持液体负平衡，待肺淤血、水肿明显消退，应减少液体负平衡量，逐渐过渡到出入量平衡。评估存在低容量状态者应适当扩容至平衡状态。

（三）根据临床分型确定治疗方案 "干暖"型调整口服药物即可。"干冷"型首先适当扩容，如低灌注仍无法纠正，可给予正性肌力药物。"湿暖"型若以高血压为主要表现的血管内液体再分布类型，首选血管扩张剂，其次为利尿剂；若以淤血为主要表现的心源性液体潴留类型，首选利尿剂，其次为血管扩张剂，严重利尿剂抵抗病人可采用超滤。"湿冷"型最危重，如收缩压≥90mmHg，则给予血管扩张剂、利尿剂，若治疗效果不佳再使用正性肌力药物；如收缩压<90mmHg，首选正性肌力药物，若无效则使用血管收缩药物，当低灌注纠正后再使用利尿剂；对药物治疗无反应的病人，应及时行机械循环支持治疗。

（四）药物治疗

1. **利尿剂** 利尿剂的合理使用是急性心衰治疗的关键。有液体潴留证据的急性心衰病人，除非存在未纠正的低灌注状态，均应尽快使用利尿剂。首选静脉使用袢利尿剂，如呋塞米、托拉塞米、布美他尼等。对于发病前未接受口服利尿剂治疗的病人，常用呋塞米，初始剂量为 20～40mg 静脉注射，或托拉塞米 10～20mg 静脉注射。之后根据尿量、症状追加，也可选择静脉滴注 5～40mg/h，其总剂量在起初 6 小时呋塞米不超过 80mg，起初 24 小时呋塞米不超过 160mg。对于长期使用口服利尿剂的病人，最初静脉剂量应不小于长期每日口服剂量。对于无大出血或严重脱水等明显低血容量因素的急性心衰病人，保持出入量负平衡约为 500～1 000ml/d；对于严重肺水肿病人，保持出入量负平衡为 1 000～2 000ml/d，甚至可达 3 000～5 000ml/d。

2. **血管扩张剂** 可通过降低静脉张力（前负荷）和动脉张力（后负荷）获得双重受益。应用于不存在组织低灌注或低血压的急性心衰病人，收缩压<90mmHg 时禁忌使用；使用过程中须密切监测血压变化，小剂量慢速给药。

（1）硝普钠：为动、静脉血管扩张剂，适用于严重心衰、后负荷增加以及伴肺水肿者。起始剂量 0.2～0.3μg/（kg·min）静脉滴注，每 5～10 分钟增加 0.5μg/（kg·min），不超过 10μg/（kg·min），严格控制滴速，避免发生低血压。因含有氰化物，使用不超过 72 小时。

（2）硝酸酯类：扩张小静脉，降低回心血量，使左室舒张末压及肺血管压降低，适用于急性心衰合并高血压、冠心病心肌缺血、二尖瓣反流者。常用药物包括硝酸甘油、硝酸异山梨酯。病人对此类药物的耐受量个体差异很大。静脉注射硝酸甘油初始剂量 5～10μg/min，每 5～10 分钟增加 5～10μg/min，最大剂量 200μg/min。紧急时可舌下含服硝酸甘油。静脉注射硝酸异山梨酯初始剂量 1~2mg/h，每 5~15 分钟增加 1mg/h，最大剂量 10mg/h。硝酸酯类药物持续应用易发生耐药。

（3）α 受体拮抗剂：选择性结合 α 肾上腺素能受体，扩张动脉，降低外周阻力，减轻心脏后负荷，增加心排血量，可用于急性心衰合并高血压、主动脉夹层者。常用药物为乌拉地尔，静脉注射 100~400μg/min，根据血压调整剂量。

（4）重组人脑利钠肽（rhBNP）：扩张静脉和动脉，降低前、后负荷，降低 PCWP，减轻肺水肿，改善呼吸困难症状。并具有排钠利尿、抑制 RAAS 和交感神经系统等作用。先以 1.5μg/kg 静脉冲击后，然后以 0.007 5~0.01μg/（kg·min）的速度连续静脉滴注。

3. 正性肌力药物　短期静脉应用可增加心排血量，升高血压，缓解组织低灌注，维持重要脏器的功能，但不改善长期预后。适用于低血压（收缩压<90mmHg）和/或组织器官低灌注的病人。有使用适应证的病人建议尽早使用，低灌注状态改善后尽早停用。

（1）β 受体激动剂：多巴胺主要作用于多巴胺受体，具有选择性扩张肾动脉和肠系膜动脉、促进利尿的作用。小剂量 3~10μg/（kg·min）给药时可激动 β_1 肾上腺素能受体，具有正性肌力作用；中至高剂量给药时可激动 α 肾上腺素能受体，具有血管收缩作用。一般从小剂量起始，逐渐增加剂量。

多巴酚丁胺主要作用于 β_1 肾上腺素能受体，轻度降低全身血管阻力和 PCWP，增加每搏输出量和心排血量。起始剂量为 2.5μg/（kg·min），逐渐加量至 20μg/（kg·min）。

慢性心衰急性失代偿病人往往长期、大剂量使用 β 受体拮抗剂，此时心脏 β 受体已受到抑制，不推荐使用多巴酚丁胺和多巴胺。

（2）磷酸二酯酶抑制剂：兼有正性肌力及降低外周血管和肺血管阻力的作用。需要警惕低血压、心律失常风险。

（3）左西孟旦（levosimendan）：通过结合于心肌细胞上的肌钙蛋白 C 增强心肌收缩，并通过介导三磷酸腺苷敏感的钾通道，扩张冠状动脉和外周血管。其代谢产物也有生物活性，且半衰期为 75~80 小时，停药后作用可持续 7~9 天。负荷量 6~12μg/kg 静脉推注（>10 分钟），随后 0.05~0.2μg/（kg·min）静脉滴注维持 24 小时。

（4）洋地黄类药物：可轻度增加心排血量、降低左心室充盈压。主要适应证是房颤伴快速心室率（>110 次/分）者。毛花苷丙 0.2~0.4mg 缓慢静脉注射 10 分钟，2~4 小时后可再用 0.2mg。急性心肌梗死后 24 小时内、严重心肌缺血、重症心肌炎伴严重心肌损伤的疾病早期应尽量避免使用。低钾血症和低镁血症易发生洋地黄中毒，应监测血钾、镁水平。

4. 血管收缩剂　去甲肾上腺素、肾上腺素等是对外周动脉有显著缩血管作用的药物，重分配血流但以增加左心室后负荷为代价提高血压，保证重要脏器灌注。适用于使用正性肌力药物后仍无明显改善的伴有组织低灌注或显著低血压的病人。心源性休克时，首选去甲肾上腺素。

血管收缩剂可致心律失常、心肌缺血及其他器官损害，用药中应密切监测血压、心律、心率、血流动力学及临床状态变化，当组织灌注恢复时尽早停用。

5. 抗凝治疗　急性心衰住院病人血栓栓塞风险明显增加，抗凝治疗适用于深静脉血栓和肺栓塞发生风险较高且无抗凝禁忌证的病人。

（五）非药物治疗

1. 机械通气　包括无创机械通气和气管插管机械通气，应用于合并严重呼吸衰竭经常规治疗不能改善者及心肺复苏病人。

2. 连续性肾脏替代治疗（continuous renal replacement therapy，CRRT）　在高容量负荷且对利尿剂抵抗、肾功能严重受损、高钾血症时，可用于代谢废物和液体的滤除，维持体内稳态。

3. 机械辅助循环支持装置　急性心衰经常规药物治疗无明显改善时可考虑使用，尤其是药物不能纠正的心源性休克。

（1）主动脉内球囊反搏（intra-aortic balloon counterpulsation，IABP）：可用于冠心病急性左心衰病

人,可有效改善心肌灌注、降低心肌耗氧量并增加心排血量。

（2）体外膜肺氧合（ECMO）:在心脏不能维持全身灌注或者肺脏不能进行充分气体交换时,提供体外心肺功能支持。主要适用于心脏术后低心排血量、心源性休克、急性暴发性心肌炎、急性心肌梗死、心脏移植术后排斥反应等原因引起的心衰,也可作为体外复苏的手段提高复苏成功率。

（3）左心室辅助装置:在急性心衰时通过辅助心室泵血来维持外周灌注并减少心肌耗氧量,从而减轻心肌损伤。主要适用于各种原因引起的难治性心衰及心源性休克,特别是心脏移植的"桥接"治疗。

（六）长期管理 病人病情稳定后需要全面评估心衰的病因、诱因及合并症。应注意避免再次诱发急性心衰。对于伴基础心脏病变的急性心衰病人,应针对原发疾病进行积极有效的预防、治疗和康复。

对于慢性心衰失代偿的病人,应恢复或启动慢性心衰的治疗方案,最大程度地优化药物治疗,评估有无器械治疗的指征。

加强病人及家属教育,制订随访计划。

本章思维导图

（葛均波）

第三章 | 心律失常

第一节 | 概　述

正常情况下心脏以一定范围的频率,发生有规律的搏动,这种搏动的冲动起源于窦房结(sinoatrial node,SAN),以一定的顺序和频率传导至心房和心室,协调心脏各部位同步收缩,形成一次心脏搏动,周而复始,为正常节律。心律失常(cardiac arrhythmia)是指心脏冲动的频率、节律、起源部位、传导速度或激动次序的异常,可见于生理情况,更多见于病理性状态,包括心脏本身疾病和非心脏疾病。

【心脏传导系统】 心脏传导系统由负责正常心电冲动形成与传导的特殊心肌组成,包括窦房结,结间束,房室结,希氏束,左、右束支和浦肯野纤维(文末彩图 3-3-1)。

窦房结是心脏正常窦性心律的起搏点,位于上腔静脉入口与右心房后壁的交界处,呈梭形,长10～20mm,宽 2～3mm,距心外膜下不足 1mm,主要由 P(起搏)细胞与 T(移行)细胞组成。窦房结通常起搏频率为 60～100 次/分,冲动在 P 细胞形成后,通过 T 细胞传导至窦房结以外的心房组织。窦房结动脉 55%～60% 起源于右冠状动脉,40%～45% 起源于左冠状动脉回旋支。

结间束连接窦房结与房室结,分成前、中、后三束,前结间束向左心房发出分支称为房间束,又称Bachmann 束。房室结系心脏传导系统的中转站,是冲动从心房传到心室的关键枢纽。房室结上部为移行细胞区,与心房肌接续;中部为致密部,肌纤维交织排列;下部纤维呈纵向行走,延续至希氏束。房室结是最重要的次级起搏点,频率一般为 40～60 次/分。房室结的血供通常来自右冠状动脉,占85%～90%,其余来自回旋支。

希氏束为索状结构,长 15～20mm,起自房室结前下缘,包裹在纤维鞘内,穿越中央纤维体后,行走于室间隔嵴上,分成左、右束支。左束支稍后分为左前分支和左后分支,分别进入两组乳头肌。由于左束支最先抵达室间隔左室面,遂使该区域成为心室最早的激动部位。右束支沿室间隔右侧面行进,至前乳头肌根部分成许多细小分支,其主干细而长,易受损伤而发生传导阻滞。左、右束支的终末部呈树枝状分布,潜行于心内膜下,组成浦肯野纤维网,支配各个心室肌细胞。这些组织的血液供应来自左冠状动脉的前降支和右冠状动脉的后降支。

正常心电活动的顺序是冲动在窦房结形成后,由结间束、房间束和普通心房肌传递,抵达左心房和房室结;冲动在房室结内传导速度极为缓慢,形成生理性房室延搁,抵达希氏束后传导再度加速,束支与浦肯野纤维的传导速度均极为快捷,使全部心室肌几乎同时激动,最后冲动抵达心外膜,完成一次心动周期。

心脏传导系统接受迷走神经与交感神经双重调节。迷走神经兴奋可抑制窦房结的自律性与传导性,延长窦房结与周围组织的不应期,减慢房室结的传导并延长其不应期;交感神经的作用与迷走神经相反。

【心律失常病因】 心律失常的病因可分为遗传性和后天获得性。

遗传性心律失常多为基因突变导致的离子通道病,使心肌细胞离子流发生异常。目前已明确的遗传性心律失常包括长 QT 间期综合征、短 QT 间期综合征、Brugada 综合征、儿茶酚胺敏感性室性心动过速、早期复极综合征等,部分心房颤动(如孤立性或家族性房颤)和预激综合征病人也具有基因突变位点。此外,进行性心脏传导疾病、肥厚型心肌病、致心律失常性右心室心肌病和左室致密化不全等心肌病、特发性心室颤动、心律失常性猝死综合征等也与遗传因素有关。临床上确定或怀疑遗传性心律失常导致的心脏性猝死幸存者及其直系亲属,应进行相关基因检测和风险评估。

后天获得性心律失常中,生理性因素如运动、情绪变化等可引起交感神经兴奋而产生快速型心律失常,或因睡眠等迷走神经兴奋导致缓慢型心律失常,通常情况下心脏交感神经与迷走神经处于相互制约平衡中,当平衡失调时可发生各类快速型或缓慢型心律失常。病理性因素又可分为心脏本身、全身性和其他器官障碍等。心脏本身的因素主要为各种器质性心脏病,包括冠心病、高血压心脏病、心脏瓣膜病、心肌病、心肌炎、感染性心内膜炎以及先天性心脏病等;全身性因素包括药物毒性作用、各种原因的电解质与酸碱平衡紊乱、神经与体液调节功能失调等;心脏以外的其他器官发生功能性或结构性改变时亦可诱发心律失常,如甲亢、贫血、重度感染和脑卒中等。此外,胸部手术(尤其是心脏手术)、全身麻醉和各种心脏介入性诊疗等均可诱发心律失常。

【心律失常分类】　心律失常按发生部位分为室上性(包括窦性、房性、房室交界性)和室性心律失常两大类;按发生机制分为冲动形成异常和冲动传导异常两大类;按发生时心率的快慢,分为快速型与缓慢型心律失常两大类。本章主要依据心律失常发生的部位、机制以及心率快慢进行综合分类。

(一) 冲动形成异常

1. 窦性心律失常　①窦性心动过速;②窦性心动过缓;③窦性心律不齐;④窦性停搏、病态窦房结综合征。

2. 异位心律

(1) 主动性异位心律:①期前收缩(房性、房室交界性、室性);②阵发性心动过速(房性、房室交界性、房室折返性、室性)与非阵发性心动过速;③心房扑动、心房颤动;④心室扑动、心室颤动。

(2) 被动性异位心律:①房性逸搏及房性逸搏心律(罕见);②交界性逸搏及交界性逸搏心律;③室性逸搏及室性逸搏心律。

(二) 冲动传导异常

1. 生理性　主要为干扰及干扰性房室分离。

2. 传导阻滞　①窦房传导阻滞;②房内传导阻滞与房间传导阻滞;③房室传导阻滞(一度、二度和三度房室传导阻滞);④室内传导阻滞(左束支、右束支和分支传导阻滞)。

3. 折返与旁路异常传导　①房室结折返性心动过速、室内折返性心动过速等;②伴旁路的房室折返性心动过速、心室预激和短 PR 综合征等。

(三) 冲动起源异常与冲动传导异常并存　反复心律和并行心律等,以室性并行心律最为常见。

(四) 人工心脏起搏参与的心律　包括 DDD(R)和 VVI(R)起搏器所具有的时间周期、起搏、感知与自身心律的相互影响等。

【心律失常发生机制】　心律失常的发生机制包括冲动形成异常和/或冲动传导异常。

(一) 冲动形成异常　冲动形成异常包括自律性异常和触发活动。

自律性异常:是指具有自律性的心肌细胞如窦房结、结间束、房室结和希氏束-浦肯野纤维等因自主神经系统兴奋性改变或其内在病变,导致不适当的冲动发放;或无自律性的心肌细胞,如心房和心室肌细胞,在病理状态下出现异常自律性,如心肌缺血、药物、电解质紊乱、儿茶酚胺增多等均可导致自律性异常增高而形成各种快速型心律失常;前者为正常节律点的自律性异常,后者为异常节律点形成。自律性异常可引起两种类型心律失常,一类是异位自律点频率超过窦房结频率而主导心脏节律,称为主动异位心律(期前收缩或自主性心动过速);另一类是由于窦房结频率减慢或冲动被阻滞时,异位冲动夺获心室,称为被动异位心律(逸搏或逸搏心律)。

触发活动(triggered activity):是指心房、心室与希氏束-浦肯野纤维在动作电位复极过程中或复极结束后出现的膜电位振荡,又称后除极,这种电位振荡达到阈电位后即可引起一次新的除极和兴奋反应,形成触发活动,持续的反复激动即构成快速型心律失常,可见于儿茶酚胺浓度增高、心肌缺血再灌注、低血钾、高血钙及洋地黄中毒时。后除极包括早期后除极和晚期/延迟后除极,前者发生于动作电位 2 相或 3 相,主要与内向钙电流（I_{Ca}）有关;后者发生于动作电位 4 相,主要与细胞内钙离子浓度增高时的时相性波动有关。

(二) 冲动传导异常 冲动传导异常包括折返、传导阻滞和异常传导等。

1. 折返 是快速型心律失常最常见的发生机制。折返形成与维持的三个必备条件是折返环路、单向传导阻滞和缓慢传导。此时心脏两个或多个部位的传导性与不应期各不相同,包括传导速度快而不应期长的快径（β 径）和传导速度慢而不应期短的慢径（α 径）,快径与慢径相互连接形成一个闭合环;在特定情况下,如期前收缩时,其中一条通道因前次激动传导仍处于传导不应期而发生单向传导阻滞,期前收缩的激动则沿另一条通路缓慢下传,当缓慢传导时间足够长使得原先处于不应期的通道有足够时间恢复兴奋性时,激动可沿该通路回传形成一次折返,冲动在环内反复循环,产生持续而快速的心律失常(图 3-3-2)。折返机制形成的心动过速的典型特征是发作呈突发突止,且常由期前收缩诱发,也易被期前收缩或快速程序刺激所终止。折返可分为微折返和大折返,前者包括房室结内、心房内或浦肯野纤维和心室肌之间的微小折返,后者如房室折返和束支之间的折返等。目前认为,折返的组织学基础包括解剖性折返（如旁道参与的折返）和功能性折返两种情况,其中功能性折返没有解剖范围限制,可发生于电生理特性不同的相邻纤维组织中,这些组织的兴奋性、不应期以及细胞间电阻的各异向性使得折返得以启动和维持,且心肌电生理的功能异质性可以是固定的,抑或动态变化的,这可能是导致心动过速和颤动的病理基础。

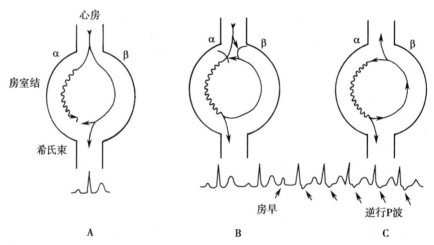

图 3-3-2 房室结内折返示意图

图示房室结内 α 与 β 路径,α 路径传导速度慢,不应期短;β 路径传导速度快,不应期长。A. 窦性心律时冲动沿 β 路径前传至心室,PR 间期正常,冲动同时循 α 路径前传,但遭遇不应期未能抵达希氏束;B. 房性期前收缩受阻于 β 路径,由 α 路径缓慢传导至心室,PR 间期延长,由于传导缓慢,β 路径有足够时间恢复兴奋性,冲动经 β 路径逆向传导返回心房,完成单次折返,产生一个心房回波;C. 心房回波再循 α 路径前传,折返持续,引起房室结内折返性心动过速。

2. 传导阻滞 当冲动传导至某处心肌,如适逢生理性不应期,可形成生理性阻滞或干扰现象。传导障碍并非由于生理性不应期所致者,称为病理性传导阻滞。

3. 异常传导 主要是传导途径异常,可存在一条或多条旁道。房室旁道是最常见的异常途径,少见的旁道包括心房-希氏束、房室结-心室纤维和分支-心室纤维等。窦性或房性冲动经房室旁道提前传导至心室可引起心室预激,房室旁道和正常房室传导途径之间折返而发生房室折返性心动过速。

【心律失常的诊断】

(一) 病史 心律失常的诊断应从详尽采集病史开始,让病人客观描述发生心悸等症状时的感受,病史通常能提供对诊断有用的线索。病史询问包括:①发作诱因和频度,起止方式,发作时症状和体征;②既往是否有类似心律失常发作史,以及家族成员中是否有类似发作史;③是否有已知心脏疾病病史;④是否有引起心脏病变的全身性疾病,如甲亢;⑤是否有服药史,尤其是抗心律失常药物、洋地黄类药物和影响电解质的药物;⑥是否置入心脏永久起搏器等。

(二)体格检查 体格检查首要的重点是确定是否存在心血管疾病。检查心率与节律可发现期前收缩、心房颤动、心动过速或过缓等心律失常;完全性房室传导阻滞或房室分离时心律规则,因 PR 间期不同,第一心音强度亦随之变化。左束支传导阻滞可闻及第二心音反常分裂。

(三)心电图检查

1. **静息心电图** 是诊断心律失常最重要的无创伤性检查技术,常规心电图分析原则:①根据 P 波形态特征判断基本心律是窦性心律还是异位心律。②测定 P-P 或 R-R 间期,计算心房率或心室率有无心动过速或过缓以及心律不齐。③测定 P-R 间期和 Q-T 间期,判断有无延长或缩短。④比较 P-P 间期和 R-R 间期,寻找心房律和心室律的关系;并根据各导联波形特征及 ST-T 改变等特征判断心律失常种类及心肌缺血等。同时,心电图可发现预激综合征的 δ 波、Brugada 综合征特有的右胸导联 ST 段异常和致心律失常性右心室心肌病的 Epsilon 波等。高频 QRS(high-frequency QRS,Hyper Q)心电技术是一种有潜力的心电图分析方法,高频 QRS 技术使用 150~250Hz 的高频滤通器提取 QRS 波高频信号,通过对采集信号的波形成像,包括频率、振幅和形态等进行智能分析,来提供更多的心脏电生理信息,可作为常规心电图 ST-T 改变评估心肌缺血的补充指标,协助冠心病的诊断筛查和危险分层,有助于识别心源性猝死风险人群。信号平均心电图(signal-averaged electrocardiography,SAECG)是使用信号处理技术放大体表心电图中的细微变化,常用于识别 QRS 波群终末部的低振幅信号,被称为心室晚电位,通常表示心室延迟激动,与心肌梗死后室性心律失常风险的增加有关。

2. **运动心电图** 是最广泛使用的一种心电图负荷试验,除常用于检测冠心病引起的心肌缺血和评估预后外,亦用于明确心肌缺血是否合并相关心律失常;评估已知或可疑运动诱发的室性心律失常(如儿茶酚胺敏感性室性心动过速)风险;评估有或无症状的心室预激病人,窦性心律情况下行运动试验如果经显性旁道的传导突然消失,提示该心室预激病人房颤情况下发生快速传导和致命性室性心律失常风险较低;评估已知运动诱发室性心律失常病人对药物或导管消融治疗的疗效等。但应注意,正常人进行运动试验,亦可发生期前收缩和心动过速,如房性期前收缩、室性期前收缩和房性心动过速等。

3. **持续心电监测** 是筛查和诊断心律失常的常用方法,主要包括动态心电图(Holter ECG monitoring,简称 Holter)、事件记录器(event recorder)和植入型心电监测仪(insertable cardiac monitor,ICM)等。动态心电图是最常用的无创性持续心电监测技术,由美国生物物理学博士 Norman J. Holter 于 1957 年始创,1961 年用于临床,其检查使用一种小型便携式记录器,连续记录 24~72 小时心电图,监测中病人日常活动均不受限,主要用于心律失常和心肌缺血检查,包括了解心悸与晕厥等症状的发生是否与心律失常有关,明确心律失常或心肌缺血发作与日常活动的关系、昼夜分布特征、心率变异与 QT 间期变异,以及协助评价抗心律失常药物、起搏器或植入型心律转复除颤器的疗效等。事件记录器适用于间歇发作且不频繁的心律失常诊断,其大小类似于半张信用卡,可携带 30 天,记录发生心律失常及其前后的心电图,通过直接回放或经有线或无线网络传输心电图至接收端后进行心律失常诊断分析。近年来发展的一些可穿戴式心电监测装置(wearable ECG monitor)可通过 4G 或 5G 无线网络实现实时记录病人心电信息,通过云端数据存储和数据分析,理论上可无限期长时间记录心电信息。

植入型心电监测仪是一种植入皮下的微型有创心电监测装置,植入手术简单、寿命可达 3 年、信号采集更精确,并具有远程监测功能,从而使心律失常的诊断和随访更为方便快捷。目前 ICM 主要用于明确反复发作的不明原因晕厥是否与心律失常相关,协助心房颤动诊疗的监测和管理等。

(四)经食管心脏电生理检查 经食管心脏电生理检查,又称为食管心房调搏术,由于解剖上左心房后壁毗邻食管,将食管电极经鼻腔送入食管的心房水平,可记录心房和心室电活动(即食管心电图),并能进行心房快速起搏或程序电刺激。食管心电图能清晰地识别心房与心室电活动,确定房室电活动的关系,鉴别室上性心动过速的类型,以及宽 QRS 室上性心动过速与室性心动过速的甄别,经食管快速起搏心房可使预激图形更为清晰,有助于确定不典型预激综合征病人。应用电刺激可诱发与终止心动过速,评估窦房结功能,终止药物无效的某些折返性室上性心动过速。食管电生理检查简单易行、安全性高(图 3-3-3),但随着心腔内电生理检查等技术的普及开展,目前临床使用较少。

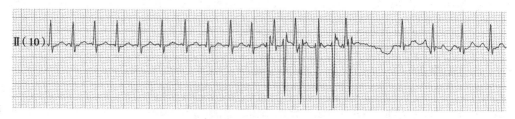

图 3-3-3　经食管快速心房起搏终止室上性心动过速
图示室上性心动过速、频率 166 次/分。经食管电极发放心房起搏信号(频率为 220 次/分)后,心动过速终止。

(五) 心腔内电生理检查　心腔内电生理检查是将几根多电极导管经静脉和/或动脉置于心腔内的不同部位辅以 8~12 通道以上多导生理仪同步记录各部位电活动,包括高位右心房、希氏束、冠状窦(反映左心房和左心室电活动)和右心室。同时可应用程序电刺激和快速心房或心室起搏,测定心脏不同组织的电生理功能。心腔内电生理检查及治疗主要应用于:①诊断性应用:确诊心律失常及其类型,并明确心律失常的起源部位与发生机制。②治疗性应用:以电刺激终止心动过速发作或评价某项治疗措施能否防止电刺激诱发的心动过速;植入性器械能否正确识别与终止电刺激诱发的心动过速;通过电极导管,以不同种类的能量(射频、冷冻、超声等)消融参与心动过速形成的心肌(即导管消融术),以达到治愈心动过速的目的。③判断预后:通过电刺激确定病人是否易于诱发室性心动过速、有无发生心脏性猝死的危险。常见需要进行心腔内电生理检查的适应证包括:

1. **窦房结功能测定**　临床怀疑病态窦房结综合征,但缺乏心电图证据时,心腔内电生理检查测定窦房结功能有助于明确诊断,测定指标包括窦房结恢复时间(sinus node recovery time,SNRT)、窦房传导时间(sinoatrial conduction time,SACT)、窦房结变时功能不全和固定频率等。正常人 SNRT <1 500ms,若 SNRT>1 600ms 则为可疑病态窦房结综合征,若 SNRT>2 000ms 则确诊病态窦房结综合征。

2. **房室传导功能与室内传导阻滞**　一度或二度Ⅰ型房室传导阻滞最常发生于房室结,二度Ⅱ型房室传导阻滞最常发生于希氏束。体表心电图往往不能准确判断房室与室内传导阻滞的部位,电生理检查则可明确阻滞的确切部位。检查内容包括:测定房室结维持 1:1 传导的最高心房起搏频率(正常≥130 次/分);以程序心房刺激测定房室结与希氏束-浦肯野纤维的不应期以及各种传导间期,包括 PA(反映心房内传导)、AH(反映房室结传导)、HV(反映希氏束-浦肯野纤维传导);室内(希氏束分叉以下)阻滞时 HV 间期显著延长,当超过 80ms 常提示发生完全性房室传导阻滞的危险性极高。

3. **心动过速**　心腔内电生理检查可明确心动过速发病机制,如房室结折返性心动过速存在双径路或多径路折返性传导,程序刺激可见典型跳跃征象(即 AH 间期突然延长>50ms,提示传导从快径转至慢径)。当出现以下几种情况时应进行心腔内电生理检查:①室上性或室性心动过速反复发作伴有明显症状;②发作不频繁难以明确诊断;③鉴别室上性心动过速伴有室内差异性传导或室性心动过速有困难者;④进行系列的心电生理-药理学试验以确定抗心律失常药物疗效,评价各种非药物治疗方法的效果;⑤心内膜标测确定心动过速的起源部位,并同时进行导管消融治疗。

4. **不明原因晕厥**　经全面的病史询问、体格检查及无创伤性心脏检查仍未能明确晕厥病因者,可考虑行心腔内电生理检查。

5. **诊断性药物试验**　常用药物试验包括阿托品试验、异丙肾上腺素试验和 ATP 试验等,其中阿托品试验和异丙肾上腺素试验常用于病态窦房结综合征的诊断、房室传导阻滞的定性定位诊断,以及室上性心动过速和室性心动过速的诱发和导管消融疗效判定等;ATP 试验常用于终止正在发作的室上性心动过速或鉴定隐匿性旁道等。

（六）三维心脏电生理标测系统　常规心腔内电生理标测基于数字减影血管造影（DSA）影像，对于复杂心律失常的空间定位不准确，手术成功率不高，使得手术时间与 X 线曝光时间较长。心脏三维标测系统是近年来迅速发展并广泛应用的新标测技术，以其直观性强、标测效率和安全性高、减少 X 线曝光剂量和学习曲线短等优势，已广泛应用于所有复杂心律失常导管消融治疗。临床上常应用的三维标测系统包括 Carto 和 EnSite 两个系统。Carto 三维标测系统是基于磁场定位提供模型稳定的心脏三维电解剖图，EnSite 三维标测系统是基于电场定位提供电位精准的心脏三维电解剖图。随着技术更新迭代，最新一代 Carto 和 EnSite 三维标测系统均融合了磁场和电场双定位模式，助力于构建更稳定、更精准的心脏三维电解剖图；另外，还能将心脏三维电解剖图与多排螺旋 CT 或 MRI 增强扫描所获得的心腔血管的三维解剖图融合，以便更加真实准确地反映心脏大血管解剖形态和相关位置关系；同时，通过心腔内导管采集的全心腔内心电活动信息，经系统运算后还能直观地显示出心动过速的起源、传导径路、折返激动环路、缓慢传导区域等重要信息，更方便理解心律失常发生机制并制订导管消融策略。近年来逐渐兴起的绿色电生理理念，即在三维标测系统和心腔内超声指导下，以达到无射线或极低剂量射线完成心律失常的电生理检查和导管消融治疗的目的。

（七）心脏影像学　心脏影像学检查有助于评估心脏结构和功能异常与心律失常的关系。超声心动图是最常用的心脏影像学检查，包括经胸超声心动图（transthoracic echocardiography，TTE）、经食管超声心动图（transesophageal echocardiography，TEE）和心腔内超声心动图（intracardiac echocardiography，ICE）。临床常用 TTE 评估心脏结构和功能异常与心律失常的关系，例如合并心室收缩功能障碍和心腔扩大的各类心肌病或心肌炎病人，更易发生快速型室性心律失常；三尖瓣下移畸形（Ebstein 畸形）病人更易引起房室折返性心动过速。ICE 是将微型超声探头安装在心导管的顶端，经外周血管（动脉或静脉）输送至心腔内对心脏及其邻近组织进行实时高质量成像和/或血流动力学测定的超声成像技术，可直接显示心脏解剖结构，有助于明确心脏内各部位之间的解剖关系，已逐渐开始应用于电生理学领域，指导各种心脏介入手术。此外，心脏磁共振成像（MRI）近年来也常被用于协助筛查心肌梗死后心肌瘢痕负荷，观察致心律失常性右心室心肌病病人心肌纤维脂质浸润，以及检测影响心律失常易感性的其他结构变化等。增强 MRI 和 ^{18}F-氟代脱氧葡萄糖正电子发射断层扫描与计算机断层扫描（^{18}F-FDG PET-CT）已用于心脏结节病的诊断与治疗反应评估。

（八）直立倾斜试验（head-up tilt testing，HUT）　直立倾斜试验是评价自主神经功能的一种常用方法，通过改变病人体位，造成人体循环血量在重力作用下向下肢分布，引发人体神经介导反射活动，进而诱导反射性晕厥的发生。直立倾斜试验阳性表现为：血压下降（如收缩压下降>20～30mmHg、舒张压下降>10mmHg）、心率显著降低<40 次/分或心脏停搏>3 秒、脑灌注降低，出现晕厥先兆，甚至意识丧失等；部分可表现心率异常增快>120 次/分或增加超过 30 次/分。HUT 常用于诊断反复不明原因晕厥、鉴别血管迷走神经性晕厥与直立性低血压和体位性心动过速综合征等。

（九）基因检测　基因检测常用于反复发生恶性心律失常甚至猝死的幸存者，以及发病年龄较轻、具有家族遗传史且高度怀疑离子通道病的病人。离子通道病种类繁多，同一种离子通道的不同变异可有不同的临床表型，而同一种临床表型可由不同离子通道病产生。目前初步明确的常见离子通道病包括长 QT 间期综合征、短 QT 间期综合征、Brugada 综合征、早期复极综合征、儿茶酚胺敏感性室性心动过速、特发性心室颤动、遗传性心脏传导阻滞及家族性心房颤动等。基因检测有助于筛查家系中潜在的病人，明确基因缺陷及基因型与表型的关系，并指导治疗方案，然而目前仍有很多离子通道病的致病基因尚未完全阐明。

第二节 | 窦性心律失常

正常窦性心律的冲动起源于窦房结，频率为 60～100 次/分。心电图显示窦性心律的 P 波在 I、II、aVF 导联直立，aVR 导联倒置；PR 间期为 0.12～0.20 秒。窦性心律失常是由于窦房结冲动发放频率的异常或窦性冲动向心房的传导受阻所导致的心律失常。根据心电图及临床表现分为窦性心动过速、窦性心动过缓、窦性停搏、窦房传导阻滞以及病态窦房结综合征。

一、窦性心动过速

成人窦性心律的频率超过 100 次/分为窦性心动过速（sinus tachycardia）（图 3-3-4）。目前临床上分为生理性窦性心动过速和不适当窦性心动过速。生理性窦性心动过速通常见于健康人、吸烟、饮茶或咖啡、饮酒、体力活动及情绪激动时；也可见于某些病理状态，如发热、甲亢、贫血、休克、心肌缺血、心力衰竭以及应用肾上腺、阿托品等药物时。不适当窦性心动过速是指在静息状态下心率的持续性增快，或心率的增快与生理、情绪激动、病理状态或药物作用无关或不相一致，其发生机制不明，可能与窦房结本身的自律性增强，或自主神经对窦房结的调节异常有关。窦性心动过速通常逐渐开始和终止，频率大多在 100～150 次/分。窦性心动过速的治疗应针对病因和去除诱发因素，如治疗心力衰竭、纠正贫血、控制甲亢等。必要时单用或联合应用 β 受体拮抗剂、非二氢吡啶类钙通道阻滞剂（如地尔硫䓬）；如上述药物无效或不能耐受，可选用窦房结内向电流 I_f 抑制剂伊伐布雷定。

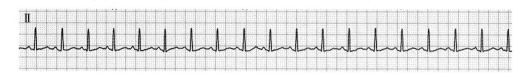

图 3-3-4　**窦性心动过速**
Ⅱ导联的 P 波正向，PR 间期 0.13 秒，心率 115 次/分。

二、窦性心动过缓

成人窦性心律的频率低于 60 次/分称为窦性心动过缓（sinus bradycardia）（图 3-3-5）。窦性心动过缓常同时伴有窦性心律不齐（不同 PP 间期的差异＞0.12 秒）。窦性心动过缓常见于健康的青年人、运动员及睡眠状态；其他原因包括颅内疾病、严重缺氧、低温、甲状腺功能减退和血管迷走性晕厥等，以及应用拟胆碱药物、胺碘酮、β 受体拮抗剂、非二氢吡啶类钙通道阻滞剂或洋地黄类等药物；窦房结病变和急性下壁心肌梗死亦常发生窦性心动过缓。无症状的窦性心动过缓通常无需治疗。如因心率过慢，出现心排血量不足症状如头晕、黑矇、乏力，可应用阿托品或异丙肾上腺素等药物，但长期应用往往效果不确定，易发生严重副作用，故应考虑心脏起搏治疗。

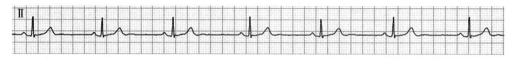

图 3-3-5　**窦性心动过缓**
Ⅱ导联的 P 波正向，PR 间期 0.18 秒，心率 48 次/分。

三、窦性停搏

窦性停搏或窦性静止（sinus pause or sinus arrest）是指窦房结不能产生冲动。心电图表现为在较正常 PP 间期显著长的间期内无 P 波发生，或 P 波与 QRS 波均不出现，长的 PP 间期与基本窦性 PP 间期无倍数关系（图 3-3-6）。长时间的窦性停搏后，下位的潜在起搏点，如房室交界处或心室，可发出单个逸搏或逸搏性心律控制心室。窦性停搏多见于窦房结变性与纤维化、急性下壁心肌梗死、脑血管意外等病变以及迷走神经张力增高或颈动脉窦过敏；此外，应用洋地黄类药物、乙酰胆碱等亦可引起窦性停搏。过长时间的窦性停搏（＞3 秒）且无逸搏发生时，病人可出现黑矇、短暂意识障碍或晕厥，严重者可发生阿-斯（Adams-Stokes）综合征，甚至死亡。治疗可参照病态窦房结综合征。

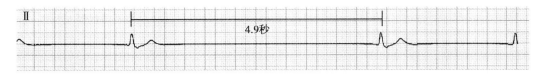

图 3-3-6　**窦性停搏伴室性逸搏**
Ⅱ导联无窦性 P 波,最长 RR 间期 4.9 秒,QRS 波群宽大畸形,时间 0.12 秒。

四、窦房传导阻滞

窦房传导阻滞(sinoatrial block,SAB)指窦房结冲动传导至心房时发生延缓或阻滞。理论上 SAB 可分为三度,由于体表心电图不能显示窦房结电活动,因而通过体表心电图无法确定一度和三度窦房传导阻滞的诊断。二度窦房传导阻滞分为两型:莫氏(Mobitz)Ⅰ型即文氏(Wenckebach)阻滞,表现为 PP 间期进行性缩短,直至出现一次长 PP 间期,该长 PP 间期短于基本 PP 间期的两倍(图 3-3-7);莫氏Ⅱ型阻滞时,长 PP 间期为基本 PP 间期的整倍数。窦房传导阻滞后可出现逸搏心律。窦房传导阻滞的病因及治疗参见病态窦房结综合征。

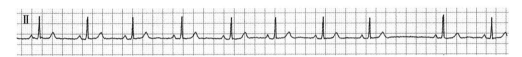

图 3-3-7　**二度Ⅰ型窦房传导阻滞**
Ⅱ导联可见窦性 PP 间期逐渐缩短,直至出现一次长 PP 间期,长的 PP 间期(1.47 秒)短于基本 PP 间期(0.95 秒)的两倍。

五、病态窦房结综合征

病态窦房结综合征(sick sinus syndrome,SSS)简称病窦综合征,是由窦房结病变导致功能减退,产生多种心律失常的综合表现。病人可在不同时间出现一种以上的心律失常,常同时合并心房自律性异常,部分病人同时有房室传导功能障碍。

【病因】　众多病变过程,如窦房结纤维化与脂肪浸润、硬化与退行性变、淀粉样变性、甲状腺功能减退、某些感染(布鲁氏菌病、伤寒)等均可损害窦房结,导致窦房结起搏与窦房传导功能障碍;窦房结动脉供血减少、窦房结周围神经和心房肌的病变亦是 SSS 的病因;颈动脉窦过敏、脑血管意外、高血钾、迷走神经张力增高、某些抗心律失常药物如洋地黄类药物、乙酰胆碱等抑制窦房结功能亦可导致窦房结功能障碍,应注意鉴别。

【临床表现】　病人出现与心动过缓有关的心、脑等脏器供血不足的症状,如发作性头晕、黑矇、心悸、乏力和运动耐力下降等;严重者可出现心绞痛、心力衰竭、短暂意识障碍或晕厥,甚至猝死。如有心动过速发作,则可出现心悸、心绞痛等症状。

【心电图特征】　心电图的主要表现包括:①非药物引起的持续而显著的窦性心动过缓(50 次/分以下);②窦性停搏或窦性静止、窦房传导阻滞;③窦房传导阻滞与房室传导阻滞并存;④心动过缓-心动过速综合征(bradycardia-tachycardia syndrome),简称慢-快综合征,是指心动过缓与房性快速型心律失常(心房扑动、心房颤动或房性心动过速)交替发作。

病态窦房结综合征的其他心电图改变为:①未应用抗心律失常药物的情况下,心房颤动的心室率缓慢,或其发作前后有窦性心动过缓和/或一度房室传导阻滞;②变时功能不全,表现为运动后心率提高不显著;③房室交界性逸搏心律等。

根据心电图的典型表现,或临床症状与心电图改变存在明确的相关性,即可确定诊断。为确定症状与心电图改变的关系,可作单次或多次动态心电图或事件记录器检查,如晕厥等症状发作的同时记录到显著的心动过缓或心脏停搏,即可提供有力佐证。

【治疗】 若病人无心动过缓相关的症状,不必治疗,仅定期随诊观察。对于有症状的病态窦房结综合征病人,应接受永久起搏器置入治疗(参考本章第八节)。

慢-快综合征病人发生心动过速,单独应用抗心动过速药物治疗可能会加重心动过缓,通常需在接受起搏治疗后才能使用此类药物。部分慢-快综合征病人在快速型心律失常得到矫正后(如导管消融房颤),其缓慢型心律失常(包括窦性停搏、窦性心动过缓)及其症状可减轻甚至消失,因此可能无需安装永久起搏器。此外,由于慢-快综合征病人合并心房扑动或心房颤动使血栓栓塞发生率增高,应考虑抗栓治疗。

第三节 | 房性心律失常

一、房性期前收缩

房性期前收缩(premature atrial beats),也称房性早搏,简称房早,是指起源于窦房结以外心房的任何部位的心房激动,是临床上常见的心律失常。

【临床表现】 主要表现为心悸,自觉有停跳感,部分伴有胸闷、乏力等;有些病人可能无任何症状。房早多为功能性,正常成人进行 24 小时动态心电图监测,大约 60% 有房早发生。在各种器质性心脏病如冠心病、肺心病、心肌病等病人中,房早发生率明显增加,并常可引起其他快速型房性心律失常。

【心电图特征】 心电图表现为:①P 波提前发生,与窦性 P 波形态不同;②PR 间期>120ms;③QRS 波群呈室上性,部分可有室内差异性传导;④多为不完全代偿间歇。如发生在舒张早期,适逢房室结尚未脱离前次搏动的不应期,可产生传导中断,无 QRS 波发生(被称为阻滞的或未下传的房早)或缓慢传导(下传的 PR 间期延长)现象(图 3-3-8)。

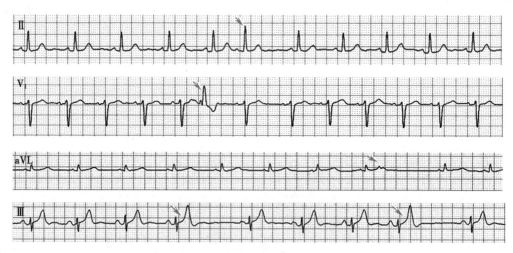

图 3-3-8 房性期前收缩

II 导联箭头处为房早;V₁ 导联箭头处为房早伴室内差异性传导;aVL 和 III 导联箭头处均为未下传的房早,aVL 导联提前出现的房性 P 波与前面的 T 波部分融合,III 导联提前出现的房性 P 波与前面的 T 波完全融合,导致 T 波高耸。

【治疗】 房早通常无需治疗。吸烟、饮酒和咖啡均可诱发房早,应劝导病人戒除或减量。有症状或当房早诱发心动过速发生时,可用 β 受体拮抗剂或非二氢吡啶类钙通道阻滞剂治疗。

二、房性心动过速

房性心动过速(atrial tachycardia)简称房速,指起源于心房且无需房室结参与维持的心动过速。

发生机制包括自律性增加、折返与触发活动。根据起源点不同,分为局灶性房性心动过速(focal atrial tachycardia)和多源性房性心动过速(multifocal atrial tachycardia),后者也称为紊乱性房性心动过速(chaotic atrial tachycardia),是严重肺部疾病常见的心律失常,最终可能发展为心房颤动。

【病因】　冠心病、慢性肺部疾病、洋地黄中毒、大量饮酒以及各种代谢障碍均可成为致病原因。心脏外科手术或导管消融术后所致的手术瘢痕也可引起房性心动过速,亦可见于部分心脏结构正常的病人。

【临床表现】　常表现为心悸、头晕、胸痛、憋气和乏力等,部分病人可能无任何症状。合并器质性心脏病的病人甚至可表现为晕厥、心肌缺血或肺水肿等。症状发作可呈短暂、间歇或持续发生。当房室传导比例发生变动时,听诊心律不恒定,第一心音强度发生变化。

【心电图特征】　局灶性房速心电图特征包括:①心房率通常为150～200次/分;②P波形态与窦性P波不同;③当心房率加快时可出现二度Ⅰ型或Ⅱ型房室传导阻滞,呈现2∶1房室传导亦属常见,但心动过速不受影响;④P波之间的等电线仍存在(与心房扑动时等电线消失不同);⑤刺激迷走神经不能终止心动过速,仅加重房室传导阻滞;⑥发作开始时心率逐渐加速(图3-3-9)。

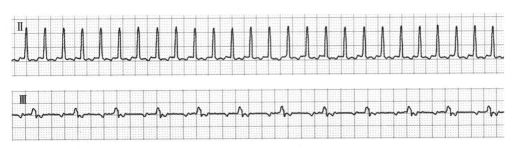

图3-3-9　局灶性房性心动过速
Ⅱ导联心房率187次/分,房室间呈1∶1传导;Ⅲ导联心房率167次/分,房室间呈2∶1传导。

多源性房速心电图特征包括:①通常有3种或以上形态各异的P波,PR间期各不相同;②心房率100～130次/分;③大多数P波能下传心室,但部分P波因过早发生而受阻,心室率不规则(图3-3-10)。

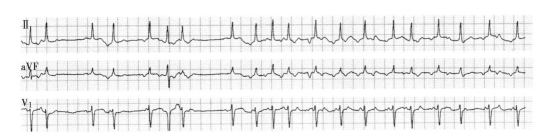

图3-3-10　多源性房性心动过速
Ⅱ、aVF、V₁导联P波呈多种形态,部分房室间呈2∶1～1∶1传导。

【治疗】　房速的处理主要取决于心室率的快慢及病人的血流动力学情况。如心室率不太快且无严重的血流动力学障碍,可选择口服β受体拮抗剂,不伴器质性心脏病,可选择非二氢吡啶类钙通道阻滞剂和Ⅰc类(普罗帕酮)抗心律失常药。如心室率达140次/分以上,由洋地黄中毒所致或临床上有严重充血性心力衰竭或休克征象,应进行紧急治疗。其处理方法如下:①病因与诱因治疗:主要是针对基础疾病治疗。肺部疾病病人应纠正低氧血症、控制感染;如洋地黄中毒引起者,需立即停用并纠正可能伴随的电解质紊乱,特别要警惕低钾血症。②控制心室率:急性期血流动力学稳定且无失代偿性心力衰竭可静脉使用β受体拮抗剂或非二氢吡啶类钙通道阻滞剂,当药物治疗不能控制心室率时,可考虑同步直流电复律。对于药物治疗无效反复发作的多源性房性心动过速伴左心室功能不全病人,可考虑房室结消融联合永久起搏器治疗。③转复窦性心律:优先使用腺苷转复治疗,若无效,可选择 I c（普罗帕酮）或Ⅲ类（胺碘酮、伊布利特等）抗心律失常药。血流动力学不稳定者立即行同步直流电复律。对于反复发作或引起心动过速性心肌病的局灶性房性心动过速，首选导管消融治疗。

三、心房扑动

心房扑动（atrial flutter）简称房扑，是介于房速和房颤之间的快速型心律失常。健康者很少见，病人多伴有器质性心脏病。

【病因】

多见于冠心病、瓣膜病、高血压心脏病和心肌病等器质性心脏病。此外，肺栓塞、甲状腺功能亢进、酒精中毒和心包炎等，亦可出现房扑。部分病人也可无明显病因。

【临床表现】 病人的症状主要与房扑的心室率相关，心室率不快时，病人可无症状；房扑伴有极快的心室率时，可诱发心绞痛与心力衰竭。房扑往往有不稳定的倾向，可恢复窦性心律或进展为心房颤动，但亦可持续数个月和数年。房扑病人也可产生心房血栓，进而引起血栓栓塞。体格检查可见快速的颈静脉扑动。当房室传导比例发生变化时，第一心音强度亦随之变化。有时能听到心房音。

【心电图特征】 心电图特征包括：①窦性 P 波消失，代之以振幅、间距相同的有规律的锯齿状扑动波，称为 F 波，扑动波之间的等电线消失，频率常为 250～350 次/分；②心室率规则或不规则，取决于房室传导比例是否恒定，房扑波多以 2∶1 和 4∶1 交替下传；③QRS 波形态多正常，当出现室内差异传导、原先有束支传导阻滞或经房室旁路下传时，QRS 波增宽且形态异常（图 3-3-11）。

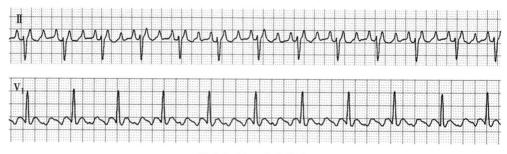

图 3-3-11 心房扑动

Ⅱ、V$_1$ 导联均可见快速而规则的锯齿状扑动波（F 波），频率 300 次/分，RR 间期规则，房室传导比例为 3∶1。

【治疗】

1. 药物治疗 减慢心室率的药物包括 β 受体拮抗剂、非二氢吡啶类钙通道阻滞剂（维拉帕米、地尔硫草）或洋地黄类药物（地高辛、毛花苷丙）。转复房扑并预防复发的药物主要是Ⅲ类（伊布利特、多非利特和胺碘酮）抗心律失常药，伊布利特用于新发房扑复律治疗，禁用于严重器质性心脏病、QT 间期延长和窦房结功能障碍者；多非利特亦可选用。长期维持窦性心律可选用胺碘酮、多非利特或索他洛尔等药物。

2. 非药物治疗 血流动力学不稳定的急性期病人，立即行同步直流电复律。有症状、反复发作的房扑或持续性房扑导致心动过速性心肌病的病人，应行导管消融治疗。

3. 抗凝治疗 持续性房扑的病人发生血栓栓塞的风险明显增高，应给予抗凝治疗。具体抗凝策略同心房颤动。

四、心房颤动

心房颤动（atrial fibrillation，AF）简称房颤，是最常见的心律失常之一，是指规则有序的心房电活动丧失，代之以快速无序的颤动波，是最严重的心房电活动紊乱。心房无序的颤动使之失去了有效的收缩与舒张，心房泵血功能恶化或丧失，加之房室结对快速心房激动的递减传导，引起心室极不规则的反应。因此，心室律（率）紊乱、心功能受损和心房附壁血栓形成是房颤病人的主要病理生理特点。

2004 年中国部分区域 30～85 岁人群的流行病学调查显示,我国房颤患病率约为 0.77%,≥80 岁人群中可高达 7.5%。2010 年,世界范围内房颤患病率约为 3%。

【病因】　房颤常发生于器质性心脏病病人,多见于冠心病、高血压心脏病、瓣膜病、心肌病以及甲状腺功能亢进,其次缩窄性心包炎、慢性肺源性心脏病、预激综合征以及高龄老人也可合并房颤。部分房颤原因不明,可见于正常人,在情绪激动、外科手术、运动或大量饮酒时发生。

【分类】　一般将房颤分为阵发性房颤(paroxysmal AF)、持续性房颤(persistent AF)、持久性房颤(long-standing persistent AF)及永久性房颤(permanent AF)(表 3-3-1)。

表 3-3-1　房颤的临床分类

名称	临床特点
阵发性房颤	持续时间≤7 天(常≤48 小时),能自行终止
持续性房颤	持续时间＞7 天,非自限性
持久性房颤	持续时间≥1 年,病人有转复愿望
永久性房颤	持续时间＞1 年,不能终止或终止后又复发

【临床表现】　房颤症状的轻重受心室率快慢的影响。心室率超过 150 次/分,病人可发生心绞痛与心力衰竭;心室率不快时,病人症状较轻或无症状。房颤时心房有效收缩消失,心排血量比窦性心律时减少达 25% 或更多。

房颤并发血栓栓塞的危险性甚大,尤以脑栓塞危害最大,常可危及生命并严重影响病人的生存质量。栓子来自左心房,多在左心耳部,因心房失去收缩力、血流淤滞所致。非瓣膜性心脏病合并房颤者发生脑栓塞的机会较无房颤者高出 5～7 倍;二尖瓣狭窄或二尖瓣脱垂合并房颤时,脑栓塞的发生率更高。

心脏听诊第一心音强度变化不定,心律极不规则。当心室率快时可发生脉搏短绌,原因是许多心室搏动过弱以致未能开启主动脉瓣,或因动脉血压波太小,未能传导至外周动脉。

当房颤病人的心室律变得规则,应考虑以下的可能性:①恢复窦性心律;②转变为房性心动过速;③转变为房扑(固定的房室传导比率);④发生房室交界性心动过速或室性心动过速。如心室律变为慢而规则(30～60 次/分),提示可能出现完全性房室传导阻滞。心电图检查有助于确立诊断。房颤病人并发房室交界性与室性心动过速或完全性房室传导阻滞,常见原因是洋地黄中毒。

【心电图特征】　心电图特征包括:①P 波消失,代之以小而不规则的基线波动,形态与振幅均变化不定,称为 f 波;频率为 350～600 次/分。②心室率极不规则。③QRS 波形态通常正常,当心室率过快,发生室内差异性传导,QRS 波增宽变形(图 3-3-12)。

【治疗】　房颤治疗强调长期综合管理,即在治疗原发疾病和诱发因素基础上,积极预防血栓栓塞、转复并维持窦性心律及控制心室率,这是房颤治疗的基本原则。

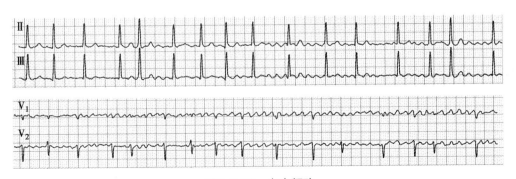

图 3-3-12　心房颤动

房颤波(f 波)频率约 375 次/分,平均心室率约 102 次/分,RR 间期极不规则。

1. **抗凝治疗** 房颤病人的栓塞发生率较高,因此,抗凝治疗是房颤治疗的重要内容。非瓣膜性房颤需要使用 CHA_2DS_2-VASc 评分系统进行血栓栓塞危险评估(表 3-3-2)。CHA_2DS_2-VASc 评分男性≥2 分或女性≥3 分,应抗凝治疗;当评分男性为 1 分或女性为 2 分时,应根据获益与风险权衡,可考虑抗凝治疗;当评分男性为 0 分或女性为 1 分时,通常无需抗凝治疗。合并中重度二尖瓣狭窄或机械瓣置换术后的瓣膜性房颤病人,无需行 CHA_2DS_2-VASc 评分,直接选择华法林抗凝治疗。房颤抗凝治疗前应常规进行出血风险评估,临床上常用 HAS-BLED 评分系统(表 3-3-3)。HAS-BLED 评分≥3 分为高出血风险。但应当注意,对于高出血风险病人应积极纠正可逆的出血危险因素,不应将 HAS-BLED 评分增高视为抗凝治疗的禁忌证。

表 3-3-2 非瓣膜病性心房颤动脑卒中危险 CHA_2DS_2-VASc 评分

危险因素	CHA_2DS_2-VASc/分
心力衰竭/左心室功能障碍(C)	1
高血压(H)	1
年龄≥75 岁(A)	2
糖尿病(D)	1
脑卒中/TIA/血栓栓塞病史(S)	2
血管疾病(V)	1
年龄 65～74 岁(A)	1
性别(女性,Sc)	1

注:TIA,短暂性脑缺血发作。血管疾病包括:既往心肌梗死、外周动脉疾病、主动脉斑块。

表 3-3-3 出血风险评估 HAS-BLED 评分

临床特点	计分/分
未控制的高血压(H)	1
肝、肾功能异常(各 1 分,A)	1 或 2
脑卒中(S)	1
出血(B)	1
INR 易波动(L)	1
老年(年龄>65 岁,E)	1
药物或嗜酒(各 1 分,D)	1 或 2
最高值	9 分

注:未控制的高血压定义为收缩压>160mmHg;肝功能异常定义为慢性肝病(如肝纤维化)或胆红素>2 倍正常值上限,丙氨酸转氨酶>3 倍正常值上限;肾功能异常定义为慢性透析或肾移植或血清肌酐≥200μmol/L;出血指既往出血史和/或出血倾向;INR 易波动指 INR 不稳定,在治疗窗内的时间<60%;药物指合并应用抗血小板药物或非甾体抗炎药。

华法林是房颤抗凝治疗的有效药物。口服华法林,使凝血酶原时间 INR 维持在 2.0～3.0 之间,能安全而有效预防脑卒中发生。合并中重度二尖瓣狭窄或心脏机械瓣置换术的病人,首选华法林。华法林抗凝治疗有效治疗窗窄,易受药物和食物等因素的影响,需加强 INR 的动态监测,提高其治疗的有效性和安全性。华法林导致严重出血者可给予维生素 K_1 治疗。

新型口服抗凝药(non-vitamin-K-antagonist oral anticoagulants,NOAC)包括直接抑制凝血酶的达比加群,以及抑制 Xa 因子的利伐沙班、阿哌沙班等。NOAC 具有良好的有效性和安全性。与华法林相比,NOAC 不需常规监测凝血指标,无食物的相互作用,药物相互作用少,有更好的依从性;因此,非瓣膜性房颤病人首选 NOAC 抗凝治疗。NOAC 导致的严重或致命性出血可使用依达赛珠单抗和 Andexanet α 分别逆转达比加群和 Xa 因子抑制剂的抗凝活性。

房颤持续超过 48 小时的病人,在复律前应接受 3 周抗凝治疗,或经食管超声心动图除外心房血栓后再行复律,转复后继续抗凝治疗 4 周。紧急复律治疗可选用静脉注射肝素或皮下注射低分子量肝素抗凝。

经皮左心耳封堵治疗是预防卒中或体循环栓塞事件的策略之一。对于不适合长期抗凝治疗或长期规范抗凝治疗基础上仍发生脑卒中或栓塞事件、HAS-BLED 评分≥3 分的病人,可考虑左心耳封堵术。

2. 转复并维持窦性心律 房颤复律存在血栓栓塞的风险,复律前应充分评估血栓栓塞风险,房颤持续超过 48 小时的病人均应评估血栓风险,复律前给予规范抗凝治疗。房颤转复为窦性心律的方法包括药物复律、电复律及导管消融治疗。复律并维持窦性心律的主要药物是 I c 类(普罗帕酮)和Ⅲ类(胺碘酮、伊布利特、决奈达隆、索他洛尔)抗心律失常药物。无器质性心脏病者可选择普罗帕酮、伊布利特,复律后窦性心律的维持可选择普罗帕酮、决奈达隆、索他洛尔;有严重器质性心脏病应选择胺碘酮复律并维持窦性心律,但在治疗中需充分考虑胺碘酮的副作用。药物复律无效时,可采用电复律;如病人房颤发作伴严重血流动力学障碍或急性心力衰竭,宜紧急施行电复律。复律治疗成功与否与房颤持续时间的长短、左心房大小和年龄有关。

导管消融的有效性和安全性已得到众多临床研究证实,与抗心律失常药物相比,在维持窦性心律方面优于药物治疗,并可显著降低房颤复发风险、改善病人的症状和生活质量。对于有症状的阵发性房颤,首选导管消融;有症状的房颤病人如药物治疗无效或不能耐受,以及左心室射血分数下降的病人,应选择导管消融治疗。此外,外科迷宫手术、房颤杂交消融手术也可用于维持窦性心律。

3. 控制心室率 房颤伴快速心室率是产生症状的主要原因,长时间的快速心室率可引起血流动力学不稳定或导致心动过速性心肌病。因此,有效控制心室率是房颤管理的重要环节。对于无症状的房颤,且左心室收缩功能正常,控制静息心室率<110 次/分;对于症状性明显或出现心动过速性心肌病时,应控制静息心室率<80 次/分且中等运动时心室率<110 次/分。

控制心室率的药物包括 β 受体拮抗剂、非二氢吡啶类钙通道阻滞剂、洋地黄制剂和某些抗心律失常药物(如胺碘酮),可单用或者联合应用,但应注意这些药物的禁忌证。射血分数保留的心力衰竭病人可选择 β 受体拮抗剂或/和非二氢吡啶类钙通道阻滞剂。射血分数下降的心力衰竭病人首选 β 受体拮抗剂,当心室率控制不达标或 β 受体拮抗剂有使用禁忌时,应考虑使用洋地黄类药物或/和胺碘酮。达到严格心室率控制目标后,应行 24 小时动态心电图监测以评估有无心动过缓和心脏停搏情况。

对于房颤伴快速心室率、药物治疗无效者,可行房室结消融联合永久性起搏器植入以控制心室率。

第四节 │ 房室交界性心律失常

一、房室交界性期前收缩

房室交界性期前收缩(premature atrioventricular junctional beats)简称交界性期前收缩。其冲动起源于房室交界区,可前向和逆向传导,分别产生提前发生的 QRS 波与逆行 P 波;逆行 P 波可位于 QRS 波之前(PR 间期<0.12 秒)、之中或之后(RP 间期<0.20 秒);QRS 波形态正常(图 3-3-13),当发生室内差异性传导时,QRS 波形态可有变化。

房室交界性期前收缩通常无需治疗。

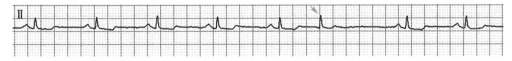

图 3-3-13 房室交界性期前收缩
箭头指示为房室交界性期前收缩。

二、房室交界性逸搏与心律

房室交界区组织在正常情况下不表现出自律性,称为潜在起搏点。下列情况时,潜在起搏点可成为主导起搏点:①由于窦房结发放冲动频率减慢,低于潜在起搏点的固有频率;②由于传导障碍,窦房结冲动不能抵达潜在起搏点部位,潜在起搏点自动除极产生逸搏。房室交界性逸搏(AV junctional escape beats)的心电图表现为在长于正常 PP 间期的间歇后出现一个正常的 QRS 波,P 波缺失,或逆行 P 波位于 QRS 波之前或之后,此外,亦可见到未下传至心室的窦性 P 波。

房室交界性心律(AV junctional rhythm)指房室交界性逸搏连续发生而形成的节律。心电图显示正常下传的 QRS 波,频率为 40～60 次/分,可有逆行 P 波或存在独立、缓慢的心房电活动,从而形成房室分离,此时,心室率超过心房率(图 3-3-14)。

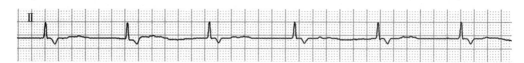

图 3-3-14 房室交界性心律
RR 间期 1.24 秒,频率为 48 次/分,QRS 波群后出现逆行 P 波,RP=0.15 秒。

房室交界性逸搏或心律的出现,与迷走神经张力增高、显著的窦性心动过缓或房室传导阻滞有关,并作为防止心室停搏的生理保护机制。一般无需治疗,必要时可起搏治疗。

三、非阵发性房室交界性心动过速

非阵发性房室交界性心动过速(nonparoxysmal atrioventricular junctional tachycardia)的发生机制与房室交界区组织的自律性增高或触发活动有关。最常见的病因为洋地黄中毒,其次为下壁心肌梗死、心肌炎、急性风湿热或心脏瓣膜手术后等,亦偶见于正常人。

心动过速发作起始与终止时,心率逐渐变化,有别于突发突止的阵发性折返性心动过速,故称为"非阵发性"。心率 70～150 次/分或更快,心律通常规则,QRS 波群正常,自主神经系统张力变化可影响心率快慢。如心房的电活动由窦房结或异位心房起搏点控制,可发生房室分离。洋地黄过量引起者,经常合并房室交界区文氏型传导阻滞,使心室律变得不规则。

治疗主要针对基本病因。本型心律失常通常能自行消失,如病人耐受性良好,仅需密切观察和治疗原发疾病。已用洋地黄或疑洋地黄中毒者应立即停用洋地黄,补充钾盐,不宜施行电复律;如与洋地黄无关,可应用 β 受体拮抗剂、非二氢吡啶类钙通道阻滞剂或洋地黄治疗。其他药物可选用 I a、I c 与 III 类(胺碘酮)抗心律失常药物。

四、房室交界区相关的折返性心动过速

房室交界区相关的折返性心动过速主要包括房室结折返性心动过速(atrioventricular nodal reentrant tachycardia,AVNRT)和房室折返性心动过速(atrioventricular reentrant tachycardia,AVRT)两大类,临床特征表现为规律而快速的心动过速,呈突然发作与终止,心电图多表现为 QRS 波群形态正常、RR 间期规则的快速心律,故在临床上又统称为阵发性室上性心动过速(paroxysmal supraventricular tachycardia,PSVT),简称室上速。其共同的发生机制是折返,前者的折返环路位于房室结内;后者由房室交界区、旁道与心房、心室共同组成折返环路,与预激综合征密切相关。

房室结折返性心动过速

【病因】 病人多无器质性心脏病,常见于年轻人,相当部分病人有长期反复发作病史。

【临床表现】 心动过速呈阵发性,突发突止;持续时间长短不一,可数分钟或数小时,甚者可达数天。症状包括突发的心悸、胸闷、焦虑不安、头晕、疲劳,少见有晕厥、心绞痛、心力衰竭与休克。症

状轻重取决于发作时心室率加快的程度以及持续时间,亦与是否合并器质性心脏病及其严重程度相关。若发作时心室率过快,使心排血量与脑血流量锐减,或心动过速猝然终止,窦房结未能及时恢复自律性导致心搏停顿,则可发生晕厥。心动过速发作时听诊心尖区第一心音强度恒定,心律绝对规则。

【心电图特征】　心电图表现为:①心率常为 150～200 次/分,节律规则,偶尔超过 250 次/分,尤其是儿童;②QRS 波群形态与时限均正常,但发生室内差异性传导或束支传导阻滞时,QRS 波群形态异常;③P 波为逆行性(Ⅱ、Ⅲ、aVF 导联倒置),常埋藏于 QRS 波群内或位于其终末部分,P 波与 QRS 波保持固定关系;④起始突然,通常由一个房性期前收缩触发,其下传的 PR 间期显著延长,随之引起心动过速发作(图 3-3-15)。

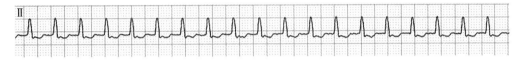

图 3-3-15　房室结折返性心动过速

连续快速、规则的 QRS 波群,其形态和时限均正常,频率 154 次/分,QRS 波群终末部分可见逆行 P 波。

【心电生理检查】　心电生理检查是 AVNRT 重要的检查方法,在绝大多数病人中可发现房室结快、慢径双径(常见)或多径路前向传导的证据,即可见特征性的跳跃现象(逐渐缩短心房刺激频率至快径不应期时,心房-希氏束间期突然延长超过 50ms 的现象,提示刺激信号从快径转至慢径并下传),随后可出现回波或发生心动过速。

根据心动过速时心房-希氏束(AH)间期和希氏束-心房(HA)间期的长短以及最早逆传心房激动部位的不同,将 AVNRT 分为三型,即慢快型、快慢型、慢慢型,少数病人可合并上述 2 种或以上类型。①慢快型:AVNRT 中最常见类型,也称之为典型的 AVNRT,约占 90%,为房室结慢径前传,快径逆传,希氏束附近 A 波(心房波)领先,AH 间期明显>HA 间期,且 AH 间期≥200ms。②快慢型:约占 AVNRT 的 5%,为房室结快径前传,慢径逆传,冠状窦口附近 A 波领先,AH 间期通常小于 HA 间期,且 AH 间期<200ms,平均 90ms。③慢慢型:约占 AVNRT 的 5%,为房室结慢径前传,另一条慢径逆传,冠状窦口附近 A 波领先,AH 间期通常>HA 间期,且 AH 间期≥200ms。通常将快慢型 AVNRT 和慢慢型 AVNRT 称为非典型 AVNRT。

【治疗】

1. 急性发作期　应根据病人基础的心脏状况、既往发作的情况以及对心动过速的耐受程度进行适当处理,部分病人常可自行终止。

如病人心功能与血压正常,可先尝试刺激迷走神经的方法:病人取仰卧位,双下肢抬高,使用 Valsalva 动作(深吸气后屏气、再用力作呼气动作)、咽刺激诱导恶心、将面部浸没于冰水内等方法可使心动过速终止。也可采取颈动脉窦按摩(每次 5～10 秒,切莫双侧同时按摩,老年人及青光眼病人慎用)。多次尝试失败,应选择药物治疗或电复律。经食管快速心房起搏亦可终止心动过速发作,因多数病人不能耐受,目前临床较少使用。

药物治疗是终止心动过速发作最常用的方法。首选腺苷,起效迅速,副作用为胸部压迫感、呼吸困难、面部潮红、窦性心动过缓、房室传导阻滞等,但因腺苷半衰期短于 6 秒,副作用即使发生亦很快消失。腺苷无效时可改静脉注射维拉帕米、胺碘酮、地尔硫䓬或 β 受体拮抗剂。如合并心力衰竭或低血压,禁止用维拉帕米和地尔硫䓬;失代偿性心力衰竭禁用 β 受体拮抗剂。

血流动力学不稳定、药物不能转复或控制心动过速者,应进行电复律。

2. 导管消融　导管消融技术安全和有效,是根治房室结折返性心动过速的首选治疗方案(参照本章第八节)。

暂时不能行导管消融术且又发作频繁和症状显著者,可考虑应用长效 β 受体拮抗剂或长效钙通道阻滞剂预防发作;如发作不频繁、可较好耐受、持续时间短并可自行终止者,则不必预防性用药。

房室折返性心动过速

房室折返性心动过速(AVRT)是通过旁道产生的心动过速。正常的心房与心室之间有纤维脂肪组织分隔,这些起绝缘作用的组织层若被心外膜下心肌束穿越,心房肌与心室肌直接相连,心房冲动就可绕过正常的房室传导系统形成旁道。旁道可为单束或多束心肌组织,主要分布在三尖瓣环旁的右心室游离壁、房室瓣环的间隔面和二尖瓣后瓣对应的左心室游离壁。最常见的是连接心房和心室之间的旁道,称为房室旁道(accessory atrioventricular pathways),又称 Kent 束;少见的旁道包括心房-希氏束旁道(atriohisian tracts pathways)、房室结-心室旁道(nodoventricular pathways)和希氏束-心室旁道(fasciculoventricular pathways)等,后两者也称为 Mahaim 束。另约 10% 的病人存在多条旁道。

旁道具有前传(房-室传导)和/或逆传(室-房传导)的电生理特性。当激动通过旁道下传,提前激动心室,窦性心律下可显示预激波(心电图 δ 波),该旁道称为显性旁道或显性预激(即心室预激)。当旁道无前向传导功能,只能逆传,窦性心律下无预激波时,称为隐匿性旁道。

与正常房室传导系统相比,旁道传导时间短,不应期相对长,如果一个房性期前收缩下传的时候,旁道仍处于前一次激动的不应期,而房室结已经恢复兴奋性,则激动通过房室结前传、旁道逆传,形成折返环,产生顺向型 AVRT,此时心动过速的 QRS 波群形态正常。显性预激病人当激动通过旁道前传、房室结逆传时,引发的逆向型 AVRT 则表现为宽 QRS 心动过速,需与室性心动过速鉴别(参照本章第五节)。

当心室预激引发 AVRT 时称为预激综合征,由 Kent 束引发的预激综合征称为 Wolf-Parkinson-White(WPW)综合征,也称为典型预激综合征,是最多见的一种预激综合征,由其他少见旁道引起者称为变异型预激综合征。当预激合并房颤(房扑)时,由于旁道传导速度快,过快的心房率可引发极快的心室率;部分旁道前传不应期短的病人,激动可能全部从旁道下传,心率可超过 300 次/分,甚至演变为心室颤动。

【病因】 病人大多无其他心脏异常征象。可于任何年龄经体检心电图或发作心动过速被发现。少数可见于先天性心血管病如三尖瓣下移畸形(Ebstein 畸形)、二尖瓣脱垂、各类心肌病等。

【临床表现】 临床表现类似房室结折返性心动过速。症状严重程度取决于心动过速时心率的快慢、持续时间、心动过速的类型以及基础心脏病情况。当预激合并房颤(房扑)时可出现黑矇、晕厥等血流动力学不稳定表现,甚至出现阿斯综合征发作。

【心电图特征】

1. **房室折返性心动过速(AVRT)** 心电图表现为连续的、快速规则的 QRS 波群,频率为 150~220 次/分,未见明确 P 波,多数 QRS 波群形态正常;少数心电图表现为宽大畸形的 QRS 波群,称为宽 QRS 心动过速。顺向型 AVRT 通常表现为 QRS 形态正常的心动过速,此型最常见,占 AVRT 的 90%以上(图 3-3-16);逆向型 AVRT 心电图表现为宽 QRS 心动过速(图 3-3-17)。极少数顺向型 AVRT 合并束支传导阻滞或室内差异性传导时,也可表现为宽 QRS 心动过速。预激合并房颤(房扑)时,激动分别经旁道和经房室结下传,心动过速的 QRS 波群形态多变,可表现为 QRS 波群形态正常的心动过速,也可为宽 QRS 心动过速(图 3-3-18)。

2. **心室预激** ①PR 间期短于 0.12 秒;②QRS 波群起始部分粗钝(称 δ 波),终末部分正常;③ST-T 波呈继发性改变,与 QRS 波群主波方向相反。

根据胸导联 QRS 波群主波方向,心电图诊断命名为 A 型预激和 B 型预激:A 型预激,胸导联 QRS 主波全部向上;B 型预激,V$_1$、V$_2$ 导联主波向下,V$_4$~V$_6$ 导联向上(图 3-3-19)。

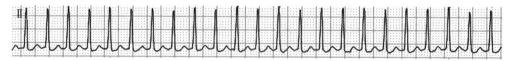

图 3-3-16 顺向型 AVRT

连续的快速规则的 QRS 波群,其形态和时限均正常,频率 200 次/分,未见明确 P 波。

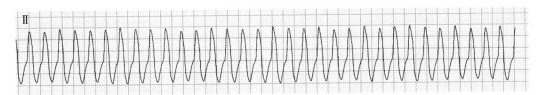

图 3-3-17　逆向型 AVRT

连续的、快速规则的 QRS 波群，QRS 波宽大畸形，QRS 波时间 0.13 秒，频率 214 次/分。

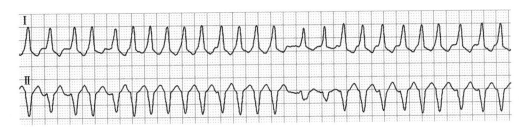

图 3-3-18　预激合并房颤

RR 间期不规则，QRS 波群形态多变，其起始部有预激波，心室率 201 次/分。

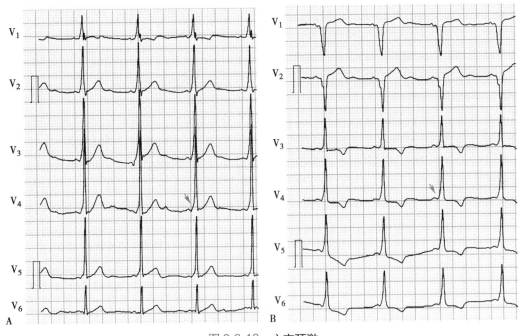

图 3-3-19　心室预激

A. A 型预激；B. B 型预激，箭头指示为 δ 波。

【心电生理检查】　心电生理检查可明确诊断和旁道定位，并指导经导管消融治疗。绝大多数旁道的传导速度较快（不典型旁道除外），其电生理特征不同于正常的房室传导，一般和普通心肌类似，属于快反应细胞，传导速度快且固定，不具有递减性传导的特性，因而具有以下特征：①全或无传导（旁道的传导时间不随心室刺激的提前而逐渐延长，呈现出相对固定的 VA 间期，直至进入旁道不应期，心室起搏不能逆传至心房，出现 A 波的突然脱落）；②心室起搏时，旁道处的逆传心房激动最早（因旁道传导速度比房室结快，心室刺激可经旁道快速激动心房所致）。

下列情况应接受心电生理检查：①协助确定诊断；②确定旁道位置与数目；③确定旁道在心动过速发作时，直接参与构成折返环路的一部分或仅作为"旁观者"；④了解发作心房颤动或扑动时最高的心室率；⑤对药物、导管消融与外科手术等治疗效果作出评价；⑥显性旁道的危险分层。

【治疗】

1. 急性发作期 顺向型 AVRT,可参照房室结折返性心动过速处理。逆向型 AVRT,如刺激迷走神经和用腺苷无效,应考虑静脉注射伊布利特、普鲁卡因胺、氟卡尼或普罗帕酮。

预激伴房颤(房扑)的病人,终止心动过速首选电复律,或静脉注射伊布利特或普罗帕酮,不应使用 β 受体拮抗剂、维拉帕米、地尔硫䓬、洋地黄类药物和胺碘酮,因为这些抗心律失常药可能抑制房室结传导从而加剧旁道下传,有诱发室颤的风险。

血流动力学不稳定、药物无法转复或控制心动过速者,应进行电复律。

2. 导管消融 导管消融是根治房室折返性心动过速的首选治疗方法。尤其对于心动过速发作频繁、伴发房颤或房扑的病人,应尽早行导管消融治疗。

仅有预激而未曾有心动过速发作的病人,可根据病人是否从事高危职业及电生理检查危险分层以决定是否进行导管消融,若从事高危职业或电生理检查提示高风险旁道者,应尽早行导管消融。

第五节 | 室性心律失常

一、室性期前收缩

室性期前收缩(premature ventricular beat)也称室性早搏,简称室早,是一种最常见的心律失常,指希氏束以下部位心室兴奋灶提前除极而产生的过早搏动。

【病因】 常见于各种器质性心脏病,如高血压、冠心病、心肌病、心肌炎及瓣膜性心脏病等。也可见于心脏结构与功能正常者,在情绪紧张、过度劳累、过量烟酒或咖啡,以及电解质紊乱等情况下可诱发室早。某些药物因素,如洋地黄类药物、奎尼丁、三环类抗抑郁药物、抗肿瘤药物也可引起。

【临床表现】 室早症状的轻重程度与期前收缩的频发程度不直接相关。病人一般表现为心悸、胸闷、类似失重感或代偿间歇后有力的心脏搏动,可伴有头晕、乏力等症状。严重器质性心脏病病人,长时间频发室早可产生心绞痛、低血压或心力衰竭等。听诊时,期前收缩后可出现较长的停歇,第二心音强度减弱,仅能听到第一心音,桡动脉搏动减弱或消失。

【心电图特征】 ①提前出现的宽大畸形 QRS 波群,时限常超过 0.12 秒;②T 波与 QRS 主波方向相反;③室早与其前面的窦性搏动的间期(称为配对间期)恒定,后可出现完全性代偿间歇(图 3-3-20)。

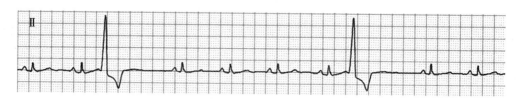

图 3-3-20 **室性期前收缩**
第 3、8 个 QRS 波群提前发生,QRS 波增宽畸形,其前无 P 波,其后有完全性代偿间歇。

室早的类型:室早可孤立或规律出现。当每个窦性搏动后跟随一个室早称为二联律,每两个窦性搏动后出现一个室早为三联律;连续发生两个室早称成对室早,连续三个或以上室早称室性心动过速;如室早恰巧插入两个窦性搏动之间,不产生期前收缩后停顿,称为间位性室早;同一导联内,室早形态相同者,为单形性室早,形态不同者称多形性或多源性室早(图 3-3-21)。

【治疗】 首先应对病人室早的类型、症状及其原有心脏病进行全面评估,根据不同的临床状况决定是否给予治疗,并制订出合理有效的治疗方案。

1. 无器质性心脏病 室早不会增加此类病人发生心源性死亡的危险性,如病人无明显症状或症状轻微,不必使用药物治疗。若病人症状明显,治疗以消除症状为目的,应特别注意对病人作好耐心的解释及关怀,说明这种情况的良性预后,减轻病人焦虑与不安;同时避免诱发因素,如吸烟、饮用咖

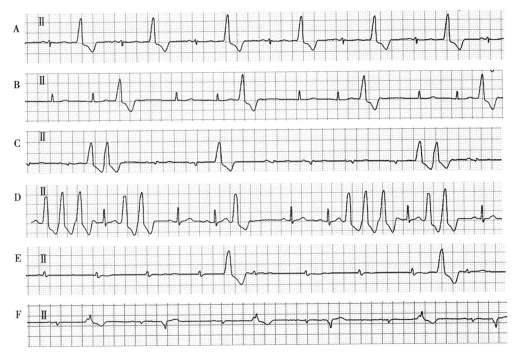

图 3-3-21　室性期前收缩的类型

A. 每个窦性搏动后跟随一个室早,为二联律；B. 每两个窦性搏动后跟随一个室早,为三联律；C. 第 3、4 个 QRS 波群连续出现,为成对室早；D. 第 1、2、3 个 QRS 波群连续出现,为短阵室速。E. 第 5、10 个 QRS 波群提前发生,其后无代偿间歇,为间位性室早；F. 第 2、4 个 QRS 波群形态不一,为多形性室早。

啡/茶、焦虑及应激等。也可选择 β 受体拮抗剂、非二氢吡啶类钙通道阻滞剂、普罗帕酮等,联合使用中成药如稳心颗粒、参松养心胶囊等亦具有减少期前收缩和减轻症状的作用。

2. 器质性心脏病　器质性心脏病合并心功能不全者,原则上只处理心脏本身疾病,不必应用治疗室早的药物。若症状明显,可选用 β 受体拮抗剂以及胺碘酮治疗。

急性心肌缺血合并室早的病人,首选再灌注治疗,不主张预防性应用抗心律失常药物。如果实施再灌注治疗前已出现频发室早、多源性室早,可应用 β 受体拮抗剂。同时注意纠正诱因,尤其是电解质紊乱如低钾、低镁血症。避免使用 Ia 类和 Ic 类抗心律失常药物,因这类药物本身具有致心律失常作用,可能导致病人总死亡率和猝死风险增加。

3. 导管消融　起源于右心室流出道或左心室后间隔的频发室早,若病人症状明显,抗心律失常药物疗效不佳,或不能耐受药物治疗,且无明显器质性心脏病,可考虑导管消融治疗,成功率较高。起源于其他部位的单形性室早,亦可选择导管消融治疗,但成功率较低。

二、室性心动过速

室性心动过速(ventricular tachycardia,VT)简称室速,是起源于希氏束以下的特殊传导系统或者心室肌的连续 3 个或 3 个以上的异位心搏。及时正确地判断和治疗室速具有非常重要的临床意义。

【病因】　室速常发生于各种器质性心脏病病人。最常见为冠心病,其次是心肌病、心力衰竭、瓣膜性心脏病等,其他病因包括代谢障碍、电解质紊乱、洋地黄中毒等。室速偶可发生在无器质性心脏病者,称为特发性室速,其多起源于右心室流出道(右室特发性室速)、左心室间隔部(左室特发性室速)和主动脉窦部。少部分室速与遗传因素有关,又称为离子通道病,如长 QT 间期综合征、Brugada 综合征等。

【临床表现】　室速的临床症状视发作时心室率、持续时间、基础心脏病和心功能状况不同而异。非持续性室速(发作时间短于 30 秒,能自行终止)的病人可无明显症状。持续性室速(发作时间超过 30 秒,需药物或电复律终止)常伴有明显血流动力学障碍与心肌缺血,临床症状包括低血压、头晕、气促、心绞痛和晕厥等。部分多形性室速、尖端扭转型室速发作后很快蜕变为心室颤动,导致心源性晕厥、心搏骤停和猝死。

听诊心律可轻度不规则,第一、二心音分裂,收缩期血压随心搏变化。

【心电图特征】 ①3 个或以上的室早连续出现;②心室率常为 100~250 次/分;③节律规则或略不规则;④心房独立活动与 QRS 波无固定关系,形成房室分离;⑤偶可见心室激动逆传夺获心房。

心室夺获与室性融合波:室速发作时少数室上性冲动可下传心室,产生心室夺获,表现为在 P 波之后,提前发生一次正常的 QRS 波。室性融合波的 QRS 波形态介于窦性与异位心室搏动之间,其意义为部分夺获心室。心室夺获与室性融合波的存在对确立室速诊断提供了重要依据。按室速发作时 QRS 波的形态,可将室速区分为单形性室速和多形性室速;QRS 主波方向呈交替变换者称双向性室速(图 3-3-22)。室速与室上性心动过速的宽 QRS 心动过速的心电图表现十分相似,两者的临床意义与处理截然不同,应注意鉴别(表 3-3-4)。

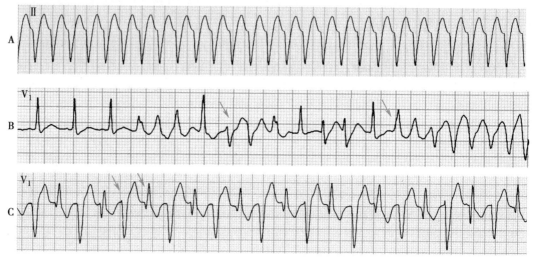

图 3-3-22　室性心动过速

A. Ⅱ导联可见一系列快速、宽大畸形的 QRS 波,QRS 波呈一种形态,RR 间期略不规则;B. V_1 导联 QRS 波呈不同形态,为多形性室速;C. V_1 导联 QRS 波群主波方向出现上、下交替性变换,为双向性室速。

表 3-3-4　宽 QRS 心动过速的鉴别诊断

支持室上速(SVT)	支持室速(VT)
房早促发	室性融合波
P 波与 QRS 波群相关,呈 1:1 房室比例	心室夺获
刺激迷走神经可减慢或终止发作	房室分离
	全导联 QRS 波群主波方向呈同向性

【心电生理检查】 心电生理检查对确立室速的诊断及发生部位有重要价值。若能在心动过速发作时记录到希氏束波(H),通过分析希氏束波开始至心室波(V)开始的间期(HV 间期),有助于室上速与室速的鉴别。室上速的 HV 间期应大于或等于窦性心律时的 HV 间期,室速的 HV 间期小于窦性 HV 间期或为负值(因心室冲动通过希氏束-浦肯野纤维系统逆传)。

【治疗】 室速的治疗原则是:无器质性心脏病病人发生的非持续性室速,如无症状或血流动力学影响,处理与室早相同;有器质性心脏病或有明确诱因者应首先给以针对性治疗;持续性室速发作,无论有无器质性心脏病,均应给予治疗。

1. 终止室速发作 无显著血流动力学障碍的室速,可选用胺碘酮、利多卡因或普鲁卡因胺静脉注射终止室速。如药物无效或发生低血压、休克、心绞痛、心力衰竭或脑血流灌注不足等血流动力学障碍的病人,应迅速施行直流电复律。复律成功后可静脉应用胺碘酮、利多卡因等,以防止室速短时间内复发。洋地黄中毒引起的室速,不宜用电复律,应给予药物治疗。

2. 预防复发　应努力寻找和治疗诱发与维持室速的可逆性因素,例如心肌缺血、低血压及低血钾等;治疗心力衰竭有助于减少室速发作。窦性心动过缓或房室传导阻滞时,心室率过于缓慢,亦有可能诱发室性心律失常,可给予阿托品治疗或应用心脏起搏器治疗。

急性心肌缺血合并室速的病人,首选冠状动脉血运重建,也可应用 β 受体拮抗剂预防室性心律失常。β 受体拮抗剂能降低心肌梗死后猝死发生率,其作用可能主要通过降低交感神经活性与改善心肌缺血实现。急性心肌梗死 48 小时后发生的非可逆原因导致的室颤或血流动力学不稳定的室速病人,可予植入心律转复除颤器(ICD)治疗。

ICD 植入治疗可应用于持续性多形性室速及遗传性心律失常综合征病人。药物治疗后仍反复发作单形性室速或 ICD 植入后反复电击的病人可考虑导管消融治疗(参照本章第八节)。

【特殊类型的室性心动过速】

1. 尖端扭转型室性心动过速(torsades de pointes,TdP)　是多形性室速的一个特殊类型,因发作时 QRS 波群的振幅与波峰呈周期性改变,宛如围绕等电位线连续扭转得名,频率 200～250 次/分。当室早发生在舒张晚期、落在前面 T 波的终末端时(R-on-T)可诱发室速,亦可进展为心室颤动和猝死。本型室速的病因可为电解质紊乱(如低钾血症、低镁血症)、抗心律失常药物(如 I a 类或 III 类)、吩噻嗪和三环类抗抑郁药、颅内病变、心动过缓(特别是三度房室传导阻滞)等,部分病人也可为先天性。TdP 病人应努力寻找和去除导致 QT 间期延长的获得性的病因,停用明确或可能诱发 TdP 的药物。治疗上首先给予静脉注射镁盐。I a 类或 III 类药物可使 QT 间期更加延长,故不宜应用(图 3-3-23)。

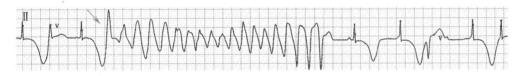

图 3-3-23　R-on-T 现象及尖端扭转型室速

II 导联箭头处 R 波骑跨于前一 T 波之上(R-on-T 现象),QT 间期延长,达 0.64 秒,室速发作时 QRS 波群主波方向围绕等电位线连续扭转。

2. 加速性室性自主心律(accelerated idioventricular rhythm)　亦称缓慢型室速,其发生机制与自律性增加有关。心电图表现为连续发生 3～10 个起源于心室的 QRS 波群,心率常为 60～110 次/分(图 3-3-24)。心动过速的开始与终止呈渐进性,跟随于一个室早之后,或当心室起搏点加速至超过窦性频率时发生。由于心室与窦房结两个起搏点轮流控制心室节律,融合波常出现于心律失常的开始与终止时,心室夺获亦很常见。常发生于器质性心脏病病人,特别是急性心肌梗死再灌注期间、心脏手术、心肌病、风湿热与洋地黄中毒。发作短暂或间歇发生,病人一般无症状,亦不影响预后,通常无需抗心律失常治疗。

3. 特发性室性心动过速(idiopathic ventricular tachycardia,IVT)　是指发生在无结构性心脏病病人中的单形性室速,多为阵发性,也可无休止发作。根据室速的起源部位可分为流出道室速、瓣环室

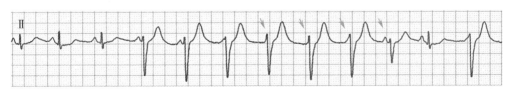

图 3-3-24　加速性室性自主心律

II 导联可见一系列宽大畸形 QRS 波群,心室率 79～88 次/分,可见窦性 P 波逐渐与 QRS 波群重叠(箭头处,房室分离现象)。

速和分支室速。右室流出道（right ventricular outflow tract，RVOT）室速是最常见的特发性室速，心电图特征包括心前区导联移行较晚（V₃或更晚）和V₁、V₂导联R波较窄。阵发性室速多由运动或压力、应激等因素诱发，可使用β受体拮抗剂、维拉帕米、普罗帕酮抑制发作，大多数病人预后良好。对于有症状病人，可选择导管消融。

三、心室扑动与心室颤动

心室扑动（ventricular flutter，VF）与心室颤动（ventricular fibrillation，VF）简称室扑和室颤，为致死性心律失常。最常见于冠心病和各种疾病的终末期。此外，抗心律失常药物，特别是引起QT间期延长与尖端扭转型室速的药物，以及严重缺氧缺血、预激综合征合并房颤时极快的心室率、电击伤等亦可引起。

【心电图特征】 心室扑动呈正弦图形，波幅大而规则，QRS波呈单形性，频率150～300次/分（通常在200次/分以上），有时难与室速鉴别。心室颤动的波形、振幅与频率均极不规则，无法辨认QRS波群、ST段与T波，持续时间较短，如不及时抢救，一般心电活动在数分钟内迅速消失（图3-3-25）。

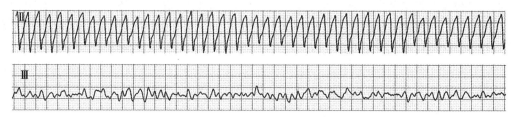

图 3-3-25　心室扑动与心室颤动

Ⅱ导联呈连续的波动，形似正弦波，频率250次/分，无法分辨QRS波群、ST段及T波，为心室扑动；Ⅲ导联呈形态、振幅各异的不规则波动，频率约300次/分，QRS-T波群消失，为心室颤动。

【临床表现】 室扑和室颤可导致头晕，紧接着意识丧失、抽搐、呼吸暂停甚至死亡。发作时心室激动程序打乱，心室肌快而微弱地规则或不规则活动，严重影响心室的排血功能，导致心室无排血，心音和脉搏消失，血压测不出，心脑等器官和外周组织血液灌注停止。心房可以以独立的节律或随心室颤动频率持续跳动一段时间。最终，心脏的电活动停止。

心室扑动与颤动的治疗参照本篇第十一章心搏骤停与心脏性猝死。

［附］ 遗传性心律失常综合征

当离子通道或调控通道的蛋白质发生基因突变时，其功能出现异常升高或降低，导致心肌细胞除极或复极过程异常，从而延长或缩短动作电位时程而产生心律失常甚至猝死，称为离子通道病。随着基因检测技术的发展，许多排除了器质性心脏病而反复出现不明原因晕厥甚至心脏性猝死的病人被证明存在基因变异，尤其是具有家族史者，目前将此类疾病统称为遗传性心律失常综合征，常见的离子通道病有：

1. **长QT间期综合征**（long-QT syndrome，LQTS） 可分为先天性和获得性。先天性大多数是由一个或多个基因突变导致的家族遗传性疾病。获得性病人也可能具有潜在的遗传易感性，其QT间期延长可由心肌缺血、电解质紊乱及各种药物（如奎尼丁、胺碘酮等）引起。临床表现为LQTS引起的晕厥和/或猝死。晕厥与运动、情绪紧张、激动有关，部分病人也可在休息或睡眠时发生。对于无症状的病人，如有复杂性室性心律失常、早发心源性猝死家族史或按心率校正的QT间期（QTc）>500ms，可给予最大耐受剂量非选择性β受体拮抗剂治疗，如普萘洛尔或纳多洛尔；对于已发生晕厥或心搏骤停者，须植入ICD治疗并联合使用β受体拮抗剂。

2. **Brugada综合征**（Brugada syndrome，BrS） 目前已确定家族性Brugada综合征存在有钠离子通道和钙离子通道的基因突变。临床表现为反复晕厥，为中青年非器质性心脏病猝死的主要原因之一。病人心脏结构大多正常，常在过量饮酒或发热时诱发。心电图可见V₁～V₃导联ST段呈下斜形或马鞍形抬高(图 3-3-26)。对于疑似病人需行 *SCN5A* 基因检测。BrS 目前尚无有效的治疗手段,对于已发生晕厥、心搏骤停、心室扑动或心室颤动的病人,须行 ICD 植入治疗。ICD 植入后如频繁放电可予奎尼丁治疗。

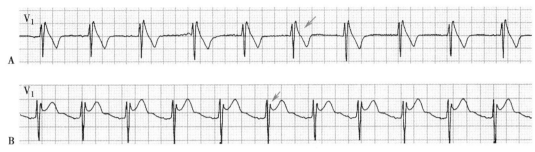

图 3-3-26　Brugada 综合征
A. V$_1$ 导联 ST 段呈下斜形(箭头处)抬高;B. V$_1$ 导联 ST 段呈马鞍形(箭头处)抬高。

3. **儿茶酚胺敏感性室性心动过速**(catecholaminergic polymorphic ventricular tachycardia,CPVT)是一种罕见的遗传性室速,病人常无明显的结构性心脏病。该病的病因可能为细胞内钙调控的基因编码蛋白发生突变导致常染色体显性遗传。病人在儿童期即可出现心悸、晕厥或心搏骤停。症状多在运动或情绪激动时发生,部分病人静息状态下也可出现。心电图常无特异性表现。治疗上应嘱病人避免剧烈运动,并予 β 受体拮抗剂,当药物治疗仍不能消除室性心律失常发作时,应考虑左颈胸交感神经切断术。对于已接受了最佳药物治疗和/或左颈胸交感神经切断术,仍有心搏骤停、反复晕厥、双向性室速或多形性室速发生的病人,可考虑植入 ICD 治疗。

4. **短 QT 间期综合征**(short-QT syndrome,SQTS)　为单基因突变引起的常染色体显性遗传离子通道病。临床表现为心悸、头晕及反复发作的晕厥和/或心脏性猝死。心电图上 QTc 间期≤320ms 即可诊断,或 QTc 间期在 320～360ms 之间,且至少符合以下一条临床标准:存在致病性基因突变,40 岁之前有确诊短 QT 间期综合征或有心脏性猝死家族史,无结构性心脏病的室速/室颤幸存者。对于无症状的短 QTc 间期病人,可无需治疗。如病人已发生心搏骤停或持续性室速发作时,首选 ICD 植入,如不能植入 ICD 的病人可予奎尼丁治疗以减少室速发生。

5. **早期复极综合征**(early repolarization syndrome,ERS)　是心电复极异常的一种,为生理性心电图变异。心电图上 2 个或以上连续下壁和/或侧壁导联 J 点抬高≥1mm,为早期复极(图 3-3-27);大多数早期复极的病人并没有发生室性心律失常的危险,通常不会引发症状,也不需要干预。在有心搏骤停史或心电图记录到多形性室速或特发性室颤病人,可诊断早期复极综合征;对于有早发心源性猝死家族史、已发生因室性心律失常所致晕厥或心搏骤停的病人,应植入 ICD 治疗,同时亦可选用奎尼丁治疗复发、频发的室速或室颤。

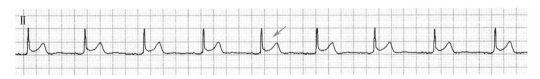

图 3-3-27　早期复极
Ⅱ导联箭头处示 J 点抬高。

第六节 │ 心脏传导阻滞

心脏传导阻滞(heart conduction block)是由心脏传导系统的解剖或功能失常造成的永久性或暂时性冲动传导障碍,可发生于心脏传导系统的任何水平。如发生在窦房结与心房之间,称窦房传导阻滞,心房与心室之间称房室传导阻滞,心室内称室内传导阻滞。

窦房传导阻滞已在本章第二节叙述。

一、房室传导阻滞

房室传导阻滞(atrioventricular block)是指房室交界区脱离了生理不应期后,心房冲动传导延迟或不能传导至心室。房室传导阻滞可以发生在房室结、希氏束以及束支等不同的部位。房室传导阻滞根据严重程度分为三度:一度房室传导阻滞的传导时间延长,但全部冲动仍能传导至心室。二度房室传导阻滞又分为Ⅰ型(文氏阻滞)和Ⅱ型,Ⅰ型阻滞表现为传导时间进行性延长,直至一次冲动不能传导至心室;Ⅱ型阻滞表现为间歇出现的传导阻滞;两个及以上连续的冲动不能下传至心室,常称为高度房室传导阻滞。三度房室传导阻滞又称完全性房室传导阻滞,此时全部冲动不能被传导至心室,心房和心室的节律由各自独立的起搏点控制。

【病因】 部分健康的成年人、儿童及运动员可发生一度或二度Ⅰ型房室传导阻滞,常与静息时迷走神经张力增高有关,可为一过性的。导致房室传导阻滞的疾病有:急性心肌梗死、冠状动脉痉挛、心肌/心包炎、心肌病、急性风湿热、心脏肿瘤、先天性心血管病、黏液性水肿及心脏浸润性病变(如淀粉样变、结节病或硬皮病);也可见于电解质紊乱(如高钾血症)、药物中毒(如洋地黄中毒)及心脏手术损伤(心脏瓣膜手术、导管消融术等)。老年持续性房室传导阻滞以原因不明的传导系统退行性变多见,如 Lev 病(心脏纤维支架的钙化与硬化)。

【临床表现】 一度和二度Ⅰ型房室传导阻滞病人通常无症状;二度Ⅱ型房室传导阻滞引起心搏脱漏,可有心悸或主观感觉漏跳;高度房室传导阻滞可表现头晕、黑矇、乏力。三度房室传导阻滞的症状取决于心室率的快慢与伴随病变,症状包括乏力、头晕、晕厥、心绞痛、心力衰竭等,严重者因心室率过慢导致脑缺血,病人可出现暂时性意识丧失,甚至抽搐,称为 Adams-Stokes 综合征,严重者可致猝死。

一度房室传导阻滞听诊时,因 PR 间期延长,第一心音强度减弱。二度Ⅰ型房室传导阻滞第一心音强度逐渐减弱并有心搏脱漏。二度Ⅱ型房室传导阻滞亦有间歇性心搏脱漏,但第一心音强度恒定。三度房室传导阻滞因房室分离,第一心音强度经常变化,第二心音可呈正常或反常分裂,间或听到响亮亢进的第一心音(大炮音)。

【心电图特征】

(一)一度房室传导阻滞 PR 间期超过 0.20 秒(图 3-3-28),QRS 波群形态与时限正常。

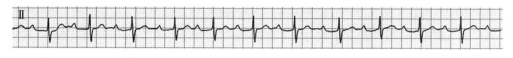

图 3-3-28 一度房室传导阻滞,PR 间期 =0.37 秒

(二)二度房室传导阻滞 二度房室传导阻滞分为Ⅰ型和Ⅱ型。Ⅰ型又称文氏阻滞(Wenckebach block),是最常见的二度房室传导阻滞类型。

1. 二度Ⅰ型房室传导阻滞 P 波规律出现,PR 间期逐渐延长,直到 P 波下传受阻,脱漏 1 个 QRS 波群(图 3-3-29);最常见的房室传导比例为 3:2 和 5:4。在大多数情况下,阻滞位于房室结,QRS 波群正常,二度Ⅰ型房室传导阻滞很少发展为三度房室传导阻滞。

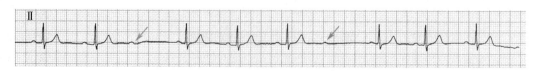

图 3-3-29 二度Ⅰ型房室传导阻滞

Ⅱ导联 P 波规律出现,由左起第 3、第 7 个 P 波(箭头所指)未下传心室,房室间呈 3:2 及 4:3 传导。

2. 二度Ⅱ型房室传导阻滞 PR 间期恒定,部分 P 波后无 QRS 波群;如 QRS 波群正常,阻滞可能位于房室结(图 3-3-30);若 QRS 波群增宽,形态异常时,阻滞位于希氏束-浦肯野纤维系统。

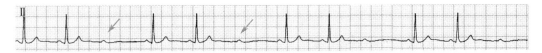

图 3-3-30 二度Ⅱ型房室传导阻滞
Ⅱ导联 P 波规律出现,由左起第 3、第 6 个 P 波(箭头所指)未下传心室,房室间呈 3∶2 传导。

3. 高度房室传导阻滞 连续两个或者两个以上的 P 波不能下传心室者常称为高度房室传导阻滞,通常房室间呈 2∶1 或 3∶1 传导(图 3-3-31)。

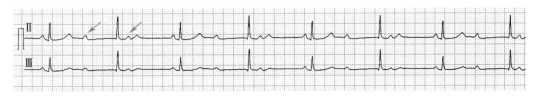

图 3-3-31 高度房室传导阻滞,交界性逸搏
Ⅱ、Ⅲ导联 P 波规律出现,由左起第 2、第 3 个 P 波(箭头所指)未下传心室,第 4 个 P 波下传心室,房室间呈 3∶1 传导。

(三) 三度(完全性)房室传导阻滞 心电图特征:①P 波与 QRS 波群各自成节律、互不相关;②心房率快于心室率,心房冲动来自窦房结或异位心房节律(房性心动过速、心房扑动或颤动);③心室起搏点通常在阻滞部位稍下方。如位于希氏束或以上,心室率为 40~60 次/分,QRS 波群正常,心律亦较稳定(图 3-3-32A);如位于希氏束以下,心室率可低至 40 次/分以下,QRS 波群增宽,心室律亦常不稳定(图 3-3-32B)。

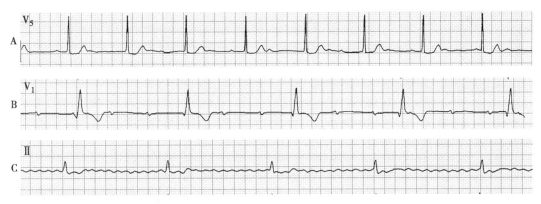

图 3-3-32 三度房室传导阻滞
A. V₅ 导联 P 波节律轻度不规则,平均心房率 75 次/分,QRS 波群形态正常,节律规则,心室率 50 次/分。B. V₁ 导联 P 波节律规则,心房率 83 次/分,QRS 波群增宽,节律规则,心室率 29 次/分。C. Ⅱ导联 P 波消失,代之以大小、形态、间距不一致的 f 波,伴随延缓出现增宽 QRS 波群,RR 间期大致相等,心室率为 30 次/分。

【治疗】 首先应针对不同病因进行治疗。一度房室传导阻滞与二度Ⅰ型房室传导阻滞一般无需特殊治疗。对于症状明显、心室率缓慢者,应及早给予临时性或永久性心脏起搏治疗。不可逆的二度Ⅱ型、高度及三度房室传导阻滞,无论有无症状,均应行永久起搏治疗。对暂时无条件或等待起搏治疗期间,可短期应用阿托品(0.5~2.0mg,静脉注射)提高房室传导阻滞的心率;异丙肾上腺素(1~4μg/min 静脉滴注)适用于任何部位的心脏传导阻滞,但急性心肌梗死时应慎用或禁用;以上药物使用超过数天,往往效果不佳且易发生严重的不良反应,仅适用于无心脏起搏条件的应急情况。

二、室内传导阻滞

室内传导阻滞（intraventricular block）是指希氏束以下部位的传导阻滞。室内传导系统由右束支、左前分支和左后分支三部分组成。室内传导系统的病变可波及单支、双支或三支。

右束支传导阻滞较为常见，常无临床意义。左束支传导阻滞常发生于急性心肌梗死、心肌病、药物中毒等引起心肌弥漫性病变所致。左前分支阻滞较为常见，左后分支阻滞较为少见。

单支、双支阻滞通常无临床症状。偶可听到第一、第二心音分裂。完全性三分支传导阻滞的临床表现与完全性房室传导阻滞相同。

【心电图特征】

1. **右束支传导阻滞**（right bundle branch block，RBBB） QRS 波群时限≥0.12 秒。V_1 导联呈 rsR′ 波形，R′ 波粗钝；V_5、V_6 导联呈 qRS 或 RS（S 波宽阔）波形。T 波与 QRS 波群主波方向相反（图 3-3-33A）。不完全性右束支传导阻滞的图形与上述相似，但 QRS 波群时限<0.12 秒。

2. **左束支传导阻滞**（left bundle branch block，LBBB） QRS 波群时限≥0.12 秒。V_5、V_6 导联呈 R 波形，R 波顶部有切迹或粗钝，其前无 q 波。V_1、V_2 导联呈 QS 波形或 rS 波形，S 波深而宽。T 波与 QRS 波群主波方向相反（图 3-3-33B）。不完全性左束支传导阻滞图形与上述相似，但 QRS 波群时限<0.12 秒。

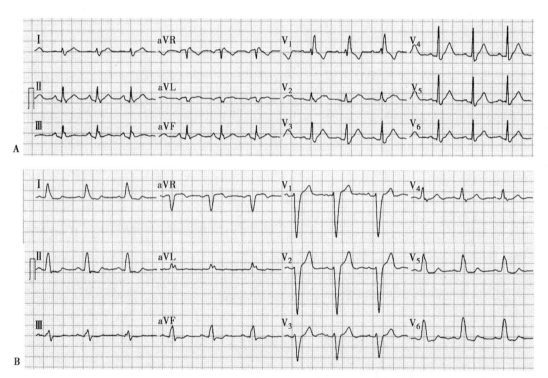

图 3-3-33 完全性右束支传导阻滞及完全性左束支传导阻滞

A. 完全性右束支传导阻滞，窦性心律，QRS 波群时限 0.16 秒，V_1 导联呈 rsR′ 波形，V_5、V_6 导联呈 qRs 波形，QRS 波终末增宽；B. 完全性左束支传导阻滞，窦性心律，QRS 波群时限 0.18 秒，V_5、V_6 导联呈 R 波形，R 波有切迹，V_1 导联呈 rS 波形，S 波深而宽。

3. **左前分支传导阻滞**（left anterior fascicular block） 额面平均 QRS 电轴左偏达 -45°～-90°。I、aVL 导联呈 qR 波形，II、III、aVF 导联呈 rS 波形，QRS 时限<0.12 秒。

4. **左后分支传导阻滞**（left posterior fascicular block） 额面平均 QRS 电轴右偏达 +90°～+120°（或 +80°～+140°）。I 导联呈 rS 波形，II、III、aVF 导联呈 qR 波形，且 R_{III}>R_{II}，QRS 时限<0.12 秒。

5. **双分支传导阻滞与三分支传导阻滞**（bifascicular block and trifascicular block） 前者是指室内传导系统三分支中的任何两分支同时发生阻滞，后者是指三分支同时发生阻滞，表现为完全性房室传导阻滞。由于阻滞分支的数量、程度、是否间歇发生等不同情况组合,可出现不同的心电图表现,最常见为右束支合并左前分支传导阻滞。右束支合并左后分支传导阻滞较罕见,当右束支传导阻滞与左束支传导阻滞两者交替出现时,双侧束支传导阻滞的诊断便可成立。

【治疗】 慢性单侧束支传导阻滞的病人如无症状,无需接受治疗。双分支与不完全性三分支传导阻滞有可能进展为完全性房室传导阻滞,但是否一定发生以及何时发生均难以预料,不必常规预防性起搏器治疗,当伴有晕厥、Adams-Stroke 综合征发作时,则应及早考虑心脏起搏治疗。

第七节 | 抗心律失常药物的合理应用

抗心律失常药物治疗原则:①首先评估药物治疗的必要性,无器质性心脏病或无明显症状、不影响预后的心律失常,多不需要治疗。心律失常治疗主要目的是缓解症状或减少心律失常对心功能和心肌缺血的影响,不应以消灭或减少心律失常为主要目标。②要注意兼顾基础心脏病的治疗,去除病因和诱因,权衡心律失常治疗的重要性和紧迫性,要着重考虑可改善预后的综合治疗措施,如房颤的抗凝治疗。③正确选择抗心律失常的药物,对于急性及血流动力学不稳定的心律失常,重点考虑药物的有效性,尽快终止或改善心律失常,必要时联合电复律或临时起搏治疗;而慢性心律失常的长期治疗,需要考虑药物的安全性以及基础疾病药物治疗的协同性。④协调药物治疗与非药物治疗的兼顾。⑤注意抗心律失常药物的不良反应,包括对心功能的影响、致心律失常作用和对全身其他脏器和系统的不良作用。致心律失常作用的定义是抗心律失常药物治疗可能导致新的心律失常或使原有心律失常加重,发生率为 5%~10%;如充血性心力衰竭、已应用洋地黄类药物与利尿剂、QT 间期延长的病人在使用抗心律失常药物时更易发生致心律失常作用;大多数的致心律失常作用发生在开始治疗后数天或改变剂量时,较多表现为持续性室速、长 QT 间期与尖端扭转型室速。

【抗心律失常药物分类方法】

(一)Vaughan Williams 分类 根据药物的电生理效应将抗心律失常药物分为四类。

1. I类 阻滞快速钠通道。

Ia 类:药物减慢动作电位 0 相上升速度(V_{max}),延长动作电位时程,奎尼丁、普鲁卡因胺、丙吡胺等属此类。

Ib 类:药物不减慢 V_{max},但缩短动作电位时程,美西律、苯妥英钠与利多卡因等属此类。

Ic 类:药物减慢 V_{max},减慢传导与轻微延长动作电位时程,普罗帕酮属此类。

2. II类 拮抗 β 肾上腺素能受体,美托洛尔、普萘洛尔、纳多洛尔、卡维地洛、比索洛尔、阿替洛尔等属此类,是目前已明确的可以改善病人长期预后的抗心律失常药物。

3. III类 阻滞钾通道与延长复极,胺碘酮、决奈达隆、索他洛尔、伊布利特、多非利特等属此类。

4. IV类 阻滞慢钙通道,维拉帕米和地尔硫䓬等属此类。

Vaughan Williams 作为经典的心律失常药物分类法,简便实用,自 1975 年问世以来临床一直沿用此分类法。但由于分类框架过于简单,不能涵盖目前临床和研究领域的所有抗心律失常药物,许多新型药物无法进行归类,存在对抗心律失常药物作用机制和靶点欠精准等不足,已不能完全满足临床需求。

(二)新的 Vaughan Williams 分类法 是目前抗心律失常药物新的分类法,在 Vaughan Williams 经典分类的基础上进行了拓展和补充,将抗心律失常药物分成 8 大类,32 个亚类:0 类,窦房结起搏电流(I)f 抑制剂;I类,电压门控钠离子通道阻滞剂;II类,交感神经抑制与激活剂;III类,钾离子通道开放剂与阻滞剂;IV类,钙离子处理调节剂;V类,机械力门控离子通道阻滞剂;VI类,缝隙连接通道阻滞剂;VII类,上游靶点调节剂。新分类对经典的四类药物进行了补充,增加了 Id 类晚钠电流抑制剂,纳入了洋地黄、阿托品、异丙肾上腺素和腺苷等临床常用的抗心律失常药物;拓展了异常心率(0 类)、机械牵张(V类)、细胞间通信(VI类)和上游靶点相关药物(VII类)四个新类别。新分类法涵盖了目前临床和研究领域心脏电生理的药物靶点,弥补了传统分类的不足,但由于心律失常机制及药物的复杂性,新分类在临床的实际应用仍有待推广和完善。

【抗心律失常药物】(表 3-3-5)

表 3-3-5 常见抗心律失常药物的适应证、用法用量及注意事项

药物	适应证	用法用量	注意事项
奎尼丁 (quinidine)	用于治疗 Brugada 综合征和短 QT 间期综合征合并室性心律失常或特发性室颤	口服:100mg 起始,观察 2 小时,如 QT 间期延长不显著,给予 100~200mg/ 次,每 8 小时 1 次。起效时间约 30 分钟;达峰时间 1.5~3 小时;半衰期 8~9 小时	减慢心脏传导,可发生晕厥,多出现在服药后 2~4 天,一旦发生立即停药,给予硫酸镁 2g,2 分钟内静脉注射,随后静脉滴注 3~20mg/min 维持
普鲁卡因胺 (procainamide)	用于预激综合征伴房颤/房扑	静脉注射:负荷量 15mg/kg,静脉滴注维持量 2~4mg/min;起效时间 10~30 分钟	可导致低血压、传导阻滞及心脏停搏,禁用于系统性红斑狼疮病人
利多卡因 (lidocaine)	用于急性心肌梗死、洋地黄中毒、心脏外科手术及心导管术合并的室早和室速	静脉注射:负荷 50~100mg,3~5 分钟内静脉注射。静脉滴注维持 1~3mg/min,间隔 5~10 分钟可重复负荷量,1 小时内总量不超过 300mg(4.5mg/kg)。连续应用 24~48 小时后应减少维持量。半衰期 1.5~2 小时	经肝代谢,年龄≥70 岁或肝功能异常时维持量减半;禁用于中、重度心衰。不良反应:感觉异常、语言不清、意识改变、肌肉抽搐、眩晕、心动过缓等;剂量过大可引起心脏停搏
美西律 (mexiletine)	用于室早、室速的治疗和预防复发,利多卡因有效者美西律也常有效	口服:起始量 100~150mg,每 8 小时 1 次,根据需要 2~3 天后可增减 50mg/ 次。起效时间 30~120 分钟;达峰时间 2~4 小时;半衰期 10~17 小时,重度肝肾功能不全时半衰期延长	抑制传导及心肌收缩力,慎用或禁用于器质性心脏病,特别是心衰、二度或以上 AVB 及室内传导阻滞
普罗帕酮 (propafenone)	用于终止或预防无器质性心脏病的房扑、房颤(包括预激综合征)、阵发性室速及房早和室早的治疗	口服:50~150mg/ 次,每 8~12 小时 1 次,必要时 3~4 天后加量至 200mg/ 次;对 QRS 波增宽者,剂量不超过 150mg/ 次。静脉注射:70~150mg(1~2mg/kg),稀释后 10mg/min 缓慢静脉注射,单次最大量不超过 150mg。口服达峰时间 3.5 小时;半衰期 2~10 小时	可诱发心动过缓,房室及室内传导阻滞,或加重原有心衰,导致心排血量降低,甚至死亡;禁用于支气管哮喘、心室肥厚≥14mm、中重度器质性心脏病、缺血性心脏病和心功能不全者
雷诺嗪 (ranolazine)	用于治疗慢性心肌缺血;可减少冠心病特别是非 ST 段抬高型心肌梗死合并室早、短阵室速和房颤	口服:500mg/ 次,每 12 小时 1 次,最大剂量 1 000mg/ 次。达峰时间 2~5 小时;半衰期 7 小时	主要经肝代谢,禁用于中、重度肝功能不全病人;可引起 QT 间期轻度延长
普萘洛尔 (propranolol)	用于甲状腺毒症、嗜铬细胞瘤和过度肾上腺素刺激等相关的心律失常,房扑、房颤心室率的控制,不适当窦性心动过速及症状性期前收缩;多形性及反复发作单形性室速;LQTS 和儿茶酚胺敏感性室速	口服:10mg/ 次,每 8 小时 1 次;根据反应增至最大可耐受剂量。起效时间 1~2 小时;达峰时间 1~4 小时;半衰期 3~6 小时	主要经肝代谢,存在首过效应;长期大量服用后停药应缓慢减量;可加剧哮喘与 COPD、雷诺现象、精神抑郁;糖尿病病人可致低血糖、低血压、心动过缓、心衰等;慎与非二氢吡啶类钙通道阻滞剂合用

续表

药物	适应证	用法用量	注意事项
纳多洛尔 (nadolol)	主要用于治疗 LQTS(特别是 2 型)和儿茶酚胺敏感性室速	口服:10~20mg/ 次起始,每日 1次,逐渐加量,最大可达 240mg。达峰时间 3~4 小时;半衰期 20~24 小时	与普萘洛尔类似
卡维地洛 (carvedilol)	用于治疗窦性心动过速,特别是扩张型心肌病合并窦性心动过速	口服:3.125~25mg/ 次,每 12 小时 1 次,逐渐增至可耐受的剂量。起效时间≤1 小时;达峰时间 5 小时;半衰期 7~10 小时	与普萘洛尔类似
美托洛尔 (metoprolol)	主要用于甲状腺毒症、嗜铬细胞瘤和过度肾上腺素刺激等相关的心律失常,房扑、房颤心室率的控制,不适当窦性心动过速及症状性期前收缩;多形性及反复发作单形性室速;预防上述心律失常再发	酒石酸美托洛尔,口服:25~100mg/ 次,每 12 小时 1 次;静脉注射:5mg/ 次,稀释后静脉注射,必要时可间隔 5 分钟重复 1 次,最大剂量 15mg 琥珀酸美托洛尔缓释片,47.5~190mg/ 次,每日 1 次,较小剂量起始,逐渐加量。起效时间 1 小时;达峰时间 1~2 小时;半衰期 3~4 小时	与普萘洛尔类似
比索洛尔 (bisoprolol)	同美托洛尔,特别适用于合并心肌缺血和 HFrEF 的病人	口服:2.5~10mg/ 次,每日 1 次;小剂量起始逐渐增至可耐受最大剂量。起效时间 1~2 小时;达峰时间 2~4 小时;半衰期 9~12 小时	与普萘洛尔类似
艾司洛尔 (esmolol)	超短效 β 受体拮抗剂,用于终止房室与房室结折返性心动过速,房颤、房扑时的心率控制,窦性心动过速、围手术期心动过速,心律失常电风暴的治疗	静脉注射:负荷量 0.5mg/kg,1 分钟内静脉注射,静脉滴注维持量 0.05mg/(kg·min),维持 4 分钟,效果不佳,可重复负荷量,将维持量增高至 0.1mg/(kg·min),每隔 4~5 分钟可增加 0.05mg/(kg·min),最大量可加至 0.3mg/(kg·min),连续静脉滴注时间一般≤48 小时。起效时间 2~10 分钟;半衰期 9 分钟。停药 10 分钟后药物作用几乎消失	出现低血压和严重心动过缓应减量或停药;可加重心衰和休克;慎用于支气管哮喘病人;漏出静脉外或高浓度给药可造成组织坏死或静脉炎症
胺碘酮 (amiodarone)	用于室上性(除预激综合征伴房颤/房扑)和室性快速型心律失常(尤其伴有器质性心脏病),血流动力学稳定且无 QT 间期延长的单形或多形性室速,房颤的复律、维持窦性心律和快速心室率的控制,加强电复律和电除颤的疗效,有助于改善心搏骤停期间和复苏后室速病人的预后;口服也用于预防危及生命的室速/室颤发作,减少植入 ICD 后的放电次数	静脉注射:负荷量每次 150~300mg(3~5mg/kg),葡萄糖溶液稀释后缓慢静脉注射 10 分钟,必要时 10~15 分钟后重复 75~150mg;静脉滴注维持量 1~2mg/min,静脉滴注 6 小时后可调量为 0.5mg/min,持续 2~4 天。口服:每次 200mg,每 8 小时 1 次,使用 7~10 天后减为每 12 小时 1 次,再用 7~10 天后给予较小有效剂量长期维持,一般为 200~400mg/d 或更小有效剂量。终止房颤时,负荷量同前,静脉滴注 30~60 分钟。静脉用量 24 小时一般不超过 1.2g,每日最大剂量(包括静脉和口服)一般不超过 2.2g。静脉给药起效迅速,达峰时间 3~7 小时;半衰期 9~36 天,甚至长达 55 天	静脉用药需用葡萄糖溶液而非生理盐水稀释;可引起心动过缓、房室或室内传导阻滞、QT 间期延长,但 TdP 发生率低;可引起甲状腺功能减退或亢进、间质性肺泡炎和肺间质纤维化,呈不可逆性,一旦发生立即停药;可引起转氨酶升高;可增高华法林及新型口服抗凝药的血药浓度

续表

药物	适应证	用法用量	注意事项
决奈达隆（dronedarone）	用于阵发性或持续性房颤转复后维持窦性心律，减少房颤住院率和死亡率	口服：400mg/次，每12小时1次。达峰时间3～6小时；半衰期13～19小时	经肝代谢，需定期检测肝功能；禁用于QT间期延长或使用延长QT间期药物的病人、HFrEF或永久性房颤的病人，可能增加病死率；与β受体拮抗剂、洋地黄、华法林合用时，需要减少这些药物的剂量；增高口服抗凝药血药浓度，需慎重合用或调整抗凝药的种类和剂量
伊布利特（ibutilide）	用于房颤、房扑的急性转复，起效快，转复率高，常用于导管消融术中房颤的转复；也可用于终止预激综合征伴房颤/房扑	成人体重大于60kg时，1mg/次，静脉注射；低于60kg者，0.01mg/（kg·次），缓慢静脉注射10分钟；必要时10分钟可重复前述剂量1次。半衰期6小时	可引起QT间期延长和TdP，给药时及给药后，连续心电监护至少6小时，监测QT间期，一旦发生室性心律失常，立即静脉注射硫酸镁1～2g，必要时电复律
多非利特（dofetilide）	同伊布利特	口服：每次0.125～0.5mg，每12小时1次。首次给药2～3小时后，若QTc间期≥500ms或较基线延长≥15%以上，剂量应减半或停药。达峰时间2～3小时；半衰期10小时	同伊布利特
尼非卡兰（nifekalant）	用于危及生命的室速和室颤；可减慢房室旁道传导，有终止房颤的作用。该药起效快，不影响心肌收缩力，可用于器质性心脏病或心衰病人	静脉注射：0.3mg/kg，5分钟内静脉注射，重复静脉注射需间隔2小时以上；静脉滴注维持量0.4mg/（kg·h），最大用量不超过0.8mg/（kg·h）；最高浓度<2mg/ml。即刻起效，达峰时间2.5分钟；半衰期1.15～1.53小时	可引起QT间期延长和TdP，静脉注射硫酸镁有效，需连续心电监测3小时以上或至QT间期恢复正常；慎用或禁用于窦性心动过缓、AVB和室内传导阻滞
维纳卡兰（vernakalant）	用于转复近期发生的房颤，适用于持续时间≤7天的非术后房颤或发作≤3天的心脏术后房颤，可用于轻度心衰病人。是无器质性心脏病房颤复律的I类推荐	静脉注射：3mg/kg，10分钟静脉注射；如15分钟后未转复，可以稍低的剂量再次给药。半衰期3小时	以体重计算剂量；禁用于收缩压<100mmHg、失代偿期心衰、主动脉瓣重度狭窄、二度以上AVB以及1个月内有急性冠脉综合征的病人
维拉帕米（verapamil）	用于房颤或房扑的心室率控制、不适当窦性心动过速，终止（静脉）和预防（口服）阵发性室上速，也可用于终止左后分支起源的特发性室速和短联律间期（340～360ms）室早诱发的室速	口服：起始剂量80～120mg/次，每6～8小时1次；可逐渐增加剂量；长期服用可使用缓释剂型，240mg，每日1次。静脉注射：终止室上速和特发性室速，每次5～10mg或0.075～0.15mg/kg，静脉注射2～5分钟，间隔15～30分钟可重复1次，最大剂量20mg。静脉注射1～5分钟起效，达峰时间5分钟。静脉滴注维持量0.005mg/（kg·min）。半衰期2.5小时	已应用β受体拮抗剂或有血流动力学障碍者易引起低血压、心动过缓、房室传导阻滞、心搏停顿；禁用于严重心衰、SSS、二度以上AVB、预激综合征伴房颤/房扑、室速，心源性休克以及其他低血压状态

续表

药物	适应证	用法用量	注意事项
腺苷 （adenosine）	用于终止房室与房室结折返性心动过速、部分房性心动过速	静脉注射：常从 6mg 起始快速静脉注射，1～2 分钟内无效可再静脉注射 12mg，最大剂量 18mg	禁用于 SSS、二度以上 AVB、高反应性气道疾病和预激综合征伴房颤/房扑。不良反应常见，如呼吸困难、胸闷等，持续时间仅数秒；也可引起一过性窦性心动过缓、窦性停搏及传导阻滞
伊伐布雷定 （ivabradine）	治疗不适当窦性心动过速或 HFrEF（NYHA Ⅱ～Ⅳ级），在服用 β 受体拮抗剂最大耐受剂量后，心率仍≥75 次/分的病人	口服：2.5～7.5mg/次，每 12 小时 1 次；可与 β 受体拮抗剂合用，静息心率控制目标值 50～60 次/分。起效快，达峰时间 1 小时；半衰期 2 小时	禁用于低血压、急性心衰、严重肝损害病人；可引起心动过缓，避免与地尔硫䓬或维拉帕米合用
异丙肾上腺素 （isoproterenol）	用于高度或三度 AVB，尤其伴阿斯综合征发作时（除外室速或室颤引起）；用于 LQTS（特别是 2 型和 3 型）可提高心率并缩短 QT 间期、抑制 TdP；抑制 Brugada 综合征和早期复极综合征等合并室颤/室速电风暴	静脉注射：负荷量 20～60μg/次，重复剂量 10～20μg/次 静脉滴注维持：0.5～1mg 溶于 5% 葡萄糖溶液 200～300ml 缓慢静脉滴注；起始输注速度 1～3μg/min，可逐渐增加，根据心率调整剂量。半衰期 2.5～5 分钟	禁用于交感神经兴奋相关的室性心律失常；慎用于冠心病（心肌梗死）、甲亢病人
地高辛 （digoxin）	用于减慢房颤或房扑的快速心室率及终止室上速，尤其合并心功能不全时	口服：维持量 0.125～0.25mg，每日 1 次 静脉注射：0.25～0.5mg，5% 葡萄糖溶液稀释后静脉注射，之后每 4～6 小时给予 0.25mg，每日总量<1mg。口服起效时间 0.5～2 小时，静脉起效时间 5～30 分钟；口服半衰期 35 小时，约 5 个半衰期（7 天后）达稳态血药浓度	主要经肾排泄；禁用于任何洋地黄制剂中毒、预激综合征伴房颤/房扑、肥厚型梗阻性心肌病、室速或室颤、缩窄性心包炎或二尖瓣狭窄伴窦性心律病人；慎用于急性心肌梗死、部分 AVB、SSS、肾功能不全、心肌炎、低氧血症、低钾/低镁血症病人。中毒浓度>2ng/ml 可出现各种心律失常，须立即停药
去乙酰毛花苷 （西地兰 D） （deslanoside）	同地高辛	静脉注射：0.2～0.4mg，稀释后缓慢静脉注射，必要时每 2～4 小时给 0.2～0.4mg，总量<1.2mg/d。起效时间 10～30 分钟；达峰时间 1～3 小时；半衰期 36 小时	需在体内代谢为地高辛后发挥药理作用。中毒、不良反应和禁忌证同地高辛，可监测地高辛血药浓度。过量或中毒反应一般在停药后 1～2 天可消失

第八节 │ 心律失常的介入治疗和手术治疗

一、心脏电复律与电除颤

【电复律与电除颤的机制和种类】 心脏电复律（cardioversion）和电除颤（defibrillation）的机制是在极短暂的时间内给心脏通以强直流电，引起心脏自律细胞在瞬间同时除极化，并使所有可能存在的折返通道全部失活，此时心脏起搏系统中具有最高自律性的起搏点（通常是窦房结）重新主导心脏节律。

NOTES

221

根据电复律时是否识别 R 波,分为同步电复律与非同步电除颤。

1. **同步电复律** 放电时电流正好与 R 波同步,电流刺激落在 R 波降支或 R 波起始后 30ms 左右处,即心室肌绝对不应期中,从而避免在心室的易损期(相当于 T 波顶峰前 20～30ms)放电导致室速或室颤。同步电复律主要用于除心室颤动、心室扑动以外存在 R 波的各种快速型异位心律失常,如药物治疗无效的阵发性室上性心动过速、心房扑动、心房颤动及室性心动过速。电复律前一定要核查仪器上的"同步"功能处于开启状态。

2. **非同步电除颤** 临床上用于 R 波不能分辨时,即心室颤动或心室扑动的电治疗。此时心脏的有效机械收缩消失,已无心动周期,也无 QRS 波,更无需避开心室易损期,应即刻于任何时间放电。

【适应证和禁忌证】 电复律与电除颤适应证主要包括两大类:各种严重的甚至危及生命的恶性心律失常,以及各种持续时间较长的快速型心律失常。总的原则是,对于任何快速型的心律失常,若导致血流动力学障碍,且药物治疗无效者,均应考虑电复律或电除颤。

1. **室性心律失常** 病人发生室速后,如果经药物治疗后不能很快纠正,或一开始血流动力学即受到严重影响,如室速伴意识障碍、严重低血压或急性肺水肿,应立即采用同步电复律,不要因反复使用抗心律失常药物而延误抢救。如果室速不能成功转复,或转复后反复发作,应注意有无缺氧、水电解质紊乱或酸碱失衡的因素;可静脉注射胺碘酮、利多卡因提高转复成功率和减少转复后的复发。

室颤和室扑病人抢救成功的关键在于及时发现和果断处理。导致电除颤成功率降低的主要因素包括时间延误、缺氧和酸中毒等,应在室颤发生 1～3 分钟内有效电除颤,时间越短,除颤成功率越高。对于顽固性室扑、室颤病人,必要时可静脉推注利多卡因或胺碘酮等药物。

2. **心房颤动** 同步电复律是血流动力学不稳定及预激综合征旁路前传伴快速心室率的房颤病人首选的治疗手段。电复律前预先给予胺碘酮、伊布利特或维纳卡兰,可以提高转复成功率。电复律后偶可出现心动过缓,因此术前需准备阿托品、异丙肾上腺素或临时起搏器。心房颤动复律前后的抗凝治疗及注意事项参照本章第三节。

下列情况不适于紧急电复律:①心房颤动发生前心室率显著缓慢(慢-快综合征);②洋地黄中毒所引起的心房颤动;③近期有动脉栓塞或经超声心动图检查发现心房内存在血栓而未接受抗凝治疗的病人。

符合下列条件房颤病人也可考虑电转复:①房颤病史<1 年者,既往窦性心率不低于 60 次/分;②房颤后心力衰竭或心绞痛恶化和不易控制者;③房颤伴心室率较快,且药物控制不佳者;④原发病(例如甲状腺功能亢进)已得到控制,房颤仍持续存在者;⑤风湿性心脏病瓣膜置换或修复后 3～6 个月以上,先天性心脏病修补术后 2～3 个月以上仍有房颤者。

3. **心房扑动** 房扑是一种药物难以控制的快速型心律失常。对药物无效或伴有心室率快、血流动力学状态恶化的病人(如房扑近 1:1 传导时),宜同步直流电复律,成功率 98%～100%。电复律是快速房扑病人的首选治疗方法。

4. **室上性心动过速** 绝大多数室上速不需要首选电复律。如果其他处理不能纠正的室上速,且因发作持续时间长使血流动力学受到影响,如出现低血压时,应立即电复律。

【操作技术要点】 病人仰卧于硬木板床上,连接除颤器和心电图监测仪,选择一个 R 波高耸的导联进行示波观察,设定除颤仪为同步模式。病人进入理想的麻醉状态后,充分暴露其前胸,并将两个涂有导电糊或裹有湿盐水纱布的电极板分别置于对应位置。

电极板的安放:常用的位置是将一电极板置于胸骨右缘第 2、3 肋间(心底部),另一个电极板置于左腋前线第 5 肋间(心尖部)。两个电极板之间距离不小于 10cm,电极板放置要贴紧皮肤,并用一定压力用力按紧以保证其阻抗较低,有利于除颤成功。准备放电时,操作人员及其他人员不应再接触病人、病床以及同病人相连接的仪器,以免发生触电。

电复律后应立即进行心电监测,并严密观察病人的心率、心律、血压、呼吸和神志,监测应持续 24 小时。

电复律和电除颤的能量通常用焦耳(J)来表示,即能量(焦耳)=功率(瓦)×时间(秒)。电能高低的选择主要根据心律失常的类型和病情(表3-3-6)。

表3-3-6 经胸壁体外电复律常用能量选择(单向波复律)

心律失常	能量/J	心律失常	能量/J
心房颤动	100~200	室性心动过速	100~200
心房扑动	50~100	心室颤动	200~360或200(双向波)
室上性心动过速	100~150		

【电复律并发症】 虽然电复律和电除颤对快速型心律失常是一种快速、安全和有效的治疗措施,但仍可有并发症发生,主要包括:诱发各种心律失常,出现急性肺水肿、低血压、体循环栓塞和肺动脉栓塞,心肌损伤(血清心肌酶增高)以及皮肤灼伤等。

二、心血管植入型电子器械

心血管植入型电子器械(cardiovascular implantable electronic devices,CIED)包括普通心脏起搏器(pacemaker,PM)、植入型心律转复除颤器(implantable cardioverter-defibrillator,ICD)、心脏再同步治疗(cardiac resynchronization therapy,CRT)起搏器等。心脏植入器械已从传统的治疗缓慢型心律失常的普通起搏器,扩展到治疗快速型心律失常、心力衰竭等领域的ICD和CRT等,器械植入技术日新月异地快速发展,对于改善病人的生存质量、减少心血管主要不良事件的发生起着重要的作用,同时起搏器完善的储存功能和分析诊断功能,也有助于心律失常的诊断和心脏电生理的研究。

普通心脏起搏器主要用于治疗心动过缓,而ICD则主要用于室性心动过速的转复及室颤的电除颤治疗。CRT可以通过释放起搏脉冲使左右心室收缩再同步而治疗慢性心力衰竭。

(一)普通心脏起搏治疗 普通心脏起搏器(PM)是通过发放一定形式的电脉冲刺激心脏,使之激动和收缩,即模拟正常心脏的冲动形成和传导,用于治疗各类缓慢型心律失常。随着技术的发展,心脏起搏器体积日趋缩小但功能却更强大。

心脏起搏器是由电极导线和脉冲发生器组成,需要经静脉将电极导线植入到相应的心腔内膜下,连接电极导线与起搏器后,将起搏器置入于皮下囊袋。近年来开始应用于临床的无导线起搏器,是一种集脉冲发生器与电极导线于一体的新型起搏器,以微缩胶囊的形式植入病人心腔内,无需静脉植入心内膜导线及皮下囊袋,尤其适用于存在传统起搏器植入路径异常或出现既往反复起搏系统感染的病人。临时心脏起搏作为治疗危急心律失常的一项临时替代措施,主要用于有症状或有血流动力学紊乱的心动过缓,也可用于对快速型心律失常的超速抑制。临时心脏起搏器常作为急救措施使用,使用时间一般不超过2周。

1. 适应证

(1)有症状的窦房结功能障碍。

(2)症状性慢性双分支或三分支阻滞及二度Ⅱ型、高度、三度房室传导阻滞;持续性房颤合并症状性心动过缓。

(3)对于需要药物治疗的心律失常或其他疾病(无替代治疗方案)所致症状性窦房结功能障碍或房室传导阻滞。

(4)心脏抑制性颈动脉窦综合征或直立倾斜试验期间出现心脏停搏(持续时间>3秒)导致反复晕厥。

2. 起搏器的功能及起搏模式 随着起搏器工作方式或类型的不断增加,其各种功能日趋复杂。为便于医生、技术人员或病人间的各种交流,1985年北美心脏起搏与电生理学会(NASPE)和英国心脏起搏与电生理工作组(BPEG)共同编制了NBG编码,并于2002年进行了修订(表3-3-7)。

表 3-3-7 NBG 编码

I	II	III	IV	V
起搏心腔	感知心腔	感知后的反应	程控功能/频率应答	抗快速型心律失常功能
V= 心室	V= 心室	T= 触发	P= 程控频率及/或输出	P= 抗心动过速起搏
A= 心房	A= 心房	I= 抑制	M= 多项参数程控	S= 电击
D= 双腔	D= 双腔	D=T+I	C= 通信	D=P+S
O= 无	O= 无	O= 无	R= 频率应答	O= 无
			O= 无	

了解和记忆起搏器代码的含义十分重要,例如 VVI 起搏模式代表该起搏器起搏的是心室,感知的是自身心室信号,自身心室信号被感知后抑制起搏器发放一次脉冲。DDD 起搏模式是起搏心房及心室,感知自身心房及心室信号,自身心房及心室信号被感知后抑制或触发起搏器在不应期内发放一次脉冲。AAIR 起搏模式是起搏心房,感知自身心房信号,自身心房信号被感知后抑制起搏器发放一次脉冲,并且起搏频率可根据病人的需要进行调整,即频率适应性起搏功能(第四位 R 表示)。另外还有 VDD、DDI 等起搏模式。不同起搏模式心电图上的表现见图 3-3-34。

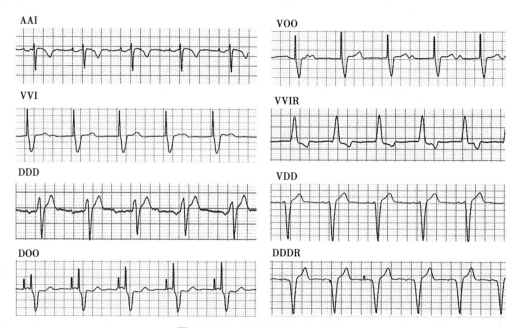

图 3-3-34 不同起搏模式示意图

临床工作中常根据电极导线植入的部位分为:①单腔起搏器:常见的有 VVI 起搏器(电极导线常放置在右心室心尖部或间隔部或希氏束及左束支区域)和 AAI 起搏器(电极导线常放置在右心耳或低位房间隔)。根据心室率或心房率的需要进行心室或心房适时的起搏。②双腔起搏器:植入的两支电极导线分别放置在右心耳或低位房间隔(心房),以及右心室心尖部、间隔部或希氏束及左束支区域(心室),进行房室顺序起搏。

3. 起搏方式的选择

(1) VVI 方式:适用于所有类型的缓慢型心律失常。但有下列情况者不适宜应用:①VVI 起搏时血压下降 20mmHg 以上;②心功能代偿不良;③已知有起搏器综合征,因 VVI 起搏干扰了房室顺序收缩及室房逆传导致心排血量下降等出现的相关症状。

(2) AAI 方式:保持房室顺序收缩,属生理性起搏,适用于房室传导功能正常的病态窦房结综合征。不适宜应用者:①有房室传导障碍,包括有潜在发生可能者(用心房调搏检验);②慢性房性心律失常。

（3）DDD方式:是双腔起搏器中对心房和心室的起搏和感知功能最完整者。适用于房室传导阻滞伴或不伴窦房结功能障碍。不适宜应用者:合并慢性房颤、房扑。

（4）频率自适应（R）方式:起搏器可通过感知体动、血pH等判断机体对心排血量的需要而自动调节起搏频率,以提高机体运动耐量,适用于需要从事中至重度体力活动者,可根据具体情况选用VVIR、AAIR、DDDR方式。若心率加快后心悸等症状加重或诱发心力衰竭、心绞痛的病人,不宜应用频率自适应起搏器。

总之,最佳起搏方式选用原则为:①窦房结功能障碍而房室传导功能正常者,以AAI方式最佳;②完全性房室传导阻滞而窦房结功能正常者,以VDD方式最佳;③窦房结功能和房室传导功能都有障碍者,DDD方式最佳;④需要从事中至重度体力活动者,考虑加用频率适应性起搏功能。

（二）植入型心律转复除颤器 植入型心律转复除颤器（ICD）是一种终止致命性心律失常的多功能、多程控参数的电子装置,经静脉置入于心内膜除颤电极以感知室速及室颤,发放抗心动过速起搏或除颤能量以终止快速型心律失常。1980年世界上首例ICD应用于一位心脏性猝死（SCD）幸存者。目前ICD已成为预防心脏性猝死最有效的手段之一。

ICD具备抗心动过缓起搏（anti-bradycardia pacing）、抗心动过速起搏（anti-tachycardia pacing,ATP）、低能电转复（cardioversion）和高能电除颤（defibrillation）四大功能。近几年一种全皮下ICD（subcutaneous ICD,S-ICD）开始应用于临床,但S-ICD因除颤电极和脉冲发生器均位于皮下,故不具备抗心动过缓起搏和抗心动过速起搏的功能。

ICD适应证如下:

1. 非可逆原因导致的血流动力学不稳定的持续性室速或室颤幸存者。

2. 心肌梗死48小时后发生的非可逆性的室颤或血流动力学不稳定的室速;心肌梗死40天后及血运重建90天后,经优化药物治疗后LVEF≤35%,NYHA心功能Ⅱ~Ⅲ级,或LVEF≤30%、NYHA心功能Ⅰ级的病人。

3. 非缺血性心脏病病人,经优化药物治疗3~6个月后LVEF≤35%,心功能Ⅱ级或Ⅲ级。

4. 原因不明的晕厥病人,心电生理检查能诱发有显著血流动力学改变的持续室速或室颤。

5. 有心脏性猝死危险因素的肥厚型心肌病、扩张型心肌病及右心室发育不良型心肌病。

6. 有晕厥或室速记录的遗传性心脏病,且β受体拮抗剂无效,如长QT间期综合征、Brugada综合征等。

（三）心脏再同步治疗 心脏再同步治疗（CRT）是一种植入型电子装置,是在传统的右心房、右心室双心腔起搏基础上增加左心室起搏,通过设定合适的房室及左右心室电脉冲的释放时机,纠正房室和左右心室收缩的不同步,提高心脏的做功效率,增加心排血量。CRT和ICD相结合的双心室同步起搏,简称为CRT-D。目前,CRT已成为针对合并宽QRS波的射血分数降低型（HFrEF）心衰病人的一种重要治疗手段,可进一步降低心衰病人的死亡率。

CRT适应证如下:

1. 经优化药物治疗后仍有心衰症状,QRS波呈完全性左束支传导阻滞（LBBB）（QRS波时限＞130ms）、LVEF≤35%的NYHA Ⅱ级或Ⅲ级的病人。

2. 经优化药物治疗后仍有心衰症状,QRS波呈非完全性左束支传导阻滞（QRS波时限≥150ms）、LVEF≤35%的NYHA Ⅱ级或Ⅲ级的病人。

3. 具有心室起搏指征或合并高度房室传导阻滞且LVEF＜40%的病人。

4. 针对LVEF＜40%的持续性房颤病人,若心室率控制欠佳且拟行房室结消融,推荐行CRT治疗。

（四）起搏随访 起搏器随访的主要目的是了解病人情况,评价器械状况,关注疾病变化及相关沟通。具体包括评估器械性能和优化参数设置、识别和校正起搏器系统的异常情况、预测电池寿命并确定起搏器更换时机、保存病人及起搏器程控参数变化的记录并建立数据库,以及对病人进行沟通关怀和宣传教育。其中对于ICD植入病人,建议程控合适的心动过速识别参数和治疗参数,以减少ICD电击治疗。对于ICD不恰当放电或反复放电的病人,随访时应进行心理评估并对其心理异常进行干预,缓解焦虑紧张情绪,改善病人生活质量。对于CRT植入病人,则需优化再同步参数,保证高比例的再同步起搏,以提高CRT反应性。随访方案根据病人临床情况个体化制订,ICD及CRT随访还需回顾心衰诊断参数(如经胸阻抗、夜间心率、心率变异性、病人活动量等),从而及时调整治疗方案,使病人得到最大获益。

起搏器随访有诊室随访和远程监测两种方式。所有心血管植入型电子器械在早期(植入后1~3个月)均需进行诊室随访;在中期建议每6~12个月进行诊室随访或远程监测;在后期(临近起搏器使用期限)则建议每1~3个月进行诊室随访或远程监测。

三、导管消融

导管消融(catheter ablation,CA)是将消融电极放置到与心律失常发生相关的心肌组织部位,采用能量(包括射频、冷冻、脉冲电场、激光和微波等)破坏心肌组织,改变该部位心肌自律性和传导性,从而达到治疗心律失常的目的。其中射频导管消融(radiofrequency catheter ablation,RFCA)技术自1989年应用于临床以来,是治疗快速型心律失常最常用的方法。对于房室结折返性心动过速、房室折返性心动过速及阵发性房颤,导管消融已成为安全有效的一线治疗手段。在不同能量的导管消融中,射频消融是以射频能量加热导管头端进行消融;冷冻消融则采用球囊内释放冷冻剂(液态一氧化二氮或液态氮)使周围组织冷冻消融;脉冲电场消融近年开始应用于临床,其疗效与安全性有待进一步评价和认识;激光和微波其他能源尚在研发或临床探索阶段。

【适应证】

1. **室上性心动过速** ①房室结或房室折返性心动过速病人;②抗心律失常药物治疗无效的有症状的室上速病人,包括局灶性或多源性房性心动过速、心房扑动。

2. **心房颤动** ①有症状的阵发性房颤病人;②持续性房颤药物治疗效果不佳或不能耐受者;③合并左心室射血分数下降的有症状的房颤病人。

3. **室性心律失常** ①右心室流出道起源的无结构性心脏病,且伴症状性频发室早病人,抗心律失常药物无效,或者不能耐受药物治疗者;②由相同形态室早反复触发多形性室速或特发性室颤。

【方法】 常规经静脉路径(如股静脉或锁骨下静脉等)将高位右房电极、希氏束电极、冠状窦电极和右心室电极放置到相应位置,显示正常心脏传导顺序的心腔内电生理图;进行不同电极导管的程序性电刺激,即心内电生理检查,诱发心律失常发作以明确其发病机制,必要时行相应的鉴别检查,如拖带标测技术、希氏束旁电刺激等;根据不同的发病机制判断病变靶点位置,再经静脉或动脉途径(如股静脉或股动脉等)将消融导管送至靶点处。不同的疾病采取不同的消融术式,如慢径区改良消融、关键峡部片状或线性消融等,房颤因其发病机制的复杂性导致消融术式众多,以环肺静脉电隔离消融术式为主。最后检测是否已达到消融成功标准,如旁路传导功能消失或原有心律失常不能再诱发等。

【并发症】 导管消融并发症包括心包积液/心脏穿孔/心脏压塞、房室传导阻滞、肺静脉狭窄、左心房-食管瘘/左心房-心包瘘等,临床发生率低。

(石 蓓)

本章思维导图

第四章 | 动脉粥样硬化和冠状动脉粥样硬化性心脏病

第一节 │ 动脉粥样硬化

动脉粥样硬化（atherosclerosis）的特点是受累动脉的病变从内膜开始,局部先后发生细胞内外的脂质积聚、纤维组织增生和钙质沉着,病变内可见单核巨噬细胞及其他炎症细胞,并有平滑肌细胞的迁移和增生,大量胶原纤维、弹力纤维和蛋白多糖等结缔组织基质形成,动脉中层也可发生逐渐退变和钙化,在此基础上可发生斑块内出血、糜烂或破裂及继发局部血栓形成。由于在动脉内膜积聚的脂质外观呈黄色粥样,因此被称为动脉粥样硬化。动脉粥样硬化相关的心血管疾病被称为动脉粥样硬化性心血管疾病（atherosclerotic cardiovascular disease, ASCVD）。

【病因和危险因素】 病因尚未完全确定。流行病学研究表明不少因素与本病的发生率增加相关,但并非直接因果关系,而是多种因素作用于不同环节所致,这些因素称为危险因素（risk factor）。主要的危险因素如下:

1. **年龄、性别** 动脉粥样硬化的发生率随年龄而增加。临床上多见于 40 岁以上中老年,49 岁以后进展较快,近年来发病年龄有年轻化趋势。男性发生率高于女性,发病年龄也较女性提前约 10 年,可能与雌激素的抗动脉粥样硬化作用有关,但女性在绝经期后发病率迅速增加。年龄和性别属于不可改变的危险因素。

2. **血脂异常** 脂质代谢异常是动脉粥样硬化最重要的危险因素。动脉粥样硬化常见于高胆固醇血症,且和累积的胆固醇暴露量有关。家族性高胆固醇血症病人在青少年期就可以发生动脉粥样硬化。实验动物给予高胆固醇饲料可引起动脉粥样硬化。总胆固醇（total cholesterol, TC）、甘油三酯（triglyceride, TG）、低密度脂蛋白胆固醇（low density lipoprotein cholesterol, LDL-C）或极低密度脂蛋白胆固醇（very low density lipoprotein cholesterol, VLDL-C）增高、载脂蛋白 B（apo B）增高和高密度脂蛋白胆固醇（high density lipoprotein-cholesterol, HDL-C）减低、载脂蛋白 A（apo A）降低都被认为是危险因素,目前最肯定的是 LDL-C 致动脉粥样硬化作用,脂蛋白（a）[Lp（a）]增高和 TG 增高也可能是独立的危险因素。临床实践中,LDL-C 是防治 ASCVD 的首要干预靶点,非 HDL-C 为次要干预靶点。

3. **高血压病** 高血压病病人动脉粥样硬化发病率明显增高,可能由于高血压内皮细胞损伤,LDL-C 易于进入动脉壁,并刺激平滑肌细胞增生,进而引起动脉粥样硬化发生及发展。60%～70% 的冠状动脉粥样硬化病人有高血压,高血压病病人患冠心病概率增高 3～4 倍。

4. **糖尿病和糖耐量异常** 2 型糖尿病诊断成立时,约 50% 的病人已存在动脉粥样硬化病变,2 型糖尿病也被视为"冠心病等危症"。糖尿病病人动脉粥样硬化的发病率较非糖尿病者高出 2～4 倍,且病变发生更早、更弥漫,进展更迅速,累及血管床更多。糖尿病病人多伴有高脂血症,常见 TG 升高、HDL-C 降低、小而致密 LDL（sdLDL）增加。如再伴有高血压,则动脉粥样硬化的发病率明显增高。糖尿病病人还常有凝血因子Ⅷ增高及血小板功能增强,加速动脉粥样硬化血栓形成和引起管腔闭塞。糖耐量异常阶段即可增加动脉粥样硬化发生风险,近年研究认为这与胰岛素抵抗有密切关系。

5. **吸烟** 与不吸烟者比较,吸烟者动脉粥样硬化的发病率和病死率增高 2～6 倍,且与每日吸烟支数成正比。被动吸烟也是危险因素。烟草中有害成分可导致血管内皮损伤,前列环素释放减少,血小板易在动脉壁黏附聚集而形成血栓。吸烟还可使 HDL-C 降低、TC 增高。另外,烟草所含尼古丁可直接作用于冠状动脉和心肌,引起动脉痉挛和心肌受损。

6. **肥胖** 体重指数（BMI）= 体重（kg）/ [身高（m）]^2，BMI 在 24~27.9kg/m^2 为超重，≥28kg/m^2 为肥胖。肥胖可导致 TG 及胆固醇水平增高，并常伴发高血压病、糖尿病或胰岛素抵抗，导致动脉粥样硬化发病率明显增高。

7. **家族史** 一级亲属男性<55 岁、女性<65 岁发生临床 ASCVD 者，考虑存在早发冠心病家族史。常染色体显性遗传所致的家族性高胆固醇血症是这些家族成员常见的患病因素。此外，近年已报道与人类动脉粥样硬化危险因素相关的易感或突变基因有 200 种以上。

其他的危险因素包括：①A 型性格者：精神过度紧张者也易患病，可能与体内儿茶酚胺类物质浓度长期过高有关；②口服避孕药：长期口服避孕药可使血压升高、血脂异常、糖耐量异常，同时改变凝血机制，增加血栓形成机会；③不良生活习惯：高热量、高动物脂肪、高胆固醇、高糖饮食，缺乏体力活动等；④睡眠障碍：包括长期失眠，睡眠时间不足（每天<6 小时）。

【发病机制】 曾有多种学说从不同角度阐述本病发病机制。近年来比较公认的学说认为，动脉粥样硬化是内皮损伤（形态或功能）作为始动因素的一种炎症性疾病。

1856 年德国病理学家 Virchow 即提出动脉粥样硬化是动脉内膜炎症的观点，1999 年美国华盛顿大学医学院 Ross R. 教授在他的"损伤反应学说"的基础上明确提出"动脉粥样硬化是一种炎症性疾病"，其发生发展始终伴随炎症反应。

正常动脉壁单层内皮细胞组成的内皮层是血液与组织之间的重要屏障。内皮细胞具有抗血栓作用，协助维持血液的流动性；合成和分泌多种血管活性物质，如一氧化氮、内皮素、前列环素等，协助调节血管平滑肌舒缩功能；分泌多种细胞因子以调节各种细胞的增殖和游走，影响血小板、白细胞黏附等。

动脉粥样硬化是血管壁细胞与血液细胞在炎症因子和增殖因子相互作用下导致的一种血管损伤过程。各种致炎因素，如病原体（肺炎衣原体、疱疹病毒等）、化学物质（氧化 LDL-C、血管紧张素Ⅱ、醛固酮、尼古丁、糖基化终产物等）和物理因素（如血流切应力）等持续作用，造成内皮损伤，触发内皮表达黏附分子，如 P 选择素、血管细胞黏附分子-1（VCAM-1）等介导循环中的单核细胞和淋巴细胞黏附，并穿透内皮。移行至内膜的单核细胞转变成为巨噬细胞，通过清道夫受体吞噬氧化 LDL-C，再转变为泡沫细胞形成最早粥样硬化病变脂质条纹，这些炎症细胞合成分泌很多细胞因子和促炎介质，包括单核细胞趋化蛋白-1（MCP-1）、血小板源生长因子（PDGF）、成纤维细胞生长因子（FGF）、肿瘤坏死因子（TNF）-α 和白介素（IL）-1 等，促进斑块生长和炎症反应。进入内膜的 T 淋巴细胞识别巨噬细胞和树突状细胞提呈的抗原（如修饰的脂蛋白）同时被激活，产生具有强烈致动脉粥样硬化的细胞因子，如干扰素-γ、TNF 和淋巴毒素等，进一步募集炎症细胞，形成级联放大炎症反应。同时，在 PDGF 和 FGF 的作用下，平滑肌细胞从中膜迁移至内膜并增殖，亦吞噬脂质成为泡沫细胞的另一重要来源。此外，平滑肌细胞在成纤维介导因子作用下发生显著增殖，合成和分泌胶原蛋白、蛋白多糖和弹性蛋白等，构成斑块的细胞外基质。在上述各种机制的作用下，脂质条纹演变为纤维脂肪病变及纤维斑块。后期炎症细胞凋亡和坏死，释放基质金属蛋白酶（MMPs），降解斑块纤维帽的胶原使纤维帽变薄，造成斑块破裂和血栓形成。临床研究证实，靶向 IL-1β 的单克隆抗体卡纳单抗可在不降低血脂的情况下，减少冠心病心血管事件的发生，进一步验证动脉粥样硬化的"炎症假说"。

【病理解剖和病理生理】 动脉粥样硬化主要累及体循环系统的大型肌弹力型动脉（如主动脉）和中型肌弹力型动脉（以冠状动脉和脑动脉最多，肢体各动脉、肾动脉和肠系膜动脉次之，下肢多于上肢），而肺循环动脉极少受累，常见数个组织器官的动脉同时受累。

正常动脉壁由内膜、中膜和外膜三层构成，如图 3-4-1 所示。动脉粥样硬化时相继出现脂质点和条纹、粥样和纤维粥样斑块、复合病变 3 类变化。美国心脏病学会根据其病变发展过程将其细分为以下 6 型。

Ⅰ型：脂质点。动脉内膜出现小黄点，为小范围的巨噬细胞含脂滴形成泡沫细胞积聚。

Ⅱ型：脂质条纹。动脉内膜见黄色条纹，为巨噬细胞成层并含脂滴，内膜可见平滑肌细胞，也含脂

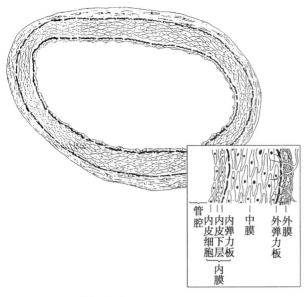

图 3-4-1 动脉壁结构示意图

显示动脉壁内膜、中膜和外膜三层结构,右下角是局部再大示意。

滴,有 T 淋巴细胞浸润。

Ⅲ型:斑块前期。细胞外出现较多脂滴,在内膜和中膜平滑肌层之间形成脂核,但尚未形成脂质池。

Ⅳ型:粥样斑块。脂质积聚多,形成脂质池,内膜结构破坏,动脉壁变形。

Ⅴ型:纤维粥样斑块。为动脉粥样硬化最具特征性病变,呈白色斑块突入动脉腔内引起管腔狭窄。斑块表面内膜被破坏而由增生的纤维膜(帽)覆盖于脂质池之上。病变可向中膜扩展,破坏管壁,并同时可有纤维结缔组织增生、变性坏死等继发病变。

Ⅵ型:复合病变。为严重病变,由纤维斑块发生出血、坏死、溃疡、钙化和附壁血栓所形成。粥样斑块可因内膜表面破溃而形成粥样溃疡,破溃后粥样物质进入血流成为栓子。

　　近年来由于冠状动脉影像学尤其是包括血管内超声(IVUS)和光学相干断层扫描(OCT)在内的腔内影像学技术的进展和普及,对不同临床类型冠心病病人的斑块性状有了更直接和更清晰的认识。从临床角度来看,动脉粥样硬化斑块基本上可分为两类:一类是稳定型,即纤维帽较厚而脂质池较小的斑块;另一类是不稳定型(又称为易损型),其纤维帽较薄,脂质池较大易于破裂。正因不稳定型斑块破裂导致急性缺血性心血管事件的发生。其他导致斑块不稳定的因素包括血流动力学变化、应激、炎症反应等,炎症反应在斑块稳定性和破裂中起着重要作用。斑块不稳定反映纤维帽的机械强度和损伤强度失平衡。斑块破裂释放组织因子和血小板活化因子,使血小板迅速聚集形成白色血栓;同时,斑块破裂导致大量炎症因子释放,上调促凝物质表达,促进纤溶酶原激活剂抑制物-1(PAI-1)的合成,从而加重血栓形成,并演变为红色血栓(图 3-4-2、图 3-4-3)。血栓形成使血管急性闭塞而导致严重持续性器官缺血。

　　从动脉粥样硬化的长期影响来看,受累动脉弹性减弱、脆性增加,其管腔逐渐变窄甚至完全闭塞,亦可扩张而形成动脉瘤。视受累动脉和侧支循环建立情况的不同,可引起整个循环系统或个别器官的功能紊乱。

　　1. 主动脉管壁弹性降低　心脏收缩时,主动脉管壁依靠弹性可适度扩张容纳心脏排出血液而缓冲收缩压的升高,主动脉管壁弹性降低时,该作用减弱,收缩压升高而舒张压降低,脉压增大。主动脉形成动脉瘤时,管壁为纤维组织所取代,不但失去弹性而且向外膨隆。

　　2. 内脏或四肢动脉管腔狭窄或闭塞　在侧支循环不能代偿的情况下,器官和组织的血液供应发生障碍,导致缺血、坏死或纤维化。

　　本病病理变化进展缓慢,青少年期即可开始出现脂质条纹,到中年期后开始出现明显的病变导致管腔狭窄,发生器官缺血症状。部分不稳定斑块进展迅速,易发生破裂导致急性缺血事件。现已有不少资料证明,动脉粥样硬化病变进展并非不可逆。积极控制和治疗各种危险因素一段时间后,较早期动脉粥样硬化病变可部分消退。

　　【临床表现】　主要是相关器官受累后出现的症状。

　　1. 主动脉粥样硬化　大多数无特异性症状。主动脉广泛粥样硬化病变可出现主动脉弹性降低的相关表现,如收缩压升高、脉压增大等。X 线检查可见主动脉结向左上方凸出,有时可见片状或弧状钙质沉着阴影。主动脉粥样硬化可以形成主动脉瘤,也可发生动脉夹层分离。

　　2. 冠状动脉粥样硬化　将在本章第二节详述。

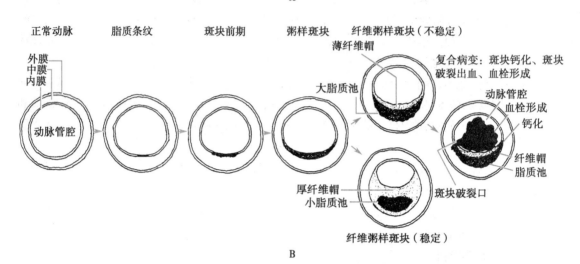

A

B

图 3-4-2 动脉粥样硬化的发生和发展

A. 动脉粥样硬化斑块结构示意图：显示粥样斑块的纤维帽和它所覆盖的脂质池。B. 动脉粥样硬化进展过程血管横切面结构示意图：图中深黑色代表血栓、钙化，淡黑色代表脂质条纹、脂质核和脂质池，细黑点代表纤维帽。

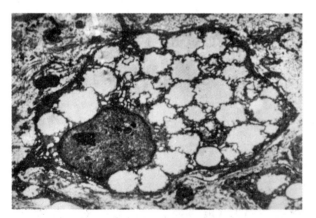

图 3-4-3 主动脉粥样硬化斑块透视电镜像（×4 800）
图示源于平滑肌的泡沫细胞，胞质内充满脂滴。

3. 颅脑动脉粥样硬化 最常侵犯颈内动脉、基底动脉和椎动脉。颈内动脉入脑处为好发区，病变多集中在血管分叉处。粥样斑块造成血管狭窄、脑供血不足或局部血栓形成或斑块破裂、碎片脱落造成脑梗死等脑血管意外；长期慢性脑缺血造成脑萎缩时，可发展为血管性痴呆。

4. 肾动脉粥样硬化 可引起顽固性高血压。55 岁以上而突然发生高血压者，应考虑本病的可能。如发生肾动脉血栓形成可引起肾区疼痛、少尿和发热等。长期肾脏缺血可致肾萎缩并发展为肾衰竭。

5. 肠系膜动脉粥样硬化 可能引起消化不良、肠道张力减低、便秘和腹痛等症状。血栓形成时有剧烈腹痛、腹胀和发热。肠壁坏死时可引起便血、麻痹性肠梗阻和休克等。

6. 四肢动脉粥样硬化 以下肢动脉较多见。血供障碍引起下肢发凉、麻木和典型的间歇性跛行，即行走时发生腓肠肌麻木、疼痛以至痉挛，休息后消失，再走时又出现；严重者可持续性疼痛，下肢动脉尤其是足背动脉搏动减弱或消失。动脉完全闭塞可产生坏疽。

【实验室检查】 本病尚缺乏敏感而特异的早期诊断方法。动脉粥样硬化病变的诊断有两个方面：一是形态学方面，包括病变所在部位、范围和程度；另一是功能学方面，评估粥样硬化病变是否导致器官的缺血。结合形态学和功能学的评估指导治疗方案的确定,包括血运重建(介入或外科治疗)的适应证和手术方法。超声可发现体表动脉如颈动脉、下肢动脉壁的斑块,多普勒超声检查有助于判断血流情况。X线检查可发现主动脉增宽、主动脉结突出、管壁钙化等。CT血管造影(CTA)和磁共振显像血管造影(MRA)无创显像动脉粥样硬化病变。结合无创影像技术的功能学方法,例如基于CTA的冠状动脉血流储备分数(CT-FFR)可评估器官缺血程度。心电图、超声心动图、放射性核素和负荷试验结果所示的特征性变化或心肌缺血证据有助于诊断冠状动脉粥样硬化性心脏病。选择性动脉造影可显示管腔狭窄或动脉瘤样病变,联合腔内影像技术和有创功能学评估可全面了解病变的形态和功能,是诊断动脉粥样硬化的最重要手段。动脉粥样硬化病人要关注血糖或脂质代谢异常相关指标。

【诊断与鉴别诊断】　本病发展到出现器官缺血或坏死阶段时,诊断并不困难,但早期诊断很不容易。有动脉粥样硬化危险因素的人群,建议采用超声或其他无创性影像技术筛查动脉粥样硬化斑块,以指导早期预防和干预。年长病人发现血脂异常,X线、超声及动脉造影发现血管狭窄性或扩张性病变或钙化,应首先考虑诊断本病。

主动脉粥样硬化引起的主动脉变化和主动脉瘤,需与梅毒性主动脉炎和主动脉瘤以及纵隔肿瘤相鉴别;多发性大动脉炎、川崎病或其他一些自身免疫病等均可引起动脉管腔的狭窄或扩张,需要和本病相鉴别。各个器官出现缺血或梗死性相关症状时,除了粥样硬化外还需要考虑其他可引起管腔狭窄或闭塞的原因。

【预后】　本病预后随病变部位、程度、血管狭窄发展速度、受累器官受损情况和有无并发症而不同。病变涉及心、脑、肾等重要脏器动脉者预后不良。

【防治】　首先应积极预防动脉粥样硬化的发生。如已发生应积极治疗,防止病变发展并争取逆转。已发生并发症者应及时治疗,防止其恶化,延长病人寿命。

(一) 一般防治措施

1. **积极控制与本病有关的危险因素**　包括高血压病、糖尿病、血脂异常、肥胖症等。

2. **合理膳食**　控制膳食总热量,以维持正常体重,以 BMI $18.5\sim24kg/m^2$ 为正常体重;或以腰围为标准,当女性≥80cm、男性≥85cm 为超标。超重或肥胖者应减少每日进食总热量,减少胆固醇摄入,限制酒及含糖食物摄入。合并有高血压或心力衰竭病人应适量限盐。

3. **适当体力劳动和运动**　参加一定的体力劳动和运动,有益于预防肥胖,调整血糖、血脂代谢,控制血压并锻炼循环系统功能等,是预防本病的一项积极措施。运动量应根据身体情况、体力活动习惯和心脏功能状态而定,以不过多增加心脏负担和不引起不适感觉为原则,通常建议每周150分钟(每周5天,每天30分钟)中等量运动,运动要循序渐进,不宜勉强做剧烈活动。

4. **合理安排工作和生活**　生活要有规律,保持乐观、愉快的情绪。避免过度劳累和情绪激动。注意劳逸结合,保证充足的睡眠。

5. **提倡戒烟限酒**

(二) 药物治疗

主要是调整血脂和防止血栓形成,综合控制危险因素(降血压、控制血糖等),有靶器官缺血者使用抗缺血药物和靶器官保护药物。

1. **调整血脂药**　目前首选 LDL-C 作为调脂治疗的首要靶点,根据病人危险分层,确定目标值。他汀类药物是首选的降低胆固醇药物,如果单药不能达标或不耐受,联合使用胆固醇吸收抑制剂,前蛋白转化酶枯草溶菌素9型(PCSK9)抑制剂,或靶向 PCSK9 蛋白合成的小干扰 RNA 药物(具体参见本章第三节)。TG 明显升高者可用贝特类药物或大剂量鱼油。

2. **抗血小板药物**　通过抗血小板黏附和聚集防止血栓形成,避免血管阻塞性病变发展,用于预防动脉血栓形成和栓塞。最常用口服药为阿司匹林、氯吡格雷、普拉格雷、替格瑞洛、吲哚布芬和西洛他唑;静脉药物包括阿昔单抗、替罗非班、埃替非巴肽等药物,临床上根据病人发生缺血事件风险,单药或联合用药。

3. **溶栓和抗凝药物**　对动脉内形成血栓导致管腔狭窄或阻塞者,可用溶栓药物,包括链激酶、尿激酶、阿替普酶（rt-PA）、瑞替普酶（r-PA）、替奈普酶（TNK-tPA）、尿激酶原等。肠外抗凝药物包括普通肝素、低分子量肝素、比伐芦定、磺达肝癸钠，口服抗凝药物包括华法林及新型口服抗凝药（NOAC）。

（三）介入和外科手术　对于狭窄或闭塞血管，特别是冠状动脉、肾动脉和四肢动脉，可通过介入或外科手段进行血运重建，以恢复动脉供血。

第二节 | 冠状动脉粥样硬化性心脏病概述

冠状动脉粥样硬化性心脏病（coronary atherosclerotic heart disease）指冠状动脉（冠脉）发生粥样硬化引起管腔狭窄或闭塞，导致心肌缺血、缺氧或坏死而引起的心脏病，简称冠心病（coronary artery disease，CAD；或 coronary heart disease，CHD），亦称缺血性心脏病（ischemic heart disease）。

冠心病是动脉粥样硬化导致器官病变的最常见类型，严重危害人类健康。本病多发于 40 岁以上成人，男性发病早于女性，经济发达国家发病率较高；近年来发病呈年轻化趋势。

【临床分型】　由于病理解剖和病理生理变化的不同，冠心病有不同的临床表型。1979 年 WHO 曾将其分为五型：①隐匿型或无症状型冠心病；②心绞痛；③心肌梗死；④缺血性心肌病；⑤猝死。近年趋向于根据发病特点和治疗原则不同分为两大类：慢性冠脉综合征（chronic coronary syndrome，CCS）和急性冠脉综合征（acute coronary syndrome，ACS）。CCS 也称慢性冠状动脉疾病（chronic coronary disease，CCD），病理上冠脉可有阻塞性病变或无明显阻塞性病变，CCS 包括以下情况：伴稳定心绞痛症状和/或呼吸困难的疑似冠心病病人；新发心力衰竭或左心室功能障碍的疑似冠心病病人；ACS 后 1 年内或近期血运重建的无症状或症状稳定病人；初次诊断或血运重建 1 年以上的无症状或有症状病人；疑似血管痉挛或微血管疾病的心绞痛病人；筛查时发现的无症状 CAD 病人。ACS 包括不稳定型心绞痛（unstable angina，UA）、非 ST 段抬高型心肌梗死（non-ST-segment elevation myocardial infarction，NSTEMI）、ST 段抬高型心肌梗死（ST-segment elevation myocardial infarction，STEMI）和猝死，其中猝死是冠心病中最严重的临床类型。ACS 病理上大多数为冠脉粥样病变基础上继发血栓形成和/或痉挛。少部分心肌梗死者没有冠脉阻塞病变（MINOCA），原因包括痉挛、自发性夹层（spontaneous coronary artery dissection，SCAD）或壁内血肿等，以及栓塞和微血管疾病。CCS 和 ACS 为冠心病不同演变阶段，临床表现主要取决于动脉粥样硬化斑块是否稳定，它可以有很长的稳定期，但 CCS 未来发生心血管事件的风险可能随着时间的推移而改变，如果危险因素控制不充分，生活方式改变和/或药物治疗不理想，或血运重建不成功，斑块发生破裂或侵蚀引起急性血栓事件时就成为 ACS。

【发病机制】　当冠脉供血供氧与心肌需血需氧之间发生矛盾，冠脉血流量不能满足心肌代谢的需要就可引起心肌缺血缺氧。暂时的缺血缺氧引起心绞痛，而持续严重的心肌缺血缺氧可引起心肌坏死，即为心肌梗死。

心肌能量的产生要求大量氧供，心肌细胞摄取血液氧含量达到 65%～75%，明显高于其他组织。因此心肌平时对血液中氧的摄取已接近于最大量，氧需再增加时已难从血液中更多地摄取氧，只能依靠增加冠脉血流量来提供。正常情况下，冠脉循环有很大储备能力，通过神经和体液调节，其血流量可随身体的生理情况而有显著的变化，使冠脉的供血和心肌的需血保持动态平衡；在剧烈体力活动时，冠脉适当地扩张，血流量可增加到休息时的 6～7 倍。

决定心肌耗氧量的主要因素包括心率、心肌收缩力和心室壁张力，临床上常以"心率×收缩压"估计心肌耗氧量。由于冠脉血流灌注主要发生在舒张期，心率增加导致舒张期缩短及各种原因导致的舒张压降低显著影响冠脉灌注。冠脉固定狭窄或微血管阻力增加也可导致冠脉血流减少，当冠脉管腔存在显著固定狭窄（50%～75%），安静时尚能代偿，而运动、心动过速、情绪激动造成心肌需氧量增加时，可导致短暂心肌供氧和需氧间的不平衡，这是大多数 CCS 的发病机制。另一些情况下，由于不稳定性粥样硬化斑块发生破裂、糜烂、侵蚀或出血，继发血小板聚集或血栓形成导致管腔狭窄程度急剧加重，或冠脉发生痉挛，均可使心肌氧供应明显减少，这是引起 ACS 的主要原因。另外，即使冠脉血流灌注正常,严重贫血时心肌氧供也可显著降低。很多情况下,心肌缺血甚至坏死是需氧量增加和供氧量减少两者共同作用的结果。

心肌缺血后发生缺氧,氧化代谢受抑,致使高能磷酸化合物储备降低,细胞功能随之发生改变。产生痛觉的直接因素可能是在缺血缺氧情况下,心肌内积聚过多的代谢产物,如乳酸、丙酮酸、磷酸等酸性物质或类似激肽的多肽类物质,刺激心脏内自主神经传入纤维末梢,经 1～5 胸交感神经节和相应脊髓段,传至大脑产生疼痛感觉。这种痛觉反映在与自主神经进入水平相同脊髓段的脊神经所分布区域,即胸骨后及两臂的前内侧与小指,尤其左侧。

第三节 | 慢性冠状动脉综合征

慢性冠状动脉综合征(CCS)最常见为慢性稳定型劳力性心绞痛和以心功能不全为主要表现的缺血性心肌病,部分处于渡过 ACS 后或行血运重建之后稳定期,有些则为无症状隐匿型冠心病。发生心肌缺血的主要原因是存在稳定的心外膜冠脉粥样硬化造成的固定狭窄,在某些因素导致心肌耗氧量增加的情况下诱发心肌急剧暂时性缺血缺氧;但冠脉痉挛或微血管病变的病人没有心外膜血管固定狭窄临床上亦不少见。CCS 病人在治疗上有共同之处,通过抗心肌缺血治疗改善症状,稳定或逆转斑块并预防血栓形成,延长病人生存期。

一、稳定型心绞痛

稳定型心绞痛(stable angina pectoris)也称劳力性心绞痛。其特点为阵发性的前胸部压榨性疼痛或憋闷感觉,主要位于胸骨后部,可放射至心前区和左上肢尺侧,常发生于劳力负荷增加时,持续数分钟,休息或服用硝酸酯制剂后疼痛消失。疼痛发作的程度、频度、持续时间、性质及诱发因素等在数月内无明显变化。

【发病机制】 当冠脉狭窄或部分闭塞时,其血流量减少,心肌供血量相对比较固定。休息时尚能维持心肌血流的供需平衡,病人可无症状。在劳力、情绪激动、饱食、受寒等情况下,心脏负荷突然增加,使心率增快、心肌张力和收缩力增加等导致心肌氧耗量增加,而存在狭窄的冠脉供血却不能相应地增加以满足心肌需求时,即可引起心绞痛。

【病理解剖和病理生理】 稳定型心绞痛病人的冠脉造影显示:有 1、2 或 3 支冠脉狭窄减少 > 70% 的病变者分别各占 25% 左右,5%～10% 有左冠脉主干狭窄;其余约 15% 的病人冠脉无显著狭窄,提示可能是冠脉痉挛、微血管病变、交感神经过度活动、儿茶酚胺分泌过多或心肌代谢异常等导致心肌血供和氧供不足。

病人心绞痛发作之前,常有血压增高、心率增快、肺动脉压和肺毛细血管楔压增高,反映心脏和肺的顺应性减低。发作时可有左心室收缩力和收缩速度降低、射血速度减慢、左心室收缩压下降、心搏出量和心排血量降低、左心室舒张末期压和血容量增加等左心室收缩和舒张功能障碍的病理生理变化。左心室壁可呈收缩不协调或部分有收缩减弱现象。

【临床表现】

(一)症状 心绞痛以发作性胸痛为主要临床表现,疼痛特点为:

1. 诱因 常见诱因包括体力劳动或情绪激动(如愤怒、焦急、过度兴奋等),饱食、寒冷、吸烟、心动过速、休克等亦可诱发。疼痛多发生于劳力或激动的当时,而不在劳累之后。典型稳定型心绞痛常在相似的条件下重复发生。

2. 部位 主要在胸骨体后,可波及心前区,手掌大小范围,也可横贯前胸,界限不清。常放射至左肩、左臂内侧达无名指和小指,或至颈、咽或下颌部。

3. 性质 胸痛常为压迫、发闷或紧缩性,也可有烧灼感,但不像针刺或刀扎样锐性痛,偶伴濒死感。有些病人仅觉胸闷不适或呼吸困难,而非胸痛。发作时病人往往被迫停止正在进行的活动,直至症状缓解。

4. 持续时间 一般持续数分钟至十余分钟,多为3~5分钟,不超过半小时。

5. 缓解方式 一般在停止原来诱发症状的活动后即可缓解;硝酸甘油等快速起效的硝酸酯类药物舌下含服或喷吸也能在几分钟内使之缓解。

(二)体征 平时一般无异常体征。心绞痛发作时常见心率增快、血压升高、表情焦虑、皮肤冷或出汗,有时出现第四或第三心音奔马律。可有暂时性心尖部收缩期杂音,是因乳头肌缺血致功能失调引起二尖瓣关闭不全所致。

【辅助检查】

(一)实验室检查 血糖、血脂检查可可了解冠心病危险因素;胸痛明显者需查血清心肌损伤标志物,包括心肌肌钙蛋白I或T、肌酸激酶(CK)及同工酶(CK-MB),据此与ACS相鉴别;氨基末端脑钠肽前体(NT-proBNP)可了解病人心功能状态;血常规可了解有无贫血;必要时检查甲状腺功能。

(二)心电图(ECG)检查

1. 静息时ECG 约半数病人在正常范围,也可能有陈旧性心肌梗死改变或非特异性ST段和T波异常。有时出现房室或束支传导阻滞、房性或室性期前收缩等心律失常,但均非特异性。

2. 发作时ECG 绝大多数病人可出现暂时性心肌缺血引起的ST段移位。因心内膜下心肌更容易缺血,故常见反映心内膜下心肌缺血的ST段压低(≥0.1mV),发作缓解后恢复(图3-4-4)。有时也可以出现T波倒置。在平时有T波持续倒置的病人,发作时可变为直立("假性正常化")。T波改变虽然对反映心肌缺血的特异性不如ST段压低,但如与平时ECG比较有明显差别,也有助于诊断。

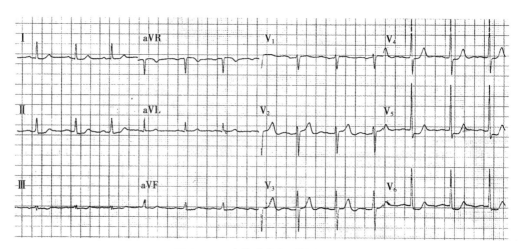

图 3-4-4 心绞痛发作时的心电图
I、II、III、aVF、V$_{4\sim6}$导联ST段压低。

3. ECG负荷试验 最常用的是运动负荷试验,增加心脏负担以激发心肌缺血。运动方式主要为分级活动平板或踏车,其运动强度可逐步升级。前者常用,让受检查者迎着转动的平板就地踏步,以达到按年龄预计可达到的最大心率(HR$_{max}$)或亚极量心率(85%~90%的HR$_{max}$)为负荷目标,前者为极量运动试验,后者为亚极量运动试验。运动中应持续监测ECG改变。运动前、运动中每当运动负荷量增加一次均应记录ECG,运动终止后即刻及此后每2分钟均应重复ECG记录,直至心率恢复至运动前水平。ECG记录时应同步测定血压。运动中出现典型心绞痛、ECG改变主要以ST段水平形或下斜形压低≥0.1mV(J点后60~80ms)持续2分钟为运动试验阳性标准(图3-4-5)。运动中出现心绞痛、步态不稳、室性心动过速或血压下降时,应立即停止运动。心肌梗死急性期、不稳定型心绞痛、明显心力衰竭、严重心律失常或急性疾病者禁做运动试验。本试验有一定比例的假阳性和假阴性,单纯结果不能作为诊断或排除冠心病的依据。

4. ECG连续动态监测(Holter) Holter检查可连续记录并自动分析24小时(或更长时间)的ECG(双极胸导联或同步12导联),可发现ST段、T波改变(ST-T)和各种心律失常。将出现异常ECG

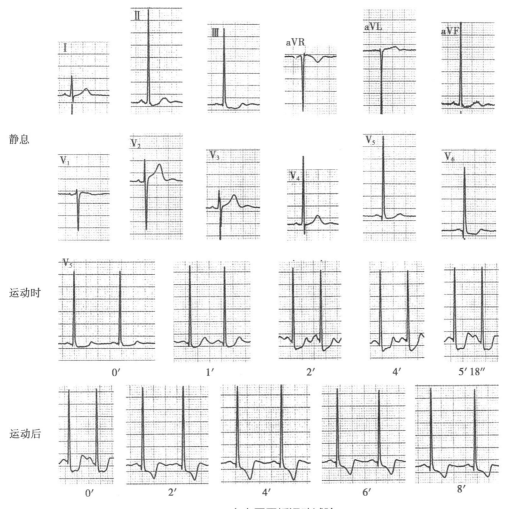

图 3-4-5　心电图平板运动试验

静息时心电图示Ⅱ、Ⅲ、aVF 和 V$_5$、V$_6$ 导联 ST 段压低；运动时 V$_5$ 导联 ST 段 1 分钟开始压低，5 分
18 秒时达到 4mm；运动后Ⅰ、Ⅱ、Ⅲ、aVF、V$_3$、V$_4$、V$_5$、V$_6$ 导联均出现 ST 段压低，T 波倒置，8 分钟后仍
未恢复，运动试验阳性。

表现的时间与病人活动和症状相对照。胸痛发作时相应时间的缺血性 ST-T 改变有助于确定心绞痛
诊断，也可检出无痛性心肌缺血。

（三）**CT 血管造影**（CTA） 进行冠脉二维或三维重建（图 3-4-6），用于判断冠脉管腔狭窄程
度和管壁钙化情况，对判断管壁内斑块分布范围和性质也有一定意义。冠脉 CTA 有较高阴性预测

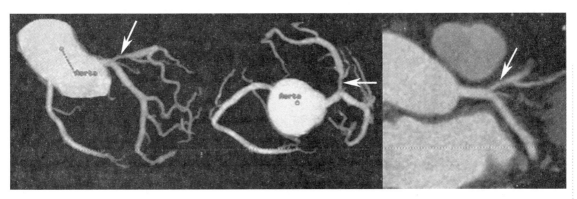

图 3-4-6　**多层螺旋 CT 冠脉成像**
箭头所示为左前降支近段病变，左、中、右图为不同角度所示。

价值,若未见狭窄病变,一般可不进行有创检查;但其对狭窄程度判断仍有一定局限性,特别当钙化存在时会显著影响判断。近年来,基于冠脉 CTA 血流储备分数(CT-FFR)可评估冠脉狭窄病变功能,通常以 CT-FFR<0.80 为诊断心肌缺血界限值,需要冠脉造影进一步明确狭窄程度以决定治疗策略。

(四)超声心动图 多数稳定型心绞痛病人静息时超声心动图检查无异常。有陈旧性心肌梗死或严重心肌缺血病人,二维超声心动图可探测到坏死区或缺血区心室壁的运动异常。运动或药物负荷超声心动图可评价负荷状态下心肌灌注情况。超声心动图还有助于发现其他需与冠脉狭窄导致心绞痛相鉴别的疾病如肥厚型梗阻性心肌病、主动脉瓣狭窄等。

(五)放射性核素检查

1. **心肌灌注显像及负荷试验** ^{201}Tl(铊)随冠脉血流很快被正常心肌细胞所摄取。静息时铊显像所示灌注缺损主要见于心肌梗死后瘢痕部位。运动后见明显灌注缺损心肌缺血区提示冠脉供血不足。近年来有用 ^{99m}Tc-MIBI 取代 ^{201}Tl 作心肌显像,更便于临床推广应用(图 3-4-7)。

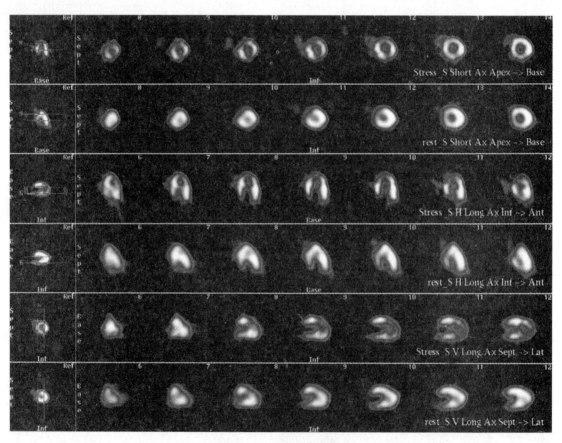

图 3-4-7 心肌灌注显像

图中第一和第二行分别为负荷和静息状态下左室短轴心尖至心底部(左至右)切面,第三、四行分别为两状态下左室长轴下壁至前壁切面,第五、六行分别为两状态下左室垂直长轴间隔至侧壁切面。图示左室前壁、心尖和下壁近心尖处在负荷状态下有放射性稀疏和缺损,静息状态下再分布可见明显的放射性充填,为心肌缺血表现。

2. **放射性核素心腔造影** 应用 ^{99m}Tc 进行体内红细胞标记,得到心腔血池显影。通过对心动周期中不同时相的显影图像分析,测定左心室射血分数及显示心肌缺血区域室壁局部运动障碍。

3. **正电子发射断层心肌显像** 利用发射正电子的核素示踪剂如 ^{18}F、^{11}C、^{13}N 等进行心肌显像。除可判断心肌血流灌注情况外,尚可了解心肌代谢情况。通过对心肌血流灌注和代谢显像匹配分析可准确评估心肌活力。

(六)冠脉磁共振成像 冠脉磁共振成像(CMRA)是冠脉成像的新方法,无电离辐射、无创。采用呼吸和心电门控技术获得三维 CMRA 是目前最常用的方法。负荷和灌注 MRI 图像还可以显示心肌缺血。成像时间长、空间分辨率低、操作依赖性强等缺陷限制了 CMRA 的广泛应用。

（七）有创性检查

1. 冠脉造影　选择性冠脉造影（图 3-4-8）目前仍然是诊断冠心病的"金标准"，用特殊形状的心导管经桡动脉、股动脉或肱动脉送到主动脉根部，分别插入左、右冠脉口，注入少量含碘对比剂，在不同的投射方位下采集摄影，可使左、右冠脉及其主要分支得到清楚显影，发现狭窄性病变的部位并估计其程度。一般认为管腔直径减少 70%～75% 以上会严重影响血供。

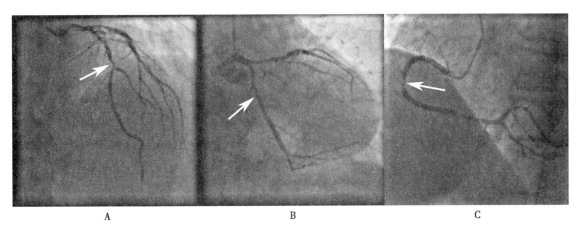

图 3-4-8　选择性冠脉造影显像

A. 正头位（AP+CRA 30°），箭头所示为左前降支中段的病变部位；B. 右前斜足位（RAO 30°+CAU 30°），箭头所示为左回旋支近中段的病变部位；C. 左前斜位（LAO 45°），箭头所示为右冠状动脉中段病变部位。

2. 其他　IVUS（图 3-4-9）、OCT、冠脉血流储备分数（fractional flow reserve，FFR）测定以及冠脉定量血流分数（quantitative flow ratio，QFR）等形态学或功能学评估技术也可用于冠心病的诊断并有助于指导介入治疗。

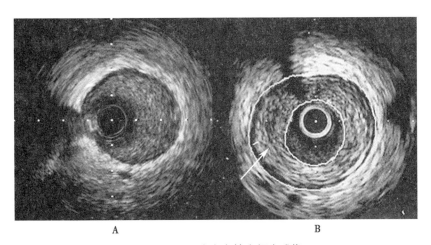

图 3-4-9　冠脉心血管内超声成像

A. 基本正常节段血管。B. 冠状动脉粥样硬化病变部位，箭头所示为斑块；内圈为管腔横断面，外圈为外弹力膜，两圈之间的环形区域为粥样硬化斑块。

（八）其他检查
胸部 X 线检查对稳定型心绞痛并无特异的诊断意义，一般情况下都是正常的。但有助于了解其他心肺疾病的情况，如有无心脏增大、心衰等。

【诊断与鉴别诊断】　根据典型心绞痛的发作特点，结合年龄和存在冠心病危险因素，除外其他原因所致的心绞痛，一般即可建立诊断。心绞痛发作时 ECG 检查可见 ST-T 改变，症状消失后 ST-T 改变逐渐恢复,支持心绞痛诊断。未捕捉到发作时 ECG 者可行 ECG 负荷试验。冠脉 CTA 有助于无创性评价冠脉管腔狭窄程度及管壁病变性质和分布。冠脉造影可明确病变的严重程度和分布范围,联合腔内影像和功能学技术,有助于诊断和指导进一步治疗。

加拿大心血管病学会(CCS)把心绞痛严重程度分为四级。

Ⅰ级:一般体力活动(如步行和登楼)不受限,仅在强、快或持续用力时发生心绞痛。

Ⅱ级:一般体力活动轻度受限,快步行走、饭后、寒冷或刮风中、精神应激或醒后数小时内发作心绞痛。一般情况下平地步行 200m 以上或登楼一层以上受限。

Ⅲ级:一般体力活动明显受限,一般情况下平地步行 200m 内或登楼一层引起心绞痛。

Ⅳ级:轻微活动或休息时即可发生心绞痛。

鉴别诊断要考虑下列情况:

1. 急性冠脉综合征 不稳定型心绞痛的疼痛部位、性质、发作时心电图改变等与稳定型心绞痛相似,但发作诱因不同,常在休息或较轻微活动下即可诱发。1 个月内新发的或明显恶化的劳力性心绞痛也属于不稳定型心绞痛;心肌梗死的疼痛程度更剧烈,持续时间多超过 30 分钟,甚可长达数小时,可伴有心律失常、心力衰竭或/和休克,含用硝酸甘油多不能缓解,心电图常有典型的动态演变过程。实验室检查示心肌坏死标志物增高;可有白细胞计数增高和红细胞沉降率增快。

2. 其他疾病引起的心绞痛 严重主动脉瓣狭窄或关闭不全、风湿性冠脉炎、梅毒性主动脉炎引起冠脉口狭窄或闭塞、肥厚型心肌病、X 综合征等,要根据其临床表现来进行鉴别。其中 X 综合征多见于女性,ECG 负荷试验常阳性但冠脉造影无狭窄病变且无冠脉痉挛证据,预后良好,被认为是冠脉微循环病变所致。

3. 肋间神经痛和肋软骨炎 前者疼痛常累及 1~2 个肋间,但并不一定局限在胸前,为刺痛或灼痛,多为持续性而非发作性,咳嗽、用力呼吸和身体转动可使疼痛加剧,沿神经走行处有压痛,手臂上举活动时局部有牵拉疼痛;后者则在肋软骨处有压痛。

4. 心脏神经症 病人常诉胸痛,但多为短暂(几秒)的刺痛或持久(几小时)的隐痛。病人常喜欢不时地吸一大口气或叹息性呼吸。胸痛部位多在左胸乳房下心尖部附近或经常变动。症状多于疲劳之后出现,而非疲劳当时。轻度体力活动反觉舒适,有时还可耐受较重的体力活动而不发生胸痛或胸闷。含用硝酸甘油无效或在 10 多分钟后才"见效"。常伴有心悸、疲乏、头昏、失眠及其他神经症的症状。

5. 其他系统疾病导致的胸痛 还需与反流性食管炎等食管疾病、膈疝、消化性溃疡、肠道疾病、颈椎病等相鉴别。

【预后】 稳定型心绞痛病人大多数能生存很多年,但有发生急性心肌梗死或猝死的危险。决定预后的主要因素为冠脉病变累及心肌供血的范围和心功能。左冠脉主干病变最为严重,国外统计年病死率可高达 30% 左右,此后依次为 3 支、2 支与单支病变。左前降支病变一般较其他两支冠脉病变预后差。左心室造影、超声心动图或核素心室腔显影所示射血分数降低和室壁运动障碍也有预后意义。

【治疗】 治疗原则是改善冠脉血供和降低心肌耗氧以改善病人症状,提高生活质量,同时治疗冠脉粥样硬化,预防心肌梗死和死亡,延长生存期。

(一)发作时治疗

1. 休息 发作时立刻休息,一般在停止活动后症状即逐渐消失。

2. 药物治疗 可使用作用较快的硝酸酯制剂。舌下含服或口腔喷剂起效最快,反复发作也可静脉使用,但要注意耐药的可能。硝酸酯类药物除扩张冠脉、降低阻力、增加冠脉循环的血流量外,还通过对周围血管扩张作用,减少静脉回心血量,降低心脏前后负荷,缓解心绞痛。

(1)硝酸甘油(nitroglycerin):0.5mg 舌下含化或喷雾剂喷吸 1~2 次。1~2 分钟即开始起效,约半小时后作用消失。延迟见效或完全无效提示病人并非患冠心病或者是严重冠心病。与各种硝酸酯类药物一样,其副作用有头痛、面色潮红、心率反射性加快和低血压等。第一次含用硝酸甘油时应注意有可能发生直立性低血压。

（2）硝酸异山梨酯（isosorbide dinitrate）：5～10mg 舌下含化。2～5分钟见效，作用维持2～3小时。也有喷雾吸入制剂。

（二）缓解期治疗

1. **生活方式调整**　尽量避免各种诱发因素。清淡饮食，进食不应过饱；戒烟限酒；减轻精神负担，保障睡眠；调整日常生活与工作量，保持适当体力活动，以不致发生疼痛症状为度；一般不需卧床休息。

2. **药物治疗**

（1）改善缺血、减轻症状从而提高生活质量的药物

1）β 受体拮抗剂：抑制心脏 β 肾上腺素能受体，减慢心率、减弱心肌收缩力、降低血压，降低心肌耗氧量、减少心绞痛发作和增加运动耐量。用药后静息心率降至55～60次/分，严重心绞痛病人如无心动过缓症状可降至50次/分。推荐使用无内在拟交感活性的选择性 $β_1$ 受体拮抗剂，剂量个体化，从较小剂量开始，逐级增加剂量。临床常用的 $β_1$ 受体拮抗剂包括美托洛尔普通片（25～100mg，每日2次）、美托洛尔缓释片（47.5～190mg，每日1次）和比索洛尔（5～10mg，每日1次）等。

有严重心动过缓和高度房室传导阻滞、窦房结功能紊乱、有明显支气管痉挛或支气管哮喘的病人禁用。外周血管疾病及严重抑郁亦是相对禁忌证。慢性肺心病病人可小心使用高度选择性的 $β_1$ 受体拮抗剂。

2）硝酸酯类药物：常用药物包括二硝酸异山梨酯（普通片5～20mg，每日3～4次；缓释片20～40mg，每日1～2次）和单硝酸异山梨酯（普通片20mg，每日2次；缓释片40～60mg，每日1次）等。每天用药时应注意给予足够的无药间期，以减少耐药性的发生。不良反应包括头痛、面色潮红、心率反射性加快和低血压等。

3）钙通道阻滞剂：阻滞钙离子进入细胞内，抑制心肌细胞兴奋-收缩偶联，从而抑制心肌收缩，减少心肌氧耗；扩张冠脉，解除痉挛，改善心内膜下心肌供血；扩张周围血管，降低动脉压，减轻心脏负荷；改善心肌微循环。常用制剂有：非二氢吡啶类药物，包括维拉帕米（普通片40～80mg，每日3次；缓释片240mg，每日1次）、地尔硫䓬（普通片30～60mg，每日3次；缓释片90mg，每日1次），这两类药物有负性肌力和负性传导作用，与 β 受体拮抗剂联合使用需要非常谨慎。二氢吡啶类药物，包括硝苯地平（控释片30mg，每日1次）、氨氯地平（5～10mg，每日1次）等，合并高血压病人更适合。

外周水肿、便秘、心悸、面部潮红是所有钙通道阻滞剂常见副作用。其他不良反应还包括头痛、头晕、虚弱无力等。地尔硫䓬和维拉帕米能减慢窦房结心率和房室传导，抑制心肌收缩，不能应用于已有严重心动过缓、高度房室传导阻滞和病态窦房结综合征病人，也不建议用于左心室功能不全病人。

4）其他药物：主要用于 β 受体拮抗剂或者钙通道阻滞剂有禁忌、不耐受或者不能控制症状的情况下。主要有：①曲美他嗪（普通片20～60mg，每日3次；缓释剂35mg，每日2次），抑制脂肪酸氧化和增加葡萄糖代谢，提高氧利用率而治疗心肌缺血。②尼可地尔（5mg，每日3次），是一种 ATP 依赖钾离子通道开放剂，除了与硝酸酯类制剂具有相似药理特性外，还可扩张微血管。③伊伐布雷定（5～7.5mg，每日2次），是第一个窦房结 I_f 电流选择特异性抑制剂，可用于需要减慢窦性心率的稳定型心绞痛。④雷诺嗪，抑制心肌细胞晚期钠电流，防止钙超载和改善心肌代谢活性。⑤中医中药治疗目前以"活血化瘀""芳香温通"和"祛痰通络"法最为常用。

（2）预防心肌梗死，改善预后的药物

1）抗血小板药物

环氧化酶（cycloxygenase，COX）抑制剂：阻断血栓素 A_2 合成，达到抗血小板聚集的作用，包括不可逆 COX 抑制剂（阿司匹林）和可逆 COX 抑制剂（吲哚布芬）。阿司匹林是抗血小板治疗的基石，所有病人只要无禁忌都应该使用，最佳剂量为每日75～150mg，主要不良反应为胃肠道出血或对阿司匹林过敏。吲哚布芬可逆性抑制 COX-1，同时减少血小板因子3和4，减少血小板聚集，且对前列腺素抑制率低，胃肠反应和出血风险少，可用于有出血或消化道损伤风险的病人，维持剂量为100mg，每日2次。

P_2Y_{12} 受体拮抗剂:抑制 ADP 诱导血小板活化。目前,我国临床上常用氯吡格雷和替格瑞洛。氯吡格雷是第二代 P_2Y_{12} 受体拮抗剂,为前体药物,需在肝脏中通过细胞色素 P450(CYP 450)酶系中的 CYP2C19 代谢而成为活性代谢物后,才能不可逆地抑制 P_2Y_{12} 受体,从而抑制血小板聚集反应。主要用于支架植入后以及阿司匹林有禁忌证病人,常用维持剂量为每日 75mg。CYP2C19 慢代谢基因型病人氯吡格雷抗血小板作用可能减弱。

2)调脂药物

降低 LDL-C 药物:首选他汀类,它抑制肝细胞中胆固醇合成的限速酶乙酰 CoA 还原酶,使肝细胞内胆固醇浓度降低,肝细胞膜表面的 LDL 受体表达增加,有效降低 TC 和 LDL-C,延缓斑块进展并稳定斑块。所有明确诊断为冠心病病人,无论其血脂水平如何,均应给予他汀类药物,并将 LDL-C 降至 1.8mmol/L(70mg/dl)以下。临床常用的他汀类药物包括阿托伐他汀(10~80mg,每晚 1 次)、瑞舒伐他汀(5~20mg,每晚 1 次)、匹伐他汀(1~2mg,每晚 1 次)、普伐他汀(20~40mg,每晚 1 次)、氟伐他汀(40~80mg,每晚 1 次)、辛伐他汀(20~40mg,每晚 1 次)等,中药血脂康含有天然洛伐他汀也可有效降低胆固醇。他汀类药物的总体安全性很高,但仍应注意监测谷氨酸转氨酶及肌酸激酶等生化指标,及时发现药物可能引起的肝脏损害和肌损伤,尤其大剂量他汀药物强化调脂治疗时,更应注意监测药物安全性。其他降低胆固醇的药物包括胆固醇吸收抑制剂、前蛋白转化酶枯草溶菌素 9(PCSK9)抑制剂和靶向 PCSK9 的小干扰核糖核酸(RNA)药物英克司兰。胆固醇吸收抑制剂通过选择性抑制小肠胆固醇转运蛋白,有效减少肠道内胆固醇的吸收,降低血浆胆固醇水平以及肝脏胆固醇储量。对于单独应用他汀类药物胆固醇水平不能达标或不能耐受较大剂量他汀治疗的病人,可以联合应用,常用药物有依折麦布(10mg,每天 1 次)、海博麦布(10mg,每天 1 次)。PCSK9 抑制剂增加肝细胞表面 LDL 受体再循环,增加 LDL 清除,从而降低 LDL-C 水平。PCSK9 抑制剂的适应证包括杂合子家族性高胆固醇血症或 ASCVD 病人,在控制饮食和最大耐受剂量他汀类药物治疗下仍需进一步降低 LDL-C 的病人,常用药物有依洛尤单抗(皮下注射 140mg,每 2 周一次)、阿利西尤单抗(皮下注射 75mg,每 2 周一次)和托莱西单抗(皮下注射 150mg,每 2 周一次)。英克司兰精准靶向降解肝脏 PCSK9 mRNA,从上游阻断 PCSK9 蛋白合成,最长可每 6 个月皮下注射一针。

降低 TG 药物:应在严格改变生活方式的基础上,启动贝特类药物(非诺贝特 200mg,每天 1 次)或处方级 ω-3 脂肪酸(如二十碳五烯酸,每次 2g,每天 2 次)治疗。

3)血管紧张素转换酶抑制剂(ACEI)、血管紧张素受体拮抗剂(ARB)或血管紧张素受体脑啡肽酶抑制剂(ARNI):能使冠心病病人心血管死亡、非致死性心肌梗死等主要终点事件的相对危险性显著降低。稳定型心绞痛合并高血压病、糖尿病、心力衰竭或左心室收缩功能不全的高危病人建议使用 ACEI。常用的 ACEI 类药物包括卡托普利(12.5~50mg,每日 3 次)、依那普利(5~10mg,每日 2 次)、培哚普利(4~8mg,每日 1 次)、雷米普利(5~10mg,每日 1 次)、贝那普利(10~20mg,每日 1 次)、赖诺普利(10~20mg,每日 1 次)等。不能耐受 ACEI 类药物者可使用 ARB 或 ARNI 类药物。

4)β 受体拮抗剂:对心肌梗死后稳定型心绞痛病人,β 受体拮抗剂可减少心血管事件的发生。

3. 血运重建治疗 采用药物保守治疗还是血运重建治疗(包括经皮介入治疗或者旁路移植术)需根据病人临床特征、心肌缺血客观依据、冠脉病变解剖特征以及当地医疗中心手术经验等综合判断后决定,对稳定型心绞痛病人而言,只有针对引起心肌缺血的病变进行血运重建,病人才能获益。

(1)经皮冠状动脉介入术(percutaneous coronary intervention,PCI):PCI 包括经皮球囊冠脉成形术、冠脉支架植入术和斑块旋磨术、冠脉内激光成形术、冲击波球囊治疗术等。与单纯药物治疗相比,PCI 术能使病人生活质量提高(活动耐量增加),但心肌梗死发生和死亡率无显著差异。支架内再狭窄和支架内血栓是影响其疗效的主要因素。随着新技术尤其是新型药物洗脱支架及新型抗血小板药物的应用,PCI 疗效不断提高。除了金属药物洗脱支架外,生物可降解支架和药物洗脱球囊在符合适应证的病人中使用,可取得与金属药物洗脱支架类似疗效,但可以达到冠脉内不长期遗留异物的效果。在没有临床缺血证据的情况下,目前推荐应用 FFR 或 QFR 等冠脉生理学技术评估临界病变的功能意义,如有缺血证据的病变(FFR 或 QFR<0.80)亦可考虑介入治疗。

（2）冠状动脉旁路移植术（coronary artery bypass graft,CABG）:CABG 通过取病人自身的大隐静脉、桡动脉作为旁路移植材料,一端吻合在主动脉,另一端吻合在病变冠脉段的远端;也可游离左内乳动脉与病变前降支远端吻合,改善病变冠脉分布心肌的血流供应。术后明显改善心绞痛症状和提高病人生活质量。相对来说,CABG 术创伤较大,虽然随手术技能及器械等方面的改进,成功率已大大提高,但围手术期死亡率仍高于 PCI 术,视不同中心经验而异,为 1%～4%,与病人术前冠脉病变、心功能状态及有无其他并发症有关。移植血管还可能闭塞。因此应个体化权衡利弊,慎重选择手术适应证。

有血运重建适应证的病人选择 PCI 还是 CABG,需要根据冠脉病变的解剖特点、病人对开胸手术的耐受程度及病人意愿等综合考虑。对全身情况能耐受开胸手术者,左主干合并 2 支以上冠脉病变(尤其是病变复杂程度评分,如 SYNTAX 评分较高者),或多支血管病变合并糖尿病,病变严重扭曲伴重度钙化者,CABG 应为首选。

【预防】　对稳定型心绞痛除应用药物防止心绞痛再次发作外,还应从阻止或逆转粥样硬化病情进展、预防心肌梗死等方面综合考虑,以改善预后。ABCDE 方案指导二级预防有帮助:A. 抗血小板、抗心绞痛治疗和应用 ACEI/ARB;B. β 受体拮抗剂和控制血压;C. 控制血脂和戒烟;D. 控制饮食和糖尿病治疗;E. 健康教育和运动。

二、缺血性心肌病

缺血性心肌病（ischemic cardiomyopathy,ICM）属于冠心病的一种特殊类型或晚期阶段,临床表现为新发心衰或左心室功能障碍,可伴有各种心律失常,心脏扩大类似扩张型心肌病。其病理生理基础是冠脉粥样硬化病变使心肌长期缺血、缺氧以至心肌细胞减少、坏死、心肌纤维化、心肌瘢痕形成。

【临床表现】

1. 充血型缺血性心肌病

（1）心绞痛:常见症状之一。多有明确冠心病病史,且绝大多数有 1 次以上心肌梗死病史。但心绞痛并不是必备症状,有些仅表现为无症状性心肌缺血,直至出现充血型心衰。出现心绞痛病人随着病情进展,充血型心衰逐渐恶化,而心绞痛发作逐渐减轻甚至消失,仅表现为胸闷、乏力、眩晕或呼吸困难等。

（2）心力衰竭:心力衰竭往往在缺血性心肌病发展到一定阶段出现。有些在胸痛发作或心肌梗死早期即有心衰表现,另一些则在较晚期才出现。这是由于急性或慢性心肌缺血坏死引起心肌舒张和收缩功能障碍所致。常表现为劳力性呼吸困难,严重时可出现端坐呼吸和夜间阵发性呼吸困难等表现,伴有疲乏、虚弱症状。心脏听诊第一心音减弱,可闻及舒张中晚期奔马律。两肺底可闻及散在湿啰音。晚期如果合并有右心衰竭,还会出现食欲缺乏、周围性水肿和右上腹闷胀感等症状。体检可见颈静脉充盈或怒张,心界扩大,肝大、压痛,肝颈静脉回流征阳性。

（3）心律失常:长期、慢性心肌缺血导致心肌坏死、顿抑、冬眠及局灶性或弥漫性纤维化直至瘢痕形成,导致心肌电活动障碍。可出现各种类型心律失常,尤以室性期前收缩、心房颤动和束支传导阻滞多见。

（4）血栓和栓塞:心腔内形成血栓并导致栓塞的病例多见于:①心腔明显扩大者;②心房颤动而未积极抗凝治疗者;③心排血量明显降低者。

2. 限制型缺血性心肌病　尽管绝大多数缺血性心肌病病人表现类似于扩张型心肌病,但少数病人的临床表现却主要以左心室舒张功能异常为主,而收缩功能正常或仅轻度异常,类似于限制型心肌病,故被称为限制型缺血性心肌病或者硬心综合征。病人常有劳力性呼吸困难和/或心绞痛,活动受限,也可反复发生肺水肿。

【诊断】　缺血性心肌病诊断需满足以下几点。

1. 有明确心肌坏死或心肌缺血证据,包括:①既往曾发生过心脏事件;②既往有血运重建病史;③虽然没有已知急性冠脉综合征病史,但临床有静息或负荷状态下心肌缺血客观证据,如 ECG 存在提示心肌坏死的病理性 Q 波,或超声心动图存在节段性室壁运动减弱或消失征象,冠脉 CTA 或冠脉造影证实存在冠脉显著狭窄。

2. 心脏明显扩大。

3. 心功能不全的临床表现和/或实验室依据。

同时需排除冠心病的某些并发症,如室间隔穿孔、心室壁瘤和乳头肌功能不全所致二尖瓣关闭不全等。除外其他心脏病或其他原因引起的心脏扩大和心衰。

【鉴别诊断】　需鉴别其他引起心脏增大和心力衰竭的病因。

【防治】　早期预防尤为重要,积极控制冠心病危险因素;改善心肌缺血,预防再次心肌梗死和死亡发生;纠正心律失常。积极治疗心功能不全(药物和器械治疗原则与慢性心力衰竭治疗类同,请参阅相关章节)。

对缺血区域有存活心肌者,血运重建术可显著改善心肌功能。

近年来新治疗技术如自体骨髓干细胞移植、血管内皮生长因子基因治疗等已试用于临床,为缺血性心肌病治疗带来新希望,终末期病人可考虑人工心脏或心脏移植。

三、隐匿型冠心病

【诊断】

1. **发病特点**　隐匿型冠心病(latent coronary heart disease)或无症状性冠心病是指没有心绞痛症状,但有心肌缺血客观证据的冠心病,其心肌缺血 ECG 表现可见于静息时,也可在负荷状态下才出现,常为动态 ECG 记录所发现,也可为各种影像学检查所证实。

2. **临床表现**　可分为三种类型:①有心肌缺血客观证据,但无心绞痛症状;②曾有过心肌梗死病史,现有心肌缺血客观证据,但无症状;③有心肌缺血发作,有时有症状,有时无症状,此类病人居多。糖尿病病人无症状心肌缺血更多见。应及时发现这类病人,并为其提供及早治疗,预防心肌梗死或死亡的发生。

3. **诊断方法**　无创性检查是诊断心肌缺血的重要客观依据。根据病人危险度采取不同的检查方法,依据静息、动态或负荷试验 ECG 检查,或进一步颈动脉内 - 中膜厚度(IMT)、踝肱指数或冠脉 CTA 评估冠脉狭窄和钙化积分,另外心肌灌注显像、冠脉造影或 IVUS 检查都有重要的诊断价值。目前不主张对中低危病人进行影像学检查,也不主张对所有无症状人群进行筛查。

【鉴别诊断】　各种器质性心脏病都可引起缺血性 ST-T 的改变,应加以鉴别。

【防治】　明确诊断为隐匿型冠心病病人应使用药物治疗预防心肌梗死或死亡,并治疗相关危险因素,治疗建议基本同慢性稳定型心绞痛。

在无禁忌证情况下,无症状病人应使用下列药物预防心肌梗死和死亡:①有心肌梗死既往史者应使用阿司匹林和 β 受体拮抗剂;②确诊 CAD 或 2 型糖尿病者应用他汀类药物降脂治疗;③伴糖尿病和/或心脏收缩功能障碍病人应用 RAAS 抑制剂。

对慢性稳定型心绞痛病人血运重建改善预后的建议也适用于隐匿型冠心病,但目前仍缺乏直接证据。

第四节 │ 急性冠脉综合征

急性冠脉综合征是一组由急性心肌缺血引起的临床综合征,主要包括不稳定型心绞痛(UA)、非 ST 段抬高型心肌梗死(NSTEMI)和 ST 段抬高型心肌梗死(STEMI),冠心病猝死是特殊类型 ACS。临床上将急性心肌梗死(acute myocardial infarction,AMI)分为 5 型:1 型是自发性 AMI,即原发冠脉不稳定斑块发生破裂、糜烂或侵蚀继发血栓形成所致,最常见;2 型是存在继发因素导致的持续性供氧不能满足耗氧所需,例如冠脉痉挛、自发性夹层或壁内血肿等,以及栓塞和微血管疾病;3 型是冠心病猝死;4 型是与 PCI 相关;5 型是与 CABG 相关。

一、不稳定型心绞痛和非 ST 段抬高型心肌梗死

UA/NSTEMI 合称为非 ST 段抬高型急性冠脉综合征(non-ST segment elevation acute coronary syndrome,NSTEACS)。UA/NSTEMI 的病因和临床表现相似但心肌缺血程度不同,UA 有新发心肌缺血(包括静息状态下缺血)但不伴有心肌坏死,而 NSTEMI 心肌缺血更严重,伴有心肌损害和心肌坏死标志物升高。UA 病人如果没有及时有效治疗,很可能发展成心肌梗死。

UA 没有 STEMI 的特征性 ECG 动态演变的临床特点,根据临床表现可以分为三种类型,见表 3-4-1。

表 3-4-1　不稳定型心绞痛的三种临床表现

分类	临床表现
静息型心绞痛 (rest angina pectoris)	发作于休息时,持续时间通常>20 分钟
初发型心绞痛 (new-onset angina pectoris)	通常在首发症状 1~2 个月内、很轻的体力活动可诱发(程度至少达 CCS Ⅲ级)
恶化型心绞痛 (accelerated angina pectoris)	在相对稳定的劳力性心绞痛基础上心绞痛逐渐增强(疼痛更剧烈、时间更长或更频繁,按 CCS 分级至少增加一级水平,程度至少 CCS Ⅲ级)

少部分 UA 病人心绞痛发作有明显诱发因素:①心肌氧耗增加:感染、甲状腺功能亢进或心律失常;②冠脉血流减少:低血压;③血液携氧能力下降:贫血和低氧血症。以上情况称为继发性 UA(secondary UA)。变异型心绞痛(variant angina pectoris)特征为静息心绞痛,表现为一过性 ST 段抬高的动态改变,是 UA 的一种特殊类型,其发病机制为冠脉痉挛。

【病因和发病机制】　UA/NSTEMI 病理机制主要为在不稳定粥样硬化斑块破裂、糜烂或侵蚀基础上血小板聚集、并发血栓形成、冠脉痉挛收缩、微血管栓塞,导致急性或亚急性心肌供血减少和缺血加重。虽可因劳力负荷诱发,但中止后胸痛并不能立刻缓解。其中,NSTEMI 常因心肌严重的持续性缺血导致心肌坏死,病理上出现灶性或心内膜下心肌坏死。

【临床表现】

1. **症状**　UA 病人胸部不适的性质与典型稳定型心绞痛相似,但程度更重,持续时间更长,可达数十分钟,胸痛在休息时也可发生。有如下临床表现者有助于诊断 UA:诱发心绞痛的体力活动阈值突然或持久降低;心绞痛发生频率、严重程度和持续时间增加;出现静息或夜间心绞痛;胸痛放射至新的部位;发作时伴有新的相关症状,如出汗、恶心、呕吐、心悸或呼吸困难。常规休息或舌下含服硝酸甘油只能暂时甚至不能完全缓解。但症状不典型者也不少见,尤其是老年女性和糖尿病病人。

2. **体征**　体检可发现一过性第三心音或第四心音,以及由于二尖瓣反流引起的一过性收缩期杂音。

【实验室和辅助检查】

1. **心电图**(ECG)　急性胸痛病人应在首次医疗接触(first medical contact,FMC)后 10 分钟内记录 ECG。ECG 不仅可帮助诊断,而且根据其异常的范围和严重程度可提示预后。症状发作时的 ECG尤其有意义,与之前 ECG 对比,可提高诊断价值。大多数病人胸痛发作时有一过性 ST 段和 T 波(低平或倒置)改变,其中 ST 段的动态改变(≥0.1mV 的抬高或压低)是严重冠脉疾病的表现,可能会发生 AMI 或猝死。不常见 ECG 表现为 U 波倒置。

通常上述 ECG 动态改变可随着心绞痛的缓解而完全或部分消失。若 ECG 改变持续 12 小时以上,则提示 NSTEMI 的可能。若病人具有稳定型心绞痛的典型病史或明确的冠心病病史,即使没有 ECG

改变,也可以根据临床表现作出 UA 的诊断。

2. 连续心电监护 一过性急性心肌缺血并不一定表现为胸痛,出现胸痛前就可发生心肌缺血。连续心电监测可发现无症状或心绞痛发作时 ST 段改变。连续 24 小时心电监测发现有 85%~90% 的心肌缺血可不伴有心绞痛。

3. 冠脉造影和其他侵入性检查 冠脉造影能提供详细的血管相关信息,可明确诊断、指导治疗并评价预后。在长期稳定型心绞痛基础上出现 UA 病人常有多支冠脉病变,而新发静息心绞痛病人可能只有单支冠脉病变。在冠脉造影正常或无阻塞性病变的 UA 病人中,胸痛可能为冠脉痉挛、自发性夹层、冠脉内血栓自发性溶解、微循环灌注障碍所致,其余可能为误诊。

IVUS 和 OCT 可以准确提供斑块分布、性质、大小和有否斑块破溃及血栓形成等更准确的腔内影像信息。

4. 心肌损伤标志物检查 心肌肌钙蛋白(cTn)T 及 I 较传统的 CK 和 CK-MB 更敏感、更可靠。在症状发生后 24 小时内,cTn 的峰值超过正常对照值的 99 个百分位需考虑 NSTEMI 的诊断:高敏 cTn 能提高敏感性,就诊时如果指标正常者,需要间隔 1~2 小时复测,根据动态变化情况及时判断心肌损伤。UA 的诊断主要依靠临床表现以及发作时心电图 ST-T 的动态改变,如 cTn 阳性意味该病人已发生少量心肌损伤,相比 cTn 阴性的病人其预后较差。

5. 其他检查 胸部 X 线、超声心动图和放射性核素检查的结果和稳定型心绞痛病人的结果相似,但阳性发现率会更高。

【诊断与鉴别诊断】 根据典型的心绞痛症状、缺血性 ECG 改变(新发或一过性 ST 段压低 ≥0.1mV 或 T 波倒置≥0.2mV)以及心肌损伤标志物测定,可初步作出 UA/NSTEMI 诊断。诊断未明确的症状不典型但病情稳定者,在出院前可作负荷心电图或负荷超声心动图、心肌灌注显像、冠脉造影等检查。冠脉造影对决定治疗策略有重要意义。尽管 UA/NSTEMI 的发病机制类似 STEMI,但两者的治疗原则有所不同,因此需要鉴别诊断,见本节"STEMI"部分。与其他疾病的鉴别诊断参见"稳定型心绞痛"部分。

【分级和危险分层】 UA/NSTEMI 病人临床表现严重程度不一,主要是由于基础冠脉病变严重程度和累及范围不同,同时形成急性血栓(进展至 STEMI)的危险性大小不同。Braunwald 根据心绞痛的特点和基础病因,对 UA 提出分级(Braunwald 分级)(表 3-4-2)。危险分层是选择个体化治疗方案尤其是侵入性治疗策略时机的重要参考(表 3-4-3)。GRACE 风险模型纳入了年龄、充血性心力衰竭史、心肌梗死史、静息时心率、收缩压、血肌酐、心电图 ST 段偏移、心肌损伤标志物升高以及是否行血运重建等参数,可用于 UA/NSTEMI 的风险评估。入院后 24 小时内完成的 GRACE 风险评分能评估院内死亡风险,GRACE 评分>140 分为高危,院内死亡风险>3%;109~140 分为中危,院内死亡风险 1%~3%;≤108 分为低危,院内死亡风险<1%。

表 3-4-2 不稳定型心绞痛严重程度分级(Braunwald 分级)

	定义	一年内死亡或心肌梗死发生率
严重程度		
Ⅰ级	严重的初发型心绞痛或恶化型心绞痛,无静息疼痛	7.3%
Ⅱ级	亚急性静息型心绞痛(一个月内发生过,但 48 小时内无发作)	10.3%
Ⅲ级	急性静息型心绞痛(在 48 小时内有发作)	10.8%
临床环境		
A	继发性心绞痛,在冠脉狭窄基础上,存在加剧心肌缺血的冠脉以外的疾病	14.1%
B	原发性心绞痛,无加剧心肌缺血的冠脉以外的疾病	8.5%
C	心肌梗死后心绞痛,心肌梗死后两周内发生的不稳定型心绞痛	18.5%

表 3-4-3　不稳定型心绞痛或非 ST 段抬高型心肌梗死的危险分层和治疗策略建议

危险分层	临床标准	治疗策略建议
极高危	血流动力学不稳定或心源性休克 药物治疗无效的反复发作或持续性胸痛 由进行性心肌缺血导致的急性心衰 致命性心律失常或心搏骤停 心肌梗死合并机械并发症 反复 ST-T 波动态改变,尤其是伴随间歇性 ST 段抬高,提示心肌缺血	符合任意一条者,紧急侵入治疗策略(<2 小时)
高危	肌钙蛋白上升或下降提示诊断 NSTEMI GRACE 评分>140 ST 段和/或 T 波动态改变(有或无症状) 一过性的 ST 段抬高	符合任意一条者,早期侵入策略(<24 小时)
中危	糖尿病 肾功能不全[eGFR<60ml/(min·1.73m^2)] LVEF<40% 或慢性心衰 早期心肌梗死后心绞痛 PCI 史 CABG 史 109<GRACE 评分≤140	符合任意一条者,选择性侵入治疗策略(<72 小时)
低危	无上述任何一条危险标准和症状无反复发作的病人	建议在决定有创评估之前先行无创检查(首选影像学检查)以寻找缺血证据

【治疗】

(一)**治疗原则**　UA/NSTEMI 治疗有两个目的:即刻缓解缺血症状和预防严重不良后果(即死亡或心肌梗死或再梗死)。治疗包括抗缺血、抗栓和根据危险度分层进行有创治疗。

对可疑 UA 者的第一步关键性治疗就是在急诊室作出恰当的检查评估,按轻重缓急送至适当的部门治疗,并立即开始抗栓和抗心肌缺血治疗;低危病人在急诊治疗观察后可进行运动试验,若结果阴性,可考虑出院继续药物治疗。大部分 UA 病人应入院治疗。对于进行性缺血且对初始药物治疗反应差以及血流动力学不稳定的病人,均应入心脏监护室(加强监测和治疗)。

(二)**一般治疗**　病人应立即卧床休息,消除紧张情绪和顾虑,保持环境安静,可以应用小剂量镇静剂和抗焦虑药物,约半数病人通过上述处理可减轻或缓解心绞痛。对于有发绀、呼吸困难或其他高危表现的病人,应给予吸氧,监测血氧饱和度,维持 SaO$_2$>90%。同时积极处理可能引起心肌耗氧量增加的疾病。

(三)**药物治疗**

1. **抗心肌缺血药物**　主要目的是减少心肌耗氧量(减慢心率或减弱左心室收缩力)或扩张冠脉,缓解心绞痛发作。

(1)硝酸酯类药物:心绞痛发作时,可舌下含服硝酸甘油,每次 0.5mg,必要时每间隔 3~5 分钟重复,若连用 3 次仍无效,可静脉应用硝酸甘油或硝酸异山梨酯。静脉应用硝酸甘油以 5~10μg/min 开始,持续滴注,每 5~10 分钟增加 10μg/min,直至症状缓解或出现明显副作用(头痛或低血压),200μg/min为一般最大推荐剂量。目前建议静脉应用硝酸甘油,在症状消失 12~24 小时后改用口服制剂。持续静脉应用硝酸甘油 24~48 小时内可出现药物耐受。常用的口服硝酸酯类药物包括硝酸异山梨酯和5-单硝酸异山梨酯。

(2)β受体拮抗剂:在缓解症状的同时对改善近、远期预后均有重要作用。应尽早用于所有无禁忌证的病人。高危病人可先静脉使用,后改口服;中低度危险病人直接口服。

建议选择具有心脏 β_1 受体选择性的药物。艾司洛尔是一种快速作用的 β 受体拮抗剂,可静脉使用,安全而有效,甚至可用于左心功能减退的病人,药物作用在停药后 20 分钟内消失。口服 β 受体拮抗剂剂量应个体化,调整病人安静心率 50～60 次/分。β 受体拮抗剂不单独用于冠脉痉挛。

(3)钙通道阻滞剂:足量 β 受体拮抗剂与硝酸酯类药物治疗后仍不能控制缺血症状的病人可口服长效钙通道阻滞剂。对于血管痉挛性心绞痛的病人,可作为首选。

(4)伊伐布雷定:用于 β 受体拮抗剂或钙通道阻滞剂有禁忌而需要降低窦性心率者。

2. 抗血小板治疗 药物选择和使用时程要根据病人耐受性、出血和缺血风险动态评估,个体化地制订方案。参见"稳定型心绞痛"部分。

(1)环氧化酶(COX)抑制剂:阿司匹林负荷量 150～300mg(未服用过阿司匹林的病人),维持剂量为每日 75～100mg,长期服用。对于有出血或消化道损伤风险的病人,可考虑使用吲哚布芬替代(负荷量 200mg,维持剂量为每次 100mg,每日 2 次,长期服用)。

(2)P_2Y_{12} 受体拮抗剂:替格瑞洛可逆性抑制 ADP 受体,起效更快,作用更强,是 UA/NSTEMI 首选 P_2Y_{12} 受体拮抗剂,首次 180mg 负荷量,维持剂量 90mg,2 次/日,个别病人可能出现呼吸困难,心脏停搏是少见但严重的副作用,可致晕厥,一般停药后症状可消失。氯吡格雷负荷量为 300～600mg,维持剂量每日 75mg。无论是药物治疗还是接受介入干预,UA/NSTEMI 病人均建议在阿司匹林基础上,联合应用一种 P_2Y_{12} 受体抑制剂,双联抗血小板治疗(DAPT)的时程一般是至少 12 个月。如果病人有高出血风险,需要降阶治疗,即降低药物的抗血小板强度(替格瑞洛改为氯吡格雷)或缩短 DAPT 时程至 3 到 6 个月。

(3)血小板糖蛋白 IIb/IIIa 受体拮抗剂(GPI):激活的血小板通过 GPIIb/IIIa 受体与纤维蛋白原结合,导致血小板血栓的形成,这是血小板聚集的最后和唯一途径。阿昔单抗为直接抑制 GPIIb/IIIa 受体的单克隆抗体,能有效地与血小板表面的 GPIIb/IIIa 受体结合;目前国内应用替罗非班较多,具有更好的安全性。目前推荐 GPI 在接受 PCI 术中使用或保守治疗的病人使用,但不建议常规术前使用 GPI。

(4)环核苷酸磷酸二酯酶抑制剂:主要包括西洛他唑和双嘧达莫。

3. 抗凝治疗 除非有禁忌,所有病人均应在抗血小板治疗基础上常规接受肠外抗凝治疗,根据治疗策略以及缺血、出血事件风险选择不同药物。保守治疗的病人抗凝治疗可维持发病后 5～7 天,成功 PCI 术后病人无需常规抗凝治疗。

(1)普通肝素:推荐用量是静脉注射 80～85IU/kg 后,以 15～18IU/(kg·h)静滴维持,监测激活部分凝血酶时间(APTT)调整用量,使 APTT 控制在 50～70 秒。静脉应用肝素 2～5 天为宜,后可改为皮下注射肝素 5 000～7 500IU,每日 2 次,再治疗 1～2 天。由于存在发生肝素诱导血小板减少症的可能,在肝素使用过程中需监测血小板计数。

(2)低分子量肝素:与普通肝素相比,低分子量肝素在降低心脏事件发生方面有更优或相等疗效。低分子量肝素具有强烈的抗 Xa 因子及 IIa 因子活性作用,并且可以根据体重和肾功能调节剂量,皮下应用,不需要实验室监测,疗效更肯定、使用方便,而且肝素诱导血小板减少症发生率更低。常用药物包括依诺肝素、达肝素和那曲肝素等。

(3)磺达肝癸钠:选择性 Xa 因子抑制剂,不仅能有效减少心血管事件,而且大大降低出血风险。皮下注射 2.5mg,每日 1 次,采用保守策略的病人尤其出血风险增加时可作为抗凝药物首选。

(4)比伐芦定:直接抗凝血酶制剂,其有效成分为水蛭素衍生物片段,直接并特异性抑制 IIa 因子活性,使活化凝血时间明显延长而发挥抗凝作用;可预防接触性血栓形成,作用可逆而短暂,出血事件发生率低。主要用于 PCI 术中抗凝。先静脉推注 0.75mg/kg,再静滴 1.75mg/(kg·h),维持至术后 3～4 小时。

4. 调脂治疗 UA/NSTEMI 为 ASCVD 中的极高危人群,无论基线血脂水平,均应尽早(24 小时内)启用降脂治疗。降脂治疗目标值是 LDL-C＜1.4mmol/L(55mg/dl)且与基线相比降低 50%。他汀类药物作为首选,建议使用最大可耐受剂量。单用他汀类药物不能达标或不耐受者,可以联合使用胆固醇吸收抑制剂,或 PCSK9 抑制剂,如果病人基线 LDL-C 水平较高,预估他汀类药物单药不能达标者,也可起始就采用联合降脂方案。

5. RAAS 抑制剂 长期应用 RAAS 抑制剂(包括 ACEI、ARB 或 ARNI)能降低心血管事件发生率,如果不存在低血压或其他已知的禁忌证,应该在 24 小时内给予口服 ACEI、ARB 或 ARNI。

(四)冠状动脉血运重建术

1. 经皮冠状动脉介入术 随着 PCI 技术的迅速发展,PCI 成为 UA/NSTEMI 病人血运重建的主要方式。根据 NSTE-ACS 心血管事件危险的紧迫程度以及相关并发症的严重程度,选择不同的侵入治疗策略(参见表 3-4-3)。符合任意一条极高危标准者,推荐发病 2 小时之内行紧急冠脉造影,根据造影结果决定血运重建方法,高危病人推荐早期侵入治疗策略,即发病 24 小时内行冠脉造影,中危病人推荐住院期间择期侵入治疗策略,一般 72 小时内行冠脉造影。对于无上述危险标准和症状无反复发作的病人,建议在决定有创评估之前先行无创检查(首选影像学检查)寻找缺血证据,也可以选用冠脉 CTA 了解冠状动脉病变情况。严重左心室功能不全者行 PCI 可能需要心脏辅助装置。

2. 冠状动脉旁路移植术 选择何种血运重建策略主要根据临床因素、术者经验和冠脉病变的解剖特点,冠状动脉旁路移植术最大的受益者是病变严重 PCI 达不到完全血运重建或不适合 PCI 的病人、有多支血管病变的糖尿病病人、合并机械性并发症的病人。

(五)预后和二级预防

UA/NESTEMI 的急性期一般在 2 个月左右,在此期间发生心肌梗死或死亡的风险最高。尽管住院期间的死亡率低于 STEMI,但其长期心血管事件发生率与 STEMI 接近,因此出院后要坚持长期二级预防药物治疗,包括服用 DAPT 通常为 12 个月,他汀类药物、β 受体拮抗剂和 ACEI/ARB/ARNI,严格控制危险因素,进行有计划及适当的康复和体育锻炼。

二、急性 ST 段抬高型心肌梗死

STEMI 是指急性心肌缺血性坏死,大多是在冠脉病变的基础上,发生冠脉血供急剧减少或中断,使相应的心肌严重而持久地急性缺血所致。常见原因为在冠脉不稳定斑块破裂、糜烂、侵蚀基础上继发血栓形成导致冠脉血管持续、完全闭塞,少部分为冠脉开口堵塞,如主动脉夹层撕裂累及冠脉开口,或医源性的,如经导管主动脉瓣植入术导致的冠脉口堵塞,其他少见的原因包括血栓栓塞、自发性夹层或持续的冠脉痉挛。

本病既往在欧美常见,但根据中国心血管病报告的数据,无论是农村还是城市,AMI 发病率在不断增高,死亡率整体呈上升趋势。

【病因和发病机制】 STEMI 的基本病因是冠脉粥样硬化基础上一支或多支血管管腔急性闭塞,若持续时间达到 20~30 分钟以上,即可发生 AMI(1 型心肌梗死)。大量研究证明,绝大多数 STEMI 是由于不稳定粥样斑块溃破,继而出血和管腔内血栓形成而使管腔闭塞。

促使斑块破裂出血及血栓形成的诱因有:

1. 晨起 6 时至 12 时交感神经活动增加,机体应激反应性增强,心肌收缩力、心率、血压增高,冠脉张力增高。

2. 在饱餐特别是进食多量脂肪后,血脂增高,血黏稠度增高。

3. 重体力活动、情绪过分激动、血压剧升或用力大便时,左心室负荷明显加重。

4. 休克、脱水、出血、外科手术或严重心律失常,致心排血量骤降,冠脉灌注量锐减。

STEMI 既可发生在频发心绞痛的病人,也可发生在既往无症状者中。STEMI 后发生的严重心律失常、休克或心衰,均可使冠脉灌流量进一步降低,心肌坏死范围扩大。

近来研究显示,约 14% 的 STEMI 病人行冠脉造影未见明显阻塞,即 MINOCA,原因包括斑块破裂或斑块侵蚀、冠脉痉挛、冠脉血栓栓塞(可自溶)、SCAD、Takotsubo 心肌病(应激性心肌病)以及其他类型的 2 型急性心肌梗死。(包括贫血、快慢综合征、呼吸衰竭、低血压、休克、伴或不伴左心室肥厚的重度高血压、重度主动脉瓣疾病、心衰、心肌病以及药物毒素损伤等),这部分病人治疗策略与阻塞性冠脉疾病不同,应早期发现并根据不同病因给予个体化治疗。本节主要介绍 1 型 STEMI。

【病理】

(一)**冠脉病变** 绝大多数 STEMI 病人冠脉内可见在粥样斑块的基础上有血栓形成,使管腔闭塞,但是由冠脉痉挛引起管腔闭塞者中,个别可无严重粥样硬化病变。此外,梗死的发生与原来冠脉受粥样硬化病变累及的血管数及其所造成管腔狭窄程度之间未必呈平行关系。

1. 左前降支闭塞,引起左心室前壁、心尖部、下侧壁、前间隔和二尖瓣前乳头肌梗死。

2. 右冠脉闭塞,引起左心室膈面(右冠脉占优势时)、后间隔和右心室梗死,并可累及窦房结和房室结。

3. 左回旋支闭塞,引起左心室高侧壁、膈面(左冠脉占优势时)和左心房梗死,可能累及房室结。

4. 左主干闭塞,引起左心室广泛梗死。

右心室和左、右心房梗死较少见。

(二)**心肌病变** 冠脉闭塞后 20~30 分钟,受其供血的心肌即有少数坏死,开始了 AMI 的病理过程。1~2 小时之间绝大部分心肌呈凝固性坏死,心肌间质充血、水肿,伴多量炎症细胞浸润。坏死的心肌纤维逐渐溶解,形成肌溶灶,随后渐有肉芽组织形成。

继发性病理变化:在心腔内压力的作用下,坏死心壁向外膨出,可产生心脏破裂(心室游离壁破裂、心室间隔穿孔或乳头肌断裂)或逐渐形成心室壁瘤。坏死组织 1~2 周后开始吸收,并逐渐纤维化,在 6~8 周形成瘢痕愈合,称为陈旧性心肌梗死。

【病理生理】 主要出现左心室舒张和收缩功能障碍的一些血流动力学变化,其严重度和持续时间取决于梗死的部位、程度和范围。心脏收缩力减弱、顺应性减低、心肌收缩不协调,左心室压力曲线最大上升速度(dp/dt)减低,左心室舒张末期压增高、舒张和收缩末期容量增多。射血分数减低,心搏出量和心排血量下降,心率增快或有心律失常,血压下降。病情严重者,动脉血氧含量降低。大面积 AMI 病人,可发生泵衰竭——心源性休克或急性肺水肿。右心室 AMI 少见,其主要病理生理改变是急性右心衰竭的血流动力学异常,右心房压力增高,高于左心室舒张末期压,心排血量减低,血压下降。

心室重构作为 AMI 的后续改变,包括左心室体积增大、形状改变及梗死节段心肌变薄和非梗死节段心肌增厚,其对心室的收缩效应及电活动均有持续不断的影响,需及时对心室重塑进行临床干预。

【临床表现】 与梗死的面积大小、部位、冠脉侧支循环情况密切相关。

(一)**先兆** 50%~81.2% 的病人在发病前数日有乏力、胸部不适,活动时心悸、气急、烦躁、心绞痛等前驱症状,其中以初发型心绞痛或恶化型心绞痛最为突出。如及时住院处理,可使部分病人避免发生心肌梗死。

(二)**症状**

1. **疼痛** 是最先出现的症状,多发生于清晨,疼痛部位和性质与心绞痛相同,但诱因多不明显,且常发生于安静时,程度较重,持续时间较长,可达数小时或更长,休息和含用硝酸甘油片多不能缓解。病人常烦躁不安、出汗、恐惧,胸闷或有濒死感。少数病人无疼痛,一开始即表现为休克或急性心力衰竭。部分病人疼痛位于上腹部,易误诊为胃穿孔、急性胰腺炎等急腹症;部分病人疼痛放射至下颌、颈部、背部上方,被误认为牙痛或骨关节痛。

2. **全身症状** 有发热、心动过速、白细胞增高和红细胞沉降率增快等,由坏死物质被吸收所致。一般在疼痛发生后 24~48 小时出现,程度与梗死范围常呈正相关,体温一般在 38℃ 左右,很少达到 39℃,持续约一周。

3. **胃肠道症状** 疼痛剧烈时常伴有频繁的恶心、呕吐和上腹胀痛,与迷走神经受坏死心肌刺激和心排血量降低、组织灌注不足等有关。肠胀气亦不少见。重症者可发生呃逆。

4. **心律失常**　见于75%～95%的病人,多发生在起病1～2天,而以24小时内最多见,可伴乏力、头晕、晕厥等症状。以室性心律失常最多见,如室性期前收缩频发(每分钟5次以上)、成对出现或呈短阵室速、多源性或落在前一心搏的易损期时(R on T),常为心室颤动的先兆。室颤是STEMI早期,特别是入院前主要的死因。房室传导阻滞和束支传导阻滞也较多见,室上性心律失常则较少,多发生在心衰者中。前壁AMI如发生房室传导阻滞表明梗死范围广泛,情况严重。

5. **低血压和休克**　疼痛时血压下降常见,未必是休克。如疼痛缓解而收缩压仍低于80mmHg,有烦躁不安、面色苍白、皮肤湿冷、脉细而快、大汗淋漓、尿量减少(<20ml/h)、神志迟钝甚至晕厥者,则为休克表现。休克多在起病后数小时至数日内发生,见于约20%的病人,主要是心源性,为心肌广泛(40%以上)坏死、心排血量急剧下降所致,神经反射引起的周围血管扩张属次要原因,有些病人尚有血容量不足的因素参与。

6. **心力衰竭**　主要是急性左心衰竭,可在起病最初几天内发生,或在疼痛、休克好转阶段出现,为AMI后心脏舒缩功能显著减弱或不协调所致,发生率约为32%～48%。出现呼吸困难、咳嗽、发绀、烦躁等症状,严重者可发生肺水肿,随后可有颈静脉怒张、肝大、水肿等右心衰竭表现。右心室AMI者可一开始即出现右心衰竭表现,伴血压下降。

根据有无心力衰竭表现及其相应血流动力学改变的严重程度,AMI引起的心力衰竭按Killip分级法可分为:

Ⅰ级　尚无明显心力衰竭。

Ⅱ级　有左心衰竭,肺部啰音<50%肺野。

Ⅲ级　有急性肺水肿,全肺大、小、干、湿啰音。

Ⅳ级　有心源性休克等不同程度或阶段的血流动力学变化。

STEMI时,重度左心室衰竭或肺水肿与心源性休克同样是左心室排血功能障碍所引起,两者可以不同程度合并存在,常统称为心脏泵功能衰竭或泵衰竭。在血流动力学上,肺水肿是以左心室舒张末期压及左心房与肺毛细血管楔压的增高为主,而休克则以心排血量和动脉压的降低更为突出。心源性休克是较左心室衰竭程度更为严重的泵衰竭,一定水平的左心室充盈后,心排血指数比左心室衰竭时更低。

Forrester等对上述血流动力学分级作了调整,并与临床进行对照,分为如下四类:

Ⅰ类　无肺淤血和周围灌注不足;肺毛细血管楔压(PCWP)和心排血指数(CI)正常。

Ⅱ类　单有肺淤血;PCWP增高(≥18mmHg),CI正常[>2.2L/(min·m²)]。

Ⅲ类　单有周围灌注不足;PCWP正常(<18mmHg),CI降低[≤2.2L/(min·m²)],主要与血容量不足或心动过缓有关。

Ⅳ类　合并有肺淤血和周围灌注不足;PCWP增高(≥18mmHg),CI降低[≤2.2L/(min·m²)]。

在以上两种分级及分类中,都是第四类最为严重。

(三)体征

1. **心脏体征**　心脏浊音界可正常也可轻度至中度增大。心率多增快,少数也可减慢。心尖区第一心音减弱,可出现第四心音(心房性)奔马律,少数有第三心音(心室性)奔马律,提示心功能不全。10%～20%的病人在起病第2～3天出现心包摩擦音,为反应性纤维性心包炎所致。心尖区可出现粗糙的收缩期杂音或伴收缩中晚期喀喇音,为二尖瓣乳头肌功能失调或断裂所致,室间隔穿孔时可在胸骨左缘3～4肋间新出现粗糙的收缩期杂音伴有震颤。可有各种心律失常。AMI病人需要在病程中密切随访体征的变化,及时发现和识别机械性并发症。

2. **血压**　除极早期血压可增高外,几乎所有病人都有血压降低。起病前有高血压者,血压可降至正常,且可能不再恢复到起病前的水平,提示心脏泵血功能受损。

3. **其他**　可有与心律失常、休克或心力衰竭相关的其他体征。

【实验室和辅助检查】

（一）**心电图** ECG 常有进行性动态改变。对 AMI 的诊断、定位、定范围、估计病情演变和预后都有帮助。急性胸痛病人在 FMC 后 10 分钟内行 ECG 检查的主要目的是及时确定 STEMI 的诊断。

1. 特征性改变

（1）ST 段抬高呈弓背向上型，在面向坏死区周围心肌损伤区的导联上出现。

（2）宽而深的 Q 波（病理性 Q 波），在面向透壁心肌坏死区的导联上出现。

（3）T 波倒置，在面向损伤区周围心肌缺血区的导联上出现。

在背向 AMI 区的导联则出现相反的改变（镜像改变），即 R 波增高、ST 段压低和 T 波直立并增高。

2. 动态性改变

（1）起病数小时内，可尚无异常或出现异常高大两肢不对称的 T 波，为超急性期改变。

（2）数小时后，ST 段明显弓背向上抬高，与直立的 T 波连接，形成单相曲线。数小时～2 日内出现病理性 Q 波，同时 R 波减低，是为急性期改变（图 3-4-10、图 3-4-11）。Q 波在 3～4 天内稳定不变，以后 70%～80% 的病人永久存在。

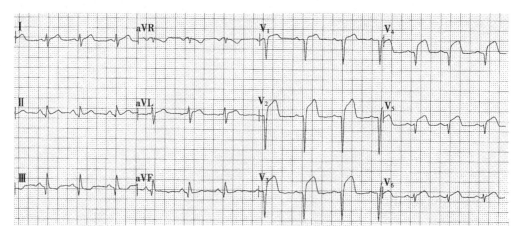

图 3-4-10　急性前壁心肌梗死的心电图
图示 V₁～V₅ 导联 QRS 波群呈 QS 型，ST 段明显抬高。

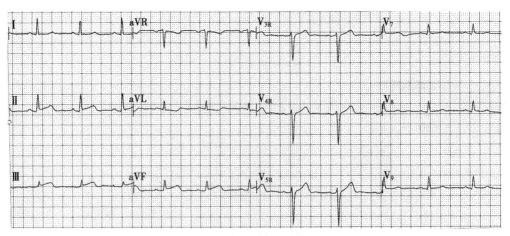

图 3-4-11　急性下壁心肌梗死的心电图
图示 Ⅱ、Ⅲ、aVF 导联 ST 段抬高。

（3）如不进行治疗干预，ST 段抬高持续数日至两周左右，逐渐回到基线水平，T 波则变为平坦或倒置，为亚急性期改变。ST 段持续抬高者要考虑室壁瘤的形成。

（4）数周至数月后，T 波呈 V 形倒置，两肢对称，波谷尖锐，为慢性期改变。T 波倒置可永久存在，也可在数月至数年内逐渐恢复。

3. 定位和定范围 STEMI 的定位和定范围可根据出现特征性改变的导联数来判断(表 3-4-4)。

表 3-4-4 ST 段抬高型心肌梗死的心电图定位诊断

导联	前间隔	局限前壁	前侧壁	广泛前壁	下壁①	下间壁	下侧壁	高侧壁②	正后壁③
V_1	+			+		+			
V_2	+			+		+			
V_3	+	+		+		+			
V_4									
V_5		+	+	+				+	
V_6			+						
V_7			+						+
V_8									+
aVR									
aVL	±	+	±		−	−		+	
aVF					+	+	+		
I	±		±					+	
II					+	+	+		−
III					+	+	+		

注:①即膈面。右心室 MI 不易从心电图得到诊断,但 CR_{4R}(负极置于右上肢前臂,正极置于 V_4 部位)或 V_{4R} 导联的 ST 段抬高,可作为下壁 MI 扩展到右心室的参考指标。②在 V_5、V_6、V_7 导联高 1～2 肋处可能有改变。③在 V_1、V_2、V_3 导联 R 波增高。同理,在前侧壁梗死时,V_1、V_2 导联 R 波也增高。"+" 为正面改变,表示典型 ST 段抬高、Q 波及 T 波变化;"−" 为反面改变,表示 QRS 波群主波向上,ST 段压低及与 "+" 部位的 T 波方向相反的 T 波;"±" 为可能有正面改变。

(二) **超声心动图** 二维和 M 型超声心动图有助于了解心室壁的运动和左心室功能,诊断室壁瘤和乳头肌功能失调,检测心包积液及室间隔穿孔等并发症。

(三) **CMR** CMR 可评估 AMI 急性期的心肌水肿,坏死、心肌血流灌注情况和陈旧性 MI 的心肌纤维化瘢痕,评估心室大小、收缩功能和节段性室壁运动异常等,辅助诊断 AMI,检测心包积液、心脏破裂及室间隔穿孔等机械性并发症。

(四) **放射性核素检查** PET 可观察心肌的代谢变化,是目前唯一能直接评价心肌存活性的影像技术。SPECT 进行 ECG 门控的心血池显像,可用来评估室壁运动、室壁厚度和整体功能。

(五) **实验室检查**

1. **血常规检查** 起病 24～48 小时后白细胞可增至 $(10～20)×10^9/L$,中性粒细胞增多,嗜酸性粒细胞减少或消失;红细胞沉降率增快;C 反应蛋白(CRP)增高,均可持续 1～3 周。起病数小时至 2 日内血中游离脂肪酸增高。

2. **血清心肌坏死标志物** 其增高水平与心肌坏死范围及预后明显相关。①肌红蛋白起病后 2 小时内升高,12 小时内达高峰,24～48 小时内恢复正常。②cTnI 或 cTnT 起病 3～4 小时后升高,cTnI 于 11～24 小时达高峰,7～10 天降至正常;cTnT 于 24～48 小时达高峰,10～14 天降至正常。这些心肌结构蛋白含量的增高是诊断 MI 的敏感指标。③肌酸激酶同工酶 CK-MB 升高,起病后 4 小时内增高,16～24 小时达高峰,3～4 天恢复正常,其增高的程度能较准确地反映梗死的范围,其高峰出现时间是否提前有助于判断溶栓治疗是否成功。

对心肌坏死标志物的测定应进行综合评价,肌红蛋白在 AMI 后出现最早,也十分敏感,但特异性不强;cTn 出现稍延迟,而特异性很高,在症状出现后 6 小时内测定为阴性者,建议 1～2 小时后再次复查,如仍为阴性可排除 AMI,持续胸痛者,应再次复查。cTn 的缺点是 AMI 后持续升高时间可长达发病后 10~14 天,对判断在此期间是否有新的梗死不利。CK-MB 虽不如 cTnT 或 cTnI 敏感,但对早期(<4 小时)AMI 的诊断有较重要价值,一般 3~4 天后恢复正常,若再次升高,提示再发新的梗死。AMI 导致的心肌坏死标志物升高有动态变化过程,高峰过后会降落至正常水平,如果是持续低水平的升高,要考虑其他病因,如心肌炎、某些心肌病、心力衰竭或肾功能不全等。

以往沿用多年的 AMI 心肌酶测定,包括肌酸激酶(CK)、天冬氨酸转氨酶(AST)以及乳酸脱氢酶(LDH),其特异性及敏感性均远不如上述心肌坏死标志物,已不再用于诊断 AMI。

【诊断与鉴别诊断】 根据典型的临床表现,特征性的心电图改变以及实验室检查发现,诊断本病并不困难。对老年病人,突发严重心律失常、休克、心衰而原因未明,或出现较重而持久的胸闷、胸痛或呼吸困难者,都应考虑本病的可能。宜先按 AMI 来处理,并短期内进行心电图、血清心肌坏死标志物测定等动态观察以确定诊断。

鉴别诊断需要考虑以下疾病。

1. 心绞痛 鉴别要点见表 3-4-5。两者本质的区别是缺血程度不同,心绞痛病人为暂时的心肌缺血而无坏死,心肌梗死则为持续的严重缺血导致的心肌坏死。

表 3-4-5 心绞痛和急性心肌梗死的鉴别诊断要点

鉴别诊断项目	心绞痛	急性心肌梗死
疼痛		
1. 部位	中下段胸骨后	相同,但可在较低位置或上腹部
2. 性质	压榨性或窒息性	相似,但程度更剧烈
3. 诱因	劳力、情绪激动、受寒、饱食等	不常有
4. 时限	短,1~5 分钟或 15 分钟以内	长,数小时或 1~2 天
5. 频率	频繁	发作不频繁
6. 硝酸甘油疗效	显著缓解	作用较差或无效
气喘或肺水肿	极少	可有
血压	升高或无显著改变	可降低,甚至发生休克
心包摩擦音	无	可有
坏死物质吸收的表现		
1. 发热	无	常有
2. 血白细胞增加(嗜酸性粒细胞减少)	无	常有
3. 血沉增快	无	常有
4. 血清心肌坏死标志物升高	无	有
心电图变化	无变化或暂时性 ST 段和 T 波变化	有特征性和动态性变化

2. 主动脉夹层 胸痛一开始即达高峰,呈撕裂样,常放射到背、肋、腹、腰和下肢,两上肢的血压和脉搏可有明显差别,可有主动脉瓣关闭不全的表现,偶有意识模糊和偏瘫等神经系统受损症状,D-二聚体可升高,但血清心肌坏死标志物一般正常或仅轻度升高,但需注意 A 型主动脉夹层累及冠脉开口时亦可并发 AMI。超声心动图、X 线胸片、胸主动脉 CTA 或 MRA 有助于诊断。

3. 急性肺动脉栓塞 可发生胸痛、咯血、呼吸困难和休克,部分可表现为晕厥。有右心负荷急剧增加的表现如发绀、P_2 亢进、颈静脉充盈、肝大、下肢水肿等。心电图示 I 导联 S 波加深,Ⅲ 导联 Q 波显著,T 波倒置,胸导联过渡区左移,右胸导联 T 波倒置等改变,可资鉴别。常有低氧血症,核素肺通气-灌注扫描异常,超声心动图可见肺动脉压力升高和右心负荷急性增加的表现,肺动脉 CTA 可检出肺动脉大分支血管的栓塞。需提醒 AMI 和急性肺动脉栓塞时 D- 二聚体均可升高,鉴别诊断价值不大。

4. 急腹症　急性胰腺炎、消化性溃疡穿孔、急性胆囊炎、胆石症等,均有上腹部疼痛,还有可能伴休克。仔细询问病史、体格检查、心电图、血清心肌酶和肌钙蛋白测定可协助鉴别。

5. 急性心包炎/心肌炎　尤其是急性非特异性心包炎可有较剧烈而持久的心前区疼痛。但其疼痛与发热同时出现,呼吸和咳嗽时加重,早期即有心包摩擦音,后者和疼痛在心包腔出现渗液时均消失;全身症状一般不如 AMI 严重;心电图除 aVR 导联外,其余导联均有 ST 段弓背向下的抬高,T 波倒置,无异常 Q 波出现。

6. 嗜铬细胞瘤　由于儿茶酚胺的突然升高,病人一般会出现头痛、心悸和出汗,血压波动较大,收缩压达 200mmHg,血压升高后又出现急剧下降,可导致休克。儿茶酚胺大量释放可导致冠脉血管弥漫性收缩,可引起心肌缺血,出现 ECG 上 ST 段改变,心肌坏死标志物升高,但冠脉往往没有狭窄病变。ECG 或超声心动图异常表现缺乏定位性,腹部 B 超、CT 发现肾上腺周围占位性病变,结合血、尿儿茶酚胺和代谢产物的测定有助鉴别诊断。

【并发症】

1. 乳头肌功能失调或断裂（dysfunction or rupture of papillary muscle）　总发生率可高达 50%。二尖瓣乳头肌因缺血、坏死等使收缩功能发生障碍,造成不同程度的二尖瓣脱垂合并关闭不全,心尖区出现收缩中晚期喀喇音和吹风样收缩期杂音,第一心音可不减弱,可引起心衰。轻症者可以恢复,其杂音可消失。乳头肌整体断裂极少见,多发生在二尖瓣后乳头肌,见于下壁 MI,心力衰竭明显,可迅速发生肺水肿,不能及时手术治疗者往往在数日内死亡。

2. 心脏破裂（rupture of the heart）　少见,常在起病 1 周内出现,多为心室游离壁破裂,造成心包积血引起急性心脏压塞而猝死。偶为心室间隔破裂造成穿孔,在胸骨左缘第 3~4 肋间出现响亮的收缩期杂音,常伴有震颤,可引起心衰和休克而在数日内死亡。心脏破裂也可为亚急性,病人能存活数月。

3. 栓塞（embolism）　发生率 1%~6%,见于起病后 1~2 周,可为左心室附壁血栓脱落所致,引起脑、肾、脾或四肢等动脉栓塞。也可因下肢静脉血栓形成部分脱落所致,产生肺动脉栓塞,大块肺栓塞可导致猝死。

4. 心室壁瘤（cardiac aneurysm）　或称室壁瘤,主要见于左心室,发生率 5%~20%。体格检查可见左侧心界扩大,心脏搏动范围较广,可有收缩期杂音。瘤内发生附壁血栓时,心音减弱。心电图 ST 段持续抬高。超声心动图、放射性核素心血池显像以及左心室造影、心脏磁共振可见局部心缘突出,搏动减弱或有反常搏动(图 3-4-12、图 3-4-13)。室壁瘤可导致心功能不全、栓塞和室性心律失常。

5. 心肌梗死后综合征（post-infarction syndrome）　也称 Dressler 综合征,发生率约 1%~3%,于 AMI 后数周至数月内出现,可反复发生。表现为心包炎、胸膜炎或肺炎,有发热、胸痛等症状,发病机制可能为自身免疫反应所致。

【治疗】　强调及早发现,及早住院,并加强住院前的就地处理。治疗原则是尽快恢复梗死心肌的血液灌注（FMC 后 30 分钟内开始溶栓或 90 分钟内开始介入治疗）以挽救

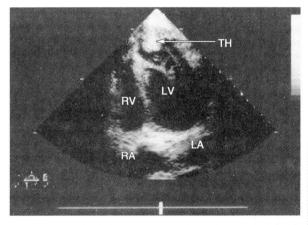

图 3-4-12　左心室室壁瘤二维超声心动图心尖四腔心显像
图示左心室前壁心尖部室壁瘤,瘤内有附壁血栓形成(箭头所指)。图中:LA,左心房;LV,左心室;RA,右心房;RV,右心室;TH,血栓。

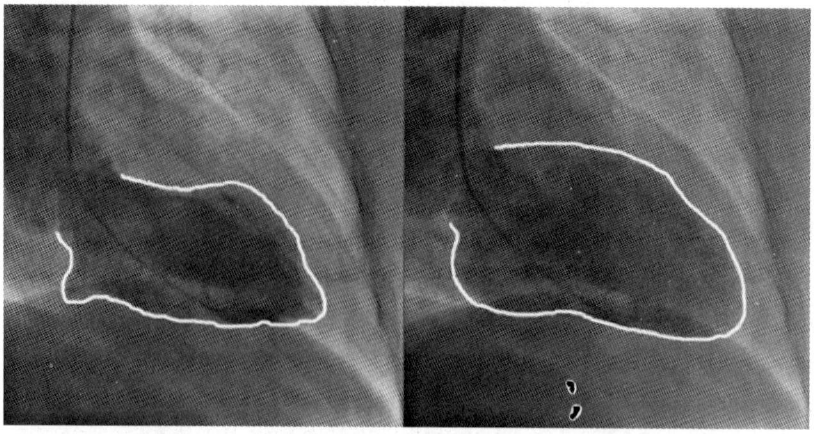

图 3-4-13　左心室室壁瘤的选择性左心室造影

左图为收缩期左心室显影,右图为舒张期左心室显影,心尖部收缩活动减弱,测量
左心室射血分数(LVEF)为 40.1%。

濒死的心肌、防止梗死扩大、缩小心肌缺血范围,保护和维持心脏功能,及时处理严重心律失常、泵衰竭和各种并发症,防止猝死;使病人不但能度过急性期,且康复后还能保持尽可能多的有功能的心肌。急性胸痛病人区域急救网络的建立和及时送至有急诊介入能力的中心救治,对病人预后有重要影响。

(一)监护和一般治疗

1. **休息**　急性期卧床休息,保持环境安静。减少探视,防止不良刺激,解除焦虑。

2. **监测**　在 CCU 进行 ECG、血压和呼吸的监测,除颤仪应随时处于备用状态。对于严重泵衰竭者还需监测肺毛细血管楔压和静脉压。密切观察心律、心率、血压和心功能的变化,为适时采取治疗措施,避免猝死提供客观资料。

3. **吸氧**　对有呼吸困难和血氧饱和度降低(<90%)者,最初几日间断或持续通过鼻管面罩吸氧。

4. **护理**　急性期 12 小时卧床休息,若无并发症,24 小时内应鼓励病人在床上行肢体活动,若无低血压,第 3 天就可在病房内走动;梗死后第 4～5 天,逐步增加活动直至每天 3 次步行 100～150m。饮食易消化并保持大便通畅。

5. **建立静脉通道**　保持给药途径畅通。

(二)解除疼痛　心肌再灌注治疗开通梗死相关血管、恢复缺血心肌的供血是解除疼痛最有效的方法,但在再灌注治疗前可选用下列药物尽快解除疼痛。

1. **吗啡或哌替啶**　吗啡 2～4mg 静脉注射或哌替啶 50～100mg 肌内注射,必要时 5～10 分钟后重复,可减轻病人交感神经过度兴奋和濒死感。需注意低血压和呼吸功能抑制的副作用。

2. **硝酸酯类药物**　大多数 AMI 病人有应用硝酸酯类药物指征,而在下壁 MI、可疑右室 MI 或明显低血压的病人,不适合使用。

3. **β 受体拮抗剂**　能减少心肌耗氧量和改善缺血区的氧供需失衡,缩小 MI 面积,减少复发性心肌缺血、再梗死、室颤及其他恶性心律失常,对降低急性期病死率有肯定的疗效。无下列情况者,应在发病 24 小时内尽早常规口服应用:①心力衰竭;②低心排血量状态;③心源性休克危险性增高(年龄>70 岁、收缩压<120mmHg、窦性心动过速>110 次/分或心率<60 次/分,以及距发生 STEMI 的时间增加);④其他使用禁忌。一般首选心脏选择性药物,从小剂量开始(相当于目标剂量的 1/4),逐渐递增,使静息心率降至 55～60 次/分。病人有剧烈的缺血性胸痛或伴血压显著升高且其他处理未能缓解时,也可静脉推注美托洛尔,每次 5mg;每次推注后观察 2～5 分钟,如果心率<60 次/分或收缩压<100mmHg,则停止给药,静脉注射总量可达 15mg;末次静脉注射后 15 分钟,继续口服剂量维持。极短作用的静脉注射制剂艾司洛尔 50～200μg/(kg·min),可治疗有 β 受体拮抗剂相对禁忌证而又希

望减慢心率的病人。

(三)抗血小板治疗 联合应用包括阿司匹林和 ADP 受体拮抗剂在内的口服抗血小板药物,负荷剂量后给予维持剂量。静脉应用 GPⅡb/Ⅲa 受体拮抗剂主要用于接受直接 PCI 的病人,术中使用。STEMI 病人抗血小板药物选择和用法与 NSTEACS 相同,见本节的 UA/NSTEMI 部分。

(四)抗凝治疗 除非有禁忌,所有 STEMI 病人无论是否采用溶栓治疗,均应在抗血小板治疗的基础上常规联合抗凝治疗。抗凝治疗可建立和维持梗死相关血管的通畅,并可预防深静脉血栓形成、肺动脉栓塞和心室内血栓形成。直接 PCI 尤其出血风险高时推荐应用比伐芦定。对于 STEMI 合并心室内血栓或合并心房颤动时,需在抗血小板治疗基础上联合直接口服抗凝药抗凝治疗,但需注意出血风险。

(五)再灌注心肌治疗 起病 3~6 小时,最多在 12 小时内,开通闭塞的冠脉,使得心肌得到再灌注,挽救濒临坏死的心肌或缩小心肌梗死的范围,减轻梗死后心肌重塑,是 STEMI 最重要的治疗措施之一。

近几年新的循证医学证据均支持及时再灌注治疗的重要性。需要强调建立区域性 STEMI 网络管理系统的必要性,通过高效的院前急救系统制订最优化的再灌注治疗方案。

1. **经皮冠状动脉介入术** 若病人在救护车上或无 PCI 能力的医院,但预计 120 分钟内可转运至有 PCI 条件的医院并完成 PCI,则首选直接 PCI 策略,力争在 90 分钟内完成再灌注;或病人在可行 PCI 的医院,则应力争在 60 分钟内完成再灌注。

(1)直接 PCI:适应证为:①症状发作 12 小时以内并且有持续新发的 ST 段抬高或新发左束支传导阻滞的病人;②12~48 小时内若病人仍有心肌缺血证据(仍然有胸痛和 ECG 变化)亦可尽早接受介入治疗。

(2)补救性 PCI:溶栓治疗后仍有明显胸痛,抬高的 ST 段无明显降低者,应尽快进行冠脉造影,如显示 TIMI 0~Ⅱ级血流,说明相关动脉未再通,宜立即施行补救性 PCI。

(3)溶栓治疗再通者的 PCI:溶栓成功后有指征实施急诊血管造影,必要时进行梗死相关动脉血运重建治疗,可缓解重度残余狭窄导致的心肌缺血,降低再梗死的发生;溶栓成功后稳定的病人,实施血管造影的最佳时机是 2~24 小时。

2. **溶栓疗法** 如果预计直接 PCI 时间大于 120 分钟,则首选溶栓策略,力争在 ECG 诊断明确后 10 分钟内给病人溶栓药物。

(1)适应证:①两个或两个以上相邻导联 ST 段抬高(胸导联≥0.2mV,肢导联≥0.1mV),或病史提示 AMI 伴左束支传导阻滞,起病时间<12 小时,病人年龄<75 岁;②ST 段显著抬高的 MI 病人年龄>75 岁,经慎重权衡利弊仍可考虑,但建议溶栓药物剂量减半;③STEMI 发病时间已达 12~24 小时,但如仍有进行性缺血性胸痛、广泛 ST 段抬高者也可考虑。

(2)禁忌证:①既往发生过出血性脑卒中,6 个月内发生过缺血性脑卒中或脑血管事件;②中枢神经系统受损、颅内肿瘤或畸形;③近期(2~4 周)有活动性内脏出血;④未排除主动脉夹层;⑤入院时严重且未控制的高血压(>180/110mmHg)或慢性严重高血压病史;⑥目前正在使用治疗剂量的抗凝药或已知有出血倾向;⑦近期(2~4 周)创伤史,包括头部外伤、创伤性心肺复苏或较长时间(>10 分钟)的心肺复苏;⑧近期(<3 周)外科大手术;⑨近期(<2 周)曾有在不能压迫部位的大血管行穿刺术。

(3)溶栓药物的应用:以纤维蛋白溶酶原激活剂激活血栓中纤维蛋白溶酶原,使其转变为纤维蛋白溶酶而溶解冠脉内的血栓。包括非特异性纤溶酶原激活剂和特异性纤溶酶原激活剂两大类,前者同时作用于血栓局部和全身循环中的纤溶酶原,选择性低,因而再通率低且出血风险大,主要包括尿激酶和链激酶,其中链激酶有抗原性,不能重复使用,近年临床上已基本不再使用。后者特异性作用于血栓部位的纤溶酶原,对全身纤溶活性影响较小,出血风险小,建议作为优选。常用溶栓药物和用法见表 3-4-6。特异性溶栓药物使用前就需要先给予肝素类抗凝药物,而非特异性溶栓药物给药后血管再通者需要给予抗凝治疗,如果考虑未通,应进行补救性 PCI。

表 3-4-6　不同溶栓药物及其用法

药物分类及名称	用法及用量	特点
尿激酶（UK）	150 万 U 溶于 100ml 生理盐水,30 分钟内静脉滴注	非特异性溶栓药,不具有纤维蛋白选择性,再通率低
重组人尿激酶原（pro-UK）	5mg/ 支,一次用 50mg,先将 20mg（4 支）用 10ml 生理盐水溶解后,3 分钟静脉推注完毕,其余 30mg（6 支）溶于 90ml 生理盐水,于 30 分钟内静脉滴注完毕	特异性溶栓药,再通率高,脑出血发生率低
阿替普酶（rt-PA）	50mg/ 支,用生理盐水稀释后静脉注射 15mg 负荷剂量,后续 30 分钟内以 0.75mg/kg 静脉滴注（最多 50mg）,随后 60 分钟内以 0.5mg/kg 静脉滴注（最多 35mg）	特异性溶栓药,再通率高,脑出血发生率低
瑞替普酶（r-PA）	2 次静脉注射,每次 1 000 万 U 负荷剂量,间隔 30 分钟	特异性溶栓药,两次静脉注射,使用较方便
替奈普酶（TNK-tPA）	16mg/ 支,用注射用水 3ml 稀释后 5~10 秒内静脉推注	特异性溶栓药,再通率高,一次静脉注射,使用方便,适用于院前（救护车）溶栓

（4）溶栓再通的判断标准:根据冠脉造影观察血管再通情况直接判断（TIMI 分级达到Ⅱ、Ⅲ级者表明血管再通),或根据:①心电图抬高的 ST 段于 2 小时内回降＞50%;②胸痛 2 小时内基本消失;③2 小时内出现再灌注性心律失常（短暂的加速性室性自主节律,房室或束支传导阻滞突然消失,或下后壁心肌梗死的病人出现一过性窦性心动过缓、窦房传导阻滞或低血压状态）;④血清 CK-MB 酶峰值提前出现（14 小时内）等间接判断血栓是否溶解。

3. **紧急冠状动脉旁路移植术**　介入治疗失败或溶栓治疗无效而有手术指征者,或合并机械性并发症需要外科手术者,宜争取 6~8 小时内施行紧急 CABG,但死亡率明显高于择期 CABG。

再灌注损伤:急性缺血心肌再灌注时,可出现再灌注损伤,常表现为再灌注性心律失常。各种快速、缓慢型心律失常均可出现,应作好相应的抢救准备。但出现严重心律失常的情况少见,最常见的为一过性非阵发性室性心动过速,对此不必行特殊处理。

（六）肾素血管紧张素醛固酮系统拮抗剂和血管紧张素受体脑啡肽酶抑制剂　ACEI 有助于改善恢复期心肌的重塑,减少 AMI 的病死率和充血性心力衰竭的发生。除非有禁忌证,应全部选用。ARNI 药物沙库巴曲缬沙坦（25~200mg,每日 2 次）可用于抑制心肌梗死后的心室重塑,降低 MI 后心力衰竭的发生和死亡率。

（七）调脂治疗　他汀类等调脂药物的使用同 UA/NSTEMI 病人,见本节 UA/NSTEMI 部分。

（八）抗心律失常和传导障碍治疗　心律失常必须及时消除,以免演变为严重心律失常甚至猝死（见本篇第三章）。

1. 发生室颤或持续多形性室速时,尽快采用非同步直流电除颤或同步直流电复律。单形性室速药物疗效不满意时也应及早用同步直流电复律。

2. 偶发室性期前收缩,且无症状或血流动力学障碍,可继续观察。如有频发室性期前收缩或室速,首选胺碘酮静脉治疗,次选利多卡因。

3. 对缓慢型心律失常可用阿托品 0.5~1mg 肌内或静脉注射。

4. 房室传导阻滞发展到二度或三度,伴有血流动力学障碍者,宜行临时起搏治疗,待传导阻滞消失后撤除。

5. 室上性快速型心律失常选用美托洛尔、胺碘酮等药物治疗,若药物治疗不能控制时,可考虑用同步直流电复律。AMI急性期一般不使用维拉帕米。

（九）抗休克治疗　根据休克纯属心源性,抑或尚有周围血管舒缩障碍或血容量不足等因素存在,而分别处理。

1. 补充血容量　估计有血容量不足或中心静脉压和肺动脉楔压低者,用右旋糖酐40或5%～10%葡萄糖溶液静脉滴注,输液后如中心静脉压上升>18cmH$_2$O,PCWP>15～18mmHg,则应停止。右心室梗死时,中心静脉压升高不是补充血容量的禁忌。

2. 应用升压药　补充血容量后血压仍不升,而PCWP和CI正常时,提示周围血管张力不足,可用多巴胺[起始剂量3～5μg/(kg·min)],或去甲肾上腺素2～8μg/min,亦可选用多巴酚丁胺[起始剂量3～10μg/(kg·min)]静脉滴注。

3. 应用血管扩张剂　经上述处理血压仍不升,而PCWP增高,CI低或周围血管显著收缩以致四肢厥冷并有发绀时,硝普钠15μg/min开始静脉滴注,每5分钟逐渐增量至PCWP降至15～18mmHg;硝酸甘油10～20μg/min开始静脉滴注,每5～10分钟加量直至左心室充盈压下降。

4. 其他　包括纠正酸中毒、避免脑缺血、保护肾功能,必要时应用洋地黄制剂等。为了降低心源性休克的病死率,有条件的医院考虑用主动脉内球囊反搏术或左心室辅助装置进行辅助循环。

（十）抗心力衰竭治疗　主要是治疗急性左心衰竭,以应用吗啡(或哌替啶)和利尿剂为主,亦可选用血管扩张剂减轻左心室的负荷,或正性肌力药(参见本篇第二章)。洋地黄制剂可能引起室性心律失常宜慎用。梗死发生后24小时内有右心室梗死的病人应慎用利尿剂。

（十一）右心室心肌梗死的处理　治疗措施与左心室梗死略有不同。右心室心肌梗死引起右心衰竭伴低血压,而无左心衰竭的表现时,宜扩张血容量。在血流动力学监测下静脉滴注输液,直到低血压得到纠正或PCWP达15mmHg。如输液1～2L低血压仍未能纠正者可用正性肌力药,以多巴酚丁胺为优,不宜用利尿药。伴有房室传导阻滞者可予以临时起搏。

（十二）其他治疗　下列疗法可能有助于挽救濒死心肌,有防止梗死扩大、缩小缺血范围、加快愈合的作用,但尚未完全成熟或疗效尚有争论,可根据病人具体情况考虑选用。

1. 钙通道阻滞剂　早期如有心率增快等交感神经功能亢进表现,但β受体拮抗剂禁忌者,可考虑使用钙通道阻滞剂中的地尔硫䓬,可降低心率和心肌耗氧,缩小心肌梗死面积,但要注意低血压和负性肌力作用,不推荐AMI病人常规使用。

2. 伊伐布雷定　β受体拮抗剂有禁忌或最大耐受剂量后窦性心率仍偏快者,可使用伊伐布雷定降低窦性心率,从而降低心肌耗氧量。

（十三）康复和出院后治疗　提倡AMI恢复后康复治疗,经2～4个月的体力活动锻炼后,酌情恢复部分工作或减轻工作负担,以后部分病人可恢复全天工作,但应避免过重体力劳动或精神过度紧张。

【预后】　与梗死范围大小、侧支循环产生情况以及治疗是否及时等有关。AMI相关的死亡一半发生于送到医院前,其中院外死亡中相当高的比例为猝死。因心脏监护室、现代药物治疗进展和再灌注治疗等综合措施的使用,AMI病人的住院死亡率已经由以往的30%降低到目前直接PCI中心的4%左右。死亡多发生在第一周内,尤其在数小时内,发生严重心律失常、休克或心衰者,病死率尤高。

【预防】　在正常人群中预防动脉粥样硬化和冠心病属于一级预防,已有冠心病和MI病史者还应预防再次梗死和其他心血管事件,称为二级预防,二级预防可参考UA/NSTEMI部分和ABCDE方案。

第五节 | 冠状动脉疾病的其他表现形式

一、冠状动脉痉挛

冠脉痉挛是一种特殊类型的冠脉疾病。造影正常血管或粥样硬化病变部位均可发生痉挛。其临床表现和治疗方案与冠心病有明显的差别。

病人常较年轻,除吸烟外,大多数病人缺乏动脉粥样硬化的经典危险因素。吸烟、酒精和毒品是冠脉痉挛的重要诱发因素。

本病表现为静息性心绞痛,无体力劳动或情绪激动等诱因。发病时间集中在午夜至上午 8 点之间。病人常因恶性心律失常伴发晕厥。少数病人冠脉持续严重痉挛,可发生 AMI 甚至猝死。

若冠脉痉挛导致血管闭塞,则临床表现为静息性心绞痛伴心电图一过性 ST 段抬高。该类病人临床特点鲜明,因静息性发作与稳定型心绞痛不同,因 ST 段抬高与稳定型心绞痛、UA 和 NSTEMI 不同,因 ST 段抬高呈一过性与 STEMI 不同,因此可直接确立诊断(早先称为变异型心绞痛或 Prinzmetal 心绞痛)。但非闭塞性冠脉痉挛表现为 ST 段压低或 T 波改变,此时就难以和一般的心绞痛相鉴别。另外,冠脉痉挛一般具有自行缓解的特性,心电图和常规冠脉造影难以捕捉,长程动态 ECG 有助于监测到症状发作时的 ST 段变化,确诊常需行乙酰胆碱或麦角新碱激发试验。

在戒烟、戒酒的基础上,钙通道阻滞剂和硝酸酯类药物是治疗冠脉痉挛的主要手段,考虑微血管痉挛者,可使用尼可地尔。β 受体拮抗剂可能会加重或诱发痉挛,不能单独用于变异型心绞痛病人,但伴有固定性狭窄的病人并非禁忌。冠脉痉挛一般预后良好,5 年生存率可高达 89%~97%,但多支血管或左主干痉挛病人预后不良。

二、心肌桥

冠脉通常走行于心外膜下的结缔组织中,如果一段冠脉走行于心肌内,这束心肌纤维被称为心肌桥,而走行于心肌桥下的冠脉被称为壁冠状动脉,主要见于左前降支中段。冠脉造影显示该节段血管管腔收缩期受挤压,舒张期恢复正常或受压程度明显减轻,被称为"挤奶现象"(milking effect)。冠脉造影时心肌桥检出率为 0.51%~16%,尸体解剖时检出率则高达 15%~85%,说明大部分心肌桥并没有临床意义。

由于壁冠状动脉在每一个心动周期的收缩期被挤压,如挤压严重可产生远端心肌缺血,临床上亦可表现为类似心绞痛的症状、心律失常,甚至 AMI 或猝死。另外,心肌桥导致其近端的收缩期前向血流逆转,损伤该处血管内膜,所以该处容易形成动脉粥样硬化斑块。

β 受体拮抗剂及钙通道阻滞剂等降低心肌收缩力和心率的药物可有效缓解症状。植入支架会增加冠脉穿孔、内膜增生和再狭窄的发生率,因此并不提倡。手术分离壁冠状动脉(心肌桥松解术)曾被认为能根治此病,但也有再复发的病例。由于壁冠状动脉舒张期灌注压并无明显降低,因此旁路移植术后桥血管闭塞率也显著增高,因此,心肌桥应以药物治疗为主,收缩期压迫明显者避免剧烈运动,药物治疗后仍有缺血症状且壁冠状动脉舒张期也严重受压者,可考虑内乳动脉旁路移植手术。除非绝对需要,也应避免使用硝酸酯类药物及正性肌力药物。

三、微血管疾病

冠脉微血管疾病可单独存在或与心外膜冠脉阻塞性病变同时存在。早年将具有心绞痛或类似心绞痛的症状,有心肌缺血客观依据而冠脉造影无心外膜血管狭窄者诊断为心脏 X 综合征。此类病人占因胸痛而行冠脉造影检查病人总数的 10%~30%。本病病因尚不清楚,可能与内皮功能异常和微血管病变有关。目前认为冠脉微血管的功能和结构异常均可导致心肌缺血,大部分表现为稳定型心绞痛,也有呈现不稳定型,为 MINOCA 原因之一。

本病以绝经期前女性多见。ECG 既可正常,也可有非特异性 ST-T 改变,近 20% 的病人可有平板运动试验阳性。运动负荷试验或心房调搏术时可检测到冠状窦乳酸含量增加。血管内超声及多普勒血流测定显示可有冠脉内膜增厚、早期动脉粥样硬化斑块形成及冠脉血流储备降低和冠脉阻力指数升高等异常。

本病的预后通常良好,但由于临床症状的存在,常使得病人反复就医,导致各种检查措施的过度应用、药品的消耗以及生活质量的下降,日常工作受影响。

本病尚无特异性治疗手段,微血管选择性扩张的药物尼可地尔可作为首选,其他抗心肌缺血药物如 β 受体拮抗剂、硝酸酯类以及钙通道阻滞剂和曲美他嗪也可以改善少部分病人症状,但总体效果不佳。ACEI 和他汀类药物具有改善内皮功能的作用,但疗效尚不肯定。可尝试使用中药如麝香保心丸、通心络、宽胸气雾剂等缓解症状。

本章思维导图

（钱菊英）

第五章 | 高血压

第一节 | 原发性高血压

高血压是以体循环动脉压升高为主要临床表现的心血管综合征,可分为原发性高血压(essential hypertension)和继发性高血压(secondary hypertension)。原发性高血压,又称高血压病,是心脑血管疾病最重要的危险因素之一,常与其他心血管危险因素共存,可损伤重要脏器,如心、脑、肾的结构和功能,最终导致这些器官的功能衰竭。

【血压分类和定义】 人群中血压呈连续性正态分布,高血压的诊断标准是根据临床及流行病学资料界定的。目前,血压分类和标准见表3-5-1。

表 3-5-1　血压水平分类和定义　　　　　　　　　　　　单位:mmHg

分类	收缩压		舒张压
正常血压	<120	和	<80
正常高值血压	120～139	和/或	80～89
高血压	≥140	和/或	≥90
1级高血压(轻度)	140～159	和/或	90～99
2级高血压(中度)	160～179	和/或	100～109
3级高血压(重度)	≥180	和/或	≥110
单纯收缩期高血压	≥140	和	<90
单纯舒张期高血压	<140	和	≥90

注:当收缩压和舒张压分属于不同分级时,以较高的级别作为标准。以上标准适用于任何年龄的成年男性和女性。

【流行病学】 高血压患病率和发病率在不同国家、地区或种族之间存在差别,工业化国家较发展中国家高。高血压患病率、发病率及血压水平随年龄增长而升高。高血压在老年人中较为常见,尤以单纯收缩期高血压为多。

我国自20世纪50年代以来进行了5次(1959年、1979年、1991年、2002年和2012年)较大规模的成人血压普查,高血压患病率分别为5.11%、7.73%、13.58%、18.80%和25.2%,2015年的最新调查显示高血压患病率为27.9%,总体呈上升趋势。然而依据2015年的调查,我国人群高血压知晓率、治疗率和控制率分别为51.6%、45.8%和16.8%,依然很低。

我国高血压患病率和流行存在地区、城乡和民族差别。男性高于女性,北方高于南方,大中城市患病率较高。既往城市高于农村,但2012—2015年全国调查结果显示农村地区的患病率(粗率28.8%,标化率23.4%)首次超越城市地区(粗率26.9%,标化率23.1%),不同民族间患病率有所不同。

【病因和发病机制】 原发性高血压是遗传和环境因素交互作用的结果,并非一种同质性疾病,不同个体间病因和发病机制不尽相同。高血压病程较长,进展一般较缓慢,不同阶段始动、维持和加速机制不同,各种发病机制间也存在交互作用。因此,高血压是多因素、多环节、多阶段、多机制和个体差异性较大的疾病。

（一）与高血压发病有关的因素

1. **遗传因素** 高血压具有明显的家族聚集性。父母均有高血压,子女发病概率高达46%。约60%高血压病人有高血压家族史。高血压的遗传可能存在主要基因显性遗传和多基因关联遗传两种方式。在遗传表型上,不仅高血压发生率体现遗传性,而且在血压水平、并发症发生以及其他有关因素如肥胖等也存在遗传性。近年来有关高血压的基因研究较多,获得关于高血压遗传背景的已超过1 000多个单核苷酸多态性。

2. **环境因素**

（1）饮食:不同地区人群血压水平和高血压患病率与钠盐平均摄入量呈显著正相关,摄盐过多导致血压升高主要见于对盐敏感人群。钾摄入量与血压呈负相关。高蛋白质摄入属于升压因素。饮食中饱和脂肪酸较高或饱和脂肪酸/多不饱和脂肪酸比值较高也属于升压因素。饮酒量与血压水平线性相关,尤其与收缩压相关性更强。

（2）精神应激:脑力劳动者高血压患病率超过体力劳动者,从事精神紧张度高的职业者发生高血压的可能性较大,长期生活在噪声环境中听力敏感性减退者患高血压也较多。

（3）吸烟:吸烟可使交感神经末梢释放去甲肾上腺素增加而使血压增高,同时可以通过氧化应激损害一氧化氮(NO)介导的血管舒张,引起血压增高。

3. **其他因素**

（1）体重:体重增加是血压升高的重要危险因素。肥胖的类型与高血压发生关系密切,腹型肥胖者容易发生高血压。

（2）药物:服避孕药妇女血压升高发生率及程度与服药时间长短有关。口服避孕药引起的高血压一般为轻度,并且可逆转,在终止服药后3~6个月血压常恢复正常。其他如麻黄碱、肾上腺皮质激素、非甾体抗炎药(NSAIDs)、甘草等也可使血压增高。

（3）睡眠呼吸暂停低通气综合征(sleep apnea hypopnea syndrome,SAHS):SAHS是指睡眠期间反复发作性呼吸暂停。有中枢性和阻塞性之分。SAHS病人50%有高血压,血压升高程度与SAHS病程和严重程度有关。

（4）大气污染:暴露于PM2.5、PM10、SO_2和O_3等污染物均伴随高血压的发生风险和心血管疾病的死亡率增加。

（二）高血压的发病机制

1. **神经机制** 各种原因使大脑皮质下神经中枢功能发生变化,各种神经递质浓度与活性异常,包括去甲肾上腺素、肾上腺素、多巴胺、神经肽Y、5-羟色胺、血管升压素、脑啡肽、脑钠肽和中枢肾素-血管紧张素系统,最终使交感神经系统活性亢进。交感神经兴奋性增高作用于心脏,可导致心率增快、心肌收缩力加强和心排血量增加;作用于血管α受体可使小动脉收缩,外周血管阻力增加和血压升高。肾交感神经活性增强可增加近端肾小管的$α_1$受体介导的钠、水重吸收,使肾血管收缩,导致肾血流量减少,还可激活$β_1$受体,使肾素释放致血管紧张素(AT)Ⅱ生成,ATⅡ可使血管收缩、去甲肾上腺素释放增多和钠盐重吸收增强,还可作用于延髓头端腹外侧核引起肾交感神经的激活产生正反馈作用,这些因素均可增加心排血量及外周阻力使血压增高。

2. **肾脏机制** 各种原因引起肾性水、钠潴留,增加心排血量,通过全身血流自身调节使外周血管阻力和血压升高,启动压力-利尿钠机制再将潴留的水、钠排泄出去。也可能通过排钠激素分泌释放增加,例如内源性类洋地黄物质,在排泄水、钠的同时使外周血管阻力增高而使血压增高。这个学说的理论意义在于将血压升高作为维持体内水、钠平衡的一种代偿方式。现代高盐饮食的生活方式加上遗传性或获得性肾脏排钠能力的下降,使许多高血压病人的基本病理生理异常。有较多因素可引起肾性水、钠潴留,例如亢进的交感活性使肾血管阻力增加;肾小球有微小结构病变;肾脏排钠激素(前列腺素、激肽酶、肾髓质素)分泌减少,肾外排钠激素(内源性类洋地黄物质、凝血酶调节蛋白)分泌异常,或者潴钠激素(18-羟脱氧皮质酮、醛固酮)释放增多。低出生体重儿也可以通过肾脏机制导致高血压。

3. **激素机制** 肾素血管紧张素醛固酮系统（RAAS）激活。经典的 RAAS 包括：肾小球入球动脉的球旁细胞分泌肾素，激活从肝脏产生的血管紧张素原（AGT），生成血管紧张素 I（Ang I），然后经肺循环的转换酶（ACE）生成血管紧张素 II（Ang II）。Ang II 是 RAAS 的主要效应物质，作用于血管紧张素 II 受体 1（AT_1 受体），使小动脉平滑肌收缩，刺激肾上腺皮质球状带分泌醛固酮，通过交感神经末梢突触前膜的正反馈使去甲肾上腺素分泌增加，这些均可使血压升高。近年来发现很多组织，例如血管壁、心脏、中枢神经、肾脏及肾上腺，也有 RAAS 各种组成成分。组织 RAAS 对心脏、血管的功能和结构所起的作用，可能在高血压和靶器官损害发生和维持中有更大影响。另有研究表明 Ang I 和 Ang II 可以通过多条途径产生血管紧张素片段 1～7［Ang-（1～7）］，其通过与 G 蛋白偶联的 MAS 受体发挥扩血管及抑制血管平滑肌细胞增殖作用。

4. **血管机制** 大动脉和小动脉结构与功能的变化，也就是血管重塑在高血压发病中发挥重要作用。覆盖在血管壁内表面的内皮细胞能生成、激活和释放各种血管活性物质，例如一氧化氮（NO）、前列环素（PGI_2）、内皮素（ET-1）、内皮依赖性血管收缩因子（EDCF）等，调节心血管功能。年龄增长以及各种心血管危险因素，例如血脂异常、血糖升高、吸烟、高同型半胱氨酸血症等，导致血管内皮细胞功能异常，使氧自由基产生增加，NO 灭活增强，血管炎症、氧化应激反应等影响动脉的弹性功能和结构。由于大动脉弹性减退，脉搏波传导速度增快，反射波抵达中心大动脉的时相从舒张期提前到收缩期，出现收缩期延迟压力波峰，可以导致收缩压升高，舒张压降低，脉压增大。阻力小动脉结构（血管数目稀少或壁/腔比值增加）和功能（弹性减退和阻力增大）改变，影响外周压力反射点的位置或反射波强度，也对脉压增大起重要作用。

5. **胰岛素抵抗** 胰岛素抵抗（insulin resistance，IR）是指必须以高于正常的血胰岛素释放水平来维持正常的糖耐量，表示机体组织对胰岛素处理葡萄糖的能力减退。约 50% 原发性高血压病人存在不同程度 IR，在肥胖、血甘油三酯升高、高血压及糖耐量减低同时并存的四联症病人中最为明显。近年来认为 IR 是 2 型糖尿病和高血压发生的共同病理生理基础，IR 造成继发性高胰岛素血症使肾脏水、钠重吸收增强，交感神经系统活性亢进，动脉弹性减退，从而使血压升高。在一定意义上，胰岛素抵抗所致交感活性亢进使机体产热增加，是对肥胖的一种负反馈调节，这种调节以血压升高和血脂代谢障碍为代价。

炎症、免疫反应等多因素均参与到高血压的发生以及靶器官损害中。

（三）我国人群高血压的特点

高钠、低钾膳食是我国大多数高血压病人发病的主要危险因素之一。在盐与血压的国际协作研究（INTERMAP）中，反映膳食钠/钾量的 24 小时尿钠/钾比值，我国人群在 6 以上，而西方人群为 2～3。且中国人群对盐普遍敏感。过量饮酒、超重和肥胖也是我国高血压患病率增长的重要危险因素。在高血压与心血管风险方面，我国人群监测数据显示，心脑血管死亡占总死亡人数的 40% 以上，其中高血压是首位危险因素。我国脑卒中的年发病率为 250/10 万，冠心病事件的年发病率为 50/10 万，脑卒中发病率是冠心病事件发病率的 5 倍。在临床治疗试验中，脑卒中/心肌梗死发病比值，在我国高血压人群约（5～8）∶1，而在西方高血压人群约 1∶1。另外我国人群叶酸普遍缺乏，导致血浆同型半胱氨酸水平增高，与高血压发病呈正相关，尤其增加高血压引起脑卒中的风险，这对于制订更有效的减少我国人群心血管风险的防治策略有重要意义。

【病理生理和病理】 从血流动力学角度，平均动脉血压（MBP）= 心排血量（CO）× 总外周血管阻力（PR）。随年龄增长常可呈现不同血流动力学特征：

1. 对于年轻高血压病人而言，血流动力学主要改变为心排血量增加和主动脉硬化，体现了交感神经系统的过度激活，一般发生于男性。

2. 对于中年（30～50 岁）高血压病人而言，主要表现为舒张压增高，伴或不伴收缩压增高。单纯舒张期高血压常见于中年男性，伴随体重增加。血流动力学的主要特点为周围血管阻力增加而心排血量正常。

3. 对于老年高血压病人而言,单纯收缩期高血压是最常见的类型。流行病学显示人群收缩压随年龄增长而增高,而舒张压增长至 55 岁后逐渐下降。脉压的增加提示中心动脉的硬化以及周围动脉回波速度的增快导致收缩压增加。单纯收缩期高血压常见于老年人和妇女。

心脏和血管是高血压损害的主要靶器官,早期可无明显病理改变。长期高血压引起的心脏改变主要是左心室肥厚和扩大。而全身小动脉病变则主要是壁/腔比值增加和管腔内径缩小,导致重要靶器官如心、脑、肾组织缺血。长期高血压及伴随的危险因素可促进动脉粥样硬化的形成及发展。血管内皮功能障碍是高血压最早期和最重要的血管损害。

(一)心脏 长期压力负荷增高,儿茶酚胺与 ATⅡ 等都可刺激心肌细胞肥大和间质纤维化引起左心室肥厚和扩张,称为高血压心脏病。左心室肥厚可以使冠状动脉血流储备下降,特别是在耗氧量增加时,导致心内膜下心肌缺血。高血压心脏病常可合并冠状动脉粥样硬化和冠状动脉微血管病变。

(二)脑 长期高血压使脑血管发生缺血与变性,形成微动脉瘤,一旦破裂可发生脑出血。高血压促使脑动脉粥样硬化,粥样斑块破裂可并发脑血栓形成。脑小动脉闭塞性病变,引起腔隙性脑梗死。高血压的脑血管病变部位,特别容易发生在大脑中动脉的豆纹动脉、基底动脉的旁正中动脉和小脑齿状核动脉。这些血管直接来自压力较高的大动脉,血管细长而且垂直穿透,容易形成微动脉瘤或闭塞性病变。因此脑卒中通常累及壳核、丘脑、尾状核、内囊等部位。

(三)肾脏 长期持续高血压使肾小球内囊压力升高,肾小球纤维化、萎缩,肾动脉硬化,导致肾实质缺血和肾单位不断减少。慢性肾衰竭是长期高血压的严重后果之一,尤其在合并糖尿病时更容易发生。恶性高血压时,入球小动脉及小叶间动脉发生增殖性内膜炎及纤维素样坏死,可在短期内出现肾衰竭。

(四)视网膜 眼底检查有助于对高血压严重程度的了解,目前采用 Keith-Wagener 眼底分级法:Ⅰ级,视网膜动脉变细、反光增强;Ⅱ级,视网膜动脉狭窄、动静脉交叉压迫;Ⅲ级,在上述病变基础上有眼底出血及棉絮状渗出;Ⅳ级,在上述基础上又出现视盘水肿。

【临床表现及并发症】

1. 症状 大多数高血压病人起病缓慢,缺乏特殊临床表现,导致诊断延迟,仅在测量血压时或发生心、脑、肾等并发症时才被发现。常见症状有头晕、头痛、颈项板紧、疲劳、心悸等,也可出现视物模糊、鼻出血等较重症状,典型的高血压头痛在血压下降后即可消失。高血压病人可以同时合并其他原因的头痛,往往与血压水平无关,例如精神焦虑性头痛、偏头痛、青光眼等。如果突然发生严重头晕与眩晕,要注意可能是脑血管病或者降压过度、直立性低血压。高血压病人还可以出现受累器官的症状,如胸闷、气短、心绞痛、多尿等。另外,有些症状可能是降压药的不良反应所致。

2. 体征 高血压体征一般较少。周围血管搏动、血管杂音、心脏杂音等是重点检查的项目。应重视的是颈部、背部两侧肋脊角、上腹部脐两侧、腰部肋脊处的血管杂音。心脏听诊可有主动脉瓣区第二心音亢进、收缩期杂音或收缩早期喀喇音。

有些体征常提示继发性高血压可能,例如腰部肿块提示多囊肾或嗜铬细胞瘤;股动脉搏动延迟出现或缺如,下肢血压明显低于上肢,提示主动脉缩窄;向心性肥胖、紫纹与多毛,提示皮质醇增多症。

【并发症】

1. 脑血管病,包括脑出血、脑血栓形成、腔隙性脑梗死、短暂性脑缺血发作。

2. 心力衰竭和冠心病。

3. 慢性肾衰竭。

4. 主动脉夹层。

【实验室检查】

1. 基本项目 血液生化(钠、钾、空腹血糖、总胆固醇、甘油三酯、高密度脂蛋白胆固醇、低密度脂蛋白胆固醇和尿酸、肌酐);全血细胞计数、血红蛋白和血细胞比容;尿液分析(蛋白、糖和尿沉渣镜检);心电图。

2. 推荐项目　24 小时动态血压监测、超声心动图、颈动脉超声、餐后 2 小时血糖、血同型半胱氨酸、尿白蛋白定量、尿蛋白定量、眼底、胸部 X 线检查、脉搏波传导速度以及踝肱指数等。

动态血压监测（ambulatory blood pressure monitoring，ABPM）是由仪器自动定时测量血压，每隔 15~30 分钟自动测压，连续 24 小时或更长时间。正常人血压呈明显的昼夜节律，表现为双峰一谷，在上午 6~10 时及下午 4~8 时各有一高峰，而夜间血压明显降低。动态血压监测可诊断白大衣高血压，发现隐蔽性高血压，检查是否存在难治性高血压，评估血压升高程度、短时变异和昼夜节律以及治疗效果等。

3. 选择项目　对怀疑为继发性高血压病人，根据需要可以分别选择以下检查项目：血浆肾素活性或浓度、血和尿醛固酮、血和尿皮质醇、血和尿儿茶酚胺及其代谢产物、动脉造影、肾和肾上腺超声、肾上腺 CT 或 MRI、睡眠呼吸监测等。对有并发症的高血压病人，进行相应的心、脑和肾等检查。

【诊断与鉴别诊断】　高血压诊断根据诊室测量的血压值，采用经核准的汞柱式或电子血压计，正确测量安静休息坐位时上臂肱动脉部位血压，一般需非同日测量三次血压值收缩压均≥140mmHg 和/或舒张压均≥90mmHg 可诊断高血压。病人既往有高血压史，正在使用降压药物，血压虽然正常，也诊断为高血压。也可参考家庭自测血压收缩压≥135mmHg 和/或舒张压≥85mmHg 和 24 小时动态血压收缩压平均值≥130mmHg 和/或舒张压≥80mmHg，白天收缩压平均值≥135mmHg 和/或舒张压平均值≥85mmHg，夜间收缩压平均值≥120mmHg 和/或舒张压平均值≥70mmHg 来诊断高血压。一般来说，左、右上臂的血压相差＜10~20mmHg。如果左、右上臂血压相差较大，要考虑一侧锁骨下动脉及远端有阻塞性病变。如疑似直立性低血压的病人还应测量平卧位和站立位血压。是否血压升高，不能仅凭 1 次或 2 次诊室血压测量值，需要经过一段时间的随访，进一步观察血压变化和总体水平。对于高血压病人的准确诊断和长期管理，除诊室血压外，要充分利用家庭自测血压和动态血压，全面评估血压状态，从而能更有效地控制血压。

根据 WHO 减少汞污染的倡议，电子血压计将是未来主要的血压测量工具。随着科学技术的发展，血压测量的准确性和便捷性将进一步改进，现在血压的远程监测和无创每搏血压的测量已初步应用于临床。

一旦诊断高血压，应鉴别是原发性还是继发性高血压。继发性高血压的诊断与治疗参见第二节和本书有关章节。

【危险评估和预后】　高血压病人的预后不仅与血压水平有关，而且与是否合并其他心血管危险因素以及靶器官损害程度有关。因此从指导治疗和判断预后的角度，应对高血压病人进行心血管危险分层，将高血压病人分为低危、中危、高危和很高危。具体分层标准根据血压升高水平（1、2、3 级）、其他心血管危险因素、糖尿病、慢性肾脏病（CKD）、靶器官损害以及并发症情况，见表 3-5-2。用于分层的其他心血管危险因素、靶器官损害和并发症见表 3-5-3。

表 3-5-2　高血压病人心血管危险分层标准

其他危险因素和病史	血压/mmHg 收缩压 130~139 和/或舒张压 85~89	高血压		
		1 级	2 级	3 级
无		低危	中危	高危
1~2 个其他危险因素	低危	中危	中/高危	很高危
≥3 个其他危险因素或靶器官损害或 CKD 3 期，无并发症的糖尿病	中/高危	高危	高危	很高危
临床合并症，或 CKD≥4 期，有并发症的糖尿病	高/很高危	很高危	很高危	很高危

表 3-5-3 影响高血压病人心血管预后的重要因素

心血管危险因素	靶器官损害	伴随临床疾病
• 高血压（1～3 级）	• 左心室肥厚	• 脑血管病
• 年龄＞55 岁（男性）;＞65 岁（女性）	心电图:Sokolow-Lyon 电压＞3.8mV 或 Cornell 乘积＞244mV·ms	脑出血,缺血性脑卒中,短暂性脑缺血发作
• 吸烟或被动吸烟	超声心动:LVMI≥115g/m² (男性);≥95g/m² (女性)	• 心脏疾病
• 糖耐量受损和/或空腹血糖受损	• 颈动脉超声:IMT≥0.9mm 或动脉粥样硬化斑块	心肌梗死,心绞痛,冠状动脉血运重建,慢性心力衰竭,心房颤动
• 血脂异常 TC≥5.2mmol/L（200mg/dl） 或 LDL-C＞3.4mmol/L（130mg/dl） 或 HDL-C＜1.0mmol/L（40mg/dl）	• 颈股动脉:PWV≥12m/s	• 肾脏疾病 糖尿病肾脏病,肾功能受损, eGFR＜30ml/（min·1.73m²）
	• ABI＜0.9	
• 早发心血管病家族史（一级亲属发病年龄＜50 岁）	• eGFR 30～59ml/（min·1.73m²） 或血肌酐轻度升高:115～133μmol/L （1.3～1.5mg/dl,男性）;107～124μmol/L（1.2～1.4mg/dl,女性）	肌酐≥133μmol/L（1.5mg/dl,男性）;≥124μmol/L（1.4mg/dl,女性） 尿蛋白≥300mg/24h
• 腹型肥胖（腰围:男性≥90cm, 女性≥85cm）或肥胖（BMI≥28kg/m²）		• 周围血管病
• 血同型半胱氨酸升高（≥10μmol/L）	• 尿微量白蛋白 30～300mg/24h 或白蛋白/肌酐≥30mg/g	• 视网膜病变 出血或渗出,视盘水肿 • 糖尿病

注:LVMI,左心室质量指数;IMT,颈动脉内-中膜厚度;ABI,踝肱指数;PWV,脉搏波传导速度。

【治疗】

（一）**目的与原则** 原发性高血压目前尚无根治方法。临床证据表明收缩压下降 10～20mmHg 或舒张压下降 5～6mmHg,3～5 年内脑卒中、冠心病与心脑血管疾病死亡率事件分别减少 38%、16% 与 20%,心力衰竭减少 50% 以上,高危病人获益更为明显。降压治疗的最终目的是减少高血压病人心、脑血管病的发生率和死亡率。

高血压治疗原则如下:

1. **治疗性生活方式干预** 适用于所有高血压病人。①减轻体重:将 BMI 尽可能控制在＜24kg/m²; ②减少钠盐摄入:每人每日食盐量以不超过 6g 为宜;③补充钾盐:每日吃新鲜蔬菜和水果;④减少脂肪摄入:减少食用油摄入,少吃或不吃肥肉和动物内脏;⑤戒烟限酒;⑥增加运动;⑦减轻精神压力,保持心态平衡;⑧必要时补充叶酸制剂等。

2. **降压药物治疗对象** 生活方式改善基础上,血压仍超过 140/90mmHg 和/或目标水平的病人应给予药物治疗。①高危和很高危病人,应及时启动降压药物治疗;②中危病人,可观察数周,评估靶器官损害情况,改善生活方式,如血压仍不达标,应启动药物治疗;③低危病人,可进行 1～3 个月的观察,密切随诊,尽可能进行诊室外血压监测,评估靶器官损害情况,改善生活方式,如血压仍不达标可开始药物治疗。

3. **血压控制目标值** 目前一般主张血压控制目标值应＜140/90mmHg。糖尿病、慢性肾脏病、心力衰竭或病情稳定的冠心病合并高血压病人,血压控制目标值＜130/80mmHg。对于老年收缩期高血压病人,收缩压控制于 150mmHg 以下,如果能够耐受可降至 140mmHg 以下。应尽早将血压降低到上述目标血压水平,但并非越快越好。大多数高血压病人,应根据病情在 4～12 周内将血压逐渐降至目标水平。年轻、病程较短的高血压病人,可较快达标。老年人、病程较长或已有靶器官损害或并发症的病人,降压速度宜适度缓慢。

4. **多重心血管危险因素协同控制** 各种心血管危险因素之间存在协同作用,大部分高血压病人合并其他心血管危险因素。降压治疗后尽管血压控制在合适范围,其他危险因素依然对预后产生重要影响,因此降压治疗应同时兼顾其他心血管危险因素控制。降压治疗方案除了必须有效控制血压,还应兼顾对血糖、血脂、尿酸和同型半胱氨酸等多重危险因素的控制。

（二）降压药物治疗

1. 降压药物应用基本原则 使用降压药物应遵循以下 4 项原则：个体化、起始剂量选择、优先选择长效制剂及联合用药。

（1）个体化：根据病人具体情况、血压水平、危险分层、合并症、药物有效性和耐受性，兼顾病人经济条件及个人意愿，选择合适的降压药物，采用初始单药或者联合治疗。

（2）起始剂量选择：一般病人采用常规剂量，老年人初始治疗时通常应采用较小的有效治疗剂量。根据需要，可逐渐增加至足量，部分病人可考虑起始联合治疗。

（3）优先选择长效制剂：尽可能使用每天给药 1 次而有持续 24 小时降压作用的长效药物，从而有效控制夜间血压与晨峰血压，更能有效预防心脑血管并发症，增加治疗依从性。

（4）联合用药：可增加降压效果又不增加不良反应，在低剂量单药治疗效果不满意时，可以采用两种或两种以上降压药物联合治疗。对血压 ≥160/100mmHg 或高于目标血压 20/10mmHg 或高危及以上病人，起始即可采用自由药物联合治疗或用固定复方制剂。使用单片固定复方制剂有利于提高血压达标率。

2. 降压药物种类 目前常用降压药物可归纳为六大类，即利尿剂、β 受体拮抗剂、钙通道阻滞剂（CCB）、血管紧张素转换酶抑制剂（ACEI）、血管紧张素 Ⅱ 受体拮抗剂（ARB）和血管紧张素受体脑啡肽酶抑制剂（ARNI），详见表 3-5-4。

表 3-5-4 常用降压药物名称、剂量及用法

药物分类	药物名称	每日剂量/mg（起始剂量～足量）	用法
二氢吡啶类 CCB	硝苯地平片	10～60	2～3 次/日
	硝苯地平缓释片	10～60	2 次/日
	硝苯地平控释片	30～60	1 次/日
	苯磺酸氨氯地平片	2.5～10	1 次/日
	苯磺酸左旋氨氯地平片	2.5～5	1 次/日
	马来酸左氨氯地平片	2.5～5	1 次/日
	非洛地平片	2.5～10	2 次/日
	非洛地平缓释片	2.5～10	1 次/日
	拉西地平片	4～8	1 次/日
	尼群地平片	10～40	1～2 次/日
	盐酸贝尼地平片	4～8	1 次/日
	盐酸乐卡地平片	10～20	1 次/日
非二氢吡啶类 CCB	盐酸维拉帕米片	80～480	3 次/日
	盐酸维拉帕米缓释片	120～480	1～2 次/日
	盐酸地尔硫䓬缓释胶囊	90～360	1～2 次/日
噻嗪类利尿剂	氢氯噻嗪片	25～100	1～2 次/日
	吲达帕胺片	0.625～2.5	1 次/日
	吲达帕胺缓释片	1.5	1 次/日
袢利尿剂	呋塞米片	40～80	1～2 次/日
	托拉塞米片	5～10	1 次/日
保钾利尿剂	盐酸阿米洛利片	2.5～5	1～2 次/日
	氨苯蝶啶片	25～100	1～2 次/日

续表

药物分类	药物名称	每日剂量/mg （起始剂量～足量）	用法
醛固酮受体拮抗剂	螺内酯片	40～80	1～3 次/日
	依普利酮片	50～100	1～2 次/日
β 受体拮抗剂	富马酸比索洛尔片	2.5～10	1 次/日
	酒石酸美托洛尔平片	100～200	1～2 次/日
	琥珀酸美托洛尔缓释片	47.5～95	1 次/日
	阿替洛尔片	12.5～50	1～2 次/日
	盐酸普萘洛尔片	30～200	3～4 次/日
α 受体、β 受体拮抗剂	盐酸拉贝洛尔片	200～2 400	2 次/日
	卡维地洛片	12.5～50	1～2 次/日
	盐酸阿罗洛尔片	20～30	2 次/日
血管紧张素转换酶抑制剂（ACEI）	卡托普利片	25～150	2～3 次/日
	马来酸依那普利片	10～40	2 次/日
	盐酸贝那普利片	10～40	1～2 次/日
	赖诺普利片	2.5～80	1 次/日
	雷米普利片	2.5～10	1 次/日
	福辛普利钠片	10～40	1 次/日
	培哚普利叔丁胺片	4～8	1 次/日
	盐酸咪达普利片	2.5～10	1 次/日
血管紧张素受体拮抗剂（ARB）	氯沙坦钾片	25～100	1 次/日
	缬沙坦胶囊	80～160	1 次/日
	厄贝沙坦片	150～300	1 次/日
	替米沙坦片	20～80	1 次/日
	坎地沙坦酯片	4～12	1 次/日
	奥美沙坦酯片	20～40	1 次/日
	阿利沙坦酯片	240	1 次/日
血管紧张素受体脑啡肽酶抑制剂（ARNI）	沙库巴曲缬沙坦钠片	50～400	1 次/日
α₁ 肾上腺素受体拮抗剂	甲磺酸多沙唑嗪片	1～16	1 次/日
	盐酸哌唑嗪片	1.5～15	2～3 次/日
	盐酸特拉唑嗪片	1～20	1～2 次/日
中枢性作用药物	利血平片	0.1～0.5	1 次/日
	盐酸可乐定片	0.2～0.9	2～4 次/日
血管平滑肌扩张药	盐酸肼屈嗪片	40～300	4 次/日
肾素抑制剂	阿利吉仑片	150～300	1 次/日

注：具体使用剂量及注意事项请参照药物使用说明书。

3. 各类降压药物作用特点

（1）利尿剂：有噻嗪类、袢利尿剂和保钾利尿剂三类。噻嗪类常用的有氢氯噻嗪。降压作用主要通过排钠,减少细胞外容量,降低外周血管阻力。降压起效较平稳、缓慢,持续时间相对较长。对单纯收缩期高血压、盐敏感性高血压、合并肥胖或糖尿病、合并心力衰竭和老年人高血压有较强降压效应。利尿剂可增强其他降压药的疗效。主要不良反应是低钾血症和影响血脂、血糖、血尿酸代谢,往往发生在大剂量时,因此推荐使用小剂量。其他还包括乏力、尿量增多等,痛风病人禁用。保钾利尿剂可引起高血钾,谨慎与 ACEI、ARB 合用,肾功能不全者慎用。袢利尿剂主要用于合并肾功能不全的高血压病人。

（2）β 受体拮抗剂:有选择性（β₁）、非选择性（β₁ 与 β₂）和兼有 α 受体拮抗剂三类。该类药物可通过抑制中枢和周围 RAAS,抑制心肌收缩力和减慢心率而发挥降压作用。降压起效较强而且迅速,不同 β 受体拮抗剂降压作用持续时间不同。适用于心率较快的中、青年病人或合并心绞痛和慢性心力衰竭者,对老年高血压疗效相对较差。各种 β 受体拮抗剂的药理学和药代动力学情况相差较大,临床上宜使用选择性 β₁ 受体拮抗剂或者兼有 α 受体拮抗作用的 β 受体拮抗剂,达到能有效减慢心率的较高剂量。β 受体拮抗剂不仅降低静息血压,而且能抑制体力应激和运动时血压急剧升高。虽然糖尿病不是使用 β 受体拮抗剂的禁忌证,但它增加胰岛素抵抗,可能掩盖和延长低血糖反应,使用时应注意。较高剂量治疗时突然停药可导致撤药综合征。不良反应主要有心动过缓、乏力、四肢发冷等。β 受体拮抗剂对心肌收缩力、窦房结及房室结功能均有抑制作用,并可增加气道阻力。急性心力衰竭、病态窦房结综合征、严重房室传导阻滞病人禁用。

（3）钙通道阻滞剂（CCB）:CCB 分为二氢吡啶类和非二氢吡啶类,前者以硝苯地平为代表,后者有维拉帕米和地尔硫草。根据药物作用持续时间,CCB 又可分为短效和长效。长效包括长半衰期药物,例如氨氯地平、左旋氨氯地平;脂溶性膜控型药物,例如拉西地平和乐卡地平;缓释或控释制剂,例如非洛地平缓释片、硝苯地平控释片。降压作用主要通过阻滞电压依赖 L 型钙通道减少细胞外钙离子进入血管平滑肌细胞内,减弱兴奋收缩偶联,降低阻力血管的收缩反应。CCB 还能减轻 ATⅡ和 α₁肾上腺素能受体的缩血管效应,减少肾小管钠重吸收。CCB 降压起效迅速,降压疗效和幅度相对较强,疗效的个体差异性较小,与其他类型降压药物联合治疗能明显增强降压作用。CCB 对血脂、血糖等无明显影响,服药依从性较好。相对于其他降压药物,CCB 还具有以下优势:对老年病人有较好的降压疗效;高钠摄入和非甾体抗炎药物不影响降压疗效;对嗜酒病人也有显著降压作用;可用于合并糖尿病、冠心病或外周血管病病人;长期治疗还具有抗动脉粥样硬化作用。主要缺点是开始治疗时有反射性交感神经活性增强,引起心率增快、面部潮红、头痛、下肢水肿等,尤其使用短效制剂时。非二氢吡啶类药物抑制心肌收缩和传导功能,不宜在射血分数降低的心力衰竭、窦房结功能低下或严重心脏传导阻滞病人中应用。

（4）血管紧张素转换酶抑制剂（ACEI）:降压作用主要通过抑制循环和组织 ACE,使 ATⅡ生成减少,同时抑制激肽酶使缓激肽降解减少。降压起效缓慢,3~4 周时达最大作用,限制钠盐摄入或联合使用利尿剂可使起效迅速和作用增强。ACEI 具有改善胰岛素抵抗和减少尿蛋白作用,对肥胖、糖尿病和心脏、肾脏靶器官受损的高血压病人具有较好的疗效,特别适用于伴有心力衰竭、心肌梗死、房颤、蛋白尿、糖耐量减低或糖尿病肾脏病的高血压病人。不良反应主要是刺激性干咳和血管性水肿。干咳发生率为 10%~20%,可能与体内缓激肽增多有关,停用后可消失。对于妊娠期妇女、双侧肾动脉狭窄、高钾血症和血管神经性水肿等病人应禁用。

（5）血管紧张素Ⅱ受体拮抗剂（ARB）:降压作用主要通过阻滞组织 AT₁受体,更充分有效地阻断 Ang Ⅱ的血管收缩、水钠潴留与重塑作用。近年来的研究表明,阻滞 AT₁受体负反馈引起 Ang Ⅱ增加,可激活血管紧张素Ⅱ受体 2（AT₂受体）,能进一步拮抗 AT₁受体的生物学效应。降压作用起效缓慢,但持久而平稳。低盐饮食或与利尿剂联合使用能明显增强疗效。多数 ARB 随剂量增大降压作用增强,治疗剂量窗较宽。最大的特点是直接与药物有关的不良反应较少,一般不引起刺激性干咳,持续治疗依从性高。治疗对象和禁忌证与 ACEI 相同。

（6）血管紧张素受体脑啡肽酶抑制剂（ARNI）:沙库巴曲缬沙坦是由脑啡肽酶抑制剂沙库巴曲和

缬沙坦按摩尔比1∶1组成的新型单一共晶体。共晶体结构相比于复方制剂,具有药物成分构成比恒定、贮存稳定性好、可显著提高药物溶解度和口服生物利用度等优势。它同时阻断血管紧张素Ⅱ对 AT_1 受体的影响,抑制利尿钠肽的降解,增强利尿钠肽的降压作用。利钠肽可以通过促进外周血管扩张、利尿钠作用升高远曲小管钠浓度,通过管球反馈抑制 RAAS、抑制醛固酮和血管升压素增加肾脏的排钠利尿作用,以及抑制交感神经活性等发挥降压作用。治疗对象和禁忌证与 ACEI 类似。

除上述六大类主要的降压药物外,在降压药发展历史中还有一些药物,包括中枢性降压药,例如利血平、可乐定;血管平滑肌扩张药,例如肼屈嗪;α_1 受体拮抗剂,例如哌唑嗪、特拉唑嗪、多沙唑嗪,曾多年用于临床,但因副作用较多,目前不主张单独使用,但可用于复方制剂或联合治疗。直接肾素抑制剂作为一类新型降压药,可显著降低高血压病人的血压水平,但对心脑血管事件的影响尚待大规模临床试验的评估。

4. **降压治疗方案**　大多数无并发症的病人可单独或联合使用噻嗪类利尿剂、β 受体拮抗剂、CCB、ACEI、ARB 和 ARNI。临床实际使用时,病人合并心血管危险因素状况、靶器官损害、并发症、降压疗效、不良反应以及药物费用等,都可能影响降压药的具体选择。目前认为,2 级高血压病人在开始时就可以采用两种降压药物联合治疗,联合治疗有利于血压较快达到目标值,也利于减少不良反应。

联合治疗应采用不同降压机制的药物,我国临床主要推荐应用优化联合治疗方案是:ACEI/ARB+ 二氢吡啶类 CCB;ARB/ACEI+ 噻嗪类利尿剂;二氢吡啶类 CCB+ 噻嗪类利尿剂;二氢吡啶类 CCB+β 受体拮抗剂。次要推荐使用的联合治疗方案是:利尿剂 +β 受体拮抗剂;α 体受体拮抗剂 +β 受体拮抗剂;二氢吡啶类 CCB+ 保钾利尿剂;噻嗪类利尿剂 + 保钾利尿剂。

联合治疗也可以选择单片固定复方制剂(SPC),通常由不同作用机制的两种或两种以上的降压药组成,与自由联合的降压治疗相比,SPC 使用方便,可改善治疗的依从性及疗效。目前常用的 SPC 包括 ACEI/ARB+ 二氢吡啶类 CCB;ARB/ACEI+ 噻嗪类利尿剂和二氢吡啶类 CCB+β 受体拮抗剂。三种降压药联合治疗一般应包含利尿剂。采用合理的治疗方案和良好的治疗依从性,一般可使病人在4～12 周内达到血压控制目标值。

高血压病人生活方式干预和药物治疗是基本治疗手段。经皮去肾神经术(RDN)通过介入治疗的方法降低交感神经活性。近年来,多个临床研究已经证实 RDN 治疗高血压的有效性和安全性,可应用于药物控制不佳的高血压以及难治性高血压,目前已经在多个国家临床应用。

降压治疗的益处主要是通过长期控制血压达到的,所以高血压病人需要长期降压治疗,尤其是高危和很高危病人。在每个病人确立有效治疗方案血压控制后,仍应继续治疗,不应随意停止治疗或频繁改变治疗方案。由于降压治疗的长期性,因此病人的治疗依从性十分重要。

【特殊类型高血压】

(一)**老年高血压**　我国流行病学调查显示,60 岁以上人群高血压患病率为49%。老年人容易合并多种临床疾病,其高血压的特点是收缩压增高、舒张压下降,脉压增大;血压波动性大,容易出现直立性低血压、卧位高血压及餐后低血压;血压昼夜节律异常、白大衣高血压和假性高血压相对常见。老年高血压病人的血压应降至 150/90mmHg 以下,如能耐受可降至 140/90mmHg 以下。对于 80 岁以上高龄老年人降压的目标值为<150/90mmHg。老年高血压降压治疗应强调收缩压达标,同时应避免过度降舒张压;在能耐受降压治疗的前提下逐步降压达标,应避免过快降压。CCB、ACEI、ARB、利尿剂都可考虑选用。

(二)**儿童与青少年高血压**　儿童与青少年高血压以原发性高血压为主,表现为轻、中度血压升高,通常没有明显的临床症状,与肥胖密切相关,近一半儿童与高血压病人可发展为成人高血压,左心室肥厚是最常见的靶器官受累。儿童与青少年血压明显升高者多为继发性高血压,肾性高血压是首位病因。目前国际上统一采用不同年龄性别血压的 90 和 95 百分位数作为诊断"正常高值血压"和

"高血压"的标准。儿童与青少年血压≥120/80mmHg但未达到高血压标准也视为"正常高值血压"。未合并靶器官损害的儿童与青少年高血压应将血压降至95百分位数以下;合并肾脏疾病、糖尿病或出现高血压靶器官损害时,应将血压降至90百分位数以下。绝大多数儿童与青少年高血压病人通过非药物治疗即可达到血压控制目标。但如果生活方式治疗无效,出现高血压临床症状、靶器官损害,合并糖尿病、继发性高血压等情况,应考虑药物治疗。ACEI和CCB通常作为首选的儿科抗高血压药物;利尿剂通常作为二线抗高血压药物或与其他类型药物联合使用;其他种类药物如α受体拮抗剂和β受体拮抗剂多用于联合用药。

(三)妊娠高血压 参见《妇产科学》。

(四)难治性高血压 难治性高血压(resistant hypertension,RH)是指在改善生活方式基础上,应用了可耐受的足够剂量且合理的3种降压药物(一般应包括一种利尿剂)至少治疗4周后,诊室和诊室外(包括家庭血压或动态血压监测)血压值仍在目标水平之上,或至少需4种药物才能使血压达标的高血压。对于难治性高血压,部分病人存在遗传学和药物遗传学方面的因素,多数病人还应该寻找原因,常见原因如下。

1. **假性难治性高血压** 由于血压测量错误、"白大衣现象"或治疗依从性差等导致。血压测量错误包括袖带大小不合适,袖带置于有弹性阻力的衣服外面、放气速度过快、听诊器置于袖带内、在听诊器上向下压力较大。假性难治性高血压可发生在广泛动脉粥样硬化和钙化的老年人,测量肱动脉血压时需要比硬化的动脉腔内压更高的袖带压力方能阻断血流。以下情况应怀疑假性高血压:血压明显升高而无靶器官损害;降压治疗后在无血压过度下降时产生明显的头晕、乏力等低血压症状;肱动脉处有钙化证据;肱动脉血压高于下肢动脉血压;重度单纯收缩期高血压。

2. **生活方式未获得有效改善** 比如体重、食盐摄入未得到有效控制,过量饮酒、未戒烟等。

3. **降压治疗方案不合理** 采用不合理的联合治疗方案;采用了对病人有明显不良反应的降压药,导致无法增加剂量提高疗效和依从性;在多种药物联合方案中未包括利尿剂。

4. **其他药物干扰降压作用** 同时服用干扰降压作用的药物是血压难以控制的一个较隐蔽的原因。NSAIDs引起水、钠潴留,增强对升压激素的血管收缩反应,可抵消除CCB以外各种降压药的作用。拟交感胺类药物具有激动α肾上腺素能活性作用,例如某些滴鼻液、抑制食欲的减肥药,长期使用可升高血压或干扰降压药物作用。三环类抗抑郁药阻止交感神经末梢摄取利血平、可乐定等降压药。环孢素刺激内皮素释放,增加肾血管阻力,减少水钠排泄。重组人促红细胞生成素可直接作用于血管,升高周围血管阻力。口服避孕药和糖皮质激素也可拮抗降压药的作用。

5. **容量超负荷** 钠摄入过多抵消降压药作用。肥胖、糖尿病、肾脏损害时通常有容量超负荷。在一些联合治疗依然未能控制血压的病人中,常发现未使用利尿剂,或者利尿剂的使用不合理。可以采用短期强化利尿治疗试验来判断,联合服用长作用的噻嗪类利尿剂和短作用的袢利尿剂观察治疗效应。

6. **胰岛素抵抗** 胰岛素抵抗是肥胖和糖尿病病人发生难治性高血压的主要原因。在降压药治疗基础上联合使用胰岛素增敏剂,可以明显改善血压控制。肥胖者减轻体重就可显著降低血压或减少降压药数量。

7. **继发性高血压** 见本章第二节。

难治性高血压的处理应该建立在对上述可能原因评估的基础上,进行有效生活方式干预,合理制订降压方案,除外继发性高血压,增加病人依从性,大多数病人血压可以得到控制。

(五)高血压急症和亚急症 高血压急症(hypertensive emergencies)是指原发性或继发性高血压病人,在某些诱因作用下,血压突然和明显升高(一般超过180/120mmHg),伴有进行性心、脑、肾等重要靶器官功能不全的表现。高血压急症包括高血压脑病、颅内出血(脑出血和蛛网膜下腔出血)、脑梗死、急性左心衰竭、急性冠脉综合征(不稳定型心绞痛、急性非ST段抬高型和ST段抬高型心肌梗死)、主动脉夹层、子痫、急进性肾小球肾炎、胶原血管病所致肾危象、嗜铬细胞瘤危象及围手术期严重高血压等。少数病人病情急骤发展,舒张压持续≥130mmHg,并有头痛、视力模糊、眼底出血、渗出和视盘水肿,肾脏损害突出,持续蛋白尿、血尿与管型尿,称为恶性高血压。应注意血压水平的高低与急性靶器官损害的程度并非成正比,通常需要使用静脉降压药物。高血压亚急症(hypertensive urgencies)是指血压明显升高但不伴严重临床症状及进行性靶器官损害。病人可以有血压明显升高造成的症状,如头痛、胸闷、鼻出血和烦躁不安等。血压升高的程度不是区别高血压急症与亚急症的标准,区别两者的唯一标准是有无新近发生的急性进行性靶器官损害。

及时正确处理高血压急症十分重要,可在短时间内使病情缓解,预防进行性或不可逆性靶器官损害,降低死亡率。高血压急症和亚急症降压治疗的紧迫程度不同,前者需要迅速降低血压,采用静脉途径给药,去除引起血压升高的病因及诱因;后者需要在24~48小时内降低血压,可使用快速起效的口服降压药。

1. 治疗原则

(1)迅速降低血压:对于高血压急症选择适宜有效的降压药物,静脉滴注给药,同时严密监测血压。如果情况允许,及早开始口服降压药治疗。

(2)控制性降压:高血压急症时短时间内血压急剧下降,有可能使重要器官的血流灌注明显减少,应采取逐步控制性降压,一般情况下,初始阶段(1小时内)血压控制的目标为平均动脉压的降低幅度不超过治疗前水平的25%。在随后的2~6小时内将血压降至较安全水平,一般为160/100mmHg左右,如果可耐受,临床情况稳定,在随后24~48小时逐步降至正常水平。如果降压后发现有重要器官缺血表现,血压降低幅度应更小。在随后的1~2周内,再将血压逐步降到正常水平。

(3)合理选择降压药:要求选用起效迅速,作用持续时间短,停药后作用消失较快,不良反应较小的药物。另外,最好在降压过程中不明显影响心率、心排血量和脑血流量。

(4)避免使用的药物:应注意有些降压药不适宜用于高血压急症,甚至有害。利血平肌内注射的降压作用起效较慢,如果短时间内反复注射可导致难以预测的蓄积效应,发生严重低血压,引起明显嗜睡反应,干扰对神志的判断。治疗开始时也不宜使用强力的利尿药,除非有心力衰竭或明显的体液容量负荷过重,因为多数高血压急症时交感神经系统和RAAS过度激活,外周血管阻力明显升高,体循环血容量减少,使用强力利尿存在风险。

2. 降压药选择与应用

(1)硝普钠:同时直接扩张静脉和动脉,降低前、后负荷。开始以0.3~0.5μg/(kg·min)静滴,逐渐增加剂量以达到降压作用,一般临床常用最大剂量为10μg/(kg·min)。使用硝普钠必须密切监测血压,根据血压水平仔细调节滴注速率。停止滴注后,作用仅维持2~10分钟。硝普钠可用于各种高血压急症。在通常剂量下不良反应轻微,可有恶心、呕吐、肌肉颤动等。硝普钠在体内红细胞中代谢产生氰化物,长期或大剂量使用应注意可能发生硫氰酸中毒,尤其肾功能损害者更容易发生。

(2)硝酸甘油:扩张静脉和选择性扩张冠状动脉与大动脉,降低动脉压作用不及硝普钠。开始时以5~10μg/min速率静滴。降压起效迅速,停药后数分钟作用消失,可用至100~200μg/min。硝酸甘油主要用于高血压急症伴急性心力衰竭或急性冠脉综合征。不良反应有心动过速、面部潮红,头痛和呕吐等。

(3)尼卡地平:二氢吡啶类钙通道阻滞剂,作用迅速,持续时间较短,降压同时改善脑血流量。开始时从0.5μg/(kg·min)静脉滴注,可逐步增加剂量到10μg/(kg·min)。主要用于高血压急症合并急性脑血管病或其他高血压急症。不良反应有心动过速、面部潮红等。

(4)拉贝洛尔:兼有α受体拮抗作用的β受体拮抗剂,起效较迅速(5~10分钟),持续时间较长(3~6小时)。开始时缓慢静脉注射20~80mg,以0.5~2mg/min速率静脉滴注。拉贝洛尔主要用于高血压急症合并妊娠或肾功能不全病人。不良反应有头晕、直立性低血压、心脏传导阻滞等。

(六)**高血压合并其他临床情况** 高血压可以合并脑血管病、冠心病、心力衰竭、慢性肾功能不全和糖尿病等。急性脑卒中的血压处理尚未完全达成共识,急性缺血性脑卒中并准备溶栓者的血压应控制在<180/110mmHg。急性脑出血的降压治疗：收缩压>220mmHg时，应积极使用静脉降压药物降低血压。病人收缩压>180mmHg时，可使用静脉降压药物控制血压，160/90mmHg可作为参考的降压目标值。对于稳定期病人，降压治疗目的是减少脑卒中再发。对老年病人、双侧或颅内动脉严重狭窄者及严重直立性低血压病人，应该慎重进行降压治疗，降压过程应缓慢、平稳，最好不减少脑血流量。对于心肌梗死和心力衰竭病人合并高血压，首先考虑选择ACEI或ARB和β受体拮抗剂。慢性肾功能不全合并高血压者，降压治疗的目的主要是延缓肾功能恶化，预防心、脑血管病发生。ACEI或ARB在高血压早、中期能延缓肾功能恶化，但要注意在低血容量或病情晚期有可能反而使肾功能恶化。1型糖尿病在出现蛋白尿或肾功能减退前通常血压正常，高血压是肾病的一种表现；2型糖尿病往往较早就与高血压并存。多数糖尿病合并高血压病人往往同时有肥胖、血脂代谢紊乱和较严重的靶器官损害，因此应该积极降压治疗。为达到目标水平，通常需要2种以上降压药物联合治疗。ACEI或ARB能有效减轻和延缓糖尿病肾脏病进展。SGLT2i和新型非甾体醛固酮受体拮抗剂有一定降压作用，目前证据支持应用该类药物可改善糖尿病肾脏病病人的心、肾功能预后。

第二节 | 继发性高血压

继发性高血压是指由某些确定的疾病或病因引起的血压升高。继发性高血压尽管所占比例并不高，但绝对人数并不少，除了高血压本身的危害以外，与之伴随的电解质紊乱、内分泌失衡、低氧血症等还可导致独立于血压之外的心血管损害，其危害程度较原发性高血压更大。某些继发性高血压，如原发性醛固酮增多症、嗜铬细胞瘤、肾血管性高血压等，可通过手术得到根治或改善。因此，及早明确诊断能提高治愈率及阻止病情进展。

临床上遇到以下情况时，要注意筛查继发性高血压：①中、重度血压升高的年轻病人；②症状、体征或实验室检查有怀疑线索，例如肢体脉搏搏动不对称性减弱或缺失，腹部听到粗糙的血管杂音，出现低钾血症等；③药物联合治疗效果差，或者治疗过程中血压曾经控制良好但近期又明显升高；④恶性高血压病人。继发性高血压的主要疾病和病因见表3-5-5，详细内容可参见本书相关章节。

表3-5-5　继发性高血压的主要疾病和病因

肾脏疾病	绝经期综合征
肾小球肾炎	**心血管病变**
慢性肾盂肾炎	主动脉瓣关闭不全
先天性肾脏病变（多囊肾）	完全性房室传导阻滞
继发性肾病（结缔组织病、糖尿病肾脏病、肾淀粉样变等）	主动脉缩窄
	多发性大动脉炎
肾动脉狭窄	**颅脑病变**
肾肿瘤	脑肿瘤
内分泌疾病	脑外伤
库欣综合征（皮质醇增多症）	脑干感染
嗜铬细胞瘤和副神经节瘤	**其他**
原发性醛固酮增多症	妊娠期高血压
甲状腺功能亢进	红细胞增多症
甲状腺功能减退	药物（糖皮质激素、拟交感神经药、甘草）
甲状旁腺功能亢进	阻塞性睡眠呼吸暂停综合征
腺垂体功能亢进	

一、肾实质性高血压

肾实质性高血压包括急、慢性肾小球肾炎，糖尿病肾脏病，慢性肾盂肾炎，多囊肾和肾移植后等多种肾脏病变引起的高血压，是最常见的继发性高血压，终末期肾病80%～90%合并高血压。肾实质性高血压的发生主要是由于肾单位大量丢失,导致水钠潴留和细胞外容量增加,以及肾脏 RAAS 激活与排钠减少。高血压又进一步升高肾小球内囊压力,形成恶性循环,加重肾脏病变。

临床上有时难以将肾实质性高血压与原发性高血压伴肾脏损害完全区别开来。一般而言,除恶性高血压,原发性高血压很少出现明显的蛋白尿、血尿,肾功能减退首先从肾小管浓缩功能开始,肾小球滤过功能长期保持正常或增强,直到最后阶段才有肾小球滤过降低。肾实质性高血压往往在发现血压升高时已有蛋白尿、血尿,肾小球滤过功能和肌酐清除率下降。条件允许肾穿刺组织学检查有助于确立诊断。

肾实质性高血压必须限制钠盐摄入;通常需要联合使用降压药物治疗;如果不存在使用禁忌证,联合治疗方案中一般应包括 ACEI 或 ARB。

二、肾血管性高血压

肾血管性高血压是单侧或双侧肾动脉主干或分支狭窄引起的高血压。常见病因有多发性大动脉炎,肾动脉纤维肌发育不良和动脉粥样硬化。肾血管性高血压的发生是由于肾血管狭窄,导致肾脏缺血,激活 RAAS。早期解除狭窄,可使血压恢复正常;长期或高血压基础上的肾动脉狭窄,解除狭窄后血压一般也不能完全恢复正常,持久严重的肾动脉狭窄会导致患侧甚至整体肾功能的损害。

凡进展迅速或突然加重的高血压,均应怀疑本症。体检时在上腹部或背部肋脊角处可闻及血管杂音。肾动脉彩超、放射性核素肾图、肾动脉 CT 及 MRI 检查有助于诊断,肾动脉造影可明确诊断。

治疗方法可根据病情和条件选择经皮肾动脉成形术、外科手术和药物治疗。治疗的目的不仅是降低血压,还在于保护肾功能。经皮肾动脉成形及支架植入术较简便,对单侧非开口处局限性狭窄效果较好。手术治疗包括血运重建、肾移植术和肾切除术,适用于不宜经皮肾动脉成形术病人。不适宜上述治疗的病人,可采用降压药物联合治疗。需要注意,双侧肾动脉狭窄、肾功能已受损或非狭窄侧肾功能较差病人谨慎使用 ACEI 或 ARB。

三、原发性醛固酮增多症

本症是肾上腺皮质增生或肿瘤分泌过多醛固酮所致。临床上以高血压伴低血钾为特征,部分病人血钾正常。原发性醛固酮增多症在高血压人群中约占 5%,在难治性高血压人群中约占 7%。由于电解质代谢障碍,本症可有肌无力、烦渴、多尿等症状。血压大多为轻、中度升高,约 1/3 表现为顽固性高血压。实验室检查有低血钾、血钠偏高、代谢性碱中毒、血浆肾素活性降低、血浆和尿醛固酮增多。血浆醛固酮/血浆肾素活性比值增大有较高诊断敏感性和特异性。肾上腺超声、CT 等可发现肾上腺占位或增生。选择性双侧肾上腺静脉取血激素测定可区分原发性醛固酮增多症有无优势分泌,对治疗方案的选择至关重要。

如果本症是肾上腺皮质腺瘤或癌所致,手术切除是最好的治疗方法。如果是肾上腺皮质增生,一般首选醛固酮受体拮抗剂,也可作肾上腺切除术,但效果相对较差。

四、嗜铬细胞瘤和副神经节瘤

嗜铬细胞瘤和副神经节瘤起源于肾上腺髓质、交感神经节和体内其他部位嗜铬组织,肿瘤间歇或持续释放过多肾上腺素、去甲肾上腺素与多巴胺等。临床表现多变,典型的发作表现为阵发性血压升高伴心动过速、头痛、出汗、面色苍白。诊断首选的实验室检查包括血浆游离或尿液甲氧基肾上腺素、甲氧基去甲肾上腺素浓度测定。也可以于发作期间测定血或尿儿茶酚胺或其代谢产物 3-甲氧基-4-羟基苦杏仁酸(VMA),如有显著增高,提示该诊断。超声、放射性核素、CT 或 MRI 可作定位诊断。

该症大多为良性,约 10% 为恶性,手术切除效果好。手术前或恶性病变已有多处转移无法手术者,选择 α 受体拮抗剂和 β 受体拮抗剂降压治疗。

五、皮质醇增多症

皮质醇增多症主要是各种原因造成肾上腺分泌糖皮质激素过多所致。病人可以有高血压,同时有向心性肥胖、满月脸、水牛背、皮肤紫纹、毛发增多、血糖增高等表现。24 小时尿 17-羟皮质类固醇增多,尿游离皮质醇增多,地塞米松抑制试验有助于诊断。垂体 MRI、肾上腺 CT 可确定病变部位。治疗主要采用手术、药物以及放射治疗等。

六、主动脉缩窄

本章思维导图

主动脉缩窄多为先天性,少数是多发性大动脉炎所致。临床表现为上臂血压增高,而下肢血压不高或降低。在肩胛间区、胸骨旁、腋部有侧支循环的动脉搏动和杂音。胸部 X 线检查可见肋骨受侧支动脉侵蚀引起的切迹。主动脉增强 CT 或者造影可确定诊断。治疗主要采用支架植入或外科手术。

(霍 勇)

第六章 心肌疾病

心肌病（cardiomyopathy，CM）是一组病因和表型异质性高的心肌疾病，其心肌结构和/或功能异常无法以前/后负荷增加或心肌缺血等疾病来诠释。CM病因复杂，可为遗传性或获得性。遗传模式多为常染色体显性遗传，由编码心肌肌节、骨架和桥粒蛋白的基因突变分别导致以心肌肥厚、心腔扩张和心律失常为主要表型的心肌病。某些系统性疾病也与CM有表型重叠。

CM的分类尚未统一。本章采用《2023年欧洲心脏病学会心肌病管理指南》的分类法将其分为5个临床表型：肥厚型心肌病（HCM）、扩张型心肌病（DCM）、非扩张型左心室心肌病（NDLVC）、致心律失常性右心室心肌病（ARVC）和限制型心肌病（RCM）。其中，NDLVC为新增类型。

CM的病因复杂、表型多样，亟需规范化临床诊疗径路，其关键环节是：①将CM视为常见临床表现（心力衰竭、心律失常）的原因；②对疑似或确诊者，应先以超声心动图评估心脏形态和功能并初定表型，再以磁共振评估心肌组织特征界定表型并提供病因线索；③必要时作临床及家系筛查，基因及病理检测查找病因或突变基因；④按不同表型、基因型实行全生命周期综合管理及优化治疗；⑤评估表型/基因型-猝死风险、指导心源性猝死（SCD）的预防。

第一节 肥厚型心肌病

肥厚型心肌病（hypertrophic cardiomyopathy，HCM）是一类以左心室和/或右心室肥厚，伴舒张功能障碍为特征的心肌病，需排除继发于后负荷增加或系统性疾病的心肌肥厚。HCM发病率成人为2‰、儿童为0.02～0.05‰，患病率为0.29‰，临床表现差异大，部分病人以SCD为首发表现，是青少年和运动猝死的重要原因。

【发病机制】 HCM系常染色体显性遗传，半数为家族性，已发现至少8个肌小节蛋白的编码基因突变。约60%的病人有致病/可能致病变异，其中*MYH7*和*MYBPC3*突变占70%；40%未检出变异，多为散发病例。本病表型多样，与基因及环境因素相互作用有关。

【病理改变】 解剖特征：多数病例左心室肥厚，尤其是室间隔不对称性肥厚；部分病人肥厚部位不典型。病理特点：心肌细胞排列紊乱、纤维化和瘢痕形成、小血管病变。

【病理生理】 左室流出道梗阻（left ventricular outflow tract obstruction，LVOTO）和心脏舒张功能障碍是本病的病理生理基础。

1. **左室流出道梗阻** 室间隔增厚伴或不伴二尖瓣器异常（瓣叶冗长、瓣膜和乳头肌前移），可造成结构性LVOTO；射血时高速血流流经梗阻处致虹吸作用使收缩期二尖瓣前叶前向运动（systolic anterior motion，SAM），也可功能性加重梗阻。

2. **二尖瓣关闭不全** 可继发于SAM或由原发性瓣膜病变引起。

3. **心室僵硬度增加** 心肌细胞肥厚、纤维化及舒张期钙再摄取异常可致室壁顺应性降低及舒张功能障碍。

4. **相对性心肌缺血** 心肌增厚、微血管密度降低、冠脉血流储备受损所致。

5. **神经性调节失衡** HCM病人运动时可出现心率、血压反应异常，表现为收缩压运动时不能升高>20mmHg、运动高峰时反而下降>20mmHg。

【临床表现】

1. 症状 主要有:①呼吸困难:多数为劳力性、亦可为静息性呼吸困难;②胸部闷痛:约 1/3 病人有劳力性胸闷痛;③心律失常:见于多数病人,但症状性心律失常主要是心房颤动(AF)、室性心动过速(VT)[包括持续性/非持续性(SVT/NSVT)],甚至心室颤动(VF);④心力衰竭(HF):多见于中晚期病人,可有射血分数保留型心衰(HFpEF)或射血分数降低型心衰(HFrEF)的相关症状;⑤晕厥/猝死:多由运动诱发,约 1/6 病人至少有过 1 次晕厥,SCD 可为首发症状。

2. 体征 心脏轻度增大,可闻及第四心音、胸骨左缘 3~4 肋间收缩期喷射性杂音、心尖部收缩期吹风样杂音。杂音易变,凡增加心肌收缩、减轻前负荷的药物和动作如正性肌力药、站立、含硝酸甘油等可使杂音增强;反之杂音减弱。

【辅助检查】

1. 心电图检查 心电图(ECG)主要发现(图 3-6-1):QRS 波高电压、ST 段压低、T 波倒置、异常 q 波、室内传导阻滞及心律失常。特征是:①固定性 ST 段压低及 T 波倒置而有别于心肌缺血的动态变化;②固定性深而对称的 T 波倒置,提示心尖肥厚;③深而不宽的病理 q 波,其出现导联与冠脉分布不符而有别于梗死 Q 波。

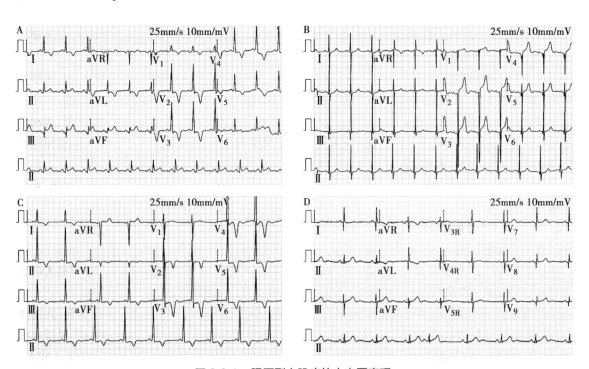

图 3-6-1 肥厚型心肌病的心电图表现

A. 1 例 56 岁男性左室流出道梗阻肥厚型心肌病病人,可见 II、III、aVF 导联异常 q 波,I、aVL、V$_{1~5}$ 导联 T 波倒置;B. 1 例 23 岁女性室间隔中部梗阻肥厚型心肌病病人,可见 II、III、aVF、V$_{3~6}$ 导联异常 q 波,V$_{1~2}$ 导联 r 波递增不良;C. 1 例 74 岁女性心尖肥厚型心肌病病人,可见广泛导联 T 波倒置,尤其左胸导联固定对称性 T 波倒置;D. 1 例 81 岁女性肥厚非梗阻型心肌病病人,可见 I、aVL、V$_{4~9}$ 导联窄而深的异常 q 波(V$_{4~6}$ 导联未显示)。

2. 超声心动图 经胸超声心动图(TTE)为首选检查方法,可用于初始评估、定期随访、家系筛查及疗效评估。TTE 主要表现为(文末彩图 3-6-2):室间隔不对称肥厚、LVOTO、SAM、左室舒张功能障碍。须注意:①肥厚心肌可发生于任何部位;②静息时无梗阻时应做激发试验,可让病人取半仰卧位结合瓦氏动作再行多普勒超声检查;如仍未诱发 LVOTO 压差≥50mmHg,应做运动而非药物负荷试验。

3. 心脏磁共振 心脏磁共振成像(CMR)可准确评估肥厚心肌的厚度、部位(尤其是心尖部、右室等特殊部位)及纤维化程度。若广泛钆延迟强化(LGE)(≥15% 左室质量),则猝死风险高。但 CMR 检查费时昂贵,适合于 TTE 诊断困难时。

4. **心肌活检** 心内膜心肌活检（EMB）结果有助于 HCM 与其他心肌病鉴别。

5. **基因检测** 家系筛查及基因检测对鉴别诊断、预后评估和生育决策有价值。肌小节 8 个目标基因（*MYH7*、*MYBPC3*、*TNNI3*、*TNNT2*、*TPM1*、*MYL2*、*MYL3*、*ACTCI*）应作为一线检测，若阴性可考虑外显子测序。一级亲属基因筛查适合于任何年龄，对基因型阳性、表型阴性者应每隔 2～3 年重复筛查直到 50 岁。

【诊断与鉴别诊断】 影像学发现室壁增厚是诊断 HCM 的必备条件，需排除心脏后负荷增加、系统性或代谢性疾病所导致的心肌肥厚，必要时可做 EMB 和基因检测。

（一）**诊断标准**

1. **成人** ①无其他原因可稽情况下，影像学发现左室任意部位舒张末室壁厚度≥15mm 可诊断；②有家族史或基因检测阳性者，室壁厚度≥13mm 也可诊断。

2. **儿童** ①无家族史且无症状的儿童，左室厚度 z 值（所测值偏离平均值的标准差数）>2.5 者可诊断；②有家族史或基因型阳性者，z 值>2 也可诊断。

3. **亲属** ①先证者的成年 1 级亲属左室壁厚度>13mm 可诊断；②先证者的儿童 1 级亲属左室壁厚度 z 值<2 但有形态或心电异常，可疑诊但不能单独诊断。

（二）**分型诊断**

1. **按血流动力学** ①梗阻型：梗阻部位峰压差≥30mmHg，包括静息型和动力型梗阻；②非梗阻型：静息或激发时梗阻部位峰压差<30mmHg。

2. **按肥厚的部位** ①室间隔肥厚型：最常见，主要累及室间隔基底部；②心尖部肥厚型，主要累及心尖和近心尖部；③左心室中部肥厚型：主要累及乳头肌水平室壁；④右心室肥厚型：偶见。

（三）**鉴别诊断** 需除外较常见的左室负荷增加性心室肥厚，包括高血压、主动脉瓣狭窄、运动员心肌肥厚等。尚需除外较少见的全身性疾病引起的心肌肥厚，如淀粉样变、结节病、戈谢病、糖原贮积症、Fabry 病、Danon 病、血色病等。

【治疗】 现有治疗方法可否改变梗阻型 HCM 的自然病程尚无定论，故治疗旨在改善症状，减少并发症和预防猝死。

（一）**症状性梗阻型 HCM 病人的药物治疗**

1. **β 受体拮抗剂** β 受体拮抗剂是一线治疗药物，包括美托洛尔和比索洛尔等，具有负性变频变力作用，可减轻 LVOTO、降低心室充盈压、改善症状。应从小剂量起逐渐滴定至有效剂量或最大耐受量（静息心率 55～60 次/分）。

2. **肌球蛋白抑制剂** 玛伐凯泰（mavacamten）是目前唯一获批的心肌肌球蛋白抑制剂，其选择性抑制心肌肌球蛋白重链 ATP 酶活性，可逆性抑制肌球-肌动蛋白横桥的过量形成，抑制心肌过度收缩，改善心肌顺应性及能量代谢，主要用于有症状、NYHA 心功能Ⅱ～Ⅲ级的梗阻型 HCM 成人病人，但不适合左室射血分数（LVEF）<55% 者。

3. **钙通道阻滞剂** 非二氢吡啶类钙通道阻滞剂有负性变频变力作用，可减轻梗阻、改善心室充盈及症状，可作为 β 受体拮抗剂治疗无效、不耐受或有禁忌者的替代药物，包括维拉帕米或地尔硫䓬。

4. **其他药物** Ⅰa 类抗心律失常药如丙吡胺、西苯唑啉可用于 β 受体拮抗剂和非二氢吡啶类钙通道阻滞剂充分治疗后仍有严重梗阻型 HCM 症状者。

为避免加剧 LVOTO，应避免脱水和过量饮酒，慎用动脉扩张剂如二氢吡啶类钙通道阻滞剂、大量利尿剂，忌用正性肌力药及静脉扩张剂。

（二）**HCM 合并症或并发症的药物治疗**

1. **合并心衰** 包括 HFpEF 和 HFrEF，其治疗方法可参阅"心力衰竭"部分。

2. **并发房颤** 若无禁忌，均应抗凝而不必考虑 CHA_2DS_2-VASc 评分。

（三）**症状性梗阻型 HCM 病人的手术治疗** 室间隔减容术（SRT）包括经皮腔内或心肌内室间隔心肌消融、外科室间隔心肌切除，适应证为：①临床标准：充分药物治疗后仍有严重症状（NYHA

心功能Ⅲ～Ⅳ级),或活动相关性严重症状(如反复晕厥)且与 LVOTO 有关;②梗阻标准:静息或激发时 LVOTO 峰压差≥50mmHg 且与间隔肥厚或 SAM 相关。对无症状的梗阻型病人或有症状但优化药物治疗有效者,则不推荐 SRT。

1. **心肌消融** 主要有无水乙醇间隔消融(ASA)、经胸心肌内射频消融。并发症包括传导阻滞、心肌梗死及瘢痕介导的室性心律失常等,发生率<2%。

2. **心肌切除** 较之心肌消融,可更显著减轻 LVOTO 及临床症状,并发症包括传导阻滞、AF、室间隔穿孔及主动脉瓣关闭不全,相关死亡<1%。

3. **心脏起搏** 人为改变心室的激动顺序以减轻梗阻及症状,但效果不确切。

4. **心脏移植** HCM 终末期病人的最后选择。

(四)运动建议 基因型阳性但表型阴性者可参加竞技体育运动,多数 HCM 病人可参加低中强度的休闲运动,严重梗阻型 HCM 病人应避免参加竞技体育运动。

(五)猝死预防 植入型心律转复除颤器(ICD)是猝死幸存者的绝对适应证(2 级预防)和猝死高危者的相对适应证(1 级预防),但是否植入取决于病人意愿、预测生存期(≥1 年)及危险分层,这些指征原则上适合于各表型的 CM 病人。对 HCM 病人,指南推荐应用 HCM Risk-SCD 模型进行危险分层;临床上,猝死高危因素包括:早发家族史、心脏骤停或 SVT 致血流动力学不稳定史、运动或不明原因的晕厥、左心室肥厚(≥30mm)、心尖室壁瘤、LVEF<50%、反复 NSVT、LGE 定量≥15% 左室质量。

第二节 | 扩张型心肌病

扩张型心肌病(dilated cardiomyopathy,DCM)是一类以左室或双心室扩大伴收缩功能障碍为特征的心肌病,且无法以负荷异常或心肌缺血等来解释。本病发病率为 0.13‰～0.84‰,预后较差,确诊后 5 年和 10 年生存率分别约 50% 和 25%。

【病因和发病机制】 病因未全明。DCM 常有家族性发病趋势,遗传方式多为常染色体显性、少数为常染色体隐性或 X 连锁遗传。病毒感染和自身免疫等获得性病因也参与致病。

1. **基因突变** 约 50% 家族性和 30% 散发性 DCM 病人可检出致病基因。较之 HCM,DCM 的致病基因更多,已报道 50 多种基因突变。其中,最重要的是心肌骨架蛋白的基因突变尤其是肌联蛋白基因 *TTN* 截短突变。尚有肌节、闰盘、桥粒、离子通道等蛋白的基因突变,并与 HCM、ARVC、心肌离子通道病的致病基因重叠。

2. **病毒感染** 直接侵袭和由此引发的急慢性炎症和免疫反应是心肌损害并发展为 DCM 的重要机制。

3. **心肌毒物** 嗜酒是我国 DCM 的常见病因,化疗药物和某些心肌毒性药物如蒽环类抗肿瘤药、锂制剂、依米丁等也可导致 DCM。

4. **免疫反应** 见于肉芽肿性心肌炎、过敏性心肌炎、结缔组织病等,这些疾病伴随的免疫反应可直接或间接地导致 DCM。

5. **内分泌病和代谢异常** 某些维生素和微量元素如硒缺乏也能导致 DCM。甲状腺疾病、嗜铬细胞瘤等内分泌代谢性疾病也是常见病因。

6. **其他病因** 神经肌肉疾病如 Duchenne、Becker 型肌营养不良也可伴发 DCM。

【病理改变和病理生理】 肉眼见心室扩张、室壁变薄、瘢痕形成、附壁血栓,但瓣膜及冠脉无明显病变。组织学为非特异心肌细胞肥大、变性、坏死、纤维化,可有炎症细胞浸润。

心肌收缩减弱将触发神经-体液机制,导致水钠潴留、心率加快、血管收缩以维持循环,但过度代偿将使更多心肌受损,终因恶性循环而失代偿。

【临床表现】

1. **症状** 主要表现为劳力性呼吸困难和耐力下降。晚期可有夜间阵发性呼吸困难和端坐呼吸等左心衰症状,并逐渐出现全心衰症状。合并心律失常时可出现心悸、头晕、黑矇,持续顽固低血压常是终末期表现。

2. **体征** 主要为心界扩大,心音减弱,常可闻及第三或第四心音,心率快时呈奔马律,有时可闻及心尖部收缩期杂音。晚期可有左心或全心衰的体征。

【辅助检查】

1. **实验室检查** 抗心肌抗体检查可了解 DCM 是否与自身免疫有关。脑钠肽或 N 末端 B 型利钠肽原和心肌肌钙蛋白是心功能、疗效及预后评估的重要标志物。

2. **心电图** 无特异性,可见 QRS 波增宽、R 波递增不良、异常 q 波、ST 压低和 T 波倒置、束支及室内传导阻滞、各种快速型心律失常。

3. **胸部 X 线** 可见心影增大、肺淤血、肺水肿、胸腔积液等。

4. **超声心动图** TTE 是 DCM 首选的评估手段。主要表现为(图 3-6-3):左室扩大、室壁运动减弱、LVEF 降低,其中室壁运动弥漫性减弱是 DCM 相对特征性的超声表现,而有别于缺血性心肌病的节段性减弱。

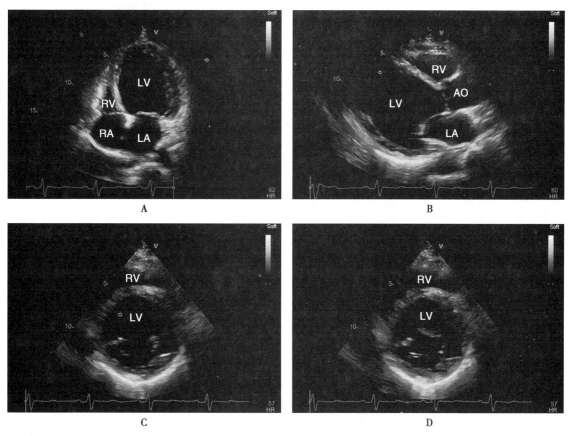

图 3-6-3 **扩张型心肌病超声心动图表现**

1 例 32 岁男性扩张型心肌病病人。四腔心、左室长轴切面可见收缩末期左室腔显著扩张(A、B),左室短轴二尖瓣水平切面见收缩(C)和舒张(D)末期心腔面积变化小,动态观察见心室壁各节段运动普遍重度减弱,LVEF 约 10%。AO,主动脉;LA,左房;LV,左室;RA,右房;RV,右室。

5. **心脏磁共振** 对诊断、鉴别诊断及预后评估均有很高价值,但其检查费时昂贵而不宜作为首选检查。CMR 不同序列成像及对比增强,除可提供类似 TTE 的诊断信息外,其较强的组织特征分辨能力可为各种心肌疾病的病因甄别提供线索。CMR-LGE 严重程度可预测全因死亡率、心衰住院率和 SCD。

6. **基因检测** 目前已知 50 多种基因与 DCM 有关,最重要的是编码细胞骨架 *TTN* 基因。对遗传性 DCM 的诊断,家庭成员基因筛查有助于确诊。

【诊断与鉴别诊断】

1. **诊断依据** 除外获得性病因后,有心腔扩大伴 LVEF 降低者可拟诊 DCM。

2. **鉴别诊断** 应除外心脏扩大、收缩功能减低的其他继发原因。可通过病史、查体及 TTE、CMR、冠脉造影等检查进行鉴别,必要时做 EMB 及基因检测。

需指出,CMR 提供的心肌组织特征有助于病因鉴别诊断。CMR 发现心肌水肿,提示心肌炎的可能;CMR-LGE 检出的心肌纤维化及其程度和分布模式可协助确诊或除外心肌梗死(心内膜下或透壁分布),也可提供特定的病因线索(如心肌炎的心外膜下分布、结节病的斑片状分布、肌营养不良的广泛侧外壁分布、*LMNA* 基因携带者呈广泛室间隔中部分布、*DSP* 和 *FLNC* 基因截断变异携带者呈广泛环状分布)。

【治疗】 DCM 的现代治疗包括药物、器械及心脏移植等,旨在阻止基础病因介导的心肌损害,阻断心室重塑及神经体液激活,去除心衰诱因,控制心律失常和预防猝死,防治并发症,提高生活质量和延长生存。

(一)针对病因以及诱因的治疗 应积极寻找和治疗病因,如控制感染、限酒或戒酒、治疗内分泌或自身免疫病,改善营养失衡,纠正贫血、容量负荷过重及电解质紊乱等。

(二)针对心力衰竭的药物治疗 “新四联”治疗药物包括肾素血管紧张素系统(RAS)抑制剂(ACEI、ARB、ARNI)、β 受体拮抗剂、SGLT2i 和盐皮质激素受体拮抗剂(MRA)。已证实应用“新四联”可降低死亡、改善预后,故若无禁忌,应尽早联合应用,并从低剂量起逐步递增至目标或最大耐受剂量。

1. **ACEI/ARB** 所有 LVEF<40% 的 HF 病人若无禁忌证均应使用 ACEI 或 ARB。

2. **ARNI** 经 ACEI/ARB、β 受体拮抗剂和 MRA 充分治疗后仍有症状的 HFrEF 病人,以 ARNI 替代 ACEI 可进一步降低心衰住院与死亡风险。

3. **SGLT2i** 包括达格列净和恩格列净,对有症状慢性 HFrEF 病人,无论是否存在 2 型糖尿病均推荐用 SGLT2i 以降低住院率和死亡率。

4. **β 受体拮抗剂** 所有 LVEF<40% 的病人若无禁忌都应使用 β 受体拮抗剂,包括卡维地洛、美托洛尔和比索洛尔,宜在 RAS 抑制剂和利尿剂基础上加用。

5. **MRA** 包括依普利酮和螺内酯,具有抗心肌纤维化及保钾利尿作用。在 ACEI 和 β 受体拮抗剂治疗基础上,仍有症状且无严重肾功能不全者可使用,但应监测血钾。此类药物可致部分男性病人乳房发育及疼痛。

6. **伊伐布雷定** 为窦房结 I_f 阻滞剂,能减慢心率且无负性肌力作用。经目标剂量的 β 受体拮抗剂、ACEI/ARB 和 MRA 治疗后仍有症状,或对 β 受体拮抗剂不耐受或禁忌,LVEF≤35% 且静息窦性心率仍≥70 次/分者,加用伊伐布雷定可改善症状与预后。

7. **利尿剂** 能有效改善症状。宜从小剂量起,按尿量及体重变化调整剂量。

8. **洋地黄类** 主要用于上述药物治疗后仍有症状或不耐受者。

9. **维立西呱** 系可溶性鸟苷酸环化酶刺激剂,可增加 cGMP 生成而发挥舒血管、抗心肌纤维化和抗重塑作用。对最佳药物治疗后仍有症状、NYHA 心功能仍为 Ⅲ～Ⅳ 级和近期症状恶化者,维立西呱可减少 HF 住院和死亡率。

(三)针对心律失常的药物治疗 参阅“心律失常”章节。若并发 AF,因 DCM 和 AF 均是血栓栓塞的危险因素,故应长期服用华法林或新型口服抗凝药物。

(四)心脏再同步治疗 通过植入带左室电极的起搏器,同步起搏左、右室使心室收缩同步化,对部分 HF 病人疗效显著,适应证详见“心力衰竭”章节。

(五)心室辅助装置及心脏移植 严重 HF 内科治疗无效者可考虑心脏移植。心室辅助装置可用于移植前的桥接治疗及不适合移植晚期病人的长期支持。

(六)猝死防治 ICD 适应证:①心脏骤停史;②持续性室速伴或不伴晕厥史;③LVEF≤35%、

NYHA 心功能Ⅱ～Ⅲ级,预期生存≥1 年。须指出,携带高危致病基因(*LMNA*、*EMD*、*TMEM43*、*DSP*、*RBM20*、*PLN*、*FLNC* 截短变异等)的 DCM 病人应被视为猝死高危者,即使其 LVEF>35% 也应考虑 ICD 一级预防,特别是存在其他危险因素(如室性心动过速、明显 LGE)者。

【病因明确的 DCM】 以 DCM 为临床表现的部分病人,其病因明确,较为常见的有:

1. **酒精性心肌病** 长期大量饮酒可能导致本病。诊断依据为:符合 DCM 的临床表现,长期过量饮酒史(WHO 标准:女性>40g/d,男性>80g/d;饮酒>5 年);既往无其他心脏病史或辅助检查能排除其他引起 DCM 的病因如结缔组织病、内分泌疾病等。若能早期戒酒,多数病人能逐渐改善或恢复。

2. **围生期心肌病** 无心脏病女性妊娠最后 1 个月至产后 5 个月内发生 HF,若符合 DCM 特点可诊断本病。发病有明显种族特点,黑种人多发。高龄、营养不良、近期妊娠高血压、双胎及宫缩抑制剂与本病发生有一定关系,再孕常可复发。

3. **心肌致密化不全** 系胚胎发育中心外膜到心内膜致密化过程提前终止所致,临床表现类似 DCM。TTE 左室疏松层与致密层比例>2,但其准确性低;CMR 是最有效的诊断工具。临床处理类似 HF。

4. **心脏气球样变** 发生与情绪激动或精神刺激等有关,故又称"心碎综合征"。临床表现为突发胸骨后疼痛伴心电图 ST 段抬高或压低,血管造影无明显冠脉狭窄但心室造影或 TTE 显示心室中部和心尖部收缩期膨出,多数病人经心理治疗和对症处理后左室功能可恢复正常、预后较好。

5. **心动过速性心肌病** 多见于 AF 或室上性心动过速,临床符合 DCM 特点。有效控制心室率或射频消融治疗是关键,尚需使用阻断神经体液激活的药物。

第三节 | 非扩张型左心室心肌病

非扩张型左心室心肌病(non-dilated left ventricular cardiomyopathy,NDLVC)是指在无左心室扩张情况下,左心室存在着非缺血性瘢痕或脂肪替代,伴或不伴整体或局部室壁运动异常;这些心肌病变仅由负荷异常或心肌缺血无法解释。

【发病机制】 遗传背景和基因突变是其主要发病机制,但与 ARVC 和 DCM 有重叠。

【临床表现】 多数 NDLVC 病人无明显症状和体征,但部分病人出现与心律失常或心功能不全的相关症状,少数病人最初表现为严重心律失常如 SVT、VF,甚至猝死。

【辅助检查】

1. **心电图检查** 本病某些心电特征可指示潜在遗传病因,如神经肌肉病变和结节病相关性 NDLVC 常有传导异常,*DSP* 和 *PLN* 突变相关性 NDLVC 常见 QRS 波低电压。

2. **超声心动图** 表现为左室整体或局部收缩功能降低但心腔无明显扩大。

3. **心脏磁共振** CMR-LGE 检出的非缺血性心肌纤维或/和脂肪替代是主要诊断依据,纤维化分布模式是病因甄别的关键线索,纤维化程度有预后价值。

4. **心肌活检** 检出的心肌组织纤维和脂肪替代是诊断的"金标准"。

5. **基因检测** NDLVC 相关基因主要是 *DSP*、*FLNC*(截短变体)、*DES*、*LMNA* 或 *PLN*,但它们与 DCM 和 ARVC 的遗传基础多有重叠,其中 *DSP* 突变与本病关系最密切。

【诊断与鉴别诊断】

1. **诊断标准** ①影像学无明显左室扩张但存在非缺血性左室瘢痕或脂肪替代,伴或不伴整体或局部室壁运动异常;或无心肌瘢痕或脂肪替代的孤立性整体左室运动功能减退。②临床上可除外继发性、原发性和缺血性心肌病。

2. **鉴别诊断** 应与心脏收缩功能减低的其他原发和继发性心肌病鉴别。

【临床管理】

1. **药物治疗** 类似于 DCM,主要为 β 受体拮抗剂、ACEI、ARB,参阅"本章第二节"。

2. **猝死预防** 类似于 DCM，ICD 植入是此表型的治疗重点。1 级预防植入 ICD 需考虑表型及基因型的猝死风险，可适当降低植入指征：如携带猝死高危致病基因者，即使 LVEF>35% 也应考虑 ICD 植入，特别是存在其他危险因素（如室性心动过速、明显 LGE）者。

第四节 | 致心律失常性右心室心肌病

致心律失常性右心室心肌病（arrhythmogenic right ventricular cardiomyopathy，ARVC）是以进展性右心室心肌萎缩并被纤维或/和脂肪替代为特征的心肌疾病。本病发病率为 0.2‰～1.0‰，男性易患，多在 30 岁左右发病，预后差。

【发病机制】 多为家族性常染色体遗传但常伴差异表达和不完全外显。已发现多个连锁位点，较为明确的致病基因至少有 10 个，主要为 5 个桥粒蛋白编码基因：桥粒斑菲素蛋白 2（PKP2）、桥粒斑蛋白（DSP）、桥粒芯蛋白 2（DSG2）、桥粒胶蛋白 2（DSC2）和斑珠蛋白（JUP），尚有非桥粒蛋白编码基因。

发病机制尚未完全明确，现认为是一种心肌桥粒病，非桥粒基因可能通过影响桥粒而发挥作用。此外，炎症反应也参与致病。

【临床特征】

1. **心律失常** 最常见，表现为进行性心悸、气短和晕厥，情绪激动或劳累等易诱发，可为室早、VT、VF，以反复发作左束支传导阻滞型持续性/非持续性室性心动过速（SVT/NSVT）最具特征。

2. **心脏性猝死** 部分病人以 SCD 为首发症状，多为≤35 岁的青年人，生前多无症状，情绪激动和剧烈运动是主要诱因。

3. **心力衰竭** 多为疾病晚期，年龄多在 40 岁以上，主要为右心衰的表现。

【辅助检查】

1. **心电图检查** 复极/除极异常、心律失常是诊断本病的重要指标。体表常规或信号平均心电图可见右胸导联 T 波倒置及 Epsilon 波。室性心律失常尤其是左束支传导阻滞型 SVT/NSVT 具有诊断和预后价值。

2. **经胸超声心动图/心脏磁共振** TTE 和 CMR 是评估本病心脏结构和功能的主要方法，特征性表现是右室壁运动减弱、反向运动或膨出，右室射血分数（RVEF）降低，CMR-LGE 可检出任一心室的心肌被纤维或/和脂肪替代（图 3-6-4）。

3. **基因检测** 高达 60% 的病人可检出致病或可能致病基因突变，但其外显率不确定（取决于年龄、性别和体力活动），故应反复评估基因变异的致病性。

【诊断与鉴别诊断】

1. **诊断依据** 对有右室扩大、左束支传导阻滞型 VT 者，结合临床、心电、影像表现可拟诊 ARVC，必要时做心内膜心肌活检（EMB）及基因检测。

2. **诊断标准** 主要诊断标准：①结构功能异常：TTE 或 CMR 示右室弥漫或局限性运动障碍或室壁瘤，RVEF≤40%；②室壁组织异常：CMR 示右室游离壁心肌组织被纤维组织或/和脂肪取代；③复极异常：右胸导联 T 波倒置；④除极/传导异常：右胸导联有 Epsilon 波；⑤心律失常：左束支传导阻滞型 SVT 或 NSVT；⑥家族史：一级亲属中有符合诊断标准、尸检证实或手术病理确诊的病人，病人携带致病或可能致病基因。

3. **鉴别诊断** ①尤尔畸形（Uhl anomaly）：又称羊皮纸样右心室，较少见，为先天性右室肌缺如，心室壁薄如纸，仅存心内膜和心外膜，婴幼儿多见，常早期死于 HF，无家族性发病倾向；②特发性右室流出道室速：起源于右室流出道的室速，缺乏家族史且预后良好。

【治疗】 主要针对 HF 及心律失常，旨在缓解症状、减少猝死。

1. **药物治疗** 可经验性应用抗心律失常药物如 β 受体拮抗剂、索他洛尔、胺碘酮、维拉帕米，或胺碘酮与 β 受体拮抗剂联用。并发症如 HF、AF、栓塞的治疗见相关章节。

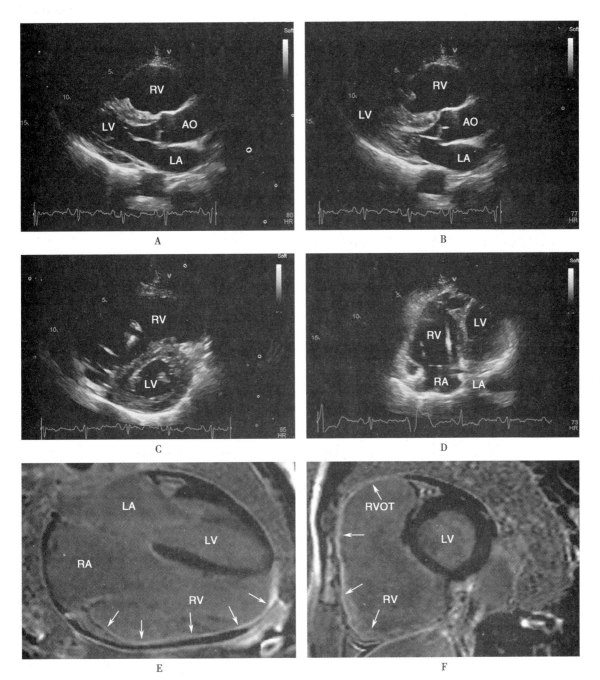

图 3-6-4　致心律失常性右心室心肌病经胸超声心动图及心脏磁共振表现

1 例男性 70 岁致心律失常性右心室心肌病病人,已植入 ICD。经胸超声心动图胸骨旁左室长轴[舒张期(A)、收缩期(B)]、短轴(C)、心尖四腔心(D)切面见右室腔高度扩张、室壁菲薄、运动普遍减弱。心脏磁共振钆对比增强相位敏感反转恢复序列(PSIR 序列)显像四腔心位(E)及左室短轴位(F)见右室壁菲薄及纤维组织广泛替代(箭头所指)。AO,主动脉;LA,左房;LV,左室;RA,右房;RV,右室;RVOT,右室流出道。

2. 手术治疗　严重右室功能不全伴难治性室性心律失常者可行心脏移植。

【猝死预防】　猝死幸存者或高危病人植入 ICD 是本病的主要疗法,但是否植入还应考虑病人意愿及预测生存期(≥1 年)。

高危因素:①猝死幸存者;②有晕厥或血流动力学障碍的持续性/非持续性室速;③QRS 波离散度≥40ms;④影像学证实的严重右室扩张、RVEF<40% 或左室也受累、LVEF<45%;⑤早期症状重、有晕厥前兆者;⑥携带猝死高危致病基因者。

第五节 │ 限制型心肌病

限制型心肌病（restrictive cardiomyopathy，RCM）是一组以限制性心室充盈障碍为特征的混合性心肌病，其预后较差，5年生存期仅约30%。

【病因与分类】 本病病因极为复杂，包括遗传性、散发性，或系统性疾病累及。

RCM可分为心肌型和心内膜心肌型。心肌型又可分为：①浸润性/贮积性：细胞内或细胞间异常物质堆积，主要包括淀粉样变、结节病、戈谢病、糖原贮积症、Fabry病、Danon病、血色病等；②非浸润性：包括家族性RCM，部分可能与轻型DCM、HCM等有表型重叠。心内膜心肌型又可分为：①闭塞性，经典的RCM主要累及心内膜，见于心内膜弹力纤维增生症、高嗜酸性粒细胞综合征、放射性损害、蒽环类药物毒性等；②非闭塞性，多为类瘤样浸润或恶性浸润所致。

心肌淀粉样变性（cardiac amyloidosis，CA）是最常见的浸润性RCM。已发现30多种致病蛋白，累及心脏的主要有2个亚型：免疫球蛋白轻链型CA（AL-CA）和甲状腺素转运蛋白型CA（ATTR-CA），根据有无甲状腺素转运蛋白（*TTR*）基因突变又可将ATTR-CA分为突变型（ATTRm-CA）和野生型（ATTRwt-CA）。

【病理改变与病理生理】 本病病因复杂、病理改变各异。经典RCM的病理改变为心内膜纤维化、钙化及附壁血栓，心内膜下心肌变性坏死及瘢痕形成；各类RCM有各自的病理特征，如CA的淀粉样物质表现为刚果红染色呈砖红色、偏振光显微镜下呈苹果绿双折光。以上改变导致室壁僵硬、心室充盈严重受限及体循环和肺循环淤血。

【临床表现】

1. **症状** 早期主要为HFpEF的症状，如活动耐量下降、呼吸困难等；随病程进展，逐渐出现食欲缺乏、腹胀、水肿等。右心衰症状较重为经典RCM的特点。

2. **体征** 可闻及第四心音奔马律，血压低常预示预后不良。本病病人颈静脉怒张、肝大、腹腔积液、下肢水肿等右心衰体征也较突出。

【辅助检查】

1. **实验室检查** 原发病相关的实验室异常，如怀疑CA需做血清游离轻链及血尿免疫固定蛋白电泳以寻找浆细胞病的证据；脑钠肽（BNP）、N末端B型利钠肽原（NT-proBNP）和肌钙蛋白是评价CA严重程度的生物标志物，三者均与其预后相关。

2. **心电图检查** 可见QRS波低电压、异常q波、ST-T改变及各种心律失常，全导联低电压与影像学心肌肥厚不相称是CA较特殊表现。

3. **胸部X线/CT** 心房明显增大，偶见心内膜钙化影。CT可较好辨别心内膜或心包钙化。

4. **经胸超声心动图** TTE结合多普勒检查是重要的诊断手段，典型表现为：心室充盈严重受限，舒张功能明显减低，双心房显著扩大。若见心肌弥漫性增厚呈毛玻璃样改变提示CA的可能，而应变显像（表现为纵向应变峰值绝对值降低）可更早发现收缩功能异常，尤其出现左心室基底和中段的纵向应变降低而心尖部正常（心尖保留征），有助于区分CA和其他原因造成的左心室肥厚。

5. **磁共振成像** CMR-LGE可明确心内膜、心肌及心包病变是否存在及其性质，如炎症、纤维化、瘢痕。若为CA，CMR可见"淀粉样LGE模式"，心内膜下LGE常见于AL-CA，透壁LGE常见于ATTR-CA。

6. **心脏核素成像** ^{99m}Tc焦磷酸盐（^{99m}Tc-PYP）核素扫描或单光子发射计算机断层成像对ATTR-CA具有重要诊断价值。研究显示临床疑似CA病人中进行^{99m}Tc-PYP核素扫描，如果心肌摄取为2级（与骨摄取相关）或3级（高于骨摄取），同时血清/尿液中单克隆免疫球蛋白阴性，可诊断ATTR-CA，并可在超声心动图或CMR出现异常前识别出心肌病变。

7. **心导管检查** 舒张期心室压力曲线呈现早期下陷、晚期高原波形，与缩窄性心包炎的表现相类似,但本病特点包括:①肺动脉收缩压明显增高,常>50mmHg;②右室舒张压相对较低,缩窄性心包炎达 1/3 收缩压峰值以上;③左右心室舒张末压差值>5mmHg。

8. 心肌活检　心肌活检是本病病因诊断的"金标准",有助于甄别浸润性、贮积性、沉积性心肌病及心内膜心肌病。刚果红染色是目前最常用的检测淀粉样变的病理学方法,免疫组织化学、激光显微切割和/或质谱可用以确认淀粉样纤维的前体蛋白类型。

9. 基因检测　家族性 RCM 多为常染色体显性遗传。致病突变多为心肌肌钙蛋白 I(*TNNI3*)和 β 肌球蛋白重链 7(*MYH7*)的编码基因。对于 ATTR-CA 病人应进行基因检测以区分 ATTRm-CA 和 ATTRwt-CA,有助于预后判定、治疗选择、家族筛查和遗传咨询。

【诊断与鉴别诊断】

1. 诊断依据　对以右心衰和心律失常为主、心房显著扩大者,排除继发性病因后,应考虑 RCM。TTE 限制性心室充盈障碍是主要诊断依据。

2. 鉴别诊断　首先,应在各种 RCM 类型中进行病因学甄别,此方面工作十分复杂,建议参阅相关文献。临床上,可根据 TTE 和 CMR 等影像学特征进行病因学甄别,必要时行 EMB。其次,应与缩窄性心包炎鉴别,两者临床及血流动力学表现相似,可根据影像学检查结果及心导管压力特征进行鉴别。

【治疗】　多数类型 RCM 无特异疗法,仅对症处理,对部分病因明确的 RCM 可对因治疗。

1. 药物治疗　对嗜酸性粒细胞增多症者,糖皮质激素、细胞毒性药物能有效减少嗜酸性粒细胞,阻止心内膜心肌纤维化。AL-CA 首选自体造血干细胞治疗,不符合移植条件者可行抗浆细胞化疗和抗淀粉样物质治疗,但疗效并不满意。ATTR-CA 的药物治疗目前主要包括抑制 TTR 合成和稳定 TTR。抑制 TTR 合成,包括通过小干扰 RNA 以及反义寡核苷酸抑制 *TTR* 基因表达,减少 TTR 蛋白生成。稳定 TTR 首选甲状腺素转运蛋白稳定剂(氯苯唑酸),可降低 30% 全因死亡率。另外,清除 TTR 淀粉样纤维的药物目前也在研发中。一些遗传性酶缺乏导致的 RCM 可行酶替代治疗(ERT)或基因治疗,如 Fabry 病的特异治疗包括 ERT、分子伴侣治疗以及基因治疗,ERT 是其首选的治疗方法,包括阿加糖酶 α 和阿加糖酶 β。

利尿剂和血管扩张剂可降低心脏前负荷,减轻肺循环和体循环淤血,从而缓解症状,但应从小剂量开始,避免降低心室充盈而影响心排血量;非二氢吡啶类钙通道阻滞剂可改善心室顺应性;β 受体拮抗剂能够减慢心率,延长心室充盈时间,降低心肌氧耗,有利于改善心室舒张功能;伴快速型 AF 或 HF 者,可小剂量应用洋地黄类药物;有附壁血栓或已发生血栓栓塞者,应予抗凝治疗。

2. 手术治疗　对严重心内膜心肌纤维化者可行心内膜剥脱术,有附壁血栓者行血栓清除术,有适应证者可植入心脏起搏器,还可行心脏移植术。

第六节 | 心肌炎

心肌炎(myocarditis)是指感染和非感染性心肌炎性疾病。感染性病原多为病毒,少数是细菌、真菌、立克次体、螺旋体、原虫等;非感染性病因包括理化、药物、过敏、免疫等。病毒性心肌炎(viral myocarditis,VM)是嗜心肌病毒感染引起的心肌炎症损伤。本节重点介绍 VM。

【病因】　嗜心肌病毒主要包括胃肠道病毒如柯萨奇病毒 B3、埃可病毒、脊髓灰质炎病毒等,呼吸道病毒如腺病毒、流感病毒(A、B 型)、细小病毒 B19、冠状病毒(SARS-CoV)等。

【发病机制】　直接作用:病毒直接损害心肌组织包括心肌细胞、间质及微血管。间接作用:病毒经由 T 淋巴细胞介导为主的免疫反应造成心肌组织损伤,尚有多种细胞因子和 NO 等也可参与心肌损害。

【病理改变】　初期可见局灶或弥漫性心肌间质中性粒细胞浸润和心肌细胞变性坏死,其后代之以淋巴细胞、巨噬细胞、浆细胞浸润及肉芽组织形成,晚期有明显间质纤维化伴代偿性心肌肥厚及心腔扩大。

【临床表现】

（一）症状

1. **前驱症状** 过半病人发病前 1～3 周有发热、全身酸痛、咽痛、呕吐、腹泻等上呼吸道或肠道病毒感染症状。

2. **心脏症状** 轻者几乎无症状,可有胸闷胸痛、心悸气促等;重者可出现急性左心衰、肺水肿及心源性休克的症候群。

（二）体征

1. **心脏增大** 病情轻者心脏不增大,重者可轻至中度增大。
2. **心率改变** 心率增快可与体温不平行,累及传导系统可出现心动过缓。
3. **心音改变** 第一心音低钝,可闻及第三、第四心音及奔马律,提示心肌严重受损;并发心包炎时,可闻及心包摩擦音。
4. **心律失常** 可出现各种心律失常及不同程度房室传导阻滞。
5. **心力衰竭** 可出现急性左心衰、肺水肿及心源性休克的征象。

【辅助检查】

1. **实验室检查** 急性期白细胞计数增高、血沉增快、C 反应蛋白升高,肌酸激酶同工酶及心肌肌钙蛋白增高,类似心肌梗死表现但持续时间更长。

2. **胸部 X 线检查** 可见心影扩大,有心包积液时可呈烧瓶样改变。

3. **心电图检查** 常见 QRS 波或 ST-T 波改变、各种心律失常,特别是室性心律失常和房室传导阻滞,偶见异常 q 波。合并急性心包炎可有 aVR 导联以外 ST 段广泛抬高。

4. **超声心动图** 轻症者可正常,重症者多可见左室增大,室壁运动普遍减弱、LVEF 减低。合并心包炎者可有心包积液。

5. **心脏磁共振** 对心肌炎诊断有较大价值。急性期表现为 T_2 信号增加提示水肿,心肌早期钆增强提示心肌充血、延迟钆增强(心外膜下或心肌中层片状强化)提示心肌纤维化。

6. **血清学检测** 病毒血清学仅对病因有提示作用,不能作为诊断依据。

7. **心肌活检术** EMB 主要用于病情急重、治疗反应差、原因不明的病人。确诊有赖于检出病毒颗粒、抗原、基因片段或蛋白。

【诊断与鉴别诊断】

1. **诊断依据** 主要根据病毒感染前驱症状、心脏相关表现,结合 ECG、TTE、CMR、心肌损伤标志物升高(必要条件)、病原学等证据,排除其他疾病后,可考虑 VM。必要时可做 EMB 协助诊断。

2. **特殊类型** ①拟急性冠脉综合征型:ECG 表现酷似急性心肌梗死,但"缺血改变"导联不符合冠脉分布范围,肌钙蛋白升高时间更长,冠脉造影阴性。②拟心力衰竭型:无其他原因可稽,近 2 周至 3 个月新发 HF 或 HF 加重,TTE 或 CMR 示心脏收缩功能受损,但冠脉造影阴性。③暴发性重症心肌炎:暴发性发病,短暂的前驱症状后迅速进展至急性泵衰竭、心源性休克或心脏骤停或死亡。

3. **鉴别诊断** 以上特殊类型 VM 极易与急性冠脉综合征、缺血性心肌病、应激性心肌病及其他疾病相混淆,亟需紧急鉴别方可作出治疗决策。

尚需与 VM 鉴别的疾病主要有:β 受体功能亢进症、自身免疫病累及心脏、其他非感染性心肌炎(如甲状腺素或儿茶酚胺性心肌病、过敏性心肌炎)。

【治疗】 目前尚无特效治疗,一般采取对症及支持治疗。

（一）一般治疗
病人应卧床休息,避免劳累,休息时长酌情而定。轻症者 3 个月内不参加重体力活动;重症者应限制活动 3 个月以上至心力衰竭好转。

（二）药物治疗

1. **抗病毒及免疫调节** 丙种球蛋白、干扰素-α 早期应用可抑制病毒复制,但其疗效不确切。糖皮质激素可抑制过度免疫反应性损伤,但不主张早期或常规应用,如出现严重心律失常及心源性休克等情况则应尽早使用。

2. 心肌保护治疗 维生素 C 具有抗氧自由基和心肌保护作用。辅酶 Q 参与氧化磷酸化及能量的生成过程,并有抗氧自由基及膜稳定作用。

3. 纠正心律失常 多数病人可出现各种心律失常,若必要且无禁忌证,胺碘酮与 β 受体拮抗剂是较好的治疗选择。缓慢型心律失常及房室传导阻滞可予临时起搏。

(三)器械治疗 暴发性重症心肌炎进展快、死亡率高,应积极进行心肺器械支持治疗,如气管插管人工通气、主动脉内球囊反搏、体外膜肺氧合等,是降低死亡率的关键。

(陈良龙)

本章思维导图

第七章 | 先天性心血管病

第一节 | 成人常见先天性心血管病

先天性心血管病（congenital cardiovascular diseases）是指心脏及大血管在胎儿期发育异常引起的、在出生时病变即已存在的疾病，简称先心病。在我国，先心病的发病率为 0.7%～0.8%。成人常见先天性心血管病见表 3-7-1。

表 3-7-1　成人常见先天性心血管病

部位	畸形	血流动力学
心房	房间隔缺损	左向右分流
	卵圆孔未闭	房水平分流较小
心室	室间隔缺损	左向右分流
瓣膜	二叶主动脉瓣	无分流
	肺动脉瓣狭窄	无分流
	三尖瓣下移	无分流
血管	动脉导管未闭	左向右分流
	主动脉缩窄	无分流
	主动脉窦瘤	窦瘤破裂多发生左向右分流
	冠状动脉瘘	多发生左向右分流
复杂	法洛四联症	右向左分流

一、房间隔缺损

房间隔缺损（atrial septal defect, ASD）是最常见的成人先天性心脏病，占成人先天性心脏病的 20%～30%，男女发病率之比为 1 :（1.5～3），且有家族遗传倾向。

【病理解剖】　房间隔缺损一般分为原发孔缺损（primum atrial septal defect）和继发孔缺损（secundum atrial septal defect）。后者又分为中央型缺损、下腔型缺损、上腔型缺损和混合型缺损，以中央型缺损最多见，也可有多个缺损同时存在。

【病理生理】　房间隔缺损对血流动力学的影响主要取决于分流量的多少。持续的肺血流量增加导致肺淤血，使右心容量负荷增加，肺血管顺应性下降，从功能性肺动脉高压发展为器质性肺动脉高压，晚期可形成 Eisenmenger 综合征。

【临床表现】　一般无症状，随病情发展可出现劳力性呼吸困难、心律失常、右心衰竭等，晚期约有 15% 的病人因重度肺动脉高压出现右向左分流而有青紫，形成 Eisenmenger 综合征。

体格检查最典型的体征为肺动脉瓣区第二心音亢进伴固定分裂，部分病人并可闻及 Ⅱ～Ⅲ 级收缩期吹风样杂音。

【辅助检查】

1. 心电图　可有电轴右偏、右室肥大、右束支传导阻滞等表现。

2. X线检查　可见右房、右室增大,肺动脉段突出及肺血管影增加。

3. 超声心动图　可见房间隔处连续性中断。

【诊断与鉴别诊断】　典型的心脏听诊、心电图、X线表现可提示房间隔缺损的存在,超声心动图可以确诊。应与肺静脉畸形引流、肺动脉瓣狭窄及小型室间隔缺损等鉴别。

【治疗】　对于成人房间隔缺损病人,只要超声检查有右室容量负荷增加的证据,就应尽早关闭缺损。房间隔缺损的治疗方法包括介入治疗和外科开胸手术两种。

1. 介入治疗　参见本章第二节。

2. 手术治疗　在未开展介入手术治疗以前,对所有单纯房间隔缺损已引起血流动力学改变者均应手术治疗。

【预后】　死亡原因常为心力衰竭,其次为肺部感染、肺动脉血栓形成或栓塞。

二、室间隔缺损

室间隔缺损(ventricular septal defect,VSD),也是一种常见的先天性心脏畸形,约占成人先天性心血管疾病的 10%～20%。可单独存在,亦可与其他畸形合并发生。

【病理解剖】　室间隔由膜部、漏斗部和肌部三部分组成。根据缺损的部位,室间隔缺损可分为:膜部缺损,最常见;漏斗部缺损,又可分为干下型和嵴内型;肌部缺损。

【病理生理】　室间隔缺损必然导致心室水平的左向右分流,其血流动力学效应为:①肺循环血量增多;②左室容量负荷增大;③体循环血量下降;④晚期可形成 Eisenmenger 综合征。

【临床表现】　一般根据血流动力学受影响的程度、症状轻重等,临床上分为大、中、小型室间隔缺损。

1. 小型室间隔缺损　此类病人通常无症状,沿胸骨左缘第 3～4 肋间可闻及Ⅳ～Ⅵ级全收缩期杂音伴震颤,P_2 心音可有轻度分裂,无明显亢进。

2. 中型室间隔缺损　部分病人有劳力性呼吸困难。听诊除在胸骨左缘可闻及全收缩期杂音伴震颤外,并可在心尖区闻及舒张中期反流性杂音,P_2 心音可轻度亢进。

3. 大型室间隔缺损　因血流动力学影响严重,存活至成人期者较少见,且常因出现右向左分流而呈现青紫;并有呼吸困难及负荷能力下降。胸骨左缘收缩期杂音常减弱至Ⅲ级左右,P_2 心音亢进;有时可闻及因继发性肺动脉瓣关闭不全而致的舒张期杂音。

【辅助检查】

1. 心电图　可正常或电轴左偏,较大缺损时可有左室或双室肥大。

2. X线检查　可见肺血增加,心影略向左增大;大型缺损主要表现为肺动脉及其主要分支明显扩张,肺野外 1/3 血管影突然减少,心影大小不一。

3. 超声心动图　可见室间隔处连续性中断。

【诊断与鉴别诊断】　典型室间隔缺损根据临床表现及超声心动图即可确诊。需与肺动脉瓣狭窄、肥厚型心肌病鉴别,合并肺动脉高压者应与原发性肺动脉高压及法洛四联症鉴别。

【治疗】

1. 介入治疗　参见本章第二节。

2. 手术治疗　室间隔缺损修补术。伴明显肺动脉压增高,肺血管阻力>7Wood 单位者不宜手术。

【预后】　缺损面积较小者预后良好,较大缺损伴有严重肺动脉高压者预后极差。

三、动脉导管未闭

动脉导管未闭(patent ductus arteriosus,PDA)是常见的先天性心脏病之一,占先天性心脏病总数的 12%～15%,女性约两倍于男性。约 10% 的病例并存其他心血管畸形。

【病理解剖】 动脉导管连接肺动脉总干与降主动脉,是胎儿期血液循环的主要渠道。出生后一般在数月内因废用而闭合,如 1 岁后仍未闭合,即为动脉导管未闭。

【病理生理】 由于存在左向右分流,肺循环血流量增多,致使左心负荷加重,左心随之增大。

【临床表现】 分流量小者可无症状,中等分流量者常有乏力、劳累后心悸、气喘胸闷等症状,突出的体征为胸骨左缘第二肋间及左锁骨下方可闻及连续性机械样杂音,常伴有震颤,传导范围广泛。大量分流者,常伴有继发性严重肺动脉高压导致右向左分流,多有青紫,且临床症状严重。

【辅助检查】

1. 心电图 常见的有左室大、左房大的改变,肺动脉高压时,可出现右房大、右室肥大。

2. X 线检查 透视下所见肺门舞蹈征是本病的特征性变化。

3. 超声心动图 可显示未闭动脉导管。

【诊断与鉴别诊断】 根据典型杂音、X 线及超声心动图表现,大部分可以作出正确诊断。需与主动脉瓣关闭不全合并室间隔缺损、主动脉窦瘤(Valsalva 窦瘤)破裂等可引起双期或连续性杂音的病变鉴别。

【治疗】 大多数专家认为动脉导管未闭一经诊断就必须进行治疗,而且大多数能够通过介入方法治愈。

1. 介入治疗 参见本章第二节。

2. 手术治疗 外科手术采用结扎术或切断缝合术。

【预后】 除少数病例已发展至晚期失去手术介入治疗机会外,总体预后良好。本病容易合并感染性心内膜炎。

四、卵圆孔未闭

卵圆孔是心脏房间隔在胚胎时期的一个生理性通道,大多数人的卵圆孔在出生后一年内自行闭合,若 3 岁以上未能闭合则形成卵圆孔未闭(patent foramen ovale,PFO)。

【病理解剖】 卵圆窝处原发隔与继发隔未能粘连融合留下一小裂隙称卵圆孔未闭。

【病理生理】 PFO 对心脏的血流动力学影响小,但 PFO 与不明原因脑卒中之间存在着密切的联系。因 PFO 的存在造成“反常栓塞”,可引起相应的临床症状。

【临床表现】 当卵圆孔未闭引起明显右向左分流时,可能出现不明原因脑卒中(cryptogenic stroke,CS)或偏头痛。同时也可伴随晕厥、暂时性失语、睡眠性呼吸暂停、平卧性呼吸困难、斜卧呼吸 - 直立性低氧血症(platypnea-orthodeoxia syndrome,POS)等潜在症状。

【辅助检查】 超声心动图:经食管超声心动图(TEE)结合右心超声造影及充分的激发试验是诊断 PFO 的“金标准”。

【诊断与鉴别诊断】 卵圆孔未闭的诊断主要靠心脏超声结合右心超声造影检查来明确诊断。卵圆孔未闭应与小房间隔缺损相鉴别。

【治疗】 PFO 合并不明原因脑卒中、一过性脑缺血发作(transient cerebral ischemic attack,TIA)或偏头痛等,应给予治疗,包括药物治疗(抗凝剂或抗血小板制剂)、经导管封堵 PFO、外科手术关闭 PFO。

1. 介入治疗 参见本章第二节。

2. 手术治疗 多数情况下,外科修补 PFO 已被介入治疗所替代。

【预后】 本病一旦发现反常栓塞的证据应及时进行治疗,预后较好。

五、肺动脉瓣狭窄

先天性肺动脉瓣狭窄(congenital pulmonary valve stenosis)发病率较高,在成人先天性心脏病中可达 25%。

【病理解剖】　本病主要病理变化可分为三型:瓣膜型、瓣下型、瓣上型。

【病理生理】　主要的病理生理为右心室的排血受阻,右室压力增高,右室代偿性肥厚,最终导致右心衰竭。

【临床表现】　中度狭窄者在活动时可有呼吸困难及疲倦,严重狭窄者可因剧烈活动而导致晕厥甚至猝死。

典型的体征为胸骨左缘第二肋间收缩期喷射性杂音,传导广泛可传及颈部,整个心前区甚至背部,常伴有震颤;肺动脉瓣区第二心音减弱。

【辅助检查】

1. **心电图**　可出现电轴右偏、右室肥大、右房增大,也可见不完全右束支传导阻滞。

2. **X 线检查**　可见肺动脉段突出,肺血管影细小,肺野异常清晰;心尖左移上翘,心影明显增大。

3. **超声心动图**　可见右室增厚,跨瓣压力阶差增高。

【诊断与鉴别诊断】　典型的杂音、X 线表现及超声心动图检查可以确诊。鉴别诊断应考虑原发性肺动脉扩张,房、室间隔缺损,法洛四联症及 Ebstein 畸形等。

【治疗】

1. **介入治疗**　首选方法。参见本章第二节。

2. **手术治疗**　球囊扩张不成功或不宜行球囊扩张者,如狭窄上下压力阶差>40mmHg 应采取手术治疗。

【预后】　介入或手术治疗效果均良好。重症狭窄如不予处理,可致右心衰而死亡。

六、二叶主动脉瓣

先天性二叶主动脉瓣(congenital bicuspid aortic valve)是成人先天性心脏病中较常见的类型之一,在人群中的发病率约为 1%。

【病理解剖】　二叶主动脉瓣为先天性两窦,两个瓣叶。随着年龄增长二叶瓣可导致主动脉瓣狭窄,及主动脉瓣关闭不全。

【病理生理】　当二叶瓣引起主动脉瓣狭窄或关闭不全则可出现相应的血流动力学变化。

【临床表现】　瓣膜功能正常时可无任何症状体征。瓣膜功能障碍出现狭窄或关闭不全时表现相应的症状、体征,请参阅本篇第八章心脏瓣膜病。

【辅助检查】　超声心动图是诊断二叶主动脉瓣最直接、最可靠的检查方法。伴发主动脉瓣狭窄后继发左心室肥厚,或伴发主动脉瓣关闭不全继发左心室扩大,心电图及 X 线可有相应的表现。

【诊断与鉴别诊断】　根据超声心动图所见诊断并不困难。主要应与风湿性瓣膜病及肥厚型梗阻性心肌病相鉴别。

【治疗】

1. **介入治疗**　请参见本篇第八章心脏瓣膜病。

2. **手术治疗**　对于有瓣膜狭窄且有相应症状,跨瓣压力阶差≥50mmHg 时,宜行瓣膜成形或换瓣手术;对于瓣膜关闭不全,心脏进行性增大者,应考虑换瓣手术治疗。

【预后】　单纯二叶主动脉瓣畸形的预后取决于并发的功能障碍的程度。此外,本病易患感染性心内膜炎,病情可因此急剧恶化。

七、三尖瓣下移畸形

先天性三尖瓣下移畸形多称之为 Ebstein 畸形,在先天性心脏病中属少见。

【病理解剖】　本病的主要病变为三尖瓣瓣叶及其附着部位的异常,右心室被下移的三尖瓣分隔为较小的功能性右室(肌部及流出道)及房化的右室,与原有的右房共同构成一大心腔。

【病理生理】 主要为三尖瓣关闭不全的病理生理变化,右房压增高。如同时有房间隔缺损,可能导致右向左分流而有青紫。

【临床表现】 病人自觉症状轻重不一,可有心悸、气喘、乏力、头晕和右心衰竭等。约80%病人有青紫,有20%病人有阵发性房室折返性心动过速病史。

最突出的体征是心界明显增大,心前区搏动微弱。心脏听诊可闻及四音心律。胸骨左缘下端可闻及三尖瓣关闭不全的全收缩期杂音,颈静脉扩张性搏动及肝脏肿大伴扩张性搏动均可出现。

【辅助检查】

1. 心电图 常有一度房室传导阻滞、P波高尖、右束支传导阻滞。约25%有预激综合征(右侧房室旁路)图形。

2. X线检查 球形巨大心影为其特征。

3. 超声心动图 具有重大诊断价值,可见到下移的瓣膜、巨大右房、房化右室及相对甚小的功能性右室,缺损的房间隔亦可显现。

拟行手术治疗者宜行右心导管检查。

【诊断与鉴别诊断】 临床表现及超声检查可确诊。有青紫者应与其他青紫型先天性心脏病及三尖瓣闭锁鉴别;无青紫者应与扩张型心肌病和心包积液鉴别。

【治疗】 症状轻微者可暂不手术,随访观察;心脏明显增大,症状较重者应行手术治疗。

八、先天性主动脉缩窄

先天性主动脉缩窄(congenital coarctation of the aorta)是指局限性主动脉管腔狭窄,为先天性心脏大血管畸形,在各类先天性心脏病中约占5%~8%,男女之比为(3~5):1。

【病理解剖】 根据缩窄部位与动脉导管部位的关系,可分为导管前型及导管后型。

【病理生理】 本病主要病理生理为体循环近端缩窄以上供血范围高血压,包括上肢血压升高而以下肢为代表的缩窄以下的血压降低。

【临床表现】 成人主动脉缩窄常无症状,部分病人可出现劳力性呼吸困难、头痛、头晕、鼻出血、下肢无力、麻木、发凉甚至有间歇性跛行。

最明显的体征表现为上肢血压有不同程度的增高,下肢血压下降。心尖搏动增强,心界常向左下扩大,沿胸骨左缘到中上腹可闻及收缩中后期喷射性杂音,有时可在左侧背部闻及。约有20%的病人存在动脉导管未闭。

【辅助检查】

1. 心电图 常有左室肥大和/或心肌劳损表现。

2. X线检查 可见左室增大、升主动脉增宽,缩窄上下血管扩张而使主动脉弓呈"3"字征。

3. 超声心动图 可测定缩窄上下压力阶差。

4. 主动脉CTA检查 可显示整个主动脉的解剖形态及侧支循环情况。

5. 心导管检查和主动脉造影术 可进行压力测定,显示缩窄的部位、长度以及侧支循环的情况,是否存在动脉导管未闭等。

【诊断与鉴别诊断】 典型的上下肢血压的显著差别及胸部杂音可提示本病的诊断,超声心动图检查可确诊。鉴别诊断应考虑主动脉瓣狭窄、动脉导管未闭及多发性大动脉炎等。

【治疗】

1. 介入治疗 参见本章第二节。

2. 手术治疗 一般采用缩窄部位切除端端吻合或补片吻合,术后有时可有动脉瘤形成。较早手术者,预后相对较好。

【预后】 成年后手术死亡率高于儿童期手术,如不手术大多死于50岁以内,其中半数以上死于30岁以内。

九、主动脉窦瘤

先天性主动脉窦瘤（congenital aortic sinus aneurysm）是一种少见的先天性心脏病变。此病变大多在成年时被发现，男性多于女性。

【病理解剖】　本病主要在主动脉窦部，随着年龄增长瘤体常逐渐增大并突入心腔中，当瘤体增大至一定程度，瘤壁变薄而导致破裂。窦瘤可破入右心房、右心室、肺动脉、左心室或心包腔。部分病人合并有室间隔缺损。

【病理生理】　根据窦瘤的部位及破入不同的腔室而有不同的病理生理变化，如破入心包则可因急骤发生的心脏压塞而迅速死亡。临床上以右冠状动脉窦瘤破入右心室更为常见，并具有典型的类似心室水平急性左向右分流的病理生理特征。

【临床表现】　当窦瘤破裂后病人会出现心悸、胸痛、呼吸困难、咳嗽等急性心功能不全症状，随后逐渐出现右心衰竭的表现。体征以胸骨左缘第3、4肋间闻及连续性响亮的机器样杂音，伴有震颤为特征。

【辅助检查】

1. **心电图**　可出现左、右室增大表现。

2. **X线检查**　窦瘤破裂后，可见肺淤血，左、右心室增大。

3. **超声心动图**　窦瘤未破裂前即可见到相应的窦体增大有囊状物膨出。瘤体破裂后可见裂口；多普勒超声可显示经裂口的血液分流。

4. **心导管检查**　可准确判断破入的部位及分流量。

【诊断与鉴别诊断】　由于影像检查技术的发展及普及，临床上发现未破裂主动脉窦瘤的概率增加。事先未发现主动脉窦瘤者，出现急性症状体征时应与急性心肌梗死、动脉导管未闭、室间隔缺损伴有主动脉瓣关闭不全等相鉴别。

【治疗】　窦瘤未破裂者不予处理，随访观察。一旦破裂应该尽早治疗。

1. **介入治疗**　参见本章第二节。

2. **手术治疗**　开胸外科修补。

【预后】　窦瘤一旦破裂预后不佳，如不能手术治疗，多在数周或数月内死于心力衰竭。

十、冠状动脉瘘

冠状动脉瘘（coronary artery fistulae，CAF）是指冠状动脉与心腔、冠状静脉、肺动脉等的异常连接，是一种少见的先天性心脏病，发病率为1.3%。

【病理解剖】　冠状动脉瘘可进入心脏和大血管的任何部位，右冠状动脉瘘多见（约50%～60%），故引入右心系统最为常见（90%），依次为右室（40%）、右房（25%）、肺动脉（17%）、冠状窦（7%），较少引入左房、左室。

【病理生理】　冠脉血流直接流入心腔，引起右心或左心容量负荷增加，随着年龄增长可并发充血性心力衰竭。同时冠脉远端血供减少，引起局部心肌供血不足。

【临床表现】　大多数CAF无临床症状或体征，通常在体检时发现心脏杂音，产生大量分流的CAF会出现心绞痛症状。约有75%的CAF病人在40～50岁出现心力衰竭症状。

体征以连续性杂音伴局部震颤为特征，右心室瘘者，以胸骨左缘4、5肋间舒张期杂音最响，而瘘入右房者，则胸骨右缘第2肋间收缩期杂音最响。肺动脉或左房瘘的杂音则沿胸骨左缘第2肋间最响。

【辅助检查】

1. **心电图**　可见双室肥厚表现。部分病人有心房颤动。

2. **X线检查**　分流量较大者可见肺血及心影轻度增大。

3. **超声心动图** 能够清楚地显示扩张的冠状动脉,并追踪冠状动脉的走向,同时用彩色多普勒超声观察,寻找瘘口的所在部位。

4. **冠脉 CTA 检查** 能够显示瘘的起源、走行、终点等形态学特点,磁共振成像还能提供瘘管内血流量、心功能以及心肌厚度等。

5. **心导管检查** 冠状动脉造影目前仍是 CAF 诊断的"金标准"。

【诊断与鉴别诊断】 综合症状、心前区杂音、X 线、心电图及超声心动图检查,本病诊断并不困难,但需与动脉导管未闭、主动脉窦瘤、主-肺间隔缺损及室间隔缺损合并主动脉瓣关闭不全相鉴别。

【治疗】

1. **介入治疗** 参见本章第二节。

2. **手术治疗** 传统外科手术治疗方法为瘘管结扎,其他治疗方法包括经冠状动脉瘘栓塞术、冠状动脉瘘修补术。

【预后】 大部分成功栓塞的 CAF 病人预后较好。

十一、法洛四联症

法洛四联症(congenital tetralogy of Fallot)是联合的先天性心血管畸形,包括肺动脉狭窄、室间隔缺损、主动脉右位(主动脉骑跨于缺损的室间隔上)、右室肥大四种异常,是最常见的发绀型先天性心脏病,在成人先天性心脏病中所占比例接近 10%。

【病理解剖】 本症主要畸形为室间隔缺损,均为大缺损,多为膜周部,左、右心室压力相等;肺动脉狭窄可为瓣膜、瓣上、瓣下型,以右室流出道漏斗部狭窄为最多;主动脉骑跨右心室所占比例可自 15%~95% 不等;右心室肥厚为血流动力学影响的继发改变,本症常可伴发其他畸形,如同时有房间隔缺损则称之为法洛五联症。

【病理生理】 由于室间隔大缺损,左、右心室压力相等,相当于一个心室向体循环及肺循环排血,右室压力增高,但由于肺动脉狭窄,肺动脉压力不高甚至降低,大量右室血流经骑跨的主动脉进入体循环,使动脉血氧饱和度明显降低,出现青紫并继发红细胞增多症。

【临床表现】 主要是自幼出现的进行性青紫和呼吸困难,易疲乏,劳累后常取蹲踞位休息。严重缺氧时可引起晕厥,长期右心压力增高及缺氧可发生心功能不全。病人除明显青紫外,常伴有杵状指(趾),心脏听诊肺动脉瓣第二心音减弱以致消失,胸骨左缘常可闻及收缩期喷射性杂音。脑血管意外(如脑梗死)、感染性心内膜炎、肺部感染为本病常见并发症。

【辅助检查】

1. **血常规检查** 可显示红细胞、血红蛋白及血细胞比容均显著增高。

2. **心电图** 可见电轴右偏、右心室肥厚。

3. **X 线检查** 主要为右心室肥厚表现,肺动脉段凹陷,形成木靴状外形,肺血管纹理减少。

4. **超声心动图** 可显示右心室肥厚、室间隔缺损及主动脉骑跨。右室流出道狭窄及肺动脉瓣的情况也可以显示。

5. **磁共振检查** 对于各种解剖结构异常可进一步清晰显示。

6. **心导管检查** 可确定畸形的性质和程度,以及有无其他合并畸形,为制订手术方案提供依据。

【诊断与鉴别诊断】 根据临床表现、X 线及心电图检查可提示本症,超声心动图检查基本上可确定诊断。鉴别诊断应考虑与大动脉错位合并肺动脉瓣狭窄、右心室双出口及 Eisenmenger 综合征相鉴别。

【治疗】 本症病人应积极接受手术治疗。近年来导管介入与外科手术相结合镶嵌治疗法洛四联症,大大提高了病人救治的机会。

【预后】 儿童期未经手术治疗者预后不佳,多于 20 岁以前死于心功能不全或脑血管意外、感染性心内膜炎等并发症。

十二、艾森门格综合征

艾森门格综合征(Eisenmenger syndrome)是一组先天性心脏病发展的后果,由原来的左向右分流变成右向左分流,从无青紫发展至有青紫时,即称为 Eisenmenger 综合征。

【病理解剖】 除原发的室间隔缺损、房间隔缺损或动脉导管未闭等原有畸形外,可见右心房、右心室均明显增大;肺动脉干和主要分支扩大,而肺小动脉壁增厚,内腔狭小甚至闭塞。

【病理生理】 本征原有的左向右分流流量一般均较大,导致肺动脉压增高,开始为功能性肺血管收缩,持续存在的血流动力学变化,使右心室和右心房压力增高;肺动脉也逐渐发生器质性狭窄或闭塞病变,均有继发性相对性肺动脉瓣及三尖瓣关闭不全,此种情况多见于室间隔缺损者,发生时间多在 20 岁以后。

分流量较大的左向右分流会导致肺血流量增加,进而肺小动脉阻力进行性增高,随着病史延长,肺血管收缩由功能性变为器质性,使原来的左向右分流逆转为右向左分流而出现青紫,导致Eisenmenger 综合征。

【临床表现】 轻至中度青紫,于劳累后加重,逐渐出现杵状指(趾),常伴有气急、乏力、头晕等症状,以后可出现右心衰竭的相关症状。

体征示心浊音界明显增大,心前区胸骨左缘 3~4 肋间有明显搏动,原有的左向右分流的杂音减弱或消失,肺动脉瓣第二心音亢进、分裂,以后可出现舒张期杂音,胸骨下段偏左部位可闻及收缩期反流性杂音。

【辅助检查】

1. **心电图** 右室肥大劳损、右房肥大。

2. **X 线检查** 右室、右房增大,肺动脉干及左、右肺动脉均扩大,肺野轻度淤血或不淤血,血管纹理变细,左心情况因原发性畸形而定。

3. **超声心动图** 除原有畸形表现外,肺动脉扩张及相对性肺动脉瓣及三尖瓣关闭不全支持本征诊断。

4. **心导管检查** 除可见原有畸形外,可确定双向分流或右向左分流,肺动脉压力、肺血管阻力。通过血管扩张试验,评价肺血管反应性。

【诊断与鉴别诊断】 根据病史及临床上晚发青紫,结合 X 线及超声心动图检查,诊断一般无困难。鉴别诊断主要与先天性青紫型心脏畸形鉴别,一般亦无困难。

【治疗】 唯一有效的治疗方法是进行心肺联合移植或肺移植的同时修补心脏缺损。

【预后】 为先天性心脏病后期已失去手术治疗机会,预后不良。

第二节 | 成人先天性心脏病的介入治疗

随着影像学、各种导管技术以及使用的介入器材的不断改进与发展,先心病介入治疗在一定范围内已经取代了外科手术治疗。目前,我国每年约有超过 2.5 万先心病病人接受介入治疗。成人先天性心脏病的介入治疗,见表 3-7-2。

一、经皮球囊肺动脉瓣成形术

经皮球囊肺动脉瓣成形术(percutaneous balloon pulmonary valvuloplasty,PBPV)是较早应用的非手术介入性先天性心脏病的治疗措施,首例成功报告为 1982 年。国内也于 20 世纪 80 年代后期起步,目前已累积了较为成熟的经验,成为单纯肺动脉瓣狭窄的首选治疗方法。

1. **适应证** ①单纯肺动脉瓣狭窄,跨肺动脉瓣压差≥40mmHg;②青少年及成人病人,跨肺动脉瓣压差≥30mmHg,同时合并劳力性呼吸困难、心绞痛、晕厥或先兆晕厥等症状。

表 3-7-2　成人先天性心脏病的介入治疗

治疗方式	常见疾病
应用球囊扩张或支架解除瓣膜或血管的狭窄	肺动脉瓣狭窄
	主动脉瓣狭窄
	主动脉缩窄
	肺动脉干或分支狭窄
应用封堵装置堵闭缺损或异常通道	房间隔缺损
	室间隔缺损
	动脉导管未闭
	卵圆孔未闭
	冠状动脉瘘
	主动脉窦瘤破裂

2. **禁忌证**　①肺动脉瓣下漏斗部狭窄、肺动脉瓣狭窄伴先天性瓣下狭窄、肺动脉瓣狭窄伴瓣上狭窄;②重度发育不良型肺动脉瓣狭窄;③肺动脉瓣狭窄伴需外科处理的三尖瓣重度反流。

3. **并发症**　穿刺部位血管并发症、术中心律失常、三尖瓣受损及继发性肺动脉瓣关闭不全。

4. **疗效及预后**　PBPV 并发症及死亡率明显低于手术治疗,总死亡率<0.5%。

二、经导管封堵术

(一)**动脉导管未闭封堵术**　1966 年 Porstmann 经导管闭合 PDA 获得成功,开创了先心病介入治疗的先河。1983 年国内学者首次开展 PDA 的介入治疗。目前动脉导管未闭封堵术已成为 PDA 的主要治疗方法。蘑菇伞封堵器是目前应用最为广泛的封堵器。

1. **适应证**　绝大多数的 PDA 均可经介入封堵,可根据不同年龄、不同未闭导管的类型选择不同的封堵器械。

2. **禁忌证**　感染性心内膜炎、心脏瓣膜或导管内有赘生物;严重肺动脉高压出现右向左分流、肺总阻力>14Wood;合并需要外科手术矫治的心内畸形;依赖 PDA 存活的病人;合并其他不宜手术和介入治疗疾病的病人。

3. **并发症**　①封堵器的脱落:发生率约 0.3%;②溶血:发生率<0.8%;③残余分流和封堵器移位;④血管并发症及术后心律失常等。

4. **疗效及预后**　PDA 封堵术的成功率高达 98%,仅有极少数病例失败。

(二)**房间隔缺损封堵术**　1976 年有学者报道应用双伞状封堵器封闭 ASD 成功。此后,随着介入器材的研发及影像学的发展,此技术已日臻成熟。

1. **适应证**　①继发孔型 ASD 直径≥5mm,伴右心容量负荷增加,≤36mm 的左向右分流 ASD;②缺损边缘至冠状窦,上、下腔静脉及肺静脉的距离≥5mm,至房室瓣≥7mm;③房间隔的直径>所选用封堵伞左房侧的直径;④不合并必须外科手术的其他心脏畸形。

2. **禁忌证**　①原发孔型 ASD 及静脉窦型 ASD;②已有右向左分流者;③近期有感染性疾病、出血性疾病以及左心房和左心耳有血栓。

3. **并发症**　①残余分流:即刻残余分流发生率为 6%～40%,术后 72 小时为 4%～12%,而 3 个月之后残余分流发生率仅为 0.1%～5%;②血栓或气体栓塞;③血管并发症及感染;④心律失常等。

4. **疗效及预后**　对于条件和大小合适的 ASD,介入封堵治疗成功率可达 100%。

(三)**室间隔缺损封堵术**　1988 年 Lock 等首次应用双面伞经导管成功封堵 VSD,此后随着治疗病例的增加和封堵器的改进,VSD 介入治疗适应证范围进一步扩大,成功率大大提高。

1. **适应证** ①有血流动力学异常的单纯性 VSD,直径>3mm 且<14mm;②VSD 上缘距主动脉右冠瓣≥2mm,无主动脉右冠瓣脱入 VSD 及主动脉瓣反流;③超声在大血管短轴五腔心切面 9～12 点位置;④肌部 VSD>3mm;⑤外科手术后残余分流。

2. **禁忌证** ①巨大 VSD、缺损解剖位置不良,封堵器放置后可能影响主动脉瓣或房室瓣功能;②重度肺动脉高压伴双向分流;③合并出血性疾病、感染性疾病或存在心、肝、肾功能异常以及栓塞风险等。

3. **并发症** 与 ASD 介入封闭术相似。

4. **疗效及预后** 介入封堵膜周部 VSD 的总体成功率在 95% 以上。严重并发症发生率为 2.61%,死亡率为 0.05%。

(四)卵圆孔未闭封堵术 2017 年多项权威的研究均证明,对于合并 PFO 的不明原因脑栓塞病人,进行卵圆孔封堵术治疗优于内科药物保守治疗。2021 年,我国最新《卵圆孔未闭相关卒中预防中国专家指南》正式发布。

1. **适应证** 年龄介于 16～60 岁,血栓栓塞性脑梗死伴 PFO 病人,未发现其他脑卒中发病机制,PFO 伴房间隔膨出瘤(atrial septal aneurysm,ASA)或中至大量右向左分流(right to left shunt,RLS)或直径≥2mm,建议行经导管封堵 PFO 术。

2. **禁忌证** ①可以找到任何原因的脑栓塞;②脑卒中急性期;③心腔内血栓形成,下腔静脉或盆腔静脉血栓形成导致完全闭塞;④合并肺动脉高压或 PFO 为特殊通道;⑤合并出血性疾病或出血倾向;⑥合并全身或局部感染。

3. **并发症** 经导管封堵 PFO 并发症(心脏压塞、房颤、肺栓塞等)很少见。

4. **疗效及预后** 与药物治疗相比,PFO 封堵术对脑卒中二级预防、减少脑卒中复发的疗效已经得到证实,并且可减少先兆型偏头痛的天数。

(五)冠状动脉瘘封堵术 1983 年 Reidy 等首次报道了经导管冠状动脉瘘封堵术(transcatheter closure of coronary arterial fistula,TCC)。目前可供临床使用的封堵器械主要包括弹簧圈、PDA 封堵器或 VSD 封堵器。

1. **适应证** ①有明显外科手术适应证的先天性 CAF,不合并其他需要手术矫正的心脏畸形;②易于安全到达、能够清晰显影的瘘管;③非多发的 CAF 开口;④冠状动脉瘘口狭窄,瘘管瘤样扩张。

2. **禁忌证** ①拟封堵的冠状动脉分支远端有侧支发出;②受累及的冠状动脉血管极度迂曲;③右心导管检查提示右向左分流,重度肺动脉高压;④术前 1 个月内患有严重感染。

3. **并发症** 除穿刺血管的相关并发症外,主要并发症有:封堵器脱落造成栓塞、急性心肌梗死、CAF 夹层形成、一过性心律失常。

4. **疗效及预后** 介入治疗可作为 CAF 的首选治疗方法。但由于术后存在瘘管再通、冠状动脉的持续扩张、血栓形成、钙化及心肌缺血等可能,应进行长期随访。

(六)主动脉窦瘤破裂封堵术 自 1994 年 Cullen 等首次成功介入封堵主动脉窦瘤破裂(ruptured sinus of Valsalva aneurysm,RSVA)至今,介入封堵术已成为有明确适应证病人的一种治疗新选择。但目前尚无专用封堵器材,多采用 PDA 或 VSD 封堵器。

1. **适应证** ①年龄>3 岁,体重>15kg;②主动脉窦瘤破口直径在 2～12mm,窦瘤破口边缘至主动脉瓣环距离≥7mm,距右冠状动脉开口距离≥5mm;③瘘口破入右心室或右心房水平的左向右分流;④心功能可耐受手术,不伴有需外科纠正的畸形。

2. **禁忌证** ①窦瘤破入左心房或左心室;②严重肺动脉高压并已导致右向左分流者;③严重主动脉瓣关闭不全;④心腔内有赘生物或血栓;⑤合并感染性心内膜炎,以及存在其他感染或出血性疾病;⑥肝肾功能严重异常、一般状况差不能耐受手术者;⑦合并其他复杂先天性心脏畸形需外科手术处理者。

3. **并发症** 常见并发症有残余分流,主动脉瓣关闭不全或主动脉瓣关闭不全加重,急性左心衰,影响冠状动脉开口,封堵器释放不成功、封堵器移位或脱落,感染性心内膜炎,束支或房室传导阻滞等心律失常,心包积液,血栓事件等。

4. 疗效及预后 主动脉窦瘤破裂病人多伴有心功能不全,若适应证选择恰当,介入封堵效果确切。

三、先天性心脏病的其他介入治疗术

对于某些先天性心脏病不能手术纠正或暂时不宜手术者,有些介入手段可作为缓症处理,争取今后手术时机或姑息治疗以减轻症状。

1. 经皮球囊动脉扩张及支架/瓣膜植入术 可用于:①先天性主动脉缩窄;②肺动脉瓣远端单纯肺动脉干或分支狭窄;③法洛四联症,外科手术无法纠治的肺动脉分支狭窄或肺动脉瓣关闭不全;④右心室流出道重建术后并发肺动脉瓣反流。

2. 人工房间隔造口术 可用于:①新生儿或婴儿严重青紫性心脏病、室间隔完整者;②先天性二尖瓣严重狭窄或闭锁;③完全型肺静脉异位引流。

3. 异常血管弹簧圈堵闭术 用于:①先天性肺动静脉瘘;②先天性心脏病姑息手术后的血管间异常通道。

(于 波)

本章思维导图

第八章 | 心脏瓣膜病

心脏瓣膜病（valvular heart disease，VHD）是由多种原因引起的心脏瓣膜狭窄或/和反流所致的心脏疾病。正常情况下，心脏瓣膜开放使血液向前流动，心脏瓣膜关闭则防止血液反流，从而保证心脏内血流的单向流动。当瓣膜狭窄时，心腔压力负荷增加；瓣膜反流时，心腔容量负荷增加。这些血流动力学改变可导致心房或心室结构改变及功能失常，最终出现心力衰竭、心律失常等临床表现。

心脏瓣膜病的常见病因包括炎症、老年退行性改变、先天性畸形、黏液样变性、缺血性坏死、创伤等。近年来，随着生活及医疗条件的改善，我国风湿性心脏病的患病率正在降低，老年退行性改变所致的心脏瓣膜病日益增多，但在我国年轻瓣膜病人群仍以风湿性心脏病最为常见，而随着年龄的增长，退行性变逐渐增加，成为瓣膜病的主要病因。风湿性心脏病人群中二尖瓣受累者约占 70%，二尖瓣合并主动脉瓣病变者占 20%～30%，单纯主动脉瓣病变占 2%～5%，三尖瓣和肺动脉瓣病变者少见。老年退行性瓣膜病以主动脉瓣病变最为常见，其次是二尖瓣病变。二叶主动脉瓣畸形为最常见的心脏瓣膜先天性畸形，人群的发病率约为 1%～2%，男女发病率为 3∶1。心脏瓣膜病可累及一个瓣膜，也可累及两个或以上瓣膜，后者称为联合瓣膜病。

第一节 | 主动脉瓣狭窄

【病因】 主动脉瓣狭窄（aortic stenosis）的病因有三种，即先天性病变、退行性变和炎症性病变。单纯性主动脉瓣狭窄多为先天性或退行性变，极少数为炎症性，且男性多见。

【病理】

（一）先天性畸形

1. **单叶瓣畸形** 可引起严重的先天性主动脉瓣狭窄，是导致婴儿死亡的重要原因之一，多数在儿童时期出现症状，青春期前即需矫治。

2. **二叶瓣畸形** 群体中约 1%～2% 的个体出生时呈二叶瓣畸形，男性多见。其本身不引起狭窄，随着年龄的增长，结构异常的瓣膜导致主动脉瓣血流动力学异常，损伤瓣叶，继而纤维化及钙化，瓣膜活动度逐渐减低，最后造成瓣口狭窄。约 1/3 瓣膜发生狭窄，另 1/3 发生反流，其余可能只会造成轻微的血流动力学异常。这一过程需数十年，故通常在 40 岁后发病。先天性二叶瓣畸形为成人孤立性主动脉瓣狭窄的常见原因，易并发感染性心内膜炎。

3. **四叶瓣畸形** 由主动脉瓣先天性发育异常导致，较罕见，人群发病率约 0.008%～0.033%，男女比例相当。其异常血流动力学影响主要导致主动脉瓣反流，少部分表现为主动脉瓣狭窄。

（二）老年性主动脉瓣钙化
目前，与年龄相关的退行性主动脉瓣狭窄已成为成人最常见的主动脉瓣狭窄的原因。据估计，约有 2% 的 65 岁以上老年人患有此病，超过 85 岁者中则达 4%。退行性病变过程包括增生性炎症、脂类聚集、血管紧张素转换酶激活、巨噬细胞和 T 淋巴细胞浸润，最后钙化。由于钙质沉积于瓣膜基底而使瓣叶活动受限，引起主动脉瓣口狭窄。

（三）风湿性心脏病
炎症性病变导致主动脉瓣狭窄的病因主要为风湿热（其他少见病因为结缔组织疾病）。风湿性炎症导致瓣叶交界处融合，瓣叶纤维化、钙化、僵硬和挛缩畸形，引起主动脉瓣狭窄。风湿性主动脉瓣狭窄常伴反流和二尖瓣病变。

【病理生理】 正常成人主动脉瓣口面积 $3～4cm^2$。主动脉瓣口面积减少至正常 1/3 前，血流动力学改变不明显。当主动脉瓣口面积≤1.0cm²时,左心室和主动脉之间收缩期的压力阶差明显,致使左心室壁向心性肥厚,左心室游离壁和室间隔厚度增加,其顺应性下降,左心室壁松弛速度减慢,使左心室舒张末压进行性升高;该压力通过二尖瓣传导至左心房,使左心房后负荷增加;长期左心房负荷增加,将导致肺静脉压、肺毛细血管楔压和肺动脉压等相继增加,临床上出现左心衰竭的症状。

另外,主动脉瓣口狭窄导致的左心室收缩压增高,引起左心室肥厚、左心室射血时间延长,使心肌耗氧量增加;主动脉瓣狭窄时常因主动脉根部舒张压降低、左心室舒张末压增高压迫心内膜下血管,使冠状动脉灌注减少及脑供血不足。上述机制导致心肌缺血、缺氧和心绞痛发作,进一步损害左心功能,并可导致头晕、黑矇及晕厥等脑缺血症状。

【临床表现】

(一)**症状** 主动脉瓣狭窄病人无症状期长,直至瓣口面积≤1.0cm²时才出现临床症状,呼吸困难、心绞痛和晕厥是典型主动脉瓣狭窄的常见三联征。

1. **呼吸困难** 劳力性呼吸困难为晚期病人常见的首发症状,见于约95%有症状的病人。随病情发展,可出现阵发性夜间呼吸困难、端坐呼吸乃至急性肺水肿。

2. **心绞痛** 对于重度主动脉瓣狭窄病人来说,心绞痛是最早出现也是最常见的症状,约60%有症状病人可发生。常由运动诱发,休息及含服硝酸甘油可缓解,反映了心肌需氧和供氧之间的不平衡。产生心绞痛的原因有四点:①左心室壁增厚、心室收缩压升高和射血时间延长,增加心肌耗氧量;②左心室肥厚,导致心肌毛细血管密度相对减少;③舒张期心腔内压力增高,压迫心内膜下冠状动脉,导致心肌灌注不足;④左心室舒张末压升高致舒张期主动脉-左心室压差降低,减少冠状动脉灌注压。

3. **晕厥** 见于15%~30%有症状的病人,部分仅表现为黑矇,可为首发症状。晕厥多与劳累有关,发生于劳力当时,少数在休息时发生。机制可能为:①劳力时,外周血管扩张而心排血量不能相应增加,同时心肌缺血加重,心肌收缩力减弱引起心排血量的进一步减少;②劳力停止后回心血量减少,左心室充盈量及心排血量下降;③休息时晕厥多由于心律失常(如房颤、房室传导阻滞或室颤等)导致心排血量骤减所致。

(二)**体征**

1. **心界** 正常或轻度向左扩大,心尖区可触及收缩期抬举样搏动。收缩压降低、脉压减小、脉搏细弱。在严重的主动脉瓣狭窄病人,同时触诊心尖部和颈动脉可发现颈动脉搏动明显延迟。

2. **心音** 第一心音正常。如主动脉瓣严重狭窄或钙化,左心室射血时间明显延长,则主动脉瓣第二心音成分减弱或消失。由于左心室射血时间延长,第二心音中主动脉瓣成分延迟,严重狭窄者可呈逆分裂。肥厚的左心房强有力收缩产生明显的第四心音。如瓣叶活动度正常,可在胸骨右、左缘和心尖区听到主动脉瓣射流音,如瓣叶钙化僵硬则射流音消失。

3. **心脏杂音** 典型杂音为:粗糙而响亮的射流性杂音,3/6级以上,呈递增-递减型,向颈部传导,在胸骨右缘1~2肋间听诊最清楚。一般来说,杂音愈响,持续时间愈长,高峰出现愈晚,提示狭窄程度愈重。左心室衰竭或心排血量减少时,杂音消失或减弱。长舒张期之后,如期前收缩后的长代偿间期之后或房颤的长心动周期时,心搏出量增加,杂音增强。

【实验室和其他检查】

1. **X线检查** 心影一般不大,形状可略有变化,即左心缘下1/3处稍向外膨出;左心房可轻度增大,75%~85%的病人可呈现升主动脉扩张。在侧位透视下有时可见主动脉瓣膜钙化。

2. **心电图** 轻者心电图正常,中度狭窄者可出现QRS波群电压增高伴轻度ST-T改变,严重者可出现左心室肥厚伴劳损和左心房增大的表现。

3. **超声心动图** 是主动脉瓣狭窄首选的评价手段。二维超声心动图可见主动脉瓣瓣叶增厚、回声增强提示瓣膜钙化,瓣叶收缩期开放幅度减小(常<15mm),开放速度减慢。左心室后壁及室间隔对称性肥厚,左心房可增大,主动脉根部狭窄后扩张等,可发现单叶、二叶或四叶主动脉瓣畸形。彩色多普勒超声心动图上可见血流于瓣口下方加速形成五彩镶嵌的射流,连续多普勒超声可测定主动脉

瓣跨瓣流速。通过测定主动脉瓣口的最大血流速度,可计算最大跨瓣压力阶差(左心室-主动脉收缩期峰压差)及瓣口面积,从而评估其狭窄程度,见表3-8-1。

表 3-8-1　主动脉瓣狭窄程度评估

狭窄程度	射流速度/(m/s)	平均压力阶差/mmHg	瓣口面积/cm²
轻度	<3	<25	1.5~2.0
中度	3~3.9	25~39	1.0~1.5
重度	≥4	≥40	≤1.0

4. **心电门控增强 CT**　可以为病人治疗方案的选择提供重要的参考。可清楚地显示主动脉根部的结构包括是否存在主动脉瓣先天性畸形以及畸形的类型、主动脉瓣瓣环的大小、主动脉瓣钙化的程度以及钙化分布、是否存在瓣叶增厚、冠状动脉开口的位置和高度等。此外,增强 CT 还可明确升主动脉是否存在扩张以及扩张的程度,股动脉至主动脉内径以及扭曲程度,为介入治疗提供血管通路的相关信息。

5. **心导管检查**　左心导管检查和造影可测到主动脉与左心室之间的压力阶差,反映主动脉瓣狭窄的程度。心血管造影还可判断主动脉瓣狭窄类型,即瓣下、瓣膜部和瓣上狭窄。对年龄较大者,应于换瓣术前行冠状动脉造影检查,确定是否并存冠状动脉病变,以决定手术策略。

【诊断与鉴别诊断】

(一)**诊断**　典型主动脉瓣区喷射性收缩期杂音,较易诊断主动脉瓣狭窄,确诊有赖于超声心动图。合并反流和二尖瓣病变者多为风湿性心脏瓣膜病;65 岁以下、单纯主动脉瓣病变者多为先天畸形;超过 65 岁者以退行性老年钙化性病变多见。

(二)**鉴别诊断**　临床上主动脉瓣狭窄应与下列情况的主动脉瓣区收缩期杂音相鉴别,上述情况超声心动图可予以鉴别。

1. **肥厚型梗阻性心肌病**　收缩期二尖瓣前叶前移,致左心室流出道梗阻,可在胸骨左缘第 4 肋间闻及中期或晚期射流性收缩期杂音,不向颈部和锁骨下区传,有快速上升的重搏脉。超声心动图显示左心室壁不对称肥厚,室间隔明显增厚,与左室后壁之比≥1.3。

2. **其他**　先天性主动脉瓣上狭窄、先天性主动脉瓣下狭窄等均可闻及收缩期杂音,如杂音传导至胸骨左下缘或心尖区时,应与二尖瓣反流、三尖瓣反流或室间隔缺损的全收缩期杂音区别。

【并发症】

1. **心律失常**　10% 的病人可发生房颤,可导致左心房压升高和心排血量明显减少,临床症状迅速恶化,可致严重低血压、晕厥或肺水肿。主动脉瓣钙化累及传导系统可致房室传导阻滞,左心室肥厚、心内膜下心肌缺血或冠状动脉栓塞可致室性心律失常。

2. **心脏性猝死**　无症状者发生猝死少见,年发生率约 1%,有症状者发生猝死风险较高,其猝死年发生率约 8%~34%。

3. **充血性心力衰竭**　发生左心衰竭后自然病程缩短,若不行手术治疗,50% 的病人于 2 年内死亡。

4. **感染性心内膜炎**　不常见,先天性二叶瓣畸形病人发生率较高。

5. **体循环栓塞**　少见,多见于钙化性主动脉瓣狭窄者。

6. **胃肠道出血**　存在胃肠道血管发育不良者可合并胃肠道出血,称为 Heyde 综合征,较少见,发生率约 1.5%~3%,出血多为隐匿和慢性。人工瓣膜置换术后出血可停止。

【治疗】

(一)**一般治疗**　避免过度的体力劳动和剧烈运动。定期随访对决定介入或外科手术干预的时机至关重要,应教育病人一旦出现症状立即就诊,对症状可疑者,运动负荷超声心动图有助于判断。

对无症状的重度主动脉瓣病人,至少每 6 个月应重新评估一次;对中度狭窄病人应每 1~2 年评估一次,如存在瓣叶显著钙化,随访周期应缩短至至少 1 年评估一次;对轻度狭窄病人,如存在明显钙化的每年评估一次,如无明显钙化的可延长到 2~3 年一次。

(二)**药物治疗** 药物治疗效果不明显,无特异性药物治疗。主要为对症支持治疗,包括:预防感染性心内膜炎;风湿性心脏病病人应预防风湿热;积极控制血压;心衰病人应限制钠盐摄入,可用利尿剂以及 ACEI 等药物治疗;积极治疗易导致血流动力学不稳定的心律失常,房颤病人可谨慎使用 β 受体拮抗剂及洋地黄类药物控制心室率,警惕可能出现的急性左心衰竭。血管扩张药物如硝酸酯类、硝苯地平等可降低体循环血压以及冠状动脉灌注压,应避免使用此类药物。他汀类药物对主动脉瓣狭窄的进展无明确的防治作用。

(三)**手术治疗** 凡出现临床症状者,均应考虑手术治疗。

1. **外科人工瓣膜置换术** 为治疗成人主动脉瓣狭窄的主要方法,手术主要指征为重度狭窄伴心绞痛、晕厥或心力衰竭症状的病人。无症状病人,若伴有以下情况之一也应考虑手术:LVEF<50%,运动耐量降低或运动时体循环血压降低,极重度主动脉瓣狭窄(射流速度>5m/s 或平均跨瓣压差>60mmHg),主动脉瓣狭窄进展快(跨瓣流速年增加 0.3m/s 以上)。手术死亡率≤5%,远期预后优于二尖瓣疾病和主动脉瓣反流的换瓣病人。

2. **直视下主动脉瓣分离术** 适用于儿童和青少年的非钙化性先天性主动脉瓣严重狭窄者,甚至包括无症状者。

(四)**介入治疗**

1. **经导管主动脉瓣置换术**(transcatheter aortic valve replacement,TAVR) 自 2002 年首例病人接受 TAVR 以来,该技术已成为主动脉瓣重度狭窄病人的主要治疗手段。对年龄大于 65 岁老龄主动脉瓣重度狭窄病人,若瓣膜置换适应证明确、解剖学结构合适可考虑行 TAVR 治疗。

2. **经皮主动脉瓣球囊成形术**(percutaneous balloon aortic valvuloplasty,PBAV) 与经皮球囊二尖瓣成形术不同,经皮主动脉瓣球囊成形术的临床应用范围局限,其术后再狭窄发生率高,且无法降低重度主动脉瓣狭窄病人死亡率。对于血流动力学不稳定、外科手术风险高或需要紧急非心脏手术的症状性重度主动脉瓣狭窄病人,PBAV 可作为手术或 TAVR 的过渡治疗。

【预后】 无症状者的存活率与正常群体相似,3%~5% 的病人可发生猝死。三联征出现提示预后不良,若不行手术治疗,有心绞痛者约 50% 的病人 5 年内死亡;出现晕厥的病人,约 50% 的病人 3 年内死亡;出现充血性心力衰竭约 50% 的病人 2 年内死亡。成功的主动脉瓣置换术后,病人预后明显改善,其生活质量和远期存活率均显著优于内科保守治疗的病人。

第二节 | 主动脉瓣反流

【病因】 主动脉瓣反流(aortic regurgitation,AR)主要由主动脉瓣膜本身病变、主动脉根部疾病所致。根据发病情况又分为急性和慢性两种。

(一)**急性主动脉瓣反流** 病因主要包括:①感染性心内膜炎;②胸部创伤致升主动脉根部、瓣叶支持结构和瓣叶破损或瓣叶脱垂;③主动脉夹层血肿使主动脉瓣环扩大,瓣叶或瓣环被夹层血肿撕裂;④人工瓣膜撕裂等。

(二)**慢性主动脉瓣反流**

1. **主动脉瓣本身病变** 包括:①风湿性心脏病:在我国约 2/3 主动脉瓣反流由风湿性心脏病所致,多合并主动脉瓣狭窄和二尖瓣病变;②先天性畸形:二叶瓣畸形占临床单纯性主动脉瓣反流的 1/4,儿童期出现反流多由于一叶边缘有缺口或大而冗长的一叶脱垂入左心室,成人期多由于进行性瓣叶纤维化挛缩或继发于感染性心内膜炎而引起反流;③感染性心内膜炎:为单纯主动脉瓣反流的常见病因,是由于瓣膜赘生物致瓣叶破损或穿孔,瓣叶因支持结构受损而脱垂或赘生物介于瓣叶间妨碍其闭合而引起反流,即使感染已控制,瓣叶纤维化和挛缩可继续;④退行性主动脉瓣病变:75% 的老年退行性钙化性主动脉瓣狭窄合并反流;⑤主动脉瓣脱垂:系主动脉瓣黏液样变性致瓣叶舒张期脱垂入左心室,偶尔合并主动脉根部中层囊性坏死,可能为先天性原因。

2. 主动脉根部扩张 引起瓣环扩大,瓣叶舒张期不能对合,为相对关闭不全。包括:①Marfan 综合征:遗传性结缔组织病,通常累及骨、关节、眼、心脏和血管,典型者四肢细长,韧带和关节过伸,晶状体脱位和升主动脉呈梭形瘤样扩张;②梅毒性主动脉炎:炎症破坏主动脉中层,致主动脉根部扩张,30% 发生主动脉瓣反流;③其他病因:高血压性主动脉环扩张、特发性升主动脉扩张、主动脉夹层形成、强直性脊柱炎、银屑病性关节炎等。

【病理生理】

1. 急性舒张期 主动脉血流反流入左心室,使左心室舒张末压迅速升高。收缩期,左心室难以将左心房回血及主动脉反流血充分排空,前向搏出量下降;舒张期,因舒张压迅速上升,致使二尖瓣提前关闭,有助于防止左心室压过度升高,但左心房排空受限,左心房压力增高,引起肺淤血、肺水肿。心率加快虽可代偿左心室前向排出量减少,使左心室收缩压及主动脉收缩压不致发生明显变化,但在急性主动脉瓣反流的病人,血压常明显下降,甚至发生心源性休克。

2. 慢性舒张期 主动脉内血流大量反流入左心室,使左心室舒张末容量增加。左心室对慢性容量负荷增加代偿反应为左心室扩张,舒张末压可维持正常,扩张在 Frank-Starling 曲线上升段,可以增强心肌收缩力。另外,由于血液反流,主动脉内压力下降,更有利于维持左心室泵血功能。由于左心室舒张末压不增加,左心房和肺静脉压也保持正常,故可多年不发生肺循环障碍。随病情进展,反流量增多,左心室进一步扩张,左心室舒张末容积和压力显著增加,最终导致心肌收缩力减弱,心搏出量减少,左心室功能降低,最后可发展至左心功能不全。左心室心肌肥厚使心肌耗氧量增加,同时主动脉反流致舒张压降低而使冠状动脉灌流减少,引起心肌缺血,也加速心功能恶化。

【临床表现】

（一）症状 慢性主动脉瓣反流可在较长时间无症状,轻症者一般可维持 20 年以上。随反流量增大,出现与心搏出量增大有关的症状,如心悸、心前区不适、头颈部强烈动脉搏动感等。心力衰竭的症状早期为劳力性呼吸困难,随着病情进展,可出现夜间阵发性呼吸困难和端坐呼吸。心绞痛发作较主动脉瓣狭窄时少见,晕厥罕见,改变体位时可出现头晕或眩晕。

急性主动脉瓣反流轻者可无任何症状,重者可出现突发呼吸困难,不能平卧,全身大汗,频繁咳嗽,咳白色或粉红色泡沫痰,更重者可出现烦躁不安、神志模糊,甚至昏迷。

（二）体征

1. 慢性

（1）心尖搏动向左下移位,范围较广,心界向左下扩大。心底部、胸骨柄切迹、颈动脉可触及收缩期震颤。颈动脉搏动明显增强。

（2）心音:第一心音减弱,为舒张期左心室充盈过度、二尖瓣位置高所致;主动脉瓣区第二心音减弱或消失;心尖区常可闻及第三心音,与舒张早期左心室快速充盈增加有关。

（3）心脏杂音:主动脉瓣区舒张期杂音,为一高调递减型叹气样杂音,舒张早期出现,坐位前倾位呼气末明显,向心尖区传导。轻度反流者,杂音柔和、高调,仅出现于舒张早期,只有病人取坐位前倾、呼气末才能听到;中重度反流者,杂音为全舒张期,性质较粗糙。当出现乐音性杂音时,常提示瓣叶脱垂、撕裂或穿孔。严重主动脉瓣反流,在主动脉瓣区常有收缩中期杂音,向颈部及胸骨上窝传导,为极大量心搏出量通过畸形的主动脉瓣膜所致,并非由器质性主动脉瓣狭窄所致。反流明显者,常在心尖区闻及柔和低调的隆隆样舒张期杂音（Austin-Flint 杂音）,其产生机制是:①由于主动脉瓣反流,左心室血容量增多及舒张期压力增高,将二尖瓣前侧叶推起处于较高位置,引起相对二尖瓣狭窄所致。②主动脉瓣反流血液与由左心房流入的血液发生冲击、混合,产生涡流,引起杂音。

（4）周围血管征:动脉收缩压增高,舒张压降低,脉压增宽,可出现周围血管征,如点头征（De

Musset 征)、水冲脉（water-hammer pulse）、股动脉枪击音（Traube 征）和毛细血管搏动征,听诊器压迫股动脉可闻及双期杂音（Duroziez 双重音）。

2. 急性 重者可出现面色灰暗、唇甲发绀、脉细数、血压下降等休克表现。二尖瓣提前关闭致使第一心音减弱或消失;肺动脉高压时可闻及肺动脉瓣区第二心音亢进,常可闻及病理性第三心音和第四心音。由于左心室舒张压急剧增高,主动脉和左心室压力阶差急剧下降,因而舒张期杂音柔和、短促、低音调。周围血管征不明显,心尖搏动多正常。听诊肺部可闻及哮鸣音,或在肺底闻及细小水泡音,严重者满肺均有水泡音。

【实验室和其他检查】

1. X线检查 慢性主动脉瓣反流者左心室明显增大,向左下增大,心腰加深,升主动脉结扩张,呈"主动脉型"心脏,即靴形心。急性者心脏大小多正常或左心房稍增大,常有肺淤血和肺水肿表现。

2. 心电图 慢性者常见左心室肥厚劳损伴电轴左偏。如有心肌损害,可出现心室内传导阻滞、房性和室性心律失常。急性者常见窦性心动过速和非特异性 ST-T 改变。

3. 超声心动图 M 型超声显示舒张期二尖瓣前叶快速高频的振动,二维超声可显示主动脉瓣关闭时不能合拢。多普勒超声显示主动脉瓣下方（左心室流出道）探及全舒张期反流,为诊断主动脉瓣反流高度敏感及准确的方法,与心血管造影术有高度相关性,可定量判断其严重程度（表 3-8-2）。

表 3-8-2 主动脉反流严重程度的判定

反流程度	射流宽度	每搏反流量/ml	反流分数/%
轻度	<左心室流出道的 25%	<30	<30
中度	左心室流出道的 25%～65%	30～60	30～50
重度	>左心室流出道的 65%	>60	>50

4. 心脏磁共振 如超声心动图评估效果欠佳或评估结果不确定,可采用心脏磁共振成像来量化反流严重程度、测定左室收缩期和舒张期容积,以及评估左心室收缩功能。心脏磁共振可量化主动脉瓣反流量和反流口面积。

5. 心导管检查 当无创技术不能确定反流程度、考虑外科手术治疗以及需要评价冠状动脉情况时,可行心导管检查。

【诊断与鉴别诊断】

1. 诊断 有典型主动脉瓣反流的舒张期杂音伴周围血管征,可诊断为主动脉瓣反流,超声心动图可明确诊断。慢性者合并主动脉瓣狭窄或二尖瓣病变,支持风湿性心脏病诊断。

2. 鉴别诊断 主动脉瓣反流杂音于胸骨左缘明显时,应与 Graham-Steell 杂音鉴别。Austin-Flint 杂音应与二尖瓣狭窄的心尖区舒张中晚期杂音鉴别:前者常紧随第三心音后,第一心音减弱;后者紧随开瓣音后,第一心音常亢进。

【并发症】 感染性心内膜炎较常见,常加速心力衰竭发生;充血性心力衰竭:慢性者常于晚期出现,急性者出现较早;室性心律失常常见,但心脏性猝死少见。

【治疗】

（一）慢性

1. 一般治疗 主要包括:①慢性主动脉瓣反流病人应避免重体力活动和剧烈运动;②轻度反流者每 3～5 年随访 1 次评估超声心动图,中度反流者每 1～2 年随访 1 次,重度者每 6～12 个月随访一次,如有进行性左室扩张应提高随访频率。

2. 药物治疗 主要包括:①预防感染性心内膜炎,如为风湿性心脏病应预防风湿热;②梅毒性主动脉炎应予全疗程青霉素治疗;③合并高血压者应积极控制血压,推荐使用 ACEI、ARB 或二氢吡啶类钙通道阻滞剂;④合并心衰但有手术禁忌者:可使用 ACEI、ARB 或二氢吡啶类钙通道阻滞剂;⑤对于主动脉瓣术后仍有心功能不全者或高血压病人,可使用β受体拮抗剂、ACEI或ARB治疗;⑥Marfan综合征病人术前及术后均应使用β受体拮抗剂治疗;⑦二叶瓣畸形合并升主动脉或主动脉根部扩张病人,建议使用ACEI、ARB或β受体拮抗剂治疗。

3. 手术治疗 慢性主动脉瓣反流病人若无症状,且左心室功能正常,可不需要手术,但要定期随访。目前外科手术仍是治疗主动脉瓣重度反流的首选方案,手术适应证包括:①伴有症状的重度主动脉瓣反流病人,无论左心功能正常与否;②无症状的重度病人,伴有以下之一:LVEF<55%,LVEF正常但合并LVESD>50mm或LVESD指数>25mm/m²,中度及以上反流病人需接受其他心脏外科手术。手术的禁忌证为:LVEF≤15%~20%,LVEDD≥80mm或LVEDVI≥300ml/m²。目前主动脉瓣反流外科手术以主动脉瓣置换术为主,仅一部分年轻的且瓣膜解剖结构合适(升主动脉扩张引起而无瓣膜增厚、变形和钙化)的病人可考虑行主动脉瓣修补术治疗。

值得注意的是,TAVR仍不是主动脉瓣重度反流的一线治疗方案。其原因主要在于反流病人往往缺乏瓣膜钙化,介入瓣膜定位及固定较困难。但对于外科手术禁忌同时解剖学结构合适的病人,可在介入治疗经验丰富的中心进行TAVR治疗。

(二)急性 急性主动脉瓣反流的危险性比慢性主动脉瓣反流高得多,因此应尽早考虑外科治疗。内科治疗一般为术前准备过渡措施,包括吸氧、镇静、静脉应用多巴胺或多巴酚丁胺,或硝普钠、呋塞米等。治疗应尽量在Swan-Ganz导管床旁血流动力学监测下进行,主要目的是降低肺静脉压、增加心排血量、稳定血流动力学。人工瓣膜置换术或主动脉瓣修复术为治疗急性主动脉瓣反流的根本措施。

【预后】 急性重度主动脉瓣反流如不及时手术治疗,常死于左心衰竭。慢性者无症状期长,一旦症状出现,病情便迅速恶化。NYHA心功能Ⅱ级的主动脉瓣重度反流病人年死亡率约6%,而NYHAⅢ级或Ⅳ级病人,年死亡率接近25%。主动脉瓣置换术后存活者大部分有明显临床改善,心脏缩小、左心室重量减少,左心室功能有所恢复,但恢复程度和术后远期存活率低于主动脉瓣狭窄者。

第三节 | 二尖瓣狭窄

【病因】 二尖瓣狭窄(mitral stenosis,MS)的主要病因为风湿热,多见于20~40岁青壮年,约70%的病人为女性,约50%的病人无急性风湿热史,但多有反复链球菌感染所致的上呼吸道感染病史。急性风湿热后,至少需要2年或更长的时间才可能形成明显的二尖瓣狭窄,多次反复发作的急性风湿热比仅有一次发作出现瓣口狭窄的病理改变要早。二尖瓣狭窄的少见病因有先天性发育异常、瓣环钙化等。

【病理】 风湿性二尖瓣狭窄的病理改变有瓣叶及闭合缘的纤维增厚、钙化,瓣叶交界处的融合、增厚、纤维化,以及腱索的增粗、缩短和融合。狭窄的二尖瓣形状如同漏斗,瓣口常呈鱼嘴样改变。若以腱索的挛缩和粘连为主,则主要表现为二尖瓣反流。慢性二尖瓣狭窄可导致左心房扩大及其所致的左主支气管升高、左心房壁钙化、左心房附壁血栓形成、肺血管壁增厚、右心室肥厚和扩张等病变。单纯二尖瓣狭窄者约占风湿性心脏病的25%,二尖瓣狭窄伴有二尖瓣反流者约占40%,主动脉瓣常常同时受累。

【病理生理】 正常成人二尖瓣口面积(mitral valve area,MVA)为4.0~6.0cm²,瓣口面积缩小至2.5cm²以上为轻度狭窄,1.6~2.5cm²为中度狭窄,小于1.5cm²为重度狭窄。随着二尖瓣狭窄加重,跨二尖瓣压差相应增加才能使血流通过狭窄的瓣口充盈入左室,以维持正常的心排血量。

二尖瓣狭窄最早出现的血流动力学改变是由于舒张期血流流入左心室受阻而导致左心房压力升高。这种压力的改变可以传导到肺静脉系统造成肺淤血,严重时可导致大量咯血。初期,左心房压力的增高仅在心率增加时出现,如运动、激动、感染、妊娠以及快心室率房颤时;随着狭窄的加重,甚至在静息状态下正常心率时,左心房压力也持续增高,并出现劳力性呼吸困难等肺静脉压力增高的相关症状,慢性肺静脉高压可致肺血管阻力增加、肺动脉压力增加。如果二尖瓣狭窄未被纠正,肺血管系统将会发生不可逆改变,严重的肺动脉高压可导致右心室扩张和右心衰,此时肺淤血症状反而减轻,但体循环淤血症状和体征明显加重。

【临床表现】

(一)**症状** 二尖瓣狭窄的发展呈渐进性,早期为20~40年的缓慢发展期,临床症状隐匿或不明显,晚期进展迅速。

1. **呼吸困难** 发生较早,早期表现为劳力性呼吸困难,晚期静息状态下亦出现呼吸困难,可表现为端坐呼吸和阵发性夜间呼吸困难。快心室率房颤、感染、发热、妊娠或分娩、运动、输液过多过快等因素,可诱发急性肺水肿。

2. **咯血** 有以下几种情况:①扩张的支气管静脉破裂致突然咯大量鲜血,可为二尖瓣狭窄首发症状,多见于二尖瓣狭窄早期;②阵发性夜间呼吸困难或咳嗽时,可出现痰中带血或血痰;③急性肺水肿时,咳出大量粉红色泡沫状痰;④体静脉血栓或右房内血栓脱落致肺梗死而咯血,是二尖瓣狭窄伴有心衰的少见并发症。

3. **咳嗽** 常常发生,多在夜间睡眠或劳动后出现,可能为支气管黏膜淤血、水肿造成支气管炎或因左心房增大压迫左主支气管所致。

4. **其他** 严重扩张的左心房和肺动脉压迫左侧喉返神经,可导致声音嘶哑;压迫食管可引起吞咽困难。右心衰竭时可出现食欲减退、腹胀、恶心等消化道淤血症状。

(二)**体征** 重度二尖瓣狭窄病人常常伴有特殊的"二尖瓣面容",双颧呈绀红色。

二尖瓣狭窄的典型体征:心尖区低调的舒张中晚期隆隆样杂音,局限不传导,左侧卧位时心尖部最明显,常可触及舒张期震颤。若心尖区闻及第一心音(S_1)亢进和开瓣音,提示瓣叶柔顺、活动度好。第一心音亢进是由于瓣叶在舒张期位置较低、收缩期快速闭合所致,呈拍击样;开瓣音紧随第二心音(S_2),是由于二尖瓣的突然开放时发生震颤所致,呼气时明显,为二尖瓣狭窄听诊的特征性改变,上述两种征象代表瓣膜弹性较好。如瓣叶钙化僵硬、活动性明显下降,则第一心音减弱,开瓣音消失。

当出现肺动脉高压时,胸骨左下缘可扪及右心室收缩期抬举样搏动,肺动脉瓣区第二心音(P_2)亢进或伴分裂。由于肺动脉扩张导致相对性肺动脉瓣关闭不全时,在胸骨左缘第2~4肋间可闻及递减型吹风样舒张早期杂音(Graham-Steell杂音),需要和主动脉瓣反流杂音鉴别。右心室扩大伴三尖瓣反流时,胸骨左缘第4、5肋间可闻及全收缩期吹风样杂音,吸气时增强。

【实验室和辅助检查】

1. **X线检查** 后前位见左心缘变直,右心缘见双心房影,左心房增大,肺动脉段隆起,主动脉结缩小,间质性肺水肿(如Kerley B线);左前斜位可见左心房增大使左主支气管上抬,右前斜位见左心房压迫使食管下段后移。严重者左心房、右心室扩张明显,心影呈"梨形心"。

2. **心电图** 重度二尖瓣狭窄病人可出现"二尖瓣型P波",P波宽度>0.12秒,伴有切迹,Ptf-V_1终末负性向量增大;QRS波群示电轴右偏和右心室肥厚表现。

3. **超声心动图** 对评估二尖瓣的病理改变及狭窄的严重程度极有价值。M型超声心动图显示二尖瓣叶回声增强,活动度减低,前叶曲线呈"城墙样"改变,EF斜率降低,前后叶同向运动。二维超声心动图显示"穹顶状",二尖瓣交界和腱索增厚、粘连融合,舒张期前叶呈"鱼钩样",后叶活动度减少,瓣口面积缩小呈"鱼嘴样";左房、右室大,左房内可有血栓回声,严重狭窄者呈巨大左心房。彩色多普勒血流显像和连续多普勒显像可探及通过狭窄的全舒张期五彩射流信号及高速正向湍流频谱。超声心动图还可为房室大小、室壁厚度和运动、心室功能、肺动脉压、其他瓣膜异常和先天性畸形等方面提供信息。连续波或脉冲波多普勒显像能较准确地测定舒张期跨二尖瓣压差和二尖瓣口面积,其结果与心导管法测定结果具有良好相关性,可较准确地判断狭窄的严重程度(表3-8-3)。经食管超声心动图能准确判断二尖瓣形态,检出左心耳及左心房附壁血栓,观察房室腔形态及功能改变。血栓诊断的敏感性及特异性均在98%以上。

表 3-8-3　超声心动图二尖瓣狭窄程度判定

狭窄程度	瓣口面积/cm²	平均压力阶差/mmHg	肺动脉压/mmHg
轻度	>2.5	<5	<30
中度	1.6~2.5	5~9	30~<50
重度	<1.6	>9	≥50

4. **心导管检查**　在考虑介入或手术治疗时,可经心导管检查同步测定肺毛细血管楔压和左心室压,以确定跨瓣压差,准确判断狭窄程度。

【诊断与鉴别诊断】　根据典型的心脏杂音以及超声心动图表现可明确诊断。超声心动图有助于鉴别相对性二尖瓣狭窄、左房黏液瘤、三尖瓣狭窄和原发性肺动脉高压等。

【并发症】

1. **房颤**　常见,可为首次呼吸困难发作的诱因和病人体力活动明显受限的开始。常先有房性期前收缩,继而阵发性心房扑动和颤动,之后转为慢性房颤。房颤发作可使心排血量降低 20%~25%,诱发或加重心力衰竭。

2. **急性肺水肿**　突然出现的重度呼吸困难和发绀、不能平卧、咳粉红色泡沫状痰、双肺满布干湿啰音。如不及时救治,可能致死,是重度二尖瓣狭窄的严重并发症。多见于剧烈体育运动、情绪激动、感染、突发快速型心律失常、妊娠和分娩时。

3. **血栓栓塞**　20% 的病人可发生体循环栓塞。80% 的体循环栓塞病人有房颤,2/3 的体循环栓塞为脑动脉栓塞,其余依次为外周动脉和内脏(脾、肾和肠系膜)动脉栓塞。偶尔左心房带蒂球状血栓或游离漂浮球状血栓可突然阻塞二尖瓣口,导致猝死。来源于右心房的栓子可造成肺栓塞。

4. **右心衰**　为晚期常见的并发症。右心衰时,右心排血量明显减少,肺循环血量减少,左心房压下降,加之肺泡和肺毛细血管壁增厚,呼吸困难可有所减轻,发生急性肺水肿和大咯血的危险减少,但其代价是心排血量的降低。临床表现为右心衰的症状和体征。

5. **肺部感染**　常见,肺静脉压增高和肺淤血易导致肺部感染的发生,可诱发心力衰竭。

6. **感染性心内膜炎**　少见,特别是瓣叶明显钙化或房颤的病人更少发生。

【治疗】

(一)一般治疗　避免过度体力劳动和剧烈运动,定期随访。无症状的重度二尖瓣狭窄和成功实施经皮球囊二尖瓣成形术(percutaneous balloon mitral valvuloplasty,PBMV)的病人应每年进行临床随访和超声心动图检查,一旦症状出现应尽早考虑介入/外科手术治疗。对轻中度狭窄的病人,随访间隔时间可延长到每 2~3 年一次。

(二)药物治疗　有风湿活动者应给予抗风湿治疗,预防风湿热复发应长期甚至终身应用苄星青霉素;利尿剂、β 受体拮抗剂、地高辛、非二氢吡啶类钙通道阻滞剂和伊伐布雷定可改善症状;合并房颤病人需要抗凝治疗,其中,中至重度二尖瓣狭窄病人应使用维生素 K 拮抗剂(VKA)抗凝而不是新型口服抗凝药(NOAC),INR 目标值为 2~3;窦性心律病人,如既往有血栓栓塞病史、左房存在血栓、左房内径>50mm 或容积>60ml/m²、经食管超声心动图提示左房有自发显影时也建议抗凝治疗。

(三)并发症的处理

1. **大量咯血**　应取坐位,同时使用镇静剂及静脉利尿剂,以降低肺动脉压。

2. **急性肺水肿**　处理原则与急性左心衰所致的肺水肿相似。需注意以下两点:①避免使用以扩张小动脉为主、减轻心脏后负荷的血管扩张药物,应选用扩张静脉系统、减轻心脏前负荷为主的硝酸酯类药物;②正性肌力药物对二尖瓣狭窄的肺水肿无益,仅在房颤伴快速心室率时可静脉注射毛花苷丙,以减慢心室率。

3. **心房颤动**　急性快速型房颤应立即控制心室率,可先静脉注射洋地黄类药物如毛花苷丙注射液;如效果不满意,可静脉注射地尔硫草或艾司洛尔;当血流动力学不稳定时,如出现肺水肿、休克、心绞痛或晕厥者,应立即电复律。慢性房颤病人应争取介入或者手术解决狭窄,可口服β受体拮抗剂、地高辛或非二氢吡啶类钙通道阻滞剂控制心室率,使用 VKA 抗凝。

(四) 介入治疗　经皮球囊二尖瓣成形术(PBMV)的适应证为:重度单纯二尖瓣狭窄;瓣叶柔软活动好,无明显钙化和瓣下结构无明显增厚(Wilkins 超声评分≤8 分);心腔内无血栓;不合并二尖瓣反流及其他瓣膜病变;无风湿活动;有明确临床症状,心功能Ⅱ～Ⅲ级。瓣口面积>1.5cm^2 的症状性MS 病人,如果 PAWP>25mmHg 或者运动状态下平均跨瓣压差>15mmHg,在经验丰富的综合瓣膜病中心可行 PBMV 治疗。如伴有二尖瓣反流,仅限于轻度且无左室增大者。对高龄、伴有严重冠心病,因其他严重的肺、肾、肿瘤等疾病不宜手术或拒绝手术,妊娠伴严重呼吸困难,以及外科分离术后再狭窄的病人,也可选择该疗法。对于有血栓或慢性房颤的病人,应在术前充分用华法林抗凝。禁忌证包括:二尖瓣瓣口面积>1.5cm^2,近期(3 个月内)有血栓栓塞史,伴中至重度二尖瓣反流、严重或双侧交界钙化、交界无粘连、合并严重的主动脉瓣或三尖瓣病变、合并冠心病需要旁路移植术、右心房明显扩大及严重的胸廓畸形等。对于左房血栓,如非紧急手术,可给予抗凝治疗 2～6 个月后复查经食管超声心动图,如血栓消失仍可行 PBMV;如血栓仍存在考虑外科手术。PBMV 手术成功率95.2%～99.3%,术后症状和血流动力学可立即改善,主要并发症包括死亡(0.12%)、中度以上二尖瓣反流(1.41%)、心脏压塞(0.81%)和血栓栓塞(0.48%)。

(五) 外科手术治疗

1. 人工瓣膜置换术　对严重的二尖瓣狭窄不适合行球囊扩张术的病人,可以进行二尖瓣置换术。适应证:①重度 MS 合并严重症状(NYHA Ⅲ～Ⅳ级)的病人,非外科手术高风险,不适合或既往PBMV 失败;②中度 MS 病人,合并其他需要手术的心脏疾病;③严重 MS 病人,虽然接受充分的抗凝治疗,但仍出现复发性血栓事件。手术应在有症状而无肺动脉高压时考虑。严重肺动脉高压增加手术风险,但非手术禁忌,术后多有肺动脉高压减轻。禁忌证:①脑栓塞:是风湿性 MS 常见并发症之一,为避免体外循环可能增加的脑损害及术后抗凝并发症,一般宜在 2～3 个月后择期手术。②全身状况差,不能耐受外科手术者:高危及有手术禁忌病人,手术风险极高,术后死亡率明显上升,不适宜行外科手术治疗。③风湿活动:提示风湿性心肌炎仍持续存在,一般在控制风湿活动后 3～6 个月行择期手术。④小左心室:严重 MS 病人,如病程很长、风湿反复发作,左心室长期废用导致严重萎缩,心肌高度纤维化,此类病人术后易发生低心排血量综合征及严重心律失常,手术风险极高。人工瓣膜置换术手术死亡率和术后并发症均高于分离术。术后存活者心功能可恢复较好。

2. 直视分离术　适用于有手术指征,但伴有瓣膜严重钙化或腱索重度融合缩短,以及左心房内有血栓或再狭窄者。在体外循环下,直视分离融合的交界处、腱索和乳头肌,去除瓣叶的钙化斑,清除左心房内血栓。术后血流动力学改善好,手术死亡率低,术后并发症少,无需终身抗凝。但由于手术复发率高,已逐步淘汰。

【预后】　二尖瓣狭窄出现症状,以及发生房颤、慢性心衰伴心脏扩大及有栓塞史者,预后不良。在未开展手术治疗的年代,本病 10 年存活率在无症状被确诊后的病人为 84%,症状轻者为 42%,中、重度者为 15%。从发生症状到完全致残的平均时间为 7.3 年。手术治疗提高了病人的生活质量和存活率。

第四节　二尖瓣反流

【病因和病理】　二尖瓣结构包括瓣叶、瓣环、腱索、乳头肌等四部分,正常的二尖瓣功能有赖于此四部分及左心室的结构和功能完整性,其中任何一个或多个部分发生结构异常或功能失调均可导致二尖瓣反流(mitral regurgitation, MR)。常见二尖瓣反流病因如表 3-8-4 所示。根据病程,可分为急性 MR 和慢性 MR。慢性 MR 分为慢性原发性(退化性)MR 和慢性继发性(功能性)MR。慢性原发性MR 由瓣叶、瓣环、腱索和乳头肌的一项及以上发生病理学改变引起;慢性继发性 MR 继发于左室、左房结构或功能异常,二尖瓣膜通常是正常的。

表 3-8-4　二尖瓣反流病因分类

病变部位	慢性	急性或亚急性
瓣叶-瓣环	风湿性 黏液样变性 瓣环钙化 结缔组织疾病 先天性(如二尖瓣裂)	感染性心内膜炎 外伤 人工瓣瓣周漏
腱索-乳头肌	瓣膜脱垂(腱索或乳头肌过长) 乳头肌功能不全	原发性腱索断裂 继发性腱索断裂 感染性心内膜炎或慢性瓣膜病变所致 心肌梗死并发乳头肌功能不全或断裂 创伤所致腱索或乳头肌断裂
心肌(相对性)	扩张型心肌病 肥厚型梗阻性心肌病 冠心病	

1. **瓣叶**　约 30% 的二尖瓣反流为风湿性损害。风湿性病变使瓣叶僵硬、变性、瓣叶边缘卷缩挛缩、连接处融合以及腱索融合缩短。其他病因可见感染性心内膜炎引起的瓣叶穿孔、赘生物附着,影响瓣膜关闭。二尖瓣原发性黏液性变性使瓣叶宽松膨大或伴腱索过长致使二尖瓣脱垂,当心脏收缩时瓣叶突入左房可致二尖瓣反流。二尖瓣脱垂亦可见于遗传性结缔组织病如 Marfan 综合征。肥厚型梗阻性心肌病收缩期二尖瓣前叶前向运动可导致二尖瓣反流。先天性心脏病心内膜垫缺损常合并二尖瓣前叶裂,导致反流。

2. **瓣环扩大**　任何病因引起的左心室扩大、左心房扩大、二尖瓣环的退行性变和钙化,都可造成二尖瓣环扩大而导致二尖瓣反流。二尖瓣环退行性变和瓣环钙化,多见于老年女性。尸检发现 70 岁以上女性,二尖瓣环钙化的发生率为 12%。严重二尖瓣环钙化者,50% 合并主动脉瓣环钙化,大约 50% 的二尖瓣环钙化累及传导系统,引起不同程度的房室或室内传导阻滞。

3. **腱索**　这是引起二尖瓣反流的重要原因,先天性异常、自发性断裂或继发于感染性心内膜炎、风湿热的腱索断裂均可导致二尖瓣反流。

4. **乳头肌**　乳头肌功能失调可致其对腱索和瓣叶的牵制作用减弱而引起二尖瓣反流。乳头肌的血供来自冠状动脉终末分支,对缺血很敏感,冠状动脉灌注不足可引起乳头肌缺血、损伤、坏死和纤维化伴功能障碍。如乳头肌缺血短暂,可出现短暂的二尖瓣反流;如急性心肌梗死发生乳头肌坏死,则产生永久性二尖瓣反流,乳头肌坏死是心肌梗死的常见并发症,而乳头肌断裂在心肌梗死的发生率低于 1%,乳头肌完全断裂可发生严重致命的急性二尖瓣反流。其他少见的疾病为先天性乳头肌畸形,如一侧乳头肌缺如,称降落伞二尖瓣综合征;罕见的乳头肌脓肿、肉芽肿、淀粉样变和结节病等。

【病理生理】　急性二尖瓣反流可致左心房及左心室压力骤然上升,导致肺淤血甚至肺水肿。此外,心搏出量及心排血量的减低会导致全身血管阻力的上升,更加重了二尖瓣反流的严重程度。病人通常表现为突发的肺水肿及心源性休克。

慢性二尖瓣反流时,舒张期反流的血液再经二尖瓣充盈左心室,导致左心室容量负荷增大,早期通过左心室扩大和离心性肥厚代偿。根据 Frank-Starling 机制使左心室心搏出量增加以维持正常的前向心搏出量。慢性二尖瓣反流时左心房顺应性增加,左心房扩大和左心室于较长时间内适应容量负荷的增加,使左心房压和左心室舒张末压上升不明显,故在相当长时期内不出现肺淤血且无临床症状。但持续、严重的过度负荷,终致左心室心肌功能衰竭,左心室舒张末压和左心房压明显上升,出现肺淤血,最终出现肺动脉高压和右心衰。

【临床表现】

(一) 症状

1. **急性** 轻度二尖瓣反流仅有轻微劳力性呼吸困难;严重反流时(如腱索、乳头肌断裂)则很快发生急性左心衰,甚至出现急性肺水肿或心源性休克。

2. **慢性** 慢性二尖瓣反流病人的临床症状轻重取决于二尖瓣反流的严重程度及进展速度、左心房和肺静脉压的高低、肺动脉压力水平及是否合并有其他瓣膜损害和冠状动脉疾病。如轻度二尖瓣反流者可以终身没有症状;对于较重的二尖瓣反流,从罹患风湿热至出现症状一般超过20年,但一旦发生心力衰竭,则进展常较迅速。

程度较重的二尖瓣反流病人,由于心排血量减少,可表现为疲乏无力,活动耐力下降;同时,肺静脉淤血导致程度不等的呼吸困难,包括劳力性呼吸困难、静息性呼吸困难、夜间阵发性呼吸困难及端坐呼吸等。发展至晚期则出现右心衰竭的体循环淤血表现。在右心衰竭出现后,左心衰竭的症状反而有所减轻。另外,合并冠状动脉疾病的病人因心排血量减少可出现心绞痛的临床症状。

(二) 体征

1. **急性** 心尖搏动呈高动力型。肺动脉瓣第二心音亢进,可见左心房强有力收缩所致的心尖区第四心音。心尖区收缩期杂音是二尖瓣反流的主要体征,可在心尖区闻及>3/6级的收缩期粗糙的吹风样杂音,累及腱索、乳头肌时可出现乐音性杂音。由于左心房与左心室之间压力差减小,心尖区反流性杂音持续时间变短,于第二心音前终止。严重反流也可出现心尖区第三心音和短促的舒张期隆隆样杂音。

2. **慢性** 心尖搏动呈抬举样,并向左下移位。重度反流时,第一心音减弱或不能闻及。二尖瓣脱垂和冠心病所致反流时第一心音多正常。由于左心室射血时间缩短、第二心音提前,心音分裂增宽。典型的二尖瓣反流杂音为心尖部全收缩期吹风样杂音,杂音强度≥3/6级,在心尖区最响,可伴有震颤,前叶损害为主时杂音向左腋部、左肩胛下区及背部传导,后叶损害为主时杂音向心底部传导。杂音的强度与左心室收缩力的强弱有关,而与反流的程度不一定成正比。因风湿性心脏病导致的二尖瓣反流,多合并典型的二尖瓣狭窄杂音。二尖瓣脱垂时可有收缩中期喀喇音。腱索断裂时杂音可似海鸥鸣或乐音性。

【实验室和辅助检查】

1. **X线检查** 急性者心影正常,或左心房轻度增大伴明显肺淤血,甚至肺水肿征。慢性重度反流可见左心房、左心室增大,左心衰时可见肺淤血和间质性肺水肿征。二尖瓣环钙化在左侧位或右前斜位可见致密而粗的C形阴影。

2. **心电图** 急性者正常,多表现为窦性心动过速。慢性重度二尖瓣反流可见P波增宽且呈双峰,提示左心房增大;部分有左心室肥厚和非特异性ST-T改变;少数有右心室肥厚征;常有房颤。

3. **超声心动图** M型超声示前叶曲线EF斜率加快,左心房、左心室及右心室增大。二维超声可显示二尖瓣的形态特征,如瓣叶和瓣下结构增厚、融合、缩短和钙化、瓣叶冗长脱垂、连枷样瓣叶、瓣环扩大或钙化、赘生物、左心室扩大和室壁矛盾运动等,有助于明确病因。

脉冲或连续波多普勒超声和彩色多普勒血流显像可于二尖瓣心房侧和左心房内探及收缩期反流束及反流频谱,其诊断二尖瓣反流的敏感性可近100%。二尖瓣反流程度分级标准见表3-8-5。

【诊断与鉴别诊断】 诊断主要根据典型的心尖区收缩期吹风样杂音以及超声心动图表现。超声心动图有助于鉴别生理性杂音、三尖瓣反流、室间隔缺损、左心室或右心室流出道梗阻等。

【并发症】 常有房颤;感染性心内膜炎较二尖瓣狭窄常见;体循环栓塞较二尖瓣狭窄少见;心衰在急性者早期出现,慢性者晚期发生;急性病人可出现急性左心衰甚至急性肺水肿。

【治疗】

(一) 急性 治疗目的是降低肺静脉压,增加心排血量和纠正病因。内科治疗一般为术前过渡措施,尽可能在床旁应用Swan-Ganz导管血流动力学监测指导下进行。硝酸酯类和利尿剂可降低充盈

表 3-8-5　二尖瓣反流程度分级标准

项目	轻度反流	中度反流	重度反流
结构病变			
二尖瓣结构	瓣器结构无异常或轻微病变	瓣器结构中度异常	严重的、明显的瓣膜结构病变
房室腔大小	正常	正常或轻度扩大	扩大
彩色多普勒血流显像定性			
彩色反流束面积	小、中心性、窄、短促	适中	大,中心性>50% 左心房面积,偏心性较大面积冲击左心房壁
反流信号汇聚	不明显	中等	明显并持续全收缩期
反流频谱	信号淡、不完整	中等	信号浓密、全收缩期、倒三角形
半定量参数			
缩流颈宽度/cm	<0.3	0.3~0.7	>0.7
肺静脉频谱	收缩期为主	正常或收缩期减弱	几乎无收缩期波或收缩期逆流
二尖瓣前向频谱	A 峰为主	不定	E 峰为主($>1.2m/s$)
定量参数			
有效反流口面积(EROA)/cm^2	<0.20	0.20~0.39	≥0.40
反流容积/ml	<30	30~59	≥60
反流分数/%	<30	30~49	≥50

压,静滴硝普钠扩张小动静脉,降低心脏前后负荷、减轻肺淤血、减少反流、增加心排血量。低血压和血流动力学不稳定时可使用正性肌力药物、主动脉内球囊反搏(IABP)或体外膜肺氧合(ECMO)支持。外科治疗为根本措施,视病因、病变性质、反流程度和对药物治疗的反应,进行紧急、择期人工瓣膜置换术或修复术。部分病人经药物治疗后症状完全控制,进入慢性代偿期。

(二)慢性

1. **一般治疗**　在很长时间内可无症状,无需特殊治疗,主要是预防风湿热和感染性心内膜炎的发生,需定期随访。无症状、心功能正常的轻度 MR 不需要常规随访超声心动图;心功能正常的无症状中度 MR 病人,可每年临床随访 1 次,每 1~2 年复查超声心动图;心功能正常的无症状重度 MR 病人,应每 6 个月临床随访 1 次,每年复查超声心动图;若病情出现明显变化、出现新发房颤、肺动脉压力升高、左室射血分数降低时,应避免剧烈运动,并根据需要增加随访频率,必要时给予药物、介入或外科手术治疗。

2. **药物治疗**　药物治疗对原发性 MR 的作用有限,因为不能治疗原发性病变。不使用血管扩张剂治疗慢性原发性 MR、左室收缩功能正常的无症状血压正常病人。慢性原发性 MR 合并高血压的病人可予标准降压治疗。有症状的慢性原发性 MR 且 LVEF<60% 的病人,在等待进行瓣膜手术或不适合瓣膜手术时,可按射血分数降低型心力衰竭的标准指南给予药物治疗。对于继发性 MR,按照心衰管理指南的最优化药物治疗是管理的第一步也是必不可少的一步。最优化的药物治疗包括用 ACEI/ARB 或血管紧张素受体脑啡肽酶抑制剂(ARNI)、β 受体拮抗剂、葡萄糖共转运蛋白 2 抑制剂、醛固酮受体拮抗剂,必要时还可使用利尿治疗来减轻容量超负荷。慢性房颤、有体循环栓塞史、左心房有血栓者,应长期抗凝治疗。

3. **外科手术治疗**　外科治疗是恢复瓣膜功能的根本措施。手术适应证:①重度原发性 MR 伴有临床症状;②伴有肺动脉高压(肺动脉平均压>50mmHg)、新发心房颤动或左心功能障碍(LVEF≤60% 或 LVESD≥40mm)的无症状重度原发性 MR 病人;③重度继发性 MR,同时需行冠状动脉旁路移植手术或其他心脏外科手术。手术前应行心导管检查和心血管造影检查,以了解血流动力学情况、二尖瓣反流的程度及冠状动脉病变,便于指导手术治疗。手术方法有人工瓣膜置换术和二尖瓣修复术,后者用于非风湿性、非感染性和非缺血性病因者,如二尖瓣脱垂、腱索断裂和瓣环扩张等。二尖瓣脱垂是单纯重度 MR 最常见原因,反流症状严重且不易控制者应及时行二尖瓣修补术。由心肌梗死伴乳头肌头部断裂、二尖瓣创伤或心内膜炎引起的急性 MR、左心衰竭,进行急诊外科手术的死亡率比择期手术高。如果继发于急性心肌梗死的 MR 通过药物治疗,使病情保持稳定,则手术宜在心肌梗死后 4~6 周进行,在此期间用药物控制症状。

4. 介入治疗

(1)心脏再同步治疗(cardiac resynchronization therapy,CRT):CRT 通常可改善心室收缩不同步病人的继发性 MR,推荐符合进行 CRT 条件的继发性 MR 病人行 CRT 治疗。然而,进行 CRT 需要仔细选择病人,特别是存在缺血性 MR 的情况下,因为 CRT 可能无法起搏瘢痕区域。

(2)经导管二尖瓣介入治疗:二尖瓣介入技术是近年来迅猛发展的新技术,旨在针对外科手术高危病人改善重度 MR。主要有经导管二尖瓣缘对缘修复术(transcatheter edge-to-edge repair,TEER)、经导管二尖瓣人工腱索植入术、经导管二尖瓣环成形术、经导管二尖瓣置换术,其中 TEER 是目前唯一被指南推荐用于治疗 MR 的介入治疗。对于有症状的原发性 MR,外科手术禁忌或高危,解剖结构合适,可考虑行 TEER。对于有症状的重度继发性 MR 病人,若在最佳循证治疗(药物治疗+根据需要使用 CRT)后仍有心衰症状,外科手术禁忌或高危,解剖结构合适,可考虑行 TEER。

【预后】 由各种乳头肌、腱索及瓣叶异常造成的急性严重二尖瓣反流伴血流动力学不稳定者,如不及时手术干预,死亡率极高。慢性重度 MR 确诊后,内科治疗 5 年存活率 80%、10 年存活率 60%。单纯二尖瓣脱垂无明显反流,大多预后良好;年龄>50 岁,有明显收缩期杂音和二尖瓣反流,瓣叶冗长增厚,左心房、左心室增大者,预后较差。

第五节 | 多瓣膜病

多瓣膜病(multivalvular heart disease)又称联合瓣膜病,是指两个或两个以上瓣膜病变同时存在。

【病因】 引起多瓣膜病的病因,多数为单一病因,少数为多种病因引起。

1. **一种疾病同时损害几个瓣膜** 最常见为风湿性心脏病,近一半病人有多瓣膜损害。其次为老年退行性改变、黏液样变性,可同时累及二尖瓣和三尖瓣,两者可同时发生脱垂。感染性心内膜炎也可累及多瓣膜。

2. **一个瓣膜病变致血流动力学异常引起邻近瓣膜相对性狭窄或关闭不全** 如主动脉瓣膜反流使左心室容量负荷过度而扩大,产生相对性二尖瓣关闭不全。

3. **不同疾病分别导致不同瓣膜损害** 如先天性肺动脉瓣狭窄伴风湿性二尖瓣病变。

【病理生理和临床表现】 取决于受损瓣膜的组合形式和各瓣膜受损的相对严重程度。虽然某一瓣膜的损害可能减轻或抵消另一瓣膜病变的血流动力学变化,从而减轻临床症状,但总的来说,多瓣膜病变在病理生理上往往可使病情加重,对心功能造成综合性不良影响。常见的多瓣膜病有以下几种。

1. **二尖瓣狭窄伴主动脉瓣反流** 常见于风湿性心脏病,二尖瓣狭窄可使左心室扩张延缓,周围血管征不明显,听诊二尖瓣舒张期杂音可减弱,甚至消失。

2. **二尖瓣狭窄伴主动脉瓣狭窄** 若二尖瓣狭窄重于主动脉瓣狭窄,后者的一些表现常被掩盖,左心室充盈受限和左心室收缩压降低,延缓左心室肥厚和减少心肌耗氧,故心绞痛不明显;由于心排血量明显减少,跨主动脉瓣压差降低,可能导致低估主动脉瓣狭窄的严重程度。

3. **主动脉瓣狭窄伴二尖瓣反流** 为危险的多瓣膜病,相对较少见。前者加重二尖瓣反流,后者减少了主动脉瓣狭窄维持左心室每搏容量必需的前负荷,致使肺淤血早期发生,短期内产生左心衰竭。

4. **二尖瓣反流伴主动脉瓣反流** 左心室承受双重容量过度负荷,使左心室舒张期压力明显上升,可进一步加重二尖瓣反流,较早发生左心室衰竭。

5. **二尖瓣狭窄伴三尖瓣和/或肺动脉瓣反流** 常见于晚期风湿性心脏病二尖瓣狭窄病人。

【诊断及治疗】 诊断多瓣膜病必须仔细,超声心动图对诊断及评价心功能具有重要价值,必要时可行左心及右心导管术,以仔细评估瓣膜功能。多瓣膜病内科治疗同单瓣膜损害者,手术治疗为主要措施。双瓣膜置换术较单瓣膜置换术有更高的手术死亡率及远期死亡率,手术治疗前应仔细分析各瓣膜治疗的利弊。外科手术禁忌而考虑经皮介入治疗时,建议分期手术。

第六节 | 风湿热

风湿热(rheumatic fever)是心脏瓣膜病的主要病因之一,是由于 A 群乙型溶血性链球菌感染所致,其致病机制与继发于链球菌感染后异常免疫反应有关。

该细菌荚膜与关节、滑膜之间有共同抗原,细胞壁外层中 M 蛋白及 M 相关蛋白、中层多糖中 N-乙酰葡萄糖胺等与心肌和心瓣膜有共同抗原,细胞膜脂蛋白与心肌纤维膜和丘脑下核、尾状核之间有共同抗原。链球菌感染后体内产生的抗链球菌抗体,可与这些共同抗原形成循环免疫复合物,沉积于关节滑膜、心肌、心瓣膜或丘脑下核、尾状核,激活补体成分产生炎症病变,从而产生相应的临床表现。

【临床表现】 急性风湿热发生前 2~6 周常有咽峡炎或扁桃体炎等上呼吸道链球菌感染的表现,多急性起病,亦可为隐匿性进程,多为中等程度不规则发热,伴食欲减退、多汗、疲倦、面色苍白等毒血症表现。

1. **关节炎** 主要累及大关节(膝、踝、腕及肘关节),游走性、多发性,不遗留关节畸形,一般在数周内消失。

2. **心脏炎** 为小儿风湿热的主要表现,年龄越小心脏受累的概率越高。以心肌炎、心内膜炎最多见,亦可发生心包炎,轻者无症状,严重者可导致心衰。心肌炎可导致心脏增大、心尖搏动弥散、与体温不成正比的心动过速及心音低钝,有的可闻及奔马律及心尖区收缩期杂音,75% 的患儿主动脉瓣区闻及舒张中期叹气样杂音,心电图提示 PR 间期延长、ST-T 改变或心律失常。心内膜炎主要侵犯二尖瓣,其次为主动脉瓣,导致瓣膜的关闭不全,从而产生相应的症状及体征,如心尖区向腋下传导的全收缩期吹风样杂音,主动脉瓣第二听诊区(胸骨左缘第 3 肋间)舒张期叹气样杂音。急性期瓣膜损害多为充血、水肿,恢复期即消失,但多次复发可造成瓣膜永久性瘢痕形成,导致风湿性心脏瓣膜病。心包炎多与心肌炎、心内膜炎同时存在,即全心炎。早期积液量少时可有心前区疼痛,有时可闻及心包摩擦音,心电图 ST 段广泛弓背向下抬高;积液量多时有心前区搏动消失、心音遥远、颈静脉怒张、肝大等心脏压塞表现,X 线胸片示心脏烧瓶样增大,心电图示低电压,超声心动图可确诊心包积液。可伴有舞蹈病、皮下结节及环形红斑,舞蹈病病人预后良好,4~6 周后可自然痊愈,少数遗留神经精神症状。

【诊断】 目前风湿热的诊断采用 1992 年修订的 Jones 诊断标准。在确定链球菌感染证据的前提下,有两个主要表现或一个主要表现及两个次要表现,即可诊断急性风湿热。主要表现包括心脏炎(胸膜炎样胸痛、心包摩擦音、心衰、二尖瓣反流)、多关节炎、舞蹈病、环形红斑、皮下结节。次要表现有发热、关节痛以及过去的风湿热病史或已知的风湿性心脏病病史(表 3-8-6)。

【治疗与预防】 急性期应当卧床休息,有心脏炎者待体温正常、心动过速控制、心电图改善后继续卧床 3~4 周后恢复活动,有关节炎者待血沉及体温恢复正常,即可开始活动。控制链球菌感染的方案包括:青霉素 40 万~60 万 U 肌内注射,每天 2 次,或苄星青霉素 60 万 U(体重 27kg 以下者)或 120 万 U(体重 27kg 以上者)肌内注射,每 2~4 周一次。如青霉素过敏,可使用红霉素、罗红霉素、林可霉素或喹诺酮类。对于单纯累及关节者,首选非甾体抗炎药物,常用阿司匹林,小儿 80~100mg/(kg·d),成人 3~4g/d,分 3~4 次口服;2 周后开始减量,疗程 4~8 周。心脏炎病人宜早期使

表 3-8-6　修订的 Jones 诊断标准

主要表现	次要表现	链球菌感染证据
1. 心脏炎	1. 临床表现	1. 近期猩红热病史
（1）杂音	（1）既往风湿热病史	2. 咽拭子培养溶血性链球菌阳性
（2）心脏增大	（2）关节痛 [a]	3. 抗链球菌抗体滴度升高
（3）心包炎	（3）发热	
（4）充血性心力衰竭	2. 实验室检查	
2. 多发性关节炎	（1）ESR 增快,CRP 阳性,白细胞增多,贫血	
3. 舞蹈病	（2）心电图 [b]:PR 间期延长,QT 间期延长	
4. 环形红斑		
5. 皮下结节		

注:a. 如关节炎已列为主要表现,则关节痛不能作为 1 项次要表现;b. 如心脏炎已列为主要表现,则心电图不能作为 1 项次要表现。如有前驱的链球菌感染证据,并有 2 项主要表现或 1 项主要表现加 2 项次要表现者,高度提示可能为急性风湿热。但对以下 3 种情况,又找不到风湿热病因者,可不必严格遵循上述诊断标准,即:以舞蹈病为唯一临床表现者;隐匿发病或缓慢发生的心脏炎;有风湿热史或现患风湿性心脏病,当再感染 A 群乙型溶血性链球菌时,有风湿热复发高度危险者。

用肾上腺皮质激素,泼尼松成人起始剂量 30~40mg/d,小儿 1.0~1.5mg/(kg·d),分 3~4 次口服,2~4 周后开始减量,疗程 8~12 周;停用激素前 2 周加用阿司匹林,以防止激素停止后的反跳现象。有舞蹈病病人,可加用镇静剂如地西泮、苯巴比妥等;有心功能不全者,可应用小剂量洋地黄类药物、利尿剂和血管扩张剂等治疗心衰的药物,及时纠正电解质紊乱。

一级预防包括改善社会经济状况、改善居住环境、预防营养不良、开展体育锻炼增强体质、防寒防潮、积极预防上呼吸道感染、对儿童和青少年进行链球菌性咽喉炎和风湿热相关性的卫生宣教等;在定期进行高发和易感人群普查的同时,应用一种有效的抗链球菌疫苗。二级预防是预防风湿热复发或继发性风湿性心脏病:每 3~4 周肌内注射苄星青霉素 120 万单位,预防注射期限至少 5 年,最好持续至 25 岁;有风湿性心脏病者,预防期限最少 10 年或至 40 岁,甚至终身预防;对青霉素过敏者可改用红霉素类药物口服,每月口服 6~7 天,持续时间同前。风湿热预后主要取决于心肌炎的严重程度,首次发作是否得到正确治疗以及是否采取二级预防措施。约 70% 的急性风湿热病人可在 2~3 个月内恢复。急性期 65% 左右的病人心脏受累,如不及时合理治疗,70% 可发生心脏瓣膜病。舞蹈病预后良好,4~10 周后可自然痊愈,少数遗留有神经精神症状。

（王建安）

本章思维导图

第九章 心包疾病

心包为双层囊袋结构,分为脏层和壁层,二者之间为心包腔,内含15～50ml浆膜液起润滑作用。心包对心脏起到固定及屏障保护作用,减少心脏与周围组织摩擦,减缓心脏收缩对周围血管的冲击,调节心室压力和容积,防止由于运动和血容量增加而导致的心腔迅速扩张或过度充盈,也能阻止炎症和恶性肿瘤向心脏转移。但心包先天缺如或手术切除通常并不会产生严重的后果。

心包疾病是由感染、肿瘤、代谢性疾病、结缔组织病、外伤、药物、放射等引起的心包病理性改变,常表现为心包炎、心包积液、缩窄性心包炎。心包炎按病程分为急性、亚急性、慢性及复发性,按病因分为感染性、非感染性。

第一节 急性心包炎

急性心包炎(acute pericarditis)为心包脏层和壁层的急性炎症性疾病。各种原因引起的心包炎症大多以胸痛、心包摩擦音、心电图改变及心包渗出后心包积液为特征。可单独存在,或是某种全身疾病累及心包的表现。

【病因】 急性心包炎最常见病因为病毒感染,其他原因包括细菌感染、结缔组织病、肿瘤、尿毒症、急性心肌梗死后心包炎、主动脉夹层、胸壁外伤、心脏手术后、甲状腺功能减退等。有些病人经检查仍无法明确病因,称为特发性急性心包炎或急性非特异性心包炎。

【病理生理】 急性心包炎可为浆液性、纤维素性、出血性或化脓性。炎症反应的程度和性质取决于病因及机体的反应。心外膜下心肌表层也可受累。

【临床表现】 病毒感染者多为18～30岁成人,于感染症状出现1～2周后有胸痛等症状,部分病人可伴有肺炎和胸膜炎临床表现。

1. 症状 胸骨后、心前区疼痛为急性心包炎的特征,常见于纤维蛋白渗出期。疼痛可放射到颈部、左肩、背部,也可达上腹部,偶向下颌、左前臂和手放射,可为剧痛、刀割样痛,与呼吸运动相关,常因咳嗽、深呼吸、变换体位或吞咽而加重。随着病程发展,症状可由纤维素期的胸痛为主转变为渗出期的呼吸困难为主,部分病人可因中、大量心包积液造成心脏压塞,从而出现呼吸困难、烦躁不安、水肿甚至休克等一系列相关症状。感染性心包炎可伴发热、乏力等。

2. 体征 急性心包炎最具诊断价值的体征为心包摩擦音,呈抓刮样粗糙的高频音。典型的摩擦音可听到与心房收缩、心室收缩和心室舒张相一致的三个成分,称为三相摩擦音,多位于心前区,以胸骨左缘第3～4肋间、胸骨下端、剑突区较为明显,其强度受呼吸及体位变化的影响,身体前倾坐位、俯卧位、深吸气或将听诊器胸件加压后可能听到摩擦音增强。心包摩擦音可持续数小时、数天甚至数周。当积液增多将两层心包分开时,心尖搏动减弱,心脏叩诊浊音界扩大,摩擦音消失,心音低弱而遥远。如两层心包有部分粘连,虽有大量心包积液,有时仍可闻及摩擦音。

【辅助检查】

1. 实验室检查 血清学检查取决于原发病,如感染性心包炎常有白细胞及中性粒细胞计数增加、C反应蛋白增高、红细胞沉降率增快等,病毒性或特发性心包炎、急性心肌梗死有肌钙蛋白升高,结缔组织病可有免疫指标阳性,尿毒症病人可见肌酐明显升高等。

2. 心电图 心电图是诊断急性心包炎的关键检查,约60%～90%病例有心电图改变,多数在胸痛后数小时或数日内出现。主要表现为：①除 aVR 和 V_1 导联以外的所有常规导联可能出现 ST 段呈弓背向下型抬高，aVR 及 V_1 导联 ST 段压低，这些改变可于数小时至数日后恢复；②数天后，ST 段回到基线；③逐渐出现 T 波倒置，此改变可于数周至数个月后恢复正常，也可长期存在；④T 波恢复直立；⑤常有窦性心动过速，除 aVR 及 V_1 导联外，PR 段压低，积液量较大的情况可以出现 QRS 波电交替。

3. **胸部 X 线**　胸部 X 线检查可无异常发现，如心包积液较多，则可见心影增大，通常成人液体量少于 250ml、儿童少于 150ml 时，X 线难以检出其积液。

4. **超声心动图**　超声心动图可确诊有无心包积液，估测积液量，协助判断临床血流动力学改变是否由心脏压塞所致。超声引导下行心包穿刺引流可以增加操作的成功率和安全性。

5. **心脏磁共振成像**　心脏磁共振成像能清晰显示心包积液容量和分布情况，帮助分辨积液的性质，测量心包厚度。延迟增强扫描可见心包强化，对诊断心包炎较敏感。对于急性心肌炎、心包炎，还有助于判断心肌受累情况。

6. **心包穿刺**　心包穿刺主要指征是心脏压塞，或是不能明确病因的心包炎。可以对心包积液进行常规、生化、病原学（细菌、真菌等）、细胞学相关检查。在大量心包积液导致心脏压塞时，行心包治疗性穿刺抽液减压缓解症状，或针对病因向心包腔内注入药物进行治疗。

【诊断与鉴别诊断】

1. **诊断标准**　急性起病、典型胸痛、心包摩擦音、心电图改变包括典型的 ST 段抬高和/或 PR 段压低。超声心动图检查可以确诊并判断积液量。实验室检查炎性标志物升高。结合相关病史、全身表现及相应的辅助检查有助于对病因作出诊断。

2. **鉴别诊断**　诊断急性心包炎应注意与其他可引起急性胸痛的疾病相鉴别。胸痛伴心电图 ST 段抬高者与急性心肌梗死鉴别，前者常有上呼吸道感染史，疼痛与体位改变有关，后者常有相邻导联 ST 段弓背向上抬高，ST-T 动态改变可在数小时内发生。有高血压史的胸痛病人需要除外主动脉夹层动脉瘤破裂，后者疼痛为撕裂样，程度较剧烈，多位于胸骨后或背部，可向下肢放射，破口入心包腔可出现急性心包炎的心电图改变，超声心动图有助于诊断，增强 CT 有助于揭示破口所在位置。急性心包炎与肺栓塞相鉴别，肺栓塞多见于长期卧床及行动不便病人，可以出现胸痛、胸闷甚至晕厥等表现，伴有呼吸困难及氧分压减低，D-二聚体通常升高。心电图典型表现为 S_1 加深、Q_{III} 显著、T_{III} 倒置，也可见 ST-T 改变，超声心动图示右心压力或容积增加等肺栓塞的间接征象，确诊需肺动脉 CTA 或肺动脉造影。

急性心包炎诊断后，尚需进一步明确其病因的鉴别诊断（表 3-9-1），为治疗提供方向。

【预后】　急性心包炎的预后取决于病因。特发性急性心包炎是一种自限性疾病，病程较短，部分病人无显著并发症，长期预后良好。如若并发于急性心肌梗死、恶性肿瘤或系统性红斑狼疮等，则预后不良。

【治疗】　包括病因治疗、解除心脏压塞及对症支持治疗。

病人宜卧床休息，直至胸痛消失和发热消退。疼痛时给予非甾体抗炎药如阿司匹林（750～1 000mg，1 日 3 次），效果不佳可给予布洛芬（300～800mg，1 日 3 次），或吲哚美辛（25～50mg，1 日 3 次），或秋水仙碱（0.6mg，1 日 2 次，或按体重调整剂量）。治疗有效后阿司匹林每 1～2 周减量 250～500mg，布洛芬每 1～2 周减量 200～400mg。剂量可根据病人的症状严重程度及对药物的敏感度来调节，使用时间 1～2 周或直至症状好转，实验室检查指标恢复正常。疼痛严重时还可使用吗啡类药物。

对其他药物治疗积液吸收效果不佳的病人，可给予糖皮质激素治疗（泼尼松 40～80mg，1 日 1 次）。心包渗液多引起急性心脏压塞时，需立即行心包穿刺引流。顽固性复发性心包炎病程超过 2 年、心包积液反复穿刺引流无法缓解、激素无法控制，或伴严重胸痛的病人可考虑外科心包切除术治疗。

【预防】　积极预防病毒感染，注重增强体质，提高机体免疫力。急性期要卧床休息，密切观察病情变化，观察心包积液的增长情况，发现病情变化及早治疗。

表 3-9-1 常见心包炎的鉴别诊断及治疗

	特发性	结核性	化脓性	肿瘤性	心脏损伤后综合征
病史	上呼吸道感染史,起病急,常反复发作	伴原发结核表现	伴原发感染病灶,或败血症表现	转移性肿瘤多见	有手术、心肌梗死等心脏损伤史,可反复发作
发热	持续发热	无或低热	高热	常无	常有
胸痛	常剧烈	常无	常有	常无	常有
心包摩擦音	明显,出现早	有	常有	少有	少有
白细胞计数	正常或增高	正常或轻度增高	明显增高	正常或轻度增高	正常或轻度增高
血培养	阴性	阴性	阳性	阴性	阴性
心包积液量	较少	常大量	较多	大量	一般中量
性质	草黄色或血性	多为血性	脓性	多为血性	常为浆液性
细胞分类	淋巴细胞较多	淋巴细胞较多	中性粒细胞较多	淋巴细胞较多	淋巴细胞较多
细菌	无	有时找到结核分枝杆菌	化脓性细菌	无	无
治疗	非甾体抗炎药	抗结核药	抗生素及心包切开	原发病治疗及心包穿刺	糖皮质激素

注:根据超声心动图心包腔内液性暗区的宽度可将心包积液量分为少量(<10mm)、中等量(10~20mm)和大量(>20mm)。

第二节 | 心包积液及心脏压塞

心包疾病或其他病因累及心包可造成心包渗出和心包积液(pericardial effusion),当积液迅速或积液量达到一定程度时,心包压增加,可造成心排血量和回心血量明显下降而产生临床症状,即心脏压塞(cardiac tamponade)。

【病因】 各种病因的心包炎均可能伴有心包积液。常见的原因是肿瘤、特发性心包炎和感染性心包炎,近年来结核性心包炎造成的心包积液也有回升趋势。严重的体循环淤血也可产生漏出性心包积液;穿刺伤、心肌梗死后心肌破裂、心胸外科手术及介入操作造成的冠状动脉穿孔等可造成血性心包积液,迅速或大量心包积液可引起心脏压塞。

【病理生理】 正常时心包腔平均压力接近于零或低于大气压,吸气时呈轻度负压,呼气时近于正压。心包内少量积液一般不影响血流动力学。但如果液体迅速增多,即使仅达 200ml,也因为心包无法迅速伸展而使心包内压力急剧上升,即可引起心脏受压,导致心室舒张期充盈受阻,周围静脉压升高,最终使心排血量显著降低,血压下降,产生急性心脏压塞的临床表现。而慢性心包积液则由于心包逐渐伸展适应,即使积液量达 2 000ml 也可无明显的血流动力学障碍。

【临床表现】 心脏压塞的临床特征为 Beck 三联征:低血压、心音低弱、颈静脉怒张。

1. 症状 呼吸困难是心包积液最突出的症状,可能与支气管、肺、大血管受压引起肺淤血有关。呼吸困难严重时,病人可呈端坐呼吸,身体前倾、呼吸浅速、面色苍白,可有发绀。也可因压迫气管、食管而产生干咳、声音嘶哑及吞咽困难。还可出现上腹部疼痛、肝大、全身水肿、胸腔积液或腹腔积液,重症病人可出现休克。

2. 体征 心尖搏动减弱,位于心浊音界左缘的内侧或不能扪及;心脏叩诊浊音界向两侧增大,均为绝对浊音区;心音低弱而遥远。积液量大时可于左肩胛骨下出现叩诊浊音,听诊闻及支气管呼吸音,称心包积液征(Ewart 征),此为肺组织受压所致。少数病例可于胸骨左缘第 3~4 肋间闻及心包叩击音(见缩窄性心包炎)。大量心包积液可使收缩压降低,而舒张压变化不大,故脉压变小。依心脏压塞程度,脉搏可减弱或出现奇脉。大量心包积液影响静脉回流,出现体循环淤血表现,如颈静脉怒张、肝大、肝颈静脉回流征阳性、腹腔积液及下肢水肿等。

3. **心脏压塞** 短期内出现大量心包积液可引起急性心脏压塞,表现为窦性心动过速、血压下降、脉压变小和静脉压明显升高。如果心排血量显著下降,可造成急性循环衰竭和休克。如果液体积聚较慢,则出现亚急性或慢性心脏压塞,产生体循环静脉淤血征象,表现为颈静脉怒张、Kussmaul 征,即吸气时颈静脉充盈更明显。还可出现奇脉,表现为桡动脉搏动呈吸气性显著减弱或消失、呼气时恢复。奇脉也可通过血压测量来诊断,即吸气时动脉收缩压较吸气前下降 10mmHg 或更多。

【辅助检查】

1. **X 线检查** X 线检查可见心影向两侧增大呈烧瓶状,心脏搏动减弱或消失。特别是肺野清晰而心影显著增大常是心包积液的有力证据,有助于鉴别心力衰竭。

2. **心电图** 心包积液时心电图检查可见肢体导联 QRS 波低电压,大量渗液时可见 P 波、QRS 波、T 波电交替,常伴窦性心动过速。

3. **超声心动图** 超声心动图对诊断心包积液简单易行,迅速可靠。心脏压塞时的特征为:整个心动周期可见脏层心包与壁层心包之间存在积液,舒张末期右心房塌陷及舒张早期右心室游离壁塌陷,主动脉瓣开放时间缩短,心脏每搏输出量减低,二尖瓣、三尖瓣与肝静脉多普勒血流频谱亦有相应的改变。此外,还可观察到吸气时右心室内径增大,左心室内径减小,室间隔左移等。超声心动图可用于心包积液定量、定位,并引导心包穿刺引流。

4. **心脏磁共振成像** 心脏磁共振成像能清晰显示心包积液的位置、范围和容量,并可根据心包积液的信号强度推测积液的性质。同时能显示其他病理表现,如心包膜的增厚和心包腔内肿瘤。

5. **心包穿刺** 心包穿刺术后对穿刺液行常规、生化、细菌培养和查找抗酸杆菌及细胞学检查,有助于了解心包积液的性质,明确病因。

【诊断与鉴别诊断】

1. **诊断标准** 对于呼吸困难的病人,如查体发现低血压、颈静脉怒张、奇脉、心浊音界扩大、心音遥远等典型体征,应考虑此诊断,超声心动图见心包积液可确诊。心包积液病因诊断可根据临床表现、实验室检查、心包穿刺液检查以及是否存在其他疾病进一步明确。

2. **鉴别诊断** 主要鉴别引起呼吸困难的临床情况,尤其是与心力衰竭相鉴别。根据心脏原有的基础疾病如冠心病、高血压、瓣膜病、先天性心脏病或心肌病等病史,查体闻及肺部湿啰音,并根据心音、心脏杂音和有无心包摩擦音进行判断,超声心动图有助于明确诊断。

【预后】 不同病因导致的心包积液预后不同。恶性肿瘤预后差,感染性心包炎若及时有效治疗可痊愈,部分可留心肌损害或缩窄性心包炎。

【治疗】 心包穿刺引流是解除心脏压塞最简单、有效的手段,对所有血流动力学不稳定的急性心脏压塞病人,均应紧急行心包穿刺或外科心包开窗引流,解除心脏压塞。对伴休克病人,需紧急扩容、升压治疗。对于血流动力学稳定的心包积液病人,应设法明确病因,针对原发病进行治疗的同时应注意监测血流动力学情况,必要时行心包减压并将引流液送实验室检查。

【预防】 心包积液通常是作为其他疾病的一种并发症而存在,故对本病的预防主要是积极地治疗原发性疾病。

第三节 | 缩窄性心包炎

缩窄性心包炎(constrictive pericarditis)是指心脏被致密增厚的纤维化或钙化心包所包围,使心室舒张期充盈受限而产生一系列循环障碍的疾病,病程多为慢性。

【病因】　大多数心包疾病都可引起缩窄性心包炎。我国缩窄性心包炎的病因以结核性为最常见,其次为特发性心包炎、化脓性心包炎或由创伤性心包炎演变而来。近年来放射性心包炎和心脏直视手术后引起者逐渐增多。其他病因包括恶性肿瘤、结缔组织病、尿毒症、药物等。

【病理生理】　在心室舒张早期,血液能迅速地流入心室,但心室舒张中晚期心室的扩张突然受到心包限制,血液充盈受阻,心室内压力迅速上升,每搏输出量下降,心率代偿性增快以维持心排血量。体循环回流受阻,可出现颈静脉怒张、肝大、腹腔积液、下肢水肿等。由于吸气时周围静脉回流增多,而已缩窄的心包使心室无法适应性扩张,致使吸气时静脉压进一步升高,颈静脉怒张也更明显,出现Kussmaul 征。

【临床表现】

1. **症状**　病人常有心包炎、心包积液、恶性肿瘤、胸部放射性治疗和胸心外科手术等病史。部分病人起病隐匿,早期无明显临床症状。主要症状与心排血量下降和体循环淤血有关,表现为心悸、劳力性呼吸困难、活动耐量下降、疲乏以及肝大、腹腔积液、胸腔积液、下肢水肿等。

2. **体征**　颈静脉压力升高常见,脉压常变小,奇脉不常见。心尖搏动减弱或消失,多数病人收缩期心尖呈负性搏动,心浊音界正常或稍增大,心音弱而遥远,通常无杂音,部分病人在胸骨左缘第3~4肋间可闻及心包叩击音,即发生在第二心音后,呈拍击样,因舒张期血流突然涌入舒张受限的心室引起心室壁振动产生额外心音。心率常较快,心律可为窦性,也可为房性、室性或有期前收缩。可出现 Kussmaul 征阳性。

【辅助检查】

1. **X线检查**　X 线检查多数心影轻度增大呈三角形或球形,左右心缘变直,主动脉弓小或难以辨认,上腔静脉常扩张。部分病人心影大小正常,可有心包钙化。

2. **心电图**　心电图常见心动过速、QRS 波低电压、T 波低平或倒置。部分病人可见 P 波增宽有切迹。在病程长和高龄病人中有时可见心房颤动。

3. **超声心动图**　M 型、二维超声心动图及多普勒超声心动图是临床最常用的无创检测手段。典型的表现为心包增厚、粘连,心脏变形,室壁活动减弱,室间隔舒张期矛盾运动,即室间隔抖动征,肝静脉及下腔静脉增宽。超声心动图可以检测心包积液的量及是否有纤维组织包裹,增强的二尖瓣和三尖瓣多普勒血流频谱 E 峰会随呼吸而变化这一特征对诊断有帮助。

4. **心脏 CT 和磁共振成像**　心脏 CT 和 MRI 对慢性缩窄性心包炎的诊断价值优于超声心动图。二者均可用于评价心包受累的范围和程度、心包厚度和心包钙化等;CT 检测心包钙化的敏感性更高,MRI 可识别少量心包渗出、粘连及心包炎症。

5. **右心导管检查**　当非侵入性检查手段不能明确诊断时或拟行心包切除术前可行右心导管检查。特征性表现为肺毛细血管楔压、肺动脉舒张压、右心室舒张末期压力、右心房压力和腔静脉压力均显著升高且趋于同一水平;右心房压力曲线呈 M 或 W 波形,右心室收缩压轻度升高,呈舒张早期下陷及高原形曲线。呼吸时左、右心室压力曲线变化呈矛盾性。

6. **组织活检**　心包腔纤维内镜探查和活组织检查有助于了解病因。

【诊断与鉴别诊断】　缩窄性心包炎多可根据典型的临床表现及辅助检查诊断。主要应与限制型心肌病相鉴别,具体见本篇第六章第五节限制型心肌病。此外,还应与其他原因引起的心力衰竭相鉴别,心力衰竭常有心界明显扩大、双下肺湿啰音等体征,血清 BNP 水平升高,胸部 X 线可见心影增大、肺淤血,超声心动图与心脏 CT、MRI 等影像学检查可帮助明确诊断。当本病以腹腔积液为主要表现时,应注意与肝硬化、结核性腹膜炎等相鉴别。

【预后】　如能及早进行心包的彻底剥离手术,部分病人可获得满意的效果。少数病人因病程较久,有明显心肌萎缩和心源性肝硬化等严重病变,预后较差。

【治疗】　多数病人会发展为慢性缩窄性心包炎,此时唯一有效的治疗方法即心包切除术,但围手术期风险很高。少部分病人心包缩窄是短期的或可逆的,故对于近期诊断且病情稳定的病人,除非出现心源性恶病质、心源性肝硬化、心肌萎缩等并发症,可尝试抗炎治疗 2～3 个月。对于结核性心包炎推荐抗结核治疗,延缓心包缩窄进展,术后应继续抗结核治疗 1 年。

【预防】 积极治疗原发病,如结核性心包炎规范抗结核治疗,化脓性心包炎积极抗感染治疗,及早切开引流等;同时应提高免疫力,减少感染的风险。

(韩清华)

第十章 | 感染性心内膜炎

感染性心内膜炎（infective endocarditis,IE）是指病原体循血行途径或直接感染心瓣膜、心内膜或邻近大血管内膜所致的感染性疾病,感染最常累及瓣膜,常伴赘生物形成、局部结构与功能受损、终末器官感染性栓塞及全身炎症反应。

近年来,IE 的发病率呈增长态势,这与老年退行性瓣膜病、心脏器械植入、医疗操作、静脉药物成瘾者等增多有关。我国尚无确切的发病率数据,2019 年全球估测的发病率为每年 13.8/10 万,男女比例≥2:1。IE 的病原谱也有显著变化,最常见病原体由既往的链球菌转变为目前的葡萄球菌（欧美以葡萄球菌居多,我国以链球菌和葡萄球菌居前）,且耐药菌株日益增多。

IE 分类:按病情、病程急缓,可分为急性和亚急性;按感染获得途径,可分为医院及卫生保健相关性（医源性）、社区获得性、不良行为相关性（如毒瘾者）;按受累瓣膜性质,可分为自体瓣膜心内膜炎（native valve endocarditis,NVE）和人工瓣膜心内膜炎（prosthetic valve endocarditis,PVE）。

【病因】

1. **易患因素** 包括基础心脏病（瓣膜病尤其二尖瓣脱垂、先天性心脏病等）、免疫力低下疾病（艾滋病、免疫抑制、糖尿病等）、心脏器械植入（起搏器、人工瓣膜）、医疗操作（血液透析、腔内置管和牙科治疗等）、个人行为（静脉药物成瘾、文身等）。

2. **感染病原** 包括细菌、真菌、病毒、立克次体、衣原体等。约 90% 社区获得性 IE 由链球菌、葡萄球菌或肠球菌引起（前者居多）,医院获得性或静脉药物成瘾 IE 则多由金黄色葡萄球菌所致。急性 IE 主要由金黄色葡萄球菌引起,亚急性 IE 则多由草绿色链球菌致病。

【发病机制】 实验模型表明,IE 遵循一个可预测的过程:心内膜损伤→血小板和纤维蛋白聚集形成无菌性赘生物→菌血症病原体在无菌性赘生物上种植形成感染性赘生物→赘生物脱落碎片随血流远处播散。同样地,临床上典型的亚急性 IE 也有类似过程,但急性 IE 起病急骤,短期内便可造成瓣膜结构破坏乃至死亡。

【病理改变】

(一)心脏病变

1. **赘生物形成** 是最具特征的病理变化。赘生物可呈疣状、菜花状、息肉样,其大小不一、活动度较大,偶可堵塞瓣膜口。

2. **侵袭性病灶** 感染可直接造成瓣膜破损、腱索断裂,致使瓣膜关闭不全;感染也可侵袭邻近结构导致瓣周、心肌或心包化脓,传导阻滞,室间隔穿孔等。

(二)心外病变

1. **体循环栓塞** 左心系统的赘生物脱落碎片可造成终末脏器（如脑、肾、心、肠及周围血管）梗死、脓肿。

2. **肺循环栓塞** 右心系统的赘生物碎片脱落可造成肺梗死、肺脓肿。

3. **迁移性脓肿** 系菌血症血流播散至心脏外其他部位所致。

4. **血管壁损害** 菌栓栓塞动脉滋养血管或管腔可致管壁坏死、动脉瘤形成。

5. **免疫性损害** 系菌血症反复刺激细胞和体液免疫所致,可致脾大、肾小球肾炎、关节炎、心包炎和微血管炎等。

【临床表现】 IE 起病或急或缓。急性 IE 起病急、进展快（数天即可致瓣膜破坏）、中毒症状明显、感染迁移多见,多为金黄色葡萄球菌感染;亚急性 IE 起病缓、进展慢(病程数周至数月)、中毒症状轻、感染迁移少见,病原体以草绿色链球菌多见、其次为肠球菌。临床上两者常有重叠、难以完全分开,其主要症候群如下。

1. **感染症状** 几乎所有病人均有发热,典型热型为弛张热,一般<39℃。亚急性者起病隐匿,常有长程不规则低热伴乏力、食欲缺乏、盗汗、消瘦等非特异症状;急性者呈暴发性败血症过程,常有高热、寒战、头痛、背痛、肌肉关节痛。

2. **心脏杂音** 高达 85% 的病人有心脏杂音,可由基础心脏病和/或新发瓣膜损害所致。杂音强度增加、性质变化(海鸥音)或新发杂音颇具特征性,提示瓣膜损害并导致关闭不全,多见于急性者特别是主动脉瓣 IE。

3. **周围体征** 现已少见,为非特异性,可能是免疫性微血管炎或微栓塞所致,包括:①瘀点,见于任何部位,以锁骨以上皮肤、口腔黏膜和睑结膜常见,病程长者多见;②指(趾)甲下线状出血;③Roth 斑,为视网膜卵圆形出血斑,其中心呈白色,亚急性者多见;④Osler 结节,为指(趾)垫豌豆大小红紫色痛性结节,亚急性者多见;⑤Janeway 损害,为手掌或足底直径 1~4mm 无痛性出血红斑,急性者多见。

4. **动脉栓塞** 有症状者发生率约 25%,无症状者更多。左心系统赘生物主要造成体循环栓塞,可累及脑、心、肾、脾、肠系膜和四肢等,以脑栓塞最常见,占比 15%~20%;右心系统赘生物主要造成肺循环栓塞。

5. **其他症候** 尚有脾大、贫血、杵状指等非特异性表现。

【并发症】 急性 IE 并发症发生率高,是致死、致残的主要原因。

1. **心脏** 绝大多数有心脏并发症,包括:①心力衰竭,最常见,多由瓣膜穿孔或腱索断裂并发急性瓣膜关闭不全所致,主动脉瓣受损最多,其次为二、三尖瓣;②心肌脓肿,多见于主动脉瓣周,可致传导阻滞、心包化脓;③心肌梗死,尸检高达 50%,但多无症状,主动脉瓣 IE 多见,多由菌栓引起;④心肌炎症,较少见。

2. **脑部** 多数有脑部并发症,但多无症状,仅 15%~30% 病人有脑部受累表现:①脑栓塞占半数,大脑中动脉及其分支最常受累;②细菌性脑动脉瘤,除非破裂出血,多无症状;③脑出血,由脑栓塞出血性转化或细菌性动脉瘤破裂所致;④中毒性脑病、化脓性脑膜炎及脑脓肿,多见于急性金黄色葡萄球菌 IE。

3. **肾脏** 多数有肾损害,包括:①肾梗死,尸检检出率≥50%,但多无症状;②免疫复合物局灶/弥漫性肾小球肾炎,常见于亚急性者;③肾脓肿,少见。

4. **脾脏** 脾梗死尸检检出率 44%,但多无症状,仅部分病人有左上腹痛伴左肩放射。

5. **肺部** 右心系统 IE 肺栓塞发生率高,易发展为肺坏死、空洞,甚至脓气胸。

6. **血管** 细菌性动脉瘤发生率 3%~5%,多见于亚急性者,受累动脉依次为主动脉近端及窦部、脑、内脏和四肢动脉。

【辅助检查】

(一)常规检验

1. **尿液** 常有镜下血尿和蛋白尿。肉眼血尿提示肾梗死。红细胞管型和大量蛋白尿提示弥漫性肾小球肾炎。

2. **血液** 亚急性者常见正色素正细胞性贫血、白细胞计数正常或轻度升高、轻度核左移;急性者常有白细胞计数增高和明显核左移。血沉几乎均增快。

(二)免疫学检查 25% 的病人有高丙种球蛋白血症,80% 出现循环免疫复合物,50% 类风湿因子阳性。血清补体降低见于并发弥漫性肾小球肾炎者。

(三)血培养 是诊断 IE 的主要方法。为确保血培养质量,应遵循下列规范。

1. **采血方法** 对亚急性且未经抗生素治疗者,应在入院首日每隔 1 小时采血 1 次、共 3 次;如次日未见细菌生长,应重复采血3次后开始抗生素治疗;对已用抗生素治疗者,若病情允许建议停药2～7天后采血培养。对急性病人,应在入院后立即每隔1小时采血1次,共3次,然后开始抗生素治疗。

2. **注意事项** 本病菌血症为持续性,无需发热时采血;每次采血应更换部位并严格消毒;每次取周围静脉血20ml等分,作需氧和厌氧培养至少3周,并定期作革兰氏染色和次代培养;首次检出细菌时,2～3天后应再采血培养,以评估疗效。

3. **培养阴性** 约2.5%～31%血培养阴性。常见原因是近期或正在使用抗生素,其次是真菌感染,少数为苛养菌或非典型病原体感染。对使用抗生素但病情允许者可停药并复查血培养;若怀疑真菌感染,特别是人工瓣膜置换、心脏器械植入、静脉置管、导尿及静脉药物成瘾者,应加作真菌培养;若怀疑苛养菌或非典型病原体感染,因需专门培养基且生长慢,可根据当地流行病学特点对包括Q热立克次体、巴尔通体、曲霉菌、肺炎支原体、布鲁氏菌、嗜肺军团菌等进行血清学检测;对血液或组织的惠普尔养障体、巴尔通体和真菌可进行特异聚合酶链反应检测。此外,宏基因组下一代测序(mNGS)不依赖于培养,可快速获得病原学诊断。

(四)心电检查 偶见急性心肌梗死、新发传导阻滞,后者提示主动脉瓣环或室间隔脓肿。

(五)影像学检查 病灶的影像特征是IE诊断的主要证据,也是治疗决策、疗效评估、预后判断的重要依据。用于本病的影像技术主要有:超声心动图(UCG)、X线计算机断层成像(CT)、单光子发射计算机断层成像(SPECT/ECT)、正电子发射计算机断层成像(PET)、磁共振成像(MRI)。

1. **UCG** 经胸超声心动图(TTE)及经食管超声心动图(TEE)可发现赘生物、瓣器损害(瓣膜穿孔、腱索断裂、瓣膜反流)、瓣周病变(脓肿及瘘管)、人工瓣破裂等。其中,所测量的赘生物大小(长度)是并发症预测及手术决策的关键指标。TEE检测赘生物的能力优于TTE:敏感性分别为96%和75%(NVE)、92%和50%(PVE),特异性均约90%(图3-10-1),特别是赘生物<3mm,赘生物贴附于人工瓣膜、植入器械及胸部透声差等情况下。因此,TTE检查阴性或不确定时,应行TEE检查或多次复检。

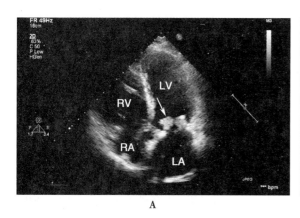 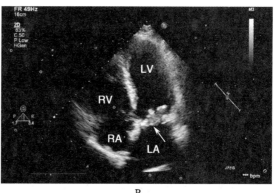

图 3-10-1 **感染性心内膜炎经胸超声心动图表现**

本例男性,53岁,系二尖瓣生物瓣膜置换术后病人。心尖五腔心切面见生物瓣膜增厚,附着于前瓣的菜花状赘生物舒张期(A)进入左室、收缩期(B)返回瓣口(箭头所示)。LA,左心房;LV,左心室;RA,右心房;RV,右心室。

2. **CT** CT检查旨在:①IE和心脏并发症的诊断。对瓣周病变的检测优于TEE,但对赘生物<10mm、瓣膜穿孔和瘘管等病变的检测劣于TEE。②远处病变和菌血症来源检测。全身和脑部CT可评估IE的系统并发症;CT血管造影可发现血管树任何部位的细菌性动脉瘤;全身CT还可发现菌血症的心外来源病灶。总之,CT发现已被纳入IE的主要和次要诊断标准,从而有助于确诊/排除IE及制订治疗决策。尽管MRI对神经系统并发症的检测优于CT,但在紧急情况下CT更可行。

3. **MRI** 作用类似于CT,主要优势在于检测神经系统及脊柱并发症,但对心脏病变和局部并发症的诊断价值则不如CT。

4. SPECT 和 PET ^{18}F-FDG PET-CT 或放射标记的白细胞 SPECT-CT 有可能检出心脏和心外隐蔽性病灶(如人工瓣周或心外感染灶),有助于确诊/排除 IE。

【诊断与鉴别诊断】

1. 疑诊线索 有易患因素者,若有不明原因的持续性发热、心脏杂音变化或新发杂音、周围体征(瘀点、Osler 结节、Roth 斑等),提示本病的可能。

2. 诊断标准 病理标本培养或检出病原体是诊断的"金标准",但较难做到。血培养和超声心动图仍是临床诊断 IE 的两大基石:阳性血培养两次且为同一致病菌、超声检出赘生物是诊断的最主要证据,但两者均有一定的阴性率,故仍需结合其他指标综合判断。Duke 诊断标准曾是公认的临床综合诊断标准。在此基础上,2023 年欧洲心脏病学会(ESC)发布了新版 IE 诊断标准(表 3-10-1)。按新标准,确诊应满足:2 项主要标准,或 1 项主要标准+至少 3 项次要标准,或 5 项次要标准。疑诊仅满足:1 项主要标准+1~2 项次要标准,或 3~4 项次要标准。排除诊断:无论有/无确定的替代诊断指标,入院时不符合确诊或疑诊的诊断标准者。

表 3-10-1 2023 版 ESC 感染性心内膜炎诊断标准

主要标准
(一) 血培养阳性(符合以下至少一项)
1. 两次不同时间的血培养检出符合典型 IE 的致病微生物(草绿色链球菌、牛链球菌、HACEK 菌群、金黄色葡萄球菌,或者无原发灶的社区获得性肠球菌)。
2. 多次血培养检出符合 IE 的致病微生物(任何细菌的持续性菌血症):①2 次至少间隔 12 小时的血培养阳性;②所有 3 次血培养均阳性,或≥4 次的多数血培养阳性(首次与末次采血间隔≥1 小时)。
3. Q 热立克次体 1 次血培养阳性或 I 期 IgG 抗体滴度>1:800。
(二) 影像学阳性证据(符合以下任一影像技术检出的病变至少一项)
1. 超声心动图(TTE/TEE):①赘生物;②脓肿、假性动脉瘤、心脏内瘘;③瓣膜穿孔或动脉瘤;④新发人工瓣膜部分破裂。
2. 心脏 CT/CTA:自体/人工瓣周病灶等。
3. ^{18}F-FDG PET-CT:自体/人工瓣周等部位活动性病灶。
4. 放射标记的白细胞 SPECT-CT:自体/人工瓣周等部位活动性病灶。
次要标准
1. 易患因素:心脏本身存在中-高危易患因素,或静脉药物成瘾者。
2. 感染发热:体温>38℃。
3. 栓塞播散:含影像学发现的无症状病变,包括:①体循环、肺循环栓塞/梗死和脓肿;②血源性骨关节脓毒性并发症(即脊柱炎);③细菌性动脉瘤;④颅内缺血/出血病灶;⑤结膜出血;⑥Janeway 损害。
4. 免疫现象:肾小球肾炎,Osler 结节和 Roth 斑,类风湿因子阳性。
5. 感染证据:血培养阳性但不符合上述主要标准,或与 IE 一致的活性致病微生物感染的血清学证据。

3. 鉴别诊断 本病可涉及全身多脏器,临床表现多样且无特异性,需与之鉴别的疾病较多。亚急性者应与风湿热、系统性红斑狼疮、左房黏液瘤、淋巴瘤、隐蔽部位感染、结核病等鉴别;急性者还应与各种脓毒血症鉴别。

【治疗】 主要包括内科及外科治疗。抗生素杀灭清除病原体是治疗成功的标志;若感染难控制、发生或可能发生并发症,则需外科治疗。

(一)抗生素治疗

1. 总体原则 对病原未知者、病情急重者应尽快经验治疗;对病原已知者,应遵循药敏及最小抑菌浓度(MIC)缩小治疗范围并选用经验证的特定治疗。

2. 具体原则 ①早期治疗:连续 3~6 次血培养后即开始治疗;②联合用药:成功的治疗有赖于杀菌而非抑菌,联合用药应包括 2 种具协同作用的繁殖期和静止期杀菌剂;③长程足量:按推荐剂量,

NOTES

NVE 一般需 2~6 周、PVE 需 6~8 周;④静脉用药:以保持稳定而有效的血药浓度;⑤合理选药:根据当地流行病学及药物可得性选药。以上原则有助于消灭赘生物内致病菌、减少复发和耐药,但应注意大剂量长疗程联合用药易发生毒副作用、菌群失调、多重感染等。

3. **经验治疗** 适用于病原未知而病情急危重且急需治疗者。治疗前应每隔 1 小时采血 1 次、共 3 次血培养;一旦确定病原体,经验治疗应切换至特定治疗。

经验治疗策略是实现对未知致病菌的充分覆盖,故方案制订应考虑:病人特点(是否用过抗生素及疗效、NVE 或 PVE、早或晚期 PVE)、感染途径(社区获得性或医源性)、流行态势(当地优势病菌及耐药情况)。据此,对社区获得性 NVE 和晚期 PVE,方案应覆盖葡萄球菌、链球菌和肠球菌,可选氨苄西林+耐酶青霉素+庆大霉素三联方案。若青霉素类或 β-内酰胺类过敏,分别以头孢唑林或万古霉素联合庆大霉素作为替代方案。对早期 PVE 或医源性 NVE,方案应覆盖甲氧西林耐药/敏感葡萄球菌(MRSA/MSSA)、肠球菌,最好覆盖非 HACEK 革兰氏阴性菌群,可选万古霉素(或达托霉素)+庆大霉素+利福平三联方案。

4. **特定治疗** 适用于病原已知者。治疗策略应按血培养、药敏及 MIC 试验结果,适当缩小治疗范围并选择验证的特定治疗方案。

(1)葡萄球菌:主要根据对甲氧西林敏感与否来确定治疗方案。在获知药敏结果前,首选耐酶青霉素联合氨基糖苷类。对 MSSA,推荐氯唑西林或头孢唑林单药治疗;对青霉素过敏者,可用头孢唑林单药治疗,也可用达托霉素联合头孢唑林或磷霉素两联治疗。对 MRSA,推荐万古霉素单药治疗,也可用达托霉素联合氯唑西林、头孢唑林或磷霉素两联治疗。若为 PVE,首选万古霉素联合利福平和庆大霉素三联治疗。

(2)链球菌:主要根据对青霉素敏感与否来确定治疗方案。对敏感株,推荐青霉素 G、阿莫西林或头孢曲松单药治疗。对耐药株,推荐青霉素 G(需增加剂量)、阿莫西林或头孢曲松联合庆大霉素两联治疗。对 β-内酰胺类过敏者,推荐万古霉素单药治疗;若为 PVE,推荐万古霉素联合庆大霉素两联治疗。

(3)肠球菌:主要根据对 β-内酰胺类和庆大霉素敏感与否来确定治疗方案。对敏感株,推荐氨苄西林或阿莫西林联合头孢曲松或氨基糖苷类。对氨基糖苷类高度耐药者,推荐氨苄西林或阿莫西林联合头孢曲松;对 β-内酰胺类过敏或耐药者,建议万古霉素或替考拉宁联合氨基糖苷类;对万古霉素耐药者,建议达托霉素联合 β-内酰胺类或磷霉素。

(4)革兰氏阴性菌:①HACEK 菌群:对不产 β-内酰胺酶者,首选氨苄西林联合庆大霉素;对产 β-内酰胺酶者,首选三代头孢菌素如头孢曲松,喹诺酮类如氟喹诺酮。②非 HACEK 菌群:因其罕见性和严重性,最好早期手术或延长抗生素疗程(≥6 周),药物治疗可联合应用 β-内酰胺类和氨基糖苷类。

(5)真菌:致死率高且抗真菌疗效差,故需降低手术门槛。对假丝酵母,可选高剂量两性霉素 B,加或不加氟胞嘧啶;对曲霉菌,伏立康唑是首选药物。建议长期甚至终身口服唑类药物进行抑制性治疗。

(二)外科治疗 对存在心力衰竭并发症、感染难控及栓塞高危者,应及时考虑手术治疗。NVE 手术适应证如下:

1. **紧急手术(＜24 小时)** 主动脉瓣或二尖瓣 IE 伴有急性重度反流、阻塞或瓣周瘘导致难治性心力衰竭、肺水肿、心源性休克。

2. **择期手术(＜7 天)** ①主动脉瓣或二尖瓣 IE 伴急性重度反流、阻塞引起症状性心力衰竭或 UCG 提示血流动力学异常;②未能控制的局部感染灶(脓肿、假性动脉瘤、瘘、赘生物增大);③真菌或多重耐药菌感染;④规范抗感染、抗脓毒血症转移灶治疗下血培养仍阳性;⑤二尖瓣或主动脉瓣 IE 在规范抗感染下有过≥1 次栓塞事件且赘生物＞10mm;⑥二尖瓣或主动脉瓣赘生物＞10mm 伴严重瓣膜狭窄或反流;⑦二尖瓣或主动脉瓣 IE 伴单个巨大赘生物(＞30mm)。

右心 IE 如存在难治性感染(如真菌感染)或药物治疗下菌血症仍持续>7 天、复发肺动脉栓塞后三尖瓣赘生物>20mm、继发性右心衰竭,需要手术治疗。

【预防】 预防 IE 的最有效措施是良好的口腔卫生习惯和定期的牙科检查,在任何静脉导管插入或其他有创性操作过程中都必须严格无菌操作。使用抗生素预防 IE 较以往减少,对有 IE 易患因素的高危病人,操作时可预防性应用抗生素。

对高危牙科操作时需使用抗生素预防 IE 的高危病人,主要靶标是口腔链球菌,推荐操作开始前30~60 分钟内使用 1 剂下列抗生素:阿莫西林或氨苄西林 2g,口服或静脉给药。对两药过敏者可用克林霉素 600mg,口服或静脉滴注。其他可供选择的抗生素有头孢唑林、头孢曲松、头孢氨苄。

【预后】 本病预后较差,院内死亡率 15%~30%。病人特征、并发症、病原体及超声心动图表现为影响预后的主要因素。死因主要为心力衰竭、肾衰竭、细菌性栓塞、细菌性动脉瘤破裂或严重感染。

【特殊类型 IE】

(一)人工瓣膜感染性心内膜炎 PVE 是累及人工心脏瓣膜及其周围组织的感染性疾病,最常累及主动脉瓣。近 20 年来,生物瓣膜的应用已多于机械瓣膜,经导管主动脉瓣置换(TAVR)及其他瓣膜(二尖瓣、三尖瓣、肺动脉瓣)的器械修复或瓣膜置换也处于快速发展中并可替代或部分替代外科手术,这给 IE 的临床诊治带来新挑战。

人工瓣膜病人罹患 IE 的风险是普通人群的 50 倍,PVE 的发生率为 1%~6%、年发生率为 0.3%~1.2%,机械和生物瓣膜受累概率相当。TAVR 相关 IE 的发生率首年为 1.0%,此后每年为 1.2%。

瓣膜置换术后 1 年内和 1 年后发生的 IE 分别定义为早期和晚期 PVE。早期与晚期 PVE 的致病菌不同:早期 PVE 主要为葡萄球菌、革兰氏阴性杆菌和真菌,而晚期 PVE 与 NVE 类似,主要为葡萄球菌、链球菌和肠球菌。TAVR 心内膜炎常见病原菌是肠球菌和葡萄球菌,肠球菌占多。

PVE 的临床表现常不典型、多无发热;即便有发热,也难与普通感染鉴别,尤其在术后早期。对人工瓣膜置换后持续发热的病人,应该怀疑 PVE 的可能。此时,NVE 所有的评估手段也适合 PVE,尤其是 TEE 或 CT 对明确诊断帮助最大。同样地,也可用 ESC 诊断标准来评估疑似病人。

PVE 的抗生素治疗与 NVE 相似,但疗程需延长至 6~8 周或更长,且任何联合治疗方案均应加庆大霉素和利福平。PVE 的手术应遵循 NVE 的一般原则,尚需去除所有的感染异物,包括已植入的人工瓣膜及既往手术遗留的瓣膜组织。有瓣膜再置换适应证者,应尽早手术,其适应证为:①瓣周漏、瓣膜关闭不全导致中-重度心力衰竭;②真菌感染;③充分抗生素治疗后仍有持续菌血症;④急性瓣膜阻塞;⑤人工瓣膜位置不稳定;⑥新发心脏传导阻滞。

PVE 是 IE 最严重的形式,住院死亡率高达 20%~40%。预后影响因素:高龄、糖尿病、医源性感染、葡萄球菌或真菌感染、早期 PVE、心力衰竭、脑卒中和心内脓肿等。其中,PVE 有合并症和葡萄球菌感染是不良预后的最强预测因素。

(二)静脉药物成瘾者感染性心内膜炎 静脉药物成瘾者感染性心内膜炎(intravenous drug abuser-associated infective endocarditis,DAIE)特指发生在静脉注射毒品者的一种主要累及右心系统的 IE,最常累及三尖瓣。DAIE 发病率是一般人群的 30 倍,尤其伴有 HIV 抗体阳性或免疫功能不全病人。金黄色葡萄球菌为主要致病菌(占 60%~90%,且以耐甲氧西林金黄色葡萄球菌菌株为主),其次为链球菌、革兰氏阴性杆菌和真菌。致病菌常源于皮肤,较少来自药物本身。

DAIE 主要临床表现是持续发热、菌血症和多发性感染性肺栓塞。单纯右心衰竭少见,可由肺动脉高压或严重的右心瓣膜反流或梗阻导致。一般三尖瓣受累时无心脏杂音。DAIE 区别于 NVE 的临床特征:①大多累及正常瓣膜,三尖瓣最常见,其次为肺动脉瓣,左心瓣膜较少见;②急性发病多见,常伴肺部迁移性感染灶,X 线可见肺部多处小片状浸润阴影,为三尖瓣或肺动脉瓣赘生物所致的脓毒性肺栓塞;③若亚急性发病,则多见于曾有 IE 史者。

DAIE 抗生素治疗的选择取决于致病菌、成瘾药物和溶剂类型、感染部位。对于多数单纯三尖瓣 DAIE 病人,如满足下列所有条件,可使用苯唑西林(或氯唑西林)治疗 2 周,而不联合庆大霉素:甲氧西林敏感金黄色葡萄球菌感染、无转移性感染灶或脓肿、无心内和心外并发症、无人工瓣膜或左心瓣膜感染、赘生物＜20mm、无严重免疫功能低下（CD4＞200/μl）。如出现下列情况之一则必须使用4～6周的标准治疗方案：①抗生素治疗后临床反应慢（＞96小时）；②右心系统IE合并右心衰竭、急性呼吸衰竭、赘生物＞20mm、肺外迁移感染或心外并发症；③静脉药物成瘾者合并严重免疫功能低下（CD4＜200/μl）；④出现左心系统IE。

本病病人应避免外科手术，但下列情况时可考虑手术：①严重三尖瓣反流致右心衰竭且对利尿剂反应不佳；②难根除的病原菌（如真菌）感染或充分抗生素治疗至少7天后菌血症仍持续存在；③三尖瓣赘生物＞20mm致反复肺动脉栓塞。

年轻伴右心金黄色葡萄球菌感染者病死率在5%以下。预后不良因素包括左心瓣膜（尤其是主动脉瓣）受累、赘生物＞20mm、革兰氏阴性杆菌或真菌感染，以及HIV感染病人CD4＜200/μl。

（陈良龙）

本章思维导图

第十一章 | 心脏骤停与心脏性猝死

心脏骤停（cardiac arrest,CA）是指心脏射血功能突然终止,造成全身血液循环中断、呼吸停止和意识丧失。心脏骤停发生后,由于脑血流突然中断,10秒左右病人即可出现意识丧失,如在4～6分钟黄金时段内及时救治,存活概率较高,否则将发生生物学死亡,自发逆转者罕见。按照发生地点不同,心脏骤停分为院外心脏骤停（out-of-hospital cardiac arrest,OHCA）和院内心脏骤停（in-hospital cardiac arrest,IHCA）。国家科技基础资源调查专项数据显示,我国2020年由院前医疗急救（emergency medical service,EMS）接诊的OHCA发病率为95.7/10万人口,由此推算我国每年EMS接诊的OHCA发病人数超75万例。心脏骤停常是心脏性猝死的直接原因。

心脏性猝死（sudden cardiac death,SCD）是指急性症状发作后1小时内发生的以意识突然丧失为特征的、由心脏原因引起的自然死亡。无论是否有心脏病,死亡的时间和形式未能预料。全球每年约有400万～500万人发生SCD,发病率随年龄的增长而增加,婴儿和儿童发病率较低,约为每年1/10万人口,50～60岁人群发病率为每年50/10万人口,80岁以上人群为每年200/10万人口。国家"十五"科技攻关项目资料显示,我国SCD发病率为41.84/10万,推算我国每年SCD的总人数约为54.4万人。

【病因】 心脏骤停病因多样,包括病人自身疾病（心源性疾病、非心源性疾病、疾病终末期等）和外部因素（如创伤、溺水、自杀等）,其中心源性疾病为主要病因。绝大多数SCD发生在有器质性心脏病的病人。西方国家SCD中约80%由冠心病及其并发症引起。心肌梗死后LVEF降低是SCD的主要危险因素;频发性与复杂性室性期前收缩的存在,亦可预示心肌梗死存活者发生猝死的危险。各种心肌病引起的SCD占5%～15%,是冠心病易患年龄前（<35岁）SCD的主要原因,如肥厚型梗阻性心肌病、致心律失常性右心室心肌病。此外还有离子通道病,如长QT间期综合征、Brugada综合征等。另外,极度情绪变化、精神刺激即可通过兴奋交感神经、抑制迷走神经导致心脏停搏,也可通过影响呼吸中枢调节引发呼吸、心脏骤停,还可诱发原有心血管病发作,从而诱发心脏骤停,如儿茶酚胺敏感性多形室性心动过速、应激性心肌病等。

【病理】 冠状动脉粥样硬化是最常见的病理表现。病理研究显示,在SCD病人急性冠脉内血栓形成的发生率为15%～64%,但有急性心肌梗死表现者仅为20%左右。陈旧性心肌梗死亦是常见的病理表现,SCD病人也可见左心室肥厚,左心室肥厚可与急性或慢性心肌缺血同时存在。

【病理生理】 导致心脏骤停的病理生理机制最常见的为快速型室性心律失常（室颤和室速）,其次为缓慢型心律失常或心脏停搏,较少见的为无脉性电活动（pulseless electrical activity,PEA）。快速型室性心律失常的发生是冠状动脉血管事件、心肌损伤、心肌代谢异常和/或自主神经张力改变等因素相互作用引起的一系列病理生理异常的结果。但这些因素相互作用产生致死性心律失常的最终机制尚无定论。

严重缓慢型心律失常和心脏停搏的电生理机制是当窦房结和/或房室结功能异常时,次级自律细胞不能承担起心脏的起搏功能,常见于病变弥漫累及心内膜下浦肯野纤维的严重心脏疾病。

无脉性电活动,过去称电机械分离（electromechanical dissociation,EMD）,是引起SCD的相对少见的原因,可见于急性心肌梗死时心室破裂、大面积肺梗死时。

非心律失常性SCD所占比例较少,常由心脏破裂、心脏流入和流出道的急性阻塞、急性心脏压塞等导致。

【临床表现】 SCD的临床经过可分为4个时期,即前驱期、终末事件期、心脏骤停与生物学死亡。

不同病人各期表现有明显差异。

1. **前驱期**　在猝死前数天至数个月,有些病人可出现胸痛、气促、疲乏、心悸等非特异性症状。但亦可无前驱表现,瞬间发生心脏骤停。

2. **终末事件期**　是指心血管状态出现急剧变化到心脏骤停发生前的一段时间,自瞬间至持续 1 小时不等。SCD 所定义的 1 小时,实质上是指终末事件期的时间在 1 小时内。由于猝死原因不同,终末事件期的临床表现也各异。典型的表现包括:严重胸痛,急性呼吸困难,突发心悸或眩晕等。若心脏骤停瞬间发生,事先无预兆,则绝大部分是心脏性。在猝死前数小时或数分钟内常有心电活动的改变,其中以心率加快及室性异位搏动增加最为常见。因室颤猝死的病人,常先有室性心动过速。另有少部分病人以循环衰竭发病。

3. **心脏骤停**　心脏骤停后脑血流量急剧减少,可导致意识突然丧失,伴有局部或全身性抽搐。心脏停搏刚发生时脑中尚存少量含氧的血液,可短暂刺激呼吸中枢,出现呼吸断续,呈叹息样或短促痉挛性呼吸,随后呼吸停止。皮肤苍白或发绀,瞳孔散大,大小便失禁。

4. **生物学死亡**　从心脏骤停至发生生物学死亡时间的长短取决于原发病的性质以及心脏骤停至复苏开始的时间。心脏骤停发生后,大部分病人将在 4～6 分钟内开始发生不可逆脑损害,随后经数分钟过渡到生物学死亡。心脏骤停发生后立即实施心肺复苏和尽早除颤复律,是避免发生生物学死亡的关键。心脏复苏成功后死亡的最常见原因是中枢神经系统的损伤,其他常见原因有继发感染、低心排血量及心律失常复发等。

【心脏骤停的处理】

心脏骤停的生存率很低,抢救成功的关键是尽早进行心肺复苏(cardiopulmonary resuscitation,CPR)和尽早进行除颤复律治疗。心肺复苏又分初级心肺复苏和高级心肺复苏,可按照以下顺序进行。

(一)识别心脏骤停　首先需要判断病人的反应,快速检查是否没有呼吸或不能正常呼吸(停止、过缓或喘息)并同时判断有无脉搏(5～10 秒内完成)。确立心脏骤停诊断后,应立即开始初级心肺复苏。

(二)呼救　在不延缓实施心肺复苏的同时,应设法(打电话或呼叫他人打电话)通知并启动 EMS,有条件时寻找并使用自动体外除颤仪(automated external defibrillator,AED)。

(三)初级心肺复苏　即基础生命支持(basic life support,BLS),一旦确立心脏骤停的诊断,应立即进行。首先应使病人仰卧在坚固的平面上,在病人的一侧进行复苏。主要复苏措施包括人工胸外按压(circulation)、开通气道(airway)和人工呼吸(breathing)。其中人工胸外按压最为重要,心肺复苏程序为 CAB。

1. **胸外按压和早期除颤**　胸外按压是建立人工循环的主要方法,胸外按压时,血流产生的原理比较复杂,主要是基于胸泵机制和心泵机制。通过胸外按压可以使胸膜腔内压升高和直接按压心脏而维持一定的血液流动,配合人工呼吸可为心脏和脑等重要器官提供一定含氧的血流。

人工胸外按压时,病人应仰卧平躺于硬质平面,救助者跪在其旁。若胸外按压在床上进行,应在病人背部垫以硬板。胸外按压的部位是胸骨下半部,双乳头连线中点。用一只手掌根部放在胸部正中双乳头之间的胸骨上,另一手平行重叠压在手背上,保证手掌根部横轴与胸骨长轴方向一致,以手掌根部为着力点,保证手掌用力在胸骨上,不要按压剑突。施救者身体稍微前倾,使肩、肘、腕位于同一轴线,与病人身体平面垂直,按压时肘关节伸直,依靠上身重力垂直向下按压,每次按压后让胸廓完全回弹,放松时双手不要离开胸壁,按压和放松的时间大致相等(图 3-11-1)。高质量的胸外按压强调快速、有力,对按压的速率和幅度都有要求,按压频率区间为 100～120 次/分;成人按压胸骨的幅度至少为 5cm(避免超过 6cm)。儿童和婴儿的按压幅度至少为胸部前后径的 1/3(儿童约 5cm,婴儿约 4cm)。施救者应尽可能减少中断胸外按压的次数和时间,若因急救需求不得不中断,则应把中断时间控制在 10 秒以内。

胸外按压的并发症主要包括:肋骨骨折、心包积血或心脏压塞、气胸、血胸、肺挫伤、肝脾撕裂伤和脂肪栓塞。应遵循正确的操作方法,尽量避免并发症发生。

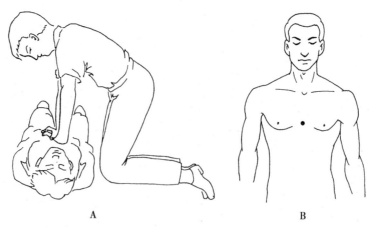

图 3-11-1　胸外按压

A.操作者肩部正对病人胸骨上方,肘部保持不动;B.先确定按压部位,然后正确摆放手的位置。

心脏体外电除颤是利用除颤仪在瞬间释放高压电流经胸壁到心脏,使心肌细胞瞬间同时除极,终止导致心律失常的异常折返或异位兴奋灶,从而恢复窦性心律。CPR 的关键起始措施是胸外按压和早期除颤。如果具备 AED,应该联合应用 CPR 和 AED。由于 AED 便于携带、容易操作,能自动识别心电图并提示进行除颤,非专业人员也可以操作。施救者应尽早进行 CPR 直至 AED 准备就绪,并尽快使用 AED 除颤。尽可能缩短电击前后的胸外按压中断,每次电击后要立即进行胸外按压。

2. **开通气道**　若病人无呼吸或出现异常呼吸,先使病人仰卧位,行 30 次心外按压后,再开通气道。保持呼吸道通畅是成功复苏的重要一步,若无颈部创伤,可采用仰头抬颏法开放气道。方法是:术者将一手置于病人前额用力加压,使头后仰,另一手的示指、中指抬起下颏,使下颌尖、耳垂的连线与地面呈垂直状态,以通畅气道。应清除病人口中的异物和呕吐物,若有义齿松动应取下。

3. **人工呼吸**　开放气道后,首先进行 2 次人工呼吸,每次持续吹气时间 1 秒以上,保证足够的潮气量使胸廓起伏。无论是否有胸廓起伏,两次人工通气后应该立即胸外按压。

气管插管是建立人工通气的最好方法。当时间或条件不允许时,可以采用口对口、口对鼻或口对通气防护装置呼吸。首先要确保气道通畅。术者用置于病人前额手的拇指与示指捏住病人鼻孔,吸一口气,用口唇把病人的口全罩住,然后缓慢吹气,每次吹气应持续 1 秒以上,确保呼吸时有胸廓起伏(图 3-11-2)。施救者实施人工呼吸前,正常吸气即可,无需深吸气。无论是单人还是双人进行心肺复苏时,按压和通气的比例为 30∶2,交替进行。上述通气方式只是临时性抢救措施,应争取马上气管插管,以人工气囊挤压或呼吸机进行辅助呼吸与输氧,纠正低氧血症,但同时应避免过度通气。与成人心脏骤停不同,儿童和婴儿心脏骤停多由各种意外(特别是窒息)导致,因此施救更重视人工通气的重要性,对于儿童与婴儿 CPR 时,若有 2 名以上施救者在场,按压和通气比例应为 15∶2。

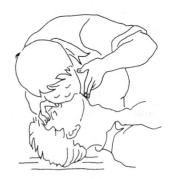

图 3-11-2　口对口人工呼吸

(四)高级心肺复苏　即高级生命支持(advanced life support,ALS),是在基础生命支持的基础上,应用辅助设备、特殊技术等建立更为有效的通气和血运循环。主要措施包括气管插管建立通气、除颤转复心律成为血流动力学稳定的心律、建立静脉通路并应用必要的药物维持已恢复的循环。心电图、血压、脉搏血氧饱和度、呼气末二氧化碳分压测定等必须持续监测,必要时还需要进行有创血流动力学监测。

1. **通气与氧供** 如果病人自主呼吸没有恢复,应尽早行气管插管,充分通气的目的是纠正低氧血症。院外病人通常用面罩、简易球囊维持通气,医院内病人在呼吸机可用之前,使用球囊面罩通气,挤压 1L 容量成人球囊 1/2～2/3 或 2L 容量成人球囊 1/3 量即可,气管插管后,通气频率统一为每 6 秒 1 次(每分钟 10 次)。呼吸机可用后,需要根据血气分析结果进行呼吸机参数调整。

2. **电除颤、复律与起搏治疗** 心脏骤停时最常见的心律失常是室颤。及时的胸外按压和人工呼吸虽可部分维持心脑功能,但极少能将室颤转为窦性心律,而迅速恢复有效的心律是复苏成功至关重要的一步。终止室颤最有效的方法是电除颤,每延迟除颤 1 分钟,复苏成功率下降 7%～10%,故尽早除颤可显著提高复苏成功率。

心脏停搏与无脉电活动时电除颤均无益。

除颤电极的位置:最常用的电极片位置是指胸骨电极片置于病人右锁骨下方,心尖电极片放在与左乳头齐平的左胸下外侧部。其他位置还有左、右外侧旁线处的下胸壁,或者心尖电极片放在标准位置,其他电极片放在左、右背部上方。若植入了置入性装置(如起搏器),应避免将电极片直接放在置入装置上。

如采用双相波电除颤,首次能量选择可根据除颤仪的品牌或型号推荐,一般为 120～200J,如使用单相波电除颤,首次能量应选择 360J。第二次及后续的除颤能量应相当,而且可考虑提高能量。一次除颤后立即实施胸外按压和人工通气,5 个周期的 CPR 后(约 2 分钟),再评估病人自主循环是否恢复或有无明显循环恢复征象(如呼吸、脉搏、血压等),必要时再次除颤(图 3-11-3)。

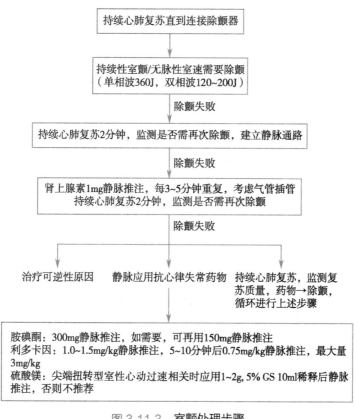

图 3-11-3 **室颤处理步骤**

电除颤虽然列为高级复苏的手段,但如有条件应越早进行越好,并不拘泥于复苏的阶段。

起搏治疗:对心搏停止病人不推荐使用起搏治疗,而对有症状的心动过缓病人则考虑起搏治疗。如果病人出现严重症状,尤其是当高度房室传导阻滞发生在希氏束以下时,则应该立即施行起搏治疗。

3. **药物治疗** 心脏骤停病人在进行心肺复苏时应尽早开通静脉通道。周围静脉通常选用肘前静脉或颈外静脉,中心静脉可选用颈内静脉、锁骨下静脉和股静脉。如果静脉穿刺无法完成,可考虑建立骨髓腔通路,某些复苏药物也可经气管给予,如肾上腺素、阿托品、利多卡因。

肾上腺素是 CPR 的首选药物。可用于除颤无效的室颤及无脉室速、心脏停搏或 PEA。其常规用法是 1mg 静脉推注,每 3~5 分钟重复 1 次,每次经周围静脉给药后应使用 20ml 生理盐水冲管,以保证其能够到达心脏发挥作用。血管升压素也可以作为一线药物,但不推荐与肾上腺素联合使用。严重低血压可以给予去甲肾上腺素、多巴胺、多巴酚丁胺。

复苏过程中产生的代谢性酸中毒通过改善通气通常可得到改善,不应过分积极补充碳酸氢盐纠正。早已存在代谢性酸中毒、高钾血症、三环类或苯巴比妥类药物过量病人可适当补充碳酸氢钠。对于心脏骤停时间较长的病人,在胸外心脏按压、除颤、气管插管、机械通气和血管收缩药物治疗无效时,可考虑使用碳酸氢钠。其用法是起始量 1mmol/kg,在持续 CPR 过程中每 15 分钟给予 1/2 量,并根据血气分析结果调整剂量,避免发生碱中毒。

给予 2 次除颤加 CPR 及肾上腺素之后仍然是室颤/无脉室速,应考虑给予抗心律失常药(见图 3-11-3)。常用药物为胺碘酮,也可考虑用利多卡因。硫酸镁仅适用于尖端扭转型室速。

对于一些难治性多形性室速、尖端扭转型室速、快速单形性室速或室扑(频率>260 次/分)及难治性室颤,可试用静脉给予 β 受体拮抗剂。异丙肾上腺素或心室起搏可能有效终止心动过缓和药物诱导的尖端扭转型室速。

缓慢型心律失常、心脏停搏的处理不同于室颤(图 3-11-4)。给予基础生命支持后,应尽力设法稳定自主心律,或设法起搏心脏。上述治疗的同时应积极寻找可能存在的可逆性病因,如低血容量、低氧血症、心脏压塞、高钾血症等,并给予相应治疗。

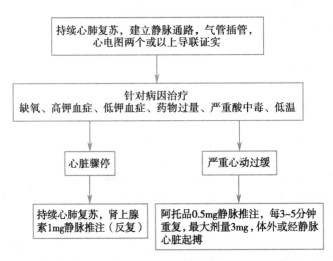

图 3-11-4　心脏停搏和严重心动过缓处理步骤

经过心肺复苏使心脏节律恢复后,应着重维持稳定的心电与血流动力学状态。

4. 体外心肺复苏(extracorporeal cardiopulmonary resuscitation,ECPR) 是指在心脏骤停病人 CPR 过程中通过体外膜肺氧合(ECMO)技术启动体外循环。ECMO 技术通常通过股动脉和股静脉连接动力泵和氧合器,进行动静脉体外循环和气体交换,是一项复杂的干预措施,需要配备专业团队、专业设备和多学科支持,且费用昂贵。成本效益、资源分配和医学伦理是应用 ECPR 前需慎重考虑的问题。目前尚没有足够的证据支持对心脏骤停病人常规使用 ECPR,对于疑似病因在短时期支持下有潜在可逆性或等待心脏移植的心脏骤停病人,可以酌情考虑行 ECPR 治疗。

【复苏后处理】 心脏骤停复苏后自主循环的恢复仅是猝死幸存者复苏后治疗过程的开始。因为病人在经历全身性缺血性损伤后,将进入更加复杂的缺血再灌注损伤阶段。后者是复苏后院内死亡的主要原因,称为"心脏骤停后综合征"(post cardiac arrest syndrome)。研究表明,早期干预这一独特的、复杂的病理生理状态可有效降低病人死亡率,进而改善病人预后。

心肺复苏后的处理原则和措施包括维持有效的循环和呼吸功能,特别是脑灌注,预防再次心脏骤停,维持水、电解质和酸碱平衡,防治脑水肿、急性肾衰竭和继发感染等,其中重点是脑复苏。

1. **原发致心脏骤停疾病的治疗**　应进行全面的心血管系统及相关因素的评价,仔细寻找引起心脏骤停的原因,鉴别是否存在诱发心脏骤停的5H和5T可逆病因,其中5H是指低血容量(hypovolemia)、缺氧(hypoxia)、酸中毒(hydrogenion)、低钾血症(hypokalemia)、高钾血症(hyperkalemia);5T是指张力性气胸(tension pneumothorax)、心脏压塞(cardiac tamponade)、中毒(toxins)、肺栓塞(pulmonary thrombosis)和冠脉血栓形成(coronary thrombosis),并对心脏骤停的病因和诱因进行积极的治疗。急性冠脉综合征是成人心脏骤停的常见病因之一,早期急诊冠脉造影和开通梗死血管可显著降低病死率及改善预后。病人自主循环恢复后应尽快完成12或18导联心电图检查,以明确ST段是否抬高。无论病人昏迷或清醒,对于怀疑有心脏性病因或心电图有ST段抬高的院外心脏骤停病人,都应尽快行急诊冠脉造影。对怀疑有心脏性病因但ST段未见抬高的院外心脏骤停病人,若存在血流动力学不稳定或心电不稳定,也可考虑行急诊冠脉造影。

2. **维持有效循环**　心脏骤停后常出现血流动力学不稳定,其原因可能是容量不足、血管调节功能异常和心功能不全。病人收缩压需维持不低于90mmHg,平均动脉压不低于65mmHg。对于血压低于目标值的病人,应在监测心功能的同时积极进行容量复苏,并根据动脉血气分析结果纠正酸中毒。容量复苏效果不佳时,应考虑使用血管活性药物,维持目标血压。同时监测心率和心律,积极处理影响血流动力学稳定的心律失常。完善床旁心脏超声,以帮助判断是否有心脏压塞出现。

3. **维持呼吸**　自主循环恢复后,病人可有不同程度的呼吸系统功能障碍,一些病人可能仍然需要机械通气和吸氧治疗。呼气末正压(PEEP)通气对呼吸功能不全合并左心衰竭的病人可能很有帮助,但需注意此时血流动力学是否稳定。临床上可以依据动脉血气结果和/或无创监测来调节吸氧浓度、PEEP和每分通气量。

4. **防治脑缺氧和脑水肿**　亦称脑复苏。脑复苏是心肺复苏最后成功的关键,应重视对复苏后神经功能的连续监测和评价,积极保护神经功能。对昏迷病人应维持正常的或轻微增高的平均动脉压,降低增高的颅内压,以保证良好的脑灌注。

主要措施包括:①降温:低温治疗是保护神经系统和心脏功能的最重要治疗策略,复苏后昏迷病人应将体温降低至32~36℃,并至少维持24小时;②脱水:应用渗透性利尿剂配合降温处理,以减轻脑组织水肿和降低颅内压,有助于大脑功能恢复;③防治抽搐:通过应用冬眠药物控制缺氧性脑损害引起的四肢抽搐以及降温过程的寒战反应;④高压氧治疗:通过增加血氧含量及弥散,提高脑组织氧分压,改善脑缺氧,降低颅内压;⑤促进早期脑血流灌注:抗凝以疏通微循环,用钙通道阻滞剂解除脑血管痉挛。

5. **防治急性肾衰竭**　如果心脏骤停时间较长或复苏后持续低血压,则易发生急性肾衰竭。原有肾脏病变的老年病人尤为多见。

防治急性肾衰竭时,应注意维持有效的心脏和循环功能,避免使用对肾脏有损害的药物。若注射呋塞米后仍然无尿或少尿,则提示急性肾衰竭。此时应按急性肾衰竭处理。

6. **其他**　及时发现和纠正水电解质紊乱与酸碱失衡,防治继发感染。对于肠鸣音消失和机械通气伴有意识障碍病人,应该留置胃管,并尽早地应用胃肠道营养。

【**心脏骤停的预后**】　我国OHCA存活出院率为1.2%,IHCA存活出院率为9%。心脏骤停复苏成功的病人,及时地评估左心室的功能非常重要。和左心室功能正常的病人相比,左心室功能减退的病人心脏骤停复发的可能性较大,对抗心律失常药物的反应较差,死亡率较高。

急性心肌梗死早期的原发性室颤为非血流动力学异常引起者,经及时除颤易获复律成功。

继发于急性大面积心肌梗死及血流动力学异常的心脏骤停,即时死亡率高达59%~89%,心脏复苏往往不易成功。即使复苏成功,亦难以维持稳定的血流动力学状态。

【SCD 的预防】 SCD 的预防,关键是识别出高危人群。除了年龄≥65 岁、男性、心率≥90 次/分、高血压、糖尿病等一般危险因素外,病史、体格检查、心电图、24 小时动态心电图、心率变异性等方法可提供一定的信息,用于评估病人发生心脏骤停的危险性。

β 受体拮抗剂能减少器质性心脏病病人 SCD 的发生。胺碘酮对心肌梗死后合并左心室功能不全或心律失常病人,能显著减少心律失常导致的死亡,但对总死亡率无明显影响。

抗心律失常的手术治疗通常包括电生理标测下的室壁瘤切除术、心室心内膜切除术及冷冻消融技术,在预防 SCD 方面的作用有限。长 QT 间期综合征病人,经 β 受体拮抗剂足量治疗后仍有晕厥发作或不能依从药物治疗的病人,可行左侧颈胸交感神经切断术,对预防 SCD 的发生有一定作用。

植入型心律转复除颤器(ICD)作为预防 SCD 的重要措施,正越来越多地在临床上得到应用,ICD 能在十几秒内自动识别室颤、室速并电除颤,成功率极高,是目前防治 SCD 的最有效方法。对有器质性心脏病的 SCD 高危病人或心脏骤停存活者,导管射频消融术预防 SCD 的作用有待进一步研究。

(陈玉国)

本章思维导图

第十二章 | 主动脉和周围血管病

主动脉疾病包括主动脉夹层、主动脉瘤、主动脉缩窄、多发性大动脉炎等。周围血管病包括外周动脉疾病（peripheral arterial disease，PAD）、外周静脉疾病和淋巴系统疾病。本章重点讲述主动脉夹层、下肢动脉硬化闭塞症和静脉血栓症。

第一节 | 主动脉夹层

主动脉的血管壁由内膜、中膜和外膜三层结构组成。在各种因素导致主动脉内膜撕裂后，管腔内高速流动的血液将从撕裂口进入管壁中层，并沿血管长轴方向延伸，形成真、假两腔的病理状态，称为主动脉夹层（aortic dissection，AD）。主动脉夹层是一种心血管急危重症，具有发病急、死亡率高的特点。若未能及时诊治，48小时内死亡率高达50%，致死原因包括夹层破裂、进行性纵隔或腹膜后出血、急性心力衰竭等。部分病人出现院前死亡，未进行尸体解剖时常无法准确判断其死因，从而难以获得准确的流行病学资料。据推算，主动脉夹层的年发病率约为（2.6~3.5)/10万，男性占65%~75%，冬春季发病率更高。在我国，主动脉夹层好发于50~60岁，早于欧美人群的60~70岁，可能与我国人群的高血压知晓率、控制率和达标率较低有关。

【病因、病理与发病机制】 主动脉夹层的病因可分为基因异常、退行性和创伤性三类。基因异常相关的主动脉夹层可以是综合征的一部分，如Marfan综合征、Loeys-Dietz综合征、血管性Ehlers-Danlos综合征或Turner综合征；也可以是非综合征型，如二叶主动脉瓣、家族性胸主动脉瘤等。退行性主动脉夹层具有散发性，临床最为常见，不与任何已知的基因异常有关。创伤性主动脉夹层可能与钝性损伤或医源性损伤（如主动脉内球囊反搏泵置入、心脏瓣膜及主动脉手术）有关。

主动脉夹层大多数是由于主动脉内膜撕裂后血液进入中层，也有部分病人是由于中层滋养动脉破裂，形成血肿后压力过高撕裂内膜所致。内膜撕裂口多位于窦管交界处或锁骨下动脉附近，这些区域具有较高的剪切力。夹层在向近端或远端延伸过程中，可能会出现真腔受压，分支血管灌注不良，造成相应的脏器缺血。

主动脉夹层的发病机制尚未完全清楚。基质金属蛋白酶活性增高，从而降解主动脉壁的结构蛋白，可能是主动脉夹层的发病机制之一。组织学可见主动脉中层胶原蛋白变性、弹力纤维断裂、平滑肌局灶性丧失、中层空泡变性并充满黏液样物质，慢性期可见纤维样改变。

【分型及分期】 根据夹层起源和主动脉受累部位，可将主动脉夹层按De Bakey系统分为三型（图3-12-1）：

Ⅰ型：夹层起源于升主动脉，扩展超过主动脉弓到降主动脉，甚至腹主动脉，此型最多见。

Ⅱ型：夹层起源并局限于升主动脉。

Ⅲ型：病变起源于降主动脉左锁骨下动脉开口远端，并向远端扩展，可直至腹主动脉（Ⅲa型：仅累及胸降主动脉；Ⅲb型：累及胸、腹主动脉）。

Stanford分型将主动脉夹层分为A、B两型。无论夹层起源于哪一部位，只要累及升主动脉者称为A型，相当于De BakeyⅠ型和Ⅱ型；夹层起源于胸降主动脉且未累及升主动脉者称为B型，相当于De BakeyⅢ型。

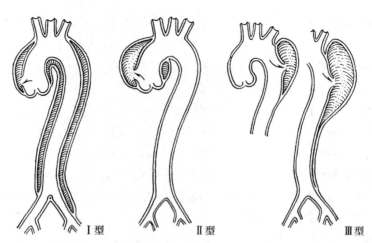

I型　　　　　　　　II型　　　　　　　　III型

图 3-12-1　主动脉夹层 De Bakey 分型示意图

关于主动脉夹层的临床分期,一般认为起病 2 周内为急性期,2 周至 3 个月为亚急性期,超过 3 个月者则为慢性期。体检偶然发现的无症状者通常归为慢性期。

【临床表现】　本病临床表现取决于主动脉夹层的部位、范围和程度、主动脉分支受累情况、有无主动脉瓣关闭不全以及向外破溃等并发症。

(一)**疼痛**　疼痛是本病最主要和常见的表现。超过 80% 的病人有突发前胸或胸背部持续性、撕裂样或刀割样剧痛,疼痛剧烈难以忍受,部位往往与夹层病变的起源位置密切相关。Stanford A 型多表现为胸背痛;Stanford B 型则多表现为背痛、腹痛,但两者疼痛部位存在交叉。夹层撕裂累及髂动脉、股动脉时,可出现下肢疼痛。部分病人虽然发生夹层但无明显疼痛,如接受激素治疗或者起病缓慢者。

(二)**血压变化**　大多数病人合并高血压,且双上肢或上下肢之间血压相差较大。若出现心脏压塞、血胸或冠状动脉供血受阻而引起心肌梗死,则可能表现为低血压。夹层破裂出血表现为严重休克。

(三)**心血管系统**

1. **主动脉瓣关闭不全和心力衰竭**　约半数 Stanford A 型主动脉夹层病人出现主动脉瓣关闭不全。心前区可闻及典型叹气样舒张期杂音且可发生充血型心衰,但在心衰严重或心动过速时杂音可不明显。

2. **心肌梗死**　夹层近端的内膜片撕裂后,可能会遮盖冠状窦口,导致急性心肌梗死;多数影响右冠状动脉窦,因此多见下壁心肌梗死。

3. **心脏压塞**　详见本篇第九章第二节。

(四)**脏器或者肢体缺血**

1. **神经系统缺血**　夹层累及颈动脉、无名动脉可造成脑部缺血,病人可有头晕、一过性晕厥、精神失常,严重者发生缺血性脑卒中。向下延伸至第 2 腰椎水平,可累及脊髓前动脉,出现截瘫、大小便失禁等。

2. **四肢缺血**　累及腹主动脉或髂动脉可表现为急性下肢缺血。体检常发现脉搏减弱、消失,肢体发凉和发绀等。

3. **内脏缺血**　肾动脉供血受累时,可出现腰痛、血尿、少尿、无尿以及其他肾功能损害症状。肠系膜上动脉受累可引起肠坏死。黄疸及血清氨基转移酶升高则是肝动脉闭塞缺血的表现。

(五)**压迫症状**　主动脉夹层进展形成夹层动脉瘤后,可出现压迫症状。如压迫颈交感神经节常出现 Horner 综合征,压迫左侧喉返神经出现声音嘶哑,压迫气管导致呼吸困难,压迫食管出现吞咽困难等。

【辅助检查】　当怀疑主动脉夹层时,可用于诊断主动脉夹层的方法包括经胸主动脉彩超(TTE),

经食管主动脉彩超(TEE)、CTA、MRA以及DSA。每种方式在诊断能力、速度、便利性和风险方面各有优缺点。

1. **X线胸片与心电图**　无特异性诊断价值。X线胸片可有主动脉增宽。心电图除在心包积血或夹层累及冠状动脉时,一般无特异性ST-T改变。

2. **超声心动图**　可显示主动脉夹层真、假腔的状态及血流情况,并排查是否合并主动脉瓣关闭不全和心脏压塞等并发症。其优点是可在床旁检查,无创,无需造影剂,敏感性为59%~85%,特异性为63%~96%。受气道内空气的影响,超声探测可能漏诊。经食管超声心动图可引起干呕、心动过速、高血压等,有时需在麻醉条件下进行,临床实践中并不常用。

3. **主动脉CTA**　对比增强CTA是评估主动脉夹层最常用的方式,敏感性和特异性为98%。采用心电门控技术采集数据,并使用薄层扫描、64排以上的设备可减少心脏搏动带来的伪影。主动脉CTA可获得破口大小及位置,夹层累及范围,识别真腔和假腔,主动脉分支血管的供血情况,周围血管入路大小等。其缺点包括造影剂产生的副作用以及电离辐射。

4. **主动脉MRA**　在诊断主动脉夹层时具有很高的灵敏度和特异性。可准确评估主动脉夹层真腔、假腔和累及范围,分支血管形态等。其缺点是扫描时间较长,不适用于有幽闭恐惧症、血流动力学不稳定的病人,较少用于急性主动脉夹层的初步评估。

5. **主动脉DSA**　目前多只在腔内修复术中应用,而不作为术前常规检查手段。

【诊断与鉴别诊断】　对于急性胸痛的病人,应对病人的病史、胸痛性质和体征进行评估(表3-12-1)。根据高危因素的类别(易感因素、疼痛特征、体征)进行评分,符合各类别下一种或多种特征的计为1分,类别数累计≥2分的为高危,类别数为1分的为中危,类别数为0分的属于低危。对于中高危的可疑主动脉夹层病人,应尽快安排相应的影像学检查予以明确诊断。

表3-12-1　主动脉夹层的高危特征

高危病史	高危胸痛性质	高危体征
Marfan综合征等疾病	突发性疼痛	四肢血压显著不等
既往曾行主动脉介入手术或外科手术	无法忍受的剧烈疼痛	低血压或休克
既往有胸主动脉瘤	撕裂样或刀割样疼痛	动脉搏动减弱
既往有主动脉瓣疾病		新发主动脉瓣杂音
主动脉疾病家族史		局灶性神经功能缺失

由于本病多以急性胸痛为首要症状,鉴别诊断主要考虑急性冠脉综合征和急性肺栓塞。影像学上,需与主动脉壁间血肿、主动脉穿透性溃疡进行鉴别。此外,夹层可产生多系统血管的压迫,导致组织缺血或夹层破入某些器官,需与相应疾病鉴别。

【治疗】　主动脉夹层诊断明确后,需由主动脉多学科专家团队根据病人的病情、夹层累及范围、起病时间等综合评估,制订最佳治疗方案。

(一)**即刻处理**　严密监测血流动力学指标,包括血压、心率、心律及出入液量平衡;凡有心衰或低血压者还应监测中心静脉压、肺毛细血管楔压和心排血量。卧床休息,强效镇痛与镇静,必要时静脉注射吗啡或冬眠治疗。

(二)**随后的治疗决策应按以下原则**

1. 急性期病人无论是否采取手术治疗,均应首先给予强化的内科药物治疗。

2. 升主动脉夹层特别是累及主动脉瓣或心包内有积液者宜急诊外科手术。

3. 降主动脉夹层急性期病情进展迅速,病变局部血管直径≥5cm或脏器灌注不良者,应争取介入治疗(主动脉腔内隔绝术)。

(三)**药物治疗**

1. β受体拮抗剂或钙通道阻滞剂在降压的同时,可降低左心室张力和心肌收缩力,减慢心率至

60~80次/分,防止夹层进一步扩展。对于β受体拮抗剂不能耐受的病人,可使用非二氢吡啶类钙通道阻滞剂。

2. 降压首选静脉应用硝普钠,迅速将收缩压降至100~120mmHg或更低,预防夹层延伸。必要时使用其他降压药,如α受体拮抗剂、血管紧张素转换酶抑制剂、利尿剂等。血压应降至能保持重要脏器灌注的最低水平,避免出现少尿、心肌缺血及精神症状等重要脏器灌注不良的症状。

(四)介入治疗 主动脉腔内隔绝术为治疗主动脉夹层的一种有效手段。在主动脉内植入覆膜支架,封闭近端撕裂口、扩大真腔。对于解剖条件适合的 Stanford B 型主动脉夹层,该术式常作为首选策略。近年来,平行支架技术、分支支架、开窗技术和基于 3D 打印技术的定制支架,可有效处理夹层累及重要分支的病例。

(五)外科手术治疗 开胸外科手术是升主动脉夹层治疗的基石,术中可修补撕裂口、排空假腔并重建主动脉。病变累及冠状动脉或主动脉瓣膜时也可同期处理。

第二节 │ 下肢动脉硬化闭塞症

下肢动脉硬化闭塞症是动脉粥样硬化累及下肢动脉导致动脉狭窄或闭塞而引起肢体缺血症状的慢性疾病,是全身动脉硬化性疾病在下肢的表现。

【病因和发病机制】 本病是冠心病的等危症,引起冠状动脉粥样硬化的危险因素通常也会引发本病。发病机制参见本篇第四章动脉粥样硬化。吸烟使发病率增加2~5倍,糖尿病使发病率增加2~4倍。

【病理生理】 产生肢体缺血症状的主要病理生理机制是肢体的血供调节功能减退,包括管腔斑块增厚、侧支循环建立不足、代偿性血管扩张不良、一氧化氮产生减少、对血管扩张剂反应减弱和循环中血栓素、血管紧张素Ⅱ、内皮素等血管收缩因子增多,以及一些血液流变学异常,由此导致血供调节失常和微血栓形成。

【临床表现】 本病累及主、髂动脉者占30%,累及股、腘动脉者占80%~90%,而累及胫、腓动脉者占40%~50%。

(一)症状 典型症状是间歇性跛行和静息痛;肢体运动后引发局部疼痛、紧束、麻木或无力,停止运动后即缓解为其特点。疼痛部位常与病变血管相关;臀部、髋部及大腿部疼痛导致的间歇跛行常提示主动脉和髂动脉部分阻塞。临床最多见的为小腿疼痛性间歇性跛行,常为股、腘动脉狭窄病变。踝、趾间歇性跛行则多为胫、腓动脉病变。病变进一步加重导致血管闭塞时,可出现静息痛。目前临床常用的分期包括 Fontaine 分期和 Rutherford 分级(表 3-12-2)。

表 3-12-2 下肢动脉硬化闭塞症的临床分期

Fontaine 分期		Rutherford 分级		
分期	临床表现	分级	类别	临床表现
Ⅰ期	无症状	0级	0	无症状
Ⅱa期	轻微间歇性跛行	Ⅰ级	1	轻微间歇性跛行
Ⅱb期	中度至重度间歇性跛行	Ⅰ级	2	中度间歇性跛行
		Ⅰ级	3	重度间歇性跛行
Ⅲ期	缺血性静息痛	Ⅱ级	4	缺血性静息痛
Ⅳ期	溃疡或坏疽	Ⅲ级	5	轻度组织丧失
		Ⅳ级	6	溃疡或坏疽

(二)体征

1. 狭窄远端的动脉搏动减弱或消失,狭窄部位可闻及收缩期杂音。

2. 患肢温度较低,皮肤薄、亮、苍白,毛发稀疏,趾甲增厚,严重时有水肿、坏疽与溃疡。

3. 肢体位置改变测试。肢体自高位下垂到肤色转红时间>10 秒和表浅静脉充盈时间>15 秒,提示动脉有狭窄及侧支形成不良。

【辅助检查】

1. **踝肱指数**(ankle brachial index,ABI) 临床上最简单和常用的检查方法,为踝动脉收缩压与肱动脉收缩压的比值,正常范围为 1.0~1.4,0.91~0.99 被认为是"临界值",<0.90 提示存在 PAD。ABI>1.40 常是血管钙化引起的。利用 ABI 诊断 PAD 的敏感性达 95%,但严重狭窄伴侧支循环形成良好时可呈假阴性。

2. **节段性血压测量** 如发现节段间有压力阶差则提示其间有动脉狭窄存在。

3. **运动平板负荷试验** 以缺血症状出现的运动负荷量和时间客观评价肢体的血供状态。

4. **多普勒超声** 随动脉狭窄程度的加重,多普勒血流速度曲线会趋于平坦,结合超声成像结果更可靠。

5. **磁共振血管造影和 CT 血管造影** 具有确诊价值。

6. **动脉造影** 对手术或经皮介入的治疗决策提供直接依据。

【诊断与鉴别诊断】 当病人有典型间歇性跛行或静息痛的症状与肢体动脉搏动不对称、减弱或消失的体征,再结合危险因素分析及辅助检查的结果,诊断并不困难。但值得注意的是,在确诊病人中有典型间歇性跛行症状者不足 20%。

本病应与多发性大动脉炎累及髂动脉者、血栓闭塞性脉管炎(又称 Buerger 病)相鉴别。多发性大动脉炎多见于年轻女性,活动期有全身症状,发热、血沉增快及免疫指标异常,病变部位多发,常累及肾动脉而有肾性高血压。Buerger 病好发于青年男性重度吸烟者,累及全身中、小动脉,上肢也常累及,有反复发作浅静脉炎及雷诺现象。缺血性溃疡伴有剧痛应与神经病变、下肢静脉曲张所致溃疡鉴别。此外,跛行应与椎管狭窄、关节炎、骨筋膜隔室综合征等所致的假性跛行相鉴别。

【治疗】

(一)**内科治疗** 戒烟、控制高血压、糖尿病及血脂异常等;清洁、保湿、预防外伤,对有静息痛者可抬高床头,以增加下肢血流,减少疼痛。

1. **运动和康复治疗** 规律的有氧运动可改善最大步行距离,须在专业指导下进行,每次 30~45 分钟,每周至少 3 次,至少持续 12 周。推荐的运动方式包括行走、伸踝、屈膝运动。Fontaine Ⅳ级病人不推荐进行常规运动治疗。

2. **抗血小板和抗凝治疗** 阿司匹林、氯吡格雷等抗血小板药物可降低下肢动脉闭塞症病人发生心肌梗死、脑卒中、血管源性死亡的风险。西洛他唑具有抗血小板活性和舒张血管的特性,作为治疗间歇性跛行的一线药物。传统抗凝药(如华法林)并不能减少心血管事件的发生,反而可能增加大出血的风险。

3. **前列腺素类药物** 可扩张血管,改善间歇性跛行、静息痛等症状。

4. **止痛治疗** 可遵循止痛治疗的阶梯原则进行,从非甾体抗炎药开始,如无效再尝试阿片类止痛药物。

5. **抗感染治疗** 对于缺血性溃疡或坏疽合并感染的病人,需在病原学检查结果指导下,针对性使用广谱、足量、足疗程的全身抗生素治疗。

(二)**血运重建** 经积极内科治疗后仍有静息痛、组织坏疽或生活质量降低致残者可考虑进行血运重建。腔内介入治疗包括动脉内置管溶栓、血栓抽吸、球囊扩张及支架植入等,围手术期并发症发生率低,常作为首选。但对导丝无法通过病变等情况,可选择外科手术治疗,如斑块切除术或血管旁路移植术。

(三)**截肢** 对于患有广泛坏死或感染性坏疽并伴有静息痛、不能行走且不适合血运重建的病人,需要进行截肢手术。

【预后】　本病的预后与同时并存的冠心病、脑血管疾病密切相关。间歇性跛行病人5年生存率为70%,10年生存率为50%,大多死于冠心病和脑血管事件。伴有糖尿病及吸烟病人预后更差,约5%病人需行截肢术。

第三节 | 静脉血栓症

下肢浅静脉包括大隐静脉、小隐静脉及其分支;下肢深静脉与大动脉伴行。下肢静脉系统疾病以静脉血栓最具临床意义。

【深静脉血栓形成】　深静脉血栓形成(deep venous thrombosis,DVT)是血液在深静脉内异常凝固引起的病症,多发生于下肢,血栓脱落可引起肺栓塞(pulmonary embolism,PE),两者合称为静脉血栓栓塞症(venous thromboembolism,VTE),是同种疾病在不同阶段的表现形式。

（一）**流行病学、病因及发病机制**　VTE是继急性心肌梗死和脑卒中之后第三大常见的血管疾病,且由于人口老龄化等因素,VTE年均患病率呈不断上升趋势。DVT主要是由静脉壁损伤、血液淤滞及高凝状态所引起。遗传性危险因素包括抗凝血酶缺乏、C蛋白缺乏、S蛋白缺乏、V因子Leiden突变、凝血酶原基因突变等。获得性危险因素包括高龄、VTE个人史、恶性肿瘤、肥胖等。触发因素如手术、制动、妊娠、过量雌激素等,会增加DVT的风险。

（二）**病理**　深静脉血栓主要由红细胞组成,伴少量纤维蛋白和血小板。血栓与血管壁仅有轻度粘连,容易脱落造成肺栓塞。DVT发生后,血液回流受阻,远端组织水肿、缺氧,后期可发展为慢性静脉功能不全综合征。

（三）**临床表现**　根据发病时间,DVT分为急性期(发病14天内)、亚急性期(发病15~30天)和慢性期(发病超过30天)。根据DVT受累部位可分为近段DVT和远段DVT,前者指血栓累及髂静脉、股静脉和/或腘静脉,后者指血栓仅局限于小腿深静脉。

急性下肢DVT主要表现为受累肢体突然肿胀、疼痛,患肢皮温升高,软组织张力增大,受累区水肿,并可伴有压痛。当血栓发生在小腿肌肉静脉丛时,Homans征阳性(患肢伸直、足被动背屈时,引起小腿后侧肌群疼痛)、Neuhof征阳性(压迫小腿后侧肌群,引起局部疼痛)。当髂、股静脉及其属支血栓堵塞,静脉回流严重受阻时,极高的组织张力使下肢动脉受压发生肢体缺血,可形成股青肿和股白肿,若不及时处理,可发生休克和静脉性坏疽。

部分病人在慢性期,特别是起病6个月后,会出现下肢静脉功能不全,表现为患肢胀痛、静脉曲张、皮肤瘙痒、色素沉着、湿疹、溃疡等,称为血栓栓塞后综合征。

（四）**诊断**　DVT的临床表现不具有特异性,需结合以下辅助检查进行诊断。

1. **D-二聚体**　DVT时,血液中D-二聚体的浓度升高。该检测对DVT的敏感性超过95%,但特异性较低。高龄、炎症、感染、恶性肿瘤等也可使D-二聚体升高。若D-二聚体水平正常,基本上可排除DVT。

2. **加压超声检查**　加压超声检查是诊断DVT的首选方法,对腘静脉或更近端的血栓形成敏感性可达95%。对于静脉超声难以诊断的病人,可考虑CT或磁共振成像等替代方式。

3. **深静脉造影**　临床上已被超声检查所替代,通常仅在计划行介入手术时进行静脉造影。

（五）**治疗**　治疗DVT的主要目的是预防肺栓塞,特别是病程早期,血栓与血管壁粘连不紧,极易脱落。

1. **卧床**　抬高患肢超过心脏水平,直至水肿及压痛消失。

2. **抗凝**　对于大多数急性近段DVT,为防止血栓增大,应立即启动抗凝治疗。初始抗凝治疗的选择包括肝素、维生素K拮抗剂(华法林)、口服Xa因子抑制剂、直接凝血酶抑制剂。具体选择通常根据临床医生的经验、出血风险、病人合并症、偏好、成本和便利性作出。当选择华法林作为长期抗凝剂时,必须与肝素重叠用药4~5天,以确保充分抗凝。调整华法林剂量的指标为凝血酶原时间INR

维持在 2.0～3.0。急性近段 DVT 的抗凝至少 3 个月，以防复发。对复发性病例或恶性肿瘤等高凝状态不能消除的病例，抗凝治疗的持续时间可无限制。

3. **介入治疗**　对存在近段 DVT 伴严重肢体肿胀或缺血者，在起病 14 天内宜尽快行经导管接触性溶栓、经皮机械性血栓清除术。血栓清除后，若髂静脉狭窄＞50%，可行球囊扩张和/或支架植入术。

4. **下腔静脉滤器**　存在抗凝禁忌证、抗凝治疗过程发生出血等并发症、充分抗凝治疗后仍复发 VTE、静脉内有大量急性血栓或游离漂浮血栓者、急性近段 DVT 拟行介入治疗等情况时，为预防肺栓塞可行经皮下腔静脉滤器置入术。

（六）预防　至少一半新诊断 VTE 的门诊病人有近期住院史，且大多在住院期间未进行血栓预防。评估入院病人的 VTE 风险，如有指征，应进行适当的血栓预防。

【浅静脉血栓形成】　本症是血栓性浅静脉炎的主要临床表现，在曲张的静脉中也常发生，多伴发于持久、反复静脉输液时。由于静脉壁有不同程度的炎性病变，腔内血栓常与管壁粘连，不易脱落。少部分病人的浅静脉血栓可蔓延，导致深静脉血栓。游走性浅静脉血栓往往是恶性肿瘤的征象，也可见于闭塞性血栓性脉管炎。

本症诊断较容易：沿静脉走向部位疼痛、发红，局部有条索样或结节状压痛区。

治疗多采取支持疗法：①去除病因，如停止输注刺激性液体，去除局部静脉置管的感染因素。②休息，患肢抬高，热敷。③由于本病易复发，宜穿循序减压弹力袜。④止痛：口服双氯芬酸钠或其他非甾体抗炎药、局部外用双氯芬酸钠软膏或肝素软膏，直至症状消退或应用≥2 周。⑤若下肢浅静脉血栓与深静脉交汇处≥3cm，血栓长度≥5cm，建议磺达肝癸钠或低分子量肝素抗凝治疗 45 天；若血栓距深静脉交汇处＜3cm 或有高危风险因素（如恶性肿瘤、易栓症等），建议抗凝治疗 3 个月。

（罗建方）

本章思维导图

第十三章 | 心血管神经症

传统意义上心血管神经症（cardiovascular neurosis）是指以心血管疾病相关症状为主要表现但无器质性心脏病证据的临床综合征。该病大多发生于中、青年；女性多于男性，尤多见于围绝经期妇女。这类病人临床症状多变，临床表现不典型，尽管进行了大量的检查也较难找到器质性疾病的客观依据。由于会合并心理或精神问题，病人常常反复就诊，可严重影响正常生活和工作，甚至增加心血管事件的风险，难以实现真正意义上的健康。

【病因和发病机制】 心血管神经症病因尚不清楚，可能与神经类型、环境因素、遗传因素和性格有关。病人神经类型常为抑郁、焦虑、忧愁型。当精神上受到外界环境刺激，或工作紧张、压力较大，难以适应时可能导致发病。病人的家庭成员中可有神经症，也提示本症与同一家族的神经类型及数量相当的外部环境影响有关。也有部分病人因缺乏对心脏病的认识，对疑似症状产生过度忧虑而诱发本症。发病过程中常有神经系统和内分泌系统功能失调，交感神经功能亢进，交感与副交感神经功能失平衡。病人心率在静脉滴注异丙肾上腺素时常比一般人增快明显；有时可伴有高动力循环的表现，如动脉搏动增强、左心室射血速度增快等；也可出现对运动、心理学测试或疼痛刺激的异常反应。

心理与精神问题常导致不良行为增加（包括吸烟、缺乏体育锻炼、治疗依从性差等），通过加重血管内皮功能异常、促进炎症反应、诱发血小板聚集与凝血功能异常、促发心律失常、加速动脉粥样硬化进展等，导致心血管疾病发生风险增加。

【临床表现】 心血管神经症病人主诉较多，症状多变，不同症状之间缺乏内在联系，可有如下表现。

1. **心悸** 自觉心脏搏动增强，常在紧张或疲劳时加重。

2. **呼吸困难** 胸闷，呼吸不畅，常感觉空气不够要打开窗户或要求吸氧。不少病人经常做深呼吸或叹息样呼吸动作来缓解症状，容易导致过度换气，引起呼吸性碱中毒，使症状加重。

3. **心前区痛** 与典型心绞痛不同，疼痛部位不固定，多见于心尖区及左乳房下区很小范围，亦可在胸骨下或右胸前或胸背部等；疼痛发作与劳力活动无关，多数发生在静息状态时；疼痛性质常描述为针刺样、牵扯样或刀割样；持续时间长短不等，一般较长，如发生于工作紧张或情绪激动后可持续数天或更长；含服硝酸甘油不能缓解疼痛。

4. **自主神经功能紊乱症状** 失眠、多梦、焦虑、食欲缺乏、头晕、耳鸣多汗、手足发冷、双手震颤、尿频、大便次数增多或便秘等。

与较多的症状不相适应的是，病人体格检查缺乏有重要病理意义的阳性体征。可发现心率增快，心音增强，可有短促收缩期杂音或期前收缩，血压轻度升高，腱反射较活跃。心脏相关辅助检查未见显著异常。心电图可示窦性心动过速、房性或室性期前收缩和非特异性 ST-T 改变。

心血管疾病合并心理精神问题者一般有明确的心血管疾病如心绞痛、心力衰竭的临床表现，同时存在抑郁、压抑、焦躁不安、易怒、易疲劳等心血管疾病难以解释的躯体症状。亦可有急性发作，如惊恐障碍，表现为胸痛、心悸、呼吸困难、头晕、头痛、出汗发抖等，通常在 10～20 分钟达高峰，而无明确心脏、呼吸、神经系统可以支持上述临床表现的器质性病变证据。

【诊断与鉴别诊断】 根据心血管神经症的临床表现，有上述症状而体征较少，不能找到器质性心脏病的证据，一般不难作出诊断。必须注意排除器质性心脏病，与心绞痛、甲状腺功能亢进、心肌炎、二尖瓣脱垂综合征及嗜铬细胞瘤等进行鉴别。

器质性心血管疾病病人可能合并心理精神问题,临床医生需要注意识别,需重视精神心理问题混淆对器质性心脏病严重程度的评估。

【治疗】 心血管神经症以心理治疗为主,药物治疗为辅。首先应耐心倾听病史,了解可能的发病原因和有关因素,进行仔细的体格检查和必要的实验室检查。需通过通俗易懂地讲解疾病性质,并可用一些暗示性语言帮助病人解除顾虑。积极鼓励病人调整心态,安排好作息时间,适量进行文娱、旅游和体育活动。过度换气病人可辅导其采用腹式呼吸松弛疗法。对于心血管神经症病人合并高血压、高血脂等心血管危险因素而无明确器质性病变者,应该积极进行危险因素干预。

无论是心血管神经症还是器质性心血管疾病合并心理精神问题者,提倡双心医学的治疗模式。在积极合理治疗合并的心血管器质性疾病的同时,焦虑症状明显的病人可选用抗焦虑药物,如苯二氮䓬类抗焦虑药氯硝西泮、劳拉西泮等。伴有抑郁的病人可选用三环类抗抑郁药阿米替林、多塞平或选用选择性 5-羟色胺再摄取抑制剂如氟西汀、舍曲林等。目前认为选择性 5-羟色胺再摄取抑制剂对心血管系统副作用较小,安全性高于三环类抗抑郁药物。但该类药物起效较慢,一般 2 周开始有效,可以考虑作为伴有抑郁病人的首选。同时应该考虑进行精神心理行为治疗,如心理疏导、行为矫正、生物反馈治疗等。

本章思维导图

（黄 恺）

第十四章 | 肿瘤心脏病学

近年来,随着肿瘤诊疗技术的进步,恶性肿瘤病人的生存期明显延长。与此同时,肿瘤治疗相关不良反应日益凸显,其中心血管疾病成为肿瘤病人第二大死亡原因,严重影响肿瘤病人预后。一方面,肿瘤与心血管疾病之间存在许多共同的危险因素,包括肥胖、吸烟、高血压、糖尿病等,两者逐渐以共危共病的模式存在;另一方面,肿瘤治疗潜在的心血管毒性亦可损伤心血管的结构与功能;此外,某些肿瘤可累及心血管系统(如恶性肿瘤心包转移、轻链型心脏淀粉样变性等)。因此,肿瘤心脏病学(cardio-oncology)应运而生。其内涵包括:①肿瘤治疗导致的心血管毒性(cancer therapy-related cardiovascular toxicity,CTR-CVT);②肿瘤合并心血管疾病;③肿瘤与心血管疾病的共同危险因素及干预;④心脏占位性病变。CTR-CVT 包括:肿瘤治疗相关的心功能不全(cancer therapy related cardiac dysfunction,CTRCD)、冠状动脉疾病、心律失常、高血压、血栓性疾病、心脏瓣膜病、心包疾病、肺动脉高压等。

第一节 | 肿瘤治疗相关的心功能不全

【病因】 多种肿瘤治疗药物均可能导致不同程度的 CTRCD,常见 CTRCD 病因如下。

1. **蒽环类药物相关 CTRCD** 蒽环类药物(如多柔比星)是多种实体肿瘤(如乳腺癌)及血液系统恶性肿瘤(如淋巴瘤、急性白血病)常用的化疗药物,可以通过氧化应激、铁代谢障碍、钙超载、抑制拓扑异构酶Ⅱβ 诱导 DNA 损伤等机制导致心肌损伤。蒽环类药物相关 CTRCD 与累积药物剂量呈正相关,需要注意的是,这种毒性在首次用药时也可出现,并没有绝对的安全剂量。按照发生时间,可分为急性(用药后数小时或数日内发生)、慢性(多在用药后 1 年内发生)和迟发性(用药后数年发生) CTRCD,慢性和迟发性 CTRCD 常不可逆。

2. **抗人表皮生长因子受体-2 靶向药物相关 CTRCD** 抗人表皮生长因子受体-2(human epidermal growth factor receptor 2,HER-2)靶向药物主要包括单克隆抗体(曲妥珠单抗、帕妥珠单抗)、小分子酪氨酸激酶抑制剂(如拉帕替尼)、抗体偶联药物。目前认为其抑制 HER-2 通路、活性氧过量堆积、阻断心肌修复是导致 CTRCD 的重要机制。抗 HER-2 靶向药物所致 CTRCD 主要出现于治疗过程中或治疗结束后数月,与累积剂量无明显相关性,停药后可逆,少有远期并发症。

3. **免疫检查点抑制剂相关 CTRCD** 免疫检查点抑制剂(immune-checkpoint inhibitor)可分为 3 类:①程序性细胞死亡蛋白 1(programmed cell death protein-1,PD-1)抑制剂:如帕博利珠单抗等;②程序性细胞死亡蛋白配体 1(programmed cell death-ligand 1,PD-L1)抑制剂:如阿替利珠单抗等;③细胞毒性 T 淋巴细胞相关抗原 4(cytotoxic T lymphocyte associated antigen-4,CTLA-4)抑制剂:伊匹木单抗;④淋巴细胞活化基因-3(lymphocyte activation gene-3,LAG-3)抗体:如瑞拉利单抗。

ICIs 可导致心肌炎、心衰,ICIs 相关心肌炎的发生率为 0.06%~3.80%,而死亡率则高达 39.7%~66.0%。ICIs 相关 CTRCD 的确切机制仍不清楚,可能为应用 ICIs 后被激活的 T 淋巴细胞识别心肌与肿瘤的共有抗原,诱发自身免疫性淋巴细胞性心肌炎。ICIs 联合治疗(2 种 ICIs 联合、ICIs 联合化疗或抗血管生成药物),合并糖尿病、睡眠呼吸暂停综合征或桥本甲状腺炎,有基础心血管疾病,肥胖或高龄为 ICIs 相关心肌炎易患因素。

4. **嵌合抗原受体 T 细胞免疫治疗相关 CTRCD** 嵌合抗原受体 T 细胞(chimeric antigen

receptor T-cell,CAR-T）免疫治疗主要用于急性淋巴细胞白血病和侵袭性 B 细胞淋巴瘤,可导致 CTRCD,同时可伴有心律失常、心包积液和心搏骤停等。上述心血管毒性可能与细胞因子释放综合征的发生有关。

5. **造血干细胞移植相关 CTRCD**　造血干细胞移植后心血管疾病患病风险显著升高,主要机制包括:①造血干细胞移植相关的肿瘤治疗可能导致心血管毒性(如联合蒽环类药物诱导方案、纵隔放疗、全身辐照或基于环磷酰胺的预处理方案等);②移植物抗宿主病;③重症感染,如败血症等。当合并心血管病及危险因素时,CTRCD 发生风险更高。

此外,其他化疗药物(如抗代谢药物、紫杉烷类、铂类)及血管内皮生长因子(vascular endothelial growth factor,VEGF)抑制剂(如贝伐珠单抗)等药物亦可导致 CTRCD。

【临床表现】　症状和体征参见本篇第二章。

【辅助检查】

1. **超声心动图**　若治疗过程中出现 LVEF 较基线下降超过 10%,或 LVEF 小于 50%,提示 CTRCD。基于二维斑点追踪技术的左室整体纵向应变(global longitudinal strain,GLS)敏感性更高,可更早期发现 CTRCD,与基线相比下降超过 15% 提示 CTRCD。

2. **心脏磁共振**　CMR 可评价心肌水肿、纤维化程度,其准确性、可重复性好,敏感性强,可用于 CTRCD 的早期诊断,也是 ICIs 相关心肌炎主要临床诊断工具之一。

3. **心脏生物标志物**　包括 cTnI/TnT、BNP/NT-proBNP。在出现明显的 LVEF 下降前,cTnI/TnT 即可检测到肿瘤治疗导致的早期心肌损伤。BNP/NT-proBNP 可用于 CTRCD 的辅助诊断。

4. **心内膜心肌活检**　心内膜心肌活检可提供心脏结构及病理改变的组织学证据,是诊断 CTRCD 的"金标准"。例如,ICIs 相关心肌炎可表现为多灶性炎症细胞浸润伴心肌细胞坏死。但心肌活检为有创检查,临床普遍应用受限。

【诊断】（表 3-14-1）

表 3-14-1　CTRCD 的分类及诊断标准

类型及严重程度		诊断标准
有症状的 CTRCD（心衰）		
	极重度	需要正性肌力药物、机械辅助循环支持治疗或考虑心脏移植的心衰
	重度	需住院治疗的心衰
	中度	需门诊强化利尿和心衰治疗
	轻度	心衰症状轻微,无需强化心衰治疗
无症状的 CTRCD		
	重度	新发 LVEF<40%
	中度	新发 LVEF 下降≥10%,LVEF 介于 40%～49% 新发 LVEF 下降<10%,LVEF 介于 40%～49%,且 GLS 较基线下降>15% 或新发心脏生物标志物升高
	轻度	LVEF≥50%,且新发 GLS 较基线下降>15% 和/或新发心脏生物标志物升高

【评估与监测】　肿瘤病人 CTRCD "防"重于"治"。所有病人在接受肿瘤治疗前,均应进行基线风险评估(表 3-14-2),早期识别中高危病人,高危病人应予 ACEI/ARB、β 受体拮抗剂进行一级预防;肿瘤治疗中,应根据基线危险分层,制订个体化监测方案;肿瘤治疗结束后,也应进行长程随访,实现肿瘤病人 CTRCD 全方位、全生命周期管理。

【治疗】　有症状的 CTRCD 及无症状的中重度 CTRCD,应予 ACEI/ARB/ARNI、β 受体拮抗剂、SGLT2i、盐皮质激素受体拮抗剂治疗。轻度无症状的 CTRCD 应考虑应用 ACEI/ARB 和/或 β 受体拮

表 3-14-2 CTRCD 基线危险因素及危险分层

肿瘤治疗相关危险因素	病人相关危险因素
低危	
应用低剂量蒽环类药物化疗（如多柔比星＜200mg/m²， 　表柔比星＜300mg/m²）	年龄 18～50 岁
应用脂质体多柔比星	
应用曲妥珠单抗前未应用蒽环类药物	
中危	
中等剂量蒽环类药物化疗（如多柔比星 200～400mg/m²， 　表柔比星 300～600mg/m²）	年龄 50～64 岁
应用蒽环类药物后应用曲妥珠单抗	合并 1～2 个心血管疾病危险因素，如高血压、糖 尿病/胰岛素抵抗、血脂异常、吸烟、肥胖
VEGF 酪氨酸激酶抑制剂	
第 2 代或第 3 代 Bcr-abl 酪氨酸激酶抑制剂	
蛋白酶体抑制剂	
联用 ICIs	
高危	
同时应用蒽环类药物和曲妥珠单抗	年龄＞65 岁
大剂量蒽环类药物化疗（多柔比星≥400mg/m²，表柔比 　星≥600mg/m²）	合并 2 个以上心血管疾病危险因素，如高血压、 　糖尿病/胰岛素抵抗、血脂异常、吸烟、肥胖
中等剂量蒽环类药物联合左胸部放疗	合并心血管疾病，如冠心病、外周血管疾病、心 　肌病、严重的心脏瓣膜病、心衰、心律失常（房 　颤、房扑、室速等）
蒽环类药物化疗后 cTnI/TnT 升高	
大剂量放疗（包含心脏的左胸部放疗，放疗剂量＞30Gy）	
曾接受蒽环类药物化疗，应用 VEGF 酪氨酸激酶抑制剂	接受肿瘤治疗前 LVEF＜55%

注：肿瘤治疗相关危险因素和病人相关危险因素中满足任意一项即可认定为相应危险分层。

抗剂，同时可不中断肿瘤治疗。对于蒽环类药物导致的 CTRCD，如考虑继续蒽环类药物化疗，除应用 ACEI/ARB 和 β 受体拮抗剂外，还可通过减少蒽环类药物剂量、改用脂质体多柔比星、应用右雷佐生等措施降低 CTRCD 风险。

对于 ICIs 相关心肌炎的病人，对症治疗基础上，首选糖皮质激素。其他治疗还包括免疫抑制剂（如吗替麦考酚酯、他克莫司）、小分子靶向药物（托法替布）、免疫球蛋白等药物治疗及血浆置换等非药物治疗。

第二节 | 肿瘤治疗相关的冠状动脉疾病

肿瘤病人罹患冠心病的风险增加，主要原因包括：①肿瘤与冠心病有共同的危险因素，如吸烟、肥胖、高血压、糖尿病等；②肿瘤细胞产生的促炎因子促进斑块形成；③肿瘤产生的促凝因子使血液处于高凝状态；④肿瘤治疗亦可通过不同作用机制诱发冠心病。

【发病机制】 临床常见可导致冠心病的肿瘤治疗药物包括抗代谢类药物、抗微管药物、铂类、抗肿瘤抗生素、VEGF 抑制剂、多靶点酪氨酸激酶抑制剂、芳香化酶抑制剂、抗雄激素/雌激素药物、促性腺激素释放激素类似物/拮抗剂、免疫调节药物（如来那度胺等）、ICIs 等。上述药物诱发冠心病的主要机制包括冠脉内皮损伤、冠脉痉挛、急性血栓形成等。

放疗也可诱发冠心病，其主要机制包括冠脉内皮损伤、炎症反应、氧化应激、动脉粥样硬化进程加快、微血栓形成及斑块破裂等。放疗诱发的冠脉病变部位常见于冠脉近端或开口处。

【临床表现】 症状、体征、辅助检查、诊断参见本篇第四章，需注意的是，肿瘤病人并发冠心病时胸闷不适等症状易与肿瘤相关症候群混淆，给早期诊断带来困难。

【治疗】　肿瘤病人的冠心病治疗与普通人群相似,详见本篇第四章,但治疗策略上存在一些特殊性和挑战性:①如果怀疑肿瘤治疗是促成 ACS 的原因,需暂时中断肿瘤治疗。②在优化药物治疗后仍有缺血症状或 ACS 的肿瘤病人,如预期寿命>6 个月,应行个体化的冠状动脉血运重建术;如预期寿命<6 个月或出血风险极高,应考虑药物保守治疗。③因 ACS 接受 PCI 治疗、出血风险极高的肿瘤病人,如合并血小板减少,应考虑缩短双联抗血小板药物治疗时间。④在优化冠心病二级预防药物的同时,积极纠正肿瘤相关缺血诱发因素(如贫血、感染、低氧等)。

第三节 │ 肿瘤治疗相关的心律失常

肿瘤治疗过程中可出现多种类型的心律失常,包括快速型/缓慢型心律失常、室性/室上性心律失常和传导阻滞等。这些肿瘤治疗相关的心律失常可能与放/化疗造成的直接心肌损伤、冠脉病变等相关。另外肿瘤治疗常常联用抗生素、止吐药和精神类药物等,也可诱发或加重心律失常。

（一）**心房颤动**　在肿瘤病人中,房颤发病率可高达 5%～16%,高于普通人群。肿瘤合并房颤的易患因素包括:①肿瘤病人常合并心血管基础疾病及危险因素;②肿瘤相关的全身炎症反应、氧化应激等促进心房重塑;③疼痛、情绪应激等引起自主神经紊乱;④电解质紊乱、感染、贫血、低氧血症等合并症;⑤肿瘤治疗药物(如依鲁替尼);⑥肺癌、食管癌等胸部手术;⑦少数肿瘤(如肺部、纵隔肿瘤)侵袭心肌及邻近组织。

肿瘤病人房颤的治疗详见本篇第三章。肿瘤病人需特殊考虑:①评估肿瘤合并房颤病人血栓栓塞、出血风险时还应结合肿瘤类型、分期及肿瘤治疗方案;②非瓣膜性房颤病人,可优选 NOAC 抗凝,但需注意,NOAC 均需经 P-糖蛋白转运,利伐沙班和阿哌沙班经 CYP3A4 代谢,对 P-糖蛋白或 CYP3A4 有抑制或增强作用的肿瘤药物可能会影响 NOAC 的抗凝作用;③肿瘤治疗过程中需动态评估血栓栓塞及出血风险,并酌情调整抗凝方案;④非二氢吡啶类钙通道阻滞剂、洋地黄类药物与肿瘤治疗药物存在潜在的药物间相互作用,优选 β 受体拮抗剂控制心室率;⑤伊布利特不经 CYP3A4、CYP2D6、P-糖蛋白代谢,可用于肿瘤病人房颤复律;胺碘酮、决奈达隆是 CYP3A4 和 P-糖蛋白的抑制剂,普罗帕酮主要经 CYP2D6 代谢,应用时需注意与肿瘤治疗药物间的相互作用。

（二）**QT 间期延长**　多种肿瘤治疗药物可导致 QT 间期延长,同时肿瘤病人常合并的电解质紊乱/肝肾功能不全等因素,使得 QT 间期延长发生率进一步增加。常见的致 QT 间期延长药物包括三氧化二砷、细胞周期蛋白依赖性激酶 4/6 抑制剂等。三氧化二砷治疗相关 QTc>500ms 的发生率可达 25%～60%。肿瘤病人 QT 间期延长的危险因素包括:女性、电解质紊乱(低钾、低钙、低镁血症)、合并心血管疾病(心衰、左心室肥厚、冠心病、心动过缓、先天性长 QT 间期综合征)、肝肾功能不全和肿瘤治疗合并用药(如止吐药、精神类药物等)。

肿瘤治疗前应常规行基线心电图检查,若基线 QTc>480ms,应慎用可导致 QT 间期延长的药物。肿瘤治疗期间应定期监测心电图,若 QTc 为 480～500ms,积极纠正可导致 QT 间期延长的危险因素,动态监测心电图变化;若 QTc>500ms 或较基线延长超过 60ms,应考虑中止当前肿瘤治疗,尽量避免联用其他致 QT 间期延长药物,并参见本篇第三章 TdP 治疗。

（三）**其他类型心律失常**

1. **室性心律失常**　肿瘤治疗导致的心肌损伤可以增加室性心律失常发生率,同时部分室性心律失常的发生也与 QT 间期延长相关。

2. **窦房结功能障碍和传导系统异常**　易导致窦房结功能障碍和传导系统异常的药物包括三氧化二砷、环磷酰胺、蒽环类药物等,放疗导致的窦房结功能障碍和传导系统异常往往不可逆转。对于这类病人的治疗应遵循个体化原则,尽量去除诱因,决定植入永久起搏器时应综合考虑病人预期寿命、生存质量及手术风险。

第四节 ｜ 肿瘤治疗相关的高血压

高血压是肿瘤病人重要的合并症,部分高血压与肿瘤治疗药物相关。其中 VEGF 抑制剂与高血压的关系最为密切,其引起高血压和使原有高血压病情加重的概率高达 11%～45%。其发生机制包括内皮细胞分泌 NO 能力下降、血管收缩、外周微血管数量减少、血管弹性降低及内皮功能紊乱等。

肿瘤治疗全周期均应进行血压监测与管理。血压控制目标是＜140/90mmHg,如病人耐受性良好,建议控制在 130/80mmHg 以下。出现肿瘤治疗相关高血压时,如血压＜160/100mmHg,可首选 ACEI/ARB,如血压控制不达标,再联用二氢吡啶类钙通道阻滞剂治疗;如血压≥160/100mmHg,应 ACEI/ARB 联合二氢吡啶类钙通道阻滞剂治疗;对于合并冠心病、心衰的病人,应考虑使用 β 受体拮抗剂;如为难治性高血压,可联用醛固酮受体拮抗剂(如螺内酯)、α 受体拮抗剂、硝酸酯类药物、肼屈嗪等;如血压控制不满意,需考虑停用肿瘤治疗药物。

第五节 ｜ 肿瘤治疗相关的血栓性疾病

（一）**静脉血栓栓塞症** 肿瘤相关静脉血栓栓塞症(VTE)包括深静脉血栓形成、肺栓塞和中心静脉导管相关血栓形成。肿瘤病人 VTE 的发生率可高达 20%,同时也是肿瘤病人外科手术后最常见的死因之一。其发生与肿瘤类型、部分肿瘤治疗药物及病人本身的血栓危险因素如高龄、卧床、肥胖、感染等相关。VTE 发生率较高的肿瘤包括:脑肿瘤、胰腺癌、胃癌、肺癌、肾癌、淋巴瘤及骨髓瘤。肿瘤通过释放促炎因子及促凝血物质、血小板增多及功能亢进、降低纤溶蛋白溶解功能使宿主处于高凝状态,诱导静脉血栓形成。VTE 的防治详见本篇第十二章。但肿瘤病人需特殊考虑:①均应进行 VTE 风险评估,高危病人如无抗凝禁忌,应给予预防性抗凝治疗;②VTE 风险较高的外科肿瘤手术(尤其是腹部或盆腔手术)病人,术后应给予 4 周的预防性抗凝;③若肿瘤治疗与 VTE 直接相关,肿瘤治疗停止后应维持抗凝治疗 3～6 个月;④对复发性 VTE 或 VTE 高危的长期带瘤生存者,抗凝疗程应达 12 个月以上,甚至终身;⑤选用抗凝药物时需注意与肿瘤治疗药物间的相互作用;⑥评估出血风险时需考虑肿瘤类型,如部分胃肠道肿瘤、泌尿系统肿瘤可增加抗凝治疗出血风险。

（二）**动脉血栓性疾病** 肿瘤病人的动脉血栓事件发生率约为1%,转移性胰腺癌、肺癌、乳腺癌、结直肠癌的动脉血栓发生率相对较高,并与蒽环类、顺铂及紫杉烷类药物治疗相关。血栓事件可能由上述药物的血管毒性引起,也可能继发于房颤。VEGF 抑制剂也与动脉血栓形成相关,病人在接受 VEGF 抑制剂治疗过程中出现动脉血栓事件,应停用该药,并规范抗动脉血栓治疗。

第六节 ｜ 肿瘤治疗相关的其他心血管疾病

（一）**肿瘤治疗相关的心脏瓣膜病** 肿瘤治疗相关的心脏瓣膜病是放疗常见的远期并发症,发生率约为 10%。主要累及左心瓣膜,包括主动脉瓣根部、主动脉瓣瓣尖、二尖瓣瓣环、基底部和瓣叶。主要病理改变为瓣尖和瓣叶增厚,瓣膜钙化回缩,引起瓣膜狭窄或关闭不全。

接受纵隔放疗的病人,在放疗前和放疗后应定期(每 5 年 1 次)行超声心动图检查。因该瓣膜病常合并纵隔纤维化(影响伤口愈合)、冠脉疾病、心肌病和心包疾病,外科手术难度较大,治疗时也可选择经导管瓣膜置换。

（二）**肿瘤治疗相关的心包疾病** 胸部放疗(尤其是对霍奇金淋巴瘤、乳腺癌、肺癌的放疗)、细胞毒性治疗、靶向治疗和免疫治疗等多种肿瘤治疗可引起心包炎或心包积液。胸部放疗病人随访 2 年心包炎的发生率可高达 20%,晚期心包炎可在放疗后 15～20 年出现。近年随着放射剂量的下降和放射技术的提高,放疗相关心包炎的发生率有所下降。大量心包积液时可行心包穿刺术,对于复发性心包积液,应考虑心包开窗术;缩窄性心包炎,可考虑心包剥脱术。

（三）**肿瘤治疗相关的肺动脉高压**　肿瘤病人可罹患各种类型的肺动脉高压(pulmonary hypertension,PH)。卡非佐米、达沙替尼、泊那替尼等可导致 1 型 PH;蒽环类药物等可导致 CTRCD,进而引起 2 型 PH;博来霉素等药物、胸部放疗可通过导致肺纤维化引起 3 型 PH;因常合并 VTE,肿瘤病人 4 型 PH 最常见;肺肿瘤血栓性微血管病可导致 5 型 PH。肿瘤病人 PH 诊治参见第二篇第十二章,如 PH 与肿瘤治疗相关,则考虑必要时停用相应抗肿瘤药物。

（夏云龙）

本章思维导图

第十五章 | 其他心血管疾病

第一节 | 糖尿病与高血压

糖尿病(本节主要探讨2型糖尿病)与高血压关系十分密切。我国约55%的糖尿病病人合并高血压,而高血压病人中糖尿病的患病率约为24%。糖尿病明显增加高血压发病风险,而高血压显著增加其心脑血管疾病事件风险。因此,对高血压和糖尿病进行共病管理对于降低心脑血管疾病风险尤为重要。

【发病机制】 主要与肾素-血管紧张素-醛固酮系统(RAAS)过度激活、线粒体功能紊乱、慢性炎症等有密切的关系。

1. RAAS过度激活 高血糖和胰岛素抵抗可引发RAAS过度激活,使血管紧张素Ⅱ和醛固酮水平升高,抑制胰岛素信号通路下游PI3K/Akt通路激活,抑制eNOS活化,减少一氧化氮(NO)产生,导致血管阻力增加和血压升高。

2. 线粒体功能紊乱 糖尿病和胰岛素抵抗常伴发线粒体功能障碍,导致线粒体能量合成减少,引起内皮细胞功能障碍。

3. 过高的慢性炎症水平 Toll样受体(Toll-like receptor,TLR)介导的过量促炎信号可激活NF-κB和c-Jun等转录因子,促进IL-6、TNF-α、VCAM-1及MCP-1等炎症因子的释放,通过调控胰岛素信号通路,抑制NO生成,导致血管僵硬度的增加。

【临床表现】 糖尿病合并高血压病人通常有多种心血管代谢危险因素并存的表现,比如高盐高脂饮食、超重或肥胖、久坐不动的生活方式、睡眠呼吸暂停等。

【诊断与鉴别诊断】 参照"高血压""糖尿病"相关章节。

【治疗】

1. 降压目标值 降压治疗能够减少心血管复合终点事件(非致死性心肌梗死、非致死性脑卒中、心血管死亡),延缓蛋白尿和视网膜病变的进展。推荐血压控制在<130/80mmHg,对于病程长、高龄、体弱病人,血压控制目标可适当放宽。

由于RAAS抑制剂(包括ACEI和ARB类药物)在降低血压的同时,还有改善胰岛素抵抗、减轻内脏脂肪堆积、延缓肾病进展等作用,可作为糖尿病病人降压药物的首选。

对于起始血压较高或单药治疗不达标的病人,可考虑RAAS抑制剂联合钙通道阻滞剂或者利尿剂。对伴有心率增快(静息心率>80次/分)或者合并冠心病和心力衰竭者,可考虑加用β受体拮抗剂。

除上述降压药物之外,二甲双胍、胰高血糖素样肽-1(GLP-1)受体激动剂、SGLT-2i均显示一定程度的降压作用,可作为降糖治疗时的优先选择。

2. 减重手术 代谢手术可能通过减重、改善胰岛素敏感性、降低交感神经张力等机制,发挥不同程度的降压效应。对合并重度肥胖的糖尿病病人,可考虑将代谢手术作为一种治疗选择。

第二节 | 糖尿病与冠心病

动脉粥样硬化性心血管疾病(ASCVD)是糖尿病病人最主要的大血管并发症,超过40%的糖尿病病人死于心血管疾病,尤其是 ASCVD;在住院的冠心病病人中,合并已诊断和新诊断糖尿病的病人比例超过 40%。血糖水平与冠心病发生风险呈正相关性。

【发病机制】 糖尿病导致冠心病的发病机制非常复杂,目前认为与高血糖和胰岛素抵抗引起的内皮功能紊乱、炎症水平上升、脂代谢异常、氧化应激、高凝状态等因素密切相关。

1. **内皮功能紊乱** 高血糖可直接抑制内皮细胞依赖的血管舒张。高胰岛素血症通过促进内皮素 -1 和血管紧张素 II 产生、活性氧(ROS)激活,加重内皮功能不良,导致动脉粥样硬化和血栓形成。

2. **炎症水平上升** 糖基化代谢产物的堆积增加了病变部位炎症细胞浸润、炎症因子和组织因子表达增多,导致全身炎症水平上升,加速了动脉粥样硬化斑块的形成。

3. **脂代谢异常** 约 60%～70% 的糖尿病病人合并脂代谢异常,多表现为高甘油三酯、低水平 HDL-C 和高水平富含 apo B 微粒的脂蛋白。LDL-C 在糖尿病病人中更具促动脉粥样硬化性,LDL-C 水平不高的糖尿病病人也易发生动脉粥样硬化。高水平游离脂肪酸通过损害胰岛素信号,促进炎症反应、加重促栓状态,加速动脉粥样硬化的进展。

4. **氧化应激** 糖基化终末产物(AGE)可激活其受体(RAGE),刺激还原型烟酰胺腺嘌呤二核苷酸磷酸(NADPH)氧化酶 1,增加 ROS 产生。糖尿病病人线粒体功能障碍会进一步增加 ROS 的水平。ROS 的异常升高导致了细胞增殖、迁徙、内质网应激、自噬、衰老和死亡的发生,在动脉粥样硬化形成和发展中起重要作用。

5. **高凝状态** 高胰岛素血症和高血糖均可升高循环组织因子的促凝活性以及促栓塞蛋白(PAI-1 抗原,vWF 抗原,纤维蛋白原,凝血因子 II、V、VII、VIII、X 等)的表达,导致糖尿病病人动脉粥样斑块栓塞的发生率较高。此外,糖尿病病人可溶性 P 选择素和 CD40 配体的水平较高,导致血小板的过度激活,促进血栓形成,加速了血管狭窄及堵塞。

【临床表现】 糖尿病合并冠心病的病人常常具有以下临床特点。

1. **无症状性心肌缺血** 指有心肌缺血的客观证据,但是没有胸闷、胸痛等临床症状。其在糖尿病病人中的发生率明显高于非糖尿病病人,易导致冠心病的漏诊。其原因可能与糖尿病病人痛觉敏感性阈值升高、自主神经功能受损等有关。

2. **弥漫性血管病变及钙化** 糖尿病合并冠心病病人常表现为弥漫的动脉粥样硬化病变、显著的血管钙化、较少的侧支循环,以及较高的左主干病变发生率。

3. **微血管病变** 一部分糖尿病病人可以出现胸闷、胸痛等症状和心肌缺血客观依据,但是冠状动脉造影仅提示轻度的动脉粥样硬化表现,与临床表现严重程度不符。其原因多为微血管病变,心肌灌注显像可以帮助诊断。

【诊断与鉴别诊断】 参照"冠心病""糖尿病"相关章节。

【治疗】

1. **生活方式干预** 生活方式干预是基础,应贯穿于治疗的全过程,包括:①低盐低脂及糖尿病膳食;②有规律的运动(一般建议每周 150 分钟中等强度锻炼或者 75 分钟高强度体育锻炼);③避免抽烟、喝酒等不良嗜好;④保持心情舒畅等。对于超重和肥胖人群,通过严格的热量摄入限制和规律锻炼以减轻体重,有益于减少心血管事件的发生。

2. **降糖治疗**

(1)降糖目标:血糖控制目标应当遵循个体化原则。对于大多数病人,糖化血红蛋白应控制在 <7.0%。对于病程较长、预期寿命有限以及年老或体弱者,血糖控制目标可适当放宽。

(2)降糖药物的选择:建议优先使用经证实有心血管获益的 GLP-1R 激动剂和/或 SGLT2i,若同时合并心力衰竭或慢性肾脏病,建议优先使用 SGLT2i。若血糖控制不达标,可加用二甲双胍、DPP-4 抑制剂等其他类型具有心血管系统安全性的降糖药。

3. **冠心病的治疗** 参见"冠心病"相关章节。

第三节 ｜ 糖尿病与心力衰竭

糖尿病是心力衰竭（以下简称"心衰"）的独立危险因素。无论在射血分数保留型心衰（HFpEF）或射血分数下降型心衰（HFrEF）的病人中，糖尿病都增加了病人的心血管死亡风险。

【发病机制】　糖尿病病人发生心衰是多种因素共同作用的结果，除了高血糖的直接和间接损害外，还包括肥胖等其他伴发代谢疾病对心肌的损害等。从病理生理学层面分析，心肌细胞代谢紊乱、钙离子调节功能障碍、线粒体功能紊乱、氧化应激损伤以及心脏微循环灌注不良、神经体液过度激活等在糖尿病病人心力衰竭的发生发展中具有重要作用。

1. **心肌细胞代谢紊乱**　心肌细胞代谢的主要能量来源是游离脂肪酸和葡萄糖。饥饿状态下，心肌细胞优先利用游离脂肪酸供能；餐后、应激或者缺血情况下才利用葡萄糖。糖尿病病人因高血糖和胰岛素抵抗等原因，心肌细胞表面葡萄糖转运体（GLUT）受体表达下降，葡萄糖摄入减少，游离脂肪酸代谢增加。这不仅需要消耗更多的氧，还会导致脂质在心肌细胞蓄积，产生脂毒性，导致心肌细胞收缩和舒张功能障碍。

2. **钙离子调节功能障碍**　糖尿病病人心肌组织的代谢紊乱及氧化应激损伤等因素可以损害钙通道及其相关调节蛋白的功能，引起心肌细胞质内钙超载，导致心肌收缩和舒张功能的下降。

3. **线粒体功能紊乱和氧化应激损伤**　线粒体功能紊乱和氧化应激水平上升也促进了心力衰竭的发生。目前认为线粒体损伤的原因有：脂肪酸介导的线粒体解偶联导致心肌氧耗量增加，线粒体的钙离子调节功能受损，线粒体蛋白转录后修饰异常导致的蛋白质功能障碍等。线粒体功能受损导致超氧化物产生并形成氧化应激损伤，导致心肌细胞功能障碍。

4. **心脏微循环灌注不良**　心脏微循环灌注不良的原因有：糖基化终末产物在小动脉沉积，导致微血管的重塑以及血管病；高血糖导致血管内皮损伤，一氧化氮合成减少，使得血管舒张功能受损，进一步导致心脏微循环灌注不良，从而加重了心肌损害。

5. **神经体液过度激活**　无论糖尿病还是心衰病人都伴随着神经体液水平的异常。糖尿病病人体内 RAAS 系统过早激活，导致过量血管紧张素Ⅱ和醛固酮的产生，促进心肌细胞肥厚、胶原沉积、成纤维细胞增殖、氧化损伤以及细胞凋亡。此外，血管紧张素Ⅱ还可以通过促进心肌细胞钙超载，加重缺血心肌的损害。

【临床表现】　糖尿病合并心衰病人可表现为 HFpEF 或 HFrEF。糖尿病病人可出现进行性舒张功能不全，继而发展成以舒张功能下降为主的 HFpEF；其也可出现心脏扩大伴收缩功能障碍，表现为HFrEF。临床表现详见"心力衰竭"相关章节。

【诊断与鉴别诊断】　参照"心力衰竭"和"糖尿病"相关章节。

【治疗】　主要包括血糖管理、心衰控制及合并症治疗三个方面。

1. **血糖管理**

（1）血糖控制目标：应当遵循个体化原则。对于大多数病人，糖化血红蛋白应控制在<7.0%。对于病程较长、预期寿命有限以及年老或体弱者，血糖控制目标可适当放宽。

（2）降糖药物的选择：对于合并心衰的糖尿病病人，建议优先使用经证实有心血管获益的SGLT2i，若血糖控制不达标，可加用 GLP-1 受体激动剂等有心血管系统保护作用或二甲双胍等心血管安全性好的降糖药。不建议在心力衰竭病人中使用噻唑烷二酮类药物（包括吡格列酮和罗格列酮），因其可增加心衰风险。

2. **心衰的药物治疗**

（1）HFrEF 的治疗：HFrEF 的四联疗法包括 RAAS 抑制剂（优先使用 ARNI 或以 ARNI 替换ACEI/ARB）、β 受体拮抗剂、醛固酮受体拮抗剂和 SGLT2i。以上四类药物都具有明确的临床循证医学证据，可减少心衰住院和心血管死亡。利尿剂和地高辛可减轻心衰症状，减少心衰住院率，但不改善远期预后。

（2）HFpEF 的治疗：目前仅有 SGLT2i（恩格列净或达格列净）具有明确的减少心衰住院和心血管死亡的作用。利尿剂可用于存在容量负荷症状或体征的病人，可以改善症状、增加运动耐量、减少心衰住院，但不改善远期预后。

（3）合并慢性肾脏病的病人：在合并蛋白尿且 eGFR≥25ml/（min·1.73m^2）时，可考虑使用非奈利酮治疗以改善心血管和肾脏结局。

3. 合并症的治疗　高血压、冠心病、肥胖、高脂血症等合并症的治疗详见相关章节。

（黄　恺）

本章思维导图

推荐阅读

［1］ GOLDMAN L,COONEY K A. Goldman-Cecil Medicine. 27th ed. Philadelphia:Elsevier,2023.

［2］ MANN D L,ZIPES D P,LIBBY P,et al. Braunwald's Heart Disease:A Textbook of Cardiovascular Medicine. 12th ed. Philadelphia:Elsevier,2018.

［3］ ANDREOLI T E,CARPENTER C C J,GRIGGS R C. Cecil Essentials of Medicine. 10th ed. Philadelphia:Elsevier,2022.

［4］ 王吉耀,葛均波,邹和建. 实用内科学. 16 版. 北京:人民卫生出版社,2022.

［5］ 陈灏珠. 实用心脏病学. 5 版. 上海:上海科学技术出版社,2016.

［6］ BYRNE R A,ROSSELLO X,COUGHLAN J J,et al.2023 ESC Guidelines for the management of acute coronary syndromes.Eur Heart J,2023,44（38）:3720-3826.

［7］ VIRANI S S,NEWBY L K,ARNOLD S V,et al. 2023 AHA/ACC/ACCP/ASPC/NLA/PCNA Guideline for the Management of Patients With Chronic Coronary Disease:A Report of the American Heart Association/American College of Cardiology Joint Committee on Clinical Practice Guidelines. Circulation,2023,148（9）:e9-e119.

［8］ HEIDENREICH P A,BOZKURT B,AGUILAR D,et al. 2022 AHA/ACC/HFSA Guideline for the Management of Heart Failure:A Report of the American College of Cardiology/American Heart Association Joint Committee on Clinical Practice Guidelines. Circulation,2022,145（18）:e895-e1032.

［9］ UNGER T,BORGHI C,CHARCHAR F,et al. 2020 International Society of Hypertension Global Hypertension Practice Guidelines. Hypertension,2020,75（6）:1334-1357.

［10］ ARBELO E,PROTONOTARIOS A,GIMENO J R,et al. ESC Scientific Document Group. 2023 ESC Guidelines for the management of cardiomyopathies. Eur Heart J,2023,44（37）:3503-3626.

［11］ JOGLAR J A,CHUNG M K,ARMBRUSTER A L,et al. 2023 ACC/AHA/ACCP/HRS Guideline for the Diagnosis and Management of Atrial Fibrillation:A Report of the American College of Cardiology/American Heart Association Joint Committee on Clinical Practice Guidelines. Circulation,2024,149（1）:e1-e156.

［12］ DELGADO V,AJMONE MARSAN N,de WAHA S,et al. ESC Scientific Document Group. 2023 ESC Guidelines for the management of endocarditis. Eur Heart J,2023,44（39）:3948-4042.

［13］ LYON A R,LÓPEZ-FERNÁNDEZ T,COUCH L S,et al. ESC Scientific Document Group. 2022 ESC Guidelines on cardio-oncology developed in collaboration with the European Hematology Association（EHA）,the European Society for Therapeutic Radiology and Oncology（ESTRO）and the International Cardio-Oncology Society（IC-OS）. Eur Heart J, 2022,43（41）:4229-4361.

第四篇
消化系统疾病

本章数字资源

040101

三维模型

第一章 | 总 论

由口腔、食管、胃、十二指肠、空肠、回肠、结直肠、肛门、肝、胆囊、胆道及胰腺构成了人体内含有最多脏器的消化系统，这些脏器的疾病常见且相互关联，有些临床表现重叠复杂，在就诊初期定位及定性不甚明确。在由表入里、由此及彼、去粗取精、去伪存真的诊治过程中，医生需要具备坚实的、不断更新的消化生理、生化、病理生理、药理、内镜和血管介入知识，需要缜密的逻辑思维，需要丰富的社会、人文知识及为病人服务的技能。消化系统疾病危急重症多，在化险为夷的紧急关头，医生高度的责任感、健康的体魄、良好的心理素质及娴熟的医疗技术均甚为重要。

第一节 | 常见疾病相关的消化生理、生化功能

【生理性食管抗反流防御机制】 生理状态的吞咽动作，食管下括约肌（lower esophageal sphincter，LES）松弛，食物得以进入胃内；非吞咽情况下，也可发生一过性 LES 松弛，出现少量、短暂的胃食管反流，由于下述抗反流机制的存在，避免了胃食管反流的发生。

1. **食管-胃抗反流屏障** 是食管和胃交接的解剖结构，包括 LES、膈肌脚、膈食管韧带、食管与胃底间的锐角等。LES 是食管末端约 3～4cm 长的环形肌束，其收缩产生的食管胃连接处的高压带，可防止胃内容物反流入食管。

2. **食管清除作用** 正常情况下，一旦发生胃食管反流，大部分反流物通过 1～2 次食管自发和继发的蠕动性收缩将反流物排入胃内，即食管廓清。剩余反流物则由唾液冲洗及中和。

3. **食管黏膜屏障** 反流物进入食管后，食管黏膜屏障凭借唾液、复层鳞状上皮以及黏膜下丰富的血液供应，抵抗反流物对食管黏膜的损伤。

【胃黏膜屏障】 胃黏膜上皮向内凹陷，形成胃腺。幽门腺（pyloric gland）分布于胃窦及幽门部，呈分支较多而弯曲的管状黏液腺，内有较多内分泌细胞，是分泌黏液及胃泌素（即促胃液素）的主要腺体。胃底腺（oxyntic gland）分布于胃底和胃体部，分支少，由主细胞、壁细胞、颈黏液细胞及内分泌细胞组成，是分泌胃酸、胃蛋白酶及内因子的主要腺体，也称泌酸腺。贲门腺分布于胃贲门附近，单管腺，主要分泌黏液。

胃液 pH 约为 0.9～1.5，正常人分泌量为 1.5～2.5L/d，在酸性环境下胃蛋白酶原被激活。此外，胃黏膜经常与各种病原微生物，有刺激的、损伤性的物质接触，但胃黏膜却能保持本身完整无损，使胃腔与胃黏膜内的 H^+ 浓度维持在 1 000 倍之差的高梯度状态，这与胃黏膜屏障所涉及的三个层面有关。

1. **上皮前** 由覆盖于胃黏膜上皮细胞表面的一层约 0.5mm 厚的黏液凝胶层及碳酸氢盐层构成，能防止胃内高浓度的盐酸、胃蛋白酶、病原微生物及其他有刺激的甚至是损伤性的物质对胃上皮细胞的伤害，保持酸性胃液与中性黏膜间的高 pH 梯度。

2. **上皮细胞** 上皮细胞顶面膜及细胞间的紧密连接对酸反弥散及胃腔内的有害因素具有屏障作用。它们再生速度很快，约每隔 2～3 天更换 1 次，在其受到损伤后，可很快修复。上皮细胞可以产生炎症介质，其间有上皮间淋巴细胞，是黏膜免疫的重要组成部分。

3. **上皮后** 胃黏膜细胞内的糖原储备量较少，在缺氧状态下产生能量的能力也较低。因此要保持胃黏膜的完整无损，必须供给其足够的氧和营养物质。胃黏膜丰富的毛细血管网为上皮细胞旺盛的分泌功能及自身不断更新提供足够的营养，也将局部代谢产物及反渗回黏膜的盐酸及时运走，胃黏

膜的健康血液循环对保持黏膜完整甚为重要。前列腺素 E 对胃黏膜细胞具有保护作用,能促进黏膜的血液循环及黏液、碳酸氢盐的分泌,是目前认识较为充分的一类黏膜保护性分子。

【胃酸的分泌与调节】 食物对胃窦的刺激促使幽门腺的 G 细胞分泌胃泌素,胃泌素以内分泌和旁分泌的方式作用于胃体的肠嗜铬样细胞(enterochromaffin-like cell),刺激其分泌组胺。组胺及胃泌素通过结合壁细胞上的组胺 H_2 受体及胃泌素受体,共同促进壁细胞合成及分泌盐酸。胃窦 D 细胞分泌的生长抑素对上述过程中涉及的三种细胞均有负性调控作用。

胃壁细胞分泌盐酸的过程大致可分为 3 个主要步骤:①组胺、乙酰胆碱和胃泌素刺激壁细胞上的各自受体;②壁细胞内,在 cAMP 或钙离子介导下生成氢离子;③位于壁细胞分泌小管和囊泡内的 H^+-K^+-ATP 酶,又称质子泵,将 H^+ 从壁细胞逆浓度梯度泵入胃腔。此外,来自肠神经系统的乙酰胆碱通过神经内分泌的方式影响壁细胞、G 细胞和 D 细胞的功能状态,其对胃酸分泌的综合调节作用变化甚大。

【肠黏膜屏障】 肠道在接触大量的食物和肠腔内微生物共生的过程中,其屏障防御体系起了重大的作用,可有效地阻挡肠腔内共生菌及其代谢物向肠腔外组织、器官移位,防止机体受内源性微生物及其毒素的侵害。肠黏膜屏障是将肠腔内物质与机体内环境相隔离,维持机体内环境稳定的结构与功能的统一体,由机械屏障、化学屏障、免疫屏障、生物屏障与肠蠕动共同构成。

1. 机械屏障 是指肠黏膜上皮细胞、细胞间紧密连接与菌膜三者构成的完整屏障,在执行肠屏障功能中最为重要。

2. 化学屏障 胃酸和胆盐可灭活经口进入肠道的大量细菌。由肠黏膜上皮分泌的黏液、消化液及肠腔内正常寄生菌产生的抑菌物质构成。

3. 免疫屏障 肠道是人体重要的外周免疫器官,由肠相关淋巴组织(上皮间淋巴细胞、固有层淋巴细胞及 Peyer 结)、肠系膜淋巴结、肝脏库普弗(Kupffer)细胞和浆细胞产生的分泌型抗体(sIgA)及免疫细胞分泌的防御素等构成。在天然免疫及获得性免疫中发挥重要作用。

肠黏膜的天然免疫是机体先天所具备的,其作用迅速,防御机制多样,但缺乏免疫记忆性,对同一病原的多次刺激反应雷同。肠道的获得性免疫由特异性淋巴细胞识别外源性抗原后开始启动,经淋巴细胞增生和分化成效应细胞后发挥功能。虽然起效慢,但具有免疫记忆性、特异性等特点,因而它具有扩大天然免疫和增强其功能的作用。

4. 生物屏障 详见"肠道微生态"。

5. 肠蠕动 肠蠕动如同肠道的清道夫,在肠梗阻、肠麻痹等情况下,常伴有小肠细菌过生长。

【肠道微生态】 肠道微生态由细菌、真菌、病毒等及其代谢物共同构成,称为"人体第二基因组"。仅仅人类肠内细菌种类即超过 1 000 种、10^{12}~10^{14} 个,是人自身细胞数的 10 倍;肠菌含基因约330 万个,是人体自身基因数的 150 倍。肠腔内厌氧菌与需氧菌比例约为(100~1 000)∶1;其厌氧菌很少移位,抑制潜在致病菌生长;而需氧菌易移位,是循环中内毒素的主要来源。

肠道菌群可大致分为:①益生菌:主要是各种双歧杆菌、乳酸杆菌等厌氧菌,常紧贴黏液层,是人体健康不可缺少的要素,可以合成各种维生素,参与食物的消化,促进肠道蠕动,阻止致病菌与肠上皮细胞的接触,分解有害、有毒物质等;②机会致病菌:如大肠杆菌(大肠埃希菌)、肠球菌等具有双重作用的细菌,在正常情况下对健康有益,一旦增殖失控,或从肠道转移到身体其他部位,就可能引发疾病;③有害菌:如痢疾杆菌、沙门菌等,一旦大量生长,就会引发多种疾病,或者影响免疫系统的功能。

年龄、性别、种族遗传、地理与饮食、运动、药物等均影响肠道微生态。微生物与人类共同进化,形成了相互依赖、相互依存的共生关系。微生物之间、微生物与宿主之间的相互作用,均影响宿主的生理功能。肠黏膜屏障与肠道微生态之间具有相互影响、双向调节作用。肠道微生态影响机体的营养、代谢、免疫、发育及衰老等。值得注意的是肠道微生物的影响范围远远超出胃肠道,包括对肠-肝轴和脑-肠微生物轴的影响。

肠道微生物具备如下功能:

1. **代谢功能** 可分泌复杂的蛋白酶,具有氧化还原作用,可促进分解食物中的成分,并对内源性及外源性其他物质进行分解、代谢或转化。

2. **营养功能** 合成多种维生素、氨基酸、多肽、短链脂肪酸,微生物的代谢产物促进矿物质、营养物质的吸收,从而影响宿主的营养代谢。

3. **宿主免疫功能** 调节宿主免疫器官的发育成熟,并作为广谱抗原刺激宿主产生免疫应答,包括体液免疫和细胞免疫。

4. **肠道防御功能** 是肠黏膜屏障的重要组成部分,能阻止潜在致病菌的入侵或定植,维护肠黏膜屏障功能和结构完整性。肠道菌群的特定组分可以改变上皮细胞紧密连接蛋白的表达,微生物代谢产物如丁酸盐在维持上皮屏障中也发挥重要作用。微生物降解和代谢胆汁酸可改变胆汁酸池,如鹅脱氧胆酸和脱氧胆酸,上述胆汁酸在结肠中发挥促泌剂的作用。

肠道微生态不仅与消化系统疾病如炎症性肠病(IBD)、功能性胃肠病、乳糜泻、结直肠癌、脂肪性肝病的发生进程有关,且影响包括肥胖、2型糖尿病等代谢性疾病和心血管疾病、神经精神疾病、免疫功能紊乱相关病和多器官肿瘤等许多慢性疾病,甚至调节某些药物治疗效果等。

【胃肠多肽】 散布在胃肠道的内分泌细胞可以产生50余种胃肠多肽,如缩胆囊素、生长抑素、肠血管活性多肽、P物质等,可以说消化道是体内最大的内分泌器官,这些胃肠多肽对胃肠道的分泌、动力、物质转运、免疫及肠上皮细胞的修复具有重要而复杂的调节作用,也对体内其他器官功能产生影响。

【主要营养物质的消化、吸收及肝脏的代谢作用】

1. **糖** 食物淀粉经过胰淀粉酶水解成双糖后,在小肠上皮细胞刷状缘的双糖酶的作用下,被消化为单糖,从小肠吸收入血;一部分为机体供能,另一部分则以糖原的方式贮存于肌肉及肝脏。肌糖原主要供肌肉收缩之急需;肝糖原则是稳定血糖的一种重要方式,这对大脑及红细胞尤为重要。当血糖浓度下降时,肝糖原分解成葡萄糖,释放入血中,以补充血糖。当禁食 > 10 小时,储备的肝糖原大部分被消耗,肝脏可将体内的部分蛋白质和脂肪合成为肝糖原和葡萄糖,此即糖异生作用。小肠对营养物质吸收障碍会引起营养不良,反之对糖吸收过度则会导致肥胖。当肝脏受损后,肝糖原的合成、分解以及糖异生功能受损,则血糖正常浓度难以维持,故慢性肝病容易合并糖尿病。

2. **脂肪** 脂类在小肠经胆汁酸盐乳化后,被胰脂肪酶消化为甘油一酯、脂肪酸及胆固醇后,在空肠上段吸收入门静脉。在小肠上皮细胞的光面内质网内,长链脂肪酸及2-甘油一酯可被合成为甘油三酯,后者与载脂蛋白、磷脂及胆固醇结合成乳糜微粒,经淋巴管进入血液循环。真性乳糜腹腔积液是小肠淋巴管破裂后所致。除小肠外,肝及脂肪组织也是合成甘油三酯的场所,其中肝脏尤为重要。进入肝脏的甘油一酯、脂肪酸及胆固醇可通过氧化分解,产生热量以供能,也可通过糖异生作用,将多余的脂肪转化为糖原和葡萄糖。各种原因所致的脂类吸收异常、肝细胞甘油三酯合成增加及甘油三酯运出肝细胞减少是导致脂肪肝发生的重要病理生理环节。

3. **蛋白质** 蛋白质在胃液和胰液蛋白酶的水解下,1/3 成为氨基酸,2/3 为寡肽,小肠上皮细胞刷状缘的寡肽酶可将寡肽最后水解为氨基酸,通过小肠上皮细胞的氨基酸载体蛋白的主动转运将其随 Na^+ 转运入细胞,γ-谷氨酰基循环促进了氨基酸进入小肠细胞的转运过程。经消化被吸收的氨基酸(外源性)与体内组织蛋白质降解产生的氨基酸(内源性)混于一起,分布于体内各处,称为氨基酸代谢库,其主要功能是合成蛋白质与多肽。肝脏除了合成本身所需要的蛋白质外,还合成白蛋白、部分球蛋白、纤维蛋白原、凝血酶原及凝血因子等。氨基酸分解代谢主要通过脱氨基作用、α-酮酸代谢、多数氨在肝中被合成尿素而解毒。未被充分消化的某些蛋白质具有抗原性,是导致过敏反应或加重肠黏膜免疫疾病的原因之一。肠道细菌对未被消化的蛋白质产生腐败作用,其多数产物对人体有害。当肝脏受到严重损害时,白蛋白的合成明显降低,是形成水肿或腹腔积液的重要机制;肝细胞受到破坏时,血丙氨酸转氨酶将明显升高;清除氨的能力下降,血中的氨含量过高,是肝性脑病发生的重要机制。

【肝脏的代谢与解毒功能】 肝脏是体内以代谢与解毒功能为主的一个重要器官,主要涉及4种形式的生物化学反应:①氧化,如乙醇在肝内氧化为乙醛、乙酸、二氧化碳和水,又称氧化解毒;②还原,如三氯乙醛通过还原作用,转化为三氯乙醇,失去催眠作用;③水解,水解酶将多种药物或毒物水解;④结合,是肝脏生物转化的最重要方式,使药物或毒物与葡萄糖醛酸等结合,便于从胆汁和尿中排出。由于肝内的一切生物化学反应,都需要肝细胞内各种酶系统参加,因此在严重肝病或有门静脉高压、门-体静脉分流时,应特别注意药物选择,掌握剂量,避免增加肝脏负担及药物的不良反应。

【胆道的协调运动】 肝细胞生成胆汁,分泌始于胆小管(bile canaliculus)。胆小管的胆汁分泌受肝细胞顶侧膜上的胆盐依赖性/非依赖性传输系统的调控。胆小管的直径约$1\mu m$,以与门脉血流相逆的方向运送胆汁至肝闰管(canal of Hering),依次流经小叶间胆管、左右肝管、肝总管,肝总管与胆囊管汇合后形成胆总管,进入十二指肠。胆管上皮细胞可分泌大量的水、碳酸氢盐,汇入胆汁。上述管道与胆囊共同构成了胆汁的收集、贮存和输送系统。奥迪(Oddi)括约肌位于胆、胰管末端和十二指肠乳头之间,具有调节胆囊充盈,控制胆汁、胰液流入十二指肠,阻止十二指肠液反流及维持胆胰系统正常压力等功能。

肝脏连续不断地分泌胆汁,但是只有在消化食物时,胆汁才直接排入十二指肠。在消化间期(空腹状态),Oddi括约肌收缩,胆总管末端闭合,管腔内压力升高,胆囊壁舒张,胆汁被动流入并充盈胆囊;胆汁中的大部分水分和电解质被胆囊吸收,胆汁浓缩,容积减少,一般胆囊可容纳20~50ml胆汁。进食后,小肠分泌的缩胆囊素在促进胆囊收缩的同时,又使Oddi括约肌松弛,胆汁便被排入十二指肠。胆石随胆汁在胆道中流动时,可出现变化多端的临床表现。由于胆总管的不可替代性,胆总管的疾病应尽可能采用微创的治疗方式。

【胰酶合成、活化及胰腺防止自身消化的生理机制】 生理情况下,多种无活性的胰酶原(胰蛋白酶原、淀粉酶原、脂肪酶原、弹性蛋白酶原、磷脂酶原、糜蛋白酶原等)及溶酶体水解酶均在腺泡细胞粗面内质网合成,转运至高尔基体。溶酶体水解酶经糖基化及磷酸化后,通过与甘露糖-6磷酸化受体特异性结合,被转运到溶酶体内;胰蛋白酶原则不与甘露糖-6磷酸化受体结合。正是通过这两种不同的途径,同在粗面内质网合成的消化酶原和溶酶体水解酶被最终"分选"到不同的分泌泡内,分别形成了消化酶原颗粒和溶酶体。

腺泡细胞在各种生理刺激下,通过提升胞内钙离子浓度,促使酶原颗粒释放,经胰管、十二指肠乳头进入十二指肠,在肠激酶的作用下被激活,发挥其消化食物功能。由于胰蛋白酶可激活多种其他胰酶,因此,胰蛋白酶原活化为胰蛋白酶在多种胰酶级联激活中最为关键。在生理状态下,从腺泡细胞分泌出的胰蛋白酶原在胰腺内可有微量激活,但胰腺间质细胞所产生的酶特异性抑制物(α_1-抗胰蛋白酶、α_2-巨球蛋白等)可使在胰腺内提前活化的胰蛋白酶迅速失活,避免发生自身消化。

第二节 | 消化系统重要诊疗技术

【内镜诊断】

(一) **胃镜**(gastroscopy)**与肠镜**(colonoscopy) 胃镜是食管、胃、十二指肠疾病的最常用和最准确的检查方法,结肠镜则主要用于观察从肛门到回盲瓣的所有结直肠的病变(图4-1-1)。内镜检查不仅能直视黏膜病变,还能取活检。随着内镜设备的不断改进,对病变的观察逐渐增加了色素对照、放大观察、窄带成像及共聚焦内镜等技术,有效地提高了早期肿瘤的检出率。

胃肠镜检查时,可在严密的监护下,经静脉给予适量的速效镇静剂和麻醉剂,使病人在检查过程中没有恶心、呕吐、躁动等不配合现象;还可使病人口腔分泌物减少和胃肠蠕动减少,便于观察及活检病变。胃肠镜检查结束,病人苏醒后,通常没有不适感。

在胃肠镜的直视下,可对各种出血病变进行止血治疗;取出胃内异物;对较小的或有蒂的息肉等良性肿瘤可采用圈套、电凝、氩气等将其完整切除;对较大的良性肿瘤及早期癌肿,可根据情况行内镜

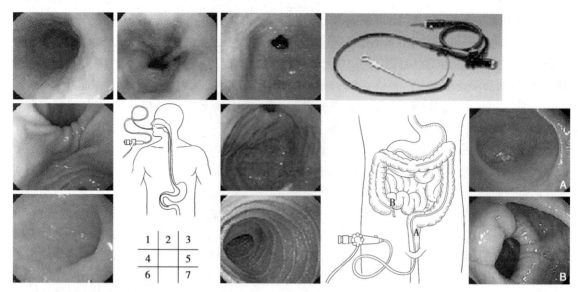

图 4-1-1　**胃、肠镜**

1. 食管；2. 贲门齿状线；3. 胃窦及幽门；4. 胃角；5. 胃底；6. 十二指肠球部；7. 十二指肠降段。A. 直肠；B. 回盲部。

下黏膜切除或剥离术。内镜治疗减少了很多原本需要进行的开腹手术，使治疗更为精准和微创，有利于减少并发症、医疗费用及住院日。

（二）**胶囊内镜**（capsule endoscopy）　由胶囊、信号接收系统及工作站构成。检查时，病人吞下一个含有微型照相装置的胶囊，随胃肠道蠕动，以 2 帧／秒的速度不间断拍摄，所获取的消化道腔内图像信息被同时传给信号接收系统，然后在工作站上读片。胶囊内镜能动态、清晰地显示小肠腔内病变，突破了原有的小肠检查盲区，且具有无痛苦、安全等优点，成为疑诊小肠疾病的一线检查方法。

（三）**小肠镜**（enteroscopy）　与胶囊内镜不同的是，小肠镜因具有吸引及注气的功能，对病变的观察可以更清晰，发现病变后可以取活检及内镜下治疗；但小肠镜难以观察整个小肠，小肠病变的阳性检出率低于胶囊内镜；且由于检查耗时长，病人较痛苦。因此，多在胶囊内镜初筛发现小肠病变后，需要更直观地检查、活检或内镜治疗时才采用小肠镜。

（四）**经内镜逆行胆胰管造影术**（endoscopic retrograde cholangiopancreatography，ERCP）是在十二指肠镜直视下，经十二指肠乳头向胆总管或胰管内插入造影导管，逆行注入造影剂后，在 X 线下显示胆系和胰管形态的诊断方法（图 4-1-2）。除诊断外，目前 ERCP 技术已更多地用于治疗胆胰管疾病，治疗性 ERCP 包括内镜下乳头肌切开，胆总管取石、狭窄扩张、置入支架，鼻胆管引流术等，其微创、有效及可重复的优势减少了对传统外科手术的需求。

（五）**超声内镜**（endoscopic ultrasonography，EUS）　将微型高频超声探头安置在内镜顶端或通过内镜孔道插入微型探头，在内镜下直接观察腔内病变的同时进行实时超声扫描，了解病变来自管道壁的某个层次及周围邻近脏器的情况。与体表超声相比较，它消除或缩短了超声源与成像器官之间的距离，缩短了声路，降低了声衰减，并排除了骨骼、脂肪、含气部位的妨碍，可以获得最清晰的回声成像。在 EUS 的引导下，可对病灶穿刺活检、肿瘤介入治疗、囊肿引流及施行腹腔神经丛阻断术。

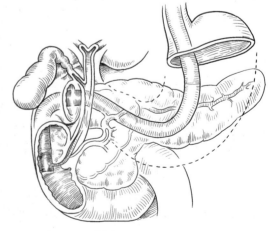

图 4-1-2　ERCP

【实验室检查】

（一）乙型肝炎病毒感染的诊断　包括乙型肝炎病毒（hepatitis B virus，HBV）的 5 项血清免疫标志（HBsAg、HBsAb、HBeAg、HBeAb 和 HBcAb）检测、血清病毒检测（HBV-DNA 定量检测、HBV 基因分型、HBV 耐药突变株检测）和组织病毒学检测（肝组织 HBsAg、HBcAg、HBV-DNA）。

常用 HBV 的 5 项血清免疫标志可以了解病人是否感染了 HBV，HBV-DNA 定量检测反映病毒复制水平，这两项检测常用于决定是否抗病毒治疗及疗效评价。

（二）幽门螺杆菌检测　幽门螺杆菌（*Helicobacter pylori*，Hp）检测对于胃癌前疾病及病变、消化性溃疡、胃肠黏膜相关淋巴瘤等疾病的诊疗具有重要作用。

1. **非侵入性方法**　常用 ^{13}C- 或 ^{14}C- 尿素呼气试验（Hp-urea breath test，Hp-UBT），该检查不依赖内镜，病人依从性好，准确性较高，为 Hp 检测的重要方法之一，目前被广泛用于各医院。但 Hp-UBT 仍然存在一定的缺陷，其结果的判定受到抗生素、铋剂、抑酸药物的干扰。采用单克隆抗体酶联免疫分析（ELISA）检测粪便中的 Hp 抗原，方法简单、方便，敏感性和准确性堪比 Hp-UBT，但目前临床应用普及率远不如呼气试验。

2. **侵入性方法**　主要包括快速尿素酶试验、胃黏膜组织切片染色镜检（如 Warthin-Starry 银染色等）及细菌培养等。采集胃黏膜进行细菌培养，一般不用于临床常规诊断，多用于科研。

（三）肝功能评估

1. **肝脏合成功能**

（1）血清白蛋白：白蛋白仅由肝细胞合成，肝脏合成功能降低时，血清白蛋白明显降低。在病情稳定时，部分病人血清白蛋白测值尚在正常范围内，经历出血、感染、手术等事件后，血清白蛋白将显著降低，甚至难以恢复正常。

（2）血浆凝血因子：绝大部分凝血因子都在肝脏合成，其半衰期比白蛋白短得多，尤其是维生素 K 依赖性凝血因子（Ⅱ、Ⅶ、Ⅸ、Ⅹ）。因此在肝功能受损的早期，白蛋白尚在正常水平，维生素 K 依赖性凝血因子即有显著降低。凝血酶原时间（prothrombin time，PT）测定、部分活化凝血酶原时间测定及凝血酶时间测定是最常用的指标。

（3）胆固醇：约 70% 的内源性胆固醇在肝脏合成，肝合成功能受损时，血胆固醇水平将降低。

2. **肝细胞损伤**　丙氨酸转氨酶（alanine aminotransferase，ALT）和天冬氨酸转氨酶（aspartate aminotransferase，AST）存在于肝细胞胞质中，当肝细胞膜破裂时，ALT 及 AST 将明显升高，因此，是反映肝细胞损伤的重要指标。由于 AST 也存在于骨骼肌、肾脏、心肌等组织中，因此血中以 AST 升高为主，则不一定是肝细胞受损。AST 在肝细胞内主要位于线粒体上，在 ALT 升高的同时，伴有明显的 AST 升高，提示肝细胞严重受损。严重肝炎时，转氨酶下降而胆红素升高，此"酶胆分离"现象是肝细胞严重坏死的表现，病死率高达约 90%。慢性肝病时，ALT 和 AST 常呈轻、中度升高；肝硬化时，肝脏病理以肝纤维化、肝细胞萎缩为主，很多病人 ALT 及 AST 值正常。

3. **胆红素代谢**　胆红素是血液循环中衰老的红细胞在肝脏、脾脏及骨髓的单核吞噬细胞系统中分解和破坏的产物。总胆红素（total bilirubin，TB）包括非结合胆红素（unconjugated bilirubin，UCB）和结合胆红素（conjugated bilirubin，CB）两种形式。非结合胆红素是血红蛋白的代谢产物，肝细胞摄取后经与葡萄糖醛酸结合成水溶性的结合胆红素从胆道排出。上述的任何一个环节出现障碍，均可出现黄疸。血清胆红素测定有助于检出肉眼尚不能观察到的黄疸，常反映肝细胞损伤或胆汁淤积。尿胆红素阳性，提示血结合胆红素增高。肝脏不能处理来自肠道重吸收的尿胆原时，经尿液排出的尿胆原增加。

上述肝功能指标与肝脏的健康与否并不完全平行，因此对肝功能的评估，应该结合病人的症状、体征、影像资料及病理综合判断，当确定有肝脏损伤及肝功能减退时，应注意寻找各种致病原因，并采用 Child-Pugh 评分（表 4-1-1）对肝功能进行分级评估，便于临床诊治决策。由于肝功能分级可随病情而波动，应灵活运用。

表 4-1-1 肝功能 Child-Pugh 评分

观测指标	分数			分级	评分	1~2 年存活率/%
	1	2	3	A	5~6	85~100
肝性脑病（分期）	无	I～II	III～IV	B	7~9	60~80
腹腔积液	无	少	多	C	10~15	35~45
胆红素/(μmol/L)	<34	34~51	>51			
白蛋白/(g/L)	>35	28~35	<28			
PT（>对照 秒）	<4	4~6	>6			

（四）胰腺外分泌功能的分析 包括胰腺分泌的各种消化酶的检测。功能测试分为直接和间接。胰腺分泌功能的直接试验包括在静脉注射促分泌剂或多种促分泌剂后收集胰腺分泌物。胰腺分泌功能的间接试验是应用试餐刺激胰腺的分泌，测定某些胰酶分解产物，来间接了解胰腺外分泌功能的状态。

（五）自身免疫病 包括自身免疫性胃炎的壁细胞抗体、内因子抗体、胃蛋白酶原 I/II、各种自身抗体检测。

（六）微生物检测 包括血液、粪便和尿及腹腔积液中的微生物检测和培养，还包括分析微生物产生的抗体等。

（七）消化系统肿瘤的标志物 常用的消化系统肿瘤标志物包括糖类抗原甲胎蛋白（alpha-fetoprotein，AFP）、癌胚抗原（carcinoembryonic antigen，CEA）、CA19-9 及 CA72-4 等。

【影像诊断】

1. **超声** 超声可探查消化系统实质性脏器、胆道及腹腔内的病变，其无创、无射线、经济、方便、快速、可检测血流动力学参数等优点使其在临床上广泛使用。但超声对被气体或骨骼遮盖的组织或器官探查受限，受操作者的技能或经验影响较大。

2. **CT** CT 增强扫描对于消化系统脏器小病灶、等密度病灶、需定位定性的病变以及血管性病变的诊断是必不可少的一种重要检查方法，不断提高的 CT 扫描速度、分辨率及更强大的后处理软件、高效的阅片方式以及费用的逐步降低，使其在腹部疾病的诊断中具有重要作用。但该检查方法在肝肾功能不全时应慎用或禁用。

3. **MRI** 适用于微小病变的观察以及病变定性诊断，特别是对鉴别肝内肝门部病变组织学来源和诊断胆道、胰腺病变具有很大价值。磁共振胆胰管成像（magnetic resonance cholangiopancreatography，MRCP）是一种利用水成像原理的无创性检查技术，在不需注射对比剂的情况下，可清楚显示含有液体的胆管和胰管管腔全貌，是胆胰疾病的重要检查方法。

（房静远）

本章思维导图

第二章 | 胃食管反流病

胃食管反流病(gastroesophageal reflux disease,GERD)是一种由胃十二指肠内容物反流入食管引起不适症状和/或并发症的疾病,其最常见的症状是烧心和反流,也可损伤食管邻近组织,出现食管外症状。根据是否引起食管黏膜糜烂、溃疡,GERD分为反流性食管炎(reflux esophagitis,RE)和非糜烂性反流病(nonerosive reflux disease,NERD)。

GERD属于临床常见病,患病率随年龄增长而增加,男女无明显差异。GERD在欧美国家患病率约为10%～20%,在亚洲地区约为5%,均以NERD多见。

【发病机制】 GERD是以LES功能障碍为主的胃食管动力障碍性疾病,主要损伤因素为胃酸、胃蛋白酶、非结合胆盐、胰酶等反流物。

(一)抗反流屏障结构与功能异常 腹内压增高(如肥胖、妊娠、便秘等)、食管裂孔疝、长期胃内压增高(如胃排空延迟、胃扩张等)及贲门失弛缓症术后,均可损伤LES结构;部分上述原因、某些激素(如缩胆囊素、胰高血糖素、血管活性肠肽等)、食物(如高脂肪、巧克力等)、药物(如钙通道阻滞剂、地西泮)等均可引起LES功能障碍或一过性松弛延长。上述情况下,当食管黏膜受到反流物损伤时,可导致GERD。

(二)食管清除作用降低 常见于导致食管蠕动异常和唾液分泌减少的疾病,如干燥综合征等。食管裂孔疝时,部分胃经膈食管裂孔进入胸腔不仅改变LES结构,还降低食管对反流物的清除作用,从而导致GERD。

(三)食管黏膜屏障功能受损 长期吸烟、饮酒、进食刺激性食物或药物可损伤食管黏膜屏障功能。

【病理】 RE的大体病理详见本章内镜检查部分,其组织病理学改变为食管黏膜上皮坏死、炎症细胞浸润、黏膜糜烂及溃疡形成。NERD组织病理学改变为:①基底细胞增生;②固有层乳头延长,血管增殖;③炎症细胞浸润;④鳞状上皮细胞间隙增大。当食管远端黏膜的鳞状上皮被化生的柱状上皮替代时,称为Barrett食管。

【临床表现】

(一)食管症状

1. 典型症状 烧心和反流是本病最常见和典型的症状。烧心是指胸骨后或剑突下烧灼感,常由胸骨下段向上延伸。反流是指胃十二指肠内容物在无恶心和未用力的情况下涌入咽部或口腔的感觉,含酸味时称反酸。烧心和反流常发生于餐后1小时,卧位、弯腰或腹内压增高时可加重,部分病人也可发生于夜间睡眠时。

2. 非典型症状 胸痛由反流物刺激食管引起,位于胸骨后,严重时呈剧烈刺痛,可放射至心前区、后背、肩部、颈部、耳后,有时酷似心绞痛。GERD是非心源性胸痛的常见病因之一,对于不伴典型烧心和反流的胸痛病人,应先排除心脏疾病后再进行GERD的评估。吞咽困难或胸骨后异物感可能是由食管痉挛或功能紊乱所致,呈间歇性。少数病人吞咽困难是由食管狭窄引起,呈持续或进行性加重。

(二)食管外症状 由反流物刺激或损伤食管以外的组织或器官引起,如慢性咳嗽、咽喉炎、哮喘等。对于病因不明、反复发作的上述疾病病人,特别是伴有烧心和反流症状时,应考虑GERD。严重者可发生吸入性肺炎,甚至出现肺间质纤维化。

（三）并发症

1. **Barrett 食管** 食管黏膜严重损伤所致,有恶变为腺癌的倾向。
2. **食管狭窄** 食管炎反复发作引起纤维组织增生,最终导致瘢痕狭窄。
3. **上消化道出血** 食管黏膜糜烂及溃疡可导致呕血和/或黑便。

【辅助检查】

1. **内镜检查** 是诊断 RE 最准确的方法,并能判断其严重程度和有无并发症,结合组织病理学检查可与其他原因引起的食管炎及其他食管疾病(如食管癌等)相鉴别。内镜下 RE 分级(洛杉矶分级法,LA)如下:

正常:食管黏膜无破损。

A 级:有一处或多处长径不超过 5mm 的食管黏膜破损。

B 级:至少有一处长径超过 5mm 的食管黏膜破损,但无融合性病变。

C 级:食管黏膜破损有融合,但小于 75% 食管周径。

D 级:食管黏膜破损融合,至少累及 75% 食管周径。

正常食管黏膜为复层鳞状上皮,内镜下呈均匀粉红色。Barrett 食管黏膜被化生的柱状上皮替代,呈橘红色,多位于胃食管连接处的齿状线近端,呈岛状、舌形或环形。

2. **食管反流监测** 包括食管 pH 监测和食管阻抗-pH 监测,可用于评估症状与反流的相关性,提供反流的客观证据,是诊断 GERD 的“金标准”。

3. **食管测压** 检测食管动力状态,可用于抗反流手术术前评估。

4. **食管钡剂造影** 对诊断 GERD 的敏感性和特异性均不高,目前已不作为 GERD 的常规检查,但有助于排除食管癌等其他食管疾病。

【诊断与鉴别诊断】 对于有典型烧心和反流症状的病人,可拟诊 GERD,用质子泵抑制剂(proton pump inhibitor,PPI)试验性治疗后,若症状明显缓解,则可初步诊断。

RE 和 NERD 诊断方法有所不同。RE 诊断:①有烧心和/或反流症状;②内镜下发现 RE。NERD 诊断:①有烧心和/或反流症状;②内镜检查阴性;③食管反流监测提示存在反流的客观证据;④PPI 治疗有效。

GERD 需与其他食管病变(如感染性食管炎、嗜酸细胞性食管炎、药物性食管炎、贲门失弛缓症、食管癌等)、消化性溃疡、胆道疾病等相鉴别,其引起的胸痛应与心源性胸痛及其他原因引起的非心源性胸痛相鉴别。GERD 还应注意与功能性疾病如功能性烧心、功能性消化不良等作鉴别。

【治疗】 目的在于控制症状、愈合黏膜、减少复发以及防治并发症。

（一）病人教育

1. LES 结构受损或功能异常的病人,进食后不宜立即卧床。为减少卧位及夜间反流,睡前 2 小时不宜进食,睡时可抬高床头。

2. 注意减少引起腹内压增高的因素,如肥胖、便秘等;避免食用可诱发 GERD 症状的食物,如高脂肪、巧克力、咖啡等;慎用降低 LES 压力或引起胃排空延迟的药物,如硝酸甘油、钙通道阻滞剂、抗胆碱药等。

3. 戒烟及禁酒。

（二）药物治疗

1. **抑酸药** 本病关键损伤因素为胃酸及胃蛋白酶,抑制胃酸为基本治疗方案。

（1）PPI:与 H^+-K^+-ATP 酶不可逆性结合,抑酸作用强,疗效确切,是治疗 GERD 的首选药物,通常疗程 4～8 周。对于重度食管炎(LA-C 和 LA-D 级)和合并食管裂孔疝的 GERD 病人,可适当延长疗程或增加剂量。

（2）钾离子竞争性酸阻滞剂(potassium-competitive acid blockers,P-CAB):与 PPI 疗程相近。作为一种新型抑酸药,P-CAB 具有起效快、持续时间长、夜间作用确切等优势,在愈合食管黏膜和缓解反流症状等方面的疗效不亚于 PPI,但长期临床疗效和安全性有待验证。

（3）H₂ 受体拮抗剂（H₂-receptor antagonist,H₂RA）:抑酸能力较弱,适用于轻、中症病人,疗程 8~12 周。增加剂量可提高疗效,但同时也可能加重不良反应。

2. **促胃肠动力药**　可通过增加 LES 压力、改善食管蠕动功能、促进胃排空,从而减少胃十二指肠内容物反流并缩短其在食管的暴露时间。适用于轻症病人,或作为抑酸药的辅助用药。

3. **抗酸药**　仅用于症状轻、间歇发作的病人临时缓解症状。

4. **难治性 GERD**　是指双倍剂量 PPI 治疗 8 周后,烧心和/或反流等症状无明显改善。多种原因可引起难治性 GERD,其中与反流相关的原因有:抑酸不足、肥胖、食管裂孔疝等;与反流无关的原因有:食管运动障碍、其他食管炎、精神心理因素等。应根据病人具体原因调整治疗方案。

5. **维持治疗**　可分为按需治疗和长期治疗。NERD 和轻度食管炎病人可按需治疗,即有症状时用药,症状消失时停药。对于停药后症状很快复发且持续、重度食管炎、食管狭窄、Barrett 食管病人,需长期治疗。PPI、P-CAB 及 H₂RA 均可用于维持治疗,PPI 为首选药物。维持治疗的剂量因人而异,以调整至病人无症状的最低剂量为宜。

（三）抗反流手术治疗　对于经充分抑酸治疗后症状仍难以控制、抑酸治疗有效但需长期维持治疗且症状由反流所致的病人,可选择抗反流手术治疗。

抗反流手术包括内镜治疗和外科手术治疗。内镜治疗方式包括内镜下射频消融术、经口无切口胃底折叠术等。外科手术以腹腔镜胃底折叠术为主,疗效与 PPI 相当,但存在一定风险。

（四）并发症治疗

1. **Barrett 食管**　可维持治疗。定期随访有助于早期发现异型增生和癌变,如发现重度异型增生或早期食管癌应及时行内镜或手术治疗。

2. **食管狭窄**　除极少数严重瘢痕狭窄需行手术治疗外,绝大部分狭窄可行内镜下食管扩张术。为防止扩张术后狭窄复发,应予以长期维持治疗,部分年轻病人也可考虑行抗反流手术。

3. **上消化道出血**　详见第二十五章。

【预后】　RE 的严重程度是判断其预后的重要指标,轻度食管炎(LA-A 和 LA-B 级)病人通常在治疗 4 周后黏膜即可愈合,重度食管炎(LA-C 和 LA-D 级)病人黏膜愈合通常需要 8 周甚至更长时间。

【预防】　建立 GERD 三级预防体系对于降低其发生、发展及复发风险至关重要。其中一级预防针对一般人群,旨在阻止 GERD 发生,包括普及防病知识等。二级预防针对高危人群,旨在尽早识别 GERD 并控制其发展,包括定期社区筛查等。三级预防针对病人群体,旨在降低并发症发生及复发风险,包括治疗性生活干预等。

本章思维导图

（董卫国）

第三章 | 食管癌

食管癌(carcinoma of esophagus)是原发于食管黏膜上皮的恶性肿瘤,主要为鳞癌和腺癌,临床上以进行性吞咽困难为进展期的典型症状。食管癌是世界范围内常见的恶性肿瘤,在我国恶性肿瘤中发病率居第六位,死亡率居第五位。其流行病学有以下特点:①地区性分布,我国主要以太行山、川北及闽粤交界等地区发病率高;②农村人口发病率高于城市人口;③男性发病率高于女性;④中老年易患。

【发病机制】 食管癌的发生主要与以下因素相关。

(一)亚硝胺类化合物和真菌毒素

1. 亚硝胺 在食管癌高发区,粮食和饮水中的亚硝胺含量显著高于其他地区,且与当地食管癌的患病率呈正相关。

2. 真菌毒素 霉变食物中的黄曲霉菌、镰刀菌等真菌能将硝酸盐还原为亚硝酸盐,促进亚硝胺等致癌物质的合成,常与亚硝胺协同致癌。

(二)慢性理化刺激及炎症 喜食粗糙和过烫食物、长期饮酒和吸烟等对食管黏膜的慢性理化刺激,胃食管反流病、腐蚀性食管灼伤和狭窄、贲门失弛缓症、食管憩室等慢性食管疾病引起的炎症,均可导致食管癌发生率增高。

(三)营养因素 维生素(A、B_2、C、E、叶酸等)、锌、硒、钼等微量营养素缺乏是食管癌的危险因素。

(四)遗传因素 食管癌的发病常有家族聚集倾向,高发区有阳性家族史者达25%~50%。此外,在遗传与环境双重因素作用下,RB1、TP53、CDKN2A等抑癌基因失活,HRAS、MYC、DCPS等原癌基因激活及CCND1等细胞周期调节基因表达变化,均与食管癌的发生有关。

【病理解剖和病理生理】 食管癌的病变部位以中段居多,下段次之,上段最少。胃贲门癌延伸至食管下段时,在临床上与食管下段癌不易区分,又称食管贲门癌。

(一)大体病理

1. 早期食管癌 病灶局限于黏膜层和黏膜下浅层,不伴淋巴结转移。内镜下呈充血、斑块、糜烂和乳头状。充血型(隐伏型)多为原位癌,是食管癌的早期表现;斑块型最多见,癌细胞分化较好;糜烂型次之,癌细胞分化较差;乳头型主要为早期浸润癌,癌细胞分化一般较好。

2. 进展期食管癌 癌组织逐渐累及食管全周、突入腔内或穿透管壁侵犯邻近组织或器官。根据形态特点可分为髓质型、蕈伞型、溃疡型、缩窄型和腔内型。

(二)组织病理 我国约90%的食管癌为鳞状细胞癌,少数为腺癌,后者多与Barrett食管恶变有关。

(三)食管癌的扩散和转移方式

1. 直接蔓延 癌组织首先向黏膜下层和肌层浸润,穿透食管壁后向周围组织及器官蔓延。

2. 淋巴转移 是食管癌的主要转移方式。

3. 血行转移 晚期常转移至肝、肺、骨等处。

【临床表现】

(一)早期症状 早期症状多不典型,主要表现为胸骨后不适、烧灼感及针刺或牵拉样痛,可有食物通过缓慢、滞留或轻度哽噎感。早期症状时轻时重,持续时间长短不一,甚至可无症状。

(二)进展期症状

1. 进行性吞咽困难 是进展期食管癌的典型症状,也是大多数病人就诊的主要原因,常由固体食物咽下困难发展至液体食物也不能咽下。

2. **食物反流与呕吐**　因食管梗阻的近段有扩张与潴留,可发生食物反流或呕吐,反流或呕吐物多含黏液和/或宿食,可呈血性或见溃烂组织。

3. **咽下疼痛**　由食管糜烂、溃疡或近段食管炎所致,进热食或酸性食物后明显,可累及颈、肩胛、前胸及后背等部位。

4. **其他症状**　肿瘤压迫喉返神经可出现声嘶、呛咳;侵犯膈神经可导致呃逆;坏死破溃或侵犯血管引起血管破裂,可出现呕血和/或黑便;出现肝转移可引起肝功能受损、黄疸,甚至肝衰竭;侵入气管、支气管可引起食管-(支)气管瘘、纵隔脓肿、肺炎、肺脓肿等,导致呼吸困难;发生骨转移可引起疼痛;侵犯主动脉可造成致死性大出血。晚期病人呈恶病质状态。

(三) 体征　早期体征可缺如,晚期可出现消瘦、贫血、营养不良、脱水或恶病质等。出现转移后,常可触及肿大而质硬的浅表淋巴结或肿大而有结节的肝脏,少数病人可出现腹腔或胸腔积液。

【辅助检查】

1. **内镜**　是食管癌的首选诊断方法,可直接观察病灶形态,并行活组织病理学检查以确诊。色素内镜、电子染色内镜(如窄带成像)、放大内镜及激光共聚焦显微内镜(CLE)等可提高早期食管癌的检出率。

2. **食管钡剂造影**　当病人不宜行内镜检查时,可选用此方法。钡剂造影主要表现为:①黏膜皱襞破坏,代之以杂乱不规则的影像;②管腔局限性狭窄,病变处食管僵硬,近段食管扩张;③不规则充盈缺损或龛影。

3. **CT**　可清晰显示食管与邻近组织器官的解剖关系、肿瘤外侵程度及转移病灶,有助于制订外科手术方式及放疗计划,但难以发现早期食管癌。

4. **EUS**　有助于判断食管癌的壁内浸润深度、肿瘤对周围器官的侵犯情况以及有无异常肿大的淋巴结,对肿瘤分期、治疗方案选择及预后判断有重要意义。

5. **其他检查**　PET-CT可发现病灶,并有助于判断有无远处转移。此外,目前尚无诊断食管癌的特异性肿瘤标志物。转移性食管癌可进行分子诊断或基因检测以协助确定个体化治疗方案。

【诊断与鉴别诊断】　对于有食物通过缓慢、轻度哽噎感或咽下困难者,应及时做相关检查确诊。食管癌需与下列疾病相鉴别:

1. **贲门失弛缓症**　因食管神经肌间神经丛病变引起LES松弛障碍所致。临床表现为间歇性咽下困难、食物反流和胸骨后不适或疼痛,病程较长,一般无进行性消瘦。食管钡剂造影可见贲门梗阻呈漏斗或鸟嘴状,边缘光滑,食管下段扩张明显。

2. **胃食管反流病**　胃十二指肠内容物反流入食管,引起烧心、胸痛或吞咽困难,内镜检查可见黏膜炎症、糜烂或溃疡,黏膜活检无肿瘤细胞。

3. **食管良性狭窄**　有腐蚀性或反流性食管炎、长期留置胃管或食管相关手术病史。食管钡剂造影见食管狭窄、黏膜消失、管壁僵硬,无钡影残缺征。内镜检查可确诊。

4. **癔球症**　女性多见,主要症状为咽部异物感,进食时消失,常由精神因素诱发,多无器质性食管病变。

5. **其他**　需与食管平滑肌瘤、食管裂孔疝、食管静脉曲张、纵隔肿瘤、食管周围淋巴结肿大、左心房增大、主动脉瘤等引起吞咽困难的疾病相鉴别。

【治疗】　非转移性食管癌的治疗目标是去除病灶、防止复发、实现治愈,常采用内镜治疗、手术治疗、药物治疗、放射治疗的综合治疗方案。转移性食管癌的治疗目标是缓解症状、延长生命,可采取支持治疗和全身治疗。

1. **内镜治疗**

(1) 早期食管癌:内镜治疗是有效的治疗方式,包括:①内镜黏膜切除术(endoscopic mucosal resection,EMR),在内镜下将食管黏膜病灶整块或分块切除,用于食管浅表型肿瘤的诊断与治疗;②多环套扎内镜黏膜切除术（multi-band mucosectomy，MBM），使用改良食管曲张静脉套扎器进行多块黏膜切除；③内镜黏膜下剥离术（endoscopic submucosal dissection，ESD），将病变黏膜及黏膜下层完整剥离；④内镜下非切除治疗，如射频消融术、光动力疗法、氩离子凝固术及激光疗法等。

（2）进展期食管癌：有梗阻症状者，可通过内镜解除梗阻，包括：①单纯扩张：缓解症状持续时间短且需反复扩张，不适用于病变范围广泛者；②食管内支架置放术：可较长时间缓解梗阻，以提高病人生活质量；③内镜下癌肿消融术：可用于进展期食管癌的姑息治疗。需行胃肠内营养者，可通过经皮内镜下胃造口术改善营养状态。

2. **手术治疗**　是食管癌的主要根治性手段之一，适用于早期和局部进展期病人。

3. **放射治疗**　主要适用于上段食管癌及有手术禁忌者，也可用于术前或术后放疗。

4. **化学治疗**　常用于不能手术或放疗的晚期病人，也可用于术前或术后化疗。多采用联合化疗方案，以避免大剂量、长疗程单一药物的毒副作用。

5. **靶向治疗和免疫治疗**　对远处转移性食管癌，可以特异性分子为靶点，利用靶向药物或免疫检查点抑制剂进行个体化治疗。

【预后】　早期食管癌如能及时根治预后良好，进展期食管癌整体预后不良。

【预防】　食管癌的一级预防包括改良水质、防霉去毒和改变不良饮食生活习惯等。二级预防是针对高危人群开展早期筛查，提高早期食管癌检出率。三级预防是通过规范化诊疗进一步改善食管癌病人预后。

（董卫国）

本章思维导图

本章数字资源

第四章　胃　炎

胃炎（gastritis）是胃黏膜对胃内各种刺激因素的炎症反应，显微镜下表现为组织学炎症。无胃黏膜活检病理检查者，无法确定胃炎诊断。胃炎大致包括常见的急性胃炎与慢性胃炎和少见的特殊类型胃炎。但有些胃炎仅有很轻甚至无炎症细胞浸润，而以上皮和微血管的异常改变为主，则称为胃病（gastropathy）。

第一节　急性胃炎

急性胃炎一般指各种病因引起的胃黏膜急性炎症。组织学上通常可见中性粒细胞浸润。包括急性糜烂出血性胃炎（acute erosive hemorrhagic gastritis）、急性幽门螺杆菌胃炎和除 Hp 以外的其他急性感染性胃炎。本节主要阐述急性糜烂出血性胃炎。

【常见病因及病理生理机制】

1. **应激**　如严重创伤、手术、多器官功能衰竭、败血症、精神紧张等，可致胃黏膜微循环障碍、缺氧，黏液分泌减少，局部前列腺素合成不足，屏障功能损坏；也可增加胃酸分泌，大量氢离子逆离散（反渗），损伤血管和黏膜，引起糜烂、出血甚至溃疡。

2. **药物**　常见于非甾体抗炎药（non-steroid anti-inflammatory drugs，NSAIDs）特别是阿司匹林（最经典的 NSAIDs 之一）等非特异性环氧合酶（cyclooxygenase，COX）抑制剂。肠溶型的 NSAIDs 虽可减轻对胃黏膜的局部损伤作用，但因经小肠吸收通过血液循环后抑制黏膜细胞的 COX-1，仍可导致急性胃炎。

抗肿瘤化疗药物在抑制肿瘤生长时常对胃肠道黏膜产生细胞毒作用，导致严重的黏膜损伤，且合并细菌和病毒感染的概率增加。此外，口服铁剂、氯化钾也可致胃黏膜糜烂。

3. **乙醇**　乙醇具有的亲脂性和溶脂性能，可导致胃黏膜糜烂及黏膜出血，炎症细胞浸润多不明显。

4. **创伤和物理因素**　大剂量放射线照射等均可导致胃黏膜糜烂甚至溃疡。

【临床表现】　常有上腹痛、胀满、恶心、呕吐和食欲缺乏等；重症可有呕血、黑粪、脱水、酸中毒或休克；NSAIDs（阿司匹林）所致者多数无症状或仅在胃镜检查时发现，少数有症状者主要表现为轻微上腹不适或隐痛。

【诊断】　具有上述临床症状或兼具相关病因与诱因者应疑诊，而确诊则依靠胃镜发现糜烂及出血病灶，必要时行病理组织学检查。由于胃黏膜修复很快，当临床提示本病时，应尽早行胃镜检查确诊。

【治疗】　去除病因，积极治疗原发疾病和创伤，纠正其引起的病理生理紊乱。常用抑制胃酸分泌药物，如 PPI、P-CAB 或 H_2RA，胃黏膜保护剂可促进胃黏膜修复和止血，详见本篇第一、五及二十章。

【预后】　多数胃黏膜糜烂和出血可自行愈合及止血；少数病人黏膜糜烂可发展为溃疡，并发症增加，但通常对药物治疗反应良好。

【预防】　停用不必要的 NSAIDs。严重创伤、烧伤、大手术和重要器官衰竭及需要长期服用阿司匹林或氯吡格雷等病人，可预防性给予 PPI 或 H_2RA。对有骨关节疾病病人，可用选择性 COX-2 抑制剂，如塞来昔布等进行抗炎治疗，减少对 COX-1 的抑制。倡导文明的饮食习惯，避免酗酒。对门静脉高压性胃病可予 PPI，严重者应考虑处理门静脉高压（详见本篇第十五章）。

NOTES

第二节 | 慢性胃炎

慢性胃炎(chronic gastritis)是指由多种病因引起的慢性胃黏膜炎症病变,临床常见。其患病率一般随年龄增长而增加,特别是中年以上更为常见。Hp 感染是最常见的病因。目前,胃镜及活检组织病理学检查是诊断和鉴别诊断慢性胃炎的主要手段。

【分类】 关于慢性胃炎的分类方法繁多。我国临床上基本分为慢性浅表性胃炎(目前称慢性非萎缩性胃炎)、慢性萎缩性胃炎和特殊类型胃炎。近年 WHO 新颁布了 ICD-11 的疾病分类中,慢性胃炎又基本上按照病因被分为自身免疫性胃炎、Hp 相关性胃炎等十大类。

【病因和发病机制】

1. Hp 感染 Hp 经口进入胃内,部分可被胃酸杀灭,部分则附着于胃窦部黏液层,依靠其鞭毛穿过黏液层,定居于黏液层与胃窦黏膜上皮细胞表面,一般不侵入胃腺和固有层内。一方面避免了胃酸的杀菌作用,另一方面难以被机体的免疫机能清除。Hp 产生的尿素酶可分解尿素,产生的氨可中和反渗入黏液内的胃酸,形成有利于 Hp 定居和繁殖的局部微环境,使感染慢性化。

Hp 凭借其产生的氨及空泡毒素导致细胞损伤;促进上皮细胞释放炎症介质;菌体细胞壁 Lewis X、Lewis Y 抗原引起自身免疫反应;多种机制使炎症反应迁延或加重。其对胃黏膜炎症发展的转归取决于 Hp 毒株及毒力、宿主个体差异和胃内微生态环境等多因素的综合结果。

2. 碱性十二指肠液胃反流 各种原因引起的胃肠道动力异常、肝胆道疾病及远端消化道梗阻导致的长期碱性十二指肠液反流,可引起胃黏膜慢性炎症。

3. 药物和毒物 服用 NSAIDs(阿司匹林)甚至选择性 COX-2 抑制剂,是反应性胃病的常见病因。许多毒素也可能损伤胃黏膜,其中乙醇最为常见。迅速摄入乙醇后,内镜下常表现为黏膜下出血,活检不伴明显黏膜炎症。乙醇和 NSAIDs 两者联合作用将对胃黏膜产生更强的损伤。

4. 自身免疫 胃体腺壁细胞除分泌盐酸外,还分泌一种黏蛋白,称为内因子。它能与食物中的维生素 B_{12}(外因子)结合形成复合物,使之不被酶消化;到达回肠后,维生素 B_{12} 得以吸收。

当体内出现针对壁细胞或内因子的自身抗体时,自身免疫性的炎症反应导致壁细胞总数减少、泌酸腺萎缩、胃酸分泌降低;内因子减少可导致维生素 B_{12} 吸收不良,出现巨幼红细胞性贫血,称之为恶性贫血。本病在北欧发病率较高,以往在我国相对少见但近年发现其并非罕见。

5. 年龄因素和其他 与其他器官的衰老一样,老年人胃黏膜也可出现退行性改变;加之 Hp 感染率较高,使胃黏膜修复再生功能降低,炎症慢性化,可引起胃腺体萎缩和化生。

【胃镜及组织学病理】 胃镜下,慢性非萎缩性胃炎的黏膜可充血水肿或黏膜皱襞肿胀增粗;萎缩性胃炎的黏膜色泽变淡,皱襞变细而平坦,黏液减少,黏膜变薄,有时可透见黏膜下血管纹理。新悉尼胃炎分类和近年慢性胃炎可操作的胃炎评价系统(operative link for gastritis assessment,OLGA)和可操作的肠上皮化生评价系统(operative link for gastritis intestinal metaplasia,OLGIM)分级诊断均要求胃镜检查至少应取 5 块组织活检,部位如图 4-4-1 所示。

不同病因所致胃黏膜损伤和修复过程中产生的慢性胃炎组织学变化如下。

1. 炎症 以淋巴细胞、浆细胞为主的慢性炎症细胞浸润,基于炎症细胞浸润的深度分为轻、中、重度。由于 Hp 感染常呈簇状分布,胃窦黏膜炎症也有多病灶分布的特点,也常伴有淋巴滤泡。

活动性炎症的特征是出现中性粒细胞。其存在于固有膜、

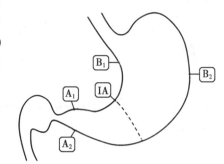

图 4-4-1 **慢性胃炎诊断活检部位**
$A_1 \sim A_2$,胃窦小弯及大弯,黏液分泌腺;IA,胃角小弯,早期萎缩及肠化好发部位;$B_1 \sim B_2$,胃体前后壁,泌酸腺。

小凹上皮和腺管上皮之间,严重者可形成小凹脓肿。

2. **萎缩**(atrophy)　病变扩展至腺体深部,腺体破坏、数量减少,固有层纤维化。根据是否伴有化生而分为非化生性萎缩及化生性萎缩。以胃角为中心,波及胃窦及胃体的多灶萎缩发展为胃癌的风险增加。

3. **化生**(metaplasia)　长期慢性炎症使胃黏膜表层上皮和腺体为杯状细胞和幽门腺细胞所取代。其分布范围越广或程度越重,发生胃癌的风险越大。胃腺化生分为2种:①肠上皮化生(intestinal metaplasia),简称肠化,以杯状细胞为特征的肠腺替代了胃固有腺体;②假幽门腺化生(pseudopyloric metaplasia),泌酸腺的颈黏液细胞增生,形成幽门腺样腺体,它与幽门腺在组织学上一般难以区别,需根据活检部位作出判断。

判断肠化的危害大小,必要时也可参考肠化分型(见胃癌章节)。

4. **异型增生**(dysplasia)　又称不典型增生,是细胞在再生过程中过度增生和分化缺失,增生的上皮细胞拥挤、有分层现象,核增大失去极性,有丝分裂象增多,腺体结构紊乱。WHO 国际癌症研究协会推荐使用的术语是上皮内瘤变(intraepithelial neoplasia)。目前将低级别上皮内瘤变基本等同于低级别异型增生,而高级别上皮内瘤变包括重度异型增生和原位癌。异型增生是胃癌的癌前病变,轻度者常可逆转为正常;重度者有时与高分化腺癌不易区别,应密切观察。

在慢性炎症向胃癌发展的进程中,胃癌前情况(premalignant conditions)包括萎缩、肠化和异型增生等。我国临床医生通常将其分为胃癌前状态(即胃癌前疾病,伴有或不伴有肠化的慢性萎缩性胃炎、胃息肉、胃溃疡和残胃及 Ménétrier 病等)和癌前病变(即异型增生)两部分。

【临床表现】　大多数病人无明显症状,即便有症状也多为非特异性。可表现为中上腹不适、饱胀、钝痛、烧灼痛等,也可有食欲缺乏、嗳气、泛酸、恶心等消化不良症状。症状的轻重与胃镜和病理组织学所见不成比例。体征多不明显,有时上腹轻压痛。自身免疫性胃炎合并恶性贫血者常有全身衰弱、乏力,可出现明显的厌食、体重减轻、贫血,甚或四肢远端或双下肢对称性麻木、行走不稳等神经系统症状,一般消化道症状较少。NSAIDs(包括阿司匹林)所致者多数病人症状不明显,或仅有轻微上腹不适或隐痛。危重病应激者症状被原发疾病所掩盖,可致上消化道出血,病人可以突然呕血和/或黑便为首发症状。

【诊断】　胃镜及组织学检查是慢性胃炎诊断的关键,仅仅依靠临床表现不能确诊。病因诊断除通过了解病史外,可进行下列实验室检测。

1. **Hp 检测**　详见本篇第一章。

2. **血清测定**　血清抗壁细胞抗体、内因子抗体、胃蛋白酶原(pepsinogen,PG)Ⅰ和Ⅱ及其比值、胃泌素-17 及维生素 B_{12} 水平测定,有助于诊断自身免疫性胃炎;怀疑胃神经内分泌肿瘤时,则需查胃泌素-34 或全胃泌素。

【治疗】　大多数成人胃黏膜均有轻度非萎缩性胃炎(浅表性胃炎),如 Hp 阴性且无糜烂及无症状,可不予药物治疗。如慢性胃炎波及黏膜全层或呈活动性,出现癌前情况如肠化、假幽门腺化生、萎缩及异型增生可予短期或长期间歇治疗。

(一) 对因治疗

1. **Hp 相关胃炎**　单独应用表 4-4-1 所列药物,均不能有效根除 Hp。这些抗生素在酸性环境下不能正常发挥其抗菌作用,需要联合 PPI 抑制胃酸后,才能使其发挥作用。目前倡导的联合方案为含有铋剂的四联方案,即 1 种 PPI+2 种抗生素和 1 种铋剂,疗程 10~14 天。由于各地抗生素耐药情况不同,抗生素及疗程的选择应视当地耐药情况而定。

2. **十二指肠-胃反流**　可用保护胃黏膜、改善胃肠动力等药物。

3. **胃黏膜营养因子缺乏**　补充复合维生素,恶性贫血者需终身注射维生素 B_{12}。

(二) 对症治疗　可用药物适度抑制或中和胃酸,促动力剂或消化酶制剂可缓解胃动力不足或消化酶不足引起的腹胀等症状,黏膜保护剂可缓解腹痛与反酸等症状。

表 4-4-1　具有杀灭和抑制 Hp 作用的药物

抗生素	克拉霉素、阿莫西林、甲硝唑、替硝唑、喹诺酮类抗生素、呋喃唑酮、四环素等
PPI	埃索美拉唑、奥美拉唑、兰索拉唑、泮托拉唑、雷贝拉唑、艾普拉唑等
铋剂	枸橼酸铋钾、果胶铋等

（三）癌前情况处理　在根除 Hp 的前提下，适量补充复合维生素和含硒药物及某些中药等。对药物不能逆转的局灶高级别上皮内瘤变（含重度异型增生和原位癌），可在胃镜下行黏膜下剥离术，并应视病情定期随访。

（四）病人教育　Hp 主要在家庭内传播，避免导致母婴传播的不良习惯喂食，并提倡分餐制以减少感染 Hp 的机会。同时食物应多样化，避免偏食，注意补充多种营养物质；不吃霉变食物；少吃熏制、腌制、富含硝酸盐和亚硝酸盐的食物，多吃新鲜食品；避免过于粗糙、浓烈、辛辣食物及大量长期饮酒；戒烟；保持良好的心理状态及充足睡眠。

【预后】　慢性非萎缩性胃炎预后良好；肠化通常难以逆转；部分病人萎缩可以改善或逆转；轻度异型增生可逆转，但重度者易转变为癌。对有胃癌家族史、食物营养单一、常食熏制或腌制食品的病人，需警惕肠化、萎缩及异型增生向胃癌的进展。

第三节 ｜ 特殊类型的胃炎或胃病

【腐蚀性胃炎】　吞服强酸、强碱、砷、磷、氯化汞等所致。强酸常在口唇、咽部黏膜留下不同颜色的烧灼痂；强碱所致的严重组织坏死多呈黏膜透明肿胀。严重者可发生消化道出血、上消化道穿孔、腹膜炎。幸存者常遗留食管和/或胃流出道狭窄。

对腐蚀性胃炎，应暂时禁食，给予肠外营养，密切监护。内镜检查有助于指导治疗，但须小心谨慎。可放置鼻胃管，清洗或稀释腐蚀剂，引流胃液，防止食管完全狭窄及梗阻。若不清楚腐蚀剂，可饮用牛奶或蛋清进行稀释。对有喉头水肿、呼吸困难者，可考虑气管切开。对胃穿孔、急性腹膜炎应手术修补。对后期出现瘢痕狭窄、吞咽梗阻，则需手术或胃镜下扩张或安置支架治疗。

【感染性胃炎】　大多数非 Hp 感染的感染性胃炎病人机体存在免疫缺陷，如获得性免疫缺陷病毒感染、大剂量应用糖皮质激素和免疫抑制剂、化疗期间或之后及垂危状态。

1. 细菌感染　化脓性炎症多由葡萄球菌、α-溶血链球菌或大肠埃希菌引起，胃手术及化疗常为其诱因。临床表现为突发上腹痛，恶心呕吐，呕吐物呈脓样、含有坏死黏膜，胃扩张，有明显压痛和局部肌紧张、发热。胃黏膜大片坏死脱落或扩展至胃壁，常伴有败血症。严重坏死、穿孔可导致化脓性腹膜炎，由于基础疾病多致全身性衰竭、营养不良，死亡率高。其他可有结核及梅毒等细菌感染。

2. 病毒感染　巨细胞病毒可发生于胃或十二指肠，胃镜下可见局部或弥漫性胃黏膜皱襞粗大。组织切片中可见受染细胞体积增大 $3\sim4$ 倍，细胞核内可见嗜酸性包涵体，酷似猫头鹰眼，颇具特征性。

【克罗恩病】　克罗恩病可累及整个消化道，但主要见于小肠、回盲部、结肠，也可发生于胃。胃克罗恩病多见于胃窦，常与近端十二指肠克罗恩病共存。其组织病理特点详见本篇第八章第二节。

【嗜酸细胞性胃炎】　是一种病因未明的少见疾病，胃壁炎症以嗜酸性粒细胞浸润和外周血嗜酸性粒细胞增多为特征，不伴有肉芽肿或血管炎性病变，虽然胃壁各层均可受累，多数病变以其中一层为主。胃黏膜活检在诊断中至关重要，除明显嗜酸性粒细胞浸润外甚至形成嗜酸性小凹脓肿、坏死伴中性粒细胞浸润和上皮再生。但当病变仅累及肌层或浆膜下层时，靠胃黏膜活检难以作出诊断。病变范围可累及胃和小肠或仅局限于胃。本病可能因变应原与胃肠组织接触后在胃肠壁内发生抗原抗体反应，释放出组胺类血管活性物质。

临床表现有上腹疼痛、恶心、呕吐，抑酸剂难以缓解腹痛，常伴有腹泻，外周血嗜酸性粒细胞增高。

本病常为自限性,但部分患者症状可持续存在或复发。治疗可用糖皮质激素。

【淋巴细胞性胃炎】 其特征为胃黏膜表面及小凹内淋巴细胞密集浸润。其与内镜下疣状胃炎相关,后者以结节、皱襞增厚和糜烂为特征。根除 Hp 可显著改善胃上皮内淋巴细胞浸润、胃体炎症和消化不良症状。故淋巴细胞性胃炎可能为伴发 Hp 感染的胃黏膜相关淋巴样组织(mucosa-associated lymphoid tissue,MALT)淋巴瘤的癌前疾病。

内镜下,淋巴细胞性胃炎表现为胃黏膜皱襞粗大,结节样和口疮样糜烂(疣状胃炎)。活检显示固有层扩大,伴浆细胞、淋巴细胞浸润,偶见中性粒细胞浸润。

【Ménétrier 病】 属增生性胃病,即巨大肥厚性胃炎。胃镜下见胃体皱襞粗大、肥厚、扭曲呈脑回状,胃窦黏膜多正常。因胃黏液分泌增多,较多蛋白质从胃液中丢失,常引起低蛋白血症。此症多见于男性,病因不明。诊断本病时,应注意除外胃黏膜的癌性浸润和淋巴瘤。本病无特效治疗且具有一定的癌变率。

本章思维导图

(房静远)

第五章 | 消化性溃疡

消化性溃疡（peptic ulcer，PU）指胃、十二指肠黏膜发生的炎性缺损，与胃液的胃蛋白酶消化和胃酸作用有关，病变穿透黏膜肌层或达更深层次。消化性溃疡也可发生于食管-胃吻合口及胃-空肠吻合口或附近，还可发生于含有胃黏膜的 Meckel 憩室等。

【流行病学】 PU 是一种全球性常见病，男性多于女性，可发生于任何年龄段；不同年龄时期患病率存在差异，约有 10% 的人其一生中患过本病。十二指肠溃疡（duodenal ulcer，DU）多于胃溃疡（gastric ulcer，GU）。DU 多见于青壮年，GU 多见于中老年。过去 30 年随着 H$_2$RA、PPI 等抑酸药物的应用，PU 及其并发症发生率明显下降。近年阿司匹林等 NSAIDs 药物应用增多，老年消化性溃疡发病率有所增高。

【病因和发病机制】 PU 病因和发病机制是多因素的，损伤与防御修复不足是发病机制的两个方面。

1. **胃酸与胃蛋白酶** 胃蛋白酶是 PU 发病的重要因素，其活性依赖于胃液的 pH，pH 为 2～3 时，胃蛋白酶原易被激活；pH 大于 4 时，胃蛋白酶失活。因此，抑制胃酸可同时降低胃蛋白酶的活性。

PU 发生的机制是致病因素引起胃酸、胃蛋白酶对胃黏膜的侵袭作用与黏膜屏障的防御能力间失去平衡。侵袭作用增强或/和防御能力减弱均可导致 PU 的产生。GU 和 DU 同属于 PU。

2. **Hp** Hp 感染是 PU 的另一个重要致病因素。DU 病人的 Hp 感染率可高达 90% 以上，GU 的 Hp 阳性率为 60%～90%。另外，Hp 阳性率高的人群，PU 的患病率也较高。根除 Hp 有助于 PU 的愈合及显著降低溃疡复发。

3. **药物** 长期服用阿司匹林、布洛芬、吲哚美辛等 NSAIDs 易发生 PU。糖皮质激素、氯吡格雷、双膦酸盐、西罗莫司等药物与 PU 发生也有一定关系。

4. **黏膜防御与修复异常** 胃黏膜的防御和修复功能对维持黏膜的完整性、促进溃疡愈合非常重要。胃黏膜活检是常见的临床操作，造成的医源性局灶溃疡不经药物治疗即可迅速修复自愈，反映了胃黏膜强大的自我防御与修复能力。防御功能受损、修复能力下降，对溃疡的发生和转归都具有影响。

5. **遗传易感性** 部分 PU 病人有明显的家族史，存在遗传易感性。

6. **其他** 大量饮酒、长期吸烟及应激是 PU 的常见诱因。胃石症病人因胃石的长期机械摩擦刺激可产生 GU；放疗可引起胃或十二指肠溃疡。PU 亦可与其他疾病合并发生，如胃泌素瘤、克罗恩病、肝硬化、慢阻肺病、休克、全身严重感染、急性心肌梗死、脑卒中等。少见的感染性疾病，单纯疱疹病毒、结核、巨细胞病毒等感染累及胃或十二指肠产生溃疡。

【病理】 不同病因的 PU，好发病部位存在差异。典型的 GU 多见于胃角附近及胃窦小弯侧，NSAIDs 引起的 GU 常见于胃大弯和胃窦，活动期 PU 一般为单个，也可多个，呈圆形或卵圆形。多数活动性溃疡直径<10mm，边缘较规整，周围黏膜常有充血水肿，表面覆以渗出物形成的白苔或黄苔，底部由肉芽组织构成。溃疡深者可累及胃、十二指肠壁肌层或浆膜层，累及血管时可引起大出血，侵及浆膜层时易引起穿孔；溃疡愈合后产生瘢痕。DU 的形态与 GU 相似，多发生在球部，以紧邻幽门的前壁或后壁多见，DU 可因反复发生溃疡而致十二指肠球部变形，瘢痕收缩可形成狭窄或假性憩室等。

【临床表现】

（一）**症状** 典型症状为上腹痛，性质可有钝痛、隐痛、灼痛、胀痛、剧痛、饥饿样不适，疼痛部位、性质与溃疡部位、大小、多少等有关。特点：①慢性过程，可达 10 余年或更长时间；②反复或周期性发作，发作期可为数周或数月，发作有季节性，典型者多在季节变化时发生，如秋冬和冬春之交发病；

③部分病人有与进餐相关的节律性上腹痛,餐后痛多见于 GU,饥饿痛或夜间痛、进餐缓解多见于 DU;④腹痛可被抑酸或抗酸剂缓解。

部分病人仅表现上腹胀、上腹部不适、厌食、嗳气、反酸等消化不良症状。还有少部分无症状性溃疡病人无腹痛或消化不良症状,而以消化道出血、穿孔等并发症为首发症状,可见于任何年龄,以长期服用 NSAIDs 病人及老年人多见。

(二)体征　发作时剑突下、上腹部或右上腹部可有局限性压痛,缓解后可无明显体征。

(三)特殊溃疡

1. **复合溃疡**　指胃和十二指肠均有活动性溃疡,多见于男性,幽门变形、狭窄、梗阻发生率较高。

2. **幽门管溃疡**　餐后很快发生疼痛,易出现幽门梗阻、出血和穿孔等并发症。

3. **球后溃疡**　指发生在十二指肠降段、水平段的溃疡。多位于十二指肠降段的初始部及乳头附近,溃疡多在后内侧壁。疼痛可向右上腹及背部放射。

4. **巨大溃疡**　指直径>2cm 的溃疡,常见于有 NSAIDs 服用史及老年病人。巨大十二指肠球部溃疡常在后壁,易发展为穿透性溃疡,周围形成炎性团块,疼痛可剧烈而顽固、放射至背部,老年人也可没有症状。巨大 GU 并不一定都是恶性。

5. **老年人溃疡及儿童期溃疡**　老年人溃疡临床表现多不典型,常无症状或症状不明显,疼痛多无规律,可表现为体重减轻和贫血。由于 NSAIDs 药物在老年人使用广泛,老年人溃疡有增加的趋势。

儿童期溃疡主要发生于学龄儿童,腹痛可在脐周,可表现出恶心或呕吐,可能与幽门、十二指肠水肿和痉挛有关。

6. **难治性溃疡**　经正规抗溃疡治疗而溃疡仍未愈合。可能的因素有:①病因尚未去除,如仍有 Hp 感染,继续服用 NSAIDs 等致溃疡药物等;②穿透性溃疡;③特殊病因,如克罗恩病、胃泌素瘤、放疗术后等;④某些疾病或药物影响抗溃疡药物吸收或效价降低;⑤误诊,如胃或十二指肠恶性肿瘤;⑥不良诱因存在,包括吸烟、酗酒及精神应激等。

【并发症】

(一)出血　PU 是上消化道出血中最常见的病因。在我国约占非静脉曲张破裂出血病因的50%～70%,DU 较 GU 多见。当 PU 侵蚀周围或深处的血管,可产生不同程度的出血。轻者表现为大便隐血试验阳性、黑便,重者出现大出血,可表现为呕血或暗红色血便。

(二)穿孔　当溃疡穿透胃、十二指肠壁时,发生穿孔。目前约 1/3～1/2 的穿孔与服用 NSAIDs 有关,多见于老年病人,穿孔前可以没有症状。穿透、穿孔临床常有三种后果:

1. **溃破入腹腔引起弥漫性腹膜炎**　呈突发剧烈腹痛,持续而加剧,先出现于上腹,继之延及全腹。体征有腹壁板样僵直,压痛、反跳痛,肝浊音界消失,部分病人出现休克。

2. **穿透累及周围实质性脏器,如肝、胰、脾等(穿透性溃疡)**　慢性病史,腹痛规律改变,变为顽固或持续。如穿透累及至胰腺,腹痛放射至背部,血淀粉酶可升高。

3. **穿破入空腔器官形成瘘管**　DU 可以穿破胆总管,形成胆瘘;GU 可穿破入十二指肠或横结肠,形成肠瘘。

(三)幽门梗阻　根据梗阻程度,包括不全梗阻和完全梗阻。临床症状表现为上腹胀痛,餐后加重,呕吐后腹痛可有缓解,呕吐物可为宿食;严重呕吐可致失水,低氯、低钾性碱中毒;体重下降、营养不良。体检可见胃蠕动波及闻及振水声等。多由 DU 或幽门管溃疡反复发作所致,炎性水肿和幽门平滑肌痉挛所致暂时梗阻可因药物治疗、溃疡愈合而缓解;严重瘢痕或与周围组织粘连、恶变引起胃流出道狭窄或变形,表现为持续性或进展性梗阻。

(四)癌变　反复发作、病程持续时间长的 GU 癌变风险高,DU 一般不发生癌变。胃镜结合活检有助于明确良恶性溃疡的鉴别诊断。

【辅助检查】

1. **上消化道内镜检查及活检**　上消化道内镜检查是 PU 诊断的首选方法和"金标准",通过检查:①确定有无病变、部位及分期;②鉴别良恶性溃疡;③治疗效果的评价;④对合并出血者给予止血治疗;⑤对合并狭窄梗阻病人给予扩张或支架治疗;⑥超声内镜检查,评估胃或十二指肠壁、溃疡深度、病变与周围器官的关系、淋巴结数目和大小等。GU 应常规在溃疡边缘取活检,关于活检块数尚无定论,一般溃疡周边 4 个部位的活检多能达到诊断需要。部分 GU 在胃镜下难以区别良恶性,有时需多次活检和病理检查,甚至超声内镜评估或穿刺活检。对 GU 迁延不愈,需要排除恶性病变的,应多点活检,正规治疗 8 周后应复查胃镜,必要时再次活检和病理检查,直到溃疡完全愈合。

2. X 线钡剂造影 随着内镜技术的普及和发展,上消化道钡剂造影应用得越来越少,但钡剂(包括其他造影剂)造影有其特殊意义,适用于:①了解胃的运动情况;②胃镜禁忌者;③不愿接受上消化道内镜检查者和没有胃镜检查条件时。气钡双重造影能较好地显示胃肠黏膜形态,溃疡的钡剂造影直接征象为龛影、黏膜聚集,间接征象为胃大弯侧痉挛性切迹、狭窄、十二指肠球部激惹及球部畸形等。钡剂造影总体效果逊于内镜检查,且无法通过活检进行病理诊断。

3. CT 检查 CT 检查对穿透性溃疡或穿孔有较高价值,可以发现穿孔周围组织炎症、包块、积液,对于游离气体的显示甚至优于立位 X 线胸片。另外,对幽门梗阻也有鉴别诊断意义。口服造影剂后 CT 检查可能显示出胃壁中断、穿孔周围组织渗出、增厚等。

4. 实验室检查

(1)Hp 检测:有 PU 病史者,无论溃疡处于活动还是瘢痕期,均应 Hp 检测,详见本篇第一章。

(2)其他检查:血常规、粪便隐血有助于了解溃疡有无活动性出血。

【诊断】 慢性病程,周期性发作,节律性上腹痛,NSAIDs 服药史等是疑诊 PU 的重要病史。上消化道内镜检查可以确诊。不能接受内镜检查者,可通过上消化道钡剂造影诊断,若发现龛影,亦可诊断溃疡,但难以区分其良恶性。

【鉴别诊断】

1. 其他引起慢性上腹痛的疾病 PU 诊断确立,但部分病人在 PU 愈合后仍有症状或症状不缓解,应注意诱因是否解除,是否有慢性肝、胆、胰疾病,功能性消化不良及其他腹部疾病与 PU 并存等。

2. 胃癌 上消化道内镜发现胃溃疡时,应注意与恶性溃疡相鉴别,典型胃癌溃疡形态多不规则,常>2cm,边缘不规则,底部凹凸不平、覆污秽状苔。

3. 胃泌素瘤(佐林格-埃利森综合征,Zollinger-Ellison syndrome) 胃泌素瘤系一种胃、肠、胰神经内分泌肿瘤。胃泌素由胃、上段小肠黏膜的 G 细胞分泌,具有促进胃酸分泌、细胞增殖、胃肠运动等作用。胃泌素瘤以多发溃疡、部位不典型、易出现溃疡并发症、对正规抗溃疡药物疗效差,可出现腹泻、高胃酸分泌、血胃泌素水平升高等特征。胃泌素瘤通常较小,约 80% 位于"胃泌素瘤"三角区内(即胆囊与胆总管汇合点、十二指肠第二部分与第三部分交界处、胰腺颈部与体部交界处组成的三角区内),其他少见的部位包括胃、肝脏、骨骼、心脏、卵巢、淋巴结等;50% 以上的胃泌素瘤为恶性,部分病人发现时已有转移。临床疑诊胃泌素瘤时,应检测血胃泌素水平;增强 CT 或磁共振扫描或 PET-CT 有助于发现肿瘤。PPI 可减少胃酸分泌、控制症状,应尽可能手术切除肿瘤。

【治疗】 PU 治疗目标为:去除病因,控制症状,促进溃疡愈合、预防复发和避免并发症。

(一)药物治疗 自 20 世纪 70 年代以后,PU 药物治疗经历了 H_2RA、PPI 和根除 Hp 三个里程碑式的进展,使溃疡愈合率显著提高,并发症发生率显著降低,相应的外科手术明显减少。

1. 抑制胃酸分泌

(1)H_2RA:H_2RA 是治疗 PU 的主要药物之一,疗效好,用药方便,价格适中,长期使用不良反应少。常用药物有法莫替丁、尼扎替丁、雷尼替丁。表 4-5-1 所列 H_2RA 治疗 GU 和 DU 的 6 周愈合率分别达 80%~95% 和 90%~95%。

(2)PPI:PPI 是治疗消化性溃疡的首选药物。PPI 入血,进入到胃黏膜壁细胞酸分泌小管中,酸性环境下转化为活性结构,与质子泵即 H^+-K^+-ATP 酶结合,抑制该酶的活性从而抑制胃酸的分泌。PPI 可在 2~3 天内控制溃疡症状,对一些难治性溃疡的疗效优于 H_2RA,治疗典型的胃和十二指肠溃

NOTES

表 4-5-1　常用 H$_2$RA

通用药名	规格/mg	治疗剂量/mg	维持剂量/mg
法莫替丁（famotidine）	20	20,每日 2 次	20,每晚 1 次
尼扎替丁（nizatidine）	150	150,每日 2 次	150,每晚 1 次
雷尼替丁（ranitidine）	150	150,每日 2 次	150,每晚 1 次

疡 4 周的愈合率分别为 80%～96% 和 90%～100%。值得注意的是治疗 GU 时,需排除溃疡型胃癌的可能,因 PPI 治疗可减轻其症状,掩盖病情。

常用的 PPI 列于表 4-5-2。PPI 是酸依赖性的,在酸性胃液中不稳定,口服时不宜破坏药物外裹的保护膜。PPI 的肠衣保护膜在小肠 pH≥6 情况下,被溶解释放,吸收入血。

表 4-5-2　常用各种 PPI

通用药名	规格/mg	治疗剂量/mg	维持剂量/mg
奥美拉唑（omeprazole）	10,20	20,每日 1 次	20,每日 1 次
兰索拉唑（lansoprazole）	30	30,每日 1 次	30,每日 1 次
泮托拉唑（pantoprazole）	20	40,每日 1 次	20,每日 1 次
雷贝拉唑（rabeprazole）	10	20,每日 1 次	10,每日 1 次
埃索美拉唑（esomeprazole）	20,40	40,每日 1 次	20,每日 1 次
艾普拉唑（ilaprazole）	10	10,每日 1 次	10,每日 1 次

（3）P-CAB:P-CAB 与钾离子竞争壁细胞上 H$^+$-K$^+$-ATP 酶,抑制酸分泌。与 PPI 不同,P-CAB 在酸环境中是稳定的,不需要酸环境激活,起作用更快,用药个体差异小和不良反应少。在治疗 GU、DU 愈合率,预防长期 NSAIDs 及低剂量阿司匹林诱导的溃疡疗效与 PPI 相似。

2. 根除 Hp　PU 不论活动与否,Hp 阳性病人均应根除 Hp,药物选用及疗程见本篇第四章第二节。根除 Hp 可显著降低溃疡的复发率。

3. 保护胃黏膜

（1）铋剂:铋剂类药物分子量较大,在酸性溶液中呈胶体状,与溃疡基底面的蛋白形成蛋白-铋复合物,覆于溃疡表面,阻隔胃酸、胃蛋白酶对黏膜的侵袭损害。由于 PPI 的性价比高和广泛使用,铋剂已不作为 PU 的单独治疗药物。但被推荐为根除 Hp 的四联药物治疗方案的主要组成之一。服药后常见舌苔和粪便变黑。肾脏为铋的主要排泄器官,故肾功能不良者,应忌用铋剂。

（2）弱碱性抗酸剂:常用铝碳酸镁、磷酸铝、硫糖铝、氢氧化铝凝胶等。这些药物可中和胃酸,起效较快,可短暂缓解疼痛,但很难治愈溃疡,已不作为治疗 PU 的主要或单独药物。

4. PU 的治疗方案及疗程　为了达到溃疡愈合,抑酸药物的疗程通常为 4～6 周,一般推荐 DU 的 PPI 疗程为 4 周,GU 疗程为 6～8 周,P-CAB 药物疗程证据需进一步积累,可参照 PPI。根除 Hp 所需的 1～2 周疗程可重叠在 4～8 周的抑酸药物疗程内,也可在抑酸疗程结束后进行。

5. 维持治疗　GU 愈合后,大多数病人可以停药。但对溃疡多次复发,在去除常见诱因的同时,要进一步查找是否存在其他病因,并给予维持治疗,即较长时间服用维持剂量的 H$_2$RA 或 PPI（见表 4-5-1、表 4-5-2）;疗程因人而异,短者 3～6 个月,长者 1～2 年,或视具体病情延长用药时间。

（二）病人教育　适当休息,减轻精神压力;改善进食规律、戒烟、戒酒及少饮浓茶、浓咖啡等。停服不必要的 NSAIDs、其他对胃有刺激或引起恶心不适的药物,如确有必要服用 NSAIDs 和其他药物,建议和食物一起或餐后服用,或遵医嘱加用保护胃黏膜的药物。

（三）内镜治疗及外科手术

1. 内镜治疗　PU 出血的内镜下治疗包括溃疡表面喷洒蛋白胶、出血部位注射 1∶10 000 肾上腺素、出血点钳夹和热凝固术等,有时采取 2 种以上内镜治疗方法联合应用。结合 PPI 持续静脉滴注对 PU 活动性出血止血成功率达 95% 以上。溃疡出血病灶的内镜下特点和治疗策略见表 4-5-3。

表 4-5-3　PU 出血的内镜特点与治疗策略

内镜特点	再出血率/%	治疗策略
活动性动脉出血	90	PPI+内镜下治疗,必要时血管介入治疗或手术
裸露血管	50	PPI+内镜下治疗
血凝块	25~30	PPI,必要时内镜下治疗
溃疡不伴血迹	<5	PPI

PU 合并幽门变形或狭窄引起梗阻,可首先选择内镜下气囊扩张术治疗,若需要可反复多次扩张,解除梗阻。

2. **外科治疗**　PPI 的广泛应用及内镜治疗技术的不断发展,使大多数 PU 及其并发症已不需要外科手术治疗。但在下列情况时,要考虑手术治疗:①并发消化道大出血经药物、内镜及血管介入治疗无效时;②急性穿孔、慢性穿透溃疡;③瘢痕性幽门梗阻,内镜治疗无效;④GU 疑有癌变。外科手术不只是单纯切除溃疡病灶,而是通过手术永久地减少胃酸和胃蛋白酶分泌的能力。

手术治疗并发症:术后胃出血、十二指肠残端破裂、胃肠吻合口破裂或瘘、术后梗阻、倾倒综合征、胆汁反流性胃炎、吻合口溃疡及缺铁性贫血等。

【预后】　有效的药物治疗可使消化性溃疡愈合率达到 95% 以上,青壮年病人 PU 死亡率接近于零,老年病人主要死于严重的并发症,尤其是大出血和急性穿孔,病死率<1%。

(杨云生)

本章思维导图

第六章 | 胃 癌

胃癌(gastric cancer)是指源于胃黏膜上皮细胞的恶性肿瘤,绝大多数是腺癌;其占胃部恶性肿瘤的95%以上。就全球范围的恶性肿瘤死亡率来说,胃癌高居第三位。我国为胃癌高发区,虽然近年来胃癌发病率有所下降,但死亡率下降并不明显;男性和女性胃癌发病率仍居全部恶性肿瘤的第2位和第5位,死亡率分别居第3位和第2位;其中55~70岁为高发年龄段。

【病因和发病机制】

(一)感染因素 Hp感染与胃癌有共同的流行病学特点,胃癌高发区人群Hp感染率高;Hp抗体阳性人群发生胃癌的危险性高于阴性人群。1994年WHO的国际癌症研究机构将Hp感染定为人类Ⅰ类(即肯定的)致癌原。此外,EB病毒和其他感染因素也可能参与胃癌的发生。

(二)环境和饮食因素 第一代到美国的日本移民胃癌发病率下降约25%,第二代下降约50%,至第三代发生胃癌的危险性与当地美国居民相当。故环境因素在胃癌发生中起重要作用,如高盐饮食、亚硝酸盐的摄入、吸食鼻烟、较少食用新鲜菜蔬,甚至酗酒等不良饮食生活习惯。此外火山岩地带、高泥炭土壤、水土含硝酸盐过多、微量元素比例失调或化学污染等可直接或间接经饮食途径参与胃癌的发生。

(三)遗传因素 10%的胃癌病人有家族史,具有胃癌家族史者,特别是一级亲属中患胃癌、家族性腺瘤性息肉病(FAP)、林奇(Lynch)综合征、黑斑息肉综合征、幼年性息肉病等,其发病率高于人群2~3倍。少数胃癌属"遗传性胃癌综合征"或"遗传性弥漫性胃癌"。浸润型胃癌的家族发病倾向更显著,提示该型胃癌与遗传因素关系更密切。

在胃癌发生和进程中,DNA非整倍体(DNA aneuploidy)、某些抑癌基因(*TP53*、*FHIT*、*APC*、*DCC*、*CDKN2A*和*CDH1*等)的表达缺失或受抑制、一些基因(*MT-CO2*、*MST1R*和*VEGFA*等)过表达等可能起着一定的作用。

(四)癌前变化 或称胃癌前情况(premalignant conditions),分为癌前疾病(即癌前状态,precancerous disease)和癌前病变(precancerous lesion)。前者是指与胃癌相关的胃良性疾病,有发生胃癌的危险性;后者是指较易转变为癌的病理学变化,主要指异型增生。

1. **肠化、萎缩性胃炎及异型增生** 根据肠化上皮细胞的类型和分泌黏液的性质,可将肠化分为Ⅰ型完全型肠化、Ⅱ型不完全型小肠型肠化、Ⅲ型不完全型大肠型肠化。理论上讲,Ⅱ型和Ⅲ型肠化尤其是Ⅲ型肠化发生胃癌的风险较高(部分内容参考本篇第四章第二节慢性胃炎)。

对于异型增生,尽管国际上有多种分类或分期方法,但目前我国仍在沿用2019年的WHO判断标准分为5级,主要包括低级别与高级别异型增生(或上皮内瘤变)。

2. **胃息肉** 占人群的0.8%~2.4%。50%为胃底腺息肉,40%为增生性息肉,而腺瘤仅占10%。大于1cm的胃底腺息肉癌变率小于1%,罕见癌变的增生性息肉多发生于肠化和异型增生区域,可形成经典的高分化肠型胃癌。腺瘤则具有较高的癌变率。

3. **残胃炎** 癌变常发生于良性病变术后20年;与Billroth Ⅰ式相比,Billroth Ⅱ式胃切除术后癌变率高4倍。

4. **胃溃疡** 可因溃疡边缘的炎症、糜烂、再生及异型增生所致。

5. **Ménétrier病** 病例报道显示15%的该病与胃癌发生相关。

临床上,胃癌可以大致分为肠型胃癌和弥漫性胃癌两大类。根据Correa学说,在Hp感染、不良环境与不健康饮食等多种因素作用下,胃黏膜可由慢性炎症—萎缩性胃炎—萎缩性胃炎伴肠化—异型增生而逐渐向肠型胃癌演变。在此过程中,胃黏膜细胞增殖和凋亡之间的正常动态平衡被打破。与胃癌发生相关的分子事件包括微卫星不稳定、抑癌基因缺失失活或因高甲基化而失活、某些癌基因或相关基因的扩增等。

【病理】 胃癌的好发部位依次为胃窦、贲门、胃体;而根据浸润深度分为早期和进展期胃癌。早期胃癌是指病灶局限且深度不超过黏膜下层的胃癌,不论有无局部淋巴结转移;病理呈高级别上皮内瘤变或腺癌。进展期胃癌深度超过黏膜下层,已侵入肌层者称中期胃癌;侵及浆膜或浆膜外者称晚期胃癌。病理分期仍需按照国际抗癌联盟(Union for International Cancer Control, UICC)和美国癌症联合委员会(the American Joint Committee on Cancer, AJCC)的 TNM 分期进行。

(一)**胃癌的组织病理学** WHO 近年将胃癌分为:腺癌(乳头状腺癌、管状腺癌、黏液腺癌、混合型腺癌、肝样腺癌,还有印戒细胞癌等)、腺鳞癌、鳞状细胞癌和未分化癌等。根据癌细胞分化程度可分为高、中、低分化三大类。

(二)**侵袭与转移** 胃癌有四种扩散方式:

1. **直接蔓延** 侵袭至相邻器官,胃底贲门癌常侵犯食管、肝及大网膜,胃体癌则多侵犯大网膜、肝及胰腺。

2. **淋巴结转移** 一般先转移到局部淋巴结,再到远处淋巴结;转移到左锁骨上淋巴结时,称为Virchow 淋巴结。

3. **血行播散** 晚期病人可占 60% 以上。最常转移到肝脏,其次是肺、腹膜、肾上腺,也可转移到肾、脑、骨髓等。

4. **种植转移** 癌细胞侵及浆膜层脱落入腹腔,种植于肠壁和盆腔;如种植于卵巢,称为库肯伯格(Krukenberg)瘤;也可在直肠周围形成结节状肿块。

【临床表现】

1. **症状** 80% 的早期胃癌无症状,部分病人可有消化不良症状。进展期胃癌最常见的症状是体重减轻(约 60%)和上腹痛(50%),另有贫血、食欲缺乏、厌食、乏力。

胃癌发生并发症或转移时可出现一些特殊症状,贲门癌累及食管下段时可出现吞咽困难。并发幽门梗阻时可有恶心呕吐,溃疡型胃癌出血时可引起呕血或黑便,继之出现贫血。胃癌转移至肝脏可引起右上腹痛,黄疸和/或发热;腹膜播散者常见腹腔积液;极少数转移至肺可引起咳嗽、呃逆、咯血,累及胸膜可产生胸腔积液而发生呼吸困难;侵及胰腺时,可出现背部放射性疼痛。

2. **体征** 早期胃癌无明显体征,进展期胃癌在上腹部可扪及肿块,有压痛。肿块多位于上腹偏右相当于胃窦处。如肿瘤转移至肝脏可致肝大及黄疸,甚至出现腹腔积液。腹膜有转移时也可发生腹腔积液,移动性浊音阳性。侵犯门静脉或脾静脉时有脾大。有远处淋巴结转移时或可扪及 Virchow淋巴结,质硬不活动。肛门指检可在直肠膀胱陷凹扪及肿块。

【诊断】

(一)**胃镜** 胃镜检查结合黏膜活检是目前最可靠的诊断手段。

1. **早期胃癌** 可表现为小的息肉样隆起或凹陷;也可呈平坦样,但黏膜粗糙、触之易出血,斑片状充血及糜烂。胃镜下疑诊者,可用亚甲蓝染色,癌性病变处着色,有助于指导活检部位。放大胃镜、窄带成像和激光共聚焦显微胃镜能更仔细观察细微病变,提高早期胃癌的诊断率。由于早期胃癌在胃镜下缺乏特征性,病灶小,易被忽略,需要内镜医生细致地观察,对可疑病变多点活检。早期胃癌的胃镜下分型见图 4-6-1。

2. **进展期胃癌** 胃镜下多可作出拟诊,肿瘤表面常凹凸不平,糜烂,有污秽苔,活检时易出血。也可呈深大溃疡,底部覆有污秽灰白苔,溃疡边缘呈结节状隆起,无聚合皱襞,病变处无蠕动。当癌组织发生于黏膜下,可在胃壁内向四周弥漫浸润扩散,同时伴有纤维组织增生,当病变累及胃窦,可造成胃流出道狭窄;当其累及全胃,可使整个胃壁增厚、变硬,称为皮革胃。但这种黏膜下弥漫浸润型胃

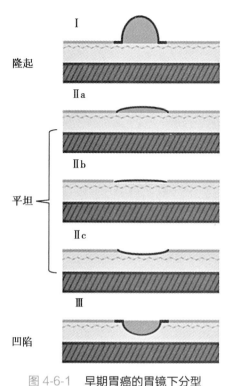

I

隆起

IIa

平坦

IIb

IIc

III

凹陷

图 4-6-1　早期胃癌的胃镜下分型

癌,相对较少,胃镜下可无明显黏膜病变,甚至普通活检也常呈阴性。对于溃疡性病变,可在其边缘和基底部多点活检,甚至可行大块黏膜切除,提高诊断的阳性率。

胃癌病灶处的超声内镜(EUS)检查可较准确地判断肿瘤侵犯深度,有助于区分早期和进展期胃癌,并了解有无局部淋巴结转移,可作为 CT 检查的重要补充。

(二)实验室检查　缺铁性贫血较常见,若伴有粪便隐血阳性,提示肿瘤有长期小量出血。血胃蛋白酶原(PG)I/II显著降低,OLGA 或 OLGIM 的III和IV期是胃癌高风险人群;血清肿瘤标志物如 CEA 和 CA19-9 及 CA72-4 等,可能有助于胃癌早期预警和术后再发的预警,但特异性和灵敏度并不理想。粪便中某些高丰度的微生物,可能是潜在的预警标志物。

(三)X 线和 CT 检查　当病人有胃镜检查禁忌证时,X 线钡剂造影可能发现胃内的溃疡及隆起型病灶,分别呈龛影或充盈缺损,但难以鉴别其良恶性;如有黏膜皱襞破坏、消失或中断,邻近胃黏膜僵直,蠕动消失,则胃癌可能性大。CT技术的进步提高了胃癌临床分期的精确度,其与 PET-CT 检查均有助于肿瘤转移的判断。

【并发症】　详见本篇第五章。

【治疗】　早期胃癌无淋巴转移时,可采取内镜治疗;进展期胃癌在无全身转移时,可行手术治疗;肿瘤切除后,应尽可能清除残胃的 Hp 感染。

1. **内镜治疗**　早期胃癌可行 EMR 或 ESD 治疗。一般认为 EMR 适应证包括超声内镜证实的无淋巴结转移的黏膜内胃癌;不伴有溃疡且直径小于 2cm 的IIa病灶、小于 1cm 的IIb 或IIc 病灶等。而 ESD 适应证则包括无溃疡的任何大小的黏膜内肠型胃癌;直径小于 3cm 的、伴有溃疡的黏膜内肠型胃癌;直径小于 3cm 的黏膜下层肠型胃癌,而浸润深度小于 500μm。切除的癌变组织应进行病理检查,如切缘发现癌变或表浅型癌肿侵袭到黏膜下层,需追加手术治疗。

2. **手术治疗**　早期胃癌,可行胃部分切除术。进展期胃癌如无远处转移,尽可能根治性切除;伴有远处转移者或伴有梗阻者,则可行姑息手术,保持消化道通畅。外科手术切除加区域淋巴结清扫是目前治疗进展期胃癌的主要手段。胃切除范围可分为近端胃切除、远端胃切除及全胃切除,切除后分别用 BillrothI、BillrothII及 Roux-en-Y 胃旁路手术重建消化道的连续性。对那些无法通过手术治愈的病人,特别是有梗阻的病人,部分切除肿瘤后,约 50% 病人的症状可获得缓解。

3. **化学治疗**　早期胃癌且不伴有任何转移灶者,术后一般不需要化疗。术前化疗即新辅助化疗可使肿瘤缩小,增加手术根治及治愈机会;术后辅助化疗方式主要包括静脉化疗、腹腔内化疗、持续性腹腔温热灌注和淋巴靶向化疗等。单一药物化疗只适于早期需要化疗的病人或不能承受联合化疗者。常用药物有 5- 氟尿嘧啶(5-FU)、替加氟(FT-207)、丝裂霉素(MMC)、多柔比星(ADM)、顺铂(DDP)或卡铂、亚硝脲类(CCNU、MeCCNU)、依托泊苷(VP-16)等。联合化疗多采用 2~3 种联合,以免增加药物毒副作用。化疗失败与癌细胞对化疗药物产生耐药性或多药耐药性有关。

4. **其他治疗**　除放射治疗和抑制肿瘤血管生成的靶向治疗外,免疫治疗作为新兴起的治疗方法也被临床应用。

免疫检查点抑制剂通过调节肿瘤生态系统中的 T 细胞活性达到杀伤肿瘤细胞的效果。免疫检查点抑制剂包括细胞毒性 T 淋巴细胞相关抗原 4(cytotoxic T lymphocyte-associated antigen-4,CTLA-4)抑制剂、程序性细胞死亡蛋白 1(programmed cell death protein-1,PD-1)抑制剂和程序性细胞死亡蛋白配体 1（programmed cell death-ligand 1，PD-L1）抑制剂，其在胃癌治疗中有一定疗效。

【预后】 胃癌的预后直接与诊断时的分期有关。迄今为止，由于大部分胃癌在确诊时已处于中晚期，5 年生存率约 7%～34%。

【预防】

1. 具有胃癌高风险因素病人，根除 Hp 有助于预防胃癌发生。

2. 应用内镜、PG I/II 等随访高危人群。

本章思维导图

3. 阿司匹林、COX-2 抑制剂、他汀类药物、抗氧化剂（包括多种维生素和微量元素硒）和绿茶可能具有一定预防作用。

4. 建立良好的生活习惯，积极治疗癌前疾病（见本篇第四章第二节）。

（房静远）

第七章 | 肠结核和结核性腹膜炎

第一节 │ 肠结核

肠结核（intestinal tuberculosis）是结核分枝杆菌引起的肠道慢性特异性感染性疾病，常继发于肺结核。近年因 HIV 感染率增高、免疫抑制剂和生物制剂的广泛使用等原因，部分人群免疫力低下，导致本病的发病有所增加。

【病因和发病机制】 90% 以上的肠结核由人型结核分枝杆菌引起，因呼吸道结核感染而吞下含菌痰液或与开放性肺结核病人共餐被感染。该菌为抗酸菌，很少受胃酸影响，进入肠道后多在回盲部引起病变。这是因为：①含结核分枝杆菌的肠内容物在回盲部停留，增加局部黏膜的感染机会；②回盲部富有淋巴组织，细菌易侵犯淋巴组织。

少数因饮用带菌牛奶或乳制品而发生牛型结核分枝杆菌肠结核。此外，本病也可由血行播散引起，见于粟粒性肺结核；或由腹（盆）腔内结核病灶直接蔓延引起。

【病理】 肠结核最常见的部位是回盲部，也可累及末端回肠和结直肠。人体对不同数量和毒力结核菌的免疫力和过敏反应程度可导致不同的病理特点。

1. **溃疡型肠结核** 肠壁的集合淋巴组织和孤立淋巴滤泡首先受累，表现为充血、水肿，进一步发展为干酪样坏死，并形成边缘不规则、深浅不一的溃疡。病灶可累及周围腹膜或邻近肠系膜淋巴结，引起局限性结核性腹膜炎或淋巴结结核。因病变肠段常与周围组织发生粘连，多不发生急性穿孔，慢性穿孔形成腹腔脓肿或肠瘘亦少见。在病变修复过程中，纤维组织增生和瘢痕形成可导致肠管狭窄。因溃疡基底多有闭塞性动脉内膜炎，较少发生大出血。

2. **增生型肠结核** 病变多局限在回盲部，黏膜下层及浆膜层可有大量结核肉芽肿和纤维组织增生，使局部肠壁增厚、僵硬；亦可见瘤样肿块突入肠腔。上述病变均可使肠腔狭窄，引起梗阻。

3. **混合型肠结核** 兼有上述两种病变。

【临床表现】 肠结核病人临床表现非特异性，症状因肠道不同的病理特点而异。

1. **腹痛** 多位于右下腹或脐周，间歇发作，餐后加重，常伴腹鸣，排便或肛门排气后缓解。症状可能与进餐引起胃肠反射或肠内容物通过炎性狭窄肠段，引起肠痉挛或加重肠梗阻有关。

2. **大便习惯改变** 溃疡型肠结核常伴腹泻，大便呈糊样，不伴里急后重。有时腹泻与便秘交替，增生型肠结核便秘症状多见。少数病人可有消化道出血。

3. **腹部肿块** 多位于右下腹，质中、较固定、轻至中度压痛，多见于增生型肠结核；而溃疡型者亦可因病变肠段和周围肠段、肠系膜淋巴结粘连形成腹块。

4. **全身症状和肠外结核表现** 结核毒血症症状多见于溃疡型肠结核，为长期不规则低热、盗汗、消瘦、贫血、乏力和食欲缺乏，如同时有活动性肠外结核也可呈弛张热或稽留热。

并发症以肠梗阻及合并结核性腹膜炎多见。

【实验室和其他检查】

1. **实验室检查** 血沉多明显增快，可作为评估结核病活动程度的指标之一。大便中可见少量脓细胞与红细胞。结核菌素试验呈强阳性或 γ-干扰素释放试验阳性均有助于本病的诊断。

2. **影像学检查** CT/MRI 肠道显像见病变部位通常在回盲部附近，很少累及空肠，可见腹腔淋巴结中央坏死或钙化等改变。溃疡型肠结核，X 线钡剂灌肠可见钡剂于病变肠段排空增快，充盈不佳，

383

而在病变的上、下肠段钡剂充盈良好,称为 X 线钡剂激惹征。增生型者肠黏膜呈结节状改变,肠腔变窄、肠段缩短变形、回肠盲肠正常角度消失。

3. 结肠镜　内镜下见病灶处黏膜充血水肿、环形溃疡、回盲瓣固定开放、炎性息肉及肠腔狭窄等表现。病灶处活检,发现肉芽肿、干酪样坏死或抗酸杆菌,可以确诊本病。黏膜组织聚合酶链式反应(TB-qPCR)阳性可协助诊断。

【诊断与鉴别诊断】　以下情况应考虑本病:①中青年病人有肠外结核。②有腹痛、腹泻、便秘等症状;右下腹压痛、腹块或原因不明的肠梗阻,伴有发热、盗汗等结核毒血症症状。③X 线钡剂检查发现激惹征或其他影像学提示溃疡、肠管变形和肠腔狭窄等征象。④结肠镜检查发现主要位于回盲部的炎症、溃疡、炎性息肉或肠腔狭窄。⑤结核菌素试验强阳性或 γ- 干扰素释放试验阳性。如肠黏膜活组织病理检查发现干酪样肉芽肿,具确诊意义;活检组织中找到抗酸杆菌,TB-qPCR 和培养阳性有助诊断。对高度怀疑肠结核的病例,如抗结核治疗 2～6 周症状明显改善,2～3 个月后肠镜检查病变明显改善或好转,可作出肠结核的临床诊断。

鉴别诊断需考虑下列疾病:

1. 克罗恩病　鉴别要点列于表 4-7-1,鉴别困难者,可先行诊断性抗结核治疗。偶有病人两种疾病可以共存。手术探查和术后病理有助鉴别。

表 4-7-1　肠结核与克罗恩病的鉴别

鉴别要点	肠结核	克罗恩病
肠外结核	多见	一般无
病程	复发不多	病程长,缓解与复发交替
瘘管、腹腔脓肿、肛周病变	少见	可见
病变节段性分布	常无	多节段
溃疡形状	环行、不规则	纵行、裂沟状
结核菌素试验	强阳性	阴性或阳性
抗结核治疗	症状改善,肠道病变好转	无明显改善,肠道病变无好转
抗酸杆菌染色	可阳性	阴性
干酪样肉芽肿	可有	无

2. 原发性肠道淋巴瘤　因病理类型不同临床表现多样且无特异性,内镜下活组织病理检查阳性率低,影像学检查可见腹膜后和肠系膜淋巴结显著肿大,免疫组织化学检查可协助诊断,不少病例需经手术后病理确诊。

3. 阿米巴病或血吸虫病性肉芽肿　既往有感染史,脓血便常见,粪便常规或孵化检查可发现相关病原体。结肠镜检查有助鉴别诊断,相应特效治疗有效。

4. 其他　应注意与右半结肠癌、伤寒、肠放线菌病等鉴别。

【治疗】　治疗目的是消除症状、改善全身情况、促使病灶愈合及防治并发症。

1. 抗结核化学药物治疗　是本病治疗的关键。药物的选择、用法、疗程详见第二篇第八章。治疗药物选择需要兼顾安全性、有效性、耐受性和药代动力学特点,重视耐药结核病个体化治疗。

2. 对症治疗　腹痛可用抗胆碱药,摄入不足或腹泻严重者应注意纠正水、电解质与酸碱平衡紊乱,不完全性肠梗阻病人需进行胃肠减压。

3. 手术治疗　适应证:①完全性肠梗阻或不完全性肠梗阻内科治疗无效者;②急性肠穿孔,或慢性肠穿孔瘘管形成经内科治疗而未能闭合者;③肠道大量出血经积极抢救不能有效止血者;④诊断困难需开腹探查者。

4. **病人教育**　应多休息,避免合并其他感染。加强营养,根据肠道梗阻情况,选择暂时禁饮食或给予易消化、营养丰富的食物。按时服药,坚持全疗程治疗;定期随访,评价疗效,监测药物不良反应。

【预后】　本病的预后取决于早期诊断与及时治疗。当病变尚在渗出性阶段,经治疗后可痊愈,预后良好。

【预防】　加强肺结核早期诊断和治疗,重视奶制品和餐具的消毒,讲究日常卫生,增强机体抵抗力。

第二节 │ 结核性腹膜炎

结核性腹膜炎(tuberculous peritonitis)是由结核分枝杆菌引起的慢性弥漫性腹膜感染。本病可见于任何年龄,以中青年多见,男女之比约为 1∶2。

【病因和发病机制】　本病多继发于肺结核或体内其他部位结核病,主要感染途径以腹腔内的结核病灶直接蔓延为主,少数可由淋巴、血行播散引起粟粒性结核性腹膜炎。

【病理】　按病理特点可分为渗出、粘连、干酪三种类型,前两型多见,三者可混合存在。

1. **渗出型**　腹膜充血、水肿,表面覆有纤维蛋白渗出物,可伴黄(灰)白色细小、可融合结节。腹腔积液通常呈草黄色或淡血性,偶为乳糜性。

2. **粘连型**　大量纤维组织增生和蛋白沉积使腹膜、肠系膜明显增厚。肠袢相互粘连时可发生肠梗阻。

3. **干酪型**　多由渗出型或粘连型演变而来,可兼具上述两型病理特点,并发症常见。以干酪坏死病变为主,坏死的肠系膜淋巴结参与其中,形成结核性脓肿。病灶可累及邻近器官,如穿透空腔脏器或腹壁可形成窦道或瘘管。

【临床表现】　因原发病灶、感染途径、机体反应性及病理类型的不同而异。多起病缓慢,早期症状轻,不易发现;少数起病急骤,以急性腹痛或骤起高热为主。

1. **全身症状**　结核毒血症常见,主要表现为低热或中等热,呈弛张热或稽留热,可有盗汗。高热伴有明显毒血症者,主要见于渗出型、干酪型,或见于伴有粟粒性肺结核、干酪样肺炎等严重的结核病病人。后期常有营养不良,出现消瘦、水肿、贫血、舌炎、口角炎、维生素 A 缺乏症等。

2. **腹痛**　常位于脐周、下腹或全腹,呈持续或阵发性隐痛。偶可表现为急腹症,系因肠系膜淋巴结结核或腹腔内其他结核的干酪样坏死病灶溃破引起,也可由肠结核急性穿孔引起。

3. **腹胀**　常有腹胀感,伴腹部膨隆,因结核毒血症或腹膜炎伴有肠功能紊乱所致。如有腹腔积液,一般以少量至中量多见。

4. **腹壁柔韧感**　常有揉面感,系腹膜受刺激或因慢性炎症而增厚、腹壁肌张力增高、腹壁与腹腔内脏器粘连引起的腹壁触诊感觉,并非特征性体征。腹部压痛多较轻,如压痛明显且有反跳痛时,提示干酪型结核性腹膜炎。

5. **腹部肿块**　多见于粘连型或干酪型,以脐周为主。肿块多由增厚的大网膜、肿大的肠系膜淋巴结、粘连成团的肠袢或干酪样坏死脓性物积聚而成,其大小不一,边缘不整,表面不平,可呈结节感,活动度小,可伴压痛。

6. **其他**　腹泻常见,一般 3～4 次/日,大便多呈糊样。多由腹膜炎所致的肠功能紊乱引起。有时腹泻与便秘交替出现。可并发肠梗阻、肠瘘及腹腔脓肿等。

【实验室和其他检查】

1. **血液检查**　可有轻度至中度贫血。有腹腔结核病灶急性扩散或干酪型病人,白细胞计数可增高。病变活动时血沉增快。

2. **结核菌素试验及 γ-干扰素释放试验** 结核菌素试验强阳性有助于本病诊断。γ-干扰素释放试验具有较高阴性预测值和敏感性,但特异性欠佳。

3. **腹腔积液检查** 腹腔积液多为草黄色渗出液,静置后可自然凝固,少数为浑浊或淡血性,偶见乳糜性,比重一般超过 1.018,蛋白质定性试验阳性,定量在 30g/L 以上,白细胞计数超过 $500×10^6$/L,以淋巴细胞或单核细胞为主。但有时因低白蛋白血症,腹腔积液蛋白含量减少,检测血清腹腔积液白蛋白梯度(serum ascites albumin gradient,SAAG)<11g/L有助于诊断。腹腔积液腺苷脱氨酶(ADA)活性常增高,但需排除恶性肿瘤,如 ADA 同工酶 ADA2 升高则对本病诊断有一定特异性。腹腔积液普通细菌培养结果阳性率低,腹腔积液浓缩后行结核分枝杆菌培养或动物接种可明显提高阳性率。

4. **腹部影像学检查** 超声、CT、磁共振可见增厚的腹膜、腹腔积液、腹腔内包块及瘘管。腹部 X线平片可见肠系膜淋巴结钙化影。X 线造影可发现肠粘连、肠结核、肠瘘、肠梗阻外肿块等征象。

5. **腹腔镜检查** 适用于诊断有困难者。镜下可见腹膜、网膜、内脏表面有散在或集聚的灰白色结节,浆膜失去正常光泽,腹腔内条索状或幕状粘连;组织病理检查有确诊价值。腹腔镜检查禁用于有广泛腹膜粘连者。

【诊断与鉴别诊断】

(一)**诊断** 有以下情况应考虑本病:①中青年病人,有结核感染史或接触史,伴有其他器官结核病证据;②长期发热原因不明,伴有腹痛、腹胀、腹腔积液、腹壁柔韧感或腹部包块;③腹腔积液为渗出液,以淋巴细胞为主,普通细菌培养阴性,ADA(尤其是 ADA2)明显增高;④影像学检查发现肠粘连、腹膜增厚、肠梗阻或散在钙化点;⑤结核菌素试验强阳性或 γ-干扰素释放试验阳性。

典型病例可作出临床诊断,予以抗结核治疗有效时可确诊。不典型病例,在排除禁忌证后,可行腹腔镜检查并取活检。

(二)**鉴别诊断**

1. **以腹腔积液为主要表现者**

(1)腹腔恶性肿瘤:包括腹膜转移癌、恶性淋巴瘤、腹膜间皮瘤等。如腹腔积液找到癌细胞,腹腔肿瘤可确诊。腹腔积液细胞学检查为阴性时可依靠影像学、内镜等检查寻找原发灶。

(2)肝硬化腹腔积液:多为漏出液,SAAG≥11g/L,且腹腔积液白蛋白<25g/L,伴失代偿期肝硬化典型表现。合并原发性细菌性腹膜炎时腹腔积液可为渗出液,但腹腔积液以多形核细胞为主,普通细菌培养阳性。如腹腔积液白细胞计数升高但以淋巴细胞为主,普通细菌培养阴性,而有结核病史、接触史或伴有其他器官结核病灶,应注意肝硬化合并结核性腹膜炎的可能。

(3)其他疾病引起的腹腔积液:如慢性胰源性腹腔积液、结缔组织病、Meigs 综合征、布-加(Budd-Chiari)综合征及缩窄性心包炎等。

2. **以腹部包块为主要表现者** 根据腹部包块的部位、性状与腹部肿瘤(肝癌、结肠癌、卵巢癌等)及克罗恩病等鉴别。

3. **以发热为主要表现者** 需与引起长期发热的其他疾病鉴别。

4. **以急性腹痛为主要表现者** 结核性腹膜炎可因干酪样坏死灶溃破而引起急性腹膜炎,或因肠梗阻而发生急性腹痛,需与其他可引起急腹症的病因鉴别。

【治疗】 尽早给予合理、足疗程的抗结核化学药物治疗,以达到早日康复、避免复发和防止并发症。

1. **营养支持治疗** 加强营养支持治疗,改善营养状态。

2. **抗结核化学药物治疗** 详见第二篇第八章。对粘连或干酪型病例,由于大量纤维增生,药物不易进入病灶,应联合用药,适当延长疗程。

3. **腹腔穿刺治疗** 大量腹腔积液时,可适当放腹腔积液以减轻症状。

4. **手术治疗** 适应证包括:①并发完全性或不完全性肠梗阻,内科治疗无好转者;②急性肠穿孔,或腹腔脓肿经抗生素治疗未见好转者;③肠瘘经抗结核化疗与加强营养而未能闭合者;④本病诊断有困难,不能排除恶性肿瘤时可手术探查。

5. **病人教育** 同本章第一节。

【预防】 对肺、肠、肠系膜淋巴结、输卵管等结核病的早期诊断与积极治疗,有助于预防本病。

(缪应雷)

本章思维导图

第八章 | 炎症性肠病

炎症性肠病（inflammatory bowel disease, IBD）是一组病因未明的慢性非特异性肠道炎症性疾病。主要包括溃疡性结肠炎（ulcerative colitis, UC）和克罗恩病（Crohn disease, CD）。

【病因和发病机制】 IBD 的确切病因未明。目前研究认为与环境、遗传及肠道微生态等多因素相互作用导致机体免疫失衡有关。

1. **环境因素** 近百年来，全球 IBD 发病率持续增高，这一现象首先出现在经济发达的北美及欧洲。既往该病在我国少见，随着经济的发展，我国发病率逐渐上升，这提示环境因素发挥了重要作用。至于哪些环境因素发挥关键作用，目前尚未明了。

2. **遗传因素** IBD 发病具有遗传倾向，病人一级亲属发病率显著高于普通人群，单卵双胎发病率显著高于双卵双胎。虽然在白色人种中发现某些基因（如 *NOD2*）突变与 IBD 发病相关，但尚未发现与我国 IBD 发病密切相关的基因。这一现象反映了不同种族、人群遗传背景不同。

3. **肠道微生态** IBD 病人存在肠道微生态失衡，表现为菌群丰度与多样性下降。使用基因工程技术构建免疫缺陷的 IBD 动物模型必须在肠道微生物存在的前提下才发生炎症反应，说明肠道微生物在 IBD 的发生发展中起重要作用。

4. **免疫失衡** 各种因素引起 Th1、Th2 及 Th17 炎症通路激活，炎症因子（如 TNF-α、IFN-γ、IL-1β、IL-6、IL-12、IL-23 等）分泌增多，炎症因子/抗炎因子失衡，导致肠道黏膜持续炎症，屏障功能损伤。

IBD 的发病机制可概括为：环境因素作用于遗传易感者，在肠道微生物参与下引起机体免疫失衡，损伤肠黏膜屏障，导致肠黏膜持续炎症损伤。

第一节 | 溃疡性结肠炎

溃疡性结肠炎（UC）主要表现为慢性腹痛、腹泻及黏液脓血便，主要累及结直肠，呈连续性病变。多见于青壮年，亦可见于儿童或老年人。男女发病率无明显差别。以轻、中度病人占多数，但重症也不少见，应引起重视。

【病理】 病变主要局限于结直肠黏膜与黏膜下层，呈连续性弥漫性分布。病变多自直肠开始，逆行向结肠近段发展，可累及全结肠甚至末段回肠。活动期结肠黏膜固有层内弥漫性中性粒细胞、淋巴细胞、浆细胞、嗜酸性粒细胞浸润，可见黏膜糜烂、溃疡、隐窝炎及隐窝脓肿。慢性期隐窝结构紊乱，腺体萎缩变形、排列紊乱及数目减少，杯状细胞减少，出现潘氏细胞化生及炎性息肉。

由于结肠病变一般限于黏膜与黏膜下层，很少累及肌层，因此结肠穿孔、瘘管或腹腔脓肿等少见。少数重症病人炎症累及结肠壁全层，可发生中毒性巨结肠，表现为肠壁重度充血、肠腔膨大、肠壁变薄。当溃疡累及肌层至浆膜层，可致急性穿孔。

【临床表现】 反复发作的腹泻、黏液脓血便及腹痛是 UC 的主要症状。多为亚急性起病，少数急性起病。病程呈慢性经过，发作与缓解交替，少数病人症状持续并逐渐加重。病情轻重与病变范围、临床分型等有关。

（一）消化系统表现

1. **腹泻和黏液脓血便** 是本病活动期最重要的临床表现。大便次数及便血的程度与病情轻重有关，轻者排便 2～3 次/日，便血少或无；重者排便＞10 次/日，明显黏液脓血便，甚至大量便血。

2. **腹痛**　多有轻至中度腹痛,为左下腹或下腹隐痛,亦可累及全腹。常有里急后重感,便后腹痛缓解。轻者可无腹痛或仅有腹部不适。重者如并发中毒性巨结肠或炎症波及腹膜,可有持续剧烈腹痛。

3. **其他症状**　可有腹胀、食欲缺乏、恶心、呕吐等。

4. **体征**　轻、中度病人仅有左下腹轻压痛,有时可触及痉挛的降结肠或乙状结肠。重度病人可有腹部明显压痛。若出现腹肌紧张、反跳痛、肠鸣音减弱等体征,应警惕中毒性巨结肠、肠穿孔等并发症。

（二）全身反应

1. **发热**　一般出现在中、重度病人,呈低至中度发热,高热多提示病情进展、严重感染或并发症存在。

2. **营养不良**　衰弱、消瘦、贫血、低白蛋白血症、水与电解质紊乱等多出现在重症或病情持续活动者。

（三）肠外表现　包括口腔复发性溃疡、结节性红斑、坏疽性脓皮病、外周关节炎、巩膜外层炎、前葡萄膜炎等。骶髂关节炎、强直性脊柱炎、原发性硬化性胆管炎及少见的淀粉样变性等,可与 UC 共存,但与 UC 本身的疾病活动度不完全平行。

（四）临床分型　按其病程、严重程度、病变范围及病期进行综合分型:

1. **临床类型**　①初发型,指无既往史的首次发作;②慢性复发型,临床上最多见,指缓解后再次出现症状,常表现为发作期与缓解期交替。

2. **疾病分期**　分为活动期与缓解期。活动期按严重程度分为轻、中、重度。轻度指排便≤3 次/日,便血轻或无,体温<37.8℃,脉搏<90 次/分,血红蛋白>105g/L,血沉<20mm/h。重度指腹泻≥6 次/日,明显血便,体温>37.8℃,脉搏>90 次/分,血红蛋白<105g/L,血沉>30mm/h。介于轻度与重度之间为中度。

3. **病变范围**　分为直肠炎、左半结肠炎(病变范围在结肠脾曲以远)及广泛结肠炎(病变累及结肠脾曲以近乃至全结肠)。

【并发症】

1. **中毒性巨结肠**(toxic megacolon)　约 5% 的重症 UC 病人可出现中毒性巨结肠。此时结肠病变广泛而严重,肠壁张力减退,结肠蠕动消失,肠内容物与气体大量积聚,致急性结肠扩张,一般以横结肠最为严重。常因低血钾、钡剂灌肠、使用抗胆碱药或阿片类制剂而诱发。临床表现为病情急剧恶化,毒血症明显,有脱水与电解质紊乱,出现肠型、腹部压痛,肠鸣音消失。血白细胞计数显著升高。X 线腹部平片可见结肠扩张,结肠袋形消失。易引起急性肠穿孔,预后差。

2. **癌变**　多见于广泛结肠炎、病程漫长者。病程>20 年的病人发生结肠癌风险较普通人群增高 10~15 倍。

3. **其他并发症**　结肠大出血发生率约 3%;肠穿孔的发生多与中毒性巨结肠有关;肠梗阻少见,发生率远低于 CD。

【实验室和其他检查】

1. **血液**　贫血、白细胞计数增加、血沉增快及 C 反应蛋白增高均提示 UC 处于活动期。怀疑合并巨细胞病毒(cytomegalovirus,CMV)感染时,可行血清 CMV IgM 及 CMV DNA 检测。

2. **粪便**　肉眼观常有黏液脓血,显微镜检查见红细胞和脓细胞。粪便钙卫蛋白增高提示肠黏膜炎症处于活动期。应注意通过粪便病原学检查,排除感染性肠炎。怀疑合并艰难梭菌(*Clostridium difficile*)感染时,可通过细菌培养、毒素检测及 PCR 等方法证实。

3. **结肠镜**　是本病诊断与鉴别诊断的最重要手段之一。检查时,应尽可能观察全结肠及末段回肠,确定病变范围,并取黏膜活检。但重症病人不宜做全结肠镜,应以乙状结肠镜检查替代,以免加重病情或诱发中毒性巨结肠。UC 病变呈连续性、弥漫性分布,从直肠开始逆行向近端扩展。内镜下所见黏膜改变有:①血管纹理模糊、紊乱或消失,充血、水肿、脆性增加,易出血,脓性分泌物附着;②病变明显处见弥漫性糜烂和多发性浅溃疡;③慢性病变常见黏膜粗糙,呈细颗粒状,炎性息肉及桥状黏膜,在反复溃疡愈合、瘢痕形成过程中结肠变形缩短、结肠袋变浅或消失。

4. **X线钡剂灌肠**　不作为常规检查手段,可作为结肠镜检查有禁忌证或无法完成全结肠检查时的补充。主要X线征有:①黏膜粗乱和/或颗粒样改变;②多发性浅溃疡,表现为管壁边缘毛糙呈毛刺状或锯齿状以及见小龛影,亦可有炎性息肉而表现为多个小的圆形或卵圆形充盈缺损;③肠管缩短,结肠袋消失,肠壁变硬,可呈铅管状。重度UC病人不宜做钡剂灌肠检查,以免加重病情或诱发中毒性巨结肠。

【诊断与鉴别诊断】　具有持续或反复发作腹泻和黏液脓血便、腹痛、里急后重,伴有(或不伴)不同程度全身症状者,在排除慢性细菌性痢疾、阿米巴痢疾、慢性血吸虫病、肠结核等感染性肠炎及结肠CD、缺血性肠炎、药物性肠炎、放射性肠炎等基础上,具有结肠镜检查表现中至少1条及黏膜活检组织学改变可以诊断本病。一个完整的诊断应包括临床类型、严重程度、病变范围、病情分期及并发症。

病程短的初发病例及临床表现、结肠镜改变不典型者,暂不作出诊断,可随访3~6个月,根据病情变化再作出诊断。

本病病理组织学改变无特异性,多种病因均可引起类似的肠道炎症改变,故只有在仔细排除各种可能有关的疾病后才能作出本病诊断。

UC需与下列疾病鉴别:

1. **感染性肠炎**　①各种细菌感染如志贺菌、沙门菌等,可引起腹泻、黏液脓血便、里急后重等症状,易与UC混淆,粪便致病菌培养可分离出致病菌,抗生素可治愈。②阿米巴肠炎,病变主要累及右半结肠,也可累及左侧结肠。溃疡较深,边缘潜行,溃疡间的黏膜多正常。粪便或结肠镜取溃疡渗出物检查可找到溶组织阿米巴滋养体或包囊,血清抗阿米巴抗体阳性,抗阿米巴治疗有效。③血吸虫病,有疫水接触史,常有肝脾大,粪便检查可发现血吸虫卵,孵化毛蚴阳性。结肠镜检查在急性期可见黏膜黄褐色颗粒,活检黏膜压片或组织病理检查发现血吸虫卵,血清血吸虫抗体检测亦有助于鉴别。④其他感染性肠炎,如肠结核、真菌性肠炎、抗生素相关性肠炎、HIV感染合并的结肠炎等。

2. **结肠CD**　与CD的鉴别要点列于表4-8-1。少数情况下,临床上会遇到两病一时难以鉴别者,此时可诊断为结肠炎分型待定。如手术切除全结肠后组织学检查仍不能鉴别者,则诊断为未定型结肠炎。

表4-8-1　UC与结肠CD的鉴别

鉴别要点	UC	结肠CD
症状	脓血便多见	脓血便较少见
病变分布	连续性	节段性
直肠受累	绝大多数	少见
肠腔狭窄	少见,中心性	多见、偏心性
溃疡及黏膜	溃疡浅,黏膜弥漫性充血水肿、颗粒状、脆性增加	纵行溃疡、黏膜呈鹅卵石样,病变间的黏膜正常
组织病理	固有膜全层弥漫性炎症、隐窝脓肿、隐窝结构明显异常、杯状细胞减少	非干酪样肉芽肿、裂隙状溃疡、黏膜下层淋巴细胞聚集

3. **结直肠癌**　多见于中年以后,直肠癌病人经直肠指检常可触到肿块,结肠镜检查及活检可确诊。须注意UC也可发生结肠癌变。

4. **肠易激综合征**　粪便可有黏液但无脓血,隐血试验阴性,粪便钙卫蛋白浓度多正常。结肠镜检查无器质性病变证据。

5. **其他**　药物性肠炎、缺血性结肠炎、放射性肠炎、过敏性紫癜、胶原性结肠炎、结肠息肉病、结肠憩室炎等。

【治疗】　目标是诱导并维持症状缓解以及黏膜愈合,防治并发症,改善病人生命质量。根据病情严重程度、病变部位选择合适的治疗药物。

（一）控制炎症反应

1. **氨基水杨酸制剂** 包括 5-氨基水杨酸（5-ASA）和柳氮磺吡啶（SASP），用于轻、中度 UC 的诱导缓解及维持治疗。诱导治疗期 5-ASA 3～4g/d 口服，症状缓解后相同剂量或减量维持治疗。5-ASA 灌肠剂适用于病变局限在直肠及乙状结肠者，栓剂适用于病变局限在直肠者。SASP 疗效与 5-ASA 相似，但不良反应较 5-ASA 多见。

2. **糖皮质激素** 5-ASA 疗效不佳的中度病人及重度病人的首选治疗。口服泼尼松 0.75～1mg/（kg·d），重度病人可根据具体情况先予静脉滴注，如氢化可的松 200～300mg/d 或甲泼尼龙 40～60mg/d。症状好转后再改为甲泼尼龙口服。糖皮质激素只用于活动期的诱导缓解，症状控制后应予逐渐减量至停药，不宜长期使用。减量期间加用免疫抑制剂或 5-ASA 维持治疗。

激素抵抗指相当于泼尼松 0.75mg/（kg·d）治疗超过 4 周，疾病仍处于活动期。激素依赖指：①虽能维持缓解，但激素治疗 3 个月后，泼尼松仍不能减量至 10mg/d；②停用激素 3 个月内复发。

重度 UC 静脉使用糖皮质激素治疗无效时，可应用抗肿瘤坏死因子-α（TNF-α）单抗英夫利昔 5mg/kg 或环孢素 2～4mg/（kg·d）静脉滴注作为补救治疗，大部分病人可取得暂时缓解而避免急诊手术。

3. **免疫抑制剂** 用于 5-ASA 维持治疗疗效不佳、症状反复发作及激素依赖者的维持治疗。由于起效慢，不单独作为活动期的诱导治疗。常用制剂有硫唑嘌呤及巯嘌呤，常见不良反应是胃肠道症状及骨髓抑制，治疗前注意检测与嘌呤类药物代谢密切相关的基因 *NUDT15*，若为纯合子变异应避免使用此类药物。使用期间应定期监测血白细胞计数。不耐受者可选用甲氨蝶呤。维持治疗的疗程根据具体病情决定。

4. **生物制剂及口服小分子药物** 生物制剂抗 TNF-α 单抗如英夫利昔单抗（infliximab）及阿达木单抗（adalimumab）、抗人 α$_4$β$_7$ 整合素单抗维得利珠单抗（vedolizumab）、抗 IL-12/IL-23 单抗乌司奴单抗（ustekinumab）、口服小分子药物非受体型酪氨酸蛋白激酶（Janus kinase，JAK）抑制剂如乌帕替尼（upadacitinib）等，在 UC 的诱导缓解及维持缓解方面均有较好疗效，应根据病人病情个体化选择上述药物。

（二）对症治疗 及时纠正水、电解质紊乱；严重贫血者可输血，低白蛋白血症者应补充白蛋白。病情严重者应禁食，并予全胃肠外营养治疗。

腹痛使用抗胆碱药、腹泻使用止泻药如地芬诺酯或洛哌丁胺治疗时应慎重。在重症病人应禁用，因有诱发中毒性巨结肠的危险。

对重度活动有继发感染者，应积极抗感染治疗。艰难梭菌、巨细胞病毒及 EB 病毒感染常发生于长期使用激素或免疫抑制剂的病人，导致症状复发或加重，应及时予以检测及治疗。

（三）病人教育

1. 活动期病人应充分休息，调节好情绪，避免心理压力过大。

2. 急性活动期可给予流质或半流质饮食，病情好转后改为富营养、易消化的少渣饮食，不宜过于辛辣。注重饮食卫生，避免肠道感染性疾病。

3. 按医嘱服药及定期随访，不要擅自停药。反复复发者，应有长期治疗的心理准备。

（四）手术治疗 紧急手术指征：中毒性巨结肠经积极内科治疗无效、大出血及肠穿孔。择期手术指征：①并发结肠癌变；②内科治疗效果不佳、药物副反应大不能耐受、严重影响病人生活质量。一般采用全结肠切除加回肠储袋肛管吻合术。

【预后】 本病呈慢性过程，大部分病人反复发作。轻度及长期缓解者预后较好。病情严重、慢性持续活动或频繁反复发作、合并感染、出现并发症如中毒性巨结肠、老年病人预后较差。近年来由于治疗水平提高，病死率已明显下降。病程漫长者癌变危险性增加，病程 8 年以上的广泛结肠炎和 15 年以上的左半结肠炎病人，应行监测性结肠镜检查，视具体情况每 1～2 年一次。

第二节 | 克罗恩病

克罗恩病(CD)是一种慢性炎性肉芽肿性疾病,可累及全消化道,但以末段回肠及邻近结肠多见,呈节段性分布。以腹痛、腹泻、体重下降为主要临床表现,常有发热、疲乏等全身表现,肛周脓肿或瘘管等局部表现,以及关节、皮肤、眼、口腔黏膜等肠外表现。

本病以青少年多见,发病高峰年龄为18～35岁,男女患病率相近。

【病理】

1. CD大体形态特点　①节段性分布;②病变黏膜呈纵行溃疡及鹅卵石样外观,早期可呈鹅口疮样溃疡;③累及肠壁全层,肠壁增厚变硬,肠腔狭窄。溃疡穿孔可引起局部脓肿,或穿透至其他肠段、器官、腹壁,形成内瘘或外瘘。肠壁浆膜纤维素样坏死、慢性穿孔均可引起肠粘连。

2. CD的组织学特点　①非干酪样肉芽肿,由类上皮细胞和多核巨细胞构成,可发生在肠壁各层和局部淋巴结;②裂隙溃疡,呈缝隙状,可深达黏膜下层、肌层甚至浆膜层;③肠壁各层炎症,伴固有膜底部和黏膜下层淋巴细胞聚集、黏膜下层增宽、淋巴管扩张及神经节炎等。

【临床表现】　起病大多隐匿、缓慢,从发病早期出现症状至确诊有时需数月至数年。病程呈慢性、长短不等的活动期与缓解期交替,迁延不愈。少数急性起病,可表现为急腹症,部分病人被误诊为急性阑尾炎。腹痛、腹泻和体重下降是本病的主要表现。但临床表现复杂多变,与临床类型、病变部位、病期及并发症有关。

(一)消化系统表现

1. 腹痛　为最常见症状。多位于右下腹或脐周,间歇性发作。体检时常有腹部压痛,多位于右下腹。如出现持续性腹痛和明显压痛,提示炎症波及腹膜或腹腔内脓肿形成。

2. 腹泻　粪便多为糊状,可有血便,但次数增多及黏液脓血便通常没有UC明显。病变累及下段结肠或肛门直肠者,可有黏液脓血便及里急后重。

3. 腹部包块　见于10%～20%病人,多由于肠粘连、肠壁增厚、肠系膜淋巴结肿大、内瘘或局部脓肿形成所致。多位于右下腹与脐周。

4. 瘘管形成　是CD较为常见且较为特异的临床表现,是透壁性炎性病变穿透肠壁全层至肠外组织或器官的结果。分为内瘘和外瘘,前者可通向其他肠段、肠系膜、膀胱、输尿管、阴道、腹膜后等处,后者通向腹壁或肛周皮肤。肠段之间内瘘形成可致腹泻加重及营养不良。肠瘘通向的组织与器官因粪便污染可致继发性感染。外瘘或通向膀胱、阴道的内瘘均可见粪便与气体排出。

5. 肛门周围病变　包括肛门周围瘘管、脓肿及肛裂等病变。有时肛周病变可为本病的首发症状。

(二)全身表现　本病全身表现较多且较明显,主要有:

1. 发热　与肠道炎症活动及继发感染有关。间歇性低热或中度热常见,少数病人以发热为主要症状,甚至较长时间不明原因发热后才出现消化道症状。出现高热时应注意合并感染或脓肿形成。

2. 营养障碍　由慢性腹泻、进食减少及慢性感染等因素所致。主要表现为体重下降,可有贫血、低白蛋白血症和维生素缺乏等表现。青春期前发病者常伴有生长发育迟滞。

(三)肠外表现　本病肠外表现与UC的肠外表现相似,但发生率较高,以口腔黏膜溃疡、皮肤结节性红斑、关节炎及眼病为常见。

(四)临床分型　有助于全面估计病情和预后,制订治疗方案。

1. 疾病行为(B)　可分为非狭窄非穿透型(B_1)、狭窄型(B_2)和穿透型(B_3)以及伴有肛周病变(P)。各型可有交叉或互相转化。

2. 病变部位(L)　可分为回肠末段型(L_1)、结肠型(L_2)、回结肠型(L_3)和上消化道型(L_4)。L_1、L_2、L_3可同时合并L_4。

3. **严重程度**　根据主要临床表现的严重程度及并发症计算 CD 活动指数(CDAI),用于区分疾病活动期与缓解期、估计病情严重程度(轻、中、重)和评定疗效。

【并发症】　肠狭窄引起的肠梗阻最常见,其次是肠壁穿透引起的腹腔脓肿,偶可并发肠急性穿孔或大量便血。炎症迁延不愈者癌变风险增加。

【实验室和其他检查】

1. **实验室检查**　详见本章第一节。

2. **内镜检查**　结肠镜应作为 CD 的常规首选检查,镜检应达回肠末端。镜下一般表现为节段性、非对称性的各种黏膜炎症。其中具有特征性的表现为非连续性病变、纵行溃疡和鹅卵石样外观。胶囊内镜适用于怀疑小肠 CD 者,检查前应先排除肠腔狭窄,避免胶囊滞留。小肠镜适用于病变局限于小肠,其他检查手段无法诊断,特别是需要取组织学活检者。

3. **影像学检查**　CT 或磁共振肠道显像(CTE/MRE)可反映肠壁的炎症改变、病变分布的部位和范围、狭窄的存在、肠腔外并发症如瘘管形成、腹腔脓肿或蜂窝织炎等,可作为小肠 CD 的常规检查。活动期 CD 典型的 CTE/MRE 表现为肠壁明显增厚、肠黏膜明显强化伴有肠壁分层改变,黏膜内环和浆膜外环明显强化,呈“靶征”或“双晕征”;肠系膜血管增多、扩张、扭曲,呈“梳样征”;相应系膜脂肪密度增高、模糊;肠系膜淋巴结肿大等。肛周磁共振有助于确定肛周病变的位置和范围、了解瘘管类型及其与周围组织的解剖关系。

胃肠钡剂造影及钡剂灌肠检查阳性率比较低,已被内镜及 CTE/MRE 所代替。对于条件有限的单位仍可作为 CD 的检查手段。可见肠黏膜皱襞粗乱、纵行溃疡或裂沟、鹅卵石征、假息肉、多发性狭窄或肠壁僵硬、瘘管形成、肠管假憩室样扩张等征象,病变呈节段性分布特性。

腹部超声检查方便价廉,对判断病变肠段炎症程度,发现瘘管、脓肿和炎性包块有一定价值,可用于疾病随访过程的监测及引导腹腔脓肿的穿刺引流。

【诊断与鉴别诊断】　对慢性起病,反复腹痛、腹泻、体重下降,特别是伴有肠梗阻、腹部压痛、腹部包块、肠瘘、肛周病变、发热等表现者,临床上应考虑本病,需行内镜及影像学检查;如内镜或影像学表现符合本病特征,则可拟诊 CD;如病理组织学支持本病的诊断,同时排除其他病因后,可以考虑诊断为 CD。由于本病的诊断缺乏“金标准”,下列征象符合越多,CD 的可能性越大:①病变呈非连续性或节段性;②鹅卵石样外观或纵行溃疡;③肠壁呈全层炎性反应;④非干酪样肉芽肿;⑤裂沟、瘘管;⑥肛周病变。

对初次诊断的病人,应随访观察 3～6 个月,以便进一步确立诊断。

CD 需与各种肠道感染性或非感染性炎症疾病及肠道肿瘤鉴别;急性发作时须除外阑尾炎;慢性者常需与肠结核、肠淋巴瘤进行鉴别;病变仅累及结肠者应与 UC 进行鉴别。

1. **肠结核**　鉴别要点见本篇第七章表 4-7-1。

2. **肠淋巴瘤**　临床表现为非特异性的胃肠道症状,如腹痛、腹部包块、体重下降、肠梗阻、消化道出血等较为多见,与 CD 鉴别有一定困难。如 X 线检查见一肠段内广泛侵蚀、呈较大的指压痕或充盈缺损,超声或 CT 检查肠壁明显增厚、腹腔淋巴结肿大,有利于淋巴瘤的诊断。淋巴瘤一般进展较快。小肠镜下活检或必要时手术探查可获病理确诊。

3. **UC**　鉴别要点见本章第一节表 4-8-1。

4. **急性阑尾炎**　腹泻少见,常有转移性右下腹痛,压痛限于麦氏点,血常规检查白细胞计数增高更为显著。

5. **其他**　如血吸虫病、阿米巴肠炎、其他感染性肠炎(耶尔森菌、空肠弯曲菌、艰难梭菌等)、贝赫切特病、药物性肠病(如 NSAIDs 所致)、嗜酸性粒细胞性肠炎、缺血性肠炎、放射性肠炎、胶原性结肠炎、各种肠道恶性肿瘤以及各种原因引起的肠梗阻,应根据各疾病临床特点加以鉴别。

【治疗】　CD 治疗目标为诱导和维持缓解,预防并发症,改善生命质量。治疗的关键目标是黏膜愈合。通常需要药物维持治疗以预防复发。

（一）控制炎症反应

1. 活动期

（1）糖皮质激素：对控制疾病活动有较好疗效，适用于活动期 CD 病人的症状缓解，剂量为泼尼松 $0.75\sim1mg/(kg\cdot d)$。病变局限在回肠末端、回盲部或升结肠的轻至中度病人可考虑使用局部作用的激素布地奈德，口服剂量每次 3mg，3 次/日。

（2）免疫抑制剂：硫唑嘌呤或巯嘌呤适用于激素治疗无效或依赖的病人，剂量为硫唑嘌呤 $1.5\sim2.5mg/(kg\cdot d)$ 或巯嘌呤 $0.75\sim1.5mg/(kg\cdot d)$，该类药起效慢，约需 $3\sim4$ 个月才能达到最大治疗效果。不良反应主要是白细胞减少等骨髓抑制表现，应用时应严密监测。对硫唑嘌呤或巯嘌呤不耐受者可换用甲氨蝶呤。

（3）生物制剂及口服小分子药物：近年针对 IBD 炎症通路的各种生物制剂及口服小分子药物在治疗 IBD 取得良好疗效。生物制剂包括抗 TNF-α 单克隆抗体如英夫利昔单抗及阿达木单抗、阻断淋巴细胞向肠道炎症部位迁移的维得利珠单抗、抗 IL-12/IL-23 与受体结合的乌司奴单抗，口服小分子药物如 JAK 抑制剂乌帕替尼，上述药物均被证实对传统治疗无效的活动性 CD 有效，可用于 CD 的诱导缓解与维持治疗。

（4）全肠内营养：对于常规药物治疗效果欠佳或不能耐受者，特别是青少年病人，全肠内要素饮食对控制症状、降低炎症反应有帮助。

（5）抗菌药物：主要用于并发感染的治疗，如合并腹腔脓肿或肛周脓肿，在充分引流的前提下使用抗生素。常用有硝基咪唑类及喹诺酮类药物，也可根据药敏试验选用抗生素。

2. 缓解期　硫唑嘌呤或巯嘌呤是常用的维持治疗药物，常用于糖皮质激素诱导缓解后的维持治疗。使用生物制剂或 JAK 抑制剂诱导缓解的病人，通常使用同种药物维持治疗。

（二）对症治疗　注意纠正水、电解质紊乱，贫血者可输血，低白蛋白血症者输注人血白蛋白。有营养风险及营养不良应给予营养支持治疗。全肠内要素饮食除营养支持外，还有助于诱导缓解。腹痛、腹泻明显时可酌情使用抗胆碱药或止泻药。合并感染者给予广谱抗生素治疗。

（三）手术治疗　因手术后复发率高，故手术适应证主要是针对并发症，包括肠梗阻、腹腔脓肿、急性穿孔、不能控制的大量出血及癌变。

瘘管的治疗比较复杂，需内外科医生密切配合，根据具体情况决定个体化治疗方法，包括内科治疗与手术治疗。

对于病变局限且已经切除者，术后可定期随访。大多数病人需使用药物预防复发，免疫抑制剂、生物制剂及 JAK 抑制剂均可用于术后复发的预防。

（四）病人教育　吸烟是疾病活动及复发的危险因素，强调病人必须戒烟。其他注意事项同本章第一节。

【预后】　虽然少数病人可自行缓解，但大多数病人易反复发作，迁延不愈。规范的治疗对缓解症状，提高黏膜愈合率，恢复病人正常生活非常重要。部分病人在其病程中因出现并发症而需手术治疗。

（陈旻湖）

本章思维导图

NOTES

第九章 | 结直肠癌

04篇09章

本章数字资源

结直肠癌（colorectal cancer）即大肠癌，包括结肠癌和直肠癌，通常指结直肠腺癌（colorectal adenocarcinoma），约占全部结直肠恶性肿瘤的95%。结肠癌和直肠癌是全球常见的恶性肿瘤，新发病例和病死人数分别居所有恶性肿瘤的第3位和第2位。在我国，结直肠癌发病率和死亡率均居全部恶性肿瘤的第3~5位，2015年新发生38.8万例；东南沿海地区发病率高于西北部，城市高于农村，男性高于女性。

【病因和发病机制】

（一）**环境因素**　过多摄入高脂肪或红肉、膳食纤维不足等是诱发结直肠癌的重要环境因素。此外，吸烟、环境致癌物和诱变物、含有血红素铁的食物、杂环胺（来自炭烤和油炸的肉和鱼）、较少食用水果和非淀粉类蔬菜以及肠道微生态失调也可能促进结直肠癌发生。

肠道微生态（肠菌等微生物及其代谢产物）失调，如具核梭形杆菌等致病菌的肠黏膜聚集等亦参与结直肠癌的发生发展，甚至影响结直肠癌的防治。

（二）**遗传因素**　从遗传学观点，可将结直肠癌分为遗传性（家族性）和非遗传性（散发性）。前者包括家族性腺瘤性息肉病（family adenomatous polyposis，FAP）和遗传性非息肉病性结直肠癌（hereditary non-polyposis colorectal cancer，HNPCC，现称Lynch综合征）。散发性结直肠癌主要是由环境因素引起基因突变，但遗传因素在其发生中亦起重要作用。

散发性结直肠癌发生和进程中，以下相关基因出现异常：*APC*、*DCC*及*TP53*基因的失活，*KRAS*、*PIK3CA*甚至*BRAF*基因的突变过表达，DNA错配修复基因的缺失，等等。

（三）**高危因素**

1. **结直肠腺瘤**　是结直肠癌最主要的癌前疾病。具备以下三项条件之一者即为高危的进展性腺瘤：①腺瘤直径≥10mm；②绒毛状腺瘤或混合性腺瘤而绒毛状结构超过25%；③伴有高级别上皮内瘤变。

2. **其他息肉样新生物**　包括锯齿状病变［部分增生性息肉、广基型无蒂锯齿状腺瘤/息肉（SSA/P）、传统锯齿状腺瘤（TSA）、增生性息肉病等］、错构瘤（幼年性息肉综合征、Peutz-Jeghers综合征、多发性错构瘤综合征、Gardner综合征、Turcot综合征、Canada-Cronkhite综合征）等，亦有癌变倾向。

3. **炎症性肠病**　特别是溃疡性结肠炎可发生癌变，多见于幼年起病、病变范围广而病程长或伴有原发性硬化性胆管炎者。

4. **其他高危人群或高危因素**　除前述情况外，还包括：①大便隐血阳性；②有结直肠癌家族史；③本人有癌症史；④长期吸烟、过度摄入酒精、肥胖、少活动、年龄＞50岁；⑤符合下列6项中的任意2项者：慢性腹泻、慢性便秘、黏液脓血便、慢性阑尾炎或阑尾切除史、慢性胆囊炎或胆囊切除史、长期精神压抑；⑥有盆腔放疗史者。

结直肠癌发生的途径有3条：腺瘤—腺癌途径（含锯齿状途径）、从无到有（de novo）途径和炎症—癌症途径，其中最主要的是腺瘤—腺癌途径。

【病理】　据我国有关资料分析，国人结直肠癌中直肠癌的比例较欧美为高；但近年国内右半结肠癌发病率有增高趋势。

1. **病理形态**　早期结直肠癌是指癌局限于结直肠黏膜及黏膜下层，进展期结直肠癌则为癌已侵入固有肌层。进展期结直肠癌病理大体分为肿块型、浸润型和溃疡型3型。

2. 组织学分类 常见的组织学类型有腺癌、腺鳞癌、梭形细胞癌、鳞状细胞癌和未分化癌等;腺癌最多见,包括筛状粉刺型腺癌、髓样癌、微乳头癌、黏液腺癌、锯齿状腺癌和印戒细胞癌等 6 个变型。

3. 临床病理分期 采用美国癌症联合委员会(AJCC)/国际抗癌联盟(UICC)提出的结直肠癌 TNM 分期系统,对结直肠癌进行病理学分期。改良的 Dukes 分期法将结直肠癌分为 A、B、C、D 四期。

4. 转移途径 本病的转移途径包括直接蔓延、淋巴转移和血行播散。

【临床表现】 本病男性发病率高于女性。我国结直肠肿瘤(包括结直肠癌和腺瘤等)发病率从 50 岁开始明显上升,75～80 岁达到高峰,然后缓慢下降。但 30 岁以下的青年结直肠癌并非罕见。

结直肠癌起病隐匿,早期常仅见粪便隐血阳性,随后可出现下列临床表现。

1. 排便习惯与粪便性状改变 常为本病最早出现的症状。多表现为血便或粪便隐血阳性,出血量多少与肿瘤大小、溃疡深度等因素相关。有时表现为顽固性便秘,大便形状变细。也可表现为腹泻,或腹泻与便秘交替,粪质无明显黏液脓血,多见于右侧结直肠癌。

2. 腹痛 多见于右侧结直肠癌。表现为右腹钝痛,或同时涉及右上腹、中上腹。因病变可使胃结肠反射加强,可出现餐后腹痛。结直肠癌并发肠梗阻时腹痛加重或为阵发性绞痛。

3. 直肠及腹部肿块 多数直肠癌病人经指检可发现直肠肿块,质地坚硬,表面呈结节状,局部肠腔狭窄,指检后的指套上可有血性黏液。腹部肿块提示已届中晚期,其位置则取决于癌的部位。

4. 全身情况 可有贫血、低热,多见于右侧结直肠癌。晚期病人有进行性消瘦、恶病质、腹腔积液等。右侧结直肠癌以全身症状、贫血和腹部包块为主要表现;左侧结直肠癌则以便血、腹泻、便秘和肠梗阻等症状为主。并发症见于晚期,主要有肠梗阻、肠出血及癌肿腹腔转移引起的相关并发症。

【实验室和其他检查】

1. 粪便隐血 粪便隐血试验对本病的诊断虽无特异性,亦非确诊手段,但方法简便易行,可作为普查筛检或早期诊断的线索。

2. 结肠镜 对结直肠癌具确诊价值,能直接观察全结直肠肠壁、肠腔改变,并确定肿瘤的部位、大小,初步判断浸润范围,取活检可获确诊。早期结直肠癌的内镜下形态分为隆起型和平坦型。

结肠镜下黏膜染色可显著提高微小病变尤其是平坦型病变的发现率。采用染色放大结肠镜技术结合腺管开口分型有助于判断病变性质和浸润深度。超声内镜技术有助于判断结直肠癌的浸润深度,对结直肠癌的 T 分期准确性较高,有助于判定是否适合内镜下治疗。

3. X 线钡剂灌肠 可作为结直肠肿瘤的辅助检查,但其诊断价值不如结肠镜检查。目前仅用于不愿接受肠镜检查、肠镜检查有禁忌或肠腔狭窄内镜难以通过但需窥视狭窄近段结肠者。钡剂灌肠可发现结肠充盈缺损、肠腔狭窄、黏膜皱襞破坏等征象,显示癌肿部位和范围。

4. CT 结肠成像 主要用于了解结直肠癌肠壁和肠外浸润及转移情况,有助于进行临床分期,以制订治疗方案,对术后随访亦有价值。但对早期诊断价值有限,且不能对病变活检,对细小或扁平病变存在假阴性结果,因粪便干扰可出现假阳性结果。

【诊断与鉴别诊断】 有高危因素的个体出现排便习惯与粪便性状改变、腹痛、贫血等症状时,应及早进行结肠镜检查。诊断主要依赖结肠镜检查和黏膜活检病理检查。早期结直肠癌病灶局限且深度不超过黏膜下层,不论有无局部淋巴结转移;病理呈高级别上皮内瘤变或腺癌。

右侧结直肠癌应注意和肠阿米巴病、肠结核、血吸虫病、阑尾病变、克罗恩病等鉴别。左侧结直肠癌则需与痔、功能性便秘、慢性细菌性痢疾、血吸虫病、溃疡性结肠炎、克罗恩病、结直肠息肉、憩室炎等鉴别。发现腹部肿块时,注意与黏膜或黏膜下良性肿瘤、子宫内膜异位症、炎性肿块鉴别;出现梗阻时则需与克罗恩病、放疗损伤等鉴别;如遇下消化道出血则与 IBD、痔疮、感染性结肠炎、缺血性结肠炎等鉴别;遇到腹痛则也应考虑与憩室炎、IBD、IBS 和缺血性肠病鉴别;而排便习惯改变则需与感染性腹泻、IBD、IBS 或药物治疗副作用鉴别。

【治疗】 治疗关键在于早期发现与早期诊断,以利于根治。

1. 外科治疗 本病唯一根治方法是癌肿早期切除。对已有广泛癌转移者,如病变肠段已不能切除,可进行姑息手术缓解肠梗阻。对原发性肿瘤已行根治性切除、无肝外病变证据的肝转移病人,也可行肝叶切除术。

鉴于部分结直肠癌病人术前未能完成全结肠检查,存在第二处原发性结直肠癌(异时癌)的风险,对这些病人推荐术后3~6个月即行首次结肠镜检查。

2. 结肠镜治疗 结直肠腺瘤癌变和黏膜内的早期癌可经结肠镜用高频电凝切除、内镜下黏膜切除术(EMR)或内镜黏膜下剥离术(ESD),回收切除后的病变组织进行病理检查,如癌未累及基底部则可认为治疗完成;如累及根部,则需追加手术,彻底切除有癌组织的部分。

对左半结肠癌形成肠梗阻者,可在内镜下安置支架,解除梗阻,一方面可缓解症状,更重要的是有利于减少术中污染,增加I期吻合的概率。

3. 化疗 结直肠癌对化疗一般不敏感,早期癌根治后一般不需化疗,中晚期癌术后常用化疗作为辅助治疗。新辅助化疗可降低肿瘤临床分期,有助于手术切除肿瘤。5-氟尿嘧啶(5-FU)、甲酰四氢叶酸(LV)、奥沙利铂(三药组成mFOLFOX6方案)是常用的化疗药物。

4. 放射治疗 主要用于直肠癌,术前放疗可提高手术切除率和降低术后复发率;术后放疗仅用于手术未能根治或术后局部复发者。术前与术后放疗相结合的"三明治疗法",可降低II期或III期直肠癌和直肠乙状结肠癌病人局部复发风险,提高肿瘤过大、肿瘤已固定于盆腔器官病人的肿瘤切除率。

5. 靶向治疗 抑制人类血管内皮生长因子(VEGF)的单克隆抗体(如贝伐单抗)、抑制表皮生长因子受体(EGFR)的单克隆抗体(如西妥昔单抗),可调控肿瘤生长的关键环节。该两种药物皆已被批准用于晚期结直肠癌的治疗。

6. 免疫检查点抑制剂治疗 免疫检查点抑制剂疗效有限,单独应用多限于错配修复基因缺陷型(mismatch repair gene defect type,dMMR)/MSI-H亚型,而其约占结直肠癌的15%和转移性结直肠癌的5%。目前我国药监局已批准帕博利珠单抗单药用于KRAS、NRAS和BRAS基因野生型。药物方案包括单药、双药、联合化疗或联合靶向药物治疗等。

【预后】 预后取决于临床分期、病理组织学情况、早期诊断和手术能否根治等因素。外生性肿瘤和息肉样肿瘤病人的预后比溃疡性肿瘤和浸润性肿瘤要好;手术病理分期穿透肠壁的肿瘤侵袭的深度以及周围淋巴结扩散的程度是影响病人预后的重要因素;分化程度低的肿瘤比分化良好的肿瘤预后要差。

【预防】 结直肠癌具有明确的癌前疾病,且其发展到中晚期癌有相对较长时间,这为有效预防提供了机会。

首先,针对高危人群进行筛查以及早发现病变。通过问卷调查和粪便隐血试验等筛出高危者再行进一步检查,包括肛门指诊、乙状结肠镜和全结肠镜检查等。间期结直肠癌(interval CRC),即筛查后未发现而在下一次筛查之前发现的结直肠癌,是评估结直肠癌筛查措施的质量及有效性的一个重要指标。

其次,针对腺瘤一级预防和腺瘤内镜下摘除后的二级预防,可采取下列措施:①生活方式调整:加强体育锻炼,少食用红肉,增加膳食纤维摄入,戒烟。②化学预防:高危人群(>50岁,特别是男性、有结直肠肿瘤或其他癌家族史、吸烟、超重或有胆囊手术史、血吸虫病史等),可考虑用阿司匹林或COX-2抑制剂(如塞来昔布)进行预防,但长期使用需注意药物不良反应。适当补充维生素A/C/E、叶酸、钙剂和维生素D、硒、鱼油,他汀类药物等也可能有一定预防作用。③定期结肠镜检查:结肠镜下摘除结直肠腺瘤可预防结直肠癌发生,内镜术后仍需视病人情况定期复查肠镜,以及时切除再发腺瘤。④积极治疗炎症性肠病:控制病变范围和程度,促进黏膜愈合,有利于减少癌变。

(房静远)

本章思维导图

第十章 | 功能性胃肠病

功能性胃肠病(functional gastrointestinal disorders,FGIDs)是一组慢性、反复发作的胃肠道症状、而无器质性改变的胃肠道功能性疾病,临床表现主要是胃肠道(包括咽、食管、胃、胆道、小肠、大肠和肛门)的相关症状,因症状特征而有不同命名。FGIDs与消化道动力紊乱、内脏高敏感性、黏膜和免疫功能改变、肠道菌群变化以及中枢神经系统处理功能异常有关,近年来更重视肠-脑互动异常的机制。这类疾病共同特点是虽非致命性疾病,但病人生活质量显著下降。临床上,以功能性消化不良和肠易激综合征多见。

第一节 | 功能性消化不良

功能性消化不良(functional dyspepsia,FD)是起源于胃十二指肠但不能用器质性、系统性或代谢性疾病解释的一个或一组症状,以餐后饱胀、早饱、中上腹痛、烧灼感症状为主,也可见腹胀、嗳气、恶心和呕吐。

【病因和发病机制】 多种因素参与FD的发生发展过程。

1. **胃、十二指肠动力异常** 主要表现为胃排空延迟和胃容受性舒张功能下降。FD病人中存在胃排空延迟的比例接近40%,固体食物的胃排空速度明显减慢,近半数的FD病人存在胃容受性舒张功能受限。

2. **内脏感觉过敏** FD病人对机械扩张高敏感反应可能是餐后腹痛、嗳气、恶心、饱胀等症状的重要原因。FD病人餐后对胃扩张的高敏感与进餐相关症状的严重程度显著相关。

3. **胃酸、感染和饮食等可能参与FD发病** 部分FD病人的症状酷似消化道溃疡,应用抑酸药物可取得较好的疗效。饮食和感染是FD的重要诱发因素。

不同的病理生理机制可能与FD症状多样性有关,但FD的病理生理机制之间并非完全独立,而是相互影响、交互作用。中枢调控异常参与胃肠动力紊乱和内脏感觉异常等发生,多种因素引起的"肠-脑互动异常"是FD发病的重要机制。

【临床表现】 起病多缓慢,呈持续性或反复发作,许多病人有饮食、精神等诱发因素。常以某一个或某一组症状为主,在病程中症状也可发生变化。主要症状包括餐后饱胀、早饱感、中上腹痛、中上腹灼热感、嗳气、食欲缺乏、恶心和呕吐等。

1. **餐后饱胀和早饱常与进食密切相关** 餐后饱胀是指正常餐量即出现饱胀感;早饱是指有饥饿感但进食后不久即有饱感。

2. **中上腹痛** 为常见症状,常与进食有关,表现为餐后痛,亦可无规律性,部分病人表现为中上腹灼热感。

3. **消化道外表现** 不少病人同时伴有失眠、焦虑、抑郁、头痛、注意力不集中等症状。

【诊断与鉴别诊断】 符合以下标准可考虑诊断FD。①存在以下一项或多项:餐后饱胀不适、早饱、中上腹痛、中上腹烧灼感症状;②呈持续或反复发作的慢性过程(症状出现至少6个月,近3个月症状符合以上诊断标准);③常规检查(包括胃镜检查)未发现可解释症状的器质性、系统性或代谢性疾病的证据。

FD病人以特异性症状分为两个亚型:①餐后不适综合征(postprandial distress syndrome,PDS),特点是餐后饱胀不适和/或早饱不适感,进餐诱发症状,并持续存在于餐后;②上腹痛综合征(epigastric pain syndrome,EPS),特点是上腹痛和/或上腹烧灼不适,与进食无明确关系。临床上两个亚型重叠比较常见。

需要与 FD 鉴别的疾病如下:胃和十二指肠的各种器质性疾病如消化性溃疡和胃癌等;各种肝胆胰疾病如慢性病毒性肝炎、慢性胆囊炎和慢性胰腺炎等;可引起类似上消化道症状的全身性或其他系统疾病如糖尿病、肾病、风湿免疫病和精神神经性疾病等;非甾体抗炎药或其他药物引起的消化不良;其他功能性胃肠病和动力障碍性疾病如胃食管反流病和肠易激综合征等。

【治疗】 旨在缓解症状、提高病人的生活质量。

(一)一般治疗 对 FD 病人要做好安慰、教育指导和坦诚的沟通,充分告知其明确的诊断,使病人确信 FD 不危及生命,消除病人的恐惧疑虑状态。尽可能取得病人的配合,提高治疗依从性。建议病人建立良好的生活和饮食习惯,减少摄入刺激和产气食物,避免高脂饮食。

(二)药物治疗

1. 抑酸药物 PPI 或 H₂RA 是控制 FD 病人症状的有效方式,可作为 EPS 的首选治疗方法。H₂RA、标准剂量 PPI 和小剂量 PPI 均可显著改善 FD 症状,长期大剂量 PPI 应用并不能增加疗效,反而可能会引起药物不良反应。

2. 促胃肠动力药 促动力药物是 PDS 有效的治疗手段,可缓解部分 FD 病人的症状。西尼必利、伊托必利、莫沙必利、多潘立酮、曲美布汀等药物可通过不同机制促进消化道动力,改善消化不良症状,提高病人生活质量。

3. 助消化药 消化酶制剂可作为治疗消化不良的辅助用药,改善与进餐相关的上腹胀、食欲差等症状。

4. 神经调节剂 适用于常规药物治疗效果欠佳且伴随焦虑抑郁症状明显者。常用药物包括三环类抗抑郁药、去甲肾上腺素和特异性选择性 5-羟色胺再摄取抑制剂等,宜从小剂量开始,注意药物的不良反应。可以根据 FD 病人的亚型和心理障碍表现选择神经调节剂。

中成药和穴位刺激对部分 FD 病人有效。

(三)心理治疗 心理治疗可作为症状严重且药物治疗效果不佳的 FD 病人的补救措施。心理治疗有助于病人学习积极应对方式、调整与症状相关的认知,减少对症状的关注,从而减轻 FD 症状、改善生活质量。

【预后】 FD 的症状可以反复、间断性发作,虽影响生活质量,但呈良性过程。

第二节 | 肠易激综合征

肠易激综合征(irritable bowel syndrome,IBS)是一种以腹痛伴排便习惯改变而无器质性病变的功能性肠病。临床上除腹痛外,腹胀或腹部不适症状也比较常见,常伴随腹泻或便秘。虽然各年龄段人群均有发病,但以中青年常见。

【病因和发病机制】 内脏高敏感性、胃肠动力异常和肠道免疫激活等多种因素共同作用引起肠-脑互动异常。

1. 内脏高敏感性 内脏高敏感性是指内脏组织对于刺激的感受性增强。直肠气囊充气试验表明,IBS 病人充气疼痛阈值明显低于对照组。大量研究表明,IBS 病人对胃肠道充盈扩张、肠平滑肌收缩等生理现象敏感性增强,易产生腹胀、腹痛和腹部不适症状,控制内脏高敏感性可改善 IBS 的症状。内脏高敏感性是 IBS 的核心发病机制。

2. 胃肠动力异常 胃肠动力异常不仅表现在结肠,食管、胃、小肠和直肠肛门等部位也存在一定程度的动力学异常。便秘型 IBS 病人结肠传输时间延长,进食刺激促进 IBS 病人的乙状结肠压力幅度上升,结肠推进性运动频率增高、幅度增加。

3. 肠道免疫激活 细菌、病毒感染均可引起肠黏膜炎症和免疫细胞释放炎症细胞因子,引起肠道功能紊乱。IBS病人肠黏膜肥大细胞、肠嗜铬细胞、T淋巴细胞、中性粒细胞等炎症免疫细胞黏膜浸润增多，释放生物活性物质增加，诱发全身和肠道局部炎症细胞因子反应，这些细胞因子作用于肠道神经和免疫系统，削弱肠黏膜屏障作用，诱发IBS症状。

4. 肠道微生态失衡　IBS病人存在肠道微生态失衡，表现为菌群多样性、黏膜相关菌群种类和菌群比例改变。在黏膜相关菌群中，拟杆菌、梭状芽孢杆菌比例增加，双歧杆菌比例下降，而粪便乳酸杆菌和双歧杆菌的比例降低，以链球菌和大肠埃希菌为主的兼性厌氧菌比例升高。但是肠道微生态参与IBS发病的具体机制仍待进一步研究。

5. 精神心理障碍　精神心理因素与神经内分泌、免疫系统相互作用，并通过肠-脑互动影响胃肠运动和内脏敏感性，参与IBS的发生。

【临床表现】　起病隐匿，症状反复发作或慢性迁延，病程可长达数年至数十年，但不影响全身健康状况。精神、饮食等因素常诱发或加重症状。常见的临床表现是腹痛或腹部不适、排便习惯和粪便性状的改变。

1. 腹痛和腹部不适　几乎所有IBS病人都有不同程度的腹痛，部位不定，以下腹和左下腹多见，排便或排气后缓解。极少有睡眠中痛醒者。

2. 腹泻　IBS常排便较急，粪便呈糊状或稀水样，一般每日3~5次左右，少数严重发作期可达10余次，可带有黏液，但无脓血。

3. 便秘　常有排便困难，粪便干结、量少，呈羊粪状或细杆状，表面可附黏液。常伴腹胀、排便不净感。

4. 肠道外表现　部分病人同时有失眠、焦虑、抑郁、头昏、头痛等精神症状。

【诊断与鉴别诊断】　符合以下标准可考虑诊断IBS：①反复发作的腹痛、腹胀和腹部不适与排便相关，伴有粪便性状或/和排便频率的改变；②呈持续或反复发作的慢性过程（症状出现至少6个月，近3个月症状符合以上诊断标准）；③常规检查（包括结肠镜检查）未发现可解释症状的器质性、系统性或代谢性疾病的证据。

根据排便异常时粪便性状，通常是参照粪便性状量表（从固体粪便到水样腹泻分为1~7型，见图4-10-1）把IBS分为4个亚型：①IBS便秘型，特点是>1/4的排便为1型或2型，且<1/4的排便为6型或7型；②IBS腹泻型，特点是>1/4的排便为6型或7型，且<1/4的排便为1型或2型；③IBS混合型，特点是>1/4的排便为1型或2型，且>1/4的排便为6型或7型；④IBS不定型，符合IBS的诊断标准，但排便习惯不符合以上3型的任何一型。

由于多种疾病与IBS症状类似，应注意与结直肠癌、炎症性肠病、乳糜泻、乳糖不耐受等器质性或代谢性疾病鉴别。

【治疗】　旨在改善病人症状，提高生活质量、消除顾虑。

（一）一般治疗　建立良好的医患沟通和信任关系是取得满意疗效的基础。告知病人IBS是功能性疾病，不会危及生命，消除病人的恐病疑虑。了解IBS的促发因素，并设法予以去除。指导病人建立良好的生活方式和饮食习惯，避免摄入诱发症状的食物。

（二）药物治疗

1. 解痉剂　肠道平滑肌解痉剂如匹维溴铵、奥替溴铵、曲美布汀、阿尔维林，可以选择性作用于平滑肌相应离子通道，从而缓解肠道平滑肌痉挛，达到止痛效果。抗胆碱药可作为缓解腹痛的短期对症治疗，不适于长期应用。

2. 止泻剂　腹泻病人可根据病情适当选用止泻药。洛哌丁胺作用于肠壁阿片受体，减少乙酰胆碱释放，继而抑制肠蠕动并促进肠道水电解质

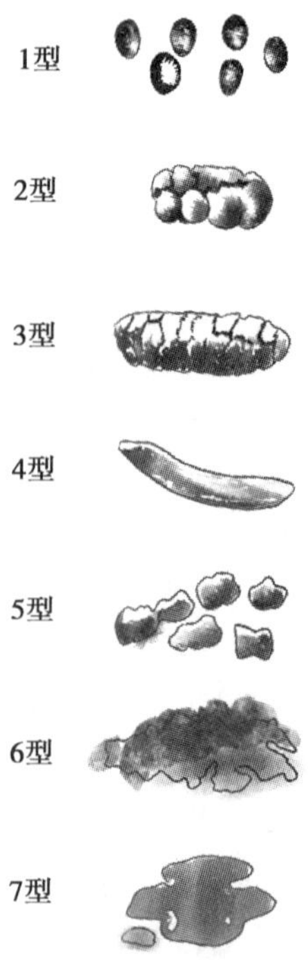

1型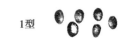

2型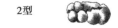

3型

4型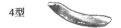

5型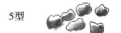

6型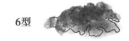

7型

图 4-10-1　粪便性状量表

吸收,降低排便频率,增加粪便硬度。蒙脱石散可吸附肠道内毒素,促进肠黏膜细胞吸收功能,减少水样泻和黏液便次数,临床常用。

3. 渗透性泻剂　渗透性泻剂在肠腔内形成高渗环境,促进肠道分泌,从而软化粪便、加快肠道传输。应用聚乙二醇可显著提高便秘型IBS病人的自主排便频率,降低粪便硬度,有效缓解便秘症状。

4. 促分泌剂　鸟苷酸环化酶C激动剂和选择性氯离子通道激动剂,可以通过激活肠上皮细胞相关离子通道促肠上皮细胞分泌,从而软化粪便、促进肠道蠕动,改善便秘症状。鸟苷酸环化酶C激动剂还可调节便秘型IBS病人的内脏感觉,显著改善病人便秘的同时缓解腹痛症状。

5. 神经递质调节药　常规药物治疗效果欠佳的病人,可以考虑应用神经递质药物,后者可以降低痛觉感受和内脏高敏感性、调节胃肠动力,有效改善IBS症状。临床常用药物包括小剂量三环类抗抑郁药物和部分选择性5-羟色胺再摄取抑制剂等。

此外,肠道不吸收的抗生素(主要是利福昔明),短期应用可以改善肠道菌群失调,调节肠道炎症,治疗IBS病人腹痛、腹胀和腹泻症状。益生菌可调节肠道菌群,缓解IBS病人腹胀、腹痛和腹泻症状,少数研究表明对便秘有效。中药和针灸可减轻IBS病人症状。

(三) 心理和行为疗法　IBS病人常有认知偏差和抑郁、焦虑表现,对于症状严重且顽固、经一般治疗和药物治疗无效者,应考虑心理行为治疗,包括认知行为治疗、催眠疗法、应急管控和放松治疗等。

【预后】　IBS呈良性过程,症状可反复或间歇发作,影响生活质量。

(李延青)

本章思维导图

第十一章 | 病毒性肝炎

病毒性肝炎是指由嗜肝病毒所引起的肝脏感染性疾病,病理学上以肝细胞坏死、变性和炎症反应为特点。临床表现差异很大,包括无症状和亚临床型(隐性感染)、自限性的急性无黄疸型和黄疸型肝炎、慢性肝炎,少数发展为重症肝炎、肝衰竭。其他非嗜肝病毒,如 EB 病毒、巨细胞病毒(CMV)等感染后,也可以造成肝功能损伤,不纳入本节。

【病因和发病机制】 病毒性肝炎的病因至少有五种:

1. **甲型肝炎病毒(HAV)** 为 RNA 病毒,通过粪-口途径由不洁食物、饮水等传播,潜伏期 2~6 周,以儿童和青年多见,病程 1~2 个月,为急性自限性。

2. **乙型肝炎病毒(HBV)** 为分子量较小的 DNA 病毒,主要经血(如不安全注射等)、母婴及性接触等途径传播,潜伏期 1~6 个月,各组人群均可见,全球逾 2 亿人为慢性 HBV 感染者,目前我国 HBV 感染携带率约 6%。HBV 是我国感染携带率最高的肝炎病毒;根据基因差异,HBV 可分为 9 个基因型(A~I 型),我国以 C 型和 B 型多见。

3. **丙型肝炎病毒(HCV)** 为 RNA 病毒,主要经血液传播,性接触和母婴途径有较高的感染风险,潜伏期 1~6 个月,易变异,是慢性化最高的肝炎病毒;我国 HCV 感染率约为 0.6%。根据核苷酸序列同源程度,可将 HCV 分为 6 个(1~6)基因型,各型又由若干亚型(a、b、c)组成,如 1a、1b、2a、2b、3a、3b 等,基因型分布具有明显地域性。我国以 1b 型和 2a 型为主。

4. **丁型肝炎病毒(HDV)** 为 RNA 病毒,分子量较小、有缺陷,不能单独感染致病,必须在 HBV-DNA 病毒的辅助下才能复制增殖,即 HDV 的感染需同时或先有 HBV-DNA 病毒感染的基础,主要通过血源传播,潜伏期 1~6 个月,各组人群均可见。

5. **戊型肝炎病毒(HEV)** 也为 RNA 病毒,主要经粪-口途径由不洁食物、饮水等传播,潜伏期 2~8 周,人群普遍易感,病程大多为急性、自限性,但部分免疫功能低下者可呈慢性感染。

嗜肝病毒引起肝细胞的损伤,主要包括感染者的免疫应答因素和病毒因素。肝炎病毒进入肝脏后,激活机体的免疫反应,细胞毒性 T 淋巴细胞(CTL)直接作用于肝细胞,也可分泌多种细胞因子如肿瘤坏死因子 α(TNF-α)、干扰素 γ(IFN-γ)等,引起肝细胞死亡;病毒感染后,肝组织局部的炎症细胞(中性粒细胞、巨噬细胞等)浸润可导致组织损害。HAV、HBV 所致的肝脏损伤主要就是由免疫应答所致。其他嗜肝病毒除了免疫应答的因素外,还有病毒本身也对肝细胞造成损害。

HBV、HCV 感染慢性化的机制主要由于宿主的免疫应答减弱、免疫耐受形成,也与病毒分子变异和分泌相关分子,使其逃避机体的免疫反应有关。

【临床表现和分型】

1. **临床表现** 甲型肝炎和戊型肝炎起病急,前期常有发热、畏寒、腹痛、恶心等症状,继而出现明显厌食、乏力、尿色加深如浓茶、皮肤巩膜黄染,黄疸出现 3~5 天后,上述症状逐渐缓解。孕妇和老人罹患戊型肝炎,易发展为重症肝炎、肝衰竭,表现为极度乏力、食欲缺乏、黄疸进行性加深(总胆红素常 >171μmol/L),凝血酶原时间显著延长,并发肝性脑病、肾衰竭和消化道出血等。

HBV、HCV 感染人体后可造成急性肝炎、慢性肝炎和无症状携带者,少数可发生重症肝炎、肝衰竭。急性期的症状为乏力、厌食、尿色加深、肝区疼痛;慢性肝炎大多为非特异性症状,如乏力、腹胀、右上腹隐痛、学习或工作精力减退等。部分慢性肝炎如持续进展,可发展至肝硬化(详见本篇第十五章),出现肝脏储备功能下降和门静脉高压的相关症状。部分 HBV 或 HCV 携带者,虽有病毒感染的标志,但无明显临床症状和生化指标的异常,称为无症状携带者。

HDV 是与 HBV 重叠或协同感染的,可使乙肝病人的肝炎病情复发或加重。

2. 临床分型

(1)急性期:①急性黄疸型;②急性无黄疸型。

(2)重症肝炎:①急性肝衰竭,起病 2 周内发生肝衰竭;②亚急性肝衰竭,发病 15 天至 26 周内出现肝衰竭症状;③慢加急性肝衰竭(acute on chronic liver failure,ACLF),是在慢性肝病基础上出现的急性肝衰竭;④慢性肝衰竭,在肝硬化基础上逐渐发生肝衰竭。

(3)慢性期:主要见于部分 HBV 和 HCV 感染者;少数免疫功能减退者(如使用免疫抑制剂者)感染 HEV 后也可呈慢性感染。临床分型为:①慢性肝炎;②合并肝硬化。

【实验室和辅助检查】

1. 病原血清学检查　HAV、HEV 感染时,如 IgM 抗体(抗-HAV IgM 和抗-HEV IgM)阳性,提示现症感染(如初次阴性,可间隔 1~2 周复查),如 IgG 抗体阳性,则提示既往感染,或本次感染的恢复期。

HBV 感染相关的血清学标志物包括 HBsAg、抗-HBs 抗体、HBeAg、抗-HBe 抗体、抗-HBc 抗体和抗 HBc-IgM。HBsAg 阳性表示 HBV 感染;抗-HBs 抗体为保护性抗体,其阳性表示对 HBV 有免疫力,见于乙肝康复及接种乙肝疫苗者;抗-HBc IgM 阳性多见于急性乙肝及慢性乙肝急性发作;血清中很难检测到 HBcAg,但可检出抗-HBc 抗体,只要感染过 HBV,无论病毒是否被清除,此抗体多为阳性。

血清中抗-HCV 抗体阳性者,提示已有 HCV 的感染;应进一步检测 HCV-RNA,以确定是否为现症感染。血清抗-HCV 抗体滴度越高,HCV-RNA 检出的可能性越大。

HDV 感染后,血清可检测出 HDAg 或 HDV-RNA,或抗-HD 抗体、抗-HD IgM。HBV、HCV 和 HDV 感染时,可从血中检测到病毒分子(HBV-DNA、HCV-RNA 和 HDV-RNA)的复制滴度。

2. 肝功能生化指标　常见 ALT、AST 明显升高,也可见总胆红素、结合胆红素增高;胆汁淤积型病人可见总胆汁酸和碱性磷酸酶增高;重症肝炎、肝衰竭时,有凝血酶原时间延长、凝血酶原活动度下降和白蛋白浓度降低。

3. 影像学检查　超声、CT 或 MRI 在炎症期可见肝脏均匀性肿大、脾脏轻度肿大;在肝纤维化、肝硬化阶段,常见肝脏表面不均匀呈波浪状甚至结节状,脾脏中重度肿大,可见食管和/或胃底静脉曲张,失代偿期肝硬化可见腹腔积液。

4. 病理学检查　各种病毒性肝炎的基本病理变化是相同的,其特点包括:①肝细胞变性、坏死;②炎症和渗出反应;③肝细胞再生;④慢性化时不同程度的肝纤维化,甚至肝硬化结节。

轻症感染可见肝细胞气球样变性、点状坏死,或灶性坏死、融合性坏死,Kupffer 细胞增生,汇管区炎症细胞浸润,或伴有淤胆;病变严重时,可在汇管区(1 区)和中央静脉(3 区)及两者之间(2 区)形成带状坏死,即桥接坏死(bridging necrosis)。慢性肝炎时,可见肝小叶周围碎屑样坏死,淋巴细胞和单核细胞聚集、浸润,常见毛玻璃样肝细胞,胆管上皮细胞肿胀、排列不规则。不同程度的肝纤维化、肝硬化,则是慢性肝病的共同病理改变,如慢性乙型肝炎和慢性丙型肝炎。

【诊断与鉴别诊断】　诊断需根据流行病学、症状、体征、肝生化检查、病原学和血清学检查,结合病人的具体情况和动态变化进行综合分析,必要时可行肝活检组织检查。病毒性肝炎的诊断要求:①病因诊断;②临床类型诊断。如:病毒性肝炎,甲型,急性黄疸型;病毒性肝炎,乙型,慢加急性肝衰竭。

急性病毒性肝炎需要与药物性或中毒性肝损伤区别,主要根据流行病学史、服药或接触毒物史和血清学标志进行鉴别;慢性肝炎需要与自身免疫性肝病、Wilson 病、脂肪性肝病、药物或职业中毒性肝病以及肝癌相鉴别。

【治疗】　病毒性肝炎病因不同,临床表现多样,变化较多,治疗要根据不同类型、不同病期区别对待。

1. 一般治疗　①休息:急性肝炎早期,应住院或留家隔离治疗休息;慢性肝炎应适当休息,病情好转后应注意动静结合,恢复期逐渐增加活动,但仍需避免过劳。②饮食与营养:急性肝炎者食欲缺乏,应进易消化、富含维生素的清淡饮食;若食欲明显减退且有恶心呕吐者,可短期静脉滴注 10%~20% 的葡萄糖溶液、维生素和电解质等。肝炎病人禁止饮酒。

2. 保肝治疗 肝功能异常者,可适当选用还原型谷胱甘肽、甘草酸制剂、双环醇、维生素 E 等抗炎、减轻过氧化损伤等药物。伴有肝内胆汁淤积的病人,可选用熊去氧胆酸、腺苷蛋氨酸等。

3. 抗病毒治疗 甲型肝炎和戊型肝炎,不需要抗病毒治疗;HDV 与 HBV 协同感染所致急性肝炎时,无需抗病毒处理,与 HBV 叠加感染造成慢性肝炎加重时,可试用干扰素(IFN-α)。

HBV 感染所致的急性乙肝,一般不需要抗病毒治疗,但出现以下情况之一可使用抗病毒治疗,以降低慢性化发生:①HBV-DNA>2 000U/ml(相当于 10^4 拷贝/ml);②感染时间>4 周,而 HBV-DNA 及 HBsAg 仍未阴转者;③若能行基因分型,C 基因型及 D 基因型者需抗病毒治疗。

HBV 感染所致的慢性乙肝,常需要抗病毒治疗,其指征为:①HBeAg 阳性病人,HBV-DNA≥20 000U/ml(相当于 10^5 拷贝/ml);HBeAg 阴性病人,HBV-DNA≥2 000U/ml(相当于 10^4 拷贝/ml);②ALT 持续升高≥2 倍正常值上限(upper limit of normal value, ULN);③肝硬化,无论有无病毒复制。

乙肝抗病毒药物主要有核苷类似物(如替诺福韦、恩替卡韦、替比夫定等)和干扰素〔如普通干扰素 α(IFN-α)和聚乙二醇干扰素(Peg IFN-α)〕。对于初治乙肝病人,优先推荐选用恩替卡韦、替诺福韦或长效干扰素(Peg IFN-α)。

针对 HCV 的感染,无论急慢性丙肝,所有 HCV-RNA 阳性病人均应抗病毒治疗。丙肝抗病毒药物和方案主要包括:①直接抗病毒药物(direct-acting antiviral agents, DAA),如索磷布韦/维帕他韦、格卡瑞韦/哌仑他韦等;②PR 方案,即聚乙二醇干扰素(Peg IFN-α)联合利巴韦林(ribavirin);③DAA 联合 PR 方案。以口服 DAA 方案首选。

无论是乙肝还是丙肝,一旦进入肝硬化阶段,则禁用干扰素抗病毒治疗。

4. 人工肝或者肝移植 对各型重症肝炎病人,可以运用人工肝或者肝移植进行治疗。

【预后和预防】

1. 甲型肝炎和戊型肝炎 大都为自限性疾病,不易发展为慢性,一般预后良好;但孕妇和老人的戊型肝炎易发展为重症肝炎,病死率可达 20%。

2. 乙型肝炎 慢性化率约为 10%,全球逾 2 亿人为慢性 HBV 感染者。病人肝硬化的年发生率为 2%~10%,失代偿期肝硬化 5 年生存率为 14%~35%。肝硬化病人 HCC 年发生率为 3%~6%。HDV 的感染可加重乙肝的病情。

3. 丙型肝炎 慢性化率为 55%~85%。感染 HCV 时年龄在 40 岁以上、男性、嗜酒(50g/d 以上)、合并感染 HIV 并导致免疫功能低下者,可促进疾病进展。一旦发展成为肝硬化,丙肝相关的肝癌年发生率为 2%~4%。自从 DAA 治疗方案应用后,慢性丙肝的临床预后显著改善。

针对 HAV、HBV 和 HEV 的感染,已有相关的疫苗注射可以预防,其中戊肝疫苗是我国科研人员在全球率先研发成功的;但目前尚无针对 HCV 和 HDV 感染的预防疫苗。避免与感染者的过度接触、避免医源性传播(不规范使用注射器、血制品等)、避免性乱交,都是预防肝炎的有效措施。

(杨长青)

本章思维导图

第十二章 | 脂肪性肝病

脂肪性肝病（fatty liver disease，FLD），也称为代谢相关脂肪性肝病（metabolic-dysfunction associated fatty liver disease，MAFLD；metabolic-dysfunction associated steatotic liver disease，MASLD），是以肝细胞脂肪过度贮积和脂肪变性为特征的临床病理综合征。肥胖、饮酒、糖尿病、营养不良、部分药物、妊娠以及感染等是 FLD 发生的危险因素。根据组织学特征，将 FLD 分为脂肪肝和脂肪性肝炎；根据有无长期过量饮酒的病因，又分为非酒精性脂肪性肝病和酒精性脂肪性肝病。

第一节 | 非酒精性脂肪性肝病

非酒精性脂肪性肝病（non-alcoholic fatty liver disease，NAFLD）是指除外酒精和其他明确的肝损害因素所致的，以肝脏脂肪变性为主要特征的临床病理综合征，包括非酒精性脂肪肝（non-alcoholic fatty liver，NAFL），也称单纯性脂肪肝，以及由其演变的非酒精性脂肪性肝炎（non-alcoholic steatohepatitis，NASH；metabolic-dysfunction associated steatohepatitis，MASH）、脂肪性肝纤维化、肝硬化甚至肝癌。NAFLD 现已成为西方国家和我国最常见的肝脏疾病，也是心脑血管疾病的独立危险因素。

【病因和发病机制】 NAFLD 的病因较多，高能量饮食、含糖饮料、久坐少动等生活方式，肥胖、2型糖尿病、高脂血症、代谢综合征、营养不良等单独或共同成为 NAFLD 的易感因素。"多重打击"学说可以解释部分 NAFLD 的发病机制。第一次打击主要是肥胖、2型糖尿病、高脂血症等伴随的胰岛素抵抗，引起肝细胞内脂质过量沉积。第二次打击是脂质过量沉积的肝细胞发生脂质过氧化和氧化应激，导致线粒体功能障碍、炎症因子的产生，肝星状细胞的激活，从而产生肝细胞的炎症、坏死。第三次打击是肠源性内毒素血症介导的炎症因子通过门静脉作用于肝脏细胞，导致肝细胞损伤，并激活肝星状细胞和巨噬细胞，引起内质网应激，肝纤维化也可加重疾病的进展。另外，肠道菌群紊乱也与NAFLD 的发生相关，如高脂饮食会减少菌群多样性，减低普氏菌属数量，增加厚壁菌门与拟杆菌门的比率，升高了肠道能量的吸收效率；其他如遗传背景、慢性心理应激、免疫功能紊乱，在 NAFLD 的发生发展中也有一定的作用。

【病理】 NAFLD 的病理改变以大泡性或大泡性为主的肝细胞脂肪变性为特征。根据肝内脂肪变、炎症和纤维化的程度，将 NAFLD 分为单纯性脂肪性肝病、脂肪性肝炎，后者可进展为病变程度更为严重的脂肪性肝纤维化、肝硬化甚至肝癌。

1. **单纯性脂肪性肝病** 肝小叶内＞30% 的肝细胞发生脂肪变，以大泡性脂肪变性为主。不伴有肝细胞的炎症、坏死及纤维化。

2. **脂肪性肝炎**（NASH） 腺泡小叶中央（3区）出现气球样肝细胞，腺泡点灶状坏死，门管区（1区）炎症伴（或）门管区周围炎症。3区出现窦周/细胞周围纤维化，可扩展到门管区及其周围，出现局灶性或广泛的桥接纤维化。

【临床表现】 NAFLD 起病隐匿，发病缓慢，常无症状。少数病人可有乏力、右上腹轻度不适、肝区隐痛或上腹胀痛等非特异症状。严重 NASH 可出现黄疸、食欲缺乏、恶心、呕吐等症状，部分病人可有肝大。NAFLD 发展至肝硬化失代偿期，临床表现与其他原因所致肝硬化相似。

【实验室和其他检查】

1. **实验室检查** 单纯性脂肪性肝病时，肝功能基本正常，或有 γ-谷氨酰转移酶（γ-GT）轻度升高;NASH 时,多见血清转氨酶和 γ-GT 水平升高,通常以 ALT、AST 升高为主。部分病人甘油三酯、尿酸、转铁蛋白和空腹血糖升高或糖耐量异常。

2. 影像学检查 超声诊断脂肪性肝病的准确率高达 70%～80% 左右;利用超声在脂肪组织中传播出现显著衰减的特征,也可定量肝脂肪变程度。CT 平扫肝脏密度普遍降低,肝/脾 CT 平扫密度比值≤1 可明确脂肪性肝病的诊断,根据肝/脾 CT 密度比值还可判断脂肪性肝病的程度。磁共振波谱成像是无创评估肝脏脂肪较好的方法。超声瞬时弹性成像或实时剪切波弹性成像技术,通过检测肝脏脂肪受控衰减参数(controlled attenuation parameters,CAP),也可以量化评估肝脂肪变。

3. 病理学检查 肝穿刺活组织检查是确诊 NAFLD 的主要方法,对鉴别局灶性脂肪性肝病与肝肿瘤、某些少见疾病如血色病、胆固醇酯贮积病和糖原贮积病等有重要意义,也是判断预后的最敏感和特异的方法。

【诊断与鉴别诊断】 临床诊断标准为:凡具备下列第 1～3 项和第 4 或第 5 项中任何一项者即可诊断为 NAFLD。①有易患因素:肥胖、2 型糖尿病、高脂血症等;②无饮酒史或饮酒折合乙醇量男性每周<140g,女性每周<70g;③除外病毒性肝炎、药物性肝病、全胃肠外营养、肝豆状核变性和自身免疫性肝病等可导致脂肪肝的特定疾病;④符合脂肪性肝病的影像学诊断标准;⑤肝组织学改变符合脂肪性肝病的病理学诊断标准。

【治疗】

(一)病因治疗 针对病因的治疗,如治疗糖尿病、高脂血症,对多数单纯性脂肪性肝病和 NASH 有效。生活方式的改变,如低糖低脂饮食、体育运动,在 NAFLD 的治疗中至关重要。对于肥胖的 NAFLD 病人,减重 3%～5% 可改善肝脂肪变,减重 7%～10% 能够改善肝脏酶学和组织学的异常,并减少心脑血管疾病发生的风险。

(二)药物治疗 单纯性脂肪性肝病一般无需药物治疗,通过改变生活方式即可。对于 NASH 特别是合并进展性肝纤维化病人,使用维生素 E、甘草酸制剂、多烯磷脂酰胆碱等,可减轻脂质过氧化。胰岛素受体增敏剂如二甲双胍、吡格列酮,以及胰高血糖素样肽-1(glucagon-like peptide 1,GLP-1)受体激动剂,可用于合并 2 型糖尿病的 NAFLD 病人;伴有血脂高的 NAFLD 可在综合治疗的基础上应用降血脂药物;肠道益生菌可减少内毒素的产生和能量的过度吸收。

(三)其他治疗 BMI>35kg/m^2 且对改变生活方式和药物治疗无反应者,可通过减重手术进行治疗。

(四)病人教育

1. 控制饮食、增加运动,是治疗肥胖相关 NAFLD 的最佳措施。减肥过程中应使体重平稳下降,注意监测体重及肝功能。

2. 注意纠正营养失衡,禁酒,不宜乱服药,在服降血脂药物期间应遵医嘱定期复查肝功能。

【预后】 NAFLD 是心脑血管疾病的独立危险因素,部分脂肪性肝炎可发展为肝硬化甚至肝癌,其预后与病毒性肝炎后肝硬化、酒精性肝硬化相似。单纯性脂肪性肝病如积极治疗,可完全恢复。脂肪性肝炎如能及早发现、积极治疗,多数能逆转。

第二节 | 酒精性肝病

酒精性肝病(alcoholic liver disease,ALD)是由于大量饮酒所致的肝脏疾病。其疾病谱包括酒精性肝炎、酒精性脂肪肝、酒精性肝纤维化和肝硬化,可发展至肝癌。本病在欧美国家多见,近年我国的发病率也有上升,我国部分地区 40～50 岁人群酒精性肝病的患病率在 10% 以上。

【病因和发病机制】 乙醇损害肝脏可能涉及下列多种机制:①乙醇的中间代谢物乙醛是高度反应活性分子,能与蛋白质结合形成乙醛-蛋白加合物,后者不仅对肝细胞有直接损伤作用,而且可以作为新抗原诱导细胞及体液免疫反应,导致肝细胞受免疫反应的攻击;②乙醇代谢的耗氧过程导致小叶中央区缺氧;③乙醇在肝细胞微粒体的乙醇氧化途径中产生活性氧,导致肝损伤;④大量饮酒可致肠道菌群失调、肠道屏障功能受损,引起肠源性内毒素血症,加重肝脏损伤;⑤长期大量饮酒病人血液中酒精浓度过高,肝内血管收缩、血流和氧供减少,且酒精代谢时氧耗增加,导致肝脏微循环障碍和低氧血症,肝功能进一步恶化。

增加酒精性肝病发生的危险因素有:①饮酒量及时间,一般认为,短期反复大量饮酒,如两周内平均每日乙醇摄取量>80g,可发生酒精性肝炎;平均每日乙醇摄入40g,>5年可发展为慢性酒精性肝病。②遗传易感因素,如乙醇脱氢酶(ADH)和乙醛脱氢酶(ALDH)的基因型,被认为与酒精性肝病的发生密切相关。③性别,同样的酒摄入量,女性比男性易患酒精性肝病,与女性体内ADH含量较低有关。④其他肝病,如HBV或HCV感染可增加酒精性肝病发生的危险性,并可使酒精性肝损害加重。⑤肥胖,是酒精性肝病的独立危险因素。⑥营养不良。

【病理】 酒精性肝病病理学改变主要为大泡性或大泡性为主伴小泡性的混合性肝细胞脂肪变性。依据病变肝组织是否伴有炎症反应和纤维化,可分为酒精性脂肪肝、酒精性肝炎、酒精性肝纤维化和酒精性肝硬化。

1. **酒精性脂肪肝** 乙醇所致肝损害首先表现为肝细胞脂肪变性,轻者散在单个肝细胞或小片状肝细胞受累,主要分布在小叶中央(3区),进一步发展呈弥漫分布。肝细胞无炎症、坏死,小叶结构完整。

2. **酒精性肝炎、肝纤维化** 肝细胞坏死、中性粒细胞浸润、小叶中央区肝细胞内出现酒精性透明小体(Mallory小体)为酒精性肝炎的特征,严重的可出现融合性坏死和/或桥接坏死。窦周/细胞周围纤维化和中央静脉周围纤维化,可扩展到门管区,中央静脉周围硬化性玻璃样坏死,局灶性或广泛的门管区星芒状纤维化,严重的可出现局灶性或广泛的桥接纤维化。

3. **酒精性肝硬化** 肝小叶结构完全毁损,代之以假小叶形成和广泛纤维化,大体形态为小结节性肝硬化。根据纤维间隔是否有界面性肝炎,分为活动性和静止性。

【临床表现】 临床表现一般与饮酒量和嗜酒时间长短有关,部分病人可在长时间内没有任何肝脏的症状和体征。

酒精性肝炎临床表现与组织学损害程度相关。常发生在近期(数小时至数周)大量饮酒后,出现全身不适、食欲缺乏、恶心呕吐、乏力、肝区疼痛等症状。可有低热,黄疸,肝大并有触痛。严重者可发生急性肝衰竭。

酒精性脂肪肝常无症状或症状轻微,可有乏力、食欲缺乏、右上腹隐痛或不适,肝脏有不同程度的肿大。

酒精性肝硬化临床表现与其他原因引起的肝硬化相似,可伴有慢性酒精中毒的表现,如精神神经症状、慢性胰腺炎等。

部分嗜酒者停止饮酒后可出现戒断症状,表现为四肢发抖、出汗、失眠、兴奋、躁动、乱语;戒断症状严重者如果不及时抢救,也可能会导致死亡。

【实验室和其他检查】

1. **实验室检查** 酒精性脂肪肝可有血清AST、ALT轻度升高。酒精性肝炎AST升高比ALT升高明显,AST/ALT常大于2,γ-GT常升高,TB、PT和平均红细胞体积(MCV)等指标也可有不同程度的改变,联合检测有助于诊断酒精性肝病;其中AST/ALT>2、γ-GT和MCV升高,为酒精性肝病的特点。

2. **影像学检查** 同本章第一节。

3. **病理学检查** 肝活组织检查是确定酒精性肝病及分期分级的可靠方法,是判断其严重程度和预后的重要依据。但很难与其他病因引起的肝损害鉴别。

【诊断与鉴别诊断】 饮酒史是诊断酒精性肝病的必备依据,应详细询问病人饮酒的种类、每日摄入量、持续饮酒时间和饮酒方式等。目前酒精摄入的安全阈值尚有争议。我国现有的酒精性肝病诊断标准为:长期饮酒史(>5年),折合乙醇量男性≥40g/d,女性≥20g/d;或2周内有大量饮酒史,折合乙醇量>80g/d。乙醇量换算公式为:乙醇量(g)=饮酒量(ml)×乙醇含量(%)×0.8。

酒精性肝病的诊断思路为:①是否存在肝病;②肝病是否与饮酒有关;③是否合并其他肝病;④如确定为酒精性肝病,则其临床病理属哪一阶段。可根据饮酒史、临床表现及有关实验室及其他检查进行分析,必要时可行肝穿刺活检组织学检查。

本病应与非酒精脂肪性肝病、病毒性肝炎、药物性肝损害、自身免疫性肝病等其他肝病及其他原因引起的肝硬化进行鉴别。酒精性肝病和慢性病毒性肝炎关系密切,慢性乙型、丙型肝炎病人对酒敏感度增高,容易发生酒精性肝病;反之,酒精性肝病病人对病毒性肝炎易感性也增加。

【治疗】

1. **病人教育** 戒酒是治疗酒精性肝病病人最重要的措施。戒酒能显著改善各个阶段病人的组织学改变和生存率,并可减轻门静脉压力及减缓向肝硬化发展的进程。因此,对酒精性肝病病人,医护人员和家人要给予鼓励和关心,帮助病人尽早戒酒。

2. **营养支持** 长期嗜酒者,酒精取代了食物所提供的热量,故蛋白质和维生素摄入不足而引起营养不良。所以酒精性肝病病人需要良好的营养支持,在戒酒的基础上应给予高热量、高蛋白、低脂饮食,并补充多种维生素(如维生素 B、C、K)。

3. **药物治疗** 多烯磷脂酰胆碱可稳定肝窦内皮细胞膜和肝细胞膜,降低脂质过氧化,减轻肝细胞脂肪变性及其伴随的炎症和纤维化。美他多辛可加快乙醇代谢。N-乙酰半胱氨酸能补充细胞内谷胱甘肽,具有抗氧化作用。糖皮质激素用于治疗酒精性肝病尚有争论,但对重症酒精性肝炎可缓解症状,改善生化指标。其他药物,如S-腺苷蛋氨酸、甘草酸制剂也有一定疗效。酒精戒断症状严重者,除对症处理外,可考虑应用纳洛酮、苯二氮䓬类镇静剂和维生素。

4. **防治门静脉高压及肝移植** 酒精性肝硬化病人,门静脉高压发生早,应注意监测和防治(参见"肝硬化"章节)。严重酒精性肝硬化病人可考虑肝移植,但要求病人肝移植前戒酒 3~6 个月,并且无严重的其他脏器的酒精性损害。

【预后】 酒精性脂肪肝一般预后良好,戒酒后可部分恢复。酒精性肝炎如能及时治疗和戒酒,大多可恢复。若不戒酒,酒精性脂肪肝可直接或经酒精性肝炎阶段发展为酒精性肝硬化,甚至肝癌。主要死亡原因为肝衰竭及肝硬化相关并发症。

本章思维导图

(杨长青)

第十三章 | 自身免疫性肝病

自身免疫性肝病主要包括自身免疫性肝炎（autoimmune hepatitis，AIH）、原发性胆汁性胆管炎（primary biliary cholangitis，PBC）、原发性硬化性胆管炎（primary sclerosing cholangitis，PSC）及这三种疾病中任何两者兼有的重叠综合征；近年来 IgG4 相关性肝胆疾病也被归为此类。其共同特点是由机体免疫功能紊乱导致肝脏出现病理性炎症损伤。

遗传易感性是自身免疫性肝病的主要因素，在此基础上病毒感染、药物和环境因素可能是促发因素，调节性 T 细胞（regulatory T cell，Treg 细胞）数量及功能的失衡是病人免疫紊乱的主要机制之一。

第一节 | 自身免疫性肝炎

自身免疫性肝炎由机体对肝细胞产生自身抗体及 T 细胞介导的自身免疫应答所致。

【病因和发病机制】 在 AIH 发病机制中主要的自身抗原为去唾液酸糖蛋白受体（ASGP-R）和微粒体细胞色素 P450ⅡD6。自身反应性 T 细胞及其抗原提呈细胞是 AIH 发病的另一必要条件。补体系统和趋化因子也参与了 AIH 的体液免疫损伤机制。

【临床表现】 女性多发，男女比例为 1∶5，好发于 20～55 岁。大部分 AIH 病人起病缓慢，轻者甚至无症状，病变活动时有乏力、腹胀、食欲缺乏、瘙痒、黄疸等症状。早期肝大伴压痛，常有脾大、蜘蛛痣等。约 25% 病人可有急性发作过程。

活动期 AIH 常有肝外表现，如持续发热、急性游走性大关节炎及多形性红斑等。该病可重叠其他自身免疫病，如原发性胆汁性胆管炎、原发性硬化性胆管炎、桥本甲状腺炎、溃疡性结肠炎、类风湿关节炎、干燥综合征等。

【实验室检查】

1. **肝功能检查** ALT 及 AST 常呈轻到中度升高。

2. **免疫学检查** 以自身抗体阳性、IgG 和/或 γ 球蛋白升高为特征。自身抗体包括抗核抗体（ANA）、抗平滑肌抗体（anti-SMA）、抗中性粒细胞胞质抗体（pANCA）、抗可溶性肝抗原抗体（抗-SLA抗体）/抗肝胰抗体（抗-LP 抗体）、抗肌动蛋白抗体（抗-actin 抗体）、抗肝肾微粒体抗体-1（抗-LKM-1抗体）、抗 1 型肝细胞溶质抗原抗体（抗-LC-1 抗体）等。这些血清免疫学改变缺乏特异性，亦见于其他急、慢性肝炎等。

3. **病理学检查** 汇管区（1 区）界面型肝炎和淋巴浆细胞浸润、小叶内（2 区）肝细胞玫瑰样花环以及淋巴细胞对肝细胞的穿透现象，被认为是典型的 AIH 组织学改变。严重时可有桥接坏死、多小叶坏死或融合性坏死。汇管区炎症一般不侵犯胆管系统，无脂肪变性及肉芽肿。

【诊断及临床分型】 表 4-13-1 列出的 AIH 诊断积分系统，有助于诊断。ANA 或 SMA 阳性者为 1 型，约占 AIH 病例的 90%；LKM-1 和/或 LC-1 阳性者为 2 型，以儿童多见。少数 AIH 病人自身抗体阴性，可能存在目前尚不能检出的其他抗体。与慢性隐源性肝病的区别是后者对糖皮质激素治疗无效。自身免疫性肝炎可与其他自身免疫性肝病如 PBC、PSC 等并存，称为重叠综合征。

【治疗】 目前主要采用非特异性免疫抑制剂。多数 AIH 对免疫抑制治疗有应答，治疗指征：①转氨酶水平≥3 倍 ULN、IgG≥1.5 倍 ULN；②组织学见桥接样坏死、多小叶坏死或中央静脉周围炎；③初

表 4-13-1 简化 AIH 诊断积分系统

变量	标注	分值	备注
ANA 或 SMA	≥1∶40	1分	
ANA 或 SMA 或 LKM-1 或 SLA, 或 LC-1	≥1∶80 ≥1∶40 阳性	2分	多项同时出现, 最多2分
IgG	>正常上限 >1.10 倍正常上限	1分 2分	
肝组织学	符合 AIH	1分	典型 AIH 表现:界面型肝炎、汇管区和小叶淋巴浆细胞浸润、肝细胞玫瑰样花环
排除病毒性肝炎	是	2分	

注:≥6分, AIH 可能;≥7分, 确诊 AIH。ANA, 血清核抗体;SMA, 抗平滑肌抗体;LKM-1, 抗肝肾微粒体抗体-1;SLA, 抗可溶性肝抗原;LC-1, 抗 1 型肝细胞溶质抗原抗体;AIH, 自身免疫性肝炎;IgG, 血清免疫球蛋白。

发 AIH、ALT 和/或 AST≥10 倍 ULN;④除肝损伤外, 伴出凝血异常:INR≥1.5。不符合上述条件者治疗视临床情况而定。

成人治疗方案为:①优先推荐泼尼松联合硫唑嘌呤治疗, 泼尼松起始 30~40mg/d, 4 周内逐渐减至 10~15mg/d;硫唑嘌呤 50mg/d 或 1~1.5mg/(kg·d)。联合疗法特别适用于下述自身免疫性肝炎病人:绝经后妇女、骨质疏松、脆性糖尿病、肥胖、痤疮、情绪不稳及高血压病人。②大剂量泼尼松单独疗法, 起始 40~60mg/d, 4 周内逐渐减至 15~20mg/d。单独疗法适用于合并血细胞减少、巯基嘌呤甲基转移酶缺乏、妊娠、恶性肿瘤的 AIH 病人。③非肝硬化的 AIH 病人也可以选用布地奈德替代泼尼松(起始剂量 3mg, 每天 3 次, 后减为每天 2 次维持)。

治疗应强调个体化处理。疗程一般应维持 3 年以上, 或获得生化指标缓解后至少 2 年。2 次以上复发者, 以最小剂量长期维持治疗。合并胆汁淤积, 或 AIH+PBC 重叠综合征、AIH+PSC 重叠综合征者, 可加用熊去氧胆酸。对免疫抑制剂无效者, 可试用环孢素、吗替麦考酚酯、他克莫司或利妥昔单抗等治疗。

无疾病活动或自动缓解期的 AIH、非活动性肝硬化, 可暂不考虑行免疫抑制治疗, 但应长期密切随访(如每隔 3~6 个月随访 1 次)。对于轻微炎症活动(血清氨基转移酶水平<3 倍 ULN、IgG<1.5 倍 ULN)或病理轻度界面炎的 AIH 病人, 需平衡免疫抑制治疗的益处和风险, 可暂不启动免疫抑制治疗, 而使用甘草制剂等保肝抗炎, 并严密观察, 如病人出现明显的临床症状, 或出现明显炎症活动, 再进行免疫抑制治疗。

【预后】 自身免疫性肝炎预后差异较大, 在获得生化指标缓解后一般预后较好, 10 年总体生存率约为 80%~93%。初诊时是否有肝硬化、治疗有无应答及治疗后是否反复发作, 是影响长期预后的主要因素。

第二节 │ 原发性胆汁性胆管炎

原发性胆汁性胆管炎(primary biliary cholangitis, PBC)旧称原发性胆汁性肝硬化(primary biliary cirrhosis, PBC), 是肝内小胆管慢性进行性非化脓性炎症而导致的慢性胆汁淤积性疾病。

【病因和发病机制】 遗传与环境因素相互作用导致免疫功能紊乱。自身免疫性胆管上皮细胞损伤机制涉及:①体液免疫。抗线粒体抗体(AMA)在体液免疫中起关键作用, 其阳性率达到 90%~95%。AMA 识别的抗原主要分布于线粒体内膜上, 主要的自身抗原分子是多酶复合物中的丙酮酸脱氢酶复合物。②细胞免疫。胆管上皮细胞异常表达 HLA-DR 及 HLA-DQ 抗原分子, 引起自身抗原特异性 T 淋巴细胞介导的细胞毒性作用, 持续损伤胆小管。

【临床表现】 多见于中年女性,男女比例约为 1:9。该病起病隐匿、缓慢,自然病程大致可分为 4 期:①临床前期,AMA 阳性、无症状、肝功能正常,可长达十几年,多在筛查时发现。②肝功能异常无症状期,无症状者约占首次诊断的 20%～60%,因血清碱性磷酸酶(ALP)水平升高而检测 AMA 确定诊断。多于 2～4 年内出现症状。③肝功能异常症状期。④肝硬化期。

后两期的临床表现如下:早期症状较轻,乏力和皮肤瘙痒为最常见首发症状,约78%病人有乏力,瘙痒比乏力更具特异性,发生率为 20%～70%。瘙痒常在黄疸前数个月至 2 年左右出现,常于夜间加剧。

因长期肝内胆汁淤积导致分泌和排泄至肠腔的胆汁减少,影响脂肪的消化吸收,可有脂肪泻和脂溶性维生素吸收障碍,出现皮肤粗糙、色素沉着和夜盲症(维生素 A 缺乏)、骨软化和骨质疏松(维生素 D 缺乏)、出血倾向(维生素 K 缺乏)等。由于胆小管阻塞,血中脂类总量和胆固醇持续增高,可形成眼睑黄色瘤,为组织细胞吞噬多量胆固醇所致。多数病例肝大,并随黄疸加深而逐渐增大,压痛不明显,逐渐发展至肝硬化。

本病常合并其他自身免疫病,如干燥综合征、甲状腺炎、类风湿关节炎等。

【实验室和辅助检查】

1. 尿、粪检查　尿胆红素阳性,尿胆原正常或减少,粪色变浅。

2. 肝功能试验　血清胆红素多中度增高,以结合胆红素增高为主,反映了胆管缺失和碎屑样坏死的严重程度。血清胆固醇常增高,肝衰竭时降低。ALP 与 γ-GT 在黄疸及其他症状出现前多已增高,ALP 升高是 PBC 最突出的生化异常。

3. 免疫学检查　95% 以上病人 AMA 阳性,滴度>1:40 有诊断意义,是 PBC 特异性指标,尤其是 M_2 亚型阳性率可达 90%～95%,很多病人临床症状出现前 6～10 年血清 AMA 已呈阳性。约 50% 的 PBC 病人 ANA 阳性。除 AMA 外,对 PBC 较特异性的抗体还包括 ANA 中的抗肝脂蛋白抗体(SP100)、抗核骨架蛋白抗体(GP210)等,在 AMA 阴性时可作为重要标志。血清免疫球蛋白增加,特别是 IgM。

4. 影像学检查　超声、CT、MRI、MRCP 或 ERCP 常用于评估疾病进展以及排除肝胆系统的肿瘤和结石等胆道疾病,当 PBC 进展到肝硬化时,可有门静脉高压表现。

5. 组织学检查　组织学表现及分期:①Ⅰ期,胆管炎期,损伤的胆管周围可见密集的淋巴细胞浸润,如形成非干酪型肉芽肿者称为旺炽性胆管病变,是 PBC 的特征性病变,多见于Ⅰ期和Ⅱ期;②Ⅱ期,汇管区周围炎期,损伤更广泛,汇管区内小叶间胆管数量减少;③Ⅲ期,进行性肝纤维化期,汇管区及其周围炎症、纤维化,汇管区扩大增宽,可形成汇管区至汇管区的桥接样纤维索;④Ⅳ期,肝硬化期,有明显的肝硬化和再生结节,结节周围肝细胞胆汁淤积,可见毛细胆管胆栓。

【诊断与鉴别诊断】 无症状病人,AMA、ALP 和 IgM 检测有助于发现早期病例。中年女性,临床表现为皮肤瘙痒、乏力、黄疸、肝大,伴有胆汁淤积性黄疸的生化改变而无肝外胆管阻塞证据时要考虑本病。

具备以下三项诊断标准中的两项即可诊断 PBC:①存在胆汁淤积的生化证据,以 ALP、γ-GT 明显升高为主;②AMA、AMA-M_2、GP210、SP100 之一出现阳性;③肝组织学检查符合 PBC 改变。

鉴别诊断应注意排除肝内外胆管阻塞引起的继发性胆汁性肝硬化。还应与自身免疫性肝炎、胆汁淤积型药物性肝损伤等鉴别。

【治疗】

1. 熊去氧胆酸(UDCA)　是目前推荐用于 PBC 治疗的首选药物,剂量为 13～15mg/(kg·d)。该药可增加胆汁酸的分泌,拮抗疏水性胆汁酸的细胞毒作用,保护胆管细胞和肝细胞。对 UDCA 治疗有反应者,90% 的病人在 6～9 个月内得到改善。

2. 其他治疗　UDCA 无效病例可视病情试用布地奈德、贝特类降脂药(非诺贝特、苯扎贝特)和奥贝胆酸(obeticholic acid,OCA)。脂肪泻可补充中链甘油三酯辅以低脂饮食。脂溶性维生素缺乏时补充维生素 A、D₃、K,并注意补钙。瘙痒严重者可使用离子交换树脂考来烯胺。

【预后】 PBC 预后差异很大,有症状者平均生存期为 10~15 年。出现食管胃底静脉曲张者,3 年生存率仅为 60%。预后不佳的因素包括:对 UDCA 无应答、老年、血清总胆红素进行性升高、GP210 阳性、肝脏合成功能下降和组织学病变持续进展。

第三节 | 原发性硬化性胆管炎

原发性硬化性胆管炎(primary sclerosing cholangitis,PSC)以特发性肝内外胆管炎症和纤维化为特征,导致多灶性胆管狭窄,临床以慢性胆汁淤积为主要表现。多以中年男性为主,男女之比为 2:1。约 50%~70% 的 PSC 病人伴发溃疡性结肠炎。

【病因和发病机制】 特殊类型的 HLA 遗传背景在 PSC 发病中起着重要作用。自身免疫性因素、感染、肠道菌群紊乱或其他不明的病因入侵并攻击胆管上皮细胞,引起胆管损伤。

【临床表现】 PSC 起病隐匿,15%~55% 的病人诊断时无症状,仅在体检时因发现 ALP 升高或因炎症性肠病时得以诊断。典型症状为黄疸和瘙痒,其他可有乏力、体重减轻和肝脾大等。黄疸呈波动性、反复发作;并发胆管炎、胆管结石甚至胆管癌时可伴有右上腹痛,中低热或高热及寒战。明显的胆管狭窄、梗阻,导致急性肝损伤甚至发展至肝衰竭。出现慢性胆汁淤积者大多已有胆道狭窄或肝硬化,除门静脉高压症状外,常有脂溶性维生素缺乏、代谢性骨病等。

根据胆管受损部位,可将 PSC 分为三型。①大胆管型:损伤累及肝外较大胆管,约占 PSC 病例的 90%;②小胆管型:损伤累及较小胆管,影像学无异常发现;③全胆管型:肝内外大小胆管均受累。

【实验室检查】

(一)**血清生化检查** 通常伴有 ALP、γ-GT 升高,而 ALT、AST 正常;若 ALT、AST 显著升高,需考虑存在急性胆道梗阻或重叠有 AIH。

(二)**免疫学检查** PSC 特异性自身抗体目前尚未发现。33%~85% 的 PSC 病人血清核周型抗中性粒细胞胞质抗体(pANCA)阳性;50% 的病人血 IgM 轻至中度升高、免疫复合物增加、补体 C3 减少;循环 CD8⁺T 细胞绝对数减少,CD4/CD8 比值增高。

(三)**影像学检查** 是诊断 PSC 的主要方法。

1. 经内镜逆行胰胆管造影术(ERCP) 是诊断 PSC 的"金标准",肝内外胆管多灶性、短节段性、环状狭窄,胆管壁僵硬缺乏弹性、似铅管样,狭窄上端的胆管可扩张呈串珠样;严重者可呈长段狭窄和胆管囊状或憩室样扩张,当肝内胆管广泛受累时,可有枯树枝样改变。

2. 磁共振胰胆管成像(MRCP) 因其非侵入性特点,成为疑诊 PSC 的首选影像学检查。影像表现近似 ERCP,呈肝内胆管多处不连续或呈"虚线"状,肝外胆管粗细不均,边缘毛糙欠光滑。

3. 腹部超声 显示肝内散在片状强回声及胆总管管壁增厚、胆管局部不规则狭窄及扩张等,胆囊壁增厚,胆汁淤积。

(四)**病理学检查** PSC 的诊断主要依赖影像学,肝活检是非必需的。但当病变累及肝内小胆管时,需要肝组织检查,组织病理呈肝内胆管广泛纤维化,典型改变为同心圆性洋葱皮样纤维化。

【诊断与鉴别诊断】 PSC 的诊断主要基于 ALP、γ-GT 异常,胆道影像学示肝内外胆管多灶性狭窄;累及肝内小胆管时可有典型的 PSC 组织病理学改变。

需要与继发性硬化性胆管炎相鉴别。继发性硬化性胆管炎是一组临床特征与 PSC 相似,但病因明确的疾病。常见病因包括胆总管结石、胆道手术创伤、反复发作的化脓性胆管炎、胆道肿瘤性疾病(胆总管癌、肝细胞癌侵及胆管、壶腹部癌、胆总管旁淋巴结转移压迫)、IgG4 相关硬化性胆管炎等。有些不典型的 PSC,还需与 PBC、AIH、药物性肝损伤、慢性活动性肝炎、酒精性肝病等相鉴别。

【治疗】

(一)**药物** 中等剂量的 UDCA [17~23mg/(kg·d)]可以改善病人肝脏生化指标、肝纤维化程度及胆道影像学表现。合并急性细菌性胆管炎的病人应给予有效的广谱抗生素。PSC晚期常发生脂肪泻、维生素吸收不良综合征和骨质疏松症,可适量补充维生素D等脂溶性维生素。严重瘙痒者可用考来烯胺。

（二）内镜　PSC所致的胆道梗阻累及多级胆管树,对于肝外胆管及肝内大胆管的显性狭窄,可应用ERCP球囊扩张术或支架置入术,改善皮肤瘙痒和胆管炎等并发症。

（三）介入或手术

1. 经皮肝穿刺胆道引流（percutaneous transhepatic cholangial drainage,PTCD）　当无法行ERCP时可行PTCD置管引流,也可利用PTCD术经皮置入导丝至壶腹部,再行ERCP置入支架。

2. 姑息手术　适于非肝硬化的PSC病人以及肝门或肝外胆管显著狭窄、有明显胆汁淤积或复发性胆管炎、不能经微创术改善黄疸和胆管炎者。

3. 肝移植　适于终末期PSC病人。肝移植后PSC病人5年生存率为80%~85%,约20%的PSC在术后10年内复发。

【预后】　在PSC缺少有效治疗措施的情况下,疾病从诊断发展至死亡或进行肝移植的中位时间约为12~18年。胆管癌是PSC病人的首位死亡原因。有症状的PSC病人随访6年后合并肝衰竭、胆管癌等可高达41%。

第四节 ｜ IgG4 相关肝胆疾病

IgG4相关肝胆疾病是累及多器官或组织的IgG4相关性疾病在肝胆器官的表现,这类慢性进行性炎症性疾病以淋巴浆细胞性浸润和组织纤维化为主,伴血清和组织中IgG4升高。

【病因和发病机制】　IgG4主要是由Treg细胞介导调节、由浆细胞产生的一种抗体。它因结构的特殊性,与免疫球蛋白的主要成分IgG1不同,不能激活补体途径,也不能交联抗原,失去与抗原形成免疫复合物的能力。它可以通过轻链与轻链的结合、轻链与重链的结合,形成自身免疫复合物。遗传研究已证实 HLA-DRB1*0405、HLA-DQβ1*57 与本病相关,在特定遗传背景下,无论是自身免疫还是感染因素,均可导致Th2细胞激活和自我增殖,引起Treg细胞的聚集,刺激浆细胞产生大量的IgG4。

【临床表现】　男性多见,男女病人比例大约（2~4）：1。

1. IgG4相关硬化性胆管炎（IgG4-SC）　常表现为结合胆红素升高,皮肤瘙痒、腹痛、食欲减退、体重下降等,80%的IgG4-SC常合并1型自身免疫性胰腺炎（详见本篇第二十章）。

2. IgG4相关自身免疫性肝炎（IgG4-AIH）　起病缓慢,轻者甚至无症状,病变活动时表现有乏力、腹胀、食欲缺乏、黄疸等,可发展为肝硬化。

【实验室和辅助检查】

1. 血清生化检查　IgG4-SC病人早期表现为以ALP和γ-GT明显升高为主的肝功能异常,病情进展可见结合胆红素、总胆汁酸浓度明显升高;IgG4-AIH病人则以ALT、AST反复升高为主,伴有ALP也升高的肝功能损害。

2. 免疫学检查　血清中IgG4水平的明显升高是IgG4相关肝胆疾病的共同特点,部分病人还伴有IgE水平的升高,总IgG也升高,而IgA和IgM则降低。IgG4-AIH病人还可有自身抗体ANA和/或抗SMA阳性。

3. 病理学检查　组织学可见显著的淋巴细胞及浆细胞浸润,免疫组化可见病灶中出现大量IgG4阳性的浆细胞,病灶组织的席纹状纤维化和闭塞性静脉炎是该病的共同病理特点。

4. 影像学检查　IgG4-SC病人常见胆总管下端显著狭窄,或合并肝门区胆管节段性狭窄,病变处胆管壁明显增厚;IgG4-AIH病人可见肝脾大。

【诊断与鉴别诊断】

1. IgG4-SC　血清IgG4水平＞1 350mg/L;肝功能改变以ALP和γ-GT明显升高为主;影像学

可见胆总管下端或肝门区胆管狭窄,狭窄处胆管壁环形增厚;病理可见显著的淋巴细胞和浆细胞浸润,IgG4 阳性浆细胞>10 个细胞/高倍视野或 IgG4 阳性浆细胞>40%,胆管壁可见席纹状纤维化和闭塞性静脉炎。IgG4-SC 需要与自身免疫性肝病中的 PSC、PBC 相鉴别。

2. IgG4-AIH 符合 AIH 明确诊断的积分要求;血清 IgG4 阳性(>1 350mg/L);病理可见 IgG4 阳性浆细胞浸润(>10 个细胞/高倍视野)或 IgG4 阳性浆细胞>40%,以门静脉区尤为明显。临床需要与单纯 AIH 相鉴别。

【治疗】 对于所有活动的、初治的 IgG4 相关肝胆疾病,首选糖皮质激素进行诱导缓解,除非病人存在糖皮质激素治疗的禁忌证。起始泼尼松剂量为 30~40mg/d [或 0.6mg/(kg·d)],维持 2~4 周后开始减量,之后每 1~2 周,根据病人症状、血清学指标及影像学表现递减剂量 5mg。为预防复发,推荐泼尼松 2.5~5.0mg/d 维持。对于维持治疗方案目前尚存在争议,亚洲研究者多主张用泼尼松龙 2.5~5.0mg/d 维持治疗 1~3 年。复发病人可通过初始治疗剂量的激素获得缓解。

对单一激素治疗不能控制疾病,且长期激素治疗带来明显毒副作用者,可选用激素和免疫抑制剂(如硫唑嘌呤、他克莫司等)联合治疗。对于复发或不能耐受激素治疗的病人可以考虑应用 B 细胞消耗性生物制剂(如利妥昔单抗,rituximab)。对 IgG4-SC 病人,可辅以 UDCA 或贝特类降脂药物;对 IgG4-AIH 病人,可辅以抗氧化剂等保肝药物。部分严重的 IgG4-SC 可通过 ERCP 置入支架或手术治疗。

【预后】 IgG4 相关肝胆疾病应用糖皮质激素治疗的短期效果非常明显,大部分病人预后良好,然而长期预后尚不明确。IgG4 水平越高、嗜酸性粒细胞计数越高,发生多器官受累的可能性越大。部分病人在疾病进展过程中发展为恶性肿瘤。

(杨长青)

本章思维导图

第十四章 药物性肝病

药物性肝病(drug induced liver injury,DILI)指由各类处方或非处方的化学药物、生物制剂、传统中药、天然药、保健品、膳食补充剂及其代谢产物乃至辅料等所诱发的肝损伤。随着新的药物种类增多,药物性肝病的发病率呈逐年上升趋势,年发病率约(1~10)/10万。临床可表现为急性或慢性肝损伤,可进展为肝硬化,严重者可致急性肝衰竭甚至死亡。

【发病机制】 药物性肝病的发病机制通常分为两大类,即药物的直接肝毒性和特异质性肝毒性作用,前者指摄入体内的药物和/或其代谢产物对肝脏产生的直接损伤;后者的机制涉及代谢异常、线粒体损伤和氧化应激、免疫损伤、炎症应答及遗传因素。目前发现CYP450酶及HLA抗原的遗传多态性与药物性肝病的发生密切相关。

【临床分型】

(一)固有型、特异质型和间接型 是基于发病机制的分型。①固有型:由药物的直接肝毒性引起,往往呈剂量依赖,通常可预测,潜伏期短,个体差异不显著,此型相对少见,因收益明显大于风险的药物才能批准上市。②特异质型:仅在接触该药物的少数人群发生,通常被认为与药物剂量无关,且无法根据已知的药理作用预测,其发生主要与独特的宿主特征相关,如代谢特异质和免疫特异质。③间接型:是因为某些药物通过改变或加剧先前存在的肝脏疾病(如慢性病毒性肝炎或脂肪肝),或通过改变病人的免疫系统状态而间接导致的肝损伤。例如大剂量激素或某些单抗药物导致的病毒性肝炎再激活、激发免疫导致的免疫介导的肝损伤,如免疫检查点抑制剂导致的肝损伤、药物诱导的自身免疫样肝炎(DI-AIH)等。

(二)急性和慢性 是基于病程的分型。急性DILI是指由药物本身或其代谢产物引起的肝损害,病程一般在3个月以内,不超过6个月。慢性DILI定义为:DILI发生6个月后,血清ALT、AST、ALP及TB仍持续异常,或存在门静脉高压或慢性肝损伤的影像学和组织学证据。在临床上,急性DILI占绝大多数,其中6%~20%可发展为慢性。胆汁淤积型DILI相对易于进展为慢性。

(三)肝细胞损伤型、胆汁淤积型、混合型和肝血管损伤型 是基于受损靶细胞类型的分类。

1. 肝细胞损伤型 临床表现类似病毒性肝炎,血清ALT水平显著升高,其诊断标准为ALT≥3倍ULN,且R值≥5。R=(ALT实测值/ALT ULN)/(ALP实测值/ALP ULN);常于停药后1~2个月恢复正常;组织学特征为肝细胞坏死伴汇管区嗜酸性粒细胞、淋巴细胞浸润。

2. 胆汁淤积型 主要表现为黄疸和瘙痒,ALP≥2倍ULN且R值≤2;组织学特征为毛细胆管型胆汁淤积。

3. 混合型 临床和病理兼有肝细胞损伤和淤胆的表现,ALT≥3倍ULN和ALP≥2倍ULN,且R值介于2~5。

4. 肝血管损伤型 相对少见,发病机制尚不清楚。临床类型包括肝窦阻塞综合征/肝小静脉闭塞病、紫癜性肝病、布-加综合征、肝汇管区硬化和门静脉栓塞等。

【实验室和辅助检查】

1. 实验室检查 血清ALT水平是评价肝细胞损伤的敏感指标,80%的AST存在于线粒体,其升高反映肝细胞受损更为严重;药物致肝细胞或胆管受损可引起胆红素、ALP及γ-GT升高。

2. 影像学检查 超声检查对肝硬化、肝占位性病变、脂肪肝和肝血管病变具有一定诊断价值。CT对于肝硬化、肝占位性病变的诊断价值优于超声检查。

3. 肝组织活检　在药物性肝病的诊断中,肝组织活检主要用于排除其他肝胆疾病所造成的肝损伤;若肝组织中出现嗜酸性粒细胞浸润、小泡型脂滴或重金属沉着,有助于 DILI 的诊断。

【诊断与鉴别诊断】

1. 诊断　主要根据用药史、停用药物后的恢复情况、再用药时的反应、实验室有肝细胞损伤及胆汁淤积的证据确定诊断。当临床诊断有困难时,可采用国际上常用的 RUCAM 评分系统协助诊断。

2. 鉴别诊断　本病需与各型病毒性肝炎、非酒精性脂肪性肝病、酒精性肝病、自身免疫性肝病、代谢性/遗传性疾病(Wilson 病、血色病及 α_1-抗胰蛋白酶缺乏症等)等相鉴别。

【治疗】　首先须停用和防止再使用导致肝损伤的相关药物,早期清除和排泄体内药物,并尽可能避免使用药理作用或化学结构相同或相似的药物;其次是对已存在肝损伤或肝衰竭病人进行对症支持治疗。

还原型谷胱甘肽(GSH)为体内主要的抗氧化剂,具有清除自由基、抑制胞膜脂质过氧化作用,可减轻肝损伤。甘草类药物除具有抗脂质过氧化作用外,还能降低血清转氨酶水平。多烯磷脂酰胆碱可与膜结合,起到修复、稳定、保护生物膜的作用。S-腺苷蛋氨酸通过转硫基作用,促进谷胱甘肽和半胱氨酸的生成,从而对抗自由基所造成的肝损伤;其在体内合成的牛磺酸与胆酸结合后可增加胆酸的可溶性,对肝内胆汁淤积有一定的防治作用。重型病人可选用 *N*-乙酰半胱氨酸(NAC)。NAC 可清除多种自由基,临床越早应用效果越好。成人一般用法:50~150mg/(kg·d),总疗程不低于 3 天。治疗过程中应严格控制给药速度,以防不良反应。熊去氧胆酸(UDCA)为内源性亲水性胆汁酸,可改善肝细胞和胆管细胞的分泌,并有免疫调节作用。糖皮质激素对 DILI 的疗效尚缺乏随机对照研究,应严格掌握治疗适应证,宜用于超敏或自身免疫征象明显且停用肝损伤药物后生化指标改善不明显或继续恶化的病人,并应充分权衡治疗收益和可能的不良反应。

对肝衰竭的重症病人治疗包括:对症支持治疗、清除毒性药物(人工肝治疗)、防治并发症及必要时进行肝移植。

【预后】　多数病人及时停药后预后良好,肝损伤严重者预后较差。据报道,不同类型药物性肝病的病死率有差异,肝细胞型约 12.7%、胆汁淤积型约 7.8%、混合型约 2.4%。

【预防】　①有药物过敏史或过敏体质者、肝肾功能障碍者、新生儿及营养障碍者应注意药物的选择和剂量;②尽量避免使用具有潜在肝毒性的药物;③加强对新药治疗时不良反应的监测。

(陈　倩)

本章思维导图

本章数字资源

数字人

肝硬化（liver cirrhosis）是各种慢性肝病进展至以肝脏慢性炎症、弥漫性纤维化、假小叶、再生结节和肝内外血管增殖为特征的病理阶段，代偿期无明显症状，失代偿期以门静脉高压和肝功能减退为临床特征，病人常因并发食管胃底静脉曲张出血、肝性脑病、感染、肝肾综合征和门静脉血栓等多器官功能慢性衰竭而死亡。

【病因】 导致肝硬化的病因有 10 余种，我国目前仍以乙型肝炎病毒（hepatitis B virus，HBV）为主；在欧美国家，酒精及丙型肝炎病毒（hepatitis C virus，HCV）为多见病因。

肝炎病毒、脂肪性肝病、免疫疾病及药物或化学毒物作为肝硬化常见病因，已分别在本篇第十一章至第十四章中详细述及，其他病因包括：

（一）胆汁淤积 任何原因引起肝内、外胆道梗阻，持续胆汁淤积，皆可发展为胆汁性肝硬化。根据胆汁淤积的原因，可分为原发性和继发性胆汁性肝硬化。

（二）循环障碍 肝静脉和/或下腔静脉阻塞（如布-加综合征）、慢性心功能不全及缩窄性心包炎（心源性）可致肝脏长期淤血、肝细胞变性及纤维化，终致肝硬化。

（三）寄生虫感染 血吸虫感染在我国南方依然存在，成熟虫卵被肝内巨噬细胞吞噬后演变为成纤维细胞，形成纤维性结节。由于虫卵在肝内主要沉积在门静脉分支附近，纤维化常使门静脉灌注障碍，所导致的肝硬化常以门静脉高压为突出特征。华支睾吸虫寄生于人肝内外胆管内，所引起的胆道梗阻及炎症可逐渐进展为肝硬化。

（四）遗传和代谢性疾病 由于遗传或先天性酶缺陷，某些代谢产物沉积于肝脏，引起肝细胞坏死和结缔组织增生。主要有：

1. **铜代谢紊乱** 也称肝豆状核变性、Wilson 病，是一种常染色体隐性遗传的铜代谢障碍疾病，其致病基因 *ATP7B* 定位于 13q14，该基因编码产物为转运铜离子的 P_1 型-ATP 酶。由于该酶的功能障碍，致使铜在体内沉积，损害肝、脑等器官而致病。

2. **原发性血色病** 因第 6 对染色体上基因异常，导致小肠黏膜对食物内铁吸收转运增加，过多的铁沉积在肝脏，引起纤维组织增生及脏器功能障碍。

3. **α_1-抗胰蛋白酶缺乏症** α_1-抗胰蛋白酶（α_1-antitrypsin，α_1-AT）是肝脏合成的一种低分子糖蛋白，由于遗传缺陷，正常 α_1-AT 显著减少，异常的 α_1-AT 分子量小而溶解度低，大量积聚在肝细胞内，使肝组织受损，引起肝硬化。

其他如半乳糖血症、血友病、酪氨酸血症 I 型、遗传性出血性毛细血管扩张症等亦可导致肝硬化。

（五）原因不明 部分病人难以用目前认识的疾病解释肝硬化的发生，称隐源性肝硬化。在尚未充分甄别上述各种病因前，原因不明肝硬化的结论应谨慎，以免影响肝硬化的对因治疗。

【发病机制及病理】 在各种致病因素作用下，肝脏经历慢性炎症、肝细胞减少、弥漫性纤维化及肝内外血管增殖，逐渐发展为肝硬化。

肝细胞可以下列三种方式消亡：①变性、坏死；②变性、凋亡；③逐渐丧失其上皮特征，转化为间质细胞，即上皮间质转化（epithelial-mesenchymal transition，EMT）。正常成年人肝细胞平均生命周期为 200～300 天，缓慢更新，但肝叶部分切除后，肝脏呈现强大的再生能力。在慢性炎症和药物损伤等条件下，成年人受损肝细胞难以再生。

炎症等致病因素激活肝星形细胞，使其增殖和移行，胶原合成增加、降解减少，沉积于窦周隙

（Disse 间隙），间隙增宽。部分肝细胞在纤维化微环境下可发生 EMT，促进肝纤维化进展。汇管区和肝包膜的纤维束向肝小叶中央静脉延伸扩展，这些纤维间隔包绕再生结节或将残留肝小叶重新分割，改建成为假小叶，形成典型的肝硬化组织病理特点。

肝纤维化发展的同时，伴有显著的肝内外血管异常增殖。肝内血管增殖使肝窦内皮细胞窗孔变小，数量减少，肝窦内皮细胞间的缝隙消失，基底膜形成，称为肝窦毛细血管化，致使：①肝窦狭窄、血流受阻，肝窦内物质穿过肝窦壁到肝细胞的转运受阻，肝细胞缺氧、养料供给障碍，肝细胞表面绒毛消失，肝细胞功能减退、变性、转化为间质细胞、凋亡增加甚或死亡；②肝内血管阻力增加，门静脉压力升高，在血管内皮生长因子及血小板源生长因子 B 的正反馈作用下，进一步促进肝内外血管增殖，门静脉高压持续进展。肝内门静脉、肝静脉和肝动脉三个血管系之间失去正常关系，出现交通吻合支等。肝外血管增殖，门静脉属支血容量增加，加重门静脉高压，导致食管胃底静脉曲张（esophagogastric varices，EGV）、脾大、门静脉高压性胃肠病等并发症。

【临床表现】　肝硬化通常起病隐匿，病程发展缓慢，临床上将肝硬化大致分为肝功能代偿期和失代偿期。

（一）代偿期　大部分病人无症状或症状较轻，可有腹部不适、乏力、食欲减退、消化不良和腹泻等症状，多呈间歇性，常于劳累、精神紧张或伴随其他疾病而出现，休息及助消化的药物可缓解。病人营养状态尚可，肝脏是否肿大取决于不同类型的肝硬化，脾脏因门静脉高压常有轻、中度肿大。肝功能试验检查正常或轻度异常。

（二）失代偿期　症状较明显，主要有肝功能减退和门静脉高压两类临床表现。

1. 肝功能减退

（1）消化吸收不良：食欲减退、恶心、厌食，腹胀，餐后加重，荤食后易腹泻，多与门静脉高压时胃肠道淤血水肿、消化吸收障碍和肠道菌群失调等有关。

（2）营养不良与肌少症：一般情况较差，消瘦、乏力，精神不振，甚至因衰弱而卧床不起，病人皮肤干枯或水肿。

（3）黄疸：皮肤、巩膜黄染，尿色深，肝细胞进行性或广泛坏死及肝衰竭时，黄疸持续加重，多系肝细胞性黄疸。

（4）出血和贫血：常有鼻腔、牙龈出血及皮肤黏膜瘀点、瘀斑和消化道出血等，与肝合成凝血因子减少、脾功能亢进和毛细血管脆性增加有关。

（5）内分泌失调：肝脏是多种激素转化、降解的重要器官，但激素并不是简单被动地在肝内被代谢降解，其本身或代谢产物均参与肝脏疾病的发生、发展过程。

1）性激素代谢：常见雌激素增多，雄激素减少。前者与肝脏对其灭活减少有关，后者与升高的雌激素反馈抑制垂体促性腺激素释放，从而引起睾丸间质细胞分泌雄激素减少有关。男性病人常有性欲减退、睾丸萎缩、毛发脱落及乳房发育等；女性有月经失调、闭经、不孕等。蜘蛛痣及肝掌的出现，均与雌激素增多有关。

2）肾上腺皮质功能：肝硬化时，合成肾上腺皮质激素重要原料的胆固醇减少，肾上腺皮质激素合成不足；循环中内毒素和促炎因子水平增加，促皮质素释放因子受抑，肾上腺皮质功能减退，促黑素细胞激素增加。病人面部和其他暴露部位的皮肤色素沉着、面色黑黄，晦暗无光，称肝病面容。

3）抗利尿激素：促进腹腔积液形成。

4）甲状腺激素：肝硬化病人血清总 T_3、游离 T_3 降低，游离 T_4 正常或偏高，严重者 T_4 也降低，这些改变与肝病严重程度之间具有相关性。

（6）不规则低热：肝脏对致热因子等灭活降低，还可因继发性感染所致。

（7）低白蛋白血症：病人常有下肢水肿及腹腔积液。

2. 门静脉高压（portal hypertension）　多属肝内型，常导致食管胃底静脉曲张出血、腹腔积液、脾大、脾功能亢进、肝肾综合征、肝肺综合征等，是继病因之后推动肝功能减退的重要病理生理环节，是肝硬化的主要死因之一。

（1）门腔侧支循环形成：持续门静脉高压，促进肝内外血管增殖。肝内分流是纤维隔中的门静脉与肝静脉之间形成的交通支，使门静脉血流绕过肝小叶，通过交通支进入肝静脉；肝外分流形成的常见侧支循环如下（图 4-15-1）。

1）食管胃底静脉曲张（EGV）：门静脉系统的胃冠状静脉在食管下段和胃底处，与腔静脉系统的食管静脉、奇静脉相吻合，形成 EGV。其破裂出血是肝硬化门静脉高压最常见的并发症，因曲张静脉管壁薄弱、缺乏弹性收缩，难以止血，死亡率高。

2）腹壁静脉曲张：出生后闭合的脐静脉与脐旁静脉在门静脉高压时重新开放及增殖，分别进入上、下腔静脉；脐周腹壁浅静脉血流方向多呈放射状流向脐上及脐下。

3）痔静脉曲张：直肠上静脉经肠系膜下静脉汇入门静脉，其在直肠下段与腔静脉系统髂内静脉的直肠中、下静脉相吻合，形成痔静脉曲张。部分病人因痔疮出血而发现肝硬化。

4）腹膜后吻合支曲张：腹膜后门静脉与下腔静脉之间有许多细小分支，称 Retzius 静脉。门静脉高压时，Retzius 静脉增多和曲张，以缓解门静脉高压。

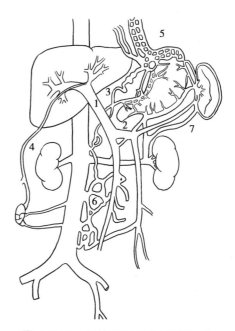

图 4-15-1　门静脉高压侧支循环开放

1. 门静脉；2. 脾静脉；3. 胃冠状静脉；4. 脐静脉；5. EGV；6. Retzius 静脉；7. 脾肾分流。

5）脾肾分流：门静脉的属支脾静脉、胃静脉等可与左肾静脉沟通，形成脾肾分流。

上述侧支循环除导致食管胃底静脉曲张出血（esophagogastric variceal bleeding，EGVB）等致命性事件外，大量异常分流还使肝细胞对各种物质的摄取、代谢及 Kupffer 细胞的吞噬、降解作用不能得以发挥，从肠道进入门静脉血流的毒素等直接进入体循环，引发一系列病理生理改变，如肝性脑病、肝肾综合征、自发性腹膜炎及药物半衰期延长等。此外，这些异常分流导致的门静脉血流缓慢，也是门静脉血栓形成的原因之一。

（2）脾功能亢进及脾大：脾大是肝硬化门静脉高压较早出现的体征。脾静脉回流阻力增加及门静脉压力逆传到脾，使脾脏被动淤血性肿大，脾组织和脾内纤维组织增生。此外，肠道抗原物质经门体侧支循环进入体循环，被脾脏摄取，抗原刺激脾脏单核巨噬细胞增生，脾功能亢进，外周血呈不同程度血小板及白细胞减少，增生性贫血，易并发感染及出血。血吸虫性肝硬化脾大常较突出。

（3）腹腔积液（ascites）：系肝功能减退和门静脉高压的共同结果，是肝硬化失代偿期门静脉循环与体循环失衡的突出的临床表现之一。病人常诉腹胀，大量腹腔积液使腹部膨隆、状如蛙腹，甚至导致脐疝；横膈因此上移，运动受限，致呼吸困难和心悸。腹腔积液形成的机制涉及：①门静脉高压，腹腔内脏血管床静水压增高，组织液回吸收减少而漏入腹腔，是腹腔积液形成的决定性因素；②低白蛋白血症，白蛋白低于 30g/L 时，血浆胶体渗透压降低，毛细血管内液体漏入腹腔或组织间隙；③有效循环血容量不足，肾血流减少，肾素-血管紧张素系统激活，肾小球滤过率降低，排钠和排尿量减少，参与水钠潴留发生；④肝脏对醛固酮和抗利尿激素灭能作用减弱，导致继发性醛固酮增多和抗利尿激素增多，前者作用于远端肾小管，使钠重吸收增加，后者作用于集合管，使水的吸收增加，水钠潴留，尿量减少；⑤肝淋巴量超过了淋巴循环引流的能力，肝窦内压升高，肝淋巴液生成增多，自肝包膜表面漏入腹腔，参与腹腔积液形成。

【并发症】

（一）消化道出血

1. 食管胃底静脉曲张出血（EGVB）　门静脉高压是导致 EGVB 的主要原因，临床表现为突发大量呕血或柏油样便,严重者致出血性休克。

2. 消化性溃疡 门静脉高压使胃黏膜静脉回流缓慢,屏障功能受损,易发生胃十二指肠溃疡甚至出血。

3. 门静脉高压性胃肠病 门静脉属支血管增殖,毛细血管扩张,管壁缺陷,广泛渗血。门静脉高压性胃病,多为反复或持续少量呕血及黑便;门静脉高压性肠病,常呈反复黑便或便血。

(二)胆石症 患病率约 30%,胆囊及肝外胆管结石较常见(见本篇第十八章)。

(三)感染 肝硬化病人容易发生感染,与下列因素有关:①门静脉高压使肠黏膜屏障功能降低,通透性增加,肠腔内细菌经过淋巴或门静脉进入血液循环;②肝脏是机体的重要免疫器官,肝硬化使机体的免疫功能严重受损;③脾功能亢进或全脾切除后,免疫功能降低;④肝硬化常伴有糖代谢异常,糖尿病使机体抵抗力降低。感染部位因病人基础疾病状况而异,常见如下:

1. 自发性细菌性腹膜炎(spontaneous bacterial peritonitis,SBP) 非腹腔内脏器感染引发的急性细菌性腹膜炎。由于腹腔积液是细菌的良好培养基,肝硬化病人出现腹腔积液后容易导致该病,致病菌多为革兰氏阴性杆菌。

2. 胆道感染 胆囊及肝外胆管结石所致的胆道梗阻或不全梗阻常伴发感染,病人常有腹痛及发热;当有胆总管梗阻时,出现梗阻性黄疸,当感染进一步损伤肝功能时,可出现肝细胞性黄疸。

3. 肺部、肠道及尿路感染 致病菌以革兰氏阴性杆菌常见,同时由于大量使用广谱抗菌药物及其免疫功能减退,厌氧菌及真菌感染日益增多。

(四)肝性脑病 肝性脑病(hepatic encephalopathy,HE)指在肝硬化基础上因肝功能不全和/或门体分流引起的、以代谢紊乱为基础、中枢神经系统功能失调的综合征。约 50% 肝硬化病人有脑水肿,病程长者大脑皮质变薄,神经元及神经纤维减少。其发病机制涉及:

1. 氨中毒 是肝性脑病特别是门体分流性肝性脑病的重要发病机制。消化道是氨产生的主要部位,以非离子型氨(NH_3)和离子型氨(NH_4^+)两种形式存在,当结肠内 pH>6 时,NH_4^+ 转为 NH_3,极易经肠黏膜弥散入血;pH<6 时,NH_3 从血液转至肠腔,随粪排泄。肝衰竭时,肝脏对门静脉输入 NH_3 的代谢能力明显减退,体循环血 NH_3 水平升高;当有门体分流存在时,肠道的 NH_3 不经肝脏代谢而直接进入体循环,血 NH_3 增高。体循环 NH_3 能透过血脑屏障,通过多方面干扰脑功能:①干扰脑细胞三羧酸循环,脑细胞能量供应不足;②增加脑对酪氨酸、苯丙氨酸、色氨酸等的摄取,它们对脑功能具有抑制作用;③脑内 NH_3 升高,增加谷氨酰胺合成,神经元细胞肿胀,导致脑水肿;④NH_3 直接干扰脑神经电活动;⑤弥散入大脑的 NH_3 可上调脑星形胶质细胞苯二氮䓬受体表达,促使氯离子内流,神经传导被抑制。

2. 假性神经递质 肝对肠源性酪胺和苯乙胺清除发生障碍,此两种胺进入脑组织,分别形成 β-羟酪胺和苯乙醇胺,由于其化学结构与正常神经递质去甲肾上腺素相似,但不能传递神经冲动或作用很弱,被称为假性神经递质。假性神经递质使脑细胞神经传导发生障碍。

3. 色氨酸 血液循环中色氨酸与白蛋白结合不易通过血脑屏障,肝病时白蛋白合成降低,血中游离色氨酸增多,通过血脑屏障后在大脑中代谢为抑制性神经递质 5-羟色胺(5-HT)及 5-羟吲哚乙酸,导致 HE,尤其与早期睡眠方式及日夜节律改变有关。

4. 锰离子 由肝脏分泌入胆道的锰具有神经毒性,正常时经肠道排出。肝病时锰不能经胆道排出,经血液循环进入脑部,导致 HE。

常见诱因有消化道出血、大量排钾利尿、放腹腔积液、高蛋白饮食、催眠镇静药、麻醉药、便秘、尿毒症、外科手术及感染等。

HE 与其他代谢性脑病相比,并无特征性。临床表现为高级神经中枢的功能紊乱、运动和反射异常,其临床过程分为 5 期(表 4-15-1)。

(五)门静脉血栓或海绵样变 因门静脉血流淤滞,门静脉主干、肠系膜上静脉、肠系膜下静脉或脾静脉血栓形成。肝脏供血减少,加速肝衰竭;原本肝内型门静脉高压延伸为肝前性门静脉高压,

表 4-15-1 肝性脑病临床分期

分期	临床表现及检测
0 期 潜伏期	无行为、性格的异常,无神经系统病理征,脑电图正常,只在心理测试或智力测试时有轻微异常
1 期 前驱期	轻度性格改变和精神异常,如焦虑、欣快激动、淡漠、睡眠倒错、健忘等,可有扑翼样震颤。脑电图多数正常。此期临床表现不明显,易被忽略
2 期 昏迷前期	嗜睡,行为异常(如衣冠不整或随地大小便)、言语不清、书写障碍及定向力障碍。有腱反射亢进、肌张力增高、踝阵挛及 Babinski 征阳性等神经体征,有扑翼样震颤,脑电图有特征性异常
3 期 昏睡期	昏睡,但可唤醒,醒时尚能应答,常有神志不清或幻觉,各种神经体征持续或加重,有扑翼样震颤,肌张力高,腱反射亢进,锥体束征常阳性。脑电图有异常波形
4 期 昏迷期	昏迷,不能唤醒。病人不能合作而无法引出扑翼样震颤。浅昏迷时,腱反射和肌张力仍亢进;深昏迷时,各种反射消失,肌张力降低。脑电图明显异常

当血栓扩展到肠系膜上静脉,肠管显著淤血,小肠功能逐渐衰退。该并发症较常见,尤其是脾切除术后,门静脉、脾静脉栓塞率可超过 55%。门静脉血栓(portal vein thrombosis)的临床表现变化较大,当血栓缓慢形成,局限于门静脉左右支或肝外门静脉,侧支循环丰富,多无明显症状,常被忽视,往往首先由影像学检查发现。门静脉血栓严重阻断入肝血流时,导致难治 EGVB、中重度腹胀痛、顽固性腹腔积液、肠坏死及肝性脑病等,腹腔穿刺可抽出血性腹腔积液。

门静脉海绵样变(cavernous transformation of the portal vein,CTPV)是指肝门部或肝内门静脉分支部分或完全慢性阻塞后,门静脉主干狭窄、萎缩甚至消失,在门静脉周围形成细小迂曲的网状血管,其形成与脾切除、内镜曲张静脉套扎术(endoscopic variceal ligation,EVL)、门静脉炎、门静脉血栓形成、红细胞增多、肿瘤侵犯等有关。

(六)电解质和酸碱平衡紊乱 长期钠摄入不足及利尿、大量放腹腔积液、腹泻和继发性醛固酮增多均是导致电解质紊乱的常见原因。低钾低氯血症与代谢性碱中毒容易诱发 HE。持续重度低钠血症(<125mmol/L)易引起肝肾综合征,预后差。

(七)肝肾综合征 肝肾综合征(hepatorenal syndrome,HRS)病人肾脏无实质性病变,由于严重门静脉高压,内脏高动力循环使体循环血流量明显减少;多种扩血管物质如前列腺素、一氧化氮、胰高血糖素、心房钠尿肽、内毒素和降钙素基因相关肽等不能被肝脏灭活,引起体循环血管床扩张,心功能不全;肾血管收缩,肾脏血流尤其是肾皮质灌注不足,出现肾衰竭。临床主要表现为少尿、无尿及氮质血症。80% 的急进型病人约于 2 周内死亡。缓进型临床较多见,常呈难治性腹腔积液,肾衰竭病程缓慢,可在数个月内保持稳定状态,常在各种诱因作用下转为急进型而死亡。

(八)肝肺综合征 肝肺综合征(hepatopulmonary syndrome)是在肝硬化基础上,排除原发心肺疾病后,出现呼吸困难及缺氧体征如发绀和杵状指(趾),这与肺内血管扩张和动脉血氧合功能障碍有关,预后较差。

(九)原发性肝癌 见本篇第十六章。

【诊断】 诊断内容包括确定有无肝硬化、寻找肝硬化原因、肝功能评估、肝硬化分期及并发症诊断。

(一)确定有无肝硬化 影像学见肝轮廓呈波浪样改变,部分肝叶萎缩,超声显示肝回声增强、不均,结节样改变等征象有助于诊断肝硬化。临床诊断失代偿期肝硬化通常依据肝功能减退和门静脉高压两大同时存在的证据群。当肝功能减退和门静脉高压证据不充分、肝硬化的影像学征象不明确时,肝组织病理若查见假小叶形成,可建立诊断。

1. 肝功能减退 包括前述临床表现及反映肝细胞受损、胆红素代谢障碍、肝脏合成功能降低等方面的实验室检查(见本篇第一章)。

2. 门静脉高压 门腔侧支循环形成、脾大及腹腔积液是确定门静脉高压的要点。

（1）体检发现腹壁静脉曲张及胃镜观察到 EGV 部分反映门腔侧支循环形成。门静脉高压时,腹部超声可探及门静脉主干内径>13mm,脾静脉内径>8mm,还可检测门静脉的血流速度及方向。腹部增强 CT 及门静脉成像可清晰、灵敏、准确、全面显示多种门静脉属支形态改变、门静脉血栓、海绵样变及动静脉瘘等征象,有利于对门静脉高压状况进行较全面的评估。

（2）脾大、少量腹腔积液、肝脏形态变化均可采用超声、CT 及 MRI 证实,显然较体检更敏感而准确。血小板计数降低是较早出现的门静脉高压的信号,随着脾大、脾功能亢进的加重,红细胞及白细胞计数也降低。

（3）没有感染的肝硬化腹腔积液,通常为漏出液;合并自发性腹膜炎,腹腔积液可呈典型渗出液或介于渗出液、漏出液之间。SAAG≥11g/L 时,提示门静脉高压所致腹腔积液的可能性大;而 SAAG<11g/L 时,提示结核、肿瘤等非门静脉高压所致腹腔积液的可能性大。

（二）寻找肝硬化原因　诊断肝硬化时,应尽可能搜寻其病因,以利于对因治疗。

（三）肝功能评估　见本篇第一章。

（四）肝硬化分期　以往根据是否出现并发症,将肝硬化分为 2 期,无并发症者为代偿期,一旦出现 EVB、腹腔积液、感染、HE 等严重并发症者,为失代偿期。近年根据对肝硬化自然史的大量临床资料,提出了 4 期临床分期（表 4-15-2）。肝硬化进入失代偿期后,中位生存时间由代偿期的 12 年以上降至大约 2~4 年。部分失代偿期肝硬化病人在有效控制和去除病因、降低门静脉压力及改善肝脏免疫微环境后,进入下列状态并稳定至少 12 个月,称为再代偿（recompensation）:①不依赖利尿剂的腹腔积液消退;②无 EGVB 复发;③不依赖乳果糖或利福昔明的肝性脑病缓解;④白蛋白和胆红素持续稳定。

表 4-15-2　肝硬化分期

肝硬化分期	EGV	腹腔积液	临床并发症
代偿期			
1 期	无	无	无
2 期	有	无	无　　　　再代偿
失代偿期			
3 期	有/无	有	无
4 期	有	有/无	EGVB、感染、HE、肝肾综合征等

（五）并发症诊断

1. **EGVB 及门静脉高压性胃肠病**　消化内镜、腹部增强 CT 及门静脉成像是重要的检查方法。

2. **胆石症**　可采用腹部超声及 MRCP。

3. **自发性细菌性腹膜炎**　起病缓慢者多有低热、腹胀或腹腔积液持续不减;病情进展快者,腹痛明显、腹腔积液增长迅速,严重者诱发肝性脑病、出现中毒性休克等。体检发现轻重不等的全腹压痛和腹膜刺激征。腹腔积液外观浑浊,生化及镜检提示为渗出性,腹腔积液可培养出致病菌。

4. **肝性脑病**（HE）　主要诊断依据为:①有严重肝病和/或广泛门体侧支循环形成的基础及肝性脑病的诱因;②出现前述临床表现;③肝功能生化指标明显异常和/或血氨增高;④头部 CT 或 MRI 排除脑血管意外及颅内肿瘤等疾病。少部分肝性脑病病人肝病病史不明确,以精神症状为突出表现,易被误诊。故对有精神症状病人,了解其肝病史及检测肝功能等应作为排除肝性脑病的常规。

5. **门静脉血栓或海绵样变**　临床疑诊时,可通过腹部增强 CT 及门静脉成像证实。

6. **肝肾综合征**　肝肾综合征的诊断需符合下列条件:①肝硬化合并腹腔积液;②急进型（Ⅰ型）血清肌酐浓度在 2 周内升至 2 倍基线值,或>226μmol/L（25mg/L）,缓进型（Ⅱ型）血清肌酐>133μmol/L（15mg/L）;③停利尿剂>2 天,并经白蛋白扩容［1g/（kg·d）］,最大量 100g/d 后,血清肌酐值没有改善(>133μmol/L);④排除休克;⑤近期没有应用肾毒性药物或扩血管药物治疗;⑥排除肾实质性疾病,如尿蛋白>500mg/d,显微镜下红细胞>50个/高倍视野或超声探及肾实质性病变。

7. 肝肺综合征 肝硬化病人有杵状指、发绀及严重低氧血症(PaO_2<70mmHg),^{99m}Tc-MAA 扫描及造影剂增强的二维超声心动图可显示肺内毛细血管扩张。

【鉴别诊断】

1. 引起腹腔积液和腹部膨隆的疾病 需与结核性腹膜炎、腹腔内肿瘤、肾病综合征、缩窄性心包炎和巨大卵巢囊肿等鉴别。

2. 肝大及肝脏结节性病变 应除外慢性肝炎、血液病、原发性肝癌和血吸虫病等。

3. 肝硬化并发症 ①上消化道出血应与消化性溃疡、糜烂出血性胃炎、胃癌等鉴别;②肝性脑病应与低血糖、糖尿病酮症酸中毒、尿毒症、脑血管意外、脑部感染和镇静药过量等鉴别;③肝肾综合征应与慢性肾小球肾炎、急性肾小管坏死等鉴别;④肝肺综合征注意与肺部感染、哮喘等鉴别。

【治疗】 对于代偿期病人,治疗旨在延缓肝功能失代偿、预防肝细胞肝癌,争取逆转病变;对于失代偿期病人,则以改善肝功能、治疗并发症、延缓或减少对肝移植需求为目标。

(一) 保护或改善肝功能

1. 去除或减轻病因 抗肝炎病毒治疗及针对其他病因治疗。

2. 慎用损伤肝脏的药物 避免不必要、疗效不明确的药物,减轻肝脏代谢负担。

3. 维护肠内营养 肝硬化时若碳水化合物供能不足,机体将消耗蛋白质供能,加重肝脏代谢负担。肠内营养是机体获得能量的最好方式,对于肝功能的维护、防止肠源性感染十分重要。只要肠道尚可用,应鼓励肠内营养,减少肠外营养。肝硬化常有消化不良,应进食易消化的食物,以碳水化合物为主,蛋白质摄入量以病人可耐受为宜,辅以多种维生素,可给予胰酶助消化。对食欲减退、食物不耐受者,可予预消化的、蛋白质已水解为小肽段的肠内营养剂。肝衰竭或有肝性脑病先兆时,应减少蛋白质的摄入。

4. 保护肝细胞 胆汁淤积时,微创手术解除胆道梗阻,可避免对肝功能的进一步损伤;由于胆汁中鹅脱氧胆酸的双亲性,当与细胞膜持续接触,可溶解细胞膜。可口服熊去氧胆酸降低肝内鹅脱氧胆酸的比例,减少其对肝细胞膜的破坏;也可使用腺苷蛋氨酸等。其他保护肝细胞的药物如多烯磷脂酰胆碱、水飞蓟宾、还原型谷胱甘肽及甘草酸二铵等,虽有一定药理学基础,但普遍缺乏循证医学证据,一般同时选用<2个为宜。

(二) 门静脉高压症状及其并发症治疗

1. 腹腔积液

(1) 限制钠、水摄入:氯化钠摄入宜<2.0g/d,入水量<1 000ml/d,如有低钠血症,则应限制在500ml 以内。

(2) 利尿:常联合使用保钾及排钾利尿剂,即螺内酯联合呋塞米,剂量比例约为100:40。一般开始用螺内酯60mg/d+呋塞米 20mg/d,逐渐增加至螺内酯100mg/d+呋塞米40mg/d。利尿效果不满意时,应酌情配合静脉输注白蛋白。利尿速度不宜过快,以免诱发肝性脑病、肝肾综合征等。当在限钠饮食和应用大剂量利尿剂时,腹腔积液仍不能缓解,治疗性腹腔穿刺术后迅速再发,即为顽固性腹腔积液。

(3) 经颈静脉肝内门体静脉分流术(transjugular intrahepatic portosystemic-shunt,TIPS):是通过介入途径在肝静脉与门静脉之间建立肝内分流通道,降低门静脉压力,减少或消除由于门静脉高压所致的腹腔积液和 EGVB(图 4-15-2)。与其他治疗门静脉高压的方法比较,TIPS 可有效缓解门静脉高压,增加肾脏血液灌注,显著减少甚至消除腹腔积液。如果能对因治疗,使肝功能稳定或有所改善,可较长期维持疗效,多数 TIPS 术后病人可不需限盐、限水及长期使用利尿剂,减少对肝移植的需求。不建议在严重右心衰竭、充血性心力衰竭(射血分数<40%)、重度瓣膜性心功能不全、重度肺动脉高压(平均肺动脉压>45mmHg)、Ⅲ期以上 HE 的病人应用 TIPS 技术。

(4) 排放腹腔积液加输注白蛋白:用于不具备 TIPS 技术、对 TIPS 禁忌及失去 TIPS 机会时顽固性腹腔积液的姑息治疗,一般每放腹腔积液 1 000ml,输注白蛋白 8g。该方法缓解症状时间短,易于

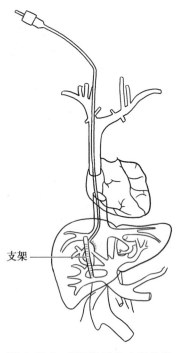

图 4-15-2 经颈静脉肝内门体静脉分流术（TIPS）

诱发肝肾综合征、肝性脑病等并发症。

（5）自发性细菌性腹膜炎：选用肝毒性小、主要针对革兰氏阴性杆菌并兼顾革兰氏阳性球菌的抗生素，如头孢哌酮或喹诺酮类等，疗效不满意时，根据治疗反应和药敏结果进行调整。由于自发性腹膜炎容易复发，用药时间不得少于 2 周。自发性腹膜炎多系肠源性感染，除抗生素治疗外，应注意保持大便通畅、维护肠道菌群。腹腔积液是细菌繁殖的良好培养基，控制腹腔积液也是治疗该并发症的一个重要环节。

2. EGVB 的治疗及预防

（1）一般急救措施和积极补充血容量详见本篇第二十五章。血容量不宜补足，达到基本满足组织灌注、循环稳定即可。急诊外科手术并发症多，死亡率高，目前多不采用。

（2）止血措施

1）药物：尽早给予收缩内脏血管药物如血管升压素及其类似物（如垂体加压素、特利加压素）、生长抑素及其类似物（如奥曲肽），减少门静脉血流量，降低门静脉压，从而止血。生长抑素及奥曲肽因对全身血流动力学影响较小，不良反应少，是治疗 EGVB 最常用的药物。生长抑素用法为首剂 250μg 静脉缓注，继以 250μg/h 持续静脉泵入。本品半衰期极短，滴注过程中不能中断，若中断超过 5 分钟，应重新注射首剂。生长抑素类似物奥曲肽半衰期较长，首剂 100μg 静脉缓注，继以 25～50μg/h 持续静脉滴注。特利加压素起始剂量为 2mg/4h，出血停止后可改为每次 1mg，每日 2 次，维持 5 天。对于中晚期肝硬化，可予以第三代头孢类抗生素，既有利于止血，也减少止血后的各种可能感染。

2）内镜治疗：活动性出血时，可紧急采用内镜曲张静脉套扎术（EVL），这是一种局部断流术，即经内镜用橡皮圈套扎曲张的食管静脉，局部缺血坏死、肉芽组织增生后形成瘢痕，封闭曲张静脉。EVL 不能降低门静脉高压，适用于单纯食管静脉曲张不伴胃静脉曲张者。组织胶注射可用于胃或异位静脉曲张出血。

3）血管介入治疗：TIPS 对急性大出血的止血率达到 95%，对于大出血和估计内镜治疗成功率低的病人应在 72 小时内（最好 24 小时内）行 TIPS。通常择期 TIPS 对病人肝功能要求小于 Child-Pugh 评分 B，急性大量 EGVB 时，TIPS 对肝功能的要求可放宽至 Child-Pugh 评分 C14，这与血管介入微创治疗具有创伤小、恢复快、并发症少和疗效确切等特点有关。经球囊导管阻塞下逆行闭塞静脉曲张术（balloon-occluded retrograde transvenous obliteration，BRTO）适合于阻塞伴有胃肾分流的胃曲张静脉。

4）气囊压迫止血：在药物治疗无效且不具备内镜和 TIPS 操作的大出血时暂时使用，为后续有效止血措施起"桥梁"作用。三腔二囊管经鼻腔插入，注气入胃囊（囊内压 50～70mmHg），向外加压牵引，用于压迫胃底；若未能止血，再注气入食管囊（囊内压为 35～45mmHg），压迫食管曲张静脉。为防止黏膜糜烂，一般持续压迫时间不应超过 24 小时，放气解除压迫一段时间后，必要时可重复应用。气囊压迫短暂止血效果肯定，但病人痛苦大、并发症较多，不宜长期使用，停用后早期再出血率高。

（3）一级预防：主要针对已有食管胃底静脉曲张，但尚未出血者，包括：①对因治疗。②非选择性 β 受体拮抗剂通过收缩内脏血管，减少内脏高动力循环。常用普萘洛尔或卡维地洛，治疗剂量应使心率不低于 55 次/分，收缩压不低于 90mmHg。对于顽固性腹腔积液病人，该类药不宜应用。③EVL 可用于中度食管静脉曲张。

（4）二级预防：指对已发生过 EGVB 病人，预防其再出血。首次出血后的再出血率可达 60%，死亡率 33%。因此应重视 EGVB 的二级预防，开始的时间应早至出血后的第 6 天。

1）病人在急性出血期间已行 TIPS，止血后可不给予预防静脉曲张出血的药物，但应采用多普勒超声每3~6个月了解分流道是否通畅。

2）病人在急性出血期间未行TIPS,预防再出血的方法有:①以TIPS为代表的部分门体分流术;②包括EVL、经内镜或血管介入途径向EGV注射液态栓塞胶或其他栓塞材料的断流术;③与一级预防相同的药物。如何应用这些方法,理论上应根据门静脉高压的病理生理提出治疗策略,具体治疗措施应在腹部增强CT及门静脉成像术的基础上,了解病人门腔侧支循环开放状态、食管胃底静脉曲张程度、有无门静脉血栓、门静脉海绵样变或动静脉瘘等征象,视其肝功能分级、有无禁忌证及病人的意愿选择某项治疗方法。

（三）肝性脑病（HE） 去除引发HE的诱因、维护肝脏功能、促进氨代谢清除及调节神经递质。

1. 及早识别及去除HE发作的诱因

（1）纠正电解质和酸碱平衡紊乱:低钾性碱中毒是肝硬化病人在进食量减少、利尿过度及大量排放腹腔积液后,常出现的内环境紊乱。因此,应重视病人的营养支持,利尿药的剂量不宜过大。

（2）预防和控制感染。

（3）改善肠内微生态,减少肠内氮源性毒物的生成与吸收。

1）止血和清除肠道积血:上消化道出血是HE的重要诱因之一。止血后清除肠道积血可用:乳果糖口服导泻;生理盐水或弱酸液（如稀醋酸溶液）清洁灌肠。

2）防治便秘:可给予乳果糖,以保证每日排软便1~2次。乳果糖是一种合成的双糖,口服后在小肠不被分解,到达结肠后可被细菌分解为乳酸、乙酸而降低肠道的pH,有利于不产尿素酶的乳酸杆菌生长,使肠道细菌产氨减少;此外,酸性的肠道环境可减少氨的吸收,并促进血液中的氨渗入肠道排出体外。乳果糖可用于各期HE及轻微HE的治疗。

3）口服抗生素:可抑制肠道产尿素酶的细菌,减少氨的生成。常用的抗生素有利福昔明、甲硝唑、左氧氟沙星等。利福昔明具有广谱、强效的抑制肠道细菌生长作用,口服不吸收,只在胃肠道局部起作用,剂量为0.8~1.2g/d,分2~3次口服。由于肝硬化病人肠黏膜屏障功能减弱,口服可吸收抗生素如左氧氟沙星,除了减少肠腔细菌量,也有助杀灭进入门静脉血流中的细菌。

（4）慎用镇静药及损伤肝功能的药物:镇静、催眠、镇痛药及麻醉剂可诱发HE,在肝硬化特别是有严重肝功能减退时应尽量避免使用。当病人出现烦躁、抽搐时禁用阿片类、巴比妥类、苯二氮䓬类镇静剂,可试用异丙嗪、氯苯那敏等抗组胺药。

2. 营养支持治疗 尽可能保证热能供应,避免低血糖;补充各种维生素;酌情输注血浆或白蛋白。急性起病数日内禁食蛋白质（1~2期肝性脑病可限制在20g/d以内）,神志清楚后,从蛋白质20g/d开始逐渐增加至1g/（kg·d）。门体分流对蛋白质不能耐受者应避免大量蛋白质饮食,但仍应保持小量蛋白质的持续补充。

3. 促进体内氨的代谢 常用L-鸟氨酸-L-天冬氨酸。鸟氨酸能增加氨基甲酰磷酸合成酶和鸟氨酸氨基甲酰转移酶的活性,其本身也可通过鸟氨酸循环合成尿素而降低血氨;天冬氨酸可促进谷氨酰胺合成酶活性,促进脑、肾利用和消耗氨以合成谷氨酸和谷氨酰胺而降低血氨,减轻脑水肿。谷氨酸钠或钾、精氨酸等药物理论上有降血氨作用,临床应用广泛,但尚无证据肯定其疗效。

4. 调节神经递质

（1）氟马西尼:拮抗内源性苯二氮䓬所致的神经抑制,对部分3~4期病人具有促醒作用。静脉注射氟马西尼0.5~1mg,可在数分钟内起效,但维持时间短,通常在4小时之内。

（2）减少或拮抗假性神经递质:支链氨基酸制剂是一种以亮氨酸、异亮氨酸、缬氨酸等为主的复合氨基酸。其机制为竞争性抑制芳香族氨基酸进入大脑,减少假性神经递质的形成。其疗效尚有争议,但对于不能耐受蛋白质的营养不良者,补充支链氨基酸有助于改善其氮平衡。

5. 阻断门体分流 TIPS术后引起的肝性脑病多是暂时的,随着术后肝功能改善、尿量增加及肠道淤血减轻,肝性脑病多呈自限性,很少需要行减小分流道直径的介入术。对于肝硬化门静脉高压所致严重的侧支循环开放,可通过TIPS术联合曲张静脉的介入断流术,阻断异常的门体分流。

（四）其他并发症治疗

1. 胆石症 应以内科保守治疗为主,由于肝硬化并发胆石症的手术死亡率约10%,尤其是肝功能Child-Pugh C级者,应尽量避免手术。

2. 感染 对肝硬化并发的感染,一旦疑诊,应立即经验性抗感染治疗。自发性细菌性腹膜炎、胆道及肠道感染的抗生素选择,应遵循广谱、足量、肝肾毒性小的原则,首选第三代头孢类抗生素,如头孢哌酮+舒巴坦。其他如氟喹诺酮类、哌拉西林钠+他唑巴坦及碳青霉烯类抗生素,均可根据病人情况使用。一旦培养出致病菌,则应根据药敏试验选择窄谱抗生素。

3. 门静脉血栓 对于急性症状性血栓,一旦出现肠缺血或肠坏死表现,应及时评估外科手术的必要性。对于非急性症状性血栓,可根据血栓的严重程度、范围和动态演变,酌情考虑是否采取抗凝药物治疗。抗凝药物可选择维生素K拮抗剂(如华法林)、肝素类药物(如低分子量肝素)或新型口服抗凝药物(如利伐沙班、达比加群)。TIPS适用于抗凝治疗无效、有抗凝禁忌证、伴有食管胃底静脉曲张出血或难治性腹腔积液等严重并发症的肝硬化病人。

4. 肝硬化低钠血症 轻症者,通过限水可以改善;中至重度者,可选用血管升压素V_2受体拮抗剂(托伐普坦),增强肾脏处理水的能力,使水重吸收减少,提高血钠浓度。

5. 肝肾综合征 TIPS有助于减少缓进型转为急进型。肝移植可以同时缓解这两型肝肾综合征,是该并发症有效的治疗方法。在等待肝移植术的过程中,可以采取如下措施保护肾功能:静脉补充白蛋白、使用血管升压素、TIPS、血液透析以及人工肝支持等。

6. 肝肺综合征 吸氧及高压氧舱适用于轻型、早期病人,可以增加肺泡内氧浓度和压力,有助于氧弥散。肝移植可逆转肺血管扩张,使氧分压、血氧饱和度及肺血管阻力均明显改善。

7. 脾功能亢进 以部分脾动脉栓塞和TIPS治疗为主;传统的全脾切除术因术后发生门静脉血栓、严重感染的风险较高,已不提倡。

（五）手术

治疗门静脉高压的各种分流、断流及限流术随着内镜及介入微创技术的应用,已较少应用。由于TIPS综合技术具有微创、精准、可重复和有效等优点,在细致的药物治疗配合下,已从以往肝移植前的过渡性治疗方式逐渐成为有效延长生存期的治疗方法。肝移植是对终末期肝硬化治疗的最佳选择,掌握手术时机及尽可能充分做好术前准备可提高手术存活率。

（六）病人教育

1. 休息 不宜进行重体力活动及高强度体育锻炼,代偿期病人可从事轻体力劳动,失代偿期病人应多卧床休息。保持情绪稳定,减轻心理压力。

2. 酒精及药物 严格禁酒。避免不必要且疗效不明确的药物、各种解热镇痛抗炎的复方感冒药、不正规的药物偏方及保健品,以减轻肝脏代谢负担,避免肝毒性损伤。失眠病人应在医生指导下慎重使用镇静、催眠药物。

3. 饮食注意 对已有食管胃底静脉曲张者,进食不宜过快、过多,食物不宜过于辛辣和粗糙,在进食带骨的肉类时,应注意避免吞下刺或骨。食物应以易消化、产气少的粮食为主,持续少量的蛋白及脂肪食物为辅,常吃蔬菜水果,调味不宜过于辛辣,保持大便通畅,不宜用力排便。EGVB的诱因多见于粗糙食物、胃酸侵蚀、腹内压增高及剧烈咳嗽等。未行TIPS的肝硬化病人,以低盐饮食为宜;TIPS术后病人可不必限盐和水。

4. 避免感染 居室应通风,养成良好的个人卫生习惯,避免着凉及不洁饮食。

5. 病因预防 了解肝硬化的病因,坚持使用针对病因的药物,如口服抗乙肝病毒的药物等,病情稳定者,每3~6个月应进行医疗随访,进行相关的实验室检测和超声、CT及MRI检查。

6. 改善生活工作习惯 有轻微肝性脑病病人的反应力较低,不宜驾车及高空作业。

7. 切断传播途径 应避免乙肝及丙肝病人血液途径的传染,如不宜共用剃须刀等可能有创的生活用品;接触病人开放伤口时,应戴手套。性生活应适当,如没有生育计划,建议使用避孕套。

（刘 苓）

第十六章 | 原发性肝癌

本章数字资源

原发性肝癌（primary carcinoma of the liver）指起源于肝细胞和肝内胆管上皮细胞的恶性肿瘤,包括肝细胞癌（hepatocellular carcinoma,HCC）、肝内胆管癌（intrahepatic cholangiocarcinoma,ICC）和混合性肝细胞-胆管癌（combined hepatocellular-cholangiocarcinoma,cHCC-CCA）三种不同的病理类型,其中 HCC 占 75%～85%、ICC 占 10%～15%,日常所称的"肝癌"指 HCC。

【病因和发病机制】 超过 80% 的 HCC 源自肝硬化。因此,任何导致慢性肝损害和最终导致肝硬化的因素都是 HCC 的危险因素。

1. **病毒性肝炎** HBV 感染是我国肝癌的主要病因,西方国家以 HCV 感染常见。HBV 的 DNA 序列和宿主细胞的基因序列同时遭到破坏或发生重新整合,使癌基因激活和抑癌基因失活,从而发生细胞癌变。丙型肝炎致癌机制与 HCV 序列变异,逃避免疫识别而获得持续感染,肝细胞长期炎症、坏死和再生反复发生,积累基因突变,破坏细胞增殖的动态平衡,导致细胞癌变。

2. **黄曲霉毒素** 流行病学研究发现,粮食受到黄曲霉毒素污染严重的地区,人群肝癌发病率高,而黄曲霉毒素的代谢产物之一黄曲霉毒素 B_1 能通过影响 *RAS*、*TP53* 等基因的表达而引起肝癌的发生。

3. **其他肝癌的高危因素** ①饮酒和吸烟,每天摄入酒精超过 40～60g,HCC 的风险呈线性增加,吸烟也会增加 HCC 风险,并与酒精协同作用;②肥胖、糖尿病和代谢综合征是非酒精性脂肪肝的危险因素,可导致脂肪性肝炎、肝硬化和 HCC 发生;③血吸虫及华支睾吸虫感染。

上述各种因素促使肝细胞在损伤后再生修复的过程中,生物学特征发生变化,基因突变,癌基因表达及抑癌基因受抑,增殖与凋亡失衡。此外,慢性炎症及纤维化过程中的活跃血管增殖,为肝癌的发生发展创造了重要条件。

【病理】

（一）大体病理分型

1. **单结节型** 界限较清,多呈球形,切面均匀一致,包膜可有或无。单发癌结节直径≤5cm,或多发病灶数量≤3 个且其中最大径≤3cm 的肝癌称为小肝癌。

2. **结节型** 常见,癌结节数目不等,常伴有肝硬化。

3. **弥漫型** 少见,癌组织弥漫分布于整个肝脏,不易与肝硬化区分,病人常因肝衰竭而死亡。

4. **巨块型** 体积较大,直径多＞10cm。右叶多见,可见包膜。切面中心常有坏死及出血;位于肝包膜附近者,肿瘤易破裂,导致腹腔内出血及直接播散。

（二）组织病理分型 分为 HCC、ICC 和 cHCC-CCA。

1. **HCC** 最为多见,癌细胞来自肝细胞,异型性明显,胞质丰富,呈多边形,排列成巢状或索状,血窦丰富。正常肝组织的肝动脉供血约占 30%,但 HCC 的肝动脉供血超过 90%,这是目前肝癌影像诊断及介入治疗的重要循环基础。

2. **ICC** 较少见,是指肝内胆管分支衬覆上皮细胞发生的恶性肿瘤,以腺癌最为多见。

3. **cHCC-CCA** 最少见,是指在同一个肿瘤结节内同时出现 HCC 和 ICC 两种组织成分。

（三）转移途径

1. **肝内转移** 易侵犯门静脉及分支并形成癌栓,脱落后在肝内引起多发性转移灶。

2. **肝外转移** ①血行转移:常转移至肺,其他部位有脑、肾上腺、肾及骨骼等。甚至可见肝静脉中癌栓延至下腔静脉及右心房;②淋巴转移:常见肝门淋巴结转移,也可转移至胰、脾、主动脉旁及锁骨上淋巴结。③种植转移:少见,从肝表面脱落的癌细胞可种植在腹膜、横膈、盆腔等处,引起血性腹腔积液、胸腔积液,女性可有卵巢转移。

【临床表现】 本病多见于中年男性,男女之比约为 3:1。起病隐匿,早期缺乏典型症状。临床症状明显者,病情大多已进入中晚期。本病常在肝硬化的基础上发生,或者以转移病灶症状为首发表现,此时临床容易漏诊或误诊。中晚期临床表现如下:

1. **肝区疼痛** 是肝癌最常见的症状,多呈右上腹持续性胀痛或钝痛,与癌肿生长、肝包膜受牵拉有关。如病变侵犯膈,疼痛可牵涉右肩或右背部。当肝表面的癌结节破裂,可突然引起剧烈腹痛,从肝区开始迅速延至全腹,出血量大时可导致休克。

2. **肝大** 肝脏进行性增大,质地坚硬,表面凹凸不平,常有大小不等的结节,边缘钝而不整齐,常有不同程度的压痛。肝癌突出于右肋弓下或剑突下时,上腹可呈现局部隆起或饱满;如癌肿位于膈面,则主要表现为膈肌抬高而肝下缘不下移。

3. **黄疸** 一般出现在肝癌晚期,多为阻塞性黄疸,少数为肝细胞性黄疸。前者常因癌肿压迫或侵犯胆管或肝门转移性淋巴结肿大而压迫胆管造成阻塞所致;后者可由于癌组织肝内广泛浸润或合并肝硬化、慢性肝炎引起。

4. **肝硬化征象** 在失代偿期肝硬化基础上发病者,可表现为腹腔积液迅速增加且难治,腹腔积液多为漏出液;血性腹腔积液系肝癌侵犯肝包膜或向腹腔内破溃引起。门静脉高压导致食管胃底静脉曲张。

5. **全身性表现** 进行性消瘦、发热、食欲缺乏、乏力、营养不良和恶病质等。部分病人以转移灶症状首发而就诊。

6. **伴癌综合征** 癌肿本身代谢异常或肝癌病人机体内分泌/代谢异常而出现的一组症候群,表现为自发性低血糖症、红细胞增多症;其他罕见的有高钙血症、高脂血症、类癌综合征等。

【并发症】

1. **肝性脑病** 是肝癌终末期最严重的并发症,详见本篇第十五章,出现肝性脑病,预后不良。

2. **上消化道出血** 上消化道出血约占肝癌死亡原因的 15%,出血与以下因素有关:①食管胃底静脉曲张;②门静脉高压性胃病合并凝血功能障碍而有广泛出血,大量出血常诱发肝性脑病。

3. **肝癌结节破裂出血** 约 10% 肝癌病人发生肝癌结节破裂出血。癌结节破裂可局限于肝包膜下,产生局部疼痛;如包膜下出血快速增多则形成压痛性血肿;也可破入腹腔引起急性腹痛、腹膜刺激征和血性腹腔积液,大量出血可致休克、死亡。

4. **继发感染** 病人因长期消耗或化疗、放疗等,抵抗力减弱,容易并发肺炎、自发性腹膜炎、肠道感染和真菌感染等。

【实验室和其他辅助检查】

(一) 肝癌标志物

1. **甲胎蛋白**(alpha fetoprotein,AFP) 是当前肝癌诊断、疗效监测和复发预测常用的指标。在排除慢性或活动性肝炎、妊娠和生殖腺胚胎瘤的基础上,AFP>400ng/ml 高度提示肝癌。AFP 轻度升高,应结合影像学及肝功能变化作综合分析或动态观察。检测 AFP 异质体,有助于提高诊断率。

2. **其他肝癌标志物** 异常凝血酶原(PIVKA II 和 DCP)、γ-谷氨酰转移酶同工酶 II (γ-GT_2)、血浆游离微 RNA(miRNA)等有助于 AFP 阴性的肝癌的诊断和鉴别诊断。

(二) 影像学

1. **超声**(US) 具有便捷、实时、无创和价格低廉等优势,能检出直径>1cm 的肝脏占位性病变。超声造影检查可以动态观察肿瘤血流灌注的变化,鉴别诊断不同性质的肝脏肿瘤,术中应用可显著提升隐匿性小病灶检出率。

2. **增强 CT/MRI** 动态增强 CT 和多参数 MRI 扫描是肝脏超声和/或血清 AFP 初筛异常者明确

NOTES

诊断的首选检查方法。MRI 为非放射性检查,可以在短期重复进行。动态增强 CT 和多参数 MRI 动脉期肝肿瘤呈均匀或不均匀明显强化,门静脉期和/或延迟期肝肿瘤强化低于肝实质,呈"快进快出"表现。肝细胞特异性对比剂钆塞酸二钠(Gd-EOB-DTPA)增强 MRI 扫描可以提高直径<1.0cm 肝癌的诊断敏感性。

3. **数字减影血管造影**(digital subtraction angiography,DSA) 采用经选择性或超选择性肝动脉 DSA 检查,不仅可以显示肝肿瘤血管,明确肿瘤数目、大小及其血供情况,还可以用于肝癌局部治疗或肝癌自发破裂出血的治疗等。

4. **核医学影像学检查** 包括正电子发射计算机断层成像(positron emission tomography-CT,PET-CT)、单光子发射计算机断层成像(single photon emission computed tomography-CT,SPECT-CT)和正电子发射计算机断层磁共振成像(positron emission tomography-MRI,PET-MRI),有助于对肝癌进行分期及疗效评价。

(三)**肝穿刺活体组织检查** 肝肿瘤穿刺活检可以明确病灶性质,US 或 CT 引导下细针穿刺行组织学检查是确诊肝癌的可靠方法,其潜在风险是出血和肿瘤针道种植转移。

【诊断】 肝癌的临床诊断应结合肝癌发生的高危因素、影像学特征以及血清学分子标志物综合考虑。依照我国《原发性肝癌诊疗指南(2022 年版)》推荐的诊断标准,对于有 HBV 或 HCV 感染,或有任何原因引起肝硬化者,满足下列两项中的任一项,即可临床诊断肝癌:

(1)具有两项典型的肝癌影像学特征(动态增强 CT、多参数 MRI、超声造影或肝细胞特异性对比剂 Gd-EOB-DTPA 增强 MRI),病灶直径≤2cm。

(2)具有一项典型的肝癌影像学特征,同时合并病灶直径>2cm 或血清 AFP 升高,特别是持续升高。

以下情况应行肝病灶穿刺活检或密切随访血清 AFP 变化及影像学改变以明确诊断:①病灶直径≤2cm,无或只有一项典型的肝癌影像学特征;②病灶直径>2cm,无典型的肝癌影像学特征。

肝癌诊断分期目前多采用中国肝癌分期方案(China liver cancer staging,CNLC)(图 4-16-1)。此外,巴塞罗那肝癌分期(Barcelona clinic liver cancer staging)也是目前国际应用较为广泛的分期系统,同样根据肝癌数目、大小、有无侵犯转移以及病人肝功能储备的情况进行分期,但与 CNLC 之间存在治疗措施推荐差异。

【鉴别诊断】 肝癌常需与继发性肝癌、肝硬化、肝脓肿等疾病进行鉴别。

1. **继发性肝癌** 原发于呼吸道、胃肠道、泌尿生殖道、乳房等处的癌灶常转移至肝,尤以结直肠癌最为常见,呈多发性结节,临床以原发癌表现为主,血清 AFP 检测一般为阴性。

2. **肝硬化结节** 增强 CT/MRI 见病灶动脉期强化,呈快进快出,诊断肝癌;若无强化,则考虑为肝硬化结节。AFP>400ng/ml,有助于肝癌诊断。

3. **活动性病毒性肝炎** 病毒性肝炎活动时血清 AFP 往往呈短期低浓度升高,应定期多次随访测定血清 AFP 和 ALT,或联合检测其他肝癌标志物并进行分析。

4. **肝脓肿** 临床表现为发热、肝区疼痛、压痛明显,白细胞计数和中性粒细胞升高。US 检查可发现脓肿的液性暗区。必要时在超声引导下做诊断性穿刺或药物试验性治疗以明确诊断。

5. **肝包虫病** 病人常有牧区生活和接触病犬等生活史。

6. **其他肝脏肿瘤或病变** 当影像学与肝脏其他良性肿瘤如血管瘤、肝腺瘤、肝局灶性结节性增生等鉴别有困难时,可检测 AFP 等肿瘤标志物,并随访 US、增强 CT/MRI,必要时在 US 或 CT 引导下行肝活检。

【治疗】 肝癌治疗需要多学科参与、多种治疗方法共存。常见治疗方法包括手术切除、消融治疗、肝动脉插管化疗栓塞术(transcatheter arterial chemoembolization,TACE)、肝移植、放射治疗和系统抗肿瘤治疗等多种手段,针对肝癌不同分期选择合理的治疗方法可以得到最佳疗效。

1. **手术治疗** 手术切除是肝癌病人获得长期生存的重要手段。切除原则是完整切除肿瘤并保

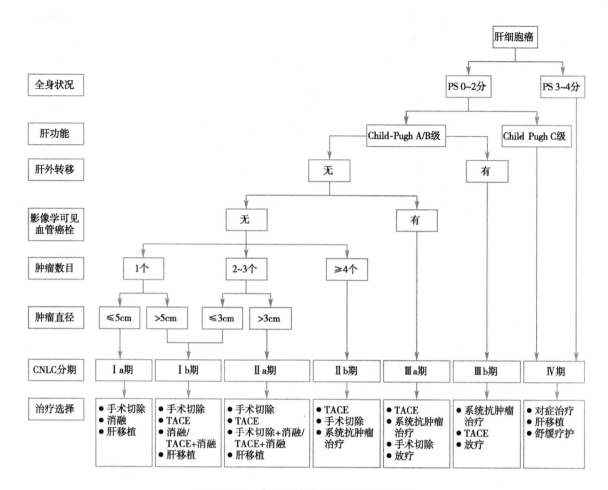

图 4-16-1　中国肝癌临床分期与治疗策略

留足够体积且有功能的肝组织,因此需要完善的术前肝脏储备功能评估与肿瘤学评估,术前常采用 Child-Pugh 评分、吲哚菁绿 15 分钟滞留率(indocyanine green retention-15,ICGR15)评价肝功能储备情况。一般认为手术切除必须满足下列条件之一:①肝功能 Child-Pugh A 级、ICGR15＜30%;②剩余肝脏体积须占标准肝脏体积 30% 以上(无肝纤维化或肝硬化者)或 40% 以上(伴有慢性肝病、肝实质损伤或肝硬化者)。

2. 消融治疗　消融治疗是借助超声、CT 和 MRI 的引导,局部采用物理或化学的方法,对肿瘤病灶靶向定位直接杀灭肿瘤组织的治疗手段,具有创伤小、疗效确切的特点。主要包括射频消融(radiofrequency ablation,RFA)、微波消融(microwave ablation,MWA)、经皮穿刺瘤内注射无水乙醇(percutaneous ethanol injection,PEI)和高强度聚焦超声消融(high intensity focused ultrasound ablation,HIFU)等。

消融治疗对于符合 CNLC 的Ⅰa 期及部分Ⅰb 期病人(单个肿瘤、直径≤5cm 或 2～3 个肿瘤、最大直径≤3cm),可以获得根治性的治疗效果。不能手术切除的直径 3～7cm 的单发肿瘤或多发肿瘤,可以联合 TACE 治疗。

3. 经动脉化疗栓塞　TACE 是经肿瘤的供血动脉注入栓塞剂,阻断肿瘤的供血,使其发生坏死。因具有靶向性好、创伤小、可重复等特点,成为常用的肝癌非手术治疗方法,主要用于 CNLC 的Ⅱb、Ⅲa 和部分Ⅲb 期肝癌病人。TACE 联合外科手术、消融治疗、放射治疗和分子靶向药等综合治疗,可进一步提高 TACE 疗效。

4. 肝移植　肝移植是肝癌根治性治疗方法之一,特别适用于肝功能失代偿、不适合手术切除及消融治疗的小肝癌病人。若肝癌已有大血管侵犯和肝外转移,则不宜行肝移植术。

肝癌肝移植术后采用以哺乳动物雷帕霉素靶蛋白抑制剂为主的免疫抑制,可以减少肿瘤复发率,提高生存率。

5. 放射治疗　肝癌病人手术不能切除者,可以行姑息性放射治疗,或选择放射治疗与 TACE 等联合治疗,延长病人生存时间。

6. 系统抗肿瘤治疗　系统抗肿瘤治疗不仅包括针对肝癌的分子靶向药物治疗、化学治疗、免疫治疗和中医中药治疗,还包括针对肝癌相关基础疾病的治疗,如抗病毒治疗和对症支持治疗等。

由于多数肝癌起病隐匿,首次诊断时超过 70% 的肝癌病人已经失去接受根治性治疗的机会,系统抗肿瘤治疗在肝癌治疗过程中发挥重要作用。

【预后】　下述情况预后较好:①肝癌直径<5cm,能早期手术;②癌肿包膜完整,分化程度高,尚无癌栓形成;③机体免疫状态良好。如合并肝硬化或有肝外转移者、发生肝癌破裂或消化道出血的病人预后差。

(李延青)

本章思维导图

第十七章 | 急性肝衰竭

急性肝衰竭（acute liver failure, ALF）多是由药物、肝毒性物质、病毒、酒精等因素诱发的一组临床综合征，病人肝功能急剧恶化，表现为意识障碍和凝血功能紊乱等，多见于中青年人，发病迅速，病死率高。

【病因和发病机制】 在我国，引起肝衰竭的首要因素是乙型肝炎病毒，其引起的慢加急性（亚急性）肝衰竭最为常见。其他常见病因包括药物性肝损伤、病毒性肝炎、自身免疫性肝病及休克或低血压引起的缺血性肝损伤。然而仍有约 15% 的病人病因不明。

发病机制涉及内毒素及细胞因子介导的免疫炎症损伤，肝微循环障碍，细胞凋亡，肝细胞再生受抑，肝脏能量代谢及解毒功能丧失，所导致的多器官功能衰竭进而加速肝衰竭病人死亡。

【组织病理】 肝细胞坏死体积≥肝实质的 2/3，或亚大块坏死（约占肝实质的 1/2～2/3），或桥接坏死（较广泛的融合性坏死并破坏肝实质结构），存活肝细胞严重变性，肝窦网状支架塌陷或部分塌陷。

【体格检查及实验室检查】

1. **体格检查** 检查病人精神状态，评估是否存在肝性脑病并确定程度分级。注意是否存在慢性肝病的体征。

2. **实验室检查** ①一般检查包括：血常规、动脉血气分析、动脉血乳酸；②凝血功能：凝血酶原时间、INR；③血生化：肝肾功能、血糖、血电解质；④病毒性肝炎血清学；⑤自身免疫性标志物。

【诊断与鉴别诊断】

（一）临床诊断 急性起病，2 周内出现 2 度及以上肝性脑病，并有以下表现者：①极度乏力，有明显厌食、腹胀、恶心、呕吐等严重消化道症状；②短期内黄疸进行性加深，TB 常≥171μmol/L，出现酶胆分离现象；③出血倾向明显，血浆凝血酶原活动度（PTA）≤40%（或 INR≥1.5），且排除其他原因；④肝脏进行性缩小。

（二）鉴别诊断

1. **胆道梗阻及严重的胆道感染** 一般黄疸深，而肝功能损害轻，ALT 上升幅度小，并常有发热、腹痛、肝大等特点。

2. **淤胆型肝炎** 黄疸较深时易误诊为肝衰竭，但此病消化道症状轻，血清 ALT 升高及 PT 延长不明显，病人有明显皮肤瘙痒及粪便颜色变浅，极少出现肝性脑病、出血及腹腔积液。

3. **肝性脑病** 应与其他原因引起的昏迷相鉴别。

【治疗】

（一）对因治疗 对有明确病因的 ALF 需立刻进行对因治疗。对乙酰氨基酚（APAP）过量引起的 ALF 可用 N-乙酰半胱氨酸（NAC）治疗；毒蕈中毒的 ALF 病人可用青霉素和水飞蓟素治疗；药物性肝损伤者（DILI）应及时停药；病毒性肝炎病人需抗病毒治疗；自身免疫性肝炎病人可考虑糖皮质激素治疗；急性妊娠期脂肪肝病人需及时终止妊娠。

（二）常规治疗

1. **内科监护** 大多数 ALF 病人都会出现不同程度循环功能障碍、脑水肿和颅内高压，显著增加了 ALF 病人死亡率。因此，对 ALF 病人对因治疗的同时需给予持续重症监护支持治疗。

2. **支持治疗** 对于 ALF 预后改善具有重要意义，具体措施如下：①绝对卧床休息，减少体力消耗,减轻肝脏负荷。②给予高糖、低脂、低蛋白营养,补充足量维生素和微量元素,给予支链氨基酸支持。③补充新鲜血浆、人血白蛋白,改善微循环,防止或减轻脑水肿及腹腔积液;冷沉淀可改善凝血功能障碍。④纠正电解质、酸碱平衡。

3. 脑水肿及肝性脑病治疗　脑水肿和颅内高压是 ALF 最严重的并发症,可因脑疝而致命。治疗中应避免补液过多,对已出现颅内高压病人,应给予甘露醇、高渗盐水、巴比妥类药物及低温治疗等。糖皮质激素不宜应用于控制 ALF 病人的颅内高压。肝性脑病的治疗详见本篇第十五章。

4. 抗感染　及时发现潜在的细菌或真菌感染,根据病原学结果尽早采取抗感染治疗。

5. 防治出血　短期使用 PPI 预防应激性溃疡出血。ALF 病人只有在出血或侵入性操作前,可适当补充血小板。

6. 纠正代谢紊乱　监测整体营养状况及电解质水平,及时纠正代谢紊乱;适时给予足够的肠外或肠内营养。

7. 人工肝支持　人工肝是治疗肝衰竭的有效方法之一,其治疗机制是基于肝细胞的强大再生能力,通过一个体外的机械、理化和生物装置,清除各种有害物质,补充必需物质,改善内环境,暂时替代衰竭肝脏的部分功能,为肝细胞再生及肝功能恢复创造条件或等待机会进行肝移植。

8. 肝移植　是治疗肝衰竭的有效手段,应掌握恰当时机实施。

【预后】　病因是 ALF 重要的预后预测指标之一。对乙酰氨基酚、甲型肝炎、休克、怀孕有关的疾病所致的 ALF,移植后生存率>50%,而其他病因所致的 ALF 移植后生存率<25%。性别、年龄、入院时肝脏、临床及生化状态以及恶化高峰期肝性脑病的程度、凝血酶原时间、INR、肾功能、胆红素水平、血钠、动脉血 pH 等均影响病人预后。

本章思维导图

（陈　倩）

第十八章 | 肝外胆系结石及炎症

第一节 | 胆囊结石及胆囊炎

胆囊结石（cholecystolithiasis）指发生在胆囊的结石，是常见疾病；胆囊炎（cholecystitis）是胆囊结石的常见并发症，也可在无胆囊结石时发生。

【危险因素及成石机制】

1. 危险因素 包括：＞40岁、女性、妊娠、口服避孕药和雌激素替代治疗、某些降脂药、肠外营养、肥胖和体重快速减轻、糖尿病、肝硬化及胆囊动力下降等。他汀类药物、维生素C、咖啡、植物蛋白和坚果、多不饱和脂肪和单不饱和脂肪可能对预防胆囊结石有益。

2. 成石机制 胆汁中的胆固醇、卵磷脂和胆盐共同维系着胆汁的稳定，当胆固醇呈过饱和状态时，易于析出结晶而形成结石。在胆囊结石形成过程中，黏液糖蛋白、黏多糖、大分子蛋白、免疫球蛋白、二价金属阳离子如钙和镁离子及氧自由基起了重要成石作用。此外，胆囊收缩能力减低，胆囊内胆汁淤滞也有利于结石形成。

【病理】 急性胆囊炎胆囊壁出现水肿和急性炎症；严重者可有胆囊壁坏死和坏疽，胆囊液呈脓性、血性或黑褐色胆汁。胆囊管长时间结石嵌顿，胆囊扩张，其内充满白色的黏液样胆汁。

非结石性胆囊炎的病理表现为胆囊缺血、扩张、内皮损伤及胆囊坏死。

【临床表现】 胆囊结石主要见于成年人，可分为三类：①无症状；②有症状；③出现并发症。其自然病程一般按上述顺序发展。

（一）无症状胆囊结石 无临床症状，仅在其他腹部检查、手术时偶然发现。

（二）有症状胆囊结石 症状出现与结石的大小、部位、是否合并感染、梗阻及胆囊的功能有关。小胆石有时出现严重症状，主要临床表现为：

1. 消化不良等胃肠道症状 大多数病人仅在进食后，特别是进油腻食物后出现上腹部或右上腹部隐痛不适、饱胀，伴嗳气、呃逆等，常被误诊为"胃病"。

2. 胆绞痛 是胆囊结石的典型表现，疼痛位于上腹部或右上腹部，呈阵发性，或者持续疼痛阵发性加剧，可向肩胛部和背部放射，多伴恶心、呕吐。常发生在饱餐、进食油腻食物后，因胆囊收缩、结石移位并嵌顿于胆囊壶腹部或颈部、胆囊排空胆汁受阻、胆囊内压力升高及胆囊平滑肌强力收缩而发生绞痛。

（三）胆囊结石的并发症

1. 急性胆囊炎 急性胆囊炎发作最初24小时以内多以化学性炎症为主，24小时后，细菌感染逐渐增加，感染致病菌多从胆道逆行进入胆囊或经血液循环/淋巴途径进入胆囊，在胆汁流出不畅时造成感染，严重者可发展为化脓性胆囊炎。致病菌主要是革兰氏阴性杆菌，以大肠埃希菌、肺炎克雷伯菌常见。如胆囊管梗阻未解除，胆囊内压继续升高，胆囊壁血管受压导致血供障碍，继而缺血坏疽，则为坏疽性胆囊炎。坏疽性胆囊炎常并发胆囊穿孔，多发生在胆囊底部和颈部。

临床表现为持续性右上腹疼痛，可向右肩或背部放射。发热常见，体温常＜38.5℃，可伴有上腹或右上腹肌紧张、墨菲征阳性或右上腹包块。未经治疗的急性胆囊炎症状可在1周左右缓解；但如发生胆囊坏疽、胆囊穿孔、胆囊肠瘘、胆石性肠梗阻和气肿性胆囊炎等严重并发症，可危及生命。

2. 胆囊积液 胆囊结石长期嵌顿或阻塞胆囊管但未合并感染时，胆囊黏膜吸收胆汁中的胆色素,并分泌黏液性物质,积液为无色透明。

3. **继发性胆总管结石及胆源性胰腺炎** 详见本章第二节及本篇第二十章第一节。

4. **米里齐(Mirizzi)综合征** 持续嵌顿于胆囊颈部/胆囊管的较大的结石压迫肝总管或反复发作的炎症,致肝总管狭窄或胆囊胆管瘘,结石部分或全部堵塞肝总管引起反复发作的胆囊炎、胆管炎及梗阻性黄疸;其形成的解剖学基础是胆囊管与肝总管伴行过长或者胆囊管与肝总管汇合位置过低。

5. **胆囊十二指肠/结肠瘘、胆石性肠梗阻** 结石压迫引起胆囊炎症、慢性穿孔,可造成胆囊十二指肠瘘或胆囊结肠瘘;大的结石通过瘘管进入肠道,阻塞于回肠末段引起肠梗阻。

6. **慢性胆囊炎(chronic cholecystitis)** 90%以上的病人有胆囊结石,炎症反复发作,可使胆囊与周围组织粘连、囊壁增厚并逐渐瘢痕化、胆囊萎缩,失去功能。慢性胆囊炎急性发作时,一般触及不到胆囊。

7. **胆囊癌** 结石及炎症的长期刺激可诱发胆囊癌,>10年胆囊结石病史、结石直径大于3cm者,发生癌变的风险增加。

(四)急性非结石性胆囊炎 急性非结石性胆囊炎是一种胆囊急性炎性、坏死性疾病,约占急性胆囊炎病例的10%,常见于住院和危重病人,并发症和病死率较高。临床表现比较隐匿,可有不明原因发热、血白细胞增多或不明确的腹部不适,也可能出现黄疸或右上腹包块。诊断明确时,多已有胆囊坏死、坏疽和穿孔,并可出现脓毒血症、休克和腹膜炎等并发症。

【实验室和其他检查】 腹部超声是胆囊结石首选的检查方法,胆石呈强回声,后方可见声影,并随体位移动。CT、MRI和MRCP也可显示胆囊结石。

急性胆囊炎病人常有血白细胞增多伴中性粒细胞比例增高,腹部超声可发现胆囊结石、胆囊壁增厚或水肿。慢性胆囊炎超声检查可发现胆囊萎缩、壁增厚。

【诊断与鉴别诊断】

1. **无并发症的胆囊结石** 腹部超声等影像学确定有胆囊结石。有症状者需与消化性溃疡、胃炎、胃肿瘤、功能性消化不良、胰腺疾病、功能性胆囊疾病、Oddi括约肌功能障碍、右侧输尿管结石、急性冠脉综合征等鉴别。

2. **急性胆囊炎** 右上腹或上腹部疼痛、发热及血白细胞增多,墨菲征阳性或扪及右上腹包块时,应疑诊急性胆囊炎;确诊可通过腹部超声等影像学检查,发现胆囊肿大、胆囊壁水肿或合并胆囊结石引起的梗阻等证据。

急性胆囊炎需与急性胰腺炎、阑尾炎、消化性溃疡、急性胃肠炎、功能性胆囊疾病、Oddi括约肌功能障碍、急性小肠或结肠疾病、右肾及输尿管疾病、右肺及胸膜炎和急性冠脉综合征等鉴别。

【治疗】 迄今尚无证据表明使用药物或其他非手术疗法能完全溶解或排尽结石,胆囊结石的治疗主要是手术切除胆囊,取石、保留胆囊的微创手术尚在探索中。

1. **无并发症的胆囊结石** 多采取观察的策略,待病人出现症状时,采取相应的治疗措施。但有下列情况时,即使无症状也应考虑手术治疗:①胆囊壁增厚、钙化或瓷性胆囊;②胆囊萎缩、胆囊息肉进行性增大;③结石直径>3cm;④胆囊结石>10年;⑤有糖尿病、心肺疾病的老年病人;⑥上腹部其他择期手术时;⑦儿童胆囊结石。

2. **急性胆囊炎** 一般治疗包括禁食,呕吐腹胀的病人可放置鼻胃管胃肠减压;静脉补液、纠正电解质紊乱和止痛;早期病原体难以确定时,可予经验性抗生素治疗,选用头孢菌素或碳青霉烯类抗生素。对反复发作、伴有胆囊结石的急性胆囊炎,应考虑胆囊切除术。

对于非结石性急性胆囊炎病人,推荐有血培养和药敏试验结果后,予以抗生素治疗,视病情转归,切除胆囊或胆囊造瘘。

胆囊切除术适用于择期手术或急性发作炎症较轻的病人。腹腔镜胆囊切除术(laparoscopic cholecystectomy,LC)是首选术式,具有创伤小、痛苦少、术后恢复快、住院时间短、遗留瘢痕小等优点。没有腹腔镜条件时,也可行开腹胆囊切除。经皮经肝胆囊穿刺引流术可减低胆囊内压,适用于病情危重又不宜手术的化脓性胆囊炎病人,急性期过后再择期手术。

第二节 | 肝外胆管结石及胆管炎

肝外胆管结石（calculus of extrahepatic duct）可分为原发性和继发性两种。

【病因和发病机制】 原发性胆总管结石多数为棕色胆色素结石或混合性结石，通常发生于有复发性或持续性胆道感染的病人。十二指肠乳头旁憩室、胆汁淤积、胆道蛔虫病史，增加原发性胆管结石的风险。继发性肝外胆管结石指胆囊结石或肝内胆管结石排至肝外胆管内而发生的结石，在肝外胆管结石中约占85%。

【临床表现】 症状的有无取决于结石是否造成胆道梗阻和感染。当结石未引起胆道梗阻，病人可无任何症状。但当结石阻塞胆管并继发感染时，则可出现以下并发症。

（一）**急性梗阻性化脓性胆管炎**（acute obstructive cholangitis） 典型表现为腹痛、寒战高热和黄疸，称为沙尔科三联征（Charcot triad）。

1. **腹痛** 发生于剑突下及右上腹部，多为绞痛，呈阵发性发作或持续性疼痛伴阵发性加剧，可向右肩背部放射伴恶心、呕吐。常在进食油腻食物后诱发。

2. **寒战、高热** 胆管梗阻后胆管内压升高，常常继发感染，细菌和毒素可经毛细胆管经肝窦逆流入血，发生脓毒血症、感染性休克、DIC等，一般主要表现为弛张热，体温可高达39～40℃。

3. **黄疸** 结石阻塞胆管后，病人可出现尿色深黄及皮肤、巩膜黄染，部分病人可伴皮肤瘙痒。

大部分阻塞部位以上胆管扩张，胆结石可漂浮上移而缓解梗阻。小结石也可通过十二指肠乳头排入十二指肠，症状可自行缓解。因此，肝外胆管结石的黄疸可呈间歇性和波动性。如结石嵌顿没有解除，炎症进一步加重，病人可出现谵妄、淡漠或昏迷以及血压下降等。在Charcot三联征基础上出现神志障碍、休克则称为雷诺五联征（Reynolds pentad），是一种非常危险的情况，死亡率高，需急诊胆道减压引流治疗。

（二）**急性和慢性胆管炎** 结石引起胆道阻塞、胆汁淤滞、感染造成胆管壁黏膜充血、水肿，加重胆管梗阻；反复的胆管炎使管壁纤维化并增厚、狭窄，可引起近端胆管扩张等。病人可有上腹痛、黄疸等症状。

（三）**肝损伤和胆源性胰腺炎** 胆管结石、胆管炎可致肝细胞坏死及胆源性肝脓肿，反复感染和肝损伤可进展为胆汁性肝硬化；结石嵌顿于壶腹部时可引起急性胰腺炎（详见本篇第二十章）。

【实验室和其他检查】

1. **实验室检查** 血清总胆红素及结合胆红素增高，血清转氨酶和碱性磷酸酶升高，尿中胆红素升高，尿胆原降低或消失，粪中尿胆原减少。当合并胆管炎时，白细胞总数及中性粒细胞升高。

2. **影像学检查** 腹部超声检查诊断性价比高，可作为一种首选方法。MRCP是一种无创诊断方法，准确性优于腹部超声，被视为首选方法，可发现结石并明确大小和部位。经内镜逆行胆胰管造影术（ERCP）诊断肝外胆管结石阳性率最高（见图4-1-2），是肝外胆管结石诊断的"金标准"，并可行内镜十二指肠乳头括约肌切开术（endoscopic sphincterotomy，EST）和取石术，同时达到诊断和治疗的目的。

【诊断与鉴别诊断】 根据典型的腹痛，寒战、高热和黄疸，结合血清总胆红素和结合胆红素增高、影像学检查发现胆管内有结石等证据，可以确定诊断。肝外胆管结石需要与急性胆囊炎、急性胰腺炎、急性胃肠炎、消化性溃疡、右肾绞痛、肠绞痛以及胆道系统恶性肿瘤等相鉴别。

【治疗】

1. **一般治疗** 短期禁食，静脉给予水、电解质、营养等支持治疗，维持酸碱平衡，重症病人吸氧，监护生命体征。

2. **抗感染** 抗生素对多数（70%～80%）急性胆管炎治疗有效，初始抗生素治疗，在没有血培养和药敏试验结果时，可经验性首选三代头孢菌素加甲硝唑，或者选用喹诺酮类抗生素加甲硝唑，或单用碳青霉烯类抗生素。感染难以控制时,可根据血培养及药敏结果指导抗生素的应用。

3. 内镜治疗　胆总管结石及感染首选经内镜 EST 取石、引流,内镜治疗具有创伤小、痛苦小、住院时间短及可以反复取石等优点,对老年病人尤其适宜。对于巨大结石、胆管下段狭窄等取石困难或高危病人,可先置入胆管支架引流解除胆管梗阻,择期内镜下取石、碎石或外科手术治疗。

(杨云生)

本章思维导图

第十九章 | 胆道系统肿瘤

第一节 | 胆道系统良性肿瘤

胆道系统良性肿瘤主要包括胆囊和胆管的良性病变,胆管良性肿瘤少见。

【病理】 胆囊良性肿瘤以胆囊腺瘤多见,其他病变包括胆囊腺肌瘤、胆固醇性息肉、炎性息肉、增生性息肉等。

【临床表现】 胆囊良性肿瘤多无症状,常在超声检查时发现。部分病人可表现为上腹不适、食欲减退,查体可有右上腹压痛。胆管良性肿瘤多见于中老年,男女发病率相似,可出现胆道梗阻及继发感染症状,亦可发生胆道出血。

【诊断】 主要依靠腹部超声检查,但难以明确病变性质。其他辅助诊断方法有:①常规超声加彩色多普勒超声或声学血管造影检查;②超声内镜(EUS);③CT增强扫描;④超声导引下经皮细针穿刺活检。ERCP对胆道梗阻部位有定位诊断价值,也可以明确病变性质。

【治疗】 对于胆囊良性肿瘤,病变>10mm者,恶变风险增加,应手术切除胆囊;如果存在息肉样病变且症状归因于胆囊,或息肉样病变大小为6~9mm并存在恶性肿瘤风险者,可推荐进行胆囊切除术。

第二节 | 胆道系统恶性肿瘤

胆道恶性肿瘤较为少见,主要包括胆囊癌(gallbladder cancer,GBC)和胆管癌(cholangiocarcinoma,CC),约占所有消化系统肿瘤的3%。绝大多数胆道恶性肿瘤为腺癌,侵袭性强,发现时多为晚期,预后极差。目前,胆道恶性肿瘤全球发病率呈现上升趋势,以亚洲国家最为常见。

一、胆囊癌

胆囊癌是胆道常见的恶性肿瘤,位列消化道肿瘤发病第6位。胆囊癌病人5年总体生存率仅为5%。

【病因】

1. **胆石症** 约85%的胆囊癌病人合并胆囊结石。胆囊结石病人患胆囊癌的风险是无结石人群的13.7倍;单个结石>3cm者发生胆囊癌的风险是<1cm结石病人的10倍。胆结石合并慢性炎症是胆囊癌最常见的危险因素。

2. **胆囊息肉** 约60%为假性息肉,无癌变可能。少数>10mm,合并胆囊结石、胆囊炎,单发息肉或无蒂息肉且息肉生长速度快,以及腺瘤样息肉,癌变风险增加。

3. **胆囊慢性炎症** 胆囊慢性炎症伴有囊壁不均匀钙化被认为是癌前病变;胆囊壁因钙化而形成质硬、易碎的瓷性胆囊,与胆囊癌高度相关。

4. **其他可能的危险因素** "保胆取石"术后胆囊、先天性胰胆管汇合异常、胆囊腺肌症、胆道感染、肥胖与糖尿病、年龄>65岁、女性、吸烟、化学暴露等。

【病理和临床分期】 胆囊癌可位于胆囊底部、体部、颈部及胆囊管。胆囊癌可分为肿块型和浸润型。其病理组织类型以腺癌为主,占80%~90%。沿淋巴引流方向转移较多见,肝转移常见。胆囊癌TNM分期有助于治疗和预后的判断。

【临床表现】　胆囊癌起病隐匿,早期多无特异性症状;进展期出现上腹痛、右上腹包块、黄疸。腹痛无特异性,出现腹部包块和进行性黄疸提示已进入晚期,常伴有腹胀、食欲缺乏、体重减轻、贫血、肝大,甚至全身衰竭。

【实验室和影像学检查】

1. 实验室检查　肿瘤标志物 CEA、CA19-9、CA125 等均可升高,其中 CA19-9 较为敏感,但无特异性。细针穿刺胆囊取胆汁行肿瘤标志物检查更有诊断意义。

2. 影像学检查　超声作为首选筛查手段,可用于初步诊断和随访。CT 和/或 MRI、EUS 可进一步判断肿瘤浸润程度及肝脏、血管受累情况,以及是否有淋巴结转移及远处转移。PET-CT 有助于判断局部和全身转移病灶。

【病理学】　获得病理组织学或细胞学标本的方法包括手术活检、胆汁脱落细胞学检查以及穿刺活检等。

【诊断】　影像学阳性发现及肿瘤标志物显著升高,临床可作出初步诊断。病理组织学和/或细胞学检查是确诊胆囊癌的唯一依据。

【治疗】　首选手术切除,根治性切除手术是唯一可能治愈胆囊癌的方法。手术强调尽可能实施切缘阴性的胆囊癌根治术。胆囊癌的非手术治疗有化疗、放疗、分子靶向治疗和免疫治疗。

【预防】　出现下列危险因素时应考虑行胆囊切除术:①直径>3cm 的胆囊结石;②合并有胆囊壁不均匀钙化、点状钙化或多个细小钙化的胆囊炎以及瓷性胆囊;③胆囊息肉直径≥1cm;胆囊息肉直径<1cm 合并胆囊结石、胆囊炎;单发或无蒂的息肉迅速增长(6 个月增长速度>3mm);④合并胆囊结石、胆囊炎的胆囊腺肌症;⑤胰胆管汇合异常合并胆囊占位性病变;⑥胆囊结石合并糖尿病。出现下列情况时,建议间隔 6～12 个月动态检查胆囊:①胆囊息肉;②年龄超过 65 岁,特别是女性;③肥胖者;④有胆石症或胆囊癌家族史者。

二、胆管癌

胆管癌是起源于肝内外胆管的恶性肿瘤,分为肝内胆管癌(intrahepatic cholangiocarcinoma,ICC)及肝外胆管癌(extrahepatic cholangiocarcinoma,ECC)。肝外胆管癌又分为肝门部胆管癌和远端胆管癌。

【病因】　胆管癌的危险因素包括原发性硬化性胆管炎、肝硬化、肝吸虫病、肥胖、Lynch 综合征、慢性病毒性肝炎、胆石症、胆道形态异常和炎症性肠病等。

【临床表现】　肝内胆管癌病人早期常无特殊临床症状,随着病情的进展,可出现腹部不适、体重下降、肝脏肿大或可触及腹部包块,胆道梗阻相对少见。肝门部或肝外胆管癌病人常有黄疸,且随病程延长而逐渐加深,大便色浅灰白、尿色深黄和皮肤瘙痒,常伴有倦怠、乏力、体重减轻等全身表现。右上腹痛、畏寒和发热提示伴有胆管炎。

【实验室和影像学检查】

1. 实验室检查　CA19-9 和 CEA 对于胆管癌的诊断和治疗监测有一定意义,但敏感度和特异度都比较低。

2. 影像学检查　超声是首选方法,有助于鉴别肿块与结石,初步确定梗阻的部位,评估门静脉受侵程度;CT 可显示肝内外胆管周围组织受累情况,为判断病变分期及手术可能性提供依据;MRI 检查可清晰显示肿瘤范围、是否伴肝内转移。MRCP 可较好地显示胆道分支,可对胆管受累范围进行全面评估。十二指肠镜可直视壶腹部的远端胆管癌;近年兴起的经口胆道镜等检查可直视胆管内病变,并行活检。

【病理学】　病理标本主要来源于引流胆汁脱落细胞、ERCP 引导下的胆道细胞刷检、胆道镜活检、细针穿刺或体外 B 超或 CT 引导下经皮穿刺活检组织。可借助液基细胞、特殊染色、免疫组化、分子病理等技术,明确病变性质。

【诊断】 根据典型的胆管癌影像特点,可作出临床诊断;明确诊断需依靠病理学。

【治疗】 手术切除是治疗胆管癌的首选方法。手术尽可能达到切缘阴性,同时清扫淋巴结。对不能切除者,新辅助化疗方案有可能使肿瘤降期,增加根治性手术切除的机会。对肿瘤不能切除且有胆道梗阻的病人,置入胆道支架可引流胆汁,缓解症状,提高存活率。复杂肝门部肿瘤可使用 ERCP 下鼻导管引流或经皮胆道引流。解除胆道梗阻后,可进行全身或局部治疗,包括化疗、分子靶向治疗、免疫治疗或联合治疗。内镜引导的腔内射频消融和光动力治疗,可控制肿瘤局部进展,延长病人生存期。

(高 翔)

本章思维导图

第二十章 | 胰腺炎

第一节 | 急性胰腺炎

急性胰腺炎（acute pancreatitis，AP）是多种病因导致胰腺组织自身消化所致的胰腺水肿、出血及坏死等炎症性损伤。临床以急性上腹痛及血淀粉酶或脂肪酶升高为特点。多数病人病情轻，预后好；少数病人可伴发多器官功能障碍及胰腺局部并发症，死亡率高。

【病因】

1. **胆道疾病** 胆石症及胆道感染等是 AP 的主要病因。由于胰管与胆总管汇合成共同通道开口于十二指肠壶腹部，一旦结石、蛔虫嵌顿在壶腹部，胆管内炎症或胆石移行时损伤 Oddi 括约肌等，将使胰管流出道不畅，胰管内高压。微小胆石容易导致 AP，因其在胆道系统内的流动性，增加了临床诊断的困难。

2. **酒精** 酒精可促进胰液分泌，当胰管流出道不能充分引流大量胰液时，胰管内压升高，引发腺泡细胞损伤。酒精在胰腺内氧化代谢时产生大量活性氧，也有助于激活炎症反应。此外，酒精常与胆道疾病共同导致 AP。

3. **胰管阻塞** 胰管结石、蛔虫、狭窄、肿瘤（壶腹周围癌、胰腺癌）可引起胰管阻塞和胰管内压升高。胰腺分裂是一种胰腺导管的先天发育异常，即主、副胰管在发育过程中未能融合，大部分胰液经狭小的副乳头引流，容易发生引流不畅导致胰管内高压。

4. **十二指肠降段疾病** 球后穿透溃疡、邻近十二指肠乳头的肠憩室炎等炎症可直接波及胰腺。

5. **手术与创伤** 腹腔手术、腹部钝挫伤等损伤胰腺组织，导致胰腺严重血液循环障碍，均可引起 AP。ERCP 插管时导致的十二指肠乳头水肿或注射造影剂压力过高等也可引发本病。

6. **代谢障碍** 高甘油三酯血症可能因脂球微栓影响胰腺微循环，以及胰酶分解甘油三酯致毒性脂肪酸损伤细胞，从而引发或加重 AP。当血甘油三酯≥11.3mmol/L，实验研究提示极易发生 AP。I 型高脂蛋白血症多见于小儿或非肥胖、非糖尿病青年，因严重高甘油三酯血症而反复发生 AP，此为原发性高甘油三酯血症 AP。肥胖病人发生 AP 后，因严重应激、炎症反应，血甘油三酯水平迅速升高，外周血样本可呈明显脂血状态，常作为继发的病因加重、加速 AP 发展。

甲状旁腺肿瘤、维生素 D 过多等所致的高钙血症可致胰管钙化、促进胰酶提前活化而促发本病。

7. **药物** 噻嗪类利尿剂、硫唑嘌呤、糖皮质激素、磺胺类等药物可促发 AP，多发生在服药最初 1～2 个月，与剂量无明确相关。

8. **感染及全身炎症反应** 可继发于急性流行性腮腺炎、甲型流感、肺炎衣原体感染、传染性单核细胞增多症、柯萨奇病毒等，常随感染痊愈而自行缓解。在全身炎症反应时，作为受损的靶器官之一，胰腺也可有急性炎症损伤。

9. **过度进食** 进食量是否过度因人而异，难以量化。进食后分泌的胰液不能经胰管流出道顺利排至十二指肠，胰管内压升高，即可引发 AP。进食尤其是荤食，也因此常成为 AP 的诱因，应仔细寻找潜在的病因。一般单纯过度进食作为病因的 AP 相对较少。

10. **其他** 各种自身免疫性的血管炎、胰腺主要血管栓塞等血管病变可影响胰腺血供，这一病因在临床相对少见。遗传性相关及自身免疫相关胰腺炎在慢性胰腺炎章节探讨。少数病因不明者，称为特发性 AP。

【发病机制】 各种致病因素导致胰管内高压,腺泡细胞内 Ca^{2+} 水平显著上升,溶酶体在腺泡细胞内提前激活酶原(如胰蛋白酶原),大量活化的胰酶消化胰腺自身。①损伤腺泡细胞,激活炎症反应的枢纽分子核因子-κB,它的下游系列炎症介质如肿瘤坏死因子-α、白介素-1、花生四烯酸代谢产物(前列腺素、血小板活化因子)、活性氧等均可增加血管通透性,导致大量炎性渗出。②胰腺微循环障碍使胰腺出血、坏死。炎症过程中参与的众多因素可以正反馈方式相互作用,使炎症逐级放大,当超过机体的抗炎能力时,炎症向全身扩展,出现多器官炎症性损伤及功能障碍。

【病理】

(一)胰腺急性炎症性病变 可分为急性水肿型及急性出血坏死型胰腺炎。急性水肿型可发展为急性出血坏死型,其进展速度可在数小时至数天。

1. **急性水肿型** 较多见,病变累及部分或整个胰腺。胰腺肿大、充血、水肿和炎症细胞浸润,可有轻微的局部坏死。

2. **急性出血坏死型** 相对较少,胰腺内有灰白色或黄色斑块的脂肪组织坏死,出血严重者,胰腺呈棕黑色并伴有新鲜出血,坏死灶外周有炎症细胞浸润,常见静脉炎和血栓。

(二)胰腺局部并发症

1. **急性胰周液体积聚** AP 早期,胰腺内、胰周较多渗出液积聚,没有纤维隔,可呈单灶或多灶状,约半数病人在病程中自行吸收。

2. **胰瘘**(pancreatic fistula) 胰腺炎症致胰管破裂,胰液从胰管漏出,即为胰瘘。胰内瘘是难以吸收的胰腺假性囊肿及胰性胸、腹腔积液的原因。胰液经腹腔引流管或切口流出体表,为胰外瘘。

3. **胰腺假性囊肿**(pancreatic pseudocyst)**及胰性胸、腹腔积液** 含有胰内瘘的渗出液积聚,常难以吸收,病程 1 个月左右,纤维组织增生形成囊壁,包裹而成胰腺假性囊肿,形态多样、大小不一。与真性囊肿的区别在于,由肉芽或纤维组织构成的囊壁缺乏上皮,囊内无菌生长,含有胰酶。大量胰腺炎性渗出伴胰内瘘可导致胰性胸、腹腔积液。

4. **胰腺坏死** 单纯胰腺实质坏死、胰周脂肪坏死及胰腺实质伴胰周脂肪坏死发生的概率分别约为 5%、20% 及 75%。早期急性坏死物集聚(acute necrotic collection,ANC)含有实性及液体成分,通常边界不清。1 个月左右,随着病变周围网膜包裹、纤维组织增生,这些实性及液性坏死物被包裹、局限,称为包裹性坏死(walled-off necrosis,WON)。

5. **胰腺脓肿**(pancreatic abscess) 胰周积液、胰腺假性囊肿或胰腺坏死感染,发展为脓肿。

6. **左侧门静脉高压**(left side portal hypertension,LSPH) 胰腺坏死严重、大量渗出、假性囊肿压迫和迁延不愈的炎症,导致脾静脉血栓形成,继而脾大、胃底静脉曲张。

(三)AP 导致的多器官炎性损伤病理 全身炎症反应可波及全身其他脏器如小肠、肺、肝、肾等,各脏器呈急性炎症病理改变。

【临床表现】 根据病情程度,AP 临床表现多样。

1. **急性腹痛** 是绝大多数病人的首发症状,常较剧烈,多位于中左上腹甚至全腹,部分病人腹痛向背部放射。病人病初可伴有恶心、呕吐,轻度发热。常见体征:中上腹压痛,肠鸣音减少,轻度脱水貌。

2. **急性多器官功能障碍及衰竭** 在上述症状基础上,腹痛持续不缓解、腹胀逐渐加重,可陆续出现循环、呼吸、肠、肾及肝衰竭,表 4-20-1 列出了多器官功能障碍的部分症状及体征。

3. **胰腺局部并发症** 急性液体积聚、胰腺坏死、胰性腹腔积液时,病人腹痛、腹胀明显;病情进展迅速时,可伴有休克及腹腔间隔室综合征。大量胰性胸腔积液时,病人呼吸困难。病程早期出现胸腔积液,提示易发展为重症急性胰腺炎。胰腺坏死出血量大且持续时,除休克难以纠正,血性腹腔积液可在胰酶的协助下渗至皮下,常在两侧腹部出现 Grey-Turner 征或在脐周出现 Cullen 征。

假性囊肿 <5cm 时,6 周内约 50% 可自行吸收;囊肿大时,可有明显腹胀及上、中消化道梗阻等症状。从 ANC 到 WON,可能是无菌的,也可能是感染性的。胰腺实质坏死 >30% 时,感染概率明显增

表 4-20-1 AP 多器官功能障碍的症状、体征及相应的病理生理改变

症状及体征	病理生理改变
低血压、休克	大量炎性渗出、严重炎症反应及感染
呼吸困难	肺间质水肿、成人呼吸窘迫综合征、胸腔积液,严重肠麻痹及腹膜炎
腹痛、腹胀、呕吐、全腹膨隆、张力较高,广泛压痛及反跳痛,移动性浊音阳性,肠鸣音少而弱,甚至消失	肠麻痹、腹膜炎、腹腔间隔室综合征
少尿、无尿	休克、肾功能不全
黄疸加深	胆总管下端梗阻,肝损伤或肝衰竭
格雷 - 特纳（Grey-Turner）征,卡伦（Cullen）征	胰腺出血坏死
体温持续升高或不降	严重炎症反应及感染
意识障碍,精神失常	胰性脑病
上消化道出血	应激性溃疡,左侧门静脉高压
猝死	严重心律失常

加。胰腺感染通常发生在 AP 发作 2 周后,少部分胰腺坏死的病人可在起病后 1 周,即发生感染,表现为:①体温＞38.5℃,白细胞计数＞$16×10^9$/L。②腹膜刺激征范围超过腹部两个象限;若腹膜后间隙有感染,可表现为腰部明显压痛,甚至可出现腰部丰满、皮肤发红或凹陷性水肿。③CT 发现 ANC 或 WON 内有气泡征。④胰腺脓肿病人因病程长,除发热、腹痛外,常有消瘦及营养不良症状及体征。胰腺坏死病人痊愈后,根据坏死范围而出现程度不同的胰腺外分泌功能不足表现,如进食不耐受,餐后腹胀、腹痛,进食少,持续轻泻甚至脂肪泻,营养不良等。

左侧门静脉高压可在重症急性胰腺炎早期发生,随胰腺、胰周炎症消退而呈一过性。当胰腺、胰周炎症迁延,伴有假性囊肿、脓肿等并发症时,LSPH 将难以逆转。病人因胃底静脉曲张,而有黑便、呕血甚至致命性大出血。

【辅助检查】

（一）诊断 AP 的重要血清标志物

1. 淀粉酶 AP 时,血清淀粉酶于起病后 2～12 小时开始升高,48 小时开始下降,持续 3～5 天。由于唾液腺也可产生淀粉酶,当病人无急腹症而有血淀粉酶升高时,应考虑其来源于唾液腺。循环中淀粉酶可通过肾脏排泄,AP 时尿淀粉酶因此升高;但轻度的肾功能改变将影响尿淀粉酶检测的准确性和特异性,故对临床诊断价值不大。

2. 脂肪酶 血清脂肪酶于起病后 24～72 小时开始升高,持续 7～10 天,其敏感性和特异性均略优于血淀粉酶。

血清淀粉酶、脂肪酶的高低与病情程度无确切关联,部分重症胰腺炎病人胰酶可正常或轻度升高。胰源性胸腔积液、腹腔积液、胰腺假性囊肿囊液的上述两个胰酶水平常明显升高。

（二）反映 AP 病理生理变化的实验室检测指标（表 4-20-2）

表 4-20-2 反映 AP 病理生理变化的实验室检测指标

检测指标	病理生理变化
白细胞↑	炎症或感染
C 反应蛋白＞150mg/L	炎症反应
血糖升高	胰岛素释放减少、胰高血糖素释放增加、胰腺坏死;急性应激反应
TB、AST、ALT↑	胆道梗阻、肝损伤

续表

检测指标	病理生理变化
白蛋白↓	大量炎性渗出、肝损伤
尿素氮、肌酐↑	休克、肾功能不全
血氧分压↓	成人急性呼吸窘迫综合征
血钙＜2mmol/L	Ca^{2+}内流入腺泡细胞、胰腺坏死
血甘油三酯↑	既可能是AP的病因，也可能是急性应激反应所致
血钠、钾、pH异常	肾功能受损、内环境紊乱

(三) 胰腺等脏器影像变化

1. **腹部超声** 是AP的常规初筛影像检查，因常受胃肠道积气的干扰，对胰腺形态观察多不满意，但可了解胆囊及胆管情况，是胰腺炎胆源性病因的初筛方法。当胰腺发生假性囊肿时，常用腹部超声诊断、随访及协助穿刺定位。

2. **腹部CT和MRI** CT平扫最初应用于胰腺炎诊断，有助于确定胰周炎性改变及胸、腹腔积液；增强CT有助于确定胰腺坏死程度，一般宜在起病1周左右进行（表4-20-3）。MRI有助于确定胆道病变及胰周液体积聚情况。

3. **超声内镜** 辅助胆道情况诊断，避免不必要的ERCP治疗。有助于胰腺局部病变、胰腺炎病因的判断。

表 4-20-3　急性胰腺炎 CT 评分

积分	胰腺炎症反应	胰腺坏死	胰腺外并发症
0	胰腺形态正常	无坏死	
2	胰腺+胰周炎性改变	坏死＜30%	胸、腹腔积液，脾、门静脉血栓，胃流出道梗阻等
4	单发或多个积液区或胰周脂肪坏死	坏死＞30%	

注：评分≥4分为MSAP或SAP。

【诊断】 作为常见急腹症之一，诊断内容包括如下。

1. **确定是否为AP** 应具备下列3条中任意2条：①急性、持续中上腹痛；②血淀粉酶或脂肪酶＞正常值上限3倍；③AP的典型影像学改变。此诊断一般应在病人就诊后48小时内明确。

2. **确定AP程度** 根据器官衰竭（organ failure，OF）、胰腺坏死及胰腺感染情况（表4-20-4），将AP程度分为下列4种程度：①轻症急性胰腺炎（mild acute pancreatitis，MAP）；②中度重症急性胰腺炎（moderately severe acute pancreatitis，MSAP）；③重症急性胰腺炎（severe acute pancreatitis，SAP）；④危重急性胰腺炎（critical acute pancreatitis，CAP）。

表 4-20-4　AP 程度诊断

	MAP	MSAP	SAP	CAP
器官衰竭	无	≤48小时内恢复	＞48小时	＞48小时
	和	和/或	或	和
胰腺坏死	无	无菌性	感染性	感染性

关于器官衰竭，主要依据呼吸、循环及肾功能的量化指标进行评价（表4-20-5）。上述器官评分≥2分，则存在器官功能衰竭。肠功能衰竭表现为腹腔间隔室综合征。急性肝衰竭表现为病程中出现2期及以上肝性脑病，并伴有：①极度乏力，明显厌食、腹胀、恶心、呕吐等严重消化道症状；②短期内黄疸进行性加深；③出血倾向明显，血浆凝血酶原活动度≤40%（或INR≥1.5），且排除其他原因；④肝脏进行性缩小。

表 4-20-5　器官功能衰竭的改良 Marshall 评分

	0	1	2	3	4
呼吸（PaO$_2$/FiO$_2$）	>400	301～400	201～300	101～200	<101
循环（收缩压/mmHg）	>90	<90 补液后可纠正	<90 补液不能纠正	<90 pH<7.3	<90 pH<7.2
肾脏［肌酐/（μmol/L）］	<134	134～169	170～310	311～439	>439

注：PaO$_2$ 为动脉血氧分压，正常值：95～100mmHg；FiO$_2$ 为吸入气氧浓度，空气（21%），纯氧 2L/min（25%），纯氧 4L/min（30%），纯氧 6～8L/min（40%），纯氧 9～10L/min（50%）。

胰腺感染通常根据前述临床表现及实验室检测可建立诊断，高度怀疑胰腺感染而临床证据不足时，可在 CT、超声引导下行胰腺或胰周穿刺，抽取物涂片查细菌或培养。

3. 寻找病因　住院期间应努力使 80% 以上病人的病因得以明确，尽早解除病因有助于缩短病程、预防 SAP 及避免日后复发。胆道疾病仍是 AP 的首要病因，应注意多个病因共同作用的可能。CT 主要用于 AP 病情程度的评估，在胆胰管病因搜寻方面建议采用 MRCP。

【鉴别诊断】　急性胰腺炎常需与胆石症、消化性溃疡、心肌梗死及急性肠梗阻等鉴别，详见本系列教材相应章节。这些急腹症时，血淀粉酶及脂肪酶水平也可升高，但通常低于正常值的 2 倍。

【治疗】　AP 治疗的两大任务：①寻找并去除病因；②控制炎症。

AP，即使是 SAP，应尽可能采用内科及微创治疗。临床实践表明，SAP 时手术创伤将加重全身炎症反应，增加死亡率。如诊断为胆源性 AP，应尽可能在本次住院期间完成内镜治疗或在康复后择期行胆囊切除术，避免今后复发。胰腺局部并发症，如有明显临床症状的胰腺假性囊肿、胰腺脓肿及左侧门静脉高压，可通过内镜或外科手术治疗。

（一）监护　从炎症反应到器官功能障碍直至器官衰竭，可经历时间不等的发展过程，病情变化较多，应予细致监护，根据症状、体征（见表 4-20-1）、实验室检测（见表 4-20-2）、影像学变化（见表 4-20-3）及时了解病情发展。高龄、肥胖（BMI≥28kg/m^2）、妊娠等病人是 SAP 的高危人群，采用 APACHE Ⅱ评分有助于动态评估病情程度。该评分系统包括急性生理评分、年龄评分及慢性健康评分三部分，急性疾病的严重度通过量化多项生理学参数而予以评估。评估方法为：下载 APACHE Ⅱ 评分软件，输入可在多数医院获得的 APACHE Ⅱ评分所列参数即可。病人 APACHE Ⅱ评分≥8，发生 SAP 的概率约为 70%，也是 SAP 的高危人群。

（二）器官支持

1. 液体复苏　旨在迅速纠正组织缺氧，也是维持血容量及水、电解质平衡的重要措施。起病后若有循环功能障碍，24 小时内是液体复苏的黄金时期。MSAP 病人在没有大量失血情况下，补液量宜控制在 3 500～4 000ml/d。在用晶体溶液进行液体复苏时，应注意补充乳酸钠林格平衡液，避免大量生理盐水扩容，导致氯离子堆积。缺氧致组织中乳酸堆积，代谢性酸中毒较常见，应积极补充碳酸氢钠。重症病人胰腺大量渗液，蛋白丢失，应注意补充白蛋白，才能有效维持脏器功能。补液量及速度虽可根据中心静脉压进行调节，但 AP 时常有明显腹胀、麻痹性肠梗阻，中心静脉压可因此受影响，参考价值有限。进入 SAP，补液量应根据每日情况调整，不宜大量补液。液体复苏临床观察指标有：心率、呼吸、血压、尿量、血气分析及 pH、血尿素氮、肌酐等。

2. 呼吸功能　轻症病人可予鼻导管、面罩给氧，力争使动脉血氧饱和度>95%。当出现急性肺损伤、呼吸窘迫时，应给予正压机械通气，并根据尿量、血压、动脉血 pH 等参数调整补液量，总液量宜<2 000ml，可适当使用利尿剂。

3. 肠功能维护　导泻及口服抗生素有助于减轻肠腔内细菌、毒素在肠屏障功能受损时的细菌移位及减轻肠道炎症反应。导泻可减少肠腔内细菌过生长，促进肠蠕动，有助于维护肠黏膜屏障。可予以芒硝（硫酸钠）40g+ 开水 600ml 分次饮入。大便排出后，可给予乳果糖，保持大便每 1～2 日 1 次。

口服抗生素可用左氧氟沙星 0.5g,每日 1 次,联合甲硝唑每次 0.2g,每日 3 次,疗程 4 天。胃肠减压有助于减轻腹胀,必要时可以使用。

4. 连续性血液净化 当病人出现难以纠正的急性肾功能不全时,连续性血液净化通过具有选择或非选择性吸附剂的作用,清除部分体内有害的代谢产物或外源性毒物,达到净化血液的目的。SAP 早期使用,有助于清除部分炎症介质,有利于病人肺、肾、脑等重要器官功能改善和恢复,避免疾病进一步恶化。

(三)减少胰液分泌

1. 禁食 食物是胰液分泌的天然刺激物,起病后短期禁食,降低胰液分泌,减少胰酶对胰腺的自身消化。让胰腺休息一直是治疗 AP 的理论基础,但 AP 时,腺泡细胞处于广泛凋亡甚至是坏死状态,胰腺外分泌功能严重受损,通过禁食抑制胰液分泌对胰腺炎的治疗效果有限。病初 48 小时内禁食,有助于缓解腹胀和腹痛。

2. 生长抑素及其类似物 胃肠黏膜 D 细胞合成的生长抑素可抑制胰泌素和缩胆囊素刺激的胰液基础分泌。

(四)控制炎症

1. 液体复苏 成功的液体复苏是早期控制 AP 引发全身炎症反应的关键措施之一。

2. 生长抑素 是机体重要的抗炎多肽,AP 时,循环及肠黏膜生长抑素水平显著降低,胰腺及全身炎症反应可因此加重。外源性补充生长抑素或生长抑素类似物奥曲肽不仅可抑制胰液的分泌,更重要的是有助于控制胰腺及全身炎症反应。对于轻症病人,可在起病初期予以生长抑素 250μg/h 或奥曲肽 25μg/h,持续静脉滴注共 3 天。对于 SAP 高危病人或 MSAP 病人,宜在起病后 48 小时内予以生长抑素 500μg/h 或奥曲肽 50μg/h,3~4 天后分别减量为 250μg/h 或 25μg/h,疗程 4~5 天,这不仅有助于预防 SAP 的发生,也可部分缓解 SAP。

3. 早期肠内营养 肠道是全身炎症反应的策源地,早期肠内营养有助于控制全身炎症反应。

(五)镇痛 多数病人在静脉滴注生长抑素或奥曲肽后,腹痛可得到明显缓解。对严重腹痛者,可肌内注射哌替啶止痛,每次 50~100mg。由于吗啡可增加 Oddi 括约肌压力、胆碱能受体拮抗剂如阿托品可诱发或加重肠麻痹,故均不宜使用。

(六)急诊内镜治疗去除病因 对胆总管结石性梗阻、急性化脓性胆管炎、胆源性败血症等胆源性急性胰腺炎应尽早行内镜十二指肠乳头括约肌切开术、取石术、放置鼻胆管引流等,既有助于降低胰管内高压,又可迅速控制胰腺炎症及感染。这种微创对因治疗,疗效肯定,创伤小,可迅速缓解症状、改善预后、缩短病程、节省治疗费用,避免 AP 复发。

(七)预防和抗感染 AP 本是化学性炎症,但在病程中极易感染,是病情向重症发展甚至死亡的重要原因之一。其感染源多来自肠道,预防胰腺感染可采取:①导泻及口服抗生素(前已详述);②尽早恢复肠内营养,有助于受损的肠黏膜修复,减少细菌移位;③当胰腺坏死>30% 时,胰腺感染风险增加,可预防性静脉给予亚胺培南或美罗培南 7~10 天,有助于减少坏死胰腺继发感染。

疑诊或确定胰腺感染时,应选择针对革兰氏阴性菌和厌氧菌的、能透过血胰屏障的抗生素,如碳青霉烯类、第三代头孢菌素+抗厌氧菌类、喹诺酮+抗厌氧菌类,疗程 7~14 天,抗生素选择推荐采用降阶梯策略。随着 AP 进展,胰腺感染细菌谱也相应变化,菌群多从单一菌和革兰氏阴性菌(大肠埃希菌为主)为主,向多重菌和革兰氏阳性菌转变。此外,如疑有真菌感染,可经验性应用抗真菌药。

(八)早期肠内营养 旨在改善胃肠黏膜屏障,减轻炎症反应,防治细菌移位及胰腺感染。一般 AP 起病后获得及时、有效治疗,MAP 及 MSAP 病人可在病后 48~72 小时开始经口肠内营养。如病人腹胀症状明显,难以实施肠内营养时,可在呕吐缓解、肠道通畅时再恢复经口肠内营养。恢复饮食宜从易消化的少量碳水化合物食物开始,辅以消化酶,逐渐增加食量和少量蛋白质,直至恢复正常饮食。对于病程长,因较大的胰腺假性囊肿或 WON 致上消化道不全梗阻病人,可在内镜下行胃造瘘,安置空肠营养管,进行肠内营养。

（九）择期内镜、腹腔镜或手术去除病因 胆总管结石、胰腺分裂、胰管先天性狭窄、胆囊结石、慢性胰腺炎、壶腹周围癌、胰腺癌等多在 AP 恢复后择期手术，尽可能选用微创方式。

（十）胰腺局部并发症

1. **胰腺假性囊肿** <4cm 的囊肿几乎均可自行吸收。>6cm 者或多发囊肿则自行吸收的机会较小，在观察 6~8 周后，若无缩小和吸收的趋势，则需要引流。其方式包括：经皮穿刺引流、内镜引流、外科引流。

2. **胰腺脓肿的处理** 在充分抗生素治疗后，脓肿不能吸收，可行腹腔引流或灌洗，如仍不能控制感染，应施行坏死组织清除和引流手术。

（十一）病人教育 ①在急性胰腺炎早期，应告知患方病人存在的 SAP 高危因素及可能的不良预后；②积极寻找 AP 病因，在病史采集、诊疗等方面取得患方配合；③治疗性 ERCP 在 AP 诊疗中的重要作用；④呼吸机或连续性血液净化的必要性；⑤肠内营养的重要性及实施要点；⑥对有局部并发症者，指导病人出院后定期随访。

【预后】 轻症病人常在 1 周左右康复，不留后遗症。重症病人死亡率约 15%，经积极抢救器官衰竭、幸免于死亡的病人多有胰腺假性囊肿、WON、胰腺脓肿和脾静脉栓塞等并发症，遗留不同程度胰腺功能不全。未去除病因的部分病人可经常复发 AP，反复炎症及纤维化可演变为慢性胰腺炎。

【预防】 积极治疗胆胰疾病，适度饮酒及进食，部分病人需严格戒酒。

第二节 ｜ 慢性胰腺炎

慢性胰腺炎（chronic pancreatitis，CP）是由于各种原因导致的胰腺局部或弥漫性的慢性进展性炎症，伴随胰腺内外分泌功能的不可逆损害。临床上表现为反复发作性或持续性腹痛、腹泻或脂肪泻、消瘦、黄疸、腹部包块和糖尿病。

【病因和发病机制】 CP 病因复杂，涉及多种因素，其发病通常需要一个急性胰腺炎的前哨事件来启动炎症过程。此后，多种病因或危险因素维持炎症反应，导致进行性的纤维化。一些遗传变异、自身免疫可不需要急性胰腺炎的启动，促进特发性 CP 隐匿起病。

1. **各种胆胰管疾病** 感染、炎症或结石引起胆总管下段或胰管和胆管交界处狭窄或梗阻，胰液流出受阻，引起急性复发性胰腺炎（recurrent acute pancreatitis，RAP），在此基础上逐渐发展为 CP。我国胆道系统疾病常见，是我国 CP 常见原因之一。

2. **酒精** 饮酒一直都被认为是 CP 的首要病因。然而根据 CP 的病理及影像学特征，只有不到 10% 的酗酒者最终发展为 CP。临床实践观察到，多数长期大量饮酒者并无 CP 的客观证据，仅表现为消化不良。实验研究表明，酒精并非直接导致 CP，但在胰管梗阻等因素的协同下，可致酒精性 RAP，逐渐进展为 CP。酒精可与其他伴随因素如吸烟一起，共同加重胰腺钙化的发生。

3. **B 组柯萨奇病毒** 此病毒可引起急性胰腺炎，且病毒滴度越高，引起急性胰腺炎的可能性越大，若此时缺乏组织修复，则可能进展为 CP。在 B 组柯萨奇病毒感染期间，饮用酒精可加重病毒诱导的胰腺炎，阻碍胰腺受损后的再生，饮酒剂量越大，持续时间越长，胰腺的再生就越困难。因此，酒精可能通过增强组织内病毒感染或复制，影响组织愈合和使胰腺炎症慢性化。

4. **遗传性胰腺炎（hereditary pancreatitis）** 病人多有家族史，临床以 RAP 为特点，多在幼年发病，常进展为 CP 并伴有高胰腺癌发病率。遗传分析是重要的诊断工具。其表现形式各异，大多数具有常染色体显性遗传模式，涉及最常见的基因包括阳离子胰蛋白酶原基因、丝氨酸蛋白酶抑制剂基因、囊性纤维化跨膜转导调节因子基因，基因通过激活胰蛋白酶腺泡内活化、导管阻塞、影响蛋白质折叠等方式，导致胰腺炎的发生。

5. **自身免疫性胰腺炎（autoimmune pancreatitis，AIP）** AIP 病人血清中有多种免疫抗体产生，如 IgG4（见本篇第十三章）、抗碳酸酐酶抗体Ⅱ和Ⅳ、抗乳铁蛋白抗体、抗核抗体、抗胰蛋白酶抗体及抗分泌型胰蛋白酶抑制物抗体等,体液免疫、细胞免疫、补体系统、淋巴毒素参与致病。

6. **高钙血症** 血液、胰腺实质中钙浓度升高易激活胰酶,持续高钙血症者,RAP 风险增加。高钙血症可降低胰管和组织间隙间的屏障作用,钙离子更多地进入胰液中,高浓度钙离子在碱性胰液中易形成沉积,促进胰管结石形成。

7. **营养因素** 食物中饱和脂肪酸及低蛋白饮食可促进 CP 或胰腺退行性病变的发生。部分热带胰腺炎与此有关。

8. **特发性胰腺炎**(idiopathic pancreatitis) 排除其他潜在病因可考虑诊断。常表现为 20~30 岁发病的早发型及 60~70 岁发病的迟发型两类,可能与吸烟、轻度基因突变、解剖异常等不确定病因有关。

【病理】 CP 病变程度轻重不一。炎症可局限于胰腺小叶,也可累及整个胰腺。胰腺腺泡萎缩,弥漫性纤维化或钙化;胰管有多发性狭窄和囊状扩张,管内有结石、钙化和蛋白栓子。胰管阻塞区可见局灶性水肿、炎症和坏死,也可合并假性囊肿。上述改变具有进行性和不可逆性的特点。后期胰腺变硬,表面苍白呈不规则结节状,胰腺萎缩和体积缩小。纤维化病变也常累及脾静脉和门静脉,造成狭窄、梗阻或血栓形成,从而导致左侧门静脉高压。

AIP 组织学表现为非钙化性胰腺腺管的破坏和腺泡组织的萎缩,Ⅰ型-AIP(IgG4-AIP)组织病理学特点为胰管周围广泛的淋巴细胞及浆细胞浸润、胰腺实质斑片状或席纹状纤维化、免疫组化见胰腺内大量 IgG4 阳性细胞浸润,上述病理改变也可出现在胆管、胆囊、肾、肺、腮腺等器官。Ⅱ型-AIP 组织学特征为导管中心性胰腺炎,大量中性粒细胞浸润致胰腺导管内微脓肿形成,导管上皮细胞破坏、管腔狭窄。

【临床表现】

(一)症状

1. **腹痛** 反复发作的上腹痛,初为间歇性,以后转为持续性上腹痛,平卧位时加重,前倾坐位、弯腰、侧卧蜷曲时疼痛可减轻。有时腹痛部位不固定,累及全腹,亦可放射至背部或前胸。腹痛程度轻重不一,严重者需用麻醉剂才能缓解疼痛。腹痛常因饮酒、饱食或高脂食物诱发,急性发作时常伴有血淀粉酶及脂肪酶升高。腹痛的发病机制可能主要与胰管梗阻与狭窄等原因所致的胰管高压有关,其次是胰管本身的炎症、胰腺缺血、假性囊肿以及合并的神经炎等。

2. **胰腺外分泌功能不全的表现** 慢性胰腺炎后期,由于胰腺外分泌功能障碍可引起食欲减退、食后上腹饱胀,消瘦,营养不良,水肿,以及维生素 A、D、E、K 缺乏等症状。部分病人由于胰腺外分泌功能明显不足而出现腹泻,大便每日 3~4 次,色淡、量多、有气泡、恶臭,大便内脂肪量增多并有不消化的肌肉纤维。

3. **胰腺内分泌功能不全的表现** 由于慢性胰腺炎引起胰腺 β 细胞破坏,半数病人可发生糖尿病。

(二)体征 多数病人仅有腹部轻压痛。当并发胰腺假性囊肿时,腹部可扪及包块。当胰头肿大、胰管结石及胰腺囊肿压迫胆总管时,可出现黄疸。AIP 常呈进行性加重的无痛性黄疸,易被误诊为胰腺癌或胆管癌。

【辅助检查】

(一)影像学

1. **X 线腹部平片** 部分病人可见胰腺区域的钙化灶、结石影。

2. **腹部超声和 EUS** 胰实质回声增强、主胰管狭窄或不规则扩张及分支胰管扩张、胰管结石、假性囊肿等。EUS 由于探头更接近胰腺组织,对 CP 和胰腺癌均可提供更为准确的信息。

3. **腹部 CT 及 MRI** 胰腺增大或缩小、轮廓不规则、胰腺钙化、胰管不规则扩张或胰腺假性囊肿等改变。IgG4-AIP 胰腺呈"腊肠样"肿胀或胰头局部结节样占位,主胰管局部狭窄。

4. **ERCP 及 MRCP** ERCP 是 CP 形态学诊断和分期的重要依据。胰管侧支扩张是该疾病最早期的特征。其他表现有主胰管和侧支胰管的多灶性扩张、狭窄和形态不规则、结石造成的充盈缺损及黏液栓等。MRCP 可显示胰管扩张的程度和结石位置,并能明确部分 CP 的病因。近年来已逐渐取代诊断性 ERCP 在 CP 中的作用。

(二)胰腺内、外分泌功能测定　血糖测定、糖耐量试验及血胰岛素水平可反映胰腺内分泌功能。粪便弹性蛋白酶水平下降是胰腺外分泌功能不足的证据之一。

(三)免疫学检测　IgG4-AIP 病人血清 IgG4 水平>1 350mg/L,其他 AIP 抗核抗体及类风湿因子可呈阳性。

【诊断与鉴别诊断】　诊断思路在于首先确定有无 CP,然后寻找其病因。当临床表现提示 CP 时,可通过影像技术获得胰腺有无钙化、纤维化、结石、胰管扩张及胰腺萎缩等形态学资料,收集 CP 的证据,并进一步了解胰腺内外分泌功能,排除胰腺肿瘤。

需要鉴别的常见疾病包括:胆道疾病、小肠性吸收功能不良、慢性肝病等。胰腺炎性包块与胰腺癌鉴别尤为重要,且有一定难度,需要 EUS 引导下行细针穿刺活组织检查,甚至开腹手术探查。

【治疗】　CP 治疗目标是:消除病因,控制症状,改善胰腺功能、治疗并发症和提高生活质量等。

(一)腹痛

1. **药物**　口服胰酶制剂、皮下注射奥曲肽及非阿片类止痛药可缓解部分腹痛。顽固性、非梗阻性疼痛可行 CT、EUS 引导下腹腔神经阻滞术。

2. **内镜**　解除胰管梗阻,缓解胰管内高压引发的临床症状。ERCP 下行胰管括约肌切开、胰管取石术及胰管支架置入术使许多病人避免或延缓了手术干预,成为一线治疗。对于内镜不能取出的胰管结石病人,可以考虑体外冲击波碎石和液电碎石治疗。

3. **手术**　当内镜治疗失败或疼痛复发时可考虑手术治疗。

(二)胰腺外分泌功能不全　采用高活性、肠溶胰酶替代治疗并辅助饮食疗法,胰酶应于餐中服用,同时应用 PPI 或 H_2RA 抑制胃酸分泌,可减少胃酸对胰酶的破坏,提高药物疗效。胰酶剂量可根据病人腹泻、腹胀的程度进行调节。

(三)糖尿病　给予糖尿病饮食,尽量口服降糖药替代胰岛素,由于 CP 常同时存在胰高血糖素缺乏,小剂量的胰岛素也可诱发低血糖的发生,胰岛素治疗的剂量需个体化调节。

(四)AIP　常用泼尼松口服,初始剂量为 30~40mg/d,症状缓解后逐渐减量至 5~10mg/d。大多数病人病情因此得以控制,但不能完全逆转胰腺的形态学改变。

(五)外科治疗　CP 的手术指征:①内科或内镜处理不能缓解的疼痛;②胰管结石、胰管狭窄伴胰管梗阻;③发生胆道梗阻、十二指肠梗阻、门静脉高压和胰性腹腔积液或囊肿等并发症。

(六)病人教育　CP 病人须禁酒、戒烟,避免过量高脂、高蛋白饮食。长期脂肪泻病人,应注意补充脂溶性维生素及维生素 B_{12}、叶酸,适当补充各种微量元素。

【预后】　积极治疗可缓解症状,但不易根治。晚期病人多死于并发症。

(刘苓)

本章思维导图

第二十一章 胰腺癌

　　胰腺癌（pancreatic cancer）是指起源于胰腺导管上皮及腺泡细胞的恶性肿瘤，具有恶性程度高、起病隐匿、进展迅速及预后不良等特点。胰腺癌早期症状不典型，进展期可出现腹部不适或腹痛、消瘦以及消化道症状等，当出现典型症状时常已处于晚期，治疗效果多不理想。

　　胰腺癌在全球范围内发病率呈上升趋势，40岁以上人群好发，男性略高于女性，总体5年生存率约10%，在我国恶性肿瘤中发病率居第八位，死亡率居第六位。

　　【发病机制】　病因尚未完全阐明，一般认为是基因和环境等多种因素共同作用的结果。高危因素及人群包括：①长期大量吸烟；②肥胖；③慢性胰腺炎，特别是家族性胰腺炎病人；④糖尿病；⑤男性和绝经期后的女性；⑥胰腺癌家族史；⑦某些遗传性疾病病人：Peutz-Jeghers综合征、家族性非典型多发性多痣-黑素瘤综合征、常染色体隐性共济失调毛细血管扩张症、*BRCA2*基因及*PALB2*基因的常染色体显性遗传突变、Lynch综合征、家族性腺瘤性息肉病。

　　【病理解剖和病理生理】　大多数（90%）胰腺癌为导管细胞癌，常位于胰头，可压迫胆道、侵犯十二指肠及堵塞主胰管。肿瘤质地坚实，切面常呈灰黄色，可有出血及坏死。少数为腺泡细胞癌，胰腺头、体、尾部均可出现。肿瘤常呈分叶状，棕色或黄色，质地软，可有局灶坏死。其他少见的病理类型包括棘皮癌和囊腺癌等。

　　胰腺癌进展迅速，易发生早期转移。胰腺癌转移的方式包括直接蔓延、淋巴转移、血行转移以及沿神经鞘转移。癌组织可直接蔓延至胆总管末端、胃、十二指肠、左肾、脾及邻近大血管；经淋巴管转移至邻近器官、肠系膜及主动脉周围等处的淋巴结；经血液循环转移至肝、肺、骨、脑和肾上腺等器官；沿神经鞘浸润或压迫邻近神经如十二指肠、胰腺和胆囊壁神经。

　　【临床表现】　起病隐匿、病程短、进展迅速，出现明显症状时，多已处于晚期。

　　1. **腹部不适或腹痛**　常为首发症状。多数病人可出现腹部不适或腹痛，进食后或仰卧时加重，弯腰或屈膝时可减轻。进展期肿瘤侵犯腹腔神经丛可导致持续性剧烈的腹痛和/或腰背痛。

　　2. **消瘦**　早期即可出现，多伴有乏力等症状，晚期常呈恶病质状态。

　　3. **消化道症状**　肿瘤阻塞胆总管下端和胰管时，胆汁和胰液不能进入十二指肠，常出现消化不良症状。晚期肿瘤侵及胃和十二指肠壁可发生消化道梗阻和/或出血。

　　4. **黄疸**　约90%病人伴有黄疸。

　　5. **症状性糖尿病**　约50%病人在诊断时伴有糖尿病，少数病人起病初期可出现糖尿病症状或原有糖尿病症状突然加重。

　　6. **精神症状**　部分病人可出现焦虑和/或抑郁等精神症状。

　　7. **其他症状**　部分病人可出现持续或间歇性低热、游走性血栓性静脉炎或动脉血栓。

　　【辅助检查】

　　（一）实验室检查

　　1. **血液生化检查**　早期无特异性改变，肿瘤阻塞胰管时可有血淀粉酶一过性升高、空腹和/或餐后血糖升高及糖耐量试验异常，累及肝脏、阻塞胆管时可引起丙氨酸转氨酶、天冬氨酸转氨酶、胆汁酸及胆红素等升高。

　　2. **血液肿瘤标志物检查**　CA19-9常升高，其水平检测可作为辅助诊断、疗效评估及复发监测的重要手段。部分病人不表达CA19-9，可结合CA125和/或CEA等其他肿瘤标志物辅助诊断。

（二）影像学检查

1. **腹部超声**　广泛应用于胰腺癌筛查，但易受胃肠道气体干扰及操作者经验水平影响。

2. **CT**　平扫检查多呈低密度或等密度改变，增强扫描可表现为明显的低密度改变，还可显示肿瘤与周围结构的关系，了解血管受侵犯情况等。

3. **MRI**　可见边界不清、形态不规则的稍长 T_1、稍长 T_2 异常信号，DWI 呈高信号，ADC 信号减低，动态增强动脉期强化程度低于周围胰腺组织，可用于评估肿瘤向周围组织浸润生长、血管受累以及淋巴结转移等情况。

4. **EUS**　图像显示较腹部超声清晰，呈局限性低回声区，回声不均，边缘不规则。超声内镜引导细针穿刺抽吸术（EUS-FNA）可获取组织病理学标本，提高肿瘤检出率。

5. **ERCP**　表现为主胰管及其主要分支的狭窄、扩张、阻塞及扭曲等，可行胰液及胆汁相关细胞学检查或组织病理学诊断。

6. **MRCP**　无需造影剂即可清楚显示胰胆管系统。

（三）组织病理学和细胞学检查　通过 EUS-FNA、CT 或超声引导下经皮细针穿刺活检，或剖腹探查中穿刺活检可进行组织病理学和细胞学检查。

【诊断与鉴别诊断】　早期诊断困难，当出现明显上腹痛、进行性消瘦、食欲减退、黄疸等症状或影像学发现胰腺癌征象时，绝大多数病人已处于晚期。

胰腺癌的临床表现缺乏特异性，应与慢性胰腺炎、壶腹癌及胆总管癌等相鉴别。

1. **慢性胰腺炎**　常呈慢性病程，有反复的急性发作史，腹泻（主要为脂肪泻）较明显，黄疸少见，影像学检查可发现胰腺钙化。EUS-FNA 有助于明确诊断。

2. **壶腹癌**　黄疸出现早，可呈波动性，大便隐血试验阳性。内镜检查可发现十二指肠乳头处隆起的菜花样肿物。

3. **胆总管癌**　恶性程度较高。肿瘤致胆总管狭窄或闭塞时，黄疸进行性加重，出现陶土样大便。

【治疗】　目前提倡采用多学科综合治疗（MDT）模式，常见治疗方法包括手术治疗、化学治疗、放射治疗、介入治疗及支持治疗等。

1. **手术治疗**　早期手术切除是胰腺癌病人获得治愈和长期生存的唯一有效方法，主要包括胰十二指肠切除术（Whipple 手术）和胰体尾、脾切除术。

2. **化学治疗**　化学治疗可应用于不同分期的胰腺癌病人，常用药物包括 5- 氟尿嘧啶、吉西他滨及白蛋白结合型紫杉醇等。

3. **放射治疗**　放射治疗是胰腺癌的重要局部治疗手段之一，可用于无法手术切除的胰腺癌病人，也可用于临界可切除的术前新辅助治疗和局部进展期胰腺癌病人的治疗等。

4. **介入治疗**　介入治疗包括经动脉灌注化疗、消融治疗、经皮肝穿刺胆道引流、胆道支架植入、消化道支架植入、出血栓塞治疗及癌痛腹腔神经丛阻滞治疗等。

5. **支持治疗**　支持治疗主要包括缓解疼痛和改善营养状况，目的在于预防或减轻相关临床症状，提高病人生活质量。

【预后】　胰腺癌预后差，总体 5 年生存率约 10%，中位生存时间约 3～6 个月，术后 5 年生存率仅约 20%。

【预防】　胰腺癌的一级预防是干预高危因素，二级预防是对高危人群进行早发现、早诊断、早治疗，三级预防是对病人采取积极有效的治疗措施，延长生存期，提高生活质量。

（董卫国）

本章思维导图

第二十二章 | 腹　痛

　　腹痛（abdominal pain）是临床常见症状,多由腹部脏器的器质性疾病或功能性疾病所致,也可由腹腔以外或全身性疾病引起。根据接受痛觉的神经不同分为内脏痛（visceral pain）、躯体痛（somatic pain）和牵涉痛（referred pain）。内脏痛主要由交感神经、副交感神经传导,对机械牵拉、缺血、炎症及化学刺激敏感,而对切割、针刺、电灼等不敏感,定位多不准确。躯体痛由壁腹膜和膈肌的体神经传导,对机械、炎症及化学刺激敏感,定位多较清晰准确。牵涉痛亦称放射痛,由腹腔脏器疾病引起的远隔体表部位的疼痛或疼痛过敏,其机制可能为患病内脏的神经传入纤维与发生牵涉痛的躯体组织神经传入纤维在同一水平汇聚到脊髓同一后角神经元有关。临床上可按起病缓急分为急性腹痛（acute abdominal pain）和慢性腹痛（chronic abdominal pain）。急性腹痛起病急、病情重、变化快,轻者可呈自限过程,重者可危及生命。慢性腹痛起病慢、可反复发作,病因不明者,病程可迁延,急性与慢性腹痛可交替发生。

　　【病因】　腹痛可根据病变解剖部位和性质分为腹部疾病及腹部以外疾病或全身性疾病引起的腹痛。

　　（一）腹部疾病

　　1. **急性炎症**　急性胆囊炎、胆道结石、急性胆管炎、急性胰腺炎、急性胃肠炎、急性阑尾炎、急性腹膜炎、炎症性肠病、急性出血坏死性肠炎、急性肠系膜淋巴结炎、急性肠憩室炎、急性肾盂肾炎等。

　　2. **慢性炎症**　慢性胃炎、慢性胆囊炎及胆道感染、慢性病毒性肝炎、慢性胰腺炎、慢性阑尾炎、结核性腹膜炎、炎症性肠病及腹腔淋巴结炎等。

　　3. **溃疡或穿孔**　消化性溃疡,小肠、大肠溃疡及胃、肠、胆囊穿孔等。

　　4. **脏器阻塞、扭转或缺血**　急性胃扭转、肠梗阻、肠套叠、大网膜扭转、肠粘连、十二指肠壅积症、肠系膜血管栓塞、胆道蛔虫症、泌尿系统结石、缺血性肠病、腹内疝及腹股沟疝等。

　　5. **脏器肿大及破裂出血**　肝淤血、肝炎、肝脓肿、肝癌、肝癌破裂、脾脓肿、脾肿瘤及肝、脾破裂及腹主动脉瘤破裂等。

　　6. **肿瘤**　胃癌、原发性十二指肠癌、小肠肿瘤、淋巴瘤、结肠癌及肝癌、胆囊癌、胆管癌、腹膜肿瘤、腹膜后肿瘤、肾上腺肿瘤及肾肿瘤等。

　　7. **功能性疾病**　功能性腹痛及消化不良、肠易激综合征及功能性便秘等。

　　8. **腹壁疾病**　腹壁外伤、脓肿及带状疱疹等。

　　（二）腹部以外疾病或全身性疾病

　　1. **胸部疾病**　急性心肌梗死、急性心包炎、急性右心衰竭、肋间神经痛、膈胸膜炎、反流性食管炎、食管裂孔疝、大叶性肺炎、肺梗死、胸椎结核或肿瘤等。

　　2. **盆腔疾病**　膀胱癌、慢性膀胱炎、前列腺癌、子宫内膜炎、急性输卵管炎、卵巢囊肿蒂扭转、妊娠子宫扭转、异位妊娠、卵巢破裂、急性和慢性盆腔炎。

　　3. **代谢障碍性疾病**　腹痛是血卟啉病主要和突出的症状,糖尿病酮症酸中毒、肾上腺皮质功能减退症等偶可引起腹痛。

　　4. **风湿免疫性疾病**　腹型过敏性紫癜、腹型风湿热、系统性红斑狼疮、多发性结节性动脉炎等。

　　5. **血液系统疾病**　急性溶血、急性白血病、镰状细胞贫血及骨髓增生异常性肿瘤等。

　　6. **神经源性疾病**　腹型癫痫、脊髓或周围神经病变或肿瘤、椎间盘突出等。

7. **理化因素**　铅中毒、铊中毒、毒品中毒等。

【临床表现】

（一）**腹痛部位**　腹痛部位多为病变脏器所在位置，但应注意有无放射痛和牵涉痛。弥漫性或部位不定的腹痛多见于急性弥漫性腹膜炎、机械性肠梗阻、急性出血坏死性肠炎、血卟啉病、铅中毒、腹型过敏性紫癜等。

（二）**腹痛程度和性质**　腹痛的程度在一定意义上可反映病变的轻重。慢性胃炎或胃、十二指肠溃疡多为中上腹持续性隐痛；胆石症或泌尿系统结石常为阵发性绞痛，疼痛剧烈；急性胰腺炎多为上腹部持续性钝痛或刀割样疼痛，呈阵发性加剧；胃、十二指肠溃疡穿孔多为突发的中上腹剧烈刀割样痛或烧灼样痛，而持续性、广泛性剧烈腹痛伴腹肌紧张或板样强直，提示急性弥漫性腹膜炎；绞痛多由空腔脏器痉挛、扩张或梗阻引起，常呈阵发性，间歇期可无腹痛，如小肠梗阻、胆道或输尿管结石并发梗阻等；转移性右下腹痛多为急性阑尾炎的临床表现；阵发性剑突下钻顶样疼痛是胆道蛔虫症的典型表现。

（三）**诱发与缓解因素**　急性胃肠炎常有不洁饮食史；胆囊炎或胆石症常有进食油腻食物史；急性胰腺炎常有酗酒或暴饮暴食史；部分机械性肠梗阻与腹部手术有关；腹部受外力作用后引起的剧痛并有休克者，多由肝、脾破裂所致；进食或服用抑酸药腹痛缓解，可能与消化性溃疡有关；解痉药物可缓解的腹痛多由平滑肌痉挛所致；呕吐后可缓解的上腹痛多由胃、十二指肠病变引起。

（四）**发作时间**　周期性、节律性上腹痛多见于胃、十二指肠溃疡；餐后痛可能由消化不良，胆、胰疾病所致；子宫内膜异位症所致腹痛多与月经周期相关；卵泡破裂所致腹痛常发生在月经间期。

（五）**与体位的关系**　胃食管反流病病人烧灼痛在卧位或前倾位时明显，而直立时减轻；胰腺疾病病人仰卧位时疼痛明显，而前倾位或俯卧位时减轻；胃黏膜脱垂病人左侧卧位时疼痛可减轻；十二指肠壅积症病人膝胸位或俯卧位时，腹痛及呕吐等症状可缓解。

（六）**伴随症状**

1. **腹痛伴发热、寒战**　多见于急性胆囊炎、急性梗阻性化脓性胆管炎、肝脓肿和腹腔脓肿，也可见于腹腔外感染性疾病。

2. **腹痛伴黄疸**　多与肝胆胰疾病有关，也可见于急性溶血性贫血。

3. **腹痛伴休克**　伴贫血者可能是由腹腔脏器破裂（如肝、脾或异位妊娠破裂）所致；不伴贫血者可见于胃肠穿孔、绞窄性肠梗阻、肠扭转、急性出血坏死性胰腺炎等。

4. **腹痛伴呕吐**　提示食管、胃肠疾病，呕吐量大时提示胃肠道梗阻等。

5. **腹痛伴反酸、嗳气**　见于消化性溃疡、胃炎或消化不良等。

6. **腹痛伴腹泻**　提示肠道炎症、溃疡或肿瘤等。

7. **腹痛伴血便**　见于肠套叠、缺血性肠病、溃疡性结肠炎、细菌性痢疾或肠道肿瘤等。

8. **腹痛伴血尿**　可能为泌尿系统疾病（如结石）所致。

【辅助检查】

（一）**实验室检查**

1. **血常规**　血白细胞总数及中性粒细胞比例升高提示存在炎症；嗜酸性粒细胞升高应考虑腹型过敏性紫癜、寄生虫感染或嗜酸性粒细胞性胃肠炎等。

2. **尿常规和其他尿液检查**　菌尿和脓尿提示泌尿系统感染；血尿提示泌尿系统结石、肿瘤或外伤；血红蛋白尿提示急性溶血；尿糖和尿酮体阳性提示糖尿病酮症；胆红素尿提示梗阻性黄疸；疑诊血卟啉病时应检测尿卟啉；怀疑铅中毒时应检测尿铅含量；疑诊异位妊娠时应检测尿妊娠试验。

3. **大便常规和隐血试验**　大便肉眼观察、隐血试验、镜下常规细胞检查、病菌培养、脂滴检查有助于临床诊断。

4. **血生化**　血清淀粉酶高于正常上限 3 倍提示急性胰腺炎。肝肾功能、血糖、电解质等检查结果异常也有助于明确腹痛病因。

5. **肿瘤标志物** 血清甲胎蛋白（α-fetoprotein，AFP）和癌胚抗原（carcinoembryonic antigen，CEA）等肿瘤标志物升高应怀疑肿瘤的可能。

6. **诊断性穿刺** 腹痛诊断不明确且伴有腹腔积液时，应行腹腔穿刺检查。

（二）**影像学检查**

1. **X 线** 胸、腹部 X 线平片是急性腹痛病人重要的影像学检查，膈下发现游离气体、液气平面有助于诊断胃肠穿孔、肠梗阻等；X 线钡剂造影或钡剂灌肠检查可以发现消化性溃疡和消化道肿瘤等。

2. **超声** 有助于胆道结石、胆管扩张、肝胆胰脾肿大、腹腔肿瘤、腹腔囊肿、腹腔积液等疾病诊断；异位妊娠可见宫腔外孕囊或盆腔积液。

3. **CT 和 MRI** 对腹腔内实质脏器的炎症、脓肿、血管性疾病、肿瘤及脏器外伤等均有较高的诊断价值。

4. **内镜** 应用胃肠镜可以直接观察消化道病变；ERCP 和 EUS 检查有助于胆道和胰腺疾病的诊断；膀胱镜可用于诊断膀胱炎症、结石或肿瘤；腹腔镜检查对腹腔炎症、肿瘤或粘连有较高的诊断价值。

（三）**其他检查** 心电图检查有助于鉴别心绞痛、心肌梗死引起的上腹痛；脑电图检查可用于诊断腹型癫痫；血管造影可用于诊断肠系膜上静脉血栓形成等内脏血管病变。

（四）**手术探查** 在急性腹痛病因不明、保守治疗无效、病情转危的紧急情况下，为挽救生命可考虑手术探查。

【诊断与鉴别诊断】 腹痛是临床常见症状，因腹痛的病因、性质、疼痛部位、严重程度、伴随症状及既往病史多各有特点，故需在问诊时全面了解病史、腹痛的特点，结合辅助检查作出腹痛病因的初步诊断。

【治疗】 腹痛应针对病因进行治疗，尽快评估病人的全身情况，判断病情是否危重及凶险程度，及时启动相应的对症治疗措施。对尚不能明确病因者，应密切观察，对症适度治疗，并进一步明确病因以确定治疗方式。

1. **呼吸和循环维护** 气道维护、吸氧、静脉输液补充有效血容量，纠正水、电解质和酸碱平衡紊乱等。

2. **胃肠减压** 适宜于胃肠梗阻、急性胰腺炎病人等。

3. **止痛剂** 止痛剂能缓解病人腹痛，缓解其烦躁，放松腹肌，可有助于发现腹部阳性体征。既往认为急腹症病人在诊断未明确前不宜给予止痛剂，以免掩盖病情、改变体征，延误诊断和治疗，但目前没有证据表明使用止痛剂会掩盖腹部体征或引起病死率、致残率升高。随着影像学的快速发展，为急腹症诊断提供了极有价值的客观证据，适量止痛剂的应用可能不会延误临床诊断或影响手术决定。

4. **灌肠和泻药** 在排除肠坏死、肠穿孔等疾病后可慎重选择使用。

5. **抗生素** 有明确感染病灶时，应予以抗生素治疗。

6. **手术探查** 经密切观察和积极治疗后，腹痛不缓解，腹部体征不减轻，全身情况无好转反而加重时，对诊断不明、有危及生命的腹腔内出血、穿孔、肠梗阻、严重腹膜炎等情况时，可考虑开腹探查，挽救生命。

（田字彬）

本章思维导图

第二十三章 | 慢性腹泻

腹泻是一种症状,可以出现在很多疾病,指排便次数增多(>3次/日),或粪便量增加(>200g/d)伴排便性状和次数改变,或粪质稀薄(含水量>85%)。临床上根据病程可分为急性和慢性腹泻两大类,病程短于4周者为急性腹泻,≥4周或长期反复发作者为慢性腹泻(chronic diarrhea)。除病程长短外,病史、大便特点、病理生理改变、内镜、活检等都是腹泻分类、诊断和鉴别诊断的重要依据。

【腹泻类型】 根据病理生理机制,腹泻可分为以下4种。但在临床上,不少腹泻往往并非由单一机制引起,而是多种机制并存,共同作用下发生。

1. 渗透性腹泻(osmotic diarrhea) 渗透性腹泻是由于肠腔内存在高渗食物或药物,导致肠腔内渗透压升高,体液水分大量进入肠腔所致。临床特点是禁食或停用药物后腹泻减轻或停止,常见于器质性消化不良、服入难以消化吸收的食物、食物不耐受及黏膜转运机制障碍导致的高渗性腹泻。

2. 分泌性腹泻(secretory diarrhea) 分泌性腹泻是由于肠黏膜受到刺激而致水、电解质分泌过多,导致分泌、吸收失衡,而引起的腹泻。分泌性腹泻具有如下特点:①每日大便量>1L(可多达10L);②大便为水样,无脓血;③粪便的pH多为中性或碱性;④禁食48小时后腹泻仍持续存在,大便量仍大于500ml/d。

3. 渗出性腹泻(exudative diarrhea) 肠黏膜发生炎症、溃疡等病变时,导致肠黏膜完整性受到破坏,大量体液渗出到肠腔,引起腹泻,亦称炎症性腹泻。炎症引起的肠道吸收不良、动力紊乱、肠腔内微生态改变等病理生理异常在炎性腹泻中亦起到重要作用。通常可分为感染性和非感染性两类,前者多见于细菌、病毒、寄生虫、真菌等的病原体感染引起;后者多见于自身免疫病、肿瘤、放疗、营养不良等导致肠黏膜坏死、渗出。

渗出性腹泻的特点是粪便含有渗出液或血液成分,甚至血液。肉眼脓血便常见于左半结肠或全结肠病变。小肠病变引起的渗出及出血,常与粪质均匀地混在一起,除非有大量渗出或蠕动过快,一般无肉眼脓血,需显微镜检查发现。

4. 动力异常性腹泻(motility-related diarrhea) 肠道蠕动过快,肠内容物快速通过肠腔,与肠黏膜接触时间过短,影响消化与吸收,导致水、电解质吸收减少,发生腹泻。动力异常性腹泻的特点是便急、粪便不成型或水样便,粪便不带渗出物和血液,往往伴有肠鸣音亢进或腹痛。

引起肠道蠕动过快的原因有:①物理刺激,如腹部或肠道受到寒冷刺激;②药物,如莫沙必利、新斯的明等;③精神神经因素,如精神心理应激、甲状腺素、5-羟色胺、P物质、血管活性肠肽异常增多等;④肠神经病变,如糖尿病;⑤胃肠道手术,食物过多进入远端肠道。

【诊断与鉴别诊断】 慢性腹泻的诊断旨在明确病因。由于胃肠、肝胆胰及全身诸多疾病都可导致腹泻,可从年龄、性别、起病方式、病程、腹泻次数及粪便特点、腹泻与腹痛的关系、伴随症状和体征、缓解与加重因素等病史方面收集临床资料,初步判断腹泻病因(表4-23-1),并结合体征、实验室及影像学资料建立诊断。

慢性腹泻应与大便失禁区别,后者为不自主排便,一般由支配肛门直肠的神经肌肉性疾病或盆底疾病所致。辅助检查有助于诊断与鉴别诊断。

(一)实验室检查

1. 粪便检查 包括大便隐血试验,涂片查白细胞、红细胞、未消化的食物、寄生虫及虫卵,苏丹Ⅲ染色检测大便脂肪,涂片查粪便细菌、真菌,大便细菌培养等。

表 4-23-1　小肠性腹泻与结肠性腹泻的鉴别要点

	小肠性腹泻	结肠性腹泻
腹痛	脐周	下腹部或左下腹
粪便	常常量多,多为稀便,可含脂肪,黏液少见,味臭	量少,肉眼可见脓、血,有黏液
大便次数	2～10 次/日	次数可以更多
里急后重	无	可有
体重减轻	常见	可见

2. **血液检查**　血常规、血电解质、肝肾功能、血气分析等检测有助于慢性腹泻的诊断与鉴别诊断。血胃肠激素或多肽测定对于诊断和鉴别胃肠胰神经内分泌肿瘤引起的分泌性腹泻有重要诊断价值。

3. **小肠功能检查**　右旋木糖吸收试验、维生素 B_{12} 吸收试验、小肠细菌过度生长检测等有助于了解小肠的吸收功能。

(二) 影像及内镜检查

1. **影像学**　超声可了解有无肝胆胰疾病。腹部平片、钡餐、钡灌肠、CT 以及选择性血管造影,有助于观察胃肠道肠壁、肠腔形态、血液供应及发现胃肠道肿瘤、评估胃肠运动等。螺旋 CT 仿真内镜有助于提高肠道病变的检出率和准确性。PET-CT 有助于发现高代谢病灶。肠道磁共振成像有助于观察肠壁、肠腔形态。MRCP 对诊断胰胆管、胆囊病变有很高的诊断价值。

2. **内镜**　胃肠镜对上消化道、结肠肿瘤和炎症等病变引起的慢性腹泻具有重要诊断价值。胶囊内镜对诊断小肠病变有重要价值,可作为小肠疾病首选方法。推进式小肠镜可观察十二指肠和空肠上段,气囊小肠镜可观察整个小肠,并可进行小肠活检及吸取空肠液作实验室检查和培养,有助于乳糜泻(又名麦胶性肠病)、热带口炎性腹泻、小肠吸收不良综合征、某些寄生虫感染、克罗恩病、小肠淋巴瘤、非特异性溃疡等疾病的诊断。ERCP 对胆、胰疾病相关的慢性腹泻有重要诊断及治疗意义。

【治疗】　针对病因治疗,但相当部分的慢性腹泻需根据其病理生理特点给予对症和支持治疗。

(一) 病因治疗　感染性腹泻需针对病原体进行治疗。抗生素相关腹泻须停止抗生素或调整原来使用的抗生素,可加用益生菌。粪菌移植是治疗肠道难辨梭状芽胞杆菌感染性腹泻的有效手段。

乳糖不耐受和麦胶性肠病需分别剔除食物中的乳糖或麦胶成分。过敏或药物相关性腹泻应避免接触变应原和停用有关药物。高渗性腹泻应停止服用高渗的药物或饮食。胆盐重吸收障碍引起的腹泻可用考来烯胺吸附胆汁酸而止泻。慢性胰腺炎可补充胰酶等消化酶。炎症性肠病可选用氨基水杨酸制剂、糖皮质激素及免疫抑制剂等治疗。消化道肿瘤应手术切除或化疗,生长抑素及其类似物可用于类癌综合征及胃肠胰神经内分泌肿瘤的辅助治疗。

(二) 对症治疗

1. **维持水、电解质平衡**　纠正腹泻所引起的水、电解质紊乱和酸碱平衡失调。

2. **营养支持治疗**　对严重营养不良者,应给予肠内或肠外营养支持治疗。谷氨酰胺是体内氨基酸池中含量最多的氨基酸,它虽为非必需氨基酸,但它是生长迅速的肠黏膜细胞所需的氨基酸,与肠黏膜免疫功能、蛋白质合成有关。对弥漫性肠黏膜受损或肠黏膜萎缩者,谷氨酰胺是黏膜修复的重要营养物质,可补充谷氨酰胺辅助治疗。

3. **止泻**　在针对病因治疗同时,可根据病人腹泻的病理生理特点,酌情选用表 4-23-2 列出的止泻剂。对于感染性腹泻,在感染未得到有效控制时,不宜或谨慎选用止泻药,尤其是动力性止泻剂。

表 4-23-2　常用止泻剂

主要作用机制	药物
收敛、吸附、保护黏膜	双八面体蒙脱石散
	次碳酸铋
	药用炭
减少肠蠕动	地芬诺酯
	洛哌丁胺
抑制肠道过度分泌	消旋卡多曲、生长抑素
中医药	黄连素

（杨云生）

本章思维导图

第二十四章 便 秘

便秘（constipation）是指每周排便少于3次、粪便干硬和排便困难。排便困难包括排便费力、排便时间延长及肛门阻塞、下坠感和排便不尽感，常需手法辅助排便。当便秘持续＞12周时则称为慢性便秘，我国成人便秘患病率约为4%～6%，60岁以上人群慢性便秘患病率可高达22%，女性多于男性，随年龄增长便秘患病率增加。

【病因和发病机制】 便秘病因可分为功能性便秘和器质性便秘。功能性疾病致便秘的病理生理学机制尚不完全清楚，可能与结肠传输、排便功能紊乱及肠道微生态失衡等有关，可分为慢传输型（STC）、正常传输型（NTC）、排便障碍型（排便不协调）及混合型便秘。便秘常见原因如下：

1. **肛门、结直肠疾病和盆底疾病** 肛门脱垂（脱肛）、炎症性肠病、肠结核、外伤后期及肠吻合术后的狭窄、结直肠肿瘤及转移所致肠狭窄、直肠内折叠、直肠前突、盆底失弛缓症、会阴下降及先天性巨结肠等。

2. **系统性疾病** 甲状腺功能减退、糖尿病、高钙血症、风湿免疫性疾病、淀粉样变性及皮肌炎、硬皮病等。

3. **神经系统疾病** 帕金森病、多发性硬化、意识障碍、脊髓损伤、脑梗死及脑萎缩等。

4. **饮食及药物因素** 食量过少、饮水不足、食物精细、食用蔬菜水果偏少及久坐、卧床、运动不足等因素对肠道刺激不足或使肠动力减弱可引发便秘。长期服用吗啡类、精神类、钙通道阻滞剂及抗胆碱能等药物也可引起继发性便秘。

5. **精神与心理因素** 精神紧张、焦虑、抑郁、睡眠障碍、童年时期的创伤性经历、生活中的慢性应激和负性生活事件及外出旅游等生活规律改变均可使自主神经紊乱，导致排便规律改变引发便秘。

【临床表现】 每周排便次数少于3次，排便困难，每次排便时间长，排出粪便干结且排便量少，可伴肛门阻塞感、下坠感或排便不尽感，常伴有下腹胀痛、食欲减退、疲乏无力及头晕、烦躁、焦虑、失眠等症状。部分病人可因用力排坚硬粪块而伴肛门疼痛、肛裂及痔出血等。

【诊断与鉴别诊断】 便秘诊断是以临床症状为基础，详细询问病史、细致的体格检查及必要的实验和物理检查对便秘的诊断及鉴别诊断至关重要，对伴有便血、黑粪、粪便隐血试验阳性、发热、贫血、体重下降及腹部包块等报警症状的病人，应进行充分检查，除外器质性便秘。

1. **内镜** 结肠镜检查可直接观察结、直肠黏膜是否存在病变，用于排除结直肠器质性疾病，对具有便血、贫血、体重下降、腹部包块等报警症状的便秘病人应尽快进行结肠镜检查。

2. **胃肠道X线** 胃肠钡餐造影检查对了解胃肠运动功能有参考价值。正常情况下，钡剂在12～18小时内可达结肠脾曲，24～72小时内应全部从结肠排出，便秘时可有排空延迟。钡剂灌肠造影检查能发现结肠扩张、乙状结肠冗长和肠腔狭窄等病变，有助于便秘的病因诊断。

3. **结肠传输试验** 利用不透X线的标志物，口服后定时拍摄腹平片，追踪观察标志物在结肠内运行的时间、部位，判断结肠内容物运行的速度及受阻部位，有助于评估慢传输型或出口梗阻型便秘。也可采用放射性核素扫描测定结肠通过时间，核素法能使受检者所受射线照射较少，但所需设备较为昂贵。

4. **排粪造影** 通过钡剂灌肠模拟排便过程，了解肛门、直肠及盆底肌在排便时动态变化，用于直肠前突、盆底失弛缓症等出口梗阻型便秘的诊断。

5. **肛管直肠压力测定** 将压力测定装置置入直肠内，检测评估肛门收缩和放松状态下内外括约肌、盆底肌、直肠功能及协调情况,辅助出口梗阻型便秘的诊断。

6. 肛门肌电图检查 肛门肌电图是检查盆底肌异常的常规检查技术,利用电生理技术检查盆底肌中耻骨直肠肌、外括约肌的功能,可辅助诊断肌源性便秘。还可用于盆底肌痉挛综合征、耻骨直肠肌综合征、直肠脱垂和会阴下降综合征等诊断。

【治疗】 根据不同类型的便秘选择不同的治疗方法,以缓解症状、恢复正常肠道动力和排便生理功能为目的。

(一)器质性便秘 针对病因治疗,可临时选用泻药,缓解便秘症状。

(二)功能性便秘 个体化对症治疗,目的为消除病人疑虑、减少便秘发作频率、减轻症状严重程度及提高生活质量。

1. 饮食治疗及心理干预 增加膳食纤维进食和多饮水,养成定时排便习惯,增加体能运动,避免滥用泻药等。膳食纤维本身不被吸收,纤维素具有亲水性,能吸收肠腔水分,增加粪便容量,刺激结肠蠕动,增强排便能力,缓解便秘症状。富含膳食纤维的食物有麦麸及蔬菜、水果等。在排除器质性便秘后,可对病人进行适当的心理干预,消除病人疑虑,使其树立治疗信心,增强病人治疗依从性。

2. 药物治疗 可酌情选用泻剂类药物、促动力药、促分泌药、电解质液及润滑剂等。

(1)泻剂类药物:通过刺激肠道分泌和减少吸收,增加肠腔内渗透压和流体静力压而发挥导泻作用。一般分为刺激性泻剂(如大黄、番泻叶、酚酞、蓖麻油等)、盐性泻剂(如硫酸镁等)、渗透性泻剂(如甘露醇、乳果糖等)、膨胀性泻剂(如麸皮、甲基纤维素、聚乙二醇、琼脂等)及润滑性泻剂(如液体石蜡、甘油等)。刺激性泻剂起效快、效果好,但长期应用可导致药物依赖、结肠黑变病。渗透性泻剂副作用较少,可较长时间服用。急性便秘可选择盐类泻剂、刺激性泻剂及润滑性泻剂,但时间应<1周。慢性便秘以膨胀性泻剂为宜,不宜长期服用刺激性泻剂。对粪便嵌塞者,可用手法辅助或盐水等灌肠。

(2)促动力药及促分泌药:常用促动力药物有高选择性 5-HT$_4$ 受体激动剂莫沙必利和普芦卡必利,通过刺激肠肌间神经元,促进胃肠平滑肌蠕动,促进小肠和大肠的运转,改善便秘症状。促分泌药物主要有芦比前列酮(lubiprostone)、利那洛肽(linaclotide),芦比前列酮能选择性激活氯离子通道,促进氯离子、钠离子和水转移至肠腔,利那洛肽作用于肠上皮细胞鸟苷酸环化酶 C 受体,促进氯离子分泌,两种促分泌药物均可较好改善便秘症状,其中利那洛肽还能提高结肠疼痛阈值,缓解腹部不适和疼痛。

(3)益生菌:益生菌可防止有害菌的定植和入侵,补充益生菌可改变肠道微生态,调节肠道正常蠕动,对缓解便秘和腹胀可能有一定作用。常用的微生态制剂有双歧三联活菌、乳酸菌素片、酪酸梭菌片等。

3. 生物反馈疗法 生物反馈疗法是通过直肠测压和肌电设备使病人直观地感知其排便时盆底肌的功能状态,通过学习纠正重建直肠肛管反射,改善排便时肌群的协调运动,增加排便次数,对部分直肠、肛门盆底肌功能紊乱的便秘有效。

4. 手术治疗 对长期药物治疗无效的顽固性便秘病人,可基于医患共同决策,慎重考虑选择手术治疗。

(田字彬)

本章思维导图

第二十五章 | 消化道出血

消化道出血(gastrointestinal bleeding)是指从食管到肛门之间的消化道出血,按照出血部位可分为上消化道出血、小肠出血和下消化道出血,其中以上消化道出血最常见。临床表现为呕血、黑粪或血便等,轻者可无症状,重者伴有贫血及血容量减少,甚至休克,危及生命。

【部位与病因】

1. **上消化道出血**(upper gastrointestinal bleeding,UGIB) 是内科常见急症,指十二指肠悬韧带以近的消化道,包括食管、胃、十二指肠、胆管和胰管等病变引起的出血。病因可分为非静脉曲张性出血和静脉曲张性出血两类。最常见的病因包括消化性溃疡、上消化道肿瘤、应激性溃疡、急慢性上消化道黏膜炎症。其他病因有:①食管疾病,如食管贲门黏膜撕裂伤(Mallory-Weiss tear)、食管损伤(器械检查、异物或放射性损伤;强酸、强碱等化学剂所致损伤)、食管憩室炎、主动脉瘤破入食管等。②胃十二指肠疾病,如息肉、黏膜下恒径动脉破裂出血(Dieulafoy病)、胃间质瘤、血管瘤、异物或放射性损伤、吻合口溃疡、十二指肠憩室、胃泌素瘤等。③静脉曲张性出血,如食管胃底静脉曲张破裂出血、门静脉高压性胃病、十二指肠异位静脉曲张破裂出血等。④胆道出血,如胆管或胆囊结石、胆道蛔虫病、胆囊或胆管癌、胆道术后损伤、肝癌或肝血管瘤破入胆道等。⑤胰腺疾病累及十二指肠,如胰腺癌或急性胰腺炎并发脓肿溃破等。

2. **小肠出血**(small intestine bleeding) 指十二指肠悬韧带至回盲部之间的出血。小肠出血可以由消化道自身疾病所致,也可由全身疾病及使用治疗药物后引发。年龄是重要因素,不同年龄出血的病因不尽相同。年轻病人(16～40岁)常见病因有克罗恩病、小肠腺瘤、梅克尔憩室、Dieulafoy病、血管病变、乳糜泻、非特异性肠炎(如免疫性、感染性)等;中年病人(41～65岁)常见病因有血管病变、小肠肿瘤、非特异性肠炎、肠道溃疡、药物相关性出血等;老年病人(>65岁)常见病因有血管病变、NSAIDs相关性溃疡、小肠肿瘤、非特异性炎症和溃疡、乳糜泻等;少见病因有异位曲张静脉破裂、腹主动脉-小肠瘘、子宫内膜异位症、转移性癌、异物等。

3. **下消化道出血**(lower gastrointestinal bleeding,LGIB) 为回盲部以远的结直肠、肛管出血。常见病因包括痔、肛裂、肠息肉、结肠癌、肠道憩室、静脉曲张、炎症性病变(溃疡性结肠炎、缺血性肠炎、感染性肠炎等)、放射性肠炎、神经内分泌肿瘤、血管病变及肠套叠等。

4. **全身性疾病** 不具特异性地累及部分消化道,也可弥散于全消化道。①血管性疾病:如过敏性紫癜、动脉粥样硬化、结节性多动脉炎、系统性红斑狼疮、遗传性出血性毛细血管扩张、弹性纤维假黄瘤及恶性萎缩性丘疹病(Degos病)等;②血液病:如血友病、原发性血小板减少性紫癜、白血病、弥散性血管内凝血及其他凝血机制障碍;③其他:如尿毒症、流行性出血热或钩端螺旋体病等。

5. **不明原因消化道出血**(obscure gastrointestinal bleeding,OGIB) 为经上消化道内镜、结肠镜、胶囊内镜、小肠镜和影像学检查后仍未明确病因的持续或反复发作的消化道出血,适用于全消化道。

【临床表现】 消化道出血的临床表现取决于出血量、出血速度、出血部位及性质,与病人的年龄及循环功能的代偿能力有关。

1. **呕血** 是UGIB的特征性表现。出血量大者常有呕血,出血量少则可无呕血。出血速度慢,呕血多呈棕褐色或咖啡色;短期出血量大,血液未经胃酸充分混合即呕出,则为鲜红或有血块。

2. **黑便** 呈柏油样,黏稠而发亮。多见于UGIB、高位小肠出血乃至右半结肠出血,如血在肠腔停留较久亦可呈柏油样。

3. 便血　多为小肠出血或下消化道出血的临床表现,UGIB出血量>1 000ml,可有便血,大便呈暗红色血便,甚至鲜血。

4. 失血性周围循环衰竭　急性大量失血由于循环血容量迅速减少而导致周围循环衰竭。表现为头晕、心慌、乏力,突然起立发生晕厥、肢体冷感、心率加快、血压偏低等。严重者呈休克状态。

5. 贫血和血象变化　急性大量出血后均有失血性贫血,但在出血的早期,血红蛋白浓度、红细胞计数与血细胞比容可无明显变化。在出血后,组织液渗入血管内,使血液稀释,一般须经3~4小时及以上才出现贫血,出血后24~72小时血液稀释到最大限度。贫血程度除取决于失血量外,还和出血前有无贫血基础、出血后液体平衡状况等因素有关。出血24小时内网织红细胞计数即见增高,出血停止后逐渐降至正常。长期慢性失血病人可有缺铁性贫血表现。

急性出血病人为正细胞正色素性贫血,在出血后骨髓有明显代偿性增生,可暂时出现大细胞性贫血;慢性失血则呈小细胞低色素性贫血。

6. 发热与氮质血症　消化道大量出血后,部分病人在24小时内出现低热,持续数日至1周后降至正常。一般出血后数小时血尿素氮开始上升,约24~48小时达高峰,大多不高于14.3mmol/L(40mg/dl),出血停止3~4日后降至正常。

【诊断】

(一)确定消化道出血　根据呕血、黑粪、血便和失血性周围循环衰竭的临床表现,呕吐物或黑粪隐血试验呈强阳性,血红蛋白浓度、红细胞计数及血细胞比容下降的实验室证据,可诊断消化道出血,但须除外消化道以外的出血因素,如:①需鉴别咯血与呕血;②口、鼻、咽喉部出血;③食物及药物引起的黑粪,如动物血、炭粉、铁剂或铋剂等。

(二)出血程度的评估和周围循环状态的判断　病情严重度与失血量呈正相关:每日消化道出血>5ml,粪便隐血试验阳性;每日出血量超过50ml,可出现黑便;胃内积血量>250ml可引起呕血。一次出血量<400ml时,因轻度血容量减少可由组织液及脾脏贮血所补充,多不引起全身症状。出血量>400ml,可出现头晕、心悸、乏力等症状。短时间内出血量>1 000ml,可有休克表现。

当病人消化道出血未及时排除,可通过观察其循环状态判断出血程度。早期循环血容量不足,可有直立性低血压,即由平卧位改为坐位时,血压下降幅度>15~20mmHg、心率增快>10次/分。当收缩压<90mmHg、心率>120次/分,面色苍白、四肢湿冷、烦躁不安或神志不清,则表明有严重大出血及休克。

(三)判断出血是否停止　由于肠道内积血需经约3日才能排尽,故黑便不提示继续出血。下列情况应考虑有消化道活动性出血:①反复呕血,或黑粪(血便)次数增多,肠鸣音活跃;②周围循环状态经充分补液及输血后未见明显改善,或虽暂时好转而又恶化;③血红蛋白浓度、红细胞计数与血细胞比容继续下降;④补液与尿量足够的情况下,血尿素氮持续或再次升高;⑤胃管抽出物有较多新鲜血。

(四)判断出血部位及病因

1. 病史与体检　体格检查应该包括生命体征和精神状态,以及心肺查体、腹部查体等全身体格检查,并应进行肛门指诊。

2. 胃镜和结肠镜　是诊断UGIB和LGIB病因、部位和出血情况的首选方法,对于出血病灶可进行及时、准确的止血治疗。内镜检查多主张在血流动力学稳定后12~24小时内进行检查,称急诊胃镜和结肠镜检查。这是因为急性糜烂出血性胃炎可在短短几天内愈合而不留痕迹,血管异常多在活动性出血或近期出血期间才易于发现。急诊胃镜和结肠镜检查前,需先纠正休克、补充血容量、改善贫血及使用止血药物。在体循环相对稳定时,及时进行内镜检查,根据病变特点行内镜下止血治疗。

3. 胶囊内镜及小肠镜　胶囊内镜是诊断小肠出血的一线检查方法,对黏膜面表浅病灶和中小血管的检出能力较强,对小肠出血诊断阳性率为38%~83%。在此基础上发现的病变,可用推进式小肠镜从口侧或肛侧进入小肠,进行活检或内镜治疗。

4. 影像学 X线钡剂造影有助于发现肠道憩室及较大的隆起或凹陷样肿瘤,但在急性消化道出血期间不宜选择该项检查,除其敏感性低,更重要的是可能影响之后的内镜、血管造影检查及手术治疗。腹部CT对于有腹部包块、肠梗阻征象的病人有一定的诊断价值。对于可能存在小肠狭窄(如存在手术史、放疗史或疑诊克罗恩病等)的病人,小肠CT造影(CT enterography,CTE)可替代胶囊内镜作为首诊手段。当内镜未能发现病灶、估计有消化道动脉性出血时,可行选择性血管造影,若见造影剂外溢,则是消化道出血最可靠的征象,可立即予以经导管栓塞止血。也可选择红细胞标记核素扫描,其优势在于在核素的半衰期内,可以对间歇性出血的病人进行连续扫描。超声、CT及MRI有助于了解肝胆胰病变,是诊断胆道出血的常用方法。

5. 手术探查 各种检查不能明确出血灶,持续大出血危及病人生命,必须手术探查。有些微小病变特别是血管病变手术探查亦不易发现,此时可借助术中内镜检查帮助寻找出血灶。

(五)预后估计 早期识别再出血及死亡危险性高的病人,并予加强监护和积极治疗,此为急性消化道大量出血处理的重点。下列情况死亡率较高:①高龄病人,>65岁;②合并严重疾病,如心、肺、肝、肾功能不全,脑血管意外等;③本次出血量大或短期内反复出血;④食管胃底静脉曲张出血伴肝衰竭;⑤消化性溃疡基底血管裸露。

【治疗】 消化道大量出血病情急、变化快,抗休克、迅速补充血容量治疗应放在一切医疗措施的首位。

(一)一般急救措施 卧位,保持呼吸道通畅,避免呕血时吸入引起窒息,必要时吸氧,活动性出血期间禁食。

严密监测病人生命体征,如心率、血压、呼吸、尿量及神志变化;观察呕血与黑粪、血便情况;定期复查血红蛋白浓度、红细胞计数、血细胞比容与血尿素氮;必要时行中心静脉压测定;对老年及病情严重病人根据情况进行心电监护。

(二)积极补充血容量 尽快建立有效的静脉输液通道和补充血容量,必要时留置中心静脉导管。立即查血型和配血,在配血过程中,可先输平衡液或葡萄糖盐水甚至胶体扩容剂。输液量以维持组织灌注为目标,尿量是有价值的参考指标。应注意避免因输液过快、过多而引起肺水肿,原有心脏病或老年病人必要时可根据中心静脉压调节输入量。以下征象对血容量补充有指导作用:意识恢复;四肢末端由湿冷、青紫转为温暖、红润,肛温与皮温差减少(<1℃);脉搏及血压正常;尿量>0.5ml/(kg·h);中心静脉压改善。下列情况为输浓缩红细胞的指征:①收缩压<90mmHg,或较基础收缩压降低幅度>30mmHg;②心率增快(>120次/分);③血红蛋白<70g/L。对于患有心血管疾病的病人,建议适当提高输血阈值。

(三)止血措施 在治疗原发疾病基础上,根据消化道不同部位病变进行止血。

1. UGIB 分为非静脉曲张性出血和静脉曲张性出血,本章介绍非静脉曲张性出血的止血,静脉曲张性出血的止血详见本篇第十五章。一般情况下,消化性溃疡出血病人急性期应停用阿司匹林和其他NSAIDs。对于需要使用抗血小板药物治疗的冠心病病人,应进行多学科会诊,若心血管并发症发生风险高于消化道出血风险,则应尽快恢复抗血小板药物治疗,并同时联用抑酸药物。

(1)抑制胃酸分泌:血小板聚集及血浆凝血功能所诱导的止血作用需在pH>6.0时才能有效发挥,而且新形成的凝血块在pH<5.0的胃液中会迅速被消化。因此,抑制胃酸分泌,提高胃内pH具有止血作用。常用药物为PPI,并应早期静脉给药。内镜检查前静脉给予PPI可改善出血灶的内镜下表现;建议内镜治疗后再出血风险高的病人继续接受静脉PPI治疗,可降低其再出血率;出血停止后改为口服PPI治疗,剂量及用药时间取决于具体出血疾病。

(2)内镜治疗:约80%消化性溃疡出血不经特殊处理可自行止血,部分病人则可能持续出血或再出血。再出血风险低的病人可在门诊治疗,而高风险的病人(如溃疡出血病灶具有活动性动脉出血、裸露血管、血凝块附着等内镜特点)需给予积极的内镜下治疗及住院治疗。内镜止血方法包括注射药物、热凝止血及机械止血。药物注射可选用1:10 000肾上腺素盐水、高渗钠-肾上腺素溶液等,其优点为简便易行;热凝止血包括高频电凝、氩离子凝固术、热探头、微波等方法,止血效果可靠,但需要一定的设备与技术经验;机械止血主要采用各种止血夹,尤其适用于活动性出血,但对某些部位的病灶难以操作。临床证据表明,在药物局部注射治疗的基础上,联合1种热凝或机械止血方法,可以提高局部病灶的止血效果。

（3）介入治疗:内镜治疗不成功时,可通过血管介入栓塞胃十二指肠动脉,上消化道各供血动脉之间侧支循环丰富,栓塞后组织坏死风险较低。

（4）手术治疗:药物、内镜及介入治疗仍不能止血、持续出血将危及病人生命时,必须不失时机地进行手术。

2. **小肠出血**　NSAIDs导致的小肠溃疡及糜烂,应避免和停止该类药物的使用。小肠、黏膜下静脉和黏膜毛细血管发育不良导致的出血常可自行停止,但再出血率可高达50%。

（1）缩血管药物:常用生长抑素或生长抑素类似物,通过其收缩内脏血管的作用而止血。剂量及用法详见本篇第十五章。

（2）糖皮质激素及生物制剂:通过快速控制原发病用于治疗自身免疫病导致的出血(如克罗恩病、肠白塞病等)。

（3）内镜治疗:内镜如能发现出血病灶,可在内镜下止血,高频电凝、氩离子凝固器烧灼治疗或血管夹可使黏膜下层小血管残端凝固或闭塞,适用于病灶较局限的病人;小肠息肉可在内镜下切除。

（4）血管介入:各种病因的动脉性出血,药物及内镜不能止血时,可行肠系膜上、下动脉造影栓塞治疗。由于小肠出血栓塞治疗容易导致肠缺血,严重可引起肠坏死,需选用微导管超选择至出血灶责任动脉,选用弹簧圈栓塞止血。对于弥漫出血、血管造影检查无明显异常征象者或无法超选择性插管的消化道出血病人,可经导管动脉内注入止血药物,使小动脉收缩,血流量减少,达到止血目的。

（5）手术指征:①梅克尔(Meckel)憩室;②肿瘤;③经内科、内镜及介入治疗仍出血不止,危及生命,无论出血病变是否确诊,均是紧急手术的指征。对于出血病因并非十分确定者,术中内镜检查是必不可少的辅助手段。

3. **下消化道出血**

（1）痔疮:可予以直肠栓剂、注射硬化剂及结扎疗法等治疗。

（2）息肉:可予以内镜下切除治疗。

（3）溃疡性结肠炎:详见本篇第八章。

（4）血管病变:可予以内镜下止血治疗,同前;止血效果差时,可行血管介入栓塞治疗。

（5）过敏性紫癜:可予以糖皮质激素治疗。

（6）各种肿瘤:可予以手术或内镜切除治疗。

（7）经药物、内镜及介入治疗仍出血不止,危及生命,无论出血病变是否确诊,均有手术指征。

（高　翔）

本章思维导图

推荐阅读

［1］ FELDMAN M, FRIEDMAN L S, BRANDT L J. Sleisenger and Fordtran's Gastrointestinal and Liver Disease. 11th ed. Philadelphia : Elsevier, 2021.

［2］ HAMID M. SAID. Physiology of the Gastrointestinal Tract. 6th ed. London : Elsevier, 2018.

［3］ SCHIFF E R, MADDREY W C, REDDY K R. Schiff's diseases of the liver. 12th ed. Oxford : Wiley, 2017.

［4］ GLODMAN L, SCHAFER A I. Goldman-Cecil Medicine. 26th ed. Philadelphia : Elsevier, 2019.

［5］ CHEN W Q, ZHENG R S, Baade P D, et al. Cancer Statistics in China, 2015. CA-A Cancer J for Clin, 2016, 66.

［6］ BOXHOORN L, VOERMANS R P, BOUWENSE S A, et al. Acute pancreatitis. Lancet, 2020 (396): 726-734.

［7］ SHIMIZU K, ITO T, IRISAWA A, et al. Evidence-based clinical practice guidelines for chronic pancreatitis 2021. J of Gastroenterol, 2022 (57): 709-724.

［8］ DANAN G, TESCHKE R. RUCAM in Drug and Herb Induced Liver Injury : The Update. Int J Mol Sci, 2016, 17 (1): 14-46.

［9］ YOSHIJI H, NAGOSHI S, AKAHANE T, et al. Evidence-based clinical practice guidelines for Liver Cirrhosis 2020. J Gastroenterol, 2021, 56 (7): 593-619.

［10］ BIGGINS S W, ANGELI P, GARCIA-TSAO G, et al. Diagnosis, Evaluation, and Management of Ascites, Spontaneous Bacterial Peritonitis and Hepatorenal Syndrome : 2021 Practice Guidance by the American Association for the Study of Liver Diseases. Hepatology, 2021, 74 (2): 1014-1048.

［11］ LAINE, L. CLINICAL PRACTICE. Upper Gastrointestinal Bleeding due to a Peptic Ulcer. N Engl J Med, 2016, 374 (24): 2367-2376.

［12］ 王吉耀, 葛均波, 邹和建. 实用内科学. 16 版. 北京 : 人民卫生出版社, 2022.

第五篇

泌尿系统疾病

第一章 | 总 论

三维模型

　　泌尿系统由肾脏、输尿管、膀胱、尿道、前列腺(男性)及相关的血管、神经等组成。其主要功能包括滤过功能(生成和排泄尿液,排除体内的代谢废物和水);重吸收和排泌功能(调节机体内环境稳态、保持水电解质及酸碱平衡);内分泌功能(调节血压、红细胞生成和钙磷及骨代谢等)。本篇主要讨论内科范畴的常见肾脏疾病。

　　【肾脏的解剖结构】　人体有两个肾脏,左右各一个,位于腹膜后脊柱两旁,约为第12胸椎至第3腰椎的位置。右肾较左肾位置低0.5至1个椎体。中国成人肾脏的长、宽和厚度分别为10.5～11.5cm、5.0～7.2cm和2.0～3.0cm,形似蚕豆。男性一个肾脏重量为100～140g,女性略轻。

　　肾脏的外缘隆起,内缘凹陷,凹陷中央称肾门,是肾血管、淋巴管、输尿管及神经出入肾脏的部位。在肾脏的冠状切面上,肾实质分为表层的肾皮质及内侧的肾髓质,肾髓质形成底端朝向肾皮质,尖端伸向肾乳头的肾锥体。

　　肾单位是肾脏最基本的结构和功能单位。每个肾脏约有100万个肾单位。肾单位包括肾小体和肾小管两部分。肾小体由肾小球毛细血管丛和周围包绕的肾小囊(鲍曼囊)两部分组成;进出毛细血管丛的分别是入球小动脉和出球小动脉(图5-1-1A、B)。肾小球(glomerulus)是肾单位的重要组成部分,通常"肾小球"这一名词被用来泛指整个肾小体(图5-1-1B、C)。肾小球毛细血管丛由3种主要细胞(内皮细胞、脏层上皮细胞、系膜细胞)、基底膜和系膜组成。内皮细胞呈扁平状覆盖于毛细血管壁内侧,胞体布满小孔(窗孔),是肾小球滤过屏障的首层。内皮细胞带有负电荷,与肾小球基底膜(glomerular basement membrane,GBM)、脏层上皮细胞的足突构成肾小球的滤过屏障。肾小球基底膜厚度为270～350nm,是一完整的半透膜;电镜下可见由内疏松层、致密层和外疏松层组成。脏层上皮细胞有较多足状突起,又称足细胞。足细胞是终末分化细胞,足突间形成了指状镶嵌的交叉突起,附着于基底膜上,足突间的裂隙为裂孔。足细胞对于维持肾小球滤过屏障的完整性至关重要。足细胞相关蛋白,包括Nephrin、Podocin、Podocalyxin等,构成了肾小球滤过屏障的分子筛,是保障滤过功能的重要分子屏障。这些足细胞相关蛋白的异常会损害滤过屏障的结构完整和稳定,导致蛋白尿。肾小球毛细血管间有系膜组织,包括系膜细胞和基质,起支撑肾小球毛细血管丛、调节肾小球滤过率等多种作用。

　　肾小管包括近端小管、髓袢降支及升支、远端小管及集合管;集合管汇集尿液流经肾乳头至肾盏并最终至输尿管(图5-1-1A)。肾小管不同的节段由高度分化、形态和功能截然不同的各种上皮细胞构成,具有明显的极性。肾小管在其管腔侧和基底膜侧分布着不同的转运蛋白,是水和溶质定向转运的结构和物质基础。

　　肾小球旁器位于肾小球的血管极,由致密斑、球旁细胞、极周细胞、球外系膜细胞构成。球旁细胞由出、入球小动脉平滑肌细胞在血管极处衍化为上皮样细胞。致密斑细胞呈高柱状,由远端小管接近血管极时,紧靠肾小球一侧的上皮细胞分化而来。致密斑位于入球小动脉与出球小动脉形成的交角里,感受流经肾小管液中的钠离子浓度,并通过调节球旁颗粒细胞释放肾素,从而调节入球小动脉的血管张力,以此来调节肾小球滤过率,此过程称为管-球反馈。

　　【肾脏的生理功能】　肾脏的生理功能主要是排泄代谢产物,调节水、电解质和酸碱平衡,维持机体内环境稳定,以及内分泌功能。

　　1. 肾小球滤过功能　肾脏接收的血流灌注约占心排血量的25%。滤过功能是肾脏最重要的生理功能,也是临床最常用的评估肾功能的参数。肾小球滤过率(glomerular filtration rate,GFR)成人静息状态下男性约为 120ml/（min·1.73m²），女性约低 10%。GFR 与年龄有关，25～30 岁时达到高峰，此后随年龄增长而逐渐降低。GFR 主要取决于肾小球血流量、有效滤过压、滤过膜面积和毛细血管通透性等因素。

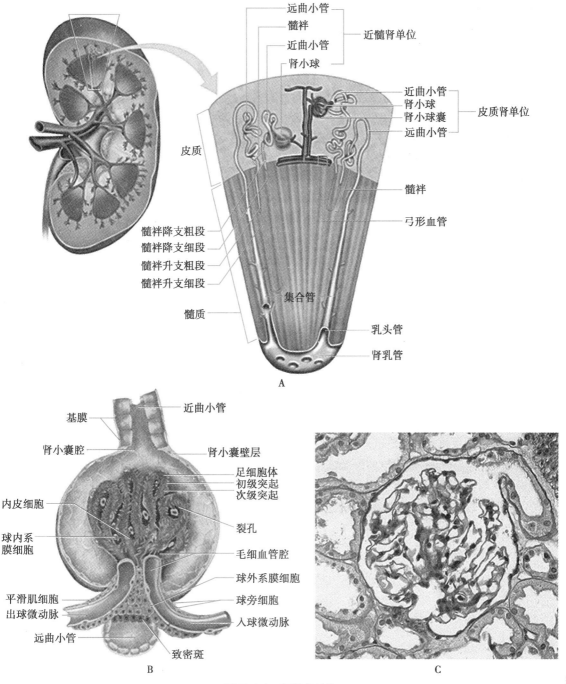

图 5-1-1　肾单位结构
A. 肾单位组成；B. 肾小球示意图；C. 光镜下的肾小球（PAS）。

2. 肾小管重吸收和分泌功能　肾小球每日滤过生成 180L 的原尿，其中 99% 的水、全部的葡萄糖和氨基酸、大部分的电解质及碳酸氢根等被肾小管和集合管重吸收回血液，形成终尿约 1.5L。

近端肾小管是重吸收的主要部位，被滤过的葡萄糖、氨基酸全部被重吸收；Na^+ 通过 Na^+-K^+-ATP 酶主动重吸收，HCO_3^- 和 Cl^- 随 Na^+ 一起转运。近端肾小管除具有重吸收功能外，还参与有机酸的排泌。尿酸可从肾小球滤过，但多数在肾小管重吸收，又再分泌到肾小管管腔中。除有机酸和尿酸外，药物如抗生素和造影剂，也以此方式排出。

髓袢在髓质渗透压梯度形成中起重要作用。水在髓袢降支细段可以自由穿透,而 Na^+ 和 Cl^- 却不能自由穿透,使管腔内的水分在经过内髓部的高渗区时被迅速重吸收;而降支细段一旦折为升支细段,则水不能自由穿透,而 Na^+ 和 Cl^- 却能自由穿透,从而维持髓质区的高渗,故髓袢细段对尿液的浓缩功能至关重要。

远端肾小管,特别是连接小管是调节尿液最终成分的主要场所。这些小管上皮细胞可重吸收 Na^+、排出 K^+ 以及分泌 H^+ 和 NH_4^+,醛固酮可加强上述作用。

3. 肾脏的内分泌功能 肾脏具有重要的内分泌功能,能够参与合成和分泌肾素、促红细胞生成素(EPO)、1,25-二羟维生素 D_3、前列腺素和激肽类物质。参与人体的血流动力学调节,红细胞生成,钙、磷代谢及骨代谢等。

肾脏产生 EPO 受肾脏皮质和外髓部局部组织氧含量调节,EPO 从肾脏分泌经血液循环作用于骨髓的红系祖细胞,促进红细胞增生。

肾脏是产生 1α-羟化酶的最重要场所,25-羟维生素 D_3 在 1α-羟化酶作用下形成 1,25-二羟维生素 D_3,是生物活性最强的维生素 D。1,25-二羟维生素 D_3 通过调节胃肠道钙、磷吸收,尿排泄,骨转运,甲状旁腺激素分泌等,维持血钙磷平衡,保持骨骼正常的矿物化。

【肾脏疾病的临床表现】 肾脏疾病的临床表现包括肾脏疾病本身的临床症状及肾脏功能受损引起的各系统的症状,包括尿色异常、尿量异常、水肿、乏力等。继发性肾病尚可见原发病及其他器官受损的表现,如皮疹、关节痛、口腔溃疡、脱发等。

1. 血尿 血尿分为肉眼血尿和显微镜下血尿。尿色肉眼无异常,新鲜尿沉渣检查每高倍视野红细胞超过 3 个,称为镜下血尿。尿色加深、尿色发红或呈洗肉水样,称为肉眼血尿。

2. 蛋白尿 蛋白尿常表现为尿泡沫增多。尿蛋白定性试验阳性或尿蛋白定量超过 150mg/d,称为蛋白尿。

3. 水肿 水肿是肾脏病常见的临床表现。肾性水肿多出现在组织疏松部位,如眼睑;身体下垂部位,如脚踝和胫前部位,长期卧床时则最易出现在骶尾部。

4. 高血压 高血压是肾脏疾病常见临床表现,所有高血压病人均应排查有无肾脏疾病,尤其是年轻病人。肾性高血压分为肾血管性和肾实质性高血压两大类。水钠潴留是肾实质性高血压最主要的发病机制,肾素-血管紧张素-醛固酮系统也在发病中起重要作用。

【肾脏疾病的检查】 肾脏疾病的检查主要包括:尿液检查、肾功能检查、影像学检查和肾脏病理学检查。

(一)尿液检查

1. 尿常规检查 包括尿液外观、理化检查、尿沉渣检查、生化检查。尿常规检查是早期发现和诊断肾脏疾病的重要线索。尿常规检查需要留取清洁新鲜尿液,避免污染和放置时间过长。

2. 尿相差显微镜检查 用于判别尿中红细胞的来源,肾小球源性血尿表现为红细胞形态改变,棘形红细胞>5% 或尿中红细胞以变异型红细胞为主。如尿中出现红细胞管型,可帮助诊断肾小球源性血尿。

3. 尿蛋白检测

(1)尿蛋白定量:主要有两种方法:①24 小时尿蛋白定量>150mg 可诊断为蛋白尿,>3.5g 为大量蛋白尿。②随机尿白蛋白/肌酐比值:正常<30mg/g,30～300mg/g 为微量白蛋白尿,>300mg/g 为蛋白尿。如果尿白蛋白/肌酐比值明显增高(500～1 000mg/g),也可以选择测定尿总蛋白/肌酐比值。留取 24 小时尿液费时烦琐,尿液不易留全;而随机尿检测易受体位和运动等影响,故在选择检测方法和判断结果时需综合考虑。

(2)尿白蛋白检测:在糖尿病等疾病导致肾脏损伤时,尿白蛋白排泄率升高远早于尿总蛋白排泄率的升高。其检测方法包括 24 小时尿白蛋白定量和随机尿白蛋白/肌酐比值两种。

4. **其他尿液成分检测**　如尿 β_2 微球蛋白反映近端肾小管重吸收功能;κ 或 λ 轻链的检测有助于异常球蛋白血症的诊断。尿钠检测有助于了解钠盐摄入情况;尿钾检测有助于肾小管酸中毒和低钾血症的诊断;尿尿素检测有助于计算病人蛋白质摄入量,判断病人营养状态。

(二)肾功能检查

1. **血清肌酐检测**　血清肌酐检测是临床评估肾小球滤过功能最常用的方法,检测快速简便,但敏感性较低,不能反映早期肾损害,常于肾小球滤过功能损害 50% 时才开始升高。血清肌酐浓度还受性别、年龄、肌肉量、蛋白质摄入量、药物(如西咪替丁等)影响。

2. **估算的肾小球滤过率**(estimated GFR,eGFR)　用于估算 GFR 的公式包括 Cockcroft-Gault 公式、MDRD 公式和慢性肾脏病流行病学研究(CKD-EPI)公式。

(1)Cockcroft-Gault 公式:未采用同位素稀释质谱法检测血清肌酐标准化,目前临床不推荐使用。

$$CCr=\{[(140-Age)\times 体重]/(72\times Scr)\}\times 0.85(女性)$$

注:Ccr 为肌酐清除率;Age 为年龄,岁;体重,kg;Scr 为血清肌酐,mg/dl。

(2)MDRD 公式:eGFR $<60ml/(min\cdot 1.73m^2)$ 的病人中,MDRD 公式的准确性优于 CKD-EPI 公式。

$$eGFR=175\times Scr-1.154\times Age-0.203\times 0.742(女性)\times 1.210(非洲裔)$$

(3)CKD-EPI 公式:目前临床上推荐的评估 GFR 计算公式(表 5-1-1),2021 年发布了 CKD-EPI 2021 公式,是不包含种族变量的 CKD-EPI 公式(表 5-1-2)。

表 5-1-1　CKD-EPI 公式

性别	Scr/ (mg/dl)	Scys[*]/ (mg/L)	eGFR 计算公式
			CKD-EPI 肌酐公式
女性	≤0.7		$144\times(Scr/0.7)^{-0.329}\times 0.993^{Age}\times 1.159(黑种人)$
	>0.7		$144\times(Scr/0.7)^{-1.209}\times 0.993^{Age}\times 1.159(黑种人)$
男性	≤0.9		$141\times(Scr/0.9)^{-0.411}\times 0.993^{Age}\times 1.159(黑种人)$
	>0.9		$141\times(Scr/0.9)^{-1.209}\times 0.993^{Age}\times 1.159(黑种人)$
			CKD-EPI Cystatin C 公式
		≤0.8	$133\times(Scys/0.8)^{-0.499}\times 0.996^{Age}\times 0.932(女性)$
		>0.8	$133\times(Scys/0.8)^{-1.328}\times 0.996^{Age}\times 0.932(女性)$
			CKD-EPI 肌酐和 Cystatin C 公式
女性	≤0.7	≤0.8	$130\times(Scr/0.7)^{-0.248}\times(Scys/0.8)^{-0.375}\times 0.995^{Age}\times 1.08(黑种人)$
		>0.8	$130\times(Scr/0.7)^{-0.248}\times(Scys/0.8)^{-0.711}\times 0.995^{Age}\times 1.08(黑种人)$
女性	>0.7	≤0.8	$130\times(Scr/0.7)^{-0.601}\times(Scys/0.8)^{-0.375}\times 0.995^{Age}\times 1.08(黑种人)$
		>0.8	$130\times(Scr/0.7)^{-0.601}\times(Scys/0.8)^{-0.711}\times 0.995^{Age}\times 1.08(黑种人)$
男性	≤0.9	≤0.8	$135\times(Scr/0.9)^{-0.207}\times(Scys/0.8)^{-0.375}\times 0.995^{Age}\times 1.08(黑种人)$
		>0.8	$135\times(Scr/0.9)^{-0.207}\times(Scys/0.8)^{-0.711}\times 0.995^{Age}\times 1.08(黑种人)$
男性	>0.9	≤0.8	$135\times(Scr/0.9)^{-0.601}\times(Scys/0.8)^{-0.375}\times 0.995^{Age}\times 1.08(黑种人)$
		>0.8	$135\times(Scr/0.9)^{-0.601}\times(Scys/0.8)^{-0.711}\times 0.995^{Age}\times 1.08(黑种人)$

注:[*] 为血清 Cystatin C(mg/L)。

表 5-1-2 CKD-EPI 2021 公式

性别	Scr/ （mg/dl）	Cystatin C/ （mg/L）	eGFR 计算公式
			CKD-EPI 2021 肌酐公式
女性	≤0.7		$144\times(\mathrm{Scr}/0.7)^{-0.241}\times0.994^{\mathrm{Age}}$
	>0.7		$144\times(\mathrm{Scr}/0.7)^{-1.200}\times0.994^{\mathrm{Age}}$
男性	≤0.9		$142\times(\mathrm{Scr}/0.9)^{-0.302}\times0.994^{\mathrm{Age}}$
	>0.9		$142\times(\mathrm{Scr}/0.9)^{-1.200}\times0.994^{\mathrm{Age}}$
			CKD-EPI 2021 肌酐和 CystatinC 公式
女性	≤0.7	≤0.8	$130\times(\mathrm{Scr}/0.7)^{-0.219}\times(\mathrm{Scys}/0.8)^{-0.323}\times0.996^{\mathrm{Age}}$
		>0.8	$130\times(\mathrm{Scr}/0.7)^{-0.219}\times(\mathrm{Scys}/0.8)^{-0.778}\times0.996^{\mathrm{Age}}$
女性	>0.7	≤0.8	$130\times(\mathrm{Scr}/0.7)^{-0.544}\times(\mathrm{Scys}/0.8)^{-0.323}\times0.996^{\mathrm{Age}}$
		>0.8	$130\times(\mathrm{Scr}/0.7)^{-0.544}\times(\mathrm{Scys}/0.8)^{-0.778}\times0.996^{\mathrm{Age}}$
男性	≤0.9	≤0.8	$135\times(\mathrm{Scr}/0.9)^{-0.144}\times(\mathrm{Scys}/0.8)^{-0.323}\times0.996^{\mathrm{Age}}$
		>0.8	$135\times(\mathrm{Scr}/0.9)^{-0.144}\times(\mathrm{Scys}/0.8)^{-0.778}\times0.996^{\mathrm{Age}}$
男性	>0.9	≤0.8	$135\times(\mathrm{Scr}/0.9)^{-0.544}\times(\mathrm{Scys}/0.8)^{-0.323}\times0.996^{\mathrm{Age}}$
		>0.8	$135\times(\mathrm{Scr}/0.9)^{-0.544}\times(\mathrm{Scys}/0.8)^{-0.778}\times0.996^{\mathrm{Age}}$

注：CKD-EPI 2021 公式是不包含种族变量的 CKD-EPI 公式。

3. **内生肌酐清除率** 根据血肌酐浓度和 24 小时尿肌酐排泄量计算。由于尿肌酐有部分由肾小管排泌,故内生肌酐清除率高于 GFR,但在血液透析和腹膜透析病人中,残余肾功能的检测仍然使用该方法。

4. **菊糖清除率和同位素测定** 菊糖清除率既往被作为肾小球滤过率测定的"金标准",但因为操作烦琐无法在临床常规使用,主要用于研究。目前临床使用同位素方法测定肾小球滤过率,其准确性接近菊糖清除率,可用的同位素标记物质有 $^{99\mathrm{m}}\mathrm{Tc}$ 等。

以上测定肾小球滤过率的方法按准确性由高到低依次为菊糖清除率、同位素法测定、内生肌酐清除率、eGFR 和血肌酐,可根据需要选择适当的方法。对于肾脏疾病的高危人群和肾脏疾病病人,可采用准确性高的方法,以免漏诊。

（三）影像学检查 包括超声检查、静脉尿路造影、CT、MRI、肾血管造影、放射性核素检查等。

（四）肾脏病理学检查 肾脏疾病所需的病理学检查标本多来自于经皮肾穿刺活检术。这是一种有创检查,但是对肾脏疾病的诊断、病情评估、预后判断和指导治疗非常有价值。肾穿刺活检组织病理检查一般包括光镜、免疫荧光、电镜 3 项检查,特殊检查需要通过特殊染色,如刚果红染色等。通过对肾小球、肾小管、肾间质及血管病变的分析,并结合临床对疾病作出最终诊断。

【肾脏疾病常见综合征】 肾脏疾病常以临床综合征的形式出现,但相互之间可能有重叠。

1. **肾病综合征**（nephrotic syndrome, NS） 表现为大量蛋白尿（＞3.5g/d）,低白蛋白血症（＜30g/L）,常伴有水肿和/或高脂血症。肾病综合征病因可为原发性肾小球疾病（如微小病变肾病、膜性肾病、局灶节段性肾小球硬化等）和继发性肾小球疾病（如糖尿病肾脏病、狼疮性肾炎等）。

2. **肾炎综合征**（nephritis syndrome） 以肾小球源性血尿为主要特征,常伴有蛋白尿。可有水肿、高血压和/或肾功能损害。按起病急缓和转归,可分为以下 3 种类型。①急性肾炎综合征:急性起病,多见于儿童。常有前驱感染,如急性扁桃体炎或皮肤感染。临床上最典型的为链球菌感染后急性肾小球肾炎。②急进性肾炎综合征:主要特征是短时间内出现进行性加重的肾功能损害。可见于抗肾小球基底膜病、抗中性粒细胞胞质抗体相关性血管炎、重症狼疮性肾炎、IgA 肾病等。③慢性肾炎综合征:缓慢起病,早期病人常无明显症状,或仅有水肿、乏力等,血尿和蛋白尿迁延不愈或逐渐加重,随着病情进展可逐渐出现高血压和/或肾功能损害。

3. 无症状性血尿和/或蛋白尿（asymptomatic hematuria and/or proteinuria） 是指血尿和/或轻、中度蛋白尿,不伴有水肿、高血压等症状。常见于多种原发性肾小球疾病(如 IgA 肾病等)和肾小管-间质病变。

4. 急性肾损伤（acute kidney injury,AKI） 是指各种原因引起的血肌酐在 48 小时内绝对值升高≥26.5μmol/L 或较基础值升高≥50% 或尿量<0.5ml/(kg·h),持续超过 6 小时。临床主要表现为少尿、无尿,含氮代谢产物在血中潴留,水、电解质及酸碱平衡紊乱等。AKI 最重要的是区分是肾前性、肾性还是肾后性原因。

5. 慢性肾脏病（chronic kidney disease,CKD） 是指肾脏损伤或肾小球滤过率<60ml/(min·1.73m²),时间>3 个月;其中肾脏损伤定义为肾脏病理学异常或血、尿中的肾脏损伤标志物异常、肾小管功能异常所致的电解质等异常、肾脏影像学检查异常、肾移植病史。终末期肾病是 CKD 的严重阶段,临床主要表现为消化系统症状、心血管并发症、贫血及肾性骨病等。

【肾脏疾病的诊断】 肾脏疾病的诊断应尽可能作出病因诊断、病理诊断、功能诊断和并发症诊断,以确切反映疾病的性质和程度,为选择治疗方案和判定预后提供依据。

1. 病因诊断 首先区别是原发性还是继发性肾病。原发性肾病包括免疫反应介导的肾炎、泌尿系统感染性疾病、肾血管疾病、肾结石、肾肿瘤及先天性肾病等;继发性肾病可继发于肿瘤、代谢、自身免疫等疾病,也可见于各种药物、毒物等对肾脏造成的损害。

2. 病理诊断 对肾炎、肾病综合征、急性肾损伤及原因不明的蛋白尿和/或血尿,可通过肾穿刺活检明确病理类型及病因、指导治疗和评估预后。

3. 功能诊断 临床上对于诊断 AKI 和 CKD 的病人,还要进行肾功能的分期诊断。根据血肌酐和尿量的变化,AKI 分为 1~3 期,详见本篇第九章。根据肾小球滤过率下降程度,CKD 分为 1~5 期,详见本篇第十章。

4. 并发症诊断 肾脏病特别是急、慢性肾衰竭可引起全身各个系统并发症,包括中枢神经、呼吸及循环系统等。

【肾脏疾病防治原则】 肾脏疾病依据其病因、发病机制、病变部位、病理诊断和功能诊断的不同,选择相应的治疗方案。治疗原则包括去除诱因,一般治疗,针对病因和发病机制的治疗,合并症及并发症的治疗和肾脏替代治疗。

【一般治疗】 包括避免过度劳累,去除感染等诱因,避免接触肾毒性药物或毒物,采取健康的生活方式(如戒烟、限制饮酒、休息与锻炼相结合、控制情绪等)以及合理的饮食。

【针对病因及发病机制的治疗】

1. 免疫抑制治疗 肾脏疾病尤其是免疫介导的原发性和继发性肾小球疾病,如 IgA 肾病和狼疮性肾炎等,其发病机制主要是异常的免疫反应,所以治疗常包括糖皮质激素及免疫抑制剂治疗。某些血液净化治疗(如免疫吸附、血浆置换等)能有效清除体内自身抗体和抗原-抗体复合物,可用于治疗危重的免疫相关性肾病,尤其是重症狼疮性肾炎和血管炎相关性肾损害等。

2. 针对非免疫发病机制的治疗 高血压、高血脂、高血糖、高尿酸血症、蛋白尿等非免疫因素在肾脏疾病的发生和发展过程中起重要作用,针对这些因素的干预治疗是保护肾脏功能的重要措施。血管紧张素转换酶抑制剂(ACEI)或血管紧张素Ⅱ受体拮抗剂(ARB)既可以抑制肾内过度激活的肾素-血管紧张素系统,降低血压,又能够降低肾小球内压力,从而减少尿蛋白的排泄,因此,是肾功能保护的重要治疗措施。SGLT2i 是一种新的降糖药,通过抑制近曲肾小管葡萄糖的重吸收使葡萄糖从尿液排出,降低血糖;多项研究已经显示 SGLT2i 可降低糖尿病和非糖尿病肾脏病病人的蛋白尿,延缓肾功能进展。此外,控制血糖、尿酸、调节血脂水平也是肾脏治疗的综合措施。

3. 并发症的防治 在肾脏疾病的进展过程中可有多种并发症,如高血压、心脑血管疾病、肾性贫血、骨矿物化代谢异常等,尤其是心脑血管疾病,是 CKD 的重要死亡原因。因此,CKD 病人从一开始就面临着尿毒症及心脑血管疾病的双重风险。这些并发症不仅影响肾脏疾病病人的生活质量和寿命,还可能进一步加重肾脏疾病的进展,形成恶性循环,严重影响病人预后。因此,必须重视 CKD 并发症的早期防治。

4. **肾脏替代治疗** 尽管积极治疗,仍然有部分 CKD 病人进展至终末期肾病。当病人发生严重的 AKI 或发展至终末期肾病阶段,必须依靠肾脏替代治疗维持内环境的稳定。肾脏替代治疗包括血液透析、腹膜透析和肾移植。血液透析是以人工半透膜为透析膜,血液和透析液在膜两侧反向流动,通过弥散、对流、吸附等原理排出血液中的代谢废物,补充钙、碳酸氢根等机体必需的物质;同时,清除多余的水分,从而部分替代肾脏功能。腹膜透析的原理与血液透析相似,只是以病人的腹膜替代人工半透膜作为透析膜。成功的肾移植无疑是肾脏替代治疗的首选,不仅可以恢复肾脏的排泄功能,还可以恢复其内分泌功能。但是肾移植术后,病人需长期使用糖皮质激素及免疫抑制剂以预防和抗排斥反应。

(余学清)

本章思维导图

第二章 | 原发性肾小球疾病

第一节 | 肾小球疾病概述

肾小球疾病是一组以血尿、蛋白尿、水肿、高血压和不同程度的肾功能损害等为主要临床表现的肾脏疾病,病变通常累及双侧肾小球,是我国慢性肾衰竭的主要病因。其病因、发病机制、病理改变、临床表现、病程和预后不尽相同。根据病因可分为原发性、继发性和遗传性三大类。原发性肾小球疾病系指病因不明者;继发性肾小球疾病系指继发于全身性疾病的肾小球损害,如狼疮性肾炎、糖尿病肾脏病等;遗传性肾小球疾病为遗传基因突变所致的肾小球疾病,如 Alport 综合征等。

本章主要介绍原发性肾小球疾病,目前仍是我国终末期肾病最主要的病因。

【原发性肾小球疾病的分类】 原发性肾小球疾病可根据临床表现和肾脏活检病理改变进行分型。

(一)临床分型 原发性肾小球疾病的临床分型是根据临床表现分为相应的临床综合征,一种综合征常包括多种不同类型的疾病或病理改变。详细内容参见有关章节。

1. 急性肾小球肾炎(acute glomerulonephritis)。

2. 急进性肾小球肾炎(rapidly progressive glomerulonephritis)。

3. 慢性肾小球肾炎(chronic glomerulonephritis)。

4. 无症状性血尿和/或蛋白尿(asymptomatic hematuria and/or proteinuria)。

5. 肾病综合征(nephrotic syndrome)。

(二)病理分型 肾小球疾病病理分型的基本原则是依据病变的性质和病变累及的范围。根据病变累及的肾小球范围可分为局灶性(累及肾小球数<50%)和弥漫性病变(累及肾小球数≥50%);根据病变累及的毛细血管袢面积分为节段性(累及血管袢面积<50%)和球性病变(累及血管袢面积≥50%)。

1. **肾小球轻微病变**(minor glomerular lesion) 包括微小病变型肾病(minimal change disease, MCD)。

2. **局灶节段性肾小球病变**(focal segmental lesion) 包括局灶节段性肾小球硬化(focal segmental glomerulosclerosis, FSGS)和局灶性肾小球肾炎(focal glomerulonephritis)。

3. **弥漫性肾小球肾炎**(diffuse glomerulonephritis)

(1)膜性肾病(membranous nephropathy, MN)。

(2)增生性肾小球肾炎(proliferative glomerulonephritis):①系膜增生性肾小球肾炎(mesangial proliferative glomerulonephritis);②毛细血管内增生性肾小球肾炎(endocapillary proliferative glomerulonephritis);③系膜毛细血管性肾小球肾炎(mesangial capillary glomerulonephritis),包括膜增生性肾小球肾炎(membranoproliferative glomerulonephritis, MPGN)I型和Ⅲ型;④致密物沉积病(dense deposit disease),又称为膜增生性肾小球肾炎Ⅱ型;⑤新月体性肾小球肾炎(crescentic glomerulonephritis)。

(3)硬化性肾小球肾炎(sclerosing glomerulonephritis)。

4. **未分类的肾小球肾炎**(unclassified glomerulonephritis)

肾小球疾病的临床和病理类型之间存在一定联系,但两者之间没有必然的对应关系,即相同的临床表现可来源于不同的病理类型,而同一病理类型又可呈现不同的临床表现。因此,肾活检是确定肾小球疾病病理类型和病变程度的必需手段,而正确的病理诊断又必须与临床密切结合。临床工作中,一般首先需要对肾小球疾病进行临床分型,然后在适当的条件下进行病理学评估。

【发病机制】　原发性肾小球疾病的发病机制尚未完全明确。多数肾小球疾病是免疫反应介导性炎症疾病。一般认为,免疫反应是肾小球疾病的始动机制,在此基础上炎症介质(如补体、细胞因子、活性氧等)参与,最后导致肾小球损伤并产生临床症状。在肾小球疾病的慢性进展过程中也有非免疫、非炎症机制参与。此外,遗传因素在肾小球疾病的易感性、疾病的严重性和治疗反应方面起重要作用。

(一) **免疫反应**　包括体液免疫和细胞免疫。体液免疫如循环免疫复合物(circulating immune complex,CIC)、原位免疫复合物(in situ immune complex)以及自身抗体在肾小球疾病发病机制中的作用已得到公认;细胞免疫在某些类型肾小球疾病中的作用也得到了重视。

1. **体液免疫**

(1) 循环免疫复合物沉积:某些外源性抗原(如致肾炎链球菌的某些成分)或内源性抗原(如DNA的降解产物)可刺激机体产生相应抗体,在血液循环中形成CIC,并在某些情况下沉积于肾小球或为肾小球所捕捉,激活相关的炎症介质而致肾小球损伤。多个抗原抗体分子形成网络样结构、单核巨噬细胞系统吞噬功能和/或肾小球系膜清除功能降低、补体成分或功能缺陷等原因使CIC易沉积于肾小球而致病。CIC在肾小球内的沉积主要位于系膜区和/或内皮下。

(2) 原位免疫复合物形成:系指血液循环中游离抗体(或抗原)与肾小球固有抗原(如GBM抗原或足细胞的抗原)或种植于肾小球的外源性抗原(或抗体)相结合,在肾脏局部形成免疫复合物,并导致肾脏损伤。原位免疫复合物的沉积主要位于GBM上皮细胞侧。除经典的抗GBM肾炎外,特发性膜性肾病(idiopathic membranous nephropathy,IMN)也是一种主要由原位免疫复合物介导的疾病。肾小球足细胞上的M型磷脂酶 A_2 受体是IMN的主要识别抗原,循环中抗磷脂酶 A_2 受体特异性抗体与其相结合形成原位免疫复合物,激活补体导致足细胞损伤,导致蛋白尿。

(3) 自身抗体:自身抗体如抗中性粒细胞胞质抗体(ANCA)可以通过与中性粒细胞、血管内皮细胞以及补体活化的相互作用引起肾小球的免疫炎症反应,导致典型的寡免疫复合物沉积性肾小球肾炎。

2. **细胞免疫**　细胞免疫在肾小球肾炎发病机制中的作用已为许多学者所重视。肾炎动物模型及部分人类肾小球肾炎均提供了细胞免疫的证据。在微小病变型肾病,肾小球内没有体液免疫参与的证据,而主要表现为T细胞功能异常,且体外培养发现病人淋巴细胞可释放血管通透性因子,导致肾小球足细胞足突融合。近年来的研究显示,辅助性T细胞不同亚类之间比例失衡在肾小球疾病的发病中也起到重要作用。

(二) **炎症反应**　免疫反应需引起炎症反应才能导致肾小球损伤及其临床症状。炎症介导系统可分成炎症细胞和炎症介质两大类,炎症细胞可产生炎症介质,炎症介质又可趋化、激活炎症细胞,各种炎症介质间又相互促进或制约,形成一个十分复杂的网络关系。

1. **炎症细胞**　主要包括中性粒细胞、单核巨噬细胞、致敏T淋巴细胞、嗜酸性粒细胞及血小板等。炎症细胞可产生多种炎症介质,造成肾小球炎症病变。近年发现肾小球固有细胞(如系膜细胞、内皮细胞和足细胞)具有多种免疫球蛋白和炎症介质的受体,也能分泌多种炎症介质和细胞外基质(ECM),它们在免疫介导性肾小球炎症中并非单纯的无辜受害者,而有时是主动参与者。

2. **炎症介质**　炎症介质可通过收缩或舒张血管,影响肾脏局部的血流动力学及肾小球毛细血管通透性;可分别作用于肾小球及间质小管等不同细胞,通过影响细胞的活化和增殖、自分泌和旁分泌,影响ECM的聚集和降解,从而介导炎症损伤及其硬化病变。

(三) **非免疫因素**　免疫介导性炎症在肾小球病致病中起主要作用和/或起始作用,在慢性进展过程中存在着非免疫机制参与,主要包括肾小球毛细血管内高压力、蛋白尿、高脂血症等,这些因素有时成为病变持续、恶化的重要原因。肾实质损害后,剩余的健存肾单位可发生血流动力学变化,导致肾小球毛细血管内压力增高,促进肾小球硬化。此外,大量蛋白尿是肾小球病变进展的独立危险因素。

【临床表现】

1. **蛋白尿** 正常的肾小球滤过膜允许分子量小于 2 万~4 万 Da 的蛋白质顺利通过,因此,肾小球滤过的原尿中主要为小分子蛋白质(如溶菌酶、β_2 微球蛋白、轻链蛋白等),而白蛋白(分子量 6.9 万 Da)及分子量更大的免疫球蛋白含量较少。经肾小球滤过的原尿中,95% 以上的蛋白质被近曲小管重吸收,故正常人终尿中蛋白质含量极低(<150mg/d),其中约一半蛋白质成分来自远曲小管和髓袢升支分泌的 Tamm-Horsfall 蛋白及尿道分泌的其他组织蛋白;另一半蛋白质成分为白蛋白、免疫球蛋白、轻链蛋白、β_2 微球蛋白和多种酶等血浆蛋白。正常人临床上尿常规蛋白定性试验不能测出。当尿蛋白超过 150mg/d,尿蛋白定性阳性,称为蛋白尿。若尿蛋白量大于 3.5g/d,则称为大量蛋白尿。

肾小球滤过膜由肾小球毛细血管内皮细胞、基底膜和脏层上皮细胞(足细胞)所构成,滤过膜屏障作用包括:①分子屏障,肾小球滤过膜仅允许较小的蛋白质分子通过;②电荷屏障,内皮及足细胞膜含涎蛋白,而基底膜含硫酸类肝素,使肾小球滤过膜带负电荷,通过同性电荷相斥原理,阻止带负电荷的血浆蛋白(如白蛋白)滤过。上述任一屏障的损伤均可引起蛋白尿,肾小球性蛋白尿常以白蛋白为主。光镜下肾小球结构正常的微小病变型肾病病人大量蛋白尿主要为电荷屏障损伤所致;当分子屏障被破坏时,尿中还可出现除白蛋白以外更大分子的血浆蛋白,如免疫球蛋白、C3 等,提示肾小球滤过膜有较严重的结构损伤。

2. **血尿** 离心后尿沉渣镜检每高倍视野红细胞超过 3 个为显微镜下血尿,1L 尿中含 1ml 血液即呈现肉眼血尿。肾小球疾病特别是肾小球肾炎,其血尿常为无痛性、全程性血尿,可呈镜下或肉眼血尿,持续性或间发性。血尿可分为单纯性血尿,也可伴蛋白尿、管型尿,如血尿病人伴较大量蛋白尿和/或管型尿(特别是红细胞管型),多提示为肾小球源性血尿。

以下两项检查帮助区分血尿来源:①新鲜尿沉渣相差显微镜检查。变形红细胞尿为肾小球源性,均一形态正常红细胞尿多数为非肾小球源性。但是当肾小球病变严重时(如新月体形成)也可出现均一形态正常的红细胞尿。②尿红细胞容积分布曲线。肾小球源性血尿常呈非对称曲线,其峰值红细胞容积小于静脉峰值红细胞容积;非肾小球源性血尿常呈对称性曲线,其峰值红细胞容积大于静脉峰值红细胞容积。

肾小球源性血尿产生的主要原因为 GBM 断裂,红细胞通过该裂缝时受血管内压力挤压受损,受损的红细胞其后通过肾小管各段又受不同渗透压和 pH 作用,呈现变形红细胞血尿,红细胞容积变小,甚至破裂。

3. **水肿** 肾性水肿的基本病理生理改变为水、钠潴留。肾小球疾病时水肿可分为两大类:①肾病性水肿。主要由于长期、大量蛋白尿造成血浆蛋白过低,血浆胶体渗透压降低,液体从血管内渗入组织间隙,产生水肿;同时,由于有效血容量减少,刺激肾素-血管紧张素-醛固酮系统激活、抗利尿激素分泌增加,肾小管重吸收水、钠增多,进一步加重水肿。此外,近年的研究提示,某些原发于远端肾单位的水、钠潴留因素可能在肾病性水肿上起一定作用,这种作用独立于肾素-血管紧张素-醛固酮系统。②肾炎性水肿。主要是由于肾小球滤过率下降,而肾小管重吸收功能基本正常,造成"球-管失衡"和肾小球滤过分数(肾小球滤过率/肾血浆流量)下降,导致水、钠潴留。肾炎性水肿时,血容量常增加,伴肾素-血管紧张素-醛固酮系统活性抑制、抗利尿激素分泌减少,因高血压、毛细血管通透性增加等因素而使水肿持续和加重。肾病性水肿组织间隙蛋白含量低,水肿多从下肢部位开始;而肾炎性水肿组织间隙蛋白质含量高,水肿多从眼睑、颜面部开始。

4. **高血压** 肾小球疾病常伴高血压,慢性肾小球肾炎病人高血压的发生率约为 61%,慢性肾衰竭病人 90% 出现高血压。肾小球疾病高血压的发生机制:①水、钠潴留。血容量增加引起容量依赖性高血压。②肾素分泌增多。肾实质缺血刺激肾素-血管紧张素分泌增加,小动脉收缩,外周阻力增加,引起肾素依赖性高血压。③肾内降压物质分泌减少。肾实质损害时,肾内前列腺素系统、激肽释放酶-激肽系统等降压物质生成减少,也是肾性高血压的原因之一。此外,一些其他因素如心房钠尿肽、交感神经系统和其他内分泌激素等均直接或间接地参与肾性高血压的发生。肾小球疾病所致的高血压多数为容量依赖型,少数为肾素依赖型。但两型高血压常混合存在,有时很难截然分开。

5. 肾功能异常　部分急性肾小球肾炎可出现一过性的氮质血症或急性肾损伤,急进性肾小球肾炎常出现肾功能急剧恶化甚至发生肾衰竭;慢性肾小球肾炎病人随着病程进展常出现不同程度的肾功能损害,部分病人最终进展至终末期肾病。

第二节 ｜ 急性肾小球肾炎

急性肾小球肾炎(acute glomerulonephritis)简称急性肾炎(AGN),是以急性肾炎综合征为主要临床表现的一组疾病。特点为急性起病,血尿、蛋白尿、水肿和高血压,可伴有一过性肾功能不全。多见于链球菌感染后,其他细菌、病毒及寄生虫感染亦可引起。本节主要介绍链球菌感染后急性肾小球肾炎。

【病因和发病机制】　本病主要为乙型溶血性链球菌"致肾炎菌株"感染所致,如扁桃体炎、猩红热和脓疱疮等。本病系感染诱发的免疫反应所致。针对链球菌致病抗原如蛋白酶外毒素 B 等的抗体可能与肾小球内成分发生交叉反应、循环或原位免疫复合物诱发补体异常活化等均可能参与致病,导致肾小球内炎症细胞浸润。

【病理表现】　肾脏体积可增大。光镜下见弥漫性肾小球毛细血管内皮细胞及系膜细胞增生,急性期可伴有中性粒细胞和单核细胞浸润(文末彩图 5-2-1)。病变严重时,毛细血管袢管腔狭窄或闭塞。肾间质水肿及灶状炎症细胞浸润。免疫病理 IgG 及 C3 呈粗颗粒状沿肾小球毛细血管壁和/或系膜区沉积。电镜见肾小球上皮细胞下有驼峰状电子致密物沉积。

【临床表现和实验室检查】　多见于儿童,男性略多。常于感染后 2 周起病,相当于抗原免疫后产生抗体的时间。本病起病急,轻者呈亚临床型(仅尿常规及血清 C3 异常);典型者呈急性肾炎综合征表现,重症者可发生急性肾损伤。临床均有肾小球源性血尿,约 30% 为肉眼血尿。可伴有轻、中度蛋白尿,少数可呈肾病综合征范围的蛋白尿。80% 的病人可有晨起眼睑及下肢水肿,可有一过性高血压。少数重症病人可发生充血性心力衰竭,常与水、钠潴留有关。

起病初期血清 C3 及总补体下降,8 周内逐渐恢复正常,对本病具有诊断意义。病人血清抗链球菌溶血素 O(ASO)滴度升高,提示近期内曾有过链球菌感染。

【诊断与鉴别诊断】　链球菌感染后 1～3 周发生急性肾炎综合征,伴血清 C3 一过性下降,可临床诊断急性肾炎。若血肌酐持续升高或 2 个月病情尚未见好转应及时肾穿刺活检,以明确诊断。

本病需要与其他表现为急性肾炎综合征的肾小球疾病鉴别:①其他病原体感染后的急性肾炎。应寻找其他病原菌感染的证据,病毒感染后常不伴血清补体降低,少有水肿和高血压,肾功能一般正常,临床过程自限。②膜增生性肾小球肾炎(MPGN)。临床上常伴肾病综合征,50%～70% 病人有持续性低补体血症,8 周内不恢复。③IgA 肾病。部分病人有前驱感染,通常在感染后数小时至数日内出现肉眼血尿,部分病人血清 IgA 升高,血清 C3 一般正常,病情无自愈倾向。

当临床诊断困难时,急性肾炎综合征病人需考虑进行肾活检以明确诊断、指导治疗。肾活检的指征为:①少尿 1 周以上或进行性尿量减少伴肾功能恶化者;②病程超过 2 个月而无好转趋势者;③急性肾炎综合征伴肾病综合征者。

【治疗】　支持及对症治疗为主。急性期卧床休息,静待肉眼血尿消失、水肿消退及血压恢复正常。同时限盐、利尿消肿以降血压和预防心脑血管并发症的发生。

本病急性肾炎发作时感染灶多数已经得到控制,如无现症感染证据,不需要使用抗生素。反复发作慢性扁桃体炎,病情稳定后可考虑扁桃体摘除。

【预后】　本病为自限性疾病,多数病人预后良好。约 6%～18% 病例遗留尿异常和/或高血压而转为"慢性",或于"临床痊愈"多年后又出现肾小球肾炎表现。一般认为老年、持续高血压、大量蛋白尿或肾功能不全者预后较差;散发者较流行者预后差。

第三节 | 急进性肾小球肾炎

急进性肾小球肾炎(rapidly progressive glomerulonephritis,RPGN)即急进性肾炎,是在急性肾炎综合征基础上,肾功能快速进展,病理类型为新月体肾炎的一组疾病。

【病因和发病机制】 根据免疫病理 RPGN 可分为三型,每型病因和发病机制各异:①Ⅰ型,又称抗肾小球基底膜(GBM)型,因抗 GBM 抗体与 GBM 抗原结合诱发补体活化而致病;②Ⅱ型,又称免疫复合物型,因循环免疫复合物在肾小球沉积或原位免疫复合物形成而致病;③Ⅲ型,为寡免疫复合物沉积型,肾小球内无或仅微量免疫球蛋白沉积,多与 ANCA 相关小血管炎相关。

约半数 RPGN 病人有前驱上呼吸道感染病史。接触某些有机化学溶剂、碳氢化合物如汽油,可能与 RPGN Ⅰ型密切相关。丙硫氧嘧啶(PTU)和肼屈嗪等可引起 RPGN Ⅲ型。

【病理】 肾脏体积常增大。病理类型为新月体肾炎。光镜下多数(50%以上)肾小球大新月体形成(占肾小球囊腔 50%以上),病变早期为细胞新月体(文末彩图 5-2-2),后期为纤维新月体。另外,Ⅱ型常伴有肾小球毛细血管内皮细胞和系膜细胞增生,Ⅰ型和Ⅲ型可见肾小球节段性纤维素样坏死。免疫病理学检查是分型的主要依据,Ⅰ型 IgG 及 C3 呈线条状沿肾小球毛细血管壁分布(文末彩图 5-2-3);Ⅱ型 IgG 及 C3 呈颗粒状或团块状沉积于系膜区及毛细血管壁;Ⅲ型肾小球内无或仅有微量免疫沉积物。电镜下Ⅱ型可见电子致密物在系膜区和内皮下沉积,Ⅰ型和Ⅲ型无电子致密物。

【临床表现和实验室检查】 我国以Ⅱ型略为多见。Ⅰ型好发于中青年,Ⅲ型常见于中老年病人,男性略多。

多数病人起病急,病情可急骤进展。在急性肾炎综合征基础上,早期出现少尿或无尿,肾功能快速进展乃至尿毒症。病人可伴有不同程度贫血,Ⅱ型约半数伴肾病综合征,Ⅲ型常有发热、乏力、体重下降等系统性血管炎的表现。

免疫学检查主要有抗 GBM 抗体阳性(Ⅰ型)、狼疮相关自身抗体阳性(Ⅱ型)和 ANCA 阳性(Ⅲ型)。此外,Ⅱ型病人的血液循环免疫复合物及冷球蛋白可呈阳性,并可伴血清 C3 降低。

【诊断与鉴别诊断】 急性肾炎综合征伴肾功能急剧恶化均应怀疑本病,并及时肾活检以明确诊断。

急进性肾炎应与下列疾病鉴别。

(一)引起急性肾损伤的非肾小球疾病

1. **急性肾小管坏死** 常有明确的肾缺血(如休克、脱水)和中毒(如肾毒性抗生素)等诱因,实验室检查以肾小管损害为主(尿钠增加、低比重尿及低渗透压尿)。

2. **急性过敏性间质性肾炎** 常有用药史,部分病人有药物过敏反应(低热、皮疹等;血和尿嗜酸性粒细胞增加),必要时肾活检确诊。

3. **梗阻性肾病** 常突发无尿,影像学检查可协助确诊。

(二)引起急进性肾炎综合征的其他肾小球疾病

1. **原发性肾小球疾病** 重症急性肾炎或重症膜增生性肾炎也可发生急性肾损伤,但肾脏病理不一定为新月体肾炎,肾活检可明确诊断。

2. **继发性急进性肾炎** 肺出血肾炎综合征(Goodpasture 综合征)、系统性红斑狼疮、过敏性紫癜肾炎均可引起新月体肾炎,依据系统受累的临床表现和特异性实验室检查可资鉴别。

【治疗】 应及时明确病因诊断和免疫病理分型,尽早开始强化免疫抑制治疗。

(一)强化疗法

1. **血浆置换疗法** 每日或隔日 1 次,每次置换血浆 2~4L,直到血清自身抗体(如抗 GBM 抗体、ANCA)转阴,一般需 7 次以上。适用于Ⅰ型和Ⅲ型。此外,对于肺出血的病人,首选血浆置换。

2. 甲泼尼龙冲击 甲泼尼龙 0.5～1.0g 静脉滴注,每日或隔日 1 次,3 次为一疗程。一般 1～3 个疗程。该疗法主要适用Ⅱ、Ⅲ型。

上述强化疗法需配合糖皮质激素[口服泼尼松 1mg/(kg·d),6～8 周后渐减]及细胞毒药物[环磷酰胺口服 2～3mg/(kg·d),或静脉滴注 0.6～0.8g/月,累积量一般不超过 8g]。

(二)支持对症治疗 凡是达到透析指征者,应及时透析。对强化治疗无效的晚期病例或肾功能已无法逆转者,则有赖于长期维持透析。肾移植应在病情静止半年,特别是Ⅰ型病人血中抗 GBM 抗体转阴后半年进行。

【预后】 及时明确的诊断和早期强化治疗,可改善预后。影响预后的主要因素:①免疫病理类型。Ⅲ型较好,Ⅰ型差,Ⅱ型居中。②早期强化治疗。少尿、血肌酐大于 600μmol/L,病理显示广泛慢性病变时预后差。③老年病人预后相对较差。

第四节 | IgA 肾病

IgA 肾病(IgA nephropathy)是指肾小球系膜区以 IgA 沉积为主的肾小球疾病,是目前世界范围内最常见的原发性肾小球疾病。IgA 肾病的发病有明显的地域差别,在欧洲和亚洲约占原发性肾小球疾病的 15%～40%,是我国最常见的肾小球疾病,也是终末期肾病(end stage renal disease,ESRD)的重要病因。IgA 肾病可发生于任何年龄,但以 20～30 岁男性为多见。

【病因和发病机制】 IgA 肾病的发病机制目前尚不完全清楚。由于 IgA 肾病免疫荧光检查以 IgA 和 C3 在系膜区的沉积为主,提示本病可能是由于循环中的免疫复合物在肾脏内沉积、激活补体而致肾损害。大多数 IgA 肾病病人及其直系亲属循环中存在着铰链区半乳糖缺陷的 IgA 分子,而且主要是多聚 IgA_1。目前研究认为,感染等二次"打击"刺激自身抗体的产生,免疫复合物形成并沉积于肾小球产生炎症反应,继而刺激系膜细胞增殖和系膜外基质集聚等,最终导致肾小球硬化和间质纤维化。遗传因素在 IgA 肾病发病中也起着重要作用,IgA 肾病的全基因组关联分析研究发现多个易感位点,分别与免疫反应、黏膜免疫以及补体激活密切相关。

【病理】 IgA 肾病的主要病理特点是肾小球系膜细胞增生和基质增多(文末彩图 5-2-4)。病理变化多种多样,病变程度轻重不一,可涉及肾小球肾炎几乎所有的病理类型,如系膜增生性肾小球肾炎、轻微病变性肾小球肾炎、局灶性增生性肾小球肾炎、毛细血管内增生性肾小球肾炎、新月体性肾小球肾炎、局灶节段性肾小球硬化和增生硬化性肾小球肾炎等。IgA 肾病目前广泛采用牛津分型,具体包括:系膜细胞增生(M0/1)、内皮细胞增生(E0/1)、节段性硬化或粘连(S0/1)及肾小管萎缩或肾间质纤维化(T0/1/2)、细胞或细胞纤维性新月体(C0/1/2)等 5 项主要病理指标。免疫荧光可见系膜区 IgA 为主的颗粒样或团块样沉积,伴或不伴毛细血管袢分布,常伴 C3 的沉积,但 C1q 少见。也可有 IgG、IgM 沉积,与 IgA 的分布相似,但强度较弱。电镜下可见系膜区电子致密物呈团块状沉积。

【临床表现】 IgA 肾病起病隐匿,常表现为无症状性血尿,伴或不伴蛋白尿,往往体检时才发现。有些病人起病前数小时或数日内有上呼吸道或消化道感染等前驱症状,主要表现为发作性的肉眼血尿,可持续数小时或数日,肉眼血尿常为无痛性,可伴少量蛋白尿,多见于儿童和年轻人。全身症状轻重不一,可表现为全身不适、乏力和肌肉疼痛等。

约 20%～50% 的病人有高血压,少数病人可发生恶性高血压。部分病人表现为肾病综合征及不同程度的肾功能损害。

【实验室检查】 尿液检查可表现为镜下血尿或肉眼血尿,以畸形红细胞为主;约 60% 的病人伴有不同程度蛋白尿,有些病人可表现为肾病综合征(>3.5g/d)。

30%～50% 的病人伴有血 IgA 水平增高,但与疾病的严重程度及病程不相关。血清补体水平多数正常。

【诊断与鉴别诊断】　年轻病人出现镜下血尿和/或蛋白尿,尤其是与上呼吸道感染有关的血尿,临床上应考虑 IgA 肾病的可能。本病的确诊有赖于肾活检免疫病理检查。IgA 肾病主要应与下列疾病相鉴别。

1. **急性链球菌感染后肾炎**　此病潜伏期较长(7~21 天),有自愈倾向。IgA 肾病潜伏期短,呈反复发作,结合实验室检查(如血 IgA 水平增高、血 C3 水平的动态变化、ASO 试验阳性等),尤其是肾活检可资鉴别。

2. **非 IgA 系膜增生性肾小球肾炎**　与 IgA 肾病极为相似,确诊有赖于肾活检。

3. **其他继发性系膜 IgA 沉积**　如过敏性紫癜性肾炎、慢性肝病肾损害等,相应的病史及实验室检查可资鉴别。

4. **薄基底膜肾病**　临床表现为持续性镜下血尿,多有阳性家族史,肾活检免疫荧光检查 IgA 阴性,电镜可见肾小球基底膜弥漫变薄。

5. **泌尿系统感染**　伴有发热、腰痛,易与尿中红、白细胞增多的 IgA 肾病病人混淆,但 IgA 肾病病人反复中段尿细菌培养阴性,抗生素治疗无效。

【治疗】　本病的临床表现、病理改变和预后差异较大,治疗需根据不同的临床表现、病理类型等综合制订合理的治疗方案。

1. **单纯镜下血尿**　此类病人一般预后较好,大多数病人肾功能可长期维持在正常范围,一般无特殊治疗,但需要定期监测尿蛋白和肾功能。应注意避免过度劳累、预防感染和避免使用肾毒性药物。

2. **反复发作性肉眼血尿**　对于感染后反复出现肉眼血尿或尿检异常加重的病人,应积极控制感染,选用无肾毒性的抗生素,如青霉素 80 万单位,肌内注射,2 次/日;或口服红霉素、头孢菌素等;慢性扁桃体炎反复发作的病人,建议行扁桃体摘除术。

3. **伴蛋白尿**　建议选用 ACEI 或 ARB 治疗并逐渐增加至可耐受的剂量,尽量将尿蛋白控制在 <0.5g/d,延缓肾功能进展。经过 3~6 个月优化支持治疗(包括口服 ACEI/ARB 和控制血压)后,如尿蛋白仍持续 >1g/d 且 GFR>50ml/(min·1.73m^2) 的病人,可给予糖皮质激素治疗,每日泼尼松 0.6~1.0mg/kg,4~8 周后逐渐减量,总疗程 6~12 个月。对于免疫抑制剂(如环磷酰胺、硫唑嘌呤、吗替麦考酚酯等)的获益仍存在争议。

4. **肾病综合征**　肾脏病理如表现为微小病变型,可选用激素治疗(详细治疗见本章第五节肾病综合征),常可获较好疗效;如肾脏病理改变为膜增生性肾小球肾炎等,疗效常较差,尤其是合并大量蛋白尿且难于控制的病人,肾脏损害呈持续性进展,预后差。

5. **急性肾衰竭**　IgA 肾病表现为急性肾衰竭,主要为新月体肾炎或伴毛细血管袢坏死以及红细胞管型阻塞肾小管所致。若肾活检提示为细胞性新月体肾炎,临床上常呈肾功能急剧恶化,应及时给予大剂量激素和细胞毒药物强化治疗(详见本章第三节急进性肾小球肾炎的治疗)。若病人已达到透析指征,应给予透析治疗。

6. **高血压**　控制血压可保护肾功能,延缓慢性肾脏病的进展。临床研究表明,ACEI 或 ARB 可良好地控制 IgA 肾病病人的血压,减少蛋白尿。

7. **慢性肾衰竭**　参见本篇第十章慢性肾衰竭。

8. **其他**　靶向释放剂型(TRF)——布地奈德作为一种在回肠末端释放的新型激素制剂,目前已成为全球首个 IgA 肾病的靶向药物。若 IgA 肾病病人的诱因同某些食品引起的黏膜免疫反应有关,则应避免这些食物的摄入。IgA 肾病病人一般可耐受妊娠,但若合并持续的未控制的高血压、肾小球滤过率 <60ml/(min·1.73m^2) 或肾组织病理表现为严重的肾小球、肾血管或间质病变者,不宜妊娠。

【预后】　IgA 肾病 10 年肾脏存活率为 80%~85%,20 年约为 65%,但是个体差异很大,有些病人长期预后良好,但有些病人快速进展为肾衰竭。持续难以控制的高血压和蛋白尿(尤其是蛋白尿持续 >1g/d);肾功能损害;肾活检病理表现为肾小球硬化、间质纤维化和肾小管萎缩,或伴大量新月体形成时,常提示预后欠佳。

第五节 | 肾病综合征

肾病综合征（nephrotic syndrome，NS）是一组以大量蛋白尿（>3.5g/d）、低白蛋白血症（血清白蛋白<30g/L）、水肿、高脂血症为基本特征的临床综合征。其中前两项为诊断的必备条件。

【病因】　NS按病因可分为原发性和继发性两大类。原发性NS表现为不同类型的病理改变，常见的有：①微小病变型肾病；②系膜增生性肾小球肾炎；③局灶节段性肾小球硬化；④膜性肾病；⑤系膜毛细血管性肾小球肾炎。肾病综合征的分类和常见病因见表5-2-1。

表 5-2-1　肾病综合征的分类和常见病因

分类	儿童	青少年	中老年
原发性	微小病变型肾病	系膜增生性肾小球肾炎 微小病变型肾病 局灶节段性肾小球硬化 系膜毛细血管性肾小球肾炎	膜性肾病
继发性	过敏性紫癜肾炎 乙型肝炎病毒相关性肾炎 狼疮性肾炎	狼疮性肾炎 过敏性紫癜肾炎 乙型肝炎病毒相关性肾炎	糖尿病肾脏病 肾淀粉样变性 骨髓瘤性肾病 淋巴瘤或实体肿瘤性肾病

【病理生理】

1. 大量蛋白尿　在正常生理情况下，肾小球滤过膜具有分子屏障及电荷屏障作用。若上述屏障功能受损，将导致大量血浆蛋白持续从肾小球滤过膜通过，是蛋白尿形成的病理生理基础。在此基础上，凡是增加肾小球内压力及导致高灌注、高滤过的因素（如高血压、高蛋白饮食或大量输注血浆蛋白）均可加重尿蛋白的排出。尿液中主要含白蛋白和与白蛋白近似分子量的蛋白。大分子蛋白如纤维蛋白原、α_1和α_2巨球蛋白等，因无法通过肾小球滤过膜，从而在血浆中的浓度保持不变。

2. 低白蛋白血症　肾病综合征时大量白蛋白从尿中丢失，促进肝脏代偿性合成白蛋白增加，同时由于近端肾小管摄取滤过蛋白增多，也使肾小管分解蛋白增加。当肝脏白蛋白合成增加不足以克服丢失和分解时，则出现低白蛋白血症。此外，肾病综合征病人因胃肠道黏膜水肿导致食欲减退、蛋白质摄入不足、吸收不良或丢失，进一步加重低蛋白血症。长期大量的蛋白丢失会导致病人营养不良和生长发育迟缓。

除血浆白蛋白减少外，血浆的某些免疫球蛋白（如IgG）和补体成分、抗凝及纤溶因子、金属结合蛋白及内分泌激素结合蛋白也可减少，尤其是肾小球病理改变严重、大量蛋白尿和非选择性蛋白尿时更为显著。少数病人在临床上表现为甲状腺功能减退，但会随着肾病综合征的缓解而恢复。

3. 水肿　低白蛋白血症引起血浆胶体渗透压下降，使水分从血管腔内进入组织间隙，是造成肾病综合征水肿的主要原因。此外，部分病人有效循环血容量不足，激活肾素-血管紧张素-醛固酮系统，促进水钠潴留。而在静水压正常、渗透压减低的末梢毛细血管，发生跨毛细血管性液体渗漏和水肿。也有研究发现，部分NS病人的血容量并不减少甚或增加，血浆肾素水平正常或下降，提示NS病人的水钠潴留并不依赖于肾素-血管紧张素-醛固酮系统的激活，而是肾脏原发水钠潴留的结果。

4. 高脂血症　病人表现为高胆固醇血症和/或高甘油三酯血症，并可伴有低密度脂蛋白（LDL）、极低密度脂蛋白（VLDL）及脂蛋白a [Lp(a)]的升高，高密度脂蛋白（HDL）正常或降低。高脂血症发生的主要原因是肝脏脂蛋白合成的增加和外周组织利用及分解减少。高胆固醇血症的发生与肝脏合成过多富含胆固醇和载脂蛋白B的LDL及LDL受体缺陷致LDL清除减少有关。高甘油三酯血症在NS中也很常见，其产生的原因更多是由于分解减少而非合成增多。

【病理类型及其临床特征】

1. **微小病变型肾病**（minimal change disease, MCD）　光镜下肾小球无明显病变,近端肾小管上皮细胞可见脂肪变性。免疫病理检查阴性。电镜下的特征性改变是广泛的肾小球脏层上皮细胞足突融合(图 5-2-5、文末彩图 5-2-6)。

MCD 占儿童原发性肾病综合征的 80%～90%,占成人原发性肾病综合征的 5%～10%。部分药物性肾损害(如非甾体抗炎药、锂制剂等)和肿瘤(如霍奇金淋巴瘤等)也可有类似改变。本病男性多于女性,儿童发病率高,成人发病率相对降低,但 60 岁后发病率又呈现一小高峰,60 岁以上的病人,高血压和肾功能损害较为多见。典型的临床表现为肾病综合征,约 15% 的病人有镜下血尿。

30%～40% 病人可在发病后数月内自发缓解。90% 病例对糖皮质激素治疗敏感,尿蛋白可在数周内迅速减少至阴性,血清白蛋白逐渐恢复正常水平,最终可达临床完全缓解,但本病复发率高达60%。若反复发作或长期大量蛋白尿未得到控制,可发生病理类型的转变,预后欠佳。一般认为,成人的治疗缓解率和缓解后复发率均较儿童低。

2. **系膜增生性肾小球肾炎**（mesangial proliferative glomerulonephritis, MPG）　光镜下可见肾小球系膜细胞和系膜基质弥漫增生,依其增生程度可分为轻、中、重度。免疫病理检查可将本组疾病分为IgA 肾病及非 IgA 系膜增生性肾小球肾炎。前者以 IgA 沉积为主,后者以 IgG 或 IgM 沉积为主,常伴有 C3 于肾小球系膜区或系膜区及毛细血管壁呈颗粒状沉积。电镜下显示系膜增生,在系膜区可见到电子致密物(图 5-2-7)。

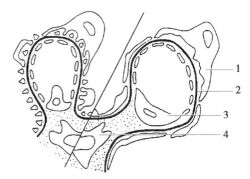

图 5-2-5　**微小病变型肾病示意图**
左:正常肾小球;右:病变肾小球。1. 上皮细胞足突消失;2. 基底膜;3. 内皮细胞;4. 系膜细胞。

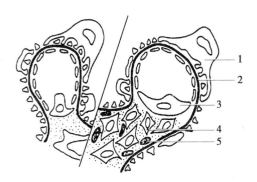

图 5-2-7　**系膜增生性肾小球肾炎示意图**
左:正常肾小球;右:病变肾小球。1. 上皮细胞;2. 基底膜;3. 内皮细胞;4. 系膜细胞;5. 免疫复合物。

本病在我国发病率高,约占原发性肾病综合征的 30%,显著高于西方国家(约 10%)。本病男性多于女性,好发于青少年。约 50% 的病人有上呼吸道感染等前驱感染,甚至表现为急性肾炎综合征,部分病人为隐匿起病。本组疾病中,非 IgA 系膜增生性肾小球肾炎病人约 50% 表现为 NS,70% 伴有血尿;IgA 肾病病人几乎均有血尿,约 15% 表现为 NS。

多数病人对激素和细胞毒药物有良好的反应,50% 以上的病人经激素治疗后可获完全缓解。其治疗效果与病理改变的轻重程度有关,病理改变轻者疗效较好,病理改变重者则疗效较差。

3. **局灶节段性肾小球硬化**（focal segmental glomerulosclerosis, FSGS）　光镜下可见病变呈局灶、节段分布,表现为受累节段的硬化(系膜基质增多、毛细血管闭塞、球囊粘连等),相应的肾小管萎缩、肾间质纤维化。免疫荧光显示 IgM 和 C3 在肾小球受累节段呈团块状沉积。电镜下可见肾小球上皮细胞足突广泛融合、基底膜塌陷,系膜基质增多,电子致密物沉积。

根据硬化部位及细胞增殖的特点,FSGS 可分为以下 5 种亚型:①经典型,硬化部位主要位于血管极周围的毛细血管袢;②塌陷型,外周毛细血管袢皱缩、塌陷,呈节段或球性分布,显著的足细胞增生肥大和空泡变性;③顶端型,硬化部位主要位于尿极;④细胞型,局灶性系膜细胞和内皮细胞增生同时可有足细胞增生、肥大和空泡变性;⑤非特异型,无法归属上述亚型,硬化可发生于任何部位,常有系膜细胞及基质增生。其中非特异型最为常见,约占半数以上。

该类型占 NS 的 20%～25%。以青少年多见,男性多于女性,多为隐匿起病,部分病例可由微小病变型肾病转变而来。临床主要表现为大量蛋白尿,多数病人伴有血尿,或出现肉眼血尿;病情较轻者也可表现为无症状性血尿和/或蛋白尿。本病确诊时约半数病人有高血压,约 30% 有肾功能损害。

多数顶端型 FSGS 糖皮质激素治疗有效,预后良好。塌陷型治疗反应差,进展快,多于 2 年内进入终末期肾病。其余各型的预后介于两者之间。过去认为 FSGS 对糖皮质激素治疗效果很差,近年研究表明近半数病人治疗有效,但起效较慢,平均缓解期为 4 个月。肾病综合征能否缓解与预后密切相关,缓解者预后好,不缓解者 6～10 年超过半数进入终末期肾病。

4. 膜性肾病（membranous nephropathy）　光镜下可见肾小球弥漫性病变,毛细血管基底膜弥漫增厚,早期仅于肾小球基底膜上皮侧见少量散在分布的嗜复红小颗粒（Masson 染色）;进而有钉突形成（嗜银染色）,基底膜逐渐增厚。免疫荧光检查可见 IgG 和 C3 细颗粒状沿肾小球毛细血管壁沉积,也可伴 IgA 和 IgM 的沉积。电镜下早期可见 GBM 上皮侧有排列整齐的电子致密物,常伴有广泛足突融合(图 5-2-8、文末彩图 5-2-9)。

本病好发于中老年,男性多见,发病高峰年龄为 50～60 岁。通常起病隐匿,70%～80% 的病人表现为肾病综合征,约 30% 伴有镜下血尿,一般无肉眼血尿。常在发病 5～10 年后逐渐出现肾功能损害。循环中抗磷脂酶 A_2 受体特异性抗体（PLA2R）水平可协助膜性肾病的诊断、治疗疗效及复发监测等。本病易发生血栓栓塞并发症,肾静脉血栓发生率可高达 40%～50%。因此,膜性肾病病人如有突发性腰痛或肋腹痛,伴血尿、蛋白尿加重,肾功能损害,应注意肾静脉血栓形成。如有突发性胸痛、呼吸困难,应注意肺栓塞。

膜性肾病约占我国原发性肾病综合征的 20%。约有 20%～35% 的病人临床表现可自发缓解。约 60%～70% 的早期膜性肾病病人(尚未出现钉突)经糖皮质激素和细胞毒药物治疗后可达临床缓解。但随疾病逐渐进展,病理变化加重,疗效则较差。本病多呈缓慢进展,中国、日本的研究显示,10 年肾脏存活率为 80%～90%,明显较西方国家预后好。

5. 系膜毛细血管性肾小球肾炎（mesangial capillary glomerulonephritis）　光镜下较常见的病理改变为系膜细胞和系膜基质弥漫重度增生,并可插入到肾小球基底膜和内皮细胞之间,肾小球基底膜呈分层状增厚,使毛细血管袢呈"双轨征"。免疫病理检查常见 IgG 和 C3 呈颗粒状沿系膜区及毛细血管壁沉积。电镜下系膜区和内皮下可见电子致密物沉积(图 5-2-10、文末彩图 5-2-11)。

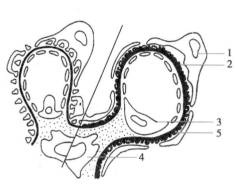

图 5-2-8　**膜性肾病示意图**
左:正常肾小球;右:病变肾小球。1.上皮细胞;2.基底膜;3.内皮细胞;4.系膜细胞;5.免疫复合物。

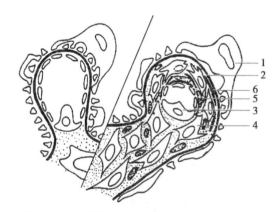

图 5-2-10　**系膜毛细血管性肾小球肾炎示意图**
左:正常肾小球;右:病变肾小球。1.上皮细胞;2.基底膜;3.内皮细胞;4.系膜细胞;5.免疫复合物;6.基底膜样物质。

该病理类型约占我国原发性肾病综合征的 10%～20%。本病好发于青少年,男女比例大致相等。约 1/4～1/3 的病人常在上呼吸道感染后表现为急性肾炎综合征;约 50%～60% 的病人表现为肾病综合征,几乎所有病人均伴有血尿,其中少数为发作性肉眼血尿;其余少数病人表现为无症状性血尿和蛋白尿。肾功能损害、高血压及贫血出现早,病情多持续进展。50%～70% 病例的血清 C3 持续降低,对提示本病有重要意义。

本病目前尚无有效的治疗方法,激素和细胞毒药物仅在部分儿童病例有效,在成年人治疗效果不理想。有学者认为使用抗凝药,如双嘧达莫、阿司匹林、吲哚布芬等对肾功能有一定的保护作用。本病预后较差,病情持续进行性发展,约 50% 的病人在 10 年内发展至终末期肾衰竭。肾移植术后常复发。

【并发症】

1. **感染** 感染是 NS 常见并发症,与病人蛋白质营养不良、免疫功能紊乱及应用糖皮质激素治疗有关。常见感染部位为呼吸道、泌尿道、皮肤及腹膜,常见的病原体包括肺炎链球菌、溶血性链球菌等。感染是肾病综合征的常见并发症,由于使用糖皮质激素,其感染的临床症状常不明显;感染是导致肾病综合征复发和疗效不佳的主要原因。

2. **血栓和栓塞** 由于血液浓缩(有效血容量减少)及高脂血症造成血液黏稠度增加。此外,因某些蛋白质从尿中丢失,肝代偿性合成蛋白质增加,引起机体凝血、抗凝和纤溶系统失衡;加之肾病综合征时血小板过度激活、应用利尿剂和糖皮质激素等进一步加重高凝状态。因此,NS 容易发生血栓、栓塞并发症,以肾静脉血栓最为常见,发生率约 10%～50%,其中 3/4 病例因慢性形成,临床并无症状;此外,肺血管、下肢静脉、下腔静脉、冠状血管和脑血管血栓或栓塞并不少见,是直接影响肾病综合征治疗效果和预后的重要原因。

3. **急性肾损伤** 因有效血容量不足而致肾血流量下降,可诱发肾前性氮质血症。经扩容、利尿后可得到恢复。少数病例可出现急性肾损伤,尤以微小病变型肾病者居多,发生多无明显诱因,表现为少尿甚或无尿,扩容利尿无效。目前机制不明,推测与肾间质高度水肿压迫肾小管和大量管型堵塞肾小管有关,即上述变化形成肾小管管腔内高压,引起肾小球滤过率骤然减少,又可诱发肾小管上皮细胞损伤、坏死,从而导致急性肾损伤。

4. **蛋白质及脂肪代谢紊乱** 长期低蛋白血症可导致营养不良、小儿生长发育迟缓;免疫球蛋白减少造成机体免疫力低下,易致感染;金属结合蛋白丢失可使微量元素(铁、铜、锌等)缺乏;内分泌激素结合蛋白不足可诱发内分泌紊乱(如低 T_3 综合征等);药物结合蛋白减少可能影响某些药物的药代动力学(使血浆游离药物浓度增加、排泄加速),影响药物疗效。高脂血症增加血液黏稠度,促进血栓、栓塞并发症的发生,还将增加心血管系统并发症,并可促进肾小球硬化和肾小管-间质病变的发生,促进肾脏病变的慢性进展。

【诊断与鉴别诊断】 诊断包括 3 个方面:①明确是否为肾病综合征;②确认病因:必须首先除外继发性病因和遗传性疾病,才能诊断为原发性肾病综合征;最好能进行肾活检,作出病理诊断。③判定有无并发症。

需进行鉴别诊断的主要包括以下疾病。

1. **乙型肝炎病毒相关性肾炎** 多见于儿童及青少年,临床主要表现为蛋白尿或 NS,常见的病理类型为膜性肾病,其次为系膜毛细血管性肾小球肾炎等。主要诊断依据包括:①血清乙型肝炎病毒抗原阳性。②有肾小球肾炎临床表现,并除外其他继发性肾小球肾炎。③肾活检组织中找到乙型肝炎病毒抗原。我国为乙型肝炎高发区,对乙型肝炎病人、儿童及青少年蛋白尿或肾病综合征病人,尤其是膜性肾病病人,应认真鉴别和排除。

2. **狼疮性肾炎** 以生育年龄女性多见,常有发热、皮疹、关节痛等多系统受损表现,血清抗核抗体、抗 ds-DNA 抗体、抗 SM 抗体阳性,补体 C3 下降,肾活检免疫病理呈"满堂亮"。

3. **过敏性紫癜肾炎** 好发于青少年,有典型的皮肤紫癜,常伴关节痛、腹痛及黑便,多在皮疹出现后 1～4 周出现血尿和/或蛋白尿,典型皮疹有助于鉴别诊断。

4. **糖尿病肾脏病** 好发于中老年,肾病综合征常见于病程 10 年以上的糖尿病病人。早期可发现尿微量白蛋白排出增加,以后逐渐发展成大量蛋白尿,甚至肾病综合征的表现。糖尿病病史及特征性眼底改变有助于鉴别诊断。肾活检表现为肾小球基底膜增厚和系膜基质增生,进展期典型损害为 Kimmelstiel-Wilson 结节(K-W 结节)形成。

5. 肾淀粉样变性　好发于中老年,肾淀粉样变性是全身多器官受累的一部分。原发性淀粉样变性主要累及心、肾、消化道(包括舌)、皮肤和神经;继发性淀粉样变性常继发于慢性化脓性感染、结核、恶性肿瘤等疾病,主要累及肾脏、肝和脾等器官。肾受累时体积增大,常呈肾病综合征。常需肾活检确诊,肾活检组织刚果红染色淀粉样物质呈砖红色,偏光显微镜下呈绿色双折射光特征。电镜表现为特征性细纤维丝样结构。

6. 骨髓瘤性肾病　好发于中老年,男性多见,病人可有多发性骨髓瘤的特征性临床表现,如骨痛、血清单株球蛋白增高、蛋白电泳 M 带及尿本周蛋白阳性,骨髓象显示浆细胞异常增生(占有核细胞的 15% 以上),并伴有质的改变。多发性骨髓瘤累及肾小球时可出现肾病综合征。

【治疗】

(一) 一般治疗　应适当注意休息,避免到公共场所和预防感染。病情稳定者应适当活动,以防止静脉血栓形成。

给予正常量的优质蛋白[富含必需氨基酸的动物蛋白 $0.8\sim1.0\text{g/(kg·d)}$]饮食。热量要保证充分,每日不应少于 $30\sim35\text{kcal/kg}$。尽管病人丢失大量尿蛋白,但由于高蛋白饮食增加肾小球高滤过,加重蛋白尿并促进肾脏病变进展,故不主张病人摄入高蛋白饮食。

水肿明显者应低盐($<2\text{g/d}$)饮食。为减轻高脂血症,应少进富含饱和脂肪酸(动物油脂)的饮食,而多吃富含多聚不饱和脂肪酸(如植物油、鱼油)及富含可溶性纤维(如燕麦、米糠及豆类)的饮食。

(二) 对症治疗

1. 利尿消肿　对肾病综合征病人利尿治疗的原则是不宜过快过猛,以免造成血容量不足、加重血液高黏滞倾向,诱发血栓、栓塞并发症。

(1) 噻嗪类利尿剂:主要作用于髓袢升支厚壁段和远曲小管前段,通过抑制钠和氯的重吸收,增加钾的排泄而利尿。常用氢氯噻嗪 25mg,每日 3 次口服。长期服用应防止低钾、低钠血症。

(2) 袢利尿剂:主要作用于髓袢升支,对钠、氯和钾的重吸收具有强力的抑制作用。常用呋塞米(速尿)$20\sim120\text{mg/d}$,分次口服或静脉注射。在渗透性利尿药物应用后随即给药效果更好。应用袢利尿剂时需谨防低钠血症及低钾低氯性碱中毒。

(3) 潴钾利尿剂:主要作用于远曲小管后段,排钠、排氯,但潴钾,适用于低钾血症的病人。单独使用时利尿作用不显著,可与噻嗪类利尿剂合用。常用醛固酮拮抗剂螺内酯 20mg,每日 3 次。长期服用需防止高钾血症,对肾功能不全病人应慎用。

(4) 渗透性利尿剂:通过提高血浆胶体渗透压,使组织中水分重吸收入血,同时在肾小管管腔内形成高渗状态,减少水、钠的重吸收而达到利尿目的。常用的有低分子右旋糖酐、羟乙基淀粉代血浆等。但在尿量 $<400\text{ml/d}$ 的病人应慎用,因为此类药物易与 Tamm-Horsefall 糖蛋白和尿中的白蛋白在肾小管管腔内形成管型而堵塞肾小管,并由于其高渗作用导致肾小管上皮细胞变性、坏死,导致急性肾损伤。

(5) 提高血浆胶体渗透压:血浆或白蛋白等静脉输注可提高血浆胶体渗透压,促进组织中水分回吸收并利尿,如继而用呋塞米 $60\sim120\text{mg}$ 加于葡萄糖溶液中缓慢静脉滴注,通常能获得良好的利尿效果。多用于低血容量或利尿剂抵抗、严重低蛋白血症的病人。

2. 减少尿蛋白　持续性大量蛋白尿本身可导致肾小球高滤过、加重肾小管-间质损伤、促进肾小球硬化,是影响肾小球疾病预后的重要因素。已证实减少尿蛋白可以有效延缓肾功能的恶化。

血管紧张素转换酶抑制剂(ACEI)或血管紧张素Ⅱ受体拮抗剂(ARB),除有效控制高血压外,均可通过降低肾小球内压和直接影响肾小球基底膜对大分子的通透性,有不依赖于降低全身血压的减少尿蛋白作用。用 ACEI 或 ARB 降低尿蛋白时,所用剂量一般比常规降压剂量大,才能获得良好疗效。

近年来的临床研究证实,在使用 ACEI 或 ARB 基础上,联合使用 SGLT2i,可进一步减少蛋白尿。其主要作用机制是通过抑制近端小管葡萄糖和钠重吸收,收缩入球小动脉,以降低肾小球内高压。

（三）免疫抑制治疗　糖皮质激素和细胞毒药物仍然是治疗肾病综合征的主要药物,原则上应根据肾活检病理结果选择治疗药物及确定疗程。

1. 糖皮质激素(以下简称激素)　通过抑制免疫炎症反应、抑制醛固酮和抗利尿激素分泌、影响肾小球基底膜通透性等综合作用而发挥其利尿、消除尿蛋白的疗效。使用原则为:①起始足量,常用药物为泼尼松 1mg/(kg·d),口服 8 周,必要时可延长至 12 周;②缓慢减药,足量治疗后每 2~3 周减原用量的 10%,当减至 20mg/d 时病情易复发,应更加缓慢减量;③长期维持,最后以最小有效剂量(10mg/d)再维持半年左右。激素可采取全日量顿服,维持用药期间两日量隔日一次顿服,以减轻激素的副作用。水肿严重、有肝功能损害或泼尼松疗效不佳时,应更换为甲泼尼龙(等剂量)口服或静脉滴注。因地塞米松半衰期长,副作用大,现已少用。

长期应用激素的病人可出现感染、药物性糖尿病、骨质疏松等副作用,少数病例还可能发生股骨头无菌性缺血性坏死,需加强监测。

2. 细胞毒药物　这类药物可用于"激素依赖型"或"激素抵抗型"的病人,协同激素治疗。若无激素禁忌,一般不作为首选或单独治疗用药。

（1）环磷酰胺:是国内外最常用的细胞毒药物,在体内被肝细胞微粒体羟化,代谢产物具有较强的免疫抑制作用。应用剂量为 2mg/(kg·d),分 1~2 次口服;或 200mg,隔日静脉注射。累积量达 6~8g 后停药。主要副作用为骨髓抑制及肝损害,并可出现性腺抑制(尤其是男性)、脱发、胃肠道反应及出血性膀胱炎。

（2）苯丁酸氮芥:苯丁酸氮芥 2mg,每日 3 次口服,共服用 3 个月,由于毒副作用及疗效欠佳,目前已少使用。

3. 钙调神经蛋白抑制剂　环孢素(cyclosporin,CsA)属钙调神经蛋白抑制剂,能选择性抑制辅助性 T 细胞及 T 细胞毒效应细胞,已作为二线药物用于治疗激素及细胞毒药物无效的难治性肾病综合征。常用量为 3~5mg/(kg·d),分 2 次空腹口服,服药期间需监测并维持其血药浓度谷值为 100~200ng/ml。服药 2~3 个月后缓慢减量,疗程至少 1 年。副作用有肝肾毒性、高血压、高尿酸血症、多毛及牙龈增生等。他克莫司(tacrolimus,FK506)也属钙调神经蛋白抑制剂,但肾毒性副作用小于环孢素,成人起始治疗剂量为 0.05mg/(kg·d),血药浓度保持在 5~8ng/ml,疗程为半年至 1 年。

4. 吗替麦考酚酯　吗替麦考酚酯(mycophenolate mofetil,MMF)在体内代谢为霉酚酸,后者为次黄嘌呤单核苷酸脱氢酶抑制剂,抑制鸟嘌呤核苷酸的经典合成途径,故而选择性抑制 T、B 淋巴细胞增殖及抗体形成,达到治疗目的。常用量为 1.5~2g/d,分 2 次口服,共用 3~6 个月,减量维持半年。已广泛用于肾移植后排斥反应,副作用相对较小。近年一些报道表明,该药对部分难治性肾病综合征有效,尽管尚缺乏大宗病例的前瞻对照研究结果,但已受到重视。

5. 利妥昔单抗　利妥昔单抗是靶向 CD20 的生物制剂,可清除表达 CD20 的 B 细胞,诱导治疗常用方法为 375mg/m²,每周 1 次,共使用 4 次,或者 1 000mg,每 2 周 1 次,共 2 次,后续根据病情及 CD19 阳性 B 淋巴细胞计数调整治疗方案。目前研究报道对膜性肾病和激素依赖的 MCD 等类型具有较好的疗效,但长期应用的疗效及风险仍需要进一步评估。

应用激素及细胞毒药物治疗肾病综合征可有多种方案,原则上应以增强疗效的同时最大限度地减少副作用为宜。对于是否应用激素治疗、疗程长短以及是否使用细胞毒药物等应结合病人肾小球病理类型、年龄、肾功能和有否相对禁忌证等情况不同而区别对待,制订个体化治疗方案。

（四）并发症防治　肾病综合征的并发症是影响病人长期预后的重要因素,应积极防治。

1. 感染　通常在激素治疗时无需应用抗生素预防感染,否则不但达不到预防目的,反而可能诱发真菌二重感染。一旦发现感染,应及时选用对致病菌敏感、强效且无肾毒性的抗生素积极治疗,有明确感染灶者应尽快去除。严重感染难控制时应考虑减少或停用激素,但需视病人具体情况决定。

2. 血栓及栓塞并发症　一般认为,当血清白蛋白低于 20g/L 时,提示存在高凝状态,即应开始预防性抗凝治疗。可给予肝素钠 1 875～3 750U 皮下注射,每 6 小时 1 次;或选用低分子量肝素 4 000～5 000U,皮下注射,每日 1～2 次,维持试管法凝血时间于正常的一倍;也可服用华法林,维持凝血酶原时间 INR 于 1.5～2.5。抗凝同时可辅以抗血小板药,如双嘧达莫、利伐沙班、阿司匹林等。对已发生血栓、栓塞者应尽早(6 小时内效果最佳,但 3 天内仍可望有效)给予尿激酶或链激酶全身或局部溶栓,同时配合抗凝治疗,抗凝药一般应持续应用半年以上。抗凝及溶栓治疗时均应避免药物过量导致出血。

3. 急性肾损伤 肾病综合征并发急性肾损伤如处理不当可危及病人生命,若及时给予正确处理,大多数病人可望恢复。可采取以下措施:①袢利尿剂,对袢利尿剂仍有效者应予以较大剂量,以冲刷阻塞的肾小管管型;②血液透析,利尿无效,并已达到透析指征者,应给予血液透析以维持生命,并在补充血浆制品后适当脱水,以减轻肾间质水肿;③原发病治疗,因其病理类型多为微小病变型肾病,应予以积极治疗;④碱化尿液,可口服碳酸氢钠碱化尿液,以减少管型形成。

4. 蛋白质及脂肪代谢紊乱 在肾病综合征缓解前常难以完全纠正代谢紊乱,但应调整饮食中蛋白质和脂肪的量和结构(如前所述),力争将代谢紊乱的影响减少到最低限度。降脂药物可选择降胆固醇为主的 β-羟-β-甲戊二酸单酰辅酶 A 还原酶抑制剂,或降甘油三酯为主的氯贝丁酯类。肾病综合征缓解后高脂血症可自然缓解,则无需再继续药物治疗。

【预后】 影响 NS 预后的因素主要有:①病理类型,微小病变型肾病和轻度系膜增生性肾小球肾炎预后较好,系膜毛细血管性肾炎、FSGS 及重度系膜增生性肾小球肾炎预后较差。早期膜性肾病也有一定的缓解率,晚期则难于缓解。②临床表现,大量蛋白尿、严重高血压及肾功能损害者预后较差。③激素治疗效果,激素敏感者预后相对较好,激素抵抗者预后差。④并发症,反复感染导致 NS 经常复发者预后差。

第六节 | 无症状性血尿和/或蛋白尿

无症状性血尿和/或蛋白尿(asymptomatic hematuria and/or proteinuria)指仅表现为肾小球源性血尿和/或轻至中度蛋白尿,不伴水肿、高血压及肾功能损害的一组肾小球疾病,通常通过实验室检查发现。在没有肾穿刺活检获取病理时,用本病来描述这组疾病。

【病理】 本组疾病可由多种病理类型的原发性肾小球疾病所致,但病理改变多较轻,如轻微病变性肾小球肾炎(肾小球中仅有节段性系膜细胞及基质增生)、轻度系膜增生性肾小球肾炎及局灶节段性肾小球肾炎(局灶性肾小球病,病变肾小球内节段性内皮及系膜细胞增生)等。

【临床表现】 多无症状,常因体检提示镜下血尿或蛋白尿而发现,无水肿、高血压和肾功能损害;部分病人高热或剧烈运动后出现一过性血尿,短期内消失。反复发作的单纯性血尿,尤其是和上呼吸道感染密切相关者应注意 IgA 肾病的可能。有家族史的持续单纯性血尿者需注意薄基底膜肾病。

【实验室检查】 尿液分析可有镜下血尿和/或蛋白尿(尿蛋白>0.5g/24h,但通常<2.0g/24h,以白蛋白为主);相差显微镜尿红细胞形态检查和/或尿红细胞容积分布曲线测定可判定血尿性质为肾小球源性血尿。免疫学检查抗核抗体、抗双链 DNA 抗体、免疫球蛋白、补体等均正常。部分 IgA 肾病病人可有血 IgA 水平的升高;肾功能及影像学检查如 B 超、静脉肾盂造影、CT 或 MRI 等常无异常发现。

对于单纯血尿者不一定行肾活检,因为这类病例预后通常良好,且有 5%～15% 的病人肾活检后仍不能确诊。血尿伴蛋白尿病人的病情及预后一般较单纯性血尿病人稍重。在临床上无法鉴别为 IgA 肾病或其他肾病,建议行肾穿刺活检评估病情和协助治疗。如病人随访中出现血尿、蛋白尿加重和/或肾功能恶化,应尽快做肾活检明确诊断。

【诊断与鉴别诊断】 无症状血尿和/或蛋白尿临床上无特殊症状,易被忽略,故应加强临床随访。此外,尚需排除其他原因所致的可能。

相差显微镜检查尿红细胞位相和/或尿红细胞容积分布曲线测定有助于鉴别血尿来源。肾小球来源的红细胞以畸形为主,典型者呈"芽孢样"。非肾小球源性血尿者需注意胡桃夹综合征(左肾静脉压迫综合征)和外科性血尿的可能,如尿路结石、肿瘤或炎症。泌尿系统超声或CT可协助鉴别。如确定为肾小球源性血尿,又无水肿、高血压及肾功能减退时,即应考虑诊断此病。需注意的是,诊断本病前必须小心除外其他肾小球疾病的可能,如全身性疾病(ANCA相关性血管炎、狼疮性肾炎、过敏性紫癜肾炎等)、Alport综合征、薄基底膜肾病及非典型的急性肾炎恢复期等。依据临床表现、家族史和实验室检查予以鉴别,必要时需依赖肾活检方能确诊。

对无症状单纯蛋白尿者,需做尿蛋白定量和尿蛋白成分分析、尿蛋白电泳以区分蛋白尿性质,必要时应做尿本周蛋白检查及血清蛋白免疫电泳。尤其是病人尿常规中蛋白定性试验时提示蛋白量不多,但24小时尿蛋白定量出现大量蛋白尿时,需高度注意单克隆免疫球蛋白增多症的可能。在作出诊断前还必须排除假性蛋白尿(如肿瘤引起大量血尿时)、溢出性蛋白尿、功能性蛋白尿(仅发生于剧烈运动、发热或寒冷时)、体位性蛋白尿(见于青少年,直立时脊柱前凸所致,卧床后蛋白尿消失)等性质蛋白尿,需注意排除左肾静脉压迫综合征,以及其他继发性肾小球疾病(如糖尿病肾脏病、肾淀粉样变、多发性骨髓瘤等)。必要时行肾活检确诊。

相较于单纯性的无症状血尿或蛋白尿,血尿合并蛋白尿(≥0.5g/d)者为慢性肾小球肾炎的可能性显著增大。这类肾小球疾病进展的风险高,是肾穿刺活检确认病理类型的指征。

如进行了肾穿刺活检,获得病理学结果后,以病理诊断替代本病。

【治疗】 尿蛋白定量<1.0g/d,以白蛋白为主,而无血尿者,称为单纯性蛋白尿,一般预后良好,很少发生肾功能损害。但近年的研究显示,有小部分尿蛋白在0.5~1.0g/d的病人,肾活检病理改变并不轻,应引起重视。

发现进展趋势和避免肾毒性因素暴露是本病的管理重点。诊疗原则包括:①定期检查和追踪(每3~6个月1次),监测尿常规、肾功能和血压的变化。女性病人在妊娠前及怀孕期间更需加强监测。②保护肾功能、避免肾损伤的因素(参见本章第一节)。③对蛋白尿病人(尤其>1.0g/d)者,建议考虑使用ACEI/ARB类药物治疗,治疗时需监测血压。④对合并慢性扁桃体炎反复发作,尤其是与血尿、蛋白尿发生密切相关的病人,可待急性期过后行扁桃体摘除术。⑤随访中如出现高血压或肾功能损害按慢性肾小球肾炎治疗。⑥可适当用中医药辨证施治,但需避免肾毒性中药。

【预后】 无症状性血尿或/和蛋白尿可长期迁延,预后较好,也可时轻时重;大多数病人的肾功能可长期维持稳定,少数病人自动痊愈,有部分病人尿蛋白增多,出现高血压和肾功能损害。

第七节 | 慢性肾小球肾炎

慢性肾小球肾炎(chronic glomerulonephritis)简称慢性肾炎,以蛋白尿、血尿、高血压和水肿为基本临床表现,起病方式不同,病情迁延并缓慢进展,可有不同程度的肾功能损害,部分病人最终发展至终末期肾衰竭。

【病因和发病机制】 慢性肾炎大多由不同病因的原发性肾小球疾病发展而来,仅少数由急性肾炎发展所致(直接迁延或临床痊愈若干年后再现)。慢性肾炎的病因、发病机制和病理类型不尽相同,但起始因素多为免疫介导性炎症。此外,高血压、大量蛋白尿、高血脂、高尿酸等非免疫非炎症因素也起了重要作用(参见本章第一节)。

【病理】 慢性肾炎可见多种肾脏病理类型,主要为系膜增生性肾小球肾炎(包括IgA和非IgA系膜增生性肾小球肾炎)、系膜毛细血管性肾小球肾炎、膜性肾病及局灶节段性肾小球硬化等。病变进展至晚期,所有病理类型均可进展为程度不等的肾小球硬化,相应肾单位的肾小管萎缩、肾间质纤维化;肾脏体积缩小、肾皮质变薄。

【临床表现和实验室检查】 慢性肾炎可发生于任何年龄,但以中青年为主,男性多见。多数起病缓慢、隐匿。慢性肾炎临床表现呈多样性,个体间差异较大,早期病人可无特殊症状,病人可有食欲缺乏、乏力、疲倦和腰部疼痛;可有轻到中度水肿;部分病人有高血压。肾功能可正常或有不同程度的损害,肾功能中到重度损害时,可出现贫血、电解质紊乱、代谢性酸中毒等一系列临床表现。

当慢性肾炎病人某一方面临床表现突出时,临床易发生误诊。如部分病人血压水平较高,血压(特别是舒张压)持续性中等以上程度升高,严重者可有眼底出血、渗出,甚至视盘水肿,易误诊为原发性高血压。增生性肾炎(如系膜毛细血管性肾小球肾炎、IgA 肾病等)感染后急性发作时易误诊为急性肾炎,应注意鉴别。

慢性肾炎肾功能慢性进展,进展速度与病理类型和严重程度有关(如系膜毛细血管性肾小球肾炎进展较快,膜性肾病进展较慢),但也与治疗是否合理相关。临床上高蛋白饮食、控制不佳的高血压、低血压、严重贫血、感染、劳累、高尿酸、肾毒性药物等,都可在短期内加快肾功能进展,及时去除诱因和适当治疗后病情可一定程度缓解,但也可能发展至不可逆的慢性肾衰竭。

实验室检查多为轻度尿异常,尿蛋白常在 $1\sim3g/d$ 之间,可有镜下血尿、管型尿。尿相差显微镜尿红细胞形态检查和/或尿红细胞容积分布曲线测定可判定血尿为肾小球源性血尿。肾功能正常或轻度受损(肌酐清除率下降),持续数年,肾功能逐渐恶化,最后进入终末期肾衰竭。

B 超检查早期肾脏大小正常,晚期可出现双肾对称性缩小、皮质变薄。肾脏活体组织检查可明确原发病的病理类型,对于指导治疗和预后评估具有重要价值。

【诊断与鉴别诊断】 病人尿检异常(蛋白尿、血尿),伴或不伴水肿及高血压,病史达 3 个月以上,无论有无肾功能损害均应考虑此病,在除外继发性肾小球肾炎及遗传性肾小球肾炎后,临床上可诊断为慢性肾炎。

慢性肾炎主要应与下列疾病鉴别。

1. **继发性肾小球疾病** 如狼疮性肾炎、过敏性紫癜肾炎、糖尿病肾脏病等,依据相应的病史、临床表现及特异性实验室检查,一般不难鉴别。

2. **Alport 综合征** 常起病于青少年,常有家族史(多为 X 连锁显性遗传),病人可有眼(球形晶状体等)、耳(神经性耳聋)、肾(血尿,轻、中度蛋白尿及进行性肾功能损害)异常。

3. **其他原发性肾小球疾病** ①无症状性血尿和/或蛋白尿:临床上轻型慢性肾炎应与无症状性血尿和/或蛋白尿相鉴别,后者无水肿、高血压和肾功能减退;②感染后急性肾炎:有前驱感染并以急性发作起病的慢性肾炎需与此病相鉴别。两者的潜伏期不同,血清 C3 的动态变化有助鉴别;此外,疾病的转归不同,慢性肾炎无自愈倾向,呈慢性进展,可资鉴别。

4. **原发性高血压肾损害** 血压明显增高的慢性肾炎需与原发性高血压引起的继发性肾损害(即良性小动脉性肾硬化症)鉴别,后者先有较长期高血压病史,其后再出现肾损害,临床上远曲小管功能损伤(如尿浓缩功能减退、夜尿增多)多较肾小球功能损伤早,尿改变轻微(微量至轻度蛋白尿<2.0g/d,以中、小分子蛋白质为主,可有轻度镜下血尿),常有高血压的其他靶器官(心、脑)并发症和眼底改变。

5. **慢性肾盂肾炎和梗阻性肾病** 慢性肾盂肾炎多有反复发作的泌尿系统感染史,并有影像学及肾功能异常(详见本篇第五章),尿沉渣中常有白细胞,尿细菌学检查阳性可资鉴别。梗阻性肾病多有泌尿系统梗阻的病史,慢性者影像学常有多发性肾结石、肾盂扩张并积水、肾脏萎缩等征象。

【治疗】 慢性肾炎的治疗应以延缓肾功能恶化、改善临床症状及防治心脑血管并发症为主要目的。

1. **积极控制高血压和减少尿蛋白** 高血压和蛋白尿是加速肾小球硬化、促进肾功能恶化的重要因素,应积极控制高血压、减少蛋白尿。高血压的治疗目标:大多数成年病人目标收缩压应<120mmHg。尿蛋白的治疗目标:争取减少至<1g/d。

高血压病人应限盐(NaCl<5g/d),如有水、钠潴留,可选用噻嗪类利尿剂或袢利尿剂。Ccr<30ml/min时,噻嗪类无效应改用袢利尿剂。利尿效果欠佳时,可使用袢利尿剂和其他不同机制的利尿剂协同治疗,如醛固酮拮抗剂、血管升压素 V_2 受体拮抗剂。利尿剂一般不宜过多和长久使用,注意避免电解质

NOTES

紊乱。其他降压药如 ACEI 或 ARB、β 受体拮抗剂、α 受体拮抗剂及钙离子通道阻滞剂等亦可应用。血压控制欠佳时,可联合使用多种抗高血压药物将血压控制到靶目标值。如无禁忌证,应尽量首选具有肾脏保护作用的降压药如 ACEI 或 ARB 类药物。

多年研究证实,ACEI 或 ARB 除具有降压作用外,还有减少蛋白尿和延缓肾功能恶化的肾脏保护作用。后两种作用是通过对肾小球血流动力学的特殊调节作用(扩张入球和出球小动脉,但对出球小动脉扩张作用大于入球小动脉),降低肾小球内高压、高灌注和高滤过,并能通过非血流动力学作用(如抑制细胞因子、减少细胞外基质的蓄积)延缓肾小球硬化,为治疗慢性肾炎高血压和/或蛋白尿的首选药物。为减少蛋白尿,ACEI 或 ARB 类药物常高于常规的降压剂量,逐渐增加剂量至可耐受的最大剂量。肾功能损害的病人应用 ACEI 或 ARB 要防止高血钾和急性肾损伤,血肌酐大于 264μmol/L(3mg/dl)时在严密观察下使用,应监测病人的血钾和肾功能;必要时联合排钾利尿剂或钾结合剂;如存在低血容量或应用 ACEI 或 ARB 后血肌酐短期内上升超过基础值 30%,应及时停药。

SGLT2i 近年也开始应用于慢性肾脏病合并蛋白尿的病人中。无论是否合并糖尿病,使用该药物都能改善肾小球高滤过状态,改善肾脏缺氧,从而减少蛋白尿,延缓肾功能的进展。

2. 限制食物中蛋白质及磷的入量　根据病人肾功能的状况给予优质低蛋白饮食[0.6~1.0g/(kg·d)],同时控制饮食中磷的摄入。保证热量的摄入,防止负氮平衡。在低蛋白饮食 2 周后可使用必需氨基酸或 α-酮酸[0.1~0.2g/(kg·d)]。

3. 糖皮质激素和细胞毒药物　一般不主张积极应用,但是如果病人肾功能正常或轻度受损,病理类型对免疫治疗敏感,且尿蛋白较多、无禁忌证者可试用,无效者则应及时逐步撤去。

4. 避免加重肾脏损害的因素　感染、劳累、妊娠及肾毒性药物(如氨基糖苷类抗生素、非甾体类解热镇痛药、含马兜铃酸的中药如关木通、广防己等)均可能损伤肾脏,导致肾功能恶化,应予以避免。

5. 防治心脑血管并发症　吸烟、肥胖、高血脂、高血糖、缺乏运动等都是心脑血管疾病可干预的高危因素,应积极干预治疗,避免心脑血管疾病的发生。

【预后】　慢性肾炎病情迁延,病变缓慢进展,最终进展至慢性肾衰竭。病变进展速度个体差异很大,主要取决于肾脏病理类型和严重程度、是否采取有效治疗措施以及是否避免各种危险因素等。

(余学清)

本章思维导图

第三章 | 继发性肾病

继发性肾病指肾外疾病,特别是系统性疾病导致的肾损害。近年来由于生活方式改变、人口老龄化及环境因素等,继发性肾病患病率有增加趋势。本章介绍狼疮性肾炎、糖尿病肾脏病、血管炎肾损害和高尿酸肾损害。

第一节 | 狼疮性肾炎

狼疮性肾炎(lupus nephritis,LN)是系统性红斑狼疮(SLE)导致的肾脏损害。约 50% 以上 SLE 病人存在 LN,是其最重要及最致命的靶器官损害之一,也是我国终末期肾衰竭的重要原因之一。

【发病机制】 LN 存在遗传易感性、环境因素及免疫异常等多种机制共同致病。肾脏免疫复合物形成与沉积是引起 LN 的主要机制。沉积的免疫复合物激活补体,引起炎症细胞浸润、凝血因子活化及炎症介质释放,导致肾脏损伤。

【病理】 LN 病理表现多样,2018 年国际肾脏病协会(ISN)及肾脏病理学会工作组(RPS)对 LN 的病理分型进行了修订,见表 5-3-1。

表 5-3-1　2018 ISN/RPS LN 病理分型

病理分型	病理表现
Ⅰ型,系膜轻微病变性 LN	光镜下正常,免疫荧光可见系膜区免疫复合物沉积
Ⅱ型,系膜增生性 LN	系膜细胞增生伴系膜区免疫复合物沉积
Ⅲ型,局灶性 LN	50% 以下肾小球表现为毛细血管内或血管外节段或球性细胞增生
Ⅳ型,弥漫性 LN	50% 以上肾小球表现为毛细血管内或血管外节段或球性细胞增生
Ⅴ型,膜性 LN	光镜和免疫荧光或电镜检查显示球性或节段上皮下免疫沉积物,可以合并发生Ⅲ型或Ⅳ型,也可伴有终末期硬化性 LN
Ⅵ型,终末期硬化性 LN	≥90% 肾小球呈球性硬化

LN 可累及肾小管间质和血管,还有新月体肾炎、血栓性微血管病、狼疮足细胞病等特殊类型。典型的免疫病理表现为肾小球 IgA、IgG、IgM、C3、C4、C1q 均阳性,称为"满堂亮"(full house)(文末彩图 5-3-1)。病变进展或治疗后可发生病理类型的转换。

【临床表现】 肾外表现详见第八篇第三章。LN 的肾脏表现差异大,可为无症状性血尿和/或蛋白尿、肾病综合征、急性肾炎综合征、急进性肾炎综合征等。

蛋白尿最为常见,轻重不一,大量蛋白尿乃至肾病综合征可见于弥漫增生性和/或膜性 LN。多数病人有镜下血尿,肉眼血尿主要见于祥坏死和新月体形成的病人。病人可出现高血压,存在肾血管病变时更常见,甚至发生恶性高血压。

急性肾损伤可见于弥漫增生性 LN,包括严重的毛细血管内增生性病变和/或局灶坏死性新月体肾炎;也可见于血管炎和血栓性微血管病。血清抗磷脂抗体阳性病人易并发血栓,加剧肾功能恶化。

【实验室和其他检查】 尿蛋白和尿红细胞的变化、补体水平、自身抗体滴度如抗 dsDNA 抗体等、血白蛋白、血肌酐等与 LN 的活动和缓解密切相关。肾活检病理改变的活动性及慢性病变及狼疮活动程度对 LN 的诊断、治疗和判断预后有较大价值。部分病人出现治疗效果不佳、复发或病情加重进展时，必要时可行重复肾活检评估。

【诊断与鉴别诊断】 在 SLE 基础上，有肾脏损害表现，如持续性蛋白尿（24 小时尿蛋白>0.5g/d，或>++，尿白蛋白/肌酐>500mg/g）、伴或不伴活动性尿沉渣（除外尿路感染，尿白细胞>5 个/HPF，尿红细胞>5 个/HPF）或管型尿（可为红细胞或颗粒管型等），则可诊断为 LN。LN 易误诊为原发性肾小球疾病，通过检查有无多系统、多器官受累表现，血清 ANA、抗 dsDNA 抗体、抗 Sm 抗体阳性，肾活检病理等可资鉴别。需要与 IgA 肾病、过敏性紫癜性肾炎、ANCA 相关血管炎肾损害、干燥综合征肾损害等鉴别。

【治疗】 LN 的治疗方案以控制病情活动、阻止肾脏病变进展为主要目的。治疗需要综合全身的狼疮疾病活动情况、临床表现、病理特征等制订个体化治疗方案，通常需要诱导治疗到维持治疗的长期治疗及病情监测。

增生性 LN（Ⅲ型或Ⅳ型）：诱导治疗推荐激素联合免疫抑制剂，如激素联合吗替麦考酚酯/环磷酰胺/吗替麦考酚酯加贝利尤单抗/环磷酰胺加贝利尤单抗/吗替麦考酚酯加钙调磷酸酶抑制剂，待病情稳定后转入维持治疗。诱导治疗一般为可根据病情使用甲泼尼龙 0.25~0.5g/d 冲击治疗 1~3 天，使用泼尼松 0.5~1mg/（kg·d），疗程 2~4 周，此后逐渐减量，直至 5mg/d 维持；同时合用免疫抑制剂治疗，如环磷酰胺静脉疗法（每个月 0.5~1.0g/m²，共 6 次；或者每 2 周 0.5g，共 6 次），或口服 1~1.5mg/（kg·d）；或者吗替麦考酚酯（1.5~2.0g/d，分 2 次口服）。若诱导治疗效果不佳，要进一步分析原因调整治疗方案。维持治疗多采用小剂量激素（泼尼松 5mg/d）联合硫唑嘌呤［1.5~2mg/（kg·d）］或吗替麦考酚酯（1~2g/d，分 2 次口服）。肾活检有大量细胞性新月体或纤维素样坏死病变，以及肾外病情活动严重者也可使用甲泼尼龙 15mg/（kg·d）静脉冲击疗法，1 次/日，3 次为一疗程。

病理表现为Ⅰ型、Ⅱ型或Ⅴ型 LN 者：表现为非肾病水平蛋白尿的病人可予对症支持治疗（ACEI/ARB 降蛋白、降压、调脂、抗凝等）、羟氯喹等，根据肾外表现决定糖皮质激素和免疫抑制剂疗法，如在治疗过程中出现尿蛋白增加或者相关并发症加重，可使用激素联合免疫抑制剂。表现为肾病水平蛋白尿者，糖皮质激素联合免疫抑制剂治疗，如泼尼松联合环磷酰胺或吗替麦考酚酯、环孢素或他克莫司等。Ⅰ型和Ⅱ型 LN 需要结合电镜判断是否存在狼疮足细胞病。

狼疮治疗过程中要注意监测感染、骨质疏松、心血管疾病、肿瘤、妊娠等情况，必要时多学科讨论制订治疗方案。

【预后】 LN 治疗后可长期缓解，但药物减量或停药后易复发，且部分出现病情逐渐加重。LN 病人的主要死因为感染、心脑血管疾病、肿瘤等。近年来由于对 LN 诊断水平的提高，预后明显改善，10 年存活率已提高到 80%~90%。

第二节 | 糖尿病肾脏病

糖尿病肾脏病（diabetic kidney disease，DKD）是糖尿病（DM）最重要的并发症之一，临床特征为持续性白蛋白尿排泄增加，和/或估算的肾小球滤过率（eGFR）进行性下降，最终发展为终末期肾病（ESRD）。

【发病机制】

1. 糖代谢异常 DM 状态下肾脏糖代谢明显增强，约 50% 的葡萄糖在肾脏代谢，加重了肾脏糖负荷。高血糖产物如晚期糖基化终末产物一方面导致肾小球基底膜增厚以及滤过膜通透性增高，另一方面还与特异性受体结合而激活细胞，使后者分泌大量炎症介质引起组织损伤。血糖持续升高可激活多元醇通路，使葡萄糖转化为山梨醇和果糖，过多的山梨醇和果糖在细胞内堆积引起细胞内高渗和细胞肿胀破坏。多元醇通路激活还可通过活化二酰甘油-蛋白激酶 C 通路促进转化生长因子 β（TGF-β）和血管内皮生长因子（VEGF）分泌、抑制一氧化氮（NO）合酶活性，导致细胞外基质合成增加、肾间质纤维化和肾血管舒缩功能障碍。

　　2. 肾脏血流动力学改变　近年来认为近端小管中钠、葡萄糖协同转运过强,使钠盐在该处过度重吸收是肾脏血流动力学改变的关键,这种过度重吸收使肾小囊压力降低,肾小球滤过被迫增多,高滤过导致肾小球高灌注、高跨膜压和蛋白尿生成。

　　3. 激素和细胞因子的作用　DM 状态下肾脏局部 RAS 呈异常活跃状态,血管紧张素Ⅱ(ATⅡ)选择性收缩出球小动脉导致肾内跨膜压增高,ATⅡ通过减少足细胞硫酸乙酰肝素蛋白多糖的合成来破坏肾小球基底膜阴离子屏障完整性,ATⅡ还与高血糖协同作用刺激 TGF-β 产生,TGF-β 通过增加细胞外基质的积聚促进 DKD 肾损伤。在 DKD 发生发展过程中起作用的还有内皮素、结缔组织生长因子、VEGF、胰岛素样生长因子、前列腺素、活性氧及 NO 等细胞因子。

　　4. 遗传因素　目前认为DKD是一个多基因病,遗传因素在决定DKD易感性方面起着重要作用。

　　【病理】　光镜下可以看到肾小球体积肥大,肾小球系膜区基质增加、系膜区增宽。随着病情进展,肾小球基底膜弥漫增厚,基质增生,形成典型的 K-W 结节(文末彩图 5-3-2),为局灶性、分叶状、周边圆形至椭圆形的系膜病变。以无细胞性玻璃样变基质为核心,是 DKD 相对特异性的病理改变,称为结节性肾小球硬化症。肾小管的病理改变包括肾小管上皮细胞空泡样变性、肾小管基底膜增厚、肾小管刷状缘减少及肾小管萎缩等。肾间质及血管病理改变包括肾间质纤维化、炎症细胞浸润、小动脉玻璃样变性等。免疫荧光可见 IgG 及白蛋白沿肾小球基底膜和肾小管基底膜线状沉积。电镜下可见系膜基质增多,基底膜均质性增厚,上皮细胞足突早期节段融合,随病变进展,可见弥漫融合。

　　【临床表现与分期】　确诊 DKD 后,应根据 eGFR 及尿白蛋白水平进一步判断慢性肾脏病(CKD)分期,同时评估 DKD 进展风险及明确复查频率(表 5-3-2)。建议 DKD 的诊断应包括病因、eGFR 分级和尿白蛋白/肌酐比值(UACR)分级。

表 5-3-2　按 eGFR 和 UACR 分级的 CKD 进展风险及就诊频率

CKD 分期依据 病因(C) eGFR(G) 白蛋白尿(A)			白蛋白尿分级		
			正常至轻度升高	中度升高	重度升高
			A1	A2	A3
			<30mg/g <3mg/mmol	30~299mg/g 3~29mg/mmol	≥300mg/g ≥30mg/mmol
eGFR 分级/ [ml/(min· 1.73m²)]	G1	正常 ≥90	1(如有 CKD)	1	2
	G2	轻度下降 60~89	1(如有 CKD)	1	2
	G3a	轻中度下降 45~59	1	2	3
	G3b	中重度下降 30~44	2	3	3
	G4	重度下降 15~29	3	3	4
	G5	肾衰竭 <15	4	4	4

注:表格中的数字为建议每年复查的次数;背景颜色代表 CKD 进展的风险,由浅到深依次为低风险、中风险、高风险、极高风险。

　　【诊断与鉴别诊断】　DKD 通常是根据持续存在的白蛋白尿和/或 eGFR 下降、同时排除其他病因引起的 CKD 而作出的临床诊断。在明确 DM 作为肾损害的病因并排除其他原因引起 CKD 的情况下,至少具备下列一项者可诊断为 DKD:①在 3~6 个月内的 3 次检测中至少 2 次 UACR≥30mg/g 或 24 小时尿白蛋白排泄率(UAER)≥30mg/24h;②eGFR<60ml/(min·1.73m²)持续 3 个月以上;③肾活检符合 DKD 病理改变。

　　DM 发生肾损害伴有以下任一情况,需考虑存在非 DM 性肾病的可能,应注意进一步查明病因,必要时行肾活检以明确诊断:①eGFR 短期内迅速下降;②无明显微量蛋白尿,或蛋白尿突然急剧增多,或短时间出现肾病综合征;③尿检提示活动性尿沉渣;④顽固性高血压;⑤已确诊有原发性、继发性肾小球疾病或其他系统性疾病;⑥血管紧张素转换酶抑制剂(ACEI)或血管紧张素受体拮抗剂(ARB)类药物治疗 3 个月内 eGFR 下降超过 30%;⑦影像学发现肾结石、肾囊肿、马蹄肾等结构异常,或有肾移植病史;⑧肾活检提示有其他肾病的病理学改变。

【治疗】 包括早期干预各种危险因素和 ESRD 的肾脏替代治疗。

1. **饮食治疗** DKD 病人每天总能量摄入为 25~30kcal/kg。未行透析的 DKD 病人,蛋白质摄入量为 0.8g/(kg·d),透析病人蛋白质摄入量为 1.0~1.2g/(kg·d)。DKD 病人每日钠摄入量应低于 2.3g。

2. **控制血糖** DKD 病人糖化血红蛋白应控制在≤7%。常用的口服降糖药物包括八大类:①双胍类;②α-葡萄糖苷酶抑制剂;③磺酰脲类;④格列奈类;⑤噻唑烷二酮类;⑥二肽基肽酶-4 抑制剂;⑦SGLT2i;⑧胰高血糖素样肽-1 受体激动剂(GLP-1RA)。DKD 病人在选择降糖药时,应优先考虑具有肾脏获益的药物,兼顾病人心、肾功能,根据 eGFR 调整药物剂量。推荐二甲双胍作为 2 型糖尿病(T2DM)合并 DKD [eGFR≥45ml/(min·1.73m^2)]病人的一线降糖药物。SGLT2i 和 GLP-1RA 具有不依赖于降糖作用的肾脏保护作用,推荐 T2DM 合并 DKD 的病人只要没有禁忌证均应给予 SGLT2i,若存在禁忌证则推荐使用具有肾脏获益的 GLP-1RA。

3. **控制血压** DKD 病人血压控制目标为<130/80mmHg,以 ACEI/ARB 为首选药物。ACEI/ARB 类药物不仅有降压作用,还有降低尿蛋白、延缓肾功能恶化、减少心血管事件并发症等作用,已成为 DKD 病人控制血压、减少尿蛋白和延缓疾病进展的标准策略。血压控制不佳的病人,可加用钙通道阻滞剂、利尿剂、α 受体拮抗剂等。使用 ACEI/ARB 类药物期间,应定期监测 UACR、血清肌酐及血钾,伴肾动脉狭窄者慎用 ACEI/ARB 类药物。

4. **调脂治疗** DKD 病人低密度脂蛋白胆固醇(LDL-C)目标值<2.6mmol/L,若合并动脉粥样硬化性心血管疾病,则 LDL-C 目标值<1.8mmol/L。血清总胆固醇增高为主者首选他汀类降脂药物,甘油三酯增高为主者选用贝特类药物。

5. **并发症治疗** 对并发顽固性水肿、贫血、营养不良、心血管并发症、周围血管病变、周围神经和自主神经病变等的病人应及时给予相应处理,保护肾功能,尽量避免使用肾毒性药物。

6. **透析和移植** 当 eGFR<15ml/min,或伴有不易控制的心力衰竭、严重胃肠道症状、高血压等,应根据条件选用透析、肾移植或胰肾联合移植。

【预后】 DKD 预后不佳,影响预后的因素主要包括 DM 类型、蛋白尿程度、肾功能和肾外心脑血管合并症等病变的严重性。

第三节 | 血管炎肾损害

血管炎是指以血管壁的炎症和纤维素样坏死为病理特征的一组疾病。肾脏是血管炎受累的重要靶器官之一,称为血管炎肾损害。本节主要介绍抗中性粒细胞胞质抗体(ANCA)阳性的系统性小血管炎,包括肉芽肿性多血管炎(granulomatosis with polyangiitis,GPA)、显微镜下多血管炎(microscopic polyangiitis,MPA)和嗜酸性肉芽肿性多血管炎(eosinophilic granulomatosis with polyangiitis,EGPA)。ANCA 的主要靶抗原为蛋白酶 3(PR3)和髓过氧化物酶(MPO)。我国以 MPO-ANCA 阳性的 MPA 为主。

【发病机制】 该类疾病的发生是多因素的,涉及 ANCA、中性粒细胞和补体等。

1. **ANCA 与中性粒细胞** 动物模型发现 MPO-ANCA 可引起新月体肾炎和肺泡小血管炎。体外研究发现,ANCA 可介导中性粒细胞与内皮细胞黏附,ANCA 活化的中性粒细胞发生呼吸爆发和脱颗粒,释放的活性氧自由基和各种蛋白酶等可引起血管炎。

2. **补体** 动物模型及来自病人的研究均证实,补体旁路途径活化参与了该病的发病机制。其中补体活化产物 C5a 可通过 C5a 受体发挥致炎症效应而参与血管炎发病。

【病理】 免疫荧光和电镜检查一般无免疫复合物或电子致密物,或仅呈微量沉着。光镜检查多表现为局灶节段性肾小球毛细血管袢坏死和新月体形成,且病变新旧不等(文末彩图5-3-3)。

【临床表现】 该病可见于各年龄组,但我国以老年人多见。常有发热、疲乏、关节肌肉疼痛和体重下降等非特异性全身症状。化验 ANCA 阳性,CRP 升高,ESR 增快。

肾脏受累时,活动期有血尿,多为镜下血尿,可见红细胞管型,多伴蛋白尿;肾功能受累常见,约半数表现为 RPGN。

本病多系统受累,常见肾外表现包括肺、头颈部和内脏损伤。肺受累主要表现为咳嗽、痰中带血甚至咯血,严重者因肺泡广泛出血发生呼吸衰竭而危及生命。X 线胸片可表现为阴影、空洞和肺间质纤维化等。

【诊断与鉴别诊断】 国际上尚无统一、公认的临床诊断标准。目前应用最为广泛的是 2012 年修订的 Chapel Hill 系统性血管炎命名国际会议所制定的分类诊断标准。

中老年病人表现为发热、乏力和肾炎等情况,且血清 ANCA 阳性可考虑该病诊断。本病需要与过敏性紫癜肾损害和狼疮性肾炎鉴别。肾活检可协助确诊和分型。

【治疗】 ANCA 相关小血管炎的治疗分为诱导治疗、维持治疗和复发治疗。

1. 诱导治疗 糖皮质激素联合环磷酰胺是最常用的治疗方案。泼尼松 $1mg/(kg \cdot d)$,4～6 周后逐步减量。联合环磷酰胺,口服剂量 $2mg/(kg \cdot d)$,持续 3～6 个月;或静脉冲击 $0.75g/m^2$,每个月 1 次,连续 6 个月。对老年和肾功能不全者酌情减量。糖皮质激素联合利妥昔单抗可用于非重症病人(血肌酐$<354\mu mol/L$)或应用环磷酰胺有禁忌的病人。

重症病人,如小动脉纤维素样坏死、大量细胞新月体和肺出血,可加大剂量甲泼尼龙(MP)冲击治疗。血浆置换的主要适应证为合并抗 GBM 抗体、严重肺出血和起病时血肌酐$>500\mu mol/L$ 者。

2. 维持治疗 小剂量糖皮质激素的基础上,常用免疫抑制剂包括硫唑嘌呤 $2mg/(kg \cdot d)$ 或吗替麦考酚酯($1.0～1.5g/d$,分 2 次口服),维持治疗时限至少 18～24 个月。利妥昔单抗也用于维持期治疗。

3. 复发治疗 发生复发性疾病(危及生命或脏器的情况)应再次接受诱导治疗。诱导治疗时未接受利妥昔单抗治疗者,可选激素联合利妥昔单抗方案。

【预后】 恰当的治疗 5 年生存率达 80%。影响预后的独立危险因素包括高龄、严重肺脏累及、继发感染以及严重肾功能衰竭。肺脏存在基础病变是继发肺部感染的独立危险因素。

第四节 | 高尿酸肾损害

高尿酸血症(hyperuricemia)是指在正常嘌呤饮食状态下,非同日两次空腹血尿酸男性高于 $420\mu mol/L$,女性高于 $360\mu mol/L$。高尿酸肾损害分为急性高尿酸血症性肾病、慢性高尿酸血症性肾病以及尿酸性肾结石。尿酸约 2/3 由肾脏排泄,1/3 由肠道排泄。

【发病机制】 引起高尿酸血症的常见原因包括:

1. **遗传因素** 家族性高尿酸血症肾病、次黄嘌呤鸟嘌呤磷酸核糖基转移酶缺陷等。

2. **饮食因素** 高嘌呤饮食、高果糖饮食、长期过量饮酒。

3. **药物因素** 噻嗪类利尿剂、袢利尿剂、环孢素、他克莫司、吡嗪酰胺等。

4. **容量丢失**

5. **低氧血症**

6. 骨髓增生性疾病、真性红细胞增多症等。

7. 其他,如肾衰竭、肥胖致代谢综合征、剧烈运动等。

急性高尿酸血症性肾病多见于恶性肿瘤放化疗病人,高浓度的尿酸超过近端肾小管的重吸收能力,滞留在肾小管管腔形成结晶,梗阻在肾小管内引起急性肾损伤。

慢性高尿酸血症引起肾损伤的机制,除了尿酸排泄增加引起肾小管间质损伤或形成肾结石,还包括尿酸结晶引起炎症反应,导致肾小球前动脉病变、肾脏炎症以及使肾素-血管紧张素和环氧化酶-2（COX-2）活化等。

高尿酸尿症者由于尿酸在尿中溶解度不够,在尿液中析出、沉积形成结石。

【病理】 光镜检查:早期仅在髓袢和集合管内出现尿酸盐结晶;进而肾小管上皮细胞损伤和崩解,尿酸盐沉积于肾间质,肾间质继发淋巴细胞和单核细胞浸润、多核巨细胞形成和纤维化,偏振光显微镜下可见白亮的光斑;继续进展,可出现肾小动脉管壁增厚、管腔狭窄、肾小球硬化。尿酸盐结晶在普通切片内被溶解,仅见呈放射状的无色的星芒状结晶,冰冻切片或纯乙醇固定的肾组织中呈蓝色针状结晶。免疫病理学无特殊,电镜可见肾小管上皮细胞内和肾间质出现星芒状结晶。

【临床表现】 急性高尿酸血症性肾病多发生在恶性肿瘤放化疗后 1～2 天,最常见的临床症状为恶心呕吐、腰痛、腹痛、少尿甚至无尿。常伴肿瘤溶解综合征的特点,如同时出现氮质血症、高钾血症、乳酸酸中毒等。尿液分析常可见尿酸结晶。

慢性高尿酸血症性肾病病人通常存在长期的高尿酸血症,反复发作痛风。肾损害早期表现隐匿,多为尿浓缩功能下降,尿沉渣无有形成分,尿蛋白阴性或微量,后逐渐出现慢性肾脏病。肾小球滤过功能正常时,尿酸排泄分数增加。

尿酸肾结石常见的症状是肾绞痛和血尿,也常在体检发现。查体可发现痛风石或痛风性关节炎。

【诊断与鉴别诊断】

1. **急性高尿酸血症性肾病** 多见于肿瘤放化疗后 1～2 天,出现少尿型急性肾损伤,伴严重的高尿酸血症,可高于 893μmol/L。常需要与药物引起的急性间质性肾炎相鉴别。

2. **慢性高尿酸血症性肾病** 典型的痛风病史及逐渐发生肾功能损害、尿常规变化不明显者,可疑诊慢性高尿酸血症性肾病,肾脏病理可在光镜下见到尿酸盐在肾脏内沉积,有助于明确诊断。鉴别诊断需排除其他原因,如铅中毒,其次需要与慢性肾脏病引起血尿酸升高相鉴别,慢性肾脏病引起的血尿酸升高,一般肾脏损伤在先,且尿酸排泄分数常下降。

3. 尿酸肾结石的诊断需首先确认存在肾结石,其次确定是否为尿酸结石。尿酸结石 X 线片上不显影,称阴性结石。

【治疗】 急性高尿酸血症性肾病以预防为主,肿瘤放化疗之前 3～5 天即可应用黄嘌呤氧化酶抑制剂别嘌呤醇或非布司他减少尿酸生成,也可注射重组尿酸氧化酶拉布立海,将尿酸转化为更具水溶性的终末产物尿囊素,以降低血尿酸。发生高尿酸血症时也可应用上述药物,还可通过水化、利尿和碱化尿液减少尿酸沉积,严重者可行血液透析。

慢性高尿酸血症性肾病病人需要降尿酸治疗:①控制饮食嘌呤的摄入。②抑制尿酸生成的药物主要是黄嘌呤氧化酶抑制剂,包括别嘌呤醇和非布司他。别嘌呤醇主要由肾脏排出体外,肾功能下降时参照 GFR 减量,重症药疹是别嘌呤醇的严重不良反应,死亡率 20%～25%,*HLA-B*5801* 为其高风险基因,非布司他通过肝肾双通道代谢。③促尿酸排泄药物可选用苯溴马隆,用于尿酸排泄分数明显下降者。④促进尿酸分解的药物如尿酸氧化酶。慢性肾脏病合并痛风可参照痛风的治疗原则,慢性肾脏病合并无症状高尿酸血症是否需要降尿酸治疗仍有争议。

尿酸肾结石的治疗目的是减小已形成的结石,防止新结石形成。治疗包括低嘌呤饮食,使用别嘌呤醇或非布司他降低血尿酸水平及碱化尿液。

【预后】 急性高尿酸血症性肾病以预防为主,及时治疗预后较好。慢性高尿酸血症性肾损害与高血压、心脑血管疾病密切相关,如无及时防治可进展至尿毒症。

【预防】 除控制饮食中嘌呤的摄入,用药物降低血尿酸水平,一体化治疗病人可能合并的高血压、贫血、电解质紊乱等,从而阻止或逆转高尿酸肾损害的进展,改善预后。

(陈 崴)

本章思维导图

第四章 | 间质性肾炎

间质性肾炎,又称肾小管间质性肾炎(tubulointerstitial nephritis,TIN)。TIN 可原发于肾小管间质,也可继发于肾小球或肾血管疾病。本章主要讨论原发性 TIN。

第一节 | 急性间质性肾炎

急性间质性肾炎(acute interstitial nephritis,AIN)又称急性肾小管间质性肾炎(acute tubulointerstitial nephritis,ATIN),是由多种病因引起,突发肾功能减退,以肾间质水肿和炎症细胞浸润为主要病理表现的一组临床病理综合征,肾小球及肾血管多无受累或病变较轻。

【病因和发病机制】 AIN 病因多种多样,以药物和感染最常见。

(一)药物 药物或其代谢产物在肾间质中可成为半抗原,模拟肾间质的内源性结构,诱发免疫炎症反应。但不同药物,机制可不一致。

1. **抗生素** 青霉素类;抗结核药物如利福平、乙胺丁醇;磺胺类;万古霉素;环丙沙星;头孢菌素类;红霉素类等。

2. **非甾体抗炎药(NSAIDs)** 非选择性环氧化酶抑制剂如布洛芬、萘普生、对乙酰氨基酚、吲哚美辛、双氯芬酸等;选择性环氧化酶-2 抑制剂如塞来昔布。

3. **消化性溃疡病药物** H_2RA 如雷尼替丁;PPI 如奥美拉唑。

4. **神经或精神疾病药物** 苯巴比妥、苯妥英钠、丙戊酸钠、卡马西平等。

5. **抗肿瘤药物** 全反式维 A 酸、免疫学检查点抑制剂等。

6. **其他** 别嘌呤醇、硫唑嘌呤、青霉胺、丙硫氧嘧啶、环孢素、金制剂、去甲基麻黄素、华法林、干扰素等。

(二)全身性感染 各种病原体导致的全身性感染会诱发肾间质炎症反应;亦可直接感染肾脏,诱发肾间质内的适应性免疫反应。包括布鲁氏菌病、白喉、军团菌感染、链球菌感染、支原体肺炎、传染性单核细胞增多症、巨细胞病毒病、钩端螺旋体病、梅毒和弓形虫病等。

(三)原发肾脏感染 包括肾盂肾炎、肾结核和肾真菌感染等。

(四)自身免疫病 包括肾小管间质性肾炎-葡萄膜炎综合征(tubulointerstitial nephritis-uveitis syndrome,TINU 综合征)、继发于结缔组织病(如系统性红斑狼疮、原发性干燥综合征、坏死性血管炎和 IgG4 相关疾病)和移植肾 T 细胞介导的急性排斥反应等。

(五)特发性 指临床表现为急性肾损伤,肾脏病理表现为典型 AIN,但临床难以明确病因。部分病人经动态监测病情进展可最终明确病因。

【病理表现】 肾间质灶状或弥漫分布的单个核细胞(T 淋巴细胞及单核细胞)浸润,T 细胞为混合型,但主要为 CD4+T 淋巴细胞,另外还可见中性粒细胞、浆细胞和嗜酸性粒细胞(尤其在药物引起者中);可见间质水肿,导致肾小管彼此分离以及肾脏肿大;严重情况下可见肾小管基底膜受损;有时可见肾间质内非坏死性上皮细胞肉芽肿;炎症细胞还可侵入小管壁引起小管炎,重者可有局灶性肾小管坏死,其范围常与肾功能损害程度相关;急性期无肾间质纤维化;除少数可有系膜增生外,肾小球及血管常正常。免疫荧光检查多为阴性。

NSAIDs 导致者肾小球在光镜下无明显改变,电镜下可见足细胞足突融合,与微小病变病理相似。

【临床表现】 大部分病人表现为无症状血清肌酐升高或尿检异常。有症状者,临床表现轻重不一,无特异性。在感染或药物相关 AIN 中,病人可表现发热和腰背疼痛。不到 1/3 的病人可有过敏反应,表现为斑丘疹、发热和嗜酸性粒细胞增多。

20%~50% 的病人可出现少尿或无尿,伴程度不等的氮质血症。肾功能减退的速度取决于免疫反应的严重程度,由数天至数周。如病人再次暴露于致病的药物,可能会出现急骤的肾功能减退。

尿液检查中部分病人有血尿,少数为肉眼血尿;部分病人可有无菌性脓尿,少数病人可见嗜酸性粒细胞尿;尿沉渣中可见红细胞管型或白细胞管型;尿蛋白量常为少至中等量,绝大部分小于 2g/d,一般小于 1g/d;肾病范围的蛋白尿少见,除非同时合并肾小球微小病变,如少数 NSAIDs 或干扰素导致的 AIN。肾小管功能损害突出,常见肾性糖尿、小分子蛋白尿,尿 β_2 微球蛋白、N-乙酰-β-D-氨基葡萄糖苷酶(NAG)等排出增多,尿比重及渗透压降低。可见 I 型肾小管酸中毒,偶见 Fanconi(范科尼)综合征,电解质紊乱。

系统性疾病导致以间质性肾炎为主要表现时,还可见相应基础疾病的临床和实验室证据。如系统性红斑狼疮继发者伴随 ANA 及抗 dsDNA 抗体阳性,原发性干燥综合征时抗 SSA 抗体、抗 SSB 抗体阳性,IgG4 相关疾病肾损害者血清 IgG4 亚型水平升高。

超声或 CT 检查提示双肾大小正常或轻度增大。超声检查提示肾脏皮质回声增强,可能和弥漫性的间质炎症细胞浸润有关。

【诊断与鉴别诊断】 典型的病例根据用药史、感染史或全身疾病史,结合实验室检查结果可作出诊断。确定诊断则依赖肾活检。

鉴别诊断:造成急性肾损伤的 AIN 主要需与其他可导致急性肾损伤的病因鉴别,包括急性肾小管坏死(ATN)、急进性肾小球肾炎(RPGN)等。此外,符合 AIN 的临床表现者,还需鉴别 AIN 是原发于肾间质,还是继发于肾小球疾病如 FSGS、IgA 肾病、狼疮性肾炎、糖尿病肾脏病等。

【治疗】

1. **去除病因** 停用可疑药物;感染相关者合理应用抗生素治疗全身或局部感染。

2. **支持疗法** 对症治疗。急性肾损伤若合并高钾血症、肺水肿等肾脏替代治疗指征时,应行血液净化支持。

3. **免疫抑制剂** 对于非感染性 AIN(尽量肾穿刺活检明确病理),可考虑使用口服泼尼松 0.75~1mg/(kg·d),肾功能多在用药后 1~2 周内改善,建议使用 4~6 周后再缓慢减量。若肾功能没有改善,可考虑加用吗替麦考酚酯、环磷酰胺等。用药 6 周无效,提示病变已慢性化,继续治疗无进一步收益,应减停免疫抑制剂。

【预后】 及时识别 AIN 并干预治疗是其预后良好的重要前提,但仍有部分病人可能会进展为慢性肾脏病。

第二节 | 慢性间质性肾炎

慢性间质性肾炎(chronic interstitial nephritis,CIN)又称慢性肾小管间质性肾炎(chronic tubulointerstitial nephritis,CTIN),与 AIN 类似,也是由多种病因引起,以肾小管间质功能障碍为主要表现的一组疾病或临床综合征。与 AIN 不同之处为,其病程长,起病隐匿,常缓慢进展至慢性肾衰竭,病理也以慢性病变为主要表现,肾小管萎缩、肾间质纤维化突出。

【病因】

(一)**遗传性疾病** 如线粒体基因突变。

(二)**代谢紊乱** 包括高钙血症、肾钙盐沉积、高草酸尿症、低钾血症、高尿酸血症、胱氨酸贮积症、甲基丙二酸血症等。

(三)**肾毒性药物或毒物**

1. **解热镇痛抗炎药物** 如 NSAIDs 等。

2. **重金属** 如镉、铅、锂、汞等。

3. **中草药** 如含马兜铃酸的中药。

4. **免疫抑制剂** 如环孢素、他克莫司等。

5. **抗肿瘤药物** 如铂类、甲氨蝶呤、亚硝脲类烷化剂等。

（四）自身免疫病 多血管炎性肉芽肿、IgG4 相关疾病、干燥综合征、系统性红斑狼疮、TINU 综合征、结节病等。

（五）血液系统疾病 多发性骨髓瘤、轻链沉积病、淋巴瘤、镰状细胞贫血等。

（六）感染 复杂性肾盂肾炎、肾结核、HIV 感染、EB 病毒感染、黄色肉芽肿性肾盂肾炎等。

（七）梗阻性肾病 肿瘤、结石、尿道梗阻、膀胱输尿管反流等。

（八）囊性肾病 幼年肾单位肾痨-髓质囊肿病、多囊肾等。

（九）其他 血管疾病、高血压、缺血、放射相关肾损害等。

【病理表现】 肾脏大体可表现形态不规则和萎缩。光镜下主要表现为肾间质纤维化,可有斑片状的慢性炎症细胞为主的间质浸润;可见肾小管管腔扩张,肾小管上皮细胞脱落,肾小管基底膜增厚或破坏,以及肾小管萎缩。肾小球早期可正常或改变不明显,被球旁纤维化组织包绕,晚期则会出现节段性或球性肾小球硬化。随疾病进展,会出现慢性血管壁增厚。

不同病因者病理表现不尽相同。伴尿路梗阻的慢性肾盂肾炎的双肾大小不一,表面高低不平,部分与包膜粘连,肾盂和肾盏可有不同程度的扩张。止痛剂肾病典型改变为肾髓质损伤,肾小管细胞内可见黄褐色脂褐素样色素,穿过萎缩皮质部的髓放线呈颗粒状肥大,髓质间质细胞减少、细胞外基质聚集。肾乳头坏死早期表现为肾小管周微血管硬化及片状肾小管坏死,晚期可见坏死灶并形成钙化灶。钙调神经蛋白抑制剂(环孢素、他克莫司)相关肾病表现为血管增生硬化性病变如小动脉壁玻璃样变性、增厚甚至管腔闭塞,伴随肾小管萎缩、间质纤维化的条带分布的肾小球缺血硬化。慢性高尿酸肾病常可伴肾小动脉硬化及肾小球硬化,冰冻或酒精固定标本在偏振光显微镜下可见到肾小管或肾间质内的尿酸结晶,尤以髓质部为常见。低钾性肾病肾髓质部可见广泛的肾小管严重空泡变性。高钙性肾病可见肾小管钙化及肾间质多发钙化灶。

【临床表现】 主要表现血清肌酐升高和肾小管间质损害导致的症状和体征,缓慢隐匿进展,包括持续低比重尿、夜尿增多、乏力和恶心等。

不同病因者临床表现不尽相同,止痛剂肾病可出现肾乳头坏死,临床表现为肾绞痛及肉眼血尿;IgG4 相关肾病可合并腹膜后纤维化导致梗阻性肾病;中草药相关肾损害可表现获得性 Fanconi 综合征。

尿液检查可见固定比重尿、肾性糖尿和非肾病范围蛋白尿(通常<1.5g/d),可见尿红细胞、尿白细胞和颗粒管型。常可见无菌性脓尿。

随肾小球滤过功能减退的进展,常可见不同程度的代谢性酸中毒和高磷血症。合并肾小管酸中毒常见。60%～90% 的病人早期即存在不同程度贫血,与肾小球滤过功能受损程度不平行。

典型影像学表现可见肾脏体积缩小、萎缩性瘢痕和肾皮质包膜不规则,偶可见肾乳头坏死。

【诊断与鉴别诊断】 需仔细询问病人病史,主要包括滥用镇痛药史或其他特殊药物,重金属、毒物等接触史,慢性肾盂肾炎史,以及相应的系统性疾病史等。多起病隐匿,多尿、夜尿增多突出。

常规实验室检查需评估肾功能、电解质(钾、钙、磷)、尿酸等;尿液分析提示固定低比重尿(1.010左右),偶可见肾性糖尿、蛋白尿(通常<1.5g/d,小分子蛋白增多)、尿红细胞、尿白细胞和颗粒管型等。特殊病因的筛查还需要行血和尿的蛋白电泳、自身免疫病相关检查(如抗核抗体、抗中性粒细胞胞质抗体、IgG4 等)、感染相关检查(如尿抗酸杆菌)等。

最终确诊主要靠病理检查,临床疑诊时应尽早进行肾穿刺。

鉴别诊断:高血压及动脉粥样硬化所致的肾损害、不完全梗阻性肾病也以肾小管间质损害为主要特征,应从病史、服药史等进行鉴别。

【治疗】 应积极去除致病因素,如停用相关药物,清除感染,但由于 CIN 起病隐匿,发现时多已呈肾脏纤维化为主的慢性化、不可逆损伤,去除致病因素常不能逆转病情。此时,治疗多以对症支持为主:疾病早期使用 ACEI/ARB;控制高血压;纠正电解质紊乱和酸碱平衡失调;使用促红细胞生成素或低氧诱导因子脯氨酰羟化酶抑制剂(HIF-PHI)等纠正肾性贫血。

(韩 飞)

本章思维导图

NOTES

第五章 | 尿路感染

尿路感染（urinary tract infection,UTI）是指多种病原体侵犯尿路上皮或组织引起的炎症反应。病原体包括细菌、真菌、支原体、衣原体、病毒和寄生虫等。本章主要介绍由细菌（不包括结核分枝杆菌）引起的尿路感染。

【尿路感染的分类】 根据有无临床症状，分为症状性尿路感染和无症状细菌尿，后者有真性细菌尿而无临床症状。

根据感染发生部位可分为上尿路感染（输尿管开口以上尿路部分）和下尿路感染（输尿管开口以下尿路部分），前者主要为肾盂肾炎，后者主要为膀胱炎。

根据病人感染发生时不同的尿路状态，分为非复杂性和复杂性尿路感染。前者主要发生在无尿路相关解剖或功能异常及合并症的女性病人。复杂性尿路感染病人常存在危险因素，如男性、孕妇、具有尿路解剖或功能异常、留置导尿管、合并糖尿病等免疫功能低下的疾病。

根据发作次数，分为孤立发作和反复发作性尿路感染（6个月以内发作≥2次或1年内≥3次）。反复发作性尿路感染分为再感染和复发，再感染是指由新的病原体致病，复发是因同一病原体持续存在导致的感染再次发作。

【流行病学】 临床常见的尿路感染多为细菌感染。据统计，约90%表现为膀胱炎，约10%是肾盂肾炎。婴幼儿期，因男婴尿道畸形的发生率更高，尿路感染的发病率略高于女婴。儿童期后，尿路感染更常见于女性。男性尿道口到膀胱的距离较长，而女性尿道短而宽，致病菌易进入，且尿道口离肛门和阴道较近，易受粪便和阴道分泌物污染，故女性尿路感染的发病率远高于男性，50%~80%的女性一生中至少会发生一次尿路感染。由于糖尿病、前列腺疾病、留置导尿管等因素，65岁以上老年人尿路感染发病率增高，女性和男性的发病率分别为20%和10%左右。尿路感染也是最常见的医院获得性感染之一，大多与留置导尿有关。尿路感染易反复发作，约27%的病人可在6个月内再次发生，约3%的病人在6个月内感染可超过3次。

【病因和发病机制】

（一）致病菌 尿路感染最常见的致病菌是革兰氏阴性杆菌，其中以大肠埃希菌最为常见。在社区获得性感染中，约85%由大肠埃希菌引起，其次是变形杆菌、克雷伯菌等革兰氏阴性杆菌，以及粪肠球菌、腐生葡萄球菌等革兰氏阳性球菌。

复杂性尿路感染致病菌多样，仍以革兰氏阴性杆菌多见（以大肠埃希菌、克雷伯菌、变形杆菌和铜绿假单胞菌为主），其次为革兰氏阳性球菌，少数由真菌引起。我国复杂性尿路感染致病菌的特点是大肠埃希菌感染比例降低，而产超广谱β-内酰胺酶的革兰氏阴性耐药菌株和革兰氏阳性球菌（如肠球菌和金黄色葡萄球菌）感染比例增加。

（二）发病机制

1. 感染途径

（1）上行感染：致病菌经尿道上行至膀胱、输尿管及肾盂肾盏的感染称为上行感染，约占尿路感染的95%。正常情况下阴道前庭和尿道口周围定居着少量肠道菌群，但并不致病。某些因素如性生活、尿路梗阻、医源性操作和生殖器感染等可导致上行感染的发生。

（2）血行感染：指致病菌从感染灶侵入血流，通过血液循环到达泌尿系统引起感染。此种感染途径少见,不足 2%。多发生于有慢性基础疾病或接受免疫抑制剂治疗的病人。常见致病菌有金黄色葡萄球菌、沙门菌属、铜绿假单胞菌和念珠菌属。

（3）直接感染:泌尿系统周围组织或器官存在炎症时,致病菌可直接侵入到泌尿系统导致感染。

（4）淋巴道感染:盆腔和下腹部器官发生感染时,致病菌可从淋巴道感染泌尿系统,临床罕见。

2. 机体防御功能　正常情况下,进入膀胱的致病菌很快被清除,机体的防御功能减弱会增加尿路感染的风险。机体的防御机制包括:①女性正常阴道菌群对致病菌的防御作用;②排尿的冲刷作用;③尿道和膀胱黏膜的防御能力;④尿液中高浓度尿素、低 pH、高渗透压和有机酸等抗菌因素;⑤前列腺液中的抗菌成分;⑥尿道括约肌的天然屏障作用。

3. 易感因素

（1）尿路梗阻:任何导致尿流不畅的因素,如结石、前列腺增生、狭窄、肿瘤等均可导致尿液积聚,细菌不易被冲洗清除,在尿流淤积处大量繁殖引起感染。同时,梗阻以上部位压力增加,影响组织血液供应和黏膜抵抗力,故易于发生感染。

（2）泌尿系统结构异常:肾发育不全、肾盂及输尿管畸形、移植肾、多囊肾病等均是尿路感染的易感因素。

（3）机体免疫力低下:糖尿病、使用免疫抑制剂、长期卧床、肾移植术后、严重的慢性疾病、艾滋病、体弱及高龄者。

（4）性别和性生活:女性尿路感染发生率高,性生活时可将尿道口周围的致病菌挤压入尿道和膀胱诱发感染。

（5）膀胱输尿管反流:输尿管壁内段瓣膜及膀胱开口处黏膜可防止尿液从膀胱输尿管口反流至输尿管。当其功能或结构异常时,可使尿液从膀胱逆流到输尿管,甚至肾盂,诱发感染。

（6）妊娠:2%～8% 的妊娠妇女可发生尿路感染,与孕期输尿管平滑肌松弛和蠕动功能减弱、暂时性膀胱-输尿管活瓣关闭不全及妊娠后期子宫增大致尿液引流不畅有关。

（7）医源性因素:导尿、留置导尿管、膀胱镜和输尿管镜检查、逆行性尿路造影等可损伤尿路,将致病菌带入泌尿系统,引发尿路感染。单次导尿后,尿路感染发生率为 1%～2%,留置导尿管 1 天感染发生率约 50%,超过 3 天者,感染发生率可达 90% 以上。

（8）其他因素:①合并各种慢性肾脏病引起肾实质瘢痕,使部分肾单位尿流不通畅,易发生尿路感染;②宿主基因突变等遗传因素与尿路感染反复发作有关;③神经源性膀胱。

4. 细菌的致病力　细菌黏附于尿道上皮的能力与尿路感染密切相关。大肠埃希菌是尿路感染最主要的致病菌,但并不是所有的大肠埃希菌菌株都可以引起尿路感染,其致病力与抗原成分有关。大肠埃希菌有 O、H、K 三种抗原,具有大量 K 抗原易引起肾盂肾炎。大肠埃希菌表面的 P 型和 I 型菌毛也是影响其致病力的重要因素,P 型和 I 型菌毛可以与尿道上皮细胞表面的特定受体结合,使细菌在尿道定植和繁殖,引起尿道上皮细胞凋亡、脱落,在尿路感染中发挥关键作用。

【病理改变】

1. 急性膀胱炎（acute cystitis）　主要表现为膀胱黏膜血管扩张、充血,上皮细胞肿胀、黏膜下组织充血、水肿及炎症细胞浸润,重者可有点状或片状出血甚至黏膜溃疡。

2. 急性肾盂肾炎（acute pyelonephritis）　可累及单侧或双侧肾脏。表现为局限或广泛肾盂肾盏黏膜充血、水肿,表面有脓性分泌物,黏膜下可有细小脓肿,可见大小不一、尖端指向肾乳头的楔形炎症病灶。病灶内有不同程度的肾小管上皮细胞肿胀、坏死、脱落,肾小管管腔内有白细胞管型。肾间质水肿,有中性粒细胞浸润和小脓肿形成。炎症剧烈时可有广泛性出血,较大的炎症病灶愈合后局部形成瘢痕。肾小球一般无形态学改变。

3. 慢性肾盂肾炎（chronic pyelonephritis）　肾脏体积缩小、表面不光滑,肾盂肾盏粘连、变形,肾乳头瘢痕形成,肾小管萎缩,肾间质淋巴-单核细胞浸润及纤维化,晚期可出现肾小球硬化。

【临床表现】

（一）急性膀胱炎　发病突然,在成年人尿路感染中最为常见,主要表现为尿频、尿急、尿痛(尿路刺激征)。可出现耻骨上膀胱区疼痛不适、尿道烧灼感,尿液浑浊,可有肉眼血尿。一般无全身感染症状。

(二)肾盂肾炎

1. 急性肾盂肾炎

(1)泌尿系统症状:尿路刺激征、血尿,患侧或双侧腰部疼痛,肋脊角有明显压痛或叩击痛。

(2)全身症状:寒战、高热,可伴头痛、恶心、呕吐和食欲减退等。

2. 慢性肾盂肾炎　临床表现复杂,全身及泌尿系统局部表现均不典型。多由泌尿系统存在梗阻或畸形等复杂因素导致尿路感染迁延不愈或反复发作而引起。主要表现为夜尿增多、低比重尿、白细胞尿等,可伴低热、不同程度的腰部酸痛,病情持续可发展为慢性肾衰竭。

(三)无症状细菌尿(asymptomatic bacteriuria,ASB)　病人有真性细菌尿,常缺乏任何临床症状和体征,诊断依靠尿细菌培养。

(四)复杂性尿路感染　常发生于泌尿系统结构或功能异常及合并其他基础疾病的病人,临床治疗困难,治疗失败的风险增加,严重者可进展为全身性、重症感染。

【并发症】　尿路感染如及时治疗,并发症很少,但伴有糖尿病等基础疾病的复杂性尿路感染未及时治疗或治疗不当,可出现严重并发症。

1. 肾乳头坏死　指肾乳头及其邻近肾髓质缺血性坏死。主要表现为寒战、高热,剧烈腰痛、腹痛和血尿等,可同时伴发败血症和/或急性肾损伤。

2. 肾周围脓肿　严重肾盂肾炎可能导致肾周围脓肿,除原有症状加剧外,常出现明显的单侧腰痛,且在向健侧弯腰时疼痛加剧。B 超、腹部 X 线平片、泌尿系统 CT 和 MRI 等检查有助于诊断。

3. 尿源性脓毒血症　指由泌尿系统感染引起的脓毒血症,其临床表现为寒战、高热、全身炎症反应、器官功能障碍,严重者可出现感染性休克,甚至危及生命。常见危险因素包括高龄、糖尿病、使用免疫抑制剂、尿路梗阻、留置导尿管或泌尿外科手术等。

【实验室和辅助检查】

(一)尿液检查

1. 肉眼观察　尿液外观浑浊,对诊断症状性尿路感染敏感性较高,但特异性较低。

2. 尿常规检查　可有白细胞尿、血尿和蛋白尿,白细胞酯酶常阳性;尿液亚硝酸盐还原试验阳性可见于大肠埃希菌等革兰氏阴性杆菌引起的尿路感染。尿沉渣镜检白细胞数>5 个/HPF 称为白细胞尿或脓尿,对尿路感染诊断意义较大。部分尿路感染病人有镜下血尿,多为均一性红细胞尿。膀胱炎可出现肉眼血尿,部分肾盂肾炎病人尿中可见白细胞管型。

3. 尿细菌学检查

(1)尿细菌涂片:清洁中段尿沉渣涂片细菌数>1 个/HPF,提示尿路感染。本法操作简单,检出率达 80%～90%,可初步判断有无细菌及细菌种类,对及时选择敏感抗生素治疗具有重要参考价值。

(2)尿细菌培养:是诊断尿路感染的关键手段。于治疗前留取清洁中段尿、导尿或膀胱穿刺尿做细菌培养,其中膀胱穿刺是最精确的标本留取方法,但为有创性操作,因此,临床常采用清洁中段尿细菌培养。尿细菌培养可出现假阳性或假阴性结果。假阳性主要见于:①清洁中段尿收集不规范,标本被污染;②尿标本未低温保存运输,存放超过 1 小时。假阴性主要见于:①近 7 天内使用过抗生素;②尿液在膀胱内停留时间不足 2 小时;③饮水过多,尿液被稀释;④感染灶排菌呈间歇性;⑤收集清洁中段尿时,消毒药混入尿标本中。

符合下列指标之一者,即为真性细菌尿:①清洁中段尿沉渣涂片细菌数>1 个/HPF;②膀胱穿刺尿细菌培养阳性;③清洁中段尿细菌培养计数≥10^5CFU/ml(CFU 为菌落形成单位)。

(二)血液检查　急性肾盂肾炎时血白细胞计数升高,中性粒细胞也常增多,血沉可增快,C 反应蛋白、降钙素原和 IL-6 等水平升高。尿源性脓毒血症时血液细菌培养可阳性。慢性肾盂肾炎肾功能受损时,可出现肾小球滤过率下降、血肌酐升高等。

（三）**影像学检查** 反复发作性尿路感染,怀疑有泌尿系统畸形、结石或梗阻时,应进行影像学检查。首选泌尿系统超声检查,其次如腹部 X 线平片、泌尿系统 CT 或 MRI 检查、静脉尿路造影、肾静态显像等影像学检查可了解尿路情况,及时发现有无结石、梗阻、反流、畸形等导致尿路感染易发或反复发作的因素。不推荐对女性非复杂性膀胱炎病人行静脉尿路造影或膀胱镜检查。

【诊断】

（一）**尿路感染的诊断** 尿路感染的诊断需要依靠临床症状和体征,同时结合尿常规和尿细菌学检查。凡是真性细菌尿者均可诊断为尿路感染。临床如有急性非复杂性膀胱炎症状(尿路刺激征或膀胱区不适),清洁中段尿细菌培养计数$\geq 10^3$CFU/ml 即可诊断尿路感染;有急性非复杂性肾盂肾炎症状(寒战、发热和腰痛等),清洁中段尿细菌培养计数$\geq 10^4$CFU/ml 即可诊断尿路感染。无症状细菌尿则需两次清洁中段尿细菌培养为同一菌种,且计数$\geq 10^5$CFU/ml。当女性有明显尿路刺激征,尿白细胞增多,清洁中段尿细菌培养计数$\geq 10^2$CFU/ml,且为常见致病菌时,也可拟诊为尿路感染。

复杂性尿路感染的诊断包括两个条件:①清洁中段尿细菌培养计数$\geq 10^5$CFU/ml;②伴有泌尿系统结构或功能异常,或合并其他易发感染的基础疾病。对治疗反应差或反复发作的尿路感染,应积极寻找是否存在泌尿系统畸形、梗阻、糖尿病或其他导致机体抵抗力下降的因素。

1. **定位诊断**

（1）根据临床表现定位:下尿路感染相关症状包括尿路刺激征、耻骨上膀胱区疼痛不适,可有肉眼血尿;上尿路感染除了尿路刺激征等排尿不适症状外,多以全身症状就诊,包括寒战、发热、腰痛、恶心、呕吐等。

（2）根据实验室检查定位:出现下列情况提示上尿路感染:①输尿管导尿或膀胱冲洗后行尿细菌培养阳性;②尿沉渣镜检有白细胞管型,并排除间质性肾炎、狼疮性肾炎等疾病;③肾小管功能受损的表现;④血液检查:血白细胞和中性粒细胞升高,C 反应蛋白升高,血液细菌培养阳性。

2. **慢性肾盂肾炎的诊断** 判断是急性还是慢性肾盂肾炎,除反复发作的尿路感染病史之外,尚需结合影像学及肾脏功能检查:①肾外形凹凸不平且双肾大小不等;②静脉肾盂造影可见肾盂肾盏变形、缩窄;③持续性肾小管间质功能损害。具备上述第①、②条的任何一项再加第③条可诊断慢性肾盂肾炎。

（二）**尿路感染的鉴别诊断**

1. **尿道综合征** 常见于女性,有尿路刺激征等排尿不适症状,但多次检查均无真性细菌尿。可能与膀胱逼尿肌和膀胱括约肌功能不协调、妇科或肛周疾病、精神焦虑等有关,但要注意除外衣原体或支原体感染。

2. **泌尿系统结核** 尿路刺激症状更为明显,一般抗生素治疗无效,尿沉渣可找到抗酸杆菌,尿培养结核分枝杆菌阳性而普通细菌培养为阴性。静脉肾盂造影可发现肾实质虫蚀样缺损等表现。部分病人伴有肾外结核,正规抗结核治疗有效可帮助鉴别。经抗生素治疗无效者应注意除外有无泌尿系统结核。

3. **慢性肾小球肾炎** 慢性肾盂肾炎当出现肾功能减退、高血压时应与慢性肾小球肾炎相鉴别。后者多为双侧肾脏受累,且肾小球功能受损较肾小管功能受损突出,并常有较明确的蛋白尿、血尿和水肿病史;而前者常有尿路刺激征,尿细菌学检查阳性,影像学检查可表现为双肾不对称性缩小。

4. **邻近器官炎症** 阴道炎、宫颈炎、生殖器溃疡或淋病等可通过妇科检查及分泌物检验等明确。男性需与前列腺炎或前列腺增生鉴别。部分尿路感染可表现腹痛、发热、血白细胞升高等,需与急性阑尾炎、急性盆腔炎等鉴别,通过病史、体格检查、尿常规、尿细菌学检查、影像学检查可鉴别。

【治疗】

（一）**一般治疗** 包括对症治疗、碱化尿液、多饮水和勤排尿。尿路感染反复发作者应积极寻找病因,及时去除诱发因素。

（二）**抗感染治疗** 清洁中段尿细菌培养结合药敏试验,不仅有助于明确诊断,也可指导抗生素的使用。

1. **用药原则** ①选用致病菌敏感的抗生素。初发尿路感染在无尿细菌培养和药敏试验结果前,首选对革兰氏阴性杆菌有效的抗生素,治疗3天症状无改善者应按药敏试验结果调整用药。②选择在尿液和肾脏药物浓度高的抗生素。③选用肾毒性小、副作用少的抗生素,并根据肝、肾功能情况调整给药剂量。④在单一药物治疗失败、严重感染、混合感染或出现耐药菌时应联合用药。⑤根据不同类型尿路感染选择抗生素的种类、剂量及疗程。

常用的抗生素包括磺胺类、β-内酰胺类(青霉素类、头孢菌素类)以及喹诺酮类(如诺氟沙星、氧氟沙星等)。

2. **不同类型尿路感染的治疗**

（1）急性膀胱炎:治疗目的在于杀灭致病菌,缓解症状并防止感染扩散。对女性非复杂性膀胱炎,推荐口服给药,主要有以下方法。

1）单剂量疗法:首次发生的可使用单剂量抗生素。常用高剂量甲氧苄啶/磺胺甲噁唑(TMP-SMZ)320mg/1 600mg,一次顿服;磷霉素氨丁三醇3g,一次顿服。单剂量疗法副作用小、依从性好,但复发率较高,其疗效不及短程疗法。

2）短程疗法:一线治疗可采用呋喃妥因50～100mg,每日3次,连用5日;TMP-SMZ 160mg/800mg,每日2次,连用3日;匹美西林0.4g,每日2次,3～5日。备选治疗方案可选择左氧氟沙星(0.5g,每日1次,连用3日)及第二代头孢菌素(如头孢呋辛酯、头孢克洛等)。与单剂量疗法相比,短程疗法更有效,且可降低尿路感染再发率,是目前推荐使用的治疗方案。

3）7天疗法:妊娠女性、老年、糖尿病、免疫力低下及男性病人可采用较长疗程,抗感染治疗7天。

无论何种疗法,在停服抗生素7天后需行尿细菌培养。如结果阴性表示急性膀胱炎已治愈,如仍有真性细菌尿,应继续给予抗生素治疗至2周疗程。

（2）肾盂肾炎:急性肾盂肾炎的治疗目的是杀灭致病菌、预防和控制脓毒血症的发生并防止复发。因其常累及肾间质,有发生菌血症的风险,应选择在尿液、肾脏及血液中均有较高药物浓度的抗生素。在留取尿细菌学检查标本后应立即选用对革兰氏阴性杆菌有效的药物,72小时显效者无需换药,否则应按药敏试验结果更换抗生素。

1）病情较轻者:一般口服抗生素治疗2～3天即显效,需根据临床效果和尿细菌培养结果评估用药,完成7～14天疗程。常用喹诺酮类(如环丙沙星0.5g,每日2次;或左氧氟沙星0.5g,每日1次)、半合成青霉素类(如阿莫西林-克拉维酸钾0.457g,每日2次)、头孢菌素类(头孢呋辛酯0.25g,每日2次)或TMP-SMZ 160mg/800mg,每日2次。治疗14天后如尿细菌学检查仍阳性,应根据药敏试验结果选用有效的抗生素继续治疗4～6周。

2）严重感染全身中毒症状明显者:应住院治疗并静脉给药。常用药物包括环丙沙星0.4g,每日2次;左氧氟沙星0.5g,每日1次;头孢噻肟钠2g,每日3次;头孢曲松钠1～2g,每日1次;头孢吡肟2g,每日2次;哌拉西林/他唑巴坦钠2.25～4.5g,每日3次。必要时可使用碳青霉烯类抗生素或联合用药。病情严重且尿细菌培养提示革兰氏阳性球菌感染,应经验性选择万古霉素治疗。氨基糖苷类抗生素肾毒性较大,需慎用。经上述治疗若症状好转,可于体温正常后继续静脉使用抗生素治疗3天,再改为口服抗生素治疗至2周疗程。治疗72小时无好转者,应按药敏试验结果更换敏感抗生素。经治疗仍持续发热者,应注意肾盂肾炎的并发症。

慢性肾盂肾炎常为复杂性尿路感染,其治疗关键是积极寻找并去除易感因素。慢性肾盂肾炎急性发作的治疗原则同急性肾盂肾炎。

（3）尿源性脓毒血症:尿源性脓毒血症死亡率高,可在短时间内快速进展,对可疑者应立即静脉使用广谱抗生素和早期液体复苏,之后根据尿细菌培养及药敏试验结果调整用药。泌尿系统梗阻是最常见的诱发因素,应积极解除梗阻。

（4）反复发作性尿路感染：急性感染期治疗与首次发作相同。需检查是否存在泌尿系统解剖或功能异常，积极去除感染诱发因素。治疗可采用短程疗法进行经验性用药，再根据尿细菌培养及药敏试验结果选择针对性药物治疗。在急性感染期治疗后，可采取多饮水、勤排尿、阴道局部使用雌激素、性生活后单次口服抗生素或长程、低剂量使用抗生素等预防措施，防止复发。

（三）其他类型尿路感染的治疗

1. **无症状细菌尿** 无症状细菌尿是否治疗目前存在争议，我国指南认为绝经前和非妊娠期女性、老年人、糖尿病、脊髓损伤和留置导尿管的病人、儿童无症状细菌尿无需主动筛查和治疗。有下述情况者建议常规筛查和治疗：①妊娠期女性；②即将接受可能损伤黏膜的泌尿系统外科手术病人。上述病人可根据药敏试验结果选择抗生素治疗，主张短程疗法。

2. **妊娠期尿路感染** 妊娠期急性膀胱炎可选用呋喃妥因或头孢菌素等治疗3～7天。急性肾盂肾炎应静脉使用抗生素治疗，经验性治疗优选第三代头孢菌素，后根据药敏试验结果选择敏感且对胎儿危害较小的药物，疗程2周。反复发生尿路感染者，可使用呋喃妥因长程、低剂量抑菌治疗。

3. **儿童尿路感染** 儿童尿路感染需结合影像学检查，排除泌尿系统发育畸形，在留取尿细菌培养的同时应开始抗生素治疗。抗生素的选择和成人类似，但考虑对儿童软骨发育的影响，一般不选用喹诺酮类抗生素，用药剂量根据体重调整。

4. **导管相关尿路感染** 尽量避免使用留置导管，有明确使用指征时，缩短留置导管时间。定时更换导管可减少尿路感染的发生，抗生素或生理盐水冲洗膀胱无明显预防作用并可能增加感染机会。大多数无症状导管相关细菌尿不推荐使用抗生素治疗，伴明显全身症状如寒战、发热等，按复杂性尿路感染治疗。

5. **糖尿病并发尿路感染** 治疗原则为严格控制血糖，合理使用抗生素。女性糖尿病无症状细菌尿者无需抗生素治疗，严重尿路感染者应联合使用抗生素并静脉给药。糖尿病并发上尿路感染者发生肾乳头坏死的概率较高，如临床表现为高热、剧烈腰痛和血尿，尤其是伴肾绞痛或有坏死组织从尿中排出，要高度警惕肾乳头坏死，应加强抗生素治疗和解除尿路梗阻。

6. **复杂性尿路感染** 对于存在复杂因素的尿路感染，应采用14天疗法或更长程的治疗，同时尽力去除感染诱发因素，治疗合并症。在治疗结束后2周需进行尿细菌学检查，以确定细菌是否被完全清除。

（四）疗效评定

1. **治愈** 症状消失，尿细菌学检查阴性，分别在疗程结束后2周、6周复查尿细菌仍阴性。

2. **治疗失败** 治疗后尿细菌仍阳性，或治疗后尿细菌阴性，但2周或6周复查尿细菌又转为阳性，且为同一种菌株。

【预后和预防】 非复杂性尿路感染病人经及时治疗，总体预后较好。复杂性尿路感染临床治愈率低，容易复发，需积极去除易感因素。高龄、伴有糖尿病等基础疾病或使用免疫抑制剂的病人，尿源性脓毒血症的发生率增高。尿源性脓毒血症预后差，死亡率约为30%。若革兰氏阴性杆菌引起的脓毒血症对经验治疗耐药，病人死亡率会明显升高。

尿路感染重在预防，坚持多饮水、勤排尿，注意会阴部清洁、避免尿路器械的使用及严格无菌操作、减少留置导尿的概率和时间都有助于降低尿路感染的发生。膀胱输尿管反流者推荐"二次排尿"，即每次排尿后数分钟再排尿一次。要尽量去除或改善复杂因素，避免反复发作的尿路感染。

（赵景宏）

本章思维导图

第六章 | 肾小管疾病

肾小管疾病是多种病因引起的以肾脏间质-小管病变为主的临床综合征。肾小管疾病可分为原发性和继发性。前者多与遗传缺陷有关,后者多继发于系统性疾病、自身免疫病和代谢性疾病,也可由药物、毒物等引起。病变主要侵犯肾小管和肾间质,常无水肿、高血压,部分病人有口渴、多饮多尿、夜尿增多,部分病人亦有不同程度的肾小球滤过率下降、血浆尿素氮和肌酐升高、贫血,无或少量蛋白尿。由于肾小管在调节水电解质平衡中发挥重要作用,肾小管疾病常常表现为酸碱平衡失调和电解质紊乱,其中又以低血钾为多见。

第一节 | 肾小管性酸中毒

肾小管性酸中毒(renal tubular acidosis,RTA)是各种病因导致肾脏酸化功能障碍引起的以阴离子间隙(anion gap,AG)正常的高氯性代谢性酸中毒为特点的临床综合征,可因远端肾小管泌 H^+ 障碍所致,也可因近端肾小管 HCO_3^- 重吸收障碍所致,或两者皆有。临床特征为高氯性代谢性酸中毒及水、电解质紊乱,可有低钾血症或高钾血症、低钠血症、低钙血症及多尿、多饮、肾性佝偻病或骨软化症、肾结石等。

1935 年 Lightwood 首先描述了 1 例儿童 RTA 病例。1945 年 Bain 报道了首例成人病例。1946 年 Albright 定义其为"肾小管疾病",并于 1951 年命名这一综合征。1958 年上海瑞金医院董德长等在国内首次报道 RTA,1967 年 Soriano 等提出远端及近端肾小管性酸中毒两型,1984 年瑞金医院陈庆荣等在国内首次报道了Ⅳ型 RTA。

RTA 按部位和机制分为 4 型(表 5-6-1):远端肾小管性酸中毒(Ⅰ型,即 distal renal tubular acidosis,dRTA),近端肾小管性酸中毒(Ⅱ型,即 proximal renal tubular acidosis,pRTA),混合型肾小管性酸中毒(Ⅲ型 RTA),高血钾型肾小管性酸中毒(Ⅳ型 RTA)。

表 5-6-1　各型 RTA 的特点

	Ⅰ型 RTA	Ⅱ型 RTA*	Ⅳ型 RTA
发病机制	远端肾小管泌 H^+ 障碍	近端肾小管重吸收 HCO_3^- 功能障碍	醛固酮分泌绝对不足或相对减少,导致集合管排出 H^+ 及 K^+ 同时减少
尿 pH	尿 pH>5.5	尿 pH 可以维持正常,甚至 <5.5	尿 pH<5.5
血液	低血钾、高血氯	低血钾、高血氯	高血钾、高血氯
尿液	高尿钾、高尿钙、尿总酸和 NH_4^+ 显著降低	高尿钾、高 HCO_3^-、尿总酸和 NH_4^+ 正常	尿 NH_4^+ 减少
临床表现	①低血钾引起:夜尿增多,弛缓性瘫痪,心律失常,呼吸肌麻痹 ②高尿钙、低血钙引起:肾结石和肾钙化,继发甲状旁腺功能亢进,儿童出现生长发育迟缓、佝偻病;成人可以表现为骨痛,骨骼畸形,骨软化或骨质疏松	①低血钾较明显 ②继发性Ⅱ型 RTA 的病人多数还可合并 Fanconi 综合征的表现,如肾性糖尿等 ③高尿钙较少见,肾结石和肾钙化发生率较低	酸中毒与高血钾的程度与肾功能损伤程度不成比例

注:*Ⅲ型 RTA 可兼具Ⅰ和Ⅱ型 RTA 的特点。

一、远端肾小管酸中毒

【病因和发病机制】 此型主要由远端肾小管酸化功能障碍引起。根据病因分为原发性和继发性:原发性为远端肾小管先天性功能缺陷,多见于儿童,多数为常染色体显性遗传,少数为常染色体隐性遗传,还可伴有遗传性球形红细胞增多症和感觉神经性耳聋;成人病人多继发于干燥综合征、系统性红斑狼疮等自身免疫病、肝炎病毒感染和肾盂肾炎,此外肾毒性药物如马兜铃酸也是引起继发性 dRTA 的重要原因。

远端肾小管的泌氢功能主要是由 A 型闰细胞完成的。CO_2 在碳酸酐酶 II 的作用下与 H_2O 结合,生成 H_2CO_3,再解离生成 H^+ 和 HCO_3^-。H^+ 由 H^+-ATP 酶转运至小管腔,HCO_3^- 由 Cl^-/HCO_3^- 转运体 AE_1 转运回血液。H^+ 与磷酸盐和 NH_3 结合;与磷酸氢根(HPO_4^{2-})结合为磷酸二氢根($H_2PO_4^-$);与 NH_3 结合后的 NH_4^+ 被主动重吸收后解离成为 H^+ 和 NH_3,H^+ 可以作为 H^+-ATP 酶的底物,而 NH_3 可弥散进入管腔。远端肾单位 H^+ 分泌异常可同时导致尿液酸化程度降低,NH_4^+ 分泌减少。管腔液与管周液间不能产生与维持一个大的氢离子梯度,在酸中毒时尿液不能酸化,尿 pH>5.5,尿总酸排量下降(图 5-6-1)。

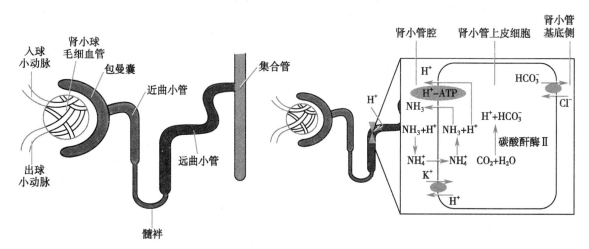

图 5-6-1 I 型 RTA 发病机制

【临床表现】

1. **一般表现** 乏力、夜尿增多、弛缓性瘫痪和多饮多尿。低血钾可致弛缓性瘫痪、心律失常,甚至呼吸困难和呼吸肌麻痹。

2. **肾脏受累表现** 长期低血钾可导致低钾性肾病,主要表现为尿浓缩功能障碍,表现为夜尿增多,个别病人可出现肾性尿崩症,进一步加重低血钾。dRTA 时肾小管对钙离子重吸收减少,从而出现高尿钙,引起肾结石和肾钙化。

3. **骨骼系统表现** 高尿钙和低血钙会继发甲状旁腺功能亢进,导致高尿磷、低血磷。儿童可表现为生长发育迟缓、佝偻病;成人可表现为骨痛、骨骼畸形、骨软化或骨质疏松。

【实验室检查】 尿常规、血尿电解质、尿酸化功能试验、影像学检查、AG 计算、氯化铵负荷试验、碳酸氢盐重吸收试验、病因检查。

【诊断】 根据病人病史、临床表现、实验室检查即可诊断 dRTA:①AG 正常的高氯性代谢性酸中毒;②可伴有低钾血症(血 K^+<3.5mmol/L)及高尿钾(当血 K^+<3.5mmol/L 时,尿 K^+>25mmol/L);③即使在严重酸中毒时,尿 pH 也不会低于 5.5;④尿总酸和 NH_4^+ 显著降低(尿总酸<10mmol/L,NH_4^+<25mmol/L);⑤动脉血 pH 正常,怀疑有不完全性 dRTA 作氯化铵负荷试验(有肝病时改为氯化钙负荷试验),如血 pH 和二氧化碳结合力明显下降,而尿 pH>5.5,有助于 dRTA 的诊断。

【治疗】 继发性 dRTA 应首先治疗原发疾病。针对 dRTA 采用以下治疗。

1. dRTA 多以低血钾为首要表现,因 dRTA 病人多伴有高血氯,口服补钾避免使用氯化钾,应使用枸橼酸钾,严重低钾者可静脉补钾。

2. 推荐使用枸橼酸合剂(含枸橼酸、枸橼酸钾、枸橼酸钠)纠正酸中毒。也可使用口服碳酸氢钠片剂纠正代谢性酸中毒,严重时可静脉滴注碳酸氢钠。

3. 口服枸橼酸合剂可以增加钙在尿液中的溶解度,从而预防肾结石及肾钙化。使用中性磷酸盐合剂纠正低血磷。对于已发生骨病的病人可以谨慎使用钙剂(如尿钙高应使用柠檬酸钙)及骨化三醇治疗。

二、近端肾小管酸中毒

【病因和发病机制】 pRTA 由近端肾小管重吸收 HCO_3^- 功能障碍导致,可分为原发性和继发性。原发性者为遗传性近端肾小管功能障碍,多为常染色体隐性遗传,与基底侧的 Na^+-HCO_3^- 协同转运蛋白 *SLC4A4* 基因突变相关。继发性见于各种获得性肾小管间质病变,最常见的病因为药物性,如乙酰唑胺、异环磷酰胺、丙戊酸、抗逆转录病毒药物等,其他病因有:①系统性遗传性疾病如 Lowe 综合征、糖原贮积症、Wilson 病、Dent 病等;②获得性疾病如重金属中毒、维生素 D 缺乏、多发性骨髓瘤及淀粉样变等。但继发性 pRTA 多合并 Fanconi 综合征,单纯表现为继发性 pRTA 的少见,常为碳酸酐酶抑制剂所致。

【临床表现】 pRTA 主要表现为高血氯性代谢性酸中毒,与 dRTA 不同,由于远端小管酸化功能正常,pRTA 病人的尿 pH 可以维持正常,在严重代谢性酸中毒的情况下,尿 pH 可降至 5.5 以下。继发性 pRTA 的病人多数合并 Fanconi 综合征的表现,如肾性糖尿等。由于 pRTA 病人无高尿钙,因此少见肾结石或肾钙化。

【诊断】 AG 正常的高血氯性代谢性酸中毒,可伴有低血钾、高尿钾、尿中 HCO_3^- 的升高即可诊断 pRTA。不完全性 pRTA 确诊需行碳酸氢盐重吸收试验。病人口服或者静滴碳酸氢钠后尿 HCO_3^- 排泄分数>15% 即可诊断。

【治疗】

1. **纠正酸中毒与电解质紊乱** 碳酸氢钠治疗(口服或静脉)。可加用小剂量噻嗪类利尿剂增强近端小管 HCO_3^- 的重吸收,但碳酸氢钠与噻嗪类利尿剂合用可能会加重低血钾,必须严密监测血钾。

2. **继发性 pRTA 病人** 应首先进行病因治疗。

三、混合型肾小管酸中毒

混合型肾小管酸中毒的特点是同时存在 Ⅰ 型和 Ⅱ 型 RTA。因此其高血氯性代谢性酸中毒明显,尿中同时存在 HCO_3^- 的大量丢失和 NH_3 排出减少,症状较严重。可由碳酸酐酶 Ⅱ 突变导致,为常染色体隐性遗传,除 Ⅲ 型 RTA 外还表现为脑钙化、智力发育障碍和骨质疏松。治疗主要为对症治疗,参照 Ⅰ 型和 Ⅱ 型 RTA。

四、高血钾型肾小管酸中毒

【病因和发病机制】 Ⅳ 型 RTA 是由于醛固酮分泌绝对不足或相对减少,导致集合管排出 H^+ 及 K^+ 同时减少,从而发生高血钾和高氯性 AG 正常的代谢性酸中毒。

根据发病机制可分为:①醛固酮分泌绝对不足:低肾素血症或低醛固酮血症;②醛固酮分泌相对不足:对醛固酮反应性降低。根据病因可分为先天性和继发性。

【临床表现】 Ⅳ 型 RTA 主要表现为高血钾高血氯性 AG 正常的代谢性酸中毒。先天性较少见。继发性者多伴有轻中度肾功能不全,但酸中毒与高血钾的程度与肾功能损伤程度不成比例。尿 NH_4^+ 减少。

【诊断】 高血钾高血氯性 AG 正常的代谢性酸中毒,尿 NH_4^+ 减少可诊断为 Ⅳ 型 RTA。血清醛固酮水平可以降低或正常。

【治疗】

1. 停用可能影响醛固酮合成或活性的药物。

2. 口服阳离子交换树脂、袢利尿剂促进排钾；必要时可透析。

3. 口服或静脉使用碳酸氢钠纠正酸中毒，但静脉使用时需注意监测血容量状况，可与袢利尿剂合用减轻容量负荷。

4. 对于醛固酮缺乏，无高血压及容量负荷过重的病人，可给予皮质激素如氟氢可的松（0.1mg/d）治疗。

第二节 | Fanconi 综合征

Fanconi 综合征是遗传性或获得性近端肾小管多功能缺陷的疾病，存在近端肾小管多项转运功能缺陷，包括氨基酸、葡萄糖、钠、钾、钙、磷、碳酸氢钠、尿酸和蛋白质等。

【病因】 可分为原发性与继发性。原发者多为常染色体隐性遗传，可单独或与其他先天性遗传性疾病共存。继发性可继发于慢性间质性肾炎、肾髓质囊性病、异常蛋白血症、多发性骨髓瘤、重金属及其他毒物引起的中毒性肾损害等。

【临床表现】 Fanconi 综合征临床表现多种多样，与其原发病及严重程度有关。儿童病人通常为先天性疾病，如胱氨酸病和高酪氨酸血症、肝豆状核变性等代谢性疾病。除了原发性疾病的表现外，还可表现为多饮、多尿、脱水、佝偻病、生长发育迟缓等。老年病人常为获得性疾病，如药物及毒素接触史、异常蛋白血症、多发性骨髓瘤等，临床表现比较隐匿，但尿液和血液检查会有一系列异常。

由于近端肾小管重吸收的物质随着尿液大量丢失，Fanconi 综合征表现为非选择性的肾性全氨基酸尿。高磷酸盐尿是导致佝偻病和骨软化症的主要原因。碳酸氢盐尿可以导致 Ⅱ 型肾小管酸中毒。此外还可有尿葡萄糖、尿钾、尿钠、尿尿酸等的升高。可合并少量蛋白尿，为小分子蛋白尿，晚期可导致肾衰竭。

由于大量的溶质和电解质从尿中丢失，可发生代谢性酸中毒、低钾血症、低钠血症、低尿酸血症、低磷血症等，并出现相应的症状。

【实验室检查】 尿常规、尿糖、尿氨基酸；血、尿电解质；影像学检查和病因检查。

【诊断】 具备上述典型表现即可诊断，其中肾性糖尿、非选择性氨基酸尿、磷酸盐尿为基本诊断条件。

【治疗】 首先应治疗原发性疾病，如为药物或毒物引起，需尽快停用药物，停止毒物接触；其次是对症治疗。近端肾小管酸中毒应处理相关症状（见有关章节）。严重低磷血症需补充中性磷酸盐及骨化三醇。低尿酸血症、氨基酸尿、糖尿等一般不需要特殊治疗。

本章思维导图

（付 平）

第七章 | 肾血管疾病

肾血管疾病包括肾动脉和肾静脉病变。通过改变肾小球血流动力学、超滤和肾小管功能,肾血管疾病可以显著影响肾脏功能。肾动脉病变包括肾动脉狭窄、栓塞、血栓形成及小动脉性肾硬化症;肾静脉病变主要见于肾静脉血栓形成。

第一节 | 肾动脉狭窄

【病因及病理生理】 肾动脉狭窄(renal artery stenosis)常由动脉粥样硬化、纤维肌发育不良引起,其他病因还包括血管炎、神经纤维瘤病、外源性压迫、创伤和放射后损伤等。肾动脉狭窄在人群中整体患病率相对较低,但随着年龄的增长患病率增加,在顽固性高血压人群中的患病率显著升高。

动脉粥样硬化(atherosclerosis)是肾动脉狭窄最常见的原因,约占肾动脉狭窄病例的90%,主要见于老年人和有传统心血管高危因素的病人,是引起继发性高血压的重要病因,与升高的心血管发病率和死亡率相关。动脉粥样硬化导致的肾动脉狭窄常位于肾动脉开口处或近端1/3处。纤维肌发育不良(fibromuscular dysplasia)导致的肾动脉狭窄主要见于相对年轻、缺乏心血管危险因素的人群,比动脉粥样硬化少见。肾动脉介入干预对纤维肌发育不良导致的肾动脉狭窄有较高治愈成功率,因此,正确诊断很有意义。纤维肌发育不良引起的狭窄常位于肾动脉中段或远端。

肾动脉狭窄常引起肾血管性高血压(renal vascular hypertension),这是由于肾缺血刺激肾素分泌,体内肾素-血管紧张素-醛固酮系统(RAAS)活化,外周血管收缩,水、钠潴留而形成。动脉粥样硬化所致肾动脉狭窄还能引起缺血性肾病(ischemic nephropathy),患侧肾脏缺血导致肾小球硬化、肾小管萎缩及肾间质纤维化,逐步进展成为慢性肾衰竭。纤维肌发育不良性肾动脉狭窄虽然也引起显著的肾脏血流动力学改变,但由于不合并动脉粥样硬化相关的心血管危险因素,肾功能受损少见。

【临床表现】 肾动脉狭窄的主要临床表现由肾血管性高血压和缺血性肾病引起。典型的肾血管性高血压常表现为顽固性高血压,对大剂量联用多种降压药反应不佳。缺血性肾病可伴或不伴肾血管性高血压,主要表现为肾功能缓慢、进行性减退。肾小管对缺血敏感,其功能减退常在先,出现夜尿增多、尿比重及渗透压降低等远端肾小管浓缩功能障碍表现,而后肾小球滤过率下降。尿常规改变轻微,表现为轻度蛋白尿,可出现少量红细胞及管型。后期肾脏体积缩小,两肾大小常不对称,反映两侧肾动脉狭窄程度不等。

由动脉粥样硬化引起者常有肾外其他系统的动脉粥样硬化表现,如急性冠脉综合征、脑卒中及外周动脉硬化等。对可能从肾动脉血管成形术获益的动脉粥样硬化性肾动脉狭窄病人,可以考虑用多普勒超声、CT血管成像或者MR血管成像来筛查。

纤维肌发育不良的病人常诉头痛和波动性耳鸣。对新近出现高血压的年轻病人,尤其是女性,如果没有其他心血管危险因素和高血压家族史,应怀疑纤维肌发育不良的诊断,推荐行肾动脉多普勒超声筛检。因纤维肌发育不良性肾动脉狭窄的病人常可从肾动脉血管成形术获益,若多普勒超声提示狭窄,应进一步行肾动脉造影。

【诊断】 纤维肌发育不良性肾动脉狭窄的临床表现常通过肾动脉介入治疗获得缓解,及时的诊断非常重要。而对动脉粥样硬化性肾动脉狭窄,明确诊断主要对药物的选择有影响,肾动脉介入血管成形术可能的获益甚微。

多普勒超声可以观察肾动脉情况并测量血流速,当肾动脉收缩期峰值血流速度>180cm/s提示肾动脉狭窄,是纤维肌发育不良非常好的筛检手段。但超声医师的经验、病人体型、肠胀气等因素对检查可靠性的影响较大。

多排CT血管成像可以迅速诊断肾动脉狭窄,敏感性接近90%,特异性超过90%。但碘对比剂在肾小球滤过率下降的病人中使用受限,且血管壁的显著钙化会影响动脉狭窄程度的准确估算。

使用钆对比剂增强的MR血管成像可应用于轻度肾功能受损的病人,但由于有引发肾源性系统性纤维化的风险,对重度肾功能受损和终末期肾病的病人是禁忌的。此外MR血管成像容易受运动伪影影响,对纤维肌发育不良可能引起的肾动脉远端狭窄辨别力低。

肾动脉造影能准确显示肾动脉狭窄部位、范围、程度及侧支循环形成情况,是诊断肾动脉狭窄的"金标准",但考虑到肾动脉造影带来的侵入性损伤,常在无创性检查无法明确诊断时考虑采用。

放射性核素检查(包括卡托普利肾显像试验)、外周血浆肾素活性(plasma renin activity,PRA)检查以及肾静脉肾素测定都能在一定程度上反映肾动脉狭窄后发生的病理生理变化,但因为敏感性和特异性差,不适用于疑似病人的初始检查,仅在少数临床情况有意义。

【治疗】

1. **纤维肌发育不良性肾动脉狭窄**　对纤维肌发育不良性肾动脉狭窄的病人,经皮球囊扩张血管成形术是首选治疗。即便对于血压控制良好的病人,考虑到狭窄有逐步进展到肾动脉闭塞的可能,依然需行经皮球囊扩张血管成形术。术后肾动脉再狭窄率较低,通常无需植入肾动脉支架。

经皮球囊扩张血管成形术术后需密切监测血压,每3～4个月评估一次肾脏功能。血管成形术后约50%的病人血压控制能得到改善。对持续性高血压的病人,推荐ACEI或ARB类药物治疗。

2. **动脉粥样硬化性肾动脉狭窄**　对动脉粥样硬化性肾动脉狭窄主要靠药物治疗,同时要仔细管理好危险因素,比如控制血压、血脂、血糖。服用低剂量阿司匹林,以及他汀类药物治疗,可能给病人带来获益。

降血压药物应该包括ACEI或ARB类药物。ACEI或ARB通常耐受良好,但在初始用药或增加剂量时仍需谨慎监测血清肌酐水平和eGFR。血清肌酐水平显著升高或eGFR迅速降低提示存在双侧肾动脉狭窄或单侧有功能的肾动脉狭窄,此时应停用ACEI和ARB,考虑行肾动脉血管成形术。

迄今为止,动脉粥样硬化性肾动脉狭窄血管成形术的随机对照试验(RCT)在血压控制、降压药物的减少、肾功能改善、心血管事件发生率和全因死亡率等方面均未能显示出超越积极药物治疗的优势。但对一些特定的病人,如对药物治疗无效的突发严重高血压、应用ACEI或ARB后肾功能迅速下降以及不能用其他原因解释的反复急性肺水肿发作,肾动脉血管成形术可能带来临床获益。

第二节 │ 肾动脉栓塞和血栓形成

肾动脉栓塞和血栓形成都可以引起肾动脉主干和分支的急性闭塞,出现相应临床表现。

【流行病学和病理生理】　肾动脉栓塞(renal artery embolism)通常发生在单侧肾脏,但15%～30%的病人可发生双侧肾动脉的栓塞。节段性肾梗死较整个肾脏梗死多见。肾动脉栓塞的栓子主要来源于心脏(约占90%),心房颤动时心房内血栓是最常见来源,左心室血栓、心脏瓣膜病、细菌性和非细菌性心内膜炎、心房黏液瘤等也可以是栓子的来源。心脏外的栓子来源包括主动脉斑块、附壁血栓和穿过房间隔缺损或卵圆孔未闭的反常血栓。

肾动脉血栓形成(renal artery thrombosis)相对少见,可以并发在进展性肾动脉粥样硬化的基础上,或与易栓状态(如抗磷脂抗体综合征)相关,也可由炎症性疾病引起,比如大动脉炎、梅毒、血栓闭塞性脉管炎、系统性血管炎等。肾动脉结构异常,如动脉瘤、纤维肌发育不良,可在原位形成血栓。钝性外伤或减速性损伤引起的动脉内膜撕裂、挫伤或后腹膜血肿压迫等,可引起急性的血栓形成。经皮肾动脉球囊扩张术等临床操作可引起医源性血栓形成。

【临床表现】　根据肾动脉闭塞的程度、范围以及合并症情况,临床表现呈多样性特征,易与肾绞痛、肾盂肾炎等常见泌尿系统症状混淆。

对有肾动脉基础疾病且已建立侧支循环的肾脏,肾动脉闭塞可能不会引起肾梗死或仅引起小范围的梗死,临床症状也很轻微。

肾动脉主干或大分支发生急性闭塞可引起肾梗死,出现患侧剧烈腰肋痛、恶心、呕吐及血尿。疼痛可位于腹部、背部或胸部,半数病人也可能感觉不到疼痛。无尿提示双侧肾脏均有累及,或是孤立肾的肾动脉主干闭塞。尿液检验常提示血尿和轻度蛋白尿。血液检查的变化不特异,可见白细胞计数升高,血清天冬氨酸转氨酶(AST)、乳酸脱氢酶(LDH)和碱性磷酸酶(ALP)升高。尿 LDH 水平升高对诊断肾动脉闭塞相对较特异。单侧肾梗死,血清肌酐和尿素氮水平常一过性升高,而双侧肾梗死或孤立肾发生梗死引起的肾功能受损会严重得多,持续时间也更长。

【诊断】　CT 平扫和增强是肾动脉闭塞可靠的诊断手段,迅速且准确性高,可以同时发现有无相关的创伤。增强 CT 可显示肾动脉主干或分支的充盈缺损,受累动脉供应区域的肾组织不强化。对 eGFR<30ml/min 的病人,考虑到对比剂肾病的风险较高,一般认为应尽可能避免使用碘对比剂。增强 MR 诊断准确性高,可以替代增强 CT,但对 3b 期以上的 CKD 病人(见表 5-3-2),增强 MR 所需的钆对比剂是禁忌的。放射性同位素肾图能显示肾脏节段性或广泛性肾灌注下降,临床上曾广泛应用于肾动脉闭塞的诊断,现在很大程度上已被 CT/MR 替代。超声检查的敏感性低,不推荐用来诊断。介入血管造影属侵入性操作,有一定的创伤性,在诊断无法明确或考虑经皮血管再通的时候可以采用。

此外,对怀疑血栓性肾动脉闭塞的病人,需行超声心动图来排查心脏内的血栓。对非创伤性血栓形成导致的肾动脉闭塞,应评估有无易栓症、血管炎或进展性的动脉粥样硬化。

【治疗】　尽快开通血管是急性肾动脉栓塞或血栓形成治疗的重点。

对非创伤性肾动脉血栓形成的治疗包括全身肝素或低分子量肝素抗凝,维持 7～10 天。在抗凝第 3 天加上口服华法林并持续使用 1 年,维持 INR 在 2.0～3.0;其他新型的直接口服抗凝药有效性和安全性还没有被充分证实。此外,经皮肾动脉内干预,包括溶栓、取栓和支架植入,都可成功治疗急性肾动脉闭塞,但缺乏与药物治疗对照的 RCT 研究。外科血管重建手术的死亡率比药物治疗高,也未能提升肾功能挽救成功率,不作为一线推荐,仅在双侧肾动脉同时栓塞或孤立肾的动脉栓塞时考虑。

对创伤性肾动脉血栓形成,外科手术是治疗首选,但应尽早进行才能挽救肾功能。

肾动脉栓塞或血栓形成还应通过积极的药物治疗来控制血压。充分补液水化也是必要的。

第三节 ｜ 小动脉性肾硬化症

小动脉性肾硬化症(arteriolar nephrosclerosis)又称高血压肾硬化症(hypertensive nephrosclerosis),临床常见,是导致终末期肾病的第二位病因(约占 25%)。本病分为良性小动脉性肾硬化症(benign arteriolar nephrosclerosis)与恶性小动脉性肾硬化症(malignant arteriolar nephrosclerosis)。

一、良性小动脉性肾硬化症

【病因】　由长期未控制良好的高血压引起,高血压持续 5～10 年即可出现良性小动脉性肾硬化症的病理改变和相关临床表现。

【病理】　本病主要影响肾小球前小动脉,引起入球小动脉玻璃样变,小叶间动脉及弓状动脉肌内膜增厚,造成动脉管腔狭窄,供血减少。然后继发缺血性肾实质损害,致肾小球硬化、肾小管萎缩及肾间质纤维化。

【临床表现】　肾小管对缺血敏感,故首先出现肾小管浓缩功能障碍表现,如夜尿多、低比重及低渗透压尿。当肾小球缺血病变发生后,尿检可出现轻度异常(轻度蛋白尿,少量红细胞及管型),肾小球功能渐进受损,肾小球滤过率下降,逐渐进展至终末期肾病。肾损害的同时,常伴随高血压的眼底、心、脑并发症。

【防治】　本病应注重预防,积极治疗高血压,血压控制达标是防止肾脏损害的关键。合并糖尿病或有肾损害时,大多数指南建议的达标血压为<130/80mmHg。在药物选择上,ACEI/ARB 显示出独立于降压之外的肾脏保护效应。良性小动脉性肾硬化症发生后,控制高血压仍然是延缓肾损害进展的关键。

二、恶性小动脉性肾硬化症

【病因】　恶性小动脉性肾硬化症是恶性高血压引起的肾损害,属于高血压急症的肾脏表现,病人常同时出现视网膜出血、脑病等恶性高血压的其他靶器官损害。恶性高血压常发生在高血压病人不规律服用降压药,以及滥用可卡因、苯丙胺等引起高肾上腺素能状态的药物等情况。

【病理】　本病主要累及肾小球前小动脉,但是病变性质及程度与良性小动脉性肾硬化症不同,表现为入球小动脉、小叶间动脉及弓状动脉的纤维素样坏死,肾小球塌陷。在小叶间动脉和弓状动脉,动脉壁细胞增生,基质沉积,出现内膜增厚、分层,血管切面呈"洋葱皮"样外观,动脉管腔高度狭窄,乃至闭塞,在受损血管周围有细胞浸润。肾实质病变进展十分迅速,很快导致肾小球硬化、肾小管萎缩及肾间质纤维化。

【临床表现】　可出现肉眼或镜下血尿、蛋白尿等肾炎综合征表现,肾功能进行性恶化,常于发病数周至数月后出现少尿,进入终末期肾病。眼底检查可见视盘水肿。同时伴有中枢神经系统受损表现(如头痛、惊厥发作甚至昏迷等)和心脏病变(如充血性心力衰竭),甚至出现微血管病性溶血性贫血。

【防治】　恶性高血压是内科急症,应及时控制严重高血压,防止威胁生命的心、脑、肾并发症发生。但血压也不能下降过快、过低,应尽可能降低靶器官灌注的风险。推荐方案是通过静脉用降压药,在治疗开始第 1 小时使血压的降幅不超过初始血压的 20%～25%;随后的第 2～6 小时,血压降幅维持在初始血压的 25% 左右,或舒张压 100～110mmHg(两项标准参照高值)。收缩压通常在第 1 小时降到 160mmHg 左右,在后面 24 小时缓慢降到 140mmHg 左右。根据病人对降压治疗的耐受度,接下来的 24～48 小时,将血压控制在 140/90mmHg 以下。

若恶性小动脉性肾硬化症已发生并已出现肾衰竭,应及时进行透析治疗。部分病人在血压控制后肾血管损害可以得到一定程度恢复,从而避免维持性透析。

第四节 ｜ 肾静脉血栓形成

【流行病学和发病机制】　肾静脉血栓形成(renal vein thrombosis,RVT)可发生在单侧或双侧肾静脉的主干或分支,临床表现隐匿。在肾病综合征和肾细胞癌并发 RVT 最常见,约 5%～62% 肾病综合征病人可发生 RVT,尤其在膜性肾病好发。创伤、口服避孕药、低血容量等都有病例报道。RVT 诱发因素包括高凝状态和肾静脉血流减缓。没有基础风险因素者自发 RVT 罕见。

【临床表现】　RVT 的临床表现取决于肾静脉阻塞的范围、程度和快慢等。急性 RVT 时病人可出现恶心呕吐,患侧腰肋痛,血白细胞升高,血尿,肾功能受损,影像学检查可发现患侧肾体积增大。这些表现易与肾绞痛或肾盂肾炎混淆。慢性 RVT 起病相对隐匿,可引起肾小管功能异常,出现肾性糖尿、氨基酸尿、尿液酸化功能障碍和高磷酸盐尿等。肾病综合征并发 RVT 可出现尿蛋白显著增多。10%～30%的慢性 RVT 可出现血栓脱落引起的肺栓塞,肺通气-血流灌注扫描异常,其中大多数病人没有症状。

【诊断】　急性 RVT 病人常合并有易栓症,增强 CT 可见患肾体积增大、肾盏牵张、输尿管压迹。肾静脉造影仅在病人发生急性肾损伤,需要行肾静脉取栓或溶栓时考虑。慢性的肾静脉血栓常在因其他原因行影像学检查时偶然发现。肾细胞癌相关的血栓常延伸到下腔静脉,偶可抵达右心水平。肾病综合征的病人并不建议常规行 RVT 的筛查,但在有相应临床表现提示时,可以考虑行增强 CT。

【治疗】　急性和慢性 RVT 的治疗是用低分子量肝素或肝素抗凝 7～10 天,在第 3 天加用口服华法林,持续至少 1 年,维持目标 INR 在 2.0～3.0。新型口服抗凝药在 RVT 的临床应用还缺乏证据。对血栓危险因素持续存在的病人,抗凝治疗须长期维持。急性 RVT 伴有急性肾损伤的病人可以考虑肾静脉局部溶栓或全身纤溶治疗。此外,应积极治疗原发病,注意维持水电解质平衡。

(毛志国)

本章思维导图

NOTES

第八章 遗传性肾病

第一节 | 常染色体显性遗传性多囊肾病

常染色体显性遗传性多囊肾病（autosomal dominant polycystic kidney disease，ADPKD）是最常见的单基因遗传性肾病，患病率为 1/1 000～1/400，以双肾广泛囊肿形成并进行性增大为主要表现，最终导致肾衰竭。ADPKD 是一种系统性疾病，除肾脏表现外，还可伴多种肾外表现，包括肝囊肿、颅内动脉瘤、心脏瓣膜异常等。

【病因和发病机制】

1. **分子遗传学机制** ADPKD 多由位于染色体 16p13.3 的 *PKD1*（占发病人数的 85%）和位于染色体 4q22-23 的 *PKD2* 基因突变引起。*PKD1* 和 *PKD2* 分别编码多囊蛋白-1（ploycystin-1，PC1）和多囊蛋白-2（ploycystin-2，PC2），它们的基因突变可导致肾小管扩张和囊肿形成。

2. **纤毛致病学说和"二次打击"学说** PC1 和 PC2 蛋白均表达于肾小管上皮细胞初级纤毛，它们的结构和功能异常引起小管上皮细胞异常增生、囊腔内液体积聚及细胞外基质重建，直至小管扩张和囊肿形成。在感染、中毒等后天因素作用下，*PKD* 杂合子正常等位基因发生体细胞突变，导致囊肿发生和进展，被称为"二次打击"学说。

【临床表现】 ADPKD 临床表现差异较大，多为成年发病，常累及多个器官。

（一）肾脏表现

1. **肾囊肿** 双肾广泛囊肿形成，随病程进展不断增多、增大。部分病人出现腹部肿块，质硬，表面呈结节状，随呼吸移动。

2. **结石** 约 20% 的病人合并肾结石，大多为尿酸和/或草酸钙结石。

3. **感染** 是病人发热的首要原因，主要表现为膀胱炎、肾盂肾炎、囊肿感染以及肾周脓肿。

4. **囊肿出血和肉眼血尿** 由囊壁血管破裂、结石、感染或癌变引起。约 40% 的病人在病程中出现由囊壁血管破裂引起的肉眼血尿，并反复发作。

5. **疼痛** 腰腹部疼痛见于约 60% 的病人，是最常见的早期症状之一。急性疼痛可由肾囊肿破裂出血、尿路梗阻或合并感染引起，慢性疼痛多由增大的肾脏或囊肿牵拉包膜、肾蒂或压迫邻近组织所致。

6. **高血压** 是最常见的早期表现之一，见于约 30% 的儿童病人、约 60% 合并肾衰竭的病人，在终末期肾病病人中高达 80%。

7. **贫血** 与其他病因引起的肾衰竭病人相比，ADPKD 病人的贫血出现晚且程度轻。

8. **蛋白尿** 一般为持续性蛋白尿，定量多 <1g/24h，是促进肾功能恶化的重要危险因素。

9. **慢性肾衰竭** 60 岁以上的病人约 50% 进入终末期肾病。

（二）肾外表现

1. **囊性病变** 可累及肝、胰、脾、卵巢、蛛网膜及松果体等。其中肝囊肿发生率最高，但肝功能异常少见。

2. **非囊性病变** 包括心脏瓣膜异常、结肠憩室、颅内动脉瘤和腹壁疝等。颅内动脉瘤是最主要的早期死亡原因，少数病人存在血管痉挛性头痛。约 30% 的病人可发生二尖瓣脱垂。

【诊断】 ADPKD 诊断主要依据家族史、临床表现、影像学检查和基因检测。

（一）**临床诊断标准**　ADPKD 诊断标准分为主要诊断标准和次要诊断标准,见表 5-8-1,只要同时符合主要诊断标准和任意一项次要诊断标准即可确诊。

表 5-8-1　ADPKD 临床诊断标准

主要诊断标准	次要诊断标准
肾皮、髓质布满多个液性囊肿 明确的 ADPKD 家属遗传史	多囊肝 肾衰竭 心脏瓣膜异常 结肠憩室 颅内动脉瘤 腹壁疝 胰腺囊肿

（二）**诊断方法**

1. **家族史**　病人常有明确的家族遗传史,呈常染色体显性遗传特征,子代发病率为约 50%,男女均等。

2. **影像学检查**　超声、CT 和 MRI 均可用于诊断。

（1）超声:是首选的诊断方法,经济且安全,判断标准见表 5-8-2。彩超表现为肾内数个大小不等的囊肿,囊壁间有花色血流。

表 5-8-2　ADPKD 的超声诊断和排除标准

标准	年龄/岁		
	15～<40	40～<60	≥60
诊断标准	单/双侧肾囊肿≥3 个	每侧肾囊肿≥2 个	每侧肾囊肿≥4 个
排除标准	无	每侧肾囊肿<2 个	每侧肾囊肿<2 个

（2）CT:肾脏体积增大,双肾广泛大小不等的囊肿,CT 值 8～20Hu 之间。

（3）MRI:精确度高,判断标准见表 5-8-3。通过 MRI 方法计算囊肿与正常肾组织截面积比值,能客观量化 ADPKD 的进展速度。

表 5-8-3　ADPKD 的 MRI 诊断和排除标准

标准	肾囊肿个数	标准	肾囊肿个数
诊断标准	肾囊肿总数≥10 个	排除标准	肾囊肿总数<5 个

（三）**基因检测**　以下情况可考虑基因检测:①无明确家族遗传史的散发病例;②影像学不典型或与其他囊性肾病鉴别困难时;③生殖咨询;④儿童疑似病人的早期诊断;⑤家族史阳性的活体肾脏捐献者。

【鉴别诊断】　ADPKD 需要与以下囊肿性肾病进行鉴别诊断。

1. **常染色体隐性遗传多囊肾病**（autosomal recessive polycystic kidney disease,ARPKD）　新生儿患病率约为 1/26 500,与单基因 *PKHD1* 基因突变有关。大多数病人出生时就患有肾衰竭或已进入到终末期肾病,并伴有先天性肝纤维化和先天性肝内胆管囊状扩张症（Caroli 病）。

2. **多囊性肾发育不良**　是婴儿最常见的囊肿性肾病,存活者多为单侧病变,发育不良的一侧肾脏广泛囊肿形成,无泌尿功能。对侧肾脏可无囊肿,常代偿性肥大或因输尿管梗阻而出现积水。

3. **单纯性肾囊肿**（simply renal cyst,SRC）　约 50% 的病人 40 岁以后发病,发病率随年龄增长而上升。一般无家族史,肾脏体积正常,典型肾囊肿为单腔,位于皮质,囊肿周围通常无小囊肿分布,无肝囊肿等肾外表现,呈良性经过。

4. **获得性肾囊肿**（acquired renal cystic disease,ARCD）　常见于血液透析持续 10 年以上的病人,无家族史,一般无临床症状,需警惕囊肿并发恶性肿瘤。

5. 髓质海绵肾(medullary sponge kidney,MSK) 因髓质集合管扩张形成肾囊肿,常伴钙质沉积和肾结石等,尿路造影典型表现为肾盏前有刷状条纹或小囊肿。

【治疗】 治疗原则包括一般治疗、控制并发症及药物治疗,目标为延缓疾病进展。

(一)一般治疗 足量饮水,避免剧烈的接触性运动。高血压时应低盐饮食,肾衰竭时注意纠正水电解质及酸碱平衡紊乱。

(二)控制并发症

1. **高血压** 应严格控制血压,延缓疾病进展,降压药物首选 ACEI 或 ARB 类药物。

2. **泌尿系统感染** 选用敏感且易穿透囊壁的脂溶性抗生素,血或尿细菌培养和药敏试验可用于指导抗生素的选择。

3. **出血** 囊肿破裂出血引起的血尿呈自限性,通常以卧床休息为主,无效的病人可行选择性肾动脉栓塞治疗。

4. **疼痛** 急性疼痛针对病因进行治疗,慢性疼痛卧床休息并观察,疼痛持续或较重者应参照WHO 的阶梯止痛疗法,仍不能缓解者可考虑囊肿穿刺抽液术或囊肿去顶减压术。

5. **终末期肾病** 进展至终末期肾病需行肾脏替代治疗,包括肾移植、血液透析或腹膜透析。

6. **多囊肝** 大多无需治疗。可根据病情选择肝囊肿穿刺及硬化治疗、囊肿去顶减压术、部分肝切除术或肝移植术。

7. **颅内动脉瘤** 直径<7mm、无症状的动脉瘤可暂缓处理,直径>10mm 的动脉瘤或快速增大、有症状者应采取介入或手术治疗。

(三)药物治疗 选择性血管升压素 V_2 受体(vasopressin V_2 receptor,VPV$_2$R)抑制剂托伐普坦(tolvaptan)可有效抑制 ADPKD 的囊肿生长,已在临床应用于疾病进展较快的成年病人。

第二节 │ Alport 综合征

Alport 综合征(Alport syndrome,AS)是以血尿、蛋白尿和进行性肾功能减退为主要临床表现,伴或不伴感觉神经性耳聋、眼部病变等肾外表现的一种遗传性肾小球疾病。

【病因和发病机制】 Alport 综合征是由编码IV型胶原 $\alpha_3 \sim \alpha_6$ 链的基因 *COL4A3* ～ *COL4A6* 突变所致,*COL4A6* 突变极少见。Alport 综合征遗传方式见表 5-8-4,其中 X 连锁遗传 AS(X-linked AS,XLAS)最为常见,约占 85%,10%～15% 的病人为常染色体隐性遗传 AS(autosomal recessive AS,ARAS),常染色体显性遗传 AS(autosomal dominant AS,ADAS)少见,近年来又发现了双基因(digenic)变异的遗传方式。

表 5-8-4 Alport 综合征遗传方式

遗传方式	突变基因	遗传状态
X 连锁遗传	*COL4A5*;*COL4A5* 合并 *COL4A6*	半合子(男性)
		杂合子(女性)
常染色体隐性遗传	*COL4A3* 或 *COL4A4*	隐性(纯合或复合杂合)
常染色体显性遗传		显性(杂合)
双基因遗传	*COL4A3* 合并 *COL4A4*;*COL4A5* 合并 *COL4A3* 或 *COL4A4*	隐性(*COL4A3* 和 *COL4A4* 反式突变)
		显性(*COL4A3* 和 *COL4A4* 顺式突变)
		非孟德尔式遗传(*COL4A5* 和 *COL4A3* 或 *COL4A4* 突变)

【临床表现】 Alport 综合征的临床表现因遗传方式不同而具有异质性。

(一)肾脏表现

1. **血尿** 血尿是最常见的临床表现,病人在儿童期即可表现为无症状、持续性镜下血尿,上呼吸道感染后可出现肉眼血尿。X 连锁遗传型男性、常染色体隐性遗传型病人几乎 100% 存在镜下血尿,X 连锁遗传型女性病人 90% 以上有镜下血尿。

2. **蛋白尿** X 连锁遗传型男性、常染色体隐性遗传型病人随年龄增长及血尿的持续迟早会出现蛋白尿,甚至发展为肾病综合征。蛋白尿在 X 连锁遗传型女性、常染色体显性遗传型病人中也较为常见。

3. **进行性肾功能减退** X 连锁遗传和双基因遗传型男性、常染色体隐性遗传型病人发病早且病情重,其进展速度存在家系差异,约 50% 在青春期发展为终末期肾病。X 连锁遗传和双基因遗传型女性、常染色体显性遗传型病人则发病较晚,病情较轻,但仍有进展至终末期肾病的风险。

(二)肾外表现

1. **听力改变** 表现为感觉神经性耳聋,多为双侧受累,可不对称。听力损伤从高频范围开始,随年龄增长逐渐累及全音域,可通过纯音测听而发现。

2. **眼部病变** 较常见。包括前圆锥形晶状体、黄斑周围点状和斑点状视网膜病变及视网膜赤道部病变,一般不影响视力,但随肾功能下降而进展。

3. **其他** Alport 综合征病人还可能出现弥漫性平滑肌瘤和心脑血管病变,如主动脉扩张、夹层或动脉瘤,二尖瓣脱垂、室间隔畸形以及脑动脉瘤等。

【诊断】 Alport 综合征的诊断主要依靠临床表现、组织病理、家系分析及基因检测。

(一)组织病理检查

1. **肾活检组织病理检查** 光镜下肾小球多为轻微病变,随病程进展可出现节段或弥漫系膜细胞增生、局灶节段性肾小球硬化等病理改变。免疫荧光多为阴性。特征性病理改变为电镜下肾小球基底膜(GBM)弥漫增厚或厚薄不均且伴有致密层分裂。GBM 致密层可增厚至 1 200nm(正常为 100~350nm),并伴有不规则的内、外轮廓线,可呈"篮网状"改变。

2. **Ⅳ型胶原 α 链免疫荧光检测** 肾脏及皮肤组织Ⅳ型胶原 α 链免疫荧光检测可用于诊断。正常情况下,Ⅳ型胶原 α_3、α_4 链在 GBM、远端肾小管基底膜(dTBM)沉积,而Ⅳ型胶原 α_5 链在 GBM、鲍曼囊(BC)、dTBM、皮肤表皮基底膜(EBM)沉积,免疫荧光检测呈连续线样沉积。X 连锁遗传型和常染色体隐性遗传型病人Ⅳ型胶原 α_3~α_5 链沉积出现异常(表 5-8-5)。

表 5-8-5 Alport 综合征病人Ⅳ型胶原 α 链免疫荧光检测结果

Ⅳ型胶原 α 链		GBM	BC	dTBM	EBM
XLAS 男性	α_3(Ⅳ)链	阴性	—	阴性	—
	α_4(Ⅳ)链	阴性	—	阴性	—
	α_5(Ⅳ)链	阴性	阴性	阴性	阴性
XLAS 女性	α_3(Ⅳ)链	阳性,不连续	—	阳性,不连续	—
	α_4(Ⅳ)链	阳性,不连续	—	阳性,不连续	—
	α_5(Ⅳ)链	阳性,不连续	阳性,不连续	阳性,不连续	阳性,不连续
ARAS	α_3(Ⅳ)链	阴性	—	阴性	—
	α_4(Ⅳ)链	阴性	—	阴性	—
	α_5(Ⅳ)链	阴性	阳性,连续	阳性,连续	阳性,连续

（二）基因检测　敏感性和特异性高，为首选诊断性检查。因突变类型决定疾病进展，基因检测较组织病理检查更有助于预后判断。全外显子或基因芯片测序是检测 *COL4A3*～*COL4A6* 基因突变的常用方法。另外，需对确诊病人的一级亲属进行基因检测或基因变异验证。

临床主要表现为持续性肾小球源性血尿或血尿伴蛋白尿的病人若具有上述任何一种组织病理特征性改变或 *COL4A3*～*COL4A6* 基因突变，即可确诊 Alport 综合征（图 5-8-1）。

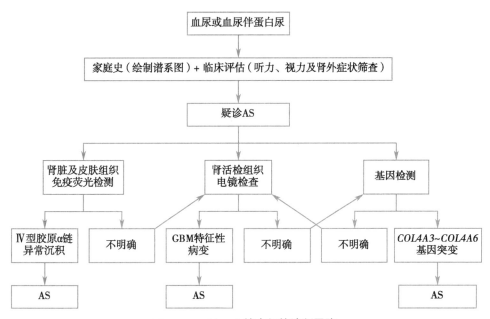

图 5-8-1　Alport 综合征的诊断思路

【鉴别诊断】　Alport 综合征需要与薄基底膜肾病、局灶节段性肾小球硬化及 IgA 肾病等鉴别。GBM 超微结构改变、肾脏及皮肤组织Ⅳ型胶原 α 链免疫荧光检测及基因检测有助于鉴别。

【治疗】　Alport 综合征尚无特效治疗药物，目前的治疗策略为早期干预，延缓疾病进展。推荐使用 ACEI 或 ARB 类药物，以减少尿蛋白和抑制肾间质纤维化。对于 X 连锁遗传型男性、常染色体隐性遗传、双基因遗传型病人，以及无法明确遗传方式但表现为血尿伴蛋白尿的病人，应立即启动 ACEI 或 ARB 类药物治疗。另外，及时进行听力和眼部病变的筛查与评估，以便进行听力和视力保护。若进展至终末期肾病，则需进行肾脏替代治疗。

（赵景宏）

本章思维导图

第九章 急性肾损伤

急性肾损伤（acute kidney injury，AKI）是由各种病因引起短时间内肾功能快速减退而导致的临床综合征，表现为肾小球滤过率（GFR）下降，伴有肌酐、尿素氮等潴留，水、电解质和酸碱平衡紊乱，重者出现多系统并发症。AKI 是常见危重病症，涉及临床各科，发病率在住院病人中约为 10%～15%，在重症监护病房中可高达 50%。研究表明大约 10% 的 AKI 病人需要接受肾脏替代治疗，住院病人中 AKI 相关的死亡率达 23%。此外，存活 AKI 病人远期发生慢性肾脏病（chronic kidney disease，CKD）及终末期肾病风险显著增加。

【病因和分类】 AKI 病因众多，根据病因发生的解剖部位可分为肾前性、肾性和肾后性三大类。肾前性 AKI 是指各种原因引起肾实质血流灌注减少而导致肾小球滤过率下降，约占 AKI 的 55%。肾性 AKI 是指出现肾实质损伤，包括肾缺血和肾毒性药物或毒素导致急性肾小管坏死（acute tubular necrosis，ATN）、急性间质性肾炎（acute interstitial nephritis，AIN）、肾小球疾病和肾血管疾病等，约占 AKI 的 40%，其中以急性肾小管坏死最为常见。肾后性 AKI 系急性尿路梗阻所致，梗阻可发生在从肾盂到尿道的尿路中任何部位，约占 AKI 的 5%。

【发病机制和病理生理】

（一）肾前性 AKI 肾前性 AKI 由肾脏血流灌注不足所致，见于细胞外液容量减少，或虽细胞外液容量正常但有效循环容量下降，或某些药物引起肾小球毛细血管灌注压降低（包括肾前小动脉收缩或肾后小动脉扩张）。常见病因包括：①有效血容量不足，包括大量出血、胃肠道液体丢失、肾脏液体丢失、皮肤黏膜体液丢失和向细胞外液转移等；②心排血量降低，见于心脏疾病、肺动脉高压、肺栓塞、正压机械通气等；③全身血管扩张，多由药物、脓毒血症、肝硬化失代偿期、变态反应等引起；④肾动脉收缩，常由药物、高钙血症、脓毒血症等所致；⑤肾血流自主调节反应受损，多由血管紧张素转换酶抑制剂、血管紧张素 II 受体拮抗剂、非甾体抗炎药、环孢素和他克莫司等药物引起。

在肾前性 AKI 早期，肾血流自我调节机制通过调节肾小球出球和入球小动脉血管张力来维持 GFR 和肾血流量相对稳定。如果不早期干预，肾实质缺血加重，引起肾小管细胞损伤，进而发展为肾性 AKI。从肾脏血流灌注不足进展至缺血性肾损伤是一个连续过程，预后主要取决于起始病因严重程度、持续时间以及是否反复出现后续肾损伤。

（二）肾性 AKI 引起肾性 AKI 的病因众多，可累及肾单位和间质任何部位。以肾缺血和肾毒性物质导致肾小管上皮细胞损伤最为常见，通常称为 ATN，其他还包括 AIN、肾血管疾病、肾小球疾病和肾移植排斥反应等。

ATN 常由缺血所致，也可由肾毒性药物引起，常发生在多因素综合作用基础上，如老年、合并糖尿病等。不同病因、不同病理损害类型的 ATN 可有不同始动机制和持续发展机制，但均涉及 GFR 下降及肾小管上皮细胞损伤两个方面。从肾前性 AKI 进展至缺血性 ATN 一般经历四个阶段：起始期、进展期、持续期和恢复期（图 5-9-1）。

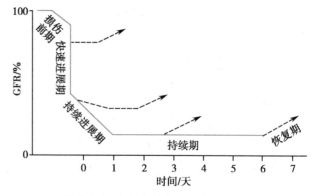

图 5-9-1 急性肾损伤病程演变示意图

1. **起始期**(持续数小时至数周)　由于肾血流量下降引起肾小球滤过压下降、上皮细胞坏死脱落形成管型从而阻塞肾小管、肾小球滤出液回漏进入间质等原因,导致 GFR 下降。缺血性损伤在近端肾小管的 S_3 段和髓袢升支粗段髓质部分最为明显。如肾血流量不能及时恢复,细胞损伤进一步加重可引起细胞凋亡和坏死。

2. **进展期**(持续数天至数周)　肾内微血管充血明显,伴持续组织缺氧和炎症反应,病变以皮髓交界处最为明显。GFR 进行性下降。

3. **持续期**(常持续 1～2 周)　GFR 仍保持在低水平(常为 5～10ml/min),尿量常减少,出现尿毒症并发症。但肾小管细胞不断修复、迁移、增殖,以重建细胞和肾小管的完整性。此期全身血流动力学改善但 GFR 持续低下。

4. **恢复期**(持续数天至数月)　肾小管上皮细胞逐渐修复、再生,细胞及器官功能逐步恢复,GFR开始改善。此期如果肾小管上皮细胞功能延迟恢复,溶质和水的重吸收功能相对肾小球滤过功能也延迟恢复,可伴随明显多尿和电解质紊乱(早期高钾血症和后期低钾血症)等。

肾毒性 ATN 由各种肾毒性物质引起,包括外源性及内源性肾毒性物质,发生机制主要与直接肾小管损伤、肾内血管收缩、肾小管梗阻等有关。外源性肾毒性物质以药物最为常见,包括氨基糖苷类抗生素和铂类抗肿瘤药物等,其次为重金属、化学毒物、生物毒素(某些蕈类、鱼胆等)及微生物感染等。内源性肾毒性物质包括肌红蛋白、血红蛋白、骨髓瘤轻链蛋白、尿酸盐、钙以及草酸盐等。

AIN 是肾性 AKI 的重要病因,主要分为四类。①药物所致:通常由非甾体抗炎药、青霉素类、头孢菌素类和磺胺类、华法林等药物引起,发病机制主要为Ⅳ型变态反应;②感染所致:主要见于细菌或病毒感染等;③系统性疾病:见于系统性红斑狼疮、干燥综合征、冷球蛋白血症及原发性胆汁性肝硬化等;④特发性:原因不明。

肾血管疾病导致肾性 AKI 包括肾脏微血管和大血管病变。血栓性血小板减少性紫癜、溶血尿毒症综合征、HELLP 综合征(溶血、肝酶升高、血小板减少)等肾脏微血管疾病均可引起肾小球毛细血管血栓形成和微血管闭塞,最终导致 AKI。肾脏大血管病变如动脉粥样硬化斑块破裂和脱落导致肾脏微栓塞和胆固醇栓塞,或主动脉夹层累及肾动脉甚至肾动脉夹层影响肾脏供血,继而引起 AKI。

肾小球疾病导致肾性 AKI 主要见于原发性和继发性新月体肾炎,以及狼疮性肾炎、IgA 肾病等急性加重。

(三)肾后性 AKI　肾后性 AKI 主要见于尿路梗阻病人。尿路功能性梗阻主要是指神经源性膀胱等。尿路器质性梗阻包括双侧肾结石、肾乳头坏死、血凝块、膀胱癌等引起的尿路腔内梗阻,腹膜后纤维化、结肠癌、淋巴瘤等引起的尿路腔外梗阻,尿酸盐、草酸盐、阿昔洛韦、磺胺类药物、甲氨蝶呤及骨髓瘤轻链蛋白在肾小管内形成结晶,以及大量细胞管型和蛋白管型导致的肾小管梗阻。

【病理】　由于病因和病变程度不同,病理改变可有显著差异。肉眼见肾脏增大、质软,剖面可见髓质呈暗红色,皮质肿胀,因缺血而苍白。典型缺血性 ATN 光镜检查见肾小管上皮细胞片状和灶性坏死,从基膜上脱落,造成肾小管管腔管型堵塞。近端小管 S_3 段坏死最为严重,其次为髓袢升支粗段髓质部分。如基底膜完整性存在,则肾小管上皮细胞可迅速再生,否则肾小管上皮细胞不能完全再生。肾毒性 ATN 形态学变化最明显部位在近端肾小管曲部和直部,肾小管细胞坏死不如缺血性ATN 明显。AIN 病理特征是间质炎症细胞浸润,嗜酸性粒细胞浸润是药物所致 AIN 的重要病理学特征。

【临床表现】　AKI 临床表现差异大,与病因和所处临床分期不同有关。明显的症状常出现于肾功能严重减退时,常见症状包括乏力、食欲缺乏、恶心、呕吐和尿量减少,容量过多时可出现急性左心衰竭。AKI 首次诊断常基于实验室检查异常,特别是血清肌酐(serum creatinine,Scr)绝对或相对升高,而不是基于临床症状与体征。

以下以 ATN 为例介绍肾性 AKI 的临床病程。

1. **起始期**　此期病人常遭受一些已知或未知 ATN 病因的打击,如低血压、缺血、脓毒症和肾毒性药物等,但尚未发生明显肾实质损伤。在此阶段如能及时采取有效措施,AKI 常可逆转。但随着肾小管上皮细胞损伤加重,GFR 逐渐下降,进入进展期。

2. **进展期和维持期**　一般持续 7～14 天,但也可短至数天或长至 4～6 周。GFR 进行性下降。部分病人可出现少尿(<400ml/d)和无尿(<100ml/d),但也有些病人尿量在 400ml/d 以上,后者称为非少尿型 AKI。但不论尿量是否减少,随着肾功能减退,临床上可出现一系列尿毒症表现,主要是尿毒症毒素潴留和水、电解质及酸碱平衡紊乱所致。AKI 全身表现包括消化系统症状,如食欲减退、恶心、呕吐、腹胀及腹泻等,严重者可发生消化道出血;呼吸系统表现主要是容量过多导致急性肺水肿和感染;循环系统多因尿少和水钠潴留出现高血压和心力衰竭、肺水肿的表现,以及因毒素滞留、电解质紊乱、贫血和代谢性酸中毒引起心律失常及心肌病变;神经系统受累可出现意识障碍、躁动、谵妄、抽搐、昏迷等尿毒症脑病症状;血液系统受累可有出血倾向和贫血。感染是 AKI 常见而严重的并发症。在 AKI 同时或疾病发展过程中还可并发多脏器功能障碍综合征,死亡率极高。此外,水、电解质和酸碱平衡紊乱多表现为水过多、代谢性酸中毒、高钾血症、低钠血症、低钙和高磷血症等。

3. **恢复期**　GFR 逐渐升高,并恢复正常或接近正常。少尿型病人开始出现尿量增多,继而出现多尿,再逐渐恢复正常。与 GFR 相比,肾小管上皮细胞功能恢复相对延迟,常需数月后才能恢复。部分病人最终遗留不同程度的肾脏结构和功能损伤。

【实验室与辅助检查】

1. **血液检查**　可有贫血,早期程度常较轻,如肾功能长时间不恢复,则贫血程度可以较重。另外,某些引起 AKI 的基础疾病本身也可引起贫血,如大出血和严重感染等。Scr 和尿素氮进行性上升,高分解代谢病人上升速度较快,横纹肌溶解引起肌酐上升更快。血清钾浓度升高,血 pH 和碳酸氢根离子浓度降低,血钙降低,血磷升高。

2. **尿液检查**　不同病因所致 AKI 的尿检异常相差甚大。肾前性 AKI 时无蛋白尿和血尿,可见少量透明管型。ATN 时可有少量蛋白尿,以小分子蛋白为主;尿沉渣检查可见肾小管上皮细胞、上皮细胞管型和颗粒管型及少许红细胞、白细胞等;因肾小管重吸收功能减退,尿比重降低且较固定,多在 1.015 以下,尿渗透压<350mOsm/($kg\cdot H_2O$),尿与血渗透压之比<1.1,尿钠含量增高,滤过钠排泄分数(FE_{Na})>1%。FE_{Na} 计算公式为:FE_{Na}=(尿钠/血钠)/(尿肌酐/血清肌酐)×100%。注意尿液检查须在输液、使用利尿剂前进行,否则会影响结果。AIN 时可有少量蛋白尿,且以小分子蛋白为主;血尿较少,为非畸形红细胞;可有轻度白细胞尿,药物所致者可见少量嗜酸性粒细胞,当尿液嗜酸细胞占总白细胞比例>5% 时,称为嗜酸细胞尿;可有明显肾小管功能障碍表现,FE_{Na}>1%。肾小球疾病引起者可出现大量蛋白尿或血尿,且以畸形红细胞为主,FE_{Na}<1%。肾后性 AKI 尿检异常多不明显,可有轻度蛋白尿、血尿,合并感染时可出现白细胞尿,FE_{Na}<1%。

3. **影像学检查**　尿路超声检查有助于排除尿路梗阻及与 CKD 鉴别。如高度怀疑存在梗阻,可作逆行性或静脉肾盂造影。CT 血管造影、MRI 或放射性核素检查对了解血管病变有帮助,明确诊断仍需行肾血管造影,但造影剂的使用可能加重肾损伤。

4. **肾活检**　肾活检是 AKI 鉴别诊断重要手段。在排除了肾前性及肾后性病因后,拟诊肾性 AKI 但不能明确病因时,可考虑行肾活检明确诊断。

【诊断】　根据原发病因,肾小球滤过功能急性进行性减退,结合相应临床表现、实验室与影像学检查,一般不难作出诊断。

按照国际 AKI 临床实践指南,符合以下情况之一者即可临床诊断 AKI:①48 小时内 Scr 升高 ≥0.3mg/dl(≥26.5μmol/L);②7 天内 Scr 较基础值升高≥50%;③尿量减少[<0.5ml/(kg·h),持续时间≥6 小时]。(表 5-9-1)

表 5-9-1　急性肾损伤的分期标准（2012 KDIGO 指南）

分期	血清肌酐标准	尿量标准
1 期	绝对值升高≥0.3mg/dl（≥26.5μmol/L） 或较基础值相对升高≥50%，但<1 倍	<0.5ml/(kg·h)（≥6 小时，但<12 小时）
2 期	相对升高≥1 倍，但<2 倍	<0.5ml/(kg·h)（≥12 小时，但<24 小时）
3 期	升高至≥4.0mg/dl（≥353.6μmol/L） 或相对升高≥2 倍 或开始时肾脏替代治疗 或<18 岁病人估算肾小球滤过率下降至<35ml/(min·1.73m^2)	<0.3ml/(kg·h)（≥24 小时） 或无尿≥12 小时

注：KDIGO，改善全球肾脏病预后组织。

　　需要注意的是，单独用尿量改变作为诊断与分期标准时，必须考虑其他影响尿量的因素，如尿路梗阻、血容量状态、使用利尿剂等。此外，由于 Scr 影响因素众多且敏感性较差，故并非肾损伤最佳标志物。某些反映新型生物标志物如胱抑素 C（cystatin C）、中性粒细胞明胶酶相关脂质运载蛋白（NGAL）和胰岛素样生长因子结合蛋白-7（IGFBP-7）等，可能有助于早期诊断及预测 AKI 病人预后，值得深入研究。

　　【鉴别诊断】　详细询问病史和体格检查有助于寻找 AKI 可能的病因。AKI 诊断和鉴别诊断的步骤包括：①判断病人是否存在肾损伤及其严重程度；②是否存在需要紧急处理的严重并发症；③评估肾损伤发生时间，是否为急性发生及有无 CKD 基础；④明确 AKI 病因。先筛查肾前性和肾后性因素，再评估可能的肾性 AKI 病因。确定为肾性 AKI 后，应鉴别是肾小管-间质病变或肾小球、肾血管病变。系统筛查 AKI 肾前性、肾性、肾后性病因有助于尽早准确诊断，及时采取针对性治疗。

　　1. 是否存在肾损伤　对存在 AKI 高危因素病人应主动监测尿量及 Scr，及时发现 AKI。既往无 CKD 史及基础 Scr 检测值缺如者，可利用 MDRD 公式反向估算基础 Scr 值。

　　2. 是否存在需要紧急处理的严重并发症　肾功能减退常继发内环境紊乱，严重者可猝死，需及时识别。部分病人临床表现隐匿，初诊需常规进行心肺听诊、心电图及血生化检查，快速评估是否存在需要紧急处理的并发症，如严重高钾血症和代谢性酸中毒等。

　　3. 评估肾损伤发生时间　肾功能减退应明确是急性还是慢性肾功能减退，CKD 各阶段均可因各种病因出现急性加重，通过详细病史询问、体格检查、相关实验室及影像学检查可资鉴别。提示 AKI 的临床线索包括有引起 AKI 的病因，如导致有效血容量不足的各种疾病和血容量不足表现（直立性低血压、低血压等）、肾毒性药物或毒物接触史、泌尿系统梗阻等；肾功能快速减退表现，如短时间内出现进行性加重的尿量减少、胃肠道症状甚至 Scr 进行性升高等；由血容量不足所致者可见皮肤干燥、弹性差、脉搏加快，低血压或脉压缩小；由药物所致者可见皮疹；因尿量减少出现水钠潴留时，可见水肿，甚至肺部湿啰音等；影像学检查提示肾脏大小正常或增大，实验室检查提示无明显贫血、无明显继发性甲状旁腺功能亢进和钙磷代谢紊乱等。

　　4. 明确 AKI 的病因　以 ATN 为例，与其他类型 AKI 鉴别如下。

　　（1）与肾前性 AKI 鉴别：肾前性血流灌注不足是 AKI 最常见原因，应详细询问病程中有无引起容量绝对或相对不足的原因，以及近期有无非甾体抗炎药、血管紧张素转换酶抑制剂和血管紧张素 II 受体拮抗剂等药物使用史。体检时应注意有无容量不足的常见体征，包括心动过速、全身性或直立性低血压、黏膜干燥、皮肤弹性差等。肾前性 AKI 时，实验室检查可见血尿素氮/血清肌酐比值常大于 20：1（需排除胃肠道出血所致尿素产生增多、消瘦所致肌酐生成减少等），尿沉渣常无异常改变，尿液浓缩伴尿钠下降，FE_{Na} 常<1%，肾衰指数常<1（表 5-9-2）。肾衰指数计算公式为：肾衰指数 = 尿钠/（尿肌酐/血清肌酐）。

表 5-9-2　急性肾损伤时尿液诊断指标

尿液检查	肾前性 AKI	缺血性 ATN
尿比重	>1.018	<1.012
尿渗透压/[mOsm/(kg·H_2O)]	>500	<250
尿钠/(mmol/L)	<10	>20
尿肌酐/血清肌酐	>40	<20
血尿素氮(mg/dl)/血清肌酐(mg/dl)	>20	<10~15
钠排泄分数	<1%	≥1%
肾衰指数	<1	≥1
尿沉渣	透明管型	棕色颗粒管型

临床上怀疑肾前性 AKI 时,可进行被动抬腿(passive leg raising,PLR)试验或补液试验,即输液(5%葡萄糖 200~250ml)并静脉注射利尿剂(呋塞米 40~100mg),如果补足血容量后血压恢复正常,尿量增加,则支持肾前性 AKI 诊断。低血压时间过长,特别是老年人伴心功能不全时,补液后尿量不增多应怀疑肾前血流灌注不足已发展为 ATN。PLR 模拟内源性快速补液,病人基础体位为 45° 半卧位,上身放平后,双下肢被动抬高 45° 持续 1 分钟,病人回心血量增加约 250~450ml,PLR 后每搏输出量增加>10% 定义为对容量有反应性。

(2)与肾后性 AKI 鉴别:既往有泌尿系统结石、盆腔脏器肿瘤或手术史病人,突然完全性无尿、间歇性无尿或伴肾绞痛,应警惕肾后性 AKI。膀胱导尿兼有诊断和治疗意义。超声等影像学检查可资鉴别。

(3)与肾小球或肾脏微血管疾病鉴别:病人有肾炎综合征或肾病综合征表现,部分病人可有相应肾外表现(光过敏、咯血、免疫学指标异常等),蛋白尿常较严重,血尿及管型尿显著,肾功能减退相对缓慢,常需数周,很少完全无尿。应尽早肾活检病理检查,以明确诊断。

(4)与 AIN 鉴别:主要依据 AIN 病因及临床表现,如药物过敏或感染史、明显肾区疼痛等。药物引起者尚有发热、皮疹、关节疼痛、血嗜酸性粒细胞增多等。鉴别有困难时应尽早肾活检病理检查,以明确诊断。

(5)与急性肾动脉闭塞和肾静脉血栓形成鉴别:急性肾动脉闭塞常见于肾动脉栓塞、血栓、主动脉夹层分离,偶由血管炎所致。多见于动脉粥样硬化病人。心脏附壁血栓脱落也是引起肾动脉闭塞的常见原因。急性肾静脉血栓罕见,常发生于成人肾病综合征、肾细胞癌、肾区外伤或严重脱水的肾病患儿,多伴有下腔静脉血栓形成,常出现下腔静脉阻塞综合征、严重腰痛和血尿。肾血管影像学检查有助于确诊。

【治疗】　AKI 并非单一疾病,不同病因、不同类型 AKI,其治疗方法有所不同。总体治疗原则是:尽早识别并纠正可逆病因,维持水、电解质和酸碱平衡,促进肾功能恢复,适当营养支持,积极防治并发症,适时进行肾脏替代治疗。

1. 早期病因干预治疗　在 AKI 起始期及时干预可最大限度减轻肾脏损伤,促进肾功能恢复。强调尽可能停用所有肾毒性药物,尽快纠正可逆性病因,确保维持合适的容量状态和灌注压,包括扩容、维持血流动力学稳定、改善低蛋白血症、降低后负荷以改善心排血量、停用影响肾灌注药物、调节外周血管阻力至正常范围等。

继发于肾小球肾炎、小血管炎的 AKI 常需应用糖皮质激素和/或免疫抑制剂治疗。临床上怀疑 AIN 时,需尽快明确并停用可疑药物,确诊为药物所致者及时给予糖皮质激素治疗。

肾后性 AKI 应尽早解除尿路梗阻,如前列腺肥大应通过膀胱留置导尿,肿瘤压迫输尿管可放置输尿管支架或行经皮肾盂造瘘术。

2. 营养支持治疗 可优先通过胃肠道提供营养(包括管饲),酌情限制水分、钠盐和钾盐摄入,不能口服者需静脉营养,营养支持总量与成分要根据临床情况增减。AKI任何阶段总能量摄入为20~30kcal/(kg·d),能量供给包括碳水化合物3~5g(最高7g)/(kg·d)、脂肪0.8~1.0g/(kg·d)、蛋白质或氨基酸摄入量0.8~1.0g/(kg·d)。高分解代谢、接受肾脏替代治疗(renal replacement therapy,RRT)、连续性肾脏替代治疗(continuous renal replacement therapy,CRRT)患者蛋白质或氨基酸摄入量酌情增加。静脉补充脂肪乳剂以中、长链混合液为宜,氨基酸补充则包括必需和非必需氨基酸。危重症病人血糖靶目标应控制在6.11~8.27mmol/L(110~149mg/dl)。

观察每日出入液量和体重变化,每日补液量应为显性失液量加上非显性失液量减去内生水量,每日大致进液量可按前一日尿量加500ml计算,肾脏替代治疗时补液量可适当放宽。

3. 并发症治疗 密切随访Scr、尿素氮和血电解质变化。高钾血症是AKI的主要死因之一,当血钾>6mmol/L或心电图有高钾表现或有神经、肌肉症状时需紧急处理。措施包括:①停用一切含钾药物和/或食物。②对抗钾离子心肌毒性:10%葡萄糖酸钙稀释后静脉推注。③转移钾至细胞内:葡萄糖与胰岛素合用促进糖原合成,使钾离子向细胞内转移(50%葡萄糖50~100ml或10%葡萄糖250~500ml,加常规胰岛素6~12U静脉输注,葡萄糖与常规胰岛素比值约为4:1);伴代谢性酸中毒者补充碱剂,既可纠正酸中毒又可促进钾离子向细胞内流(5% $NaHCO_3$ 250ml静脉滴注)。④清除钾:离子交换树脂(口服1~2小时起效,灌肠4~6小时起效,每50g降钾树脂使血钾下降0.5~1.0mmol/L)或者选择性钾离子结合剂、利尿剂(多使用袢利尿剂,以增加尿量促进钾离子排泄,但不建议常规使用利尿剂治疗AKI)、急诊透析(腹膜透析2L/h可交换5mmol K^+,血液透析降钾最为有效)。应注意反复检测血钾水平,调整治疗方案,防止反弹。

及时纠正代谢性酸中毒,可选用5% $NaHCO_3$ 125~250ml静脉滴注。对于严重酸中毒病人,如静脉血 HCO_3^-<12mmol/L或动脉血pH<7.15~7.2时,纠正酸中毒的同时紧急透析治疗。

AKI心力衰竭病人对利尿剂反应较差,对洋地黄制剂疗效也差,且易发生洋地黄中毒。药物治疗多以扩血管为主,减轻心脏前负荷。通过透析超滤脱水,纠正容量过负荷缓解心衰症状最为有效。

感染是AKI常见并发症,也是死亡主要原因之一,应尽早使用抗生素。根据细菌培养和药物敏感试验选用对肾脏无毒性或低毒性药物,并按肌酐清除率调整用药剂量。

4. 肾脏替代治疗 RRT是AKI治疗的重要组成部分,包括腹膜透析、间歇性血液透析和CRRT等。

AKI时RRT目的包括"肾脏替代"和"肾脏支持"。前者是干预因肾功能严重减退而出现可能危及生命的严重内环境紊乱,主要是纠正严重水、电解质、酸碱失衡和氮质血症。其中紧急透析指征包括预计内科保守治疗无效的严重代谢性酸中毒(动脉血pH<7.2)、高钾血症(K^+>6.5mmol/L或出现严重心律失常等)、积极利尿治疗无效的严重肺水肿,以及严重尿毒症症状如脑病、心包炎、癫痫发作等;"肾脏支持"是支持肾脏维持机体内环境稳定,清除炎症介质、尿毒症毒素等各种致病性物质,防治可引起肾脏进一步损害的因素,减轻肾脏负荷,促进肾功能恢复,并在一定程度上支持其他脏器功能,为原发病和并发症治疗创造条件,如充血性心力衰竭时清除过多体液、肿瘤化疗时清除肿瘤细胞坏死产生的大量代谢产物等。

重症AKI(出现威胁生命的容量、电解质、酸碱平衡紊乱等)倾向于早期开始肾脏替代治疗,RRT治疗模式的选择以安全、有效、简便、经济为原则。血流动力学严重不稳定,或合并急性脑损伤者,CRRT更具优势。提倡目标导向的肾脏替代治疗,即针对临床具体情况,首先明确病人治疗需求,确定RRT具体治疗目标,根据治疗目标决定RRT时机、剂量及模式,并在治疗期间依据疗效进行动态调整,从而实行目标导向的精准肾脏替代治疗。AKI进行RRT治疗的目标如下:①维持容量、电解质、酸碱平衡;②预防肾脏的进一步损害;③促进肾脏功能恢复;④使其他治疗(包括抗生素、营养支持)不受限制。

5. 恢复期治疗 AKI恢复期早期,威胁生命的并发症依然存在,治疗重点仍为维持水、电解质和酸碱平衡,控制氮质血症,治疗原发病和防止各种并发症。部分ATN病人多尿期持续较长,补液量应逐渐减少,以缩短多尿期。AKI存活病人需按照CKD诊治相关要求长期随访治疗。

【预后】 AKI结局与原有疾病严重性及合并症严重程度有关。肾前性AKI如能早期诊断和治疗,肾功能常可恢复至基础水平,死亡率小于10%;肾后性AKI及时(尤其是2周内)解除梗阻,肾功能也大多恢复良好。根据肾损伤严重程度不同,肾性AKI死亡率在30%～80%,部分病人AKI后肾功能无法恢复,特别是CKD基础上发生AKI,肾功能常无法恢复至基础水平,且加快进入终末期肾病阶段。原发病为肾小球肾炎或血管炎者,受原发病本身病情发展影响,肾功能也不一定完全恢复至基础水平。

【预防】 AKI发病率及死亡率居高不下,预防极为重要。积极治疗原发病,及时去除AKI发病诱因,纠正发病危险因素,是AKI预防的关键。AKI防治应遵循分期处理原则:高危病人即将或已受到AKI发病病因打击时,应酌情采取针对性预防措施,包括及时纠正肾前性因素,维持血流动力学稳定等。出血性休克扩容首选补充等张晶体溶液,血管源性休克在扩容同时适当使用缩血管药物,腹腔间隔室综合征病人及时纠正腹腔内高压。全面评估高危病人暴露于肾毒性药物或诊断、治疗性操作的必要性,尽量避免使用肾毒性药物。必须使用时,应注意根据肾功能调整剂型、剂量、用法等以降低药物肾毒性,并密切监测肾功能。

(徐 钢)

本章思维导图

第十章 慢性肾衰竭

慢性肾衰竭（chronic renal failure，CRF）是各种慢性肾脏病（chronic kidney disease，CKD）持续进展至后期的共同结局。它是以代谢产物潴留，水、电解质及酸碱平衡失调和全身各系统症状为表现的一种临床综合征。

【定义、病因和发病机制】

（一）定义和分期

1. CKD 各种原因引起的肾脏结构或功能异常≥3个月，包括出现肾脏损伤标志（白蛋白尿、尿沉渣异常、肾小管相关病变、组织学检查异常及影像学检查异常）或有肾移植病史，伴或不伴肾小球滤过率（GFR）下降；或不明原因的 GFR 下降[$<60ml/(min\cdot1.73m^2)$]≥3个月。临床上常用血肌酐或/和胱抑素 C 来计算 eGFR。

目前国际公认的慢性肾脏病分期依据肾脏病预后质量倡议（K/DOQI）制定的指南分为1～5期，见表5-10-1。该分期方法根据 GFR 将 CKD 分为5期。单纯 GFR 轻度下降（60～89ml/min）而无肾损害表现者，不能认为存在 CKD；只有当 GFR<60ml/（min·1.73m²）时，才可按 CKD 3期对待。另外，改善全球肾脏病预后组织（KDIGO）建议对血肌酐计算的 eGFR 处于45～59ml/（min·1.73m²）、无肾损伤标志物的人群进一步以胱抑素 C 计算的 eGFR 来判断是否为 CKD。

表 5-10-1 K/DOQI 对慢性肾脏病的分期及建议

分期	特征	GFR/[ml/(min·1.73m²)]	防治目标与措施
1	GFR 正常或升高	≥90	CKD 病因诊治，缓解症状 保护肾功能，延缓 CKD 进展
2	GFR 轻度降低	60～89	评估、延缓 CKD 进展 降低心血管病风险
3a	GFR 轻到中度降低	45～59	延缓 CKD 进展
3b	GFR 中到重度降低	30～44	评估、治疗并发症
4	GFR 重度降低	15～29	综合治疗，肾脏替代治疗准备
5	ESRD	<15 或透析	适时肾脏替代治疗

2. CRF CRF 的概念早于 CKD，指慢性肾脏病引起的 GFR 下降及与此相关的代谢紊乱和临床症状组成的综合征，对应 CKD 定义中 GFR 下降至失代偿期的那一部分群体。CRF 无明确诊断标准，多等同于 CKD 4～5期。

（二）患病率与病因 CKD 是世界各国所面临的重要公共卫生问题。2017年全球有6.975亿CKD 病人，约占全球人口的9.1%。据2022年的数据，我国 CKD 患病率为8.2%。

CKD 病因主要包括糖尿病肾脏病、高血压肾小动脉硬化、原发性与继发性肾小球肾炎、肾小管间质疾病（慢性间质性肾炎、慢性肾盂肾炎、高尿酸性肾病、梗阻性肾病等）、肾血管疾病、遗传性肾病（多囊肾病、遗传性肾炎）等。在发达国家，糖尿病肾脏病、高血压肾小动脉硬化是 CKD 的主要病因；在中国等发展中国家，最常见病因仍是原发性肾小球肾炎，近年来糖尿病肾脏病导致 CKD 的患病率明显增加，有可能将成为导致我国 CKD 的首要病因。

（三）CKD 进展的危险因素 CKD 通常进展缓慢，但在某些诱因下短期内可急剧加重、恶化。因此，临床上一方面需要积极控制渐进性发展的危险因素，延缓病情进展；另一方面需注意短期内是否存在急性加重的诱因，以消除可逆性诱因，争取肾功能的好转。

1. **CKD 渐进性发展的危险因素** 包括高血糖、高血压、蛋白尿（包括微量白蛋白尿）、低蛋白血症、吸烟等。此外，贫血、高脂血症、高同型半胱氨酸血症、老年、营养不良、尿毒症毒素（如甲基胍、甲状旁腺激素、酚类）蓄积等，在 CKD 病程进展中也起一定作用。

2. **CKD 急性加重、恶化的危险因素** 主要有：①累及肾脏的疾病（原发性或继发性肾小球肾炎、高血压、糖尿病、缺血性肾病等）复发或加重；②有效血容量不足（低血压、脱水、大出血或休克等）；③肾脏局部血供急剧减少（如肾动脉狭窄病人应用 ACEI、ARB 等药物）；④严重高血压未能控制；⑤肾毒性药物；⑥泌尿道梗阻；⑦其他：严重感染、高钙血症、肝衰竭、心力衰竭等。在上述因素中，因有效血容量不足或肾脏局部血供急剧减少致残余肾单位低灌注、低滤过状态，是导致肾功能急剧恶化的主要原因之一；肾毒性药物特别是非甾体抗炎药、氨基糖苷类抗生素、造影剂、含有马兜铃酸的中草药等的不当使用，也是导致肾功能恶化的常见原因。在 CKD 病程中出现的肾功能急剧恶化，如处理及时得当，可使病情有一定程度的逆转；但如诊治延误，或这种急剧恶化极为严重，则病情呈不可逆性进展。

（四）CKD 的发病机制 CKD 进展的机制尚未完全阐明，可能与以下因素有关。

1. **肾单位高灌注、高滤过** CKD 时残余肾单位肾小球出现高灌注和高滤过状态会导致肾小球硬化和残余肾单位进一步丧失。高灌注和高滤过刺激肾小球系膜细胞增殖和基质增加；损伤内皮细胞和增加血小板集聚；引起炎症细胞浸润、系膜细胞凋亡增加等，因而肾小球硬化不断发展，肾单位进行性丧失。

2. **肾单位高代谢** CKD 时残余肾单位肾小管高代谢状况，是肾小管萎缩、间质纤维化和肾单位进行性损害的重要原因之一。

3. **肾组织上皮细胞表型转化** 在某些生长因子（如 TGF-β_1）或炎症因子的诱导下，肾小管上皮细胞、肾小球上皮细胞（如包曼囊上皮细胞或足细胞）、肾间质成纤维细胞等均可转化为肌成纤维细胞，在肾间质纤维化和肾小球硬化过程中起重要作用。

4. **细胞外基质增生** CKD 肾组织内部分细胞因子和生长因子（如 TGF-β_1、白细胞介素-1、血管紧张素Ⅱ、内皮素-1 等）高表达，基质金属蛋白酶表达下调，金属蛋白酶组织抑制物及纤溶酶原激活抑制物表达上调，对细胞外基质增生起重要的促进作用。

5. **其他** 多种慢性肾脏病动物模型提示，肾脏固有细胞凋亡增多与肾小球硬化、间质纤维化有密切关系。此外，醛固酮增多也参与肾小球硬化和间质纤维化的过程。

（五）尿毒症症状的发生机制 尿毒症症状及体内各器官系统损害的原因主要有：

1. 肾脏排泄和代谢功能下降，导致水、电解质和酸碱平衡失调，如水、钠潴留，高血压，代谢性酸中毒等。

2. 尿毒症毒素的毒性作用。尿毒症毒素是由于功能肾单位减少，不能充分排泄体内代谢废物或降解某些激素、肽类等而在体内蓄积并引起各种症状和体征的物质。尿毒症毒素可分为小分子物质、中分子物质和大分子物质三类。①小分子物质（分子量<500Da），包括钾、磷、H^+、氨基酸及氮代谢产物等，以尿素氮最多，其他如胍类（如甲基胍、琥珀胍酸等）、各种胺类、酚类等均可在体内蓄积，引起临床症状。②中分子物质（分子量 500～5 000Da），包括多肽类、蛋白质类物质等，它们的蓄积与 CKD 远期并发症相关，如尿毒症脑病、内分泌紊乱、细胞免疫功能低下等。甲状旁腺激素（PTH）是最常见的中分子物质，可引起肾性骨营养不良、软组织钙化等。③大分子物质（分子量>5 000Da），如核糖核酸酶、β_2 微球蛋白、维生素 A 等也具有某些毒性。此外，晚期糖基化终末产物、终末氧化蛋白产物和氨甲酰化蛋白质、氨甲酰化氨基酸等，也是潜在的尿毒症毒素。

3. 肾脏的内分泌功能障碍，如促红细胞生成素（erythropoietin，EPO）分泌减少可引起肾性贫血，骨化三醇[1,25-$(OH)_2D_3$]产生不足可致肾性骨病。另外，持续炎症状态、营养素（如必需氨基酸、水溶性维生素、微量元素等）的缺乏也可引起或加重尿毒症的症状。

【临床表现与诊断】

（一）临床表现　CKD 不同阶段的临床表现各异。CKD 1～3 期病人可以无任何症状，或仅有乏力、腰酸、夜尿增多、食欲减退等轻度不适。进入 CKD 3b～4 期以后，上述症状更趋明显。到 CKD 5 期时，可出现急性左心衰竭、严重高钾血症、消化道出血、中枢神经系统障碍等，甚至有生命危险。

1. 水、电解质代谢紊乱　CKD 时常出现各种电解质代谢紊乱和酸碱平衡失调，其中以代谢性酸中毒和水、钠平衡紊乱最为常见。

（1）代谢性酸中毒：在部分轻中度 CKD $[GFR>25ml/(min \cdot 1.73m^2)$，或血肌酐$<350\mu mol/L]$病人，由于肾小管分泌氢离子障碍或肾小管碳酸氢盐的重吸收能力下降，可引起阴离子间隙正常的高氯血症性代谢性酸中毒，即肾小管性酸中毒。当 GFR 降低$<25ml/(min \cdot 1.73m^2)$或血肌酐$>350\mu mol/L$时，代谢产物如磷酸、硫酸等酸性物质因肾排泄障碍而潴留，可发生高阴离子间隙性代谢性酸中毒，即"尿毒症性酸中毒"。

多数病人能耐受轻度慢性酸中毒，但如动脉血 $HCO_3^-<15mmol/L$，则有较明显症状，如食欲缺乏、呕吐、虚弱无力、呼吸深长等，与酸中毒时体内多种酶活性受抑制有关。

（2）水、钠代谢紊乱：水、钠潴留，导致稀释性低钠血症，可表现为不同程度的皮下水肿或/和体腔积液，常伴有血压升高，严重时导致左心衰竭和脑水肿。少数病人由于长期低钠饮食、进食差、呕吐等，可出现低钠血症、低血容量状态，临床上需注意鉴别。

（3）钾代谢紊乱：当 GFR 降至 $20～25ml/(min \cdot 1.73m^2)$ 或更低时，肾脏排钾能力下降，易出现高钾血症；尤其当钾摄入过多、酸中毒、感染、创伤、溶血、出血、输血等情况发生时，更易出现高钾血症。需要注意的是，某些药物容易引起高钾血症，如 ACEI/ARB、保钾利尿剂等，在肾功能不全的病人中应用此类药物时应特别注意。有时由于钾摄入不足、胃肠道丢失过多、应用排钾利尿剂等因素，也可出现低钾血症。

（4）钙磷代谢紊乱：在 CKD 早期，血钙、血磷仍能维持在正常范围，通常不引起临床症状。随病情进展，肾小球滤过率继续下降、尿磷排出减少时，血磷浓度逐渐升高。低钙血症主要与钙摄入不足、活性维生素 D 缺乏、高磷血症、代谢性酸中毒等因素有关。钙磷代谢紊乱可进一步促进甲状旁腺激素（PTH）分泌增加，出现继发性甲状旁腺功能亢进，部分病人甚至形成甲状旁腺腺瘤。

（5）镁代谢紊乱：当 $GFR<20ml/(min \cdot 1.73m^2)$ 时，由于肾脏排镁减少，常有轻度高镁血症。病人可无任何症状，但不宜使用含镁的药物，如含镁的抗酸药、泻药等。低镁血症也偶可出现，与镁摄入不足或过多应用利尿剂有关。

2. 蛋白质、糖类、脂类和维生素代谢紊乱

（1）蛋白质代谢紊乱：一般表现为蛋白质代谢产物蓄积（氮质血症），也可有白蛋白、必需氨基酸水平下降等。上述代谢紊乱主要与蛋白质分解增多或/和合成减少、负氮平衡、肾脏排出障碍等因素有关。

（2）糖代谢异常：主要表现为糖耐量减低和低血糖症两种情况，前者多见。糖耐量减低主要与胰高血糖素水平升高、胰岛素受体障碍等因素有关，可表现为空腹血糖水平或餐后血糖水平升高，但一般较少出现自觉症状。

（3）脂代谢紊乱：主要表现为高脂血症，多数表现为轻到中度高甘油三酯血症，少数病人表现为轻度高胆固醇血症，或两者兼有；有些病人血浆极低密度脂蛋白（VLDL）、脂蛋白 a[Lp(a)]水平升高，高密度脂蛋白（HDL）水平降低。

（4）维生素代谢紊乱：在 CKD 中也很常见，如血清维生素 A 水平增高、维生素 B_6 及叶酸缺乏等，常与饮食摄入不足、某些酶活性下降有关。

3. 心血管系统表现　心血管病变是慢性肾脏病病人的常见并发症和最主要死因。尤其进入终末期肾病阶段，心血管事件及动脉粥样硬化性心血管疾病的发生比普通人群升高约 15～20 倍，死亡率进一步增高（占尿毒症死因 45%～60%）。

（1）高血压和左心室肥厚：大部分病人存在不同程度的高血压，多由于水钠潴留、肾素-血管紧张素增高和/或某些舒张血管的因子产生不足所致。高血压可引起动脉硬化、左心室肥厚和心力衰竭。贫血以及血液透析动静脉内瘘的使用，会引起心高搏出量状态，加重左心室负荷和左心室肥厚。

（2）心力衰竭：随着肾功能的不断恶化，心力衰竭患病率明显增加，至尿毒症期可达65%～70%。其原因多与水、钠潴留，高血压及尿毒症心肌病变有关。发生急性左心衰竭时可出现呼吸困难、不能平卧、肺水肿等症状，但一般无明显发绀。

（3）尿毒症性心肌病：可能与代谢废物的潴留及贫血等因素有关，部分病人可伴有冠状动脉粥样硬化性心脏病。各种心律失常的出现，与心肌损伤、缺氧、电解质紊乱、尿毒症毒素蓄积等有关。

（4）心包病变：心包积液在CKD病人中常见，其原因多与尿毒症毒素蓄积、低蛋白血症、心力衰竭等有关，少数情况下也可能与感染、出血等因素有关。轻者可无症状，重者可有心音低钝、遥远，少数情况下还可有心脏压塞。心包炎可分为尿毒症性和透析相关性；前者已较少见，后者的临床表现与一般心包炎相似，心包积液多为血性。

（5）血管钙化和动脉粥样硬化：由于高磷血症、钙分布异常和"血管保护性蛋白"（如α-球蛋白）缺乏而引起的血管钙化，在CKD心血管病变中起着重要作用。动脉粥样硬化往往进展迅速，血液透析病人的病变程度较非透析病人为重。除冠状动脉外，脑动脉和全身周围动脉亦可发生动脉粥样硬化和钙化。

4. 呼吸系统症状　体液过多或酸中毒时均可出现气短、气促，严重酸中毒可致呼吸深长（Kussmaul呼吸）。体液过多、心功能不全可引起肺水肿或胸腔积液。由尿毒症毒素诱发的肺泡毛细血管渗透性增加、肺充血，可引起"尿毒症肺水肿"，此时肺部X线检查可出现"蝴蝶翼"征。

5. 胃肠道症状　消化系统症状通常是CKD进展到尿毒症阶段最早的表现。主要表现有食欲缺乏、恶心、呕吐、口腔有尿味。消化道出血也较常见，发生率比正常人明显增高，多是由于胃黏膜糜烂或消化性溃疡所致。

6. 血液系统表现　主要为肾性贫血、出血倾向和血栓形成倾向。多数病人均有轻、中度贫血，主要由于肾组织分泌EPO减少所致，故称为肾性贫血；同时与缺铁、营养不良、红细胞寿命缩短、胃肠道慢性失血、炎症等因素有关。晚期CKD病人有出血倾向，多与血小板功能降低有关，部分病人也可有凝血因子活性降低。有轻度出血倾向者可出现皮下或黏膜出血点、瘀斑，重者则可发生胃肠道出血、脑出血等。血栓形成倾向指透析病人的血管通路容易因血栓堵塞，可能与抗凝血酶Ⅲ活性下降、纤维溶解不足、血管内皮细胞损伤有关。

7. 神经肌肉系统症状　早期可有疲乏、失眠、注意力不集中，其后会出现性格改变、抑郁、记忆力减退、判断力降低。尿毒症严重时常有反应淡漠、谵妄、惊厥、幻觉、昏迷、精神异常等表现，即"尿毒症脑病"。周围神经病变也很常见，以感觉神经障碍为著，最常见的是肢端袜套样分布的感觉丧失，也可有肢体麻木、烧灼感或疼痛感、深反射迟钝或消失，并可有神经肌肉兴奋性增加（如肌肉震颤、痉挛、不宁腿综合征），以及肌萎缩、肌无力等。初次透析病人可发生透析失衡综合征，表现为恶心、呕吐、头痛，重者可出现惊厥。

8. 内分泌功能紊乱　主要表现有：①肾脏本身内分泌功能紊乱，如$1,25-(OH)_2D_3$不足、EPO缺乏和肾内肾素-血管紧张素Ⅱ过多。②糖耐量异常和胰岛素抵抗，与骨骼肌及外周器官摄取糖能力下降、酸中毒、肾脏降解小分子物质能力下降有关。③下丘脑-垂体内分泌功能紊乱，催乳素、促黑色素激素、黄体生成素、卵泡刺激素、促肾上腺皮质激素等水平增高。④外周内分泌腺功能紊乱：大多数病人均有继发性甲状旁腺功能亢进（血PTH升高），部分病人（大约1/4）有轻度甲状腺素水平降低；其他如性腺功能减退等，也相当常见。

9. 骨骼病变　慢性肾脏病病人存在钙、磷等矿物质代谢及内分泌功能紊乱［如PTH升高、$1,25-(OH)_2D_3$不足等］，导致矿物质异常、骨病、血管及软组织钙化等临床综合征，称之为慢性肾脏

病 - 矿物质和骨异常（CKD-mineral and bone disorder, CKD-MBD）。CKD 出现的骨矿化和代谢异常称为肾性骨营养不良,包括高转化性骨病、低转化性骨病和混合性骨病,以高转化性骨病最多见。在非透析病人中骨骼 X 线发现异常者约 35%,而出现骨痛、行走不便和自发性骨折相当少见(少于 10%)。但骨活检约 90% 可发现异常,故早期诊断要靠骨活检。

（1）高转化性骨病:主要由于 PTH 过高引起,破骨细胞过度活跃引起骨盐溶解、骨质重吸收增加,骨胶原基质破坏,而代以纤维组织,形成纤维囊性骨炎,易发生肋骨骨折,而动员入血的矿物质又在其他软组织沉积,形成转移性钙化灶。X 线检查可见转移性钙化、骨骼囊样缺损(如指骨、肋骨)及骨质疏松(如脊柱、骨盆、股骨等处)等表现。

（2）低转化性骨病:主要包括骨软化症和骨再生不良。骨软化症主要由于骨化三醇不足或铝中毒引起骨组织钙化障碍,导致未钙化骨组织过分堆积,成人以脊柱和骨盆表现最早且突出,可有骨骼变形。骨再生不良主要与血 PTH 浓度相对偏低、某些成骨因子不足而不能维持骨的再生有关;透析病人如长期过量应用活性维生素 D、钙剂或透析液钙含量偏高,则可能使血 PTH 浓度相对偏低。

（3）混合型骨病:是指以上两种因素均存在,兼有纤维性骨炎和骨软化的组织学特点。

（4）透析相关性淀粉样变骨病（DRA）:只发生于透析多年以后,可能是由于 β_2 微球蛋白淀粉样变沉积于骨所致,X 线片在腕骨和股骨头有囊肿性变,可发生自发性股骨颈骨折。

（二）诊断 CKD 诊断并不困难,主要依据病史、肾功能检查及相关临床表现。但其临床表现复杂,各系统表现均可成为首发症状,因此临床医师应当十分熟悉 CKD 的病史特点,仔细询问病史和查体,并重视肾功能的检查,以尽早明确诊断,防止误诊。对既往病史不明,或存在近期急性加重诱因的病人,需与 AKI 鉴别,是否存在贫血、低钙血症、高磷血症、血 PTH 升高、肾脏缩小等有助于本病与 AKI 鉴别。具有肾活检指征的病人,可行肾活检以明确病理类型,积极寻找引起肾功能恶化的可逆因素,延缓 CKD 进展至终末期。

（三）鉴别诊断 CKD 与肾前性氮质血症的鉴别并不困难,在有效血容量补足 48~72 小时后肾前性氮质血症病人肾功能即可恢复,而 CKD 肾功能则难以恢复。

CKD 与 AKI 的鉴别多数情况下并不困难,往往根据病人病史即可作出鉴别。在病人病史欠详时,可借助影像学检查(如 B 超、CT 等)或肾图检查结果进行分析,如双肾明显缩小(需注意糖尿病肾脏病、肾脏淀粉样变性、多囊肾、双肾多发囊肿等疾病肾脏往往不缩小),或肾图提示慢性病变,则支持 CKD 的诊断。

CKD 有时可发生急性加重或伴发急性肾损伤。如慢性肾衰本身已相对较重,或其病程加重过程未能反映急性肾损伤的演变特点,则称之为"CRF 急性加重"（acute progression of CRF）。如果 CKD 较轻,而急性肾损伤相对突出,且其病程发展符合 AKI 演变过程,则可称为"CRF 基础上 AKI"（acute kidney injury on CRF）,其处理原则基本与急性肾损伤相同。

【预防与治疗】

（一）早期防治对策和措施 早期诊断,积极有效治疗原发疾病,避免和纠正造成肾功能进展、恶化的危险因素,是 CKD 防治的基础,也是保护肾功能和延缓 CKD 进展的关键。

CKD 的防治是系统性、综合性的,同时也需要个体化对策。对 CKD 病人开展长期随访和管理,有针对性地对病人进行治疗,延缓 CKD 进展。首先要提高对 CKD 的警觉,重视询问病史、查体和肾功能的检查,即使对正常人群,也需每年筛查 1 次,努力做到早期诊断。同时,对已有的肾脏疾患或可能引起肾损害的疾患(如糖尿病、高血压病等)进行及时有效的治疗,并需每年定期检查尿常规、肾功能等至少 2 次,以早期发现 CKD。

对诊断为 CKD 的病人,要采取各种措施延缓 CKD 进展至终末期肾病。其基本对策是:①坚持病因治疗,如对高血压病、糖尿病肾脏病、肾小球肾炎等,坚持长期合理治疗。②避免和消除肾功能急剧恶化的危险因素。③阻断或抑制肾单位损害渐进性发展的各种途径,保护健存肾单位。对病人血压、血糖、尿蛋白定量、血肌酐上升幅度、GFR 下降幅度等指标,都应当控制在"理想范围"(表 5-10-2)。

表 5-10-2　CKD-CRF 病人治疗目标

项目	目标
血压	
CKD 1～5 期（尿白蛋白/肌酐≥30mg/g）	<130/80mmHg
CKD 1～5 期（尿白蛋白/肌酐<30mg/g）	<140/90mmHg
血糖（糖尿病病人）	空腹 5.0～7.2mmol/L，睡前 6.1～8.3mmol/L
HbA1c（糖尿病病人）	<6.5%～8.0%
蛋白尿	<0.5g/24h
GFR 下降速度	<4ml/（min·1.73m²·年）
Scr 升高速度	<50μmol/（L·年）

1. **及时、有效地控制高血压**　控制高血压对保护靶器官具有重要作用。目前 CKD 病人血压控制目标为 130/80mmHg 以下。但需注意治疗的个体化，避免过度降压的副作用。2021 年 KDIGO 指南提出 CKD 合并高血压病人的血压控制目标为 120/80mmHg 以下，但目前支持中国 CKD 合并高血压病人强化降压的证据仍较为有限。

2. **肾素-血管紧张素-醛固酮系统抑制剂的应用**　ACEI 和 ARB 类药物具有良好降压作用，还可减少肾小球高滤过、减轻蛋白尿，主要通过扩张出球小动脉实现。此外，ACEI 和 ARB 类药物还能减少心肌重塑，降低心血管事件的发生率。但应注意双侧肾动脉狭窄、血肌酐>256μmol/L、明显血容量不足的情况下，应慎用使用此类药物。此外，新型非甾体类盐皮质激素受体拮抗剂非奈利酮已被证明可显著减缓糖尿病相关 CKD 进展、减少糖尿病相关 CKD 病人心血管事件发生风险。

3. **严格控制血糖**　严格控制血糖，使糖尿病病人空腹血糖控制在 5.0～7.2mmol/L（睡前 6.1～8.3mmol/L），糖化血红蛋白（HbA1c）<6.5%～8.0%，可延缓 CKD 进展。

4. **控制蛋白尿**　尽可能将蛋白尿控制在<0.5g/24h，或明显减轻微量白蛋白尿，均可改善疾病长期预后，包括延缓病程进展和提高生存率。

5. **钠-葡萄糖共转运蛋白 2 抑制剂的应用**　SGLT2i 可以抑制葡萄糖在肾脏近曲小管的重吸收，目前已被证实具有强效降糖效果。此外，无论是否合并糖尿病，SGLT2i 均可以显著减缓 CKD 进展。

6. **胰高血糖素样肽-1 受体激动剂的应用**　胰高血糖素样肽-1 受体（glucagon-like peptide 1 receptor，GLP-1R）激动剂是一类新型降糖药，研究认为可降低糖尿病合并 CKD 病人的心血管事件，改善肾脏预后。

7. **其他**　积极纠正贫血、应用他汀类药物、戒烟等，可能对肾功能有一定保护作用。

（二）**营养治疗**　限制蛋白饮食是治疗的重要环节，能够减少含氮代谢产物生成，减轻症状及相关并发症，甚至可能延缓病情进展。CKD 1～2 期病人，无论是否有糖尿病，推荐蛋白摄入量 0.8～1g/（kg·d）。从 CKD 3 期起至没有进行透析治疗的病人，推荐蛋白摄入量 0.6～0.8g/（kg·d）。血液透析及腹膜透析病人蛋白质摄入量为 1.0～1.2g/（kg·d）。在低蛋白饮食中，约 50% 的蛋白质应为高生物价蛋白，如蛋、瘦肉、鱼、牛奶等。如有条件，在低蛋白饮食 0.6g/（kg·d）的基础上，可同时补充适量 0.075～0.12g/（kg·d）α-酮酸制剂。

无论应用何种饮食治疗方案，都必须摄入足量热量，一般为 30～35kcal/（kg·d），此外还需注意补充维生素及叶酸等营养素以及控制钾、磷等的摄入。磷摄入量一般应<800mg/d。

（三）**CKD 及其并发症的药物治疗**

1. **纠正酸中毒和水、电解质紊乱**

（1）纠正代谢性酸中毒：主要为口服碳酸氢钠，轻者 1.5～3.0g/d 即可；中、重度病人 3～15g/d，必要时可静脉输入。可将纠正酸中毒所需的碳酸氢钠总量分 3～6 次给予，在 48～72 小时或更长时间后基本纠正酸中毒。对有明显心衰的病人,要防止碳酸氢钠输入量过多,输入速度宜慢,以免心脏负荷加重。

(2)水、钠紊乱的防治:为防止出现水、钠潴留需适当限制钠摄入量,指南推荐钠摄入量不应超过2g/d(氯化钠摄入量不应超过5g/d)。也可根据需要应用袢利尿剂(呋塞米、布美他尼等)。噻嗪类利尿剂及保钾利尿剂对中、重度CKD病人避免应用,因为此时疗效甚差,并可致血钾、尿酸升高及药物蓄积。对严重肺水肿、急性左心衰竭者,常需及时给予血液透析或连续性肾脏替代治疗(CRRT),以免延误治疗时机。

对轻、中度低钠血症,一般不必积极处理,而应分析其不同原因,只对真性缺钠者谨慎补充钠盐。对严重缺钠的低钠血症者,也应有步骤地逐渐纠正低钠状态。对"失钠性肾炎"病人,因其肾脏失钠较多,故需要积极补钠,但这种情况比较少见。

(3)高钾血症的防治:首先应积极预防高钾血症的发生。CKD 3期以上的病人应适当限制钾摄入。当 GFR<10ml(min·1.73m^2)或血清钾水平>5.5mmol/L 时,则应更严格地限制钾摄入。

对已有高钾血症病人,除了纠正一切可能导致高钾血症的诱因(如 ACEI/ARB 类药物),还应采取更积极的措施:①积极纠正酸中毒,除口服碳酸氢钠外,必要时(血钾>6mmol/L)可静脉给予碳酸氢钠,根据病情需要 4～6 小时后还可重复给药;②给予袢利尿剂,静脉或肌内注射呋塞米 40～80mg(或布美他尼 2～4mg),必要时将剂量增至每次 100～200mg,静脉注射;③应用葡萄糖-胰岛素溶液输入[葡萄糖(g):胰岛素(U)=(4～6):1)];④口服聚磺苯乙烯,一般每次 5～20g,3 次/日,增加肠道钾排出,其中以聚苯乙烯磺酸钙更为常用,因为离子交换过程中只释放出钙,不释放出钠,不致增加钠负荷;⑤对内科治疗不能纠正的严重高钾血症(血钾>6.5mmol/L),应及时给予血液透析治疗。

2. 高血压的治疗 对高血压进行及时、合理的治疗,不仅是为了控制高血压的症状,也是为了保护心、肾、脑等靶器官。一般非透析病人应控制血压 130/80mmHg 以下,维持透析病人血压不超过 140/90mmHg。ACEI、ARB、钙通道阻滞剂、袢利尿剂、β 受体拮抗剂、血管扩张剂等均可应用,以 ACEI、ARB、钙通道阻滞剂应用较为广泛。有研究分析显示 ACEI 及 ARB 均可显著降低病人肾衰竭的发生率,ACEI 还可以降低病人全因死亡率。ACEI 及 ARB 有使血钾升高及一过性血肌酐升高的可能,在使用过程中,应注意观察血钾和血肌酐水平的变化,在肾功能重度受损的人群中尤其应慎用。鉴于上述潜在风险,国际指南目前尚不推荐将 ACEI 和 ARB 联合使用。

3. 贫血的治疗 如排除失血、造血原料缺乏等因素,透析病人若血红蛋白<100g/L 可考虑开始应用重组人促红细胞生成素(recombinant human erythropoietin,rHuEPO)治疗,避免血红蛋白下降至 90g/L 以下;非透析病人若血红蛋白<100g/L,建议基于血红蛋白下降率、评估相关风险后,个体化决定是否开始使用 rHuEPO 治疗。一般开始用量为每周 80～120U/kg,分 2～3 次(或每次 2 000～3 000U,每周 2～3 次),皮下或静脉注射,并根据病人血红蛋白水平、血红蛋白升高速率等调整剂量;以皮下注射更为理想,既可达到较好疗效,又可节约用量的 1/4～1/3。对非透析病人,目前趋向于小剂量 rHuEPO 疗法(2 000～3 000U,每周 1～2 次),疗效佳,副作用小。血红蛋白上升至 110～120g/L 即达标,不建议维持血红蛋白>130g/L。在维持达标的前提下,每个月调整用量 1 次,适当减少 rHuEPO 用量。个别透析病人对 rHuEPO 低反应,应当首先分析影响 rHuEPO 疗效的原因,有针对性地调整治疗方案。新型缺氧诱导因子脯氨酰羟化酶抑制剂罗沙司他是一种口服纠正贫血的药物,为肾性贫血病人提供了新的剂型选择。

缺铁是影响 rHuEPO 疗效的重要原因。根据铁贮备、利用等指标评估,可分为绝对缺铁与功能性缺铁两大类。在应用 rHuEPO 时,应同时监测血清铁蛋白、转铁蛋白饱和度,重视补充铁剂。口服铁剂有琥珀酸亚铁、硫酸亚铁等,但部分透析病人口服铁剂吸收较差,常需经静脉途径补充铁,常用为蔗糖铁。最新研究也指出,CKD 3～5 期的非透析病人也可能需要静脉途径补充铁剂。

除非存在需要快速纠正贫血的并发症(如急性出血、急性冠脉综合征等),CKD 贫血病人通常不建议输注红细胞治疗。因其不仅存在输血相关风险,而且可导致致敏状态,影响肾移植疗效。

4. **低钙血症、高磷血症和肾性骨营养不良的治疗** 对明显低钙血症病人,可口服 1,25-$(OH)_2D_3$ (骨化三醇),0.25μg/d,连服 2~4 周;如血钙和症状无改善,可将用量增加至 0.5μg/d;血钙纠正后,非透析病人不推荐常规使用骨化三醇。凡口服骨化三醇的病人,治疗中均需要监测血钙、磷、甲状旁腺激素浓度,使维持性透析病人血全片段甲状旁腺激素(intact parathyroid hormone,iPTH)保持在 150~300pg/ml。对于 iPTH 明显升高(>500pg/ml)时,如无高磷高钙,可考虑行骨化三醇冲击治疗;新型拟钙剂西那卡塞对于继发性甲状旁腺亢进有较好的治疗作用,可用于合并高磷高钙的病人;iPTH 极度升高(>1 000pg/ml)时需警惕甲状旁腺腺瘤的发生,可借助超声、SPECT 甲状旁腺造影等检查协助诊断,必要时行外科手术切除。

GFR<30ml/(min·1.73m^2)时,除限制磷摄入外,可应用磷结合剂口服,如碳酸钙(含钙 40%)、醋酸钙(含钙 25%)、司维拉姆、碳酸镧等,餐中服用效果最好。应尽可能限制含钙磷结合剂的使用。对明显高磷血症>2.26mmol/L 或血清钙浓度升高者,则应暂停应用钙剂,以防止转移性钙化的加重。司维拉姆、碳酸镧为新型不含钙的磷结合剂,可有效降低血磷水平而不增加血钙水平。

5. **防治感染** 感染是导致 CKD 病人死亡的第二主要病因。平时应注意预防各种病原体感染。抗生素的选择和应用原则与一般感染相同,但剂量需要根据 GFR 水平调整。在疗效相近的情况下,应选用肾毒性最小的药物。

6. **高脂血症的治疗** 非透析病人与一般高血脂病人治疗原则相同,应积极治疗,但应警惕降脂药物所致疾病。对于 50 岁以上的非透析慢性肾脏病病人,即使血脂正常,仍可考虑服用他汀类药物预防心血管疾病。对维持透析病人,高脂血症的标准宜放宽,血胆固醇水平保持在 6.5~7.8mmol/L (250~300mg/dl),血甘油三酯水平保持在 1.7~2.3mmol/L(150~200mg/dl)为宜。而对于透析病人,一般不建议预防性服用他汀类药物。

7. **口服吸附疗法和导泻疗法** 口服氧化淀粉、活性炭制剂或大黄制剂等,均是应用胃肠道途径增加尿毒症毒素的排出。这些疗法主要应用于非透析病人,对减轻氮质血症起到一定辅助作用,但不能依赖这些疗法作为治疗的主要手段,同时需注意并发营养不良,加重电解质紊乱、酸碱平衡紊乱的可能。

8. **其他** ①糖尿病肾衰竭病人随着 GFR 下降,因胰岛素灭活减少,需相应调整胰岛素用量,一般应逐渐减少。②高尿酸血症,如有痛风,参考相关章节。有研究显示别嘌呤醇治疗高尿酸血症有助于延缓肾功能恶化,并减少心血管疾病风险,但需大规模循证医学证据证实。③皮肤瘙痒:口服抗组胺药物,控制高磷血症及强化透析,对部分病人有效。

(四)肾脏替代治疗 对于 CKD 4 期以上或预计 6 个月内需要接受透析治疗的病人,建议进行肾脏替代治疗准备。肾脏替代治疗时机目前尚不确定。通常对于非糖尿病肾脏病病人,当 GFR <10ml/(min·1.73m^2)并有明显尿毒症症状和体征,则应进行肾脏替代治疗。对糖尿病肾脏病病人,可适当提前至 GFR<15ml/(min·1.73m^2)时安排肾脏替代治疗。肾脏替代治疗包括血液透析、腹膜透析和肾脏移植。血液透析和腹膜透析疗效相近,各有优缺点,临床上可互为补充。但透析疗法仅可部分替代肾脏的排泄功能(对小分子溶质的清除,仅相当于正常肾脏 10%~15%),也不能代替肾脏内分泌和代谢功能,开始透析病人仍需积极纠正肾性高血压、肾性贫血等。肾移植是目前最佳的肾脏替代疗法,成功的肾移植可恢复正常的肾功能(包括内分泌和代谢功能)。

(付 平)

本章思维导图

第十一章 | 肾脏替代治疗

肾脏替代治疗方式包括血液透析、腹膜透析和肾移植。血液透析和腹膜透析可替代肾脏部分排泄功能,成功的肾移植可完全恢复肾脏功能,临床上需根据病人病情选择合适的治疗方式。

【血液透析】

(一)原理与装置 血液透析(hemodialysis,HD)常用方式包括常规血液透析、血液滤过和血液透析滤过,主要替代肾脏对溶质(主要是小分子溶质)和液体的清除功能,利用半透膜原理,通过溶质交换清除血液内的代谢废物、维持电解质和酸碱平衡,清除过多的液体。溶质清除主要依靠弥散和对流,弥散即溶质依半透膜两侧溶液浓度梯度差从浓度高的一侧向浓度低的一侧移动,对流即依膜两侧压力梯度,水分和小于膜截留分子量的溶质从压力高侧向压力低侧移动。在常规血液透析中弥散起主要作用,血液滤过时对流起重要作用。

血液透析时,血液经血管通路进入体外循环,在蠕动泵的推动下进入透析器与透析液发生溶质交换后再经血管通路回到体内(图 5-11-1)。临床常用中空纤维透析器,透析膜材料以改良纤维素膜和合成膜为主。成年病人所需透析膜的表面积通常在 $1.5\sim2.0m^2$ 以保证交换面积。

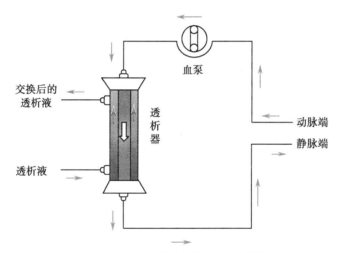

图 5-11-1 血液透析体外循环示意图

透析液多用碳酸氢盐缓冲液,并含有钠、钾、钙、镁、氯、葡萄糖等物质。钠离子通常保持在生理浓度,糖尿病病人可使用生理糖浓度透析液。透析用水由透析用水处理设备生产,其质量影响病人的透析质量与长期预后。

(二)血管通路 动静脉内瘘是目前最理想的永久性血管通路,包括自体动静脉瘘(autogenous arteriovenous fistula,AVF)和移植血管动静脉瘘(graft arteriovenous fistula,GAF)。常用自体动静脉瘘选择桡动脉或肱动脉与头静脉或贵要静脉吻合,使前臂浅静脉"动脉化",血液流速可达 500ml/min,内径≥5mm,便于穿刺。建议在预计开始血液透析前至少 3~6 个月行内瘘成形术,以便于瘘管成熟、内瘘功能评价或修复,确保有功能的内瘘用于血液透析。对于无法建立自体动静脉瘘者可行移植血管动静脉瘘,但血栓和感染发生率相对较高。

建立血管通路的另一途径是放置经皮双腔深静脉导管,按其类型、用途可分为无隧道和涤纶套的透析导管(non-cuffed catheter,NCC)和带隧道和涤纶套的透析导管(tunneled cuff catheter,TCC),前者应用于短期紧急使用,后者应用于无法行内瘘手术或手术失败的长期血液透析病人。深静脉置管可选择颈内静脉、股静脉或锁骨下静脉,主要并发症为感染、血栓形成和静脉狭窄。

(三)适应证与治疗

1. 适应证 急性肾损伤和慢性肾衰竭应适时开始血液透析治疗(参见本篇第九章和第十章)。血液透析还可用于急性药物或毒物中毒,药物或毒素分子量低于透析器膜截留分子量、水溶性高、表观容积小、蛋白结合率低、游离浓度高者(如乙醇、水杨酸类药物等)尤其适合血液透析治疗。此外,血液透析还可应用于难治性充血性心力衰竭和急性肺水肿的急救,严重水、电解质、酸碱平衡紊乱等。

2. 抗凝治疗 血液透析时需合理使用抗凝治疗以防止透析器和血液管路中凝血。最常用的抗凝剂是肝素或低分子量肝素,肝素一般首剂量 0.3~0.5mg/kg,每小时追加 5~10mg,根据病人凝血状态个体化调整。病人存在活动性出血或明显出血倾向时,可选择小剂量肝素化、局部枸橼酸抗凝或无抗凝剂方式等。

3. 透析剂量和充分性 根据残余肾功能,血液透析一般每周 3 次,每次 4~6 小时,需调整透析剂量以达到透析充分。透析不充分是引发各种并发症和导致长期透析病人死亡的常见原因。目前临床所用的透析充分性概念以蛋白质代谢为核心,尿素清除指数(Kt/V)是最常用的量化指标,其中 K 代表透析器尿素清除率,t 代表单次透析时间,Kt 乘积即尿素清除容积,V 为尿素分布容积[约等于干体重(透析后体内过多液体全部或大部分被清除后的病人体重)的 0.57],Kt/V 表示在该次透析中透析器清除尿素容积占体内尿素分布容积的比例,因此 Kt/V 可看作是透析剂量的一个指标,以 1.2~1.4 较为理想。

(四)并发症

多数并发症均与血液透析间歇性进行,每次透析血尿素氮等溶质清除过快,细胞内、外液间渗透压失衡相关(表 5-11-1)。低血压的发生主要因为短时间内超滤过多过快、有效血容量不足、自主神经病变、服用降压药、透析中进食、心律失常、心包积液、败血症、心肌缺血、透析膜反应等。

表 5-11-1　血液透析的并发症

透析失衡综合征	心律失常
低血压	低血糖
血栓	出血和急性溶血
空气栓塞	透析相关淀粉样变性
痛性肌痉挛	蛋白质-能量营养不良
透析器首次使用综合征	血小板减少症
发热	

血液透析相关的远期并发症还包括淀粉样变性、蛋白质-能量营养不良等,往往与透析不充分及中、大分子的毒素清除率偏低有关。

对首次透析病人宜采用低效透析,减慢血液流速、缩短透析时间、采用面积较小的透析器等措施可以减少并发症发生。远期并发症的预防主要是提高中、大分子毒素的清除率。

(五)连续性肾脏替代治疗 连续性肾脏替代治疗(continuous renal replacement therapy,CRRT)是持续、缓慢清除溶质和水分的血液净化治疗技术总称。传统上需 24 小时维持治疗,可根据病人病情适当调整治疗时间。

CRRT 相比普通血透具有如下特点:①对血流动力学影响小,血渗透压变化小;②可持续清除溶质和水分,维持内环境稳定,并为肠内、外营养创造条件;③以对流清除为主,中、小分子物质同时清除;④可实现床边治疗与急救。因此 CRRT 不仅限于肾脏功能替代,更成为各种危重症救治的重要器官支持措施。适应证包括:重症急性肾损伤和慢性肾衰竭(如合并急性肺水肿、脑水肿、血流动力学不稳定、高分解代谢等)、多器官衰竭、脓毒症、心肺体外循环、急性呼吸窘迫综合征、充血性心力衰竭、重症急性胰腺炎、药物或毒物中毒、挤压综合征等。

【腹膜透析】

(一)**原理与装置**　腹膜透析(peritoneal dialysis,PD),利用病人自身腹膜为半透膜,通过向腹腔内灌注透析液,实现血液与透析液之间溶质交换以清除血液内的代谢废物、维持电解质和酸碱平衡,同时清除过多的液体。腹膜对溶质的转运主要通过弥散,对水分的清除主要通过超滤。溶质清除效率与毛细血管和腹腔之间的浓度梯度、透析液交换量、腹透液停留时间、腹膜面积、腹膜特性、溶质分子量等相关。水分清除效率主要与腹膜对水通透性、腹膜面积、跨膜压渗透梯度等有关。

腹膜透析装置主要由腹透管、连接系统、腹透液组成。腹透管是腹透液进出腹腔的通路,需手术置入,导管末端最佳位置是膀胱(子宫)直肠窝,因此处为腹腔最低位,且大网膜较少,不易被包绕。腹透管外段通过连接系统连接腹透液。腹透液有渗透剂、缓冲液、电解质三种组分。葡萄糖是目前临床最常用的渗透剂,浓度有 1.5%、2.5%、4.25% 三种,浓度越高超滤作用越大,相同时间内清除水分越多,临床上需根据病人液体潴留程度选择相应浓度腹透液。新型腹透液利用葡聚糖、氨基酸等作为渗透剂。多采用乳酸盐而非碳酸盐提供碱平衡。

(二)**适应证与治疗**

1. **适应证**　急性肾损伤和慢性肾衰竭应适时开始腹膜透析治疗(参见本篇第九章和第十章)。因腹膜透析无需特殊设备、对血流动力学影响小、对残余肾功能影响较小、无需抗凝等优势,对某些慢性肾衰竭病人可优先考虑腹膜透析,如婴幼儿、儿童,心血管状态不稳定,存在明显出血或出血倾向,血管条件不佳或反复动静脉造瘘失败,残余肾功能较好,病人家庭卫生条件较佳等。对于某些中毒性疾病、充血型心衰等,如无血液透析条件,也可考虑腹膜透析。但存在腹膜广泛粘连、腹壁病变影响置管、严重腹膜缺损者,不宜选择腹膜透析。

2. **腹膜透析疗法**　腹膜透析初始治疗模式有:持续非卧床腹膜透析(continuous ambulatory peritoneal dialysis,CAPD)、日间非卧床腹膜透析、间歇性腹膜透析、自动化腹膜透析,其中 CAPD 是目前最常用的腹膜透析治疗方式,透析剂量为每天 6~10L,白天交换 3~5 次,每次留腹 3~6 小时;夜间交换 1 次,留腹 10~12 小时。需个体化调整处方,以实现最佳的溶质清除和液体平衡,并尽可能保护残余肾功能。

3. **腹膜转运功能评估**　腹膜转运功能采用腹膜平衡试验(peritoneal equilibration test,PET)评估。腹膜转运功能分为高转运、高平均转运、低平均转运、低转运四种类型。高转运者往往溶质清除较好,但超滤困难,容易出现容量负荷过多,低转运者反之。对高转运者,可缩短留腹时间以保证超滤;对低转运者可适当增加透析剂量以增加溶质清除。

4. **透析充分性评估**　CAPD 每周尿素清除指数(Kt/V)≥1.7,每周肌酐清除率(Ccr)≥50L/1.73m²,且病人无毒素蓄积或容量潴留症状,营养状况良好为透析充分。

(三)**并发症**

1. **腹膜透析管功能不良**　如腹膜透析管移位、腹膜透析管堵塞等。可采用尿激酶溶栓、增加活动、使用轻泻剂等方法以保持大便通畅,如无效需手术复位或重新置管。

2. **感染**　腹膜透析相关感染包括腹膜透析相关性腹膜炎、腹膜透析导管出口处感染和隧道感染,是腹膜透析最常见的急性并发症,也是造成技术失败和病人死亡的主要原因之一。

腹膜透析相关腹膜炎的诊断标准为:①腹痛、腹透液浑浊,伴或不伴发热;②透出液白细胞计数>100/mm³,且中性粒细胞占 50% 以上;③透出液培养有病原微生物生长(3 项中符合 2 项或以上)。腹膜炎一旦诊断明确需立即抗感染治疗。经验抗生素选择需覆盖革兰氏阳性菌和阴性菌(如第一代头孢菌素或万古霉素联合氨基糖武类或第三代头孢菌素),腹腔内给药,及时根据药敏试验调整抗生素。

疗程至少2周,重症或特殊感染需3周或更长。如敏感抗生素治疗5天仍无改善者,需考虑拔除腹膜透析管。如真菌感染,需立即拔管。

腹膜透析导管出口处感染和隧道感染统称腹膜透析导管相关感染,表现为出口处出现脓性或血性分泌物,周围皮肤红斑、压痛或硬结,伴隧道感染时可有皮下隧道触痛。常见病原菌为金黄色葡萄球菌、表皮葡萄球菌、铜绿假单胞菌等,根据药敏试验使用抗生素,疗程2～3周。

3. 疝和腹膜透析液渗漏 由于大量腹膜透析液留置于腹腔,引起腹内压升高,造成病人腹壁薄弱区形成疝。切口疝最常见,其次是腹股沟疝、脐疝等。对形成疝的病人,应减少腹膜透析液留腹量,或改为夜间透析,同时手术修补。

腹膜透析液渗漏也与腹腔压力增高有关,腹膜透析液通过导管置入处渗入腹壁疏松组织,或通过鞘状突进入阴囊、阴茎,引起生殖器水肿;或自膈肌薄弱区进入胸膜腔,导致胸腹瘘,常需改换为血液透析,如胸腔积液不消退需手术修补。

【肾移植】 肾移植是将来自供体的肾脏通过手术植入受者体内,从而恢复肾脏功能。成功的肾移植可全面恢复肾脏功能,相比于透析病人生活质量最佳、维持治疗费用更低、存活率更高,已成为终末期肾病病人首选治疗方式。目前肾移植手术已较为成熟,对其相关内科问题的管理是影响长期存活率的关键。

(一)肾移植供、受者评估 肾移植可由尸体供肾或活体供肾,后者肾移植的近、远期效果(人/肾存活)均更好,原因有:供肾缺血时间短、等待移植时间短、移植时机可选择、亲属活体供肾易获得理想的组织配型、术后排斥反应发生率较小等。所有供肾,均需排除可能传播给受者的感染性疾病和恶性肿瘤,并详尽评估肾脏解剖和功能状态。

肾移植适用于各种原因导致的终末期肾病,但需术前全面评估受者状态,包括心肺功能、预期寿命,以及是否合并活动性感染(如病毒性肝炎、结核等)、新发或复发恶性肿瘤、活动性消化道溃疡、进展性代谢性疾病(如草酸盐沉积症)等情况。对其他脏器(如心、肺、肝、胰等)存在严重慢性功能障碍的病人可考虑行器官联合移植。

(二)免疫抑制治疗 肾移植受者需常规使用免疫抑制剂抑制排斥反应。排斥反应发生机制复杂,单一免疫抑制剂无法完全防止或抑制免疫应答的各个机制,因此不同作用位点的免疫抑制剂常常联合使用。作用互补,可有效抑制排斥反应;同时可避免单一药物大剂量使用而导致副反应增加。

肾移植免疫抑制治疗包括:①预防性用药,常采用以钙调磷酸酶抑制剂(环孢素或他克莫司)为主的二联或三联方案(联合小剂量糖皮质激素、吗替麦考酚酯、硫唑嘌呤、西罗莫司等)长期维持;贝拉西普已被批准用于肾移植排斥治疗,以防止钙调磷酸酶抑制剂的长期用药的毒性。②治疗或逆转排斥反应,常采用甲泼尼龙、抗胸腺细胞球蛋白(ATG)或抗淋巴细胞球蛋白(ALG)等冲击治疗。③诱导治疗,用于移植肾延迟复功、高危排斥、二次移植等病人,常采用ATG、抗CD25单克隆抗体等,继以环孢素或他克莫司为主的免疫抑制治疗。

(三)移植物排斥反应 是肾移植主要并发症,分为超急性、加速性、急性和慢性排斥反应。

1. 超急性排斥反应 由于术前受者体内存在针对供者的抗体。一般发生在移植肾血管开放后即刻或48小时内。病理表现肾小球毛细血管和微小动脉血栓形成,可致广泛肾皮质坏死。目前尚无有效治疗,可通过术前检测受者群体反应性抗体水平、供受者淋巴毒试验等进行预防。

2. 加速性排斥反应 机制未完全清楚,可能与受者体内存在针对供者抗体有关。常发生在移植术后24小时至7天内,表现为发热、高血压、血尿、移植肾肿胀伴压痛、肾功能快速减退。病理表现以肾小球和间质小动脉病变为主,免疫组化可有肾小管周毛细血管补体C4d沉积。治疗上需加强免疫抑制治疗(如ATG、ALG等),结合丙种球蛋白、血浆置换去除抗体,但效果较差。

3. 急性排斥反应(acute rejection,AR) 是最常见的排斥反应,一般发生于肾移植术后1～3个月内,但术后任何时期均有可能发生。表现为尿量减少、移植肾肿胀、肾功能减退等。病理可分为 T 细胞介导的 AR 与抗体介导的 AR,肾活检尤为必要,一旦诊断应及时加强免疫抑制治疗,如甲泼尼龙冲击治疗,T 细胞介导者可联合 ATG、ALG 等治疗,抗体介导者需联合丙种球蛋白、血浆置换去除抗体。

4. 慢性排斥反应　多发生在肾移植术后数月或数年,表现为肾功能进行性减退,常伴有蛋白尿、高血压等。发病机制上以体液免疫反应为主,受者体内存在抗供者特异性抗体。目前无特别有效的疗法,可适当增加免疫抑制强度,对症处理高血压等。如有抗供者特异性抗体,可考虑丙种球蛋白、血浆置换去除抗体。

(四) 预后　肾移植受者术后 1 年存活率 95% 以上,5 年存活率 80% 以上,而 10 年存活率达 60% 左右,远高于维持血液透析或腹膜透析病人。其主要死亡原因为心血管并发症、感染和肿瘤等。

(叶智明)

本章思维导图

推荐阅读

［1］GOLDMAN L, SCHAFER A I. Goldman-Cecil Medicine. 26th ed. Philadelphia：Elsevier, 2019.

［2］JOHNSON R J, FLOEGE J, TONELLI M. Comprehensive Clinical Nephrology. 7th ed. Missouri：Elsevier, 2023.

［3］SKORECKI K, CHERTOW G M, MARSDEN P A, et al. Brenner and Rector's The Kidney. 10th ed. Philadelphia：W. B. Saunders, 2016.

［4］王海燕, 赵明辉. 肾脏病学. 4 版. 北京：人民卫生出版社, 2021.

第六篇
血液系统疾病

第一章 总 论

血液病学（hematology）是以血液和造血组织为主要研究对象的医学科学的一个独立分支学科。血液系统主要由造血组织和血液组成。

【血液系统结构】

1. 造血组织与造血功能　造血组织是指生成血细胞的组织，包括骨髓、胸腺、淋巴结、肝、脾、胚胎及胎儿的造血组织。

不同时期的造血部位不同，可分为胚胎期、胎儿期及出生后三个阶段的造血期：即中胚叶造血期、肝脾造血期及骨髓造血期。卵黄囊是胚胎期最早出现的造血场所。卵黄囊退化后，由肝、脾代替其造血功能。胎儿第4~5个月起，肝、脾造血功能逐渐减退，骨髓、胸腺及淋巴结开始出现造血活动，出生后仍保持造血功能。青春期后胸腺逐渐萎缩，淋巴结生成淋巴细胞和浆细胞。骨髓成为出生后造血的主要器官，当骨髓没有储备力量时，一旦需要额外造血，即由骨髓以外的器官（如肝、脾）来参与造血，发生所谓髓外造血（extramedullary hematopoiesis）。

2. 血细胞生成与造血调节　现已公认各种血液细胞与免疫细胞均起源于共同的骨髓造血干细胞（hematopoietic stem cell，HSC），自我更新与多向分化是HSC的两大特征。血细胞的发育如图6-1-1所示。

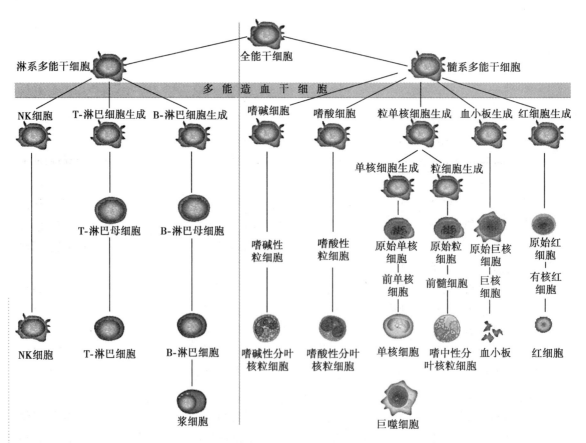

图 6-1-1　血细胞发育示意图

可以根据细胞表面抗原的特征来识别 HSC。多能 HSC 主要为 CD34$^+$ 的细胞群体,缺乏属于各系细胞特有的抗原(Lin 抗原)。随着造血干细胞的分化成熟,细胞表面 CD34 抗原的表达逐渐减少。髓系的祖细胞有 CD34、CD33 等抗原,淋巴系的祖细胞除了有 CD34 抗原,还有 CD38 和 HLA-DR 等抗原。目前研究发现 CD34$^+$ 细胞占骨髓有核细胞的 1%,在外周血中大约是 0.05%。

血细胞生成除需要 HSC 外,尚需正常造血微环境及正、负造血调控因子的存在。造血组织中的非造血细胞成分,包括微血管系统、神经成分、网状细胞、基质及其他结缔组织,统称为造血微环境。造血微环境可直接与造血细胞接触或释放某些因子,影响或诱导造血细胞的生成。

调控造血功能的体液因子,包括刺激各种祖细胞增殖的正调控因子,如促红细胞生成素(erythropoietin,EPO)、集落刺激因子(colony-stimulating factor,CSF)及白细胞介素 -3(IL-3)等,同时亦有各系的负调控因子,如肿瘤坏死因子 -α(TNF-α)及干扰素 -γ(IFN-γ)等,二者互相制约,维持体内造血功能的恒定。

【血液系统疾病的分类】　血液系统疾病指原发(如白血病)或主要累及血液和造血器官的疾病(如缺铁性贫血)。血液系统疾病分类如下。

1. **红细胞疾病**　如各类贫血和红细胞增多症等。

2. **粒细胞疾病**　如粒细胞缺乏症、中性粒细胞分叶功能不全(Pelger-Huët 畸形)、惰性白细胞综合征及类白血病反应等。

3. **单核细胞和巨噬细胞疾病**　如炎症性组织细胞增多症等。

4. **淋巴细胞和浆细胞疾病**　如各类淋巴瘤,急、慢性淋巴细胞白血病,噬血细胞性淋巴组织细胞增生症(hemophagocytic lymphohistiocytosis,HLH),多发性骨髓瘤等。

5. **造血干细胞疾病**　如再生障碍性贫血、阵发性睡眠性血红蛋白尿症、骨髓增生异常性肿瘤(MDS)、骨髓增殖性肿瘤(MPN)以及急性髓系白血病(AML)等。

6. **脾功能亢进**

7. **出血性及血栓性疾病**　如血管性紫癜、血小板减少性紫癜、凝血障碍性疾病、弥散性血管内凝血以及血栓性疾病等。

血液病学除了血液系统疾病外,还包括输血医学(transfusion medicine)及造血干细胞移植。

【血液系统疾病的诊断】　血液病具有许多与其他疾病不同的特点,这是由血液和造血组织本身的特点决定的。由于血液以液体形式存在,不停地在体内循环,灌注着每一个器官的微循环,因此血液病的表现多为全身性。同时由于血液是执行不同生理功能的血细胞和血浆成分的综合体,并且与造血组织共同构造一个完整的动态平衡系统,血液病的症状与体征多种多样,往往缺乏特异性;实验室检查在血液病诊断中占有突出地位;继发性血液学异常比原发性血液病更多见,几乎全身所有器官和组织的病变都可引起血象的改变,甚至有些还可引起严重或持久的血象异常,酷似原发性血液病。

(一)**病史采集**　血液病的常见症状有贫血,出血倾向,发热,肿块,肝、脾、淋巴结肿大,骨痛等。对每一个患者,应了解这些症状的有无及特点。还应询问有无药物、毒物或放射性物质接触史,营养及饮食习惯,手术史,月经史、孕产史及家族史等。

(二)**体格检查**　皮肤、黏膜颜色有无改变,有无黄疸、出血点及结节或斑块;舌乳头是否正常;胸骨有无压痛;浅表淋巴结、肝、脾有无肿大,腹部有无肿块等。

(三)**实验室检查**

1. 正确的血细胞计数、血红蛋白测定以及血涂片细胞形态学的详细观察是最基本的诊断方法,常可反映骨髓造血病理变化。

2. **网织红细胞计数**　反映骨髓红细胞的生成功能。

3. **骨髓检查及细胞化学染色**　包括骨髓穿刺液涂片及骨髓活检,对某些血液病(如白血病、骨髓瘤、骨髓纤维化等)有确诊价值,对某些血液病(如增生性贫血)有参考价值。细胞化学染色对急性白血病的鉴别诊断是必不可少的,如髓过氧化物酶、碱性磷酸酶、非特异性酯酶染色等。

4. **出血性疾病检查** 出血时间、凝血时间、凝血酶原时间、白陶土部分凝血活酶时间、纤维蛋白原定量测定为基本的检查。尚可做血块回缩试验、血小板聚集和黏附试验以了解血小板功能,亦有凝血因子检测以评估体内凝血因子活性。

5. **溶血性疾病检查** 常用的试验有游离血红蛋白测定、血浆结合珠蛋白测定、Rous 试验、尿隐血(血管内溶血);酸化血清溶血试验、蔗糖溶血试验(阵发性睡眠性血红蛋白尿症);红细胞渗透脆性试验(遗传性球形红细胞增多症);高铁血红蛋白还原试验(红细胞葡萄糖-6-磷酸脱氢酶缺乏);抗人球蛋白试验(自身免疫性溶血性贫血)等,以确定溶血原因。

6. **生化及免疫学检查** 如缺铁性贫血的铁代谢检查,自身免疫性血液疾病及淋巴系统疾病常伴有的免疫球蛋白的异常、细胞免疫功能的异常及抗血细胞抗体异常。应用特异性单克隆抗体进行的免疫学分型已成为急性白血病诊断标准之一。免疫组化是淋巴瘤诊断所必需的检查。

7. **细胞遗传学及分子生物学检查** 如染色体检查及基因诊断。

8. **造血细胞的培养与检测技术**

9. **影像学检查** 除超声、CT、MRI 等常用影像学检查方法,SPECT、正电子发射计算机断层成像(PET-CT)等技术能用于骨髓、淋巴、肝胆及其他髓外病变显像,为血液病的诊断提供很大帮助。

10. **放射性核素体外分析** 应用于红细胞寿命测定。

11. **组织病理学检查** 如淋巴结或浸润包块的活检、脾活检以及体液细胞学检查。淋巴结活检对诊断淋巴瘤,以及鉴别淋巴结瘤、淋巴结炎、转移癌有意义;脾活检主要用于脾显著增大的疾病;体液细胞学检查包括胸腔积液、腹水和脑脊液中的瘤细胞(或白血病细胞)的检查,对诊断、治疗和预后判断有价值。

血液病的实验室检查项目繁多,应综合分析,全面考虑,从中选择恰当的检查来达到确诊目的。

【血液系统疾病的治疗】

(一)一般治疗 包括饮食与营养,以及精神与心理治疗。

(二)去除病因 使患者脱离致病因素的作用。

(三)保持正常血液成分及功能

1. **补充造血所需营养** 巨幼细胞贫血时,补充叶酸和/或维生素 B_{12};缺铁性贫血时补充铁剂。

2. **刺激造血** 如慢性再生障碍性贫血时应用雄激素刺激造血;粒细胞减少时应用粒细胞集落刺激因子刺激中性粒细胞释放等。

3. **脾切除** 脾切除,即去除体内最大的单核巨噬细胞系统器官,减少血细胞的破坏与潴留,从而延长血细胞的寿命。脾切除对遗传性球形红细胞增多症所致的溶血性贫血有确切疗效。

4. **过继免疫治疗** 如给予干扰素,或在异基因造血干细胞移植后进行供者淋巴细胞输注(DLI)。

5. **成分输血及抗生素的使用** 严重贫血或失血时输注红细胞;血小板减少,有出血危险时补充血小板;白细胞减少,有感染时予以有效的抗感染药物治疗。

(四)去除异常血液成分和抑制异常功能

1. **化疗** 联合使用作用于不同细胞周期的化疗药物可杀灭病变细胞。

2. **放疗** 利用 γ 射线、X 射线等电离辐射杀灭白血病或淋巴瘤细胞。

3. **诱导分化** 我国科学家发现全反式维 A 酸(all-trans retinoic acid,ATRA)、三氧化二砷(arsenic trioxide,ATO)通过诱导分化,可加速异常早幼粒细胞的凋亡,或使其分化为正常成熟的粒细胞,是特异性去除白血病细胞的新途径。

4. **治疗性血液成分单采** 通过血细胞分离器选择性地去除血液中某一成分,可用于治疗 MPN、白血病等。血浆置换术可治疗巨球蛋白血症、某些自身免疫病、同种免疫性疾病及血栓性血小板减少性紫癜等。

5. **免疫抑制** 使用糖皮质激素、环孢素及抗淋巴/胸腺细胞球蛋白等,减少淋巴细胞数量,抑制其异常功能,以治疗自身免疫性溶血性贫血、再生障碍性贫血及异基因造血干细胞移植时发生的移植物抗宿主病等。

6. 抗凝及溶栓治疗　如弥散性血管内凝血时,为防止凝血因子进一步消耗,采用肝素抗凝。血小板过多时,为防止血小板异常聚集,可使用双嘧达莫等药物。一旦有血栓形成,可使用尿激酶等溶栓,以恢复血流通畅。

(五)靶向治疗　如应用酪氨酸激酶抑制剂治疗慢性髓系白血病(CML)。

(六)表观遗传学抑制　如组蛋白脱乙酰酶(HDAC)口服抑制剂西达本胺,用于治疗复发及难治性外周 T 细胞淋巴瘤;去甲基化药物地西他滨一线治疗老年 MDS 及 AML。

(七)造血干细胞移植(hematopoietic stem cell transplantation,HSCT)　通过预处理,去除异常的骨髓造血组织,然后植入健康的 HSC,重建造血与免疫系统,是一种可能根治血液系统恶性肿瘤和遗传性疾病等的综合性治疗方法。

(八)细胞免疫治疗　嵌合抗原受体 T 细胞(CAR-T)免疫治疗在急性淋巴细胞白血病(ALL)及非霍奇金淋巴瘤治疗中有显著作用。

【血液病学的进展与展望】　近 10 年来,血液学,特别是血液恶性肿瘤学,是当今世界医学研究中最引人注目的学科之一。从 18 世纪发现血细胞以来,近 300 年的基础与临床的结合使血液病的研究进入了崭新的纪元;自 19 世纪发现白血病以来,到 21 世纪儿童 ALL 和成人急性早幼粒细胞白血病(APL)治愈率已达到 75%;血液系统恶性肿瘤的诊断已从形态学发展到分子生物学、基因学的高水平阶段;治疗已从既往的化疗进展到诱导分化、靶基因治疗、HSCT 治疗、细胞免疫治疗,成为治疗恶性肿瘤的新典范。

未来血液病学的发展方向是探索新的治疗靶点,以及生物效应治疗、基因治疗等领域,血液学的发展必将带动其他医学领域的发展。

(胡　豫)

本章思维导图

第二章 | 贫血概述

贫血是指单位容积循环血液中血红蛋白（Hb）浓度、红细胞数量（RBC）及血细胞比容（HCT）低于本地区、相同年龄和性别人群的参考值下限的一种临床症状，是最常见的临床症状之一。临床上常以血红蛋白（Hb）浓度来代替。我国血液病学家认为在我国海平面地区，成年男性 Hb<120g/L，成年女性（非妊娠）Hb<110g/L，妊娠期女性 Hb<100g/L 即为贫血。

国外一般都以 1972 年 WHO 制定的诊断标准为基础，即在海平面地区，静脉 Hb 低于以下水平可诊断为贫血：6 个月到<6 岁儿童 110g/L，6～14 岁儿童 120g/L，成年男性 130g/L，成年女性（非妊娠）120g/L，妊娠期女性 110g/L。应注意，婴儿、儿童及妊娠期女性的 Hb 浓度较成人低，久居高原地区居民的 Hb 正常值较海平面居民为高。同时在妊娠、低蛋白血症、充血性心力衰竭、脾大及巨球蛋白血症时，血浆容量增加，此时即使红细胞数量是正常的，但因血液被稀释，Hb 浓度降低，容易被误诊为贫血；在脱水或失血等循环血容量减少时，由于血液浓缩，Hb 浓度增高，即使红细胞数量减少，有贫血也不容易表现出来，容易漏诊。因此，在判定有无贫血时，应考虑上述影响因素。

【分类】 基于不同的临床特点，贫血有不同的分类。如：按贫血进展速度分急、慢性贫血；按红细胞形态分大细胞性贫血、正常细胞性贫血和小细胞低色素性贫血（表 6-2-1）；按 Hb 浓度分轻度、中度、重度和极重度贫血（表 6-2-2）；按骨髓红系细胞增生情况分增生不良性贫血（如再生障碍性贫血）和增生性贫血（除再生障碍性贫血以外的贫血）等。虽然这些分类对辅助诊断和指导治疗有一定意义，但下列依据发病机制和/或病因的分类更能反映贫血的病理本质。

表 6-2-1 贫血的细胞学分类

类型	MCV/fl	MCHC/（g/L）	常见疾病
大细胞性贫血	>100	>360	伴网织红细胞大量增生的溶血性贫血、骨髓增生异常性肿瘤、肝疾病
正常细胞性贫血	80～100	320～360	再生障碍性贫血、纯红细胞再生障碍性贫血、溶血性贫血、骨髓病性贫血、急性失血性贫血
小细胞低色素性贫血	<80	<320	缺铁性贫血、铁粒幼细胞贫血、珠蛋白生成障碍性贫血

注：MCV，平均红细胞体积；MCHC，平均红细胞血红蛋白浓度。

表 6-2-2 贫血的严重程度划分标准

贫血严重程度	血红蛋白浓度/（g/L）
极重度	<30
重度	30～59
中度	60～90
轻度	>90

（一）红细胞生成减少性贫血 红细胞生成主要取决于三大因素：造血细胞、造血调节、造血原料。①造血细胞：包括多能造血干细胞、髓系干/祖细胞及各期红系细胞。②造血调节：包括细胞调节和因子调节。细胞调节如骨髓基质细胞、淋巴细胞的影响和造血细胞本身的凋亡（程序化死亡）；因子调节如干细胞因子（stem cell factor，SCF）、白细胞介素（IL）、粒细胞-巨噬细胞集落刺激因子

（GM-CSF）、粒细胞集落刺激因子（G-CSF）、促红细胞生成素（EPO）、血小板生成素（TPO）、转化生长因子（TGF）、TNF 和 IFN 等正负调控因子。③造血原料：是指造血细胞增殖、分化、代谢以及细胞构建必需的物质，如蛋白质、脂类、维生素（叶酸、维生素 B_{12} 等）、微量元素（如铁、铜、锌）等。这些因素中的任何一种发生异常都可能导致红细胞生成减少，进而发生贫血。

1. 造血干/祖细胞异常所致贫血

（1）再生障碍性贫血（aplastic anemia，AA）：AA 的发病与原发和继发的造血干/祖细胞缺陷有关，是一种骨髓造血功能衰竭性贫血。

（2）纯红细胞再生障碍（pure red cell aplasia，PRCA）：PRCA 是指骨髓红系细胞造血功能衰竭所致贫血，可分为先天性和后天性两类。先天性 PRCA 即 Diamond-Blackfan 综合征，为遗传所致；后天性 PRCA 包括原发性、继发性两亚型。20 世纪 70 代以来，有学者发现部分原发性 PRCA 患者血清中有自身 EPO 或幼红细胞抗体。继发性 PRCA 主要有药物相关型、感染相关型（细菌和病毒，如微小病毒 B19、肝炎病毒等）、自身免疫病相关型、淋巴细胞增殖性疾病相关型（如胸腺瘤、淋巴瘤、浆细胞病和淋巴细胞白血病等）、部分髓系恶性克隆性疾病相关型（如白血病前期）以及再障危象等。根据疾病进程和病人年龄，可将 PRCA 分为急性型、慢性幼儿型（先天性）和慢性成人型。

（3）先天性红细胞生成异常性贫血（congenital dyserythropoietic anemia，CDA）：CDA 是一类由遗传性红系干/祖细胞良性克隆异常所致的，以红系细胞无效造血和形态异常为特征的难治性贫血。根据遗传方式，该病可分为常染色体隐性遗传型和常染色体显性遗传型。

（4）造血系统恶性克隆性疾病：包括骨髓增生异常性肿瘤及各类造血系统肿瘤性疾病。这些疾病由于多能造血干细胞或髓系干/祖细胞发生了质的异常，高增生、低分化，甚至造血调节也受到影响，从而使正常成熟红细胞减少而发生贫血。

2. 造血调节异常所致贫血

（1）骨髓基质细胞受损所致贫血：骨髓坏死、骨髓纤维化、骨髓硬化症、石骨症、各种髓外肿瘤性疾病的骨髓转移以及各种感染或非感染性骨髓炎，均可因损伤骨髓基质细胞及造血微环境（也可损伤造血细胞）而影响血细胞生成，导致贫血。

（2）淋巴细胞功能亢进所致贫血：T 细胞功能亢进可通过细胞毒性 T 细胞直接杀伤（穿孔素），和/或 T 细胞因子介导造血细胞凋亡而使造血功能衰竭（如 AA）；B 细胞功能亢进可产生抗骨髓细胞自身抗体，进而破坏或抑制造血细胞导致造血功能衰竭（免疫相关性全血细胞减少）。

（3）造血调节因子水平异常所致贫血：肾功能不全、垂体或甲状腺功能减退、肝病等均可因 EPO 生成不足而导致贫血。肿瘤性疾病或某些病毒感染会诱导机体产生较多的 TNF、IFN、炎症因子等造血负调控子，故也会抑制造血，导致贫血。近年发现铁调素（hepcidin）是调节饮食中铁吸收和巨噬细胞中铁释放的主要激素，贫血和低氧时其分泌减少，促进红细胞对铁的利用，然而，感染和促炎性细胞因子诱导铁调素分泌，使血浆中游离铁浓度减低，导致铁利用障碍。慢性病贫血即属此类。

（4）造血细胞凋亡亢进所致贫血：有学者提出阵发性睡眠性血红蛋白尿症（PNH）有"双重发病机制"：一为 PIGA 基因突变，PNH 克隆细胞获得内在抗凋亡特性，异常造血干细胞克隆扩增；二为 T 细胞介导的正常造血细胞凋亡。AA 的髓系造血功能衰竭主要是凋亡所致。

3. 造血原料不足或利用障碍所致贫血

（1）叶酸或维生素 B_{12} 缺乏或利用障碍所致贫血：由于各种生理或病理因素导致机体叶酸或维生素 B_{12} 绝对或相对缺乏或利用障碍所引起的巨幼细胞贫血，是临床上常见的贫血之一。

（2）缺铁和铁利用障碍性贫血：这是临床上最常见的贫血。缺铁和铁利用障碍影响血红素合成，故有学者称该类贫血为血红素合成异常性贫血。该类贫血的红细胞形态变小，中央淡染区扩大，属于小细胞低色素性贫血。

（二）红细胞破坏过多性贫血　即溶血性贫血（HA）。

（三）失血性贫血　失血性贫血根据失血速度分急性和慢性，根据失血量分轻、中、重度，根据失血的病因分出、凝血性疾病(如免疫性血小板减少症、血友病和严重肝病等)和非出、凝血性疾病(如外伤、肿瘤、结核、支气管扩张、消化性溃疡、肝病、痔、泌尿生殖系统疾病等)。慢性失血性贫血往往合并缺铁性贫血。

【临床表现】 贫血最常见的全身症状为乏力,临床表现与5个因素有关:贫血的病因(包括引起贫血的相关疾病),贫血导致血液携氧能力下降的程度,贫血时血容量下降的程度,发生贫血的速度和血液、循环、呼吸等系统对贫血的代偿和耐受能力。贫血的主要临床表现如下。

1. **神经系统** 头痛、眩晕、萎靡、晕厥、失眠、多梦、耳鸣、眼花、记忆力减退、注意力不集中是贫血常见的症状。其中有些是贫血导致脑组织缺氧所致,有些是急性失血性贫血引起血容量不足或血压降低所致,有些是严重的溶血引起高胆红素血症或高游离血红蛋白血症所致,有些是引起贫血的原发病(如白血病中枢神经系统浸润)所致,甚至可能是贫血并发颅内或眼底出血(如再生障碍性贫血)所致。肢端麻木可由贫血并发的末梢神经炎所致,特别多见于维生素 B_{12} 缺乏性巨幼细胞贫血。小儿患缺铁性贫血时可哭闹不安、躁动甚至影响智力发育。

2. **皮肤黏膜** 苍白是贫血时皮肤、黏膜的主要表现,其机制主要是贫血通过神经体液调节引起有效血容量重新分布,为保障重要脏器(如脑、心、肾、肝、肺等)供血,相对次要器官和结构(如皮肤、黏膜)则供血减少;另外,由于单位容积血液内红细胞和 Hb 含量减少,也会引起皮肤、黏膜颜色变淡。粗糙、缺少光泽甚至形成溃疡是贫血时皮肤、黏膜的另一类表现,这除了与贫血导致皮肤、黏膜供血减少和营养不足有关,还可能与贫血的原发病(如叶酸、维生素 B_{12} 缺乏,缺铁以及自身免疫等)有关。溶血性贫血(特别是血管外溶血性贫血)可引起皮肤、黏膜黄染,某些造血系统肿瘤性疾病引起的贫血可并发皮肤损害(如绿色瘤等)。

3. **呼吸系统** 轻度贫血,由于机体有一定的代偿和适应能力,平静时呼吸次数可能不增加;活动后机体处于低氧和二氧化碳分压升高的状态,刺激呼吸中枢,进而引起呼吸加快、加深。重度贫血时,即使平静状态也可能气短甚至端坐呼吸。另外,贫血的并发症和引起贫血的原发病也可能影响呼吸系统,如再生障碍性贫血合并呼吸道感染、白血病性贫血引起呼吸系统浸润、红斑狼疮性贫血并发"狼疮肺"、长期反复输血导致"含铁血黄素肺"等,均可引起相应的肺部症状、体征和 X 线表现。

4. **循环系统** 急性失血性贫血时循环系统的主要表现是对低血容量的反应,如外周血管的收缩、心率的加快、主观感觉的心悸等。非失血性贫血由于血容量不低,故循环系统的主要表现是心脏对组织缺氧的反应:轻度贫血时,安静状态下可无明显表现,仅活动后有心悸、心率加快;中、重度贫血时,无论何种状态均可出现心悸和心率加快,且贫血愈重,活动量愈大,心脏负荷愈重,症状愈明显;长期贫血,心脏超负荷工作且供血不足,会导致贫血性心脏病,此时不仅有心率变化,还可有心律失常、心脏结构异常,甚至心功能不全。多次输血导致的"血色病",也会引起心功能不全和心率、心律的改变。某些引起贫血的原发病累及心脏和血管,也会出现相应的改变。

5. **消化系统** 凡是能引起贫血的消化系统疾病,在贫血前或贫血同时可有原发病的表现。某些消化系统以外的疾病可引起贫血,也可同时累及消化系统。贫血本身可影响消化系统,出现功能甚至结构的改变,如消化腺分泌减少甚至腺体萎缩,进而导致消化功能减低、消化不良,出现腹部胀满、食欲减低、排便规律和粪便性状的改变等。长期慢性溶血可合并胆道结石和/或炎症。缺铁性贫血可有吞咽异物感。钩虫病引起的缺铁性贫血可合并异食癖。巨幼细胞贫血或恶性贫血可引起舌炎、舌乳头萎缩、牛肉舌、镜面舌等。

6. **泌尿系统** 肾性贫血在贫血前和贫血同时有原发肾疾病的临床表现。血管外溶血出现胆红素尿和高尿胆原尿;血管内溶血出现游离血红蛋白和含铁血黄素尿,重者甚至可发生游离血红蛋白堵塞肾小管,进而引起少尿、无尿、急性肾衰竭。急性重度失血性贫血可因血容量不足而致肾血流量减少,进而引起少尿甚至无尿,持续时间过长可致肾功能不全。

7. **内分泌系统** 孕妇分娩时,因大出血发生贫血,可导致垂体缺血坏死而发生希恩综合征。长

NOTES

期贫血会影响甲状腺、性腺、肾上腺、胰腺的功能,会改变 EPO 和胃肠激素的分泌。某些自身免疫病不仅可影响造血系统,还可同时累及一个甚至数个内分泌器官,导致激素分泌异常。

8. **生殖系统**　对男性,长期贫血会使睾丸的生精细胞缺血、坏死,进而影响睾酮的分泌,减弱男性特征;对女性,贫血除影响女性激素的分泌,还可因合并凝血因子及血小板量或质的异常而导致月经过多。

9. **免疫系统**　所有继发于免疫系统疾病的贫血,均有原发免疫系统疾病的临床表现。贫血本身也会引起免疫系统的改变,如红细胞减少会降低红细胞在抵御病原微生物感染过程中的调理素作用,红细胞膜上补体受体 1(CR1)的减少会影响机体的非特异性免疫功能。贫血患者反复输血会影响 T 细胞亚群。某些治疗贫血的药物能改变患者的免疫功能。

10. **血液系统**　外周血的改变主要表现在血细胞量、形态和生化成分上,某些情况下还可合并血浆或血清成分的异常。血细胞量的改变首先是红细胞减少,相应的 Hb、血细胞比容减低以及网织红细胞量的改变,其次是有时合并白细胞或血小板量的异常(包括白细胞分类的异常)。血细胞形态的改变包括大、小、正细胞性贫血,以及异形红细胞、异形白细胞和血小板。红细胞生化成分的异常有两方面:一是红细胞内合成较多 2,3-二磷酸甘油酸(2,3-DPG),以降低 Hb 对氧的亲和力,使氧解离曲线右移,组织获得更多的氧;二是因贫血种类不同而异的改变,如红细胞膜、酶、Hb 的异常以及某些贫血时并发的白细胞和血小板质的改变。血浆或血清成分的改变多见于浆细胞病性贫血(M 蛋白增多及钙、磷水平变化等)、溶血性贫血(游离 Hb 增高、结合珠蛋白降低、血钾增高、间接或结合胆红素增高等)、合并弥散性血管内凝血的贫血(血浆各类凝血因子、纤溶成分均发生异常)、肝病性贫血和肾性贫血(低蛋白血症和代谢产物累积)等。造血器官的改变主要在骨髓,不同类型的贫血,骨髓有核细胞的多寡(即增生度)不同;不同病因或不同发病机制的贫血,其骨髓粒、红、单核、巨核、淋巴细胞系各阶段的形态、比例、位置、超微结构、组化反应、抗原表达、染色体核型、癌基因重排、过度表达以及体外干/祖细胞集落培养等情况可能千差万别;造血系统肿瘤性疾病所致的贫血可能还会合并肝、脾、淋巴结肿大;溶血性贫血可能合并肝或脾大;骨髓纤维化和脾功能亢进性贫血合并脾大。

【诊断】　应详细询问现病史、既往史、家族史、营养史、月经史、生育史及危险因素暴露史等。从现病史了解贫血发生的时间、速度、程度、并发症、可能诱因、干预治疗的反应等。既往史可提供贫血的原发病线索。家族史提供发生贫血的遗传背景。营养史、月经史和生育史对铁、叶酸或维生素 B$_{12}$ 等造血原料缺乏所致的贫血、失血性贫血有辅助诊断价值。危险因素(射线、化学毒物或药物、疫区或病原微生物等)暴露史对造血组织受损和感染相关性贫血的诊断至关重要。

全面体检有助于了解:①贫血对各系统的影响:皮肤、黏膜苍白程度,心率或心律改变,呼吸姿势或频率异常等;②贫血的伴随表现:溶血(如皮肤、黏膜、巩膜黄染,胆道炎症体征,肝大或脾大等)、出血(如皮肤、黏膜紫癜或瘀斑,眼底、中枢神经系统、泌尿生殖道或消化道出血体征等)、浸润(如皮肤绿色瘤、皮下肿物、淋巴结肿大、肝大或脾大等)、感染(如发热及全身反应、感染灶体征等)、营养不良(如皮肤、黏膜或毛发干燥,黏膜溃疡,舌乳头萎缩,匙状甲或神经系统深感觉障碍等)、自身免疫反应(如皮肤、黏膜损害,关节损害)等。

贫血的实验室检查分为血常规、骨髓和贫血发病机制检查。

1. **血常规检查**　血常规检查可以确定有无贫血,贫血是否伴白细胞或血小板数量的变化。红细胞参数(MCV、MCH 及 MCHC)反映红细胞大小及 Hb 改变,为明确贫血的病理机制提供相关线索。Hb 测定为贫血严重程度的判定提供依据。网织红细胞计数间接反映骨髓红系细胞增生(或对贫血的代偿)情况。外周血涂片可观察红细胞、白细胞、血小板数量或形态改变,有否疟原虫和异常细胞等。

2. **骨髓检查**　包括骨髓细胞涂片分类和骨髓活检。涂片分类反映骨髓细胞的增生程度、细胞成分、比例和形态变化。活检反映骨髓造血组织的结构、增生程度、细胞成分和形态变化。骨髓检查可提示贫血时造血功能是否正常及造血组织是否出现肿瘤性改变,是否有坏死、纤维化或大理石变,是否增生减低。与血常规结果矛盾时,应做多部位骨髓检查。

3. **贫血的发病机制检查**　包括缺铁性贫血的铁代谢及引起缺铁的原发病检查;巨幼细胞贫血的

血清叶酸和维生素 B_{12} 水平测定,以及导致此类造血原料缺乏的原发病检查;失血性贫血的原发病检查;溶血性贫血的红细胞寿命检测(CO 呼气试验),以及红细胞膜、酶、珠蛋白、血红素、自身抗体、同种抗体或 PNH 克隆等检查;骨髓造血功能衰竭性贫血的造血干细胞异常(如染色体、抗原表达、细胞周期、功能、基因等)、T 细胞调控(T 细胞亚群及其分泌的因子)、B 细胞调控(骨髓细胞自身抗体)检查,以及造血系统肿瘤性疾病和其他系统继发贫血的原发病检查。

分析从采集病史、体格检查和实验室检查获得的有关贫血的临床资料,通常可以查明贫血的发病机制或病因,作出贫血的疾病诊断。

【治疗】 贫血性疾病的治疗分"对症"和"对因"两类。

1. 对症治疗 目的是减轻重度血细胞减少对患者的致命影响,为对因治疗发挥作用赢得时间。具体内容包括:重度贫血患者、老年人或合并心肺功能不全的贫血患者应输红细胞,纠正贫血,改善体内缺氧状态;急性大量失血患者应及时输全血或输红细胞及血浆,迅速恢复血容量并纠正贫血;对贫血合并出血者,应根据出血机制的不同采取不同的止血治疗(如重度血小板减少应输注血小板);对贫血合并感染者,应酌情给予抗感染治疗;对贫血合并其他脏器功能不全者,应根据脏器的不同及功能不全的程度而给予不同的支持治疗;先天性溶血性贫血多次输血并发血色病者应给予祛铁治疗。

2. 对因治疗 实乃针对贫血发病机制的治疗。如缺铁性贫血补铁及治疗导致缺铁的原发病;巨幼细胞贫血补充叶酸或维生素 B_{12};溶血性贫血应用糖皮质激素或脾切除;遗传性球形红细胞增多症脾切除有肯定疗效;造血干细胞质异常性贫血采用造血干细胞移植;AA 采用抗淋巴/胸腺细胞球蛋白、环孢素及造血正调控因子(如雄激素、G-CSF、GM-CSF 或 EPO 等);慢性病贫血及肾性贫血采用EPO;肿瘤性贫血采用化疗或放疗;免疫相关性贫血采用免疫抑制剂;各类继发性贫血治疗原发病等。

(付 蓉)

本章思维导图

第三章 | 缺铁性贫血

缺铁性贫血（iron deficiency anemia，IDA）是指机体内贮存铁耗尽（iron depletion，ID），缺铁性红细胞生成（iron deficiency erythropoiesis，IDE）不足导致的贫血。铁缺乏症可分为三个阶段：ID、IDE和IDA。IDA表现为缺铁引起的小细胞低色素性贫血及其他异常。

根据病因可将其分为铁摄入不足（婴幼儿辅食添加不足、青少年偏食等）、需求量增加（孕妇）、吸收不良（胃肠道疾病）、转运障碍（无转铁蛋白血症、肝病、慢性炎症）、丢失过多（妇女月经量增多、痔出血等各种失血）及利用障碍（铁粒幼细胞贫血、铅中毒、慢性病贫血）等类型。

【流行病学】 IDA是最常见的贫血。WHO估计，全球约1/4的人口患有贫血，主要集中于学龄前儿童和女性，大多数贫血由铁缺乏引起。2016年全球有超过1.2亿IDA患者。IDA在发展中国家、经济不发达地区、婴幼儿、育龄妇女中的发病率明显增高。上海地区人群调查显示：铁缺乏症的年发病率在6个月～2岁婴幼儿为75.0%～82.5%、妊娠3个月以上妇女为66.7%、育龄妇女为43.3%、10～17岁青少年为13.2%；以上人群IDA患病率分别为33.8%～45.7%、19.3%、11.4%和9.8%。

【铁代谢】 人体内铁分两部分：其一为功能状态铁，包括血红蛋白铁（占体内铁的67%）、肌红蛋白铁（占体内铁15%）、转铁蛋白铁（3～4mg）、乳铁蛋白、酶和辅因子结合的铁；其二为贮存铁（男性1 000mg，女性300～400mg），包括铁蛋白和含铁血黄素。铁总量在正常成年男性为50～55mg/kg，女性35～40mg/kg。正常人每天造血需20～25mg铁，主要来自衰老破坏的红细胞。正常人维持体内铁平衡需每天从食物中摄铁1～1.5mg，妊娠期、哺乳期妇女每天需2～4mg。动物食品铁吸收率高（可达20%），植物食品铁吸收率低（1%～7%）。铁吸收部位主要在十二指肠及空肠上段。食物铁状态（三价、二价铁）、胃肠功能（酸碱度等）、体内铁贮量、骨髓造血状态及某些药物（如维生素C）均会影响铁吸收。吸收入血的二价铁经铜蓝蛋白氧化成三价铁，与转铁蛋白结合后转运到组织或通过幼红细胞膜转铁蛋白受体胞饮入细胞内，再与转铁蛋白分离并还原成二价铁，参与形成血红蛋白。最新的研究发现，肝分泌的铁调素是食物铁自肠道吸收和铁从巨噬细胞释放的主要负调控因子。铁调素的表达受机体铁状况、各种致炎因子、细菌、内毒素（脂多糖）和细胞因子等各种因素调节。多余的铁以铁蛋白和含铁血黄素形式贮存于肝、脾、骨髓等器官的单核巨噬细胞系统，待铁需要增加时动用。人体每天排铁不超过1mg，主要通过肠黏膜脱落细胞随粪便排出，少量通过尿、汗液排出，哺乳期妇女还通过乳汁排出。

【病因和发病机制】

（一）病因

1. 需铁量增加而铁摄入不足 多见于婴幼儿、青少年、妊娠和哺乳期妇女。婴幼儿需铁量较大，若不补充蛋类、肉类等富含铁的辅食，易造成缺铁。青少年偏食易缺铁。女性月经过多、妊娠或哺乳，需铁量增加，若不补充富含铁食物，易造成IDA。

2. 铁吸收障碍 常见于胃大部切除术后，胃酸分泌不足且食物快速进入空肠，绕过铁的主要吸收部位（十二指肠），使铁吸收减少。此外，多种原因造成的胃肠道功能紊乱，如长期不明原因腹泻、慢性肠炎、克罗恩病等均可因铁吸收障碍而发生IDA。

3. 铁丢失过多 长期慢性铁丢失而得不到纠正可造成IDA，如慢性胃肠道失血（包括痔、胃十二指肠溃疡、食管裂孔疝、消化道息肉、胃肠道肿瘤、寄生虫感染、食管胃底静脉曲张破裂等）、月经过多（如宫内放置节育器、子宫肌瘤及月经失调等妇科异常）、咯血和肺泡出血（如肺含铁血黄素沉着症、肺出血肾炎综合征、肺结核、支气管扩张、肺癌等)、血红蛋白尿(如阵发性睡眠性血红蛋白尿症、冷抗体型自身免疫性溶血、人工心脏瓣膜、行军性血红蛋白尿等)及其他(如遗传性出血性毛细血管扩张症、慢性肾衰竭行血液透析、多次献血等)。

(二)发病机制

1. 缺铁对铁代谢的影响 当体内贮存铁减少到不足以补偿功能状态下的铁时,铁代谢指标发生异常:贮存铁指标(铁蛋白、含铁血黄素)减低、血清铁和转铁蛋白饱和度减低、总铁结合力和未结合铁的转铁蛋白升高。转铁蛋白受体表达于红系造血细胞膜表面,其表达量与红细胞内 Hb 合成所需的铁的代谢密切相关,当红细胞内铁缺乏时,转铁蛋白受体脱落进入血液,成为血清可溶性转铁蛋白受体(sTfR)。

2. 缺铁对造血系统的影响 红细胞内缺铁,血红素合成障碍,大量原卟啉不能与铁结合成为血红素,以红细胞游离原卟啉(FEP)的形式积累在红细胞内或与锌原子结合成为锌原卟啉(ZPP),血红蛋白生成减少,红细胞胞质少、体积小,发生小细胞低色素性贫血;严重时粒细胞、血小板的生成也受影响。

3. 缺铁对组织细胞代谢的影响 组织缺铁,细胞中含铁酶和铁依赖酶的活性降低,进而影响患者的精神、行为、体力、免疫功能及患儿的生长发育和智力;缺铁可引起黏膜组织病变和外胚叶组织营养障碍。

【临床表现】

1. 缺铁原发病表现 如消化性溃疡、肿瘤或痔导致的黑便、血便或腹部不适,肠道寄生虫感染导致的腹痛或大便性状改变,妇女月经过多,肿瘤性疾病导致的消瘦,血管内溶血的血红蛋白尿等。

2. 贫血表现 常见症状为乏力、易疲倦、头晕、头痛、眼花、耳鸣、心悸、气短、食欲缺乏等;有皮肤、黏膜苍白、心率增快。

3. 组织缺铁表现 精神行为异常,如烦躁、易怒、注意力不集中、异食癖;体力、耐力下降;易感染;儿童生长发育迟缓、智力低下;口腔炎、舌炎、舌乳头萎缩、口角皲裂、吞咽困难;毛发干枯、脱落;皮肤干燥、皱缩;指/趾甲缺乏光泽、脆薄易裂,重者指/趾甲变平,甚至下凹呈勺状(匙状甲)。

【实验室检查】

1. 血象 呈小细胞低色素性贫血。平均红细胞体积(MCV)低于 80fl,平均红细胞血红蛋白含量(MCH)小于 27pg,平均红细胞血红蛋白浓度(MCHC)小于 320g/L。血涂片中可见红细胞体积小、中央淡染区扩大。网织红细胞计数多正常或轻度增高。白细胞和血小板计数可正常或减低,也有部分患者血小板计数升高。

2. 骨髓象 增生活跃或明显活跃;以红系细胞增生为主,粒系、巨核系细胞无明显异常;红系细胞中以中、晚幼红细胞为主,其体积小、核染色质致密、胞质少、边缘不整齐,有血红蛋白形成不良的表现,即所谓的"核老浆幼"现象。

3. 铁代谢 血清铁低于 8.95μmol/L,总铁结合力升高,大于 64.44μmol/L;转铁蛋白饱和度降低,小于 15%,sTfR 浓度超过 8mg/L。血清铁蛋白低于 12μg/L。骨髓涂片与亚铁氰化钾作用(普鲁士蓝染色)后,在骨髓小粒中无深蓝色的含铁血黄素颗粒;在幼红细胞内铁小粒减少或消失,铁粒幼细胞少于 15%。

4. 红细胞内卟啉代谢 FEP>0.9μmol/L(全血),ZPP>0.96μmol/L(全血),FEP/Hb>4.5μg/g Hb。

5. 血清转铁蛋白受体测定 血清可溶性转铁蛋白受体(sTfR)测定是迄今反映缺铁性红细胞生成的最佳指标,一般 sTfR 浓度>26.5nmol/L(2.25μg/ml)可诊断缺铁。

【诊断与鉴别诊断】

(一)诊断

1. ID ①血清铁蛋白<12μg/L;②骨髓铁染色显示骨髓小粒可染铁消失,铁粒幼细胞少于 15%;③血红蛋白及血清铁等指标尚正常。

2. IDE　①ID 的①+②;②转铁蛋白饱和度<15%;③FEP/Hb>4.5μg/g Hb;④血红蛋白尚正常。

3. IDA　①IDE 的①+②+③;②小细胞低色素性贫血:男性 Hb<120g/L,女性 Hb<110g/L,孕妇 Hb<100g/L;MCV<80fl,MCH<27pg,MCHC<320g/L。

4. 病因诊断　只有明确病因,IDA 才可能根治;有时缺铁的病因比贫血本身更为严重。如胃肠道恶性肿瘤伴慢性失血,或胃癌术后残胃癌所致的 IDA,应多次检查粪便隐血,必要时做胃肠道 X 线或内镜检查;月经过多的妇女应检查有无妇科疾病。

(二) **鉴别诊断**　应与下列小细胞性贫血鉴别。

1. **铁粒幼细胞贫血**　遗传或不明原因导致的红细胞铁利用障碍性贫血。表现为小细胞性贫血,但血清铁蛋白浓度增高、骨髓小粒含铁血黄素颗粒增多、铁粒幼细胞增多,并出现环形铁粒幼细胞。血清铁和转铁蛋白饱和度增高,总铁结合力不低。

2. **珠蛋白生成障碍性贫血**　常见为地中海贫血,有家族史,有溶血表现。血涂片中可见多量靶形红细胞,并有珠蛋白肽链合成数量异常的证据,如胎儿血红蛋白或血红蛋白 A_2 增高,出现血红蛋白 H 包涵体等。血清铁蛋白、骨髓可染铁、血清铁和转铁蛋白饱和度不低且常增高。

3. **慢性病贫血**　慢性炎症、感染或肿瘤等引起的铁代谢异常性贫血。贫血为小细胞性。贮存铁(血清铁蛋白和骨髓小粒含铁血黄素)增多。血清铁、转铁蛋白饱和度、总铁结合力减低。

4. **转铁蛋白缺乏症**　系常染色体隐性遗传所致(先天性)或严重肝病、肿瘤继发(获得性)。表现为小细胞低色素性贫血。血清铁、总铁结合力、血清铁蛋白及骨髓含铁血黄素均明显降低。先天性者幼儿时发病,伴发育不良和多脏器功能受累。获得性者有原发病的表现。

【治疗】　治疗 IDA 的原则是:根除病因;补足贮存铁。

1. **病因治疗**　积极寻找 ID/IDA 的病因,如青少年、育龄期女性、妊娠期女性和哺乳期女性等由于铁摄入不足引起的 IDA,应改善饮食,补充含铁丰富且易吸收的食物,如瘦肉、动物肝脏等;育龄期女性可以预防性补充铁剂,每日或隔日补充元素铁;月经过多引起的 IDA 应该寻找月经量过多的原因;寄生虫感染患者应进行驱虫治疗;恶性肿瘤患者应进行手术或放、化疗;消化性溃疡患者应进行抑酸护胃治疗等。

2. **补铁治疗**　治疗性铁剂有无机铁和有机铁两类。无机铁以硫酸亚铁为代表,有机铁则包括右旋糖酐铁、葡萄糖酸亚铁、山梨醇铁、富马酸亚铁、琥珀酸亚铁和多糖铁复合物等。无机铁剂的不良反应较有机铁剂明显。首选口服铁剂。如硫酸亚铁 0.3g,每日 3 次;或右旋糖酐铁 50mg,每日 2~3 次。餐后服用胃肠道反应小且易耐受。应注意,进食谷类、乳类和茶等会抑制铁剂的吸收,鱼、肉类、维生素 C 可加强铁剂的吸收。口服铁剂有效的表现先是外周血网织红细胞增多,高峰在开始服药后 5~10 天,2 周后血红蛋白浓度上升,一般 2 个月左右恢复正常。铁剂治疗应在血红蛋白恢复正常后至少持续 4~6 个月,待铁蛋白正常后停药。若口服铁剂不能耐受或胃肠道正常解剖部位发生改变而影响铁的吸收,可用铁剂肌内注射或静脉注射。右旋糖酐铁是最常用的注射铁剂,首次给药须用 0.5ml 作为试验剂量,1 小时后无过敏反应可给足量治疗,注射用铁的总需量按公式计算:(须达到的血红蛋白浓度−患者的血红蛋白浓度)(g/L)×0.33× 患者体重(kg)。

【预后】　单纯营养不足者,易恢复正常。继发于其他疾病者,取决于原发病能否根治。

【预防】　重点放在婴幼儿、青少年和妇女的营养保健。对婴幼儿应及早添加富含铁的食品,如蛋类、肝等;对青少年应纠正偏食,定期查、治寄生虫感染;对妊娠期、哺乳期妇女可补充铁剂;对月经期妇女应防治月经过多。做好肿瘤性疾病和慢性出血性疾病的人群防治。

(付 蓉)

本章思维导图

第四章 | 巨幼细胞贫血

　　巨幼细胞贫血（megaloblastic anemia，MA）是由脱氧核糖核酸（DNA）合成障碍所引起的一组贫血，主要是体内缺乏叶酸和/或维生素 B_{12}，亦可因遗传或药物因素等导致的获得性 DNA 合成障碍引起。本病的特点是呈大细胞性贫血，骨髓内出现巨幼红细胞、粒细胞及巨核细胞系列。此类贫血的幼红细胞 DNA 合成障碍，故又有学者称之为幼红细胞增殖异常性贫血。

　　根据缺乏物质的种类，该病可分为单纯叶酸缺乏性贫血、单纯维生素 B_{12} 缺乏性贫血及叶酸和维生素 B_{12} 同时缺乏性贫血。根据病因可分为：①摄入不足：叶酸或维生素 B_{12} 摄入不足；②吸收不良：胃肠道疾病、药物干扰和内因子抗体形成（恶性贫血）；③代谢异常：肝病、某些抗肿瘤药物的影响；④需要增加：哺乳期、妊娠期女性；⑤利用障碍：嘌呤、嘧啶自身合成异常或化疗药物影响等。

　　【流行病学】 巨幼细胞贫血具有地区性，我国以山西和陕西等地较多见，患病率可达 5.3%；恶性贫血在我国则相对少见。

　　【病因和发病机制】

（一）叶酸代谢及缺乏的原因

　　1. 叶酸代谢和生理作用 叶酸由蝶啶、对氨基苯甲酸及 L-谷氨酸组成，属 B 族维生素，富含于新鲜水果、蔬菜、肉类食品中。食物中的叶酸经长时间烹煮，可损失 50%～90%。叶酸主要在十二指肠及近端空肠吸收。每日需从食物中摄入叶酸 $200\mu g$。食物中多聚谷氨酸型叶酸经肠黏膜细胞产生的解聚酶作用，转变为单谷氨酸或双谷氨酸型叶酸后进入小肠黏膜上皮细胞，再经叶酸还原酶催化及还原型烟酰胺腺嘌呤二核苷酸磷酸（NADPH）作用还原为二氢叶酸（FH_2）和四氢叶酸（FH_4），后者再转变为有生理活性的 N^5-甲基四氢叶酸（N^5-FH_4），经门静脉入肝。其中一部分 N^5-FH_4 经胆汁排泄到小肠后重新吸收，即叶酸的肠肝循环。血浆中 N^5-FH_4 与白蛋白结合后转运到组织细胞（经叶酸受体）。在细胞内，经维生素 B_{12} 依赖性甲硫氨酸合成酶的作用，N^5-FH_4 转变为 FH_4，一方面为 DNA 合成提供一碳基团如甲基（—CH_3）、亚甲基（—CH_2—）和甲酰基（—CH=O）等；另一方面，FH_4 经多聚谷氨酸叶酸合成酶的作用再转变为多聚谷氨酸型叶酸，并成为细胞内辅酶。人体内叶酸储存量为 5～20mg，近 1/2 在肝脏。叶酸主要经尿和粪便排出体外，每日排出 2～$5\mu g$。

　　2. 叶酸缺乏的原因 ①摄入减少：主要原因是食物加工不当，如烹调时间过长或温度过高，破坏大量叶酸；其次是偏食，食物中蔬菜、肉、蛋类减少。②需要量增加：妊娠期妇女每天叶酸的需要量是400～$600\mu g$，生长发育的儿童及青少年以及慢性反复溶血、白血病、肿瘤、甲状腺功能亢进及长期慢性肾衰竭用血液透析治疗的患者，叶酸的需要量都会增加，如补充不足就可导致叶酸缺乏。③吸收障碍：腹泻、小肠炎症、肿瘤、手术，以及某些药物（抗癫痫药物、柳氮磺吡啶、乙醇等）影响叶酸的吸收。④利用障碍：抗核苷酸合成药物如甲氨蝶呤、甲氧苄啶、氨苯蝶啶、氨基蝶呤和乙胺嘧啶等均可干扰叶酸的利用；一些先天性酶缺陷（甲基 FH_4 转移酶、N^5，N^{10}-亚甲基 FH_4 还原酶、FH_2 还原酶和亚氨甲基转移酶）可影响叶酸的利用。⑤叶酸排出增加：血液透析、酗酒可增加叶酸排出。

（二）维生素 B_{12} 代谢及缺乏的原因

　　1. 维生素 B_{12} 代谢和生理作用 维生素 B_{12} 在人体内以甲基钴胺素形式存在于血浆，以 5-脱氧腺苷钴胺素形式存于肝及其他组织。正常人每日需维生素 B_{12} $1\mu g$，主要来源于动物肝、肾、肉、鱼、蛋及乳品类等食品。食物中的维生素 B_{12} 与蛋白结合，经胃酸和胃蛋白酶消化，与蛋白分离，再与胃黏膜壁细胞合成的 R 蛋白结合成 R-维生素 B_{12} 复合物（R-B_{12}）。R-B_{12} 进入十二指肠，经胰蛋白酶作用，

R 蛋白被降解。两分子维生素 B_{12} 又与同样来自胃黏膜上皮细胞的内因子(intrinsic factor,IF)结合形成 IF-B_{12} 复合物。IF 保护维生素 B_{12} 不受胃肠道分泌液破坏,到达回肠末端与该处肠黏膜上皮细胞刷状缘的 IF-B_{12} 受体结合并进入肠上皮细胞,继而经门静脉入肝。人体内维生素 B_{12} 的储存量约为 $2\sim5mg$,其中 $50\%\sim90\%$ 在肝。维生素 B_{12} 主要经粪便、尿排出体外。

2. **维生素 B_{12} 缺乏的原因**

(1)摄入减少:完全素食者因摄入减少导致维生素 B_{12} 缺乏,正常时,每天有 $5\sim10\mu g$ 的维生素 B_{12} 随胆汁进入肠腔,胃壁分泌的内因子足够帮助重吸收胆汁中的维生素 B_{12},故素食者一般约 $10\sim15$ 年才会发展为维生素 B_{12} 缺乏。

(2)吸收障碍:这是维生素 B_{12} 缺乏最常见的原因,可见于:①内因子缺乏,如恶性贫血、胃切除、胃黏膜萎缩等;②胃酸和胃蛋白酶缺乏;③胰蛋白酶缺乏;④肠道疾病;⑤先天性内因子缺乏或维生素 B_{12} 吸收障碍;⑥药物(对氨基水杨酸、新霉素、二甲双胍、秋水仙碱和苯乙双胍等)影响;⑦肠道寄生虫(如阔节裂头绦虫病)或细菌大量繁殖可消耗维生素 B_{12}。

(3)利用障碍:先天性转钴蛋白Ⅱ(TCⅡ)缺乏引起维生素 B_{12} 输送障碍;麻醉药氧化亚氮可将钴胺氧化而抑制甲硫氨酸合成酶。

(三)**发病机制** 叶酸的各种活性形式,包括 N^5-甲基 FH_4 和 N^5,N^{10}-亚甲基 FH_4 作为辅酶,为 DNA 合成提供一碳基团。其中最重要的是胸苷酸合成酶催化 dUMP 甲基化形成 dTMP,继而形成 dTTP。由于叶酸缺乏,dTTP 形成减少,DNA 合成障碍,DNA 复制延迟。而 RNA 合成所受影响不大,细胞内 RNA/DNA 比值增大,造成细胞体积增大,胞核发育滞后于胞质,形成巨幼变。骨髓中红系、粒系和巨核系细胞发生巨幼变,分化成熟异常,在骨髓中过早死亡,导致全血细胞减少。DNA 合成障碍也累及黏膜上皮组织,影响口腔和胃肠道功能。维生素 B_{12} 缺乏导致甲硫氨酸合成酶催化同型半胱氨酸转变为甲硫氨酸障碍,这一反应由 N^5-甲基 FH_4 提供甲基。因此,N^5-甲基 FH_4 转化为 FH_4 障碍,继而引起 N^5,N^{10}-亚甲基 FH_4 合成减少。后者是 dUMP 形成 dTTP 的甲基供体,故 dTTP 合成和 DNA 合成障碍。维生素 B_{12} 缺乏还可引起神经精神异常。其机制与两个维生素 B_{12} 依赖性酶(L-甲基丙二酰-CoA 变位酶和甲硫氨酸合成酶)的催化反应发生障碍有关。前酶催化反应障碍导致神经髓鞘合成障碍,并有奇数碳链脂肪酸或支链脂肪酸掺入髓鞘中;后酶催化反应障碍引起神经细胞甲基化反应受损。

药物干扰核苷酸合成也可引起巨幼细胞贫血。

【临床表现】

1. **血液系统表现** 起病缓慢,常有面色苍白、乏力、耐力下降、头晕、头昏、心悸等贫血表现。重者全血细胞减少,反复感染和出血。少数患者可出现轻度黄疸。

2. **消化系统表现** 口腔黏膜、舌乳头萎缩,反复发作的舌炎,舌面光滑,舌乳头消失,呈"牛肉样舌",可伴舌痛。胃肠道黏膜萎缩可引起食欲缺乏、恶心、腹胀、腹泻或便秘。

3. **神经系统表现和精神症状** 对称性远端肢体麻木、深感觉障碍;共济失调或步态不稳;味觉、嗅觉降低;锥体束征阳性、肌张力增高、腱反射亢进;视力下降、黑矇征;重者可有大小便失禁。叶酸缺乏者有易怒、妄想等精神症状。维生素 B_{12} 缺乏者有抑郁、失眠、记忆力下降、谵妄、幻觉、妄想甚至精神错乱等表现。

【实验室检查】

1. **血象** 呈大细胞性贫血,MCV、MCH 均增高,MCHC 正常。网织红细胞计数可正常或轻度增高。重者全血细胞减少。血涂片中可见红细胞大小不等、中央淡染区消失,有大椭圆形红细胞、点彩红细胞等;中性粒细胞核分叶过多(5 叶核占 5% 以上或出现 6 叶以上核),亦可见巨型杆状核粒细胞。

2. **骨髓象** 增生活跃或明显活跃。红系细胞增生显著、巨幼变(胞体大,胞质较胞核成熟,"核幼浆老");粒系细胞也有巨幼变,成熟粒细胞多分叶;巨核细胞体积增大,分叶过多。骨髓铁染色常提示贮铁增多。

3. **血清维生素 B_{12}、叶酸及红细胞叶酸含量测定** 血清维生素 B_{12} 低于 74pmol/L（100ng/ml）（维生素 B_{12} 缺乏）。血清叶酸低于 6.8nmol/L（3ng/ml），红细胞叶酸低于 227nmol/L（100ng/ml）（叶酸缺乏）。

4. **其他** ①胃酸降低、内因子抗体及希林（Schilling）试验（测定放射性核素标记的维生素 B_{12} 吸收情况）阳性（恶性贫血）；②尿同型半胱氨酸 24 小时排泄量增加（维生素 B_{12} 缺乏）；③血清非结合胆红素可稍增高。

【诊断】 ①有叶酸、维生素 B_{12} 缺乏的病因及临床表现；②外周血呈大细胞性贫血，中性粒细胞核分叶过多；③骨髓呈典型巨幼变，无其他病态造血表现；④血清叶酸和/或维生素 B_{12} 水平降低；⑤试验性治疗有效。叶酸或维生素 B_{12} 治疗 1 周左右网织红细胞上升者，应考虑叶酸或维生素 B_{12} 缺乏。

【鉴别诊断】

1. **造血系统肿瘤性疾病** 如急性红白血病、骨髓增生异常性肿瘤，骨髓可见巨幼变等病态造血表现，叶酸、维生素 B_{12} 水平不低且补充后无效。

2. **有红细胞自身抗体的疾病** 如温抗体型自身免疫性溶血性贫血、Evans 综合征、免疫相关性全血细胞减少，不同阶段的红细胞可因抗体附着而"变大"，又有血清非结合胆红素增高，少数患者尚合并内因子抗体阳性，故极易与单纯叶酸、维生素 B_{12} 缺乏引起的 MA 混淆。其鉴别点是此类患者有自身免疫病的特征，用免疫抑制剂方能显著纠正贫血。

3. **合并高黏滞血症的贫血** 如多发性骨髓瘤，因 M 蛋白成分黏附于红细胞而使红细胞呈"缗钱状"，血细胞自动计数仪测出的 MCV 偏大，但骨髓瘤的特异表现是 MA 所没有的。

4. **非造血系统疾病** 甲状腺功能减退症、肿瘤化疗后等。

【治疗】

（一）原发病的治疗 有原发病（如胃肠道疾病、自身免疫病等）的 MA，应积极治疗原发病；用药后继发的 MA，应酌情停药。

（二）补充缺乏的营养物质

1. **叶酸缺乏** 口服叶酸，每次 5～10mg，每日 3 次，用至贫血表现完全消失；若无原发病，无须维持治疗；如同时有维生素 B_{12} 缺乏，则须同时注射维生素 B_{12}，否则可加重神经系统损伤。

2. **维生素 B_{12} 缺乏** 肌内注射维生素 B_{12}，每次 500μg，每周 2 次；无维生素 B_{12} 吸收障碍者可口服维生素 B_{12} 片剂 500μg，每日 1 次；若有神经系统表现，治疗维持半年到 1 年；恶性贫血患者，治疗维持终身。

【预防】 加强营养知识教育，纠正偏食及不良烹调习惯，不酗酒。对高危人群可予适当干预措施，如婴幼儿及时添加辅食；青少年和妊娠妇女多补充新鲜蔬菜，亦可口服小剂量叶酸或维生素 B_{12} 预防；应用干扰核苷酸合成的药物进行治疗的患者，应同时补充叶酸和维生素 B_{12}。

【预后】 巨幼细胞贫血的预后与原发病有关。一般患者在进行适当治疗后可得到很快反应，临床症状迅速改善，神经系统症状恢复较慢或不恢复。网织红细胞一般于治疗后 5～7 天开始升高，血红蛋白可在 1～2 个月内恢复正常。多数患者预后良好。

（付 蓉）

本章思维导图

第五章 | 再生障碍性贫血

再生障碍性贫血(aplastic anemia, AA,简称再障)是一种可能由不同病因和机制引起的骨髓造血功能衰竭症。主要表现为骨髓造血功能低下、全血细胞减少及由此所致的贫血、出血、感染综合征。

根据目前国际上普遍沿用的 Camitta 标准(1976)确定 AA 严重程度,通常将 AA 分为重型(SAA)和非重型(NSAA)。从病因上 AA 可分为先天性(遗传性)和后天性(获得性)。获得性 AA 根据是否有明确诱因分为继发性和原发性,原发性 AA 即无明确病因者。近年来多数学者认为 T 细胞功能异常亢进,通过细胞毒性 T 细胞直接杀伤,和/或淋巴因子介导的造血干细胞过度凋亡引起的骨髓衰竭,是获得性 AA 的主要发病机制。

【流行病学】 AA 的年发病率在欧美为(0.47~1.37)/10 万,日本为(1.47~2.4)/10 万,我国为 0.74/10 万;可发生于各年龄段,AA 高发年龄分别为 15~25 岁和 65~69 岁;男、女发病率无明显差别。

【病因和发病机制】 多数病因不明确,可能为:①病毒感染,特别是肝炎病毒、微小病毒 B19 等。②化学因素,特别是氯霉素类抗生素、磺胺类药物、抗肿瘤药以及苯等。抗肿瘤药与苯对骨髓的抑制与剂量相关,但抗生素、磺胺类药物及杀虫剂引起的再障与剂量关系不大,但与个人敏感性有关。③长期接触 X 射线、镭及放射性核素等可影响 DNA 的复制,抑制细胞有丝分裂,干扰骨髓细胞生成,造血干细胞数量减少。传统学说认为,在一定遗传背景下,AA 作为一组后天暴露于某些致病因子后获得的异质性"综合征",可能通过三种机制发病:原发、继发性造血干/祖细胞("种子")缺陷,造血微环境("土壤")异常及免疫("虫子")异常。目前认为 T 淋巴细胞异常活化、功能亢进造成骨髓损伤在原发性获得性 AA 发病机制中占主要地位,新近研究显示遗传背景在 AA 发病中也可能发挥一定作用,如端粒酶基因突变及其他体细胞突变等。

1. 造血干/祖细胞缺陷 包括量和质的异常。AA 患者骨髓 CD34+ 细胞较正常人明显减少,减少程度与病情相关;有学者报道,AA 造血干/祖细胞集落形成能力显著降低,在体外对造血生长因子(HGF)反应差,免疫抑制治疗后恢复造血不完全,部分 AA 有单克隆造血证据,且可向造血干细胞质异常的阵发性睡眠性血红蛋白尿症(PNH)、骨髓增生异常性肿瘤(MDS)甚至白血病转化。

2. 造血微环境异常 AA 患者骨髓活检除发现造血细胞减少外,还有骨髓"脂肪化",静脉窦壁水肿、出血,毛细血管坏死;部分 AA 患者骨髓基质细胞体外培养生长情况差,其分泌的各类造血调控因子明显不同于正常人;骨髓基质细胞受损的 AA 患者,造血干细胞移植不易成功。

3. 免疫异常 AA 患者外周血及骨髓淋巴细胞比例增高,T 细胞亚群失衡,辅助性 T 细胞 1 型(Th1)、CD8+T 细胞和 γδT 细胞比例增高,T 细胞分泌的造血负调控因子(IL-2、IFN-γ、TNF)明显增多,髓系细胞凋亡亢进,多数患者免疫抑制治疗有效。

【临床表现】

(一)重型再生障碍性贫血(SAA) 起病急,进展快,病情重;少数可由非重型进展而来。

1. 贫血 多呈进行性加重,苍白、乏力、头昏、心悸和气短等症状明显。

2. 感染 多数患者有发热,体温在 39℃ 以上,个别患者自发病到死亡均处于难以控制的高热之中。以呼吸道感染最常见,病原体以革兰氏阴性杆菌、金黄色葡萄球菌和真菌为主,常合并败血症。

3. 出血 均有不同程度的皮肤、黏膜及内脏出血。皮肤表现为出血点或大片瘀斑,口腔黏膜有血疱,有鼻出血、牙龈出血、眼结膜出血等。深部脏器出血时可见呕血、咯血、便血、血尿、阴道出血、眼底出血和颅内出血,后者常危及患者的生命。

(二) 非重型再生障碍性贫血（NSAA） 起病和进展较缓慢,病情较重型轻。

1. **贫血** 慢性病程,常见苍白、乏力、头昏、心悸、活动后气短等。输血后症状改善,但不持久。

2. **感染** 高热比重型少见,感染相对易控制,很少持续 1 周以上。上呼吸道感染常见,其次为牙龈炎、支气管炎、扁桃体炎,而肺炎、败血症等重症感染少见。常见感染菌种为革兰氏阴性杆菌和各类球菌。

3. **出血** 出血倾向较轻,以皮肤、黏膜出血为主,内脏出血少见。多表现为皮肤出血点、牙龈出血,女性患者有阴道出血。出血较易控制。久治无效者可发生颅内出血。

【实验室检查】

1. **血象** SAA 呈重度全血细胞减少:重度正细胞正色素性贫血,网织红细胞百分比多在 0.5% 以下,且绝对值 $<15\times10^9/L$;白细胞计数多 $<2\times10^9/L$,中性粒细胞 $<0.5\times10^9/L$,淋巴细胞比例明显增高;血小板计数 $<20\times10^9/L$。NSAA 也呈全血细胞减少,但达不到 SAA 的程度。

2. **骨髓象** SAA 多部位骨髓增生重度减低,粒系、红系及巨核细胞明显减少且形态大致正常,淋巴细胞及非造血细胞比例明显增高,骨髓小粒皆空虚。NSAA 多部位骨髓增生减低,可见较多脂肪滴,粒系、红系及巨核细胞减少,淋巴细胞及网状细胞、浆细胞比例增高,多数骨髓小粒空虚。骨髓活检显示全切片增生减低,造血组织减少,脂肪组织和/或非造血细胞增多,无异常细胞。

3. **其他相关检查** CD4：CD8 比值减低,Th1：Th2 比值增高,CD8+T 细胞和 γδT 细胞比例增高,血清 IL-2、IFN-γ、TNF 水平增高;骨髓细胞染色体核型正常,骨髓铁染色示贮铁增多,中性粒细胞碱性磷酸酶染色强阳性;溶血检查均阴性。

【诊断与鉴别诊断】

(一) 诊断

1. **AA 诊断标准** ①全血细胞减少,网织红细胞百分比 $<1\%$,淋巴细胞比例增高;②一般无肝、脾大;③骨髓多部位增生减低（<正常 50%）或重度减低（<正常 25%）,造血细胞减少,非造血细胞比例增高,骨髓小粒空虚(有条件者做骨髓活检可见造血组织均匀减少);④除外引起全血细胞减少的其他疾病,如 PNH、Fanconi 贫血、Evans 综合征、免疫相关性全血细胞减少等。

2. **AA 分型诊断标准** ①SAA Ⅰ型:又称 AAA,发病急,贫血进行性加重,常伴严重感染和/或出血。血象具备下述三项中两项:网织红细胞绝对值 $<15\times10^9/L$,中性粒细胞 $<0.5\times10^9/L$ 和血小板 $<20\times10^9/L$。骨髓增生广泛重度减低。如 SAA Ⅰ型的中性粒细胞 $<0.2\times10^9/L$,则为极重型再障（VSAA）。②NSAA:又称 CAA,指达不到 SAA Ⅰ型诊断标准的 AA。如 NSAA 病情恶化,临床、血象及骨髓象达 SAA Ⅰ型诊断标准时,称 SAA Ⅱ型。

(二) 鉴别诊断

1. **阵发性睡眠性血红蛋白尿症**（PNH） 典型患者有血红蛋白尿,易鉴别。不典型者无血红蛋白尿,全血细胞减少,骨髓可增生减低,易误诊为 AA,PNH 患者骨髓或外周血可发现 CD55⁻、CD59⁻ 的各系血细胞。

2. **骨髓增生异常性肿瘤**（MDS） MDS 中的难治性贫血（RA）有全血细胞减少,网织红细胞有时不高甚至降低,骨髓也可低增生,这些易与 AA 混淆。但 RA 有病态造血现象,早期髓系细胞相关抗原（CD34）表达增多,可有染色体核型异常等。

3. **自身抗体介导的全血细胞减少** 包括 Evans 综合征和免疫相关性全血细胞减少。前者可测及外周成熟血细胞的自身抗体,后者可测及骨髓未成熟血细胞的自身抗体。这两类患者可有全血细胞减少、骨髓增生减低,但外周血网织红细胞或中性粒细胞百分比往往不低甚或偏高,骨髓红系细胞比例不低且易见"红系造血岛",Th1：Th2 比值降低（Th2 细胞比例增高）、CD5+B 细胞比例增高,血清 IL-4 和 IL-10 水平增高,对糖皮质激素、大剂量静脉滴注免疫球蛋白、CD20 单克隆抗体或环磷酰胺的治疗反应较好。

4. **急性白血病**（AL） 特别是白细胞减少和低增生性 AL,早期肝、脾、淋巴结不大,外周两系或三系血细胞减少,易与 AA 混淆。仔细观察血象及多部位骨髓,可发现原始粒细胞、原始单核细胞或原始(幼稚)淋巴细胞明显增多。部分急性早幼粒细胞白血病可表现为全血细胞减少,但骨髓细胞形态学检查、染色体易位 t(15;17)和 *PML::RARA* 基因存在可帮助鉴别。

5. **急性造血功能停滞** 常由感染和药物引起,儿童与营养不良有关,起病多伴高热,贫血重,进展快,多误诊为再障。病情有自限性,不需特殊治疗,2～6 周可恢复。

6. **肿瘤性疾病因放疗/化疗所致骨髓抑制** 常有明确肿瘤疾病史,发病前接受放疗/化疗,经促造血治疗后恢复。

7. **其他** 噬血细胞综合征也可出现全血细胞减少及骨髓噬血现象,但多有感染诱因、高热、肝脾大,甚至出现黄疸、腹水,骨髓中成熟组织细胞明显增生且可有噬血现象。

【治疗】

(一)支持治疗

1. **保护措施** 预防感染(注意饮食及环境卫生,SAA 保护性隔离,酌情预防性给予抗真菌治疗);避免出血(防止外伤及剧烈活动);杜绝接触各类危险因素(包括对骨髓有损伤作用和抑制血小板功能的药物);必要的心理护理。

2. **对症治疗**

(1)纠正贫血:通常认为血红蛋白低于 60g/L 且患者对贫血耐受较差时,可输血,但应防止输血过多。

(2)控制出血:用促凝血药(止血药),如酚磺乙胺等。合并血浆纤溶酶活性增高者可用抗纤溶药,如氨基己酸(泌尿生殖系统出血患者禁用)。女性子宫出血可肌内注射丙酸睾酮。输浓缩血小板对血小板减少引起的严重出血有效。当输注任意供者的血小板无效时,应改输 HLA 配型相配的血小板。凝血因子不足(如肝炎)时,应予纠正。

(3)控制感染:感染性发热,应取可疑感染部位的分泌物或尿、便、血液等做细菌培养和药敏试验,并用广谱抗生素治疗;待细菌培养和药敏试验有结果后再换用敏感的窄谱抗生素。长期广谱抗生素治疗可诱发真菌感染和肠道菌群失调,真菌感染可用抗真菌药物等。

(4)护肝治疗:AA 常合并肝功能损害,应酌情选用护肝药物。

(5)祛铁治疗:长期反复输血超过 20U 和/或血清铁蛋白超过 1 000μg/L,有条件可进行肝、心脏 MRI 检查,明确铁过载程度,根据血细胞数量和脏器功能情况酌情给予祛铁治疗。

(6)疫苗接种:已有一些报道提示接种疫苗可导致骨髓衰竭或 AA 复发,故除非绝对需要,否则不主张接种疫苗。造血干细胞移植后,推荐 AA 患者规律接种的疫苗除外。

(二)针对发病机制的治疗

1. **免疫抑制治疗**

(1)抗淋巴/胸腺细胞球蛋白(ALG/ATG):主要用于 SAA。兔源 ATG 3～5mg/(kg·d)连用 5 天,猪源 ALG 20～30mg/(kg·d)连用 5 天;用药前须做过敏试验;用药过程中用糖皮质激素防治过敏反应;静脉滴注 ATG 不宜过快,每日剂量应维持点滴 12～16 小时;可与环孢素(CsA)组成强化免疫抑制方案。

(2)环孢素:适用于全部 AA。3～5mg/(kg·d)左右,疗程一般长于 1 年。使用时应个体化,应参照患者造血功能和 T 细胞免疫恢复情况、药物不良反应(如肝、肾功能损害,牙龈增生及消化道反应)、血药浓度等调整用药剂量和疗程。

(3)其他:有学者使用 CD3 单克隆抗体、吗替麦考酚酯(MMF)、环磷酰胺、甲泼尼龙等治疗 SAA。

2. **促造血治疗**

(1)雄激素:适用于全部 AA。常用四种:司坦唑醇 2mg,每日 3 次;十一酸睾酮 40～80mg,每日 3 次;达那唑 0.2g,每日 3 次;丙酸睾酮 100mg/d 肌内注射。疗程及剂量应视药物的作用效果和不良反应(如男性化、肝功能损害等)调整。

（2）造血生长因子:适用于全部 AA,特别是 SAA。常用粒细胞-巨噬细胞集落刺激因子（GM-CSF）或粒细胞集落刺激因子（G-CSF）,剂量为 5μg/（kg·d）;促红细胞生成素（EPO）,常用 50～100U/（kg·d）。一般在免疫抑制治疗 SAA 后使用,剂量可酌减,维持 3 个月以上为宜。血小板受体激动剂艾曲泊帕和海曲泊帕,已获批治疗难治 SAA,起始剂量艾曲泊帕为 75mg/d、海曲泊帕为 7.5mg/d,根据疗效可每 2 周增加 25mg/d（2.5mg/d）进行剂量爬坡,最大剂量为 150mg/d（15mg/d）。重组人血小板生成素（rhTPO）,已有单中心研究显示其对 AA 的疗效,ATG 后每周 3 次,每次 15 000U,可提高患者的血液学缓解率及促进骨髓恢复造血。白细胞介素-11（IL-11）据报道也可与免疫抑制治疗（IST）联合,有效治疗 AA。

3. **造血干细胞移植** 对 40 岁以下,无感染及其他并发症,有 HLA 相合同胞供者的 SAA 患者,可考虑首选异基因造血干细胞移植。

【AA 的疗效标准】

1. **完全缓解（CR）** 血红蛋白 100g/L 以上,中性粒细胞达 1.5×10^9/L,血小板达 100×10^9/L,随访 1 年以上未复发。

2. **部分缓解（PR）** 脱离成分血输注,或至少一系细胞数目增加 2 倍或达正常,或任何一系血细胞基线水平上升:血红蛋白 >30g/L,中性粒细胞达 $>0.5 \times 10^9$/L,血小板 $>20 \times 10^9$/L。

3. **无效（NR）** 未能达到上述有效指标。

【预防】 加强劳动和生活环境保护,避免暴露于各类射线,不过量接触有毒化学物质（如苯类化合物等）,尽量少用、不用可能损伤骨髓的药物。

【预后】 如治疗得当,NSAA 患者多数可缓解甚至治愈,仅少数进展为 SAA Ⅱ型。SAA 发病急、病情重、以往病死率极高（＞90%）;近 10 年来,随着治疗方法的改进,SAA 的预后明显改善,但仍约 1/3 的患者死于感染和出血。

（付 蓉）

本章思维导图

第六章 | 溶血性贫血

第一节 | 概 述

【定义】 溶血（hemolysis）是红细胞遭到破坏，寿命缩短的过程。骨髓具有正常造血6~8倍的代偿能力，当溶血超过骨髓的代偿能力，引起的贫血即为溶血性贫血（hemolytic anemia, HA）；当溶血发生而骨髓能够代偿时，可无贫血，称为溶血状态（hemolytic state）。HA占全部贫血的5%左右，可发生于各个年龄阶段。

【临床分类】 溶血性贫血有多种临床分类方法，按发病和病情可分为急性溶血和慢性溶血（详见临床表现）；按溶血的部位可分为血管内溶血和血管外溶血（详见发病机制）；按病因可分为红细胞自身异常所致的HA和红细胞外部因素所致的HA，如下所述。

（一）红细胞自身异常所致的HA

1. 红细胞膜异常

（1）遗传性红细胞膜异常：如遗传性球形红细胞增多症、遗传性椭圆形红细胞增多症、遗传性棘形红细胞增多症、遗传性口形红细胞增多症等。

（2）获得性血细胞膜糖基磷脂酰肌醇（GPI）锚链膜蛋白异常：如阵发性睡眠性血红蛋白尿症（PNH）。

2. 遗传性红细胞酶缺陷

（1）磷酸戊糖途径酶缺陷：如葡萄糖-6-磷酸脱氢酶（G-6-PD）缺乏症等。

（2）无氧糖酵解途径酶缺陷：如丙酮酸激酶缺乏症等。

此外，核苷酸代谢酶系、氧化还原酶系等缺陷也可导致HA。

3. 遗传性珠蛋白生成障碍

（1）珠蛋白肽链结构异常：如异常血红蛋白病。

（2）珠蛋白肽链数量异常：如珠蛋白生成障碍性贫血，即地中海贫血。

（二）红细胞外部因素所致的HA

1. 免疫性HA

（1）自身免疫性HA：温抗体型或冷抗体型（冷凝集素型、D-L抗体型）HA；原发性或继发性（如SLE、病毒或药物等）HA。

（2）同种免疫性HA：如血型不相容性输血反应、新生儿HA等。

2. 血管性HA

（1）微血管病性HA：如血栓性血小板减少性紫癜/溶血尿毒症综合征（TTP/HUS）、弥散性血管内凝血（DIC）、败血症等。

（2）瓣膜病：如钙化性主动脉瓣狭窄及人工心脏瓣膜等。

（3）血管壁受到反复挤压：如行军性血红蛋白尿。

3. 生物因素 蛇毒、疟疾、黑热病等。

4. 理化因素 大面积烧伤、血浆中渗透压改变和化学因素（如苯肼、亚硝酸盐类等中毒），可因引起获得性高铁血红蛋白血症而溶血。

【发病机制】 不同病因导致的HA，红细胞破坏的机制不同（详见各论）。但红细胞被破坏的部位分为血管内和血管外溶血，并产生相应的临床表现及实验室改变。另外，骨髓内的幼红细胞在释放入血液循环之前已在骨髓内破坏,其本质是一种血管外溶血,称为无效性红细胞生成或原位溶血,常见于巨幼细胞贫血等。

(一) 红细胞破坏增加

1. **血管内溶血** 指红细胞在血液循环中被破坏,释放游离血红蛋白,导致血红蛋白血症。游离的血红蛋白随即被血浆结合珠蛋白结合,该复合体被运至肝实质后,血红蛋白中的血红素被代谢降解为铁和胆绿素,胆绿素被进一步代谢降解为胆红素。

如果发生大量血管内溶血,超过了结合珠蛋白的处理能力,游离血红蛋白可从肾小球滤过,若血红蛋白量超过近曲小管重吸收能力,则出现血红蛋白尿。血红蛋白尿的出现说明有快速血管内溶血。被肾近曲小管上皮细胞重吸收的血红蛋白分解为卟啉、珠蛋白及铁,铁以铁蛋白或含铁血黄素的形式沉积在肾小管上皮细胞中,随上皮细胞脱落而由尿液排出,形成含铁血黄素尿,是慢性血管内溶血的特征。

2. **血管外溶血** 指红细胞被脾脏等单核巨噬细胞系统吞噬破坏,释放出的血红蛋白分解为珠蛋白和血红素。后者被进一步分解为胆红素。

无论血红蛋白的破坏发生于何处,胆红素都是其终产物之一。游离胆红素入血后经肝细胞摄取,与葡萄糖醛酸结合形成结合胆红素随胆汁排入肠道,经肠道细菌作用还原为粪胆原并随粪便排出。少量粪胆原又被肠道重吸收入血并通过肝细胞重新随胆汁排泄到肠道中,即"粪胆原的肠肝循环";其中小部分粪胆原通过肾脏随尿排出,称为尿胆原。当溶血程度超过肝脏处理胆红素的能力时,会发生溶血性黄疸。慢性血管外溶血由于长期高胆红素血症,导致肝细胞受损,可出现结合胆红素升高。

(二) 红系细胞代偿性增生

骨髓红系细胞代偿性增生,外周血网织红细胞比例增加,可达5%~20%。血涂片可见有核红细胞,严重溶血时尚可见幼粒细胞。骨髓涂片检查显示骨髓增生活跃,红系细胞比例增高,以中幼和晚幼红细胞为主,粒红比例可倒置。部分红细胞内含有核碎片,如Howell-Jolly小体和Cabot环。

【临床表现】 急性HA多为血管内溶血,起病急骤,临床表现为严重的腰背及四肢酸痛,伴头痛、呕吐、寒战,随后出现高热、面色苍白、血红蛋白尿、黄疸。严重者出现周围循环衰竭和急性肾衰竭。

慢性HA多为血管外溶血,临床表现有贫血、黄疸、脾大。长期高胆红素血症可并发胆石症和肝功能损害。慢性溶血病程中,感染等诱因可使溶血加重,发生溶血危象及再障危象。慢性重度溶血性贫血时,长骨部分的黄髓可变成红髓,骨髓腔扩大,骨皮质变薄,骨骼变形。髓外造血可致肝、脾大。

【实验室检查】 除血常规等贫血的一般实验室检查外,HA的实验室检查可根据上述发病机制分为三个方面:①红细胞破坏增加的检查;②红系细胞代偿性增生的检查;③针对溶血病因的检查。前两者属于HA的筛查试验(表6-6-1),用于确定是否存在溶血及溶血部位。后者为HA的特殊检查,将在各论中讨论。

表6-6-1 溶血性贫血的筛查试验

红细胞破坏增加的检查		红系细胞代偿性增生的检查	
胆红素代谢	血游离胆红素升高	网织红细胞计数	升高
	尿胆原增多	外周血涂片	可见有核红细胞
	尿胆红素阴性	骨髓检查	红系细胞增生旺盛
血浆游离血红蛋白*	升高		粒细胞、红细胞比例降
血清结合珠蛋白*	降低		低或倒置
血红蛋白尿*	阳性		
尿含铁血黄素*	阳性		
外周血涂片	破碎和畸形红细胞升高		
红细胞寿命测定(^{51}Cr标记)	缩短(临床较少应用)		

注:*为血管内溶血的实验室检查。

【诊断与鉴别诊断】

1. 诊断　根据 HA 的临床表现,实验室检查有贫血、红细胞破坏增多、骨髓红系细胞代偿性增生的证据,可确定 HA 的诊断及溶血部位。通过详细询问病史及 HA 的特殊检查可确定 HA 的病因和类型。

2. 鉴别诊断　以下几类临床表现易与 HA 混淆:①贫血伴网织红细胞增多:如失血性、缺铁性或巨幼细胞贫血的恢复早期;②非胆红素尿性黄疸:如家族性非溶血性黄疸(Gilbert 综合征等);③幼粒幼红细胞贫血伴轻度网织红细胞增多:如骨髓转移瘤等。以上情况虽类似 HA,但本质不是溶血,缺乏红细胞破坏增多的实验室证据,故容易鉴别。

【治疗】

1. 病因治疗　针对 HA 发病机制的治疗,如糖皮质激素、脾切除、C5 抑制剂等,见各论。

2. 对症治疗　针对贫血及 HA 引起的并发症等的治疗,如输注红细胞,纠正急性肾衰竭、休克、电解质紊乱,抗血栓形成等。

(高素君)

第二节 ｜ 遗传性球形红细胞增多症

遗传性球形红细胞增多症(hereditary spherocytosis,HS)是一种由遗传性红细胞膜缺陷导致的溶血性贫血,临床特点为程度不一的贫血、黄疸和脾大。外周血可见球形红细胞增多,红细胞渗透脆性增高。

【病因和发病机制】　约 75% 为常染色体显性遗传,15% 为常染色体隐性遗传,无家族史的散发病例可能为基因突变所致。

病理基础为红细胞膜蛋白基因异常,导致膜骨架蛋白缺陷,细胞膜脂质丢失,细胞膜面积减少,球形变。球形红细胞的变形性和柔韧性降低,当通过脾脏时容易被破坏,出现血管外溶血性贫血。脾脏不仅扣留破坏球形红细胞,脾脏微环境也不利于红细胞的生存,低 pH、低葡萄糖、ATP 减少以及附近巨噬细胞产生的局部高浓度氧自由基都可对细胞膜造成进一步损伤,造成球形红细胞的变形性进一步降低,加速在脾脏破坏。

【临床表现】　任何年龄均可发病。贫血,黄疸和脾大是 HS 最常见的临床表现。由于遗传方式和膜蛋白缺陷程度不同,临床表现轻重不一。最常见的诱因为感染,持久的重体力活动可加重溶血。

常见的并发症为胆囊结石(50%),少见的并发症有下肢复发性溃疡、慢性红斑性皮炎、痛风、髓外造血性肿块。严重者常因感染诱发溶血危象、再障危象。此外,饮食中叶酸供给不足或机体对叶酸需求增加可诱发巨幼细胞贫血危象。

【诊断】　慢性血管外溶血的症状、体征和实验室依据(见本章第一节),外周血球形红细胞增多(＞10%),红细胞渗透脆性增加,结合阳性家族史,可作出明确诊断。若家族史阴性,须排除自身免疫性溶血性贫血等原因造成的继发性球形红细胞增多;部分不典型患者诊断需要借助其他实验,如伊红-5-马来酰亚胺结合试验、红细胞膜蛋白组分分析、膜蛋白基因突变分析等。

【治疗】　HS 主要治疗方法是脾切除。术后 90% 的患者贫血及黄疸可改善,但球形红细胞依然存在。脾切除最主要的并发症是感染,特别是肺炎链球菌败血症(尤其是＜6 岁的小儿);另一并发症是缺血性心脏病。故须严格掌握适应证,尤其是婴幼儿患者,手术时机尽可能延迟到 6 岁以后。手术方式应首选腹腔镜。手术前、后须按期接种肺炎链球菌三联疫苗。贫血严重时输注红细胞,注意补充叶酸,防止叶酸缺乏而加重贫血或诱发危象。

本病预后良好,少数死于溶血危象或脾切除后并发症。

(高素君)

第三节 | 红细胞葡萄糖-6-磷酸脱氢酶缺乏症

红细胞葡萄糖-6-磷酸脱氢酶(G-6-PD)缺乏症(erythrocyte glucose-6-phosphate dehydrogenase deficiency)是指参与红细胞磷酸戊糖旁路代谢的 G-6-PD 活性降低和/或酶性质改变导致的以溶血为主要表现的一种遗传性疾病,是已发现的 20 余种遗传性红细胞酶病中最常见的一种。全世界患者超过 4 亿,以东半球热带和亚热带多见。我国的发病率呈"南高北低"的趋势,华南、西南地区为高发区。

【发病机制】 G-6-PD 基因位于 X 染色体(Xq28)。本病为 X 连锁不完全显性遗传,男性多于女性。根据患者基因型与临床表现的关系、酶活性与 G-6-PD 晶体三维结构突变位点的关联,将 G-6-PD 缺乏症分为 5 种多态性分型。

发病机制尚未完全明了。G-6-PD 参与的磷酸戊糖旁路代谢途径是红细胞产生还原型烟酰胺腺嘌呤二核苷酸磷酸(NADPH)的唯一来源。NADPH 是红细胞重要的还原物质,可将氧化型谷胱甘肽(GSSG)还原为还原型谷胱甘肽(GSH)。G-6-PD 缺乏导致红细胞不能产生足够的 NADPH,GSH 显著减少,使红细胞对氧化攻击的敏感性增高,Hb 的巯基遭受氧化损伤,形成高铁血红蛋白和变性 Hb,沉积在红细胞膜,形成海因茨小体(Heinz body),使红细胞变形性明显下降,易被单核巨噬细胞吞噬破坏,发生血管外溶血;而细胞膜脂质过氧化作用则是血管内溶血急性发作的主要机制。

【临床表现】 除少数罕见病例,G-6-PD 缺乏症只在氧化应激情况下才出现临床表现。有溶血的患者与一般溶血性疾病的临床表现大致相同。根据诱发溶血的原因分为以下 5 种临床类型,分别为药物性溶血、蚕豆病、新生儿溶血、先天性非球形红细胞性溶血性贫血、感染性溶血,以前两者多见。

1. **药物性溶血** 典型表现为服用氧化性药物后 2~3 天急性血管内溶血发作,1 周左右贫血最严重,甚至发生周围循环衰竭或肾衰竭。溶血程度与酶缺陷类型有关。停药后 7~10 天溶血逐渐停止,是由于新生红细胞具有接近正常的 G-6-PD 活性,故常为自限性(Gd^{A-})。但也可呈非自限性(Gd^{Med})。重复用药可再度发作。如间歇或持续小量用药,可发生慢性溶血。

常见的药物包括:抗疟药(伯氨喹、奎宁等),解热镇痛抗炎药(阿司匹林、对乙酰氨基酚等),硝基呋喃类(呋喃唑酮),磺胺类,砜类(氨苯砜),其他(维生素 K、丙磺舒、萘、苯肼等)。

2. **蚕豆病**(favism) 多见于 10 岁以下儿童,男性多于女性。40% 的患者有家族史。发病集中于每年蚕豆成熟季节(3—5 月)。起病急,一般食用新鲜蚕豆或其制品后 2 小时至几天(通常 1~2 天,最长 15 天)突然发生急性血管内溶血。溶血程度与食用蚕豆的量无关。多数患者停止食用后可自行恢复,严重病例需要输血及糖皮质激素治疗,并采取措施避免急性肾衰竭。

【实验室检查】

1. **筛选试验** 国内常用高铁血红蛋白还原试验、荧光斑点试验、硝基四氮唑蓝纸片法。可半定量判定 G-6-PD 活性,分为正常、中度及严重异常。因其干扰因素多,特异性较低,多作为初筛实验或辅助参考。

2. **酶活性定量测定** 是确定 G-6-PD 缺乏最可靠的方法,具有确诊价值。但在急性溶血期及恢复期 G-6-PD 活性可正常或接近正常。通常在急性溶血 2~3 个月后复查能较为准确反映患者的 G-6-PD 活性。

3. **基因突变型分析** 用于鉴定 G-6-PD 基因突变的类型和多态性,也可用于产前诊断。

4. **红细胞海因茨小体生成试验** G-6-PD 缺乏的红细胞内可见海因茨小体,计数>5% 有诊断意义。但海因茨小体也可见于其他原因引起的溶血,故该试验缺乏特异性。

【诊断】 G-6-PD 缺乏症的诊断主要依靠实验室证据。对于有阳性家族史,病史中有急性溶血特征,有食用蚕豆或服药等诱因者,应考虑本病并进行相关检查。如筛选试验中有两项中度异常或一项严重异常,或定量测定异常即可确立诊断。

【治疗】 在没有外源性氧化剂作用的情况下,绝大多数 G-6-PD 缺陷者的红细胞表现正常,因此 G-6-PD 缺陷本身不需要治疗。原则以预防为主,去除诱因,控制感染,对症处理。对急性溶血者,应去除诱因,注意纠正水、电解质、酸碱失衡和肾功能不全等。输注红细胞(避免亲属血)可改善病情。患本病的新生儿发生溶血伴核黄疸,可换血、光疗或注射苯巴比妥。

(高素君)

第四节 | 血红蛋白病

血红蛋白病(hemoglobinopathy)是一组遗传性溶血性贫血。分为珠蛋白肽链合成数量异常(珠蛋白生成障碍性贫血)和异常血红蛋白病两大类。血红蛋白由亚铁血红素和珠蛋白组成。每一个血红蛋白含有 2 对珠蛋白肽链,一对为 α 链(α 链和 ξ 链),另一对为非 α 链(ε、β、γ 及 δ 链)。每一条肽链和一个血红素连接,构成一个血红蛋白单体。人类血红蛋白由 2 对(4 条)血红蛋白单体聚合而成。正常人出生后有三种血红蛋白:①血红蛋白 A(HbA,$\alpha_2\beta_2$,占 95% 以上);②血红蛋白 A_2(HbA$_2$,$\alpha_2\delta_2$,占 2%～3%);③胎儿血红蛋白(HbF,$\alpha_2\gamma_2$,约占 1%)。

一、珠蛋白生成障碍性贫血

珠蛋白生成障碍性贫血原名地中海贫血、海洋性贫血,因某个或多个珠蛋白基因异常引起一种或一种以上珠蛋白肽链合成减少或缺乏,导致珠蛋白肽链比例失衡,引起正常血红蛋白合成不足和过剩的珠蛋白肽链在红细胞内聚集形成不稳定产物。前者引起小细胞低色素性贫血,后者可导致无效红细胞生成(骨髓内破坏)及溶血。根据受抑制的肽链不同,分为 α、β、δ、δβ 和 γβ 珠蛋白生成障碍性贫血,最常见的为 α 和 β 珠蛋白生成障碍性贫血。本病呈世界性分布,多见于东南亚、地中海地区,我国西南、华南一带为高发地区。

(一)α 珠蛋白生成障碍性贫血 主要为 α 珠蛋白基因缺失所致,少数可由 α 珠蛋白基因发生点突变或数个碱基缺失引起,导致 α 珠蛋白肽链合成完全或部分不足,呈常染色体隐性遗传。正常人自父母双方各继承 2 个 α 珠蛋白基因(αα/αα)。患者临床表现的严重程度取决于遗传缺陷 α 基因的数目。α 链合成减少使含有此链的三种血红蛋白(HbA,HbA$_2$,HbF)合成减少。在胎儿及新生儿导致 γ 链过剩,聚合形成 Hb Bart(γ_4);在成人导致 β 链过剩,形成血红蛋白 H(HbH,β_4)。这两种血红蛋白对氧有高度亲和力,造成组织缺氧;由于 γ_4 和 β_4 四聚体是可溶性的,所以在骨髓内的红细胞不出现明显沉淀,故 α 珠蛋白生成障碍性贫血没有严重的无效造血。然而,HbH 可在红细胞老化时沉淀,形成包涵体(靶形红细胞),造成红细胞僵硬和膜损伤,导致红细胞在脾脏被破坏,引起溶血。根据 α 基因缺失的数目和临床表现分为以下几类。

1. **静止型(1 个 α 基因异常)、标准型(2 个 α 基因异常)α 珠蛋白生成障碍性贫血** 静止型为携带者,α/β 链合成比 0.9,接近正常 1.0,无临床症状。标准型患者,α/β 链合成比约 0.6,无明显临床表现,红细胞呈小细胞低色素性。经煌焦油蓝温育后,少数红细胞内有 HbH 包涵体。血红蛋白电泳无异常发现。

2. **HbH 病(3 个 α 基因异常)** α/β 链合成比 0.3～0.6,临床表现为轻至中度贫血。患儿出生时情况良好,生长发育正常,出生 1 年后出现贫血和脾大。妊娠、感染或服用氧化剂药物可加重贫血。红细胞低色素性明显,可见靶形红细胞,红细胞渗透脆性降低。可见大量 HbH 包涵体,血红蛋白电泳分析 HbH 占 5%～40%。

3. **Hb Bart 胎儿水肿综合征(4 个 α 基因异常)** α 链绝对缺乏,γ 链自相聚合成 Hb Bart(γ_4),是 α 珠蛋白生成障碍性贫血中最严重的类型。胎儿多在妊娠 30～40 周宫内死亡。如非死胎,则娩出的婴儿发育不良,皮肤苍白,全身水肿,可有轻度黄疸,腹水较多,胸腔、心包常有积液,肝、脾显著肿大,心脏明显肥大,称为 Hb Bart 胎儿水肿综合征。患儿多在出生数小时内因严重缺氧而死亡。血红蛋白电泳见 Hb Bart 占 80%～100%。

（二）β珠蛋白生成障碍性贫血　β珠蛋白基因缺陷导致β珠蛋白肽链合成受抑，称为β珠蛋白生成障碍性贫血，呈常染色体隐性遗传。正常人自父母双方各继承一个β珠蛋白基因，若继承了异常的β基因，则β链合成减少或缺乏，直接影响正常血红蛋白的合成，引起α链相对增多，γ链和δ链可代偿性合成，致$HbA_2（α_2δ_2）$和$HbF（α_2γ_2）$增多。未结合的α链极难溶解，在红细胞前体及其子代细胞中沉淀，造成红细胞膜损伤，导致红系前体细胞在骨髓内破坏（无效红细胞生成）；少数能进入外周的红细胞，很快被脾和肝清除。脾进行性肿大导致的血液稀释也加重贫血。由此造成的严重贫血可使循环中EPO水平增高，骨髓和髓外造血组织增生明显，造成骨骼畸形和不同程度的生长和代谢紊乱。根据贫血的严重程度，分为以下类型。

1. **轻型**　临床可无症状或轻度贫血，偶有轻度脾大。血红蛋白电泳HbA_2大于3.5%（4%~8%），HbF正常或轻度增加（<5%）。

2. **中间型**　中度贫血，脾大。少数有轻度骨骼改变，性发育延迟。可见靶形红细胞，红细胞呈小细胞低色素性。HbF可达10%。

3. **重型（Cooley贫血）**　为纯合子β珠蛋白生成障碍性贫血。患儿出生后半年逐渐面色苍白，贫血进行性加重，黄疸及肝、脾大。生长发育迟缓，骨质疏松，甚至发生病理性骨折；额部隆起，鼻梁凹陷，眼距增宽，呈特殊面容。血红蛋白常低于60g/L，呈小细胞低色素性贫血。靶形红细胞占10%~35%。骨髓红系造血显著增生，细胞外铁及内铁增多。血红蛋白电泳HbF高达30%~90%，HbA多低于40%甚至为0。红细胞渗透脆性明显减低。X线检查见颅骨板障增厚，皮质变薄，骨小梁条纹清晰，似短发直立状。

珠蛋白生成障碍性贫血是遗传性疾病，根据家族史、临床表现和实验室检查结果，临床诊断不难。采用限制性内切酶酶谱法、PCR及寡核苷酸探针杂交法等进行基因分析，可进一步作出基因诊断。

【治疗和预防】　根据疾病类型及病情程度，主要是对症治疗，如输红细胞，防治继发性血色病及脾切除。对诱发溶血的因素（如感染）等应积极防治。脾切除适用于输血量不断增加，伴脾功能亢进及明显压迫症状者。患者如存在铁过载应给予祛铁治疗。输血依赖成人β珠蛋白生成障碍性贫血可应用红细胞成熟剂，即TGF-β抑制剂罗特西普（luspatercept）进行治疗。异基因造血干细胞移植是目前根治β珠蛋白生成障碍性贫血的唯一方法，对有HLA匹配的供者的应作为首选治疗。基因治疗已有成功报道。

虽然轻型患者无须治疗，但患者间婚配可能产生重型珠蛋白生成障碍性贫血患儿，产前基因诊断可有效预防严重珠蛋白生成障碍性贫血胎儿出生，对遗传保健有重要意义。

二、异常血红蛋白病

异常血红蛋白病是一组遗传性珠蛋白肽链结构异常的血红蛋白病。90%以上表现为单个氨基酸替代，其余少见的异常包括双氨基酸的替代、缺失、插入、链延伸、链融合。结构异常可发生于任何一种珠蛋白肽链，但以β珠蛋白肽链受累为常见。肽链结构改变可导致血红蛋白功能和理化性质的变化或异常，表现为溶解度降低形成聚集体（如血红蛋白S）、氧亲和力变化、形成不稳定血红蛋白或高铁血红蛋白等，以溶血、发绀、血管阻塞为主要临床表现，绝大多数为常染色体显性遗传病。

（一）镰状细胞贫血　又称血红蛋白S（HbS）病，主要见于黑种人，是由β珠蛋白肽链第6位谷氨酸被缬氨酸替代所致。HbS在缺氧情况下形成溶解度很低的螺旋形多聚体，使红细胞扭曲成镰状细胞（镰变）。造成以下病理改变：①溶血：这类细胞机械脆性增高，变形性差，易发生血管外和血管内溶血；②血管阻塞：是由僵硬的红细胞在微循环中淤滞所致，亦与血管内皮的炎性活化有关。

杂合子一般不发生镰变和贫血。纯合子多于出生半年后出现临床表现。主要症状为：①溶血：黄疸、贫血及肝、脾大；②急性事件：病情可急剧加重或出现危象，血管阻塞危象最为常见，可造成肢体或脏器的疼痛或功能障碍，甚至坏死，其他急性事件包括再障危象、巨幼细胞贫血危象和脾扣留危象等，病情可急剧变化，甚至危及生命。

红细胞镰变试验时可见大量镰状红细胞,血红蛋白电泳发现 HbS 将有助于诊断。本病的治疗主要是对症治疗,包括各种急性事件、危象的预防和处理,抗感染、补液和输血等,羟基脲能够诱导 HbF 合成,HbF 有抗镰变作用,可以在一定程度上缓解病情和疼痛。异基因造血干细胞移植为根治本病的措施。多次输血的患者须注意铁过载。

(二)不稳定血红蛋白病 本病是由于珠蛋白肽链氨基酸替换或缺失,导致血红蛋白空间构象改变,形成不稳定血红蛋白,有 120 余种。不稳定的珠蛋白肽链在细胞内发生沉淀,形成海因茨小体,使红细胞变形性降低和膜通透性增加,易于在脾脏内被破坏。本病呈常染色体显性遗传,杂合子发病。轻者无贫血,发热或氧化性药物可诱发溶血。患者海因茨小体生成试验阳性,异丙醇试验及热变性试验阳性。本病一般无须特殊治疗,应控制感染和避免服用磺胺类及其他氧化性药物。

(三)血红蛋白 M(HbM)病 HbM 是由于珠蛋白肽链氨基酸组成改变,使血红素中的铁易于氧化为高铁(Fe^{3+})状态,至今共发现 7 种变异类型。本病的发病率很低,为常染色体显性遗传,患者均为杂合子型。患者可有发绀,溶血多不明显。实验室检查可见高铁血红蛋白增高,但一般不超过30%,有异常血红蛋白吸收光谱。本病不需治疗。

(四)氧亲和力异常的血红蛋白病 本病是由于珠蛋白肽链发生氨基酸替代,改变了血红蛋白的立体空间构象,造成其氧亲和力的异常(增高或降低),氧解离曲线的改变(左移或右移),引起血液向组织供氧能力的改变。氧亲和力降低的血红蛋白病,血红蛋白的输氧功能不受影响,动脉血氧分压和组织氧合正常,但因高铁血红蛋白增多,出现发绀。氧亲和力增高的血红蛋白病,存在氧解离障碍,导致动脉血氧饱和度下降和组织缺氧,可出现代偿性红细胞增多。氧亲和力增高的血红蛋白病更具有病理和临床意义,测定氧解离曲线有助于与真性红细胞增多症相鉴别,如出现明显的血液高黏滞征象应予对症治疗。

(五)其他 HbE 病是由于 β 珠蛋白肽链第 26 位谷氨酸被赖氨酸替代,因谷/赖氨酸理化性质相同,故对血红蛋白稳定性和功能影响不大。为常染色体不完全显性遗传,杂合子不发病,纯合子仅有轻度溶血,呈小细胞低色素性贫血,靶形红细胞增多(25%~75%)。HbE 病为我国最常见的异常血红蛋白病,广东及云南省多见。血红蛋白电泳 HbE 可高达 90%,HbE 在氧化剂存在时不稳定,异丙醇试验多呈阳性。

(高素君)

第五节 | 自身免疫性溶血性贫血

自身免疫性溶血性贫血(autoimmune hemolytic anemia,AIHA)是因机体免疫功能紊乱,产生抗自身红细胞抗体和/或补体,并与红细胞膜抗原结合,致使红细胞破坏加速的一种 HA。年发病率为(0.8~3.0)/10 万。

根据病因明确与否,分为原发性和继发性 AIHA;根据自身抗体与红细胞的最适反应温度,分为温抗体型、冷抗体型和温冷抗体混合型 AIHA。

一、温抗体型 AIHA

【病因和发病机制】 约占 AIHA 的 70%~80%,主要为抗体 IgG,其次为补体 C3,少数为 IgA 和 IgM,37℃下最活跃,为不完全抗体,吸附于红细胞表面。致敏的红细胞主要在单核巨噬细胞系统内被破坏,发生血管外溶血。IgG 和 C3 同时存在,溶血最重;C3 单独存在,溶血最轻。研究发现 AIHA 存在 Th1/Th2 细胞失衡,Th2 细胞功能异常,如 IL-4、IL-6、IL-10 升高;以及 Treg 细胞异常。

约 50% 的温抗体型 AIHA 原因不明,常见的继发性病因有:①淋巴细胞增殖性疾病,如淋巴瘤等;②自身免疫病,如 SLE 等;③感染,特别是病毒感染;④实体瘤;⑤药物;⑥免疫缺陷:如造血干细胞移植/实体器官移植等。

【临床表现】 多为慢性血管外溶血,起病缓慢,成年女性多见,以贫血、黄疸和脾大为特征,1/3 患者有贫血及黄疸,半数以上有轻、中度脾大,1/3 有肝大。长期高胆红素血症可并发胆石症和肝功能损害。可并发血栓栓塞性疾病,以抗磷脂抗体阳性者多见。感染等诱因可使溶血加重,发生溶血危象及再障危象。10%~20% 的患者可合并免疫性血小板减少,称为 Evans 综合征。

继发性患者常有原发病的表现。

【实验室检查】

1. **血象及骨髓象** 贫血轻重不一,多呈正细胞正色素性;网织红细胞百分比明显升高,极个别可高达 50%;白细胞及血小板多正常,急性溶血阶段白细胞可增多。外周血涂片可见红细胞形态改变,球形红细胞明显增多,少数见有核红细胞和 Howell-Jolly 小体;骨髓增生活跃,红细胞系显著增生,粒/红比例倒置。再障危象时骨髓增生减低,全血细胞减少,网织红细胞减低,甚至缺如。

2. **抗人球蛋白试验(Coombs 试验)** 为确诊 AIHA 的"金标准"。分为直接抗人球蛋白试验(DAT,检测红细胞表面是否结合了不完全性抗体),以及间接抗人球蛋白试验(IAT,检测血浆中有无游离抗体)。

3. **溶血相关的其他实验室检查** 见本章第一节。

【诊断】 有溶血性贫血的临床表现和实验室证据,DAT 阳性,冷凝集素效价在正常范围,近 4 个月内无输血和特殊药物应用史,可诊断本病。少数 Coombs 试验阴性者须与其他溶血性贫血(特别是遗传性球形红细胞增多症)鉴别。另外,依据能否查到病因可诊断为继发性或原发性 AIHA。

【治疗】

(一) **病因治疗** 积极寻找病因,治疗原发病。

(二) **控制溶血发作**

1. **糖皮质激素** 首选治疗,有效率 80% 以上。常用泼尼松 1~1.5mg/(kg·d),亦可用相应剂量的地塞米松、甲泼尼龙等静脉滴注。糖皮质激素用至血细胞比容大于 0.30 或者 Hb 水平稳定于 100g/L 以上时再考虑减量。足量糖皮质激素治疗 3 周后病情无改善,则视为激素治疗无效。

2. **利妥昔单抗(rituximab)** 是针对 B 淋巴细胞表面 CD20 抗原的单克隆抗体,用于治疗 AIHA 主要是因为其能清除 B 淋巴细胞。指征:①糖皮质激素无效;②激素耐药:泼尼松维持量>10mg/d 才能维持疗效;③有激素应用禁忌证或不能耐受;④脾切除术后复发。常用方案每周 375mg/m²,连用 4 周,有效率 80%。利妥昔单抗有取代脾切除成为 AIHA 首选二线治疗方案的趋势。

3. **脾切除** 有效率约 60%。指征:①糖皮质激素无效;②激素耐药;③有激素应用禁忌证或不能耐受。术后复发病例再用糖皮质激素治疗仍可有效。

4. **其他免疫抑制剂** 指征:①糖皮质激素和脾切除无效患者;②有脾切除禁忌证;③泼尼松维持量>10mg/d。常用环磷酰胺、硫唑嘌呤、吗替麦考酚酯(MMF)或环孢素等,多与糖皮质激素同用。

5. **其他** 达那唑联合糖皮质激素对部分患者有效。大剂量免疫球蛋白静脉注射对部分 AIHA 患者有效。

(三) **输血** 尽量避免或减少输血,贫血症状严重者可输洗涤红细胞,且速度应缓慢。输血指征为:①暴发型 AIHA;②溶血危象;③可能危及生命的重度贫血。

二、冷抗体型 AIHA

AIHA 中抗体在 31℃ 以下才能有效与红细胞抗原发生反应的称为冷抗体,0~5℃ 时亲和力最强。约占 AIHA 的 20%~30%。冷抗体分为两种:①冷凝集素,可引起冷凝集素病(cold agglutinin disease,CAD)和冷凝集素综合征(cold agglutinin syndrome,CAS);②IgG 型双相溶血素,即 D-L 抗体(Donath-Landsteiner antibody),可引起阵发性冷性血红蛋白尿症(paroxysmal cold hemoglobinuria,PCH)。

1. **CAD 和 CAS** CAD 是一定义明确的临床病理类型;CAS 患者存在明确相关疾病,如感染、自身免疫病、B细胞淋巴瘤或其他肿瘤。二者抗体多为IgM，是完全抗体。遇冷时IgM可直接使红细胞发生凝集，引起末梢发绀；同时能激活补体，发生血管内溶血。未溶血的红细胞在流经身体深部复温后，冷凝集素脱落，留有C3和C4片段，在肝脏中被巨噬细胞清除，发生慢性血管外溶血。临床表现为末梢部位发绀，受暖后消失，伴贫血、血红蛋白尿等。冷凝集素试验阳性。DAT阳性者多为C3型。

2. PCH　发病率低，分为原发性和继发性PCH，多为急性发作。继发性多见于病毒感染后。D-L抗体20℃以下时吸附于红细胞上并固定补体，当复温至37℃时补体被迅速激活导致血管内溶血。临床表现为血红蛋白尿，伴发热、腰背痛、恶心、呕吐等；发作多呈自限性，仅持续1～2天。冷热溶血试验（D-L试验）阳性可以诊断。

治疗：针对病因进行治疗；保暖是最重要的治疗措施；有症状者应接受利妥昔单抗治疗或使用其他细胞毒性免疫抑制剂；补体抑制剂亦可控制部分CAD/CAS溶血发作。激素疗效不佳，脾切除无效。

（高素君）

第六节 | 阵发性睡眠性血红蛋白尿症

阵发性睡眠性血红蛋白尿症（paroxysmal nocturnal hemoglobinuria，PNH）是一种后天获得性的造血干细胞基因突变所致的红细胞膜缺陷性溶血性疾病，是一种良性克隆性疾病。临床表现以血管内溶血性贫血为主，可伴有血栓形成和骨髓衰竭。典型患者有特征性间歇发作的睡眠后血红蛋白尿。发病高峰年龄在20～40岁，国内男性发病多于女性。

【病因和发病机制】　本病是由一个或多个造血干细胞X染色体上磷脂酰肌醇聚糖A（phosphatidylinositol glycan class A，PIGA）基因突变所致。PIGA的蛋白产物是糖基转移酶，是合成糖基磷脂酰肌醇（glycosylphosphatidylinositol，GPI）锚所必需的。异常的造血干细胞及其所有子代细胞（红细胞、粒细胞、单核细胞、淋巴细胞及血小板）GPI锚合成障碍，使得需要通过GPI锚才能链接在细胞膜上的多种功能蛋白（称为GPI锚链蛋白）缺失。补体调节蛋白CD55（衰变加速因子）和CD59（反应性溶血膜抑制因子）属于锚链蛋白，前者可抑制补体C3转化酶的形成，后者能阻止液相的补体C9转变成膜攻击复合物。成熟红细胞膜缺乏CD55和CD59，是PNH发生血管内溶血的基础。

PNH患者的血液是正常和异常细胞的"嵌合体"，不同患者PIGA突变克隆的大小差别显著。此外，PIGA基因表型的嵌合决定GPI锚链蛋白的缺失程度。PNH Ⅲ型细胞为完全缺失；Ⅱ型细胞为部分缺失；Ⅰ型细胞表达正常。患者体内各型细胞数量与溶血程度有关。

PNH具有血栓形成倾向，机制尚未明确，可能与血小板被补体激活、溶血造成的促凝物质增加、纤维蛋白生成及溶解活性异常等因素有关。

【临床表现】

1. 贫血　可有不同程度的贫血。除血管内溶血可致贫血，少部分患者可转为AA-PNH综合征，因骨髓衰竭导致贫血；若溶血频繁发作，因持续含铁血黄素尿而引起缺铁，导致贫血加重。

2. 血红蛋白尿　晨起血红蛋白尿是本病典型表现，约1/4患者以此为首发症状，重者尿液外观呈酱油样或红葡萄酒样；伴乏力、胸骨后及腰腹疼痛、发热等；轻者仅为尿隐血试验阳性。睡眠后溶血加重的机制尚未阐明，可能与睡眠中血液酸化有关。此外，感染、输血、劳累、铁剂治疗等可诱发血红蛋白尿。

3. 血细胞减少的表现　PNH为骨髓衰竭性疾病，除贫血外，可出现中性粒细胞及血小板减少。中性粒细胞减少及功能缺陷可致各种感染，如支气管、肺、泌尿系统感染等。血小板减少可有出血倾向，严重出血为本病死因之一。

4. 血栓形成　患者有血栓形成倾向，约1/3患者并发静脉血栓形成，常发生于不同寻常的部位。肝静脉较多见，引起布-加（Budd-Chiari）综合征，为PNH最常见的死亡原因。其次为肠系膜、脑静脉

NOTES

和下肢深静脉等,并引起相应临床表现。动脉栓塞少见。我国患者血栓形成较欧美少见,发生率为8%~18%,以肢体浅静脉为主,内脏血栓少见。

5. 平滑肌功能障碍 腹痛、食管痉挛、吞咽困难及勃起功能障碍为常见症状,可能与溶血产生大量游离血红蛋白,使一氧化氮(NO)耗竭致平滑肌功能障碍有关。

【实验室检查】

(一)血象 贫血常呈正细胞或大细胞性,也可出现小细胞低色素性贫血;网织红细胞增多,但不如其他 HA 明显;粒细胞通常减少;血小板多为中到重度减少。约半数患者全血细胞减少。血涂片可见有核红细胞和红细胞碎片。

(二)骨髓象 骨髓增生活跃或明显活跃,尤以红系明显,有时可呈增生低下骨髓象。长期尿铁丢失过多,铁染色示骨髓内、外铁减少。

(三)血管内溶血检查 见本章第一节。

(四)诊断性试验 针对 PNH 红细胞的补体敏感性及血细胞膜上 GPI 锚链膜蛋白缺乏的相关检查。

1. 流式细胞术检测 CD55 和 CD59 粒细胞、单核细胞、红细胞膜上的 CD55 和 CD59 表达下降。

2. 流式细胞术检测嗜水气单胞菌溶素变异体 嗜水气单胞菌产生的嗜水气单胞菌溶素前体可以特异性地结合 CPI 锚链蛋白。通过流式细胞术检测外周血粒细胞和单核细胞经荧光标记的气单胞溶菌素变异体(fluorescent aerolysin,FLAER),可以区分 GPI 蛋白阳性和阴性细胞。目前 FLAER 一般用于有核细胞的检测,不能评价成熟红细胞 PNH 克隆,是 PNH 检测的新方法,更敏感、更特异,特别是对检测微小 PNH 克隆敏感性更高,且不受输血和溶血的影响。

3. 特异性血清学试验 酸化血清溶血试验(Ham 试验)、蔗糖溶血试验、蛇毒因子溶血试验、微量补体敏感试验,这些试验敏感度和特异度均不高。

【诊断与鉴别诊断】 临床表现符合 PNH,实验室检查具备以下 1 项或 2 项者均可诊断,1、2 两项可以相互佐证。

1. 酸化血清溶血试验(Ham 试验)、蔗糖溶血试验、蛇毒因子溶血试验、尿隐血(或尿含铁血黄素)等试验中,凡符合下述任何一种情况即可诊断。

(1)两项以上阳性。

(2)一项阳性但是具备下列条件:①两次以上阳性。②有溶血的其他直接或间接证据,或有肯定的血红蛋白尿出现。③能除外其他溶血性疾病。

2. 流式细胞术检测发现,外周血中 CD55 或 CD59 阴性的中性粒细胞或红细胞>10%(5%~10%为可疑),或 FLAER 阴性细胞>1%。

本病须与自身免疫性 HA(尤其是阵发性冷性血红蛋白尿症或冷凝集素综合征)、骨髓增生异常性肿瘤及 AA 等鉴别。

【PNH 分类(国际 PNH 工作组)】

1. 经典型 PNH 该类患者有典型的溶血和/或血栓形成,LDH 显著增高,并除外其他骨髓衰竭性疾病(BMF),流式细胞术检测 GPI⁻ 中性粒细胞>50%。

2. 合并其他骨髓衰竭性疾病 如 AA、MDS 或骨髓纤维化(MF),常伴溶血的生化指标的微量异常,流式细胞术检测 GPI⁻ 中性粒细胞<50%。

3. 亚临床型 PNH 患者有微量 PNH 克隆,使用高敏感的流式细胞检测手段可见<10% 的 GPI⁻ 中性粒细胞,但没有溶血和血栓的实验室和临床证据。

【治疗】

(一)支持对症治疗

1. 输血 必要时输注红细胞,宜采用去白红细胞。

2. 雄激素 可用十一酸睾酮、达那唑、司坦唑醇等刺激红细胞生成。

3. **免疫抑制剂** PNH-AA 可予免疫抑制剂（如环孢素）治疗。

4. **铁剂** 如有缺铁证据，应予小剂量（常规量的 1/10～1/3）铁剂治疗，如有溶血应停用。

（二）控制溶血发作

1. **抗补体单克隆抗体** 经典型 PNH 一线治疗为以依库珠单抗（Eculizumab）为代表的补体通路抑制剂。Eculizumab 是人源化抗补体 C5 的单克隆抗体，阻止膜攻击复合物的形成。可显著减轻血管内溶血，减少血栓形成，延长生存期。推荐剂量每周静脉滴注 600mg，持续 4 周，第 5 周剂量增加至900mg，以后每 2 周给药一次。应用前须接种脑膜炎奈瑟菌疫苗，每 2.5 至 3 年重复接种一次。该药虽能控制溶血症状，但无法彻底治愈 PNH，并且有发生突破性溶血的可能性。

2. **糖皮质激素** 对部分患者有效。可给予泼尼松 0.25～1mg/(kg·d)，为避免长期应用的副作用，应酌情短周期应用。

3. **碳酸氢钠** 口服或静脉滴注 5% 碳酸氢钠，碱化血液、尿液。

4. **抗氧化药物** 对细胞膜有保护作用，如大剂量维生素 E，效果并不肯定。

（三）血栓形成的防治 对发生血栓者应给予抗凝治疗。对是否采取预防性抗凝治疗尚无定论。

（四）异基因造血干细胞移植 仍是目前唯一可能治愈本病的方法。但 PNH 并非恶性病，且移植有一定风险，应严格掌握适应证。

【预后】 无补体通路抑制剂的时代，PNH 患者中位生存期为 10～15 年。应用依库珠单抗后，PNH 患者生存期明显延长，累计生存率可与相同年龄和性别的健康人群相当。部分病程较长的患者病情逐渐减轻，出现不同程度的自发缓解。主要死亡原因是感染、血栓形成和出血。PNH 除可转变成 AA，少数患者转化为 MDS 或急性白血病，预后不良。

（付 蓉）

本章思维导图

第七章 | 白细胞减少和粒细胞缺乏症

白细胞减少（leukopenia）指成人外周血白细胞总数持续低于 4.0×10^9/L。中性粒细胞减少症（neutropenia）是指外周血中性粒细胞绝对计数在成人低于 2.0×10^9/L，儿童≥10 岁低于 1.8×10^9/L 或<10岁低于 1.5×10^9/L；中性粒细胞绝对计数低于 0.5×10^9/L 时，称为粒细胞缺乏症（agranulocytosis）。

【病因和发病机制】 骨髓是产生中性粒细胞的唯一场所，分为增殖池和成熟储存池。成人每天约产生中性粒细胞 1×10^9/kg，其中约90%贮存于骨髓，约10%释放入外周血液，后者约一半进入循环血中（称为循环池），另一半黏附于小血管壁（称为边缘池），两者之间可以自由交换，构成动态平衡。中性粒细胞在血液循环中约 6～7 小时后进入组织或炎症部位，通过程序性细胞死亡及巨噬细胞的吞噬作用清除。

中性粒细胞减少症的病因可为先天性和获得性，以后者多见。根据细胞动力学，中性粒细胞减少症的病因和发病机制分为三大类：生成减少、破坏或消耗过多、分布异常（表 6-7-1）。成人中性粒细胞减少症的主要原因是生成减少和自身免疫性破坏，而分布异常很少见。

表 6-7-1 中性粒细胞减少症的病因及发病机制

发病机制	病因
生成减少	（1）骨髓损伤：电离辐射、化学毒物、细胞毒药物是最常见的继发性原因，可直接损伤或抑制造血干/祖细胞及早期分裂细胞；某些药物可引起剂量依赖性骨髓抑制或特异性免疫反应。*
	（2）骨髓浸润：骨髓造血组织被白血病、骨髓瘤及转移瘤细胞等浸润，可影响骨髓正常造血细胞增殖。
	（3）成熟障碍：维生素 B_{12}、叶酸缺乏，MDS，某些先天性中性粒细胞减少等，可引起早期粒细胞成熟障碍，骨髓增殖池细胞可正常或增多，而成熟储存池细胞减少，也称为无效造血。
	（4）感染：见于病毒、细菌感染。其机制为中性粒细胞消耗增加和感染时负性造血调控因子增多等。
	（5）先天性中性粒细胞减少，多伴有基因改变。
破坏或消耗过多	
1. 免疫性因素	（1）药物：是中性粒细胞减少症最常见的原因之一，可能与剂量无关，往往停药后可恢复。
	（2）自身免疫性因素：见于自身免疫病，如系统性红斑狼疮、类风湿关节炎等。
2. 非免疫性因素	（1）消耗增多：重症感染时，中性粒细胞在血液或炎症部位消耗增多。
	（2）脾功能亢进：大量中性粒细胞在脾内滞留、破坏增多。
分布异常	（1）粒细胞转移至边缘池：中性粒细胞转移至边缘池，导致循环池的粒细胞相对减少。见于先天性假性粒细胞减少、严重的细菌感染、营养不良等。
	（2）粒细胞滞留于肺血管内：如血液透析开始后 2～15 分钟，粒细胞暂时性减少。

注：*可导致白细胞减少的常用药物包括：细胞毒抗肿瘤药物（烷化剂、抗代谢药等），解热镇痛抗炎药（氨基比林、布洛芬等），抗生素（氯霉素、青霉素、磺胺类药物等），抗结核药（异烟肼、利福平等），抗疟药（氯喹、伯氨喹等），抗甲状腺药（甲硫氧嘧啶/丙硫氧嘧啶、甲巯咪唑等），降血糖药（甲苯磺丁脲等），抗惊厥/癫痫药（苯妥英钠、苯巴比妥等），降压药（卡托普利等），免疫调节药（硫唑嘌呤、吗替麦考酚酯等），抗精神病药（氯丙嗪等）等。

【临床表现】 中性粒细胞减少症的临床表现常随其减少程度及原发病而异。根据其减少程度分为轻度>1.0×10^9/L、中度（$0.5～1.0$）$\times10^9$/L 和重度<0.5×10^9/L。轻度减少者，发生感染机会较少，临

床上无特殊症状。中、重度减少者易发生感染,尤其是重度减少者,若持续时间较长,可发生严重感染,患者出现寒战、高热等症状。常见的感染部位是呼吸道、消化道及尿道,重者发生败血症、感染性休克。粒细胞严重缺乏时,感染部位不能形成有效的炎症反应,常无脓液或仅有少量脓液,如肺部感染 X 线检查可无炎症浸润阴影。

【实验室检查】

1. **常规检查**　血常规检查发现白细胞减少,中性粒细胞减少,淋巴细胞百分比增加。因粒细胞减少原因不同,骨髓象表现各异。

2. **特殊检查**　中性粒细胞特异性抗体测定用于判断是否存在抗粒细胞自身抗体。肾上腺素试验促使边缘池中性粒细胞进入循环池,以鉴别假性粒细胞减少。氢化可的松试验用于测定骨髓粒细胞储备功能。对于自幼发病、反复感染或有家族史,怀疑有先天性中性粒细胞减少或先天性骨髓衰竭性疾病的患者,可行二代测序检测。

【诊断与鉴别诊断】　根据血常规检查的结果即可作出白细胞减少、中性粒细胞减少症或粒细胞缺乏症的诊断。注意排除检查方法上的误差以及正常生理因素(运动、妊娠、季节等)、年龄和种族、采血部位等影响,必要时要复查,包括外周血细胞形态分析等。

鉴别中性粒细胞减少症的病因对治疗很重要,注意了解有无药物、化学物质、放射线的接触史或放化疗史,有无感染性疾病、自身免疫病、肿瘤性疾病病史等。注意中性粒细胞减少症发病的年龄、程度、发作的速度、持续时间及周期性,是否有基础疾病及家族史等。若有脾大,注意脾功能亢进的可能。

【治疗】

1. **病因治疗**　对可疑的药物或其他致病因素,应立即停止接触。继发性减少者应积极治疗原发病,病情缓解或控制后,粒细胞可恢复正常。

2. **感染防治**　轻度减少者一般不需药物治疗。中度减少者感染风险增加,应注意预防,减少出入公共场所,保持卫生,去除慢性感染灶,不主张预防性应用抗生素。患粒细胞缺乏症者极易发生严重感染,应采取无菌隔离措施。患者出现发热应行病原学检查,以明确感染类型和部位,立即经验性应用广谱抗生素治疗,待得到病原和药敏结果后再调整用药,同时注意二重感染(特别是真菌感染)的防治。

3. **促进粒细胞生成**　重组人粒细胞集落刺激因子(rhG-CSF)和重组人粒细胞-巨噬细胞集落刺激因子(rhGM-CSF)可促进中性粒细胞增殖和释放,并增强其吞噬、杀菌及趋化功能。rhG-CSF 一般剂量为 $2\sim10\mu g/(kg\cdot d)$,常见的副作用有发热,肌肉、骨骼酸痛,皮疹等。依据中性粒细胞减少症的病因不同,rhG-CSF 应用的指征和剂量不尽相同。

4. **免疫抑制剂**　自身免疫性粒细胞减少症和免疫机制所致的粒细胞缺乏症可用糖皮质激素、环孢素等免疫抑制剂治疗。

5. **造血干细胞移植**　是先天性粒细胞缺乏症、骨髓衰竭等疾病的可治愈性治疗方法。

【预后】　与中性粒细胞减少症的程度、持续时间、进展情况、病因及治疗措施有关。轻、中度者,若不进展则预后较好。粒细胞缺乏症者,随着广谱抗生素的应用,病死率有所下降,但预后仍取决于是否及时去除病因。

(高素君)

本章思维导图

第八章 | 骨髓增生异常性肿瘤

　　骨髓增生异常性肿瘤（myelodysplastic neoplasms），又称骨髓增生异常综合征（myelodysplastic syndrome，MDS），是一组起源于造血干细胞，以血细胞减少和形态发育异常为特征的异质性髓系肿瘤性疾病。任何年龄男、女均可发病，约 80% 患者大于 60 岁。

　　【病因和发病机制】　原发性 MDS 的确切病因尚不明确，继发性 MDS 见于烷化剂、拓扑异构酶抑制剂、放射线、有机毒物等的密切接触者。

　　MDS 是起源于造血干细胞的克隆性疾病，异常克隆细胞在骨髓中分化、成熟障碍，出现病态、无效造血，并呈现出向急性髓系白血病（AML）转化的高风险趋势。部分 MDS 患者可有造血细胞基因突变，或表观遗传学改变，或染色体异常，或骨髓造血微环境异常，这些异常改变可能参与 MDS 的多因素、多步骤、连续动态的发生、发展过程。

　　【分型及临床表现】　法-美-英（FAB）协作组主要根据 MDS 患者外周血、骨髓中的原始细胞比例、形态学改变及单核细胞数量，将 MDS 分为 5 型：难治性贫血（refractory anemia，RA）、环形铁粒幼细胞性难治性贫血（RA with ringed sideroblast，RAS/RARS）、难治性贫血伴原始细胞增多（RA with excess blast，RAEB）、难治性贫血伴原始细胞增多转变型（RAEB in transformation，RAEB-t）、慢性粒-单核细胞性白血病（chronic myelomonocytic leukemia，CMML）。MDS 的分型见表 6-8-1。

表 6-8-1　MDS 的 FAB 分型

FAB 类型	外周血	骨髓
RA	原始细胞<1%	原始细胞<5%
RAS	原始细胞<1%	原始细胞<5%，环形铁粒幼细胞>有核红细胞 15%
RAEB	原始细胞<5%	原始细胞 5%～20%
RAEB-t	原始细胞≥5%	原始细胞>20% 而<30%；或幼粒细胞出现 Auer 小体
CMML	原始细胞<5%，单核细胞绝对值>1×10⁹/L	原始细胞 5%～20%

　　WHO 第五版造血和淋巴组织肿瘤分类标准更强调从遗传的角度定义疾病分型，并明确 MDS 伴低原始细胞（MDS-LB）和 MDS 伴原始细胞增多（MDS-IB）这两个类型，删除了"MDS，不能分类"这一类型，见表 6-8-2。WHO 引入了术语"骨髓增生异常性肿瘤"来取代"骨髓增生异常综合征"，强调了其肿瘤性质，认为骨髓原始细胞达 20% 仍是 MDS 与 AML 诊断的截断值，但在治疗方面 MDS-IB2 可被视为等同于 AML。

　　几乎所有的 MDS 患者都有贫血症状，如乏力、疲倦。约 60% 的 MDS 患者有中性粒细胞减少，由于同时存在中性粒细胞功能低下，使得 MDS 患者容易发生感染，约有 20% 的 MDS 患者死于感染。40%～60% 的 MDS 患者有血小板减少，随着疾病进展可出现进行性血小板减少。

　　【实验室检查】

　　1. 血象和骨髓象　持续一系或多系血细胞减少：血红蛋白<100g/L、中性粒细胞<1.8×10⁹/L、血小板<100×10⁹/L。骨髓增生度多在活跃以上，少部分呈增生减低。MDS 患者的形态发育异常见表 6-8-3。

表 6-8-2　MDS 第五版 WHO 分型

分型	原始细胞	细胞遗传学	基因突变
MDS 伴特定遗传学异常			
MDS 伴低原始细胞和孤立 5q 缺失（MDS-5q）	骨髓<5% 且外周血<2%	孤立 5q-，或伴除 -7 和 7q- 外的 1 种其他异常	
MDS 伴低原始细胞和 *SF3B1* 突变（MDS-*SF3B1*）[1]	骨髓<5% 且外周血<2%	不伴 5q-、-7 或复杂核型	*SF3B1*
MDS 伴 *TP53* 双等位基因失活（MDS-bi*TP53*）	骨髓和外周血<20%	多为复杂核型	≥2 个 *TP53* 突变,1 个 *TP53* 突变伴 1 个 *TP53* 拷贝数缺失或拷贝中性杂合性缺失
形态学定义的 MDS			
MDS 伴低原始细胞（MDS-LB）	骨髓<5% 且外周血<2%		
低增生 MDS（MDS-h）[2]			
MDS 伴原始细胞增多（MDS-IB）			
MDS-IB1	骨髓 5%～9% 或外周血 2%～4%		
MDS-IB2	骨髓 10%～19% 或外周血 5%～19% 或出现 Auer 小体		
MDS 伴纤维化（MDS-f）	骨髓 5%～19%:外周血 2%～19%		

注:[1]≥15% 环形铁粒幼细胞可替代 *SF3B1* 突变,命名为 "MDS 伴低原始细胞和环形铁粒幼细胞"。[2] 定义为骨髓增生≤25%（根据年龄调整）。

表 6-8-3　MDS 的常见形态发育异常

细胞结构	红系细胞	粒系细胞	巨核系细胞
细胞核	核出芽 核间桥 核碎裂 多核 核多分叶 巨幼变	核分叶减少 （假 Pelger-Huët;pelgeriod） 不规则核分叶增多	小巨核细胞 核少分叶 多核（正常巨核细胞为单核分叶）
细胞质	环状铁粒幼细胞 空泡 PAS 染色阳性	胞体小或异常增大 颗粒减少或无颗粒 假 Chediak-Higashi 颗粒 Auer 小体	

2. **细胞遗传学检查**　40%～70% 的 MDS 有克隆性染色体核型异常,多为缺失性改变,以 +8、-5/del（5q）、-7/del（7q）、del（20q）最为常见。利用荧光原位杂交技术（FISH）,可提高细胞遗传学异常的检出率。

3. **病理检查**　骨髓病理活检可提供患者骨髓内细胞增生程度、巨核细胞数量、原始细胞群体、骨髓纤维化及肿瘤骨髓转移等重要信息,有助于排除其他可能导致血细胞减少的因素或疾病。

4. **免疫学检查**　流式细胞术可检测到 MDS 患者骨髓细胞表型存在异常,对于低危组 MDS 与非克隆性血细胞减少症的鉴别诊断有一定价值。

5. 分子生物学检查 MDS 常见基因突变包括 *TET2*、*RUNX1*、*ASXL1*、*DNMT3A*、*EZH2*、*SF3B1* 等，基因的突变状态对 MDS 的鉴别诊断和危险分层有重要应用价值。

【诊断与鉴别诊断】 根据患者血细胞减少和相应的症状，以及形态发育异常、细胞遗传学异常、病理学改变，MDS 的诊断不难确立。虽然形态发育异常是 MDS 的特征，但有形态发育异常不等于就是 MDS。MDS 的诊断尚无"金标准"，是一个除外性诊断，常应与以下疾病鉴别。

1. 慢性再生障碍性贫血（CAA） 常须与低增生 MDS 鉴别。低增生 MDS 的网织红细胞可正常或升高，外周血可见到有核红细胞，骨髓形态发育异常明显，早期细胞比例不低或增加，40%~60% 的 MDS 患者可检出核型异常，而 CAA 一般无上述异常。

2. 阵发性睡眠性血红蛋白尿症（PNH） 也可出现全血细胞减少和形态发育异常，但 PNH 检测可发现外周血细胞表面锚链蛋白缺失，Ham 试验阳性及血管内溶血的改变。

3. 巨幼细胞贫血 MDS 患者细胞形态发育异常可见巨幼变，易与巨幼细胞贫血混淆，但后者是由于叶酸、维生素 B_{12} 缺乏所致，补充后可纠正贫血，而 MDS 的叶酸、维生素 B_{12} 不低，用叶酸、维生素 B_{12} 治疗无效。

【治疗及预后】 MDS 患者自然病程和预后差异较大，风险分层对于治疗选择具有重要意义。修订的 MDS 国际预后积分系统（IPSS-R）依据患者血细胞减少的数量、骨髓中原始细胞比例及染色体核型来评价预后，指导治疗（表 6-8-4）。此外，近期国际预后工作组提议将 MDS 相关的 31 个基因突变纳入，形成了新的 IPSS-M 预后模型。对于 IPSS-R≤3.5 分的 MDS 患者，治疗主要是改善造血、提高生活质量，采用支持治疗、促造血、去甲基化药物和生物反应调节剂等治疗，而其余较高危组 MDS 主要是改善自然病程，采用去甲基化药物、化疗和造血干细胞移植。

表 6-8-4 修订的 MDS 国际预后积分系统（IPSS-R）

评分	细胞遗传学 *	骨髓原始细胞/%	血红蛋白/（g/L）	中性粒细胞绝对值/（×10⁹/L）	血小板/（×10⁹/L）
0	极好	≤2	≥100	≥0.8	≥100
0.5				<0.8	50~<100
1	好	>2~<5	80~<100		<50
1.5			<80		
2	中等	5~10			
3	差	>10			
4	极差				

注：* 极好：del（11q），−Y；好：正常核型，del（20q），del（12p），del（5q）/del（5q）附加另一种异常；中等：+8，del（7q），i（17q），+19 及其他 1 个或 2 个独立克隆的染色体异常；差：−7，inv（3）/t（3q）/del（3q），−7/7q− 附加另一种异常，复杂核型（3 个）；极差：复杂核型（3 个以上）。IPSS-R 危险度分类：极低危（very low，VL）：≤1.5 分，低危（low，L）：>1.5~≤3 分，中危（intermediate，Int）：>3~≤4.5 分，高危组（high，H）：>4.5~≤6 分，极高危（very high，VH）：>6 分。

1. 支持治疗 严重贫血和有出血症状者可输注红细胞和血小板，粒细胞减少和缺乏者应注意防治感染。长期输血致铁过载者应祛铁治疗。

2. 促造血治疗 可考虑使用 EPO、雄激素等，能使部分患者造血功能改善。

3. 生物反应调节剂 沙利度胺及来那度胺对伴单纯 del（5q）的 MDS 有较好疗效。ATG 和/或环孢素可用于少部分极低危组 MDS。

4. 去甲基化药物 去甲基化药物（如阿扎胞苷和地西他滨）能逆转 MDS 抑癌基因启动子 DNA 过甲基化，改变基因表达，减少输血量，并提高生活质量，延迟向 AML 转化。约 90% 阿扎胞苷治疗有效的患者在 6 个疗程内获得治疗反应。

5. 联合化疗 IPSS-R 评分>3.5 分的 MDS 患者可采用 AML 诱导方案或预激方案，且老年或身体机能较差的患者对于预激方案的耐受性优于常规 AML 化疗方案。此外,预激方案也可和去甲基化药物联用。

6. **异基因造血干细胞移植**　是目前唯一可能治愈 MDS 的疗法。IPSS-R 评分＞3.5 分的 MDS 患者首先应考虑是否适合移植,尤其是年轻、原始细胞增多和伴有预后不良染色体核型者。其余相对低危组患者伴输血依赖且去甲基化药物治疗无效者,也可考虑在铁负荷降低后行移植。

（徐　杨）

本章思维导图

第九章 ｜ 白血病

第一节 ｜ 概 述

白血病（leukemia）是一类造血干/祖细胞的恶性克隆性疾病，因白血病细胞自我更新增强、增殖失控、分化障碍、凋亡受阻，而停滞在细胞发育的不同阶段。在骨髓和其他造血组织中，白血病细胞大量增生、累积，使正常造血受抑制，并浸润其他器官和组织。

根据白血病细胞的分化成熟程度和自然病程，将白血病分为急性和慢性两大类。急性白血病（acute leukemia，AL）的细胞分化停滞在较早阶段，多为原始细胞及早期幼稚细胞，病情发展迅速，自然病程仅几个月。慢性白血病（chronic leukemia，CL）的细胞分化停滞在较晚的阶段，多为较成熟幼稚细胞和成熟细胞，病情发展缓慢，自然病程为数年。其次，根据主要受累的细胞系列可将 AL 分为急性淋巴细胞白血病（acute lymphoblastic leukemia，ALL）和急性髓系白血病（acute myelogenous leukemia，AML）。CL 则分为慢性髓系白血病（chronic myelogenous leukemia，CML）、慢性淋巴细胞白血病（chronic lymphocytic leukemia，CLL）及少见类型的白血病如毛细胞白血病、幼淋巴细胞白血病等。

【发病情况】 我国白血病发病率约为（3~4）/10 万。在恶性肿瘤中，白血病死亡率居第 6 位（男）和第 7 位（女）；儿童及 35 岁以下成人中，则居第 1 位。男性发病率略高于女性（1.81∶1）。

我国 AML、ALL 和 CML 的年发病率约为 1.62/10 万，0.69/10 万，0.7/10 万。CLL 的年发病率约为（2~3）/10 万，近年有些地区报道发病率有上升趋势。成人 AL 中以 AML 多见，儿童以 ALL 多见。CML 随年龄增长发病率逐渐升高。CLL 在 50 岁以后发病才明显增多。我国白血病发病率与亚洲其他国家相近，低于欧美国家。

【病因和发病机制】 人类白血病的病因尚不完全清楚。

1. 生物因素 主要是病毒感染和免疫功能异常。成人 T 细胞白血病/淋巴瘤（ATL）可由人类 T 淋巴细胞病毒Ⅰ型（human T lymphocytotropic virus-Ⅰ，HTLV-Ⅰ）所致。病毒感染机体后，可作为内源性病毒整合并潜伏在宿主细胞内，在某些理化因素作用下，被激活表达而诱发白血病；或作为外源性病毒在外界以横向方式传播感染，直接致病。部分免疫功能异常者，如某些自身免疫病患者，患白血病风险会增加。

2. 物理因素 包括 X 射线、γ 射线等电离辐射。1911 年首次报道了放射工作者发生白血病的病例。日本广岛及长崎受原子弹袭击后，幸存者中白血病发病率比未受照射的人群高 30 倍和 17 倍，患者多为 AL 和 CML。研究表明，大面积和大剂量照射可导致骨髓抑制和机体免疫力下降，DNA 突变、断裂和重组，导致白血病的发生。

3. 化学因素 多年接触苯以及含有苯的有机溶剂与白血病的发生有关。乙双吗啉是乙亚胺的衍生物，具有极强的致染色体畸变和致白血病作用。抗肿瘤药物中烷化剂和拓扑异构酶Ⅱ抑制剂有致白血病的作用。化学物质所致的白血病以 AML 为多。

4. 遗传因素 家族性白血病约占白血病的 0.7%。单卵孪生子，如果一个人发生白血病，另一个人的发病率为 1/5，比双卵孪生者高 12 倍。Down 综合征（唐氏综合征）有 21 号染色体三体改变，其白血病发病率达 50/10 万，是正常人群的 20 倍。Fanconi 贫血、Bloom 综合征（侏儒面部毛细血管扩张）、共济失调-毛细血管扩张症及先天性免疫球蛋白缺乏症等患者的白血病发病率均较高。

5. 其他血液病 某些血液病最终可能发展为白血病,如 MDS、PNH 等,亦有淋巴瘤和骨髓瘤继发白血病的报道,但具体机制不明。

白血病的发生可能是多步骤的,目前认为至少有两类分子事件共同参与发病,即所谓的"二次打击"学说。其一,各种原因所致的造血细胞内一些基因的决定性突变(如 *RAS*、*MYC* 等基因突变),激活某种信号通路,导致克隆性异常造血细胞生成,此类细胞获得增殖和/或生存优势,多有凋亡受阻;其二,一些遗传学改变(如形成 *PML::RARA* 等融合基因)可能会涉及某些转录因子,导致造血细胞分化阻滞或分化紊乱。

第二节 │ 急性白血病

急性白血病(acute leukemia,AL)是造血干/祖细胞的恶性克隆性疾病,发病时骨髓中异常的原始细胞及幼稚细胞(白血病细胞)大量增殖,并抑制正常造血,可广泛浸润肝、脾、淋巴结等各种脏器。表现出贫血、出血、感染和浸润等征象。

【分类】 AL 的分型方法有法美英(FAB)分型和 WHO 分型,而临床实践中则主要选择 WHO 分型。FAB 分型是基于对患者骨髓涂片细胞形态学和组织化学染色的观察和计数,是最基本的诊断学依据。WHO 分型是整合了白血病细胞形态学(morphology)、免疫学(immunology)、细胞遗传学(cytogenetics)和分子生物学(molecular biology)(简称 MICM)特征的新分型系统,可为患者治疗方案的选择及预后判断提供帮助。

(一)AL 的 FAB 分型

1. AML 的 FAB 分型 M_0(急性髓细胞性白血病微分化型,minimally differentiated AML):骨髓原始细胞>30%,无嗜天青颗粒及 Auer 小体,核仁明显,光镜下髓过氧化物酶(MPO)及苏丹黑 B 阳性细胞<3%;在电镜下,MPO 阳性;CD33 或 CD13 等髓系抗原可呈阳性,淋系抗原通常为阴性。血小板抗原阴性。

M_1(急性粒细胞白血病未分化型,AML without maturation):原始粒细胞(Ⅰ型+Ⅱ型,原始粒细胞质中无颗粒为Ⅰ型,出现少数颗粒为Ⅱ型)占骨髓非红系有核细胞(NEC,指不包括浆细胞、淋巴细胞、肥大细胞、巨噬细胞及所有红系有核细胞的骨髓有核细胞)的 90% 以上,其中至少 3% 的细胞为 MPO 阳性。

M_2(急性粒细胞白血病部分分化型,AML with maturation):原始粒细胞占骨髓 NEC 的 30%~89%,其他粒细胞≥10%,单核细胞<20%。

M_3(急性早幼粒细胞白血病,acute promyelocytic leukemia,APL):骨髓中以颗粒增多的早幼粒细胞为主,此类细胞在 NEC 中≥30%。

M_4(急性粒-单核细胞白血病,acute myelomonocytic leukemia,AMMoL):骨髓中原始细胞占 NEC 的 30% 以上,各阶段粒细胞≥20%,各阶段单核细胞≥20%。

M_4Eo(AML with eosinophilia):除上述 M_4 型特点,嗜酸性粒细胞在 NEC 中≥5%。

M_5(急性单核细胞白血病,acute monocytic leukemia,AMoL):骨髓 NEC 中原始单核细胞、幼稚单核细胞≥30%,且原始单核细胞、幼稚单核细胞及单核细胞≥80%。原始单核细胞≥80% 为 M_{5a}、<80% 为 M_{5b}。

M_6(红白血病,erythroleukemia,EL):骨髓中幼红细胞≥50%,NEC 中原始细胞(Ⅰ型+Ⅱ型)≥30%。

M_7(急性巨核细胞白血病,acute megakaryoblastic leukemia,AMeL):骨髓中原始巨核细胞≥30%。血小板抗原阳性,血小板过氧化酶阳性。

2. ALL 的 FAB 分型

L_1:原始和幼稚淋巴细胞以小细胞(直径≤12μm)为主。

L_2:原始和幼稚淋巴细胞以大细胞(直径>12μm)为主。

L₃(Burkitt 型):原始和幼稚淋巴细胞以大细胞为主,大小较一致,细胞内有明显空泡,胞质嗜碱性,染色深。

(二) AL 的 WHO 分型

1. AML 的 WHO 分型(第五版)

(1)伴重现性遗传学异常的 AML

APL 伴 *PML::RARA*

AML 伴 *RUNX1::RUNX1T1*

AML 伴 *CBFB::MYH11*

AML 伴 *DEK::NUP214*

AML 伴 *RBM15::MRTFA*

AML 伴 *BCR::ABL1*

AML 伴 *KMT2A* 重排

AML 伴 *MECOM* 重排

AML 伴 *NUP98* 重排

AML 伴 *NPM1* 突变

AML 伴 *CEBPA* 突变

AML,骨髓增生异常相关

AML 伴其他特定遗传学改变

(2)由分化定义的 AML

AML 微分化型

AML 未成熟型

AML 成熟型

急性嗜碱性粒细胞白血病

急性粒-单核细胞白血病

急性单核细胞白血病

急性红细胞白血病

急性巨核细胞白血病

2. ALL 的 WHO 分型(第五版)

(1)原始 B 淋巴细胞白血病

B-ALL,非特指型(NOS)

B-ALL 伴高超二倍体

B-ALL 伴亚二倍体

B-ALL 伴 21 号染色体内部扩增(iAMP21)

B-ALL 伴 *BCR::ABL1* 融合

B-ALL 伴 *BCR::ABL1* 样特征

B-ALL 伴 *KMT2A* 重排

B-ALL 伴 *ETV6::RUNX1* 融合

B-ALL 伴 *ETV6::RUNX1* 样特征

B-ALL 伴 *TCF3::PBX1* 融合

B-ALL 伴 *IGH::IL3* 融合

B-ALL 伴 *TCF3::HLF* 融合

B-ALL 伴其他特定遗传学异常

(2)原始 T 淋巴细胞白血病

T-ALL,非特指型（NOS）

早期前体T淋巴细胞白血病（ETP-ALL）

【临床表现】　AL起病急缓不一。起病急者可以突然高热,也可以是严重的出血。缓慢起病者常出现面色苍白、皮肤紫癜,月经过多或拔牙后出血难止,而在就医时被发现。

（一）正常骨髓造血功能受抑制表现

1. **贫血**　部分患者因病程短,可无贫血。半数患者就诊时已有重度贫血,尤其是继发于MDS者。

2. **发热**　半数患者以发热为早期表现。可低热,体温亦可高达39～40℃以上,伴有畏寒、出汗等。虽然白血病本身可导致发热,但也须排除合并感染的可能性。感染可发生在各个部位,以口腔炎、牙龈炎、咽峡炎最常见,可发生溃疡或坏死;肺部感染、肛周炎、肛旁脓肿亦常见,严重时可有血流感染。最常见的致病菌为革兰氏阴性杆菌,如肺炎克雷伯菌、铜绿假单胞菌、大肠埃希菌、硝酸盐阴性不动杆菌等;革兰氏阳性球菌感染的发病率有所上升,如金黄色葡萄球菌、表皮葡萄球菌、肠球菌等。长期应用抗生素及粒细胞缺乏者,可出现真菌感染,如念珠菌、曲霉菌、隐球菌等。因患者伴有免疫功能缺陷,可发生病毒感染,如单纯疱疹病毒、带状疱疹病毒、巨细胞病毒感染等。偶见耶氏肺孢子菌病。

3. **出血**　近40%以出血为早期表现。出血可发生在全身各部位,皮肤瘀点、瘀斑,鼻出血,牙龈出血,月经过多较多见。眼底出血可致视力障碍。APL易并发凝血异常而出现全身广泛性出血。颅内出血时会出现头痛、呕吐、双侧瞳孔不等大,甚至昏迷、死亡。有资料表明AL死于出血者占62.24%,其中87%为颅内出血。大量白血病细胞在血管中淤滞及浸润、血小板减少、凝血异常以及感染是出血的主要原因。

（二）白血病细胞增殖浸润的表现

1. **淋巴结和肝、脾大**　淋巴结肿大以ALL较多见。纵隔淋巴结肿大常见于T-ALL。肝、脾大多为轻至中度,除CML急性变外,巨脾罕见。

2. **骨骼和关节**　常有胸骨下段局部压痛。可出现关节痛、骨痛,尤以儿童多见。发生骨髓坏死时,可引起骨剧痛。

3. **眼部**　部分AML可伴粒细胞肉瘤,或称绿色瘤,常累及骨膜,以眼眶部位最常见,可引起眼球突出、复视或失明。

4. **口腔和皮肤**　AL,尤其是M_4和M_5,白血病细胞浸润可使牙龈增生、肿胀;皮肤可出现蓝灰色斑丘疹,局部皮肤隆起、变硬,呈紫蓝色结节。

5. **中枢神经系统**　是白血病最常见的髓外浸润部位。多数化疗药物难以通过血脑屏障,不能有效杀灭隐藏在中枢神经系统的白血病细胞,因而引起中枢神经系统白血病（central nervous system leukemia,CNSL）。轻者表现为头痛、头晕,重者有呕吐、颈项强直,甚至抽搐、昏迷。CNSL可发生在疾病各个时期,尤其是治疗后缓解期,以ALL最常见,儿童尤甚,其次为M_4、M_5和M_2。

6. **睾丸**　多为一侧睾丸无痛性肿大,另一侧虽无肿大,但在活检时往往也发现有白血病细胞浸润。睾丸白血病多见于ALL化疗缓解后的幼儿和青年,是仅次于CNSL的白血病髓外复发的部位。

此外,白血病可浸润其他组织器官。肺、心、消化道、泌尿生殖系统等均可受累。

【实验室检查】

1. **血象**　大多数患者白细胞增多,$>10 \times 10^9/L$者称为白细胞增多性白血病。也有白细胞计数正常或减少,低者可$<1.0 \times 10^9/L$,称为白细胞不增多性白血病。血涂片分类检查可见数量不等的原始和幼稚细胞,但部分白细胞不增多性白血病病例血涂片可未检出原始细胞。患者常有不同程度的正常细胞性贫血,少数患者血涂片上红细胞大小不等,可找到幼红细胞。约50%的患者血小板低于$60 \times 10^9/L$,晚期血小板往往极度减少。

2. **骨髓象**　是诊断AL的主要依据和必做检查。FAB分型将原始细胞≥骨髓有核细胞（ANC）的30%作为AL的诊断标准,WHO分型则将这一比例降至≥20%,且对伴有重现性遗传学异常的

AML取消了原始细胞≥20% ANC的要求(具有 *BCR::ABL1* 融合的 AML 和具有 *CEBPA* 突变的 AML 除外)。多数 AL 骨髓有核细胞显著增生,以原始细胞为主;少数 AL 骨髓增生低下,称为低增生性 AL。

3. **细胞化学**　主要用于协助形态鉴别各类白血病。常见 AL 的细胞化学鉴别见表 6-9-1。

表 6-9-1　常见 AL 的细胞化学鉴别

	急性淋巴细胞白血病	急性粒细胞白血病	急性单核细胞白血病
髓过氧化物酶(MPO)	(−)	分化差的原始细胞(−)~(+) 分化好的原始细胞(+)~(+++)	(−)~(+)
糖原染色(PAS)	(+)成块或粗颗粒状	(−)或(+) 弥漫性淡红色或细颗粒状	(−)或(+) 弥漫性淡红色或细颗粒
非特异性酯酶(NSE)	(−)	(−)~(+) NaF 抑制<50%	(+) NaF 抑制≥50%

4. **免疫学检查**　根据白血病细胞表达的系列相关抗原,确定其来源。造血干/祖细胞表达 CD34,APL 细胞通常表达 CD13、CD33 和 CD117,不表达 HLA-DR 和 CD34,还可表达 CD9。其他常用的免疫分型标志见表 6-9-2。急性混合细胞白血病包括急性双表型(白血病细胞同时表达髓系和淋系抗原)和双克隆(两群来源各自干细胞的白血病细胞分别表达髓系和淋系抗原)白血病,其髓系和一个淋系积分均>2。

表 6-9-2　白血病免疫学积分系统(EGIL,1998)

分值	B 系	T 系	髓系
2	CyCD79a CyCD22 CyIgM	CD3 TCRα/β TCRγ/δ	CyMPO
1	CD19 CD20 CD10	CD2 CD5 CD8 CD10	CD117 CD13 CD33 CD65
0.5	TdT CD24	TdT CD7 CD1a	CD14 CD15 CD64

注:Cy,胞质内;TCR,T 细胞受体。

5. **细胞遗传学和分子生物学检查**　白血病常伴有特异的细胞遗传学(染色体核型)和分子生物学改变(如融合基因、基因突变)。例如 99% 的 APL 有 t(15;17)(q22;q12),该易位使 15 号染色体上的 *PML*(早幼粒细胞白血病基因)与 17 号染色体上 *RARA*(维 A 酸受体基因)形成 *PML::RARA* 融合基因。这是 APL 发病及用全反式维 A 酸及砷剂治疗有效的分子基础。AL 常见染色体和分子学异常见表 6-9-3 和表 6-9-4。

6. **血液生化检查**　血清尿酸浓度增高,特别在化疗期间。尿酸排泄量增加,甚至出现尿酸结晶。患者发生 DIC 时可出现凝血象异常。血清乳酸脱氢酶(LDH)可增高。

出现 CNSL 时,脑脊液压力升高,白细胞数增加,蛋白质增多,而糖定量减少。涂片中可找到白血病细胞。

【诊断与鉴别诊断】　根据临床表现、血象和骨髓象特点,诊断白血病一般不难。但因白血病细胞 MICM 特征的不同,治疗方案及预后亦随之改变,故初诊患者应尽力获得全面 MICM 资料,以便评价预后,指导治疗,并应注意排除下述疾病。

表 6-9-3　AML 常见的遗传异常的预后意义

预后	遗传异常
良好	t(8;21)(q22;q22.1)/*RUNX1::RUNX1T1*[1,2]
	inv(16)(p13.1q22) 或 t(16;16)(p13.1;q22)/*CBFB::MYH11*[1,2]
	NPM1 突变[1,3]，无 *FLT3*-ITD
	CEBPA bZIP 框内突变[4]
中等	*NPM1* 突变，伴 *FLT3*-ITD[1,3]
	野生型 *NPM1* 突变，伴 *FLT3*-ITD（无不良风险遗传因素）
	t(9;11)(p21.3;q23.3)/*MLLT3::KMT2A*[1,5]
	细胞遗传学和/或分子学异常未归类为良好或不良
不良	t(6;9)(p23.3;q34.1)/*DEK::NUP214*
	t(v;11q23.3)/*KMT2A* 重排[6]
	t(9;22)(q34.1;q11.2)/*BCR::ABL1*
	t(8;16)(p11.2;q13.3)/*KAT6A::CREBBP*
	inv(3)(q21.3q26.2) 或 t(3;3)(q21.3;q26.2)/*GATA2,MECOM*（*EVI1*）
	t(3q26.2;v)/*MECOM*（*EVI1*）重排
	−5 或 del(5q);−7;−17/abn(17p)
	复杂核型[7] 单体核型[8]
	ASXL1,BCOR,EZH2,RUNX1,SF3B1,SRSF2,STAG2,U2AF1，或 *ZRSR2* 突变[9]
	TP53 突变[10]

注：[1] 主要基于在强化治疗患者中观察到的结果。根据可检测残留病变的分析结果，初始风险类别可能在治疗过程中发生变化。

[2] *KIT* 或 *FLT3* 突变不会改变风险类别。

[3] AML 伴 *NPM1* 突变和高危细胞遗传学异常的归类为预后不良组。

[4] 仅影响 *CEBPA* 基因 bZIP 结构域的框内突变（不论是单等位基因还是双等位基因突变），与良好结局相关。

[5] t(9;11)(p21.3;q23.3)的存在优先于罕见，共存的预后不良基因突变。

[6] 不包括 *KMT2A* 部分串联重复（PTD）。

[7] 复杂核型：≥3 个不相关的染色体异常而无其他定义亚型的重现性遗传学异常；排除具有 3 个或更多三体（或多体）且无结构异常的超二倍体核型。

[8] 单体核型：存在≥2 个不同的染色体单体（不包括 X 或 Y 染色体缺失），或一个常染色体单体，合并至少一种结构性染色体异常（不包括核心结合因子 AML）。

[9] 目前如果这些标志物与预后良好的 AML 亚型同时发生，则不应用作不良预后标志物。

[10] 无论 *TP53* 等位基因状态如何（单等位基因或双等位基因突变），*TP53* 突变的等位基因比例至少为 10%；*TP53* 突变与复杂核型和单体核型 AML 显著相关。

表 6-9-4　ALL 常见染色体和分子学异常的检出率

染色体核型	基因	发生率（成人）	发生率（儿童）
超二倍体（＞50 条染色体）	—	7%	25%
亚二倍体（＜44 条染色体）	—	2%	1%
*t(9;22)(q34;q11.2):Ph+	*BCR::ABL1*	25%	2%～4%
t(12;21)(p13;q22)	*ETV6::RUNX1*（*TEL::AML1*）	2%	22%
t(v;11q23):如 t(4;11)、t(9;11)、t(11;19)	*KMT2A*（*MLL*）	10%	8%
t(1;19)	*TCF3::PBX1*（*E2A::PBX1*）	3%	6%
t(5;14)(q31;q32)	*IL3::IGH*	＜1%	＜1%
t(8;14)、t(2;8)、t(8;22)	*MYC*	4%	2%
t(1;14)(p32;q11)	*TAL-1*	12%	7%
t(10;14)(q24;q11)	*HOX11*（*TLX1*）	8%	1%
t(5;14)(q35;q32)	*HOX11L2*	1%	3%

注：* 伴 t(9;22)(q34;q11.2)的 ALL 又称 Ph+ALL。

1. **骨髓增生异常性肿瘤** 该病除病态造血外,外周血中有原始和幼稚细胞,全血细胞减少和染色体异常,易与白血病相混淆。但骨髓中原始细胞小于 20%。

2. **某些感染引起的白细胞异常** 如传染性单核细胞增多症,血象中出现异形淋巴细胞,但形态与原始细胞不同,血清中嗜异性抗体效价逐步上升,病程短,可自愈。百日咳、传染性淋巴细胞增多症、风疹等病毒感染时,血象中淋巴细胞增多,但淋巴细胞形态正常,病程良性。骨髓原始细胞、幼稚细胞不增多。

3. **巨幼细胞贫血** 巨幼细胞贫血有时可与红白血病混淆。但前者骨髓中原始细胞不增多,幼红细胞 PAS 反应常为阴性,予以叶酸、维生素 B_{12} 治疗有效。

4. **急性粒细胞缺乏症恢复期** 在药物或某些感染引起的粒细胞缺乏症的恢复期,骨髓中原始粒细胞、幼粒细胞增多。但该病多有明确病因,血小板正常,原始粒细胞、幼粒细胞中无 Auer 小体及染色体异常。短期内骨髓粒细胞成熟,恢复正常。

【治疗】 根据患者的 MICM 结果及临床特点进行预后危险分层,按照患方意愿、经济能力,选择并设计完整、系统的治疗方案。考虑到治疗需要,减少患者反复穿刺的痛苦,建议留置深静脉导管。适合行异基因造血干细胞移植(allo-HSCT)者应抽血做 HLA 配型。

(一) 一般治疗

1. **紧急处理高白细胞血症** 循环血液中白细胞数>$100×10^9$/L,可导致白细胞淤滞症,表现为呼吸困难、低氧血症、反应迟钝、言语不清、颅内出血等。病理学显示白血病血栓栓塞与出血并存,高白细胞不仅会增加患者早期死亡率,也会增加髓外白血病的发病率和复发率。因此当血中白细胞>$100×10^9$/L 时,可紧急使用血细胞分离机进行单采,清除过高的白细胞(APL 一般不推荐),同时给予碱化、水化和化疗。可根据白血病类型给予相应方案化疗,也可先进行所谓化疗前短期预处理:对 ALL 患者给予地塞米松 $10mg/m^2$,静脉注射;对 AML 患者给予羟基脲 1.5~2.5g/6h(总量 6~10g/d),约 36 小时,然后进行联合化疗。须预防白血病细胞溶解诱发的高尿酸血症、酸中毒、电解质紊乱、凝血异常等并发症。

2. **防治感染** 白血病患者常伴有粒细胞减少或缺乏,特别在化疗、放疗后粒细胞缺乏将持续相当长时间,此时患者宜住在层流病房或消毒隔离病房。G-CSF 可缩短粒细胞缺乏期,用于 ALL,老年、强化疗或伴感染的 AML。发热应做细菌培养和药敏试验,并迅速进行经验性抗生素治疗。详见本篇第七章。

3. **成分输血支持** 严重贫血可吸氧、输浓缩红细胞,维持 Hb>80g/L,但白细胞淤滞时不宜马上输红细胞,以免进一步增加血黏度。血小板计数过低会引起出血,须输注单采血小板悬液。为防止异体免疫反应所致的无效输注和发热反应,输血时可采用白细胞滤器去除成分血中的白细胞。为预防输血相关移植物抗宿主病(TA-GVHD),输血前应对含细胞成分的血液进行辐照(25~30Gy),以灭活其中的淋巴细胞。

4. **防治高尿酸血症肾病** 由于白血病细胞大量破坏(化疗时更甚),血清和尿中尿酸浓度增高,积聚在肾小管引起阻塞而发生高尿酸血症肾病。因此应鼓励患者多饮水。最好 24 小时持续静脉补液,使每小时尿量>$100ml/m^2$ 并保持碱性尿。在化疗同时给予别嘌醇,每次 100mg,每日 3 次,以抑制尿酸合成。少数患者应用别嘌醇后会出现严重皮肤过敏,应予注意。当患者出现少尿、无尿、肾功能不全时,应按急性肾衰竭处理。

5. **维持营养** 白血病是严重消耗性疾病,特别是化疗、放疗引起患者消化道黏膜炎及功能紊乱时。应注意补充营养,维持水、电解质平衡,给予患者高蛋白、高热量、易消化食物,必要时经静脉补充营养。

(二) **抗白血病治疗** 抗白血病治疗的第一阶段是诱导缓解治疗,主要方法是联合化疗,目标是使患者迅速获得完全缓解(complete remission,CR)。所谓 CR,即白血病的症状和体征消失,外周血无原始细胞,无髓外白血病;骨髓三系血细胞造血恢复,原始细胞<5%;外周血中性粒细胞>$1.0×10^9$/L,血小板≥$100×10^9$/L。

达到 CR 后进入抗白血病治疗的第二阶段,即缓解后治疗,主要方法为化疗和 HSCT。诱导缓解获 CR 后,体内的白血病细胞由发病时的 $(10^{10}\sim10^{12})$/L 降至 $(10^8\sim10^9)$/L,这些残留的白血病细胞称为可检测残留病(MRD),MRD 水平可预测复发,必须定期进行监测。MRD 持续阴性的患者有望获长期无病生存(DFS)甚至治愈(DFS 持续 10 年以上)。

1. **ALL 治疗**　经过化疗方案的不断优化,目前儿童 ALL 的长期 DFS 已经达到 80% 以上;青少年 ALL 宜采用儿童方案治疗。随着支持治疗的加强、多药联合和高剂量化疗方案以及 HSCT 的应用,成人 ALL 的 CR 率可达 80%～90%,预后亦有很大改善。ALL 治疗方案的选择需要考虑患者年龄、ALL 亚型、治疗后的 MRD、是否有干细胞供体和靶向治疗药物等多重因素。

(1)诱导缓解治疗:长春新碱(VCR)和泼尼松(P)组成的 VP 方案是 ALL 的基本方案。VP 方案能使 50% 的成人 ALL 获 CR,CR 期 3～8 个月。VCR 主要毒副作用为末梢神经炎和便秘。VP 加蒽环类药物(如柔红霉素,即 DNR)组成 DVP 方案,CR 率可提高至 70% 以上,但需要警惕蒽环类药物的心脏毒性。DVP 再加左旋门冬酰胺酶(L-Asp)或培门冬酶(PEG-Asp)即为 DVLP 方案,是目前 ALL 常采用的诱导方案。L-Asp 或 PEG-Asp 可提高患者无病生存率,主要副作用为肝功能损害、胰腺炎、凝血因子及白蛋白合成减少和过敏反应。在 DVLP 基础上加用其他药物,包括环磷酰胺(CTX)或阿糖胞苷(Ara-C),以及基于 CTX、VCR、多柔比星、地塞米松的 Hyper-CVAD 方案[环磷酰胺、长春新碱、多柔比星、地塞米松(第一阶段)与大剂量甲氨蝶呤 + 阿糖胞苷(第二阶段)交替治疗]都可提高部分 ALL 的 CR 率和无病生存率。

(2)缓解后治疗:缓解后治疗一般分强化巩固和维持治疗两个阶段。强化巩固治疗主要有化疗和 HSCT 两种方式,目前化疗多数采用间歇重复原诱导方案,定期给予其他强化方案的治疗。强化治疗时化疗药物剂量宜大,不同种类要交替轮换使用以避免蓄积毒性,如高剂量甲氨蝶呤(HD MTX)、Ara-C、6-巯基嘌呤(6-MP)和 L-Asp 或 PEG-Asp。HD MTX 的主要副作用为黏膜炎症、肝肾功能损害,故在治疗时需要充分水化、碱化,并及时应用亚叶酸钙解救。对于 ALL(除成熟 B-ALL),即使经过强烈诱导和巩固治疗,仍须给予维持治疗。口服 6-MP 和 MTX 的同时间断给予 VP 方案化疗是普遍采用的有效的维持治疗方案。如未行 allo-HSCT,ALL 在缓解后的巩固维持治疗一般须持续 2～3 年,定期检测 MRD 并根据 ALL 亚型决定巩固和维持治疗的强度和时间。各年龄组诱导缓解后 MRD 阳性的 B-ALL 患者还可采用 CD19/CD3 双抗清除残留白血病细胞后行 allo-HSCT。

另外,Ph$^+$ALL 诱导缓解化疗可联用酪氨酸激酶抑制剂(TKI,如伊马替尼或达沙替尼)进行靶向治疗,CR 率可提高至 90%～95%。TKI 推荐持续应用至维持治疗结束。allo-HSCT 联合 TKI 的治疗也可使患者生存时间及生活质量进一步提高。

(3)中枢神经系统白血病(CNSL)的防治和睾丸白血病的治疗:中枢神经系统和睾丸因存在血脑屏障和血睾屏障,很多化疗药物无法进入,是白血病细胞的"庇护所"。"庇护所"白血病的预防是 AL 治疗必不可少的环节,对 ALL 尤为重要。CNSL 的预防要贯穿于 ALL 治疗的整个过程。CNSL 的防治措施包括颅脊椎照射、鞘内注射化疗(如 MTX、Ara-C、糖皮质激素)和/或高剂量的全身化疗(如 HD MTX、Ara-C)。颅脊椎照射疗效确切,但其不良反应如认知障碍、继发肿瘤、内分泌受损和神经毒性(如白质脑病)限制了其应用。现在多采用早期强化全身治疗和鞘内注射化疗预防 CNSL 发生,而颅脊椎照射仅作为 CNSL 发生时的挽救治疗。对于睾丸白血病患者,即使仅有单侧睾丸白血病也要进行双侧照射和全身化疗。

复发指 CR 后在外周血重新出现白血病细胞或骨髓原始细胞>5%(除外其他原因,如巩固化疗后骨髓重建等),或髓外出现白血病细胞浸润,多在 CR 后两年内发生,以骨髓复发最常见,此时可选择原诱导化疗方案或含 HD Ara-C 的联合方案,或者 CD19/CD3 双抗、CD22 抗体偶联药物为基础的挽救治疗。但 ALL 一旦复发,不管采用何种化疗方案,总的二次缓解期通常短暂,长期生存率低。靶向 CD19 的嵌合抗原受体 T 细胞(CAR-T)治疗可使约 90% CD19 阳性的复发 ALL 患者获得 CR。目前靶向 CD19、CD22、CD20 的单靶点或双靶点 CAR-T 细胞常用于治疗 B-ALL，而靶向 CD7 的 CAR-T 细胞治疗 T-ALL 仍在临床试验中。髓外复发以 CNSL 最常见。单纯髓外复发者多能同时检出骨髓 MRD，血液学复发会随之出现。因此在进行髓外局部治疗的同时，须行全身化疗。

异基因造血干细胞移植（allo-HSCT）对治愈成人 ALL 至关重要。allo-HSCT 可使 40%～65% 的患者长期存活。主要适应证为：①复发难治 ALL。②CR 2 期 ALL。③CR 1 期高危 ALL：如细胞遗传学分析为 Ph$^+$ 染色体、亚二倍体者；*MLL* 基因重排阳性者；WBC≥30×10^9/L 的前 B-ALL 和 WBC≥100×10^9/L 的 T-ALL；获 CR 时间＞4～6 周；CR 后在巩固维持治疗期间 MRD 持续存在或仍不断增多者。详见本篇第二十章。

2. AML 治疗　近年来，由于有强化疗、HSCT 及有力的支持治疗，60 岁以下 AML 患者的预后有很大改善，约 30%～50% 的 AML（非 APL）患者可望长期生存。

（1）诱导缓解治疗：①AML（非 APL）：采用蒽环类药物联合标准剂量 Ara-C（即 3+7 方案）化疗，最常用的是 IA 方案（I 为 IDA，即伊达比星）和 DA（D 为 DNR）方案，60 岁以下患者的总 CR 率为 50%～80%。在好的支持治疗下，IDA 12mg/（m^2·d）的 IA 方案与 DNR 60～90mg/（m^2·d）的 DA 方案均取得较高的 CR 率。我国学者率先以高三尖杉酯碱（HHT）替代 IDA 或 DNR，组成 HA 方案诱导治疗 AML，CR 率为 60%～65%。HA 与 DNR、阿克拉霉素（Acla）等蒽环类药物联合组成 HAD、HAA 等方案，可进一步提高 CR 率。老年或不适合强化疗的患者可采用低强度化疗，如去甲基化药物联合 BCL-2 抑制剂，该方案诱导缓解率不低于标准的 3+7 方案。靶向药物（如 *FLT3* 抑制剂、*IDH* 抑制剂等）常联合应用于伴有 *FLT3* 基因突变或者 *IDH* 基因突变患者，可提高该类患者的诱导缓解率。中、大剂量 Ara-c 联合蒽环类的方案不能提高 CR 率，但可延长年轻患者的无病生存时间。1 个疗程获 CR 者无病生存时间长，2 个标准疗程仍未获 CR 者提示存在原发耐药，须换化疗方案或行 allo-HSCT。②APL：目前趋势以全反式维 A 酸（ATRA）联合砷剂（如三氧化二砷，ATO）为主，必要时加羟基脲或蒽环类药物降白细胞。ATRA 作用于 RARA 可诱导带有 *PML::RARA* 的 APL 细胞分化成熟，剂量为 20～45mg/（m^2·d）。砷剂作用于 PML，小剂量能诱导 APL 细胞分化，大剂量能诱导其凋亡。治疗过程中须警惕出现分化综合征（differential syndrome），初诊时白细胞较高及治疗后迅速上升者易发生，可能与细胞因子大量释放和黏附分子表达增加有关。临床表现为发热、肌肉骨骼疼痛、呼吸窘迫、肺间质浸润、胸腔积液、心包积液、体重增加、低血压、急性肾衰竭甚至死亡。一旦出现上述任一表现，应给予糖皮质激素治疗，并予吸氧、利尿，可暂停 ATRA。除分化综合征外，ATRA 的其他不良反应有头痛、颅内压增高、肝功能损害等；ATO 的其他不良反应有肝功能损害、心电图 QT 间期延长等。APL 合并凝血功能障碍和出血者积极输注血小板、新鲜冰冻血浆和冷沉淀，可减少由出血导致的早期死亡。

（2）缓解后治疗：其特点如下：①AML 的 CNSL 发生率不到 3%，对初诊 WBC≥40×10^9/L、伴髓外病变、M$_4$/M$_5$、伴 t（8;21）或 inv（16）的患者应在 CR 后做脑脊液检查并鞘内预防性用药至少 1 次，以进行 CNSL 筛查。而 APL 患者 CR 后至少预防性鞘内用药 3 次。②AML（非 APL）比 ALL 治疗时间明显缩短。③APL 在获得分子学缓解后可采用 ATRA 以及砷剂等药物交替维持治疗近 2 年，其间应定期监测并维持 *PML::RARA* 融合基因阴性。

年龄小于 60 岁的 AML 患者，根据表 6-9-3 的危险度分组选择相应的治疗方案。预后不良组首选 allo-HSCT；预后良好组（非 APL）首选大剂量 Ara-C 为基础的化疗，复发后再行 allo-HSCT；预后中等组，allo-HSCT 和大剂量 Ara-C 为主的化疗均可采用。无法行 allo-HSCT 的预后不良组、部分预后良好组以及预后中等组患者均可考虑行自体 HSCT。无法进行危险度分组者参照预后中等组治疗，若初诊时白细胞≥100×10^9/L，则按预后不良组治疗。因年龄、并发症等原因无法采用上述治疗者，也可用常规剂量的不同药物组成化疗方案，轮换巩固维持，但仅约 10%～15% 患者能长期生存。

HD Ara-C 最严重的并发症是小脑性共济失调，发生后必须停药。皮疹、发热、眼结膜炎也常见，可用糖皮质激素常规预防。

（3）复发和难治 AML 的治疗：①靶向治疗药物（如 *FLT3* 抑制剂、*IDH* 抑制剂等）；②中、大剂量阿糖胞苷组成的联合方案;③无交叉耐药的新药组成联合化疗方案;④HSCT;⑤临床试验。再诱导达CR后应尽快行 allo-HSCT。复发的 APL 选用 ATO±ATRA± 蒽环类化疗再诱导,CR 后融合基因转阴者行自体 HSCT 或砷剂(不适合移植者)巩固治疗,融合基因仍阳性者考虑 allo-HSCT 或临床试验。

3. 老年 AL 的治疗　多数大于 60 岁的 AL 患者化疗须减量用药,以降低治疗相关死亡率。少数体质好、支持条件佳者可采用类似年轻患者的方案进行治疗。年龄<70 岁、一般状况良好、重要脏器功能基本正常、伴有预后不良因素、有合适供者的患者,可采用非清髓预处理的 allo-HSCT。由 MDS 转化而来、继发于某些理化因素、耐药、重要器官功能不全、不良核型及基因突变携带者,更应强调个体化治疗。近年来 BCL-2 抑制剂联合去甲基化药物,CD3/CD19 双抗及 TKI 等靶向治疗药物正在改变老年患者的治疗格局。

【预后】　AL 若不经特殊治疗,平均生存期仅 3 个月左右,短者甚至在诊断数天后即死亡。经过现代治疗,不少患者可长期存活。对于 ALL,1~9 岁且白细胞<50×10⁹/L 并伴有超二倍体或 t(12;21)者预后最好,80% 以上患者能够获得长期无病生存甚至治愈。APL 若能避免早期死亡则预后良好,多可治愈。老年、高白细胞的 AL 预后不良。染色体及一些分子标志能提供独立预后信息(参照表 6-9-3)。继发性 AL、复发、多药耐药、需多疗程化疗才能缓解以及合并髓外白血病的 AL 预后较差。需要指出的是,某些指标的预后意义随治疗方法的改进而变化,如随着酪氨酸激酶抑制剂的应用,Ph⁺ALL 的预后逐渐改善。

第三节 | 慢性髓系白血病

慢性髓系白血病(chronic myelogenous leukemia,CML),又称慢性粒细胞白血病,俗称慢粒,是一种发生在多能造血干细胞的恶性骨髓增殖性肿瘤(为获得性造血干细胞恶性克隆性疾病),主要涉及髓系。外周血粒细胞显著增多,在受累的细胞系中,可找到 Ph 染色体和 / 或 *BCR::ABL1* 融合基因。病程发展缓慢,多数脾大。CML 自然病程分为慢性期(chronic phase,CP)、加速期(accelerated phase,AP)和急变期(blastic phase or blast crisis,BP/BC)。

【临床表现和实验室检查】　CML 在我国年发病率为(0.39~0.55)/10 万。在各年龄组均可发病,国内中位发病年龄 45~50 岁,男性多于女性。起病缓慢,早期常无自觉症状。患者可因健康检查或因其他疾病就医时发现血象异常或脾大而被确诊。

(一)慢性期(CP)　CP 一般持续 1~4 年。患者有乏力、低热、多汗或盗汗、体重减轻等代谢亢进的症状,由于脾大而自觉有左上腹坠胀感。常以脾大为最显著体征,往往就医时已达脐或脐以下,质地坚实,平滑,无压痛。如果发生脾梗死,则脾区压痛明显,并有摩擦音。明显肝大者较少见。部分患者胸骨中下段压痛。当白细胞显著增高时,可有眼底充血及出血。白细胞极度增高时,可发生白细胞淤滞症。

1. 血象　白细胞数明显增高,常超过 20×10⁹/L,可达 100×10⁹/L 以上,血涂片中粒细胞显著增多,可见各阶段粒细胞,以中性中幼、晚幼和杆状核粒细胞居多;原始(Ⅰ+Ⅱ)细胞<10%;嗜酸、嗜碱性粒细胞增多,后者有助于诊断。血小板可在正常水平,近半数患者增多;晚期血小板逐渐减少,并出现贫血。

2. 中性粒细胞碱性磷酸酶(NAP)　活性减低或呈阴性反应。治疗有效时 NAP 活性可以恢复,疾病复发时又下降,合并细菌性感染时可略升高。

3. 骨髓象　骨髓增生明显至极度活跃,以粒细胞为主,粒红比例明显增高,其中中性中幼、晚幼及杆状核粒细胞明显增多,原始细胞<10%。嗜酸、嗜碱性粒细胞增多。红细胞相对减少。巨核细胞正常或增多,晚期减少。偶见戈谢(Gaucher)细胞。

4. 细胞遗传学及分子生物学检查　95% 以上的 CML 细胞中出现 Ph 染色体(小的 22 号染色体),显带分析为 t(9;22)(q34;q11)。9 号染色体长臂上 *ABL1* 原癌基因易位至 22 号染色体长臂的断裂点簇集区(BCR),形成 BCR::ABL1 融合基因。其编码的蛋白主要为 P_{210},P_{210} 具有酪氨酸激酶活性。Ph 染色体可见于粒、红、单核、巨核及淋巴细胞中。不足 5% 的 CML 有 BCR::ABL1 融合基因阳性而 Ph 染色体阴性。

5. **血液生化检查** 血清及尿中尿酸浓度增高。血清 LDH 增高。

(二)加速期(AP) AP 可维持几个月到数年。常有发热、虚弱、进行性体重下降、骨骼疼痛,逐渐出现贫血和出血;脾持续或进行性肿大;原来治疗有效的药物包括酪氨酸激酶抑制剂(tyrosine kinase inhibitor,TKI)无效;外周血或骨髓原始细胞 ≥10%;外周血嗜碱性粒细胞 >20%;不明原因的血小板进行性减少或增加;Ph 染色体阳性细胞中又出现其他染色体异常,如:+8、双 Ph 染色体、17 号染色体长臂的等臂[i(17q)]等。

(三)急变期(BC) 为 CML 的终末期,临床与 AL 类似。多数发展为急性髓系白血病,少数发展为急性淋巴细胞白血病或急性单核细胞白血病,偶有巨核细胞及红细胞等类型的急性变。急性变预后极差,往往在数月内死亡。外周血或骨髓中原始细胞 >20% 或出现髓外原始细胞浸润。

【诊断与鉴别诊断】 凡有不明原因的持续性白细胞数增高,根据典型的血象、骨髓象改变,脾大,Ph 染色体阳性和/或 BCR::ABL1 融合基因阳性即可作出诊断。Ph 染色体尚可见于 1%AML、5% 儿童 ALL 及 25% 成人 ALL,应注意鉴别。不具有 Ph 染色体和 BCR::ABL1 融合基因而临床特征类似于 CML 的疾病,归入骨髓增生异常性肿瘤/骨髓增殖性肿瘤。其他需要鉴别的疾病如下。

1. **其他原因引起的脾大** 血吸虫病、慢性疟疾、黑热病、肝硬化、脾功能亢进等均有脾大,但均有各自原发病的临床特点,并且血象及骨髓象无 CML 的典型改变。Ph 染色体及 BCR::ABL1 融合基因均阴性。

2. **类白血病反应** 常并发于严重感染、恶性肿瘤等基础疾病,并有相应原发病的临床表现。粒细胞胞质中常有中毒颗粒和空泡。嗜酸性粒细胞和嗜碱性粒细胞不增多。NAP 反应强阳性。Ph 染色体及 BCR::ABL1 融合基因阴性。血小板和血红蛋白大多正常。原发病控制后,白细胞恢复正常。

3. **骨髓纤维化** 原发性骨髓纤维化脾大显著,血象中白细胞增多,并出现幼粒细胞等,易与 CML 混淆。但骨髓纤维化外周血白细胞数一般比 CML 少,多不超过 $30×10^9/L$。NAP 阳性。此外幼红细胞持续出现于外周血中,红细胞形态异常,特别是泪滴状红细胞易见。Ph 染色体及 BCR::ABL1 融合基因阴性。患者可存在 JAK2 V617F、CALR、MPL 基因突变。多次多部位骨髓穿刺干抽。骨髓活检网状纤维染色阳性。

【治疗】 CML 治疗应着重于慢性期早期,避免疾病转化,力争细胞遗传学和分子生物学水平的缓解,一旦进入加速期或急变期(统称进展期)则预后不良。

(一)CML CP 的治疗

1. **高白细胞血症紧急处理** 见本章第二节,须并用羟基脲和别嘌醇。对于白细胞计数极高或有白细胞淤滞症表现的 CP 患者,可以行治疗性白细胞单采。明确诊断后,首选 TKI 药物治疗。

2. **分子靶向治疗** 第一代 TKI 甲磺酸伊马替尼(imatinib mesylate,IM)为 2-苯胺嘧啶衍生物,能特异性阻断 ATP 在 ABL1 激酶上的结合位置,使酪氨酸残基不能磷酸化,从而抑制 BCR::ABL1 阳性细胞的增殖。IM 治疗 CML 患者完全细胞遗传学缓解率 92%,10 年总体生存率(overall survival,OS)可达 84%。IM 耐药与基因点突变、BCR::ABL1 基因扩增和表达增加、P 糖蛋白过度表达有关,随意减停药物容易产生 BCR::ABL1 激酶区的突变,发生继发性耐药。第二代 TKI 如尼洛替尼(nilotinib)、达沙替尼(dasatinib)治疗 CML 能更快速获得深层分子学反应(deep molecular response,DMR),逐渐成为 CML 一线治疗方案的可选药物。第三代 TKI 如奥雷巴替尼(Olverembatinib)等可以克服 ABL1 激酶区 T315I 突变,为该类患者治疗提供了新的选择。

TKI 治疗期间可发生白细胞、血小板减少和贫血的血液学毒性,以及水肿、头痛、皮疹、胆红素升高等非血液学毒性。在开始 TKI 治疗后的第 3、6、12、18 个月及其后均须规范进行疗效监测,对判定为治疗失败的患者须进行 ABL1 激酶区基因突变检查,并根据突变形式以及患者对药物的反应更换

TKI,或考虑造血干细胞移植。服药的依从性以及严密监测对于获得最佳疗效非常关键。CML CP 治疗反应定义详见表 6-9-5。对于已经达到稳定 DMR 至少 2 年的 CML CP 患者,停用 TKI,无治疗缓解(treatment free remission,TFR)可视为新的目标。

表 6-9-5　CML CP 的治疗反应定义

血液学反应(HR)	完全血液学反应(CHR)	PLT<450×10⁹/L,WBC<10×10⁹/L,外周血中无髓系不成熟细胞,嗜碱性粒细胞百分比<0.05,无疾病的症状和体征,可触及的脾大已消失
细胞遗传学反应(CyR)	完全 CyR(CCyR)	Ph⁺ 细胞 =0
	部分 CyR(PCyR)	Ph⁺ 细胞 1%～35%
	次要 CyR(MinorCyR)	Ph⁺ 细胞 36%～65%
	微小 CyR(MiniCyR)	Ph⁺ 细胞 66%～95%
	无反应(NoCyR)	Ph⁺ 细胞 >95%
分子学反应(MR)	主要分子学反应(MMR/MR3.0)	$BCR::ABL1^{IS}$≤0.1%
	MR4.0	$BCR::ABL1^{IS}$≤0.01% 或 $BCR::ABL1^{IS}$=0($ABL1$ 拷贝数 >10 000)
	MR4.5	$BCR::ABL1^{IS}$≤0.003 2% 或 $BCR::ABL1^{IS}$=0($ABL1$ 拷贝数 >32 000)
	MR5.0	$BCR::ABL1^{IS}$≤0.001% 或 $BCR::ABL1^{IS}$=0($ABL1$ 拷贝数 >100 000)

注:IS,国际标准化。

3. 干扰素　干扰素 -α(interferon-α,IFN-α)是分子靶向药物出现之前的首选药物。目前用于不适合 TKI 和 allo-HSCT 的患者及妊娠期患者。TKI 具有生殖毒性,所以不易透过血胎盘屏障的 IFN-α 常作为各期妊娠患者的安全选择。

4. 其他药物治疗

(1)羟基脲(hydroxycarbamide,HU):细胞周期特异性化疗药,起效快,用药后两三天白细胞即下降,停药后又很快回升。单独应用 HU 目前限于高龄、具有合并症、TKI 和 IFN-α 均不耐受的患者,以及用于高白细胞淤滞时的降白细胞处理。

(2)其他药物:包括 Ara-C、高三尖杉酯碱(homoharringtonine,HHT)、砷剂、白消安等。

5. 异基因造血干细胞移植(allo-HSCT)　allo-HSCT 依然是 CML 治疗的重要手段,适用于至少两种 TKI 不耐受或耐药以及加速期、急变期患者。移植前为进展期的患者移植后可考虑采用预防性 TKI 治疗。

(二)进展期 CML 的治疗

AP 和 BC 统称为 CML 的进展期。CML 进入进展期之后,需要评估患者的细胞遗传学、分子学 BCR::ABL1 水平以及 BCR::ABL1 激酶区的突变。AP 患者,如果既往未使用过 TKI 治疗,可以采用加量的一代或者二代 TKI(IM 600～800mg/d 或尼洛替尼 800mg/d 或达沙替尼 140mg/d)使患者回到 CP,如未达最佳疗效,应立即行 allo-HSCT 治疗。BC 患者,明确急变类型后,可以在加量的 TKI 基础上,加以联合化疗方案使患者回到 CP,而后立即行 allo-HSCT 治疗。allo-HSCT 干细胞来源不再受限于全相合供体,可以考虑行单倍型相合亲缘供体移植。移植后须辅以 TKI 治疗以减少复发,必要时行预防性供体淋巴细胞输注以增加移植物抗白血病效应。移植后复发可以用供体淋巴细胞输注 ±TKI 治疗以求再缓解。

进展期 CML 总体预后不佳,TKI 可以改善移植预后。有报道 TKI 联合 allo-HSCT 治疗进展期 CML,3 年 OS 达 59%。

【预后】　影响 CML 预后的因素包括:患者初诊时的风险评估(年龄,脾脏大小,外周血血小板计数,外周血原始细胞、嗜酸性粒细胞、嗜碱性粒细胞分类百分数等)、疾病治疗的方式(对 TKI 的耐受性)、病情的演变。TKI 作为一线治疗药物应用以来,CML 患者生存期显著延长,10 年生存率达 85%～90%。

第四节 ｜ 慢性淋巴细胞白血病

慢性淋巴细胞白血病(chronic lymphocytic leukemia,CLL)是一种进展缓慢的成熟 B 淋巴细胞增殖性肿瘤,以外周血、骨髓、脾和淋巴结等淋巴组织中出现大量克隆性 B 淋巴细胞为特征。CLL 细胞形态上类似成熟淋巴细胞,但免疫学表型和功能异常。CLL 均起源于成熟 B 细胞,病因及发病机制尚未完全明确。本病在西方国家是较常见的成人白血病,但在亚洲发病率显著下降。

【临床表现】　本病好发于老年人群,男性患者多见。起病缓慢,诊断时多无自觉症状,超过半数患者在常规体检或因其他疾病就诊时才被发现。有症状者早期可表现为乏力、疲倦、消瘦、低热、盗汗等。约 60%～80% 的患者存在淋巴结肿大,多见于头颈部、锁骨上、腋窝、腹股沟等部位。肿大淋巴结一般为无痛性、质韧、无粘连,随病程进展可逐渐增大或融合。CT 扫描可发现纵隔、腹膜后、肠系膜淋巴结肿大。肿大的淋巴结可压迫气管、上腔静脉、胆道或输尿管而出现相应症状。半数以上患者有轻至中度的脾大,肝大多为轻度,胸骨压痛少见。晚期患者可出现贫血、血小板减少和粒细胞减少,常并发感染。由于免疫功能失调,约 10%～15% 的 CLL 患者可并发自身免疫病,如自身免疫性溶血性贫血(AIHA)、原发免疫性血小板减少症(ITP)等。部分患者可转化为 Richter 综合征(CLL 转化为弥漫大 B 细胞淋巴瘤或霍奇金淋巴瘤等)。

【实验室检查】

1. **血象**　以淋巴细胞持续性增多为主要特征,外周血单克隆 B 淋巴细胞绝对值通常 $\geq 5 \times 10^9$/L。大多数患者的白血病细胞形态与成熟小淋巴细胞类同,胞质少,胞核染色质呈凝块状。多数患者外周血涂片可见破碎细胞(涂抹细胞),少数患者细胞形态异常,胞体较大,不成熟,胞核有深切迹(Reider 细胞)。偶可见原始淋巴细胞。中性粒细胞比值降低。随病情进展,可出现血小板减少和贫血。

2. **骨髓象**　有核细胞增生明显活跃或极度活跃,淋巴细胞 $\geq 40\%$,以成熟淋巴细胞为主。红系、粒系及巨核系细胞增生受抑,至晚期可明显减少。伴有溶血时,幼红细胞可代偿性增生。

3. **免疫学检查**　免疫表型检查是目前 CLL 疾病诊断和疗效监测的重要手段,目前大多使用流式细胞仪进行检测。CLL 细胞具有单克隆性,呈现 B 细胞免疫表型特征。细胞膜表面免疫球蛋白(SmIg)为弱阳性表达,多为 IgM 或 IgM 和 IgD 型,呈 κ 或 λ 单克隆轻链型;CD5、CD19、CD23 阳性;CD200 强阳性;CD20、CD22、CD11c 弱阳性;FMC7、CD79b 阴性或弱阳性;CD10、Cyclin D1 阴性。可应用 RMH 免疫标志积分进行鉴别,CLL 积分为 4～5 分,其他 B 细胞慢性淋巴增殖性疾病为 0～2 分。积分 ≤ 3 分时建议应用荧光原位杂交(FISH)技术检测,除外套细胞淋巴瘤(MCL)等,并参考 CD200、CD43 的表达情况。另外,LEF1 在 CLL 阳性、MCL 阴性也有助于鉴别。

4. **细胞遗传学检查**　由于 CLL 细胞有丝分裂较少,染色体异常检出率较低。间期 FISH 技术可检测到 >80% 的患者存在染色体异常。如 13q14 缺失(50%)、12 号染色体三体(20%)、11q22-23 缺失、17p13 缺失和 6q 缺失等。接受免疫治疗及化疗的患者,单纯 13q14 缺失提示预后良好,12 号染色体三体和正常核型预后中等,17p13 及 11q22-23 缺失预后差。

5. **分子生物学检查**　约 50%～60% 的 CLL 发生免疫球蛋白重链可变区(*IGHV*)基因体细胞突变,*IGHV* 突变的 CLL 患者生存期长,*IGHV* 无突变的 CLL 患者预后较差。约 5%～8% 的初诊 CLL 存在 *TP53* 基因突变(该基因位于 17p13),与疾病进展有关,对治疗有抵抗,生存期短。此外近年来发现 CLL 中存在 *SF3B1*、*NOTCH1*、*MYD88* 等基因突变,可能与 CLL 发病和耐药相关。

【诊断与鉴别诊断】　CLL 的诊断标准如下:①外周血单克隆 B 淋巴细胞(CD19$^+$ 细胞)计数 $\geq 5 \times 10^9$/L,且持续 ≥ 3 个月(如具有典型的 CLL 免疫表型、形态学等特征,则时间长短对 CLL 的诊断意义不大);B 淋巴细胞<5×10⁹/L,如存在 CLL 细胞骨髓浸润所致的血细胞减少,也可诊断 CLL。②外周血涂片中特征性表现为小的、形态成熟的淋巴细胞显著增多,外周血淋巴细胞中不典型淋巴细胞及幼稚淋巴细胞≤55%。③典型的免疫表型特征:CD5、CD19、CD23、CD200、CD43 阳性,CD10、FMC7、CCDN 阴性,SmIg、CD20、CD79b 弱表达。

但须与下列疾病相鉴别。

1. 病毒感染引起的反应性淋巴细胞增多症　淋巴细胞增多呈多克隆性和暂时性,淋巴细胞计数随感染控制可逐步恢复正常。

2. 其他 B 细胞慢性淋巴增殖性疾病　侵犯骨髓的其他 B 细胞慢性淋巴增殖性疾病(如滤泡性淋巴瘤、套细胞淋巴瘤、脾边缘区淋巴瘤等)与 CLL 易混淆,前者除具有原发病病史外,细胞形态学、淋巴结及骨髓病理、免疫表型特征及细胞遗传学与 CLL 不同。

3. 毛细胞白血病(HCL)　多数为全血细胞减少伴脾大,淋巴结肿大不常见,易于鉴别。但少数患者白细胞升高达(10~30)×10⁹/L。外周血及骨髓中可见"毛细胞",即有纤毛状胞质突出物的 HCL 细胞,抗酒石酸酸性磷酸酶染色反应阳性,CD5 阴性,高表达 CD25、CD11c、CD103 和 CD123,以及具有特征性的 *BRAF* V600E 突变。

【临床分期】　疾病分期目的在于选择治疗方案及预后评估。常用分期标准包括 Rai 和 Binet 分期(表 6-9-6)。推荐应用 CLL 国际预后指数(CLL-IPI)进行综合预后评估。

表 6-9-6　Rai 和 Binet 分期

分期	标准
Rai 分期	
0	仅 MBC≥5×10⁹/L
I	MBC≥5×10⁹/L+ 淋巴结肿大
II	MBC≥5×10⁹/L+ 肝和/或脾肿大 ± 淋巴结肿大
III	MBC≥5×10⁹/L+Hb<110g/L± 淋巴结/肝/脾肿大
IV	MBC≥5×10⁹/L+PLT<100×10⁹/L± 淋巴结/肝/脾肿大
Binet 分期	
A	MBC≥5×10⁹/L,Hb≥100g/L,PLT≥100×10⁹/L,<3 个淋巴区域受累
B	MBC≥5×10⁹/L,Hb≥100g/L,PLT≥100×10⁹/L,≥3 个淋巴区域受累
C	MBC≥5×10⁹/L,Hb<100g/L 和/或 PLT<100×10⁹/L

注:淋巴区域包括颈、腋下、腹股沟(单侧或双侧均计为 1 个区域)、肝和脾。MBC,单克隆 B 淋巴细胞计数。免疫性血细胞减少不作为分期标准。

【治疗】　CLL 为惰性白血病,并非所有患者在确诊后都需要立刻治疗。回顾性研究结果表明过早治疗并不能延长患者生存期,目前认为早期(Rai 0~II期或 Binet A 期)患者多无须治疗,定期观察随访。出现下列情况之一说明疾病处于活动状态,建议开始治疗:①疾病相关症状,包括 6 个月内无其他原因出现体重减少≥10%、极度疲劳、非感染性发热(超过 38℃)≥2 周、盗汗;②脾大(肋下缘>6cm)或进行性/症状性脾大;③淋巴结进行性肿大或最大直径>10cm;④进行性外周血淋巴细胞增多,2 个月内增加>50%,或淋巴细胞倍增时间<6 个月,如初始淋巴细胞<30×10⁹/L,不能单凭倍增时间作为治疗指征;⑤自身免疫性溶血性贫血和/或免疫性血小板减少症对皮质类固醇反应不佳;⑥骨髓进行性衰竭:贫血和/或血小板减少进行性加重;⑦CLL 导致的有症状的脏器功能异常(如皮肤、肾、肺、脊柱等)。

既往 CLL 治疗多为姑息性,以减轻肿瘤负荷、改善症状为主要目的。近来随着新型药物的出现,治疗效果不断提升,发现治疗后获得完全缓解(CR)的患者生存期较部分缓解和无效者延长。

(一)分子靶向治疗　CLL 细胞内存在 BTK、PI3K、Syk 等多种分子信号通路异常激活,针对以上信号通路的特异性抑制剂可能成为治疗 CLL 的药物。目前针对 BTK 通路的特异性抑制剂伊布替尼、泽布替尼、奥布替尼、阿可替尼等已成为 CLL 的一线推荐用药。BCL-2 抑制剂维奈克拉也已经应用于 CLL 患者的一线和挽救治疗，特别是具有 *TP53* 突变、17p- 等不良遗传学特征的 CLL 患者。

（二）化学治疗

1. **烷化剂** 苯丁酸氮芥（chlorambucil，CLB），对初治 CLL 单药治疗反应率 50%～60%，但 CR 率不足 10%。目前多用于年龄较大、不能耐受其他药物化疗或有并发症的患者。环磷酰胺，疗效与 CLB 相当，组成 COP 或 CHOP 方案并不优于单药。苯达莫司汀（bendamustine）是一种新型烷化剂，兼具有抗代谢功能和烷化剂作用，单药治疗 CLL，在初治或复发难治性患者，均显示了较高的治疗反应率和 CR 率。

2. **嘌呤类似物** 氟达拉滨（fludarabine，Flu），总反应率约 60%～80%，CR 率达 20%～30%，中位缓解期约是 CLB 的 2 倍，但二者总生存期无差异。烷化剂耐药者换用 Flu 仍有效。嘌呤类似物联合烷化剂，如 Flu 联合环磷酰胺（FC 方案），优于单用 Flu，能有效延长初治 CLL 的无进展生存期，也可用于治疗难治复发 CLL。

3. **糖皮质激素** 主要用于合并自身免疫性血细胞减少时的治疗，一般不单独应用，但大剂量甲泼尼龙对难治性 CLL，尤其是 17p 缺失患者有较高的治疗反应率。

（三）免疫治疗

利妥昔单抗（rituximab）是人鼠嵌合型抗 CD20 单克隆抗体，对于表达 CD20 的 CLL 细胞有显著的治疗作用，但因 CLL 细胞表面 CD20 表达较少、血浆中存在可溶性 CD20 分子，利妥昔单抗在 CLL 患者体内清除过快，须加大剂量或密度才能有效。新型人源化抗 CD20 单克隆抗体奥妥珠单抗相较于利妥昔单抗更优，也应用于 CLL 的一线治疗中。抗 CD20 单克隆抗体联合化疗药物可以产生协同抗肿瘤效应，提高患者治疗的总体反应率和生存率。

（四）造血干细胞移植

大多数 CLL 患者无须将造血干细胞移植作为一线治疗方案，但是对高危或复发难治患者可作为二线治疗方案。allo-HSCT 可使部分患者长期存活甚至治愈。

（五）并发症治疗

因低 γ 球蛋白血症、中性粒细胞缺乏及老龄，CLL 患者极易感染，甚至导致患者死亡，因此应积极治疗和预防。反复感染或严重低 γ 球蛋白血症患者可静脉输注免疫球蛋白。并发 AIHA 或 ITP 者可用糖皮质激素治疗。有明显淋巴结肿大或巨脾、局部压迫症状明显者，在化疗效果不理想时，也可考虑放射治疗缓解症状。

【预后】 CLL 是一种高度异质性疾病，从终身无须治疗到疾病短期快速进展，病程长短不一。CLL 患者多死于骨髓衰竭导致的严重感染、贫血和出血。CLL 临床可发生转化，如 Richter 综合征等。近年来 CLL 的治疗发展迅速，单克隆抗体联合化疗的免疫化学治疗模式显著提高患者的治疗反应率和生存率，而针对 B 细胞信号通路的特异性抑制剂和嵌合抗原受体 T 细胞免疫疗法等新型治疗方法有望进一步提高临床疗效。

（徐 杨）

本章思维导图

第十章 | 淋巴瘤

淋巴瘤(lymphoma)起源于淋巴结和淋巴组织,其发生大多与免疫应答过程中淋巴细胞增殖分化产生的某种免疫细胞恶变有关,是血液系统的恶性肿瘤。

按组织病理学改变,淋巴瘤可分为霍奇金淋巴瘤(Hodgkin lymphoma,HL)和非霍奇金淋巴瘤(non-Hodgkin lymphoma,NHL)两大类。1832年Thomas Hodgkin报告了一种淋巴结肿大合并脾大的疾病,现称为霍奇金淋巴瘤。1846年Virchow从白血病中区分出一种称为淋巴瘤或淋巴肉瘤(lymphosarcoma)的疾病,即现在的非霍奇金淋巴瘤。

淋巴瘤发病率为血液肿瘤之首,我国淋巴瘤发病率为6.41/10万,男女发病率相似,HL占所有淋巴瘤的8%~11%。HL发病年龄呈双峰,第一个发病高峰年龄在15~30岁,第二个高峰在55岁以上。

【病因和发病机制】 一般认为感染及免疫因素起重要作用,理化因素及遗传因素等也有不可忽视的作用。病毒学说颇受重视。

用荧光免疫法检查HL患者的血清,可发现部分患者有高效价抗EB(Epstein-Barr)病毒抗体。HL患者的淋巴结在电镜下可见EB病毒颗粒,在20%HL的R-S细胞(Reed-Sternberg细胞)中也可找到EB病毒。80%以上的Burkitt淋巴瘤患者血清中EB病毒抗体滴度明显增高,而非Burkitt(伯基特)淋巴瘤患者滴度增高者仅占14%;普通人群中滴度高者发生Burkitt淋巴瘤的机会也明显增多,提示EB病毒可能是Burkitt淋巴瘤的病因。此外,EB病毒也是移植后淋巴瘤和AIDS相关淋巴瘤的病因之一。

日本的成人T细胞白血病/淋巴瘤有明显的家族集中趋势,且呈地区性流行。20世纪70年代后期,一种逆转录病毒——人类T淋巴细胞病毒Ⅰ型(HTLV-Ⅰ)被证明是成人T细胞白血病/淋巴瘤的病因(见本篇第九章)。另一种逆转录病毒HTLV-Ⅱ近年来被认为与T细胞皮肤淋巴瘤(蕈样肉芽肿病)的发病有关。边缘区淋巴瘤合并HCV感染,经干扰素和利巴韦林治疗HCV RNA转阴时,淋巴瘤可获得部分或完全缓解。幽门螺杆菌(Hp)抗原的存在与胃结外黏膜相关淋巴组织边缘区淋巴瘤(胃MALT淋巴瘤)发病有密切的关系,抗Hp治疗可改善其病情,Hp可能是该类淋巴瘤的病因。

免疫功能低下也与淋巴瘤的发病有关。遗传性或获得性免疫缺陷患者伴发淋巴瘤者较正常人为多,器官移植后长期应用免疫抑制剂而发生恶性肿瘤者,其中1/3为淋巴瘤。干燥综合征患者中淋巴瘤的发病率比一般人高。

第一节 | 霍奇金淋巴瘤

HL主要原发于淋巴结,特点是淋巴结进行性肿大,典型的病理特征是R-S细胞存在于不同类型反应性炎症细胞的特征背景中,并伴有不同程度纤维化。

【病理和分型】 目前采用2016年WHO的淋巴造血系统肿瘤分类,分为结节性淋巴细胞为主型HL和经典HL两大类。结节性淋巴细胞为主型占HL的5%,经典型占HL的95%。显微镜下特点是在炎症细胞背景下散在肿瘤细胞,即R-S细胞及其变异型细胞,R-S细胞的典型表现为巨大双核和多核细胞,直径为25~30μm,核仁巨大而明显,可伴毛细血管增生和不同程度的纤维化。在国内,经典HL中混合细胞型(MCHL)最为常见,其次为结节硬化型(NSHL)、富于淋巴细胞型(LRHL)和淋巴细胞消减型(LDHL)。

(一)**结节性淋巴细胞为主型HL**(NLPHL) 95%以上为结节性,镜下以单一小淋巴细胞增生为主,其内散在大瘤细胞(呈爆米花样)。免疫学表型为大量 CD20⁺ 的小 B 细胞,形成结节或结节样结构。结节中有 CD20⁺ 的肿瘤性大 B 细胞,称作淋巴和组织细胞(L/H)型 R-S 细胞,几乎所有病例中 L/H 型 R-S 细胞呈 CD20⁺、CD79a⁺、bc16⁺、CD45⁺、CD75⁺,约一半病例上皮细胞膜抗原阳性(EMA⁺),免疫球蛋白轻链和重链常呈阳性,不表达 CD15 和 CD30。

(二)经典 HL(CHL)

1. 结节硬化型 约 20%～40% 的 R-S 细胞通常表达 CD20、CD15 和 CD30。有光镜下具有双折光胶原纤维束分隔,病变组织呈结节状和"腔隙型"R-S 细胞三大特点。

2. 富于淋巴细胞型 大量成熟淋巴细胞,R-S 细胞少见。

3. 混合细胞型 可见嗜酸性粒细胞、淋巴细胞、浆细胞等,在多种细胞成分中出现多个 R-S 细胞伴坏死。免疫组化瘤细胞 CD30、CD15、PAX-5 呈阳性,可有 IgH 或 TCR 基因重排。

4. 淋巴细胞消减型 淋巴细胞显著减少,大量 R-S 细胞,可有弥漫性纤维化及坏死灶。

【临床表现及分期】

(一)临床表现

1. 淋巴结肿大 首发症状常是无痛性颈部或锁骨上淋巴结进行性肿大(占 60%～80%),其次为腋下淋巴结肿大。肿大的淋巴结可以活动,也可互相粘连,融合成块,触诊有软骨样感觉。

2. 淋巴结外器官受累 表现为少数 HL 可浸润器官组织,或因深部淋巴结肿大压迫引起各种相应症状(见本章第二节)。

3. 全身症状 发热、盗汗、瘙痒及消瘦等全身症状较多见。30%～40% 的 HL 患者以原因不明的持续发热为起病症状。这类患者一般年龄稍大,男性较多,常有腹膜后淋巴结累及。周期性发热(Pel-Ebstein 热)约见于 1/6 的患者。可有局部及全身皮肤瘙痒,多发生于年轻女性。瘙痒可为 HL 的唯一全身症状。

4. 其他 5%～16% 的 HL 患者发生带状疱疹。饮酒后引起的淋巴结疼痛是 HL 患者所特有,但并非每一个 HL 患者都如此。

(二)临床分期

目前临床广泛应用的分期方法是 Ann Arbor 分期系统,其将 HL 分为 I～IV期。其中 I～IV期按淋巴结病变范围区分,脾和咽淋巴环淋巴组织分别记为一个淋巴结区域。结外病变定为IV期,包括骨髓、肺、骨或肝受侵犯此分期方案 NHL 也参照使用。

I期:单个淋巴结区域(I)或局灶性单个结外器官(IE)受侵犯。

II期:在膈肌同侧的两组或多组淋巴结受侵犯(II)或局灶性单个结外器官及其区域淋巴结受侵犯,伴或不伴横膈同侧其他淋巴结区域受侵犯(IIE)。

注:受侵淋巴结区域数目应以下角标的形式标明(如 II₃)。

III期:横膈上、下淋巴结区域同时受侵犯(III),可伴有局灶性相关结外器官(IIIE)、脾受侵犯(IIIS)或两者皆有(III+S)。

IV期:弥漫性(多灶性)单个或多个结外器官受侵犯,伴或不伴相关淋巴结肿大,或孤立性结外器官受侵犯伴远处(非区域性)淋巴结肿大。如肝或骨髓受累,即使局限也属IV期。

全身症状分组:分为 A、B 两组。凡无以下症状者为 A 组,有以下症状之一者为 B 组:①不明原因发热大于 38℃;②盗汗;③半年内体重下降 10% 以上。

累的部位可采用下列记录符号:E,结外;X,直径 10cm 以上的巨块;M,骨髓;S,脾;H,肝;O,骨骼;D,皮肤;P,胸膜;L,肺。

【实验室检查】

1. 血液和骨髓检查 HL 常有轻度或中度贫血,部分患者嗜酸性粒细胞增多。骨髓被广泛浸润或发生脾功能亢进时,血细胞减少。骨髓涂片找到 R-S 细胞是 HL 骨髓浸润的依据,活检可提高阳性率。

2. 影像学及病理学检查 参照本章第二节。

【诊断与鉴别诊断】　参照本章第二节。

【治疗】　HL是一种相对少见但治愈率较高的恶性肿瘤,治疗上主要采用化疗加放疗的综合治疗。较早时期MOPP方案化疗完全缓解率为80%,5年生存率75%,长期无病生存率50%,但有相当比例的患者出现第二肿瘤和不孕。ABVD方案(表6-10-1)的缓解率和5年无病生存率均优于MOPP方案,目前ABVD已成为HL的首选化疗方案。维布妥昔单抗(BV)是靶向CD30的抗体偶联药物,对于Ⅲ、Ⅳ期HL患者,BV-AVD方案有更好的生存获益。

表6-10-1　霍奇金淋巴瘤的主要化疗方案

方案	药物	用法	备注
MOPP	(M)氮芥	4mg/(m²·d)静脉注射,第1天及第8天	如氮芥改为环磷酰胺600mg/m²静脉注射,即为COPP方案
	(O)长春新碱	1~2mg静脉注射,第1天及第8天	
	(P)丙卡巴肼	70mg/(m²·d)口服,第1~14天	
	(P)泼尼松	40mg/d口服,第1~14天	疗程间休息2周
ABVD	(A)多柔比星	25mg/m²	4种药均在第1及第15天静脉注射1次,疗程间休息2周
	(B)博来霉素	10mg/m²	
	(V)长春碱	6mg/m²	
	(D)达卡巴嗪	375mg/m²	
BV-AVD	(BV)维布妥昔单抗	1.2mg/kg	4种药均在第1天及第15天静脉注射1次,疗程间休息2周
	(A)多柔比星	25mg/m²	
	(V)长春碱	6mg/m²	
	(D)达卡巴嗪	375mg/m²	

1. **结节性淋巴细胞为主型**　此型淋巴瘤多为ⅠA期,预后多良好。ⅠA期可单纯淋巴结切除、等待观察或累及野照射20~30Gy,Ⅱ期以上同早期HL治疗。

2. **早期(Ⅰ、Ⅱ期)HL的治疗**　给予适量全身化疗,而放疗趋向于降低放疗的总剂量,缩小照射野的范围。化疗采用ABVD方案。预后良好组2~4疗程ABVD+受累野放疗30~40Gy;预后差组4~6疗程ABVD+受累野放疗30~40Gy。

3. **晚期(Ⅲ、Ⅳ期)HL的治疗**　化疗中进展或早期复发,应考虑挽救性高剂量化疗及HSCT。BV-AVD是目前推荐选用的治疗方案,化疗前有大肿块或化疗后肿瘤残存者需做放疗。

4. **复发难治性HL的治疗**　首程放疗后复发可采取常规化疗;化疗抵抗或不能耐受化疗,再分期为临床Ⅰ、Ⅱ期行放射治疗;常规化疗缓解后复发可行二线化疗或高剂量化疗及自体造血干细胞移植(auto-HSCT)。免疫疗法PD-1抑制剂可用于治疗复发性或难治性(R/R)经典型HL。

第二节 ｜ 非霍奇金淋巴瘤

非霍奇金淋巴瘤(non-Hodgkin lymphoma,NHL)包含了一组具有不同的组织病理学特点和生物学特征的淋巴瘤,易发生早期远处扩散。WHO淋巴组织肿瘤分类将每一种淋巴瘤类型确定为独立疾病,2016年提出了最新一版分类,增加了一些新的病理类型,对某些种类进行了更名和细胞起源分类等(表6-10-2)。比如,增加了"高级别B细胞淋巴瘤",该种淋巴瘤包括两类:①高级别B细胞淋巴瘤,非特指型。该型取代了2008年版的"介于DLBCL和Burkitt淋巴瘤之间不能分类的B细胞淋巴瘤(BCLU)"的概念,特点是MYC、BCL2和/或BCL6重排阴性。②指伴有MYC、BCL2和/或BCL6重排的高级别B细胞淋巴瘤:即通常所说的"双重打击淋巴瘤",如BCLU伴以上基因重排也归至该类。

表 6-10-2　WHO 淋巴组织肿瘤分型（2016 年版）

前驱淋巴性肿瘤	成熟 B 细胞来源淋巴瘤	成熟 T 和 NK 细胞淋巴瘤
母细胞性浆细胞样树突状细胞肿瘤	慢性淋巴细胞白血病/小淋巴细胞淋巴瘤	T 幼淋巴细胞白血病
谱系未定的急性白血病	单克隆性 B 淋巴细胞增多症*	T 大颗粒淋巴细胞白血病
急性未分化白血病	B 细胞幼淋巴细胞白血病	慢性 NK 细胞淋巴增殖性疾病
混合表型急性白血病,有/无重现性遗传学异常	脾边缘带淋巴瘤	侵袭性 NK 细胞白血病
前驱淋巴性肿瘤	毛细胞白血病	儿童系统性 EBV⁺T 细胞淋巴瘤*
B 淋巴母细胞白血病/淋巴瘤,非特殊类型	脾 B 细胞淋巴瘤/白血病,不能分类	种痘样水疱病样淋巴组织增生性疾病*
B 淋巴母细胞白血病/淋巴瘤伴重现性细胞遗传学异常	脾弥漫性红髓小 B 细胞淋巴瘤	成人 T 细胞淋巴瘤/白血病
T 淋巴母细胞白血病/淋巴瘤	毛细胞白血病变异型	结外 NK/T 细胞淋巴瘤,鼻型
	淋巴浆细胞淋巴瘤	肠病相关 T 细胞淋巴瘤
	华氏（Waldenström）巨球蛋白血症	单形性向表皮肠道 T 细胞淋巴瘤*
	单克隆免疫球蛋白沉积病*	胃肠道惰性 T 细胞淋巴组织增生性疾病*
	结外黏膜相关淋巴组织边缘区淋巴瘤（MALT 淋巴瘤）	肝脾 T 细胞淋巴瘤
	淋巴结边缘区淋巴瘤	皮下脂膜炎样 T 细胞淋巴瘤
	小儿淋巴结边缘区淋巴瘤	蕈样肉芽肿病
	滤泡性淋巴瘤	塞扎里（Sézary）综合征
	原位滤泡瘤*	原发性皮肤 CD30⁺T 细胞淋巴组织增生性疾病
	十二指肠球部滤泡性淋巴瘤*	淋巴瘤样丘疹病
	小儿滤泡性淋巴瘤*	原发性皮肤间变性大细胞淋巴瘤
	伴 IRF4 重排大 B 细胞淋巴瘤*	原发性皮肤 γδT 细胞淋巴瘤
	原发性皮肤滤泡中心淋巴瘤	原发性皮肤侵袭性亲表皮 CD8⁺ 细胞毒性 T 细胞淋巴瘤*
	套细胞淋巴瘤	原发性皮肤肢端 CD8⁺T 细胞淋巴瘤*
	原位套细胞瘤*	原发性皮肤 CD4⁺ 小/中型 T 细胞淋巴组织增生性疾病*
	弥漫大 B 细胞淋巴瘤（DLBCL）,NOS	外周 T 细胞淋巴瘤,NOS
	生发中心 B 细胞型*	血管免疫母细胞性 T 细胞淋巴瘤
	活化 B 细胞型*	滤泡 T 细胞淋巴瘤*
	富于 T 细胞/组织细胞的大 B 细胞淋巴瘤	结内外周 T 细胞淋巴瘤,呈 Tfh 表型*
	原发性中枢神经系统（CNS）DLBCL	间变性大细胞淋巴瘤,ALK⁺
	原发性皮肤 DLBCL,腿型	间变性大细胞淋巴瘤,ALK⁻*
	EBV⁺DLBCL,NOS*	乳房植入物相关的间变性大细胞淋巴瘤*
	EBV⁺ 黏膜皮肤溃疡*	
	DLBCL 相关慢性炎症	
	淋巴瘤样肉芽肿病	

续表

前驱淋巴性肿瘤	成熟 B 细胞来源淋巴瘤	成熟 T 和 NK 细胞淋巴瘤
	原发性纵隔（胸腺）大 B 细胞淋巴瘤	
	血管内大 B 细胞淋巴瘤	
	ALK⁺ 大 B 细胞淋巴瘤	
	浆母细胞性淋巴瘤	
	原发性渗出性淋巴瘤	
	HHV8⁺DLBCL, NOS*	
	Burkitt 淋巴瘤	
	伴 11q 异常的 Burkitt 样淋巴瘤*	
	伴 *MYC*、*BCL2* 和 / 或 *BCL6* 重排的高级别 B 细胞淋巴瘤*	
	高级别 B 细胞淋巴瘤, NOS*	
	介于 DLBCL 和经典霍奇金淋巴瘤之间的不能分类的 B 细胞淋巴瘤	

注:*表示与 2008 WHO 分类的不同之处;NOS 指 "非特指型"。

以下对临床最为常见的几种 NHL 类型进行介绍。

1. **弥漫大 B 细胞淋巴瘤**（diffuse large B-cell lymphoma, DLBCL） 是 NHL 中最常见的一种类型,约占成人 NHL 的 35%~40%。DLBCL 是一种具有异质性的侵袭性 B 细胞淋巴瘤,最常发生于中老年人群,典型症状为进行性淋巴结肿大。病理表现为正常淋巴结结构被弥漫浸润的大淋巴细胞替代。超过半数的患者在诊断时即处于进展期。少数患者可由惰性淋巴瘤进展或转化而来。2016 年版 WHO 分型根据细胞起源把 DLBCL 进一步分为生发中心型与活化 B 细胞型。

DLBCL 对免疫联合化学治疗敏感,利妥昔单抗、环磷酰胺、多柔比星、长春新碱联合泼尼松（R-CHOP）方案是目前 DLBCL 的标准治疗方案。有超过 70% 的患者获得疾病缓解,但最终只有 50%~60% 的患者获得长期无病生存。大剂量化疗联合自体造血干细胞移植可治愈一线治疗复发的 DLBCL 患者。近年来,靶向药物、细胞治疗等新型治疗技术手段的涌现,或可改善患者的预后。

2. **滤泡性淋巴瘤**（follicular lymphoma, FL） 是生发中心淋巴瘤,为 B 细胞来源,CD10⁺,BCL-6⁺,BCL-2⁺,伴 t（14;18）。多见老年发病,常有脾和骨髓累及,属于 "惰性淋巴瘤",化疗反应好,但不能治愈,病程长,反复复发或转成侵袭性。

3. **边缘区淋巴瘤**（marginal zone lymphoma, MZL） 边缘区指淋巴滤泡及滤泡外套之间的结构,从此部位发生的淋巴瘤是 B 细胞来源,属于 "惰性淋巴瘤" 的范畴。按累及部位不同,可分为 3 种亚型:①结外黏膜相关淋巴组织边缘区淋巴瘤（MALT）:是发生在结外淋巴组织边缘区的淋巴瘤,可有 t(11;18)。进一步可分为胃 MALT 和非胃 MALT 淋巴瘤。②脾边缘区淋巴瘤:临床表现为贫血和脾大,淋巴细胞增多,伴或不伴绒毛状淋巴细胞。③淋巴结边缘区淋巴瘤:是发生在淋巴结边缘区的淋巴瘤。

4. **套细胞淋巴瘤**（mantle cell lymphoma, MCL） 来源于滤泡外套 CD5⁺ 的 B 细胞,其特征性标志是细胞遗传学 t（11;14）（q13;q32）异常导致 Cyclin D1 核内高表达。临床上老年男性多见,占 NHL 的 6%~8%。本型发展迅速,中位存活期 2~3 年,属侵袭性淋巴瘤,化疗完全缓解率较低。

5. **Burkitt 淋巴瘤**（Burkitt lymphoma/leukemia, BL） 由形态一致的小无裂细胞组成。细胞大小介于大淋巴细胞和小淋巴细胞之间,胞质有空泡,核仁圆,侵犯血液和骨髓时即为 ALL L₃ 型。CD20⁺,CD22⁺,CD5⁻。t（8;14）与 *MYC* 基因重排有诊断意义,增生极快,是严重的侵袭性 NHL。在流行区儿童多见,颌骨累及是其特点;在非流行区,病变主要累及回肠末端和腹部脏器。2016 年版 WHO 分型 Burkitt 淋巴瘤新增加 "伴 11q 异常的 Burkitt 样淋巴瘤" 这一变型。Burkitt 淋巴瘤几乎所有的病例均

有 *MYC* 重排。而这一变型无 *MYC* 重排并且有 11q 异常,过表达 PAFAH1B2。该变型主要发生于儿童及年轻成年人,主要表现为结内病变,形态学及免疫表型与经典 Burkitt 淋巴瘤类似。

6. **血管免疫母细胞性 T 细胞淋巴瘤**(angioimmunoblastic T cell lymphoma,AITL) 是一种侵袭性 T 细胞淋巴瘤,占 NHL 的 2%。好发于老年人,临床表现为发热,淋巴结肿大,Coombs 试验阳性,伴多株高免疫球蛋白血症。预后较差,传统化疗和大剂量化疗加 HSCT 等治疗方法对于 AITL 预后改善的价值有限。

7. **间变性大细胞淋巴瘤**(anaplastic large cell lymphoma,ALCL) 属于侵袭性的 T 细胞来源的 NHL,占 NHL 的 2%~7%,临床进展迅速。瘤细胞形态大小不一,可类似 R-S 细胞,有时可与 HL 混淆。细胞呈 CD30[+],常有 t(2;5)染色体异常,常有 *ALK* 基因阳性。

8. **外周 T 细胞淋巴瘤(非特指型)**(peripheral T-cell lymphoma,not otherwise specified,PTCL-NOS) 是指起源于成熟的(胸腺后)T 细胞和 NK 细胞的一组异质性较大的恶性肿瘤。在我国,PTCL 发病例数约占 NHL 的 25%~30%,显著高于欧美国家的 10%~15%。呈侵袭性,预后不良。

9. **蕈样肉芽肿病/塞扎里综合征**(mycosis fungoides/Sézary syndrome,MF/SS) 常见为蕈样肉芽肿病,侵及末梢血液者称为 Sézary 综合征。临床属惰性淋巴瘤类型。增生的细胞为成熟的辅助性 T 细胞,呈 CD3[+]、CD4[+]、CD8[-]。

【临床表现】 无痛性、进行性的淋巴结肿大或局部肿块是淋巴瘤共同的临床表现,NHL 具有以下特点:①全身性。淋巴结和淋巴组织遍布全身且与单核巨噬细胞系统、血液系统相互沟通,故淋巴瘤可发生在身体的任何部位。其中淋巴结、扁桃体、脾及骨髓是最易受到累及的部位,也可累及肺、肝、胃肠道等结外器官。可伴发热、盗汗、体重减轻等全身症状。②多样性。累及组织器官不同,受压迫或浸润的范围和程度不同,引起的症状也不同。③随年龄增长而发病增多,男性较女性为多;除惰性淋巴瘤外,一般发展迅速。④NHL 对各器官的压迫和浸润较 HL 多见,常以高热或各器官、系统症状为主要临床表现。咽淋巴环病变可有吞咽困难、鼻塞、鼻出血及颌下淋巴结肿大。胸部以肺门及纵隔受累最多,半数有肺部浸润或胸腔积液,可致咳嗽、胸闷、气促、肺不张及上腔静脉压迫综合征等。累及胃肠道的部位以回肠为多,其次为胃,临床表现有腹痛、腹泻和腹部包块,常因肠梗阻或大量出血施行手术而确诊。肝大、黄疸仅见于较晚期病例,原发于脾的 NHL 较少见。腹膜后淋巴结肿大可压迫输尿管,引起肾盂积水。肾损害主要为肾肿大、高血压、肾功能不全及肾病综合征。中枢神经系统病变以累及脑膜、脊髓为主。硬膜外肿块可导致脊髓压迫症。骨骼损害以胸椎、腰椎最常见,表现为骨痛、腰椎或胸椎破坏、脊髓压迫症等。皮肤受累表现为肿块、皮下结节、浸润性斑块、溃疡等。约 20% 的 NHL 患者在晚期累及骨髓,发展成淋巴瘤细胞白血病。

【实验室检查和特殊检查】

(一)血液和骨髓检查 NHL 白细胞数多正常,伴有淋巴细胞绝对或相对增多。部分患者的骨髓涂片中可找到淋巴瘤细胞。晚期发生淋巴瘤细胞白血病时,可呈现白血病样血象和骨髓象。

(二)血清学检查 疾病活动期有血沉增快,血清 LDH 升高提示预后不良。如血清碱性磷酸酶活性或血钙增加,提示累及骨骼。B 细胞 NHL 可并发抗人球蛋白试验阳性或阴性的溶血性贫血,少数可合并 M 蛋白血症(血液中单克隆免疫球蛋白升高而引发的临床综合征),中枢神经系统累及时脑脊液中蛋白升高,脑脊液流式细胞学可检出异常淋巴瘤细胞。

(三)影像学检查 诊断淋巴瘤不可缺少的影像学检查包括 B 超、CT、MRI 及 PET-CT。

1. **浅表淋巴结的检查** B 超检查和放射性核素显像,可以发现体检时容易遗漏的病灶。

2. **纵隔与肺的检查** 胸部 X 线摄片可了解纵隔增宽、肺门增大、胸腔积液及肺部病灶等情况,胸部 CT 可确定纵隔与肺门淋巴结肿大。

3. **腹腔、盆腔淋巴结的检查** CT 是腹部检查的首选方法,CT 阴性而临床上怀疑淋巴结肿大时,可考虑做下肢淋巴造影。B 超检查的准确性不及 CT,重复性差,受肠内气体干扰较严重,但在无 CT 设备时仍不失为一种可替代的检查方法。

4. **肝、脾的检查** CT、B超、放射性核素显像及MRI只能查出单发或多发结节,难以发现弥漫性浸润或粟粒样小病灶。一般认为有两种以上影像学检查同时显示实质性占位性病变时,才能确定肝、脾受累。

5. **正电子发射计算机断层成像CT(PET-CT)** 可以显示淋巴瘤病灶及部位。是一种根据生化影像进行肿瘤定性、定位的诊断方法。目前已把PET-CT作为临床分期及评价淋巴瘤疗效的重要指标。

(四)病理学检查 选取较大的淋巴结,完整地取出,避免挤压,切开后在玻片上做淋巴结印片,然后置于固定液中。淋巴结印片瑞氏(Wright)染色后做细胞病理形态学检查,固定的淋巴结经切片和HE染色后做组织病理学检查。深部淋巴结可依靠B超或CT引导下穿刺活检,做细胞病理形态学检查。对切片进行免疫组化染色及FISH检测进一步确定淋巴瘤亚型。

免疫酶标和流式细胞仪测定淋巴瘤细胞的分化抗原,对NHL的细胞表型进行分析,可为淋巴瘤进一步分型诊断提供依据。细胞分裂中期的染色体显带检查对NHL某些类型的亚型诊断有帮助。

【诊断与鉴别诊断】

(一)诊断 进行性、无痛性淋巴结肿大者,应做淋巴结印片及病理切片或淋巴结穿刺物涂片检查。疑皮肤淋巴瘤时可做皮肤活检及印片。伴有血细胞数量异常、血清碱性磷酸酶增高或有骨骼病变时,可做骨髓活检和涂片寻找R-S细胞或NHL细胞,了解骨髓受累的情况。根据组织病理学检查结果,作出淋巴瘤的诊断和分类分型诊断。应采用单克隆抗体、细胞遗传学和分子生物学技术,按WHO的淋巴组织肿瘤分型(2016年版)标准分型(见表6-10-2)。

(二)分期诊断 根据组织病理学作出淋巴瘤的诊断和分类分型诊断后,还须根据淋巴瘤的分布范围,按照Ann Arbor(1971年)提出的HL临床分期方案分期。

(三)鉴别诊断

1. **与其他淋巴结肿大疾病相鉴别** 局部淋巴结肿大须排除淋巴结炎和恶性肿瘤转移。结核性淋巴结炎多局限于颈的两侧,可彼此融合,与周围组织粘连,晚期由于软化、破溃而形成窦道。

2. **以发热为主要表现的淋巴瘤** 与结核病、败血症、结缔组织病、坏死性淋巴结炎和恶性组织细胞病等鉴别。

3. **结外淋巴瘤** 与相应器官的其他恶性肿瘤相鉴别。

【治疗】 NHL多中心发生的倾向使其临床分期的价值和扩大照射的治疗作用不如HL,决定了其治疗策略应以化疗为主。

(一)以化疗为主的化、放疗结合的综合治疗

1. **惰性淋巴瘤** B细胞惰性淋巴瘤包括小淋巴细胞淋巴瘤、淋巴浆细胞淋巴瘤、边缘区淋巴瘤和滤泡性淋巴瘤等。T细胞惰性淋巴瘤指蕈样肉芽肿病/Sézary综合征。惰性淋巴瘤发展较慢,化疗、放疗有效,但不易缓解。Ⅰ期和Ⅱ期放疗或化疗后存活可达10年,部分患者有自发性肿瘤消退,故主张观察和等待的姑息治疗原则。如病情有所进展,可用苯丁酸氮芥或环磷酰胺口服作为老年患者的治疗方案。苯达莫司汀能够杀伤 G_0 期细胞,因此对惰性淋巴瘤各亚型都展现了不错的肿瘤控制作用。

Ⅲ期和Ⅳ期患者化疗后虽会多次复发,但中位生存时间也可达10年,联合化疗可用COP方案或CHOP方案(表6-10-3)。进展不能控制者可试用FC(氟达拉滨、环磷酰胺)方案。

2. **侵袭性淋巴瘤** B细胞侵袭性淋巴瘤包括弥漫大B细胞淋巴瘤、套细胞淋巴瘤和Burkitt淋巴瘤等。T细胞侵袭性淋巴瘤包括血管免疫母细胞性T细胞淋巴瘤、间变性大细胞淋巴瘤和外周T细胞淋巴瘤等。

侵袭性淋巴瘤不论分期均应以化疗为主,对化疗后残留肿块、存在局部巨大肿块或中枢神经系统累及者,可行局部放疗扩大照射(25Gy)作为化疗的补充。

表 6-10-3　非霍奇金淋巴瘤的常用联合化疗方案

方案及药物		剂量和用法
CHOP 2～3 周一疗程	环磷酰胺	750mg/m^2,静脉滴注,第 1 天
	多柔比星	50mg/m^2,静脉滴注,第 1 天
	长春新碱	1.4mg/m^2,静脉推注,第 1 天(最大剂量 2mg/次)
	泼尼松	100mg/d,口服,第 1～5 天
R-CHOP 2 周或 3 周一疗程	利妥昔单抗	375mg/m^2,静脉滴注,第 1 天
	环磷酰胺	750mg/m^2,静脉滴注,第 2 天
	多柔比星	50mg/m^2,静脉滴注,第 2 天
	长春新碱	1.4mg/m^2,静脉推注,第 2 天(最大剂量 2mg/次)
	泼尼松	100mg/d,口服,第 2～6 天
EPOCH 2～3 周一疗程	依托泊苷	50mg/(m^2·d),持续静脉滴注,第 1～4 天
	多柔比星	10mg/(m^2·d),持续静脉滴注,第 1～4 天
	长春新碱	0.4mg/(m^2·d),持续静脉滴注,第 1～4 天
	泼尼松	60mg/m^2,一日 2 次,口服,第 1～5 天
	环磷酰胺	750mg/(m^2·d),静脉滴注,第 5 天
ESHAP 3 周一疗程用于复发淋巴瘤	依托泊苷	40mg/(m^2·d),静脉滴注 2 小时,第 1～4 天
	甲泼尼龙	500mg/(m^2·d),静脉滴注,第 1～4 天
	顺铂	25mg/(m^2·d),静脉滴注,第 1～4 天
	阿糖胞苷	2g/m^2,静脉滴注 3 小时,第 5 天

注:药物剂量仅供参考,需按具体情况酌情增减。

　　CHOP 方案为侵袭性 NHL 的标准治疗方案。CHOP 方案每 2～3 周为 1 个疗程,4 个疗程不能缓解,应改变化疗方案。完全缓解后巩固 2 个疗程,但化疗不应少于 6 个疗程。长期维持治疗并无益处。本方案的 5 年无进展生存率达 41%～80%。

　　R-CHOP 方案,即化疗前加用利妥昔单抗(375mg/m^2),可获得更好的疗效,是 DLBCL 治疗的经典方案。近 10 年随访结果表明,8 个疗程 R-CHOP 使 DLBCL 患者的总生存时间延长达 4.9 年。

　　血管免疫母细胞性 T 细胞淋巴瘤及 Burkitt 淋巴瘤进展较快,如不积极治疗,几周或几个月内即会死亡,应采用强烈的化疗方案予以治疗。大剂量环磷酰胺组成的化疗方案对 Burkitt 淋巴瘤有治愈作用,应考虑使用。

　　3. 新药　免疫调节剂来那度胺(lenalidomide)联合化疗;西达本胺(chidamide)为 HDAC 抑制剂,治疗 T 细胞淋巴瘤;伊布替尼(ibrutinib)是布鲁顿酪氨酸激酶(BTK)抑制剂,治疗 MCL 及 CLL。

　　复发/难治患者的治疗通常采用与一线方案无交叉耐药的二线方案,挽救方案包括:可选择 ICE(异环磷酰胺、卡铂、依托泊苷)、DHAP(地塞米松、卡铂、高剂量阿糖胞苷)、MINE(异环磷酰胺、米托蒽醌、依托泊苷)、Hyper-CVAD 方案等。

　　(二)生物治疗

　　1. 单克隆抗体　NHL 大部分为 B 细胞性,90% 表达 CD20。结节性淋巴细胞为主型的 HL 也高密度表达 CD20。凡 CD20 阳性的 B 细胞淋巴瘤,均可用 CD20 单抗(利妥昔单抗)治疗。与化疗联合应用可明显提高惰性或侵袭性 B 细胞淋巴瘤的完全缓解率,延长无病生存时间。对 B 细胞淋巴瘤在 HSCT 前用利妥昔单抗做体内净化,可以提高移植治疗的疗效。

　　2. 干扰素　对蕈样肉芽肿病等有部分缓解作用。

　　3. 抗 Hp 的药物　局限期的胃 MALT 淋巴瘤经抗 Hp 治疗后部分患者症状改善,淋巴瘤消失。

4. CAR-T 细胞免疫治疗 即嵌合抗原受体 T 细胞免疫疗法,CAR-T 细胞免疫治疗的出现给了复发/难治 B 细胞淋巴瘤患者更多生存和长期缓解的希望。CAR-T 细胞治疗是一种免疫疗法,通过基因工程技术,将患者自身的 T 细胞激活,并转染编码肿瘤嵌合抗原受体的基因,将普通的 T 细胞改造成 CAR-T 细胞,CAR-T 细胞可以专门识别体内的肿瘤细胞,并通过免疫作用释放多种效应因子,高效地杀伤肿瘤细胞,达到治疗恶性肿瘤的目的。

(三)HSCT 60 岁以下、重要脏器功能正常、缓解期短、难治易复发的侵袭性淋巴瘤患者,若一线方案治疗有效,可进行造血干细胞移植,以期最大限度地杀灭肿瘤细胞,取得较长期缓解和无病存活。

(四)手术治疗 合并脾功能亢进者如有脾切除指征,可行脾切除术以提高血象,为以后化疗创造有利条件。

【预后】 淋巴瘤的治疗已取得了很大进步,HL 已成为化疗可治愈的肿瘤之一。

HL I 期与 II 期 5 年生存率在 90% 以上,IV 期为 31.9%;有全身症状者较无全身症状者差;儿童及老年人的预后一般比中青年差;女性在接受治疗后的预后较男性好。

1993 年 ShiPP 等提出了 NHL 的国际预后指数(international prognostic index,IPI),将预后分为低危、低中危、高中危、高危四类(表 6-10-4),IPI 评分沿用至今,适用于全部 NHL。年龄大于 60 岁、分期为 III 期或 IV 期、结外病变 ≥2 个、体能状况 ECOG 评分 ≥2 分、血清 LDH 升高是 5 个预后不良的指标,各计 1 分,可根据病例具有的 IPI 分数来初步判断 NHL 的预后。

表 6-10-4 非霍奇金淋巴瘤的预后

预后	IPI 分数	CR 率	2 年生存率	5 年生存率
低危	0~1	87%	84%	73%
低中危	2	67%	66%	50%
高中危	3	55%	54%	43%
高危	4~5	44%	34%	26%

(赵维莅)

本章思维导图

第十一章 | 多发性骨髓瘤

浆细胞病（plasma cell dyscrasia）是克隆性浆细胞或产生免疫球蛋白的 B 淋巴细胞过度增殖所引起的一组疾病，以血清或尿中出现过量的单克隆免疫球蛋白或其轻链或重链片段为主要特征。

本组疾病包括：多发性骨髓瘤、意义未明的单克隆免疫球蛋白血症、浆细胞瘤（包括孤立性浆细胞瘤和髓外浆细胞瘤）、原发性系统性轻链型淀粉样变性、原发性浆细胞白血病、华氏巨球蛋白血症、轻链沉积病、POEMS 综合征、重链病。本章主要介绍多发性骨髓瘤。

多发性骨髓瘤（multiple myeloma，MM）是一种由恶性浆细胞克隆性增殖所致的疾病，主要特点为单克隆浆细胞在骨髓中恶性增殖并广泛浸润，常常伴有血或尿中单克隆免疫球蛋白或/和轻链增加，正常造血细胞增生和免疫球蛋白分泌受到抑制。常见临床表现为骨痛、贫血、肾功能损害、血钙增高和感染等。MM 常见于中老年人，男性多于女性。MM 的发病率约占全部肿瘤的 1%，在许多国家是第二常见血液系统肿瘤。我国 MM 发病率约为 2/10 万，低于西方发达国家（约 5/10 万），但有逐年增加的趋势。

【病因和发病机制】 病因不明。遗传、电离辐射、化学物质、病毒感染、抗原刺激等可能与 MM 的发病有关。尽管发病机制尚不清楚，但对 MM 分子机制的研究显示 MM 是一种由复杂的基因组改变和表观遗传学异常所驱动的恶性肿瘤。遗传学的不稳定性是其主要特征，表现为明显多变的染色体异常核型，同时骨髓瘤细胞与骨髓微环境的相互作用进一步促进了骨髓瘤细胞增殖和耐药的发生。

【临床表现】

1. **骨骼损害** 骨痛为本病的主要症状，常为首发症状，随病情发展而加重。以腰、骶部，胸骨，肋骨疼痛最为常见。由于肿瘤细胞对骨质的破坏，常可发生病理性骨折，以及并发高钙血症，骨折大多发生于肋骨，锁骨，胸、腰椎等部位。MM 骨病的发生主要是由破骨细胞和成骨细胞活性失衡所致。

2. **贫血** 贫血为本病的另一常见表现。因贫血发生缓慢，贫血症状多不明显，多为轻、中度贫血。贫血的发生主要由红细胞生成减少所致，与骨髓瘤细胞浸润抑制造血以及肾功能不全等有关。

3. **肾功能损害** 肾脏损害是 MM 常见且较为特征性的临床表现。初诊时部分患者存在肾功能不全甚至肾衰竭。患者可以尿量减少、泡沫尿、颜面或下肢水肿等症状就诊。肾功能损害的发生与 MM 分型相关，IgD 型最常见，轻链型次之。肾衰竭也是 MM 的主要致死原因之一。

4. **高钙血症** 食欲缺乏、呕吐、乏力、意识模糊、多尿或便秘等。主要由广泛的溶骨性改变和肾功能不全所致。

5. **感染** 正常多克隆免疫球蛋白及中性粒细胞减少，免疫力下降，容易发生各种感染，如细菌性肺炎和尿路感染，甚至败血症。病毒感染以带状疱疹多见。

6. **高黏滞综合征** 头昏、眩晕、眼花、耳鸣、手指麻木、视力减退、充血性心力衰竭、意识障碍甚至昏迷。血清中 M 蛋白增多，可使血液黏滞度过高，引起血流缓慢、组织淤血和缺氧。部分患者的 M 蛋白成分为冷球蛋白，可引起微循环障碍，出现雷诺现象。

7. **出血倾向** 鼻出血、牙龈出血和皮肤紫癜多见。出血的机制：①血小板减少，且 M 蛋白包裹在血小板表面，影响血小板的功能；②凝血障碍：M 蛋白与纤维蛋白单体结合，影响纤维蛋白多聚化，M 蛋白还可直接影响凝血因子的活性；③血管壁因素：高免疫球蛋白血症和淀粉样变性损伤血管壁。

8. **淀粉样变性**　少数患者可发生淀粉样变性,常见舌体、腮腺肿大,心肌肥厚、心脏扩大,腹泻或便秘,皮肤苔藓样变,外周神经病变及肝、肾功能损害等。心肌淀粉样变性严重时可猝死。

9. **神经系统损害**　肌肉无力、肢体麻木和痛觉迟钝等。脊髓压迫是较为严重的神经受损表现。MM 的神经损害的病因包括骨髓瘤细胞浸润、肿块压迫、高钙血症、高黏滞综合征、淀粉样变性、单克隆轻链和/或其片段的沉积等。

10. **髓外浸润**　以肝、脾、淋巴结和肾多见,因骨髓瘤细胞的局部浸润和淀粉样变性所致。肝、脾大一般为轻度。淋巴结肿大者较为少见。其他组织,如甲状腺、肾上腺、卵巢、睾丸、肺、皮肤、胸膜、心包、消化道和中枢神经系统也可受累。

【实验室和其他检查】

(一)血象　患者多有不同程度的正常细胞性贫血,少数为低色素性。红细胞在血涂片上呈"缗钱状"排列。白细胞计数多数正常,但也可增多或减少。血小板计数多数正常,有时可减少。

(二)骨髓　骨髓中原始、幼稚浆细胞异常增生,比例在 10% 以上,最高可达 70%～95%。骨髓瘤细胞大小形态不一,成堆出现。可见双核或多核,核内可见核仁 1～4 个。

(三)血清 M 蛋白鉴定　血清中出现 M 蛋白是本病的突出特点。血清蛋白电泳可见染色浓而密集、单峰突起的 M 蛋白,正常免疫球蛋白减少。进行 M 蛋白免疫分型时常常做以下检测:①血清蛋白电泳;②免疫球蛋白定量;③血清总蛋白、白蛋白定量检测;④血清免疫固定电泳;⑤血清游离轻链定量及受累与非受累游离轻链的比值。

(四)尿液检查　多数患者早期尿常规可无异常发现,但轻链型、IgD 型 MM 患者因肾功能易受损害,尿常规异常可以是首发甚至唯一的临床表现,可出现蛋白尿、管型尿等。约 35%～65%MM 患者的尿中可检出本周蛋白(Bence-Jones protein,BJP),本周蛋白是从患者肾中排出的轻链,或为 κ 链,或为 λ 链。

(五)血液学检查

1. **血钙、血磷、碱性磷酸酶测定**　因骨质广泛破坏,出现高钙血症。晚期肾功能不全时血磷可升高。本病主要为溶骨性改变,血清碱性磷酸酶正常或轻度增高。

2. **血清 β_2 微球蛋白**　β_2 微球蛋白可由浆细胞分泌,与肿瘤负荷相关,肾功能不全时由于肾小球滤过功能受损,患者的血清 β_2 微球蛋白会增高得更加显著。

3. **血清总蛋白、白蛋白**　约 95% 患者血清总蛋白高于正常值,球蛋白增多,白蛋白减少与预后密切相关。

4. **C 反应蛋白(CRP)和血清乳酸脱氢酶(LDH)**　CRP 可反映疾病的严重程度。LDH 与肿瘤细胞活动有关,反映肿瘤负荷。

5. **肌酐(Cr)和尿素氮(BUN)**　伴肾功能不全时可升高。

(六)细胞遗传学　目前常用的细胞遗传学检测方法为染色体显带技术和荧光原位杂交技术(FISH)。MM 的遗传学改变多为同时包含数量和结构改变的复杂核型异常,所有染色体均可受累。目前已明确一些与预后有关的染色体改变,如亚二倍体、del(17p)、t(4;14)、t(14;16)、t(14;20)、1q 扩增等,提示预后不良。

(七)影像学检查　影像学的检查是评估 MM 骨病的主要方法。骨病变 X 线表现:①典型病变为圆形、边缘清楚如凿孔样的多个大小不等的溶骨性损害,常见于颅骨、骨盆、脊柱、股骨、肱骨等处;②病理性骨折,常发生于脊柱、肋骨等部位。长期以来 X 线检查因成本低廉、辐射量低、简单易行而被广泛应用于 MM 的骨骼评估,但由于其灵敏度较低,并且难以发现骨外病变,目前国内外指南已将灵敏度更高的全身低剂量 CT 或全身 MRI、PET-CT 作为评估 MM 骨病的首选推荐。

【诊断标准、分型、分期与鉴别诊断】

(一)诊断标准

1. 活动性骨髓瘤(active plasma cell myeloma,又称有症状骨髓瘤)诊断标准(表 6-11-1),须满足第 1 条,加上第 2 条中任何 1 项。

表 6-11-1 活动性（有症状）骨髓瘤诊断标准

1. 骨髓单克隆浆细胞比例≥10% 和/或组织活检证明为浆细胞瘤

2. 骨髓瘤引起的相关表现
（1）靶器官损害表现（CRAB）
　　［C］校正血清钙＞2.75mmol/L
　　［R］肾功能损害（肌酐清除率＜40ml/min 或血清肌酐＞177μmol/L）
　　［A］贫血（血红蛋白低于正常下限 20g/L 以上或＜100g/L）
　　［B］溶骨性破坏，影像学检查（X 线片、CT 或 PET-CT）显示 1 处或多处溶骨性病变
（2）无靶器官损害表现，但出现以下 1 项或多项指标异常（SLiM）
　　［S］骨髓单克隆浆细胞比例≥60%
　　［Li］受累/非受累血清游离轻链比≥100（受累轻链至少≥100mg/L）
　　［M］MRI 检查出现＞1 处 5mm 以上局灶性病变

注：由于克隆性浆细胞合成及分泌免疫球蛋白能力的差异，有 1%～2% 的骨髓瘤患者 M 蛋白鉴定阴性，骨髓浆细胞≥10%，诊断为 "不分泌型 MM"；校正血清钙（mmol/L）= 血清总钙（mmol/L）-0.025× 血清白蛋白浓度（g/L）+1.0（mmol/L）。

2. 冒烟性骨髓瘤（smoldering plasma cell myeloma，又称无症状骨髓瘤）须满足第 3 条，加上第 1 条和/或第 2 条（表 6-11-2）。

表 6-11-2 冒烟性骨髓瘤诊断标准

1. 血清单克隆 M 蛋白≥30g/L 或 24 小时尿轻链≥0.5g

2. 骨髓单克隆浆细胞比例 10%～59%

3. 无相关器官及组织的损害（无 SLiM、CRAB 等终末器官损害表现，以及淀粉样变性）

（二）分型　根据异常增殖的免疫球蛋白类型分为 IgG 型、IgA 型、IgD 型、IgM 型、IgE 型、轻链型，每一种又根据轻链类型分为 κ 型和 λ 型，共 12 种亚型；此外还包括双克隆型和不分泌型。

（三）分期　按照传统的迪里 - 萨蒙（Durie-Salmon，DS）分期体系（表 6-11-3）和国际分期体系（ISS）及修订的国际分期体系（R-ISS）（表 6-11-4）进行分期。前者主要反映肿瘤负荷和临床进程，后两者主要用于预后判断。

表 6-11-3 Durie-Salmon 分期体系

分期	分期标准
I 期	满足以下所有条件
	1. 血红蛋白＞100g/L
	2. 血清钙≤2.65mmol/L（11.5mg/dl）
	3. 骨骼 X 线片：骨骼结构正常或骨型孤立性浆细胞瘤
	4. 血清或尿骨髓瘤蛋白产生率低：①IgG＜50g/L；②IgA＜30g/L；③本周蛋白＜4g/24h
II 期	不符合 I 期和 III 期的所有患者
III 期	满足以下 1 个或多个条件
	1. 血红蛋白＜85g/L
	2. 血清钙＞2.65mmol/L（11.5mg/dl）
	3. 骨骼检查中溶骨病变大于 3 处
	4. 血清或尿骨髓瘤蛋白产生率高：①IgG＞70g/L；②IgA＞50g/L；③本周蛋白＞12g/24h
亚型	
A 亚型	肾功能正常，肌酐清除率＞40ml/min 或血清肌酐水平＜177μmol/L（2.0mg/dl）
B 亚型	肾功能不全，肌酐清除率≤40ml/min 或血清肌酐水平≥177μmol/L（2.0mg/dl）

表 6-11-4　国际分期体系（ISS）及修订的国际分期体系（R-ISS）

分期	ISS 的标准	R-ISS 的标准
Ⅰ	血清 β_2 微球蛋白<3.5mg/L，白蛋白≥35g/L	ISS Ⅰ期和非细胞遗传学高危同时 LDH 水平正常
Ⅱ	介于Ⅰ期和Ⅲ期之间	介于 R-ISS Ⅰ期和Ⅲ期之间
Ⅲ	血清 β_2 微球蛋白≥5.5mg/L	ISS Ⅲ期同时细胞遗传学高危或者 LDH 水平高于正常

注：细胞遗传学高危指间期荧光原位杂交检出 del（17p），t（4；14），t（14；16）。

（四）鉴别诊断　MM 须与下列疾病鉴别。

1. **反应性浆细胞增多症**　可由慢性炎症、伤寒、系统性红斑狼疮、肝硬化、转移癌等引起。浆细胞一般不超过 15% 且无形态异常，免疫表型为 CD38$^+$、CD56$^-$ 且不伴有 M 蛋白，*IGH* 基因重排阴性。

2. **意义未明单克隆丙种球蛋白血症**（monoclonal gammopathy of undetermined significance，MGUS）　血清和/或尿液中出现 M 蛋白，骨髓中单克隆浆细胞增多但未达到 MM 诊断标准，且无相关器官及组织损害的证据。

3. **华氏巨球蛋白血症**（WM）　血清和/或尿液中出现单克隆 IgM，骨髓或其他组织中有淋巴样浆细胞浸润。FISH 常无 t（11；14）等 *IGH* 易位，分子生物学检测常常有 *MYD88* L265P 突变。

4. **AL 型淀粉样变性**　又称原发性系统性轻链型淀粉样变性，是单克隆轻链变性、沉积造成的组织和器官的损伤。活检组织刚果红染色阳性。

5. **引起骨痛和骨质破坏的疾病**　如骨转移癌、老年性骨质疏松症、肾小管性酸中毒及甲状旁腺功能亢进症等，因成骨过程活跃，常伴血清碱性磷酸酶升高。如查到原发病变或骨髓涂片找到成堆的癌细胞将有助于鉴别。

【治疗】

（一）治疗原则

1. 对有症状的 MM 应采用系统治疗，包括诱导治疗、巩固治疗（含干细胞移植）及维持治疗。

2. 无症状骨髓瘤暂不推荐治疗。

（二）治疗　有症状骨髓瘤的治疗如下。

1. **诱导治疗**　患者的年龄（原则上≤70 岁）、体能及共存疾病状况决定其 HSCT 条件的适合性。移植候选患者，在选择诱导治疗方案时，须避免选择对干细胞有毒性的药物，尽可能避免使用烷化剂以及亚硝基脲类药物，含来那度胺的方案应≤4 个疗程，以免干细胞动员采集失败和/或造血重建延迟。初始治疗可选下述方案。

- 硼替佐米/地塞米松（VD）
- 来那度胺/地塞米松（Rd）
- 来那度胺/硼替佐米/地塞米松（RVD）
- 硼替佐米/多柔比星/地塞米松（PAD）
- 硼替佐米/环磷酰胺/地塞米松（VCD）
- 硼替佐米/沙利度胺/地塞米松（VTD）
- 沙利度胺/多柔比星/地塞米松（TAD）
- 沙利度胺/环磷酰胺/地塞米松（TCD）
- 来那度胺/环磷酰胺/地塞米松（RCD）

不适合移植的患者的诱导治疗方案，除以上方案外还可选用以下方案。

- 美法仑/醋酸泼尼松/硼替佐米（VMP）
- 美法仑/醋酸泼尼松/沙利度胺（MPT）
- 达雷妥尤单抗/美法仑/醋酸泼尼松/硼替佐米（Dara-VMP）
- 达雷妥尤单抗/来那度胺/地塞米松（DRd）

2. **自体造血干细胞移植**（auto-HSCT） 肾功能不全及老年并非移植禁忌证。相比于晚期移植，早期移植者无事件生存期更长。

3. **巩固治疗** 为进一步提高疗效及反应深度，以强化疾病控制，对于诱导治疗或 auto-HSCT 后未获最大疗效的患者，可采用原诱导方案短期巩固治疗 2～4 个疗程。

4. **维持治疗** 可选用来那度胺、硼替佐米、伊沙佐米、沙利度胺单药或联合糖皮质激素治疗。

5. **异基因造血干细胞移植** 年轻、高危、复发难治患者可考虑 allo-HSCT。

6. **支持治疗**

（1）骨病的治疗：推荐所有需要治疗的有症状的 MM 患者静脉使用双膦酸盐或皮下注射地舒单抗。双膦酸盐适用于所有有症状的 MM 患者。肾功能不全患者优先推荐使用地舒单抗。有长骨病理性骨折、脊柱骨折压迫脊髓或脊柱不稳者可行外科手术治疗。低剂量放疗（10～30Gy）可以作为姑息治疗，用于不能控制的疼痛、即将发生的病理性骨折或脊髓压迫。

（2）高钙血症：水化、利尿，使用地舒单抗、双膦酸盐、大剂量糖皮质激素和/或降钙素。

（3）肾功能不全：水化、利尿，以避免肾功能不全；减少尿酸形成和促进尿酸排泄；有肾衰竭者，应积极透析；避免使用非甾体抗炎药和静脉造影剂；长期使用双膦酸盐须监测肾功能。

（4）贫血：可考虑使用 EPO 治疗。

（5）感染：如反复发生感染或出现危及生命的感染，可考虑静脉使用免疫球蛋白；若治疗方案中包括大剂量地塞米松，应预防伊氏肺孢子菌肺炎和真菌感染。

（6）凝血/血栓：对接受以沙利度胺或来那度胺为基础的方案的患者，建议预防性抗凝治疗。

（7）高黏滞血症：有症状者可行血浆置换。

【预后】 MM 自然病程具有高度异质性，生存期差别较大。MM 至今仍被认为是一种不可治愈的肿瘤。但是随着新药及造血干细胞移植等的应用，患者的生存时间得到了显著的延长。适合移植的患者中位总生存时间接近 10 年，不适合移植的患者可达 4～5 年。影响预后的因素有：年龄、血清 LDH 水平、肾功能、ISS 及 R-ISS 分期，以及细胞遗传学异常等。

（胡 豫）

本章思维导图

第十二章 | 骨髓增殖性肿瘤

骨髓增殖性肿瘤（myeloproliferative neoplasm,MPN）指分化相对成熟的一系或多系髓系细胞克隆性增殖所致的一组肿瘤性疾病。1951 年,William Dameshek 将慢性髓系白血病（chronic myelogenous leukemia,CML）、真性红细胞增多症（polycythemia vera,PV）、原发性血小板增多症（essential thrombocythemia,ET）、原发性骨髓纤维化（primary myelofibrosis,PMF）命名为骨髓增殖性疾病（myeloproliferative disorder,MPD）,2008 年 WHO 将 MPD 更名为 MPN,现将上述四种疾病统称为经典型 MPN。MPN 病程长,随病程进展,部分可转化为其他疾病,或可出现各亚型之间相互转化。

本章着重介绍 PV、ET、PMF,又称为 *BCR::ABL1* 阴性骨髓增殖性肿瘤（*BCR::ABL1* negative MPN）。

第一节 | 真性红细胞增多症

真性红细胞增多症（PV）,是一种由造血干细胞获得性基因突变导致的以红细胞异常增多为主的慢性 MPN,常伴有白细胞和血小板增高、脾大。血栓形成和出血是主要临床表现。以老年多见,中位发病年龄 60 岁,男女比为 1.8∶1。

【发病机制】 90%～95% 患者可发现 *JAK2* V617F 基因突变,约 3% 患者存在 *JAK2* EXON12 突变。可伴有其他基因异常。

【临床表现】 起病隐匿,大多数患者在体检时发现,约 1/3 患者有症状。由于血液黏滞度增高可致血流缓慢和组织缺氧,出现以下临床症状。

1. **非特异性症状** 头痛、虚弱和盗汗。
2. **多血质表现** 面部红紫、结膜充血等。
3. **血栓形成和出血** 血栓形成是常见并发症,见于约 1/3 初诊患者,动脉血栓的发生率高于静脉血栓。常见的血栓事件为脑血管意外、心肌梗死、深静脉血栓、肺栓塞等。出血仅见于少数患者（1%～10%）,与血管内膜损伤、血小板功能异常等因素有关。
4. **皮肤瘙痒** 见于约 40% PV 患者,温水浴或搔抓后加重,原因不明。
5. **肝、脾大** 约 70% 有脾大,40% 有肝大,可出现上腹部不适、消化不良等症状;若发生脾梗死,则引起脾区疼痛。
6. **其他** 高尿酸血症,少数患者出现继发性痛风、肾结石及肾功能损害;因血容量增加,约半数患者合并继发性高血压。10%～16% 合并消化性溃疡。

【实验室检查】

1. **血象** RBC、Hb 和 HCT 增高。消化道出血或过度放血时,可出现小细胞低色素性贫血。晚期合并骨髓纤维化可出现贫血,外周血中可见泪滴状红细胞。60% 患者白细胞增高,晚期可出现不成熟粒细胞。中性粒细胞碱性磷酸酶积分增高。50% 患者血小板增多。血小板计数超过（1 000～1 500）×10^9/L 与出血风险增加有关,与血栓风险无关。
2. **骨髓象** 骨髓涂片、骨髓活检常见全髓（红系、粒系、巨核系细胞）增殖。骨髓病理需要进行网状纤维染色,明确是否存在骨髓纤维化。
3. **血液生化** 多数患者血尿酸增加。EPO 水平减低或正常。
4. **基因检测** 可检测到 *JAK2* V617F 或 *JAK2* EXON12 突变。其他基因突变包括 *TET2*（22%）、*ASXL1*（12%）、*SH2B3* 等。

5. **染色体** 15%～20% 患者可检出染色体核型异常。

6. **红细胞集落培养** PV 患者的爆裂型红细胞集落生成单位(BFU-E)可在无 EPO 的培养基中生长,形成内源性红细胞集落,曾是 PV 最特异的诊断试验。

【诊断与鉴别诊断】

(一)诊断(2022 年 WHO 标准)

1. **主要标准** ①Hb,男性＞165g/L,女性＞160g/L;或 HCT,男性＞0.49,女性＞0.48。②骨髓活检提示相对于年龄而言的全髓细胞高增生,包括显著的红系、粒系细胞增生和多形性、大小不等的成熟巨核细胞增殖。③存在 *JAK2* V617F 突变或 *JAK2* EXON12 突变。

2. **次要标准** 血清 EPO 低于正常值。

主要标准②在以下情况不要求:主要标准③和次要标准同时满足,且 Hb 男性＞185g/L,女性＞165g/L,或 HCT 男性＞0.55,女性＞0.49。

符合 3 项主要标准,或前 2 项主要标准和次要标准可诊断 PV。

(二)鉴别诊断 须与继发性红细胞增多、相对性红细胞增多相鉴别。

1. **继发性红细胞增多** 主要由各种原因导致 EPO 增多,刺激骨髓红系细胞过度反应所致。常见原因:高海拔、COPD、发绀性先天性心脏病、一氧化碳中毒、吸烟、肾脏疾病等。

2. **相对性红细胞增多** 多由于血浆容量减少引起假性红细胞增多。

【治疗】 治疗目标是避免血栓形成,控制疾病相关症状,延缓疾病进展。多血质期要控制 HCT＜0.45。

(一)静脉放血 开始阶段每周 1～2 次,每次 300～450ml,HCT＜0.45 后可延长放血间隔时间。对合并心脑血管症状的患者应采用少量多次放血的原则。红细胞单采术可在短时间内快速降低 HCT。

(二)血栓预防 首选口服小剂量阿司匹林,100mg/d;不能耐受阿司匹林的患者可口服氯吡格雷或双嘧达莫。

(三)降细胞治疗 高危患者应接受降细胞治疗,羟基脲或干扰素为一线用药。干扰素相较于羟基脲,能更大程度达到血液学及分子学反应。年轻患者(＜60 岁)首选干扰素。常用干扰素 α,(9～25)×10⁶U/周(分 3 次皮下注射);羟基脲 10～20mg/(kg·d),根据血常规调整剂量。

(四)JAK2 抑制剂 2014 年 12 月美国 FDA 批准将芦可替尼用于对羟基脲耐药或不耐受的患者,起始剂量 10mg,每日 2 次,口服。若停药应在 7～10 日内逐渐减停,避免直接停药。

【预后】 未经治疗的症状性 PV 患者自诊断起中位生存时间为 6～18 个月,而经治疗的患者中位生存时间为 14～18.9 年。采用血栓风险分组、国际工作组 PV 生存预后积分系统(IWG-PV)进行血栓风险及生存期评估。

第二节 │ 原发性血小板增多症

原发性血小板增多症(ET)为造血干细胞克隆性疾病,其特征为外周血血小板计数增多,骨髓中巨核细胞过度增殖,部分患者伴有血栓或出血并发症。发病高峰年龄 50～70 岁。

【发病机制】 约 80% 的 ET 患者检出 *JAK2* V617F、*CALR* 或 *MPL* 基因突变,偶有 *LNK* 突变。此外,可存在主要涉及表观遗传学和组蛋白结构改变的基因突变。

【临床表现】 起病缓慢,患者早期可无任何临床症状,仅在进行血细胞计数检查时偶然发现。血栓形成是 ET 发病和死亡的主要原因,主要是动脉血栓形成。严重出血较血栓形成少见。可有疲劳、乏力,轻度脾大。

【实验室检查】

(一)血象 持续血小板增多,≥450×10⁹/L,部分患者超过 1 000×10⁹/L。Hb 正常,合并出血可出现贫血。白细胞计数多正常,偶可轻度升高,分类正常。血涂片显示血小板体积增大,染色差。

（二）骨髓检查　骨髓增生程度正常，以巨核细胞增生为主，胞体大，胞核过分叶呈鹿角样。骨髓病理缺乏明显的网状纤维。

（三）基因检测　*JAK2* V617F 突变 50%～60%，*CALR* 突变 15%～35%，*MPL* 突变 2%～4%，以上三类基因突变统称为驱动突变。20%～30% ET 患者可检出至少一种非驱动突变，如 *TET2*、*ASXL1*、*IDH1/2*、*SRSF2*、*SF3B1*、*U2AF1*、*TP53* 等。

（四）细胞遗传学　无 Ph 染色体，5% 的患者可发现核型异常。

【诊断与鉴别诊断】

（一）诊断（2022 年 WHO 标准）

1. 主要标准　①血小板计数持续≥$450×10^9$/L；②骨髓活检示巨核细胞高度增生，胞体大、核过分叶的成熟巨核细胞数量增多，粒系、红系细胞无显著增生或左移，且网状纤维 0 级或 1 级；③不满足 *BCR::ABL1* 阳性 CML、PV、PMF、MDS 及其他髓系肿瘤的诊断标准；④有 *JAK2*、*CALR* 或 *MPL* 基因突变。

2. 次要标准　存在其他克隆性证据或排除反应性血小板增多症。

符合 4 项主要标准或前 3 项主要标准和次要标准即可诊断 ET。

（二）鉴别诊断

1. 反应性血小板增多症　见于感染、炎症、肿瘤、缺铁性贫血、脾切除术后等。

2. 其他伴血小板增多的血液系统疾病　其他 MPN、骨髓增生异常/骨髓增殖性肿瘤伴环形铁粒幼细胞和血小板增多（MDS/MPN-RS-T）等（鉴别诊断详见各章）。

【治疗】　治疗目标是预防和治疗血栓并发症，依据血栓风险分组制订治疗方案，血小板数应控制在＜$600×10^9$/L。年龄≤60 岁，无血栓史的低危无症状患者无须治疗；而年龄＞60 岁，和/或有血栓史的中高危患者则须积极治疗。

1. 抗血小板治疗　推荐所有具有应用指征的 ET 患者使用阿司匹林，血小板＞$1\,000×10^9$/L 可增加出血风险。

2. 降细胞治疗　常用药物有羟基脲、干扰素，用法参见 PV 治疗。血小板单采术可迅速降低血小板数量，常用于妊娠、手术前准备以及骨髓抑制药不能奏效时。

【预后】　采用 ET 血栓国际预后积分（IPSET-thrombosis）和 ET 国际预后积分（IPSET）系统分别进行血栓风险及生存期评估。

第三节 | 原发性骨髓纤维化

原发性骨髓纤维化（PMF）是一种起源于造血干细胞的克隆性 MPN，其特征是外周血出现幼红细胞、幼粒细胞、泪滴状红细胞，骨髓纤维化和髓外造血，常导致肝、脾大。诊断时中位发病年龄 65～70 岁。

【发病机制】　发病机制尚不完全清楚。早期的研究证实 PMF 患者骨髓中 I 型、Ⅲ 型、Ⅳ 型和 Ⅴ 型胶原均有增生，以 Ⅲ 型为主。JAK2-STAT5 信号途径激活是其主要的发病分子基础。此外，约 80% 的患者还存在其他基因突变，特别是表观遗传学调控基因和剪接因子编码基因。近期研究发现，间充质干细胞、内皮细胞、单核细胞和 T 淋巴细胞也通过分泌前纤维化和前炎症细胞因子参与了 PMF 的发生。

【临床表现】　约 30% 的患者在起病时无自觉症状，或有乏力、体质性症状（发热、盗汗、体重减轻等）及脾大引起的腹胀感，严重者可有骨痛（特别是下肢骨痛）、发热、贫血、出血等。90% 患者有不同程度脾大，40%～80% 患者存在肝大。肾上腺、肾被膜下和淋巴结等部位的髓外造血灶有时伴有高度纤维化而形成纤维造血性髓外肿瘤，亦可见于其他部位。

【实验室和其他检查】

1. 血象　大部分患者为正细胞正色素性贫血，外周血可见有核红细胞，成熟红细胞形态大小不一，常发现泪滴状红细胞，有辅助诊断价值。白细胞数增多，可见幼粒细胞，1/3 患者血小板增多。约 10% 全血细胞减少。

2. **骨髓象** 穿刺常呈"干抽"。骨髓活检病理切片常为粒系细胞增生明显,巨核系细胞高度增生,伴有形态异常。红细胞增生减低。银染色可见网状纤维增生,HE 染色可见胶原纤维增生。根据活检结果可将 PMF 分为 4 级,见表 6-12-1。

表 6-12-1　骨髓纤维化分级

分级	所见特征
MF-0	无交叉分散的线型网硬蛋白,与正常骨髓一致
MF-1	许多交叉松散的网硬蛋白,尤其在血管周围区域
MF-2	广泛交叉的弥漫而密集的网硬蛋白增多,偶见常由胶原构成的灶性厚纤维束和/或局灶性骨硬化
MF-3	广泛交叉的弥漫而密集的网硬蛋白增多,以及由胶原构成粗糙的厚纤维束,通常伴有骨硬化

3. **基因检测** *JAK2* V617F 突变 50%～60%,*CALR* 突变 20%～35%,*MPL* 突变 5%～8%。不存在以上三类驱动突变称为三阴性 PMF;多数 PMF 患者可检出至少一种非驱动突变,常见突变包括 *ASXL1*、*IDH1/2*、*SRSF2*、*U2AF1*、*EZH2*、*SF3B1*、*TP53* 等。

4. **细胞遗传学** 无 Ph 染色体,约 40% 的患者有异常染色体核型。

5. **生化** 血尿酸、LDH 常增高,中性粒细胞碱性磷酸酶活性增高。EPO 水平应作为常规检查,以便判断贫血患者是否适合 EPO 治疗。

6. **其他** 超声、CT、MRI 检查评估肝、脾及髓外造血情况。CT 和 MRI 可用于测定脾脏容积。

【诊断与鉴别诊断】

(**一**)**诊断**(2022 年 WHO 诊断标准) WHO 2022 分型将 PMF 分为纤维化前期(pre-PMF)和纤维化期(overt-PMF),对应诊断标准如下。

1. **pre-PMF 确诊** 需要满足以下 3 项主要标准及至少 1 项次要标准。

(1)主要标准:①骨髓活检有巨核细胞增生和异型巨核细胞,无显著的网状纤维增多(≤MF-1),年龄调整后的骨髓增生程度显著增高,粒系细胞增殖而红系细胞常减少;②不满足 PV、*BCR::ABL1* 阳性 CML、MDS 或其他髓系肿瘤的诊断标准;③有 *JAK2* V617F、*CALR*、*MPL* 基因突变,或无上述突变但有其他克隆性增殖标志(如 *ASXL1*、*EZH2*、*TET2*、*IDH1/IDH2*、*SRSF*、*SF3B1*),或无继发性骨髓纤维化证据。

(2)次要标准(以下检查需要连续检测两次):①非合并疾病导致的贫血;②白细胞计数≥11×10⁹/L;③可触及的脾大;④血清 LDH 水平增高。

2. **overt-PMF 确诊** 需要满足以下 3 项主要标准及至少 1 项次要标准。

(1)主要标准:①有巨核细胞增生和异型巨核细胞,伴有网状纤维和/或胶原纤维化(MF-2 或 MF-3);②和③同 pre-PMF。

(2)次要标准(以下检查需要连续检测两次):①～④同 pre-PMF;⑤外周血可见幼红、幼粒细胞。

(**二**)**鉴别诊断** 本病须与各种原因引起的脾大相鉴别。还需要重视 pre-PMF 与 ET 之间的鉴别诊断。此外,血液系统肿瘤如 CML、淋巴瘤、骨髓瘤等以及恶性肿瘤骨髓转移,均有可能引起继发性骨髓纤维组织增生,也应与本病鉴别。

【治疗】 治疗策略依据患者的预后分组制订。目前主要是依据 PMF 患者贫血、脾大、体质性症状等临床表现选择相应的治疗。

1. **支持治疗** 贫血和血小板减少需要输红细胞和血小板,长期红细胞输注应注意铁过载,配合铁螯合剂治疗。

2. **贫血治疗** 雄激素(达那唑、司坦唑醇)、糖皮质激素、免疫调节剂(沙利度胺、来那度胺)、促红细胞生成素(适用于 EPO<100IU/L)均有升高血红蛋白作用,可联合应用,前两者还可增加血小板数量。

3. **缩脾治疗**　白细胞和血小板明显增多、有显著脾大而骨髓造血障碍不是很明显时可用羟基脲、干扰素,但缩脾效果不佳。

4. **JAK2抑制剂**　芦可替尼是非选择性JAK抑制剂,其缩脾效果优于羟基脲、干扰素,同时具有抑制炎症因子释放的作用,是治疗中、高危伴有症状性脾大或明显体质性症状PMF患者的首选。须根据血小板计数调整芦可替尼的起始剂量。

5. **脾切除**　指征:①有症状的门静脉高压(如静脉曲张出血、腹水);②药物难治的显著脾大伴有疼痛或合并严重恶病质;③依赖输血的贫血。但是,脾切除后可使肝迅速增大,应慎重考虑。

6. **放疗**　对于髓外造血引起的压迫症状,可考虑低剂量放疗。

7. **HSCT**　是目前唯一可治愈本病的方法,但合并有较高的治疗相关死亡率。对于预计中位生存期小于5年且符合移植条件者,应权衡异基因造血干细胞移植相关合并症的风险。

【预后】　根据国际预后积分系统(IPSS)和动态国际预后积分系统(DIPSS)对患者进行预后分组。

本章思维导图

(高素君)

第十三章 | 脾功能亢进

脾功能亢进（hypersplenism），是一种临床综合征，其共同表现为脾大，一系或多系血细胞减少而骨髓造血细胞相应增生；脾切除后血象可基本恢复，症状缓解。根据病因明确与否，脾功能亢进分为原发性和继发性。

【病因】 原发性脾功能亢进病因未明，较为少见。继发性脾功能亢进常见病因有以下几类。

1. **感染性疾病** 传染性单核细胞增多症、亚急性感染性心内膜炎、病毒性肝炎、布鲁菌病、血吸虫病、黑热病及疟疾等。

2. **免疫性疾病** 费尔蒂（Felty）综合征、系统性红斑狼疮等。

3. **充血性疾病** 充血性心力衰竭、缩窄性心包炎、Budd-Chiari综合征、肝硬化、门静脉或脾静脉血栓形成等。

4. **血液系统疾病** ①溶血性贫血：遗传性球形红细胞增多症、自身免疫性溶血性贫血、珠蛋白生成障碍性贫血及镰状细胞贫血等。②恶性血液病：各类急慢性白血病、淋巴瘤、淀粉样变性等。③骨髓增殖性肿瘤：真性红细胞增多症、原发性骨髓纤维化等。

5. **脾脏疾病** 脾淋巴瘤、脾囊肿、脾血管瘤等。

6. **脂质贮积病** 戈谢病、尼曼-皮克病和糖原贮积症等。

7. **其他** 恶性肿瘤（如血管肉瘤等）、药物因素、髓外造血等。

【发病机制】 脾功能亢进引起血细胞减少的机制尚未明确，可能与以下因素有关。

1. **过分吞噬** 脾有滤血功能。脾是单核巨噬细胞系统的组成部分，血液缓慢流经红髓中巨噬细胞构成的网状过滤床，然后再通过脾血窦内皮间的小裂孔（0.2～0.5μm）回到循环中，在此过程中，血液中的细菌、异物或表面覆盖了抗体及补体的细胞，被巨噬细胞识别并吞噬。另外，血流中衰老、受损、变形能力差的细胞因不能通过裂孔被阻留下来，亦被巨噬细胞识别吞噬。各种原因引起脾大时，经过红髓的血流比例增加，流动更为缓慢，脾的滤血功能亢进，正常或异常的血细胞在脾中阻留或破坏增加，使循环血细胞减少，并可引起骨髓造血代偿性加强。

2. **过分阻留** 正常人脾内无储存红细胞的功能，仅有约1/3的血小板及少量白细胞（主要为淋巴细胞）被阻留于脾。当脾显著增大时，50%～90%的血小板、30%的红细胞以及更多的淋巴细胞被阻留于脾，致外周血细胞减少。

3. **血流动力学异常** 脾大常伴随血浆容量增加，血流增加，使脾静脉超负荷，从而引起门静脉压增高。后者又可使脾进一步肿大，脾血流量增加，形成恶性循环。

4. **异常自身抗体** 脾参与抗原加工与抗体形成，脾大时单核巨噬细胞会过度合成各种自身抗体，例如抗红细胞抗体、抗血小板抗体等。

5. **免疫-神经内分泌网络** 脾的内分泌功能是机体"免疫-神经内分泌"网络调节作用的重要组成部分。脾大或者脾功能亢进时，这种调节作用受到破坏，脾大量分泌血细胞抑制素，将血细胞滞留在脾内，加快血细胞破坏。

临床上脾大和全血细胞减少可能是上述发病机制共同作用的结果。

【临床表现】 绝大多数患者查体时发现不同程度脾大，但也确有少数患者脾未能扪及，须经影像学检查才能确诊。轻至中度的脾大常无症状，明显增大时可产生腹部不适。如在左季肋部出现与呼吸相关的疼痛及摩擦感，常提示脾梗死。

全血细胞减少是脾功能亢进的典型表现。血细胞减少的程度及症状与脾大的程度并不平行。轻度血细胞减少时,临床症状不明显;中重度血细胞减少时,可出现贫血、感染、出血等临床表现。

继发性脾功能亢进可有原发病的表现。

【实验室及影像学检查】

1. **血象** 可一系、两系乃至三系血细胞同时减少,细胞形态正常。早期以白细胞或/和血小板减少为主,晚期常发生全血细胞减少。

2. **骨髓象** 增生活跃或明显活跃,外周血中减少的血细胞系列,在骨髓常呈显著增生,部分患者可出现血细胞成熟障碍。

3. **影像学检查** 超声、CT、MRI 等影像学检查均可明确脾脏大小,对脾功能亢进及原发病确诊具有重要意义。此外,可根据门静脉宽度作出门静脉高压的诊断。

4. **放射性核素检查** 将 ^{51}Cr 标记的红细胞通过静脉注入血液循环后,定时测定红细胞在血液循环中的清除率,并测定脾中红细胞阻留指数。

【诊断】 1991 年国内制定的诊断标准:①脾大:绝大多数患者根据体检即可确定,少数体检未扪及或仅于肋下刚扪及脾大者,还须经过超声、CT 或 MRI 等确定。②外周血细胞减少:可一系血细胞减少或多系血细胞同时减少。③增生性骨髓象:骨髓有核细胞增生活跃或明显活跃,部分患者出现轻度血细胞成熟障碍。④脾切除后外周血象接近或恢复正常。⑤^{51}Cr 标记的红细胞或血小板注入人体内后行体表放射性测定,脾区体表放射性为肝区 2~3 倍。诊断以前 4 条依据最重要。

【鉴别诊断】 主要与引起脾大疾病和血细胞减少疾病相鉴别。

【治疗】 继发性脾功能亢进者,应首先治疗原发病,若原发病治疗困难,或脾功能亢进明显且原发病允许,可考虑脾切除。原发性脾功能亢进者可采用脾区放射治疗、脾部分栓塞术或脾切除。脾切除指征:①脾大保守治疗无效,造成明显压迫症状;②严重溶血性贫血;③显著血小板减少引起出血;④粒细胞极度减少并有反复感染史。

脾切除后常见并发症是血栓形成和栓塞、感染,须严格掌握适应证。

(高素君)

本章思维导图

第十四章 | 出血性疾病概述

　　人体血管受到损伤时,血液可自血管外流或渗出。此时,机体将通过一系列生理性反应使出血停止,即止血。止血过程有多种因素参与,并包含一系列复杂的生理、生化反应。因先天性或遗传性及获得性因素,导致血管、血小板、凝血、抗凝及纤维蛋白溶解等止血机制的缺陷或异常,而引起的以自发性或轻度损伤后过度出血为特征的疾病,称为出血性疾病。

　　【正常止血机制】

　　1. **血管因素**　血管收缩是人体对出血最早的生理性反应。当血管受损时,局部血管发生收缩,导致管腔变窄、破损伤口缩小或闭合。血管收缩通过神经反射及多种介质调控完成。

　　受损的血管内皮细胞在止血过程中有下列作用:①表达并释放血管性血友病因子(vWF),导致血小板在损伤部位黏附和聚集;②表达并释放组织因子(TF),启动外源性凝血途径;③基底胶原暴露,激活因子ⅩⅡ(FⅫ),启动内源性凝血途径;④表达并释放凝血酶调节蛋白(TM),调节抗凝系统。

　　2. **血小板因素**　血管受损时,血小板通过黏附、聚集及释放反应参与止血过程:①血小板糖蛋白Ⅰb(GPⅠb)作为受体,通过vWF的桥梁作用,使血小板黏附于受损内皮下的胶原纤维,形成血小板血栓,机械性修复受损血管;②血小板糖蛋白Ⅱb/Ⅲa复合物(GPⅡb/Ⅲa)通过纤维蛋白原互相连接而致血小板聚集;③聚集后的血小板活化,分泌或释放一系列活性物质,如血栓素A$_2$(TXA$_2$)、5-羟色胺(5-HT)等。

　　3. **凝血因素**　上述血管内皮损伤,启动外源及内源性凝血途径,在磷脂等的参与下,经过一系列酶解反应形成纤维蛋白血栓。血栓填塞于血管损伤部位,使出血得以停止。同时,凝血过程中形成的凝血酶等还具有促进血液凝固及止血的重要作用。

　　止血机制及各相关因素的作用见图6-14-1。

　　【凝血机制】　血液凝固是由无活性的凝血因子(酶原)通过一系列酶促反应被有序地、逐级放大地激活,转变为有蛋白降解活性的凝血因子的过程,即所谓的“瀑布学说”。凝血的最终结果是血浆中的纤维蛋白原转变为纤维蛋白。

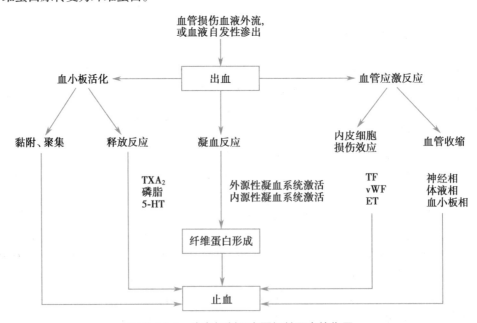

图6-14-1　**止血机制及主要相关因素的作用**
TXA$_2$,血栓素A$_2$;5-HT,5-羟色胺;TF,组织因子;vWF,血管性血友病因子;ET,内皮素。

（一）**凝血因子** 目前已知直接参与人体凝血过程的凝血因子有 14 个,其命名、生成部位、主要生物学特征及正常血浆浓度等见表 6-14-1。

表 6-14-1 血浆凝血因子的名称及特性

凝血因子	同义名	合成部位	与维生素 K 的关系	血浆中浓度/(mg/L)	被硫酸钡吸附	血清中	储存稳定性	半衰期/h
I	纤维蛋白原	肝、巨核细胞	−	2 000～4 000	−	无	稳定	72～120
II	凝血酶原	肝	+	100～150	+	无	稳定	60～70
III	组织因子,组织凝血活酶	组织、内皮细胞、单核细胞	−	0				
IV	钙离子			90～110			稳定	稳定
V	易变因子(前加速素)	肝	−	5～10	−	无	不稳定	12
VII	稳定因子(前转变素)	肝	+	0.5	+	有	不稳定	3～6
VIII	抗血友病球蛋白(AHG)	肝、脾、巨核细胞	−	0.1～0.2	−	无	不稳定(冷冻稳定)	8～12
IX	血浆凝血活酶成分(PTC),christmas 因子	肝	+	4～5	+	有	稳定	18～24
X	Stuart-Prowe 因子	肝	+	8～10	+	有	尚稳定	30～40
XI	血浆凝血活酶前质(PTA)	肝	−	5	+	有	稳定	52
XII	接触因子,Hageman 因子	肝	−	30	−	有	稳定	60
XIII	纤维蛋白稳定因子	肝、巨核细胞	−	10～22	−	无	稳定	240
PK	激肽释放酶原(前激肽释放酶)	肝	−	50	−	有	稳定	35
HMWK	高分子量激肽原	肝	−	70	−	有	稳定	150

（二）**凝血过程** 经典凝血学说认为,凝血过程依其启动环节不同分为外源性(以血液与 TF 接触为起点,也称 TF 途径)和内源性(以 FXII激活为起点)两种途径,在活化的因子 X(FXa)之后直至纤维蛋白形成是共同通路。

1. **凝血活酶生成**

（1）外源性凝血途径:血管损伤时,内皮细胞表达 TF 并释入血流。TF 与因子 VII(FVII)或活化的因子 VII(FVIIa)在钙离子(Ca^{2+})存在的条件下,形成 TF/FVII 或 TF/FVIIa 复合物,这两种复合物均可激活因子 X(FX),后者的激活作用远远大于前者,并还有激活因子 IX(FIX)的作用。

（2）内源性凝血途径:血管损伤时,内皮完整性破坏,内皮下胶原暴露,FXII与带负电荷的胶原接触而激活,转变为活化的因子 XII(FXIIa)。FXIIa 激活因子 XI(FXI)。在 Ca^{2+} 存在的条件下,活化的因子 XI(FXIa)激活 FIX。活化的因子 IX(FIXa)、因子 VIII(FVIII)及膜表面磷脂(如血小板第 3 因子,PF$_3$)在 Ca^{2+} 的参与下形成复合物,激活 FX。

上述两种途径激活 FX 后,凝血过程即进入共同途径。在 Ca^{2+} 存在的条件下,FXa、因子 V(FV)与磷脂形成复合物,即凝血活酶。

2. **凝血酶生成** 血浆中无活性的凝血酶原在凝血活酶的作用下,转变为蛋白分解活性极强的凝血酶。凝血酶形成是凝血连锁反应中的关键,除参与凝血反应,还有如下多种作用:①反馈性加速凝血酶原向凝血酶的转变,该作用远远强于凝血活酶;②诱导血小板的不可逆性聚集,加速其活化及释放反应;③激活 FXI;④激活因子XIII(FXIII),加速稳定性纤维蛋白形成;⑤激活纤溶酶原,增强纤维蛋白溶解(简称纤溶)活性。

3. **纤维蛋白生成** 在凝血酶作用下,纤维蛋白原依次裂解,释出肽 A、肽 B,形成纤维蛋白单体,单体自动聚合,形成不稳定性纤维蛋白,再经活化的因子XIII(FXIIIa)的作用,形成稳定性交联纤维蛋白。血液凝固过程见图 6-14-2A。

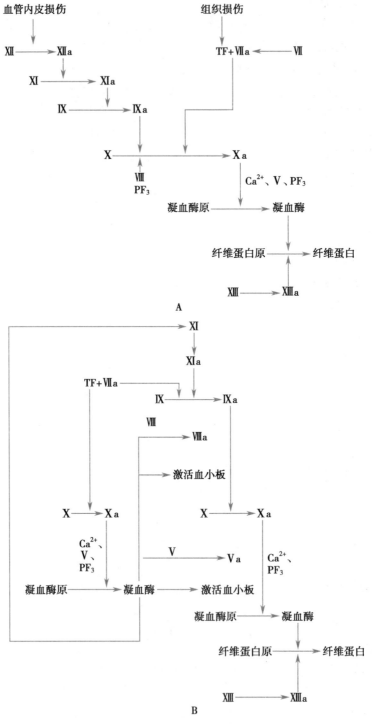

图 6-14-2 血液凝固过程模式图
A. 传统的瀑布式凝血反应模式图;B. 现代的瀑布式凝血反应模式图。

现代凝血学说认为,凝血过程分为两个阶段,首先是启动阶段,这是通过外源性凝血途径(TF途径)实现的,由此生成少量凝血酶。然后是放大阶段,即少量凝血酶发挥正反馈:激活血小板,磷脂酰丝氨酸由膜内移向膜外发挥磷脂作用;激活 FV;激活 FⅧ;在磷脂与凝血酶原存在条件下激活 FXI(FXI作为 TF 途径与内在途径连接点)。从而生成足量凝血酶,以完成正常的凝血过程(图 6-14-2B)。

【抗凝与纤维蛋白溶解机制】　除凝血系统外,人体还存在完善的抗凝及纤溶系统。体内凝血与抗凝、纤维蛋白形成与纤维蛋白溶解维持着动态平衡,以保持血流的通畅。

(一)抗凝系统的组成和作用

1. **抗凝血酶(AT)**　AT 是人体内最重要的抗凝物质,约占血浆生理性抗凝活性物质的75%。AT生成于肝及血管内皮细胞,主要功能是灭活 FXa 及凝血酶,对其他丝氨酸蛋白酶如 FIXa、FXIa、FXIIa等亦有一定灭活作用,其抗凝活性与肝素密切相关。

2. **蛋白 C 系统**　蛋白 C 系统由蛋白 C(PC)、蛋白 S(PS)、凝血酶调节蛋白(TM)等组成。PC、PS 为维生素 K 依赖性凝血因子,在肝内合成。TM 则主要存在于血管内皮细胞表面,是内皮细胞表面的凝血酶受体。凝血酶与 TM 1:1 结合成复合物,裂解 PC,形成活化的 PC(APC),APC 以 PS 为辅助因子,通过灭活 FV 及 FⅧ而发挥抗凝作用。

3. **组织因子途径抑制物(TFPI)**　一种对热稳定的糖蛋白。内皮细胞可能是其主要生成部位。TFPI 的抗凝机制为:①直接对抗 FXa;②在 Ca^{2+} 存在的条件下,与 FXa 形成复合物,有抗 TF/FⅦa 复合物的作用。

4. **肝素**　为硫酸黏多糖类物质,主要由肺或肠黏膜肥大细胞合成,抗凝作用主要表现为抗 FXa及凝血酶。作用与 AT 密切相关:肝素与 AT 结合,致 AT 构型变化,活性中心暴露,变构的 AT 与因子Xa 或凝血酶 1:1 结合成复合物,致上述两种丝氨酸蛋白酶灭活。近年研究发现,低分子量肝素的抗 FXa 作用明显强于肝素钠。此外,肝素还有促进内皮细胞释放组织型纤溶酶原激活物(t-PA)、增强纤溶活性等作用。

(二)纤溶系统的组成与激活

1. **组成**　纤溶系统主要由纤溶酶原及其激活物、纤溶酶相关抑制物等组成。

(1)纤溶酶原(PLG):一种单链糖蛋白,主要在脾、嗜酸性粒细胞及肾等部位生成,血管内皮细胞也有纤溶酶原表达。

(2)组织型纤溶酶原激活物(t-PA):人体内主要的纤溶酶原激活剂,主要在内皮细胞合成。

(3)尿激酶型纤溶酶原激活物(u-PA):最先由尿中分离而得名,亦称尿激酶(UK)。主要存在形式为前尿激酶(pro-UK)和双链尿激酶型纤溶酶原激活物。

(4)纤溶酶相关抑制物:主要包括 α_2-纤溶酶抑制物(α_2-PI)、α_1-抗胰蛋白酶(α_1-AP)及 α_2-抗纤溶酶(α_2-AP)等数种。有抑制 t-PA、纤溶酶等作用。

2. **纤溶系统激活**

(1)内源性途径:这一激活途径与内源性凝血过程密切相关。当 FXII被激活时,前激肽释放酶经FXIIa 作用转化为激肽释放酶,后者使纤溶酶原转变为纤溶酶,致纤溶过程启动。

(2)外源性途径:血管内皮及组织受损伤时,t-PA 或 u-PA 释入血流,裂解纤溶酶原,使之转变为纤溶酶,导致纤溶系统激活。

作为一种丝氨酸蛋白酶,纤溶酶作用于纤维蛋白(原),使之降解为小分子多肽 A、B、C 及一系列碎片,称之为纤维蛋白(原)降解产物(FDP)。纤溶过程见图 6-14-3。

【出血性疾病分类】　按病因及发病机制,可分为以下几种主要类型。

(一)血管壁异常

1. **先天性或遗传性**　①遗传性出血性毛细血管扩张症;②家族性单纯性紫癜;③先天性结缔组织病(血管及其支持组织异常)。

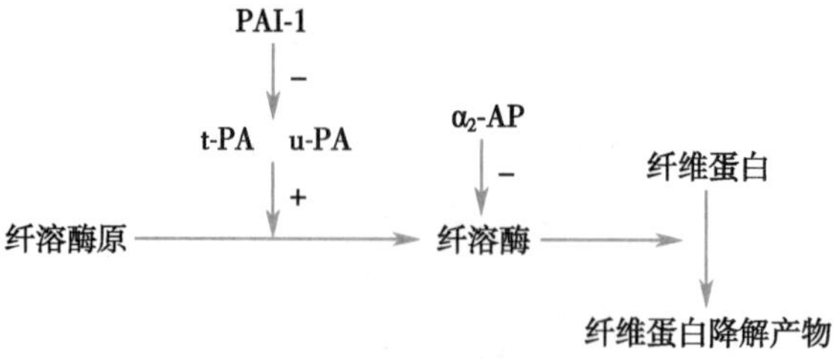

$$PAI-1 \xrightarrow{-} $$

图 6-14-3 纤溶过程示意图

2. **获得性** ①感染:如败血症;②过敏:如过敏性紫癜;③化学物质及药物:如药物性紫癜;④营养不良:如维生素 C 及维生素 PP 缺乏症;⑤代谢及内分泌障碍:如糖尿病、库欣综合征;⑥其他:如结缔组织病、动脉硬化、机械性紫癜、体位性紫癜等。

（二）血小板异常

1. **血小板数量异常**

（1）血小板减少:①血小板生成减少:如再生障碍性贫血、白血病、放疗及化疗后的骨髓抑制;②血小板破坏过多:发病多与免疫反应等有关,如原发免疫性血小板减少症(ITP);③血小板消耗过度:如弥散性血管内凝血(DIC);④血小板分布异常:如脾功能亢进等。

（2）血小板增多(伴血小板功能异常):原发性血小板增多症。

2. **血小板质量异常**

（1）先天性或遗传性:血小板无力症,巨大血小板综合征等。

（2）获得性:由抗血小板药物、感染、尿毒症、异常球蛋白血症等引起。获得性血小板质量异常较多见。

（三）凝血异常

1. **先天性或遗传性** ①血友病 A、B;②遗传性 FXI 缺乏症;③多种罕见的遗传性凝血性障碍疾病,如遗传性凝血酶原、FV、FⅦ、FX 缺乏症等。

2. **获得性** ①肝病性凝血障碍;②维生素 K 缺乏症;③尿毒症性凝血异常等。

（四）抗凝及纤维蛋白溶解异常 主要为获得性疾病:①肝素使用过量;②香豆素类药物过量及敌鼠钠中毒;③免疫相关性抗凝物增多;④动物毒素中毒;⑤溶栓药物过量。

（五）复合性止血机制异常

1. **先天性或遗传性** 血管性血友病(vWD)。

2. **获得性** 弥散性血管内凝血(DIC)。

【**出血性疾病诊断**】 患者的病史和临床表现常可提示出血的原因和诊断。

（一）病史

1. **出血特征** 包括出血发生的年龄、部位、持续时间、出血量、是否有出生时脐带出血及迟发性出血、是否有同一部位反复出血等。一般认为,皮肤、黏膜出血点、紫癜等多为血管、血小板异常所致,深部血肿、关节出血等提示可能与凝血障碍等有关,而创伤、手术后延迟性出血则考虑与纤溶异常有关。

2. **出血诱因** 是否为自发性,与手术、创伤及接触或使用药物的关系等。

3. **基础疾病** 如肝病、肾病、消化系统疾病、糖尿病、免疫性疾病及某些特殊感染等。

4. **家族史** 父系、母系及近亲家族是否有类似疾病或出血病史。

5. **其他** 饮食、营养状况、职业及环境等,对于女性患者要明确月经史及是否有经量增多、经期延长及排出较大的血凝块的情况。

（二）体格检查

1. **出血体征** 出血范围、部位,有无血肿等深部出血、伤口渗血,分布是否对称等。

2. **相关疾病体征** 贫血貌,肝、脾、淋巴结肿大,黄疸,蜘蛛痣,腹水,水肿等。关节畸形、皮肤异常扩张的毛细血管团等。

3. 一般体征　如心率、呼吸、血压、末梢循环状况等。

病史及体检对出血性疾病的诊断意义见表6-14-2。

表6-14-2　常见出血性疾病的临床鉴别

项目	血管性疾病	血小板性疾病	凝血障碍性疾病
性别	女性多见	女性少见	80%～90% 发生于男性
阳性家族史	较少见	罕见	多见
出生后脐带出血	罕见	罕见	常见
皮肤紫癜	常见	多见	罕见
皮肤大块瘀斑	罕见	多见	可见
血肿	罕见	可见	常见
关节腔内出血	罕见	罕见	多见
内脏出血	偶见	常见	常见
眼底出血	罕见	常见	少见
月经过多	少见	多见	少见
手术或外伤后渗血不止	少见	可见	多见

（三）实验室检查　出血性疾病的临床特点仅有相对的意义,大多数出血性疾病都需要经过实验室检查才能确定诊断。实验室检查应根据筛选、确诊及特殊试验的顺序进行。

1. 筛选试验　出血过筛试验简单易行,可大体估计止血障碍的部位和机制。

（1）血管或血小板异常:出血时间（BT）、血小板计数、形态学检查等。

（2）凝血异常:活化部分凝血活酶时间（APTT）、凝血酶原时间（PT）、凝血酶时间（TT）、纤维蛋白原（Fbg）等。

2. 确诊试验　出血过筛试验的灵敏度与特异度较差,此外,某些出血性疾病的过筛试验结果正常;出血过筛试验异常还可能由其他因素所致,在严重的肝功能损伤、尿毒症、口服抗凝药时,也可发生血管、血小板及凝血异常。在出血过筛试验异常且临床上怀疑有出血性疾病时,应进一步选择特殊的或更精确的实验检查以确定诊断。

（1）血管异常:血 vWF、内皮素 -1（ET-1）及 TM 测定等。

（2）血小板异常:血小板计数及形态学,血小板聚集试验,血小板表面 P-选择素（CD62P）、直接血小板抗原（GPⅡb/Ⅲa 和 GPⅠb/Ⅸ）单克隆抗体固相检测等。国际血栓与止血协会（ISTH）建议使用流式细胞术评估遗传性和获得性血小板数量和功能紊乱。

（3）凝血异常:检测凝血因子的功能及活性,可以明确其血浆水平。

1）凝血第一阶段:测定 FⅫ、FⅪ、FⅩ、FⅨ、FⅧ、FⅦ、FⅤ 及 FTF 等抗原及活性。

2）凝血第二阶段:凝血酶原抗原及活性等。

3）凝血第三阶段:纤维蛋白原、异常纤维蛋白原、纤维蛋白单体、FⅫ抗原及活性测定等。

（4）抗凝异常:①AT 抗原及活性或凝血酶 -抗凝血酶复合物（TAT）测定;②PC、PS 及 TM 测定;③FⅧ抗体测定;④狼疮抗凝物或抗心磷脂抗体测定。

（5）纤溶异常:①鱼精蛋白副凝（3P）试验、FDP 测定、D- 二聚体测定;②纤溶酶原测定;③t-PA、纤溶酶原激活物抑制物（PAI）及纤溶酶 -抗纤溶酶复合物（PIC）测定等。

一些常用的出、凝血试验在出血性疾病诊断中的意义见表6-14-3。

表 6-14-3　常用的出、凝血试验在出血性疾病诊断中的意义

项目	血管性疾病	血小板性疾病	凝血异常性疾病		
			凝固异常	纤溶亢进	抗凝物增多
BT	正常或异常	正常或异常	正常或异常	正常	正常
血小板计数	正常	正常或异常	正常	正常	正常
PT	正常	正常	正常或异常	正常或异常	正常或异常
APTT	正常	正常	正常或异常	正常或异常	正常或异常
TT	正常	正常	正常或异常	异常	异常
纤维蛋白原	正常	正常	正常或异常	异常	正常
FDP	正常	正常	正常	异常	正常

（四）诊断步骤　按照先常见病、后少见病及罕见病、先易后难、先普通后特殊的原则,逐层深入进行程序性诊断。①确定是否属于出血性疾病;②大致区分是血管、血小板异常,还是凝血障碍或其他疾病;③判断是数量异常还是质量缺陷;④通过病史、家系调查及某些特殊检查,初步确定是先天性、遗传性还是获得性;⑤如为先天性或遗传性疾病,应进行基因及其他分子生物学检测,以确定其病因的准确性质及发病机制。

【出血性疾病的防治】

（一）病因防治　主要适用于获得性出血性疾病。

1. 防治基础疾病　如控制感染,积极治疗肝、胆疾病,抑制异常免疫反应等。

2. 避免接触、使用可加重出血的物质及药物　如血管性血友病、血小板功能缺陷症等,应避免使用阿司匹林、吲哚美辛、噻氯匹定等抗血小板药物。凝血障碍所致如血友病等,应慎用抗凝药,如华法林、肝素等。

（二）止血治疗

1. 补充血小板和/或相关凝血因子　在紧急情况下,输入新鲜血浆或新鲜冷冻血浆是一种可靠的补充或替代疗法,因其含有除 TF、Ca^{2+} 以外的全部凝血因子。此外,血小板悬液、纤维蛋白原、凝血酶原复合物、冷沉淀物、因子Ⅷ等,亦可根据病情予以补充。

2. 止血药物　目前广泛应用于临床者有以下几类。

（1）收缩血管、增加毛细血管致密度、改善其通透性的药物:如卡巴克洛、曲克芦丁、垂体后叶素、维生素 C 及糖皮质激素等。

（2）合成凝血相关成分所需的药物:如维生素 K 等。

（3）抗纤溶药物:如氨基己酸（EACA）、氨甲苯酸（PAMBA）等。

（4）促进止血因子释放的药物:如去氨加压素。

（5）重组活化因子Ⅶ（rFⅦa）:rFⅦa 是一种新的凝血制剂。rFⅦa 直接作用,或者与组织因子组成复合物,促使 F X 的活化与凝血酶的形成。

（6）局部止血药物:如凝血酶、巴曲酶及吸收性明胶海绵等。

3. 促血小板生成的药物　多种细胞因子调节各阶段巨核细胞的增殖、分化和血小板的生成,目前已用于临床的此类药物包括 TPO、白介素 -11（IL-11）等。

4. 局部处理　局部加压包扎、固定及手术结扎局部血管等。

（三）其他治疗　主要适用于获得性出血性疾病。

1. 免疫治疗　对某些免疫因素相关的出血性疾病,如 ITP、有高滴度抗体的重型血友病 A 和血友病 B 等,可应用糖皮质激素、抗 CD20 单抗等免疫治疗。

2. **血浆置换**　对 TTP 等疾病,通过血浆置换去除抗体或相关致病因素。

3. **手术治疗**　包括脾切除、血肿清除、关节成形及置换等。

4. **中医中药**　中医学称出血性疾病为"血证",中药中有止血作用的药物在临床上也时有应用。

5. **基因治疗**　基因治疗有望为遗传性出血性疾病患者带来新的希望。

(胡　豫)

本章思维导图

第十五章 | 紫癜性疾病

　　紫癜（purpura）性疾病约占出血性疾病总数的 1/3，包括血管性紫癜（vascular purpura）和血小板性紫癜（thrombocytic purpura）。前者由血管壁结构或功能异常所致，如遗传性出血性毛细血管扩张症、过敏性紫癜、单纯性紫癜、老年性紫癜、坏血病等。血小板性紫癜由血小板数量减少或功能异常所致。血小板数量减少，包括再生障碍性贫血、白血病、脾功能亢进、免疫性血小板减少症和血栓性血小板减少性紫癜等；血小板功能异常，包括血小板病、血小板无力症、尿毒症、异常球蛋白血症、阿司匹林等药物引起的继发性血小板功能异常等。临床上以皮肤、黏膜出血为主要表现。

第一节 | IgA 血管炎

　　免疫球蛋白 A（immunoglobulin A，IgA）血管炎，既往称过敏性紫癜（allergic pupura），是一种以 IgA 为主的免疫复合物的沉积为特征，主要累及细小血管和毛细血管，以非血小板减少性皮肤可触性紫癜、腹痛、关节炎、肾炎为临床特征的疾病，既往也被称为 Henoch-Schönlein 综合征。实验室检查无特异性。本病多见于儿童和青少年，男性多于女性，秋冬季相对高发。

　　【病因】　尚不明确，可能的病因如下。

　　1. 感染　以乙型溶血性链球菌引起的上呼吸道感染最多见，其他如幽门螺杆菌、金黄色葡萄球菌、肺炎支原体、副流感病毒等。

　　2. 药物和食物　抗生素类，如克拉霉素、阿莫西林、头孢菌素类。解热镇痛抗炎药，如保泰松、水杨酸类等。抗 TNF 药物及其他，如异烟肼、噻嗪类利尿药等。目前尚无明确证据证明食物过敏可导致 IgA 血管炎。

　　3. 遗传因素　本病存在遗传好发倾向，主要涉及 HLA 基因、家族性地中海基因、血管内皮生长因子基因等。

　　【发病机制】　不明，以 IgA 介导的体液免疫异常为主，各种刺激因子（如感染原等）激活具有遗传易感性的患者的 T 细胞，使其功能紊乱，致 B 细胞多克隆活化，分泌 IgA、IgG、IgM、IgE 和 IL-21、IL-6 等炎症因子，形成 IgA 免疫复合物，引发异常免疫应答，其中 IgA_1 沉积于小血管壁引起自身炎症反应和组织损伤在本病发病中起重要作用，而大分子 IgA_1-IgG 循环免疫复合物沉积于肾脏是 IgA 血管炎性肾炎的重要发病机制。

　　【临床表现】　多数患者发病前 1～3 周有全身不适、低热、乏力及上呼吸道感染等前驱症状，随之出现典型临床表现。

　　1. 皮肤紫癜　最常见，通常略高起皮肤，故称为"可触性"紫癜，大小不等，呈紫红色，压之不褪色，可融合成片，严重时可融合成疱，甚至发生中心性坏死。一般 7～14 天逐渐消退，可成批反复出现，以四肢远端和臀部多见，伸侧为主，呈对称性分布。

　　2. 胃肠道症状　表现为腹痛、呕吐、腹泻及便血等。腹痛最常见，常为阵发性绞痛，伴压痛但无腹肌紧张，反跳痛少见。可并发肠套叠、肠梗阻、肠穿孔及出血性小肠炎。腹部症状与紫癜多同时发生，偶可发生于紫癜之前。

　　3. 关节症状　可表现为关节肿痛及功能障碍等。多发生于膝、踝、肘、腕等关节，呈游走性、反复性发作，数日而愈，不遗留关节畸形。

4. 肾脏损害　可出现血尿、蛋白尿。约 10%～20% 的青少年和成人患者出现进行性肾功能损害，少数病例可迁延数月或数年，发展为慢性肾炎或肾病综合征。

5. 其他　睾丸炎、头痛及各种神经精神症状、咯血及间质性肺炎等。视神经炎、吉兰-巴雷综合征、蛛网膜下腔出血、腮腺炎、心肌炎等很少见。

【实验室检查】

1. 血、尿、便常规检查　①血常规检查：白细胞正常或增多，中性粒细胞可增高。血小板计数正常或升高。②尿常规检查：可有血尿、蛋白尿、管型尿。③粪便隐血可阳性。

2. 血小板功能及凝血　血小板功能正常，部分患者出血时间（BT）延长，纤维蛋白原、D-二聚体升高。

3. 血清学检查　血肌酐、尿素氮多数正常，急性肾炎和急进性肾炎者可升高，少数患者转氨酶、心肌酶升高。部分患者血清 IgA 升高，抗中性粒细胞胞质抗体 IgA 升高。

4. 影像学检查　影像学检查对消化道受累患者的早期诊断和鉴别诊断有重要作用。CT 表现为多发阶段性肠壁水肿增厚、肠管狭窄、肠系膜水肿、肠系膜淋巴结肿大等。

5. 皮肤活检　典型改变为白细胞破裂性血管炎，血管周围中性粒细胞及嗜酸性粒细胞浸润。免疫荧光可见 IgA、IgM、C3、纤维蛋白沉积。

【诊断与鉴别诊断】

1. 诊断标准　欧洲抗风湿病联盟/国际儿童风湿病研究组织/欧洲儿童风湿病学会（EULAR/PRINTO/PRES）2010 标准如下。

典型皮疹（必要条件）伴下述至少一条：①弥漫性腹痛；②组织病理：伴 IgA 沉积的白细胞破裂性血管炎或伴 IgA 沉积的膜增生性肾小球肾炎；③关节炎/关节痛；④肾脏受累表现（血尿：红细胞管型，＞5 个红细胞/高倍视野；蛋白尿：尿蛋白＞0.3g/24h）。

部分患者仅表现为单纯皮疹而无其他症状，因此，对于有典型皮疹急性发作者排除相关疾病后可以临床诊断，对于皮疹不典型者，仍须严格按标准诊断，必要时行皮肤活检。

2. 鉴别诊断　本病须与：①继发性变应性皮肤血管炎；②原发免疫性血小板减少症；③风湿性关节炎；④肾小球肾炎；⑤系统性红斑狼疮；⑥外科急腹症等进行鉴别。

【治疗】　本病具有自限性，单纯皮疹通常不需要治疗干预，治疗包括控制急性症状和影响预后的因素（如关节痛、腹痛及肾损害）。

（一）一般治疗　胃肠道损害时注意控制饮食，轻症者可进食少量少渣易消化食物，严重腹痛或呕吐者可给予营养要素饮食，或暂时禁饮食，并给予胃肠外营养支持治疗。

（二）抗感染治疗　急性期呼吸道或胃肠道感染可适当给予抗感染治疗。

（三）药物治疗

1. 对症治疗

（1）维生素 C 和曲克芦丁等：增加血管抗力，降低血管通透性。

（2）非甾体抗炎药：用于有关节症状的患者。

（3）阿托品或山莨菪碱：用于腹痛者；呕吐严重者可用止吐药。

（4）血管紧张素Ⅱ受体拮抗剂（ARB）/血管紧张素转换酶抑制剂（ACEI）：适用于轻/中度蛋白尿者。

2. 肾上腺糖皮质激素与免疫抑制剂

（1）肾上腺糖皮质激素：泼尼松 1～2mg/（kg·d）。重症者可用甲泼尼龙 5～10mg/（kg·d），或地塞米松 10～15mg/d，疗程一般不超过 30 天，用于胃肠道症状、关节肿痛、血管神经性水肿及有急进性肾炎或肾病综合征等严重肾脏病变者。

（2）免疫抑制剂：吗替麦考酚酯、硫唑嘌呤、环孢素或他克莫司等，用于糖皮质激素反应不佳或依赖者。

（3）其他治疗：如静脉输注免疫球蛋白（IVIG）、血浆置换、白细胞去除法等，有待进一步大样本临床对照研究以确定其疗效。

【预后】 近期预后与消化道症状有关，远期预后与肾炎有关，约有 2% 的患者发展为终末期肾炎，预后较差。

第二节 | 原发免疫性血小板减少症

原发免疫性血小板减少症（primary immune thrombocytopenia，ITP）既往也叫特发性血小板减少性紫癜，是一种以血小板过度破坏和血小板生成减少为特点的自身免疫病，也是临床上最为常见的出血性疾病。年发病率约为（5～10）/10 万，男女发病率相近，育龄期女性发病率高于男性，60 岁以上人群的发病率为 60 岁以下人群的 2 倍，且出血风险随年龄增高而增加。本节主要讲述成人 ITP。

【病因和发病机制】 病因迄今未明。发病机制如下。

1. **血小板破坏增加** 约 50%～70% 的 ITP 患者血浆和血小板表面可检测到一种或多种抗血小板糖蛋白自身抗体。自身抗体致敏的血小板被单核巨噬细胞系统吞噬破坏。另外，ITP 患者的细胞毒性 T 细胞（CTL）可直接破坏血小板。

2. **血小板生成不足** 自身抗体可损伤巨核细胞或抑制巨核细胞释放血小板，造成 ITP 患者血小板生成不足；活化的 CTL 细胞可通过抑制巨核细胞凋亡使血小板生成障碍。另外，ITP 患者血浆血小板生成素（thrombopoietin，TPO）水平相对不足是血小板生成减少的另一重要机制。

【临床表现】

1. **反复的皮肤黏膜出血** 表现为皮肤黏膜瘀点、瘀斑，鼻出血，牙龈出血，月经过多及外伤后止血不易等，严重者可发生内脏及颅内出血。部分患者仅有血小板减少而无出血症状。

2. **乏力** 部分患者有明显的乏力症状。

3. **其他** 出血过多或长期月经过多可出现失血性贫血。

【实验室检查】

1. **血常规** 血小板计数减少，血小板平均体积偏大。部分患者可有正细胞或小细胞低色素性贫血。血细胞形态无异常。

2. **出、凝血及血小板功能检查** 凝血功能正常，出血时间延长，束臂试验阳性。血小板功能一般正常。

3. **骨髓象** 骨髓巨核细胞数正常或增加；巨核细胞成熟障碍，幼稚巨核细胞增加，产板型巨核细胞显著减少。

4. **血清学检查** TPO 水平正常或轻度升高。约 70% 的患者抗血小板糖蛋白自身抗体阳性。伴自身免疫性溶血性贫血（Evans 综合征）的患者 Coombs 试验可阳性，血清胆红素水平升高。

【诊断与鉴别诊断】

（一）**诊断要点** ITP 目前仍是临床排除性诊断，诊断要点有：①至少 2 次检查血小板计数减少，血细胞形态无异常；②体检脾一般不大；③骨髓检查巨核细胞数正常或增多，有成熟障碍；④排除其他继发性血小板减少症。

出血程度分级：应用出血评分系统量化 ITP 患者出血情况，以及进行风险评估。该系统分为年龄和出血症状两个部分。ITP 患者的出血评分 = 年龄评分 + 出血症状评分（所有出血症状中最高的分值）。

（二）**鉴别诊断** 须排除假性血小板减少；遗传性或先天性血小板减少综合征；继发性血小板减少症，如再生障碍性贫血、脾功能亢进、骨髓增生异常性肿瘤、白血病、系统性红斑狼疮、药物性免疫性血小板减少等。

（三）**分型与分期**

1. **新诊断的 ITP** 指确诊后 3 个月以内的 ITP 患者。

2. **持续性ITP**　指确诊后 3～12 个月血小板持续减少的 ITP 患者。

3. **慢性ITP**　指血小板减少持续超过 12 个月的 ITP 患者。

4. **重症ITP**　指血小板<10×10⁹/L,伴活动性出血,或出血评分≥5 分。

5. **难治性ITP**　指对一线治疗药物、二线治疗中的促血小板生成药物及利妥昔单抗治疗均无效,或脾切除无效/术后复发,进行诊断再评估仍确诊为 ITP 的患者。

【治疗】　ITP 目前尚无根治的方法,治疗应以毒性最小为目标,维持血小板在安全水平以上,减少和预防出血,提高患者生活质量,治疗过程中应遵循个体化原则,兼顾患者意愿,实行个体化治疗。对于无明显出血倾向,血小板计数高于 30×10⁹/L,并且无手术、创伤,不从事增加出血风险的工作或活动的 ITP 患者,发生出血的风险较小,可予以观察随访。若患者有活动性出血(出血症状评分≥2 分),不论血小板减少程度如何,都应给予治疗。

（一）一般治疗　有明显出血倾向者,应严格卧床,避免使用任何引起或加重出血的药物,禁用抗血小板药物,有效地控制高血压及避免创伤等。

（二）急症处理　用于血小板低于 10×10⁹/L 伴广泛、严重出血者;疑有或已发生颅内出血者;近期将实施手术或分娩者。

1. **静脉输注免疫球蛋白（IVIG）**　400mg/（kg·d）×5 天;或 1.0g/（kg·d）×2 天。

2. **大剂量甲泼尼龙**　1g/d,静脉滴注 3 天,随后逐渐减量。

3. **促血小板生成药物**　如重组人血小板生成素（rhTPO）、艾曲泊帕（eltrombopag）、海曲泊帕及罗普司亭（romiplostim）等。

4. **血小板输注**

5. **其他**　如长春碱类药物、急症脾切除等。

病情危急者可联合应用以上治疗措施。

（三）新诊断患者的一线治疗

1. **糖皮质激素**　一般为首选治疗。

（1）大剂量地塞米松（HD-DXM）:40mg/d×4 天,无效者 10 天后可重复一次。高龄、糖尿病、高血压、青光眼等患者应慎用。

（2）泼尼松:1mg/（kg·d）,最大剂量 80mg/d,起效后应尽快减量,6～8 周内停用。如需维持治疗,安全剂量不宜超过 5mg/d。2 周内泼尼松治疗无效者应尽快减停。

2. **IVIG**　用法同急症处理,主要用于:①ITP 的急症处理;②不能耐受肾上腺糖皮质激素或者脾切除前准备;③合并妊娠或分娩前。IgA 缺乏和肾功能不全者慎用。

（四）ITP 的二线治疗　适用于初始激素治疗失败或半年内复发或有禁忌证的患者。

1. **药物治疗**

（1）促血小板生成药物:包括:rhTPO、艾曲泊帕、海曲泊帕、阿伐曲泊帕及罗普司亭等。约 1～2 周起效,停药后疗效一般不能维持,须个体化维持治疗。用药过程中要注意血栓形成风险。

（2）抗 CD20 单克隆抗体:375mg/m² 或 100mg/ 次静脉滴注,每周 1 次,共 4 次,或 375mg/m² 单次给药,通常在首次用药后 4～8 周内起效。活动性乙型肝炎者禁用。

2. **脾切除**　用于糖皮质激素正规治疗无效、泼尼松安全剂量（5mg/d）不能维持疗效,以及使用糖皮质激素有禁忌且 ITP 确诊至少 12～24 个月以上者。在脾切除前,须对 ITP 的诊断进行重新评价。术前 2 周可行疫苗接种(肺炎球菌、脑膜炎奈瑟菌、流感嗜血杆菌)。须注意患者血栓及感染的风险。

（五）ITP 的三线治疗

1. **地西他滨**　3.5mg/（m²·d）×3 天,间隔 3 周后再次给药,共 3～6 周期,3 周期无效患者应停用。

2. **全反式维 A 酸（ATRA）**　20mg/d,分 2 次口服,与达那唑（400mg/d,分 2 次口服）联合应用 16 周。

3. **其他**　长春新碱、环孢素、硫唑嘌呤、吗替麦考酚酯等免疫抑制剂,因缺乏足够的循证医学证据,须个体化选用用药。

第三节 | 血栓性血小板减少性紫癜

血栓性血小板减少性紫癜(thrombotic thrombocytopenic purpura,TTP)是一种较少见的以微血管病性溶血、血小板减少性紫癜、神经系统异常、不同程度的肾损害及发热为主要临床表现的严重的弥散性微血管血栓-出血综合征。

【发病机制】 现已证实TTP是因患者血管性血友病因子裂解蛋白酶(vWF-cleaving protease,vWF-cp,也称ADAMTS13)缺乏或活性降低所致。血管性血友病因子(vWF)在血浆中以分子量50万~2 000万 Da的多聚体形式存在。当ADAMTS13缺乏或活性降低时,不能正常降解超大分子vWF(UL-vWF),聚集的UL-vWF具有超强的黏附能力,促进血小板黏附与聚集,在微血管内形成广泛的血小板血栓,血小板消耗性减少,继发出血;微血管管腔狭窄,出现受累组织器官损伤或功能障碍;红细胞通过狭窄的管腔时被破坏,出现溶血。因不激活凝血级联反应途径,故PT和APTT正常。

【分类】 根据发病机制可分为先天性微血管病性溶血性贫血(遗传性TTP)和免疫性TTP。

1. 遗传性TTP 也称为Upshaw-Schulman综合征,是由*ADAMTS13*基因突变,导致酶活性严重降低(<10%)或缺乏所致,常在感染、应激或妊娠等诱发因素作用下发病。

2. 免疫性TTP 患者体内产生抗ADAMTS13自身抗体(抑制物),中和或抑制ADAMTS13活性,导致其活性降低(<10%),是TTP的主要临床类型。多数病因不明,少数继发于妊娠、药物、自身免疫病、严重感染、肿瘤、造血干细胞移植等。

【临床表现】

典型TTP的临床表现包括五联征,即微血管病性溶血、血小板减少、神经系统症状及体征、肾损害、发热。血小板减少以皮肤黏膜和视网膜出血为主,严重者可发生内脏及颅内出血。神经精神症状可表现为头痛、意识紊乱、淡漠、失语、视力减退、谵妄和偏瘫等,变化多端。微血管病性溶血表现为皮肤、巩膜黄染,尿色加深。肾脏表现有蛋白尿、血尿和不同程度的肾功能损害。发热见于半数患者。

【实验室检查】

1. 血象 不同程度贫血,网织红细胞升高,破碎红细胞大于1%;血小板减少。

2. 血生化检查 血清非结合胆红素升高,血清结合珠蛋白下降,LDH升高,血尿素氮及肌酐不同程度升高。

3. 出、凝血检查 APTT、PT及纤维蛋白原检测多正常。vWF多聚体分析可见UL-vWF。

4. 血浆ADAMTS13活性及抑制物检查 ADAMTS13活性明显降低(<10%),免疫性TTP患者同时伴有抑制物阳性。

5. 基因突变分析 遗传性TTP者,可发现*ADAMTS13*基因纯合或复杂杂合突变。

【诊断与鉴别诊断】

1. 诊断要点 TTP诊断不具特异性,具备TTP临床表现(常有微血管病性溶血性贫血和血小板减少)及典型的血象和血生化改变,可疑诊TTP,并立即行血浆ADAMTS13活性检测,如果活性水平<10%,即可确诊。

2. 鉴别诊断 需要与溶血尿毒症综合征(HUS)、弥散性血管内凝血(DIC)、HELLP综合征、Evans综合征、系统性红斑狼疮(SLE)、阵发性睡眠性血红蛋白尿症(PNH)及子痫等疾病鉴别。

【治疗】 本病病情凶险,病死率高。对高度疑似和确诊病例,应尽快开始治疗,但输注血小板应十分谨慎,仅在出现危及生命的严重出血时才考虑使用。

(一)血浆置换和输注新鲜冷冻血浆 血浆置换为首选治疗,采用新鲜血浆或新鲜冰冻血浆(FFP),每次40~60ml/kg,每日1次,直至血小板计数恢复正常至少48小时,以后可逐渐延长置换间隔,直至停止。

暂时无条件行血浆置换或遗传性 TTP 患者,可输注新鲜血浆或 FFP,推荐剂量 20~40ml/(kg·d)。

(二) 药物治疗

1. **糖皮质激素**　可与血浆置换联用,静脉用甲泼尼龙 1g/d,连用 3 天,或口服泼尼松 1mg/(kg·d),根据病情逐渐减量至停用。

2. **抗 CD20 单克隆抗体**　选择性耗竭 B 淋巴细胞,降低 ADAMTS13 抑制物滴度,推荐剂量:375mg/m^2,每周 1 次,连用 4 次。用药与血浆置换的间隔建议为 20~24 小时。

3. **卡普赛珠单抗**(caplacizumab)　一种人源化抗 vWF 抗体,可抑制 vWF 多聚体与血小板 GP Ⅰ b 的相互作用,防止血栓形成。推荐剂量:首次 10mg 静脉输注,次日起每日 10mg 皮下注射,停止血浆置换后仍须持续使用 30 天。

4. **免疫抑制剂**　硼替佐米、环孢素等,用于难治/复发的免疫性 TTP 患者。

5. **其他**　IVIG、抗血小板药物、乙酰半胱氨酸及补充叶酸、输红细胞等支持治疗。

(侯　明)

本章思维导图

第十六章 | 凝血障碍性疾病

凝血障碍性疾病是凝血因子缺乏或功能异常所致的出血性疾病。凝血障碍性疾病大致可分为先天性或遗传性和获得性两类。前者与生俱来，多为单一性凝血因子缺乏，如血友病等；后者发病于出生后，常存在明显的基础疾病，多为复合性凝血因子减少，如维生素 K 依赖性凝血因子缺乏症等。

第一节 | 血友病

血友病（hemophilia）是一组由遗传性凝血活酶生成障碍引起的出血性疾病，包括血友病 A 和血友病 B，其中以血友病 A 较为常见。血友病以阳性家族史、幼年发病、自发或轻度外伤后出血不止、血肿形成及关节出血为特征。我国数据显示，血友病的社会人群发病率为（5～10）/10 万，血友病 A 患者约占 80%～85%，血友病 B 约占 15%～20%。

【病因与遗传规律】

1. **病因** 血友病 A 又称遗传性 FⅧ缺乏症，是临床上常见的遗传性出血性疾病。FⅧ在循环中与 vWF 以复合物形式存在。前者被激活后参与 FX 的内源性激活；后者作为一种黏附分子，参与血小板与受损血管内皮的黏附，并有稳定及保护 FⅧ的作用。FⅧ基因位于 X 染色体长臂末端（Xq28），当其因遗传或突变而出现缺陷时，人体不能合成足量的 FⅧ，导致内源性途径凝血障碍及出血倾向的发生。

血友病 B 又称遗传性 FIX缺乏症。FIX为一种单链糖蛋白，被 FXIa 等激活后参与内源性 FX 的激活。FIX基因位于 X 染色体长臂末端（Xq27）。遗传或突变致其缺陷时，不能合成足够量的 FIX，造成内源性途径凝血障碍及出血倾向。

2. **遗传规律** 血友病 A、B 均属 X 连锁隐性遗传性疾病。其遗传规律见图 6-16-1。

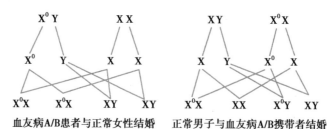

图 6-16-1 血友病 A、B 遗传规律

XY：正常男性；XX：正常女性；X^0Y：血友病 A/B 男性患者；X^0X：血友病 A/B 女性携带者；X^0X^0：血友病 A/B 女性患者。

【临床表现】

1. **出血**　出血的严重程度与凝血因子缺乏程度有关。按血浆中凝血因子的活性,可将血友病分为 3 型:①重型:因子活性低于 1%;②中型:因子活性 1%～5%;③轻型:因子活性 5%～40%。

血友病的出血多为自发性,或轻度外伤、小手术(如拔牙、扁桃体切除)后出血不止,且具备下列特征:①生来就有,伴随终身;②常表现为软组织或深部肌肉内血肿;③负重关节如膝、踝关节等反复出血尤为突出,最终可致关节肿胀、僵硬、畸形,可伴骨质疏松、关节骨化及相应肌肉萎缩。

2. **血肿压迫症状及体征**　血肿压迫周围神经可致局部疼痛、麻木及肌肉萎缩;压迫血管可致相应供血部位缺血性坏死或淤血、水肿;压迫输尿管可致排尿障碍;口腔底部、咽后壁、喉及颈部出血可致呼吸困难甚至窒息;肠壁出血可引起肠套叠或梗阻。

3. **血友病的并发症**　血友病的并发症可以分为两种,一种是急性出血或者反复出血引起的并发症,如血友病关节病、假肿瘤、骨筋膜隔室综合征等,另一种是替代治疗过程中产生的并发症,如输血相关的病毒性肝炎、HIV 等感染及 FⅧ/FⅨ抑制物的产生。

【实验室检查】

1. **筛选试验**　血小板计数、PT、TT、纤维蛋白原定量正常,APTT 延长,轻型血友病患者 APTT 仅轻度延长或正常。

2. **临床确诊试验**　检测与 APTT 延长有关的内源性凝血因子活性,其中 FⅧ活性(FⅧ:C)辅以 FⅧ抗原(FⅧ:Ag)测定和 FⅨ活性辅以 FⅨ抗原测定可以确诊血友病 A 和血友病 B;同时应行 APTT 纠正试验、vWF:Ag 测定,必要时行抑制物检测,与获得性凝血因子缺乏症及血管性血友病鉴别。

3. **基因诊断试验**　患者及家系成员进行基因检测,确定致病基因,能为同一家族中的携带者检测和产前诊断提供依据。

【诊断与鉴别诊断】

(一)诊断参考标准

1. **临床表现**　①男性患者,有或无家族史,有家族史者符合 X 连锁隐性遗传规律,女性患者罕见;②可发生任何部位的出血,以关节、肌肉、深部组织多见,可呈自发性,或发生于轻度损伤、小型手术后,易引起血肿及关节畸形。

2. **实验室检查**　见前述。

(二)鉴别诊断　主要应与血管性血友病(见本章第二节)、其他遗传性凝血因子缺乏症、获得性凝血因子缺乏症等鉴别。

【治疗与预防】　治疗原则是以替代治疗为主的综合治疗:①加强自我保护,预防损伤出血极为重要;②尽早有效地处理患者出血,避免并发症的发生和发展;③禁用阿司匹林、非甾体抗炎药及其他可能干扰血小板聚集的药物;④家庭治疗及综合性血友病诊治中心的定期随访;⑤重型患者提倡预防治疗;⑥遗传咨询、产前诊断可减少血友病的发生。

1. **替代疗法**　目前血友病的治疗仍以替代疗法为主,即补充缺失的凝血因子Ⅷ或因子Ⅸ,是防治血友病出血最重要的措施。根据治疗目的不同,替代治疗可以分为按需治疗及预防治疗。主要制剂有血浆源性和基因重组的凝血因子浓缩物、新鲜冰冻血浆、冷沉淀物以及凝血酶原复合物等,近年来由于新技术的发展及治疗理念的更新,也出现了非因子类创新药物,如 FⅨa 和 F X 双特异抗体、抗组织因子途径抑制物(TFPI)抗体等。

FⅧ及 FⅨ的半衰期分别为 8～12 小时及 18～24 小时,故补充 FⅧ须连续静脉滴注或每日 2 次;FⅨ每日 1 次即可。

FⅧ及 FⅨ剂量:每千克体重输注 1U FⅧ能使体内 FⅧ:C 水平提高 2%;每千克体重输注 1U FⅨ能使体内水平提高 1%。最低止血要求 FⅧ:C 或 FⅨ:C 达 20% 以上,出血严重或欲行中型以上手术者,应使 FⅧ或 FⅨ活性水平达 40% 以上。

凝血因子的补充一般可采取下列公式计算。

$$FⅧ剂量（IU）=体重（kg）×所需提高的活性水平（\%）÷2$$
$$FⅨ剂量（IU）=体重（kg）×所需提高的活性水平（\%）$$

预防治疗是指规律性应用止血药物（凝血因子或非因子类），以增强止血作用、有效预防血友病患者出血。预防治疗的方案应根据患者年龄、临床分型、既往出血情况、治疗目标、有无抑制物、药物代谢特点等因素综合考量确定。

2. 一般治疗 常用止血处理措施及药物见本篇第十四章，关节出血初步处理可遵循 RICE 原则，即患肢休息制动（rest）、冰敷（ice）、局部压迫（compression）、抬高患肢（elevation）。

3. 家庭治疗 血友病患者的家庭治疗已在国外广泛开展，国内亦已逐步开展。除有抗 FⅧ抗体、病情不稳定、小于 3 岁的患儿外，均可安排家庭治疗。血友病患者及其家属应接受有关疾病的病理、生理、诊断及治疗知识的教育，家庭治疗最初应在专业医师的指导下进行。指导内容除注射技术外，还包括血液病学、矫形外科、精神及心理健康、物理治疗以及艾滋病和病毒性肝炎的预防知识等。

4. 并发症的治疗 经内科治疗不能控制的反复出血，或者无条件进行预防治疗导致的肌肉骨骼并发症，可以在纠正凝血功能的前提下，考虑手术治疗。

合并抑制物的血友病患者，根据产生抑制物的水平及出血情况，主要通过免疫抑制治疗及旁路治疗来改善出血、清除抑制物。

5. 基因疗法 将合成的 FⅧ及 FⅨ正常基因，通过载体转导入患者体内，使患者体内产生正常的 FⅧ或 FⅨ，因子水平显著提升；目前国外已有多个基因治疗的产品正式进入临床使用，但价格昂贵；国内亦已开展多项基因治疗的临床试验。

第二节 | 血管性血友病

血管性血友病（von Willebrand disease，vWD），亦称为 von Willebrand 病，是临床上常见的一种常染色体遗传性出血性疾病，遗传方式存在异质性。以自幼发生的出血倾向、出血时间延长、血小板黏附性降低、瑞斯托霉素诱导的血小板聚集缺陷，以及血浆 vWF 抗原缺乏或结构异常为特点。其发病率约（1~10）/1 000。获得性血管性血友病可在多种疾病的基础上发生，少数患者可无基础疾病。

【病因和发病机制】 vWF 主要存在于内皮细胞、巨核细胞及血小板，其主要生理功能是：①与 FⅧ以非共价键结合成 vWF-FⅧ复合物，vWF 增加 FⅧ稳定性、防止其降解，并促进其生成及释放；②vWF 在血小板与血管壁的结合中起着重要的桥梁作用。血小板活化时，vWF 的一端与血小板糖蛋白Ⅰb结合，另一端则与受损伤血管壁的纤维结合蛋白及胶原结合，使血小板能牢固地黏附于血管内皮。

vWF 基因位于 12 号染色体短臂末端，当其缺陷时，vWF 生成减少或功能异常，伴随 FⅧ:C 减低，血小板黏附、聚集功能障碍。

获得性血管性血友病涉及多种发病机制。最常见的是产生具有抗 vWF 活性的抑制物，主要为 IgG；其次为肿瘤细胞吸附 vWF，使血浆 vWF 减少；另外，抑制物可与 vWF 的非活性部位结合形成复合物，加速其在单核巨噬细胞系统的破坏。

【临床表现】 出血倾向是本病的突出表现。与血友病比较，其出血在临床上有以下特征：①出血以皮肤黏膜为主，如鼻出血、牙龈出血、瘀斑等，外伤或小手术（如拔牙）后的出血也较常见；②男女均可发病，女性青春期患者可有月经过多及分娩后大出血；③出血可随年龄增长而减轻，可能与随着年龄增长而 vWF 活性增高有关；④自发性关节、肌肉出血相对少见，由此致残者亦少。

【实验室检查】

1. 出血筛选检查 包括全血细胞计数、APTT/PT、血浆纤维蛋白原测定。筛选检查结果多正常或仅有 APTT 延长且可被正常血浆纠正。

2. **诊断实验**　血浆 vWF 抗原(vWF:Ag)测定,血浆 vWF 瑞斯托霉素辅因子活性(vWF:RCo)以及血浆 FⅧ凝血活性(FⅧ:C)测定。有一项或一项以上诊断实验结果异常者,须进行以下分型诊断实验。

3. **vWD 分型诊断实验**　包括:①血浆 vWF 多聚体分析;②瑞斯托霉素诱导的血小板聚集(RIPA);③血浆 vWF 胶原结合试验(vWF:CB);④血浆 vWF 因子Ⅷ结合活性(vWF:FⅧB)。

对有明确出血史或出血性疾病家族史患者,建议分步进行上述实验室检查,以明确 vWD 诊断并排除其他出血相关疾病。

【诊断与分型】

(一)诊断要点

1. 有或无家族史,有家族史者多数符合常染色体显性或隐性遗传规律。

2. 有自发性出血或外伤、手术后出血增多史,并符合 vWD 临床表现特征。

3. 血浆 vWF:Ag<30% 和/或 vWF:RCo<30%;FⅧ:C<30% 见于 2N 型和 3 型 vWD。

4. 排除血友病、获得性 vWD、血小板型 vWD、遗传性血小板病等。

(二)鉴别诊断　本病根据 vWF:Ag 测定可与血友病 A、B 鉴别,根据血小板形态可与巨血小板综合征鉴别。

(三)分型　根据 vWD 发病机制,vWD 可分为三种类型:1 型和 3 型 vWD 为 vWF 量的缺陷,2 型 vWD 为 vWF 质的缺陷。2 型 vWD 又可分为 2A、2B、2M 和 2N 四种亚型。vWD 分型诊断参见表6-16-1。

表 6-16-1　血管性血友病的常见分型

类型	特点
1 型	vWF 量的部分缺乏
2 型	vWF 质的异常
2A 型	缺乏高-中分子量 vWF 多聚体,导致血小板依赖性的功能减弱
2B 型	对血小板膜上 GPⅠb 亲和性增加,使高分子量 vWF 多聚体缺乏
2M 型	vWF 依赖性血小板黏附能力降低,vWF 多聚体分析正常
2N 型	vWF 对因子Ⅷ亲和力明显降低
3 型	vWF 量的完全缺失

【治疗】　在出血发作时或围手术期,通过提升血浆 vWF 水平发挥止血效果,并辅以其他止血药物。应根据 vWD 类型和出血发作特征选择治疗方法。反复严重关节、内脏出血者,可以采用预防治疗。

1. **去氨加压素(DDAVP)**　通过刺激血管内皮细胞释放储备的vWF,提升血浆 vWF 水平。适用于 1 型 vWD;对 2A、2M、2N 型 vWD 部分有效;对 3 型 vWD 无效;对 2B 型 vWD 慎用。推荐剂量:0.3μg/kg,稀释于 30~50ml 生理盐水中,缓慢静脉注射(至少 30 分钟)。间隔 12~24 小时可重复使用,但多次使用后疗效下降。DDAVP 副作用有面部潮红、头痛、心率加快等,反复使用可发生水潴留和低钠血症,须限制液体摄入;对有心脑血管疾病的老年患者慎用。

2. **替代治疗**　适用于出血发作或围手术期的各型 vWD 患者,以及 DDAVP 治疗无效患者。选用血源性含 vWF 浓缩制剂或重组 vWF 制剂,如条件限制可使用冷沉淀物或新鲜血浆,存在输血相关疾病传播风险。使用剂量以 vWD 类型和出血发作特征而定。剂量标定以制剂的 vWF:RCo 或 FⅧ:C 为准。

本章思维导图

3. 其他治疗 抗纤溶药物：氨基己酸首剂 4～5g，静脉滴注；后每小时 1g 至出血控制；24 小时总量不超过 24g。氨甲环酸 10mg/kg 静脉滴注，每 8 小时 1 次。抗纤溶药物偶有血栓形成危险，血尿禁用，牙龈出血时可局部使用。此外，局部使用凝血酶或纤维蛋白凝胶对皮肤、黏膜出血治疗有辅助作用。

（胡　豫）

第十七章 | 弥散性血管内凝血

弥散性血管内凝血(disseminated intravascular coagulation,DIC)是一种获得性临床综合征,是在感染、肿瘤、病理产科、创伤等多种疾病基础上,致病因素损伤微血管体系后导致血管内凝血过度活化和广泛微血栓形成,以致凝血因子大量消耗并继发纤溶亢进,引起以出血及微循环衰竭为特征的临床综合征。DIC的发生率在不同基础疾病中存在较大差异,总发生率约占医院同期住院患者的1/1 000左右。

【病因】 DIC可由多种疾病继发。急性和亚急性DIC最常见的原因是:①感染(病原体包括革兰氏阴性、阳性菌,真菌,病毒,立克次体,原虫等)。②恶性肿瘤,最常见于血液系统肿瘤,如急性白血病、淋巴瘤等。③病理产科,常见于羊水栓塞、感染性流产、重症妊娠高血压综合征、HELLP综合征、胎盘早剥等。此外,严重创伤、大面积烧伤、急性胰腺炎、系统性红斑狼疮、毒蛇咬伤、热射病、某些药物中毒也可引起DIC。慢性DIC主要见于恶性实体瘤、死胎综合征以及进展期肝病等。

【发病机制】 DIC发病的关键环节是凝血酶生成过量,并引起继发性纤溶亢进。凝血酶的过度生成可大量消耗凝血因子,而且其可结合到血小板和内皮细胞表面的凝血酶受体上,一方面诱导血小板活化聚集;另一方面促使血管内皮细胞释放组织型纤溶酶原激活物(t-PA),其可激活纤溶酶。多数情况下,DIC的促凝刺激由组织因子(TF)介导。组织损伤可导致过量的TF进入血液;恶性肿瘤细胞分泌TF或类物质;炎症介质作用下的血管内皮细胞和单核细胞表面TF表达上调等因素均可使TF含量增高。TF激活外源性凝血途径;微血管体系内皮损伤后,带负电荷的胶原暴露,激活内源性凝血途径。内、外源性凝血途径均可触发凝血酶的形成,进而导致血小板活化和纤维蛋白形成。在急性失代偿DIC中,凝血因子消耗的速率超过了肝合成的速率,血小板的过度消耗超出了骨髓巨核细胞生成和释放血小板的代偿能力,其效应反映在实验室检查方面则包括凝血酶原时间(PT)延长,APTT延长,血小板计数降低。DIC形成的过量纤维蛋白可刺激继发性纤溶亢进的代偿过程,结果导致纤维蛋白(原)降解产物[fibrin(ogen)degradation product,FDP]增多。由于FDP是一种强力的抗凝物,故可加重DIC的出血症状。血管内纤维蛋白沉积可引起微血管病性红细胞破碎,因此在血涂片上出现破碎红细胞。DIC时微血管内血栓形成可引起组织坏死和终末器官损伤。有关DIC的出血、血栓形成及缺血表现的病理生理机制见图6-17-1。

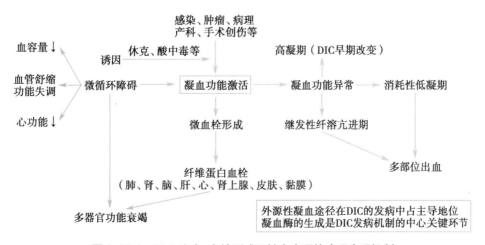

图6-17-1 DIC出血、血栓形成及缺血表现的病理生理机制

【临床表现】　DIC 的临床表现包括原发病的临床表现与 DIC 本身表现两部分。DIC 原发病表现视其性质、强度、持续时间及病因而定。DIC 本身的临床特点有：①出血：急性 DIC 时，出血往往严重而广泛，表现为皮肤瘀点、瘀斑，注射部位的瘀斑；尤其静脉穿刺部位的渗血，具有特征性。一部分患者可出现特征性的肢端皮肤"地图形状"的青紫；牙龈出血、鼻出血、消化道出血、肺出血、血尿、阴道出血等均可发生，颅内出血是 DIC 致死的主要原因之一。②微循环障碍：DIC 时常出现与失血量不成比例的组织、器官低灌注。轻者表现为一过性血压下降，重者出现休克。③血栓栓塞：可出现全身性或局限性微血栓形成。常见部位有肾、肺、肾上腺、皮肤、胃肠道、肝、脑、胰、心等，依据血栓栓塞的不同部位而出现相应的症状，如肺血栓栓塞引起的呼吸窘迫、肾血栓形成导致的肾衰竭，以及指、趾末端坏疽等。④血管内溶血：DIC 出现血管内溶血的概率约 10%～20%，主要表现为黄疸、贫血、血红蛋白尿、少尿甚至无尿等，血涂片可发现红细胞碎片或畸形红细胞。

【实验室和特殊检查】

1. 血液学检查　血常规检查可以提供急性出血、红细胞破坏加速、潜在基础疾病（如白血病）的部分依据。血小板计数下降通常在急性 DIC 早期就可出现；在感染所致 DIC 中，血小板计数下降程度较为明显；血小板计数进行性下降，对 DIC 的诊断意义更大。

2. 凝血和纤溶检查及结果分析　PT、APTT、凝血酶时间（TT）延长；血浆纤维蛋白原浓度降低；FDP 和 D- 二聚体浓度增高；血浆鱼精蛋白副凝（3P）试验阳性。纤维蛋白原浓度，在不同类型、不同分期 DIC 中存在差异。纤维蛋白原是急性时相反应蛋白，在脓毒血症或其他潜在疾病引起的 DIC，由于纤维蛋白原分泌增加，故早期纤维蛋白原浓度可以正常或轻度增高，而动态监测即可发现纤维蛋白原存在持续减少倾向；在急性早幼粒细胞白血病继发的 DIC 中纤维蛋白原浓度显著降低。因此，纤维蛋白原浓度正常并不能排除 DIC 的诊断。DIC 的纤溶亢进是由纤维蛋白凝块和组织型纤溶酶原激活物（tissue-type plasminogen activator，t-PA）所"激发"。FDP 在 DIC 时浓度增加，但不具备特异性，D- 二聚体浓度增加对 DIC 诊断的特异度较高。对于疑难病例或合并存在影响上述实验结果的原发病时，针对性地选用凝血酶-抗凝血酶复合物（TAT），可溶性凝血酶调节蛋白（sTM），α_2- 抗纤溶酶（α_2-AP）等指标，有助于诊断和鉴别。

【诊断与鉴别诊断】　DIC 临床表现复杂多变，单一实验室指标不能兼具高灵敏度和高特异度，临床上诊断 DIC 具有一定挑战。2001 年，国际血栓与止血学会（ISTH）DIC 分会给出了一种显性 DIC 诊断积分系统，该系统的主要内容见表 6-17-1。

表 6-17-1　ISTH 显性 DIC 诊断积分系统

1. 风险评估	患者是否存在与典型 DIC 发病有关的潜在疾病？
	若回答"是"，则进入下述程序
	若回答"否"，则不进入下述程序
2. 进行全面的凝血参数检测	包括血小板计数，凝血酶原时间，纤维蛋白原，可溶性纤维蛋白单体，或纤维蛋白降解产物
（1）血小板计数 /（$\times 10^9$/L）	>100=0，≤100=1，≤50=2
（2）纤溶相关标志物（包括可溶性纤维蛋白单体/纤维蛋白降解产物）	无增加 =0，中度增加 =2，显著增加 =3
（3）凝血酶原时间延长	<3s=0，3～6s=1，>6s=2
（4）纤维蛋白原	>1.0g/L=0，≤1.0g/L=1
3. 积分计算，将"2"中各分数相加	积分≥5，符合 DIC；每天重复积分
	积分<5，提示非 DIC，其后 1～2 天重复积分

上述 DIC 诊断的积分系统所涉及的凝血参数简单易得，指标的选择综合考虑了 DIC 时凝血因子消耗、血小板消耗、纤溶亢进等多个 DIC 发病的病理生理环节，故实用性较强。需要指出的是，ISTH

并未指出纤溶相关标志物中度增加和显著增加的标准。根据文献,一般把正常值的5～10倍定为中度增加,10倍以上定为显著增加。

除了ISTH显性DIC诊断积分系统,国际上还有其他诊断积分系统,我国首个DIC积分系统于2017年6月正式写入《弥散性血管内凝血诊断中国专家共识(2017年版)》(表6-17-2),2022年被ISTH纳入国际指南。

表6-17-2　中国弥散性血管内凝血诊断积分系统(CDSS)

积分项	分数
存在导致DIC的原发病	2
临床表现	
不能用原发病解释的严重或多发性出血倾向	1
不能用原发病解释的微循环障碍或休克	1
广泛性皮肤、黏膜栓塞,灶性缺血性坏死、脱落及溃疡形成,不明原因的肺、肾、脑等脏器功能衰竭	1
实验室指标	
血小板计数	
非恶性血液病	
$\geqslant 100 \times 10^9/L$	0
$80 \sim <100 \times 10^9/L$	1
$<80 \times 10^9/L$	2
24小时内下降$\geqslant 50\%$	1
恶性血液病	
$<50 \times 10^9/L$	1
24小时内下降$\geqslant 50\%$	1
D-二聚体	
$<5mg/L$	0
$5 \sim <9mg/L$	2
$\geqslant 9mg/L$	3
PT及APTT延长	
PT延长$<3s$且APTT延长$<10s$	0
PT延长$\geqslant 3s$或APTT延长$\geqslant 10s$	1
PT延长$\geqslant 6s$	2
纤维蛋白原	
$\geqslant 1.0g/L$	0
$<1.0g/L$	1

注:①非恶性血液病:每日计分1次,$\geqslant 7$分时可诊断为DIC;②恶性血液病:临床表现第一项不参与评分,每日计分1次,$\geqslant 6$分时可诊断为DIC。

DIC的鉴别诊断包括:①严重肝病:存在多种凝血因子浓度降低,但严重肝病者多有肝病病史;黄疸、肝功能损害症状较为突出;血小板减少程度较轻或易变,可溶性纤维蛋白单体检出率低等可作为鉴别诊断参考。但须注意严重肝病合并DIC的情况。②血栓性血小板减少性紫癜:以血小板减少和微血管病性溶血为突出表现,但缺乏凝血因子消耗性降低及纤溶亢进等依据。③原发性纤维蛋白溶解亢进症或"病理性"纤维蛋白溶解亢进症:实验室参数出现低纤维蛋白原血症,FDP浓度增高,

APTT、PT、TT 异常,FV 和 FⅧ:C 减低。原发性纤维蛋白溶解亢进症中血小板计数通常正常,D-二聚体水平正常或仅轻度增高,鱼精蛋白副凝(3P)试验阴性。

【治疗】 DIC 的治疗应遵循以下原则。

1. **去除病因,积极治疗原发病** 处理任何种类的 DIC 患者,对原发病的治疗非常重要,如感染引起的 DIC,应该给予合适足量的抗生素,并尽快明确感染的部位及判断细菌种类;恶性肿瘤引起的 DIC 应进行相应的化疗等。

2. **调正凝血稳态** DIC 患者需要抗凝预防血栓或治疗血栓,并防止各种凝血因子及血小板的进一步消耗。肝素治疗是 DIC 的主要抗凝措施,小剂量肝素足以发挥抗凝效果,且具有一定的抗炎作用,应避免肝素剂量过大导致的出血风险增加。使用方法:①普通肝素:一般不超过 12 500U/d,每 6 小时用量不超过 2 500U,静脉或皮下注射,根据病情决定疗程,一般连用 3~5 天;②低分子量肝素:剂量为 3 000~5 000U/d,皮下注射,根据病情决定疗程,一般连用 3~5 天。抗凝治疗禁用于出血型 DIC。

3. **替代治疗** 包括输注血小板、冷沉淀物、新鲜冰冻血浆等。如果凝血因子及抑制物过度消耗,PT 时间延长超过正常对照的 1.3~1.5 倍,应输入新鲜冷冻血浆或冷沉淀物。当纤维蛋白原浓度低于 1.0g/L,应输入冷沉淀物以补充。血浆替代疗法应使 PT 控制在比正常对照组多 2~3 秒以内,纤维蛋白原浓度应>1.0g/L。当患者血小板计数<(10~20)×10⁹/L;或血小板计数<50×10⁹/L,有明显出血症状者,可输入血小板。

4. **器官支持治疗** DIC 与多器官功能障碍密切相关,强大的器官支持治疗是挽救 DIC 中晚期患者的重要措施。容量代替品、低血压和酸中毒的纠正以及吸氧等可以改善血流量,增加微循环中氧气的含量。肺、心和肾功能的严密监测能及时指导支持性措施的建立,血管活性药物能改善器官灌注、肾功能,维持电解质的平衡等。

(胡 豫)

本章思维导图

NOTES

第十八章 | 血栓性疾病

血栓形成（thrombosis）是指在一定条件下，血液有形成分在血管内（多数为小血管）形成栓子，造成血管部分或完全堵塞、相应部位血供或血液回流障碍的病理过程。根据血栓组成成分可分为血小板血栓、红细胞血栓、纤维蛋白血栓、混合血栓等。按发生血栓形成的血管类型可分为动脉血栓、静脉血栓及微血管血栓。

血栓栓塞（thromboembolism）是血栓从形成部位脱落，在随血流移动的过程中部分或全部堵塞某些血管，引起相应组织和/或器官缺血、缺氧、坏死（动脉血栓）及淤血、水肿（静脉血栓）的病理过程。

以上两种病理过程所引起的疾病，临床上称为血栓性疾病。

【病因和发病机制】 本类疾病的病因可分为遗传性因素和获得性因素，后者又包括多种生理性状态、疾病以及药物因素（如肝素、避孕药、抗纤溶药物、门冬酰胺酶等）。血栓形成发病机制十分复杂，迄今尚未完全阐明，但有关血栓形成的基本条件及机制，Virchow 提出的血栓形成"三要素"即血管壁损伤、血液成分改变、血液流变学异常的理论至今仍适用。下列是近年来围绕"三要素"对血栓形成发病机制研究的一些认识。

（一）**血管壁损伤** 血管内皮细胞能生成和释放一些生物活性物质，分别具有抗血栓形成和促血栓形成作用。当血管内皮细胞因机械（如动脉粥样硬化）、化学（如药物）、生物（如细菌、病毒及内毒素）、免疫及血管自身病变等因素受损伤时，其抗栓和促栓机制失衡，如 vWF、血小板活化因子释放增多促进血小板的黏附、聚集和活化；内皮素-1 增多，前列环素（PGI_2）减少导致血管壁痉挛；TF 表达增高使促凝活性增强；抗凝活性下降；纤溶机制异常。上述因素均促进血栓的形成。

（二）**血液成分改变**

1. **血小板活性增强** 血管内皮损伤、血流切应力改变、某些药物和各种疾病（如肺源性心脏病）都可导致血小板功能亢进、活性增强，从而形成血栓。

2. **凝血因子异常** 包括疾病引起的纤维蛋白原增加，不良生活习惯等原因引起的因子Ⅶ活性增高，手术、创伤使凝血因子Ⅷ、Ⅸ、Ⅹ增多，先天性凝血因子Ⅴ、Ⅷ增多等均可促使血栓形成。

3. **抗凝系统减弱** 包括遗传性或获得性的抗凝蛋白含量及活性异常：①抗凝血酶（AT）减少或缺乏；②蛋白 C（PC）及蛋白 S（PS）缺乏症；③由 FV 等结构异常引起的活化蛋白 C 抵抗（APC-R）现象。

4. **纤溶活性降低** 临床常见有：①纤溶酶原结构或功能异常，如异常纤溶酶原血症等；②纤溶酶原激活物（PA）释放障碍；③纤溶酶原激活物抑制物过多。这些因素导致人体对纤维蛋白的清除能力下降，有利于血栓形成及增大。

（三）**血液流变学异常** 各种原因引起的血液黏滞度增高、红细胞变形能力下降等，均可导致全身或局部血流缓慢甚至淤滞，为血栓形成创造条件。如高纤维蛋白原血症、高脂血症、脱水、红细胞增多症等。

【临床表现】

（一）**易栓症**（thrombophilia） 是指存在易发生血栓的遗传性或获得性缺陷。遗传性易栓症的特点是有血栓家族史,无明显诱因的多发性、反复的血栓形成,年轻时(<45岁)发病,对常规抗血栓治疗效果不佳,较常见的是遗传性PC缺陷症。获得性易栓症可见于恶性肿瘤、肾病综合征及抗磷脂综合征。

(二)不同类型血栓形成的临床特点

1. **静脉血栓** 最为多见。常见于深静脉如腘静脉、股静脉等。主要表现有:①血栓形成的局部肿胀、疼痛;②血栓远端血液回流障碍:如远端水肿、胀痛、皮肤颜色改变等;③血栓脱落后栓塞血管引起相关脏器功能障碍,如肺栓塞等。

2. **动脉血栓** 多见于冠状动脉、脑动脉、肠系膜动脉及肢体动脉等。临床表现有:①发病多较突然,可有局部剧烈疼痛,如心绞痛、腹痛、肢体剧烈疼痛等;②相关供血部位组织缺血、缺氧所致的器官、组织结构及功能异常,如心肌梗死、心力衰竭、心源性休克、心律失常、意识障碍及偏瘫等;③血栓脱落引起脑栓塞、肾栓塞、脾栓塞等相关症状及体征;④供血组织缺血性坏死引发的临床表现,如发热等。

3. **微血管血栓** 多见于DIC、TTP等。临床表现往往缺乏特异性,主要为皮肤黏膜栓塞性坏死、微循环衰竭及器官功能障碍。

【诊断】 本病的诊断要点如下。

1. **存在血栓形成的高危因素** 如动脉粥样硬化、糖尿病、肾病、恶性肿瘤、妊娠、肥胖、易栓症、近期手术及创伤、长期使用避孕药等。

2. **各种血栓形成及栓塞的症状、体征**

3. **影像学检查** 临床上以彩色多普勒血流成像最为常用,是安全、无创、可重复的血栓筛查手段;血管造影术以往一直是诊断血栓形成的"金标准";CT血管造影(CTA)及磁共振显像血管造影(MRA)也能直接显示全身大部分血管的栓子,一定程度上可取代血管造影术,尤其对于病情严重、老年和有动、静脉插管禁忌证者更为合适;此外,放射性核素显像也是检测血栓的方法之一。

4. **血液学检查** 可根据上述血栓形成机制的三大要素,结合患者病情择项进行检查。对于反复及多发血栓形成的患者,还应进行家系调查,考虑做易栓症筛查和分子诊断。

【治疗】

(一)去除血栓形成诱因,治疗基础疾病 如防治动脉粥样硬化,控制糖尿病、感染,治疗肿瘤等。

(二)抗血栓治疗 临床上,根据血栓形成发生的部位和时程,采取不同的治疗措施。

1. **溶栓治疗和介入溶栓** 主要用于新近的血栓形成或血栓栓塞。应选择性应用于有肢体坏疽风险的深静脉血栓形成(DVT)患者、血流动力学不稳定的肺栓塞患者等。对动脉血栓最好在发病3小时之内进行,最晚不超过6小时;对静脉血栓应在发病的急性或亚急性期实施,最晚不超过2周。通过静脉注射溶栓药物或应用导管将溶栓药物注入局部,以溶解血栓,恢复正常血供。常用溶栓药物有尿激酶(UK)、链激酶(SK)、组织型纤溶酶原激活物(t-PA)等。

溶栓治疗的监测指标有:①血纤维蛋白原(Fbg),维持在1.2~1.5g/L水平;②血FDP检测,其在400~600mg/L为宜;③APTT和TT为正常对照的1.5~2.5倍。

2. **静脉血栓治疗原则** 抗凝以普通肝素(unfractionated heparin,UH)和低分子量肝素治疗为首选,对肝素过敏或肝素诱导的血小板减少症(heparin-induced thrombocytopenia,HIT)患者,则选用其他抗凝药物如阿加曲班等,总疗程一般不宜超过10日;长期抗凝以华法林治疗为主,也可考虑戊聚糖类,以及凝血酶或FXa的直接抑制剂等新型抗凝药物(如达比加群、利伐沙班、依度沙班、阿哌沙班)。抗凝治疗使用剂量应谨慎、个体化,一般以APTT监测肝素治疗剂量,以INR监测华法林的治疗剂量。静脉血栓形成抗凝治疗的疗程可参考经典的美国胸科医师协会(ACCP)指南。

3. **动脉血栓治疗原则**   须持续抗血小板治疗。临床上,阿司匹林、氯吡格雷和血小板糖蛋白 Ⅱb/Ⅲa(GPⅡb/Ⅲa)拮抗剂是当前抗血小板药物的主体。吲哚布芬也是可替代的选择。

4. **陈旧性血栓治疗原则**   对陈旧性血栓经内科治疗效果不佳而侧支循环形成不良者,可考虑手术治疗,即手术取出血栓或切除栓塞血管段并重新吻合或行血管搭桥术。

5. **易栓症治疗原则**   急性期治疗与一般血栓形成相似;根据不同病因,急性期后应长期(6～12个月)或终身抗凝,预防复发,同时注意长期用药的不良反应(如出血);易栓症患者在暴露于其他血栓形成危险因素时应考虑预防性抗凝治疗。

(三)**对症和一般治疗**   包括镇痛、纠正器官衰竭、扩张血管、改善循环等。可应用降黏药物、钙通道阻滞剂、血管扩张剂及中草药制剂等辅助药物。

(胡 豫)

本章思维导图

第十九章 | 输血和输血反应

输血是一种治疗方法,广泛用于临床各科,对改善病情、提高疗效、减少死亡意义重大。

【输血种类】

(一) 按血源分类 分自体、异体输血两种。

1. **自体输血** 当患者需要时,输入自己预先贮存或失血回收的血液,称为自体输血。

自体输血有三种形式:①稀释式自体输血:为减少手术中的血细胞丢失,在手术前采出患者一定量的血液,同时补充晶体液和胶体液,使血液处于稀释状态,采出的血液于手术后期回输给患者。②保存式自体输血:把自己的血液预先贮存起来,待将来自己需要时回输。③回收式自体输血:采用自体血回收装置,回收自己在外伤、手术中或手术后的失血,并将其安全回输。

自体输血适应证:①拟择期手术而预期术中须输血者(术前无贫血);②需要避免分娩时异体输血的孕妇;③有严重异体输血反应病史者;④稀有血型或曾发生配血困难者;⑤边远地区供血困难而可能需要输血者;⑥预存自体血以备急需时用的健康人。

自体输血禁忌证:①可能患败血症或正在使用抗生素者;②肝、肾功能异常者;③有严重心、肺疾病者;④贫血、出血和血压偏低者;⑤曾在献血中或献血后 12 小时内发生虚脱或意识丧失者;⑥采血可能诱发自身疾病发作或加重者。

自体输血有下列优点:①可避免血液传播疾病;②避免同种异体输血引起的同种免疫反应及可能的差错;③可节约血源,缓解血液供需矛盾。

2. **异体输血** 当患者需要时,输入与患者血型相同的他人(多数为献血员)提供的血液或血液成分,称为异体输血,即通常泛指的“输血”。本章以后讨论的内容主要基于此类输血。

异体输血适用于多种临床需血状态。

(二) 按血液成分分类 可分为输全血及成分血两大类。

1. **输全血** 安全输入定量源于异体或自体的全部血液成分,即输全血。全血制品包括:新鲜血和库存血。此种输血主要为患者补充红细胞和血浆,特别是库存全血几乎不含或微含血小板、粒细胞(库存时间愈长,含量愈微),某些凝血因子也会因库存而降解。因要顾及起效速度和节约血源,输全血不是被提倡的输血形式。

2. **成分输血** 分离或单采合适供者的某种(或某些)血液成分并将其安全地输给患者,称为成分血输注。成分血制品包括:红细胞(浓缩红细胞、洗涤红细胞、冰冻保存的红细胞、红细胞悬液)、血小板、浓缩粒细胞悬液、血浆、血浆冷沉淀物及各类血浆成分(白蛋白、球蛋白、纤维蛋白原、因子Ⅷ、凝血酶原复合物)等。成分输血的有效成分含量高、治疗针对性强、效率高、节约血源,是今后发展的方向。

(三) 按输血方式分类 出于治疗的需要,输血可采用非常规方式,如加压输血、加氧输血和置换输血等。

1. **加压输血** 当患者发生急性大出血时,可采用加压输血,即通过物理方法(适度挤压输血袋;抬高输血袋,增大其与患者的垂直距离;注射器加压等)加压,快速输血。

2. **加氧输血** 贫血患者合并急性呼吸窘迫综合征时,为改善体内缺氧状态,可采用加氧输血。必须保证体外氧合红细胞的加氧过程不污染、不损伤红细胞。氧合红细胞通过静脉输给患者,即所谓的加氧输血。

3. **置换输血** 当患者血浆内出现某些异常物质(如抗凝物、溶血素、胆红素、M 蛋白、外源性有害物质等),且其量远超过患者的自体净化能力时,应予血浆置换。即用血浆单采设备单采出患者一定量的血浆(成人每次2 000~3 000ml),并同时补充相应量的正常人血浆(可予1/4晶体液);血浆置换往往需要每日一次,连续数日。该方法在血栓性血小板减少性紫癜(TTP)/溶血尿毒症综合征(HUS)时列为首选。

某些新生儿溶血可行换血治疗。

4. 常规输血 相对于上述非常规输血方式,不加压、不加氧、不置换式输血或血液成分,即常规输血。

【输血程序】 完成一次输血治疗,程序上至少包含申请输血、供血、核血、输血、输血后评价。

(一)申请输血 申请输血主要由医护人员完成。主管医师应严格掌握输血适应证,并向患者或家属说明输血可能发生的不良反应及经血传播疾病的可能性,患者或家属同意后在《输血治疗同意书》上签字;无家属签字的无自主意识患者的紧急输血,应报医院职能部门或主管领导同意备案并记入病历;主管医师逐项填写《临床输血申请单》,主治医师核准签字。护理人员持《临床输血申请单》和贴好标签的试管,当面核对患者姓名、年龄、病案号、病室、床号、血型和诊断后采集血样。再由医护人员或专门人员将受血者血样与《临床输血申请单》送交输血科(血库),双方逐项核对后完成科室输血申请。

(二)供血 地方血站(血液中心)根据当地医疗需血情况,依据国家相关法规,制订有关血源、采血、贮血、检血、供血计划并完成。对供血必须严格质检,保证各项指标符合国家有关规定。

(三)核血 医院输血科(血库)接受当地血站或血液中心供血后,应及时核对所供血的质、量、包装、血袋封闭、标签填写、贮存时间、运送方式等是否符合国家有关规定;并进一步核检供血是否符合《临床输血申请单》的要求,如成分(全血或何种成分血)、量、血型、处理方式(洗涤、冻存、浓缩)等。供、受者血型鉴定是医院输血科的一项重要任务。常见的血型系统包括ABO血型、Rh血型和其他血型系统(如Lewis、Kell、Duffy、Kidd等),需要进行正定、反定技术鉴别。为防止供、受者罕见血型失配,还应做"交叉配血",即直接交叉相容配血实验(供者红细胞+受者血清)、间接交叉相容配血实验(受者红细胞+供者血清),观察是否发生凝集反应,并填写交叉配血实验报告单。当确信供血各项指标均符合要求且全部核血记录完整无误时,方可向科室发血。

(四)输血 科室医护人员到输血科领血时,应与输血科人员共同查对《临床输血申请单》、交叉配血实验报告单、血袋标签和血液外观等,双方确信无误并办好签字手续后方能发血、领血。血到科室后,由2名医护人员再次逐项核对供血是否符合相应的《临床输血申请单》要求,确定各项指标符合要求且记录完整;治疗班护士到受血者床头再次核实受血者姓名、年龄、性别、血型、疾病诊断、科室床号、住院号等项目后,采用标准输血器和严格无菌技术执行输血医嘱。输血过程中,医护人员均应密切观察受血者反应(包括神志、体温、呼吸、脉搏、血压等)和病情变化,若有异常,严重者应立即停止输血,迅速查明原因并做相应处理,同时妥善保管原袋余血,记录异常反应情况并报输血科和医务科。

(五)输血后评价 输血结束后,护士应认真检查受血者静脉穿刺部位有无血肿或渗血,并做相应处理,应将输血有关化验单存入病历。主管医师要对输血疗效作出评价,还要防止可能出现的迟发性输血相关性溶血等。

【输血适应证】 基于不同的治疗目的,输血可作为不同的治疗手段,也就有不同的适应证。

1. 替代治疗 这是输血在临床上最早、最主要的用途。其适应证为原发性、继发性血液成分(包括各种血细胞成分和血浆成分)减少性或缺乏性疾病,如各类贫血、血小板减少、血浆凝血因子缺乏(包括各类血友病等)、低白蛋白血症、低转铁蛋白血症、低丙种球蛋白血症等。当这些血液成分减少到一定的程度时,机体将无法代偿,进而影响脏器的功能甚至危及生命,故不得不"缺什么补什么",即"替代"性输血(血液成分)治疗。

2. 免疫治疗 自20世纪80年代以来,人们发现自身抗体介导的组织损伤性疾病(如原发免疫性血小板减少症、自身免疫性溶血性贫血、免疫相关性全血细胞减少等)用静脉输注免疫球蛋白治疗有效。

近年来,白血病患者经异基因造血干细胞移植后,定期进行供者淋巴细胞输注(DLI),可发挥供者淋巴细胞抗宿主残留白血病细胞的作用。

3. 置换治疗 血液中某些成分(如M蛋白、胆红素、尿素氮等)过多,或出现异常成分(如溶血素、毒物等),使内环境紊乱,进而危及患者生命时,均可采用"边去除、边输注"的置换输血治疗。这仅是一种"救急疗法",意在治"标",应结合针对病因的治疗措施,方能取得较好疗效。

4. 移植治疗 广义地讲,造血干细胞移植受者在完成预处理(放疗/化疗)后所接受的造血干细胞(源于异体或自体骨髓、外周血等)移植,即为在特定条件下的"成分输血"。

【**输血不良反应**】 输血不良反应是指在输血过程中或输血后,受血者发生了与输血相关的新的异常表现或疾病,包括溶血性和非溶血性两大类。

(一)溶血性不良反应 输血中或输血后,输入的红细胞或受血者本身的红细胞被过量破坏,即发生输血相关性溶血。溶血反应仅占输血反应的0.1%,然而一旦发生,病死率较高。输血相关性溶血分急、慢性两类。输血前进行不规则抗体检验,可显著降低溶血发生率(不规则抗体,一般是将抗-A、抗-B、抗-AB排除在外的其他抗体,较为多见的Rh血型系统和P血型系统就属于此类)。

1. 急性输血相关性溶血 指在输血中或输血后数分钟至数小时内发生的溶血。常出现高热、寒战、心悸、气短、腰背痛、血红蛋白尿甚至尿闭、急性肾衰竭和DIC表现等,严重者可导致死亡。实验室检查提示血管内溶血。该类溶血的原因有:①供、受血者血型不合(ABO血型或其亚型不合、Rh血型不合);②血液保存、运输或处理不当;③受血者患溶血性疾病等。处理该类溶血应及时、周全,如:立即终止输血,应用大剂量糖皮质激素,碱化尿液、利尿,保证血容量和水电解质平衡,纠正低血压,防治肾衰竭和DIC,必要时行透析、血浆置换或换血疗法等。

2. 慢性输血相关性溶血 又称迟发性输血相关性溶血,常表现为输血数日后出现黄疸、网织红细胞升高等。多见于稀有血型不合、首次输血后致敏产生同种抗体、再次输该供者红细胞后发生同种免疫性溶血。处理基本同急性输血相关性溶血。

(二)非溶血性不良反应

1. 发热 非溶血性发热是最常见的输血反应,发生率可达40%以上。其主要表现是输血过程中发热、寒战;暂时停止输血,用解热镇痛药或糖皮质激素处理有效。造成该不良反应的原因有:①输入的血液制品中含有致热原,包括药物及其他各种有机或无机的杂质,细菌性或病毒性致热原,以及患者机体免疫反应中白细胞破裂释放的内源性致热原等;②受血者多次受血后产生同种白细胞或/和血小板抗体。预防该不良反应的常用方法是:输血前过滤去除血液中所含致热原、白细胞及其碎片。使用白细胞过滤器有助于降低非溶血性发热反应的发生率。

2. 过敏反应 输血过程中或输血后,受血者出现荨麻疹、血管神经性水肿,重者为全身皮疹、喉头水肿、支气管痉挛、过敏性休克等。过敏反应是由IgA同种免疫、异型变应原、不同个体间IgG重链抗原性存在差异等引起的,也有部分过敏反应见于先天性IgA缺乏的个体。处理该不良反应时,一要减慢甚至停止输血,二要抗过敏治疗,发生支气管痉挛时须解痉治疗,喉头水肿伴有严重呼吸困难者须做气管切开,有循环衰竭时应进行抗休克处理。

3. 传播疾病 经输血传播的感染性疾病主要有各型病毒性肝炎、获得性免疫缺陷综合征(AIDS)、巨细胞病毒感染、梅毒感染、疟原虫感染,以及污染血导致的各种可能的病原微生物感染。该类不良反应的预防主要是:控制献血员资质,以及血液采集、贮存、运送、质检、输注等环节的无菌化。

4. 输血相关急性肺损伤(TRALI) 是献血者血浆中存在的人类白细胞抗原抗体(抗-HLA)或中性粒细胞特异性抗体,引起中性粒细胞在输血者的肺血管内聚集并激活补体,导致肺毛细血管内皮损伤和肺间质水肿等的一组临床病症,是输血所致的严重不良反应之一,死亡率很高。应立即给予对症支持治疗,积极抢救,严密观察患者生命体征,尽早给予肾上腺皮质激素治疗。

5. 血小板无效输注（PTR） PTR 的发生不仅增加了输注成本,还影响了患者的血小板输注效果,直接危害患者的健康。引起 PTR 的原因有很多,其中输血次数、输注量、器官移植、妊娠等因素可刺激机体产生血小板抗体,导致 PTR,反复输血是 PTR 的主要原因。血小板抗体阳性患者更容易发生 PTR,因此对反复输血的患者进行血小板抗体的检测对后续配型输注具有重要的指导意义。

6. 其他 如输血相关循环超负荷(transfusion-associated circulatory overload,TACO)、输血相关呼吸困难等。多次输血或红细胞,可致受血者铁负荷过量。反复异体输血,可使受血者产生同种血细胞(如血小板、白细胞等)抗体,继之发生无效输注、发热、过敏甚至溶血反应。异体输新鲜全血(富含白细胞),可发生输血相关移植物抗宿主病。大量输入枸橼酸钠(ACD)抗凝血或血浆,会螯合受血者的血浆游离钙,若不及时补钙,则可加重出血。大量输注库存血时还可出现酸碱失衡、枸橼酸中毒、高血钾等,须引起注意。

【**输血规范**】 应严格执行《中华人民共和国献血法》和国家卫生健康委员会颁布的《医疗机构临床用血管理办法》《临床输血技术规范》。

(付　蓉)

本章思维导图

第二十章 | 造血干细胞移植

　　造血干细胞移植（hematopoietic stem cell transplantation，HSCT）是指对患者进行全身照射、化疗和免疫抑制预处理后，将正常供者或自体的造血细胞（hematopoietic cell，HC）输入患者体内，重建患者正常的造血和免疫功能。HC包括造血干细胞（hematopoietic stem cell，HSC）和祖细胞，表达CD34抗原。HSC具有增殖、分化和自我更新能力，维持终身造血。

　　经过60余年的不断发展，HSCT已成为重要的临床治疗方法，全世界每年移植病例数都在增加，移植患者无病生存期最长的已超过30年。1990年，美国E.D.Thomas医生因在骨髓移植方面的卓越贡献而获诺贝尔生理学或医学奖。

　　【造血干细胞移植的分类】　按HC取自健康供者还是患者本身，HSCT被分为异体HSCT和自体HSCT（auto-HSCT）。异体HSCT又分为异基因造血干细胞移植（allo-HSCT）和同基因造血干细胞移植。后者指遗传基因完全相同的同卵孪生者间的移植，供、受者间不存在移植物被排斥和移植物抗宿主病（graft versus host disease，GVHD）等免疫学问题，此种移植概率不足1%。按HSC取自骨髓、外周血还是脐带血，又分为骨髓移植（bone marrow transplantation，BMT）、外周血干细胞移植（peripheral blood stem cell transplantation，PBSCT）和脐带血移植（cord blood transplantation，CBT）。按供、受者有无血缘关系而分为血缘移植和无血缘移植（unrelated donor transplantation，UDT）。按人类白细胞抗原（human leukocyte antigen，HLA）配型相合的程度，分为HLA相合、部分相合和单倍型相合（haploidentical）移植。

　　【人类白细胞抗原配型】　HLA基因复合体，又称主要组织相容性复合体，定位于人类6号染色体短臂（6p21），在基因数量和结构上具有高度多样性。与HSCT密切相关的是HLA-Ⅰ类抗原HLA-A、HLA-B、HLA-C和HLA-Ⅱ类抗原DR、DQ、DP。如HLA不合，出现GVHD和宿主抗移植物反应（host versus graft reaction，HVGR）的风险显著增加。遗传过程中，HLA单倍型作为一个遗传单位直接传给子代，因此，同胞间HLA相合概率为25%。过去HLA分型用血清学方法，现多采用DNA基因学分型。无血缘关系间的配型，必须用高分辨分子生物学方法。HLA基因高分辨至少以4位数字来表达，如A*0101与A*0102。前两位表示血清学方法检出的A1抗原（HLA的免疫特异性），称低分辨；后两位表示等位基因，DNA序列不一样，称高分辨。过去无血缘供者先做低分辨存档，需要时再做高分辨，现在中华骨髓库入库高分辨资料比例明显增加。

　　【供者选择】　auto-HSCT的供者是患者本身，应能承受大剂量化放疗，能动员采集到未被肿瘤细胞污染的足量造血干细胞。通常情况下，allo-HSCT的供者首选HLA相合同胞，次选HLA相合无血缘供者（matched unrelated donor，MUD）、单倍型相合亲缘供者或脐带血干细胞。若有多个HLA相合者，则选择年轻、健康、男性、巨细胞病毒（cytomegalovirus，CMV）血清学阴性和红细胞血型相合者。

　　过去我国实行独生子女政策，同胞供者日益减少，单倍型相合亲缘供者、MUD等替代供者逐步成为主要干细胞来源，具体供者的选择应充分考虑患者的病情和移植风险，权衡利弊。中国造血干细胞捐献者资料库建立于1992年，截至2022年底，库容超过318万人份，累计捐献14 551例。随着HLA配型等移植相关技术的提高，无血缘PBSCT的疗效已接近HLA相合同胞供者移植，但目前能找到相合供者的患者比例仍不足50%，且一般须耗时2～3个月。脐带血中的HC和免疫细胞均相对不成熟，故CBT对HLA配型要求较低，术后GVHD发生概率和严重程度也较低，但因细胞总数有限，造血重建速度较慢，植活率相对低，对大体重儿童和成人进行CBT尚有难度。单倍型相合亲缘供者移植为几乎每一位需要 allo-HSCT 患者提供了干细胞来源,十多年来获得了重大进展,在一定程度上解决了 HLA 屏障对供者的限制,我国造血干细胞移植工作者在这一技术体系的发展中作出了令人瞩目的成绩。

【造血细胞的采集】 allo-HSCT 的供者应是健康人,须检查除外感染性、慢性系统性疾病等不适于捐献的情况并签署知情同意书。造血干细胞捐献过程是安全的,不会降低供者的抵抗力,不影响供者健康,采集管道等医疗材料不重复使用,不会传播疾病。

1. 骨髓 骨髓采集已是常规成熟的技术。多采用连续硬膜外麻醉或全身麻醉,以双侧髂后上棘区域为抽吸点。按受者体重,有核细胞数(4~6)×10^8/kg 为一般采集的目标值。为维持供髓者血流动力学稳定并确保其安全,一般在抽髓日前 14 天预先保存供者自身血,在手术中回输。供、受者红细胞血型不一致时,为防范急性溶血反应,须先去除骨髓血中的红细胞和/或血浆。对自体 BMT,采集的骨髓血须加入冷冻保护剂,液氮保存或 –80℃深低温冰箱保存,待移植时复温后迅速回输。

2. 外周血 在通常情况下,外周血液中的 HC 很少。采集前须用 G-CSF 动员,使血中 CD34$^+$ HC 升高。常用剂量为 G-CSF(5~10)μg/(kg·d),分 1~2 次,皮下注射 4 天,第 5 天开始用血细胞分离机采集。采集 CD34$^+$ 细胞至少 2×10^6/kg(受者体重)以保证快速而稳定的造血重建。auto-PBSCT 受者采集前可予化疗[环磷酰胺(CTX),依托泊苷(VP-16)等]进一步清除病灶,当白细胞开始恢复时,按前述健康供者的方法动员采集造血干细胞。自体外周造血干细胞的保存方法同骨髓。

3. 脐带血 脐带血干细胞由特定的脐血库负责采集和保存。采集前须确定新生儿无遗传性疾病。应留取标本进行血型、HLA 配型、有核细胞和 CD34$^+$ 细胞计数,以及各类病原体检测等检查,以确保质量。

【预处理方案】 预处理的目的为:①最大限度清除基础疾病;②抑制受者免疫功能以免排斥移植物。预处理主要采用全身照射(total-body irradiation,TBI)、细胞毒药物和免疫抑制剂。根据预处理的强度,移植又分为传统的清髓性 HSCT 和非清髓性 HSCT(nonmyeloablative HSCT,NST)。介于两者之间的为减低强度预处理(RIC)HSCT。在 NST 中,预处理对肿瘤细胞的直接杀伤作用减弱,主要依靠免疫抑制诱导受者对供者的免疫耐受,使供者细胞能顺利植入,形成稳定嵌合体(chimerism),继而通过移植物中输入的或由 HSC 增殖分化而来的免疫活性细胞,以及以后供者淋巴细胞输注(donor lymphocyte infusion,DLI)发挥移植物抗白血病(graft versus leukemia,GVL)作用,从而达到治愈肿瘤的目的。NST 主要适用于疾病进展缓慢、肿瘤负荷相对低,且对 GVL 较敏感、不适合常规移植、年龄较大(>50 岁)的患者。NST 预处理方案常含有氟达拉滨(fludarabine)。对大多数患者,尤其是年轻的恶性肿瘤患者仍以传统清髓性预处理为主。常用的预处理方案有:①TBI 分次照射,总剂量为 12Gy,并用 CTX 60mg/(kg·d)连续 2 天;②静脉用白消安 0.8mg/(kg·6h)连用 4 天,联合 CTX 60mg/(kg·d)连用 2 天;③BEAM 方案[卡莫司汀(BCNU)+VP-16+Ara-C+ 美法仑(Mel)],用于淋巴瘤;④HD-Mel 方案(Mel 200mg/m^2),用于 MM。自体移植和同基因移植因无 GVL 作用,预处理剂量应尽量大些,且选择药理作用协同而不良反应不重叠的药物。

【植活证据和成分输血】 从 BMT 日起,中性粒细胞多在 4 周内回升至>0.5×10^9/L,而血小板回升至≥50×10^9/L 的时间多长于 4 周。应用 G-CSF 5μg/(kg·d),可缩短粒细胞缺乏时间 5~8 天。PBSCT 造血重建快,中性粒细胞和血小板恢复的时间分别为移植后 8~10 天和 10~12 天。CBT 造血恢复慢,中性粒细胞恢复时间多大于 1 个月,血小板重建需时更长,约有 10% 的 CBT 不能植活。而 HLA 相合的 BMT 或 PBSCT,植活率高达 97%~99%。GVHD 的出现是临床植活证据;另可根据供、受者间性别,红细胞血型和 HLA 的不同,分别通过细胞学和分子遗传学(FISH 技术)方法、红细胞及白细胞抗原转化的实验方法取得植活的实验室证据。对于上述三者均相合者,则可采用短串联重复序列(STR)、单核苷酸多态性(SNP)结合 PCR 技术分析取证。

HSCT 在造血重建前须输成分血支持。血细胞比容≤0.30 或 Hb≤70g/L 时须输红细胞;有出血且血小板小于正常或无出血但血小板≤20×10⁹/L(也有相当多单位定为≤10×10⁹/L)时须输血小板。为预防输血相关 GVHD,所有含细胞成分的血制品均须照射 25～30Gy,以灭活淋巴细胞。使用白细胞滤器可预防发热反应、血小板无效输注、GVHD 和 HVGR、输血相关急性肺损伤,并可减少 CMV 和 EBV 及 HTLV-Ⅰ的血源传播。

【并发症】 HSCT 的并发症及其防治,是关系移植成败的重要部分。并发症的发生与大剂量放化疗的毒副作用及移植后患者免疫功能抑制、紊乱有关。虽然多数并发症病因明确,但在某些并发症,多种因素均参与疾病发病过程。此外,患者可同时存在多种并发症表现。allo-HSCT 的并发症发生概率和严重程度显著高于 auto-HSCT。

(一)**预处理毒性** 不同的预处理产生不同的毒副作用。早期毒副作用通常有恶心、呕吐、黏膜炎等消化道反应,急性肝肾功能受损、心血管系统毒性作用也不少见。糖皮质激素可减轻放射性胃肠道损伤。口腔黏膜炎常出现在移植后 5～7 天,严重者需阿片类药物镇痛,继发疱疹病毒感染者应用阿昔洛韦和静脉营养支持,一般 7～12 天"自愈"。移植后 5～6 天开始脱发。氯硝西泮或苯妥英钠能有效预防白消安所致的药物性惊厥。美司钠(mesna)、充分水化、碱化尿液、膀胱冲洗和输血支持可以防治高剂量 CTX 导致的出血性膀胱炎。

移植后长期存活的患者也可因预处理发生晚期并发症,主要包括:①白内障:主要与 TBI 有关,糖皮质激素可促进其发生;②白质脑病:主要见于合并 CNSL 而又接受反复鞘内化疗和全身高剂量放、化疗者;③内分泌紊乱:甲状腺和性腺功能降低、闭经、无精子生成、不育、儿童生长延迟;④继发肿瘤:少数患者几年后继发淋巴瘤或其他实体瘤,也可继发白血病或 MDS。

(二)**感染** 移植后由于全血细胞减少、粒细胞缺乏、留置导管、黏膜屏障受损、免疫功能低下等原因,感染相当常见。常采取以下措施预防感染:①保护性隔离,住层流净化室;②无菌饮食;③胃肠道除菌;④免疫球蛋白输注支持;⑤患者、家属及医护人员注意勤洗手、戴口罩等个人卫生。移植后感染一般分为 3 期,早期为移植后 1 个月内,中期为移植后 1 个月到 100 天,晚期为移植 100 天后,各期感染的特点和致病菌有所差别。后期患者的感染风险取决于免疫功能的恢复水平。

1. **细菌感染** 移植早期患者易感因素最多,发热可能是感染的唯一表现,通常没有典型的炎症症状和体征。治疗应依照高危粒细胞缺乏患者感染治疗指南尽早进行广谱、足量的静脉抗生素治疗,并及时实施血培养或疑似感染部位的病原学检查,根据感染部位或类型、病原学检查结果和所在医疗单位细菌定植和耐药情况调整治疗。移植中后期患者骨髓造血功能虽基本恢复,但免疫功能仍有缺陷,尤其是存在 GVHD、低免疫球蛋白血症的患者仍有较高感染风险。

2. **病毒感染** 移植后疱疹病毒感染最为常见。单纯疱疹病毒感染应用阿昔洛韦 5mg/kg,每 8 小时 1 次静脉滴注治疗有效。预防时减量口服。为预防晚期带状疱疹病毒激活(激活率为 40%～60%),阿昔洛韦可延长使用至术后 1 年。EBV 和人类疱疹病毒 6 型(HHV-6)感染也不少见,并分别与移植后淋巴细胞增殖性疾病和脑炎密切相关。

CMV 感染是最严重的移植后病毒性感染并发症,多发生于移植后中晚期。CMV 感染的原因是患者体内病毒的激活或是输入了 CMV 阳性的血液制品。对供、受者 CMV 均阴性的患者,必须只输 CMV 阴性的血液。CMV 感染可表现为间质性肺炎(interstitial pneumonia,IP)、CMV 肠炎、CMV 肝炎和 CMV 视网膜炎。对其治疗除支持治疗外,还须抗 CMV 治疗,可选药物有更昔洛韦、膦甲酸钠。

3. **真菌感染** 氟康唑 400mg/d 口服预防用药大大减少了白念珠菌的感染。但近年来其他类型真菌感染的发生率明显增多,侵袭性真菌感染,尤其是曲霉菌、毛霉感染的治疗仍相当有挑战性。根据诊断结果可选择伊曲康唑、伏立康唑、卡泊芬净、米卡芬净、两性霉素 B 等药物。

4. **伊氏肺孢子菌肺炎** 移植前 1 周起即预防性服用复方磺胺甲噁唑(SMZco,甲氧苄啶 160mg 和磺胺甲噁唑 800mg,一日 2 次),每周用 2 天至免疫抑制剂停用,可显著预防伊氏肺孢子菌肺炎。

（三）肝窦阻塞综合征（hepatic sinusoidal obstruction syndrome，HSOS） 因血管内皮细胞损伤，移植可导致 HSOS、植入综合征、毛细血管渗漏综合征、弥漫性肺泡出血和血栓性微血管病等各类临床综合征。HSOS，原称肝小静脉闭塞症，其临床特征为不明原因的体重增加、黄疸、右上腹痛、肝大和腹水。发病率约 10%，确诊需肝活检。主要由肝血管和窦状隙内皮的细胞毒损伤和局部高凝状态所致。高峰发病时间为移植后 2 周，一般都在 1 个月内发病。HSOS 发病危险因素一般分为患者相关和移植相关两类。前者包括年龄、体能状况、移植前肝病史/肝功能异常、疾病进展状态、地中海贫血、铁过载、腹部放疗史、应用吉妥珠单抗或奥加伊妥珠单抗。后者主要包括 allo-HSCT（相比 auto-HSCT），HLA 不合/单倍体移植，二次移植，移植物未经去 T 细胞处理，含白消安（BU）或 TBI 的预处理，氟达拉滨、钙调磷酸酶抑制剂（CNI）联合西罗莫司预防 GVHD 等。低剂量肝素［100U/（kg·d）持续静脉滴注 30 天］、前列腺素 E_1、熊去氧胆酸预防 HSOS 有效。轻、中型 HSOS 的治疗以支持为主，包括限制钠盐摄入，改善微循环和利尿治疗，可自行缓解且无后遗症。重型患者预后差，多因进行性急性肝衰竭、肝肾综合征和多器官衰竭而死亡。

（四）移植物抗宿主病（GVHD） GVHD 是 allo-HSCT 后特有的并发症，是移植治疗相关死亡主要原因之一，由供者 T 细胞攻击受者同种异型抗原所致。产生 GVHD 需三个要素：①移植物中含免疫活性细胞；②受者表达供者没有的组织抗原；③受者处于免疫抑制状态，不能将移植物排斥掉。即使供、受者间 HLA 完全相合，还存在次要组织相容性抗原不相合的情况，仍有 30% 的机会发生严重 GVHD。产生 GVHD 的危险因素包括：供、受者间 HLA 相合程度，有无血缘关系，性别差异，年龄，基础疾病及其所处状态，预处理方式，GVHD 预防方案，移植物特性，感染，组织损伤等。

GVHD 可分为急性 GVHD（acute GVHD，aGVHD）和慢性 GVHD（chronic GVHD，cGVHD）两类，典型 aGVHD 发生于移植后 100 天内，cGVHD 发生于 100 天后。但目前认为 GVHD 的判定除依据发生时间外，更应强调临床表现（表 6-20-1）。aGVHD 主要累及皮肤、消化道和肝，表现为皮肤红斑和斑丘疹、持续性厌食和/或腹泻、肝功能异常等。组织活检虽有助于确诊，但临床诊断更为重要，不能因等待辅助检查而延迟治疗。

表 6-20-1 移植物抗宿主病的分类

分类	HSCT 或 DLI 后症状出现时间	aGVHD 特征	cGVHD 特征
aGVHD			
典型 aGVHD	≤100 天	有	无
持续性、复发性或迟发性 aGVHD	>100 天	有	无
cGVHD			
典型 cGVHD	无时间限制	无	有
重叠综合征	无时间限制	有	有

aGVHD 的临床严重程度分 I～IV 度（表 6-20-2、表 6-20-3）。I 度无须全身治疗，II～IV 度影响生存及预后，须迅速积极干预。aGVHD 治疗效果不理想，因此，aGVHD 的预防就显得更为重要，主要方法有两种：免疫抑制剂和 T 细胞去除。常用的药物预防方案为环孢素（CsA）联合甲氨蝶呤（MTX）。CsA 通过抑制钙调磷酸酶的作用而阻断 IL-2 基因的转录，从而阻断 IL-2 依赖性的 T 细胞增殖和分化。先用 CsA 2～4mg/（kg·d）静脉滴注，待消化道反应消失/缓解后改为口服，维持血药浓度在 150～250ng/ml。血清肌酐大于 177μmol/L（2.0mg/dl）时需停药；移植 40 天后每周减少 CsA 剂量 5%，一般至少应用 6 个月。MTX 15mg/m² 于移植后 1 天，10mg/m² 于 3 天、6 天和 11 天，共静脉滴注 4 次。此

外,他克莫司(tacrolimus,FK506)、吗替麦考酚酯(mycophenolate mofetil,MMF)也可作为预防用药。针对单倍体移植,G-CSF 和 ATG 的非体外去 T 细胞移植模式和移植后环磷酰胺的使用均能有效降低 aGVHD 发生率。从移植物中直接去除 T 细胞也是有效预防 GVHD 的方法,但可增加植入失败、移植后复发和感染风险。

表 6-20-2　急性移植物抗宿主病时组织器官的受累程度

受累程度	皮肤	肝	消化道
	体表面积计算按烧伤面积表计算	血总胆红素 /[μmol/L(mg/dl)]	成人每天腹泻量/ml
+	斑丘疹<25% 体表面积	34~51(2~3)	500~1 000
++	斑丘疹占 25%~50% 体表面积	51~103(3~6)	1 000~1 500
+++	全身红皮病	103~257(6~15)	>1 500
++++	水疱和皮肤剥脱	>257(>15)	严重腹痛和/或肠梗阻

表 6-20-3　急性移植物抗宿主病的临床分级

临床分级(度)		皮肤	肝	消化道	ECOG 体能
I	(轻)	+~++	0	0	0
II	(中)	+~+++	+	+	+
III	(重)	++~+++	++~+++	++~+++	++~+++
IV	(极重)	++~++++	++~++++	++~++++	++~++++

重度 aGVHD 治疗较困难。首选药物为甲泼尼龙(1~2)mg/(kg·d)。其他二线药物有抗 IL-2 受体(IL-2RA)单抗、MTX、芦可替尼、MMF、他克莫司、西罗莫司、ATG 等。此外,粪菌移植等新型治疗手段也有应用。

移植后生存期超过 6 个月的患者,约 30%~70% 合并 cGVHD。cGVHD 好发于年龄大、HLA 不全相合、无血缘移植、PBSCT 和有 aGVHD 者。cGVHD 可累及全身所有器官和组织,临床表现类似自身免疫病。一线治疗方案为糖皮质激素联合或不联合钙调磷酸酶抑制剂,但须预防感染。

【移植后复发】 部分患者移植后复发,复发概率与疾病危险度分层、移植时本病状态和移植类型等因素有关。多数复发发生于移植后 3 年内,复发者治疗较困难,预后也较差。移植后监测患者可检测残留病水平,对持续较高水平或有增高的高危患者,及时调整免疫抑制治疗强度、联合 DLI、输注 CAR-T 或预防性应用分子靶向药物等治疗有可能降低复发率。二次移植对少数复发患者适合。

【主要适应证】 随着 HSCT 技术的日益成熟和相关疾病治疗的发展进步,HSCT 的适应证在不断调整中。目前,患者年龄上限逐渐放宽,NST 几乎不受年龄限制。患者具体移植时机和类型的选择须参照治疗指南和实际病情权衡。

1. 非恶性病 ①SAA:对年龄<50 岁的重型或极重型再障有 HLA 相合同胞者,宜首选 HSCT。②PNH,尤其是合并 AA 特征的患者。③其他疾病:HSCT 能够治疗先天性造血系统疾病和酶缺乏所致的代谢性疾病,如 Fanconi 贫血、镰状细胞贫血、重型珠蛋白生成障碍性贫血、重型联合免疫缺陷病等;对难治性获得性自身免疫病的治疗也在探索中。

2. 恶性病 ①造血系统恶性疾病:HSCT,尤其是 allo-HSCT,是血液系统恶性肿瘤的有效治疗手段,具体详见各病有关章节。一般而言,AML、ALL、MDS 多采用异体移植;淋巴瘤、骨髓瘤多采用自体移植,但也可进行异体移植。②对放、化疗敏感的实体肿瘤也可考虑做 auto-HSCT。

【生存质量及展望】　HSCT 的成功开展使很多患者长期存活。大多数存活者身体、心理状况良好,多能恢复正常工作、学习和生活。约 10%～15% 的存活者存在社会心理问题,cGVHD 是影响生存质量的主要因素。由于我国独生子女家庭众多,因此研究开展无血缘关系供者移植、单倍型相合亲缘供者移植及脐带血干细胞移植意义重大。随着移植技术的不断改进及相关学科的不断发展,HSCT 必将能治愈更多的患者。

(徐　杨)

本章思维导图

第二十一章 | CAR-T 细胞免疫疗法在血液病中的应用

　　嵌合抗原受体 T 细胞（chimeric antigen receptor T-cell, CAR-T）治疗是指通过基因工程技术，合成由可结合抗原的单链抗体可变区、铰链跨膜区及胞内信号转导结构域组成的 CAR 基因片段，并通过各种载体在体外将 CAR 基因转入 T 细胞改造成 CAR-T 细胞，最后回输到患者体内的一项治疗技术。

　　CAR-T 细胞治疗在多种血液病，尤其是复发或难治性恶性血液病中取得显著疗效，在提高缓解率的同时也延长了无复发时间，是 21 世纪医学界的革命性进展。自 2017 年 FDA 批准第一个靶向 CD19 的 CAR-T 细胞产品用于治疗复发或难治性的急性 B 细胞淋巴细胞白血病（ALL）以来，国内外已有多项批准上市的商品化 CAR-T 细胞疗法。

　　【CAR-T 的发展历程】

　　1. 第一代 CAR-T 细胞　第一代 CAR-T 细胞的 CAR 结构嵌合了经典的抗体单链可变区（single chain variable fragment, scFv）片段，并由铰链区串联 CD3ζ 胞内信号结构域。将 Fv 嵌合入 TCR 恒定区，赋予 T 细胞类抗体识别特性，使其同时具备抗体样直接识别和细胞免疫毒性的双重特征，提高了靶向杀伤能力。

　　2. 第二代 CAR-T 细胞　T 细胞的完全激活一方面依赖于胞外 TCR 与抗原结合传导的第一信号，另一方面也需要共刺激分子受体与其配体结合所传递的第二信号。因此由 scFv、共刺激分子结构域和 CD3 信号转导结构域ζ 组成的第二代 CAR-T 细胞产生（图 6-21-1），其中最常用的共刺激分子结构域为 CD28 或 4-1BB。

　　3. 第三代 CAR-T 细胞　第三代 CAR-T 细胞技术指在第二代 CAR-T 细胞基础上额外增加一个共刺激分子片段，可为经典 CD28 或 4-1BB，也可为经典信号分子联合 OX40、ICOS、CD27、

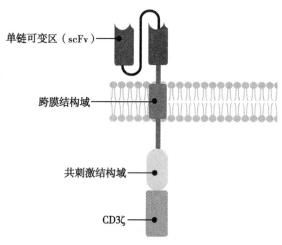

单链可变区（scFv）

跨膜结构域

共刺激结构域

CD3ζ

图 6-21-1　第二代 CAR 结构示意图

CD40-MyD88 等。相比第二代 CAR-T 细胞，第三代 CAR-T 细胞在一些临床前实验数据中表现出更强更持久的作用活性，但也有报道指出其更容易发生 T 细胞刺激阈值降低从而过度活化，可能诱发细胞因子过量释放等。

　　4. 第四代 CAR-T 细胞　第四代 CAR-T 细胞又被称为通用细胞因子介导杀伤的重定向 T 细胞（T-cell redirected for universal cytokine-mediated killing, TRUCK），其 CAR 结构中含有一个活化 T 细胞核因子（nuclear factor of activated T cell, NFAT）转录相应元件，可以使 CAR-T 细胞在肿瘤区域分泌特定的转基因蛋白，如细胞因子（IL-12、IL-18、趋化因子等），从而改善抑制性的肿瘤微环境，募集并活化其他免疫细胞进行免疫应答。

　　【CAR-T 适应证】　CAR-T 细胞属于"活的细胞"类药物，目前有数款 CAR-T 细胞产品经国内外临床试验探索后获批上市，用于复发或难治性 B 细胞淋巴细胞白血病、淋巴瘤及多发性骨髓瘤的二线及以上治疗。靶向 CD19 的 CAR-T 细胞产品包括替沙仑赛（tisagenlecleucel）、阿基仑赛（axicabtagene ciloleucel）、利基迈仑赛（lisocabtagene maraleucel）和瑞基奥仑赛（relmacabtagene autoleucel）等，适用于复发或难治性 B 细胞肿瘤。靶向 B 细胞成熟抗原（BCMA）的 CAR-T 细胞产品包括艾基维仑赛（idecabtagene vicleucel）、西达基奥仑赛（ciltacabtagene autoleucel）和伊基奥仑赛，适用于复发或难治性多发性骨髓瘤。此外，复发或难治性血液病患者经过评估后，可纳入合适的 CAR-T 治疗临床试验。

【CAR-T 治疗流程】

1. **筛选患者** 根据不同商品化 CAR-T 细胞产品的适应证，或不同临床试验的纳入排除标准，筛选符合条件的患者，收集相应信息并完善相关检查，主要包括：①人口学特征、生命体征、全身症状、既往病史、合并用药；②实验室检查：包括血常规、尿常规、便常规＋隐血、生化全套、免疫球蛋白定量、出凝血、细胞因子、淋巴细胞亚群、病毒学检测等；③骨髓检查：骨髓涂片、骨髓活检、骨髓流式细胞分析、染色体核型、免疫分型、基因分型、FISH 等；④辅助检查：心电图、心动超声、B 超、CT、PET-CT 等；⑤病灶检查：病灶活检病理、免疫组化、FISH、流式细胞术检测以及淋巴细胞抗原受体基因重排检测等。

2. **细胞采集** 采集患者成分血（单核细胞）或外周血，用于分离纯化 T 细胞，进而制备 CAR-T 细胞。研究者根据患者血象选择采血方式，建议优先采用单采。采血量根据需要采集的 CD3 阳性细胞量和患者外周血 CD3 阳性细胞的浓度确定。采血环境须保持清洁，严格履行无菌操作要求；采用密闭式采血，最大限度避免微生物污染。单采收集的 T 细胞将会用于后续制备 CAR-T 细胞，因此成功采集是其进行后续复杂生产工艺的重要前提。

3. **清除淋巴细胞治疗** 清除淋巴细胞预处理指的是在 CAR-T 细胞回输前，通过化疗的方式清除患者体内的淋巴细胞，不仅能够降低肿瘤负荷至较低水平，还能够清除自身免疫细胞，以促进 CAR-T 细胞在体内的扩增和存续。在 CAR-T 细胞治疗前第 5 天至第 3 天给予小剂量化疗，最常见的清除淋巴细胞预处理方案包括环磷酰胺、氟达拉滨和苯达莫司汀等。医生根据患者病情选择合适的化疗方案，常见的化疗方案如下：输注前第 5 天、第 4 天、第 3 天，连续 3 天静脉注射氟达拉滨，注射剂量为 $25\sim30mg/(m^2\cdot d)$；输注前第 3 天，同时静脉注射环磷酰胺，注射剂量为 $500mg/(m^2\cdot d)$。

4. **CAR-T 细胞制备** 细胞生产条件要求为洁净实验室（万级无尘），免疫细胞培养实验台为百级无尘。取得患者血样后 16 小时内进行 T 细胞分离、纯化。依据血样中 CD3 阳性细胞比例和白细胞计数情况计算分选的血量，获得足量的 T 细胞。使用慢病毒感染或电转染等方式制备 CAR-T 细胞，并在体外大量扩增，进行 CAR-T 细胞有效性检测。细胞回输前，取细胞培养上清液送权威的第三方检测机构做安全质控，质控项目包括细菌、真菌、支原体、衣原体和内毒素检测。

5. **CAR-T 细胞回输** 将检测合格的 CAR-T 细胞交给医生或护士，回输细胞量根据商品化产品说明书或研究计划确定。回输操作前，须记录患者生命体征，包括体温、血压、脉搏和呼吸。回输操作时，将输血器调节至合适速率，先用生理盐水冲管，再将装有重悬的 CAR-T 细胞的回输袋接入输血器，开始细胞回输。

6. **全程监测管理** CAR-T 细胞回输后 14 天内，一般须住院监测患者发生 CAR-T 相关不良反应的风险，并及时进行干预处理。细胞回输后第 1 个月内，患者需要每周完成随访要求的相关检查，根据患者的病情，也可能增加检测次数；在 CAR-T 回输后前 6 个月，每个月均对患者进行有效性随访；在回输半年后，更改为每 3 个月对患者进行一次随访；回输后 1～2 年内，每半年随访一次；在回输 3 年后更改为每年进行一次随访。

【CAR-T 治疗并发症】 CAR-T 细胞疗法在 B 细胞血液肿瘤中显示了较高的反应率及完全缓解率。但是，CAR-T 细胞疗法的相关并发症成为制约其应用的重要因素，主要包括：细胞因子释放综合征（cytokine release syndrome，CRS）、免疫效应细胞相关神经毒性综合征（immune effecter cell-associated neurotoxicity syndrome，ICANS）、骨髓抑制、CAR-T 相关凝血功能障碍（CAR-T-associated coagulopathy，CARAC）、感染、肿瘤溶解综合征及 CAR-T 相关噬血细胞性淋巴组织增生症（CAR-T-associated hemophagocytic lymphohistiocytosis，carHLH）等。其中 CRS 和 ICANS 是两种主要并发症，可导致患者治疗过程更加凶险，甚至死亡。因此，提高对 CAR-T 细胞治疗相关并发症的管理可使患者获益并改善预后。

1. **细胞因子释放综合征（CRS）** 细胞因子释放综合征是由于淋巴细胞活化，导致大量细胞因子释放（如 IL-6 等）所引发的临床综合征。CRS 在 CAR-T 细胞治疗 B 细胞肿瘤的发生率为 50%～90%；并且 CRS 的严重程度与患者疾病类型、输注的 CAR-T 细胞剂量、共刺激分子的类型等有关。CRS 的发生机制与单核巨噬系统活化、炎症因子风暴、内皮细胞活化相关。临床表现以发热≥38℃、血流动力学不稳定为特征。目前，临床试验中有几种分级系统可用于评估 CRS 的严重程度，包括 CTCAE 量表、Lee 量表、Penn 分级量表、CARTOX 标准和 ASTCT 共识。

2. **免疫效应细胞相关神经毒性综合征（ICANS）** 免疫效应细胞相关神经毒性综合征是指免疫治疗后，由内源性或外源性 T 细胞和/或其他免疫效应细胞激活或参与，引起的一系列神经系统异常的临床症状，见于 20%～60% 的 CAR-T 治疗患者。ICANS 的病理生理学机制尚不明确。目前认为其发病机制可能与血清及脑脊液中炎症因子水平升高、内皮细胞功能障碍、中枢神经系统炎症细胞浸润、星形胶质细胞与小胶质细胞活化相关。

ICANS 表现包括脑病伴意识混乱和行为改变、表达性失语或其他语言障碍、书写困难、构音困难、精细运动障碍、震颤、肌阵挛和头痛。更严重者可表现为迟钝或癫痫发作，需要插管开放气道。罕见情况下恶性脑水肿持续发展，危及生命。ICANS 可与 CRS 同时发生或在 CRS 趋向缓解时发生，有时可延迟至输注后 1 个月发病。ICANS 通常具有自限性，症状多持续 5～17 天。ICANS 的发病时间、持续时间和严重程度与 CAR-T 产品和患者疾病状态相关。ICE 评分指免疫效应细胞相关脑病评分，满分 10 分。除脑病外，ICE 评分还对意识、运动无力程度、癫痫、颅内压升高或脑水肿表现进行评估，以最严重症状对患者分级。

ICANS 的主要治疗是支持治疗和激素。托珠单抗不能缓解 ICANS，甚至可能使 ICANS 恶化。因此当 ICANS 与 CRS 同时发生时，ICANS 的处理可能优于低级别 CRS。虽然低级别神经毒性可自行缓解，但 2 级以上 ICANS 须使用激素。

3. **骨髓抑制** 骨髓抑制是恶性血液病患者接受 CAR-T 细胞治疗的常见并发症之一，临床症状表现为贫血、血小板和白细胞减少。可能原因包括：预处理化疗、CRS 过程中高水平细胞因子释放、脱靶效应、病毒感染、CRS 相关噬血细胞综合征。

4. **CAR-T 相关凝血功能障碍（CARAC）** CARAC 是一种与细胞因子的释放有关的临床综合征，在 CAR-T 细胞输注后短期内（大多在 28 天内）急性发作。其特征是出血和/或血栓形成，伴有血小板水平降低和凝血障碍。核心机制是内皮系统激活或损伤，表现为 PT、APTT、TT 延长，Fbg 降低等，可出现重要脏器出血及栓塞，严重时导致 DIC，相关症状包括出血、瘀斑、低血压、呼吸困难和意识模糊等。推荐治疗主要是支持治疗和凝血因子替代治疗，激素和 IL-6 拮抗剂可用于并发 CRS 或严重出血并发症时的治疗。

5. **感染** 感染可分为细菌感染、病毒感染和真菌感染。CAR-T 治疗过程中机会性感染很常见，多数感染发生在 CAR-T 细胞输注后早期，也可发生于几周到几个月，在免疫重建之前需要进行预防。发生感染的高危因素包括接受 CAR-T 治疗前的基线特征、CRS 严重程度、糖皮质激素的使用。CAR-T 细胞诱导的感染相关症状可能包括发热、恶心、疲劳加剧、头痛、肌痛和不适。迟发感染与 B 细胞再生障碍延长和使用激素治疗 CRS 和/或 ICANS 有关。治疗应有针对性，长期血细胞减少患者推荐预防性抗生素治疗。

6. **B 细胞免疫缺陷** 是由靶向 CD19、CD20、CD22 的 CAR-T 细胞对正常 B 细胞或 B 细胞前体细胞发动免疫攻击引发的免疫缺陷，以持续的 B 细胞缺乏和免疫球蛋白缺陷为特征。B 细胞缺乏持续时间长短可作为衡量 CAR-T 细胞在体内持久性的指标。免疫球蛋白缺陷指血清中一种或多种免疫球蛋白水平低于正常值下限的情况，其中以 IgG 降低最为常见。

7. CAR-T 相关噬血细胞性淋巴组织细胞增生症（carHLH）　噬血细胞性淋巴组织细胞增生症（HLH）是一种由病理性 T 细胞活化引起的炎症综合征，与自然杀伤（NK）细胞功能障碍相关，表现为高铁蛋白血症、凝血功能障碍、高甘油三酯血症和肝转氨酶升高等一系列实验室指标异常。在 CAR-T 治疗的部分患者中，出现的 HLH 样毒性反应类似于继发性 HLH/巨噬细胞活化综合征，相关症状可能包括发热、脾大、肝大、淋巴结肿大、皮疹、黄疸，肺部问题如咳嗽和呼吸困难。

（胡　豫）

本章思维导图

推荐阅读

［1］张之南,沈悌.血液病诊断及疗效标准.3 版.北京:科学出版社,2007.

［2］王吉耀,葛均波,邹和建.实用内科学.16 版.北京:人民卫生出版社,2022.

［3］KAUSHANSKY K,LICHTMAN M,PRCHAL J,et al.Williams Hematology.9th ed.New York:McGraw-Hill,2015.

［4］王振义,李家增,阮长耿,等.血栓与止血基础理论与临床.3 版.上海:上海科学技术出版社,2004.

［5］SWERDLOW S H,CAMPO E,HARRIS N L,et al.WHO classification of tumours of haematopoietic and lymphoid tissues.
Lyon:IARC Press,2017.

［6］中华医学会血液学分会血栓与止血学组.易栓症诊断与防治中国指南(2021 年版).中华血液学杂志,2021,42(11):
881-888.

［7］韩为东,梁爱斌,钱文斌.CAR-T 细胞治疗 NHL 毒副作用临床管理路径指导原则.北京:清华大学出版社,2021.

第七篇
内分泌和代谢性疾病

第一章 | 总 论

三维模型

第一节 | 内分泌学原理

一、内分泌系统

内分泌系统主要由内分泌腺(包括垂体、甲状腺、甲状旁腺、胰岛、肾上腺、性腺等)和分布在脑(尤其下丘脑)、脂肪、心血管、呼吸道、消化道、泌尿生殖系统等的内分泌组织和细胞组成。

二、激素

(一) 激素的定义与分类 激素(hormone)由内分泌腺和内分泌组织细胞产生,作用于特异性靶器官,引发一系列的生理效应,并可以通过反馈机制进行调节。

激素根据化学结构分为四类。

1. **肽类激素和蛋白质激素** 均由氨基酸残基组成分子的一级结构。主要包括小分子神经肽,如促性腺激素释放激素(GnRH)、促甲状腺激素释放激素(TRH)和生长抑素等;大分子蛋白质例如胰岛素、甲状旁腺激素、生长激素和催乳素等。这类激素经基因转录、翻译成为蛋白质和肽类激素前体,经裂解或加工形成具有活性的物质而发挥作用。如胰岛素原包含一个胰岛素分子和一个连接肽(C 肽),在高尔基体水解后形成胰岛素。

2. **胺类激素和氨基酸衍生物激素** 其原料为氨基酸,胺类激素主要包括肾上腺素、去甲肾上腺素、血清素(5-羟色胺)和褪黑素;氨基酸衍生物激素主要包括甲状腺激素。肾上腺素、去甲肾上腺素、多巴胺由酪氨酸转化而来。血清素经色氨酸羟化和脱羧而成。甲状腺素(T_4)和小部分三碘甲腺原氨酸(T_3)是活化的碘离子在甲状腺过氧化物酶的作用下,与甲状腺球蛋白分子上的酪氨酸残基结合而成的。

3. **类固醇激素** 以胆固醇为前体物质,为脂溶性激素。在肾上腺皮质、睾丸、卵巢或其他组织内(胎盘、肝、脂肪、大脑、皮肤)经多种酶作用后,转变为糖皮质激素(如皮质醇)、盐皮质激素(如醛固酮)、雄激素(如睾酮与双氢睾酮)、雌激素(如雌二醇)和孕激素(如孕酮)等。维生素 D_3(胆钙化醇)由皮肤 7-脱氢胆固醇在紫外线和一定温度条件下合成,然后经肝 25-羟化酶羟化为 25-羟维生素 D_3[25-(OH)D_3,25-羟胆钙化醇],再经肾 1α-羟化酶羟化,形成具有活性的 1,25-二羟维生素 D_3[1,25-(OH)$_2D_3$,骨化三醇]。

4. **脂肪酸衍生物** 多为花生四烯酸衍生物,主要包括前列腺素类、血栓素类和白三烯类生物活性物质。

(二) 激素的合成、释放与分泌

1. **激素的合成与释放** 激素是根据机体需求实时合成并释放到胞外发挥作用的。激素的合成与释放受到各种信号调节,主要有两种形式:①第一种方式主要见于肽类激素等,其由经典基因表达途径合成后储存于囊泡中,接收到释放信号后,激素通过胞吐作用排出至胞外。②第二种方式主要见于类固醇激素和脂肪酸衍生物等,前体物质在各种酶作用下形成相应激素后直接释放至胞外发挥作用,无需囊泡。大部分激素储备量较少,而甲状腺激素是例外,其合成后储存于滤泡中,可以满足 2 个月的生理需要。

2. 激素的分泌

（1）激素分泌的方式：主要包括：①内分泌（endocrine），经典的作用方式，激素通过血液转运到达其作用的靶组织；②旁分泌（paracrine），激素产生后作用于同一组织的邻近细胞，如睾丸间质细胞合成睾酮，睾酮既可以分泌入血，也可以作用于局部睾丸生精细胞，调节精子形成；③自分泌（autocrine），激素分泌后作用于自身分泌细胞，如乳腺上皮细胞产生的胰岛素样生长因子-1（IGF-1）；④胞内分泌（intracrine），即细胞内合成的激素可以直接作用在自身细胞，如乳腺可合成雌激素调节自身细胞代谢；⑤神经内分泌（neuroendocrine），神经激素由神经细胞分泌，借轴浆流动至末梢释放，如下丘脑的视上核和室旁核合成精氨酸加压素（AVP）/抗利尿激素（ADH），经下丘脑-垂体神经束移行至垂体后叶再分泌入血；⑥腔分泌（solinocrine），存在于胃肠道、支气管和泌尿生殖道等管道结构器官，如胃泌素等可直接作用于管道内膜细胞调节其功能。

（2）激素分泌的特点：激素的分泌具有节律性，可以受到外界环境（如季节、光照、进食和应激）的影响。女性的促性腺激素和性激素是以月（即卵泡成熟和排卵所需时间）为周期分泌的典型。褪黑素、生长激素、皮质醇等激素分泌具有昼夜节律（circadian rhythm）。正常成人早晨 8 时的血皮质醇水平最高，在午夜 0 时降至最低。睡眠节律的紊乱将影响激素的分泌。激素分泌节律的消失提示某些内分泌疾病，如库欣综合征的皮质醇分泌昼夜节律消失。

激素还具有脉冲性分泌的特点，如下丘脑 GnRH 每 1～2 小时形成一次脉冲性分泌，垂体黄体生成素（LH）/卵泡刺激素（FSH）的分泌有赖于 GnRH 的脉冲性分泌，若 GnRH 持续分泌反而抑制 LH/FSH 的分泌。

在激素清除率相对恒定状态下，激素的节律性和脉冲性分泌对激素浓度测定产生重要影响。血液激素浓度测定应根据不同激素的节律性和脉冲性来确定采样的时间和频率，24 小时尿液标本可反映激素全天分泌总量但无法确定其节律变化。例如早晨 8 时和午夜 0 时血浆皮质醇分别代表皮质醇分泌的峰值和谷值，而 24 小时尿游离皮质醇则反映皮质醇总量。生长激素的脉冲性分泌明显，IGF-1 则相对稳定，可用来衡量生长激素的分泌情况。另外，激素组分的不均一性也会影响测定值。激素组分包括激素原，活性激素变异体，活性激素单体、二聚体、多聚体，激素的分解片段等，分析测定结果时，必须考虑测定的组分范围及其临床意义。

（三）激素的转运与代谢　血液循环中的激素有游离和结合两种状态，游离激素可发挥激素相应的作用，而结合激素则是为了储备和转运。激素转运载体多为蛋白质，肽类激素较少与血浆蛋白结合，而胺类激素、氨基酸衍生物激素和类固醇激素则主要和血浆蛋白结合，因而半衰期较长。血浆蛋白主要包括特异性不高但结合容量大的白蛋白及各种激素特异性转运蛋白，如甲状腺素结合球蛋白（TBG）、性激素结合球蛋白（SHBG）、皮质醇结合球蛋白（CBG）、IGF 结合蛋白（IGFBP）、GH 结合蛋白（GHBP）等，这些血浆蛋白提供了一个储存库，使激素水平保持稳定。

有的激素在进入血流时已经具有生物活性，如生长激素（GH）和胰岛素。有的激素则需要活化的过程，如睾酮需要在男性泌尿生殖道和肝的 5α-还原酶作用下活化转为双氢睾酮；维生素 D_3 在肝和肾羟化后才具有生物活性。

肽类激素半衰期短，约 3～7 分钟。例如甲状旁腺激素（PTH）的半衰期只有 2 分钟，手术中测定其浓度可以确定甲状旁腺腺瘤是否已被完全切除。类固醇激素和氨基酸衍生物激素等的半衰期依激素类型和分子结构而异，多为数小时，少数可长达数周以上。如 T_4 的半衰期为 7 天，在甲减替代治疗时需要 1 个月以上才能达到新的稳态。激素在体内代谢可影响其半衰期，如 25-$(OH)D_3$ 半衰期约 2～3 周，而 1,25-$(OH)_2D_3$ 半衰期明显缩短，约为 6～8 小时。激素多在肝、肾和外周组织降解为无活性的代谢产物，肝、肾功能减退可影响激素灭活，如肝功能严重障碍者雌激素降解明显减慢，半衰期延长而致男性患者出现女性化表现。

（四）激素的作用机制　激素与相应受体结合后发挥作用。根据受体所在部位不同，分为胞内（核或胞质）受体激素和膜受体激素两大类。

1. 胞内(核或胞质)受体激素 类固醇激素、1,25-(OH)$_2$D$_3$、维A酸和甲状腺激素等通过扩散、主动摄取或"转位"等方式穿过靶细胞膜进入细胞内,与分布于胞核或胞质内的特异性受体结合,形成激素-受体复合物,受体变构后形成"活性复合物",并与靶基因DNA结合,活化或抑制基因,产生相应的生物学功能。之后激素-受体复合物因亲和性下降而解离,激素被灭活,而受体可被再循环利用。此类激素有许多天然或人工合成的激动剂(agonist)和拮抗剂(antagonist)。激动剂的作用是通过延长激素半衰期、增加激素-受体复合物的亲和力等加强激素作用;激素拮抗剂的作用相反,可使激素作用减弱或消失。

2. 膜受体激素 肽类激素、神经递质、生长因子和前列腺素等亲水性激素,不能自由通过脂溶性的细胞膜,须与靶细胞膜特异受体结合并激活受体,产生中间化合物以调节细胞功能,此中间化合物称为"第二信使"。激素-受体的相互作用迅速而可逆,但膜受体激素血浓度很低,只有高亲和性受体才能从血液或细胞外液中"捕获"到特异的激素。受体具有两种结合位点,即高亲和性-低结合容量位点和低亲和性-高结合容量位点,且受体与相应激素的结合具有高度特异性,相对应的激素(或激素类似物)与受体结合的亲和力最高。但非靶细胞也可存在数目不等的受体,如淋巴细胞,性腺细胞和脑细胞也存在小量的胰岛素受体,其作用未明。必须指出,一些类固醇激素的效应细胞也存在膜受体。

膜受体包括细胞外段、跨膜段和细胞内段。细胞外段负责识别激素,细胞内段负责启动细胞内的信号系统。细胞内信号系统是通过细胞内信号蛋白的共价键修饰和活化实现的。膜受体根据结构不同,一般可分为四类:①G蛋白耦联受体(G protein-coupled receptor,GPCR);②含激酶活性受体(receptor kinase,RK);③激酶交联受体(receptor-linked kinase,RLK);④配体门控离子通道受体(receptor of ligand-gated ion channel,RLGIC)。

相应激素与膜受体结合迅速而可逆,且可通过一个或多个信号通路转导信号和级联扩增(cascade amplification)信号发挥作用。膜受体在细胞内实现生物作用的分子通路很多,主要有:①第二信使介导的信号通路(包括腺苷酸环化酶-cAMP-蛋白激酶A通路、磷脂酰肌醇-Ca^{2+}信号通路、DAG-蛋白激酶C通路、cGMP-蛋白激酶C通路、一氧化酶-一氧化氮通路等);②含酪氨酸激酶受体-信号转导蛋白-丝裂原活化蛋白激酶信号通路;③细胞因子-STAT信号通路;④第二信使-蛋白激酶-DNA(基因表达)信号通路等。

受体合成或降解速率决定膜受体数目并调节激素的活性。此外,膜受体-激素结合力、激素穿膜信号转导和级联扩增反应等也是激素活性的重要调节因素。基础状态下受体在膜上呈弥散性分布,受体与激素结合后形成激素-受体复合物,由胞膜的小窝(caveolae)内化(internalization)进入胞质内,形成内体(endosome)。内体与溶酶体融合后被消化、降解,或进入受体的再循环途径,而激素一般均被分解灭活。

(五)激素的调节

1. 激素的反馈调节 反馈调节是激素最主要的调节方式。循环激素的生理浓度是依赖内分泌激素分泌量与清除量的平衡维持的。激素的分泌严格地被循环浓度调节,这个浓度对于靶细胞的生理活动是最适当的。常见的内分泌调节轴如下。

(1)下丘脑-垂体-靶腺轴:下丘脑-垂体-靶腺(甲状腺、肾上腺皮质、性腺)间存在相互依存、相互制约的反馈性调节关系(图7-1-1)。有负反馈和正反馈调节。负反馈是指下丘脑-垂体分泌激素刺激各自靶腺分泌,靶腺激素过高时反馈抑制相应的下丘脑-垂体激素分泌,从而保持靶腺激素浓度在正常范围内,同时垂体激素也可负反馈抑制下丘脑激素分泌以保持垂体激素正常分泌。正反馈调节作用相反,即血中靶腺激素增高时刺激下丘脑-垂体激素分泌,主要见于性激素与下丘脑-垂体激素间的调节。月经周期的卵泡期,FSH/LH刺激卵巢,雌激素分泌逐渐增加,达一定程度接近排卵时,增高的雌激素兴奋下丘脑-垂体,FSH/LH分泌骤然增加,促进排卵。

(2)肾素-血管紧张素-醛固酮轴:调节血压、血容量、水与电解质平衡的重要调节系统,心房钠尿

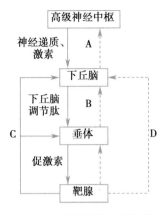

图 7-1-1　**下丘脑-垂体-靶腺轴的反馈调节**
A. 超短反馈调节；B. 短反馈调节；C. 正反馈调节；D. 长负反馈调节。实线表示兴奋；虚线表示抑制。

肽（ANP）、抗利尿激素（ADH、AVP）等亦参与此调节轴。肾、心脏、卵巢、睾丸等组织均可合成和分泌血管紧张素Ⅱ和血管紧张素转换酶，形成的局部调节系统对组织功能和组织重构有重要影响。

（3）能量代谢调节系统：脂肪细胞可合成和分泌百余种激素，如瘦素（leptin）和脂联素（adiponectin）等。这些激素和机体的营养状态以及体重之间形成负反馈调节环，控制个体的能量摄取、能量消耗、碳水化合物与脂肪代谢。同时此调节系统亦是神经-内分泌-营养调节网络的一部分。

（4）甲状旁腺激素-降钙素-1,25-二羟维生素 D_3 调节系统：主要调节骨代谢，维持血液和细胞外液钙、磷、镁等的相对稳定。骨代谢调节主要涉及三种主要激素 PTH、降钙素（CT）和 1,25-$(OH)_2D_3$ 以及三个主要器官（骨、肾和肠），但骨骼的发育、生长、成熟和代谢还受其他许多激素调节，如 GH、甲状腺激素、性激素、糖皮质激素、胰岛素和 IGF-1等；骨组织内亦有复杂的局部调节机制，涉及激素众多，如护骨因子（OPG）、NF-κB 受体激活蛋白（RANK）、RANK 配体（RANKL）等，从而将骨吸收和骨形成耦联，维持骨组织的正常代谢。

2. 激素间相互作用的方式　内分泌和代谢等生理活动的调节有赖于多种激素间的相互作用，包括以下几种方式。

（1）整合作用：激素可选择性调节不同生理过程，最终完成对同一生理结局的调控。如低血糖时，机体分泌胰岛素减少，而胰高血糖素和糖皮质激素等分泌增多，从而达到提升血糖的目的。

（2）协同作用：多种激素可发挥相似作用，完成同一生理过程。如低血糖时，肾上腺素、胰高血糖素、糖皮质激素和生长激素可通过不同的机制，协同起到升高血糖的作用，尤其在严重低血糖时更为明显。

（3）拮抗作用：即一种激素可对抗另一种激素的作用。如胰岛素可降低血糖，从而拮抗肾上腺素、胰高血糖素、糖皮质激素和生长激素等的升糖作用。

3. 内分泌系统和其他系统的相互作用

（1）神经-内分泌-免疫调节网络：神经、内分泌和免疫系统间可共享信息分子及其受体，且其信号转导过程也相似，同时三者之间有广泛和密切的相互调节，从而组成相互依赖和调节的网络，共同调节机体的生命活动。三大系统可同时感受机体内外环境的变化并对感受的信息进行加工、处理、存储和整合，从而协调一致，并根据机体整体的需要作出反应。

（2）神经-内分泌-营养调节网络：由中枢神经系统、神经内分泌系统（如下丘脑）和效应器官组织（如脂肪组织和肠道）等，共同组成体内能量代谢调节网络，并对各种食物和营养素等产生生理或生化反应，表现为饥饿或饱食感及对食欲的反应等主观感觉。此调节系统的研究进展主要表现在以下几个方面：下丘脑神经核团分泌多种与食欲有关的激素［如增强食欲的神经肽 Y 和抑制食欲的阿黑皮素原（POMC）等］；脂肪细胞分泌的瘦素和胃黏膜细胞分泌的胃促生长素（ghrelin）可作用在下丘脑，从而调节控制食欲的激素分泌；胰岛素、胰高血糖素、肾上腺素等也参与体内能量代谢调节。以上系统分别作用于下丘脑的摄食中枢和效应器官组织（如脂肪组织和胃肠道），调节进食量、能量代谢和体脂储量等。目前胰高血糖素样肽-1（GLP-1）受体激动剂可作用于神经-内分泌-营养调节网络，用于治疗糖尿病和肥胖症。

三、代谢

代谢（metabolism）是人体生命活动的基本形式。通过代谢，机体同外界进行物质交换和转化，体内对摄入的物质进行分解、利用与更新，为个体的生存、活动、生长、发育、生殖和维持内环境稳定提供物质与能量。代谢包括合成代谢和分解代谢两个过程。合成代谢(anabolism)指从外界摄入的营养物质进入机体内后,通过一系列化学反应合成较大分子并转化为自身物质的过程,并以糖原、蛋白质、脂肪及其化合物的形式在体内储存,这一反应过程需要耗能。分解代谢(catabolism)是体内的糖原、蛋白质和脂肪等大分子物质分解为小分子物质的降解过程,常伴随能量的生成与释放。中间代谢是指营养物质进入机体后在体内进行合成和分解代谢过程中的一系列化学反应。如某一环节出现障碍,即引起代谢性疾病(metabolic disease)。营养性疾病和代谢性疾病的关系密切。如:维生素 D 缺乏症常表现为钙磷代谢异常;能量摄入不足可致营养不良症,而能量摄入过多可致肥胖症和糖尿病等。

(一)营养素 人类为了维持生存、生长发育,进行各种生命活动,要从外界摄入食物以供给能量、构成组织和调节机体机能,这些物质称为营养素(nutrient)。营养素包括了碳水化合物、脂肪、蛋白质、维生素、矿物质、膳食纤维和水七大类。

1. 宏量营养素 碳水化合物、蛋白质、脂肪属于宏量营养素(macronutrient)。宏量营养素进入体内后经消化、吸收、代谢,产生葡萄糖、氨基酸、脂肪酸及甘油,并通过一系列化学反应,合成较大分子并转变为自身物质,如糖原、蛋白质、脂肪及其他化合物,在体内储存。部分氨基酸是维持机体正常功能所必需,但自身不能合成,必须体外补给,称必需氨基酸(essential amino acids)。作为能量来源,碳水化合物、蛋白质、脂肪在体内可以相互转换。

2. 矿物质 又称无机盐,主要生理作用包括构成人体组成成分(如骨、牙)、维持细胞膜的通透性,维持正常的渗透压和酸碱平衡,维持神经和肌肉的正常兴奋性,参与、介导或调节多种酶、激素及特殊蛋白活性。如钙离子可作为第二信使参与调节脂肪酶、腺苷酸环化酶的活性,也在凝血过程中参与纤维蛋白原向纤维蛋白的转化。矿物质在体内不能合成,必须从食物和水中摄取,体内组织器官分布不均匀,各种矿物质元素之间存在协同或拮抗作用,部分矿物质需要量少,生理需要量与中毒剂量的范围窄,过量易中毒。矿物质又分为常量元素(macroelement)和微量元素(microelement)两类。常量元素在体内含量较多,如钙、镁、钠、氯、磷、钾。微量元素在人体组织中含量极少;在人体内可测得60 种以上微量元素,其中 14 种(铁、氟、锌、铜、镍、硒、钒、锡、锰、碘、钼、铬、钴和硅)有特殊生理功能,为人体所必需,故称必需微量元素。

3. 维生素 人和动物为维持正常的生理功能而必须从食物中获得的一类微量有机物质。其存在于天然食物中,一般不能在人体内自身合成或合成很少,人体需要量很少,虽然既不供应热能也不构成机体组织,但十分重要,常以辅酶或辅基的形式参与酶的功能。维生素在维持人体生长发育、代谢和器官功能,延缓衰老等方面具有重要作用。维生素可分为脂溶性(维生素 A、D、E 和 K)和水溶性(维生素 B 族和维生素 C)两类。

维生素与必需微量元素一起合称为微量营养素(micronutrient)。虽然微量营养素消耗甚微,但许多微量营养素具有重要的生理作用(如酶催化作用),故摄入不足可引起营养性或代谢性疾病。

4. 膳食纤维 可促进消化道蠕动,防止便秘,排出有害物质,预防肠道肿瘤,并有控制体重,降低血糖和血脂等作用。

机体对各种营养素都有一定的需要量、适宜摄入量和可耐受最高摄入量,如一种或多种营养物质摄入不足、过多或比例不适,或因机体的器质性或功能性疾病导致营养素失衡,则会发生营养性疾病。

(二)营养素的消化、吸收、代谢与排泄 食物进入胃肠道,在消化液、酶等作用下,转变为单糖、氨基酸、短链和中链脂肪酸以及甘油,与水、盐、维生素等一起被吸收入血,中性脂肪和多数长链脂肪酸则经淋巴入血,到达肝和周围组织被利用,合成物质或提供能量。机体自身的物质,亦随时被分解提供能量或合成新的物质。各种营养物质的中间代谢受基因控制,酶、激素和神经内分泌负责调节。代谢底物的质和量、辅助因子、体液组成、离子浓度等反应环境,以及中间和最终产物的质和量等对调节中间代谢亦起一定作用。中间代谢所产生的物质,除被机体储存或重新利用外,最后以水、二氧化碳、含氮物质或其他代谢产物的形式,经肺、肾、肠、皮肤黏膜等排出体外。

当机体对一种或多种营养物质摄入、合成或排泄异常时,会导致营养性疾病。例如能量摄取超过消耗引起肥胖症,肝硬化失代偿期白蛋白合成障碍引起低白蛋白血症,腹泻导致低钾血症。在一些特殊情况下,如发热、甲状腺功能亢进症、肿瘤、慢性消耗性疾病、大手术后以及生长发育、妊娠等,机体需要营养物质增加,如供应不足可致营养缺乏。

(三)**能量代谢** 机体内能量的供给和消耗处于动态平衡。每日总能量消耗由基础代谢能量消耗(占 50%～70%)和体力活动能量消耗组成。基础代谢能量消耗因性别、年龄、身高和体重不同而异;机体除基础代谢能量消耗外,常因生长、发育、妊娠、哺乳等情况而使所需的能量增加,称为特殊功能活动消耗。60 岁后能量消耗每年下降约 0.7%。体力活动耗能的需求因活动强度和持续时间的不同而异,如轻、中、重体力活动所需能量约为基础代谢能量的 30%、50%、100%。机体在代谢过程中,需要将体外宏量营养素中的能量转为机体自身贮存的能量和代谢所需的能量。其转化效率的个体差异很大。在能量物质的消化、吸收、代谢、转化和排泄过程中,任何环节的功能障碍,如底物不足或过剩、调节代谢的酶和激素或其他因素异常、进行代谢的组织的结构或功能异常等,均可导致代谢性疾病。如碳水化合物吸收不良可由于消化道炎症、消化道解剖结构或功能缺陷、葡萄糖转运体异常等引起;遗传性代谢病如苯丙酮尿症是由苯丙氨酸羟化酶缺乏引起。

第二节 │ 内分泌和代谢性疾病的诊断

内分泌代谢病可分为临床型和亚临床型,临床型疾病常有典型症状及体征,结合实验室检查易于诊断。亚临床型疾病无典型临床表现,仅有实验室检查轻度异常。内分泌代谢病的诊断应包括功能诊断、定位诊断(解剖诊断)和病因诊断三个方面,必要时进行分型和分期。

一、临床表现

(一)**病史** 询问疾病发生的时间顺序、持续时间、轻重缓急有助于提供疾病的诊断线索,如 1 型糖尿病通常起病急,患者"三多一少"症状明显,而 2 型糖尿病起病较缓和,可能无典型"三多一少"症状。嗜铬细胞瘤常有阵发性高血压病史。伴随症状有助于判断疾病的严重程度,如对糖尿病患者的心血管、肾、眼部、四肢及神经系统症状的问诊有助于判断是否合并慢性并发症。既往史有助于病因的诊断,如妇女垂体前叶功能减退症常有产后大出血的病史,Nelson(纳尔逊)综合征有双侧肾上腺切除术史。个人史、用药史有助于了解有无外界因素或医源性因素导致疾病的可能,如利尿药、甘草制剂等可引起低钾血症;糖皮质激素可引起医源性库欣综合征。月经史、婚育史对于性腺疾病尤为重要。家族史的询问有助于遗传性内分泌代谢病的诊断和家族中无症状者的筛查,如线粒体基因突变糖尿病具有母系遗传特点。甲状腺髓样癌须注意家族遗传。

(二)**症状和体征** 不同的内分泌代谢病有其特殊的症状和体征,患者的体型、特殊面容、生活习惯变化等均有助于提供疾病的诊断线索:如甲状腺功能亢进症的消瘦、多汗等高代谢综合征;Graves眼病的突眼;库欣综合征的向心性肥胖、满月脸及皮肤紫纹;Addison 病的皮肤色素沉着;肢端肥大症的特殊面容及手脚变大;糖尿病的多饮、多尿、多食和体重下降等。

二、功能诊断

(一)**激素相关的生化检测** 血液或尿液中电解质等生化异常是反映激素水平异常的间接证据,也可用于疾病的鉴别。例如,原发性醛固酮增多症由于醛固酮分泌增多,出现低钾血症合并代谢性碱中毒、尿钾不适当排出增多;肾小管性酸中毒则表现为低钾血症合并代谢性酸中毒;库欣综合征由于糖皮质激素增多,出现高血糖、高血钠、低血钾;肾上腺皮质功能减退导致低血钠、高血钾及空腹低血糖;原发性甲状旁腺功能亢进症由于甲状旁腺激素增多,出现高钙血症、低磷血症,尿钙排出增多;甲状旁腺功能减退症则出现低钙血症。

（二）激素及其代谢产物测定 测定血、尿激素水平是反映内分泌腺功能的直接指标,也是内分泌代谢病诊断的重要依据,如根据血中促甲状腺激素及甲状腺激素水平判断甲状腺功能,24 小时尿游离皮质醇是诊断库欣综合征的主要实验室指标。测定血、尿激素代谢产物亦可反映激素水平,如测定血甲氧基肾上腺素(MN)和甲氧基去甲肾上腺素(NMN)可判断体内儿茶酚胺的水平;尿 17-羟皮质类固醇、17-酮类固醇反映皮质醇的水平。随着检测技术的发展,由第一代放射免疫分析(radioimmunoassay,RIA),到第二代免疫放射分析(immunoradiometric assay,IRMA)和第三代免疫化学发光分析(immunochemiluminescent assay,ICMA)、化学发光免疫分析(chemiluminescence immunoassay,CLIA)等,检测灵敏度不断提升,大大地推动了内分泌代谢病诊疗水平的发展。

分析激素及其代谢产物的测定结果时要注意:①激素及其代谢产物的正常参考范围有年龄和性别之差;②激素分泌具有节律性,需要限定特定采血时间及正常参考范围,如根据皮质醇昼夜节律,需要检测早晨 8 时、下午 4 时和午夜 0 时血浆皮质醇浓度;性激素水平在女性月经周期中具有节律变化,一般于月经来潮第 2～3 天采血检测性激素;③激素分泌具有脉冲性,为了减少误差,激素测定至少需要重复 1 次;④激素测定方法不同,其特异度和灵敏度的差异可带来检测误差;⑤测定结果分析须结合调节轴上下游激素或产物进行分析;⑥激素分泌及测定受睡眠、饮食、药物、体内存在的特异性或非特异性抗体及全身状态的影响,临床上要综合多项资料全面分析,如应激状态下促肾上腺皮质激素、皮质醇及儿茶酚胺浓度会增加;过量生物素的使用(常用于保健品及治疗多发性硬化)可干扰激素与抗体的结合,进而影响甲状腺激素、促甲状腺激素、卵泡刺激素(FSH)、黄体生成素(LH)等激素的测定。

（三）激素分泌的动态试验 根据激素反馈调节机制可以通过激素分泌动态试验进一步检测腺体的功能状态、明确病变部位,包括兴奋试验和抑制试验。

1. **兴奋试验** 兴奋试验的目的是检测内分泌腺的激素储备量,考虑内分泌功能减退时使用。如 ACTH 兴奋试验用于检查肾上腺皮质产生皮质醇的储备功能,胰岛素低血糖试验可用于评估腺垂体产生 GH 的功能。

2. **抑制试验** 抑制试验的目的是检测内分泌腺合成与释放激素是否不受反馈性调节,考虑内分泌功能亢进时使用。例如小剂量地塞米松抑制试验用于检测皮质醇是否过度分泌,口服葡萄糖耐量试验可用于检测腺垂体分泌 GH 的自主性。

三、定位诊断

确定某种激素分泌异常后,需要进行定位诊断以确定病变的部位,明确是腺体功能异常还是存在异常分泌激素的肿瘤。

（一）影像学检查 超声、X 线、CT、MRI 和超声内镜等影像学检查对内分泌系统疾病有定位价值,不同部位病变根据情况选择不同检查手段,如 MRI 在垂体病变的诊断中具有优势,而超声在甲状腺和甲状旁腺疾病的诊断中更具优势。某些微小的病灶需要进行 MRI 或 CT 薄层(<3mm)和动态增强扫描以提高阳性检出率。

（二）核素显像 甲状腺核素扫描(^{123}I、^{131}I 或 ^{99m}Tc)可用于评价甲状腺结节的功能,甲状旁腺核素扫描(^{99m}Tc-MIBI)可用于甲状旁腺功能亢进症的病灶定位。正电子发射计算机断层成像(PET-CT)可定位原发肿瘤及转移瘤灶,如采用可被内分泌肿瘤细胞摄取的特定放射性核素标记,可以定位不同类型的内分泌肿瘤。^{18}F-DOPA PET-CT 可用于定位嗜铬细胞瘤/副神经节瘤,^{68}Ga-Exendin-4 PET-CT 可用于胰岛素瘤的定位,^{68}Ga-DOTATATE PET-CT 可定位表达生长抑素受体的神经内分泌肿瘤,^{68}Ga-Pentixafor PET-CT 可用于原发性醛固酮增多症的定位诊断,^{18}F-Fluorocholine PET-CT 用于甲状旁腺增生/腺瘤的定位。

（三）静脉插管采血 将静脉导管置于内分泌腺的流出端静脉,采血样检测激素的浓度可以明确病变部位。如肾上腺静脉采血(AVS)可用于判断原发性醛固酮增多症是单侧病变还是双侧病变,岩下窦采血(IPSS)可以用于判断升高的 ACTH 是否为垂体来源,用于鉴别库欣病和异位 ACTH 综合征。

四、病因诊断

(一)免疫学检查 通过测定血浆中存在的相关自身抗体可确定疾病与自身免疫有关,如谷氨酸脱羧酶抗体(GADA)对 1 型糖尿病诊断具有重要意义,Graves 病可检出 TSH 受体抗体(TRAb),而桥本甲状腺炎中可检出甲状腺过氧化物酶抗体(TPOAb)及甲状腺球蛋白抗体(TgAb)。

(二)病理学检查 穿刺活检是取得病理诊断的重要手段。如甲状腺细针穿刺活检(FNA)常用于判断甲状腺结节性质,其操作简单,创伤小。手术后切除的组织做病理学检查可明确疾病的病因,但内分泌腺肿瘤的良、恶性鉴别往往需结合肿瘤的生物学行为(如包膜侵犯、血管侵犯)才能明确。免疫组化染色有助于鉴定激素成分和明确肿瘤细胞的来源。

(三)染色体检查 一些内分泌和代谢性疾病是由染色体异常引起的,如 Turner 综合征缺失一个 X 染色体(或嵌合体或 X 染色体畸形);Klinefelter 综合征则多一个 X 染色体或嵌合染色体。

(四)分子生物学检查 分子生物学技术可明确一些内分泌腺肿瘤、代谢酶缺陷和许多激素抵抗综合征或过敏感综合征的病因。例如青少年中的成年发病型糖尿病(MODY)发病常与 *GCK* 基因突变等有关;*CYP21A2* 基因突变是先天性肾上腺皮质增生症的常见病因;甲状腺激素抵抗综合征与甲状腺激素受体(TRβ)基因突变有关;多发性内分泌腺瘤病 1 型常与 *MEN1* 基因突变有关。对于大多数内分泌遗传疾病,全外显子测序可有效识别致病变异;对于有典型表型的内分泌疾病,可只进行目标单基因或易感基因的检测。

第三节 │ 内分泌和代谢性疾病的治疗

一、内分泌腺功能亢进的治疗

(一)药物治疗 用药物抑制或阻断激素的合成或分泌是治疗内分泌腺功能亢进症的常用方法,如用咪唑类或硫脲类药物治疗甲亢;用多巴胺受体激动剂治疗垂体催乳素瘤;用米托坦或美替拉酮治疗皮质醇增多症等。激素受体拮抗剂可以竞争性抑制激素与其受体结合,如螺内酯治疗原发性醛固酮增多症;环丙孕酮治疗中枢性性早熟。此外,还可以利用激素之间的拮抗作用,比如生长抑素可用于生长激素瘤、胰岛素瘤、胰高血糖素瘤、胃泌素瘤和血管活性肠肽瘤的治疗。激素类似物也具有治疗作用,如促性腺激素释放激素类似物可通过减少性腺激素的产生,而用于性早熟、多囊卵巢综合征和子宫内膜异位症等疾病的治疗。

(二)手术治疗 用于切除激素分泌性肿瘤或增生性的腺体组织,减少激素过度的合成、分泌以及减轻局部压迫症状。如垂体瘤、Graves 病、甲状腺自主高功能腺瘤、甲状旁腺腺瘤、肾上腺皮质腺瘤、嗜铬细胞瘤等均可以手术治疗。围手术期应采取充分的措施保证生命体征的平稳,术后须评估相应腺体功能,必要时给予替代治疗。

(三)核素治疗 某些内分泌腺有浓聚某种化合物(一般为激素合成的底物或底物类似物)的功能,可通过核素标记该化合物,破坏内分泌腺,达到治疗目的;内分泌肿瘤细胞表面表达生长抑素受体等,通过核素标记生长抑素类似物,利用生长抑素类似物对生长抑素受体的特异性结合,将标记的放射性同位素导向肿瘤,即肽受体放射性核素疗法(PRRT)。常用于内分泌肿瘤、神经内分泌肿瘤或非肿瘤性内分泌腺功能亢进症的治疗。如用 ^{131}I 治疗 Graves 病,用 ^{131}I-MIBG 治疗嗜铬细胞瘤等。

(四)放射治疗 常作为手术和药物治疗的辅助手段。X 射线、γ 射线和带电粒子如电子、质子和重离子可用于内分泌腺肿瘤治疗。放射治疗产生的电离辐射损伤靶区肿瘤细胞 DNA,导致细胞死亡或抑制细胞生长。如垂体生长激素瘤术后对肿瘤残存组织可进行放射治疗。

（五）**介入治疗和消融治疗** 常规手术无法切除且无法耐受药物治疗的肾上腺、甲状腺、甲状旁腺和胰岛肿瘤，可采用高选择性动脉介入栓塞治疗或消融治疗。

（六）**分子靶向治疗** 许多内分泌腺肿瘤（癌）的发生与一些原癌基因激活或肿瘤抑制基因失活有关，因此针对这些基因的分子靶向治疗对这些内分泌腺瘤（癌）可能有效。如随着对甲状腺癌发病分子机制的深入探索，许多靶向药物已被证实能有效治疗甲状腺癌，包括酪氨酸激酶抑制剂（tyrosine kinase inhibitor，TKI）、*BRAF* 抑制剂和 *RET* 抑制剂等。研究表明，这些分子靶向药物能有效地抑制甲状腺癌细胞的生长，在晚期甲状腺癌的治疗中取得一定疗效。而对于存在局部进展或远处转移的神经内分泌肿瘤，mTOR 通路抑制剂等分子靶向治疗为患者提供了一种新的有效的治疗方案。

（七）**免疫治疗** 随着免疫检查点抑制剂（immune checkpoint inhibitor，ICI）在肿瘤治疗中的广泛应用，针对内分泌腺肿瘤（癌）的免疫治疗研究也日益受到关注。

二、内分泌腺功能减退的治疗

内分泌腺功能减退的病因除了有自身免疫炎症、手术切除或同位素破坏、肿瘤、感染等，还包括腺体发育异常、激素合成酶缺陷、激素基因缺陷（变异型激素）、激素受体或受体后缺陷、激素作用障碍等。

（一）**激素替代治疗** 激素替代疗法有助于改善内分泌功能减退的临床表现。如胰岛素替代治疗 1 型糖尿病，左甲状腺素（L-T$_4$）替代治疗甲状腺功能减退症。替代治疗要注意：①疗效监测。如 L-T$_4$ 替代治疗原发性甲状腺功能减退症须监测血清 TSH 以判断疗效。②根据药理学特点给药。根据激素的化学性质，给药的途径可以为口服、静脉注射、皮下注射或者吸入等，激素替代治疗时要尽量模拟生理节律给药。③根据生理或病理状态调整用量。激素所需量随年龄和体内、外环境变化而波动，如在应激时糖皮质激素替代治疗的用量须成倍增加。④和其他药物的相互作用。如卡马西平可以诱导细胞色素 P450 酶活性增强，加快糖皮质激素的代谢。⑤注意不良反应。比如胰岛素注射可出现低血糖、体重增加等。

（二）**药物治疗** 利用化学药物刺激激素分泌或增强激素的作用可治疗某些内分泌腺功能减退症，磺酰脲类药物或胰岛素增敏剂治疗 2 型糖尿病。部分先天性代谢性疾病是由于作为酶反应辅助因子的维生素合成不足，或由于酶缺陷以致与维生素辅酶因子的亲和力降低所致，补充相应维生素可纠正代谢异常。例如胱硫醚 β 合成酶缺乏所致的高胱氨酸尿症，须给予低甲硫氨酸饮食，并试用大剂量维生素 B$_6$ 及叶酸。

（三）**器官、组织或细胞移植** 可进行同种器官、组织或细胞移植，以期达到纠正内分泌腺功能减退的目的，如通过遗体捐献来源的胰腺、胰岛或人多能干细胞分化的胰岛细胞移植治疗 1 型糖尿病；将甲状旁腺碎片移植到前臂肌肉组织中以治疗原发性甲状旁腺功能减退症等。

（四）**病因治疗** 针对发病机制的治疗包括用基因工程合成的酶治疗代谢酶缺陷症；避免接触诱发物质，例如葡萄糖-6-磷酸脱氢酶缺乏者，避免进食蚕豆和避免阿司匹林、磺胺类等药物；苯丙酮尿症患者限制含苯丙氨酸的食物摄入亦有良好防治效果。

本章思维导图

（肖海鹏）

第二章 | 下丘脑疾病

下丘脑（hypothalamus）又称丘脑下部，位于大脑腹面、丘脑的下方，是哺乳动物大脑进化上高度保守的部分。作为神经内分泌中枢，不仅产生释放激素调节垂体功能，下丘脑还有调节摄食、体温、睡眠、水平衡、血压以及自主神经功能等多方面作用。

一、下丘脑的解剖结构与功能

（一）下丘脑解剖结构

1. 下丘脑解剖结构 下丘脑是位于间脑下部的一个楔形的微小组织，主要由灰质组成。间脑内有第三脑室，在大脑的矢状切面上，可见第三脑室侧壁的后方有一突出部位，此为丘脑，其下即为下丘脑。下丘脑向下伸展与垂体柄相连。从脑的腹侧面看，下丘脑为一明显的隆起，在其后是成对的乳头体，中间是漏斗的隆起。成年人的下丘脑重约 4g（占全部脑重量的 1% 以下）。丘脑内存在许多神经核，并借助于传入和传出神经纤维与脑及脑干联系。

下丘脑可分为四个区，由前向后为视前区、视上区、结节区和乳头区；每个区分为三带，由第三脑室往外侧分别为室旁带、内侧带和外侧带。

2. 与垂体的联系 下丘脑的正中隆起下端与垂体柄相连，和垂体的距离最近，关系最密切，是下丘脑对垂体功能进行调节的最重要部位，也是各种促垂体激素排出必经的共同通道。

下丘脑与神经垂体有神经联系。下丘脑的视上核及室旁核，其轴突形成视上（室旁）-垂体束，下丘脑中部和后部的神经纤维形成结节-垂体束。视上（室旁）-垂体束和结节-垂体束的神经纤维经由垂体柄进入神经垂体（又称垂体后叶），神经激素沿轴突下行至垂体后叶的神经垂体贮存，神经垂体实际上是下丘脑的延续部分；下丘脑与腺垂体为神经-血管联系，下丘脑的神经轴突在正中隆起、垂体柄处与垂体门脉系统的第一微血管丛相接，促垂体激素在此处释放入血，然后沿门脉血管到达腺垂体，兴奋（或抑制）腺垂体激素的分泌。不同的门脉血管引流下丘脑促垂体区的不同部位。

（二）下丘脑功能

1. 下丘脑神经核团的功能分区 下丘脑不同部位和不同核团的功能及形态并不相同。

（1）下丘脑-垂体-性腺轴调节：①下丘脑前部：与促性腺激素的分泌有关，在雌激素的兴奋作用下（正反馈作用），引起月经中期促性腺激素主要是黄体生成素（LH）释放，促进排卵。②下丘脑中后部：也影响促性腺激素的分泌，受雌激素的抑制（负反馈作用），此区域与促性腺激素的经常性分泌有关。③前腹部的室旁核和弓状核：此区神经元表达 *KISS1* 基因，其转录产物为 kisspeptin。kisspeptin 在青春期发育的启动与下丘脑-垂体-性腺轴的功能调节中起了重要作用，其靶细胞为正中隆起的促性腺激素释放激素（GnRH）神经元。

（2）下丘脑-垂体-甲状腺轴调节：下丘脑前部与促甲状腺激素（TSH）的分泌有关；前腹部的室旁核亦含有许多促甲状腺激素释放激素（TRH）细胞，可调节 TSH 的分泌。

（3）下丘脑-垂体-肾上腺轴调节：控制 ACTH 分泌的区域较为广泛，因此下丘脑损害不容易使正中隆起的促肾上腺皮质激素释放激素（CRH）浓度下降。

（4）水盐代谢调节：正中视前核位于第三脑室前沿，是下丘脑渗透压敏感区之一；室旁核，位于下丘脑的室周带，分泌催产素或抗利尿激素（antidiuretic hormone，ADH）的神经元相对集中。视上核区，主要位于视交叉及视束之外侧,分泌抗利尿激素。下丘脑附近有若干渗透压敏感区,可感受到血浆渗透压 1% 的微弱变化,引起抗利尿激素和催产素的分泌量改变。

(5)昼夜节律调节:视交叉上核,位于视交叉上方,同下丘脑前部的睡眠中枢以及下丘脑后部的觉醒中枢共同调节睡眠-觉醒周期及昼夜节律。

(6)食欲中枢:腹内侧核为饱食中枢,下丘脑外侧区为摄食中枢,两者都与食欲的调节有关。

(7)体温中枢:下丘脑前部视前区及下丘脑后部与体温调节有关。

2. **下丘脑神经分泌细胞的功能** 下丘脑的神经分泌细胞兼有神经细胞和内分泌腺细胞的特性。下丘脑的神经分泌细胞具有以下几种主要功能:①神经递质功能;②神经调质功能;③信号整合功能:可将接收到的多种信号整合为一种信号,并以某种神经激素为介导,作用于其他神经细胞或靶细胞;④靶细胞功能:许多神经分泌细胞膜或细胞内含有多种激素受体,可接受循环血液或旁分泌而来的激素,并作出相应的激素分泌反应。按形态可分为以下几类。

(1)大神经分泌细胞:细胞体积较大,位于下丘脑的视上核及室旁核,其轴突形成视上(室旁)-垂体束,轴突末梢终止于神经垂体(垂体后叶)内,小部分终止于正中隆起。视上核主要产生 ADH,而室旁核主要合成催产素,但这两个神经核团还可合成许多其他激素。神经分泌激素沿轴突下降,储存于神经垂体内。

(2)小神经分泌细胞:此类细胞产生多种调节垂体激素的神经肽,包括促进或抑制腺垂体激素分泌的各种释放激素或释放抑制激素。神经纤维起源于下丘脑底部、弓状核(漏斗核)、腹内侧核、室周核及视交叉上核,终止于正中隆起。

(3)其他细胞:下丘脑正中隆起的神经胶质细胞称为伸长细胞,而神经垂体所含的另一种特殊分化的星形胶质细胞称为垂体细胞。伸长细胞和垂体细胞与血管紧密相连。这些细胞通过调节周围血管的"开放"和"关闭"来调控下丘脑激素的释放。因此,伸长细胞和垂体细胞具有血-脑脊液屏障功能,但垂体细胞还表达阿片肽、ADH 受体和 β-肾上腺素能受体,可接受多种激素或神经递质的调节;伸长细胞可能具有下丘脑神经轴突的"操纵功能",调节垂体门脉系统的物质转运。

(三)下丘脑的内分泌功能及调控

1. **下丘脑分泌的激素** 下丘脑除可合成和分泌促性腺激素释放激素(GnRH)、生长激素释放激素(GHRH)、生长抑素(somatostatin,SS)、促甲状腺激素释放激素(TRH)、促肾上腺皮质激素释放激素(CRH)、促黑素细胞激素释放因子(MRF)、催乳素释放抑制因子(PIF)、ADH 和催产素等调节性多肽(表7-2-1),还可分泌许多神经递质和神经调质、细胞因子、生长因子、兴奋性氨基酸和一氧化氮(NO)等。另外,下丘脑神经分泌细胞又含有各种激素受体,接受旁分泌/自分泌激素、垂体激素、循环血的激素与代谢物的反馈调节。

下丘脑激素与垂体激素之间基本上是促激素与靶激素一一对应的关系,但也有特殊性,如 TRH 具有双重作用,可兴奋 TSH 和 PRL 的分泌;GnRH 兴奋 LH 和 FSH 的分泌;生长抑素抑制 GH 和其他激素释放。

2. **靶腺激素反馈调节** 内分泌腺所分泌的靶腺激素对下丘脑-垂体的相应促激素起反馈调节作用(长环负反馈调节),但作用的部位有所区别。例如,肾上腺皮质激素和性激素的反馈作用部位以下丘脑为主,而甲状腺激素的反馈作用部位主要在垂体。此外,靶腺激素还可能作用于下丘脑以上的更高级神经中枢。靶腺激素的作用性质往往为负反馈调节,即当血中浓度升高时,抑制下丘脑-垂体相应激素的分泌。性激素的作用较复杂,下丘脑中部(尤其是弓状核)与垂体促性腺激素的经常性(张力性)分泌有关,雌二醇及孕酮对此部位的 GnRH 有抑制作用(负反馈)。在月经周期的中期,与排卵有关的促性腺激素急剧分泌受下丘脑前部、视上区神经细胞的调节,而性激素对此部位的 GnRH 分泌有兴奋作用(正反馈调节)。

垂体激素对下丘脑的相应促激素也有负反馈调节作用(短环负反馈调节),其途径有两种:一种是通过全身血液循环到达下丘脑,另一种可能是沿门脉血管周围间隙或门脉系统的血液反流传递至下丘脑。

表 7-2-1　下丘脑分泌的激素及其主要生理作用

下丘脑分泌激素	生理作用
GH 释放激素（GHRH）	刺激垂体释放 GH
生长抑素（SS）	抑制 GH/胰岛素/胰高血糖素分泌
PRL 释放抑制因子（PIF）	抑制 PRL 分泌
促甲状腺激素释放激素（TRH）	刺激垂体分泌 TSH 和 PRL
促肾上腺皮质激素释放激素（CRH）	刺激垂体分泌 ACTH 及 MSH
促性腺激素释放激素（GnRH）	刺激垂体分泌 LH 及 FSH
促黑素细胞激素释放因子（MRF）	兴奋 MSH 的释放和合成
促黑素细胞激素抑制因子（MRIF）	抑制 MSH 的释放和合成
促食欲素（orexin）	促进食欲
抗利尿激素（ADH）	调节水代谢,调节肝细胞分泌凝血因子Ⅳ
催产素（OXT）	促进子宫平滑肌收缩,乳腺排乳,加速精子发育成熟
胃促生长素（ghrelin）	促进生长激素分泌,增强食欲,减少脂肪利用,增加胃酸分泌,促进胃肠动力,增加体重
黑色素浓集素（MCH）	调节下丘脑-垂体-肾上腺轴;刺激神经垂体分泌催产素;调节感觉、进食行为和能量代谢
垂体腺苷酸环化酶激活肽	增加垂体细胞多种激素释放;刺激胃酸分泌、促进胃肠蠕动;刺激胰岛素分泌;舒张血管
kisspeptin	调节促性腺激素和性腺类固醇激素分泌

注:GH,生长激素;TSH,促甲状腺激素;PRL,催乳素;ACTH,促肾上腺皮质激素;MSH,黑素细胞刺激素;LH,黄体生成素;FSH,卵泡刺激素。

3. 神经系统、神经递质和细胞因子调节　神经系统对下丘脑-垂体-靶腺起重要调节作用。光、声、气味对哺乳动物的性腺活动影响已为人所熟知。手术、创伤等应激通过外周传入神经兴奋垂体-肾上腺皮质激素分泌。这些感觉刺激通过中脑网状结构和大脑边缘系统(边缘系统-中脑环路)影响下丘脑内分泌功能。高级神经活动对内分泌功能也起调节作用,如精神紧张、焦虑可引起下丘脑-垂体-肾上腺皮质活动增强(应激反应)。

近年来的研究表明,肽类神经递质(如阿片肽)对下丘脑激素的释放有明显的影响。如给人注射脑啡肽或 β-内啡肽可抑制下丘脑 CRH 和 GnRH 的释放,刺激下丘脑释放 TRH 和 GHRH。单胺能神经递质可直接与释放下丘脑激素的肽能神经元发生突触联系,调节肽能神经元的活动。

细胞因子自分泌、旁分泌和内分泌调节作用也很明显。如细胞因子白介素(IL-1)抑制下丘脑 GnRH 和 TRH 分泌,刺激下丘脑多巴胺释放。肿瘤坏死因子-α(TNF-α)可能兴奋 GnRH 的分泌。

二、下丘脑相关疾病

【病因与分类】　下丘脑综合征是各种病理因素导致的一系列内分泌、代谢、神经及其他系统的症状和体征。不同下丘脑区域和核团的功能损伤,将导致相应的异常(表 7-2-2)。

按病因分类可分为:①先天性疾病:包括获得性(发育畸形、外伤、脑室内出血等)及遗传性(家族性尿崩症、Prader-Willi 综合征、Wolfram 综合征);②肿瘤:包括原发性颅脑肿瘤、转移性肿瘤;③免疫性疾病:特发性尿崩症、淋巴细胞性漏斗神经垂体炎;④浸润性疾病:朗格汉斯细胞组织细胞增生症、白血病、结节病等;⑤营养代谢性疾病:神经性厌食、核黄疸;⑥退行性病变:胶质瘢痕、帕金森病;⑦感染:脑膜炎、结核、梅毒、病毒感染等;⑧血管病变:动脉瘤、蛛网膜下腔出血等;⑨外伤:出生创伤、头颅损伤、手术等;⑩功能性疾病:癫痫、药物、心理社会剥夺综合征;⑪其他:辐射、甲苯暴露等。

表 7-2-2　下丘脑功能有关的神经和区域及其病损导致的异常

下丘脑功能	相关神经核和区域	病损导致的异常
水代谢	视上核、室旁核、室周器	尿崩症、原发性高钠血症、SIADH
体温调节	下丘脑前部视前区、下丘脑后部	高体温、低体温
食欲调控	腹内侧核(饱食中枢)、下丘脑外侧区(摄食中枢)	下丘脑性肥胖、恶病质、神经性厌食、间脑综合征、间脑性糖尿病
睡眠/觉醒周期和昼夜节律	腹外侧视前区、下丘脑前部(睡眠中枢),包括结节区的下丘脑后部(觉醒中枢)、视交叉上核	嗜睡、睡眠/觉醒周期逆转、运动不能性缄默、昏迷
内脏自主功能	后内侧区(交感),下丘脑前部视前区(副交感)	交感激活、副交感激活
情绪表达和行为	腹内侧核、下丘脑中部、后部、尾部	假怒、害怕或恐惧、冷漠、性欲亢进行为
记忆	腹内侧核、乳头体	短期记忆丧失
垂体前叶功能调控	弓状核、视前核、视交叉上核、室旁核、正中隆起	功能亢进综合征、功能减退综合征

注:SIADH,抗利尿激素分泌失调综合征。

【临床表现】 下丘脑的体积很小,其内的神经核和神经纤维有密切联系。因此,各种不同的病损造成的神经和下丘脑功能异常可导致同样的症状和体征。而病损的性质可为损伤性或兴奋性,涉及同样的下丘脑神经核或神经纤维的临床综合征可以是不同的,例如视前区的慢性、损伤性的病损可导致低体温和失眠症,而该部位急性、兴奋性的病损则导致高体温和嗜睡。此外,下丘脑疾病的临床表现也与年龄有关。青春期前的促性腺激素不足导致性幼稚症,然而青春期后的促性腺激素不足则造成性征的退化,但第二性征不会消失。青春期前由于下丘脑病损影响了 GHRH 功能,患者可因 GH 缺乏导致身材矮小,而在成人则仅仅表现为 GH 缺乏综合征。

1. 内分泌功能障碍表现　临床表现多种多样,患者可有一种或多种内分泌功能异常的表现:①多种下丘脑释放激素缺乏引起全垂体功能减退,造成生长发育障碍,性腺、甲状腺和肾上腺皮质功能减退等;②下丘脑 GHRH 分泌亢进者引起肢端肥大症或巨人症,GHRH 缺乏则导致身材矮小;③下丘脑 TRH 分泌过多或过少引起下丘脑性甲亢或甲减;④CRH 分泌过多可引起库欣综合征;⑤GnRH 分泌过多引起性早熟,GnRH 缺乏者引起性腺发育迟缓、闭经、性欲减退、生殖无能、嗅觉功能障碍等;⑥下丘脑 ADH 分泌过多引起抗利尿激素分泌失调综合征,缺乏者表现为中枢性尿崩症;⑦PRL 释放因子分泌过多或 PRL 释放抑制因子分泌减少,可发生溢乳综合征或闭经-溢乳综合征及性腺功能减退,PRL 释放因子减少或 PRL 释放抑制因子分泌增加则引起 PRL 缺乏症。

2. 神经系统表现　下丘脑疾病常伴有下列非内分泌功能受损的一种或多种表现。

(1) 嗜睡和失眠:下丘脑后部病变时,多数患者表现为嗜睡,少数表现为失眠。嗜睡的类型有:①发作性睡眠,患者可随时发作睡眠,持续数分钟至数小时。②深睡眠症,发作时可持续性睡眠数天至数周,睡眠期间常可喊醒进食、排便等,然后再度入睡。③发作性嗜睡-贪食综合征,患者于深睡眠醒后暴饮暴食,多伴有肥胖。此综合征除可与下丘脑功能失常有关,还可能与情感紊乱有关,部分患者锂盐治疗有效。

(2) 多食肥胖或顽固性厌食消瘦:病变累及下丘脑腹内侧核或结节区附近时,患者因多食而肥胖,可伴生殖器发育不良(如 Prader-Willi 综合征、Bardet-Biedl 综合征等)。病变累及下丘脑外侧区时,可有厌食、体重下降、皮肤萎缩、毛发脱落、肌肉软弱、不耐寒、心动过缓和基础代谢率降低等表现。

(3) 发热或体温过低:可表现为低热、体温过低或过高。高热者热型为弛张热或不规则热,肢体冰冷,躯干温暖,心率与呼吸可正常。一般退热药无效。

(4) 精神障碍:为下丘脑外侧区及视前区有病变的突出表现,主要有过度兴奋、哭笑无常、定向力障碍、幻觉及易激怒等。

（5）其他：以疼痛较为多见，可伴多汗（或汗闭）、手足发绀、括约肌功能障碍及下丘脑癫痫。视交叉受损时可伴视力减退、视野缺损或偏盲。血压时高时低，瞳孔散大、缩小或不对等。下丘脑前方及下行至延髓中的自主神经纤维受损时，可引起胃及十二指肠消化性溃疡等表现。

【诊断与鉴别诊断】

1. 早期诊断线索 当临床上遇到下列情况时须考虑下丘脑疾病可能：①临床特征不能用单一的靶腺或单纯的垂体损害解释；②具备内分泌功能紊乱症状的同时伴肥胖、多食、消瘦、厌食、嗜睡、精神失常及体温异常等，而不能用其他疾病解释；③颅内压增高伴视力下降或视野缺损，或合并尿崩症、性腺功能低下、溢乳者；④伴有生长发育不良、嗅觉障碍、畸形者；⑤虚弱者，尤其是伴有血皮质醇降低或自身免疫病的患者；⑥低 T_3/T_4 综合征。

2. 定位诊断和病因诊断

（1）定位诊断：下丘脑的病变部位与临床表现之间的关系大致为：①视前区受损时，有自主神经功能障碍；②下丘脑前部视前区受损时，伴有高热；③下丘脑前部受损时，有摄食障碍表现；④下丘脑前部、视上核和室旁核受损时，可伴有中枢性特发性高钠血症、尿崩症或抗利尿激素分泌失调综合征；⑤下丘脑腹内侧正中隆起受损时，有性功能减退，ACTH、GH 和 PRL 分泌异常以及尿崩症等表现；⑥下丘脑中部外侧区受损时，多伴有厌食和体重下降；⑦下丘脑腹内侧核受损时，伴有贪食、肥胖和性格改变；⑧下丘脑后部损伤时，常有意识改变、嗜睡、运动功能减退和低体温；⑨乳头体与第三脑室壁受损时，可有精神错乱和严重记忆障碍。

（2）病因诊断：病因诊断要结合病史、症状、体征、实验室检查及其他辅助检查综合判断。因血液中的下丘脑激素水平很低，一般不能测得，所以下丘脑疾病的诊断更多地依赖于垂体激素水平的检测及激素分泌的动态试验。如低促性腺激素性腺功能减退和继发性甲减，可分别用 GnRH 和 TRH 兴奋试验确定病变是在下丘脑还是垂体。必要时，进一步结合影像学检查、脑脊液分析等，进一步明确疾病性质（功能性或器质性）、病变的程度和范围等。

3. 鉴别诊断 注意与原发性靶腺（甲状腺、肾上腺、性腺、垂体）功能异常、神经衰弱和精神分裂症等相鉴别。

【治疗】 下丘脑疾病多数病情较轻，发展缓慢，但常伴有精神和心理障碍；少数（如血管性和肿瘤性下丘脑疾病）病情进展较快，严重影响生活质量。下丘脑疾病的治疗应尽量去除病因。如感染者应抗感染治疗；药物引起者则立即停用有关药物；精神因素引起者须进行精神治疗。肿瘤引起的下丘脑疾病可采取手术切除或放射治疗的方式。不能根治病因者（如下丘脑遗传性疾病）或去除病因后仍遗留功能减退者应采用对症（激素替代等）治疗。

本章思维导图

（李小英）

第三章 | 垂体前叶疾病

第一节 | 垂体瘤

垂体瘤(pituitary tumor)是一组起源于垂体和胚胎期颅咽管上皮细胞的肿瘤,占颅内肿瘤的10%~20%,多数为良性。垂体瘤可表现为垂体激素过度分泌或分泌不足,以及肿瘤局部压迫症状,亦有部分患者缺乏临床表现。

【病因和分类】 按照内分泌功能状态,垂体瘤主要分为功能性和无功能两大类。功能性垂体瘤主要包含催乳素(PRL)瘤、生长激素(GH)瘤、促肾上腺皮质激素(ACTH)瘤、促甲状腺激素(TSH)瘤、黄体生成素/卵泡刺激素(LH/FSH)瘤及混合瘤。无功能垂体瘤不分泌具有生物学活性的激素,但可合成和分泌某些激素的片段(如α亚单位)。其中,PRL瘤、GH瘤和无功能垂体瘤为最常见的三类垂体瘤。

此外,按照肿瘤大小,垂体瘤可分为微腺瘤(直径<10mm)和大腺瘤(直径≥10mm)(图7-3-1)。按照肿瘤生长类型,垂体瘤可分为扩张型和浸润型。按照发生部位,垂体瘤还可分为原发瘤和转移瘤(乳腺癌、肺癌、胃肠道恶性肿瘤等均可转移至垂体)。

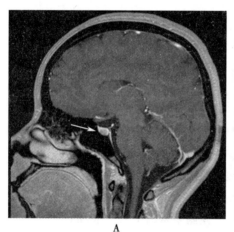
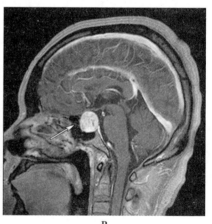

A   B

图 7-3-1　**垂体瘤**(垂体 MRI)
A. 垂体微腺瘤;B. 垂体大腺瘤。

【发病机制】 垂体瘤的发生可能与垂体细胞自身缺陷和下丘脑调控失常有关。某一垂体细胞发生基因突变,引起癌基因激活和/或抑癌基因的失活,下丘脑随之出现调控失常。在内外因素促进下,单克隆的突变细胞不断增殖,最终发展为垂体瘤。

部分患者呈家族性。多发性内分泌腺瘤病1型(MEN1)、G蛋白调节亚单位(Gsα)、芳烃受体相互作用蛋白(AIP)等基因突变诱发一种或多种垂体腺瘤。*MEN1*基因突变后功能丧失,常引起甲状旁腺、胰岛及垂体出现肿瘤;*GNAS*(为编码Gsα的基因)突变后激活腺苷酸环化酶,可引起腺瘤细胞分裂增多和生长激素过度分泌;*AIP*突变与家族性垂体腺瘤相关,常引起GH瘤或GH-PRL瘤。

【临床表现】

(一)激素分泌异常 可因激素分泌过多引起相应综合征,也可因肿瘤增大压迫正常垂体组织或垂体柄,而使相应垂体激素分泌减少。后者可引起继发性性腺、肾上腺皮质、甲状腺功能减退症和生长激素缺乏等,但临床表现较轻、进展缓慢。垂体激素分泌过多或缺乏的临床表现详见各有关章节。

(二)占位效应

1. **头痛** 肿瘤压迫鞍膈时可出现头痛,累及痛觉敏感组织(如大血管壁)时可呈顽固性头痛,突破鞍膈后头痛反而减轻。此外,肿瘤对硬脑膜的挤压和牵拉作用可致中脑导水管受压,出现头痛、恶心、呕吐等症状。

2. **脑神经受压** 垂体瘤向鞍上生长可压迫视交叉、视神经和视束,压迫视交叉可出现视野缺损、颞侧偏盲,压迫视神经或视束可引起视神经萎缩、视力减退,如视网膜静脉回流受阻则可表现为视盘水肿。肿瘤向前生长压迫嗅神经、嗅束后可引起嗅觉丧失。肿瘤向蝶鞍两侧扩展可引起海绵窦综合征(动眼、滑车、外展和三叉神经受损),表现为瞳孔散大、光反射消失、眼睑下垂、复视、眼球运动受限、三叉神经第1/2支分布区痛觉减退、角膜反射消失等。

3. **其他脑组织受侵犯** 垂体瘤侵犯额叶或颞叶可引起癫痫样抽搐、偏瘫、锥体束征及精神症状,侵犯下丘脑可引起尿崩症、嗜睡、体温调节紊乱、自主神经功能异常等症状,侵犯鞍底或蝶窦可引起脑脊液鼻漏。

4. **垂体卒中** 垂体瘤出现瘤体内出血时可引起垂体卒中,可表现为严重头痛、恶心呕吐、低钠血症、视力急剧减退、眼外肌麻痹、昏睡、昏迷、脑膜刺激征和颅内压增高,严重者发生垂体危象。垂体MRI 或 CT 可明确诊断。

【诊断与鉴别诊断】 详细的病史询问和体格检查(如神经系统、眼底、视力、视野检查等)可为垂体瘤诊断提供重要线索。垂体瘤的功能诊断包括垂体激素检测和功能试验。影像诊断主要采用MRI,因其不仅可发现直径小于 3mm 的微腺瘤,还能显示邻近组织结构和肿瘤侵犯部位。最终诊断取决于病理检查及免疫组织化学检测。

需与垂体瘤相鉴别的疾病包括 Rathke 囊肿、颅咽管瘤、淋巴细胞性垂体炎、视神经胶质瘤、异位松果体瘤、颈内动脉瘤、球后视神经炎、脑膜瘤,以及空泡蝶鞍综合征、鞍上生殖细胞瘤、垂体转移癌等。

【治疗】 主要目标:①纠正激素分泌紊乱;②缓解肿瘤占位效应;③尽可能保留垂体结构和功能;④防治肿瘤复发;⑤减少并发症。

1. **手术治疗** 除 PRL 瘤外,其他垂体瘤的首选治疗一般为手术。最主要的手术方式为经蝶手术(利用鼻道和鼻窦解剖关系到达蝶鞍),治愈率为 70%~80%,复发率为 5%~15%,术后并发症包括暂时性尿崩症,脑脊液鼻漏,局部血肿,脓肿,感染发生率低,死亡率<1%。垂体大腺瘤已向鞍上或鞍旁侵犯者须考虑开颅经额途径,此时手术治愈率降低、术后并发症风险增加。

2. **药物治疗** 功能性肿瘤可选择药物治疗。溴隐亭常用于 PRL 瘤和 GH 瘤,ACTH 瘤可使用。生长抑素类似物常用于 GH 瘤,TSH 瘤、LH/FSH 瘤亦可使用。药物的具体用法详见各类垂体瘤相关章节。

3. **放射治疗** 放射治疗主要作为手术的辅助治疗,其指征包括术后肿瘤残余较大且药物控制不佳、患者拒绝手术、肿瘤复发等。决定疗效的因素除了照射剂量,还有放疗的操作经验。放疗方法包括常规放疗、三维适形/立体定向放疗、质子外照射等。放疗后多有垂体功能减退,以 GH、LH/FSH、ACTH 缺乏较常见,此外还有视神经炎、视力减退和脑萎缩等并发症,临床上应谨慎选择。

[附] 催乳素瘤

催乳素(prolactin,PRL)瘤是最常见的功能性垂体瘤,占全部垂体腺瘤的 25%~40%,多为良性。临床上 30%~75% 闭经溢乳的女性有 PRL 瘤,约 8% 阳痿、5% 男性不育者有高 PRL 血症。PRL 瘤的年发病率为(3~7)/10 万人,女性发病率显著高于男性。女性微腺瘤占 2/3,大腺瘤占 1/3;绝经后女性多为大腺瘤,男性几乎都是大腺瘤。

【病因和发病机制】 PRL瘤可分为家族性和散发性,其中散发性较多见。散发性PRL瘤发病可能与催乳素释放因子(PRF)与催乳素释放抑制因子(PIF)调节异常有关。PRL细胞功能紊乱亦有可能参与PRL瘤发病。此外,雌激素可促进PRL细胞增生,以及PRL的合成与分泌;妊娠也可使原有PRL瘤增大,促进PRL瘤形成。家族性PRL瘤与*MEN1*(多发性内分泌腺瘤病1型)、*PRKAR1A*(Carney综合征)、*CDKN1B*(多发性内分泌腺瘤病4型)、*AIP*(家族性孤立性垂体腺瘤)等基因突变有关。

【临床表现】 PRL瘤临床表现主要包含高PRL血症相关临床表现和肿瘤占位效应。

女性患者常见临床表现为闭经和溢乳,前者是由过多PRL抑制下丘脑促性腺激素释放激素(GnRH)和垂体促性腺激素分泌所致,后者是由于其直接作用于乳腺。部分患者为月经稀发。对于仍存在月经的患者,因黄体期的异常可导致不孕。女性患者停经后可以导致雌激素减少,使骨量减少而增加骨折风险。

男性患者起病隐匿,常表现为性欲减退、勃起功能障碍、生精减退、男性不育、乳房发育、第二性征减退,少数可出现溢乳。男性患者就诊较晚,往往为大腺瘤,伴有压迫症状,如头痛、视野缺损,甚至有颅内高压、头痛、呕吐等,压迫正常垂体后可导致甲状腺、肾上腺、性腺功能减退。PRL瘤偶可见于儿童,表现为占位效应或青春发育延迟。

【诊断】 闭经、溢乳为女性PRL瘤的典型临床表现,但部分患者可能无症状。PRL瘤的诊断包括定性及定位诊断两方面。

1. **定性诊断** 旨在明确是否有高PRL血症。正常人血液PRL基础浓度一般<20μg/L。如果PRL基础值在20~200μg/L之间时应当怀疑PRL瘤,如>200μg/L则PRL瘤的可能性极大。须注意,生理性、药物性等因素均可导致PRL升高,诊断PRL瘤时应仔细鉴别。

此外,测量血液PRL基础浓度时可能会出现假阳性和假阴性结果。若血PRL水平显著增高(>1 000μg/L)而患者无临床症状,需要除外巨催乳素血症(macroprolactinemia)。巨催乳素血症是由于PRL分子聚合为二聚体或多聚体,或PRL与其抗体结合形成复合物,虽然其生物活性低但可影响免疫检测结果,可在聚乙二醇沉淀处理样本后再测定。另外,垂体大腺瘤分泌高浓度的PRL时,钩状效应(hook effect)可能会使PRL浓度假性偏低。该效应是指血PRL浓度过高,导致放射免疫分析和化学发光分析检测的捕获抗体和标记抗体都达到饱和,阻碍抗体-抗原-抗体夹心复合物的形成,产生假性低值。可按1:100稀释血清样本后再检测。

2. **定位诊断** 旨在明确PRL升高的原因。下丘脑-垂体区MRI扫描有助于定位诊断,同时了解肿瘤对周围组织的压迫情况。若无法找到病因,可诊断为特发性高PRL血症,应定期复查血PRL及鞍区MRI。

【鉴别诊断】

1. **生理性** PRL合成和分泌主要受下丘脑多巴胺抑制调节,也受促甲状腺激素释放激素(TRH)和雌激素刺激调节。生理上,PRL对妊娠期乳腺发育和产后乳汁分泌有积极作用。饮食、运动和睡眠会增加血清PRL水平。妊娠、哺乳、应激等因素均可导致PRL升高。但生理性PRL升高一般不超过100μg/L。

2. **病理性** 可引起PRL升高的病理性因素包括下丘脑垂体柄受损(如颅咽管瘤、脑膜瘤、肉芽肿浸润性疾病、Rathke囊肿等占位性病变,以及外伤、放射等损伤)、垂体疾病(如垂体大腺瘤压迫、淋巴细胞性垂体炎、肢端肥大症),以及系统性疾病(如慢性肾衰竭、原发性甲状腺功能减退症、肝硬化)等。

3. **药物性** 可引起PRL升高的药物包括神经肽、多巴胺通路药物(如氯丙嗪、甲氧氯普胺、奋乃静、甲基多巴)、抗高血压药(如拉贝洛尔、利血平、维拉帕米)、H_2受体拮抗剂(如西咪替丁、雷尼替丁)、口服避孕药、抗精神病药(如氯丙嗪、利培酮、异丙嗪、奋乃静)、阿片制剂和阿片受体激动剂(如海洛因、美沙酮、吗啡)、抗抑郁药物(如三环类抗抑郁药、选择性5-羟色胺再摄取抑制剂)。为确定是否为药物引起,可停药或换药数天后复查血PRL。

【治疗】　无临床表现的微腺瘤无须治疗,但应定期随访临床表现、PRL 水平及瘤体大小。治疗指征包括大腺瘤、逐渐增大的微腺瘤,以及不育、溢乳、男性乳房发育、睾酮不足、月经稀少或闭经,以及痤疮和多毛等临床表现较显著者。治疗方式主要包括药物和手术,放射治疗作为三线选择,现已少用。

1. **药物治疗**　多数 PRL 瘤的首选治疗方式是口服多巴胺受体激动剂(溴隐亭和卡麦角林),既可以减少肿瘤的 PRL 分泌,又可减小肿瘤的体积。溴隐亭应从小剂量开始,即从睡前 1.25mg 开始,如患者能耐受,可在 1 周左右增加到治疗量。剂量的调整依据血 PRL 水平,在保证最佳疗效的情况下,尽可能给予最低有效剂量,每日最大剂量不能高于 20mg。卡麦角林可作为 PRL 瘤的初始治疗选择之一,其有效性较好、不良反应较少。卡麦角林初始剂量为一次 0.25mg,每周 2 次,或者一次 0.5mg,每周 1 次,在晚餐或睡前给药可减少恶心或困倦等不良反应的发生。

多巴胺激动剂可以使 70%~90% 的患者获得较好疗效,甚至痊愈。对于应用小剂量药物即能维持 PRL 正常且 MRI 检查肿瘤基本消失的患者,药物继续治疗 2 年后可试行停药;如停药后血 PRL 水平再次升高,则须长期服用药物治疗。对于 PRL 大腺瘤患者,在多巴胺激动剂治疗后血 PRL 水平虽然正常,但肿瘤体积未缩小,应评估手术指征。

2. **手术治疗**　手术指征:药物治疗无效、效果欠佳者,不能耐受不良反应、拒绝药物治疗者,巨大垂体腺瘤伴有明显视力减退、视野缺损者,侵袭性肿瘤伴有脑脊液鼻漏者,以及希望接受手术治疗的复发性 PRL 瘤患者。术后应常规复查垂体激素及垂体影像学,结合激素变化情况,了解肿瘤切除程度。每半年或 1 年复查 1 次。手术后仍有肿瘤残余的患者,需要进一步采用药物或放射治疗。

3. **妊娠期相关处理**　多巴胺受体激动剂对胎儿安全性较高,患者怀孕后自发流产、胎死宫内、胎儿畸形等发生率与正常妊娠期妇女相近,但药物治疗期间发生妊娠,原则上应停止用药。个别患者由于黄体功能维持的需要,可在妊娠 12 周后停药。大腺瘤患者,宜在多巴胺受体激动剂治疗腺瘤缩小后妊娠,妊娠期间可全程用药,并严密监测,必要时终止妊娠。正常人怀孕后 PRL 水平逐渐升高,但一般不超过 300~400μg/L。

第二节 | 肢端肥大症和巨人症

肢端肥大症(acromegaly)和巨人症(gigantism)指由生长激素(growth hormone,GH)过度分泌所引起的一组综合征。发生于青春期前表现为巨人症,较少见;发生在青春期后表现为肢端肥大症,以骨骼、软组织、内脏增生肥大为主要特征,较多见;青春期前发病,但病情一直进展至成年后,既有巨人症又有肢端肥大症的表现者称为肢端肥大性巨人症,临床罕见。本节重点介绍肢端肥大症。

本症年发病率约为 10/100 万,男女发病比例无显著差异。

【病因和发病机制】　本症主要由分泌 GH 的垂体肿瘤引起,垂体外肿瘤、遗传相关性肢端肥大症较为罕见。

1. **垂体肿瘤**　最多见,占 95% 以上。根据 GH 分泌颗粒的密度和细胞角蛋白的表达模式,病理上可分为致密颗粒型 GH 瘤(densely granulated somatotroph adenoma,DGSA)、稀疏颗粒型 GH 瘤(sparsely granulated somatotroph adenoma,SGSA)。DGSA 常见于 50 岁以上,主要由大且数量可观的嗜酸性细胞质细胞组成,免疫组化染色显示 GH 弥漫强阳性表达,低分子量细胞角蛋白核周呈弥漫强阳性表达,生长抑素类似物治疗效果好。SGSA 多见于年轻人,主要由嫌色细胞或弱嗜酸性细胞组成,70% 以上的瘤细胞含有特征性的纤维小体(核旁角蛋白聚集小体),GH 呈局灶弱阳性表达,对生长抑素类似物治疗反应差。

2. **垂体外肿瘤**　如异位 GH 分泌瘤(如胰岛细胞癌)、促性腺激素释放激素(GnRH)瘤(如下丘脑错构瘤、胰岛细胞瘤、支气管类癌等)。

3. **遗传相关性肢端肥大症**　如多发性内分泌腺瘤病(MEN1、MEN4)、家族性孤立性垂体腺瘤、Carney 综合征或 McCune-Albright 综合征等。

本症发病机制尚不十分清楚,约40%的散发性GH腺瘤与Gsα发生点突变有关。*GNAS*基因一旦发生突变,Gsα则被长期激活,导致GH腺瘤的发生。

【临床表现】

（一）**巨人症** 常始于幼年,身高明显高于同龄儿童,持续长高直至青春期骨骺闭合,达到1.8m（女性）及2.0m（男性）或以上。软组织可表现为面部粗糙、手脚增厚增大。若垂体瘤持续发展可导致腺垂体功能减退,精神不振、全身无力、毛发脱落、性欲减退等。过多GH可导致糖耐量异常或糖尿病,并可继发多种心血管并发症。

（二）**肢端肥大症** 其临床表现取决于肿瘤类型、大小、发展速度,GH分泌水平和邻近组织受压情况。患者不仅存在GH分泌过多,还可伴发促性腺激素、促甲状腺激素（TSH）、促肾上腺皮质激素（ACTH）分泌不足的表现。

1. GH过度分泌的表现

（1）骨骼和关节:眉弓和颧骨高突,额骨增生、肥大,下颌增大前突,齿间隙增宽伴咬合困难或错位。枕骨粗隆凸出。胸骨突出、肋骨延长且前端增宽呈念珠状,胸廓前后径增大,呈桶状。椎体延长、加宽、增厚,其前部增生较两侧为甚,呈明显后弯和/或侧弯畸形。椎间孔四周骨质增生,压迫神经根而致腰背痛。手脚掌骨宽厚如铲状,手指、足趾增宽,平底足。四肢大关节软骨增厚,手指关节骨增生,可伴少量非炎症性渗出液。骨关节症状常见,发生顺序为腕管综合征、背痛及周围关节痛。

（2）皮肤及软组织:皮肤改变以头面部最明显,与骨骼改变共同形成肢端肥大症的特殊面容（图7-3-2）。皮肤及软组织增厚,额部有深皱褶,皮肤线纹减少。鼻肥大,唇厚舌大、声带厚长,扁桃体、腭垂及软腭增厚。声音低沉,女性声音变粗,睡眠时出现鼾声。外耳肥厚、鼓膜增厚,可使咽鼓管阻塞,偶伴耳鸣、耳聋。皮脂腺增生肥大,皮肤多油脂,可有皮肤色素沉着、黑棘皮病和多毛。汗腺肥大,出汗多（为病情活动的重要指征）。毛囊扩大,女性多毛。部分患者伴皮赘及多发性神经纤维瘤。

（3）糖代谢异常:过多的GH可诱导胰岛素抵抗,约有60%患者出现糖耐量异常,约30%患者出现糖尿病。

（4）钙磷代谢:血磷明显增加,血钙处于正常水平或高限。

（5）心血管系统:高血压发生比例为33%～46%,以舒张压升高更为显著,随年龄增长而增加。此外,还有心律失常、心肌肥厚、心脏扩大、左心室舒张功能降低、动脉粥样硬化等表现。

（6）呼吸系统:打鼾、憋气、嗜睡、阻塞性睡眠呼吸暂停综合征,以及活动后呼吸困难。

（7）生殖系统:男性性欲减退、阳痿,女性性欲减退、不孕、月经紊乱、闭经,可有溢乳。

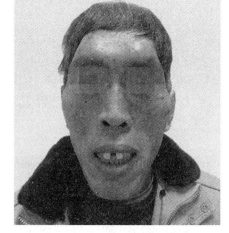

图7-3-2 **垂体生长激素瘤肢端肥大症患者**
患者鼻唇肥厚、眉弓及颧骨高突、齿间隙增宽伴咬合困难、皮肤色素沉着。

（8）致肿瘤作用:GH瘤患者结肠息肉、结肠癌、甲状腺癌、肺癌等疾病发生率可能增加。

2. GH瘤压迫表现 较大的垂体瘤可压迫、侵犯周围组织,除引起垂体功能减退,还可出现头痛、视野缺损、视物模糊、视力减退、下丘脑功能障碍,甚至垂体卒中等。

【诊断与鉴别诊断】 起病相对隐匿,不少患者发病7～10年后才被最终确诊。肢端肥大症患者常合并不同程度的高血压、糖尿病、心肌病及阻塞性睡眠呼吸暂停综合征等,其死亡率明显高于正常人。因此,早期发现、早期诊断及治疗对患者预后极为重要。

（一）**定性诊断**

1. **胰岛素样生长因子-1（IGF-1）** 血IGF-1是反映慢性GH过度分泌的最佳指标。血IGF-1浓度在24小时变化很小,能反映GH的生物学作用。若患者有典型肢端肥大症临床表现,结合血IGF-1升高即可确诊。值得注意的是,老年人的IGF-1浓度较年轻者降低。此外,甲减、营养不良、肝肾衰竭、口服雌激素等会导致IGF-1降低。不典型患者需要GH抑制试验协助诊断。

2. GH

(1)血清GH:生理状态下,人GH呈脉冲式分泌,具有昼夜节律性。正常人在运动、应激、急性低血糖时,GH可明显升高。肢端肥大症患者的GH分泌丧失昼夜节律性,且24小时GH分泌水平增高,脉冲次数增加。在糖尿病控制不佳、肾衰竭、营养不良,以及应激或睡眠状态下,基础GH水平也可增高。因此,单次随机GH水平不能作为肢端肥大症诊断的可靠依据。

(2)GH抑制试验:为临床确诊肢端肥大症和巨人症的“金标准”,亦为目前评估各种药物、手术及放射治疗疗效的常用指标。患者口服75g葡萄糖,分别于服葡萄糖前30分钟,服葡萄糖后30分钟、60分钟、90分钟和120分钟采血测GH浓度,多数肢端肥大症患者GH水平不被抑制(判断标准:口服葡萄糖耐量试验后GH不能被抑制至<1μg/L)。其他动态试验,如生长激素释放激素(GHRH)兴奋试验、促甲状腺激素释放激素(TRH)兴奋试验、多巴胺抑制试验、精氨酸抑制试验等对诊断肢端肥大症也有一定价值。

3. 其他垂体功能的评估 应行血催乳素(PRL)、卵泡刺激素(FSH)、黄体生成素(LH)、TSH、ACTH水平及其相应靶腺功能测定,了解有无其他垂体激素过度分泌或腺垂体功能减退。如患者有显著的多尿、烦渴及多饮等症状,要评估垂体后叶功能。

(二)定位诊断

1. MRI 垂体MRI是首选的影像学检查手段。垂体MRI组织分辨率高,不仅能显示垂体腺瘤内出血、坏死和囊性变,还能显示肿瘤与周围组织的关系,如视交叉、海绵窦等是否受压,肿瘤是否侵犯邻近组织。

2. CT 垂体CT对评价蝶鞍骨质破坏情况、发现病变内及周边钙化灶较敏感,但在显示微腺瘤方面敏感性较差。胸部或腹部CT主要用于诊断或排除垂体外肿瘤。

3. 其他影像学检查 必要时可用核素标记的奥曲肽显像,或正电子发射断层成像(PET)等协助诊断和观察疗效。

(三)合并症评估 所有肢端肥大症患者都应进行相关合并症的评估,包括血压、血脂、血糖、心电图、心脏彩超、呼吸睡眠功能等检测;可考虑结肠镜筛查结肠癌;如触及甲状腺结节则须行甲状腺超声。对于合并高血压、心血管疾病、糖尿病、骨关节炎和睡眠呼吸暂停的患者,应该长期监测和严格管理。

(四)鉴别诊断 非典型病例应与下列疾病鉴别。

1. 非垂体GH瘤所致的肢端肥大症/巨人症 主要包括分泌GHRH的肿瘤、非GH分泌的垂体瘤两类。类癌、胰腺癌、小细胞肺癌、子宫内膜癌、肾上腺癌和嗜铬细胞瘤等均可分泌GHRH,促进GH过度分泌;由于其病程短,一般缺乏肢端肥大症/巨人症的典型表现,升高的GH和IGF-1不被葡萄糖抑制,但血GHRH增高,而垂体GH瘤者血GHRH正常或降低。PRL瘤、ACTH瘤、TSH瘤等非GH分泌的垂体瘤亦可同时合成和分泌少量的GH,其临床特点是肢端肥大症/巨人症的表现很轻。

2. 体质性巨人和身材过长 胎儿生长过度主要见于糖尿病母亲分娩的巨大胎儿、脑性巨人症(Sotos综合征)、Weaver综合征等。产后生长过度主要见于家族性高身材、McCune-Albright综合征、马方综合征、Klinefelter综合征、脆性X综合征、同型半胱氨酸血症等。

3. 单纯性凸颌症 常被怀疑为早期肢端肥大症,血GH和IGF-1正常。

4. 皮肤骨膜肥厚症 有家族聚集特点,多发生于青年男性,其外表与肢端肥大症相似,手、脚增大,皮肤粗糙,毛孔增大,多汗等。X线可显示典型的增生性骨关节病。垂体显示无肿瘤,血GH和IGF-1正常。

5. 妊娠面容 有些妊娠期妇女面容变得丑陋,也可有垂体体积增大、视野改变、糖尿病等,但这些现象于分娩数周后消失。

【治疗】 治疗目标:①控制 GH 相关生化指标;②缩小肿瘤、防止复发;③控制心脑血管、呼吸和代谢等方面的合并症;④保留垂体功能、重建内分泌平衡。主要治疗方案包括手术、药物、放射治疗。

(一)手术治疗 GH 瘤无论是大腺瘤还是小腺瘤,是否有侵袭,经蝶手术治疗为首选。一般而言,蝶鞍内微腺瘤(直径<10mm)最适宜手术切除,而大腺瘤,尤其是向鞍上发展或伸向海绵窦者手术治愈率降低。手术的目的在于切除肿瘤。微腺瘤切除后痊愈率可达 90%,大腺瘤则低于 50%。手术并发症有尿崩症、脑脊液鼻漏、脑膜炎、腺垂体功能减退等。

(二)药物治疗 手术后效果不佳者、不适合手术的患者(如全身情况较差难以承受手术)、不愿接受手术者均可选择药物治疗。主要药物包括生长抑素类似物、多巴胺受体激动剂、GH 受体拮抗剂。

1. 生长抑素类似物 又称生长抑素受体配体(somatostatin receptor ligand,SRL),可与肿瘤细胞的生长抑素受体结合,抑制 GH 分泌。奥曲肽长效剂型起始剂量为 20mg,最大剂量为 30mg;兰瑞肽长效剂型起始剂量为 90mg,最大剂量为 120mg。两种长效剂型为肌肉深部注射,每 4 周给药 1 次,使用后应定期进行评估(包括测定 GH、IGF-1),根据患者病情调整剂量。生长抑素类似物治疗一般耐受良好,治疗初期可能出现恶心、腹部不适、腹胀感、稀便和脂肪吸收不良,但大多会自行缓解。SRL 治疗后 40%~70% 的患者血 GH 和 IGF-1 水平降至正常,70%~80% 患者腺瘤体积缩小。

2. 多巴胺受体激动剂 多巴胺受体激动剂(dopamine receptor agonist,DA)可与肿瘤细胞的 D_2 受体结合,抑制 GH 分泌。尽管该类药物疗效不如生长抑素类似物,但其优势在于可口服给药。卡麦角林的初始剂量为 0.5mg/次、每周 1 次,必要时可逐渐增量至 2mg/周。溴隐亭初始剂量为 1.25mg/次,每日 2~3 次,可根据病情逐渐增加至每日 10~20mg。

3. GH 受体拮抗剂 GH 受体拮抗剂(GH receptor antagonist,GHRA)通过竞争性地与 GH 受体结合而阻断 GH 的生物学作用,降低血 IGF-1 水平。培维索孟,初始剂量为 10mg/d,皮下注射,可根据病情调整至 15~30mg/d。

(三)放射治疗 放射治疗起效慢、获益有限、副作用发生率高,通常将其列为三线治疗方案。适用于手术无法完全切除肿瘤、药物治疗不能控制肿瘤生长等。放射治疗虽能有效降低 GH、IGF-1 水平,但其疗效常须待放疗后 6 个月至 2 年才出现。

【预后及疗效评价】 肢端肥大症患者预后较差,病残率和病死率较高。接受治疗后,患者应定期随访临床表现、生化检测(如血清 IGF-1 水平)、影像学检查(如垂体 MRI)等。

第三节 腺垂体功能减退症

腺垂体功能减退症(又称垂体前叶功能减退症)是指各种病因损伤下丘脑、下丘脑-垂体通路、垂体而导致一种或多种垂体前叶激素分泌不足所致的临床综合征。患病率为(29~45.5)/10 万,发病率约为 42/100 万。男女均可发病,约 50% 的患者有 3 种或以上腺垂体激素缺乏。围生期女性因腺垂体缺血坏死所致的腺垂体功能减退症称为希恩综合征(Sheehan syndrome)。

由垂体本身病变引起的腺垂体功能减退症称为原发性腺垂体功能减退症,由下丘脑或下丘脑-垂体通路病变引起的称为继发性腺垂体功能减退症。根据涉及的腺垂体激素种类的多少可分为全腺垂体功能减退症(全部腺垂体激素缺乏)、部分腺垂体功能减退症(多种腺垂体激素缺乏)和单一(孤立)腺垂体激素缺乏症(单一腺垂体激素缺乏)。

【病因和发病机制】 腺垂体功能减退症的病因包括获得性、遗传性(包括垂体瘤、鞍旁肿瘤、垂体缺血坏死、颅脑损伤、鞍区手术、放射治疗、浸润性病变、感染、垂体炎、垂体卒中等),以及特发性(原因不明),见表 7-3-1。

表 7-3-1　腺垂体功能减退症病因

一、获得性
1. 垂体及附近肿瘤,包括原发性鞍内、鞍旁肿瘤和转移性肿瘤等
2. 垂体缺血性坏死,如希恩综合征等
3. 蝶鞍区手术、创伤和放疗
4. 感染,如脑炎、脑膜炎、流行性出血热、梅毒或疟疾等
5. 浸润性病变,如结节病、组织细胞增生症、肝豆状核变性等
6. 垂体炎,如淋巴细胞性、肉芽肿性、黄瘤性、浆细胞性或 IgG4 相关性垂体炎等
7. 垂体卒中
8. 其他,如空泡蝶鞍等

二、遗传性
如 *POU1F1*、*PROP1*、*HESX1* 基因突变,Kallmann 综合征、Prader-Willi 综合征等

三、特发性
原因不明

1. **垂体及其附近肿瘤**　垂体肿瘤是腺垂体功能减退症最常见的原因。其引起腺垂体功能减退的机制为:肿瘤破坏正常垂体组织或压迫垂体组织;肿瘤压迫垂体柄导致垂体血供障碍,或影响下丘脑释放激素传输至腺垂体;垂体瘤出血导致垂体卒中等。大部分垂体大腺瘤的患者都有一种或多种垂体激素缺乏,其中最常见的是 GH、FSH 和 LH 缺乏。一些鞍区附近的肿瘤如颅咽管瘤、生殖细胞瘤、脑膜瘤、胶质瘤、错构瘤等也可压迫垂体,导致腺垂体功能减退。

2. **垂体缺血性坏死**　围生期由于前置胎盘、胎盘滞留、子宫收缩无力等,引起大出血、休克,可使垂体前叶缺血坏死和纤维化而致腺垂体功能减退(希恩综合征)。腺垂体缺乏动脉直接血供,依靠来源于垂体门脉系统的密集毛细血管网供血,一旦发生缺血时难以建立侧支循环;加上妊娠期腺垂体增生肥大,易遭受缺血性损害。神经垂体的血液供应不依赖垂体门脉系统,围生期大出血一般不引起神经垂体坏死。随着经济的发展,该类疾病在我国逐渐减少。

3. **蝶鞍手术或创伤**　垂体瘤摘除术常导致腺垂体功能减退;严重颅脑创伤可引起下丘脑、垂体的出血、坏死和纤维化;垂体柄挫伤可阻断下丘脑与门脉系统的联系,或损伤垂体门脉系统而致腺垂体缺血梗死,导致部分性或完全性腺垂体功能减退,常伴有神经垂体功能减退。

4. **放射性损伤**　鞍区放射治疗、全身放射性治疗均可导致腺垂体功能减退症。放射性损伤导致的腺垂体功能减退症可以发生在治疗后数年。因此,放射治疗后的患者需要定期评估腺垂体功能。放射性损伤大多不累及神经垂体。

5. **感染、浸润性病变**　结核、梅毒、真菌等可引起下丘脑-垂体损伤。结节病、组织细胞增生症、肝豆状核变性、血色病等也可侵犯下丘脑-垂体,导致腺垂体功能减退。结节病和组织细胞增生症常伴有尿崩症。

6. **空泡蝶鞍综合征**　空泡蝶鞍是由于先天性鞍膈薄弱导致蛛网膜疝入蝶鞍中,也可继发于垂体梗死后。空泡蝶鞍使垂体组织受压、垂体柄移位。若 90% 以上的垂体组织被压缩或萎缩,则导致垂体功能减退。

7. **垂体炎**　以淋巴细胞性垂体炎最为常见,其垂体前叶由弥漫性的淋巴细胞、浆细胞浸润,主要发生于女性,通常在妊娠或分娩后首次发病,可伴轻度 PRL 升高和血沉增快,常合并其他自身免疫病。自身免疫性垂体炎可表现为单一腺垂体激素缺乏或部分或全部腺垂体激素缺乏,有类似垂体瘤的影像学表现,MRI/CT 对其鉴别困难,易被误诊为垂体瘤,必要时可行穿刺活检。较为少见的垂体炎包括肉芽肿性、黄瘤性、浆细胞性或 IgG4 相关性垂体炎等。

8. **垂体卒中**　病因通常是垂体瘤内突然出血,但也见于产后、糖尿病、高血压、休克等患者。瘤体突然增大,压迫正常垂体组织和邻近神经组织,可表现为突发性鞍旁压迫综合征和/或脑膜刺激征及腺垂体功能减退症。起病急,常有头痛、恶心、呕吐、低钠血症,严重者发生垂体危象。MRI/CT 可明确诊断。

9. 遗传性 罕见。先天性腺垂体发育不全(如 *POU1F1* 和 *PROP1* 基因突变可使 GH、PRL 和 TSH 分泌细胞发育障碍,导致相应激素分泌障碍;*HESX1* 基因突变除了有多种垂体激素分泌缺陷,可有鞍膈和视神经束发育不全)。此外,也见于先天性下丘脑功能紊乱(如 Kallmann 综合征、Prader-Willi 综合征等)。

【临床表现】 腺垂体功能减退症起病隐匿,症状多变,缺乏特异性,常表现为乏力、食欲缺乏、闭经、低血钠、低血糖、低血压等。部分患者无临床症状,仅能通过激素水平测定或功能试验诊断。也可以急性起病,且病情危重。本症的临床表现取决于垂体激素缺乏的程度、种类、相应靶腺的萎缩程度等。由垂体腺瘤或放疗导致的垂体功能减退,GH 和 FSH、LH 分泌不足常最早出现,其次为 TSH、ACTH 分泌不足。

1. LH 和 FSH 缺乏综合征 LH 和 FSH 缺乏可致性腺功能减退,为腺垂体功能减退症最常见的表现。女性患者可表现为产后无乳,闭经,乳房萎缩,性欲减退或消失,阴道分泌物减少,性交疼痛,不孕,阴毛、腋毛脱落等。男性表现为性欲减退,阳痿,胡须、阴毛和腋毛稀少,睾丸萎缩,肌肉减少,脂肪增加等。血雌二醇/睾酮减低,而 FSH/LH 未相应增高。

2. GH 缺乏综合征 儿童期表现为生长停滞,成人期表现为肌肉质量减少和力量减弱、耐力下降、中心性肥胖、注意力和记忆力受损、血脂异常、骨质疏松等。因症状无特异性,常常被忽视。

3. TSH 缺乏综合征 TSH 缺乏导致继发性甲状腺功能减退,其表现与原发性甲状腺功能减退症相似(见本篇第五章),前者血甲状腺激素(FT_3、FT_4)降低,但 TSH 降低或正常。原发性甲状腺功能减退症血 TSH 升高。

4. ACTH 缺乏综合征 ACTH 缺乏导致继发性肾上腺皮质功能减退症,其表现与原发性慢性肾上腺皮质功能减退症相似(见本篇第七章),两者血浆皮质醇常<140nmol/L(5μg/dl),不同的是本症由于血 ACTH 降低(也可正常),故有皮肤色素减退、面色苍白、乳晕色素浅淡,而原发性者因血 ACTH 升高,皮肤色素加深。

5. 垂体及其附近肿瘤压迫综合征 可有头痛、视力减退,有时可出现颅内压增高的症状、体征。病变累及下丘脑者可出现神经性厌食、体温调节障碍等下丘脑综合征相关临床表现。

垂体功能减退性危象(简称垂体危象)是内科急症之一。在全垂体功能减退症基础上,各种应激如感染、败血症、腹泻、呕吐、失水、饥饿、寒冷、急性心肌梗死、脑血管意外、手术、外伤、麻醉及使用镇静药、安眠药、降糖药等均可诱发垂体危象。患者可表现为高热(>40℃)、低温(<35℃)、低血糖、低血钠、低血压(休克)、神志不清、谵妄、抽搐、昏迷等严重垂危状态。

【诊断】 本症起病缓慢,症状缺乏特异性,容易误诊。临床上出现原因不明的乏力、食欲缺乏、闭经、低血钠、低血糖、低血压(休克)时均要警惕本症。分娩时大出血、休克的病史,以及产后无乳、闭经对希恩综合征的诊断很有价值。对可疑患者应及时进行腺垂体功能减退症的相关评估。

诊断主要依据包括病史、临床表现、血中激素水平测定和腺垂体功能试验等方面内容。若靶腺激素(血皮质醇、甲状腺激素、雌二醇/睾酮)水平降低,而对应的垂体促激素(ACTH、TSH、FSH/LH)水平降低或正常,均提示存在腺垂体功能减退症。绝经后女性血 FSH/LH 不高也提示存在本症。对轻症患者可行腺垂体功能试验(如胰岛素低血糖试验、ACTH 兴奋试验、GnRH 兴奋试验等)协助诊断(表 7-3-2)。必要时进行影像学检查,MRI 为首选。

值得注意,服用糖皮质激素的患者也表现为血浆皮质醇降低和 ACTH 降低,须仔细询问用药史并通过体格检查(如库欣综合征满月脸、多血质外貌)进行鉴别。

【治疗】 包括病因治疗和激素替代治疗。激素替代治疗要求尽量符合生理要求,既要改善症状,又需避免过量。

(一)病因治疗 腺垂体功能减退症可由多种病因引起,应针对病因治疗。肿瘤患者可选择手术、放疗和化疗。淋巴细胞性垂体炎可用糖皮质激素治疗。对于鞍区占位性病变,首先必须解除压迫及破坏作用,减轻和缓解颅内高压症状。患者宜尽量避免感染、过度劳累和应激刺激。

表 7-3-2　腺垂体功能减退症相关试验

激素	相关试验	结果
GH	1. 胰岛素低血糖试验:静脉注射胰岛素(0.05～0.15U/kg),在试验前及试验开始后 30 分钟、45 分钟、60 分钟和 90 分钟时抽血测葡萄糖和 GH	1. 正常参考值:出现低血糖($<$ 2.2mmol/L)时血 GH 应$>$5μg/L
	2. 精氨酸试验:静脉输注精氨酸(0.5g/kg 至 30g,不超过 30 分钟),在起始时、30 分钟、60 分钟、90 分钟、120 分钟时采血测 GH	2. 正常参考值:GH 峰值$>$3μg/L
	3. 左旋多巴试验:口服左旋多巴 500mg,在起始时、30 分钟、60 分钟、90 分钟、120 分钟时采血测 GH	3. 正常参考值:GH 峰值$>$3μg/L
ACTH	1. 胰岛素低血糖试验:静脉注射胰岛素(0.05～0.15U/kg),在试验前及试验开始后 30 分钟、45 分钟、60 分钟和 90 分钟时抽血测葡萄糖和皮质醇	1. 如果出现低血糖($<$2.2mmol/L),正常人皮质醇增加应超过 194nmol/L 或达到$>$550nmol/L
	2. ACTH 兴奋试验:ACTH 0.25mg(或 25 单位)肌内注射或静脉注射,在起始时、30 分钟和 60 分钟时抽血测皮质醇	2. 正常人试验后血皮质醇$>$500nmol/L
LH/FSH	GnRH 兴奋试验:静脉注射 GnRH 100μg,在起始时、30 分钟和 60 分钟时抽血测 LH 和 FSH	正常成人试验后血 LH 增加超过 10IU/L、FSH 增加超过 2IU/L

(二)激素替代治疗

1. 生长激素缺乏的治疗　补充生长激素有助于改善患者生活质量和减少并发症,替代剂量尚无统一标准,需个体化。但因生长激素长期替代治疗可能增加肿瘤发生和肿瘤复发的疑虑尚未完全消除,且价格昂贵,因此其在本症患者中的长期应用价值有待深入研究。

2. 促性腺激素缺乏的治疗　对于无生育需求者,性激素替代是合适的治疗方法。女性雌孕激素替代治疗可以使患者恢复月经,提高生活质量,但建议在绝经后停止性激素补充。男性患者可用睾酮替代治疗。有生育需求者,可采用促性腺激素替代治疗或促性腺激素释放激素脉冲治疗。

3. TSH 缺乏的治疗　继发性的甲状腺功能减退与原发性者一样,采用甲状腺激素替代治疗。须注意,血 TSH 测定无助于继发性者的疗效评估,应参考血甲状腺激素(如 FT$_3$、FT$_4$)水平调节药物剂量。对同时有 ACTH 和 TSH 缺乏的患者,应首先补充糖皮质激素,因为单纯甲状腺激素替代治疗会加剧 ACTH 缺乏的临床表现。

4. ACTH 缺乏的治疗　确诊后须尽快补充生理剂量的肾上腺皮质激素。糖皮质激素的替代剂量需要依据临床情况而定,一般为每日 10～20mg 氢化可的松(如早晨 10mg、中午 5mg、晚上 5mg,不超过 30mg/d)或泼尼松(如早晨 5mg 及午后 2.5mg)。在治疗过程中,要定期随访评估,根据患者的状态、体重、血压、血糖、血脂等调节剂量。测定血浆 ACTH、皮质醇或尿游离皮质醇对疗效评估无意义。

(三)垂体危象处理　一旦怀疑有垂体危象,须立即进行治疗,并在治疗前留血待测相关激素。危象时的处理:①纠正低血糖:立即以 50% 葡萄糖溶液 40～80ml 静脉注射,继以 5% 葡萄糖氯化钠溶液持续静脉滴注。②足量糖皮质激素:补液中加入氢化可的松,200～300mg/d,分次应用,或地塞米松 5～10mg/d,分次应用。③纠正失水和电解质紊乱:给予 5% 葡萄糖氯化钠溶液静脉输注,血钠严重降低的患者,需要给予高浓度的氯化钠溶液。④纠正休克:经过以上治疗,多数患者血压逐渐回升。在一些严重患者,经上述治疗后血压恢复不满意者,仍需要使用升压药和综合抗休克治疗。⑤其他:感染是最常见的诱因,需要根据患者的情况选择抗生素抗感染治疗;低体温者需要用热水袋、电热毯等将患者体温回升至 35℃以上,并在使用肾上腺皮质激素后开始用小剂量甲状腺素治疗;高热者需要物理和化学降温;慎用镇静药。

第四节 | 生长激素缺乏性矮小症

生长激素缺乏性矮小症又称儿童生长激素缺乏症（growth hormone deficiency，GHD），指儿童期因垂体前叶分泌的生长激素缺乏或生长激素生物效应不足所致的躯体生长障碍，可为单一性生长激素缺乏，也可伴有腺垂体其他激素缺乏。按病因可为特发性、获得性和遗传性；按病变部位可分为下丘脑性和垂体性。

【病因和发病机制】

1. **特发性** 病因不明。可能由于下丘脑-垂体功能或结构的异常，导致生长激素（GH）分泌不足。部分患者在接受生长激素释放激素（GHRH）治疗后，GH 水平升高，生长加速，提示有些患者的病因在下丘脑。部分患儿有围生期异常，如臀位产、横位产、生后窒息等，可能是 GHD 导致的胎儿宫内转位障碍。

2. **获得性** 本病可继发于下丘脑-垂体病变，如先天性垂体异常，或来自中枢神经系统的肿瘤（颅咽管瘤、生殖细胞肿瘤、垂体瘤、脑膜瘤、胶质瘤、Rathke 囊肿、蛛网膜囊肿等）；颅内感染（脑炎、脑膜炎）及肉芽肿病变；手术、创伤、放射损伤等，病变可影响下丘脑-腺垂体的结构和功能，引起获得性生长激素缺乏症。

3. **遗传性** 至少有三分之一的 GHD 患者有家族史，可表现为常染色体显性、隐性遗传或 X 连锁遗传。分子生物学研究已明确部分患者存在下丘脑-垂体发育的转录因子（如 POU1F1 和 PROP1）的基因突变，或生长激素基因（GH1）缺失/突变，或生长激素受体及下游信号转导过程的基因突变等。其中，转录因子突变多表现为复合性垂体激素缺乏，如 GH、PRL、TSH、促性腺激素缺乏。

生长激素不敏感综合征：本综合征是由于靶细胞对 GH 不敏感而引起的一种矮小症。本病多呈常染色体隐性遗传。其病因复杂多样，多数为 GH 受体基因突变（Laron 综合征），少数因 GH 受体后信号转导障碍、胰岛素样生长因子-1（IGF-1）基因突变或 IGF-1 受体异常等因素引起。

【临床表现】

1. **生长迟缓** 本病患者出生时身长、体重往往正常，数月后躯体生长迟缓，但常不被发觉。多在 2～3 岁后与同龄儿童的身高差别愈见显著，但生长并不完全停止，只是生长速度缓慢，生长速度低于正常速度 1SD（一般指 2～4 岁每年低于 5.5cm、4 岁至青春期每年低于 4～5cm）。体态一般尚匀称，成年后多仍保持童年体形和外貌，营养状态一般良好。成年身高一般不超过 130cm（图 7-3-3），但最终身高与生长激素缺乏的程度、时间都有关系。

2. **性腺发育障碍** 患者至青春期，性器官常不发育，第二性征缺如，声音尖锐，体型偏胖。男性呈小阴茎，与幼儿相似，睾丸细小，可伴隐睾症，无阴毛和腋毛；女性可表现为原发性闭经，乳房发育差，子宫和附件均小。单一性 GH 缺乏者可出现性器官发育与第二性征，但往往明显延迟。

3. **智力与年龄相称** 智力发育一般正常，但在精神方面可因身材矮小而有自卑感、心情忧郁。

4. **骨发育延迟和骨代谢异常** 临床上通常选用左手腕部进行 X 线摄片来观察骨骺骨化中心的成熟程度，即骨龄。未治疗过的 GHD 患儿的骨龄较正常同龄儿童显著落后 2 年或 2 年以上。除骨骼成熟缓慢，骨转换水平也较低，骨量减少甚至出现骨质疏松。X 线摄片可见长骨短小，骨龄幼稚，骨化中心发育迟缓，骨骺久不融合。

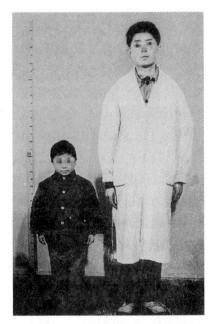

图 7-3-3 生长激素缺乏性矮小症
患者与同龄正常人对比。

5. Laron 综合征(侏儒综合征)　罕见。呈常染色体隐性遗传,是 GH 受体基因突变所致,患者有严重 GH 缺乏的临床表现,如身材矮小,蓝巩膜,肘关节活动受限,头相对较大,鞍鼻,前额凸出,外生殖器和睾丸细小,性发育延迟等。但血浆 GH 水平正常或升高,IGF-1、胰岛素样生长因子结合蛋白 -3(IGFBP-3)降低。本病患者对外源性 GH 治疗无反应,目前唯一有效的治疗措施是使用重组人 IGF-1 替代治疗。

【诊断与鉴别诊断】

(一)**主要诊断依据**　①身材矮小(身高为同年龄同性别正常人均值 −2SD 以下),生长速度缓慢,可伴性发育障碍等临床特征。②骨龄检查较实际年龄落后 2 年以上。③血 IGF-1 和 IGFBP-3 水平测定:GH 刺激肝脏分泌 IGF-1,GH 的促进生长作用大部分是由循环中的 IGF-1 介导,因此测定 IGF-1 水平可反映 GH 的分泌状态。已发现 6 种 IGFBP,分别称为 IGFBP-1～IGFBP-6,其中 IGFBP-3 占 92%,可反映 GH 的分泌状态。④GH 激发试验:因生长激素呈脉冲式分泌,测定随机血 GH 浓度对诊断价值不大。临床上常需要进行至少两个 GH 激发试验协助诊断,包括胰岛素低血糖、左旋多巴、精氨酸、可乐定等激发手段(见本章第三节)。本症患者激发试验后 GH 峰值常低于 5μg/L(完全性 GHD),5～10μg/L 为部分性 GHD。⑤排除导致生长缓慢的其他疾病,如呆小病、染色体畸变(如 Turner 综合征)、慢性肝肾疾病等。

生长激素缺乏性矮小症确诊后,尚需进一步寻找致病原因。应做视野检查、蝶鞍 CT 或 MRI 等除外肿瘤,必要时进行染色体和基因检测。特发性者临床上无明显原因。

(二)**鉴别诊断**

1. **全身性疾病所致的身材矮小症**　儿童期心脏、肝、肾、胃肠等脏器的慢性疾病和各种慢性感染(如结核、血吸虫病、钩虫病等),均可导致生长发育障碍。可根据其原发病的临床表现加以鉴别,且血 GH 和 IGF-1 正常或升高。

2. **体质性生长发育延迟**　生长发育较同龄儿童延迟,16～17 岁尚未开始发育,因而身材矮小,但智力正常,无内分泌系统或全身性慢性疾病的证据,血浆中 GH、IGF-1 正常。一旦开始发育,骨骼生长迅速,性成熟良好,最终身高可达正常人标准。

3. **呆小病**　甲状腺功能减退症发生于胎儿或新生儿,可引起明显生长发育障碍,称为呆小病。患者除身材矮小,常伴有甲状腺功能减退症的其他表现,智力常迟钝低下。

4. **先天性卵巢发育不全症**(Turner 综合征)　Turner 综合征是女性患者由于一条 X 染色体部分或全部缺乏而导致的性染色体疾病,身材矮小,性器官发育不全,常有原发性闭经,伴有颈蹼、肘外翻等先天性畸形。血清 GH 水平不低。典型病例染色体核型为 45,X。

5. **其他**　如特发性矮小症、家族性矮小症、骨软骨发育不良、宫内发育迟缓、Prader-Willi 综合征等。

【治疗】

1. **人生长激素**　基因重组人 GH(rhGH)临床治疗生长激素缺乏性矮小症效果显著。治疗初始剂量一般为每日 20～50μg/kg(日制剂),睡前皮下注射;或每周 0.16～0.24mg/kg(周制剂)。根据生长速度、IGF-1 水平等调整剂量。注射 rhGH 的局部及全身不良反应较少,可能的不良反应有重度超敏反应、水钠潴留(导致下肢水肿或腕管综合征)、轻度糖耐量异常等,因此仍须关注过敏、血糖、血压等情况。禁忌证有恶性肿瘤病史、颅内高压、增生性视网膜病变。

2. **重组人 IGF-1**　近年已用于治疗重度 GH 不敏感综合征。早期诊断、早期治疗者效果较好,80～120μg/kg,每日餐前或餐后 20 分钟内皮下注射 2 次。不良反应有低血糖等。

继发性生长激素缺乏性矮小症应针对原发病进行治疗。

(李启富)

本章思维导图

第四章 | 垂体后叶疾病

第一节 | 尿崩症

尿崩症(diabetes insipidus,DI)是指精氨酸加压素(arginine vasopressin,AVP;又称抗利尿激素,antidiuretic hormone,ADH)完全/部分缺乏或肾脏对AVP不敏感,致肾远曲小管、集合管对水重吸收功能障碍,从而引起的以多尿、烦渴、多饮为特征的一组综合征。尿崩症较少见,可发生于任何年龄,但以青少年为多见,男性多于女性。因AVP完全或部分缺乏引起的尿崩症为中枢性尿崩症(central diabetes insipidus,CDI),肾脏对AVP不敏感引起者为肾性尿崩症(nephrogenic diabetes insipidus,NDI)。NDI罕见,本节着重介绍CDI。

【病因和发病机制】 中枢性尿崩症是由多种原因影响了AVP的合成、转运、储存及释放所致,可分为获得性、遗传性和特发性。

1. **获得性** 约50%患者是由下丘脑神经垂体及附近部位的肿瘤(如垂体瘤、颅咽管瘤、松果体瘤、转移性肿瘤等)引起。10%由头部创伤(严重脑外伤、垂体下丘脑部位的手术)所致。此外,少数中枢性尿崩症由脑部感染性疾病(脑膜炎、结核、梅毒等)、朗格汉斯细胞组织细胞增生症或其他肉芽肿病变、血管病变等引起。妊娠期胎盘可产生一种N末端氨基肽酶,使体内AVP降解加速,导致AVP缺乏,临床上可表现多尿、口渴等(妊娠性尿崩症),但一般症状较轻,产后可自行缓解。

2. **遗传性** 少数中枢性尿崩症有家族史,呈常染色体显性遗传,由AVP-神经垂体素运载蛋白(AVP-NPII)基因突变所致。此外,X连锁隐性遗传性尿崩症,由女性遗传,男性发病,杂合子女孩可有尿浓缩力差,一般症状轻,可无明显多饮、多尿。Wolfram综合征(diabetes insipidus,diabetes mellitus,optic atrophy and deafness,DIDMOAD)由WFS1基因突变引起,可表现为尿崩症、糖尿病、视神经萎缩、耳聋,为常染色体隐性遗传,但极为罕见。

3. **特发性** 约占30%,临床找不到任何病因,部分患者尸检时发现下丘脑视上核与室旁核神经细胞明显减少或几乎消失,这种退行性病变的原因未明。有研究显示患者血中存在下丘脑室旁核神经核团抗体,即针对AVP合成细胞的自身抗体,并常伴有甲状腺、性腺、胃壁细胞的自身抗体。

【临床表现】 主要临床表现为多尿、烦渴与多饮,喜冷饮,夜尿多,甚至影响睡眠。起病常较急,可有明确的起病日期。尿量多,常超过50ml/(kg·d),日尿量可多达4~10L。尿比重常低于1.005,尿渗透压低于血浆渗透压,一般不超过300mOsm/(kg·H$_2$O),尿色淡如清水。部分患者症状较轻,日尿量仅为2.5~5L,如限制饮水,尿比重可超过1.010,尿渗透压可超过血浆渗透压,达300~600mOsm/(kg·H$_2$O)。

由于低渗性多尿,血浆渗透压常轻度升高,从而兴奋下丘脑口渴中枢(渗透压感受器),患者因烦渴而大量饮水。如有足够的水分供应,患者血钠、血浆渗透压、血肌酐等常在正常范围内。但当病变累及下丘脑口渴中枢时(如大脑前交通动脉瘤及其手术后),口渴感丧失(又称渴感消失性尿崩症),或由于手术、麻醉、颅脑外伤等原因,患者处于意识不清状态,如不及时补充大量水分,可出现严重失水、高钠血症,可表现为肢体极度软弱、发热、精神症状、谵妄甚至死亡。

糖皮质激素缺乏时肾排水能力减弱,因此当尿崩症合并腺垂体功能不全时,尿崩症症状反而会减轻,糖皮质激素替代治疗后症状再现或加重。

三相性尿崩症(triphasic DI):可由垂体柄断离(如头部外伤、手术)引起。第一阶段(急性期,3~5天)尿量明显增加,尿渗透压下降;第二阶段(数天)尿量迅速减少,尿渗透压上升及血钠降低(与垂体后叶轴索溶解释放过多 AVP 有关);第三阶段为永久性尿崩症。

获得性尿崩症除上述表现,尚可有原发病的症状与体征。

【诊断与鉴别诊断】　典型尿崩症诊断不难。凡有多尿、烦渴、多饮者应考虑本病,可进行禁水-加压素试验明确诊断。无法完成禁水-加压素试验且临床表现典型者,可用去氨加压素进行诊断性治疗。

（一）诊断依据　主要诊断依据:①尿量多,常超过 50ml/(kg·d);②尿渗透压低于血浆渗透压,一般低于 300mOsm/(kg·H$_2$O);③饮水不足时,可有高钠血症;④禁水试验不能使尿渗透压增加,而注射加压素后尿渗透压较注射前增加 10% 以上;⑤加压素或去氨加压素治疗有明显效果。

（二）诊断方法

1. 禁水-加压素试验　比较禁水前后及使用加压素前后的尿渗透压变化。禁水一定时间,当尿浓缩至最大渗透压而不能再上升时,注射加压素。正常人注射外源性 AVP 后,尿渗透压不再升高,而中枢性尿崩症患者体内 AVP 缺乏,注射外源性 AVP 后,尿渗透压明显升高。

方法:禁水时间视患者多尿程度而定,一般从夜间开始(重症患者也可白天进行),禁水 6~16 小时不等,禁水期间每 1~2 小时测血压、体重、尿量、尿渗透压等,当尿渗透压达到高峰平顶[连续两次尿渗透压差<30mOsm/(kg·H$_2$O)]时,抽血测血浆渗透压,然后立即皮下注射加压素(即垂体后叶素)5U,注射后 1 小时和 2 小时测尿渗透压。

结果判断:见图 7-4-1。正常人禁水后尿量明显减少,尿渗透压逐渐增加,超过 800mOsm/(kg·H$_2$O)。尿崩症患者禁水后尿量仍多,尿渗透压可有一定程度增加,不超过 800mOsm/(kg·H$_2$O)。注射加压素后,正常人和原发性烦渴患者尿渗透压变化不大,少数人稍升高但不超过 10%。中枢性尿崩症患者注射加压素后尿渗透压明显升高,较注射前增加 10% 以上。AVP 缺乏程度越重,尿渗透压增加的百分比越多。完全性中枢性尿崩症者 1~2 小时尿渗透压增加 50% 以上;部分性中枢性尿崩症者禁水后尿渗透压可超过血浆渗透压,注射加压素后尿渗透压增加在 10%~50%。肾性尿崩症在禁水后尿液不能浓缩,注射加压素后尿渗透压增加小于 10%。本法简单、可靠,但须在严密观察下进行,以免在禁水过程中出现严重脱水。若患者禁水过程中发生严重脱水(体重下降超过 3% 或血压明显下降),应立即停止试验,让患者饮水。

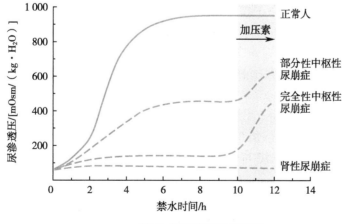

图 7-4-1　禁水-加压素试验示意图

2. 血浆 AVP 测定　正常人血浆 AVP(随意饮水)为 2.3~7.4pmol/L,禁水后可明显升高。中枢性尿崩症患者血浆 AVP 水平降低,禁水后也不增加或增加不多。

（三）病因诊断　尿崩症诊断确定之后,必须尽可能明确病因。应进行视野检查、蝶鞍 CT 或 MRI 等检查以明确有无垂体或附近的病变。在磁共振 T$_1$ 加权图像上,正常人垂体后叶通常显示为高信号,表现为"亮点"。CDI的典型MRI表现为垂体后叶"亮点"缺失,代表储存的AVP颗粒耗竭或缺失。

(四)鉴别诊断

1. **肾性尿崩症** 由于肾对AVP不敏感所致。可分为遗传性和获得性:①遗传性:约90%患者与AVP受体(V_2R)基因突变有关,是X连锁隐性遗传性疾病;部分患者由编码水孔蛋白-2(AQP-2,参与AVP受体后信号转导)的基因发生突变所致,为常染色体隐性遗传性疾病。②获得性:继发于肾小管损害、药物(如碳酸锂、庆大霉素)等。该类患者临床上也有多尿、口渴、多饮等症状,禁水试验也无明显尿量减少和尿渗透压升高,但注射加压素后尿渗透压增加小于10%,基础和禁水后血浆AVP均高。

2. **原发性烦渴** 常与精神因素有关(即精神性烦渴),部分与药物、下丘脑病变等有关。主要由于精神性疾病、药物等因素引起过量饮水,进而导致多尿、低比重尿,临床上与尿崩症相似。但患者有相应病史及神经精神症状等,一般日间症状明显,但无夜尿增多,不影响睡眠,其AVP分泌潜能并不缺乏,禁水-加压素试验结果与正常人类似。

3. **其他疾病** 糖尿病患者可有多尿、烦渴、多饮症状,监测血糖、尿糖,容易鉴别。慢性肾脏病(尤其是肾小管疾病)、低钾血症、高钙血症等,均可影响肾浓缩功能而引起多尿、口渴等症状,但有相应原发病的临床特征,且多尿的程度也较轻。

【治疗】

(一)激素替代疗法

1. **去氨加压素** 即1-脱氨基-8-右旋精氨酸加压素(desmopressin,DDAVP),为人工合成的加压素类似物。其抗利尿作用强,而无加压作用,不良反应少,为目前治疗中枢性尿崩症的首选药物。用法:口服片剂,每次0.1~0.4mg,每日2~3次,部分患者可睡前服药1次,以控制夜间排尿和饮水次数,得到足够的睡眠和休息。由于剂量的个体差异大,用药必须个体化,严防水中毒的发生。妊娠性尿崩症可以采用DDAVP,因其不易被AVP酶破坏。其他制剂:皮下注射1~4μg或鼻内喷雾给药10~20μg,每日1~2次。

2. **垂体后叶素** 从猪或牛脑垂体后叶中提取,内含AVP,作用能维持3~6小时,每日须多次注射,长期应用不便。主要用于脑损伤或手术时出现的尿崩症,每次5~10U,皮下注射。

(二)其他抗利尿药物

1. **氢氯噻嗪** 每次25mg,每日2~3次,可使尿量减少约一半。其作用机制可能是抑制远曲小管对钠的重吸收,减少机体血容量,刺激肾近曲小管钠水重吸收增加,从而减少输送到集合管(AVP敏感部位)的水分,即减少尿量。对肾性尿崩症也有效。长期服用可引起缺钾、高尿酸血症等,应适当补充钾盐。

2. **卡马西平** 能刺激AVP分泌,使尿量减少。每次0.2g,每日2~3次。有外周血粒细胞减少、肝损害、疲乏、眩晕等副作用。

(三)病因治疗 获得性尿崩症尽量治疗其原发病。

【预后】 预后取决于病因和病情的严重程度。轻度脑损伤或感染引起的尿崩症可完全恢复。特发性尿崩症常属永久性,在充分的饮水供应和适当的抗利尿治疗下,通常可以维持正常的生活,对寿命影响不大。

第二节 | 抗利尿不适当综合征

抗利尿不适当综合征(syndrome of inappropriate antidiuresis,SIAD)是指抗利尿激素(ADH,即精氨酸加压素)分泌异常增多或其效应增强,导致水潴留、低钠血症、低血浆渗透压等临床表现的一组综合征。其中,由抗利尿激素分泌异常增多引起,称为抗利尿激素分泌失调综合征(syndrome of inappropriate secretion of antidiuretic hormone,SIADH),较常见,是低钠血症的最常见原因;ADH效应增强者,为肾性抗利尿不适当综合征(nephrogenic syndrome of inappropriate antidiuresis,NSIAD),罕见。本节着重介绍 SIADH。

【病因和病理生理】　SIADH 常见病因为恶性肿瘤、呼吸系统及神经系统疾病等。部分病因不明者称为特发性 SIADH,多见于老年患者。

(一)异源性 AVP 分泌

1. 恶性肿瘤　小细胞肺癌、胰腺癌、淋巴肉瘤、十二指肠癌、霍奇金淋巴瘤等可合成及释放 AVP 引起 SIADH。其中以小细胞肺癌最多见。

2. 肺部感染性疾病　肺炎、肺结核、肺脓肿、肺曲霉病等可引起 SIADH,可能是由病变的肺组织合成与释放 AVP 所致。

(二)中枢神经系统疾病　脑外伤、脑脓肿、脑肿瘤、蛛网膜下腔出血、脑血栓形成、脑部急性感染、结核性或其他脑膜炎、卟啉病等都可影响下丘脑-神经垂体功能,使 AVP 分泌过多。

(三)药物　某些药物如抗抑郁药(如选择性 5-羟色胺再摄取抑制剂)、全身麻醉药、巴比妥类、卡马西平、氯磺丙脲等可使 AVP 分泌过多,引起 SIADH。

由于 AVP 释放过多,且不受正常调节机制所控制,肾远曲小管与集合管对水的重吸收增加,尿液不能稀释,游离水不能排出体外,细胞外液容量扩张,血液稀释,血清钠浓度与渗透压下降。同时,细胞内液也处于低渗状态,细胞肿胀,当影响脑细胞功能时,可出现神经系统症状。本综合征血容量正常,一般不出现水肿,因为当细胞外液容量扩张到一定程度,可抑制近曲小管对钠的重吸收,使尿钠排出增加,水分不致在体内潴留过多。加之容量扩张导致心房钠尿肽释放增加,使尿钠排出进一步增加,因此,钠代谢处于负平衡状态,加重低钠血症与低血浆渗透压。此外,醛固酮分泌受到抑制,也增加尿钠的排出。

【临床表现和实验室检查】　主要临床特征是水潴留(稀释性低血钠)、低血浆渗透压,机体血容量正常,一般无水肿。临床症状的轻重与 AVP 分泌量有关,同时取决于水负荷的程度。多数患者在限制水分时,可不表现典型症状。但若水摄入过多,则可出现水潴留及低钠血症表现。患者血清钠一般低于 130mmol/L,但尿钠排出相对较多(一般超过 20mmol/L)。当血清钠浓度低于 120mmol/L 时,可出现食欲减退、恶心、呕吐、肢体软弱无力、嗜睡,甚至精神错乱;当血清钠低于 110mmol/L 时,出现肌力减退、腱反射减弱或消失、惊厥、昏迷,如不及时处理,可导致死亡。本病血浆渗透压常低于 275mOsm/(kg·H$_2$O),而尿渗透压可高于血浆渗透压。由于血容量充分,肾小球滤过率增加,血尿素氮、肌酐、尿酸等浓度常降低。血浆 AVP 相对于血浆渗透压呈不适当的高水平。

【诊断与鉴别诊断】

(一)诊断依据　主要诊断依据:①血钠降低(常低于 130mmol/L);②尿钠增高(常超过 20mmol/L 或尿钠排泄率每日>25mmol);③血浆渗透压降低[常低于 275mOsm/(kg·H$_2$O)];④尿渗透压>100mOsm/(kg·H$_2$O);⑤血尿素氮、肌酐、尿酸常下降;⑥除外肾上腺皮质功能减低、甲状腺功能减退、利尿药使用等原因。

(二)病因诊断　恶性肿瘤是常见原因,特别是小细胞肺癌。有时可先出现 SIADH,以后再出现肺癌的影像学改变。其次应除外中枢神经系统疾病、肺部感染、药物等因素。

(三)鉴别诊断

1. 肾性抗利尿不适当综合征(NSIAD)　肾小管 AVP 受体(V$_2$R)基因突变(如 R137C、R137L),激活受体 G 蛋白的 α 亚单位,致抗利尿效应增强,是 X 连锁隐性遗传性疾病,其血 AVP 降低。若儿童或多个家庭成员发生低钠血症,或托伐普坦疗效不佳者,应警惕 NSIAD,必要时行血 AVP 和 V$_2$R 基因检测。此外,环磷酰胺、舍曲林等药物也可激活肾小管 AVP 受体导致低钠血症,必要时停药后观察。

2. 其他正常血容量性低钠血症　肾上腺皮质功能减退症、恶心呕吐、甲状腺功能减退等也是导致低钠血症的常见原因,应仔细询问病史及完善相关检查进行鉴别。

3. 低血容量性低钠血症 胃肠消化液丧失(如腹泻),胃肠、胆道、胰腺造瘘或胃肠减压等,体内钠丢失超过水丢失,致低钠血症,有相关疾病史及失水表现。血尿素氮、肌酐、尿酸常增高。脑盐耗综合征(cerebral salt wasting syndrome,CSWS)是在颅内疾病的过程中肾不能保存钠而导致进行性钠自尿中大量流失,并带走水分,从而导致低钠血症和细胞外液容量下降。CSWS 的主要临床表现为低钠血症、尿钠增高和低血容量;而 SIADH 血容量正常,这是与 CSWS 的主要区别。此外,CSWS 对钠和血容量的补充有效,而限水治疗无效,反而使病情恶化。

4. 高血容量性低钠血症 见于严重心力衰竭、肝硬化或肾病综合征等,体内水的增多超过钠的增多,但这些患者各有相应原发病的病史,常伴水肿、腹水。

基于细胞外液容量的低钠血症鉴别要点见表 7-4-1。

表 7-4-1　基于细胞外液容量的低钠血症鉴别要点

临床表现	高血容量性	低血容量性	正常血容量性	
			SIAD	其他原因引起
1. 病史				
心衰、肝硬化或肾病	+	−	−	−
水钠丢失	−	+	−	−
皮质醇缺乏或恶心、呕吐	−	−	−	+
2. 体格检查				
水肿或腹水	+	−	−	−
3. 实验室检查				
血尿素、肌酐	高/正常	高/正常	低	低/正常
血尿酸	高	高	低	低
血钾	低/正常	低/正常	正常	正常
血白蛋白	低/正常	高/正常	正常	正常
血皮质醇	正常/高	正常/高 [a]	正常	低 [b]
血浆肾素	高	高	低	低 [c]
尿钠排泄率 [d]	低	低	高	高

注:"+"表示"有";"−"表示"无";a. 若为血容量减少是由于原发性肾上腺皮质功能不全引起,血皮质醇降低。b. 若为恶心和呕吐引起,则血皮质醇正常或偏高。c. 若为继发性肾上腺功能不全,血肾素可能升高。d. 尿钠排泄率(低钠血症患者>25mmol/d 为尿钠排泄率增高)。

【治疗】

1. 病因治疗 纠正基础疾病。药物引起者须立即停药。

2. 对症治疗 限制水摄入对控制症状十分重要,轻者主要通过限制饮水量,饮水量一般限制在每天 0.8～1.0L,症状即可好转,体重下降、血清钠与血渗透压随之上升。严重者,可注射呋塞米 20～40mg,排出水分。严重低钠血症(如<110mmol/L),可静脉输注 3% 氯化钠溶液,滴速为 1～2ml/(kg·h),使血清钠逐步上升,频繁监测血钠(每 2～4 小时 1 次),控制血钠 24 小时内升高不超过 10～12mmol/L。当血钠恢复至 120mmol/L 左右,可停止高渗盐水滴注。如血钠升高过快,有可能引起脑桥中央髓鞘溶解(表现可为发音困难、缄默症、吞咽困难、倦怠、情感变化、瘫痪、癫痫样发作、昏迷和死亡)。

3. 抗利尿激素受体拮抗剂 托伐普坦(tolvaptan)可选择性拮抗位于肾脏集合管细胞的基底膜 Ⅱ型 AVP 受体(V₂R),调节集合管对水的通透性,提高对水的清除率,促使血钠浓度提高。每日 1 次,起始剂量 15mg,服药 24 小时后可酌情增加剂量。服药期间,可不必限制患者饮水,同时应注意监测血电解质变化,避免血钠过快上升。常见不良反应为口干、渴感、眩晕、恶心、低血压等。

【预后】 由恶性肿瘤如小细胞肺癌、胰腺癌等所致者,预后不良。由肺部疾病、中枢神经系统疾病、甲状腺功能减退、药物等非肿瘤原因所致者,原发病治疗好转后或停药后,SIADH 可随之消失。

(李启富)

本章思维导图

数字人

第五章 │ 甲状腺疾病

第一节 │ 甲状腺功能亢进症

甲状腺毒症（thyrotoxicosis）是指血液循环中甲状腺激素过多，引起以交感神经兴奋性增高和代谢亢进为主要表现的一组临床综合征。甲状腺毒症包括甲状腺功能亢进症和非甲状腺功能亢进症两种（表7-5-1）。甲状腺功能亢进症（hyperthyroidism，简称甲亢）是指甲状腺本身产生甲状腺激素过多而引起的甲状腺毒症。非甲状腺功能亢进症是指甲状腺激素合成功能并不亢进，由于甲状腺破坏，滤泡内储存的甲状腺激素进入血液循环，或服用过量外源性甲状腺激素引起的甲状腺毒症。根据甲状腺功能亢进的程度，可以分为临床甲亢（overt hyperthyroidism）和亚临床甲亢（subclinical hyperthyroidism）。我国成人临床甲亢的患病率为0.78%，亚临床甲亢患病率0.44%。

表 7-5-1　甲状腺毒症的常见原因

一、甲状腺功能亢进症
  1. 过度刺激促甲状腺激素（TSH）受体
    （1）毒性弥漫性甲状腺肿［Graves病（Graves disease，GD）］
    （2）人绒毛膜促性腺激素（HCG）相关性甲亢（绒毛膜癌、葡萄胎、妊娠等）
    （3）垂体分泌TSH腺瘤（TSH-producing pituitary tumor）
  2. 自主甲状腺激素分泌
    （1）毒性结节性甲状腺肿
    （2）甲状腺自主高功能腺瘤（Plummer disease）
    （3）碘致甲状腺功能亢进症（碘甲亢）

二、非甲状腺功能亢进症
  1. 甲状腺破坏，激素释放增多
    （1）亚急性肉芽肿性甲状腺炎（de Quervain甲状腺炎）
    （2）亚急性淋巴细胞性甲状腺炎（产后甲状腺炎/无痛性甲状腺炎）
    （3）损伤性甲状腺炎（手术、药物、放射破坏等）
  2. 非甲状腺来源的甲状腺激素增多
    （1）人为甲状腺毒症（服用过多甲状腺激素药物或食物）
    （2）卵巢畸胎瘤（卵巢甲状腺肿伴甲亢）
    （3）转移的具有分泌甲状腺激素功能的甲状腺癌

Graves病（Graves disease，GD）是一种以体内存在促甲状腺激素受体抗体（thyrotropin receptor antibody，TRAb）为特征的多系统自身免疫病，是甲亢主要病因。Graves病甲亢女性是男性的4倍，儿童相对少见，发病率30岁以后趋于稳定，平均发病年龄47岁。本节主要讨论Graves病。

【病因和发病机制】　Graves病是在特定的遗传背景下，受环境因素的影响，对TSH受体（TSHR）产生自身免疫反应的疾病。其发病与HLA、CTLA-4、PTPN22、CD40、IL-2R、FCRL3、Tg和TSHR等基因多态性以及染色体失活偏移等有关。环境因素包括感染、碘摄入量、吸烟、应激、药物和环境毒素等。

TSHR是Graves病的主要自身抗原，浸润在甲状腺内的淋巴细胞产生甲状腺自身抗体。在机体免疫耐受机制破坏后,TSHRα 亚单位激活 B 淋巴细胞,B 细胞转化为能分泌 TSHR 抗体的浆细胞,产生 TRAb。

TRAb 包括三个亚型:甲状腺刺激性抗体(thyroid stimulating antibody,TSAb)、甲状腺阻断性抗体(thyroid blocking antibody,TBAb)和甲状腺中性抗体。TSAb 是 Graves 病甲亢的致病抗体。TSAb 与 TSH 竞争性地与 TSH 受体(TSHR)α 亚单位结合,激活腺苷酸环化酶信号系统,导致甲状腺滤泡上皮细胞增生,产生过量的甲状腺激素。TSAb 对 TSHR 的刺激不受下丘脑-垂体-甲状腺轴的负反馈调节,因此导致甲亢。TBAb 阻断 TSH 与 TSHR 的结合,减少甲状腺激素的合成。Graves 病患者体内两个抗体可以相互转化,占优势的抗体决定甲状腺功能。甲状腺中性抗体不影响甲状腺功能。

【病理】 甲状腺呈不同程度的弥漫性肿大。甲状腺滤泡上皮细胞增生,呈高柱状或立方状,滤泡腔内的胶质减少或消失,滤泡间可见浸润的 T 细胞、B 细胞和浆细胞。

Graves 眼病患者眶后 T 淋巴细胞浸润,脂肪细胞增多,成纤维细胞分泌大量黏多糖和糖胺聚糖,透明质酸增多,眼外肌肿胀,引起突眼。眶后的成纤维细胞和脂肪细胞表面存在 TSHR 和胰岛素样生长因子-1(IGF-1)受体,两个受体被激活后有共同的信号通路。

胫前黏液性水肿病理可见细胞外基质透明质酸、黏多糖堆积、淋巴细胞浸润。肌肉组织肿胀,肌纤维破坏。

【临床表现】

(一)甲状腺毒症表现

1. **高代谢症群** 增多的甲状腺激素兴奋交感神经、促进新陈代谢、增加对儿茶酚胺的敏感性。蛋白质、葡萄糖和脂肪分解代谢大于合成代谢,产热增加。患者表现为多汗、不耐热、食欲增加、体重下降、乏力、糖耐量异常或原有糖尿病加重。

2. **精神神经系统** 表现为烦躁、易激动、失眠、好动、注意力不集中等,严重者出现妄想。伸舌或双手向前平举时有细颤。腱反射活跃,深反射恢复期时间缩短。

3. **心血管系统** 由于高代谢和散热增加,导致循环加快。表现为持续性心悸,休息也不能缓解。听诊心率快、第一心音亢进、心律失常,可闻及收缩期杂音。心律失常以窦性心动过速、房性早搏最常见,其次为阵发性或持续性房颤,也可为室性或交界性早搏,偶见房室传导阻滞。收缩压升高、舒张压下降导致脉压增大,可出现毛细血管搏动征、水冲脉等周围血管征。甲亢性心力衰竭属高动力高排出量性心力衰竭,常于心律失常后发生或加重。甲亢控制,心力衰竭可以好转或恢复。

甲状腺毒症性心脏病(thyrotoxic heart disease)是长期未控制的甲亢所致的心脏病,可出现以下表现之一:①严重心律失常,包括持续性或阵发性房颤、房扑、频发室性期前收缩、二度和三度房室传导阻滞等;②心力衰竭;③心脏扩大;④心绞痛或心肌梗死。同时除外其他原因所致心脏病,如高血压心脏病、冠心病、风湿性心脏病等。

4. **消化系统** 表现为易饥饿、多食、消瘦。肠蠕动加快,大便次数增加。可出现肝功能异常,如转氨酶、碱性磷酸酶升高,低蛋白血症,偶伴黄疸。

5. **肌肉骨骼系统** 甲状腺毒性肌病(thyrotoxic myopathy)分急性和慢性两种。急性常于数周内出现吞咽困难和呼吸肌麻痹。慢性肌病主要累及肩、髋部等近端肌群,表现为进行性肌无力,伴肌萎缩,登楼、蹲起或梳头困难。甲状腺毒性周期性瘫痪(thyrotoxic periodic paralysis,TPP)表现为四肢瘫痪,下肢为主,不能站立或行走,常伴低钾血症,与血清钾向细胞内转移有关。TPP 呈自限性,或在补钾后好转。主要见于亚洲和拉丁美洲年轻男性患者。GD 也能导致胸腺增大,甲亢控制后减小或消失。GD 可伴发重症肌无力。

甲状腺毒症患者骨转换增加,尿钙、磷、胶原分解产物排出增多,血 25-羟维生素 D_3 水平降低,可致骨量减少、骨质疏松。

6. **造血系统** 白细胞总数和中性粒细胞数量降低,淋巴细胞比例增加,红细胞数量增加,血小板数量和凝血机制正常。偶见伴发特发性血小板减少性紫癜和恶性贫血。

7. **生殖系统** 女性常有月经稀少,周期延长,甚至闭经、不孕。男性可出现阳痿,偶见乳腺发育。

8. **皮肤、毛发** 由于皮肤血管扩张和多汗而引起皮肤温暖、潮湿。可有色素脱失、白癜风和脱毛。

9. **眼部表现** 与甲状腺毒症所致的交感神经兴奋性增高有关。表现为眼球轻度突出,上眼睑轻度挛缩,眼裂增宽,凝视,瞬目减少。眼睑迟落征,即眼睛向下看时上眼睑不能及时随眼球向下移动;眼球滞后,即向上看时眼球滞后于上眼睑运动;集合运动时两眼不能内聚或内聚不充分(Mobius 征)。

10. **甲状腺危象**(thyroid storm,thyroid crisis) 也称甲亢危象,死亡率高。临床表现为甲状腺毒症症状急性加重。多发生于较重甲亢未予治疗或治疗不充分的患者。常见诱因有感染、创伤、精神刺激,也可能发生在 ^{131}I 治疗、甲状腺手术或分娩后。临床表现有高热或超高热、大汗、心悸,心率常在 140 次/分以上,烦躁、焦虑不安、谵妄、恶心、呕吐、腹泻,严重者心力衰竭、休克及昏迷。本症的诊断主要靠临床表现综合判断。临床有危象前兆者应按甲亢危象处理。

11. **淡漠型甲亢**(masked or apathetic hyperthyroidism) 多见于老年患者。起病隐袭,可表现为充血性心力衰竭伴心律失常、不明原因的体重减轻,高代谢症状不明显,易被误诊为恶性肿瘤、冠心病等疾病。

(二)Graves 病特征性表现

1. **甲状腺肿** 甲状腺肿为弥漫性,质地软或韧,无压痛。典型患者甲状腺上下极可以触及细震颤,闻及血管杂音。

2. **Graves 眼病**(Graves ophthalmopathy,GO) GO 又称甲状腺相关性眼病(thyroid-associated ophthalmopathy,TAO)或甲状腺眼病(thyroid eye disease,TED)。25%~50% 的 GD 患者伴有不同程度的 GO,10%~20% 单眼受累。甲亢与 GO 可同时发生或先后发生。5% GO 患者甲状腺功能正常,称为甲状腺功能正常型 GO(euthyroid Graves ophthalmopathy,EGO)。GO 女性多见,但男性临床表现更重。

临床表现有眼内异物感、胀痛、畏光、流泪、复视、斜视、视力下降,查体见单侧或双侧眼睑退缩、眼球突出,眼睑红肿,结膜充血水肿,泪阜水肿,眼球活动受限,严重者眼球固定。眼睑闭合不全、角膜外露导致暴露性角膜病变。眼眶后视神经受压导致甲状腺相关眼病视神经病变(dysthyroid optic neuropathy,DON)。两者严重时可致失明。

所有的 GO 患者都要评估临床活动度分期和严重程度分级,以决定甲亢和 GO 的治疗方法。GO 临床活动度分期采用临床活动性评分(clinical activity score,CAS),评估标准见表 7-5-2。初次评估 7 分法 CAS≥3 分或者随诊评估 10 分法 CAS≥4 分即判断 GO 为活动期,否则为非活动期。GO 严重度分级标准有两种,分别见表 7-5-3 和表 7-5-4。

表 7-5-2 GO 临床活动性评分(CAS)(EUGOGO,2021)

序号	项目	初次就诊	随诊与上次就诊比较	评分
1	自发性球后疼痛	√		1
2	眼球运动时疼痛	√		1
3	眼睑充血	√		1
4	结膜充血	√		1
5	眼睑肿胀	√		1
6	球结膜水肿	√		1
7	泪阜肿胀	√		1
8	突眼度增加≥2mm		√	1
9	任一方向眼球运动减少≥8°		√	1
10	视力下降≥1 行		√	1

注:EUGOGO 欧洲甲亢眼病研究组。

表 7-5-3　GO 严重程度分级标准(美国甲状腺学会)

分级	标准
0	无症状或体征(no physical signs or symptoms)
1	仅有体征,无症状。体征仅有上睑挛缩、凝视,突眼度在 18mm 以内(only signs,no symptoms)
2	软组织受累(soft tissue involvement)
3	眼球突出(proptosis)
4	眼外肌受累(extraocular muscle involvement)
5	角膜受累(corneal involvement)
6	视力丧失(sight loss)

表 7-5-4　GO 严重程度分级标准(EUGOGO,2021)

严重度	标准	生活质量
轻度	通常有≥1 种以下表现: 1. 眼睑退缩<2mm 2. 轻度软组织受累 3. 眼球突出度不超过正常上限 3mm 4. 一过性复视或没有复视 5. 用润滑型眼药水能缓解角膜暴露症状	轻微影响生活质量,通常不需要干预
中重度	通常有≥2 种下述表现: 1. 眼睑退缩≥2mm 2. 中度或重度软组织受累 3. 眼球突出度超出正常上限≥3mm 4. 间歇性或持续性复视	影响生活质量,需要干预,但没有威胁视力
极重度	出现下述任一情况: 1. 甲状腺相关眼病视神经病变(DON) 2. 严重暴露性角膜病变	威胁视力,需要立即干预

3. **Graves 皮肤病变**　胫前黏液性水肿(pretibial myxedema)见于少数 GD 患者,白种人多见。多发生在胫骨前下 1/3 部位,也见于踝关节、足背、肩部、手背或手术瘢痕处,偶见于面部,多为对称性。早期皮肤增厚变粗,有大小不等的红褐色斑块或结节,逐渐扩大融合,后期皮肤呈橘皮或树皮样,覆以灰色或黑色疣状物,下肢粗大似象皮腿。指端粗厚(acropachy)少见,手指和脚趾末节肿胀,呈杵状,表面皮肤增厚。

【实验室和其他检查】

1. **促甲状腺激素(TSH)**　血清 TSH 是反映甲状腺功能最敏感的指标。目前采用敏感 TSH 检测方法,能够诊断亚临床甲亢,使 TSH 成为筛查甲亢的第一线指标。

2. **血清总甲状腺激素**　T_4 全部由甲状腺产生,每天约产生 80～100μg。血中 20% 的 T_3 由甲状腺产生,80% 在外周组织经脱碘酶作用由 T_4 转换而来。血中 99.96% 的 T_4 和 99.5% 以上的 T_3 与蛋白结合,形成结合型甲状腺激素。其中 80%～90% 与甲状腺素结合球蛋白(TBG)结合,其次是甲状腺素转运蛋白和白蛋白等。总甲状腺激素是结合型和游离型甲状腺激素的总和。血清 TBG 浓度以及蛋白与激素结合力的变化都会影响总甲状腺激素测定的结果。如妊娠、雌激素、急性病毒性肝炎、先天因素等可引起 TBG 升高,使 TT_4 和 TT_3 水平升高;雄激素、糖皮质激素、先天因素等可引起 TBG 降低,使 TT_4 和 TT_3 水平降低。

3. **血清游离甲状腺激素**　包括游离甲状腺素(FT_4)和游离三碘甲腺原氨酸(FT_3)。血中游离甲状腺激素含量甚微,是实现生物效应的主要部分,是诊断临床甲亢的主要指标。大多数甲亢时血清

FT_3 与 FT_4 同时升高，FT_3 升高可以早于 FT_4。如果仅有 FT_3 升高，FT_4 正常，称为 T_3 型甲状腺毒症，常见于甲亢早期、甲亢药物治疗过程中和甲亢缓解后复发。如果仅有 FT_4 升高，FT_3 正常，称为 T_4 型甲状腺毒症。

4. TRAb 未经治疗的 GD 患者，血 TRAb 阳性率可达 80%～100%，是鉴别甲亢病因、诊断 GD 的指标之一，对判断病情活动、治疗后是否停药、停药后是否复发有指导作用。目前临床检测的 TRAb 仅能反映存在有针对 TSH 受体的自身抗体，不能反映这种抗体的功能，即不能区分 TSAb 或 TBAb，甲亢状态时，一般将 TRAb 视为 TSAb。通过在转染了人类 TSHR 的细胞系中加入血清，测定细胞培养液中的 cAMP 水平，能够鉴别 TSAb 或 TBAb。

5. TRH 兴奋试验 目前已用敏感 TSH 取代了 TRH 刺激试验诊断甲亢。甲状腺性甲亢时，血 T_3、T_4 升高，反馈抑制 TSH，TRH 刺激下 TSH 不升高（无反应）支持甲状腺性甲亢的诊断。

6. ^{131}I 摄取率（RAIU） 诊断甲亢的传统方法，目前已经基本被敏感 TSH 测定所替代。RAIU 正常值因地区而异，通常为 3 小时 5%～25%，24 小时 20%～45%，高峰在 24 小时出现。RAIU 现在主要用于甲状腺毒症病因的鉴别：甲亢时血清甲状腺激素水平升高，同时 RAIU 也升高或正常，摄取高峰前移。甲状腺破坏所致甲状腺毒症血清甲状腺激素水平升高，RAIU 降低，出现分离现象。此外 RAIU 用于计算 ^{131}I 治疗甲亢时需要的活度。妊娠期及哺乳期不能进行 RAIU 检查。

7. 甲状腺放射性核素扫描 对于诊断毒性甲状腺结节和甲状腺自主高功能腺瘤有意义。有功能的结节或肿瘤区核素大量浓聚（热结节），热结节外甲状腺组织核素稀疏或无核素分布。

8. 甲状腺超声 GD 时甲状腺超声示甲状腺增大，血流量明显增多，甲状腺上、下动脉收缩期峰值血流速度增快，可以用于区别甲状腺破坏引起的甲状腺毒症。

9. CT 和 MRI 眼眶 CT 和 MRI 主要用于评价眼外肌受累的程度，有助于 GO 的诊断，评估 GO 临床活动性分期和严重程度分级，排除其他原因所致的突眼。

【诊断】 包括甲状腺毒症的诊断及其病因诊断。典型病例易于诊断，不典型病例易被误诊或漏诊。

1. 甲状腺毒症和甲亢的诊断 血清 FT_4 或 FT_3 升高，结合临床症状，可以诊断甲状腺毒症。甲状腺 RAIU 升高或甲状腺静态显像核素摄取能力增强，提示甲亢。TSH 降低、FT_4 或 FT_3 升高，诊断临床甲亢；TSH 降低、T_3 和 T_4 正常，诊断亚临床甲亢。

2. GD 的诊断 ①甲亢诊断确立；②甲状腺弥漫性肿大，少数病例可以无甲状腺肿大；③Graves 眼病；④胫前黏液性水肿或指端粗厚；⑤TRAb 水平升高。以上标准中，①②项为诊断必备条件，同时③④⑤具备其一，即根据 Graves 病特征性临床体征和 TRAb 作出 GD 诊断。

【鉴别诊断】

（一）GD 与破坏性甲状腺毒症的鉴别 破坏性甲状腺毒症（如亚急性甲状腺炎、无痛性甲状腺炎），有高代谢表现和血清甲状腺激素水平升高，但甲状腺 RAIU 减低，即分离现象。

（二）GD 与其他甲亢原因的鉴别 毒性结节性甲状腺肿和甲状腺高功能腺瘤患者甲状腺超声可以发现结节或肿瘤，甲状腺核素扫描毒性结节性甲状腺肿患者可见核素分布不均，增强和减弱区呈灶状分布；甲状腺高功能腺瘤患者见"热"结节，结节外甲状腺组织的核素摄取能力受抑制。桥本甲亢时，鉴别困难，需要甲状腺穿刺病理检查或随访病情转变。HCG 相关性甲亢有相关疾病，血 HCG 显著升高。碘甲亢者有过量碘摄入史，甲状腺 RAIU 降低。

（三）GD 与妊娠期一过性甲状腺毒症的鉴别 妊娠期一过性甲状腺毒症（gestational transient thyrotoxicosis，GTT）是由妊娠期高浓度 HCG 刺激甲状腺 TSHR 所致，常发生在妊娠早期，病情较轻，呈一过性，妊娠中晚期随血 HCG 浓度的下降而缓解。伴有妊娠剧吐、多胎时更易发生。GTT 无须抗甲状腺药物治疗。

（四）与其他疾病的鉴别

1. 与甲状腺毒症症状相似 围绝经期综合征妇女情绪不稳、烦躁失眠、阵发潮热、出汗等；糖尿病患者多食、易饥饿、消瘦;结核、慢性感染和恶性肿瘤患者消瘦、低热、恶病质;原发性肌病引起严重肌萎缩等,均须检测甲状腺功能以资鉴别。患有心力衰竭、顽固性心房颤动等疾病,常规治疗效果欠佳者须注意排除甲亢。

2. **与 GD 的体征相似** 单纯性甲状腺肿的患者甲状腺肿大,但无甲亢症状,血 TSH、T_4、T_3 正常,甲状腺 RAIU 可增高,但高峰不前移。突眼的患者要注意排除颅内肿瘤、海绵窦动静脉瘘、眶周炎、眼眶肿瘤等,CT 或 MRI 有助于明确诊断。

【治疗】 GD 目前尚无病因治疗手段,经典的疗法包括抗甲状腺药物(antithyroid drug,ATD)、放射碘(^{131}I)和手术,三种方法各有利弊,ATD 最常用。

(一)**抗甲状腺药物** ATD 是硫代酰胺(thioamide)类化合物,包括咪唑类和硫脲类。咪唑类有甲巯咪唑(methimazole,MMI)和卡比马唑(carbimazole)等;硫脲类有丙硫氧嘧啶(propylthiouracil,PTU)和甲硫氧嘧啶等,我国普遍使用 MMI 和 PTU。MMI 和 PTU 均为 GD 的主要治疗药物。采用 ATD 治疗时一般首选 MMI,以下情况可考虑优先使用 PTU:妊娠早期;治疗甲状腺危象时;对 MMI 反应差又不愿意接受 ^{131}I 和手术治疗者。ATD 作用机制是通过抑制甲状腺过氧化物酶(TPO)活性,抑制碘有机化和碘化酪氨酸偶联,减少甲状腺激素合成。ATD 可能有免疫抑制作用,使 TRAb 下降。ATD 治疗 GD 的治愈率在 50% 左右,复发率 40%～60%,少数患者需要长期小剂量维持 ATD 治疗。

1. **适应证** ATD 适用于所有甲亢患者的初始治疗、甲亢手术前、^{131}I 治疗前和治疗后阶段。轻度甲亢、甲状腺较小、TRAb 阴性或轻度升高的 GD 患者选择 ATD,缓解可能性较高。老年患者,身体状况差不能耐受手术者,预期生存时间较短者,手术后复发或既往有颈部手术史又不宜行 ^{131}I 治疗者,需要在短期内迅速控制甲状腺功能者,中重度活动期的 GO 患者优先选择 ATD 治疗。

2. **剂量与疗程** 治疗方案分初治期、减量期及维持期,按病情轻重决定药物剂量。①初治期:一般 MMI 10～30mg/d,MMI 血浆半衰期 6 小时,每日 1 次或分 3 次口服。PTU 100～300mg/d,PTU 血浆半衰期为 1.5 小时,分 3 次口服。每 4 周复查甲状腺功能,当 T_3、T_4 接近或恢复正常时减量。②减量期:每 2～4 周减量 1 次,MMI 每次减 5～10mg,PTU 每次减 50～100mg,每 4 周复查甲状腺功能,待 TSH 正常后再减至最小维持量。③维持期:MMI 5～10mg/d,PTU 50～100mg/d 或更少,3～6 个月监测甲状腺功能。除非发生药物不良反应,一般不宜中断 ATD,并定期随访疗效。在治疗过程中出现甲状腺功能减退(甲减),应减少 ATD 的剂量,或酌情加用左甲状腺素(L-T_4)。

ATD 疗程一般为 18～24 个月。停药须满足以下条件:足疗程、TRAb 正常、应用最小的 ATD 剂量能够维持 TSH 正常。

3. **治疗效果** 甲亢缓解是指 ATD 停药 1 年,TSH 和甲状腺激素正常。甲亢复发是指甲亢缓解 1 年后甲亢又有反复。甲亢复发的因素包括男性、吸烟、TRAb 水平升高、甲状腺显著肿大、甲状腺内血流丰富等。临床上暂无很好预测复发的指标,TRAb 正常、低剂量 ATD 适当延长疗程可能对预防复发有益。复发可以选择再用 ATD、^{131}I 或手术治疗。

4. **ATD 副作用** ①皮疹:发生率约为 5%。轻度皮疹可以给予抗组胺药。严重皮疹者,需要停药,换用另外一种 ATD、选择 ^{131}I 或手术治疗。②粒细胞减少和粒细胞缺乏症:粒细胞减少发生率约为 5%,粒细胞缺乏发生率 0.37% 左右。多发生在用药后的 2～3 个月内,也可见于任何时期。如外周血白细胞低于 $3×10^9$/L 或中性粒细胞低于 $1.5×10^9$/L,应考虑停药,并用升白细胞药物。当中性粒细胞低于 $0.5×10^9$/L 时,提示粒细胞缺乏症,要紧急救治。因为药物之间存在交叉反应,不能换用另外一种 ATD。为区分是甲亢还是 ATD 所致白细胞减少,必须在治疗前和治疗后定期检测白细胞总数和中性粒细胞计数,同时观察患者发热、咽痛等临床症状。③肝损伤:轻度的肝损伤常见,严重肝损伤发生率为 0.1%～0.2%。由于甲亢可导致肝功能异常,建议在应用 ATD 前后要监测肝功能。PTU 以损伤肝细胞为主,与药物剂量无关,严重者可导致急性肝衰竭。MMI 以引起胆汁淤积为主,与药物剂量有关。④血管炎:抗中性粒细胞胞质抗体(ANCA)相关血管炎,主要见于长期应用 PTU 治疗的女性患者,临床表现有发热、关节痛、肌肉痛,重者有咯血、呼吸困难、血尿等。

（二）^{131}I 治疗　　甲亢时甲状腺摄取碘能力增强，^{131}I 被甲状腺摄取后释放 β 射线，破坏甲状腺滤泡细胞，减少甲状腺激素产生，以达到消除甲亢的目的。

1. 适应证和禁忌证　　^{131}I 尤其适用于下述患者：①ATD 治疗失败或出现严重不良反应者；②有手术禁忌证或手术风险高者；③有颈部手术或外照射史者；④合并肝功能损伤、白细胞减少、血小板减少、周期性瘫痪、心房颤动、糖尿病者；⑤病程较长者；⑥老年患者（特别是伴发心血管疾病者）。育龄女性要在半年后再计划妊娠。对轻度活动期 GO 或中重度非活动期 GO 患者可在 ^{131}I 治疗后加用糖皮质激素治疗。禁忌证为妊娠期、哺乳期女性；确诊或可疑有甲状腺癌患者。GD 伴中重度活动期 GO 患者慎用。

2. 剂量　　确定 ^{131}I 剂量的方法有两种。①计算剂量法：根据估计的甲状腺质量和 RAIU 计算。一般每克甲状腺组织给予 ^{131}I 的剂量范围为 2.59～5.55MBq（70～150μCi）。②固定剂量法：根据甲状腺的体积，一次给予固定的剂量。病情较重者先用 ATD 治疗，待症状减轻，停药后服 ^{131}I。重症 GD 患者，^{131}I 治疗后可以短期应用 ATD。

3. 治疗效果　　甲亢的治愈率达到 85% 以上。^{131}I 治疗后 2～4 周症状减轻，甲状腺缩小；6～12 周甲状腺功能恢复至正常。3 个月后如症状和体征无明显缓解或治疗无效，可再次行 ^{131}I 治疗。甲状腺功能恢复正常和发生甲减均是 ^{131}I 治疗甲亢的目的。一旦发生甲减须用甲状腺激素替代治疗。

4. 并发症　　①放射性甲状腺炎：发生在治疗后的 7～10 天。②甲状腺危象，主要发生在未控制的重症甲亢患者。③加重活动期 GO。对于活动期 GO，^{131}I 治疗后应用糖皮质激素有一定预防作用。

（三）**手术治疗**

1. 适应证　　①中、重度甲亢，经 ATD 规范治疗无效或不愿长期服药者；②甲状腺肿大、有压迫症状者；③甲亢伴胸骨后甲状腺肿者；④对 ATD 产生严重不良反应、不愿或不宜行 ^{131}I 治疗或 ^{131}I 治疗效果不佳者；⑤合并甲状腺恶性肿瘤或原发性甲状旁腺功能亢进症者；⑥伴中重度 GO，内科治疗效果不佳者；⑦患者主观愿望要求手术以缩短疗程，迅速改善甲亢症状者。

2. 禁忌证　　①合并较重疾病，全身状况差不能耐受手术者；②妊娠早期及晚期。

3. 术前准备　　术前用 ATD 和 β 受体拮抗剂充分治疗至症状控制，心率<80 次/分，T_3、T_4 在正常范围内。于术前 2 周开始加服复方碘溶液，每次 3～5 滴，每日 1～3 次，以减少术中出血。

4. 手术方式及并发症　　首选甲状腺全切除术或近全切除术。手术并发症包括创口出血、呼吸道压迫、感染、喉返神经损伤、暂时性或永久性甲状旁腺功能减退、甲减等，严重者可能诱发甲状腺危象。

（四）**其他治疗**

1. 一般治疗　　适当休息，补充足够热量和营养，包括碳水化合物、蛋白质和 B 族维生素等。精神紧张、不安或失眠者，可给予镇静剂。适当限制碘的摄入，尽量不用含碘药物和含碘造影剂。仅在手术前和甲状腺危象时使用复方碘化钠溶液。

2. β 受体拮抗剂　　拮抗 β 肾上腺素能受体，解除儿茶酚胺效应；大剂量普萘洛尔能阻断外周组织 T_4 向 T_3 的转化。可作为甲亢初治期的辅助治疗，控制甲亢的临床症状。支气管哮喘或喘息型支气管炎患者禁用非选择性 β 受体拮抗剂。

（五）**甲状腺危象的治疗**　　一旦疑诊或确诊甲状腺危象，须积极抢救。①抑制甲状腺激素合成：最先进行。大剂量 PTU 可抑制外周组织 T_4 向 T_3 转换，是甲状腺危象时的优先选择。PTU 推荐剂量每天 600mg，分次口服或者经胃管注入，最大剂量每天 1 200mg。无 PTU 或过敏，可用 MMI，每天 60mg，最大剂量每天 120mg。剂量可根据个体情况调整，待症状减轻后改用一般治疗剂量。②抑制甲状腺激素释放：服 PTU 后 1～2 小时再加用无机碘化物（卢戈碘液），每 6～8 小时 4～8 滴，以后视病情逐渐减量，一般使用 3～7 天停药。大剂量碘也能抑制甲状腺激素合成。③抑制 T_4 转换为 T_3：大剂量 PTU、碘剂、普萘洛尔和糖皮质激素均有该作用，在无禁忌证情况下，可联合应用，提高疗效。普萘洛尔 60～80mg，每 4～6 小时口服 1 次。氢化可的松 50～100mg 或地塞米松 2mg，每 6～8 小时 1 次，静脉滴注。病情缓解后，应逐渐减少并停用。④降低血甲状腺激素浓度：上述常规治疗效果不满意时，可选用血浆置换或血液透析等措施。⑤支持治疗:监护心、肾、脑功能,纠正水、电解质和酸碱平衡紊乱,补充足够的葡萄糖、热量和多种维生素等。⑥对症治疗:吸氧、防治感染。高热者给予物理降温,但避免用乙酰水杨酸类药物。

(六) Graves 眼病的治疗

1. 一般治疗 GO 患者均须控制危险因素,如戒烟、控制高胆固醇血症等。选择合适的甲亢治疗方法维持甲状腺功能正常。眼局部对症治疗,如戴有色眼镜、使用人工泪液、用眼罩保护角膜。高枕卧位。

2. GO 特殊治疗 包括药物治疗、眼眶局部放射治疗和手术治疗,要根据 GO 活动性、严重程度、安全性、费用和患者意愿等因素综合考虑。

(1) 轻度 GO:活动期可以在控制危险因素前提下随访观察,或给予 6 个月的补硒治疗。稳定期可以观察,必要时做眼部的康复手术。

(2) 中重度 GO:活动期治疗方法包括糖皮质激素、靶向免疫抑制剂、眼眶放射治疗和眼眶减压手术等,越早治疗效果越好。稳定期必要时做眼部的康复手术。

1) 糖皮质激素:静脉用药的疗效优于口服和眼局部用药。静脉用药常采用冲击疗法,如甲泼尼龙 500mg 加入生理盐水静脉滴注,每周 1 次,连用 6 次,然后减量为 250mg,每周 1 次,连用 6 次,总疗程 12 周。或上述甲泼尼龙冲击治疗方案联合吗替麦考酚酯口服。对于更严重的活动期中重度 GO,应用较大剂量冲击方案:前 6 周甲泼尼龙每次 0.75g,后 6 周每次 0.5g(累积剂量 7.5g)。糖皮质激素的总剂量不宜超过 6.0~8.0g。应用糖皮质激素时需要注意药物的副作用,并采取相应的预防和治疗措施。

2) 眼眶放射治疗:单独或与糖皮质激素联合应用,可改善眼球活动度以及限制性斜视、复视症状等。常用的总照射剂量为 20Gy,每次 2Gy,共 10 天,2 周内完成;或每次 1Gy,每周 1 次,共 20 周完成。禁用于妊娠妇女和伴糖尿病视网膜病变的患者。

3) 眼眶减压手术:包括脂肪减压术和骨壁减压术,其目的是扩充眼眶容量,减轻对视神经的压迫。

4) 其他药物:替妥木单抗或替妥尤单抗(抗胰岛素样生长因子-1 受体单克隆抗体)、托珠单抗(抗 IL-6 受体单克隆抗体)和利妥昔单抗(抗 B 细胞表面 CD20 单克隆抗体)等对中重度活动期 GO 治疗有效。传统免疫抑制剂包括环孢素、甲氨蝶呤和硫唑嘌呤等可以和糖皮质激素或眼眶放射治疗联合应用。

(3) 威胁视力的 GO:由于严重角膜暴露损伤或甲状腺相关眼病视神经病变(DON)导致视力急剧下降或丧失的,需要紧急治疗。DON 选择大剂量甲泼尼龙静脉冲击,单剂量 500~1 000mg,连续 3 天或 1 周内隔日 1 次,共 2 周。根据治疗反应决定甲泼尼龙序贯静脉治疗,或紧急行眼眶减压术。

(七) 妊娠期甲亢的治疗 甲亢增加妊娠妇女和胎儿多种并发症的发生风险,如流产、早产、妊娠相关高血压、低体重儿、宫内生长限制等,而妊娠早期因为 HCG 升高可能加重甲亢,故宜于甲状腺功能正常,最好是 TRAb 正常或低水平后再妊娠(母体 TRAb 可以穿过胎盘引起胎儿或者新生儿甲亢)。因为 PTU 和蛋白结合后不易通过胎盘,妊娠期如需 ATD 治疗,首选 PTU,用最小有效剂量,使母体 FT$_4$ 达到正常上限水平或轻微升高,以免 ATD 药物过量导致胎儿甲减或甲状腺肿。哺乳期,如需继续服药,PTU 和 MMI 均可选择,MMI 20mg/d 或 PTU 300mg/d 以下剂量是安全的,建议服用最低有效剂量。

第二节 | 甲状腺功能减退症

甲状腺功能减退症(hypothyroidism,简称甲减)是由各种原因导致的甲状腺激素合成和分泌减少或组织利用不足而引起的全身性低代谢综合征。临床甲减患病率 0.3%~1.0%,亚临床甲减 4% 左右,甲减患病率随年龄增加而升高,女性高于男性。

【分类】

(一)根据病变发生的部位

1. **原发性甲减**(primary hypothyroidism) 由于甲状腺病变引起的甲减,占全部甲减的99%以上。

2. **中枢性甲减**(central hypothyroidism) 由下丘脑和垂体病变引起的TRH或TSH产生和分泌减少所致的甲减。由下丘脑病变引起的甲减称为三发性甲减(tertiary hypothyroidism)。

3. **甲状腺激素抵抗综合征**(thyroid hormone resistance syndrome) 由甲状腺激素在外周组织不能发挥正常生物效应引起的综合征。属常染色体显性遗传病,甲状腺激素受体β基因突变最常见。

(二)根据甲状腺功能减退的程度分类
原发性甲减分为临床甲减(overt hypothyroidism)和亚临床甲减(subclinical hypothyroidism)。

【病因】 甲减的病因复杂,主要病因是自身免疫损伤,如自身免疫性甲状腺炎(表7-5-5)。

表7-5-5 甲状腺功能减退症的病因

原发性或甲状腺性甲减

获得性

- 自身免疫性甲状腺炎:桥本甲状腺炎、IgG4相关性甲状腺炎等

- 甲状腺破坏:甲状腺手术、^{131}I治疗、颈部其他疾病放射治疗等

- 一过性甲状腺破坏:无痛性甲状腺炎、产后甲状腺炎,丙型病毒感染等

- 药物:碳酸锂、硫脲类、磺胺类、胺碘酮等阻断TH合成或释放;白介素-2、酪氨酸激酶抑制剂、CTLA-4或PD-1/PD-L1单抗等诱导自身免疫破坏甲状腺

- 致甲状腺肿物质:长期大量食用卷心菜、芜菁、甘蓝、木薯等可能影响甲状腺功能

- 碘缺乏和碘过量:中重度碘缺乏使TH合成不足;慢性碘过量影响垂体脱碘酶的活性

- 甲状腺浸润:淀粉样变、血色病、结节病、结核、硬皮病等破坏甲状腺组织

先天性

- 甲状腺发育不全或结构异常

- 甲状腺激素合成障碍

- 碘转运或利用缺陷(NIS或pendrin基因突变)

- 特发性TSH无反应性

- 甲状腺Gs蛋白异常(假性甲状旁腺功能减退症Ⅰa型)

中枢性(下丘脑垂体性)或继发性甲减

获得性

- 垂体性(继发性):肿瘤压迫、手术、放射治疗、出血性坏死(希恩综合征)、慢性炎症(淋巴细胞性垂体炎、嗜酸性肉芽肿等)

- 下丘脑性(三发性):肿瘤压迫、手术、放射治疗、炎症等

- 药物:贝沙罗汀(bexarotene)

先天性

- TSH缺乏或结构异常

外周性或非甲状腺性甲减

- 甲状腺激素抵抗综合征

- 编码MCT8、SECISBP2的基因突变

- 消耗性甲减:大血管瘤或血管内皮瘤过表达3型脱碘酶,导致甲状腺激素的快速降解

注:CTLA-4,细胞毒性T淋巴细胞相关抗原4(cytotoxic T lymphocyte-associated antigen-4);PD-1/PD-L1,程序性细胞死亡蛋白-1/配体(programmed cell death protein 1/PD 1 ligand);TH,甲状腺激素(thyroid hormone);NIS,钠碘转运体;MCT8,单羧酸转运蛋白(monocarboxylate transporter 8);SECISBP2,硒半胱氨酸插入序列结合蛋白2(selenocysteine insertion sequence-binding protein 2)。

【病理】　因病因不同,甲状腺有不同的病理表现。如慢性淋巴细胞性甲状腺炎有大量淋巴细胞和浆细胞浸润,久之滤泡破坏,代以纤维组织,残余滤泡萎缩、细胞扁平、泡腔内充满胶质。原发性甲减由于甲状腺激素减少,对垂体的反馈抑制减弱而使 TSH 细胞增生肥大,甚至发生 TSH 瘤。甲减患者的皮肤和结缔组织有透明质酸和硫酸软骨素 B 形成的黏多糖沉积,PAS 染色阳性,形成黏液性水肿。

【临床表现】

1. 详细询问既往史有助于本病诊断,如甲状腺手术、甲亢 ^{131}I 治疗、Graves 病、桥本甲状腺炎病史、用药史等。

2. **临床症状**　本病发病隐匿,病程较长。临床症状主要以代谢率减低和交感神经兴奋性下降为主,病情轻的早期患者可以没有特异症状。典型患者有乏力、畏寒、少汗、手足肿胀感、体重增加、易困、记忆力减退、关节疼痛、便秘、女性月经周期紊乱、月经量过多、不孕、溢乳。男性甲减可致性欲减退、阳痿和精子减少。

黏液性水肿昏迷(myxedematous coma)是甲减严重状态。多见于老年人或长期甲减未获治疗者,易在寒冷时发病。诱发因素为同时患有严重全身性疾病、中断甲状腺激素治疗、感染、手术或使用麻醉、镇静药物等。临床表现为嗜睡、低体温(<35℃)、呼吸减慢、心动过缓、血压下降、四肢肌肉松弛、反射减弱或消失,甚至昏迷、休克,可因心、肾衰竭而危及生命。

3. **体格检查**　典型患者表情呆滞、反应迟钝、声音嘶哑、听力障碍、面色苍白。黏液性水肿面容为颜面和/或眼睑非凹陷性虚肿,表情呆板、淡漠,呈"假面具样"。鼻、唇增厚,舌厚大、发音不清。皮肤干燥发凉、粗糙脱屑。毛发干燥稀疏、眉毛外 1/3 脱落,指甲厚而脆。由于高胡萝卜素血症,手脚掌皮肤呈姜黄色。脉率缓慢,跟腱反射时间延长。

【实验室检查】

1. **血清 TSH、TT$_4$ 和 FT$_4$**　FT$_4$ 或 TT$_4$ 降低是诊断临床甲减的必备指标。原发性甲减 TSH 升高先于 T$_4$ 的降低,故血清 TSH 是评估原发性甲减最敏感的指标。

2. **TRH 兴奋试验**　可用于甲减病因的鉴别。静脉注射 TRH 后,血清 TSH 不升高,提示为垂体性甲减;延迟升高者为下丘脑性甲减;基础 TSH 升高,TRH 刺激后 TSH 升高更明显,提示原发性甲减。

3. **血清 TPOAb 与 TgAb**　血清甲状腺过氧化物酶抗体(TPOAb)或甲状腺球蛋白抗体(TgAb)阳性,提示甲减是由自身免疫性甲状腺炎所致。一般认为 TPOAb 阳性的意义较为肯定。

4. **其他检查**　轻、中度贫血,血清总胆固醇、心肌酶可以升高,少数病例血清催乳素升高、垂体增大。当高度疑为遗传性甲减时,做基因检测,明确病因。

【诊断与鉴别诊断】

(一)**诊断**　原发性甲减:血清 TSH 升高、FT$_4$ 和/或 TT$_4$ 减低,严重时血清 FT$_3$ 和/或 TT$_3$ 减低。亚临床甲减:血清 TSH 升高、FT$_4$ 和 TT$_4$ 正常。如果 TPOAb 或 TgAb 阳性,病因考虑为自身免疫性甲状腺炎。中枢性甲减:血清 TSH 减低或者正常且 FT$_4$ 和/或 TT$_4$ 减低。进一步寻找垂体和下丘脑的病因。

(二)**鉴别诊断**

1. **贫血**　应与其他原因的贫血鉴别。甲减和恶性贫血在临床和免疫学等方面有很多相似之处,甲状腺功能检查可鉴别。

2. **水肿**　慢性肾炎和肾病综合征患者有水肿,血 TT$_3$、TT$_4$ 下降和血胆固醇增高等表现。肾功能有明显异常、TSH 和 FT$_4$、FT$_3$ 测定可鉴别。

3. **甲状腺功能正常的病态综合征**(euthyroid sick syndrome,ESS)　也称低 T$_3$ 综合征(low T$_3$ syndrome),非甲状腺疾病引起,是机体对严重的慢性消耗性疾病的保护性反应。血清 T$_3$ 减低,严重时也可出现 T$_4$ 降低,反三碘甲腺原氨酸(rT$_3$)升高。ESS 的发生是由于:①5'-脱碘酶的活性被抑制,在

外周组织中 T_4 向 T_3 转换减少，T_3 水平减低；②T_4 的内环脱碘酶被激活，T_4 转换为 rT_3 增加，rT_3 升高。ESS 很难与中枢性甲减鉴别，中枢性甲减时 rT_3 水平降低有助于鉴别。

4. **蝶鞍增大** 应与垂体瘤鉴别。原发性甲减时 TRH 分泌增加可以导致高催乳素血症、溢乳及蝶鞍增大，酷似垂体催乳素瘤。

5. **心包积液** 须与其他原因的心包积液鉴别。单纯甲减所致心包积液经甲状腺素治疗后可恢复正常。

【治疗】

1. **甲状腺激素替代治疗** 首选左甲状腺素（$L-T_4$）单药治疗。治疗的目标是将血清 TSH 和甲状腺激素水平恢复到正常范围内，需要终身服药。治疗的剂量取决于患者的病情、病因、年龄、体重，要个体化。临床甲减时，成年 $L-T_4$ 替代剂量是 $1.6\sim1.8\mu g/(kg \cdot d)$；老年患者剂量减少，大约 $1.0\mu g/(kg \cdot d)$；妊娠时剂量需要增加 30%～50%。亚临床甲减时，根据 TSH 水平确定 $L-T_4$ 剂量。$L-T_4$ 起始剂量和达到完全替代剂量所需时间要根据患者年龄、心脏状态、特定状况确定。缺血性心脏病患者起始剂量宜小，调整剂量宜慢，防止诱发和加重心脏病。T_4 的半衰期是 7 天，每天服药 1 次。干甲状腺片来自动物甲状腺，因其甲状腺激素含量不稳定和 T_3 含量过高已很少使用。碘塞罗宁（$L-T_3$）作用快，持续时间短，适用于黏液性水肿昏迷的抢救。补充甲状腺激素，重建下丘脑-垂体-甲状腺轴的平衡一般需要 4～6 周，治疗初期，每 4～6 周测定激素指标，TSH 和 T_4 达标后，6～12 个月复查一次。中枢性甲减患者要依据 FT_4 水平，而非 TSH 调整剂量。

2. **一般治疗** 有贫血者可补充铁剂、维生素 B_{12} 或叶酸，缺碘者应食用加碘盐或补充碘剂。

3. **黏液性水肿昏迷的治疗** ①补充甲状腺激素。首选 $L-T_3$ 静脉注射，如无注射制剂，可 $L-T_3$ 片剂鼻饲。或 $L-T_4$ 首次静脉注射 200～400μg，以后每日注射 1.6$\mu g/kg$，或 $L-T_4$ 鼻饲，至患者清醒后改为口服。②保温、吸氧、保持呼吸道通畅，必要时行气管切开、机械通气等。③氢化可的松 200～400mg/d 持续静脉滴注，患者清醒后逐渐减量。④维持水、电解质及酸碱平衡，根据需要补液，但是入水量不宜过多。⑤控制感染，治疗原发疾病，支持疗法并加强护理。

第三节 | 甲状腺炎

甲状腺炎（thyroiditis）是一组多种病因引起的甲状腺炎症。甲状腺炎的分类多种多样。根据病因分为急性感染性（包括细菌、真菌、原虫、蠕虫等）甲状腺炎，亚急性肉芽肿性甲状腺炎，自身免疫、药物或损伤导致的甲状腺炎（表 7-5-6）。本章主要介绍亚急性肉芽肿性甲状腺炎和自身免疫性甲状腺炎。

表 7-5-6 甲状腺炎分类

急性感染性甲状腺炎（acute infectious thyroiditis）
细菌性（化脓性甲状腺炎）
亚急性甲状腺炎（subacute thyroiditis）
亚急性肉芽肿性甲状腺炎（de Quervain thyroiditis）
亚急性淋巴细胞性甲状腺炎（产后甲状腺炎、无痛性甲状腺炎）
慢性淋巴细胞性甲状腺炎（chronic lymphocytic thyroiditis）
桥本甲状腺炎（Hashimoto thyroiditis, HT）
萎缩性甲状腺炎（atrophic thyroiditis, AT）
IgG4 相关性甲状腺炎（IgG4-related thyroiditis）
其他甲状腺炎（由霉菌、寄生虫感染，放射线、核素、外伤、结节病、淀粉样变等引起）

NOTES

（一）亚急性甲状腺炎　亚急性甲状腺炎（subacute thyroiditis）狭义上是指肉芽肿性甲状腺炎（granulomatous thyroiditis，又称 de Quervain 甲状腺炎）、巨细胞性甲状腺炎（giant cell thyroiditis）。最常见，绝大多数可以治愈，一般不遗留甲状腺功能减退症（甲减）。

【病因】　本病约占甲状腺疾病的 5%，男女发病比例 1:（3～6），以 40～50 岁女性多见。全年均可发病，以春秋季更为多见。本病病因与病毒感染有关，如流感病毒、柯萨奇病毒、腺病毒和腮腺炎病毒等。

在疾病早期，甲状腺滤泡细胞破坏，已合成的 T_3、T_4 释放入血，导致甲状腺毒症，^{131}I 摄取率减低。疾病后期，多数患者的甲状腺滤泡结构和功能恢复正常，仅极少数进展为甲减。

【病理】　病变呈广泛或灶性分布，早期可见滤泡破坏，中性粒细胞浸润，之后较多组织细胞和多核巨噬细胞围绕胶质形成肉芽肿。疾病后期，炎症逐渐消退，可形成不同程度纤维化及滤泡细胞再生的区域。随着疾病的好转，上述病理变化可完全恢复。

【临床表现】　起病前常有上呼吸道感染史。典型病例呈现甲状腺毒症期、甲减期和恢复期三期过程。整个病程约 4～6 个月以上，个别病例反复加重，可达 2 年之久。起病多急骤，颈前疼痛，常先从一侧开始，或始终限于一侧，或逐渐扩大转移到另一侧。受累腺体肿大，疼痛明显，可放射至耳部，吞咽时疼痛加重。伴有发热、疲乏无力、心悸、多汗等全身症状。单侧或双侧甲状腺轻至中度肿大，质地较硬，触痛明显，少数患者有颈部淋巴结肿大。甲减期可出现水肿、怕冷、便秘等症状。

【实验室检查】　视疾病的不同阶段而异。①甲状腺毒症期：血清 T_3、T_4 升高，^{131}I 摄取率减低，呈"分离现象"。此期血沉增快，白细胞轻至中度增高，中性粒细胞正常或稍高。甲状腺核素扫描可见无摄取或摄取低下。甲状腺超声示受累区域片状回声减低，虫蚀样改变。②甲减期：TSH 升高，T_4 正常或降低，^{131}I 摄取率逐渐恢复。③恢复期：T_3、T_4、TSH 和 ^{131}I 摄取率恢复至正常。

【诊断与鉴别诊断】　甲状腺肿大、疼痛，伴发热、乏力、心悸、颈部淋巴结肿大等临床表现；血沉增快；血 T_3、T_4 升高而甲状腺核素摄取能力降低，可确诊。

颈前包块伴疼痛可见于急性化脓性甲状腺炎，甲状腺囊肿、肿瘤或结节急性出血，迅速增长的甲状腺癌，甲状舌管囊肿感染，支气管鳃裂囊肿感染、颈前蜂窝织炎等，须注意鉴别。

【治疗】　本病为自限性疾病，预后良好。轻型患者仅须应用非甾体抗炎药。全身症状较重，发热、甲状腺肿大、压痛明显者，可用非甾体抗炎药。病情严重者可用糖皮质激素治疗，或两药合用，如泼尼松每日 20～40mg，能明显缓解甲状腺疼痛，用药 1～2 周后逐渐减量，疗程 2～3 个月。少数患者有复发，再次用药仍然有效。甲状腺毒症症状明显，可给予 β 受体拮抗剂。出现一过性甲减者，可适当服用 L-T_4，直到甲状腺功能恢复正常。发生永久性甲减者须终身 L-T_4 替代治疗。

（二）自身免疫性甲状腺炎　自身免疫性甲状腺炎（autoimmune thyroiditis，AIT）是血清中存在针对甲状腺的自身抗体，甲状腺内有淋巴细胞浸润，甲状腺受到不同程度破坏的一组疾病，包括桥本甲状腺炎、无痛性甲状腺炎、产后甲状腺炎等。甲状腺功能可以正常，也可出现甲状腺毒症或甲减。本节重点介绍桥本甲状腺炎和无痛性甲状腺炎。

1. 桥本甲状腺炎　桥本甲状腺炎（Hashimoto thyroiditis，HT），是 AIT 的经典类型，1912 年由日本学者 Hakaru Hashimoto 首次报道，表现为甲状腺显著肿大，是原发性甲减的主要原因。HT 患病率在 1%～10%，女性是男性的 3～4 倍，高发年龄在 30～50 岁。

【病因和发病机制】　确切病因未明，与自身免疫有关，具有一定的遗传倾向。以下因素提示自身免疫因素参与发病：①甲状腺有显著的淋巴细胞浸润，细胞毒性 T 细胞和 Th1 型细胞因子参与炎症损伤的过程；②血中存在高滴度的 TPOAb 或 TgAb，TPOAb 具有抗体依赖性的细胞毒（ADCC）作用和补体介导的细胞毒作用；③常与其他自身免疫病如干燥综合征、系统性红斑狼疮、1 型糖尿病等共存；④少数患者 TSH 受体抗体（TSAb 和 TBAb）交替出现，导致甲状腺功能变化。碘摄入量是影响本病发生发展的重要环境因素。

【病理】　甲状腺弥漫性肿大，质地韧。甲状腺内有广泛的淋巴细胞、浆细胞浸润，形成淋巴生发中心。甲状腺滤泡结构被破坏，呈小片状，滤泡变小，萎缩，其内胶质稀疏。残余的滤泡细胞增大，胞质嗜酸性染色，称为 Askanazy 细胞。随着病变的进展，出现不同程度的纤维化。发生甲减时，90% 的甲状腺滤泡被破坏。

【临床表现】 多数病例以甲状腺肿或甲减症状就诊。早期没有临床症状，仅表现为 TPOAb 或 TgAb 阳性，甲状腺功能正常。查体可见甲状腺双侧弥漫性轻中度肿大，质地韧，无触痛。少数患者在疾病早期出现甲状腺毒症症状，这是滤泡破坏，甲状腺激素释放入血所致。短期甲状腺毒症过后功能可恢复正常，也可能出现持久性甲减。如果血中存在高滴度 TRAb，TRAb 的两个亚型 TSAb 和 TBAb 相互转化，使得患者在不同时间表现为 Graves 病甲亢或 HT 甲减的不同的临床症状。

【实验室检查】 TPOAb 和/或 TgAb 滴度显著升高是最有意义的诊断指标。发生甲减时，TSH 升高，TT_4、FT_4 正常或降低。^{131}I 摄取率减低。甲状腺扫描核素分布不均。甲状腺超声示甲状腺弥漫性肿大，回声不均匀，呈网状，可有结节。

【诊断与鉴别诊断】 甲状腺弥漫性肿大、质韧，特别是伴峡部锥体叶肿大，血清 TPOAb 或 TgAb 显著升高，可以诊断 HT。HT 可以伴甲状腺功能正常、甲亢或甲减。

HT 甲状腺肿大质地韧，须与甲状腺癌鉴别。如 HT 者出现甲状腺结节，增长快，或有恶性征象，应做结节细针穿刺细胞病理检查。IgG4 相关性甲状腺炎临床表现和 HT 相似，血清 IgG4 水平升高，确诊依赖粗针穿刺病理学检查。

【治疗】 本病尚无针对病因的治疗措施。仅有甲状腺肿、无甲减者一般不需要治疗。甲状腺肿明显或有甲减者须用左甲状腺素（L-T_4）治疗。压迫症状明显、药物治疗后不缓解者，可考虑手术治疗。但是手术治疗发生术后甲减的概率甚高。

2. 无痛性甲状腺炎 无痛性甲状腺炎（painless thyroiditis）甲状腺内淋巴细胞仅有局灶性浸润，表现为短暂、可逆性的甲状腺滤泡破坏。任何年龄都可以发病，女性高于男性。患者有甲状腺轻度肿大，呈弥漫性，质地韧，无局部触痛。甲状腺功能变化类似亚急性甲状腺炎，表现为甲状腺毒症期、甲减期和恢复期。本病的甲状腺毒症是由甲状腺滤泡被自身免疫炎症破坏，甲状腺激素入血所致。20% 患者遗留永久性甲减，10% 的患者复发。

产后甲状腺炎（postpartum thyroiditis，PPT）是无痛性甲状腺炎的变异型，发生在产后 1 年内。TPOAb 阳性是发生 PPT 的危险因素。典型临床表现分为甲状腺毒症期、甲减期和恢复期，这种典型的 PPT 占 43%，仅有甲状腺毒症期者占 46%，仅有甲减期者占 11%。20% 的患者遗留永久性甲减。

（单忠艳）

第四节 | 甲状腺肿

非毒性甲状腺肿（nontoxic goiter）又称为单纯性甲状腺肿（simple goiter），是指由非炎症和非肿瘤原因所致的甲状腺弥漫性或结节性肿大，且甲状腺功能正常。包括弥漫性非毒性甲状腺肿（diffuse nontoxic goiter）和非毒性多结节性甲状腺肿（nontoxic multinodular goiter nontoxic，MNG）。女性发病率是男性的 3~5 倍。根据发病的情况，单纯性甲状腺肿分为地方性甲状腺肿（endemic goiter）和散发性甲状腺肿（sporadic goiter）。一个地区的儿童及青少年中单纯性甲状腺肿患病率超过 5% 或总人群患病率超过 10% 则称为地方性甲状腺肿。

【病因和发病机制】

1. 碘缺乏 地方性甲状腺肿的主要因素是碘缺乏病（iodine deficiency disorder，IDD）。碘缺乏时甲状腺激素合成不足，反馈性引起垂体分泌 TSH 增加，刺激甲状腺增生肥大。

碘营养水平可通过尿碘反映，尿碘中位数（median urine iodine，MUI）可评价人群碘营养状态。MUI 100~199μg/L 是最适当的碘营养状态，MUI<100μg/L 为碘缺乏，MUI 200~299μg/L 为碘超量，MUI≥300μg/L 为碘过量。

2. 遗传和环境因素　散发性甲状腺肿病因复杂,遗传缺陷或基因突变可引起甲状腺激素合成障碍,导致甲状腺肿的发生。导致甲状腺肿的常见突变基因包括钠碘转运体(NIS)、甲状腺球蛋白(Tg)、甲状腺过氧化物酶(TPO)、双重氧化酶2(DUOX2)、TSH受体(TSHR)和pendrin等。胰岛素样生长因子-1(IGF-1)等细胞因子升高也可导致甲状腺肿。环境因素包括食物和水中的碘化物、致甲状腺肿食物(如卷心菜、白菜、花椰菜、甘蓝等)和某些药物(如硫氰酸盐、高氯酸盐、锂盐等),可通过抑制甲状腺激素合成或直接引起甲状腺肿大。吸烟等也可能与甲状腺肿发生相关。

【病理】　甲状腺呈弥漫性或结节性肿大,其病理机制是TSH及其他导致甲状腺增生因子促进甲状腺滤泡上皮细胞增生。病变初期表现为腺体弥漫性滤泡增生,间质血管充血,随着病变进展,部分滤泡增大且富含胶质,部分滤泡退化,后期部分腺体可发生出血、坏死、囊性变、纤维化或钙化,形成结节。

【临床表现】　大多数患者无明显症状,重度肿大的甲状腺可压迫气管或食管而引起呼吸不畅或吞咽困难。甲状腺可呈弥漫性或结节性肿大,质地软到中等。胸骨后甲状腺肿可压迫胸廓入口部分,引致头部和上肢静脉回流受阻,让患者双手上举在头顶合拢,可见面部充血和颈静脉怒张(Pemberton征)。

【诊断与鉴别诊断】　血清T_4、T_3、TSH基本正常。碘缺乏患者TT_4可轻度下降,T_3/T_4比值增高。血清Tg水平正常或增高。TPOAb和TgAb有助于明确是否存在桥本甲状腺炎。血清碘、尿碘测定有助于碘营养状态评估。

首选甲状腺超声检查明确甲状腺肿特征和程度,是否压迫颈部其他结构,是否存在颈部淋巴结肿大等。非毒性多结节性甲状腺肿中结节的恶变风险与孤立结节相似,必要时行超声引导下细针穿刺细胞学检查(FNA)。核素扫描($^{99m}TcO_4^-$、^{123}I或^{131}I)有助于了解甲状腺功能状态和病因,^{123}I或^{131}I扫描还可明确上纵隔肿块是否为甲状腺组织。CT或MRI主要用于明确甲状腺与邻近组织的关系。吞钡X线造影可明确食管是否受压。流速-容量环(flow-volume loop)肺功能检查可明确气管是否存在压迫,通常气管腔受压狭窄超过70%才产生压迫症状。

【防治】　甲状腺肿一般不需要治疗。碘缺乏者须改善碘营养状态。食盐加碘是目前国际上公认预防碘缺乏病的有效措施。我国曾经是碘缺乏病流行较严重的国家之一,自1994年推行普遍食盐加碘(universal salt iodization,USI)防治碘缺乏病,已取得显著成效。目前我国食用盐碘含量为20~30mg/kg,并且建议根据当地人群实际碘营养水平选择适合本地的食用盐碘含量。由于妊娠和哺乳期妇女尿碘排泄增加和胎儿甲状腺对碘需求的增加等,可导致母体甲状腺激素相对不足,因此妊娠和哺乳期妇女须增加碘摄入。WHO建议妊娠和哺乳期妇女每日碘摄入量为250μg。

当甲状腺肿引起压迫症状、胸骨后甲状腺肿或影响外观时,首选手术治疗。不能耐受手术的患者可考虑放射性碘治疗,治疗后1~2年内甲状腺体积可缩小约50%,放射性甲状腺肿胀和局部压迫加重等并发症少见。不建议使用超生理剂量的甲状腺素进行TSH抑制治疗,因为仅部分患者有效且停药后病情反复,而且过量甲状腺素可增加心律失常和骨量丢失的发生风险。

第五节 │ 甲状腺结节和甲状腺癌

一、甲状腺结节

甲状腺结节(thyroid nodule)临床常见。在女性和男性触及率分别为6%和2%,人群中高分辨率超声对甲状腺结节检出率可高达76%。大部分结节为良性结节或囊肿,约5%~10%为恶性肿瘤。少数甲状腺结节具有自主分泌甲状腺激素功能。

【病因】　病因和发病机制仍不明。良性甲状腺结节包括多结节性甲状腺肿、甲状腺囊肿、甲状腺滤泡性腺瘤、嗜酸细胞腺瘤以及桥本甲状腺炎和亚急性甲状腺炎等形成的结节。恶性结节绝大多数为甲状腺癌,少数为原发性甲状腺淋巴瘤或转移癌。

【临床表现】 大部分甲状腺结节无任何临床症状,常在体检或影像学检查时发现。如伴有甲状腺功能异常可出现相应症状。结节可导致压迫症状,气管受压时会出现咳嗽、气促,食管受压时会有吞咽困难,胸骨后甲状腺结节可引起 Pemberton 征。当周围组织受侵犯时提示恶性结节可能,喉返神经受累时会出现声嘶,气管被侵犯时可出现咯血。如甲状腺癌发生远处转移,可出现相应症状,如胸痛、呼吸困难、骨痛和神经系统受累症状。

提示结节为甲状腺癌的危险因素包括:①儿童时期头颈部放射线暴露史;②有甲状腺髓样癌、多发性内分泌腺瘤病 2 型(MEN2)或甲状腺乳头状癌家族史;③年龄<14 岁或>70 岁;④男性;⑤结节迅速增大;⑥结节形状不规则、坚硬、固定;⑦异常颈部淋巴结;⑧伴持续性声嘶、发音困难、吞咽困难或呼吸困难。

【实验室检查】 首先行甲状腺功能检查。如 TSH 下降须行甲状腺核素扫描($^{99m}TcO_4^-$、^{123}I 或 ^{131}I)以明确是否为自主高功能结节。具有自主分泌功能的"热"结节的恶性风险极小,一般不须细针穿刺活检(FNA)。如 TSH 正常或升高,超声检查显示有恶性征象(见影像学检查),须行 FNA。TPOAb 和 TgAb 有助于排查自身免疫性甲状腺炎。有甲状腺髓样癌或多发性内分泌腺瘤病 2 型家族史的患者应检测血清降钙素及癌胚抗原。血清 Tg 检测无法鉴别甲状腺结节的良恶性。

【影像学检查】 超声是评估甲状腺结节最重要的影像学检查,对结节良恶性鉴别价值优于 CT 或 MRI。超声检查可明确结节的位置、大小、数目、囊实性、回声水平、形态、有无钙化、边缘、血供、与周边解剖结构关系以及颈部淋巴结情况。通过超声征象对结节的良恶性进行危险分层可以指导是否进行 FNA 及下一步处理。提示结节恶性的征象包括:实性、低回声、结节纵横比>1、微小钙化、边缘不规则、甲状腺外浸润、异常颈部淋巴结等。中、高危结节(实性低回声结节不伴或伴上述恶性征象)直径≥1cm 时须行 FNA;低危结节(实性等回声或高回声结节不伴上述恶性征象)直径≥1.5cm 时行 FNA;极低危结节(海绵状或部分囊性结节不伴上述恶性征象)则直径≥2cm 时才建议做 FNA。随着人工智能技术的发展,目前正研究开发用于鉴别甲状腺良恶结节的超声影像人工智能系统。

颈部 CT 或 MRI 主要用于判断甲状腺结节与周围解剖结构的关系,并协助寻找异常颈部淋巴结。核素扫描主要用于判断是否为甲状腺自主高功能结节。^{18}F-FDG PET 显像阳性的甲状腺结节恶性风险仅为 30%～40%,不能准确判断良恶性。

【细针穿刺活检】 超声引导下 FNA 细胞学检查是目前术前鉴别甲状腺结节良恶性的国际标准,其诊断的灵敏度和特异度均达 90% 以上。根据甲状腺细胞学 Bethesda 报告系统,FNA 细胞学检查结果可分 6 类:Ⅰ类,非诊断性;Ⅱ类,良性;Ⅲ类,意义不明的不典型病变;Ⅳ类,滤泡性肿瘤;Ⅴ类,可疑恶性;Ⅵ类,恶性。Bethesda Ⅲ类、Ⅳ类、Ⅴ类属于细胞学不确定的结节,可行分子检测进一步明确诊断。目前分子检测主要基于基因突变/重排和 mRNA 表达。基因突变/重排组合(BRAF,RAS,RET/PTC,PAX8/PPARG)等具有较高阳性预测值;基因组测序分类器(genomic sequencing classifier,GSC)等具有高诊断灵敏度和高阴性预测值,可减少细胞学不确定结节行诊断性手术的比例。

【诊断与鉴别诊断】 甲状腺结节的诊断须结合病史、临床表现、实验室检查和甲状腺超声检查综合判断,超声引导下 FNA 可对结节的良恶性进行准确的评估,也可以进行有效的鉴别诊断。对于 FNA 细胞学检查为不确定的结节,分子诊断有助于进一步明确诊断。

【治疗】 对临床高度疑似恶性或 FNA 确定为恶性的结节,须进行外科手术治疗。

甲状腺良性结节须长期随访,且须保持适量碘摄入,不建议进行 TSH 抑制治疗。

如果临床或超声出现可疑恶性征象或结节体积增大超过 50%(或至少 2 条径线增加超过 20% 且超过 2mm),应重复行超声引导下 FNA 明确诊断。

良性结节出现压迫症状或位于胸骨后首选手术治疗,术后给予左甲状腺素(L-T_4)替代治疗。甲状腺自主高功能结节可采用手术治疗或放射性碘治疗。超声引导下热消融治疗可作为有压迫症状或影响外观且最大直径≥2cm 的实性结节的治疗选择之一,热消融前须行穿刺活检明确结节为良性。

甲状腺囊肿或囊性为主的结节(囊性体积>90%)可选择超声引导下经皮无水酒精或聚桂醇注射治疗(PEI/PLI)。

二、甲状腺癌

甲状腺癌(thyroid carcinoma,TC)是内分泌系统最常见的恶性肿瘤。根据组织学特征,源于甲状腺滤泡上皮的恶性肿瘤主要分为分化型甲状腺癌(differentiated thyroid carcinoma,DTC)、甲状腺低分化癌(poorly differentiated thyroid carcinoma,PDTC)和甲状腺未分化癌(anaplastic thyroid carcinoma,ATC)。DTC 主要包括甲状腺乳头状癌(papillary thyroid carcinoma,PTC)、甲状腺滤泡癌(follicular thyroid carcinoma,FTC)和嗜酸性细胞癌(oncocytic carcinoma of the thyroid)等,DTC 占全部甲状腺癌的 90% 以上。DTC 早期患者预后好;ATC 侵袭性强,治疗反应及预后极差。源于甲状腺 C 细胞的恶性肿瘤为甲状腺髓样癌(medullary thyroid carcinoma,MTC)。本节重点介绍 DTC。

【病理】

1. **甲状腺乳头状癌(PTC)** PTC 是甲状腺癌中最常见的病理类型,占总数的 65%~93%。特征性的组织病理表现包括癌组织形成乳头状结构、具有浸润性和典型的 PTC 细胞核特征(核增大、重叠、拥挤;毛玻璃样核;核沟和核内假包涵体)。PTC 常呈多灶性,且易侵犯腺体内外组织,通常经淋巴系统转移,也可通过血行转移,远处转移常发生于肺和骨。

2. **甲状腺滤泡癌(FTC)** FTC 约占甲状腺癌的 6%~10%,碘缺乏地区更为常见。FTC 镜下可见分化程度不同但结构尚完整的滤泡,缺乏 PTC 细胞核特征;分化差的 FTC 呈实性生长,滤泡结构不完整或呈筛状,肿瘤细胞异型性明显。FTC 与滤泡腺瘤镜下表现相似,单靠穿刺活检标本难以鉴别,须根据手术标本病理检查肿瘤细胞是否侵犯包膜、血管及邻近组织等进行鉴别。FTC 主要通过血行转移至骨、肺和中枢神经系统。

3. **嗜酸性细胞癌** 嗜酸性细胞癌约占甲状腺癌的 5%。肿瘤内约 75% 的嗜酸性细胞,肿瘤细胞多排列呈实性或实性/梁状结构,也可见滤泡样排列。无 PTC 核特征及高级别特征(肿瘤性坏死及核分裂象≥3 个 $/2mm^2$)。可通过血行和淋巴系统转移,侵袭性较前两种病理类型强。

【发病机制】 儿童时期头颈部放射线暴露史是甲状腺癌发生的重要风险因素。*BRAF* V600E 突变、*RAS* 突变等基因突变和 *RET/PTC* 基因重排等导致 MAPK、PI3K 等信号通路异常激活是甲状腺癌发生的关键。而 *TERT* 启动子突变和 *TP53* 突变可能是导致肿瘤侵袭的重要因素。

【临床表现】 DTC 在临床上最常表现为甲状腺结节。多数患者无明显临床症状,仅在查体或影像学检查中无意发现。少数情况下,DTC 以颈部淋巴结病理性肿大或远处转移癌为首发表现。气管受压时会出现咳嗽、气促,喉返神经受累时会出现声嘶,食管受压时会有吞咽困难或疼痛。有远处转移者可出现相应器官受累表现。

【诊断】 超声引导下 FNA 是 DTC 术前诊断的国际标准。分子检测有助于对细胞学不确定的结节明确诊断,也可用于 DTC 预后评估,*BRAF* V600E 突变合并 *TERT* 启动子突变或合并 *TP53* 突变等提示预后不佳。

颈部超声检查有助于评估颈部淋巴结转移情况,可疑异常淋巴结可行穿刺活检明确。颈部 CT、MRI 和 ^{18}F-FDG PET 显像可以评估甲状腺外的组织器官受累情况。

【治疗】 DTC 的治疗主要包括:手术治疗、术后放射性碘(radioactive iodine,RAI)治疗和 TSH 抑制治疗。

1. **手术治疗** 手术治疗是 DTC 的首选治疗方法,包括清除原发病灶及清扫受累淋巴结。目前常用术式为甲状腺全切/近全切术和甲状腺单侧腺叶(加峡部)切除术。甲状腺全切/近全切术可清除潜在微小病灶,可降低术后复发率,且有助于术后监测有无残留病灶或复发。原发癌灶局限于单侧腺体内且≤4cm、无腺外侵犯、无淋巴结及远处转移、非侵袭性病理亚型,且无儿童时期头颈部放射线暴露史者可选择甲状腺单侧腺叶(加峡部)切除术。

术前提示颈部中央区或侧颈区淋巴结转移者须行治疗性淋巴结清扫；如未提示颈部中央区淋巴结受累，对＞4cm肿瘤、腺外侵犯或侧颈区淋巴结转移等高危复发特征的患者须行预防性中央区淋巴结清扫。

积极监测（active surveillance）可作为癌灶≤1cm、无腺外侵犯和淋巴结转移的非侵袭性PTC亚型的处理方案，即每半年复查甲状腺超声。如监测期间肿瘤增大超过3mm或出现新发淋巴结转移应行手术治疗。

最常见的手术并发症包括术后出血、淋巴漏、甲状旁腺功能减退和喉返神经损伤等，老年患者须注意心肺疾病及感染等并发症。

术后病理诊断、TNM分期及复发风险分层评估（见TSH抑制治疗）对术后放射性碘治疗及TSH抑制治疗具有重要指导作用。

2. **放射性碘治疗（^{131}I治疗）**　甲状腺全切术后仍可能在甲状腺床及其周围残留部分甲状腺，影响术后随访监测。^{131}I治疗是清除残留甲状腺的必要手段，同时也是清除残留病灶和远处转移灶的重要手段。^{131}I的摄取主要由钠碘转运体（NIS）表达水平决定，并受TSH的刺激。残留的甲状腺及DTC表达NIS，并对TSH刺激有反应，是进行有效^{131}I治疗的基础。

对有腺外侵犯、血管侵犯、淋巴结转移或侵袭性病理亚型等中、高危复发风险的DTC患者，在甲状腺全切术后须行^{131}I治疗。^{131}I治疗一般于手术后6～12周进行。为了提高DTC摄碘能力而增加疗效，^{131}I治疗前2～4周须低碘饮食（碘摄入量＜50μg/d）；同时使TSH升高至＞30mU/L，升高TSH的方法有两种：①暂停服用左甲状腺素（L-T$_4$）3～4周；②肌内注射人重组TSH（rhTSH）0.9mg/d，连续2天，第3天行^{131}I治疗。

根据不同治疗目的，^{131}I治疗可分为：①清甲治疗（剂量1.1～3.7GBq）：清除术后残留甲状腺，有利于随访中通过血清Tg和^{131}I全身显像（whole body scan, WBS）监测有无残留病灶、复发或转移。②辅助治疗（剂量3.7～5.5GBq）：清除可疑残存微小癌灶，改善疾病特异性生存期及无病生存期。③清灶治疗（剂量5.5～7.4GBq）：存在无法手术切除的局部或远处转移病灶。

3. **TSH抑制治疗**　DTC术后应用L-T$_4$进行TSH抑制治疗能带来明显临床获益，目的是：①满足机体对甲状腺激素的生理需求；②超生理剂量L-T$_4$抑制血清TSH水平，可以减少TSH对DTC细胞表面TSH受体的刺激，抑制肿瘤细胞生长，减少肿瘤复发风险。但长期超生理剂量L-T$_4$可造成亚临床甲状腺毒症，导致心血管疾病及骨质疏松等风险增高。因此，TSH抑制治疗须在患者的复发风险和疗效反应与TSH抑制治疗的副作用风险之间进行权衡，综合考虑，制订个体化的TSH抑制目标。对于低危复发、治疗反应好的患者给予TSH"相对抑制"；高危复发、治疗反应欠佳的患者须严格抑制TSH水平。患者的TSH抑制治疗副作用风险高，可适当放宽TSH抑制水平。

根据病理亚型、肿瘤侵犯范围、淋巴结转移情况等术后病理特征，可将初治期（术后1年内）DTC的复发风险分层为：①低危：腺内的非侵袭性病理亚型且≤5枚淋巴结受累（转移灶直径＜0.2cm）；②中危：高侵袭性病理亚型、显微镜下腺外侵犯、血管侵犯或＞5枚淋巴结受累（转移灶直径＜3cm）；③高危：广泛腺外侵犯、肿瘤切除不完全、远处转移、受累淋巴结＞3cm或肿瘤携带高危突变组合（如*BRAF* V600E突变合并*TERT*启动子突变或合并*TP53*突变等）。DTC初始复发风险为低危者血清TSH控制在0.5～2mU/L，中危者血清TSH控制在0.1～0.5mU/L，高危者应维持血清TSH＜0.1mU/L。L-T$_4$的平均用量为每天1.5～2.5μg/kg。

4. **靶向药物**　对晚期放射性碘难治性DTC患者，多靶点酪氨酸激酶抑制剂索拉非尼（sorafenib）和仑伐替尼（lenvatinib）等具有一定应用前景，须注意药物副作用且需要维持性用药。

【随访】　DTC的复发多发生于术后5～10年内。DTC术后随访期（术后1年后）应对患者进行阶段性的临床评估、血清Tg和TgAb以及颈部超声监测，必要时行CT、MRI、^{131}I-WBS、PET-CT等检查，根据生化指标（Tg和TgAb）和影像学评估DTC治疗效果，并进行DTC疗效反应分层（动态风险分层），可分为疗效满意、疗效不确定、生化疗效不佳、结构性疗效不佳。同时评估患者出现心动过速、骨量减少、骨质疏松、心房颤动等 TSH 抑制治疗的副作用风险。根据 DTC 疗效反应分层和 TSH 抑制治疗副作用风险调整 DTC 患者的 TSH 抑制目标,并制订长期随访治疗的策略,包括局部的颈部淋巴结复发是行颈部淋巴结扩大清扫的指征,而远处转移或局部病灶无法切除且病灶有聚碘功能时,可重复进行 ^{131}I 治疗。

妊娠不增加 DTC 的淋巴结和远处转移的风险,肿瘤无增长者可推迟至产后行手术治疗,在此期间 TSH 须控制在 0.3～2mU/L 之间;如妊娠期 DTC 持续增大或发生淋巴结转移,应在妊娠中期行手术治疗。

（肖海鹏）

本章思维导图

第六章 | 甲状旁腺疾病

第一节 | 甲状旁腺功能亢进症

甲状旁腺功能亢进症(hyperparathyroidism,简称甲旁亢)可分为原发性、继发性和三发性 3 种。原发性甲旁亢是由甲状旁腺组织本身的异常(肿瘤或增生)引起的甲状旁腺激素(parathyroid hormone,PTH)合成与分泌过多,导致血钙增高和血磷降低。继发性甲旁亢是指由各种原因所致的低钙血症刺激甲状旁腺分泌过多的 PTH,常见于肾功能不全、维生素 D 缺乏和小肠吸收不良等。三发性甲旁亢是在继发性甲旁亢的基础上,由于腺体受到持久和强烈的刺激,发展为功能自主的增生或腺瘤,自主分泌过多的 PTH,主要见于慢性肾功能不全、肾移植后和长期服磷的患者。本节着重介绍原发性甲旁亢。

【流行病学】 资料显示,原发性甲旁亢的发病率约为 1/1 000~1/500,女性:男性约为 3:1,多为绝经后女性。此症多为散发性,但在某些患者,是家族性疾病的一部分,原发性甲旁亢是多发性内分泌腺瘤病(MEN)的主要临床表现之一。

【病因和病理】 甲旁亢的甲状旁腺组织病理有甲状旁腺腺瘤、增生或腺癌 3 种。大多数病因不明。

1. **腺瘤** 约占总数的 80%~85%,绝大多数为单个腺瘤,较少有 2 个或以上腺瘤。这些腺瘤是甲状旁腺主细胞的同源细胞,可能为细胞突变所致。腺瘤体积一般较小,有完整的包膜,有时在组织学上腺瘤与增生不易区分。

2. **增生** 约占总数的 15%,常累及所有腺体,但可以某个腺体增大为主。腺体增生常见的原因为慢性肾衰竭所致的低钙血症、高磷血症和血清 1,25-(OH)$_2$D$_3$ 水平降低,刺激甲状旁腺细胞增生。外形不规则,无包膜。但有时增生组织周围可形成假包膜,易误认为多发性甲状旁腺腺瘤。

3. **腺癌** 约不足 1% 的病例为甲状旁腺腺癌。早期与腺瘤鉴别困难,确诊的组织学证据包括血管侵犯、周围神经侵犯、穿透包膜并在邻近组织中生长和/或转移。

【病理生理】 该病主要特点是相对血钙水平有不适当的 PTH 分泌。PTH 对骨骼和肾发挥直接作用,对肠道上皮细胞发挥间接作用,总的效应表现为血钙升高。

在骨骼,PTH 分泌增多使骨钙溶解释放入血,引起高钙血症,开始可为间歇性,大多数患者仅有轻度高血钙(2.7~2.8mmol/L),随后可有较明显的高钙血症。由于肿瘤的自主性,高血钙不能抑制 PTH 的分泌,故血钙持续增高。持续增多的 PTH,引起广泛骨吸收、脱钙等改变,严重时可形成纤维囊性骨炎(棕色瘤)。血钙过高还可导致迁徙性钙化,钙在软组织沉积引起关节疼痛等。

在肾脏,PTH 可促进 25-(OH)D$_3$ 转化为活性更高的 1,25-(OH)$_2$D$_3$,后者可促进肠道钙的吸收,进一步加重高钙血症。从肾小球滤过的钙增多,尿钙排出增加;同时,肾小管对无机磷重吸收减少,尿磷排出增多,血磷降低。PTH 促进骨基质分解,黏蛋白、羟脯氨酸等代谢产物自尿排泄增多,形成尿路结石(多为草酸钙结石)或肾钙盐沉着症(nephrocalcinosis),加重肾负荷,影响肾功能,严重时甚至发展为肾功能不全。PTH 还抑制肾小管重吸收碳酸氢盐,使尿液呈碱性,进一步促使肾结石的形成,同时引起高血氯酸中毒,后者使游离钙增加,加重高钙血症症状。

此外,高浓度钙离子可刺激胃泌素的分泌,胃壁细胞分泌胃酸增加,形成高胃酸性多发性胃、十二指肠溃疡;还可激活胰腺导管内胰蛋白酶原,导致急性胰腺炎。

【临床表现】 本病的主要临床表现可归纳为以下几方面。

1. **高钙血症**　高钙血症的表现涉及多个系统,症状的出现与血钙升高的程度、速度、持续时间及患者的忍耐性有关。许多血钙轻度升高的原发性甲旁亢者常无明显临床表现。①中枢神经系统:可出现记忆力减退、情绪不稳定、淡漠、性格改变等。②神经肌肉系统:可出现倦怠、肌无力,以近端肌肉为著,长期可出现肌萎缩,常伴有肌电图异常。③消化系统:可表现为食欲减退、便秘、恶心、呕吐。约5%的患者伴有急性或慢性胰腺炎发作。一般胰腺炎时血钙降低,如患者血钙正常或增高,应考虑原发性甲旁亢存在的可能性。也可引起顽固性多发性消化性溃疡。④软组织钙化影响肌腱、软骨等处,可引起非特异性关节痛。⑤皮肤钙盐沉积可引起皮肤瘙痒。

严重病例可出现重度高钙血症(血清钙>3.5mmol/L),伴明显脱水,可出现幻觉、狂躁,甚至昏迷,危及生命,应紧急处理。

2. **骨骼系统**　患者早期可出现骨痛,主要发生于腰背部、髋部、肋骨与四肢,局部有压痛。后期主要表现为典型的纤维囊性骨炎,常发生于远端指/趾骨和颅骨骨膜下骨吸收、骨囊肿、长骨棕色瘤、骨质疏松和骨折,可出现骨骼畸形、行走困难,甚至卧床不起。

3. **泌尿系统**　除高钙血症,原发性甲旁亢最常见的并发症为肾结石,约见于20%的患者。长期高血钙可影响肾小管的浓缩功能,出现多尿、夜尿、口渴等症状,出现肾实质钙化及反复发作的肾绞痛与血尿。结石可诱发尿路感染或引起尿路梗阻,或进一步发展成慢性肾盂肾炎,影响肾功能。肾钙质沉着症可导致肾功能逐渐减退,最终可引起肾功能不全。

4. **其他**　原发性甲旁亢患者可有家族史,常为 MEN 的一部分,为常染色体显性遗传。可与垂体瘤及胰岛细胞瘤同时存在,即 MEN1 型。也可与嗜铬细胞瘤及甲状腺髓样癌同时存在,即 MEN2A 型,该型中通常原发性甲旁亢较轻,发生率也较低。另外约 1/3 患者属无症状型甲旁亢,或仅有一些非本病特有的症状,经检查血钙而发现。

【实验室和辅助检查】

1. **血**　血清钙(即总钙)呈现持续性增高或波动性增高,因此,必要时须反复测定。当血清白蛋白低于 40g/L 时,其每降低 10g/L,血清钙下降 0.2mmol/L。因此,低白蛋白血症时需要使用血清白蛋白水平校正血清钙。计算公式:矫正血清钙(mmol/L)= 实测血清钙 +0.02×［40- 血清白蛋白（g/L）］。血清游离钙测定结果较血清钙测定对诊断高钙血症更为敏感,且不受白蛋白水平的影响。

血清磷一般降低,但在肾功能不全时血清磷可不低。血清碱性磷酸酶常增高,在骨骼病变比较显著的患者尤为明显。血氯常升高,可出现代谢性酸中毒。

2. **尿**　血钙升高时,尿钙常增加。但由于 PTH 可增加肾小管钙的重吸收,当血清钙升高不明显时,尿钙增加可不明显。尿磷常增高,由于受饮食等因素的影响,诊断意义不如尿钙。

3. **血清 PTH 测定**　测定血清 PTH 可直接了解甲状旁腺功能。全段 PTH（1～84 个氨基酸）测定是原发性甲状旁腺功能亢进症的主要诊断依据。血 PTH 水平增高结合血清钙水平一起分析有助于鉴别原发性和继发性甲旁亢。

4. **X 线检查**　X 线表现与病变的严重程度和病程相关。典型表现为普遍性骨质稀疏、弥漫性脱钙:头颅相显示毛玻璃样或颗粒状;特征性的骨膜下吸收,以指骨最为常见,外侧骨膜下皮质呈不规则锯齿样;纤维囊性骨炎在骨的局部形成大小不等的透亮区,长骨骨干多见。腹部 X 线平片示肾或输尿管结石、肾钙化。

5. **骨密度测定和骨超声速率检查**　显示骨量丢失和骨强度减低。

【诊断与鉴别诊断】

1. **甲旁亢的定性诊断**　根据病史、高血钙的临床表现、尿路结石和骨骼病变,加上实验室高钙血症和高 PTH 血症并存,诊断基本可以确定(血钙正常的原发性甲旁亢除外)。实验室检查往往还伴有低磷血症、血清碱性磷酸酶增高、尿钙增高。

2. **甲旁亢的定位诊断**　定性诊断之后,尚需颈部超声检查、放射性核素检查［如 ^{99m}Tc- 甲氧基异丁基异腈（MIBI）扫描、颈部和纵隔 CT 扫描等］进行定位诊断,这对手术治疗十分重要。

3. 鉴别诊断　甲旁亢应与其他引起高钙血症的疾病鉴别。

恶性肿瘤：有些肿瘤（如肺癌、肾癌等）分泌 PTH 相关蛋白（PTHrP），可与 PTH 受体结合，产生与 PTH 相似的作用，从而引起高钙血症与低磷血症。此类患者血清 PTH 常降低，且常有原发恶性肿瘤的临床表现。

其他引起高钙血症的疾病如结节病、维生素 D 过量等，其血 PTH 正常或降低。长期制动、应用锂剂和噻嗪类利尿药也可引起轻度高钙血症，但停药后可恢复正常。在年轻无症状患者或血 PTH 仅轻度增高者，要筛查家族性低尿钙性高钙血症。

继发性甲旁亢患者血清 PTH 可明显增高，但血清钙常降低，多见于慢性肾功能不全及维生素 D 缺乏症。

此外，还应与代谢性骨病如骨质疏松症、骨质软化症等鉴别。

【治疗】　手术是原发性甲旁亢的首选治疗方法。若年老、体弱不能手术，也可试用药物治疗。

1. 手术治疗　手术适应证：有症状的原发性甲旁亢。无手术禁忌证，定位明确。无症状的原发性甲旁亢，但合并以下任一情况：①高钙血症，血钙高于正常上限 0.25mmol/L（1mg/dl）；②肾脏损害，肌酐清除率低于 60ml/min；③任何部位骨密度值低于峰值骨量 2.5 个标准差（T 值 <-2.5），和/或出现脆性骨折；④年龄小于 50 岁；⑤患者不能接受常规随访。

手术切除腺瘤是该病最佳治疗方法。如手术成功，血钙和 PTH 短期内可降至正常，甚至术后可出现低钙血症。低钙血症须补充钙剂和维生素 D，如手足搐搦明显也可静脉缓慢推注 10% 葡萄糖酸钙 10～20ml。甲状旁腺手术的并发症包括喉返神经损伤和永久性甲状旁腺功能减退症。

2. 药物治疗　对不选择手术治疗、手术失败或不能耐受手术的患者必须保持足够的水化，避免使用噻嗪类利尿药及长期制动。双膦酸盐能够抑制破骨细胞活性，减少骨吸收，有降低血钙的作用，并对甲状旁腺功能亢进症的低骨量起到预防或一定程度的逆转作用。西那卡塞是一种钙变构激活剂（拟钙剂），可与钙敏感受体跨膜区相结合，从而激活通路，减少 PTH 分泌，降低血钙，但这种药物国内尚未被批准用于原发性甲旁亢，是否适合长期应用尚不确定。西咪替丁可抑制 PTH 的合成和/或分泌，目前应用较少。

3. 高钙危象的处理　甲旁亢患者血清钙 >3.5mmol/L 时，可严重危及生命，称高钙危象，应予以紧急处理。①补液扩容是高钙危象治疗的第一步，可大量滴注生理盐水，根据失水情况每天给予 4～6L。大量生理盐水一方面可纠正失水，另一方面，大量钠从尿中排出可促使钙从尿中排出。补水同时应严密监测电解质和心功能情况。②双膦酸盐，如帕米膦酸钠 60mg，静脉输注 1 次，以 10ml 注射用水稀释，加入 1 000ml 液体（生理盐水或 5% 葡萄糖溶液）中。也可用唑来膦酸 4mg，静脉输注 15～30 分钟，用 1 次，约 90% 的患者 3～5 天血钙达到正常，可持续 1～3 周。③呋塞米 40～60mg 静脉注射，促使尿钙排出，但同时可导致镁与钾的丧失，应适当补充，避免使用噻嗪类利尿药。④降钙素（calcitonin）可抑制骨质吸收，2～8U/（kg·d）皮下或肌内注射。但在 24～48 小时后降钙素会出现快速耐受。⑤血液透析或腹膜透析降低血钙，疗效显著。当血清钙降至 3.0mmol/L 以下时，则相对安全。⑥糖皮质激素（氢化可的松或地塞米松）静脉滴注或静脉注射。

【预后】　手术成功者，高钙血症和高 PTH 血症被纠正，不再形成新的泌尿系统结石，术后 1～2 周骨痛开始减轻，6～12 个月症状明显改善，骨结构修复需 1～2 年或更久。

第二节 ｜ 甲状旁腺功能减退症

甲状旁腺功能减退症（hypoparathyroidism，简称甲旁减）是指 PTH 分泌过少和/或效应不足而引起的一组临床综合征。其临床特点是手足搐搦、癫痫样发作、低钙血症和高磷血症。临床常见类型有特发性甲旁减、继发性甲旁减、低血镁性甲旁减和新生儿甲旁减，少见类型包括假性甲旁减等。

【病因和发病机制】　PTH 生成减少、分泌受抑制或 PTH 作用障碍，三者中任何一个环节均可引起甲旁减。

1. PTH 生成减少　有继发性和特发性两种。前者的常见原因是外科手术或颈部放射治疗损毁甲状旁腺。特发性甲旁减病因未明,可能与 PTH 生物合成异常或钙离子受体激活突变有关,甲状旁腺缺如极为罕见。自身免疫性甲旁减多在 10 岁以前发病,从症状发生到确诊常历经数年,确诊时甲状旁腺功能已基本丧失。患者血中可检出甲状旁腺抗体,也可检出肾上腺皮质、甲状腺或胃壁细胞抗体。还可伴有其他自身免疫病,如原发性甲状腺功能减退症、恶性贫血和 Addison 病等。新生儿甲旁减多为暂时性,与甲状旁腺发育不成熟有关。

2. PTH 分泌受抑制　严重低镁血症可暂时性抑制 PTH 分泌,引起可逆性的甲旁减,因为镁离子为 PTH 释放所必需。低镁血症还可影响 PTH 对周围组织的作用。

3. PTH 作用障碍　由于 PTH 受体或受体后缺陷,PTH 对其靶器官(骨、肾)组织细胞的作用受阻,从而导致 PTH 抵抗,致甲状旁腺增生和 PTH 分泌增多,称为假性甲旁减,本病为一种遗传性疾病,部分可并发典型的 Albright 遗传性骨营养不良。

【病理生理】　低血钙和高血磷是甲旁减的临床生化特征。PTH 缺乏可以产生以下病理生理改变:①破骨作用减弱,骨吸收降低。②肾合成 $1,25-(OH)_2D_3$ 减少,使肠钙吸收减少。③肾小管钙重吸收降低而尿钙排出增加。但当血清钙降至约 1.75mmol/L 以下时,由于血钙浓度过低,尿钙可显著降低。④肾排磷减少,血清磷增高,磷携带钙离子向骨及软组织沉积,部分患者骨密度增加,因不是成骨细胞活性增加所致的骨生成,且骨转换减慢,所以血清 ALP 正常。⑤长期低钙血症可引起基底神经节钙化,皮肤、毛发、指甲等外胚层病变,在儿童可影响智力发育。

【临床表现】　甲状旁腺功能减退的症状取决于血钙降低的程度、下降的速度和持续时间。

1. 低钙血症增高神经肌肉兴奋性　可出现指端或口周麻木和刺痛,手足与面部肌肉疼挛,严重时出现手足搐搦(血清钙一般 <2mmol/L),典型表现为双侧拇指强烈内收,掌指关节屈曲,指间关节伸展,腕、肘关节屈曲,呈鹰爪状(助产士手)。有时双足也呈强直性伸展,膝关节与髋关节屈曲。体检可发现面神经叩击征(Chvostek 征)阳性、束臂加压试验(Trousseau 征)阳性。

2. 神经、精神表现　有些患者在严重的低钙血症或血钙水平急性下降时,可出现惊厥或癫痫样全身抽搐,常误诊为癫痫大发作。常由感染、过劳和情绪等因素诱发,女性在月经期前后更易发作。长期慢性低钙血症还可引起锥体外系症状,包括典型的帕金森病表现,纠正低血钙可使症状改善。慢性甲旁减患者可出现精神症状,包括烦躁、易激动、抑郁或其他精神异常。

3. 外胚层组织营养变性　低血钙引起白内障颇为常见,约占甲旁减患者的 50%,纠正低血钙可使白内障不再发展。出现牙齿发育障碍,牙齿钙化不全,牙釉质发育障碍等。长期甲旁减患者由于微血管痉挛,供血不足,易出现皮肤干燥、脱屑,指甲出现纵嵴,毛发粗而干,易脱落,易患念珠菌感染。

4. 其他　转移性钙化多见于脑基底节(苍白球、壳核和尾状核),常对称性分布,并可能成为癫痫的重要原因,也是本病特征性表现。其他软组织、肌腱、脊柱旁韧带等均可发生钙化。心电图检查可发现 QT 间期延长,ST-T 改变。脑电图可出现癫痫样波。

【实验室检查】　多次测定血清钙(即总钙)<2.2mmol/L 者,证实存在低血钙。有症状者,血清总钙一般 ≤1.88mmol/L,血清游离钙 ≤0.95mmol/L。由于 40%～45% 的血钙为蛋白结合钙,因此应注意低白蛋白血症对血清钙的影响,计算公式:矫正血清钙(mmol/L)= 实测血清钙 + 0.02×[40- 血清白蛋白(g/L)]。

多数患者血清磷增高,部分正常。尿钙、尿磷排出量减少。血碱性磷酸酶正常。血 PTH 多数低于正常,也可在正常范围,因低钙血症对甲状旁腺是一种强烈刺激,血清总钙 ≤1.88mmol/L 时,血 PTH 值应增加 5～10 倍,所以低钙血症时,如血 PTH 水平在正常范围,仍属甲状旁腺功能减退。因此,检测血 PTH 时应同时测定血钙,两者一并分析。假性甲旁减患者由于 PTH 抵抗,PTH 可高于正常。

【诊断与鉴别诊断】　本病常有手足搐搦反复发作史。Chvostek 征与 Trousseau 征阳性。实验室检查如有血钙降低(常低于 2mmol/L)、血磷增高(常高于 2mmol/L),且能排除肾功能不全者,诊断基本可以确定。

在特发性甲旁减的患者,临床上常无明显病因,可有家族史,血清 PTH 测定结果降低。手术后甲旁减常于甲状腺或甲状旁腺手术后发生。

特发性甲旁减尚需与下列疾病鉴别。

1. **假性甲状旁腺功能减退症**（pseudohypoparathyroidism,PHP） 本病是一种具有以低钙血症和高磷血症为特征的显性或隐性遗传性疾病,可分为I型与II型。典型患者可伴有发育异常、智力发育迟缓、体态矮胖、脸圆,可见掌骨(跖骨)缩短,特别是对称性第4与第5掌骨缩短。由于PTH受体或受体后缺陷,周围器官对PTH无反应(PTH抵抗),PTH分泌增加。本病的治疗基本上与特发性甲状旁腺功能减退症相同。

2. **严重低镁血症**（血清镁低于0.4mmol/L） 患者也可出现低血钙与手足搐搦,血清PTH可降低。但低镁纠正后,血清钙和PTH可较快恢复正常。

3. **其他** 如代谢性或呼吸性碱中毒、维生素D缺乏、肾功能不全、慢性腹泻、钙吸收不良等,应加以鉴别。

【治疗】 甲旁减和假性甲旁减是终身性疾病,治疗目的是:①控制症状,包括中止手足搐搦发作,使血清钙恢复正常或接近正常;②减少甲旁减并发症的发生。

(一)急性低钙血症的治疗 当发生手足搐搦、喉痉挛、哮喘、惊厥或癫痫样大发作时,即刻静脉注射10%葡萄糖酸钙10~20ml,注射时间以10~15分钟为宜,必要时4~6小时后重复注射,每日酌情1~3次不等。可采用持续静脉滴注10%葡萄糖酸钙100ml(含元素钙900mg,稀释于生理盐水或葡萄糖溶液500~1 000ml内,速度以每小时不超过元素钙4mg/kg体重为宜),定期监测血清钙水平,避免发生高钙血症,以免出现致死性心律失常。若发作严重可短期内辅以地西泮或苯妥英钠肌内注射,以迅速控制搐搦与痉挛。

(二)间歇期处理 提倡维生素D和钙剂治疗联合应用。

1. **钙剂** 应长期补充,每日服1~3g的元素钙,分次口服,以碳酸钙为主(供给1g元素钙需要:碳酸钙2.5g,乳酸钙7.7g,葡萄糖酸钙11g或氯化钙3.7g)。维持血钙接近正常水平为宜。妊娠期、哺乳期妇女和小儿酌加。血钙升高后,磷肾阈相应降低,尿磷排出增加,血磷随之下降,常不需降低血磷的药物。饮食中注意摄入高钙、低磷食物。

2. **维生素D及其衍生物** 由于甲旁减患者缺乏PTH,活性维生素D的生成受阻,需要给予活性维生素D才能迅速纠正肠钙吸收障碍,常用的有:①1,25-(OH)$_2$D$_3$(骨化三醇),剂量为0.25~2.0μg/d或更大剂量,分次口服,一般服药1~3天后可见血钙上升;②1α-(OH)D$_3$(阿法骨化醇),0.5~3.0μg/d,摄入后经肝25-羟化酶作用转变成1,25-(OH)$_2$D$_3$发挥作用;③普通维生素D,包括维生素D$_2$和维生素D$_3$,甲旁减时肾1α-羟化作用减弱,外源性维生素D转变为活性维生素D的过程受到障碍,故需要较大剂量。在肝转换为25-(OH)D,维持体内25-(OH)D正常水平,能够使血钙更趋稳定。

甲旁减时,肾小管重吸收钙减少,肾小球滤出钙的排泄量增加,易出现明显的高尿钙,因而应用钙剂和维生素D及其衍生物治疗的目标是减轻、控制临床症状,而不是将血钙提到正常范围,宜将血清钙保持在2.0~2.25mmol/L之间。如此可防止手足搐搦发作,同时使尿钙不至过高,以避免尿路结石和肾钙质沉积,并防止维生素D中毒。若血钙接近正常,而尿钙排出增加,为降低尿路结石的风险,可给予噻嗪类利尿药口服。

3. **补镁** 对伴有低镁血症者,应立即补充镁,如25%的硫酸镁10~20ml加入5%葡萄糖注射液500ml中静脉滴注,剂量视血镁降低程度而定。低镁血症纠正后,低钙血症也可能随之好转。

4. **重组人甲状旁腺激素**（recombinant human parathyroid hormone,rhPTH） 尽管使用了大剂量钙剂和活性维生素D,仍有部分甲旁减患者的血钙不能维持到目标水平,此外,长期口服大剂量钙剂和活性维生素D容易引起高尿钙和肾结石等。使用PTH替代治疗的优势是在纠正低钙血症的同时显著降低了尿钙水平,不会发生高尿钙等。rhPTH与天然PTH相同,已在国外获批为甲旁减的辅助用药,但费用相对昂贵,限制了应用的普及性,其用法为每1~2天皮下注射1次,起始剂量为50μg。

【预防】 在甲状腺及甲状旁腺手术时,应避免甲状旁腺损伤或切除过多,以预防手术后甲旁减的发生。

(秦贵军)

第七章 | 肾上腺疾病

第一节 | 库欣综合征

库欣综合征(Cushing syndrome)为各种病因造成肾上腺分泌过多糖皮质激素(主要是皮质醇)所致病症的总称,其中以垂体促肾上腺皮质激素(ACTH)分泌亢进所引起的库欣病(Cushing disease)最为多见。

【病因分类】

1. **依赖 ACTH 的库欣综合征** 包括:①库欣病:由垂体分泌 ACTH 过量引起,垂体多有微腺瘤,少数为大腺瘤;②异位 ACTH 综合征:由垂体以外肿瘤分泌大量 ACTH 引起;③异位促肾上腺皮质激素释放激素(CRH)综合征:肿瘤异位分泌 CRH 刺激垂体 ACTH 细胞增生,ACTH 分泌增加。

2. **不依赖 ACTH 的库欣综合征** 包括:①肾上腺皮质腺瘤;②肾上腺皮质癌;③原发性色素沉着结节性肾上腺皮质病,可伴或不伴 Carney 综合征;④ACTH 非依赖性双侧肾上腺大结节性增生。

【临床表现】 库欣综合征主要是由皮质醇长期分泌过多引起的蛋白质、脂肪、糖、电解质代谢的严重紊乱,并引发其他多种激素分泌异常所导致的各种临床症状和体征。其临床表现各异,轻重不一,通常由于肾上腺癌和异位 ACTH 分泌大量皮质醇,发病较急,病情较重;而肾上腺瘤和库欣病的皮质醇高分泌相对较低,发病较缓,病情较轻。其典型病例表现如下。

1. **向心性肥胖、满月脸、多血质外貌** 面圆而呈暗红色,锁骨上窝、颈背部和腹部脂肪堆积增多,具有典型的满月脸、鲤鱼嘴、水牛背、锁骨上窝脂肪垫和悬垂腹特征,四肢相对瘦小。多血质外貌与皮肤菲薄、微血管易透见,以及红细胞计数、血红蛋白增多有关。

2. **全身肌肉及神经系统** 肌无力,下蹲后起立困难。常有不同程度的精神、情绪变化,如情绪不稳定、烦躁、失眠,严重者精神变态,个别可发生类偏狂。

3. **皮肤表现** 皮肤薄,微血管脆性增加,轻微损伤即可引起瘀斑。常于下腹部、大腿内外侧等处出现紫纹(宽度>1cm),手、脚、指/趾甲、肛周常出现真菌感染。异位 ACTH 综合征患者及库欣病较重患者皮肤色素沉着、颜色加深。

4. **心血管表现** 高血压常见,与糖皮质激素潴钠排钾,激活肾素-血管紧张素系统,增强心血管系统对血管活性物质的加压作用的反应,抑制血管舒张系统及激活盐皮质激素受体等有关。长期高血压可并发左心室肥大、心力衰竭和脑血管意外。由于凝血功能异常、脂代谢紊乱,易发生动静脉血栓,使心血管并发症发生率增加。

5. **对感染抵抗力减弱** 长期皮质醇分泌增多使免疫功能减弱,肺部感染多见;化脓性细菌感染不容易局限化,可发展成蜂窝织炎、菌血症。患者在感染后炎症反应往往不显著,发热不明显,易于漏诊而造成严重后果。

6. **性功能障碍** 女性患者由于肾上腺雄激素产生过多以及皮质醇对垂体促性腺激素的抑制作用,可出现多毛、痤疮、月经减少、不规则甚至闭经。若出现明显男性化(乳房萎缩、生须、喉结增大、阴蒂肥大),要警惕肾上腺皮质癌。男性患者性欲降低,阴茎缩小,睾丸变软。

7. **代谢障碍** 大量皮质醇促进肝糖异生,并有拮抗胰岛素的作用,减少外周组织对葡萄糖的利用,肝糖输出增加,引起糖耐量减低,甚或糖尿病。明显的低血钾性碱中毒主要见于肾上腺皮质癌和异位 ACTH 综合征。低血钾使患者乏力加重,部分患者因潴钠而有水肿。病程较久者出现骨质疏松,脊椎可发生压缩畸形,身材变矮。儿童患者生长发育受抑制。

【各种类型的病因及临床特点】

1. **库欣病**　最常见，约占库欣综合征的70%。垂体病变最多见者为ACTH微腺瘤（直径<10mm），约见于80%库欣病患者，大部分病例在切除微腺瘤后可治愈。ACTH微腺瘤并非完全自主性，仍可被大剂量外源性糖皮质激素抑制，也可受CRH兴奋。约10%患者为ACTH大腺瘤，伴肿瘤占位表现，可向鞍外伸展。少数为恶性肿瘤，伴远处转移。少数患者垂体无腺瘤，而呈ACTH细胞增生，可能原因为下丘脑功能紊乱。双侧肾上腺皮质弥漫性增生，主要是产生糖皮质激素的束状带细胞增生肥大，有时分泌雄激素的网状带细胞亦增生。

2. **异位ACTH综合征**　由垂体以外的肿瘤组织分泌过量ACTH引起，多见于小细胞肺癌、支气管类癌、胸腺类癌、胰腺肿瘤等，约占库欣综合征的15%，临床上可分为两型：①缓慢发展型：肿瘤恶性度较低，如类癌，病史可数年，临床表现及实验室检查类似库欣病；②迅速进展型：肿瘤恶性度高，发展快，临床不出现典型库欣综合征表现，血ACTH，血、尿皮质醇升高特别明显。

3. **肾上腺皮质腺瘤**　约占库欣综合征的10%～15%，多见于成人。腺瘤呈圆形或椭圆形，直径大多3～4cm，包膜完整。起病较缓慢，病情中等度，多毛及雄激素增多表现少见。

4. **肾上腺皮质癌**　占库欣综合征5%以下，病情重，进展快。瘤体大，直径5～6cm或更大，肿瘤浸润可穿过包膜，晚期可转移至淋巴结、肝、肺、骨等部位。呈现重度库欣综合征表现，伴显著高血压、低血钾、碱中毒。可产生过量雄激素，女性多毛、痤疮、阴蒂肥大、声音低沉。可有腹痛、背痛、侧腹痛，体检可触及肿块。

5. **原发性色素沉着结节性肾上腺皮质病**　表现为不依赖ACTH的双侧肾上腺小结节性增生。患者多为儿童或青年，一部分患者的临床表现同一般库欣综合征；另一部分为家族性，呈显性遗传，往往伴皮肤黏膜斑点样色素沉着及蓝痣，皮肤、乳房、心房黏液瘤、睾丸肿瘤，垂体生长激素瘤等，称为Carney综合征。患者血中ACTH低或测不到，大剂量地塞米松不能抑制。肾上腺体积正常或轻度增大，含许多结节，小者仅显微镜下可见，大者直径可达5mm，多为棕色或黑色，结节间皮质萎缩。发病机制与蛋白激酶A的调节亚基1α（*PRKAR1A*）发生突变、PKA信号通路被激活有关。

6. **ACTH非依赖性肾上腺大结节性增生**　双侧肾上腺增大，含有多个直径在5mm以上的良性结节，一般无色素沉着。垂体CT、MRI检查皆无异常发现。病情进展较腺瘤患者为缓。其病因与肾上腺皮质细胞上异位表达抑胃肽（GIP）、黄体生成素/人绒毛膜促性腺激素（LH/HCG）、精氨酸加压素、5-羟色胺等的受体有关，这些受体被相应配体激活后使肾上腺皮质产生过量的皮质醇，如GIP引起者餐后皮质醇分泌增多，而在清晨空腹时血皮质醇浓度并不高，甚至偏低；LH/HCG所致库欣综合征者的症状在妊娠期及绝经后出现。

【诊断与鉴别诊断】

（一）诊断依据

1. **临床表现**　有典型症状体征者，从外观即可作出诊断，但早期的以及不典型病例，特征性症状不明显或未被重视，而以某一系统症状就医者易于漏诊。

2. **各型库欣综合征共有的糖皮质激素分泌异常**　皮质醇分泌增多，失去昼夜分泌节律，且不能被小剂量地塞米松抑制。①血浆皮质醇昼夜节律，正常成人早晨6:00～8:00血皮质醇水平最高，午夜最低。库欣综合征患者血皮质醇昼夜节律消失，午夜血皮质醇浓度高于200nmol/L。②尿游离皮质醇多在304nmol/24h以上，因其能反映血中游离皮质醇水平，且较少受其他色素干扰，诊断价值高。③小剂量地塞米松抑制试验：每6小时口服地塞米松0.5mg，或每8小时服0.75mg，连服2天，第二天尿17-羟皮质类固醇不能被抑制到对照值的50%以下，或尿游离皮质醇不能抑制到55nmol/24h以下；也可采用一次口服地塞米松法，测第1日血浆皮质醇作为对照值，当天午夜口服地塞米松1mg，次日晨血浆皮质醇不能抑制到对照值的50%以下。小剂量地塞米松抑制试验血皮质醇被抑制到50nmol/L以下可排除库欣综合征。

（二）病因诊断 甚为重要，不同病因患者的治疗不同，须熟悉并掌握上述各型的临床特点，结合影像学检查，血、尿皮质醇增高程度，血 ACTH 水平（增高或仍处于正常范围提示为 ACTH 依赖型）及地塞米松抑制试验结果，往往可作出正确的病因诊断及处理。最困难者为库欣病和异位 ACTH 综合征中缓慢发展型的鉴别，异位 ACTH 综合征患者血 ACTH，血、尿皮质醇增高较为明显，大剂量地塞米松抑制试验抑制作用较差，而库欣病患者不能被小剂量地塞米松抑制试验抑制，却能被大剂量地塞米松抑制试验抑制；若两者仍不能被区分，可作岩下窦静脉采血比较 ACTH 水平在岩下窦与外周静脉血的比值进行鉴别。胸部病变占异位 ACTH 综合征的 60% 左右，常规做胸部 CT 薄层检查，如未发现病变做腹部影像学检查。

不同病因引起的库欣综合征的鉴别见表 7-7-1。

表 7-7-1 不同病因库欣综合征的实验室及影像学检查鉴别诊断

检查项目	垂体性库欣病	肾上腺皮质腺瘤	肾上腺皮质癌	异位 ACTH 综合征
尿 17-羟皮质类固醇	一般中度增多，约 55～83μmol/24h	同库欣病	明显增高约 110～138μmol/24h	较肾上腺癌更高
尿 17-酮皮质类固醇	中度增多，69μmol/24h 左右	可为正常或增高	明显增高，可达 173μmol/24h 以上	明显增高，173μmol/24h 以上
血、尿皮质醇	轻中度升高	轻中度升高	重度升高	较肾上腺癌更高
大剂量地塞米松抑制试验[①]	多数能被抑制，少数不能被抑制	不能被抑制	不能被抑制	不能被抑制，少数可被抑制
血浆 ACTH 测定	清晨略高于正常，晚上不像正常那样下降	降低	降低	明显增高，低度恶性者可轻度增高
低血钾性碱中毒	严重者可有	无	常有	常有
蝶鞍 X 线片	小部分患者蝶鞍扩大	不扩大	不扩大	不扩大
蝶鞍区 CT 扫描，MRI	大多示微腺瘤，少数示大腺瘤	无垂体瘤表现	无垂体瘤表现	无垂体瘤表现
肾上腺超声检查，CT 扫描，MRI	两侧肾上腺增大	显示肿瘤	显示肿瘤	两侧肾上腺增大

注：①每次 2mg，每 6 小时口服 1 次，连续 2 天，第 2 天尿 17-羟皮质类固醇或尿游离皮质醇降至对照值的 50% 以下者，表示被抑制。

（三）鉴别诊断 ①肥胖症患者可有高血压、糖耐量减低、月经少或闭经，腹部可有条纹（大多数为白色，有时可为淡红色，但较细）。尿游离皮质醇不高，血皮质醇昼夜节律保持正常。②酗酒兼有肝损伤者可出现假性库欣综合征，包括临床症状，血、尿皮质醇增高，不被小剂量地塞米松抑制，在戒酒 1 周后，生化异常即消失。③抑郁症患者尿游离皮质醇、17-羟皮质类固醇、17-酮皮质类固醇可增高，也可不被地塞米松正常地抑制，但无库欣综合征的临床表现。

【治疗】 应根据不同的病因做相应的治疗。

（一）库欣病

1. 经蝶窦垂体手术 库欣病首选经蝶窦入路手术治疗。大部分患者可找到微腺瘤，摘除瘤后可治愈，少数患者手术后可复发。垂体大腺瘤和侵袭性肿瘤患者的手术成功率较低。经蝶窦手术创伤小，并发症较少，术后可发生暂时性垂体-肾上腺皮质功能不足，须补充糖皮质激素，直至垂体-肾上腺功能恢复正常。

2. 放射治疗 放射治疗作为二线辅助治疗，适用于手术失败或术后复发患者。分次外照射治疗或立体定向放疗可使约 50%～60% 的患者在 3～5 年内达到高皮质醇血症的良好控制，在儿童效果较佳。垂体功能减退为放疗的主要不良后果，须定期监测垂体功能。

3. 双侧肾上腺切除术 对于经蝶窦手术或垂体放疗失败、ACTH来源不确定、药物不易控制高皮质醇血症的患者可进行双侧肾上腺切除术,能使其皮质醇水平快速降低,临床症状改善。术后因永久性肾上腺皮质功能减退须终身进行糖皮质激素和盐皮质激素替代治疗。由于术后存在发生Nelson综合征的危险,应监测垂体MRI和血ACTH水平。

4. 药物治疗 可选用针对垂体的药物作为辅助治疗,多巴胺受体激动剂卡麦角林和生长抑素受体类似物帕瑞肽对部分库欣综合征患者有效。经上述治疗仍未满意奏效者可用肾上腺皮质激素合成阻滞药。

(二)肾上腺皮质腺瘤 手术切除可获根治。与开腹手术比较,经腹腔镜切除一侧肿瘤术后恢复较快。腺瘤大多为单侧,术后须较长期使用氢化可的松(每日约20~30mg)或可的松(每日约25.0~37.5mg)做替代治疗,因为长时期高皮质醇血症抑制垂体及健侧肾上腺的功能。在肾上腺功能逐渐恢复时,可的松的剂量也随之递减,大多数患者于6个月至1年或更久可逐渐停用替代治疗。

(三)肾上腺皮质癌 应尽可能早期手术治疗。未能根治或已有转移者用肾上腺皮质激素合成阻滞药治疗,减少肾上腺皮质激素的产生。

(四)原发性色素沉着结节性肾上腺皮质病和ACTH非依赖性肾上腺大结节性增生 行双侧肾上腺切除术,术后进行激素替代治疗。

(五)异位ACTH综合征 应治疗原发性恶性肿瘤,视具体病情选择手术、放疗和化疗。如能根治,库欣综合征可以缓解;如不能根治,则需要用肾上腺皮质激素合成阻滞药。

(六)阻滞肾上腺皮质激素合成的药物 ①米托坦(双氯苯二氯乙烷,o,p'-DDD):可使肾上腺皮质束状带及网状带萎缩、出血、细胞坏死,主要用于肾上腺癌。开始每天2~6g,分3~4次口服,必要时可增至每日8~10g,有消化系统和神经系统不良反应。用药期间为避免肾上腺皮质功能不足,须适当补充糖皮质激素。②美替拉酮(甲吡酮,metyrapone):能抑制肾上腺皮质11β-羟化酶,从而抑制皮质醇的生物合成,每天2~6g,分3~4次口服。不良反应有食欲减退、恶心、呕吐等。③氨鲁米特(aminoglutethimide):抑制胆固醇转变为孕烯醇酮,使皮质激素合成受阻,对肾上腺癌不能根治的病例有一定疗效,每日用量为0.75~1.0g,分次口服。④酮康唑(ketoconazole):可使皮质类固醇合成减少,开始时每日1000~1200mg,维持量每日600~800mg。少数患者可出现严重肝功能损害。

(七)库欣综合征患者进行垂体或肾上腺手术前后的处理 一旦切除垂体或肾上腺病变,皮质醇分泌量锐减,有发生急性肾上腺皮质功能不全的危险,故手术前后需要妥善处理。于麻醉前静脉注射氢化可的松100mg,以后每6小时1次100mg,次日起剂量渐减,5~7天后可视病情改为口服生理维持剂量。剂量和疗程应根据疾病的病因、手术后临床状况及肾上腺皮质功能检查而定。

【预后】 经有效治疗后,病情可望在数月后逐渐好转,向心性肥胖等症状减轻,尿糖消失,月经恢复,甚至可受孕。精神状态也有好转,血压下降。如病程已久,肾血管已有不可逆损害,则血压不易下降到正常。癌症的疗效取决于是否早期发现及能否完全切除。腺瘤如早期切除,预后良好。库欣病患者治疗后的疗效不一,应定期观察有无复发,或有无肾上腺皮质功能不足。如患者皮肤色素沉着逐渐加深,提示有Nelson综合征的可能性。

第二节 | 原发性醛固酮增多症

原发性醛固酮增多症(primary aldosteronism)简称原醛症,是由肾上腺皮质病变引起醛固酮分泌增多,导致潴钠排钾、体液容量扩增、肾素-血管紧张素系统受抑制,表现为高血压和低血钾的临床综合征。在高血压患者中原醛症患病率约为10%。

【病因分类】

1. 醛固酮瘤 多见,大多为一侧腺瘤,直径大多介于1~2cm。患者血浆醛固酮浓度与血浆

ACTH 的昼夜节律平行,而对血浆肾素的变化无明显反应。少数腺瘤患者取站立位后引起的肾素升高可导致醛固酮增多,称为肾素反应性腺瘤。

2. **特发性醛固酮增多症(简称特醛症)**　亦多见。双侧肾上腺球状带增生,有时伴结节。病因可能与对血管紧张素Ⅱ的敏感性增强有关,血管紧张素转换酶抑制剂可使者醛固酮分泌减少,高血压、低血钾改善。

3. **糖皮质激素可治性醛固酮增多症(GRA)**　多于青少年期起病,可为家族性,为常染色体显性遗传,也可为散发性。肾上腺呈大、小结节性增生,其血浆醛固酮浓度与 ACTH 的昼夜节律平行,给予生理替代量的糖皮质激素数周后可使醛固酮分泌量、血压、血钾恢复正常。发病机制为:11β-羟化酶基因 5′ 端调控序列和醛固酮合成酶基因的编码序列融合形成一个嵌合基因,此基因产物具有醛固酮合成酶活性,在束状带表达,受 ACTH 而不受血管紧张素Ⅱ调控。

4. **醛固酮癌**　少见,为分泌大量醛固酮的肾上腺皮质癌,往往还分泌糖皮质激素、雄激素。组织学上与腺瘤鉴别较为困难,肿瘤体积大,直径多在 5cm 以上,切面常显示出血、坏死,CT 或超声常见钙化。

5. **异位醛固酮分泌性腺瘤或腺癌**　极罕见,可发生于肾内的肾上腺残余组织或卵巢内。

【病理生理】　过量醛固酮引起潴钠、排钾,细胞外液增多,血容量增加,血管壁内及血液循环钠离子浓度增加,血管对去甲肾上腺素的反应加强等,从而引起高血压。细胞外液增多,引起体内排钠系统的反应,肾近曲小管重吸收钠减少,心房钠尿肽分泌增多,从而使钠代谢达到近于平衡的状态,此种情况称为对盐皮质激素的"脱逸"现象。大量失钾引起一系列神经、肌肉、心脏及肾的功能障碍。细胞内钾离子丢失后,钠、氢离子增加,细胞内 pH 下降,细胞外液氢离子减少,pH 上升呈碱血症。碱中毒时细胞外液游离钙减少,加上醛固酮促进尿镁排出,故可出现肢端麻木和手足搐搦。

【临床表现】　原醛症的发展可分为以下阶段:①早期:仅有高血压,无低血钾症状,醛固酮分泌增多及肾素-血管紧张素系统受抑制,导致血浆醛固酮/肾素活性比值上升;②高血压,轻度钾缺乏期:血钾轻度下降或呈间歇性低血钾,或在某种诱因下(如用利尿药)出现低血钾;③高血压,严重钾缺乏期。主要临床表现如下。

1. **高血压**　为最常出现的症状,随着病情进展,血压逐渐升高,使用常用降血压药效果不及一般原发性高血压,部分患者可呈难治性高血压,出现心血管病变、脑卒中。

2. **神经肌肉功能障碍**　①肌无力及周期性瘫痪:血钾愈低,肌肉受累愈重。常见诱因为劳累,或服用氢氯噻嗪、呋塞米等促进排钾的利尿药。麻痹多累及下肢,严重时累及四肢,甚至出现呼吸、吞咽困难。②肢端麻木,手足搐搦:在低钾严重时,由于神经肌肉兴奋性降低,手足搐搦可较轻或不出现,而在补钾后,手足搐搦变得明显。

3. **肾脏表现**　①慢性失钾致肾小管上皮细胞呈空泡样变性,浓缩功能减退,伴多尿,尤其夜尿多,继发口渴、多饮;②常易并发尿路感染;③尿蛋白增多,少数发生肾功能减退。

4. **心脏表现**　①心电图呈低血钾图形:QT 间期延长,T 波增宽、低平或倒置,U 波明显,T 波、U 波相连成驼峰状。②心律失常:较常见者为阵发性室上性心动过速,最严重时可发生心室颤动。

5. **其他表现**　儿童患者有生长发育障碍,与长期缺钾等代谢紊乱有关。缺钾时胰岛素的释放减少,作用减弱,可出现糖耐量减低。

【实验室检查】

1. **血、尿生化检查**　①低血钾:一般在 2~3mmol/L,严重者更低。低血钾往往呈持续性,也可为间歇性。早期患者血钾正常。②高血钠:血钠一般在正常高限或略高于正常。③碱血症:血 pH 和 CO_2 结合力为正常高限或略高于正常。④尿钾高:在低血钾条件下(低于 3.5mmol/L),尿钾仍在 25mmol/24h 以上。⑤尿 pH:中性或偏碱性。

2. **醛固酮测定**　血浆醛固酮浓度及尿醛固酮排出量受体位及钠摄入量的影响,立位及低钠时升高。原醛症中血浆、尿醛固酮皆增高。正常成人参考值:血浆醛固酮卧位时 50~250pmol/L,立位时 80~970pmol/L(血浆醛固酮 pmol/L 换算成 ng/dl 时除以 27.7);尿醛固酮于钠摄入量正常时为 6.4~

86nmol/24h,低钠摄入时为 47～122nmol/24h,高钠摄入时为 0～13.9nmol/24h。原醛症伴严重低血钾者,醛固酮分泌受抑制,血、尿醛固酮增高可不太显著。

3. **肾素活性、血管紧张素Ⅱ测定** 患者血浆肾素活性、血管紧张素Ⅱ基础值降低,有时在可测范围之下。正常参考值前者为(0.55±0.09)ng/(ml·h),后者为(26.0±1.9)pg/ml。经肌内注射呋塞米(0.7mg/kg 体重)并在立位 2 小时后,正常人血浆肾素活性、血管紧张素Ⅱ较基础值增加数倍,原醛症患者兴奋值较基础值只有轻微增加或无反应。

【诊断与病因诊断】 高血压及低血钾的患者,血浆及尿醛固酮增高,而血浆肾素活性、血管紧张素Ⅱ降低,螺内酯能纠正电解质代谢紊乱并降低高血压,则诊断可成立。经检出试验和证实试验诊断为原醛症的患者须进行分型检查进一步明确病因,主要鉴别醛固酮瘤及特发性原醛症,也须考虑少见的病因。醛固酮瘤患者的血压一般较特醛症者高,低血钾、碱中毒更为明显,血、尿醛固酮水平更高。

(一)**动态试验** 观察上午取立位前后血浆醛固酮浓度变化:正常人在隔夜卧床后,上午 8 时测血浆醛固酮,继而保持卧位到中午 12 时,血浆醛固酮浓度下降,和血浆 ACTH、皮质醇浓度的下降相一致;取立位时,血浆醛固酮上升,这是由于站立后肾素-血管紧张素升高的作用超过 ACTH 的影响。特醛症患者在上午 8 时至 12 时取立位时血浆醛固酮上升明显,并超过正常人,而醛固酮瘤患者血浆醛固酮不上升,反而下降。

(二)**筛查试验** 血浆醛固酮(ng/dl)/血浆肾素活性[ng/(ml·h)]比值(aldosterone-renin ratio,ARR)是原醛症的最佳检出试验,ARR>30,可考虑为原醛症。原醛症患者血醛固酮通常>15ng/dl。

(三)**确诊试验** 对于 ARR 超过切点值,血醛固酮仅轻度升高或在正常范围,不伴低血钾的高血压患者,应做证实试验确诊原醛症。在静卧位下 4 小时内静脉滴注 2 000ml 生理盐水,通常正常人血醛固酮水平抑制到 5ng/dl 以下,而原醛症患者则在 10ng/dl 以上。

(四)**影像学检查** 可协助鉴别肾上腺腺瘤与增生,并可确定腺瘤的部位。肿瘤体积大,直径达 5cm 或更大者,提示肾上腺癌。

1. **肾上腺 B 型超声检查** 对直径大于 1.3cm 的醛固酮瘤可显示出来,小腺瘤则难以和特发性增生相鉴别。

2. **肾上腺 CT 和 MRI** 高分辨率的 CT 可检出直径小至 5mm 的肿瘤,但较小的肿瘤完全被正常组织所包围时,则检出较为困难。特醛症在 CT 扫描时表现为正常或双侧弥漫性增大。MRI 也可用于醛固酮瘤的定位诊断,MRI 对醛固酮瘤检出的灵敏度较 CT 高,但特异度较 CT 低。

(五)**肾上腺静脉血激素测定** 如上述方法皆不能确定病因,可做肾上腺静脉导管术,采双侧肾上腺静脉血测定醛固酮/皮质醇比值,此法有助于确定单侧或双侧肾上腺醛固酮分泌过多,对原醛症的分型诊断、治疗方式选择、疾病转归及预后的判断非常重要。

【鉴别诊断】 对于有高血压、低血钾的患者,鉴别诊断至为重要,误诊将导致错误的治疗。须和以下疾病加以鉴别。

(一)**非醛固酮所致盐皮质激素过多综合征** 患者呈高血压、低血钾性碱中毒,肾素-血管紧张素系统受抑制,但血、尿醛固酮不高,反而降低。按病因可再分为 2 组。

1. **真性盐皮质激素过多综合征** 患者因合成肾上腺皮质激素酶系缺陷,导致产生大量具盐皮质激素活性的类固醇(脱氧皮质酮)。应采用糖皮质激素补充治疗。

(1)17α-羟化酶缺陷:出现以下生化及临床异常:①雄激素及雌激素合成受阻,于女性引起性幼稚症,男性呈假两性畸形。②糖皮质激素合成受阻,血、尿皮质醇低,血 17-羟孕酮低,血 ACTH 升高。③盐皮质激素合成途径亢进,伴孕酮、脱氧皮质酮、皮质酮升高,引起潴钠、排钾、高血压、高血容量,抑制肾素-血管紧张素活性,导致醛固酮合成减少。

(2)11β-羟化酶缺陷:引起以下生化及临床症状:①血、尿皮质醇低,ACTH 高。②雄激素合成增加,男性呈不完全性性早熟,女性出现不同程度男性化,呈假两性畸形。③脱氧皮质酮产生增多,造成盐皮质激素过多综合征。

上述两种酶系缺陷皆伴有双侧肾上腺增大,可被误诊为增生型醛固酮增多症,甚至有误行肾上腺切除术者。

2. 表象性盐皮质激素过多综合征(apparent mineralocorticoid excess,AME) 其病因为先天性11β-羟类固醇脱氢酶(11β-HSD)缺陷,不能将皮质醇转变为无活性的皮质素,皮质醇作用于盐皮质激素受体,引起盐皮质激素过多的临床表现,多见于儿童和青年人。表现为严重高血压,低血钾性碱中毒,血浆肾素活性和醛固酮降低,血浆皮质醇正常,尿 17-羟皮质类固醇及游离皮质醇降低。此病用螺内酯治疗有效,部分患者用地塞米松也可奏效。

(二)Liddle 综合征 是常染色体显性遗传病,病因为肾小管上皮细胞钠通道基因突变使其处于激活状态,导致钠重吸收过多,排钾泌氢增加。患者表现为高血压,血浆肾素活性和醛固酮降低,并常伴低血钾,用螺内酯无效,阿米洛利、氨苯蝶啶可纠正低血钾,降低血压。

(三)伴高血压、低血钾的继发性醛固酮增多症 肾素活性过高所致继发性醛固酮增多症可伴高血压、低血钾,需与原醛症鉴别。肾素过多症又可分为原发性或继发性。原发性者由分泌肾素的肿瘤所引起,继发性者因肾缺血所致。

1. 分泌肾素的肿瘤 多见于青年人,高血压、低血钾均甚为严重,血浆肾素活性极高。肿瘤可分为两类:①肾小球旁细胞肿瘤;②Wilms 瘤及卵巢肿瘤。

2. 继发性肾素增高所致醛固酮增多 包括:①高血压病的恶性型,肾缺血引起肾素活性水平增高,部分患者可呈低血钾,进展快,常有氮质血症或尿毒症。②肾动脉狭窄所致高血压,进展快,在上腹中部或肋脊角区可闻及血管杂音。放射性核素肾图显示患者肾功能异常,肾动脉造影可确诊。③一侧肾萎缩,也可引起严重高血压及低血钾。

【治疗】 醛固酮瘤的根治方法为手术切除。特发性增生者手术效果差,应采用药物治疗。有时难以确定是腺瘤还是特发性增生,可先用药物治疗随访其发展,定期做影像学检查,有时原来未能发现的小腺瘤,在随访过程中可显现出来。

1. 手术治疗 单侧腹腔镜肾上腺切除术是单侧原醛症(醛固酮瘤和单侧肾上腺结节性增生)患者首先推荐的治疗方法。术前宜低盐饮食、口服螺内酯作准备,以纠正低血钾,并降低高血压。每日螺内酯 120~240mg,分次口服,待血钾正常、血压下降后,减至维持量时,即可进行手术。腺瘤手术效果较好,术后电解质紊乱得以纠正,多尿、多饮症状消失,大部分患者血压降至正常或接近正常。

2. 药物治疗 对于不能手术的肿瘤患者以及特发性增生患者,用螺内酯治疗,用法同手术前准备。长期应用螺内酯可出现男子乳腺发育、阳痿,女子月经不调等不良反应,可改为氨苯蝶啶或阿米洛利,以助排钠潴钾。必要时加用降血压药物。

钙通道阻滞剂可使一部分原醛症患者醛固酮产生减少,血钾和血压恢复正常。对特醛症患者,血管紧张素转换酶抑制剂也可奏效。

GRA 可用糖皮质激素治疗,通常成人地塞米松每日 0.5~1mg,用药后 3~4 周症状缓解,一般血钾上升较快而高血压较难纠正,可加用其他降血压药治疗,如钙通道阻滞剂等。于儿童,地塞米松的剂量为 0.05~0.1mg/(kg·d),也可用氢化可的松 12~15mg/m² 体表面积,分 3 次服用,后者对儿童生长发育的影响较小。

醛固酮癌预后不良,发现时往往已失去手术根治机会,化疗药物如米托坦、氨鲁米特、酮康唑等可暂时减轻醛固酮分泌过多所致的临床症状,但对病程演变无明显改善。

第三节 | 原发性慢性肾上腺皮质功能减退症

原发性慢性肾上腺皮质功能减退症(chronic adrenocortical hypofunction),又称 Addison 病,是由双侧肾上腺的绝大部分被毁所致,主要表现为糖、盐皮质激素分泌不足。继发性者由下丘脑-垂体病变引起,盐皮质激素分泌不受影响。

【病因】

1. 感染 肾上腺结核为常见病因,常先有或同时有肺、肾、肠等其他部位结核病灶。肾上腺被上皮样肉芽肿及干酪样坏死病变所替代,继而出现纤维化病变,肾上腺钙化常见。肾上腺真菌感染的病理过程与肾上腺结核相近。艾滋病后期可伴有肾上腺皮质功能减退,多为隐匿性,一部分可有明显临床表现。坏死性肾上腺炎常由巨细胞病毒感染引起。严重脑膜炎奈瑟菌感染可引起急性肾上腺皮质功能减退症。严重败血症,尤其于儿童可引起肾上腺内出血伴功能减退。

2. 自身免疫性肾上腺炎 两侧肾上腺皮质被毁,呈纤维化,伴淋巴细胞、浆细胞、单核细胞浸润,髓质一般不受累。大多数患者血中可检出抗肾上腺的自身抗体。近半数患者伴其他器官特异性自身免疫病,称为自身免疫性多内分泌腺体综合征(autoimmune polyendocrine syndrome,APS),多见于女性;而不伴其他内分泌腺病变的单一性自身免疫性肾上腺炎多见于男性。APS Ⅰ 型见于儿童,主要表现为肾上腺功能减退、甲状旁腺功能减退、黏膜皮肤白念珠菌病、卵巢早衰,呈常染色体隐性遗传。APS Ⅱ 型见于成人,主要表现为肾上腺功能减退、自身免疫性甲状腺疾病、1型糖尿病,呈显性遗传。

3. 其他较少见病因 恶性肿瘤转移、淋巴瘤、白血病浸润、淀粉样变性、双侧肾上腺切除、放射治疗破坏、肾上腺酶系抑制药如美替拉酮、氨鲁米特、酮康唑或细胞毒性药物如米托坦(o,p'-DDD)的长期应用、血管栓塞等。

肾上腺脑白质营养不良症(adrenoleukodystrophy)为先天性长链脂肪酸代谢异常疾病,脂肪酸β-氧化受阻,累及神经组织与分泌类固醇激素的细胞,致肾上腺皮质及性腺功能低下,同时出现神经损害。

【临床表现】 最具特征者为全身皮肤色素加深,暴露处、摩擦处、乳晕、瘢痕等处尤为明显,黏膜色素沉着见于齿龈、舌部、颊黏膜等处,是垂体ACTH、黑素细胞刺激素分泌增多所致。

其他症状包括:①神经、精神系统:乏力,淡漠,易疲劳,重者嗜睡、意识模糊,可出现精神失常。②胃肠道:食欲减退,嗜咸食,胃酸过少,消化不良;有恶心、呕吐、腹泻者,提示病情加重。③心血管系统:血压降低,心脏缩小,心音低钝;可有头昏、眼花、直立性昏厥。④代谢障碍:糖异生作用减弱,可出现低血糖症状。⑤肾:排泄水负荷的能力减弱,在大量饮水后可出现稀释性低钠血症;糖皮质激素缺乏及血容量不足时,抗利尿激素释放增多,也是造成低血钠的原因。⑥生殖系统:女性阴毛、腋毛减少或脱落、稀疏,月经失调或闭经,但病情轻者仍可生育;男性常有性功能减退。⑦对感染、外伤等各种应激的抵抗力减弱。⑧如病因为结核且病灶活跃,或伴有其他脏器活动性结核者,常有低热、盗汗等症状,体质虚弱,消瘦更严重。

肾上腺危象:为本病急骤加重的表现。常发生于感染、创伤、手术、分娩、过劳、大量出汗、呕吐、腹泻、失水或突然中断糖皮质激素治疗等应激情况下。表现为恶心、呕吐、腹痛或腹泻、严重脱水、血压降低、心率快、脉细弱、精神失常,常有高热、低血糖症、低钠血症,血钾可低可高。如不及时抢救,可发展至休克、昏迷、死亡。

【实验室检查】

(一)血液生化 可有低血钠、高血钾。脱水严重时低血钠可不明显,高血钾一般不重,如十分明显须考虑肾功能不全或其他原因。少数患者可有轻度或中度高血钙(糖皮质激素有促进肾、肠排钙作用),如有低血钙和高血磷则提示同时合并有甲状旁腺功能减退症。脱水明显时有氮质血症,可有空腹低血糖,糖耐量试验示低平曲线。

(二)血常规检查 常有正细胞正色素性贫血,少数患者合并有恶性贫血。白细胞分类示中性粒细胞减少,淋巴细胞相对增多,嗜酸性粒细胞明显增多。

(三)激素检查

1. **基础血、尿皮质醇,尿17-羟皮质类固醇测定** 常降低,但也可接近正常。

2. **血浆基础ACTH测定** 明显增高,超过55pmol/L,常介于88~440pmol/L(正常人低于18pmol/L),而继发性肾上腺皮质功能减退者ACTH浓度降低。

3. **血醛固酮、肾素测定** 原发性肾上腺皮质功能减退症患者血醛固酮可低于正常或在正常低限,而血浆肾素活性升高;继发性肾上腺皮质功能减退症者血浆肾素活性、醛固酮水平正常。

4. **ACTH 兴奋试验** 在静脉注射人工合成 ACTH(1-24)250μg 前及后 30 分钟、60 分钟测血皮质醇,ACTH 兴奋后血皮质醇峰值<500nmol/L 提示为肾上腺皮质功能减退。对于病情较严重、疑有肾上腺皮质功能不全者,同时静脉注射(或静脉滴注)地塞米松及 ACTH,在注入 ACTH 前、后测血浆皮质醇,如此既可进行诊断检查,又可同时开始治疗。

(四)影像学检查 结核病患者 X 线片、CT 或 MRI 可示肾上腺增大及钙化阴影。其他感染、出血、转移性病变在 CT 扫描时也显示肾上腺增大,而自身免疫病所致者肾上腺不增大。

【诊断与鉴别诊断】 本病需与一些慢性消耗性疾病相鉴别。最具诊断价值者为 ACTH 兴奋试验,本病患者储备功能低下,而非本病患者,经 ACTH 兴奋后,血、尿皮质类固醇明显上升(有时需连续兴奋 2~3 日)。

对于急症患者,有下列情况应考虑肾上腺危象:所患疾病不太重而出现严重循环虚脱、脱水、休克、衰竭,不明原因的低血糖,难以解释的呕吐,体检时发现色素沉着、白斑病、体毛稀少、生殖器发育差。

【治疗】

(一)基础治疗 使患者明了疾病的性质,应终身使用肾上腺皮质激素。

1. **糖皮质激素替代治疗** 根据身高、体重、性别、年龄、体力劳动强度等,确定合适的基础量。宜模仿生理性激素分泌昼夜节律,在清晨睡醒时服全日量的 2/3,下午 4 时前服余下 1/3。于一般成人,每日剂量开始时约氢化可的松 20~30mg 或可的松 25~37.5mg,以后可逐渐减量,氢化可的松 15~20mg 或相应量可的松。在有发热等并发症时适当加量。

2. **食盐及盐皮质激素** 食盐的摄入量应充分,每日至少 8~10g,如有大量出汗、腹泻时应酌情增加食盐摄入量,大部分患者在服用氢化可的松和充分摄盐后即可获满意效果。有的患者仍感头晕、乏力、血压偏低,则需加用盐皮质激素,可每日口服氟氢可的松,上午 8 时一次口服 0.05~0.1mg。如有水肿、高血压、低血钾则应减量。

(二)病因治疗 如有活动性结核者,应积极给予抗结核治疗。补充替代剂量的肾上腺皮质激素并不影响对结核病的控制。如病因为自身免疫病,则应检查是否有其他腺体功能减退,如存在,则需进行相应治疗。

(三)肾上腺危象治疗 为内科急症,应积极抢救。①补充液体:典型的危象患者液体损失量约达细胞外液的 1/5,故于初治的第 1、2 日内应迅速补充生理盐水,每日 2 000~3 000ml。对于以糖皮质激素缺乏为主、脱水不甚严重者补盐水量适当减少。补充葡萄糖溶液以避免低血糖。②糖皮质激素:立即静脉注射氢化可的松 100mg,使血皮质醇浓度达到正常人在发生严重应激时的水平。以后每 6 小时加入补液中静脉滴注 100mg,第 2、3 天可减至每日 300mg,分次静脉滴注。如病情好转,继续减至每日 200mg,继而 100mg。呕吐停止,可进食者,可改为口服。③积极治疗感染及其他诱因。

(四)外科手术或其他应激时治疗 在发生严重应激时,应每天给予氢化可的松总量约 300mg 或更多。大多数外科手术应激为时短暂,故可在数日内逐步减量,直到维持量。较轻的短暂应激,每日给予氢化可的松 100mg 即可,以后酌情递减。

第四节 | 先天性肾上腺皮质增生症

先天性肾上腺皮质增生症(congenital adrenal hyperplasia,CAH)是因肾上腺皮质激素生物合成过程中某种酶的先天性缺陷,导致肾上腺皮质激素合成不足所致的一组常染色体隐性遗传病。肾上腺皮质激素合成不足对下丘脑-垂体-肾上腺轴的负反馈抑制减弱,ACTH 分泌过多,造成肾上腺皮质增生和缺陷酶作用的前体物质堆积。其临床和生化改变取决于缺陷酶的种类和程度,可表现为糖、盐皮质激素和性激素的水平改变，以及由此引发的临床表现、体征和生化变化。CAH 主要包括 21- 羟化酶缺乏症（21-hydroxylase deficiency，21-OHD）、11β- 羟化酶缺乏症（11β-hydroxylase deficiency，11β-OHD）、3β- 羟类固醇脱氢酶（3β-hydroxysteroid dehydrogenase，3β-HSD）缺陷症、17α- 羟化酶缺陷症（17α-hydroxylase deficiency，17α-OHD）、胆固醇碳链裂解酶（P450scc）缺乏症和类固醇激素合成急性调节蛋白（steroidogenic acute regulatory protein，StAR）缺乏症等，以 21-OHD 最为常见，占 90% 以上，其次为 11β-OHD，占 5%～8%，其他类型均罕见。

一、21- 羟化酶缺乏症

【发病机制】 21-OHD 是由 *CYP21A2* 基因突变所致。21- 羟化酶缺陷使孕酮和 17- 羟孕酮不能转化为脱氧皮质酮（DOC）和 11- 脱氧皮质醇，造成皮质醇和醛固酮合成障碍，皮质醇减少，故对下丘脑 - 垂体的负反馈作用减弱，导致 21- 羟化酶作用的前体物（包括 17- 羟孕酮、孕烯醇酮、17- 羟孕烯醇酮和孕酮）产生过多，而转化为肾上腺雄激素（包括脱氢表雄酮、雄烯二酮和睾酮）。依临床表现分为单纯男性化型、失盐型和非经典型。

【临床表现】

1. **单纯男性化型** 21- 羟化酶不完全缺陷，可少量合成皮质醇和醛固酮，故仅出现雄激素过多所致的男性化表现。女孩出生时外生殖器即出现不同程度的假两性畸形：阴蒂肥大、阴唇融合和尿生殖窦，此症是女性假两性畸形的最常见原因。女性常有原发性闭经或月经不规则，多伴不孕和多毛。男孩表现为同性性早熟，出生时多无症状，因雄激素持续刺激，6 月龄时生长加速并性早熟，4～6 岁时更甚，表现为阴茎大，出现阴毛、腋毛、痤疮、变声等，躯体高大而肌肉强健，但因骨骺闭合过早，以致最终身高低于预期身高。男性出现小睾丸和无精子症。

2. **失盐型** 21- 羟化酶完全缺乏，表现为雄激素过多伴醛固酮缺乏和肾素活性增加症状。出现低血钠、高血钾和高尿钠，血容量降低，低血压，脱水和代谢性酸中毒等表现。甚或出现严重的"失盐危象"，即在出生后 2 周内，发生低血容量、低血糖的肾上腺危象。若未及时诊断和治疗，患儿可很快出现休克甚至死亡。

3. **非经典型** 或称迟发型，与经典型相比，21- 羟化酶缺陷的程度较轻，故临床表现也轻，一般女婴不会出现明显的假两性畸形。发病年龄不一，多在肾上腺功能初现年龄阶段出现症状，其临床表现差异较大。男孩为痤疮、胡须、阴毛早现，性早熟，生长加速及骨龄超前；女孩亦可出现雄激素过多所致的男性化表现，以及初潮延迟、原发性闭经、多囊卵巢综合征（PCOS）等。成年后男女生育力可呈低下。

【诊断】 本病诊断主要依据临床表现、生化和激素水平及基因突变检测。任何外生殖器模糊伴失盐、低血压或低血糖新生儿都应考虑 21- 羟化酶缺乏症的诊断。其中血 17- 羟孕酮浓度增高是诊断 21-OHD 的重要指标，通常 17- 羟孕酮＞300nmol/L 为经典型，＜6nmol/L 可排除非经典型。而对于症状轻微的非经典型，17- 羟孕酮基础值不足以提供诊断依据时，ACTH 兴奋试验可帮助诊断，在静脉给予人工合成的 ACTH 250μg 后 60 分钟，17- 羟孕酮超过 30nmol/L，考虑非经典型 21-OHD 的诊断。由于在其他类固醇激素合成酶缺陷患者中 ACTH 兴奋后 17- 羟孕酮也会升高，同步检测皮质醇、DOC、11- 脱氧皮质醇、17- 羟孕烯醇酮、脱氢表雄酮（DHEA）和雄烯二酮有助于各种酶缺陷的鉴别。对临床不能确诊的 21-OHD，或须与其他相关疾病鉴别时，必须做基因诊断确诊，其基因型和表型有很好的相关性。

二、11β- 羟化酶缺乏症

【发病机制】 11β- 羟化酶是肾上腺皮质生物合成糖、盐皮质激素所共同需要的。人类有两种 11β- 羟化酶的同工酶，即 CYP11B1 和 CYP11B2，分别参与皮质醇和醛固酮的生物合成。因此，一旦基因缺陷，11- 脱氧皮质醇不能发生 11 位羟化，皮质醇产生受阻，而 DOC 的 11 位、18 位羟化和 18 位氧化也不能发生,不能产生醛固酮。皮质醇合成减少,则 ACTH 反馈性增加,产生过量的皮质醇和醛固酮前体物质,转入肾上腺雄激素合成途径,同时 DOC 作为一种弱盐皮质激素可抑制肾素,进一步降低醛固酮。CYP11B1 基因突变可致皮质醇合成缺陷,而 CYP11B2 基因突变可致醛固酮合成缺陷。

【临床表现】　经典型 11β-OHD 因 DOC 增加,可出现高血钠、低血钾、碱中毒及高血容量等表现,约 2/3 患者血压升高,同时由于肾上腺雄激素分泌增加,出现与 21-OHD 类似的单纯男性化表型。非经典型者的血压往往正常或轻度升高,出生时外生殖器一般正常,女孩在青春期前后可出现轻度阴蒂肥大、多毛和月经稀少等高雄激素血症的表现,男孩出现性早熟体征。

【诊断】　11β-OHD 的血浆 DOC 水平增高,使血浆肾素活性被抑制而降低,其与 21-OHD 的主要区别是高血压,而高雄激素血症和体征与 21-OHD 类似。在非经典型者给予 ACTH 刺激后血 11-脱氧皮质醇和 DOC 明显升高有助于诊断。

三、3β-羟类固醇脱氢酶缺陷症

【发病机制】　3β-HSD 是催化生物活性较弱的 Δ^5-类固醇转化为生物活性较强 Δ^4-类固醇的必需酶,若其缺陷,则 Δ^5-孕烯醇酮、17-羟孕烯醇酮、DHEA 不能分别转化为孕酮、17-羟孕酮和雄烯二酮,以致皮质醇、醛固酮和雄激素合成皆受阻。

【临床表现】　经典型患者因肾上腺和性腺中 3β-HSD 的活性十分低,在男性患者不能产生足够睾酮,以致外生殖器男性分化不全而出现男性假两性畸形,表现为小阴茎、尿道下裂等不同程度的外生殖器发育不良。女性患者由于大量的 DHEA 在外周组织转化为睾酮,出现女性假两性畸形,表现为阴蒂肥大、阴唇融合等。由于糖皮质激素和盐皮质激素严重不足,出生后即可出现厌食、恶心、呕吐、脱水、低血钠、高血钾等肾上腺皮质功能不全表现,严重者因循环衰竭而死亡。与非经典型 21-OHD 类似,非经典型 3β-HSD 缺陷症患者出生时往往无异常表现,至青春发育期前后女性可出现多毛、痤疮、月经稀少和不孕等雄激素过多的表现,类似多囊卵巢综合征。

【诊断】　经典型有特征性的失盐、男孩外生殖器男性分化不全、女孩男性化表现,血浆孕烯醇酮、17-羟孕烯醇酮和 DHEA 水平升高,Δ^5-类固醇/Δ^4-类固醇比值升高,诊断较容易。而非经典型的临床表现轻微,上述指标变化不显著,则须进行 ACTH 兴奋试验来确诊,ACTH 刺激下 17-羟孕烯醇酮/17-羟孕酮比值和 17-羟孕烯醇酮/皮质醇比值升高是重要的诊断依据。若须排除肾上腺或卵巢分泌类固醇的肿瘤,则行地塞米松加炔诺酮抑制试验,本病可被抑制而肾上腺或卵巢分泌性肿瘤均不受抑制,应进一步行超声、CT 或 MRI 检查明确诊断。

四、17α-羟化酶缺陷症

【发病机制】　17α-OHD 由编码该酶的 CYP17A1 基因突变所致。CYP17A1 基因编码 17α-羟化酶和 17,20-裂解酶,孕烯醇酮和孕酮在 17α-羟化酶催化下转化为 17-孕烯醇酮和 17-羟孕酮,再在 17,20-裂解酶催化下转化为 DHEA 和雄烯二酮,这两个酶缺陷可引起不同程度的肾上腺糖皮质激素及性激素合成下降,而孕烯醇酮向盐皮质激素转化增加。

【临床表现】　由于皮质醇和性激素合成受阻,而 DOC 和皮质酮增加,临床表现为血容量增加、高血压、低血钾、碱中毒及性发育异常,由于皮质酮具有一定程度的糖皮质激素活性,肾上腺皮质功能不足症状轻,不会出现肾上腺危象。男性患者可出现假两性畸形,外生殖器呈女性幼稚型,有盲端阴道、尿道下裂,但无子宫和卵巢,可伴隐睾和乳房发育。女性患者表现为性幼稚,青春期第二性征不发育、原发性闭经、无阴毛和腋毛。由于性激素缺乏不能提供足够的负反馈调节,促性腺激素明显升高,呈现高促性腺激素性性腺功能减退,骨龄延迟。非典型 17α-OHD 妇女可因月经不规律或不孕就诊,卵泡期孕酮升高、雌二醇降低,而血钾、血压、外生殖器正常。

【诊断】　若临床发现男性假两性畸形或女性幼稚型外生殖器,青春期第二性征不发育,原发性闭经同时伴低血钾,代谢性碱中毒和低肾素性高血压,则应怀疑本病。实验室检查血浆肾素活性、醛固酮、11-脱氧皮质醇、17α-羟孕酮、雄激素、雌激素、皮质醇降低,孕烯醇酮、孕酮、DOC、皮质酮、FSH、LH和 ACTH 升高,诊断即可确立。若表现和生化改变不典型,进行 ACTH 和 HCG 兴奋试验有助于明确诊断。

五、先天性类脂性肾上腺增生

【发病机制】 本症为 *STAR* 和 *CYP11A1* 基因突变所致。类固醇激素合成急性调节蛋白(StAR)负责将胞质中胆固醇转运至线粒体内膜,然后在 *CYP11A1* 基因编码的胆固醇碳链裂解酶(P450scc)作用下转化为孕烯醇酮,是类固醇激素合成的起始和限速步骤。当两者缺陷时,均可导致糖皮质激素、盐皮质激素和性激素合成障碍。另外,由于大量胆固醇和脂质积聚于肾上腺皮质细胞内,呈明显增生的脂肪样外貌。

【临床表现】 P450scc 和 StAR 缺乏症的临床表现高度相似,出现明显的肾上腺皮质功能不全、性腺功能减退、严重的失盐症状及皮肤色素加深。男性呈幼稚型外生殖器,青春期亦不发育。女孩则可因性激素类固醇合成障碍程度不同而表现各异,生殖器可呈幼稚型,也可出现青春期发育。相比较于 StAR 缺乏症,P450scc 缺乏症患者起病较晚,早期症状较轻。

【诊断】 患儿出生后较早即可出现肾上腺皮质功能不全症状和外生殖器的异常,男性假两性畸形,女性性幼稚。血尿各种类固醇激素水平均降低,而血浆 ACTH 和肾素活性升高。

六、先天性肾上腺皮质增生症的治疗

1. **糖皮质激素替代治疗** 为各种类型 CAH 共同的主要治疗方法。给予适量的外源性糖皮质激素既可替代内源性糖皮质激素的不足,又可反馈抑制 ACTH 过量分泌而减少各种前体物质、雄激素的过多分泌,从而达到改善症状、阻止骨骼成熟加速和性腺发育提前的目的。儿童患者推荐氢化可的松每天 $10\sim20mg/m^2$,分 $2\sim3$ 次口服,达到成人身高后 $15\sim25mg/d$,分 2 次口服,药物剂量因人而异,终身使用,在各种应激情况下均应酌情增加剂量。

2. **盐皮质激素替代治疗** 对于伴有失盐表现的 CAH 者,必须在补充糖皮质激素同时进行适量的盐皮质激素替代治疗。在适当增加饮食中食盐量的同时,每日给予一定量的氟氢可的松(常用剂量:婴幼儿为 0.05~0.15mg/d,年长儿和成人为 0.15~0.30mg/d)。但在绝大多数失盐型 CAH 患者,成年后可停止盐皮质激素的替代治疗。

目前本症患者的激素替代疗法仍为终身性的,故应定期监测相关的类固醇激素、生化指标、骨龄及生长速度,注意患者的临床症状、体征变化,随时调整所需剂量。性分化异常的纠正应根据患者CAH 亚型、染色体核型检查,明确患者遗传性别,再结合患者实际临床表现进行相关整形手术。其他对症治疗包括降压、补钾、纠正电解质和酸碱平衡紊乱等。本症的早期诊断,尤其是产前诊断,对CAH 某些类型的预后至关重要。

第五节 │ 嗜铬细胞瘤

嗜铬细胞瘤(pheochromocytoma)起源于肾上腺髓质、交感神经节或其他部位的嗜铬组织,持续或间断地释放大量儿茶酚胺,引起持续性或阵发性高血压和多个器官功能及代谢紊乱,约 10% 为恶性肿瘤。本病以 20~50 岁最多见。

【肿瘤部位及生化特征】 嗜铬细胞瘤位于肾上腺者约占 80%~90%,大多为一侧性,少数为双侧性,多发性者较多见于儿童和家族性患者。肾上腺外嗜铬细胞瘤称为副神经节瘤,可来自胸、腹部和盆腔的脊椎旁交感神经链,也可来自沿颈部和颅底分布的舌咽、迷走神经的副交感神经节,主要位于腹部,多在腹主动脉旁(约占 10%~15%),也可位于胸内、颈部、颅内。肾上腺外肿瘤可为多中心的,局部复发的比例较高。

肾上腺髓质的嗜铬细胞瘤可产生去甲肾上腺素和肾上腺素,以前者为主,极少数只分泌肾上腺素,家族性者以肾上腺素为主;肾上腺外的嗜铬细胞瘤,除主动脉旁嗜铬体所致者,只产生去甲肾上腺素,不能合成肾上腺素,因为将去甲肾上腺素转变为肾上腺素的苯乙醇胺 N-甲基转移酶需要高浓度的皮质醇才能激活,只有肾上腺髓质及主动脉旁嗜铬体才具备此条件。

嗜铬细胞瘤可产生多种肽类激素,其中一部分可能引起嗜铬细胞瘤中一些不典型的症状,如面部潮红(舒血管肠肽、P 物质)、便秘(鸦片肽、生长抑素)、腹泻(血管活性肠肽、血清素、胃动素)、面色苍白、血管收缩(神经肽 Y)及低血压或休克(舒血管肠肽、肾上腺髓质素)等。此肿瘤还可释放嗜铬粒蛋白至血中,该蛋白血中浓度增高可协助诊断。

【临床表现】　由于肿瘤的起源位置不同,儿茶酚胺分泌的量、类型和方式的差异,嗜铬细胞瘤的临床表现多种多样。

(一) 心血管系统表现

1. **高血压**　为最主要症状,有阵发性和持续性两型,持续性者亦可有阵发性加剧。

(1) 阵发性高血压型:为特征性表现。发作时血压骤升,收缩压可达 200～300mmHg,舒张压可达 130～180mmHg;伴剧烈头痛,面色苍白,大汗淋漓,心动过速,心前区及上腹部紧迫感,可有心前区疼痛、心律失常、焦虑、恐惧感、恶心、呕吐、视物模糊、复视。特别严重者可并发急性左心衰竭或脑血管意外。发作终止后,可出现面颊部及皮肤潮红、全身发热、流涎、瞳孔缩小等迷走神经兴奋症状。诱发因素可为情绪激动、体位改变、吸烟、创伤、小便、大便、灌肠、扪压肿瘤、麻醉诱导和药物(如组胺、胍乙啶、胰高血糖素、甲氧氯普胺)等。发作时间一般数分钟,长者可达 1～2 小时或更久。发作频繁者一日数次,少者数月一次。其中高血压发作时所伴随的头痛、心悸、多汗三联症对于嗜铬细胞瘤的诊断有重要意义。

(2) 持续性高血压型:对高血压患者有以下情况者,要考虑嗜铬细胞瘤的可能性:对常用降压药效果不佳,但对 α 受体拮抗药、钙通道阻滞剂有效;伴交感神经过度兴奋(多汗、心动过速)、高代谢(低热、体重降低)、头痛、焦虑、烦躁,伴直立性低血压或血压波动大。发生直立性低血压的原因,可能为循环血容量不足,以及维持站立位血压的反射性血管张力下降。部分患者(往往是儿童或少年)病情发展迅速,呈急进型(恶性)高血压过程,眼底损害严重,短期内可出现视神经萎缩,以致失明,可发生氮质血症、心力衰竭、高血压脑病。须迅速用抗肾上腺素药控制病情,并及时手术治疗。

2. **低血压、休克**　本病可发生低血压,甚至休克;或高、低血压交替反复发作,多器官功能障碍。低血压和休克的发生可有下述原因:①肿瘤骤然发生出血、坏死,以致停止释放儿茶酚胺;②大量儿茶酚胺引起严重心律失常或心力衰竭,致心排血量锐减;③由于肿瘤主要分泌肾上腺素,兴奋 β 受体,促使周围血管扩张;④大量儿茶酚胺使血管强烈收缩、组织缺氧、微血管通透性增加,血容量减少;⑤肿瘤分泌多种扩血管物质。

3. **心脏表现**　大量儿茶酚胺可引起儿茶酚胺性心肌病,伴心律失常。部分患者可发生心肌退行性变、坏死、炎性改变。患者可因心肌损害发生心力衰竭,或因持久性血压过高而发生心肌肥厚、心脏扩大、心力衰竭、非心源性肺水肿。心电图可出现透壁性心肌梗死图形。

(二) 代谢紊乱

1. **基础代谢增高**　肾上腺素可作用于中枢神经及交感神经系统控制下的代谢过程,使患者耗氧量增加。代谢亢进可引起发热、消瘦。

2. **糖代谢紊乱**　肝糖原分解、糖异生增加,而胰岛素分泌受抑制,引起血糖升高,糖耐量减低。

3. **脂代谢紊乱**　脂肪分解加速,血游离脂肪酸增高。

(三) 其他临床表现

1. **消化系统**　肠蠕动及张力减弱,可引起便秘,甚至肠扩张。儿茶酚胺可使胃肠壁内血管发生增殖性及闭塞性动脉内膜炎,可造成肠坏死、出血、穿孔。儿茶酚胺可减弱胆囊收缩,胆汁潴留引起胆石症。

2. **腹部肿块** 约 15% 的患者可触及腹部肿块,并因压迫肿瘤而致血压升高。

3. **泌尿系统** 病程长、病情重者可发生肾功能减退。膀胱内嗜铬细胞瘤患者排尿时常引起高血压发作,可出现膀胱扩张、无痛性肉眼血尿。

4. **血液系统** 在大量肾上腺素作用下,血容量减少,血细胞重新分布,外周血中白细胞增多。

5. **伴发其他疾病** 嗜铬细胞瘤可伴发于一些因基因突变而致的遗传性疾病,如多发性内分泌腺瘤病 2 型(*RET* 基因突变)、神经纤维瘤病 I 型(*NF1* 基因突变)、希佩尔 - 林道病(von Hippel-Lindau 病,*VHL* 基因突变)以及琥珀酸脱氢酶(SDH)不同亚型胚系突变引起的家族性副神经节瘤。遗传性嗜铬细胞瘤常为多发性,手术治疗后易复发。

【诊断与鉴别诊断】 本病的早期诊断甚为重要,肿瘤多为良性,为可治愈的继发性高血压病,切除肿瘤后大多数患者可恢复正常,而未被诊断者有巨大的潜在危险,可在药物、麻醉、分娩、手术等情况下诱发高血压危象或休克。对临床提示本病者,应做以下检查。

1. **血、尿儿茶酚胺及其代谢物测定** 血或尿儿茶酚胺及其代谢物甲氧基肾上腺素(metanephrine,MN)、甲氧基去甲肾上腺素(normetanephrine,NMN)和香草扁桃酸(vanillylmandelic acid,VMA)升高是诊断嗜铬细胞瘤的主要依据,其中 MN、NMN 的灵敏度和特异度最高。阵发性高血压者平时儿茶酚胺可不明显升高,而在发作后才高于正常,故须测定发作后血或尿儿茶酚胺。摄入咖啡、可乐类饮料及左旋多巴、拉贝洛尔、普萘洛尔、四环素等药物可导致假阳性结果;休克、低血糖、高颅内压可使内源性儿茶酚胺增高。

2. **药理试验** 对于持续性高血压患者,尿儿茶酚胺及代谢物明显增高,不必做药理试验。对于阵发性者,如果一直等不到发作,可考虑做胰高血糖素激发试验。但由于药理试验的灵敏度和特异度差,并有潜在风险,通常不推荐使用。

3. **影像学检查** 应在用 α 受体拮抗剂控制高血压后进行。可用以下方法:①超声:可进行肾上腺及肾上腺外(如心脏等处)肿瘤定位检查,对直径 1cm 以上的肾上腺肿瘤,阳性率较高。②CT:90%以上的肿瘤可准确定位,对胸、腹和盆腔组织有很好的空间分辨率,并可发现肺部转移病灶。由于瘤体出血、坏死,CT 显示常呈不均质性。③MRI:适用于探查颅底和颈部副神经节瘤、已有肿瘤转移的患者、CT 检查显示体内存留金属异物伪影,以及儿童、孕妇等需要减少放射性暴露的人群。④放射性核素标记的间碘苄胍(MIBG)闪烁显像:MIBG 可被肾上腺素能囊泡浓集,故用此物做闪烁显像可显示儿茶酚胺的肿瘤,特别适用于转移性、复发性或肾上腺外肿瘤,并可显示其他的神经内分泌瘤。⑤生长抑素受体显像:嗜铬细胞瘤和副神经节瘤可有生长抑素受体表达,利用放射性核素标记的生长抑素类似物奥曲肽做闪烁显像,有助于定位诊断。⑥^{18}F-FDG PET-CT 和 ^{18}F-DOPA PET-CT 显像:可用于转移性嗜铬细胞瘤和副神经节瘤的定位诊断。

本病须与中枢性交感神经兴奋性增高引起的高血压相鉴别,后者血、尿儿茶酚胺升高,也可出现心悸、多汗、焦虑、心排血量增多等症状,须做可乐定抑制试验以鉴别儿茶酚胺是来自交感神经还是嗜铬细胞瘤。

【治疗】 嗜铬细胞瘤手术切除前应采用 α 受体拮抗剂控制血压,如血压未能满意控制,可加用钙通道阻滞剂。使用 α 受体拮抗剂后出现持续性心动过速(心率＞120 次 / 分)或室上性快速型心律失常,或伴有儿茶酚胺心肌病的患者才可考虑加用 β 受体拮抗剂,绝不能在未使用 α 受体拮抗剂之前先用 β 受体拮抗剂,以免发生急性心功能不全。服药至少 2 周,并摄入正常或含盐较多的饮食(心衰者除外),待血压、心率得到控制,血容量恢复后再行手术。

常用的 α 受体拮抗剂为作用时间较长的酚苄明,开始时每日口服 2 次,每次 10mg,按需逐渐加量至血压得到控制。不良反应有鼻黏膜充血而致鼻塞、心动过速、直立性低血压等。选择性的 α 受体拮抗剂哌唑嗪、多沙唑嗪也可获满意效果,并可避免全部 α 受体拮抗的不良后果。起始用小剂量以避免严重的直立性低血压,半衰期较短,可较灵活调节用量。哌唑嗪起始口服 0.5mg 或 1mg,了解患者对此药的敏感性,以后按需增加剂量。多沙唑嗪起始剂量 2mg,每日 1 次,可酌情逐渐加量至每日 32mg。

当患者骤发高血压危象时,应积极抢救:立即静脉缓慢推注酚妥拉明(phentolamine)1~5mg,同时密切观察血压,当血压下降至 160/100mmHg 左右停止推注,继之以 10~15mg 溶于 5% 葡萄糖生理盐水 500ml 中缓慢静脉滴注。也可静脉滴注硝普钠降低血压。

切除嗜铬细胞瘤有一定危险性,必须在富有经验的外科医师和麻醉师主持下施行。在麻醉诱导期,手术过程中,尤其在接触肿瘤时,可出现血压急骤升高和/或心律失常。对血压骤增者,可采用速效的 α 受体拮抗剂酚妥拉明静脉推注,继之以静脉滴注或用硝普钠静脉滴注。对心律失常者,可用 β₂ 受体拮抗剂或其他抗心律失常药,如利多卡因等。肿瘤被切除后,如患者血压明显下降或出现低血压,则应立即停用 α 受体拮抗剂并快速补充血容量,维持中心静脉压正常,必要时使用血管活性药物。

嗜铬细胞瘤切除后,一般术后 1 周内儿茶酚胺恢复正常,75% 的患者在 1 个月内血压恢复正常,25% 的患者血压仍持续增高,但血压水平也较术前降低,并且用一般的降压药物可获得满意的疗效。由于嗜铬细胞瘤有可能为多发性或复发性,故术后应随访观察。

恶性嗜铬细胞瘤的治疗较困难,一般对放疗和化疗不敏感,可用抗肾上腺素药作对症治疗。也可用酪氨酸羟化酶抑制剂 α-甲基间酪氨酸阻碍儿茶酚胺的生物合成。^{131}I-MIBG 治疗可获一定效果,用后血压可下降,儿茶酚胺的排出量减少。已发生转移的恶性嗜铬细胞瘤预后不一,重者在数月内死亡,少数可存活 10 年以上,5 年生存率约为 45%。转移最常见的部位为骨骼、肝、淋巴结、肺,其次为脑、胸膜、肾等。

本章思维导图

(王卫庆)

第八章 | 糖尿病

第一节 | 糖尿病

糖尿病（diabetes mellitus，DM）是一组由多病因引起的以慢性高血糖为特征的代谢性疾病，是由胰岛素分泌和/或作用缺陷所引起。长期碳水化合物、脂肪及蛋白质代谢紊乱可引起多系统损害，导致眼、肾、神经、心脏、血管等组织器官慢性进行性病变、功能减退及衰竭；病情严重或应激时可发生急性严重代谢紊乱，如糖尿病酮症酸中毒（DKA）、高渗高血糖综合征。

我国传统医学对糖尿病已有认识，属"消渴"症的范畴，早在公元前2世纪，《黄帝内经》已有论述。

糖尿病是由遗传和环境因素的复合病因引起的临床综合征，但目前其病因和发病机制仍未完全阐明。

糖尿病是常见病、多发病，是严重威胁人类健康的世界性公共卫生问题。目前在世界范围内，糖尿病患病率和患病人数急剧上升，据国际糖尿病联盟（IDF）统计：2021年全球成年糖尿病人数已达5.37亿，较2019年增加近16%，预计到2045年全球糖尿病患病总人数将达到7.83亿；2021年全球因糖尿病死亡人数达670万。近40多年来，随着我国经济高速发展、生活方式西方化、城市化和人口老龄化、肥胖率上升，我国糖尿病患病率也呈快速增长趋势：1980年我国成人糖尿病患病率为0.67%，2007年达9.7%，2017年更高达11.7%。糖尿病前期的比例更高。更为严重的是我国约有50%的糖尿病未被诊断；而已接受治疗者，糖尿病控制状况也不理想。另外，2型糖尿病早发（年龄≤40岁）的比率正在增加，儿童和青少年2型糖尿病的患病率也显著增加，目前已成为超重和肥胖儿童的关键健康问题。IDF数据显示，截至2021年我国成人糖尿病数量为1.41亿。

【糖尿病分型】 糖尿病分型是依据对糖尿病病因、病理生理和临床表现的认识而建立的综合分型。糖尿病的分型随着对糖尿病本质认识的进步和深化而逐渐丰富，但目前的认识尚不完善，不同学术组织推荐的分型也存在差异和争议，故现行的分型分类在今后还会不断修改、充实、完善。

以下是2019年WHO糖尿病专家委员会更新的糖尿病分型标准。

（一）1型糖尿病（type 1 diabetes mellitus，T1DM） 主要是免疫介导的胰岛β细胞破坏，常导致胰岛素绝对缺乏。

（二）2型糖尿病（type 2 diabetes mellitus，T2DM） 从以胰岛素抵抗为主伴胰岛素进行性分泌不足，到以胰岛素进行性分泌不足为主伴胰岛素抵抗。

（三）混合型糖尿病

1. 缓慢进展的免疫介导成人糖尿病 与成人中缓慢进展的T1DM相似，其差异是前者具有代谢综合征的特征，保留更多的胰岛β细胞功能，表达单一自身抗体（特别是GAD65抗体）和携带 *TCF7L2* 基因多态性。

2. 酮症倾向的2型糖尿病 是一种非免疫介导的酮症倾向糖尿病，可有酮症并有严重胰岛素缺乏表现，随后进入缓解期，并不依赖胰岛素治疗。

（四）其他特殊类型糖尿病 是在不同水平上（从环境因素到遗传因素或两者间的相互作用）病因学相对明确的一类高血糖状态。

1. **单基因糖尿病**

（1）胰岛 β 细胞功能的单基因缺陷：①青年人中的成年发病型糖尿病（maturity-onset diabetes mellitus of the young，MODY）；②线粒体基因突变糖尿病；③新生儿糖尿病；④其他。

（2）胰岛素作用的单基因缺陷：①胰岛素受体基因突变（A 型胰岛素抵抗、多诺霍综合征、Rabson-Mendenhall 综合征）；②家族性部分脂肪营养不良；③先天性全身脂肪营养不良；④其他。

2. **胰腺外分泌疾病**　胰腺炎、创伤/胰腺切除术、胰腺肿瘤、胰腺囊性纤维化病、血色病、纤维钙化性胰腺病等。

3. **内分泌疾病**　库欣综合征、肢端肥大症、嗜铬细胞瘤、胰高血糖素瘤、甲状腺功能亢进症、生长抑素瘤等。

4. **药物或化学品所致的糖尿病**　糖皮质激素、甲状腺激素、噻嗪类利尿药、α 肾上腺素受体激动剂、β 肾上腺素受体激动剂、苯妥英钠、喷他脒、烟酸、灭鼠优、干扰素 -α、免疫检查点抑制剂等。

5. **感染**　先天性风疹、巨细胞病毒感染等。

6. **不常见的免疫介导性糖尿病**　僵人（stiff-person）综合征、抗胰岛素受体抗体等。

7. **其他与糖尿病相关的遗传综合征**　21- 三体综合征、弗里德赖希型共济失调（Friedreich 共济失调）、亨廷顿（Huntington）病、克兰费尔特（Klinefelter）综合征、劳 - 穆 - 比（Laurence-Moon-Biedl）综合征、强直性肌营养不良、卟啉病、普拉德 - 威利（Prader-Willi）综合征、Turner 综合征等。

（五）未分类糖尿病　对于不能明确归类的新诊断糖尿病可暂时归为该类别。

（六）妊娠期首次发现高血糖　指妊娠期间首次发现的高血糖状态，分为两类。

1. **妊娠期间的糖尿病**（diabetes mellitus in pregnancy）　妊娠期间首次诊断的糖尿病，诊断标准与非妊娠状态一致。

2. **妊娠糖尿病**（gestational diabetes mellitus，GDM）　妊娠期间发生的糖代谢异常，诊断切点低于非妊娠的糖尿病诊断阈值。

妊娠期首次发现高血糖不包括孕前已诊断或已患糖尿病的患者，后者称为糖尿病合并妊娠。

糖尿病患者中 T2DM 最多见，占 90%～95%。T1DM 在亚洲较少见，但在某些国家和地区发病率较高，估计我国 T1DM 占糖尿病的比例小于 5%。

【病因、发病机制和自然史】　糖尿病的病因和发病机制极为复杂，至今未完全阐明。不同类型其病因不尽相同，即使在同一类型中也存在异质性。总的来说，遗传因素及环境因素共同参与其发病。胰岛素由胰岛 β 细胞合成和分泌，经血液循环到达体内各组织器官的靶细胞，与特异受体结合并引发细胞内物质代谢效应，在这过程中任何一个环节发生异常均可导致糖尿病。

在糖尿病的自然进程中，无论其病因如何，都会经历几个阶段：患者已在相当长时间内存在糖尿病相关的病理生理改变（如自身免疫抗体阳性、胰岛素抵抗、胰岛 β 细胞功能缺陷），但糖耐量仍正常；随病情进展首先出现糖调节受损（impaired glucose regulation，IGR），包括空腹血糖受损（impaired fasting glucose，IFG）和/或糖耐量减低（impaired glucose tolerance，IGT），IGR 代表了正常葡萄糖稳态和糖尿病高血糖之间的中间代谢状态，一般称"糖尿病前期"；最后进展至糖尿病。

（一）T1DM　绝大多数是免疫介导性，遗传因素和环境因素共同参与其发病。某些外界因素（如病毒感染、化学毒物和饮食等）作用于有遗传易感性的个体，激活 T 淋巴细胞介导的一系列自身免疫反应，引起选择性胰岛 β 细胞破坏和功能衰竭，体内胰岛素分泌不足进行性加重，最终导致糖尿病。部分 T1DM 病因不明，胰岛 β 细胞破坏与人类白细胞抗原（HLA）无关，也无相应的基因类型，且缺乏自身免疫反应的证据。随着儿童、青少年超重和肥胖发病率升高，部分 T1DM 也存在胰岛素抵抗，后者在 T1DM 的发病和/或病情加速恶化中也起一定作用。

1. **遗传因素**　在同卵双生子中 T1DM 同病率达 30%～40%，提示遗传因素在 T1DM 发病中起重要作用。T1DM 遗传易感性涉及许多基因，包括 HLA 基因和非 HLA 基因，现尚未被完全识别。已知位于 6 号染色体短臂的 HLA 基因为主效基因，贡献了近 50% 的遗传易感性，其他为次效基因。

HLA-Ⅰ、HLA-Ⅱ类分子分别参与了 CD8⁺ 及 CD4⁺T 淋巴细胞的免疫耐受和免疫损伤,从而参与了 T1DM 的发病。特定的 HLA 基因型与针对胰岛 β 细胞的自身免疫反应的发生密切相关,HLA 区域内与 T1DM 相关性最高的位点是 HLA-DR 和 HLA-DQ,易感基因有促发个体产生自身抗体和胰岛炎的倾向,但尚不足以引起显性糖尿病。其他非 HLA 基因也可能参与了 T1DM 的易感性。近年还发现许多调节胰岛 β 细胞凋亡和胰岛素分泌的基因也参与从胰岛炎进展为糖尿病的过程。同时,表观遗传学调控影响基因表达和功能也可能在 T1DM 的发病中起重要作用。

遗传背景不同的 T1DM,其病因、发病机制及临床表现具有高度个体异质性。

2. 环境因素 环境因素在 T1DM 发病中起重要作用。

(1)病毒感染:已知相关的病毒包括风疹病毒、腮腺炎病毒、柯萨奇病毒、脑心肌炎病毒和巨细胞病毒等,近年肠道病毒也备受关注。病毒感染可直接损伤胰岛 β 细胞,还可损伤胰岛 β 细胞而暴露其抗原成分、打破自身免疫耐受,进而启动针对胰岛 β 细胞的自身免疫反应。

(2)化学毒物和饮食因素:链脲佐菌素和四氧嘧啶诱导的糖尿病动物模型,以及灭鼠剂吡甲硝苯脲所造成的人类糖尿病可以是非免疫介导性胰岛 β 细胞破坏(急性损伤)或免疫介导性胰岛 β 细胞破坏(小剂量、慢性损伤)。

(3)共生微生物:肠道菌群等共生微生物的构成失衡和代谢产物与 T1DM 的发病密切相关。

3. 自身免疫 许多证据支持 T1DM 为自身免疫病:①遗传易感性与 HLA 区域密切相关;②常伴发其他自身免疫病;③早期病理改变为胰岛炎;④已发现近 90% 新诊断的 T1DM 患者血清中存在针对胰岛 β 细胞的单株抗体;⑤免疫抑制治疗可预防小剂量链脲佐菌素所致的动物糖尿病;⑥同卵双生子中有糖尿病的一方从无糖尿病一方接受胰腺移植后迅速发生胰岛炎和胰岛 β 细胞破坏。

(1)体液免疫:已发现 90% 新诊断的 T1DM 患者血清中存在针对胰岛 β 细胞的自身抗体,比较重要的有胰岛细胞抗体(ICA)、胰岛素抗体(IAA)、谷氨酸脱羧酶(GAD65)抗体、酪氨酸磷酸酶样蛋白抗体(IA-2A 及 IA-2BA)、锌转运体 8 抗体(ZnT8A)等。出现两种自身抗体阳性,今后发生 T1DM 的可能性达到 70%。自身抗体检测可预测 T1DM 的发病,确定高危人群,协助糖尿病分型及指导治疗。

(2)细胞免疫:细胞免疫异常在 T1DM 发病中起更重要作用。细胞免疫失调表现为致病性和保护性 T 淋巴细胞比例失衡,其所分泌的细胞因子或其他介质相互作用紊乱,其间关系错综复杂。一般认为发病经历 3 个阶段:①免疫系统被激活;②免疫细胞释放各种细胞因子;③胰岛 β 细胞受到激活的 T 淋巴细胞影响,或在各种细胞因子或其他介质单独或协同作用下,受到直接或间接的高度特异性的自身免疫性攻击,导致胰岛炎、胰岛 β 细胞破坏。

4. T1DM 的自然史 T1DM 的发生发展经历以下阶段:①个体具有遗传易感性,临床无任何异常;②某些环境触发事件如病毒感染引起少量胰岛 β 细胞破坏并启动长期、慢性的自身免疫过程;此过程呈持续性或间歇性,其间伴随胰岛 β 细胞的再生;随后可检测出各种胰岛细胞自身抗体;胰岛 β 细胞数目开始减少,但仍能维持糖耐量正常;③胰岛 β 细胞持续损伤达到一定程度时(儿童、青少年起病者通常只残存 10%~20% 胰岛 β 细胞;成年起病者,起病时残存的胰岛 β 细胞可达 40%),胰岛素分泌不足,出现糖耐量异常或临床糖尿病,须用外源性胰岛素治疗;④胰岛 β 细胞几乎完全消失,须依赖外源性胰岛素维持生命。T1DM 的自然病程在不同个体发展不同,儿童、青少年起病者往往进展较快,而成年起病者进展较慢,在临床上有时难以与 MODY 或 T2DM 鉴别。

(二)T2DM 也是由遗传因素及环境因素共同作用而引起的多基因遗传性复杂病,是一组异质性疾病,目前对 T2DM 的病因和发病机制仍然认识不足。

1. 遗传因素 同卵双生子中 T2DM 的同病率接近 100%,但起病和病情进展则受环境因素影响而变异甚大。其遗传特点为:①参与发病的基因很多,至今全球已定位了超过 100 个易感位点,分别影响糖代谢过程中的某个环节;②每个基因参与发病的程度不等,大多数为次效基因,可能有个别为主效基因;③每个基因只是赋予个体某种程度的易感性,并不足以致病,也不一定是致病所必需;④多基因异常的总效应形成遗传易感性。T2DM 的遗传易感性存在种族差异。

2. 环境因素　包括年龄增长、现代生活方式、营养过剩、体力活动不足、子宫内环境以及空气污染、应激、化学毒物等。

3. 发病机制

（1）胰岛素抵抗和胰岛 β 细胞功能缺陷：组织（特别是肝和骨骼肌）的胰岛素抵抗和胰岛 β 细胞功能缺陷所导致的不同程度的胰岛素缺乏是 T2DM 发病的两个主要环节。两者在不同患者发病过程中的重要性不同，同一患者在疾病进程中两者的相对重要性也可能发生变化。存在胰岛素抵抗的情况下，如果胰岛 β 细胞能代偿性增加胰岛素分泌，则可维持血糖正常；当胰岛 β 细胞功能失代偿时，就会发生 T2DM。

1）胰岛素抵抗：指胰岛素作用的靶器官（主要是肝、肌肉和脂肪组织）对胰岛素作用的敏感性降低。

胰岛素抵抗是 T2DM 的特性，现认为可能是多数 T2DM 发病的始发因素，且产生胰岛素抵抗的遗传背景也会影响胰岛 β 细胞对胰岛素抵抗的代偿能力。T2DM 胰岛素抵抗的发生机制至今尚未完全阐明。目前主要有脂质超载和炎症两种论点，且两者相互交叉，互有补充。

2）胰岛 β 细胞功能缺陷：在 T2DM 的发病中起关键作用，胰岛 β 细胞对胰岛素抵抗的失代偿是导致 T2DM 发病的最后共同机制。从糖耐量正常到 IGR 到 T2DM 的进程中，胰岛 β 细胞功能呈进行性减退。

T2DM 胰岛 β 细胞功能缺陷主要表现为：①胰岛素分泌量的缺陷：T2DM 早期空腹胰岛素水平正常或升高，葡萄糖刺激后胰岛素分泌代偿性增多，由于存在胰岛素抵抗，胰岛素水平实际上处于相对不足状态；随着疾病进展，胰岛素最大分泌水平逐渐降低、低于正常。②胰岛素分泌模式异常：胰岛素快速分泌减弱及昼夜节律紊乱，即胰岛素脉冲式分泌缺陷。静脉注射葡萄糖后或高糖钳夹试验第一时相胰岛素分泌减弱或消失，口服葡萄糖-胰岛素释放试验中早时相胰岛素分泌延迟、减弱或消失；疾病早期第二时相（或晚时相）胰岛素分泌呈代偿性升高及峰值后移，当病情进一步发展则对葡萄糖和非葡萄糖刺激反应均减退。③胰岛素分泌质的缺陷：胰岛素原/胰岛素的比例增加。

目前造成胰岛 β 细胞缺陷的病因和易感因素、导致胰岛 β 细胞损害的启动因素和加重机制仍不明确，可能涉及多因素，且可能主要是由基因决定的。在糖尿病发病过程中，线粒体功能异常、三羧酸循环碳的提供和消耗异常、单磷酸腺苷活化蛋白激酶（AMPK）/丙二酰辅酶 A、甘油三酯（TG）/游离脂肪酸（FFA）循环、子宫内或生命早期的内分泌激素改变和营养不良等引起的胰岛 β 细胞数量减少等都可能是胰岛 β 细胞缺陷的先天因素；糖脂毒性、氧化应激、内质网应激等则可能是胰岛 β 细胞缺陷的始动因素；而糖脂毒性、氧化应激和内质网应激、胰岛炎症、糖基化终末产物在胰岛的堆积、脂肪和/或淀粉样物质在胰岛的沉积等，导致胰岛 β 细胞对葡萄糖的敏感性下降、胰岛 β 细胞去分化（或转分化）和/或过度凋亡等使胰岛 β 细胞的结构和功能进一步恶化。

另外，肥胖，特别是中心性肥胖，与胰岛素抵抗、胰岛 β 细胞功能缺陷以及 T2DM 的发生密切相关。

（2）胰岛 α 细胞功能异常和肠促胰液素分泌缺陷：胰高血糖素在维持血糖稳态中起重要作用。正常情况下，进餐后血糖升高刺激胰岛 β 细胞分泌胰岛素以及肠道 L 细胞分泌胰高血糖素样肽-1（GLP-1，肠促胰液素的一种），进而抑制胰岛 α 细胞分泌胰高血糖素，使肝糖输出减少，防止出现餐后高血糖。T2DM 患者由于胰岛素分泌不足、胰岛 α/β 细胞比例显著增加、胰岛 α 细胞对葡萄糖的敏感性下降、GLP-1 水平下降，导致胰高血糖素分泌增多，肝糖输出增加。

GLP-1 分泌缺陷在 T2DM 发病中也起重要作用。GLP-1 可刺激胰岛 β 细胞葡萄糖介导的胰岛素合成和分泌、抑制胰高血糖素分泌、延缓胃内容物排空、抑制食欲及摄食、促进胰岛 β 细胞增殖和减少凋亡、改善血管内皮功能和保护心脏功能等。已证实，T2DM 患者糖负荷后 GLP-1 的释放曲线低于正常个体；提高 T2DM 患者 GLP-1 水平，可观察到葡萄糖依赖性的胰岛素分泌增加和胰高血糖素分泌减少，并可恢复胰岛 α 细胞对葡萄糖的敏感性。

（3）胃与小肠功能及肠道微生物异常：迷走神经功能障碍引起胃排空异常、小肠葡萄糖吸收增加、肠道菌群种类及功能异常可能也参与了 T2DM 的发生发展。

（4）大脑结构及功能异常：大脑可以通过调控食欲、情绪、认知以及外周组织葡萄糖的代谢从而影响机体胰岛素敏感性；某些特定区域(如下丘脑)存在葡萄糖感应系统，可感知及响应循环中的葡萄糖含量，在血糖稳态调控中发挥重要作用。T2DM 患者可能出现上述调控区域的结构及功能受损。

（5）免疫失衡及慢性炎症：T2DM 患者存在免疫失衡及全身性慢性低度炎症，导致机体胰岛素抵抗，增加内质网应激，升高血糖。

（6）肾排糖减少：T2DM 患者肾对葡萄糖的最大重吸收能力升高，升高肾糖阈。

4. T2DM 的自然史 T2DM 早期存在胰岛素抵抗而胰岛 β 细胞可代偿性增加胰岛素分泌，此时血糖可维持正常；当胰岛 β 细胞无法分泌足够的胰岛素以代偿胰岛素抵抗，则会进展为 IGR 和糖尿病。IGR 和糖尿病早期部分患者仅通过生活方式干预即可使血糖得到控制，多数患者则须在此基础上使用降糖药使血糖达理想控制；随胰岛 β 细胞分泌胰岛素功能进行性下降，部分患者须应用胰岛素控制高血糖，但不依赖外源性胰岛素维持生命；而随着病情进展，也有相当一部分患者须依赖胰岛素控制血糖及维持生命。

【临床表现】

(一)基本临床表现

1. 代谢紊乱症状群 血糖升高后因渗透性利尿引起多尿，继而口渴多饮；外周组织对葡萄糖利用障碍，脂肪分解增多，蛋白质代谢负平衡，渐见乏力、消瘦，儿童生长发育受阻；患者常易饥饿、多食。故糖尿病的临床表现常被描述为"三多一少"，即多尿、多饮、多食和体重减轻。可有皮肤瘙痒，尤其外阴瘙痒。血糖升高较快时可使眼房水、晶状体渗透压改变而引起屈光改变致视物模糊。许多患者无任何症状，仅于健康检查或因各种疾病就诊检验时发现高血糖。

2. 并发症和/或伴发病 见下文。

(二)常见类型糖尿病的临床特点

1. T1DM 诊断时临床表现变化很大，可以是轻度非特异性症状、典型"三多一少"症状或昏迷。多数青少年患者起病较急，症状较明显；如未及时诊断治疗，可因出现 DKA 而诊断。多数 T1DM 患者起病初期都需要胰岛素治疗，使代谢恢复正常，但此后可能在持续数周至数月不等的时间里需要的胰岛素剂量很小，即所谓"蜜月期"，这是由于胰岛 β 细胞功能得到部分恢复。某些成年患者起病缓慢，早期临床表现不明显，经历一段或长或短的无须胰岛素治疗的阶段。多数 T1DM 患者血浆基础胰岛素水平低于正常，葡萄糖刺激后胰岛素分泌曲线低平。70%～90% 的 T1DM 在诊断时胰岛 β 细胞自身抗体检查阳性；部分患者急性起病，胰岛 β 细胞功能明显减退甚至衰竭，但胰岛 β 细胞自身抗体检查阴性。

2. T2DM 为一组异质性疾病。可发生在任何年龄，但多见于成人，常在 40 岁以后起病；多数起病隐匿，症状相对较轻，半数以上无任何症状；不少患者因慢性并发症、伴发病或仅于健康检查时发现。常有家族史。很少自发性发生 DKA，但在应激、严重感染等诱因下也可发生；部分老年 T2DM 可因发生高渗高血糖综合征而诊断。临床上与肥胖症、血脂异常、高血压等疾病常同时或先后发生。由于诊断时患者所处的疾病病程不同，其胰岛 β 细胞功能表现差异较大，有些早期肥胖患者血浆基础胰岛素水平正常或增高，葡萄糖刺激后胰岛素分泌高峰延迟，餐后 3～5 小时血浆胰岛素水平不适当升高，引起反应性低血糖，可成为这些患者的首发临床表现。

3. 某些特殊类型糖尿病

（1）青年人中的成年发病型糖尿病(MODY)：是一组高度异质性的单基因遗传病。目前已确定至少有 14 个亚型。主要临床特征：①有三代或以上家族发病史，且符合常染色体显性遗传规律；②发病年龄小于 25 岁；③无酮症倾向，至少 5 年内无须用胰岛素治疗。

（2）线粒体基因突变糖尿病：临床特征为：①母系遗传；②发病早，胰岛 β 细胞功能逐渐减退，自身抗体阴性；③身材多消瘦；④常伴神经性耳聋或其他神经肌肉表现。

（3）糖皮质激素所致糖尿病：部分患者应用糖皮质激素后可诱发糖尿病，常常与剂量和使用时间相关，有胰岛素抵抗或胰岛 β 细胞功能障碍的人群更易发生。多数患者停用后糖代谢可恢复正常。无论以往有无糖尿病，使用糖皮质激素时均应监测血糖，首选胰岛素控制高血糖。

4. 妊娠糖尿病（GDM）　GDM 通常是在妊娠中、末期出现，一般只有轻度无症状性血糖增高。GDM 妇女分娩后血糖一般可恢复正常，但未来发生 T2DM 的风险显著增加。

【并发症】

（一）急性严重代谢紊乱　指 DKA 和高渗高血糖综合征，见下文。

（二）感染性疾病　糖尿病患者容易并发各种感染，血糖控制差者更易发生，也更严重。肾盂肾炎和膀胱炎多见于女性患者，容易反复发作，严重者可发生肾及肾周脓肿、肾乳头坏死。疖、痈等皮肤化脓性感染可反复发生，有时可引起脓毒血症。皮肤真菌感染如足癣、体癣也常见。真菌性阴道炎和前庭大腺炎是女性患者常见并发症，多为白念珠菌感染所致。糖尿病合并肺结核的发生率显著增高，易扩展播散，且影像学表现多不典型，易致漏诊或误诊。

（三）慢性并发症　可累及全身各组织器官，微血管病变、动脉粥样硬化性血管病变及神经病变是糖尿病慢性并发症最基本的病理改变，三种病理改变可单独出现，或以不同组合同时或先后出现。慢性并发症可在诊断糖尿病前就已存在，有些患者因并发症作为线索而发现糖尿病。糖尿病使心脏、脑和周围血管疾病风险增加 2～7 倍；与非糖尿病人群相比，糖尿病人群全因死亡、心血管病死亡和下肢截肢风险均明显增高。糖尿病是导致成人失明、非创伤性截肢、终末期肾病的主要原因；其中心血管疾病是糖尿病患者致残、致死的主要原因。

糖尿病慢性并发症发病机制极其复杂，尚未完全阐明，与遗传易感性、胰岛素抵抗、高血糖、慢性低度炎症状态、血管内皮细胞功能紊乱、凝血异常等多种因素有关。高血糖导致血管损伤与多元醇途径激活、晚期糖基化终末产物产生增加、蛋白激酶 C 途径激活及己糖胺通路激活等有关；高血糖时线粒体电子传递链过氧化物产生过量引起氧化应激，是以上各条途径的共同机制。

1. 微血管病变　微血管是指微小动脉和微小静脉之间、管腔直径在 $100\mu m$ 以下的毛细血管及微血管网。微血管病变是糖尿病的特异性并发症，其典型改变是微血管基底膜增厚和微循环障碍。微血管病变可累及全身各组织器官，主要表现在视网膜、肾、神经和心肌组织，其中以糖尿病肾脏病和视网膜病变尤为重要。

（1）糖尿病肾脏病（diabetic kidney disease，DKD）：糖尿病所致的慢性肾脏病。DKD 病理改变复杂，涉及肾小球、肾小管和肾间质。

肾小球病变是 DKD 特异性的病理改变，早期表现为肾小球肥大，肾小球毛细血管基底膜增厚和系膜基质轻度增宽，随病程进展系膜增宽程度逐步加重，并可见系膜溶解；中晚期见结节性肾小球硬化，K-W 结节形成，有高度特异性，与糖尿病进展及不良预后相关；终末期进展为弥漫性肾小球硬化，最常见，但特异性较低，类似病变也可见于系膜毛细血管性肾小球肾炎和系统性红斑狼疮肾炎等疾病；此外，在进展期还可出现一些渗出性病变。入球和出球小动脉可出现玻璃样变，具有较大的诊断意义，亦常见动脉内膜增厚。

近年发现，肾小管间质病变（如肾间质纤维化、肾小管萎缩、肾间质血管病变等）在 DKD 肾功能损害进展中起重要作用，发生甚至可以早于肾小球病变。其在 DKD 发生发展中的作用有待进一步探究。

DKD 临床上以持续性蛋白尿和/或肾小球滤过率进行性下降为主要特征。目前参照慢性肾脏病（chronic kidney disease，CKD）的分期及评估指标，采用估算的肾小球滤过率（eGFR）与尿白蛋白/肌酐比值（UACR）联合评估方法（GA 分期法）对 DKD 进行临床分期，其中 G 代表 eGFR 水平，分为 G1～5；A 代表白蛋白尿水平，分为 A1～3。根据 GA 分期评估 DKD 的严重程度、预测预后、指导制订治疗和随访策略（表 7-8-1）。

表 7-8-1 CKD 按 eGFR 和 UACR 分期及其进展风险

CKD 分期	肾脏损害程度（eGFR 水平）	GFR 分级 / [ml/(min·1.73m²)]	白蛋白尿分期		
			A1 （UACR<30mg/g）	A2 （UACR 30～<300mg/g）	A3 （UACR≥300mg/g）
G1	正常	≥90	低风险	中风险	高风险
G2	轻度下降	60～89	低风险	中风险	高风险
G3a	轻中度下降	45～59	中风险	高风险	极高风险
G3b	中重度下降	30～44	高风险	极高风险	极高风险
G4	重度下降	15～29	极高风险	极高风险	极高风险
G5	肾衰竭	<15	极高风险	极高风险	极高风险

DKD 是终末期肾衰的主要原因,是 T1DM 的主要死因;在 T2DM,其严重性仅次于心、脑血管疾病。DKD 是 CKD 的一种重要类型,糖尿病患者除可发生肾微血管病变,也常合并高血压、血脂异常、动脉粥样硬化和/或其他慢性肾疾病,这些因素共同引起及促进了糖尿病患者 CKD 的发生和发展,且多数糖尿病 CKD 的发病涉及多个因素,临床很难区别。病理检查在慢性肾损害病因鉴别中具有重要价值,临床鉴别困难时可行肾活检病理检查,是诊断 DKD [指糖尿病性肾小球病(diabetic glomerulopathy,DG)]及与非糖尿病性肾病(NDKD)鉴别的"金标准",但肾活检所见组织学改变与临床表现和临床肾功能指标改变程度之间缺乏恒定的相关性。

(2)糖尿病性视网膜病变(diabetic retinopathy,DR):是糖尿病视网膜微血管病变引起的一系列病变,是糖尿病特有的并发症。病程超过 10 年的糖尿病患者常合并程度不等的 DR,是糖尿病失明的主要原因。目前沿用 2014 年中华医学会眼科学分会眼底病学组提出的 DR 分型分期方法,将 DR 分为两大型、六期。Ⅰ期(轻度非增生期):仅有毛细血管瘤样膨出改变。Ⅱ期(中度非增生期):视网膜出血、硬性渗出和/或棉绒斑。Ⅲ期(重度非增生期):每一象限视网膜内出血≥20 个出血点,或者至少 2 个象限已有明确的静脉"串珠样"改变,或者至少 1 个象限存在视网膜内微血管异常;当患眼同时具备重度非增生期的 2 条及以上特征时,被定义为"极重度非增生期糖尿病视网膜病变"。Ⅳ期(增生早期):出现视网膜新生血管或视盘新生血管。Ⅴ期(纤维增生期):出现纤维血管膜,可伴视网膜前出血或玻璃体积血。Ⅵ期(增生晚期):出现牵拉性视网膜脱离,可合并纤维血管膜、视网膜前积血或玻璃体积血。Ⅰ~Ⅲ期为非增生型 DR(NPDR),Ⅳ~Ⅵ期为增生型 DR(PDR)。糖尿病黄斑水肿(DME)指由黄斑区毛细血管渗漏所致的视网膜增厚,主要影响中心视力。当出现 PDR 时,常伴有 DKD 及神经病变。

(3)其他:当糖尿病导致的心脏结构和功能改变无法归因于冠状动脉疾病或高血压时,称为糖尿病心肌病,可能是心脏微血管病变和心肌代谢紊乱所致,可发生心力衰竭、心律失常、心源性休克和猝死。可与其他心脏病共存。

2. 动脉粥样硬化性心血管疾病(ASCVD) 动脉粥样硬化的易患因素(如肥胖、高血压、血脂异常等)在糖尿病(主要是 T2DM)人群中的发生率均明显增高,导致糖尿病人群动脉粥样硬化的患病率较高,发病更早,病情进展较快。动脉粥样硬化主要侵犯主动脉、冠状动脉、脑动脉、肾动脉和肢体动脉等,引起冠心病、缺血性或出血性脑血管病、肾动脉硬化、肢体动脉硬化等。心脑血管疾病是糖尿病患者的主要死因。

3. 神经系统并发症 是糖尿病最常见的慢性并发症,可累及神经系统任何一部分。病因复杂,可能涉及 ASCVD 和微血管病变、代谢因素、自身免疫机制以及生长因子不足等。

(1)中枢神经系统并发症:①伴随严重 DKA、高渗高血糖综合征或低血糖症出现的神志改变;②脑卒中;③脑老化加速及阿尔茨海默病等。

（2）糖尿病周围神经病变：常见的类型有：①弥漫性神经病变：分为远端对称性多发性神经病变和自主神经病变。远端对称性多发性神经病变是最常见的类型，以手足远端感觉运动神经受累最多见，通常为对称性，典型者呈手套或袜套式分布；下肢较上肢严重，更早出现肢端感觉异常，可伴痛觉过敏、疼痛；后期感觉丧失，可伴运动神经受累，手足小肌群萎缩，出现感觉性共济失调及神经性关节病（Charcot 关节）；腱反射早期亢进，后期减弱或消失，音叉振动觉减弱或消失；电生理检查可早期发现感觉和运动神经传导速度减慢。自主神经病变：多影响胃肠、心血管、泌尿生殖系统等；临床表现为胃排空延迟（胃轻瘫）、腹泻（饭后或午夜）、便秘等；直立性低血压、无症状型心肌梗死、QT 间期延长等，严重者可发生心源性猝死；残余尿量增加、尿失禁、尿潴留等；其他还有阳痿、瞳孔改变、排汗异常等。②单神经病变：可累及任何脑神经或脊神经，但以动眼、正中及腘神经最常见，一般起病急，表现为病变神经分布区域疼痛，常为自限性。同时累及多条单神经的神经病变称为多灶性单神经炎，须与多发性神经病变相鉴别。③神经根或神经丛病变：最常见为腰段多发神经根病变，典型表现为先出现股、髋和臀部疼痛，后发展为骨盆近端肌群软弱、萎缩。

诊断糖尿病周围神经病变时须排除其他病因引起的神经病变。

4. 糖尿病足 指与下肢远端神经异常和不同程度周围血管病变相关的足部溃疡、感染和/或深层组织破坏。是糖尿病最严重和治疗费用最多的慢性并发症之一，是糖尿病非创伤性截肢的最主要原因。轻者表现为足部畸形、皮肤干燥和发凉、胼胝；重者可出现足部溃疡、坏疽，导致截肢、死亡。

5. 其他 糖尿病还可引起白内障、青光眼、虹膜睫状体病变等。口腔疾病常见，而口腔疾病患者也常有糖代谢异常。某些皮肤病变为糖尿病特异性，大多数为非特异性。糖尿病患者肝癌、胰腺癌、膀胱癌等的发病率升高。抑郁、焦虑和认知功能损害等也较常见。

【实验室检查】

（一）糖代谢异常严重程度或控制程度的检查

1. 尿糖测定 尿糖阳性是诊断糖尿病的重要线索。但尿糖阳性只提示血糖值超过肾糖阈（约 10mmol/L），尿糖阴性不能排除糖尿病可能。

2. 血糖测定和口服葡萄糖耐量试验（oral glucose tolerance test，OGTT） 血糖值反映的是瞬间血糖状态，通过抽静脉血或取毛细血管血采集血浆、血清或全血进行测定。如血细胞比容正常，血浆、血清血糖数值可较全血血糖高 15%。诊断糖尿病时必须用静脉血测定血糖，治疗过程中随访血糖控制情况可用便携式血糖仪测定末梢血糖。

当血糖高于正常范围而又未达到糖尿病诊断标准时，须进行 OGTT。OGTT 应在无摄入任何热量 8 小时后，清晨空腹进行，成人口服 75g 无水葡萄糖，溶于 250~300ml 水中，5~10 分钟内饮完，测定空腹及开始饮葡萄糖水后 2 小时静脉血葡萄糖。儿童服糖量按 1.75g/kg 体重计算，总量不超过 75g。

如下因素可影响 OGTT 结果的准确性：试验前连续 3 日膳食中碳水化合物摄入不足、长期卧床或极少活动、应激情况、应用药物（如噻嗪类利尿药、糖皮质激素等）等。因此急性疾病或应激情况时不宜行 OGTT，试验前 3 天内摄入足量碳水化合物；试验前 3~7 天停用可能影响结果的药物；试验过程中，受试者不喝茶及咖啡、不吸烟、不做剧烈运动。

3. 糖化血红蛋白（GHbA1）和糖化白蛋白（glycated albumin，GA）测定 GHbA1 是葡萄糖或其他糖与血红蛋白的氨基发生非酶催化反应（一种不可逆的蛋白糖化反应）的产物，其量与血糖浓度呈正相关。GHbA1 有 a、b、c 三种，以 GHbA1c（HbA1c）最为重要。正常人 HbA1c 占血红蛋白总量的 3%~6%，不同实验室的参考值有一定差异。HbA1c 是目前诊断糖尿病及反映血糖控制情况的重要指标，血糖控制不良者 HbA1c 升高，并与血糖升高的程度和持续时间相关。由于红细胞在血液循环中的寿命约为 120 天，因此 HbA1c 可反映患者近 8~12 周平均血糖水平。需要注意 HbA1c 受检测方法、有无贫血和血红蛋白异常疾病、红细胞转换速度及年龄等诸多因素的影响。另外，HbA1c 不能反映瞬时血糖水平及血糖波动情况，也不能确定是否发生过低血糖。

血清白蛋白同样也可与葡萄糖发生非酶催化的糖化反应而形成 GA，其形成的量也与血糖浓度和持续时间相关,正常值为 11%～17%。由于白蛋白在血中半衰期为 19 天,故 GA 可反映患者近 2～3 周内平均血糖水平,是评价糖尿病患者短期血糖控制情况的良好指标,但合并某些影响白蛋白更新速度的疾病时(如肾病综合征、肝硬化),GA 检测结果会受到影响。

4. 自我血糖监测(SMBG) 指利用便携式血糖仪测定末梢血糖(BGM)或连续葡萄糖监测(CGM)的自我监测。CGM 通过葡萄糖传感器连续监测皮下组织间液的葡萄糖浓度变化。

(二)胰岛 β 细胞功能检查

1. 胰岛素释放试验 正常人空腹基础血浆胰岛素为 35～145pmol/L(5～20mU/L),口服 75g 无水葡萄糖(或 100g 标准面粉制作的馒头)后,血浆胰岛素在 30～60 分钟上升至高峰,峰值为基础值的 5～10 倍,3～4 小时恢复到基础水平。本试验反映基础和葡萄糖介导的胰岛素释放功能。

2. C 肽释放试验 方法同上。正常人空腹基础值不小于 400pmol/L,高峰时间同上,峰值为基础值的 5～6 倍。也反映基础和葡萄糖介导的胰岛素释放功能。

3. 其他检测胰岛 β 细胞功能的方法 如静脉注射葡萄糖-胰岛素释放试验和高糖钳夹试验可了解葡萄糖介导的胰岛素释放第一时相;胰高血糖素-C 肽刺激试验和精氨酸-C 肽刺激试验可了解非葡萄糖介导的胰岛素分泌功能等。

(三)胰岛素抵抗的评估
目前尚无公认适合临床应用的统一胰岛素抵抗评估指标。

简易人体学指标(如体重指数、腰围、腰臀比等)、血胰岛素水平等可用于临床日常粗略判断胰岛素抵抗及严重程度。

高胰岛素正葡萄糖钳夹是国际上认可的评价胰岛素抵抗的"金标准",但不适合临床常规应用。稳态模型评价胰岛素抵抗指数(HOMA-IR)、定量胰岛素敏感检测指数(QUICKI)等是简单高效的评估胰岛素抵抗的方法,但须注意各种评估方法的适用人群和影响因素。

(四)有关病因和发病机制的检查
GAD65、ICA、IAA、IA-2A 及 ZnT8A 的联合检测;基因分析等。

(五)并发症检查
急性严重代谢紊乱时的酮体、电解质、酸碱平衡检查;心、肝、肾、脑、眼、口腔、血管以及神经系统的各项检查等。

【诊断与鉴别诊断】 在临床工作中要善于发现糖尿病,早期诊断和治疗。糖尿病诊断以血糖异常升高作为依据,血糖的正常值和糖代谢异常的诊断切点是依据血糖值与糖尿病特异性并发症(如视网膜病变)发生风险的关系来确定的。如单纯检查空腹血糖,糖尿病漏诊率高,必要时同时检查餐后血糖,或进行 OGTT。诊断时应注意是否符合糖尿病诊断标准、分型、有无并发症(及严重程度)和伴发病或加重糖尿病的因素存在。

(一)诊断线索 ①三多一少症状。②以糖尿病各种急、慢性并发症或伴发病首诊的患者。③高危人群:有 IGR 史、年龄≥35 岁、超重或肥胖、T2DM 的一级亲属、GDM 史、缺乏体力活动者、多囊卵巢综合征、长期接受抗抑郁药物治疗或有类固醇类药物使用史等。

此外,35 岁以上健康体检或因各种疾病、手术住院时应常规筛查糖尿病。

(二)诊断标准 我国目前采用国际上通用的糖尿病诊断和分类标准(表 7-8-2 和表 7-8-3),要点如下。

表 7-8-2 糖尿病诊断标准

诊断标准	静脉血浆葡萄糖或 HbA1c 水平
典型糖尿病症状	
加上随机血糖	≥11.1mmol/L
或加上空腹血糖(FPG)	≥7.0mmol/L
或加上 OGTT 2 小时血糖(2hPG)	≥11.1mmol/L
或加上 HbA1c	≥6.5%
无糖尿病典型症状者,须改日复查确认	

注:典型糖尿病症状包括烦渴多饮、多尿、多食、不明原因体重下降。

表 7-8-3　糖代谢状态分类（WHO 糖尿病专家委员会报告）

糖代谢状态分类	静脉血浆葡萄糖/（mmol/L）	
	空腹血糖（FPG）	糖负荷后 2 小时血糖（2hPG）
正常血糖（NGR）	<6.1	<7.8
空腹血糖受损（IFG）	6.1～<7.0	<7.8
糖耐量减低（IGT）	<7.0	7.8～<11.1
糖尿病（DM）	≥7.0	≥11.1

注：国际糖尿病专委会建议的 IFG 界限值为 5.6～6.9mmol/L。

1. 糖尿病诊断是基于空腹血糖（fasting plasma glucose，FPG）、随机血糖（任意时间点）、OGTT 中 2 小时血糖（2 hours plasma glucose，2hPG）或 HbA1c。空腹指至少 8 小时内无任何热量摄入；任意时间指一日内任何时间，不考虑上一次进餐时间及食物摄入量。随机血糖不能用来诊断 IFG 或 IGT。

2. 严重疾病或应激情况下，可发生应激性高血糖，这种代谢紊乱常为暂时性和自限性，不能根据此时血糖诊断糖尿病，必须在应激消除后复查才能明确其糖代谢状况。

3. 儿童糖尿病诊断标准与成人相同。

4. 妊娠糖尿病（GDM）：孕前未确诊，妊娠期产前检查发现血糖升高、使用普通糖尿病诊断标准诊断的 T1DM 或 T2DM，称妊娠期间的糖尿病。如初次检查结果正常，则在妊娠 24～28 周行 75g OGTT，达到或超过下列至少一项指标：FPG≥5.1mmol/L，1hPG≥10.0mmol/L 和 / 或 2hPG≥8.5mmol/L，诊断为 GDM。

5. 关于应用 HbA1c 诊断糖尿病：HbA1c 是临床上评估糖尿病患者长期血糖控制情况和调整治疗方案的重要依据。随着我国 HbA1c 检测标准化程度逐步提高，也将 HbA1c≥6.5% 作为糖尿病的补充诊断标准。如果有影响 HbA1c 检测的因素，应使用无干扰的检测方法或根据静脉血糖的水平诊断糖尿病。

（三）鉴别诊断　注意鉴别其他原因所致尿糖阳性。

（四）分型　糖尿病是一组高度异质性的疾病。2019 年 WHO 对糖尿病分类更新目的是推荐一种在世界各地不同环境下可行的分类方法，将临床诊治放在优先地位，指导临床医生在诊断时将糖尿病个体进行分型并选择适当的治疗方法。

根据目前的分类，T1DM 和 T2DM 是主要的两种类型。由于 T1DM 和 T2DM 缺乏明确的临床、生化或遗传学标志，两者鉴别主要根据临床特点和发展过程，从发病年龄、起病急缓、症状轻重、体重、有否 DKA 倾向、是否依赖外源性胰岛素维持生命等方面，结合胰岛 β 细胞自身抗体和胰岛 β 细胞功能检查而进行综合分析判断；而且从上述各方面而言，二者的区别都是相对的。有些患者可能同时具有 T1DM 和 T2DM 的特点，不能明确归为 T1DM 或 T2DM，称为"混合型糖尿病"。此外，单基因糖尿病和各种继发性糖尿病归入"特殊类型糖尿病"，因为病因相对明确，部分患者可进行相应的精准治疗。部分糖尿病患者诊断初期无法明确分型，暂时归入"未分类糖尿病"，待进一步依据对治疗的初始反应、胰岛 β 细胞功能的动态变化及基因检测等再重新评估和进行合适的分型。

（五）并发症和伴发病的诊断　对糖尿病各种并发症及伴随的肥胖、高血压、血脂异常、脂肪肝、阻塞性睡眠呼吸暂停、恶性肿瘤、认知功能障碍、焦虑症、抑郁症等也须进行相应检查和诊断，及时治疗。

T1DM 应根据症状和体征进行自身免疫病的筛查。

【糖尿病管理】　糖尿病管理的近期目标是控制高血糖和相关代谢紊乱以消除糖尿病症状、防止急性严重代谢紊乱、争取 T2DM 缓解；远期目标是预防和 / 或延缓糖尿病慢性并发症的发生和发展，维持健康和良好的学习、劳动能力，保障儿童生长发育，提高患者的生活质量、降低病死率、争取正常或接近正常寿命。

随着对糖尿病本质的认识逐步丰富和深化,糖尿病管理理念也不断更新:强调注重患者自我管理、教育与支持,以及以患者为中心的多学科团队协同管理模式;防治并重;血糖控制强调以并发症防治为中心,早期和长期、积极而理性地控制多重心血管危险因素,力求全面达标;综合考虑患者的临床特征及患者的偏好、需求而制订个体化治疗措施(表7-8-4)。

重视对糖尿病患者的医疗综合评估,包括患者自我管理情况、并发症和合并症情况和管理、营养状态、社会心理状态和支持等。在患者首次就诊时即应进行完整的医疗评估,后续随访也应定期进行。

长期良好血糖控制可延缓新诊断的糖尿病患者微血管病变的发生、发展;早期良好控制血糖可能对 ASCVD 有长期的保护作用(代谢记忆效应),尚可保护胰岛 β 细胞功能以及改善胰岛素敏感性;全面控制多重危险因素可明显降低微血管病变和 ASCVD 的发生风险和死亡风险。IDF 提出糖尿病综合管理五个要点(有"五驾马车"之称):糖尿病教育、医学营养治疗、运动治疗、血糖监测和药物治疗。

表 7-8-4　2 型糖尿病综合控制目标(2020 年中国 2 型糖尿病防治指南)

检测指标	目标值	检测指标	目标值
毛细血管血糖/(mmol/L)		男性	>1.0
空腹	4.4~7.0	女性	>1.3
非空腹	<10.0	TG/(mmol/L)	<1.7
HbA1c/%	<7.0	LDL-C/(mmol/L)	
血压/mmHg	<130/80	未合并 ASCVD	<2.6
总胆固醇/(mmol/L)	<4.5	合并 ASCVD	<1.8
HDL-C/(mmol/L)		体重指数/(kg/m^2)	<24.0

注:2023 年《中国血脂管理指南》推荐:糖尿病合并 ASCVD LDL-C<1.4mmol/L;ASCVD 风险为高危 LDL-C<1.8mmol/L;ASCVD 风险为低、中危 LDL-C<2.6mmol/L。

(一)糖尿病高血糖的管理策略和治疗流程　糖尿病是一组高度异质性疾病,目前真正能实行个体化治疗的仅限于部分单基因糖尿病和继发性糖尿病。T1DM 基本病理生理变化是胰岛素绝对缺乏,注射胰岛素是基本治疗选择。遗传及环境因素在 T2DM 个体发病中的作用差异很大,目前主要根据临床特征制订个体治疗方案;未来发展趋势是根据临床特征、遗传学、病理生理学、组学等将 T2DM 区别为不同亚型,制订个体化精准防治方案。

体重管理达标和维持是肥胖和超重 T2DM 预防和管理核心。健康的生活方式应贯穿糖尿病治疗的始终。

血糖控制在糖尿病综合管理中具有重要意义。应依据患者病情特征及其经济水平、文化程度、对治疗的依从性、医疗条件等多种因素,为 T2DM 患者制订个体化的管理路径、降糖治疗方案以及 HbA1c 控制目标。

对不合并 ASCVD、ASCVD 高风险或 CKD 的 T2DM 患者,应将血糖、体重管理达标和维持作为治疗的主要目标。降糖方案和药物选择应综合考虑降糖目标、超重和肥胖、低血糖风险、可及性和成本等因素。对于 T2DM 来说,二甲双胍因具有良好降糖疗效、降糖外潜在获益、优良的性价比和可及性,应早用,且尽量保留在治疗方案中;基线血糖较高的新诊断患者(如 HbA1c≥7.5%),可直接开始联用 2 种降糖药物;基线血糖很高患者(如 HbA1c≥9.0% 或 FPG≥11.1mmol/L),可直接采用短期胰岛素强化降糖治疗。两种降糖药联合治疗血糖仍不达标者,可采用三种降糖药联合。如血糖仍不达标,则应将治疗方案调整为多次皮下胰岛素注射或持续皮下胰岛素输注(continuous subcutaneous insulin infusion,CSII,又称胰岛素泵)。

对已确诊 ASCVD 或 ASCVD 高风险、心衰、CKD 的 T2DM 患者,治疗的重点是延缓慢性并发症的进展、降低心脑肾事件发生风险、改善患者结局。更加强调 ASCVD 危险因素的综合控制及长期安全平稳控制血糖。降糖药选择方面，即使 HbA1c 已达标，如果没有禁忌证，推荐治疗方案中包括有心血管和肾脏获益证据的 GLP-1 受体激动剂（GLP-1RA）和/或钠-葡萄糖共转运蛋白 2 抑制剂（SGLT-2i）。

对大多数非妊娠成人，HbA1c 的合理控制目标为 <7%；而对病程短、预期寿命长、无明显心血管疾病等的患者，可考虑更严格的 HbA1c 目标（如 ≤6.5%）；对于有严重低血糖史、预期寿命有限、已有显著微血管病变或 ASCVD 等的患者，应采用较为宽松的 HbA1c 目标（如 ≥8.0%）。

强调跟踪随访，应定期（每 3～6 个月）评估药物治疗方案和用药行为，及时调整治疗方案，力求达到安全平稳降糖、早期和长期综合达标。

（二）糖尿病健康教育　是重要的基础管理措施，是决定糖尿病管理成败的关键。包括糖尿病防治专业人员的培训和继续医学教育、患者及其家属和公众的糖尿病防治教育。糖尿病自我管理教育和支持（DSMES）强调以患者为核心，使患者掌握疾病管理的知识和技能。鼓励应用互联网、移动 APP 软件等新辅助学习技术。

（三）医学营养治疗（medical nutrition therapy，MNT）　是综合管理的基础措施。主要目标：帮助患者养成良好的饮食习惯、达到良好的代谢控制、减少 ASCVD 的危险因素、改善患者健康状况、达到并维持健康体重。营养师为患者制订个体化的 MNT 方案：确定总能量，合理、均衡地分配各种营养物质，科学进餐。

1. 合理控制总热量　低于理想体重者、儿童、孕妇、哺乳期妇女、伴有消耗性疾病者，能量摄入可适当增加 10%～20%；肥胖者酌减，使体重逐渐恢复至理想体重的 ±5% 左右。患者每天总能量根据理想体重、劳动强度而定。理想体重的估算：理想体重（kg）= 身高（cm）–105。成人正常体重者完全卧床时每日每千克理想体重给予能量 15～20kcal，休息状态下 25～30kcal，轻体力劳动 30～35kcal，中度体力劳动 35～40kcal，重体力劳动 40kcal 以上。不推荐糖尿病患者长期接受极低能量（<800kcal/d）的营养治疗。

2. 营养物质分配　膳食中碳水化合物供给量应占总热量的 50%～60%，不同种类碳水化合物引起血糖增高的速度和程度有很大不同，可用食物血糖生成指数（GI）来衡量。GI 是反映食物引起血糖应答特性的生理学指标。GI≤55% 为低 GI 食物，>55%～<70% 为中 GI 食物，GI≥70% 为高 GI 食物。糖尿病患者应选择低 GI 食物。应限制单、双糖的摄入，可适量摄入糖醇和非营养性甜味剂。

蛋白质摄入量应占总热量的 15%～20%，成年患者每日的蛋白质摄入量为 0.8～1.2g/kg 体重；孕妇、哺乳期妇女、营养不良或伴消耗性疾病者增至 1.5～2.0g/kg 体重；显性蛋白尿的患者建议 0.8g/kg 体重，GFR 下降患者为 0.6g/kg 体重，同时补充复方 α-酮酸制剂。至少有 1/2 应来自动物蛋白质，以保证必需氨基酸的供给。

每日脂肪摄入量占总热量的 20%～30%，其中饱和脂肪酸摄入量小于总能量的 10%，胆固醇摄入量 <300mg/d。

富含膳食纤维的食品可延缓食物吸收，降低餐后血糖高峰，并增加饱腹感；建议成人摄入量为 25～30g/d。每日摄入食盐应限制在 5g 以下。戒烟限酒。

3. 合理餐次分配　确定每日饮食总热量和糖类、蛋白质、脂肪的组成比例后，按每克糖类、蛋白质产热 4kcal，每克脂肪产热 9kcal，将热量换算为食品后制订食谱，并根据个体生活习惯、病情，配合药物治疗需要进行三餐分配。规律饮食、定时定量，注意进餐顺序。

4. 随访　极为重要，根据患者病情变化及时调整营养治疗方案。

（四）运动治疗　在糖尿病的管理中占重要地位，尤其对肥胖的 T2DM 患者；运动有助于控制血糖和体重。在医师指导下开展有规律的合适运动，循序渐进，并长期坚持。久坐时应每隔 30 分钟进行一次短暂的身体活动，建议成人 T2DM 每周进行 150 分钟中等强度有氧运动及 2～3 次中等强度的阻抗运动。运动前、后要监测血糖。运动量大或激烈运动时应调整食物及药物,以免发生低血糖。为避免血糖波动过大,T1DM 患者体育锻炼宜在餐后进行。血糖>14~16mmol/L、近期频繁发作低血糖或者血糖波动较大、有糖尿病急性并发症和严重慢性并发症者暂不适宜运动。

（五）病情监测　包括血糖监测、ASCVD 危险因素和并发症的监测。

血糖监测基本指标包括空腹血糖、餐后血糖和 HbA1c。建议患者进行 SMBG,BGM 可帮助治疗过程随访血糖控制情况,指导调整治疗方案;CGM 可以提供更全面的血糖信息,特别是全天血糖波动情况及无症状低血糖的识别。

基于 CGM 数据计算的葡萄糖目标范围内时间（TIR）是评价血糖控制情况和治疗决策合理性的一种有效指标。TIR 是指 24 小时内葡萄糖在目标范围内（通常为 3.9~10.0mmol/L）的时间或其所占的百分比,一般推荐 TIR 控制目标>70%,但须高度个体化。

HbA1c 是评价长期血糖控制情况和调整治疗方案的重要依据,患者初诊时都应常规检查,开始治疗时每 3 个月检测 1 次,血糖达标后每年也应至少监测 2 次。也可用 GA 来评价近 2~3 周的血糖控制情况。

对于糖尿病前期和糖尿病的人群,每次就诊时均应测量血压;每年至少 1 次全面了解血脂以及心、肾、神经、眼底等情况,尽早给予相应处理。

（六）高血糖的药物治疗　包括口服药物和注射制剂两大类。在饮食和运动不能使血糖控制达标时应及时使用降糖药物。

1. 口服降糖药物　T2DM 是进展性疾病,为使血糖控制达标,临床上多数患者需药物治疗,且常常需要多种口服降糖药物联合治疗。

（1）双胍类（biguanide）:目前广泛应用的是二甲双胍（metformin）,二甲双胍是 T2DM 的基础用药。二甲双胍通过激活 AMPK 信号系统而发挥多方面的代谢调节作用:抑制肝葡萄糖输出、改善外周组织对胰岛素的敏感性、抑制肠壁细胞摄取葡萄糖、提高 GLP-1 水平等使血糖降低;并可改善血脂谱、增加纤溶系统活性、降低血小板聚集性、抑制动脉壁平滑肌细胞和成纤维细胞生长等,有助于延缓或改善糖尿病血管并发症。可使 HbA1c 下降 1%~2%,不增加体重。

适应证:①作为 T2DM 治疗一线用药,可单用或联合其他药物。②本品可单药治疗或与胰岛素联合治疗 10 岁及以上的儿童和青少年患者。

禁忌证或不适应证:①eGFR<30ml/min 时禁用;eGFR<45ml/min 时,应评估治疗获益和风险,如需要使用,应减少药物剂量。②T2DM 合并急性严重代谢紊乱、肝功能不全、严重感染、缺氧、外伤、大手术、孕妇和哺乳期妇女,慢性胃肠病、慢性营养不良等不宜使用。③T1DM 不宜单独使用本药。④对药物过敏或有严重不良反应者。⑤酗酒者。

不良反应:①消化道反应:是主要副作用,进餐时服药,从小剂量开始、逐渐增加剂量,可减少此不良反应;②皮肤过敏反应;③乳酸性酸中毒:为最严重的副作用,少见,须严格按照推荐用药;④单独用药极少引起低血糖,但与胰岛素或促胰岛素分泌剂联合使用时可增加低血糖发生风险;⑤长期使用可能导致维生素 B_{12} 缺乏。

临床应用:中国人群二甲双胍最佳有效剂量 2 000mg/d,成人最大推荐剂量 2 550mg/d。GFR>60ml/min 者使用静脉注射碘造影剂时须停用二甲双胍;GFR 45~60ml/min 者在造影前 48 小时须停用;所有患者在检查完成 48 小时后复查肾功能无恶化时可恢复服用。

（2）促胰岛素分泌剂

1）磺酰脲类（sulfonylurea,SU）:刺激胰岛 β 细胞分泌胰岛素,其促胰岛素分泌作用不依赖于血糖浓度。SU 降血糖作用的前提是机体尚保存一定数量有功能的胰岛 β 细胞。SU 可以使 HbA1c 降低 1%~2%。常用有:格列本脲、格列吡嗪（及格列吡嗪控释片）、格列齐特（及格列齐特缓释片）、格列喹酮和格列美脲。

适应证:单药用于新诊断的 T2DM 非肥胖患者、饮食和运动治疗血糖控制不理想时。随着疾病进展,

SU 常需与其他作用机制的降糖药或胰岛素联用。当 T2DM 晚期胰岛 β 细胞功能衰竭时,SU 不再有效。

禁忌证或不适应证:T1DM,有严重并发症或胰岛 β 细胞功能很差的 T2DM,儿童和青少年糖尿病、孕妇、哺乳期妇女,大手术围手术期,全胰腺切除术后,对 SU 过敏或有严重不良反应者等。

不良反应:①低血糖反应:常见而重要,常发生于老年患者、肝肾功能不全、药物剂量过大、体力活动过度、进食不规则或减少等;②体重增加;③皮肤过敏反应;④偶见肝功能损害、胆汁淤滞性黄疸;⑤心血管系统:某些 SU 可减弱心肌缺血的预处理能力,但目前尚无证据证实其会增加 T2DM 患者心血管疾病的发病率和病死率。

临床应用:从小剂量开始,早餐前半小时服用,逐渐增加剂量,剂量较大时改为早、晚餐前两次服药。格列本脲作用强,容易引起低血糖,老年人及肝、肾、心功能不好者慎用;格列吡嗪、格列齐特和格列喹酮作用较温和,较适用于老年人。轻度肾功能减退时几种药物均仍可使用,中度肾功能减退时宜使用格列喹酮,重度肾功能减退时格列喹酮也不宜使用。不宜同时使用两种 SU,也不宜与其他促胰岛素分泌剂合用。

2)格列奈类(glinide):非磺酰脲类促胰岛素分泌剂,通过刺激胰岛素的早时相分泌而降低餐后血糖,具有吸收快、起效快和作用时间短的特点。于餐前或进餐时口服。可使 HbA1c 降低 0.5%～1.5%。

适应证:同 SU,较适合于 T2DM 早期餐后高血糖阶段或以餐后高血糖为主的老年患者。

禁忌证或不适应证:与 SU 相同。

不良反应:可发生低血糖和体重增加,但较 SU 轻。

临床应用:①瑞格列奈:为苯甲酸衍生物,每次 0.5～4mg,每日 3 次;②那格列奈:为 D-苯丙氨酸衍生物,每次 60～120mg,每日 3 次;③米格列奈钙,每次 10mg,每日 3 次。

(3)过氧化物酶体增殖物激活受体(PPAR)激活剂

1)噻唑烷二酮类(thiazolidinedione,TZD):激活 PPARγ,增加靶组织对胰岛素的敏感性;还可促进脂肪组织从内脏转移至皮下。可以使 HbA1c 下降 0.7%～1.0%。

适应证:可单独或与其他降糖药联合治疗 T2DM,尤其是肥胖、胰岛素抵抗明显者。

禁忌证或不适应证:不宜用于 T1DM、孕妇、哺乳期妇女和儿童。有心力衰竭[纽约心脏学会(NYHA)心功能分级Ⅱ级以上]、活动性肝病或转氨酶升高超过正常上限 2.5 倍、严重骨质疏松和骨折病史的患者应禁用。现有或既往有膀胱癌病史或存在不明原因肉眼血尿的患者禁用吡格列酮。

不良反应:单独使用不导致低血糖,但与胰岛素或促胰岛素分泌剂联用可增加低血糖发生风险。体重增加和水肿是常见副作用,与胰岛素合用会更明显。另与骨折和心力衰竭等风险增加相关。

临床应用:①罗格列酮:4～8mg/d,每日 1 次或分 2 次口服;②吡格列酮:15～45mg/d,每日 1 次口服。

2)西格列他钠(chiglitazar sodium):同时适度激活 PPARα、PPARγ 和 PPARδ,诱导下游与胰岛素敏感性、脂肪酸氧化、能量转化和脂质转运等功能相关的靶基因表达,同时抑制与胰岛素抵抗相关的 PPARγ 磷酸化。可以使 HbA1c 下降 1.4%。

适应证:可单独或与其他降糖药联合治疗 T2DM,尤其是肥胖、胰岛素抵抗明显或血脂异常者。

禁忌证或不适应证:T1DM、DKA 患者。

不良反应:单用通常不导致低血糖,但与胰岛素或促胰岛素分泌剂联用可增加低血糖发生风险。可发生水肿、体重增加,但较轻。

临床应用:32～48mg,每日 1 次。

(4)α-葡萄糖苷酶抑制剂(AGI):抑制小肠黏膜刷状缘的 α-葡萄糖苷酶,延迟碳水化合物吸收,降低餐后高血糖。可使 HbA1c 降低 0.5%～0.8%,不增加体重。

适应证:适用于以碳水化合物为食物主要成分,空腹血糖正常(或升高不太明显)而餐后血糖明显升高者。可单用或与其他降糖药合用。T1DM 患者在胰岛素治疗基础上加用 AGI 有助于降低餐后高血糖和血糖波动。

禁忌证或不适应证:通常无全身毒性反应,但肝、肾功能不全者仍应慎用。不宜用于胃肠功能紊乱者、孕妇、哺乳期妇女和儿童。T1DM 患者不宜单独使用。

不良反应:常见为胃肠道反应,从小剂量开始,逐渐加量可减少不良反应。单用不引起低血糖,但如与 SU 或胰岛素合用,仍可发生低血糖,一旦发生,应直接给予葡萄糖口服或静脉注射,进食双糖或淀粉类食物无效。

临床应用:①阿卡波糖:50~100mg,每日 3 次;②伏格列波糖:0.2~0.3mg,每日 3 次;③米格列醇:50~100mg,每日 3 次;④桑枝总生物碱片:50~100mg,每日 3 次。应在进食第一口食物后立即服用。

(5)二肽基肽酶-4(DPP-4)抑制剂:抑制 DPP-4 活性、减少内源性 GLP-1 失活,提高 GLP-1 水平,增强葡萄糖依赖性胰岛素分泌、减少餐后胰高血糖素分泌。可使 HbA1c 降低 0.5%~1.0%。不增加体重。

适应证:单独使用,或与其他口服降糖药或胰岛素联用治疗 T2DM。

禁忌证或不适应证:孕妇、儿童和对 DPP-4 抑制剂有超敏反应的患者,T1DM 或 DKA 患者。

不良反应:总体不良反应发生率低。单独使用不增加低血糖发生的风险,可能出现超敏反应、肝酶升高、上呼吸道感染、胰腺炎、关节痛等。整体心血管安全性良好,阿格列汀和沙格列汀不增加心血管事件风险,但可能增加心力衰竭住院风险。

临床应用:常用①沙格列汀 5mg,每日 1 次;②西格列汀 100mg,每日 1 次;③维格列汀 50mg,每日 1~2 次;④利格列汀 5mg,每日 1 次;⑤阿格列汀 25mg,每日 1 次。肾功能不全的患者应根据 eGFR 调整药物剂量(利格列汀除外)。

(6)钠-葡萄糖共转运蛋白 2 抑制剂(SGLT-2i):抑制近端肾小管管腔侧细胞膜上的 SGLT-2 而抑制葡萄糖重吸收,降低肾糖阈、促进尿葡萄糖排泄,降低血糖。可使 HbA1c 降低 0.5%~1.2%,有减轻体重和降低血压作用,还可减少尿蛋白排泄、降低尿酸和 TG 水平、升高 HDL-C。部分 SGLT-2i 可减少合并 ASCVD 的 T2DM 患者全因死亡和心血管死亡,降低心血管事件复合终点、心衰住院风险和肾脏事件复合风险。

适应证:单独使用,或与其他降糖药及胰岛素联合治疗 T2DM。

禁忌证或不适应证:T1DM,慢性营养不良患者。使用时须注意各种制剂对 eGFR 的要求。

不良反应:总体不良反应发生率低。单用不增加低血糖风险,联用胰岛素或促胰岛素分泌剂时可增加低血糖发生风险。可能出现生殖道和尿道感染,多数轻到中度。某些药物可能增加截肢风险和骨折风险。可引起正常血糖的 DKA,在使用期间应密切监测,明确诊断者应立即停用。

临床应用:常用①达格列净 5~10mg,每日 1 次;②卡格列净 100~300mg,每日 1 次;③恩格列净 10~25mg,每日 1 次;④艾托格列净 5mg,每日 1 次;⑤恒格列净 5~10mg,每日 1 次。

(7)葡萄糖激酶激活剂(GKA):作用于胰岛、肠道内分泌细胞以及肝等的葡萄糖激酶靶点,改善葡萄糖刺激的胰岛素和 GLP-1 分泌,减轻胰岛素抵抗。可使 HbA1c 降低约 1%。

适应证:单独或与二甲双胍联用治疗 T2DM。

禁忌证或不适应证:T1DM、DKA 或高血糖高渗状态。

不良反应:可能出现转氨酶升高及血脂异常。

临床应用:多格列艾汀 75mg,每日 2 次,早、晚餐前 1 小时内服用。

2. 注射制剂

(1)胰岛素:是控制高血糖的重要和有效手段。

1)适应证:①T1DM;②各种严重的糖尿病急性或慢性并发症;③手术、妊娠和分娩;④新诊断且与 T1DM 鉴别困难的消瘦糖尿病患者;⑤新诊断的 T2DM 伴有明显高血糖;⑥在糖尿病病程中无明显诱因出现体重显著下降者;⑦T2DM 胰岛 β 细胞功能明显减退者;⑧某些特殊类型糖尿病。

2)胰岛素和胰岛素类似物的分类:根据来源和化学结构的不同,可分为动物胰岛素、人胰岛素和胰岛素类似物;按作用起效快慢和维持时间,又可分为短效、中效、长效和预混胰岛素;胰岛素类似物分为速效、长效、预混胰岛素类似物和双胰岛素类似物(表7-8-5)。目前,每周注射一次的胰岛素周制剂已获批上市,吸入型胰岛素和智能胰岛素也处于研发阶段。

表 7-8-5　已在国内上市的胰岛素和胰岛素类似物制剂主要种类的特点(皮下注射)

胰岛素制剂	起效时间	峰值时间	作用持续时间
胰岛素			
短效(RI)	15~60min	2~4h	5~8h
中效胰岛素(NPH)	2.5~3h	5~7h	13~16h
长效胰岛素(PZI)	3~4h	8~10h	长达20h
精蛋白生物合成人胰岛素(预混30R)	0.5h	2~12h	14~24h
精蛋白生物合成人胰岛素(预混50R)	0.5h	2~3h	10~24h
胰岛素类似物			
门冬胰岛素	10~15min	1~2h	4~6h
赖脯胰岛素	10~15min	1.0~1.5h	4~5h
谷赖胰岛素	10~15min	1.0~1.5h	3~5h
甘精胰岛素	2~3h	无峰	长达30h
地特胰岛素	3~4h	3~14h	长达24h
德谷胰岛素	1h	无峰	长达42h
门冬胰岛素30	10~20min	1~4h	14~24h
门冬胰岛素50	10~20min	1~4h	14~24h
精蛋白锌重组赖脯胰岛素(25R)	15min	30~70min	16~24h
精蛋白锌重组赖脯胰岛素(50R)	15min	30~70min	16~24h
德谷门冬双胰岛素	10~15min	1.2h	超过24h

短效胰岛素皮下注射后产生作用快,持续时间短,也可经静脉注射用于抢救DKA。短效胰岛素和速效胰岛素类似物餐前皮下注射主要控制一餐饭后高血糖。中效胰岛素主要有中性精蛋白胰岛素(NPH),主要用于提供基础胰岛素,可控制两餐饭后高血糖。长效胰岛素有精蛋白锌重组人胰岛素(PZI)和长效胰岛素类似物;长效制剂无明显作用高峰,主要提供基础胰岛素。

胰岛素类似物是通过应用DNA重组技术合成并对其氨基酸序列进行修饰,也能与胰岛素受体结合,功能及作用与人胰岛素相似。目前已有多种胰岛素类似物上市,可提供符合临床需要的速效、长效、预混制剂、双胰岛素类似物。胰岛素类似物控制血糖的能力与人胰岛素相似,但在模拟生理性胰岛素分泌和减少低血糖发生风险方面优于人胰岛素。

常用速效胰岛素类似物:①赖脯胰岛素(insulin lispro);②门冬胰岛素(insulin aspart);③谷赖胰岛素(insulin glulisine)。因氨基酸序列修饰使胰岛素分子自我聚合能力减弱,能保持单聚体或二聚体状态,皮下注射后吸收加快,通常15分钟起效,30~60分钟达峰,持续2~5小时,更符合进餐时的生理需求。速效胰岛素类似物可于进餐前注射。

常用长效胰岛素类似物:①甘精胰岛素(insulin glargine);②地特胰岛素(insulin detemir);③德谷胰岛素(insulin degludec)。长效胰岛素类似物提供的基础胰岛素水平较稳定,血糖控制较好,可降低症状性和夜间低血糖的风险。

使用注意事项:胰岛素制剂类型、注射技术、注射部位、患者反应性差异、胰岛素抗体形成等均可影响胰岛素的起效时间、作用强度和持续时间。胰岛素不能冷冻保存,应避免温度过高、过低及剧烈晃动。预混制剂由于其比例固定,仅适用于血糖波动性小且容易控制的患者。胰岛素"笔"型注射器使用预先装满胰岛素(或胰岛素类似物)的笔芯,使用方便且便于携带。接受胰岛素治疗前患者应接受教育,掌握正确的胰岛素注射技术;开始治疗后须对患者进行跟踪,鼓励和指导患者进行自我血糖监测。

3)使用原则和方法:①应在综合治疗基础上进行;②治疗方案应力求模拟生理性胰岛素分泌模式;③从小剂量开始,根据血糖水平逐渐调整至合适剂量。

T1DM:一经诊断就应开始胰岛素治疗并须终身替代治疗。由于患者残余胰岛β细胞数量和功能有差异,胰岛素治疗方案要注意个体化。①部分T1DM或缓慢进展的免疫介导成人糖尿病患者早期可短期使用预混胰岛素(或胰岛素类似物)每日2~3次注射。但预混胰岛素不宜用于T1DM的长期治疗。②多数患者须采用多次皮下注射胰岛素或CSII方案,尤其胰岛β细胞功能已衰竭或妊娠时。初始剂量为0.2~0.4U/(kg·d);其中全天剂量的40%~60%提供基础胰岛素,剩余部分分别用于每餐前。如每餐前20~30分钟皮下注射短效胰岛素(或餐前即时注射速效胰岛素类似物),睡前注射中效或长效胰岛素(或长效胰岛素类似物)。胰岛β细胞功能特别差、血糖波动大者可另于早餐前给予一次小剂量中效或长效胰岛素以维持日间的基础胰岛素水平。CSII是更接近生理性胰岛素分泌模式的胰岛素治疗方法,低血糖发生风险较少。此外,新的胰岛素泵闭环技术有望打造"人工胰腺",在T1DM的应用前景值得期待。

T2DM:在如下情况下应考虑起始胰岛素治疗:①经生活方式干预和较大剂量多种降糖药联合治疗,血糖仍未达标;②在糖尿病病程中,出现无明显诱因的体重显著下降时;③对症状显著,血糖明显升高的新诊断T2DM,诊断时即可考虑胰岛素治疗,可以联用或不联用其他降糖药。可根据患者的具体情况,选择基础胰岛素(通常白天继续服用口服降糖药,睡前注射中效胰岛素或长效胰岛素类似物)、预混胰岛素或双胰岛素类似物,根据患者的血糖水平,选择每日1~2次的注射方案;当使用每日2次注射方案时,应停用促胰岛素分泌剂。T2DM胰岛素替代治疗的适应证主要包括:胰岛β细胞功能明显减退、口服降糖药治疗反应差伴体重减轻或持续性高血糖、消瘦且分型困难的糖尿病等;治疗方案可为每天注射2次预混胰岛素或每天注射2~3次预混胰岛素类似物,也可以采用餐时+基础的多次皮下注射胰岛素、CSII等方案。

总而言之,可先为患者制订试用方案,逐渐调整至达到良好血糖控制。

采用胰岛素替代治疗后,有时早晨空腹血糖仍然较高,可能的原因:①夜间胰岛素剂量不足;②黎明现象(dawn phenomenon):即夜间血糖控制良好,也无低血糖发生,仅于黎明短时间内出现高血糖,可能是由于清晨皮质醇、生长激素等分泌增多所致;③索莫吉现象(Somogyi phenomenon):即在夜间曾有低血糖,在睡眠中未被察觉,但导致体内胰岛素拮抗激素分泌增加,继而发生低血糖后的反跳性高血糖。夜间多次测定血糖,有助于鉴别早晨高血糖的原因。

采用强化胰岛素治疗时,低血糖症发生率增加,应及早识别和处理。2岁以下幼儿、老年患者、已有严重并发症者或低血糖高风险者均不宜采用强化胰岛素治疗。

急性应激容易促使糖尿病患者代谢紊乱恶化。此时不论哪一种类型糖尿病,也不论原用哪一类药物,均应使用胰岛素以度过急性期,如需静脉滴注葡萄糖溶液,应加入短效胰岛素。待应激消除后再调整糖尿病治疗方案。目前建议危重症患者的血糖维持在7.8~10.0mmol/L较合适。

4)不良反应:主要是低血糖,与剂量过大、注射不规范和/或饮食失调有关。胰岛素治疗初期可因钠潴留而发生轻度水肿,可自行缓解;部分患者出现视物模糊,为晶状体屈光改变所致,常于数周内自然恢复。

各种胰岛素制剂因本身来源、结构、成分特点及含有一定量的辅料或杂质,故有抗原性和致敏性。胰岛素过敏反应通常表现为注射部位瘙痒或荨麻疹样皮疹,罕见严重过敏反应。处理包括更换胰岛素制剂、使用抗组胺药和糖皮质激素以及脱敏疗法等,严重者须停用或暂时中断胰岛素治疗。脂肪营养不良是指注射部位皮下脂肪萎缩或增生,停止在该部位注射后可缓慢自然恢复,经常更换注射部位可防止其发生。

（2）GLP-1 受体激动剂（GLP-1RA）：可葡萄糖依赖性地刺激胰岛素合成和分泌；可减少胰高血糖素释放；作用于中枢神经系统调节食欲；促进棕色脂肪组织生热作用和白色脂肪组织分解增加能量消耗；延迟胃排空等。

目前我国临床使用的 GLP-1RA 均须皮下注射，可使 HbA1c 降低 1.0%～1.5%，且有显著的降低体重作用。已上市或即将上市的有：①日（注射）制剂：艾塞那肽、利司那肽、利西拉来、利拉鲁肽、阿必鲁肽、贝那鲁肽；②周（注射）制剂：司美格鲁肽、度拉糖肽、艾塞那肽周制剂、洛塞那肽等。司美格鲁肽口服片剂已上市；GLP-1/GIP 双受体激动剂替尔泊肽已获批用于 T2DM 管理；GIP/GLP-1/胰高血糖素三受体激动剂处于研发阶段。

适应证：可单独或与其他降糖药联用治疗 T2DM，尤其是肥胖、胰岛素抵抗明显者。部分 GLP-1RA 具有心血管保护作用，适用于合并 ASCVD 或高危的 T2DM 患者。

禁忌证或不适应证：禁用于 T1DM、DKA、多发性内分泌腺瘤病 2 型、有甲状腺髓样癌史或家族史的患者。有胰腺炎、胆囊疾病史、胃轻瘫或既往接受过胃部手术患者慎用。须注意各种制剂对 eGFR 的要求。司美格鲁肽慎用于伴增生型糖尿病视网膜病变者。

不良反应：常见是胃肠道不适，包括恶心、呕吐、腹泻、食欲减退、腹胀等，随着用药时间延长而减轻；其次是上呼吸道感染和注射部位结节；低血糖的发生率很低；可使心率增快，导致心悸；胰腺炎、皮炎等罕见。临床研究显示司美格鲁肽治疗早期部分患者糖尿病视网膜病变有加重的现象。

临床应用：①艾塞那肽起始 5μg，每日 2 次，后可将剂量增加至 10μg，每日 2 次。长效艾塞那肽缓释剂型，每周 1 次。②利拉鲁肽起始 0.6mg，每日 1 次；后剂量渐增加至每日 1.2～1.8mg。③贝那鲁肽起始每次 0.1mg，每日 3 次。④司美格鲁肽起始 0.25mg，每周 1 次；治疗糖尿病最大推荐剂量为 1mg/周。⑤度拉糖肽起始 0.75mg，每周 1 次，最大推荐剂量为 1.5mg。⑥洛塞那肽起始 0.1mg，每周 1 次，最大推荐剂量为 0.2mg。

（七）糖尿病的体重管理和代谢手术　体重管理是糖尿病综合管理的重要内容，超重或肥胖患者减重有助于血糖控制、减少对降糖药物的需求，有利于控制 ASCVD 危险因素。首选生活方式干预，必要时可加用减重药物。选择降糖药物时，应考虑药物对体重的影响。SGLT-2i、GLP-1RA 及 GLP-1/GIP 双受体激动剂等药物在糖尿病及减重治疗中有较好应用前景。

生活方式干预联合或不联合药物治疗未能有效地减轻体重，且血糖控制不佳者，可以考虑代谢手术。研究证实，代谢手术可明显改善肥胖 T2DM 患者的体重、高血糖、血脂异常。代谢手术应该在具有多学科团队、有治疗糖尿病和胃肠外科疾病经验的大医院进行。术前应全面评估患者对治疗的依从性、心理健康情况、是否有酒精或药物滥用史、相关精神疾病病史等；手术后患者应接受长期生活方式支持，终身随访。目前代谢手术治疗的适应证、禁忌证及具体术式尚未完全统一，且现有临床证据多来自非亚裔人群。开展相关治疗应严格规范手术的适应证，权衡利弊，保证治疗效果的同时降低手术长、短期并发症发生的风险。

（八）胰腺移植和胰岛细胞移植　成功的胰腺移植或胰肾联合移植可解除患者对胰岛素的依赖，改善生活质量。治疗对象主要为 T1DM 患者，目前尚局限于伴终末期肾病的 T1DM 患者，或经胰岛素强化治疗仍难以达到控制目标，且反复发生严重代谢紊乱者；然而，移植后必须长期应用免疫抑制剂。同种异体胰岛移植可使部分 T1DM 患者血糖水平维持正常达数年，但供者来源的短缺和需要长期应用免疫抑制剂限制了该方案在临床的应用；且移植后随访 5 年的患者中不依赖胰岛素治疗的比例低于 10%。近年 T1DM 的细胞治疗，特别是干细胞治疗领域取得进展，具有潜在的应用前景，但尚处于临床前研究阶段。

（九）糖尿病慢性并发症的防治原则　糖尿病慢性并发症是患者致残、致死的主要原因，强调早期防治。T1DM 病程≥5 年者、所有 T2DM 患者在确诊时及以后每年应进行慢性并发症筛查。应早期、积极、全面控制 ASCVD 危险因素。

1. 所有合并高血压的患者应居家监测血压；血压一般应控制在 130/80mmHg 以下。可选择血管紧张素转换酶抑制剂（ACEI）、血管紧张素Ⅱ受体拮抗剂（ARB）、钙通道阻滞剂、小剂量利尿药、选择性β受体拮抗剂、血管紧张素受体-脑啡肽酶抑制剂等药物,首选 ACEI 或 ARB;常需要多种降压药物联合应用,对于服用三类降压药物(包括利尿药)而血压仍未达标的患者,可考虑给予盐皮质激素受体拮抗剂治疗。

2. 生活方式干预是糖尿病血脂管理的基础,调脂治疗的首要目标是 LDL-C 达标。处理血脂异常前应全面评估 ASCVD 总体危险,2023 年《中国血脂管理指南》推荐糖尿病合并 ASCVD 患者 LDL-C<1.4mmol/L;ASCVD 高风险者 LDL-C<1.8mmol/L;ASCVD 风险为低中危者 LDL-C<2.6mmol/L。首选他汀类药物并长期坚持使用;如 TG>5.6mmol/L,应先用贝特类药物、高纯度 ω-3 脂肪酸或烟酸类药物,以减少急性胰腺炎发生风险;如他汀类药物治疗不能耐受,可考虑使用胆固醇吸收抑制剂或 PCSK9 抑制剂等。他汀类药物治疗 LDL-C 未达标,或未控制的混合性血脂异常,可考虑他汀类药物与其他调脂药联合,如他汀类药物+胆固醇吸收抑制剂,或他汀类药物+贝特类药物或高纯度 ω-3 脂肪酸;仍不能达标或基线 LDL-C 水平较高,且预计他汀联合胆固醇吸收抑制剂也难以达标的超高危患者,可联合应用 PCSK9 抑制剂等,以进一步降低心血管事件风险。应定期随访疗效与不良反应,并调整治疗方案,以求长期达标。

3. 小剂量阿司匹林(75～150mg/d)用于 ASCVD 病史的糖尿病患者的二级预防;对不适用者,可用氯吡格雷(75mg/d)替代。对于伴有 ASCVD 危险因素、年龄≥50 岁且出血风险未增加的患者,可考虑将小剂量阿司匹林作为一级预防策略。

4. 严格的血糖控制可预防或延缓 DKD 的发生和进展。T2DM 合并心肾高风险时选用降糖药物应优先考虑有肾脏获益证据的 SGLT-2i 和 GLP-1RA。已有微量白蛋白尿而血压正常的早期肾病患者,应用 ACEI 或 ARB 可延缓肾脏病的进展。一旦进展至临床肾病期,治疗的重点是控制高血压和减慢 GFR 下降速度;ACEI 或 ARB 除可降低血压,还可减少蛋白尿和延缓 GFR 下降,在此基础上联用新型非甾体类盐皮质激素受体拮抗剂可进一步控制血压、降低蛋白尿、减少肾和心血管事件风险。对于 UACR≥300mg/g 的患者,推荐将 UACR 降低 30% 或更多,以减缓肾病的发展。临床肾病期患者宜适当控制饮食蛋白质含量,并以优质动物蛋白为主;推荐补充复方 α-酮酸进一步延缓 GFR 下降。尽早使用促红细胞生成素或低氧诱导因子脯氨酰羟化酶抑制剂(HIF-PHI)纠正贫血。纠正维生素 D-钙磷失衡可明显改善进展期患者的生活质量和预后。应比 NDKD 患者更早启动肾脏替代治疗。

5. 综合眼科检查包括散瞳后眼底检查、彩色眼底照相;必要时行荧光素眼底血管造影检查;光学相干断层扫描可更清晰显示视网膜血管的空间分布特征,帮助发现早期视网膜血管异常,因其无创,也适用于随访。重度 NPDR 应尽早接受全视网膜激光光凝治疗;PDR 患者存在威胁视力情况时(如玻璃体积血不吸收或合并白内障/虹膜新生血管、视网膜前出现纤维增殖或视网膜被牵拉或脱离等)应尽早行玻璃体切割术;抗血管内皮生长因子(VEGF)药物现已成为威胁视力的糖尿病性黄斑水肿一线治疗方案,有条件时推荐阈值下微脉冲激光联合抗 VEGF 药物治疗。妊娠期间更须严密随访。

6. 早期严格控制血糖及长期平稳控糖是糖尿病神经病变最重要和有效的防治方法;如甲钴胺、前列腺素类似物、醛糖还原酶抑制剂、α-硫辛酸等有一定的作用;糖尿病神经病变疼痛严重者可选用抗惊厥药、选择性 5-羟色胺和去甲肾上腺素再摄取抑制剂、三环类抗抑郁药物或阿片类药物等对症处理。

7. 所有患者都应定期行足部检查(包括足部查体、保护性感觉的测试、下肢动脉病变检查等),足部自我护理的教育;对高危足应防止外伤,积极治疗血管和神经病变。对于足溃疡及高危足患者推荐多学科管理,给予规范化处理,以降低截肢率和医疗费用。

(十)妊娠合并高血糖状态的管理 妊娠合并高血糖与自然流产、子痫、胎儿畸形或死亡、巨大儿、新生儿低血糖或高胆红素血症和呼吸窘迫综合征等母婴并发症有关,孕前和孕期良好的血糖控制可降低这些风险。糖尿病患者应计划妊娠,孕前应由糖尿病医师和妇产科医师共同评估是否适合妊娠。由于导致母婴并发症风险与妊娠前 10 周期间的 HbA1c 升高有关,因而糖尿病妇女应接受胰岛素治疗,使血糖控制达标后(理想为 HbA1c<6.5%)再受孕;尽早对 GDM 进行诊断,确诊后即按诊疗常规进行管理。孕期的医学营养治疗目标是保证孕妇和胎儿营养需要,维持血糖正常,避免饥饿性酮症。GDM 患者往往经生活方式干预已可达到血糖控制目标。如果需要,孕期应选用胰岛素控制高血糖,可每天多次注射胰岛素和 CSII;我国目前尚未批准任何其他类型的降糖药用于妊娠期高血糖的管理。密切监测血糖,TIR 可帮助 T1DM 患者孕期血糖达标。孕期血糖控制建议餐前 3.9~5.3mmol/L,餐后 1hPG<7.8mmol/L,2hPG<6.7mmol/L,在不发生明显低血糖的情况下争取 HbA1c 达到<6%。密切监测胎儿情况和孕妇的血压、肾功能、眼底等。根据胎儿和母亲的具体情况,选择分娩时间和方式。产后关注新生儿低血糖症的预防和处理。鼓励 GDM 孕妇母乳喂养以降低产后发生 T2DM 的风险,并在产后 4~12 周筛查是否有永久性糖尿病,如血糖正常,至少每 3 年进行一次糖尿病筛查。

(十一)围手术期管理 择期手术前应对糖尿病并发症进行全面评估,尽量将 HbA1c 降至<8%。接受大、中型手术者应至少在手术前 3 天开始使用或改用胰岛素治疗,宜采用餐时+基础的多次皮下注射胰岛素或 CSII。须急诊手术而又存在酸碱、水电解质平衡紊乱者应及时纠正。密切监测血糖,围手术期血糖控制在 7.8~10.0mmol/L 较安全,在无明显低血糖的情况下可要求更严格的目标,特别在拟行心脏手术或其他精细手术的患者,尽可能控制血糖在 6.1~7.8mmol/L 或 5.6~10.0mmol/L。术后恢复期再调整糖尿病治疗方案。

(十二)移植后糖尿病 器官移植后免疫抑制剂的使用可能导致糖代谢异常,而糖代谢异常又会损害移植器官,应筛查及管理高血糖。

(十三)免疫接种 根据年龄为儿童和成人糖尿病患者接种常规推荐的疫苗。

【糖尿病预防】 政府、卫生部门、社会各界共同参与糖尿病的预防、治疗、教育、保健计划。提倡健康的生活方式,加强对糖尿病高危人群的管理,鼓励超重肥胖者减重及维持健康体重。二甲双胍、α-糖苷酶抑制剂、吡格列酮等药物可以预防高危人群发生 T2DM 或延缓其发病;泰普利单抗(teplizumab)被 FDA 批准用于 T1DM 的预防。

第二节 | 糖尿病酮症酸中毒

糖尿病酮症酸中毒(diabetic ketoacidosis,DKA)是最常见的糖尿病急症,是胰岛素不足和拮抗胰岛素激素过多共同作用所致的严重代谢紊乱综合征,以高血糖、酮症和高阴离子间隙酸中毒为主要表现。酮体包括 β-羟丁酸、乙酰乙酸和丙酮。胰岛素缺乏致三大代谢紊乱,不仅血糖明显升高,而且脂肪分解增加,脂肪酸在肝经 β-氧化产生大量乙酰辅酶 A,由于糖代谢紊乱,草酰乙酸不足,乙酰辅酶 A 不能进入三羧酸循环氧化供能而缩合成酮体;同时由于蛋白分解增加,血中成糖、成酮氨基酸增加,使血糖、血酮进一步升高。DKA 经历几个阶段:①早期血酮升高称酮血症,尿酮排出增多称酮尿症,统称为酮症;②酮体中 β-羟丁酸和乙酰乙酸为酸性代谢产物,消耗体内储备碱,初期血 pH 正常(代偿性酮症酸中毒),晚期血 pH 下降(失代偿性酮症酸中毒);③病情进一步发展,出现神志障碍,称糖尿病酮症酸中毒昏迷。延误诊断和缺乏合理处理可导致患者死亡。

【诱因】 T1DM 患者有自发 DKA 倾向,T2DM 患者在一定诱因作用下也可发生 DKA。感染是 DKA 最常见诱因,其他包括胰岛素治疗中断或不适当减量、各种应激、酗酒以及使用某些药物(如糖皮质激素、免疫检查点抑制剂、抗精神病药物、SGLT-2i 等)。另有 2%~10% 原因不明。

【病理生理】

1. 酸中毒 β-羟丁酸、乙酰乙酸以及蛋白质分解产生的有机酸增加,循环衰竭、肾排出酸性代谢产物减少导致酸中毒。酸中毒可使胰岛素敏感性降低;组织分解增加,K+从细胞内逸出;抑制组织氧利用和能量代谢;严重酸中毒使微循环功能恶化,降低心肌收缩力,导致低体温和低血压。当血 pH 降至 7.2 以下时,刺激呼吸中枢引起呼吸加深加快;pH 低至 7.0~7.1 时,可抑制呼吸中枢和中枢神经功能、诱发心律失常。

2. 严重失水 高血糖、高血酮和各种酸性代谢产物引起渗透性利尿,酮体从肺排出带走大量水分,厌食、恶心、呕吐使水分入量减少,共同引起细胞外失水;血浆渗透压增加,水从细胞内向细胞外转移引起细胞内失水。严重失水、血容量减少和微循环障碍可致低血容量性休克;肾灌注减少导致少尿或无尿,严重者发生急性肾衰竭。

3. 电解质平衡紊乱 渗透性利尿使钠、钾、氯、磷酸根等大量丢失,厌食、恶心、呕吐使电解质摄入减少,引起电解质代谢紊乱。DKA 时体内总钠缺失,但因失水血液浓缩,就诊时血钠水平可表现为正常、低于或高于正常。胰岛素作用不足,K^+ 从细胞内逸出导致细胞内失钾,体内严重缺钾;由于血液浓缩、肾功能减退时 K^+ 滞留以及酸中毒致 K^+ 从细胞内转移到细胞外,因此血钾浓度可正常甚至增高。随着治疗过程中补液(稀释作用),尿 K^+ 排出增加,纠正酸中毒和应用胰岛素使 K^+ 从细胞外转入细胞内,可出现严重低血钾。

失水、严重酸中毒、循环障碍可导致脑细胞失水、中枢神经系统功能障碍;此外,治疗不当(如过快、过多补充碳酸氢钠)会导致反常性脑脊液酸中毒加重,或血糖下降过快或输液过多过快、渗透压不平衡等可导致脑缺氧加重和继发性脑水肿。

【临床表现】 早期三多一少症状加重;酸中毒失代偿后,疲乏、食欲减退、恶心呕吐、多尿、口干、头痛、嗜睡、呼吸深快、呼气中有烂苹果味(丙酮);后期严重失水,尿量减少、眼眶下陷、皮肤黏膜干燥,血压下降、心率加快、四肢厥冷;晚期不同程度意识障碍,昏迷。少数患者表现为腹痛,酷似急腹症,易误诊。虽然患者常有感染,但其临床表现可能被 DKA 的表现所掩盖,且因外周血管扩张而体温不高,甚至偏低,是预后不良的表现。

【实验室检查】 血糖增高,一般为 11.1~33.3mmol/L,≥33.3mmol/L 时多伴有高血糖高渗状态或有肾功能障碍。但 DKA 时也有部分患者血糖<11.1mmol/L,与患者就诊前使用胰岛素、营养摄入减少、妊娠、合并晚期肝病和使用 SGLT-2i 等因素有关。

测定血清 β-羟基丁酸盐有助于确定诊断,也可检测尿酮。血酮体≥3mmol/L 或尿酮体阳性++ 以上为 DKA 诊断的重要标准之一。

血实际碳酸氢盐(AB)和标准碳酸氢盐(SB)<18mmol/L,CO_2 结合力降低,酸中毒失代偿后血 pH<7.3;碱剩余负值增大,阴离子间隙增大,与 HCO_3^- 降低大致相等。

血钾在治疗前可正常、偏低或偏高;血钠、血氯降低;血尿素氮和肌酐常偏高;血浆渗透压轻度上升。

即使无胰腺炎,也可出现血清淀粉酶和脂肪酶升高,治疗后数天内降至正常。即使无合并感染,也可出现白细胞数及中性粒细胞比例升高。

【诊断与鉴别诊断】 早期诊断是决定治疗成败的关键,临床上对于原因不明的恶心呕吐、酸中毒、失水、休克和昏迷患者,尤其是呼吸有酮味(烂苹果味)、血压低而尿量多者,不论有无糖尿病病史,均应考虑到本病的可能性。立即查末梢血糖、血酮、尿糖、尿酮,同时抽血查血糖、血 β-羟丁酸、尿素氮、肌酐、电解质、血气分析等以诊断或排除本病。

如血糖>11mmol/L 伴酮尿和酮血症,血 pH<7.3 和/或血 HCO_3^- 浓度<18mmol/L 可诊断为 DKA。服用 SGLT-2i 的患者 DKA 时可无明显高血糖,因此仔细询问用药史是此类人群诊断的关键。

明确 DKA 诊断后,须判断酸中毒严重程度:pH<7.3 或血 HCO_3^- 浓度<18mmol/L 为轻度;pH<7.25 或血 HCO_3^- 浓度<15mmol/L 为中度;pH<7.0 或血 HCO_3^- 浓度<10mmol/L 为严重酸中毒。酸中毒的程度是判断 DKA 严重程度的重要指标。

鉴别诊断主要包括:①其他类型糖尿病昏迷:低血糖昏迷、高渗高血糖综合征、乳酸性酸中毒。②其他疾病所致昏迷:尿毒症、脑血管意外等。部分患者以 DKA 作为糖尿病的首发表现,某些病例以其他疾病或诱发因素为主诉,有些患者 DKA 与尿毒症或脑卒中共存等使病情更为复杂,应注意辨别。

【治疗】 对酮症患者,仅须给予足量胰岛素及补充液体,消除诱因,严密观察病情,定期查血糖、血酮,调整胰岛素剂量,直到酮症消失。对有酸中毒甚至昏迷患者,一旦诊断应立即积极抢救。

治疗原则:尽快补液以恢复血容量、纠正失水状态,降低血糖,纠正电解质及酸碱平衡失调,同时积极寻找和消除诱因,防治并发症,降低病死率。

(一)补液　是治疗的关键环节,及时建立静脉通路至关重要,只有在有效组织灌注改善、恢复后,胰岛素的生物效应才能充分发挥。轻度脱水不伴酸中毒者可以口服补液,中度以上 DKA 患者须进行静脉补液。DKA 失水量可达体重 10% 以上,输液量和速度的掌握非常重要,补液的基本原则为"先快后慢,先盐后糖"。通常先使用生理盐水;开始时输液速度较快,在 1～2 小时内输入 0.9% 氯化钠注射液 1 000～2 000ml,前 4 小时输入所计算失水量 1/3 的液体,以便尽快补充血容量、改善周围循环和保护肾功能。如治疗前已有低血压或休克,经快速输液仍不能有效升高血压,应输入胶体溶液并采用其他抗休克措施。以后根据血压、心率、每小时尿量、末梢循环情况及有无发热、吐泻等决定输液量和速度;老年患者及有心、肾疾病患者必要时根据中心静脉压指导治疗。24 小时输液量应包括已失水量和部分继续失水量。当血糖降至 13.9mmol/L 左右时,须补充含糖液体,每 2～4g 葡萄糖中加入 1U 短效胰岛素,直至血酮、血糖均得到控制。鼓励患者喝水,无呕吐、胃肠胀气或上消化道出血者也可使用胃管灌注温 0.9% 氯化钠注射液或温开水,但要分次、少量、缓慢,避免呕吐而造成误吸。对心、肾功能不全患者,严密监测血浆渗透压,心、肺、肾功能和神志状态,调整补液量和速度。

(二)胰岛素治疗　可以采用皮下注射胰岛素联合积极液体管理的方案治疗轻度 DKA,但对于中度或重度 DKA,应静脉滴注小剂量短效胰岛素,即每小时给予胰岛素 0.1U/kg 体重,使血清胰岛素浓度维持在 100～200mU/L,以发挥抑制脂肪分解和酮体生成的最大效应,以及相当强的降低血糖效应,而促进钾离子运转的作用较弱。通常将短效胰岛素加入生理盐水中持续静脉滴注(应另建输液途径)。对于重症患者,可先首剂静脉注射胰岛素 0.1U/kg,随后以 0.1U/(kg·h)持续静脉滴注,以保持血糖每小时下降 2.8～4.2mmol/L。若开始治疗第 1 小时内血糖下降不足 10%,或血酮下降速度<0.5mmol/(L·h),且液体补充已较充分,可酌情增加胰岛素剂量。当血糖降至 13.9mmol/L 左右时,开始输入 5% 葡萄糖溶液(或葡萄糖氯化钠注射液),并按比例加入胰岛素,根据血糖调整输液中胰岛素的比例;如患者进食,还须皮下注射相应剂量的胰岛素;直至 DKA 缓解。DKA 可以再次发生和反弹性血糖升高,须监测病情变化,及时调整治疗方案。病情稳定后过渡到胰岛素常规皮下注射。

(三)纠正电解质及酸碱平衡失调　钾补充在 DKA 治疗中至关重要。因治疗前的血钾水平不能真实反映体内缺钾程度,补钾应根据血钾和尿量进行。治疗前血钾低于正常,在开始胰岛素和补液治疗时立即开始补钾;若血钾<3.3mmol/L,应优先补钾治疗,当血钾升至 3.3mmol/L 时,再开始胰岛素治疗,以免发生致死性心律失常、心搏骤停和呼吸肌麻痹。治疗前血钾正常、尿量>40ml/h,在开始胰岛素及补液治疗时也应开始补钾。治疗前血钾正常、尿量<30ml/h,暂缓补钾,待尿量增加后再开始补钾。治疗前血钾高于正常,暂缓补钾。治疗过程中定期监测血钾和尿量,调整补钾量和速度。病情恢复后仍应继续口服钾盐数天。

本症酸中毒主要由酮体中酸性代谢产物引起,经输液和胰岛素治疗后,酸中毒可自行纠正,一般不必补碱;但严重酸中毒影响心血管、呼吸和神经系统功能,血 pH≤6.9 时应给予相应治疗。补碱不宜过多过快,应采用等渗碳酸氢钠(1.25%～1.4%)溶液,如可用 5% 碳酸氢钠溶液 84ml 加注射用水至 300ml,配成 1.4% 等渗溶液,缓慢静脉输注(1 小时以上),一般仅给 1～2 次。治疗中每 2 小时测定 1 次血 pH,直至达到并维持在 7.0 以上。应在补碱前纠正低钾血症。补碱过多、过快可致血钾下降、脑脊液反常性酸中毒加重、组织缺氧加重和诱发脑水肿等。

(四)处理诱发因素和防治并发症　在抢救过程中要注意治疗措施之间的协调,重视防治重要并发症,特别是脑水肿和肾衰竭,维持重要脏器功能。

1.休克　如休克严重且经快速输液后仍不能纠正,应详细检查并分析原因,如确定有无合并感染或急性心肌梗死,给予相应措施。

2. 严重感染 是本症常见诱因,亦可继发于本症。因 DKA 可引起低体温和血白细胞数升高,故不能以有无发热或血象改变来判断,应积极处理。

3. 心力衰竭、心律失常 年老或合并冠心病者补液过多可导致心力衰竭和肺水肿,应注意预防。可根据血压、心率、中心静脉压、尿量等调整输液量和速度,酌情应用利尿药和正性肌力药。血钾过低、过高均可引起严重心律失常,应加强监测,及时治疗。

4. 肾衰竭 是本症主要死因之一,与既往有无肾脏病变、失水和休克程度及持续时间、是否延误治疗等相关。治疗过程中密切观察尿量变化,及时处理。

5. 脑水肿 病死率甚高,应着重预防、早期发现和治疗。脑水肿常与脑缺氧、补碱或补液不当、血糖下降过快等有关。如经治疗后血糖有所下降,酸中毒改善,但昏迷反而加重,或虽然一度清醒又再次昏迷,或出现烦躁、心率慢而血压偏高、肌张力增高,应警惕脑水肿的可能。可给予地塞米松、呋塞米,或给予白蛋白。慎用甘露醇。

6. 低血糖 加强血糖监测,并在血糖降至 13.9mmol/L 时静脉输液改用含糖液。

(五)护理 良好的护理是抢救 DKA 的重要环节,预防压疮和继发性感染。细致观察病情变化,准确记录生命体征、出入水量等。

抢救重症 DKA 是一门艺术,在掌握治疗原则的基础上,根据病情变化个体化治疗是抢救成功的关键。

【预防】 强调预防为主。良好的血糖控制及医患有效沟通,预防并及时处理感染等诱因是预防 DKA 的关键。当身体不适时,应监测血糖、血酮或尿酮,早期识别和就医。

第三节 | 高渗高血糖综合征

高渗高血糖综合征(hyperosmolar hyperglycemic syndrome,HHS)是糖尿病急性代谢紊乱的另一临床类型,以严重高血糖、高血浆渗透压、脱水为特点,无明显酮症,患者可有不同程度的意识障碍或昏迷。部分患者可伴有酮症。主要见于老年 T2DM 患者,超过 2/3 患者既往无糖尿病病史。

诱因为引起血糖增高和脱水的因素:急性感染、外伤、手术、脑血管意外等应激状态,使用糖皮质激素、利尿药、甘露醇等药物,水摄入不足或失水,透析治疗,静脉高营养疗法等。有时因误诊而输入大量葡萄糖溶液,或因口渴而摄入大量含糖饮料,可诱发本病或使病情恶化。

HHS 起病缓慢,最初表现为多尿、多饮,但多食不明显或食欲反而减退,以致常被忽视。逐渐出现严重脱水和神经精神症状,患者反应迟钝、烦躁或淡漠、嗜睡,逐渐陷入昏迷、抽搐,晚期尿少甚至无尿。就诊时呈严重脱水,可有神经系统损害的定位体征,易被误诊为脑卒中。与 DKA 相比,失水更为严重、神经精神症状更为突出,但无酸中毒样大呼吸。

实验室检查:血糖达到或超过 33.3mmol/L,一般有效血浆渗透压达到或超过 320mOsm/(kg·H_2O)可诊断本病,有效血浆渗透压[mOsm/(kg·H_2O)]=2×(血 Na^++血 K^+)+血糖(均以 mmol/L 计算)。血钠正常或增高。尿酮体阴性或弱阳性,一般无明显酸中毒,借此与 DKA 鉴别,但有时二者可同时存在。

本症病情危重、并发症多,病死率高于 DKA,强调早期诊断和治疗。临床上凡遇原因不明的脱水、休克、意识障碍及昏迷均应考虑到本病的可能性,尤其是血压低而尿量多者,无论有无糖尿病病史,均应进行有关检查以明确诊断。

治疗原则同 DKA。本症失水比 DKA 更严重,可达体重的 10%~15%,输液要更积极、小心,24小时补液量可达 6 000~10 000ml,补液速度与 DKA 治疗相仿,第 1 小时给予 1.0~1.5L,随后补液速度根据脱水改善程度、血浆渗透压(治疗开始时应每小时检测或计算有效血浆渗透压)、尿量等调整,一般有效血浆渗透压每小时下降速度为 3~8mOsm/(kg·H_2O)。目前多主张治疗开始时用等渗溶液(如 0.9% 氯化钠溶液),因大量输入等渗液不会引起溶血,有利于恢复血容量,纠正休克,改善肾血流量,恢复肾调节功能;休克患者应另予血浆或全血;如无休克或休克已纠正,在输入生理盐水后血浆渗透压高于 350mOsm/(kg·H$_2$O),血钠高于 155mmol/L,可考虑输入适量低渗溶液(如 0.45% 氯化钠溶液)。视病情可考虑同时给予胃肠道口服补液。应注意高血糖是维持血容量的重要因素,如血糖迅速降低而补液不足,将导致血容量和血压进一步下降。胰岛素治疗方法与 DKA 相似,因本症患者对胰岛素较敏感,因而胰岛素用量较小,以 0.05～0.1U/(kg·h)的速率静脉滴注胰岛素。当血糖降至 16.7mmol/L 时须补充含糖液,每 2～4g 葡萄糖加入 1U 短效胰岛素,监测血糖,调整输液中胰岛素的比例使血糖维持在 13.9～16.7mmol/L,直至 HHS 缓解。

补钾原则同 DKA,一般不补碱。

治疗过程有可能从脑细胞脱水转为脑水肿,患者可一直处于昏迷状态,或稍有好转后又陷入昏迷,须密切注意病情变化,及早发现和处理。

连续性肾脏替代治疗(CRRT)有利于减少严重 HHS 患者发生多器官功能障碍综合征的风险,降低病死率。

HHS 的预防原则同 DKA。

(严　励)

本章思维导图

第九章 | 低血糖症与胰岛素瘤

第一节 │ 低血糖症

低血糖症（hypoglycemia）是一组多种病因引起的血浆（或血清）葡萄糖水平降低，而引起相应的症状和体征的临床综合征。患者常以交感神经兴奋和/或神经精神及行为异常为主要表现，血糖浓度更低时可以出现癫痫样发作、昏迷和死亡。而当血浆葡萄糖浓度升高后，症状/体征也随之消退。一般引起低血糖症状的血浆葡萄糖阈值为 2.8～3.9mmol/L，然而，对于反复发作的低血糖患者，这一阈值则会更低。

低血糖症可以发生在糖尿病患者或非糖尿病患者。糖尿病患者低血糖症的发生往往与降血糖治疗相关，其首要任务是调整治疗方案，以尽可能减少或避免低血糖的发生。对于非糖尿病患者发生的低血糖症，需要作出精确的病因诊断，在病因明确的基础上选择正确的治疗方案。根据发病机制不同，低血糖症可分为胰岛素介导性和非胰岛素介导性两大类。

【病因】

（一）非糖尿病患者的低血糖症

1. 药物 虽然药物因素较少见，仍有多种非降糖药物可导致低血糖，包括乙醇、喹诺酮类、喷他脒（pentamidine）、奎宁、β受体拮抗剂、血管紧张素转换酶抑制剂和 IGF-1 等。

2. 引起低血糖症的相关疾病 引起低血糖症的相关疾病可分为胰岛素介导的低血糖和非胰岛素介导的低血糖两大类。

（1）非胰岛素介导的低血糖症：①多由重症疾病所致，如肝衰竭、肾衰竭、心力衰竭、脓毒血症或营养不良。②非胰岛细胞肿瘤也可引起低血糖症，常见的为间叶细胞型或上皮细胞型的巨大肿瘤，这些患者发生低血糖通常是由肿瘤生成加工不完整的 IGF-2 所致，内源性胰岛素的合成相应地受到抑制。③拮抗胰岛素作用的激素分泌不足所致，如肾上腺皮质功能减退症、生长激素缺乏、胰高血糖素缺乏、黏液性水肿昏迷等。非胰岛素介导的低血糖症患者血浆胰岛素水平低或在正常范围。

（2）胰岛素介导的低血糖症：又称内源性高胰岛素血症。当血浆葡萄糖浓度降至低血糖水平，而胰岛素的分泌速率不能相应降低时，就会发生高胰岛素血症性低血糖。对于非糖尿病成年人，内源性高胰岛素血症导致的低血糖可以由以下原因引起：①胰岛 β 细胞肿瘤。②胰岛 β 细胞功能性疾病，如非胰岛素瘤性胰源性低血糖综合征（non-insulinoma pancreatogenous hypoglycemia syndrome, NIPHS）。胃旁路术后食物迅速进入肠道，使餐后血糖升高、胰高血糖素样肽分泌增多，刺激胰岛素分泌增加，胰岛素抑制内源性肝糖输出，同时刺激糖的利用，导致餐后胰岛素相对过多而引起低血糖症。③胰岛素自身免疫性低血糖，发生于体内存在针对内源性胰岛素的抗体，或存在胰岛素受体抗体的患者。低血糖症状可以出现在餐后、空腹时，或两种状态下均出现。胰岛素与抗体结合，然后以一种不受调节的方式解离，引起高胰岛素血症和低血糖。对于存在胰岛素受体抗体的患者，低血糖为刺激性抗体激活受体所致。④在非糖尿病患者中也可以发生由服用促胰岛素分泌剂而引起的内源性胰岛素增高所致的低血糖。对于偶发的、隐匿的或低血糖原因不明时，应该考虑医疗因素、药物因素或患者因素导致错误服用促胰岛素分泌剂的可能性。如误服家庭中糖尿病患者的药物，或是部分患者悄悄自用降糖药物或胰岛素。（表 7-9-1）

表 7-9-1　引起低血糖的病因

药物	胰岛素或促胰岛素分泌剂
	酒精
危重疾病	肝、肾及心功能衰竭
	脓毒血症/败血症、疟疾
	重度营养不良
激素缺乏	皮质醇缺乏或不足
	胰高血糖素缺乏或不足
	肾上腺素缺乏或不足
非胰岛细胞肿瘤	间叶细胞型或上皮细胞型的巨大肿瘤
内源性高胰岛素血症	胰岛素瘤
	胰岛 β 细胞功能紊乱(胰岛 β 细胞增生)
	非胰岛素瘤性胰源性低血糖综合征
	胃旁路术后
	胰岛素自身免疫低血糖(产生胰岛素抗体、产生胰岛素受体的抗体)
	2 型糖尿病早期
偶然或人为因素	—

婴儿持续性高胰岛素血症性低血糖(persistent hyperinsulinemic hypoglycemia of infancy,PHHI)或先天性高胰岛素血症是婴儿持续性低血糖的最常见病因。

(二)糖尿病患者的低血糖　2 型糖尿病早期胰岛素释放延迟,导致餐后胰岛素水平与血糖水平不平行而致低血糖。外源性胰岛素和刺激内源性胰岛素分泌的药物(如促胰岛素分泌剂:格列本脲、格列齐特、格列吡嗪、格列美脲、瑞格列奈、那格列奈)会促进葡萄糖的利用,如果使用不当可以引起低血糖,甚至是严重或致死性低血糖发生。口服降糖药胰岛素增敏剂、α-葡萄糖苷酶抑制剂、胰高血糖素样肽-1(GLP-1)受体激动剂、钠-葡萄糖共转运蛋白 2 抑制剂和二肽基肽酶-4 抑制剂引起低血糖风险很小。这些药物主要通过增加胰岛素敏感性、抑制单糖的吸收或增加尿液中葡萄糖的排除发挥疗效。随着血浆葡萄糖浓度降至正常范围,胰岛素的分泌会适当地减少。GLP-1 受体激动剂虽可刺激胰岛素分泌,但在很大程度上以葡萄糖依赖性方式进行。同时,以葡萄糖依赖性方式抑制胰高血糖素的分泌。当葡萄糖水平降到阈浓度以下,胰岛素也随之下降而胰高血糖素的分泌增加,因此低血糖的风险较小。值得注意的是,当与促胰岛素分泌剂或胰岛素联合应用时,以上所有药物均可增加低血糖风险。

【病理生理】　大脑几乎完全依靠葡萄糖提供能量。由于大脑不能合成和储存葡萄糖,因此,需要持续地从循环中摄取充足的葡萄糖以维持正常的脑功能和生理需要。生理情况下空腹血浆葡萄糖维持在 3.9～6.0mmol/L 范围内。当血糖浓度降低到生理范围以下,不能满足大脑供能需求时,机体通过精细的升糖调节机制,使血糖维持在正常范围。维持血糖平衡依靠神经信号、激素、代谢底物的网络调控,其中胰岛素起着主要作用。当血浆葡萄糖降低,胰岛素分泌也随之降低,同时启动糖原分解和糖异生,维持血糖在生理范围。因此,生理状况下,降低胰岛素分泌是防止低血糖的第一道防线。当血糖下降低于生理范围时,升糖激素分泌增加,胰岛 α 细胞分泌的胰高血糖素增多是防止低血糖的第二道防线。当胰高血糖素分泌不足以纠正低血糖时,肾上腺素分泌增加,作为第三道防线。当低血糖时间超过 4 小时,皮质醇、生长激素分泌增加以促进葡萄糖的产生并限制葡萄糖的利用,因此糖皮质激素和生长激素对急性低血糖的防御作用甚微。当这些防御因素仍然不能有效地恢复血糖水平时,血糖进一步降低,则出现低血糖的症状和体征。临床上出现低血糖症状和体征的血糖阈值并非是一个固定的数值,而是根据不同病因、低血糖发生的频率和持续时间的不同而存在差异。如血糖控制不佳的糖尿病患者的低血糖阈值往往较高,这些患者出现低血糖症状时血糖可以在正常范围内(又称假性低血糖);另外,一些情况下低血糖阈值可以偏低,如反复发作低血糖的患者(强化降糖治疗的糖尿病患者、胰岛素瘤患者),出现低血糖症状时的血糖往往更低。有关低血糖症状和血糖水平的对应关系见表 7-9-2。

表 7-9-2　低血糖引起机体反应与相应血糖阈值

血糖阈值/ [mmol/L (mg/dl)]	机体反应	纠正低血糖预防作用
4.4~4.7(80~85)	↓胰岛素	防止低血糖第一道防线
3.6~3.9(65~70)	↑胰高血糖素	防止低血糖第二道防线
3.6~3.9(65~70)	↑肾上腺素	防止低血糖第三道防线
3.6~3.9(65~70)	↑皮质醇与生长激素	低血糖持续 4 小时以上时分泌,对急性低血糖的纠正作用甚微
2.8~3.1(50~55)	出现低血糖症状和体征	最初表现为饥饿感,可出现 Whipple 三联征
<2.8(<50)	↓意识	意识、行为异常

【临床表现】

(一)症状　在进行各种检测明确低血糖病因之前,确定低血糖疾病的证据非常重要。确定存在 Whipple 三联征有助于证实存在低血糖及相关疾病。Whipple 三联征包括:①与低血糖相一致的症状;②症状存在时通过精确方法(通常是静脉血糖而不是家庭快速血糖仪)测得血糖浓度偏低;③血糖水平升高后上述症状缓解。

低血糖的症状主要包括两个方面:自主神经症状(autonomic symptom)和神经低血糖症状(neuroglycopenia symptoms)。

1. 自主神经症状　包括震颤、心悸和焦虑(儿茶酚胺介导的肾上腺素能症状),以及出汗、饥饿和感觉异常(乙酰胆碱介导的胆碱能症状)。这些症状在很大程度是由交感神经激活造成的,而非肾上腺髓质激活所致。

2. 神经低血糖症状　包括认知损害、行为改变、精神运动异常,以及血糖浓度更低时出现的癫痫样发作和昏迷。

(二)体征　面色苍白和出汗是低血糖的常见体征。心率和收缩压上升,但上升幅度不会很大。偶尔会发生短暂性神经功能缺陷。永久性神经功能损害可见于长期、反复严重低血糖患者和一次严重低血糖未能及时纠正的患者。

(三)实验室检查　初始实验室评估的目的是证实 Whipple 三联征。如果之前已证实 Whipple 三联征,则检测目的是评价是否为胰岛素所介导的低血糖。糖尿病患者发生可疑低血糖症状时,需要及时测定血糖,并结合目前治疗方案、用药的种类、剂量、与进餐的关系以及运动量情况进行综合考虑。非糖尿病患者发生的疑似低血糖的症状时,则首先需要明确是否存在低血糖,然后进一步获得血糖、胰岛素及相关激素和代谢物的信息,以提供诊断和鉴别诊断的可靠线索。对非糖尿病疑似低血糖的患者应做下列实验室检查。

1. 血糖　正常空腹血糖值的低限一般为 3.9mmol/L(70mg/dl)。对于无糖尿病者,当血糖水平在生理范围内下降时,胰岛素的分泌也随之下降,当血糖浓度降至 3.6~3.9mmol/L(65~70mg/dl)时,升糖激素(胰高血糖素和肾上腺素)的释放增加。在低血糖症状出现前这些激素反应就开始了,因此血糖进一步降低至 2.8~3.1mmol/L(50~55mg/dl)时才会出现症状。值得注意的是,低血糖的阈值是可变的,在临床上要结合患者实际情况进行判别(参见表 7-9-2)。

2. 测定血浆相关激素　为了进一步探寻低血糖病因,需要同时测定低血糖症状发作时的血糖、胰岛素、C肽和β-羟丁酸水平以及胰岛素自身抗体,并且观察注射1.0mg胰高血糖素后的血糖反应。通过这些步骤可以鉴别内源性或外源性胰岛素介导的低血糖和可能的病因。

测定血浆(或血清)胰岛素,当血糖浓度低于3.1mmol/L(55mg/dl)时,免疫化学发光分析(ICMA)测得的血浆胰岛素浓度18pmol/L(3mU/L)或以上即提示胰岛素过量,符合内源性高胰岛素血症(如胰岛素瘤)的标准。

测定血浆C肽水平和胰岛素原可以进一步确认内源性或外源性高胰岛素血症。对于血糖浓度低于3.1mmol/L(55mg/dl)的患者,若血浆C肽浓度0.6ng/ml(0.2nmol/L)或以上,即可以确定为内源性高胰岛素血症。由于胰岛素具有抑制生酮的效应,因此胰岛素瘤患者血浆β-羟丁酸浓度要低于正常人。在饥饿试验的终点,所有胰岛素瘤患者血浆β-羟丁酸值均为2.7mmol/L或更低,而正常人的值升高。禁食18小时后β-羟丁酸浓度逐渐升高提示饥饿试验阴性。对于胰岛素和C肽水平处于临界范围的低血糖症患者,可通过血浆β-羟丁酸水平和血糖对胰高血糖素的反应进行确诊。

【诊断与鉴别诊断】　对于糖尿病患者发生的低血糖,通过仔细询问糖尿病病史和降糖药应用情况,一般能作出糖尿病相关低血糖的诊断。对于非糖尿病患者临床发生的低血糖,需要进一步确认和鉴别。因为此类患者的低血糖与糖尿病相关低血糖的结局和临床处理有很大不同。

对于非糖尿病患者的低血糖,首先要确立低血糖的诊断。根据低血糖典型表现(Whipple三联征)可确定:①低血糖症状;②发作时血糖低于2.8mmol/L;③补充糖后低血糖症状迅速缓解。少数空腹血糖降低不明显或处于非发作期的患者,应多次检测有无空腹或餐后低血糖,必要时采用48~72小时饥饿试验。

测定血浆或血清胰岛素、C肽、β-羟丁酸、相关升糖激素(皮质醇、生长激素等),并结合功能试验,以判断低血糖可能的病因。对于内源性高胰岛素血症患者,应当检测胰岛素抗体以鉴别是否为自身免疫性低血糖。

对于内源性胰岛素介导的低血糖患者,鉴别诊断包括胰岛素瘤、胰岛细胞增生症/胰岛细胞肥大、口服降糖药诱发的低血糖,以及胰岛素自身免疫性低血糖。除了胰岛素抗体或药物引起的低血糖,所有胰岛素介导的低血糖都需要进行定位检查,如CT、MRI及经腹超声等,必要时则需要进行其他检查,如超声内镜或选择性动脉钙刺激试验以及同位素标记的生长抑素受体显像。

对于非胰岛素介导的低血糖患者,鉴别诊断包括非降糖药物诱发的低血糖、肝疾病、肾疾病、心脏疾病以及全身性疾病、胰腺外肿瘤、生长激素缺乏、皮质醇缺乏、腺垂体功能减退、黏液性水肿昏迷等。结合肝肾功能、相关升糖激素的检测以及CT或MRI等影像学检查以确定病因。

【预防和治疗】

1. 低血糖的预防　临床医生可以通过掌握低血糖的诊断线索,包括糖尿病史、降糖药物治疗情况(尤其是促胰岛素分泌剂使用情况、胰岛素的剂量、饮食和运动情况、低血糖与进餐关系等)、非降糖药物使用情况、酗酒史,全身相关疾病史(肿瘤、消耗性疾病、营养不良、胃肠道手术)等,从而提出预防策略。对于不明原因的脑功能障碍症状者应及时监测血糖。反复严重低血糖发作且持续时间长者,可引起不可逆转的脑损害,故应及早识别、及时防治。对疑似胰岛素瘤者,应进行进一步定位诊断。对明确诊断胰岛素瘤的患者应进行肿瘤切除。

2. 低血糖的治疗　治疗包括两方面:一是解除神经系统供糖不足的症状,二是纠正导致低血糖症的各种潜在原因。对轻度到中度的低血糖,口服糖水、含糖饮料,或进食糖果、饼干、面包、馒头等即可缓解。对于药物相关性低血糖,应及时停用相关药物。重者和疑似低血糖昏迷的患者,应及时测定血糖,甚至无需血糖结果,及时给予50%葡萄糖溶液60~100ml静脉注射,继以5%~10%葡萄糖溶液静脉滴注,必要时可加用氢化可的松100mg和/或胰高血糖素0.5~1mg肌内或静脉注射。神志不清者,切忌喂食,以免发生呼吸道窒息。使用胰岛素或促胰岛素分泌剂联合α-葡萄糖苷酶抑制剂的患者,应使用纯葡萄糖来治疗有症状的低血糖。因为α-葡萄糖苷酶抑制剂减慢了其他碳水化合物的消化,碳水化合物的其他形式(如淀粉食物、蔗糖)不能及时纠正含有α-葡萄糖苷酶抑制剂联合治疗引起的低血糖。

第二节 | 胰岛素瘤

胰岛素瘤(insulinoma)是最常见的胰腺分泌胰岛素的功能性神经内分泌瘤。其患病情况在普通人群中约(1~4)/100万。胰岛素瘤可以发生在任何年龄,约90%为良性肿瘤,90%为孤立性,胰腺外异位不到1%,约82%的肿瘤直径小于2cm,临床症状与肿瘤大小不成正比。

【临床表现】 胰岛素瘤临床症状复杂多样,可能与低血糖程度有关。可以表现为自主神经症状(包括心悸、出汗、发抖)和神经低血糖症状(如认知障碍、遗忘、精神症状、癫痫样发作),部分患者可以出现体重增加。低血糖时可表现为心率加快,血压升高。通过静脉血糖检测确定 Whipple 三联征,并进行相关激素检测和功能试验,结合影像学检查和选择性动脉钙刺激静脉取血试验(ASVS)对肿瘤进行定位。具体临床表现及诊断流程见第一节。

【诊断与鉴别诊断】 胰岛素瘤的诊断包括定性诊断和定位诊断。

(一)定性诊断

1. Whipple 三联征　首先要确定症状是否由低血糖引起,经典的 Whipple 三联征对诊断具有重要意义。①低血糖症状;②发作时血糖低于 2.8mmol/L;③进食或静脉推注葡萄糖可迅速缓解症状。根据 Whipple 三联征大部分患者可以明确的低血糖症诊断。

2. 血浆胰岛素和胰岛素原水平　正常情况下空腹胰岛素水平很低。测定空腹或症状发作时胰岛素水平和血糖,并计算比值,胰岛素(IU/ml)/血糖(mg/dl)比值大于0.3,对胰岛素瘤诊断具有较大诊断价值。

胰岛素原测定对诊断胰岛素瘤有帮助。胰岛素瘤患者几乎都有胰岛素原水平升高,且胰岛素原与胰岛素比例也升高,正常胰岛素与胰岛素原比例为(6~10):1,胰岛素瘤患者可达1:1。恶性胰岛素瘤患者胰岛素原水平及比例升高更明显。

3. 72小时饥饿试验　饥饿试验是最简单可靠的诊断试验,绝大多数胰岛素瘤患者在72小时内出现低血糖发作。

(1)方案:72小时饥饿试验通常是在晚餐后开始,整个过程中应准确记录出现的症状和体征,并进行相应的实验室检测。①准确记录饥饿开始时间;②停用所有非必需的药物;③允许患者饮水;④每6小时采集1次血液样本用于测定血糖、胰岛素及C肽。直至血糖浓度低于3.3mmol/L(60mg/dl),采集样本的频率应增加至每1~2小时1次。由于静脉血糖检测结果的获得可能会延迟,试验过程中常采用指尖快速血糖检测来监测患者的血糖变化,但是必须根据静脉血糖值作出终止试验的决定。

(2)试验终点和持续时间:出现以下任何一种情况即可终止饥饿试验:①血糖浓度≤2.5mmol/L(45mg/dl);②患者出现低血糖症状或体征时;③禁食已72小时;④血糖浓度低于3.1mmol/L(55mg/dl)且之前证实存在 Whipple 三联征。饥饿试验结束时进行以下2个步骤:①采集样本用于测定血糖、胰岛素、C肽、β-羟丁酸;②嘱患者进食或静脉推注葡萄糖。

如果72小时饥饿期间没有出现低血糖的症状和体征,且没有测得低血糖,则表明72小时饥饿试验结果正常。

(二)定位诊断

胰岛素瘤在定性诊断后,定位诊断是手术成败的关键。CT、MRI 及经腹超声检查能发现大部分胰岛素瘤。经腹超声作为优先的初步检查。影像学检查阴性不能排除胰岛素瘤。如果初始影像学未查及胰岛素瘤,则需要进行其他检查,如超声内镜(有时还可以对影像检出的肿瘤进行细针抽吸活检)或选择性动脉钙刺激试验。同位素标记的生长抑素受体显像对定位诊断有一定帮助。近年研究显示,绝大多数胰岛素瘤明显高表达 GLP-1 受体,GLP-1 受体显像技术具有超高灵敏度。

有创检查包括经皮经肝门静脉置管分段采血测定胰岛素(PTPC)或选择性动脉钙刺激静脉取血试验(selective arterial calcium stimulation and venous sampling, ASVS)等。ASVS:钙离子能刺激功能亢进的胰岛 β 细胞(胰岛素瘤或胰岛细胞增生症)释放胰岛素,但不能刺激正常胰岛 β 细胞释放胰岛素。应用这一原理,将葡萄糖酸钙选择性注入胃十二指肠动脉、脾动脉和肠系膜上动脉,并随后抽取肝静脉血检测胰岛素水平。如果钙刺激某一动脉情况下测得肝静脉胰岛素水平升高,这个动脉则为胰岛素瘤直接供血的动脉,即肿瘤位于该动脉供血的胰腺区域内,有助于手术定位。其准确率可达 90%。

伴有高胰岛素血症的低血糖症且定位不明确时需要与以下疾病相鉴别。

1. 婴儿持续性高胰岛素血症性低血糖(PHHI),也称家族性高胰岛素血症、先天性高胰岛素血症和原发性胰岛细胞增生(胰岛细胞增生症)。

2. 非胰岛素瘤性胰源性低血糖综合征(NIPHS)见于成人,并且也伴有胰岛增大和胰岛细胞增生症。

3. 胰岛素自身免疫性低血糖症发生于存在抗内源性胰岛素或抗胰岛素受体抗体的患者。症状在餐后、空腹或两种状态下均可发生。胰岛素抗体或胰岛素受体抗体的存在可鉴别胰岛素自身免疫性低血糖症与胰岛素瘤。

【治疗】 手术切除胰岛素瘤是首选治疗。对不适合或拒绝进行手术的患者,或有手术无法切除的转移性病变的患者,应该考虑进行内科治疗。预防症状性低血糖的治疗选择包括:二氮嗪,可抑制胰岛素分泌,用于控制低血糖。生长抑素类似物(如奥曲肽、兰瑞肽),通过抑制胰岛素的分泌控制低血糖,但也抑制生长激素、促甲状腺激素和胰高血糖素的分泌。对于二氮嗪难治性的持续性低血糖的患者,奥曲肽是一种合理的选择。对于有转移的恶性胰岛素瘤可用链脲佐菌素、氟尿嘧啶、多柔比星等药物化疗,联合化疗优于单一化疗。对于不能手术切除的肝转移灶,经动脉灌注化疗或栓塞治疗效果良好。近年来随着分子生物学和基因遗传通路的研究不断进展,生物治疗及靶向治疗成为一种新的治疗思路,但临床应用价值有待进一步探索。

本章思维导图

【预后】 胰岛素瘤的患者总体生存率与一般人群的预期并无不同。然而恶性胰岛素瘤患者、老年患者的生存率显著降低。

(李小英)

第十章 | 血脂异常性疾病

血脂异常（dyslipidemia）通常指血清中胆固醇（cholesterol，CH）、甘油三酯（triglyceride，TG）及低密度脂蛋白胆固醇（low-density lipoprotein cholesterol，LDL-C）水平升高，高密度脂蛋白胆固醇（high-density lipoprotein cholesterol，HDL-C）水平降低。由于在血浆中脂质以脂蛋白的形式存在，血脂异常表现为脂蛋白异常血症（dyslipoproteinemia）。血脂异常可导致动脉粥样硬化，引起冠心病、脑卒中等心脑血管疾病。血脂异常的有效防治对降低心血管病患病率、提高生活质量具有重要意义。

【血脂、载脂蛋白和脂蛋白】 血脂是血浆中的中性脂肪［胆固醇（CH）、甘油三酯（TG）］和类脂（磷脂、糖脂、固醇及类固醇等）的总称。在人体内 CH 主要以游离 CH 和胆固醇酯的形式存在，甘油分子中的 3 个羟基被脂肪酸酯化形成 TG。血脂不溶于水，与载脂蛋白（apolipoprotein，apo）结合形成脂蛋白被运输和利用。

载脂蛋白是脂质转运的载体，参与脂代谢相关酶活性的调节及细胞膜受体的识别和结合。已发现有 20 多种载脂蛋白，按组成分为 apo A、apo B、apo C、apo D、apo E。根据氨基酸序列的差异，每一型又分若干亚型，apo A 分为 A1、A2、A4；apo B 分为 B48、B100；apo C 分为 C1、C2、C3；apo E 分为 E1、E3 等。载脂蛋白还包括一种长度多变、可与 LDL 结合的 apo（a）。

血浆脂蛋白是由载脂蛋白和 CH、TG、磷脂（PL）等组成的球形大分子复合物。血浆脂蛋白分为 6 类：乳糜微粒（CM）、极低密度脂蛋白（VLDL）、中间密度脂蛋白（IDL）、低密度脂蛋白（LDL）、高密度脂蛋白（HDL）及脂蛋白（a）［Lp（a）］。各类脂蛋白的组成、理化特性、来源、代谢途径及生理功能各异（表 7-10-1）。

表 7-10-1 脂蛋白的主要特性和功能

分类	水合密度/（g/ml）	颗粒直径/nm	主要脂质成分	主要载脂蛋白	来源	功能
CM	＜0.950	80～500	TG	B48、A1、A2	小肠合成	转运外源性 TG 到外周组织
VLDL	0.950～1.006	30～80	TG	B100、E、Cs	肝脏合成	转运内源性 TG 到外周组织
IDL	1.006～1.019	27～30	TG、CH	B100、E	VLDL 分解代谢	LDL 前体，部分经肝脏代谢
LDL	1.019～1.063	20～27	CH	B100	VLDL 和 IDL 分解代谢	转运 CH 到外周组织，经 LDL 受体介导其摄取和利用，与 ASCVD 直接相关
HDL	1.063～1.210	8～10	CH、PL	A1、A2、Cs	肝脏和小肠合成	逆向转运 CH，HDL-C 与 ASCVD 呈负相关
Lp（a）	1.055～1.085	26	CH	B100、（a）	apo（a）和 LDL 形成的复合物	可能与 ASCVD 相关

脂蛋白的代谢途径：外源性代谢途径，即饮食摄入的 CH 和 TG 在小肠中合成 CM 及其代谢过程；内源性代谢途径，即由肝脏合成的 VLDL 转变为 IDL、LDL 及 LDL 被肝脏或其他器官代谢的过程。此外，还存在 CH 逆转运途径，即 HDL 将 CH 从周围组织转运到肝脏进行代谢再循环。

1. **乳糜微粒（CM）** 颗粒最大，密度最小，其 TG 含量约占 90%。CM 的主要功能是把外源性 TG 运送到肝外组织。CM 不能进入动脉壁内，一般不引起动脉粥样硬化，但易诱发急性胰腺炎；CM 残粒可被巨噬细胞表面受体所识别而摄取，与动脉粥样硬化有关。

2. **极低密度脂蛋白（VLDL）** 由肝合成，TG 含量约占 55%，与 CM 统称为富含 TG 的脂蛋白。VLDL 的主要功能是把内源性 TG 运送到肝外组织，同时向外周组织间接或直接运送 CH。在没有 CM 存在的血清中，TG 浓度能反映 VLDL 的水平。VLDL 水平升高是冠心病的危险因素。

3. **低密度脂蛋白（LDL）** 由 VLDL 和 IDL 中 TG 水解形成。LDL 颗粒中 CH 约占 50%，是胆固醇含量最多的脂蛋白，故称为富含 CH 的脂蛋白，其载脂蛋白 95% 以上为 apo B100。LDL 的主要功能是将 CH 转运到肝外组织，与 LDL 受体结合，介导 CH 的摄取和利用。单纯性高 CH 血症时，胆固醇浓度的升高与血清 LDL-C 水平呈平行关系。LDL 是导致动脉粥样硬化的主要危险因素。LDL 分为 7 个亚型，其中 LDL 3～7 为小而致密的 LDL（sLDL），容易进入动脉壁内。sLDL 和氧化修饰的 LDL 具有很强的致动脉粥样硬化作用。

4. **高密度脂蛋白（HDL）** 主要由肝和小肠合成，其蛋白质和脂质含量约各占一半，载脂蛋白以 apo A1 和 apo A2 为主。HDL 主要功能是将 CH 从周围组织转运到肝进行再循环或以胆酸的形式排泄，此过程称为 CH 逆转运。HDL 包含多种亚组分，其抗动脉粥样硬化特性存在差异。低 HDL-C 是动脉粥样硬化性心血管疾病（ASCVD）的独立危险因素。

5. **Lp（a）** 是一类独立的由肝合成的脂蛋白，其载脂蛋白除含有 apo B100，还含有 apo（a）。血清 Lp（a）水平主要由遗传因素决定，与 apo（a）的大小呈负相关。Lp（a）是 ASCVD 和钙化性主动脉瓣狭窄的独立危险因素。

【血脂异常分类】 血脂异常的常用分类方法有表型分类、病因分类及临床分类，其中临床分类较为实用。

（一）**表型分类** WHO 根据脂蛋白的种类和严重程度将血脂异常分为 5 型（表 7-10-2），其中第 Ⅱ 型又分为 2 个亚型。Ⅱa、Ⅱb 和 Ⅳ 型较常见。

表 7-10-2 脂蛋白异常血症表型分类

类型	TC	TG	CM	VLDL	LDL	风险
Ⅰ	↑→	↑↑	↑↑	↑↑	↑→	易发胰腺炎
Ⅱa	↑↑	→	→	→	↑↑	易发冠心病
Ⅱb	↑↑	↑↑		↑	↑	易发冠心病
Ⅲ	↑↑	↑↑	↑	↑	↓	易发冠心病
Ⅳ	↑→	↑↑	→	↑↑	→	易发冠心病
Ⅴ	↑	↑↑	↑↑	↑	↑→	易发胰腺炎

注：↑示水平升高；→示水平正常；↓示水平降低。

（二）**病因分类**

1. **原发性血脂异常** 通常是由遗传因素引起的，而没有明确可引起血脂异常的继发因素，如疾病、药物等所致的血脂异常。可以是单基因突变（如家族性高 CH 血症，familial hypercholesterolemia，FH）或多基因突变（通常称为散发性或多基因性脂蛋白异常血症）。

2. **继发性血脂异常** 是指由导致血清脂质和脂蛋白代谢改变的潜在的系统性疾病、代谢状态改变、不健康饮食以及某些药物引起的血脂异常。

（三）**临床分类** 临床上将血脂异常分为高 CH 血症、高 TG 血症、混合性高脂血症和低 HDL-C 血症（表 7-10-3）。

【病因和发病机制】 脂质来源、脂蛋白合成及代谢过程关键酶异常或降解过程受体通路障碍等，均可导致血脂异常。

表 7-10-3　血脂异常的临床分类

类型	TC	TG	HDL-C	对应 WHO 分类
高 CH 血症	↑↑	→	→	Ⅱa
高 TG 血症	→	↑↑	→	Ⅳ、Ⅰ
混合型高脂血症	↑↑	↑↑	→	Ⅱb、Ⅲ、Ⅳ、Ⅴ
低 HDL-C 血症	→	→	↓	

注：↑示水平升高；→示水平正常；↓示水平降低。

(一) 原发性血脂异常　原发性血脂异常大多是单一基因或多个基因突变所致,具有家族聚集性,有明显的遗传倾向。

家族性脂蛋白异常血症由基因缺陷所致。家族性脂蛋白脂肪酶(LPL)缺乏症和家族性 apo C2 缺乏症可造成 CM、VLDL 降解障碍,引起Ⅰ型、Ⅴ型脂蛋白异常血症。引起家族性高 CH 血症的基因突变包括编码 LDL 受体基因的功能缺失型突变、编码与 LDL 受体结合的 apo B 基因突变、分解 LDL 受体的前蛋白转化酶枯草溶菌素 9(PCSK9)的基因的功能获得型突变、转运 LDL 受体到细胞膜表面的 LDL 受体调整蛋白基因突变等,主要表现为Ⅱ型脂蛋白异常血症。LDL 受体基因功能缺失型突变是家族性高 CH 血症的最常见病因。

家族性高 TG 血症通常是由参与 TG 代谢的 LPL、apo C2 或 apo A5 基因突变所致。

(二) 继发性血脂异常

1. 甲状腺功能减退症(甲减)、库欣综合征、糖尿病、肝肾疾病、系统性红斑狼疮、骨髓瘤及多囊卵巢综合征等可引起继发性血脂异常,上述疾病通过不同机制影响脂质或脂蛋白的合成、转运及代谢等环节。

2. 某些药物长期应用　可引起继发性血脂异常,如噻嗪类利尿药可引起血清总胆固醇(TC)、TG、VLDL 及 LDL 升高,HDL 降低;长期大量使用糖皮质激素可促进脂肪分解,引起血浆 TC 和 TG 水平升高。

3. 不健康饮食和酒精　摄取富含饱和脂肪酸和胆固醇的饮食可引起胆固醇水平升高;过量摄入单一碳水化合物、酒精可导致高甘油三酯血症。

【临床表现】　血脂异常可见于不同年龄、性别的人群,明显血脂异常患者常有家族史。血脂水平随年龄而升高,至 50~60 岁达到高峰,其后趋于稳定或有所下降。中青年女性血脂水平低于男性,但绝经期后显著升高,常高于同龄男性。

1. 黄色瘤、早发性角膜环及眼底改变　黄色瘤是一种异常的局限性皮肤隆起,由脂质局部沉积引起,颜色可为黄色、橘黄色或棕红色,多呈结节、斑块或丘疹形状,质地柔软,常见于眼睑周围。血脂异常患者可出现角膜环,位于角膜外缘,呈灰白色或白色,由角膜脂质沉积所致,常发生于 40 岁以下。严重的高 TG 血症可出现脂血症眼底改变。

2. 动脉粥样硬化　脂质在血管内皮下沉积引起动脉粥样硬化,导致心脑血管和周围血管病变。家族性血脂异常可于青春期前发生冠心病,甚至心肌梗死。严重的高 CH 血症可出现游走性多关节炎。严重的高 TG 血症(>5.6mmol/L)可引起急性胰腺炎。

【实验室检查】　血脂异常通过实验室检查进行诊断及分型。基本检测项目为血浆或血清 TC、TG、LDL-C 及 HDL-C。检查前应空腹(禁食 12~14 小时),抽血前的一餐忌食高脂食物和酒精。

【诊断与鉴别诊断】

(一) 诊断　详细询问病史,包括饮食和生活习惯、引起继发性血脂异常的相关病史、用药史及家族史。体格检查须注意有无黄色瘤、角膜环及脂血症眼底改变等。

血脂异常的诊断采用《中国血脂管理指南(2023 年)》关于我国血脂合适水平及异常分层标准(表 7-10-4)。

表 7-10-4 血脂异常诊断及分层标准

分层	TC/ （mmol/L）	LDL-C/ （mmol/L）	HDL-C/ （mmol/L）	非 HDL-C/ （mmol/L）	TG/ （mmol/L）	Lp(a)/ （mg/L）
理想水平		<2.6		<3.4		
合适水平	<5.2	<3.4		<4.1	<1.7	<300
边缘升高	5.2～6.19	3.4～4.09		4.1～4.89	1.7～2.29	
升高	≥6.2	≥4.1		≥4.9	≥2.3	≥300
降低			<1.0			

注:参考标准仅针对 ASCVD 一级预防低危人群。表中所列数值是干预前空腹 12 小时测定的血脂水平。

（二）**筛查** 早期检出血脂异常患者并对其血脂进行动态监测,是防治 ASCVD 的必要措施。建议 20～40 岁成人至少每 5 年 1 次,40 岁以上男性和绝经期后女性至少每年检测 1 次血脂;ASCVD 及其高危人群,应每 3～6 个月检测 1 次。首次发现血脂异常时应在 2～4 周内复查,若仍异常,即可确立诊断。

血脂筛查的重点人群:①有血脂异常、冠心病或动脉粥样硬化家族史,尤其是直系亲属中有早发冠心病或其他动脉粥样硬化病史;②有 ASCVD 病史;③有多项 ASCVD 危险因素(高血压、糖尿病、肥胖、过量饮酒以及吸烟史);④有皮肤或肌腱黄色瘤。

（三）**鉴别诊断** 对原发性血脂异常,如家族性脂蛋白异常血症可进行基因诊断。继发性血脂异常多存在原发病的临床表现和病理特征,尤其要对下列疾病引起的继发性血脂异常进行鉴别。

1. **甲状腺功能减退症** 甲减患者常伴发血脂异常,多表现为Ⅱa 型(单纯高胆固醇血症)或Ⅱb 型(混合型高脂血症)。甲减引起血脂异常的主要机制是,甲状腺激素分泌减少导致 LDL-C 摄取减少、CH 合成增加及转化减少。促甲状腺激素(TSH)可以直接调控脂质代谢,促进 CH 和 TG 合成、抑制 CH 转化。

2. **库欣综合征** 血脂异常多表现为Ⅱb 型(混合型高脂血症)。

3. **肾病综合征** 高脂血症是肾病综合征临床特征之一,TC、LDL-C、sLDL、apo B、apo C2、apo E、Lp(a)等均有不同程度升高。肾病综合征引起血脂异常的主要机制是低白蛋白血症导致脂蛋白合成增加和分解减少。

【治疗】

（一）**治疗原则**

1. **继发性血脂异常以治疗原发病为主** 如甲减、糖尿病经控制后,血脂谱可有明显改善。若原发病经过治疗恢复正常一段时间后,仍存在血脂异常,应给予调脂治疗。

2. **根据 ASCVD 危险程度决定干预策略** 进行危险评估时,按照是否患有 ASCVD 划分为一级预防和二级预防。在 ASCVD 的人群中,将发生过≥2 次严重 ASCVD 事件,或 1 次严重 ASCVD 事件合并≥2 个高危险因素者列为超高危人群,其他 ASCVD 患者列为极高危人群。在尚无 ASCVD 的人群中,符合以下条件之一者为高危人群:①LDL-C≥4.9mmol/L 或 TC≥7.2mmol/L;②年龄≥40 岁的糖尿病患者;③慢性肾脏病(CKD)3～4 期。不具有上述情况的个体,在决定是否需要调脂治疗前,应根据 LDL-C 或 TC 水平、有无高血压及其他 ASCVD 危险因素进行未来 10 年间 ASCVD 总体发病危险评估,并按照 ASCVD 10 年发病平均危险进行危险分层,将<5%、5%～9% 及≥10% 分别定义为低危、中危及高危(图 7-10-1)。

此外,对 10 年 ASCVD 发病危险程度为中危且年龄低于 55 岁的人群,须进行 ASCVD 余生危险评估,以便对高危个体早期干预。上述人群中,如存在以下危险因素≥2 项,其 ASCVD 余生危险为高危:①收缩压≥160mmHg 或舒张压≥100mmHg;②非 HDL-C≥5.2mmol/L;③HDL-C<1.0mmol/L;④体重指数(BMI)≥28kg/m²;⑤吸烟。

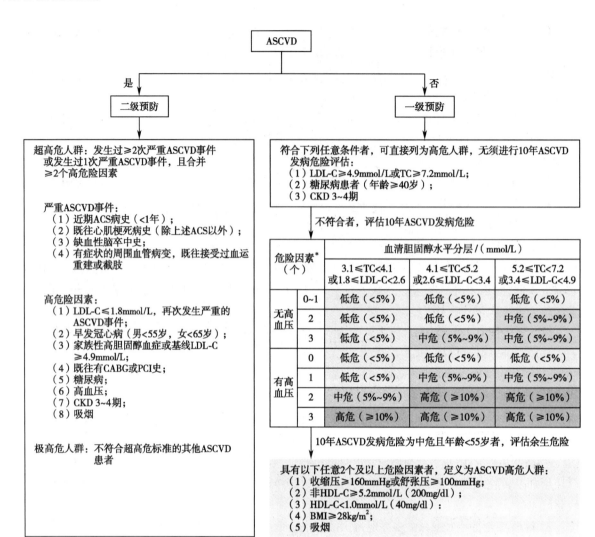

图 7-10-1 中国成人 ASCVD 总体发病风险评估流程图

注:ASCVD,动脉粥样硬化性心血管疾病。ACS,急性冠脉综合征。LDL-C,低密度脂蛋白胆固醇。CABG,冠状动脉旁路移植术。PCI,经皮冠状动脉介入术。TC,总胆固醇。CKD,慢性肾脏病。HDL-C,高密度脂蛋白胆固醇。BMI,体重指数。1mmHg=0.133kPa。危险因素的水平均为干预前水平。*危险因素包括吸烟、低 HDL-C、年龄≥45/55 岁 (男性 / 女性)。<40 岁的糖尿病患者危险分层参见特殊人群糖尿病部分。

引自:中国血脂管理指南(2023 年)。

3. LDL-C 升高是导致 ASCVD 发病的关键因素,将降低 LDL-C 作为首要干预靶点 高 TG 血症 CM 残粒脂蛋白水平升高,增加动脉粥样硬化风险,非 HDL-C 可作为次要干预靶点。

根据 ASCVD 总体危险分层,设定调脂治疗干预靶点的达标值(表 7-10-5)。针对 LDL-C 基线值较高不能达标者,LDL-C 至少应降低 50%。极高危和超高危人群即使 LDL-C 基线水平在达标值以内,仍应将 LDL-C 进一步降低 50%。

表 7-10-5 不同 ASCVD 危险人群降 LDL-C/非 HDL-C 治疗达标值

危险等级	LDL-C/(mmol/L)	推荐类别	证据等级
低危	<3.4	Ⅱa	B
中、高危	<2.6	Ⅰ	A
极高危	<1.8,且较基线降低幅度>50%	Ⅰ	A
超高危	<1.4,且较基线降低幅度>50%	Ⅰ	A

注:非 HDL-C 目标水平 =LDL-C+0.8mmol/L。

（二）治疗性生活方式干预　首先推荐健康生活方式，包括合理膳食、适度增加身体活动、控制体重及戒烟限酒等。无论是否选择药物治疗，都必须坚持生活方式干预。

1. **合理膳食**　改善饮食结构，根据患者血脂异常的程度、分型、性别、年龄及劳动强度等制定食谱。在每日必需营养和总能量基础上，限制 CH 摄入量（<300mg/d），补充植物固醇（2~3g/d）。限制饱和脂肪酸摄入量（占总能量比例一般人群<10%，高 CH 血症患者<7%），脂肪摄入优先选择富含 ω-3 多不饱和脂肪酸的食物。摄入碳水化合物占总能量 50%~60%，补充可溶性膳食纤维（10~25g/d）。

2. **增加运动**　每天 30 分钟中等强度运动，每周 5~7 天，保持合适的体重指数（BMI 20.0~23.9kg/m²）。对于 ASCVD 患者应通过运动负荷试验充分评估其安全性。

3. **其他**　戒烟、限盐、限制饮酒、禁烈性酒。

（三）药物治疗

1. **他汀类**　他汀类药物竞争性抑制体内 CH 合成限速酶（HMG-CoA 还原酶）活性，减少 CH 合成，同时加速 LDL 分解代谢，还可抑制 VLDL 合成。显著降低血清 TC、LDL-C 和 apo B，也在一定程度上降低 TG，并轻度升高 HDL-C。

他汀类药物适用于高 CH 血症、混合性高脂血症及 ASCVD。目前国内临床常用的他汀类药物和每天剂量范围：洛伐他汀（lovastatin，10~80mg），辛伐他汀（simvastatin，5~40mg），普伐他汀（pravastatin，10~40mg），氟伐他汀（fluvastatin，10~40mg），阿托伐他汀（atorvastatin，10~80mg），瑞舒伐他汀（rosuvastatin，10~20mg）。

应用他汀类药物后，少数患者可出现转氨酶升高、肌痛、肌炎及血清肌酸激酶升高，极少数可发生横纹肌溶解而致急性肾衰竭。可更换他汀类药物种类、减少剂量、隔日服用或更换非他汀类药物。他汀类药物不宜与环孢素、雷公藤、环磷酰胺、大环内酯类抗生素以及吡咯类抗真菌药（如酮康唑）等合用。儿童、孕妇、哺乳期和准备生育的妇女不宜服用。长期应用他汀类药物有增加新发糖尿病的风险。

2. **前蛋白转化酶枯草溶菌素 9（PCSK9）抑制剂**　通过抑制 PCSK9 阻止 LDL 受体降解，从而促进 LDL-C 的清除。目前获批上市的有依洛尤单抗（evolocumab）和阿利西尤单抗（alirocumab）。依洛尤单抗 140mg 或阿利西尤单抗 75mg，每两周 1 次皮下注射，安全性和耐受性好，最常见的副作用包括注射部位发痒和流感样症状。此外，PCSK9 小干扰 RNA 可直接与编码 PCSK9 蛋白的 mRNA 结合，通过 RNA 干扰作用抑制肝生成 PCSK9 蛋白，降低血液中 LDL-C 水平。此类药物英克司兰钠（inclisiran）已在我国获批上市，注射一剂疗效可维持半年，属于超长效 PCSK9 抑制剂，安全性和耐受性好，最常见的副作用是注射部位的不适。

3. **肠道 CH 吸收抑制剂**　依折麦布（ezetimibe）作用于小肠细胞刷状缘，抑制胆固醇吸收。适用于高 CH 血症和以 TC 升高为主的混合性高脂血症，单独或与他汀类药物联合使用。推荐剂量为 10mg，每天 1 次。常见不良反应为一过性头痛和消化道症状。妊娠期和哺乳期禁用。

4. **普罗布考**（probucol）　促进 LDL 通过非受体途径清除，降低 TC 和 LDL-C。适用于高 CH 血症，尤其是家族性高 CH 血症（FH）和黄色素瘤患者。常用剂量为 0.5g，每天 2 次口服。常见不良反应为恶心，偶见 QT 间期延长。室性心律失常、QT 间期延长、低血钾、妊娠期和哺乳期患者禁用。

5. **胆酸螯合剂**　在肠道内与胆汁酸不可逆结合，阻断胆汁酸的肠肝循环，促使胆汁酸随粪便排出，减少 CH 的重吸收。适用于高 CH 血症和以 TC 升高为主的混合性高脂血症。临床常用制剂和每天剂量范围：考来烯胺（cholestyramine，4~16g），考来替泊（colestipol，5~20g），考来维仑（colesevelam，1.875~4.375g）。与他汀类药物联用可明显提高降脂疗效。常见不良反应为恶心、呕吐、腹胀、腹痛、便秘。可干扰其他药物的吸收，如叶酸、地高辛、贝特类、他汀类、抗生素、甲状腺素及脂溶性维生素等。异常 β 脂蛋白血症和血清 TG>4.5mmol/L 为绝对禁忌证。

6. **贝特类**　激活过氧化物酶体增殖物激活受体 α（PPARα），降低血清 TG、升高 HDL-C 水平，促进 VLDL 和 TG 分解以及 CH 的逆向转运。适用于高 TG 血症和以 TG 升高为主的混合性高脂血症。临床常用制剂:非诺贝特(fenofibrate,0.1g,每天 3 次,或微粒型 0.2g 每天 1 次);苯扎贝特(bezafibrate,0.2g,每天 3 次,或缓释型 0.4g 每晚 1 次)。常见不良反应与他汀类药物类似。贝特类能增强抗凝药物作用,联合使用时须调整抗凝药物剂量。禁用于肝肾功能不良者、儿童、妊娠期和哺乳期妇女。

7. **烟酸类** 抑制脂肪组织中脂肪酶活性、减少游离脂肪酸入肝、减少 VLDL 分泌。适用于高 TG 血症和以 TG 升高为主的混合性高脂血症。烟酸(nicotinic acid)推荐剂量为 1～2g,每天睡前 1 次,建议从小剂量(0.375～0.5g/d)开始,4 周后增至推荐剂量。烟酸类衍生物阿昔莫司(acipimox)0.25g,每天 1～3 次,餐后口服。大剂量使用时可降低 TC、LDL-C 及 TG,升高 HDL-C。常见不良反应包括面部潮红、瘙痒和胃肠道症状,偶见肝功能损害、高尿酸血症等。阿昔莫司副作用较少。

8. **高纯度鱼油制剂** 鱼油主要成分为 ω-3 脂肪酸(omega-3 fatty acid),包括二十碳五烯酸(EPA)和二十二碳六烯酸(DHA)等,通过减少 TG 合成与分泌、增加 TG 从 VLDL 颗粒中清除,降低 TG 水平。适用于高 TG 血症和以 TG 升高为主的混合性高脂血症。不良反应少见。有出血倾向者禁用。

9. **其他调脂药物**

(1)三磷酸腺苷柠檬酸裂解酶抑制剂:贝派度酸(bempedoic acid)属于胆固醇合成抑制剂,用于治疗 LDL-C 不达标的杂合子型家族性高 CH 血症(HeFH)或 ASCVD 患者。总体安全性、耐受性好。

(2)血管生成素样蛋白 3 抑制剂:依维库人单抗(evinacumab)通过结合血管生成素样蛋白 3,抑制其功能,增加脂肪酸的分解和胆固醇的清除,在美国被批准用于治疗纯合子家族性高 CH 血症(HoFH)。

10. **中药** 中医学认为高脂血症的主要病机是脾、肾、肝等脏腑功能紊乱,导致气机郁滞、痰浊化生、瘀阻脉络。治疗基本原则是化痰、活血、理气。具有调脂作用的中药有山楂、苦丁、绞股蓝、石菖蒲等,可选用具有降脂作用的中成药有血脂康、脂必妥、蒲参胶囊等。中药可与其他调脂药物联用。

11. **调脂药物的选择和联合应用** 调脂药物的选择和联合方案的制订须依据患者血脂异常的分型、药物调脂作用机制以及药物的其他作用特点等。药物联合应用的优势在于提高血脂达标率和降低不良反应发生率。

(1)高 CH 血症:首选他汀类,如中等强度他汀治疗 LDL-C 不达标或不耐受,可考虑联合应用依折麦布或 PCSK9 抑制剂。如双联药物治疗 LDL-C 仍不达标,可采用他汀类联合依折麦布和 PCSK9 抑制剂三联药物治疗。联合方案可实现 LDL-C 快速达标,总体安全及耐受性良好,心血管获益证据充分。

(2)高 TG 血症:可选用贝特类、烟酸类或 ω-3 脂肪酸。当血清 TG≥1.7mmol/L 时,首先应用治疗性生活方式干预。对于严重高 TG 血症(空腹 TG≥5.6mmol/L)患者,应采用贝特类、高纯度 ω-3 脂肪酸、烟酸类药物之间的两种或以上联合。

(3)混合型高脂血症:如以 TC 与 LDL-C 增高为主,首选他汀类;如以 TG 增高为主,首选贝特类。如 TC、LDL-C 与 TG 均显著升高,可考虑他汀类与贝特类或 ω-3 脂肪酸联合用药,他汀类与贝特类联用时,可明显改善血脂谱,但发生不良反应概率增加,应从小剂量开始并严密监测肌酶和肝酶。由于大剂量 ω-3 脂肪酸可增加出血风险,不宜长期应用。

(四)其他治疗措施

1. **脂蛋白血浆置换** 是 FH 的重要辅助治疗措施,可使 LDL-C 降低 55%～70%。最佳治疗频率为每周 1 次。也用于极个别对他汀类药物过敏或不能耐受的严重难治性高胆固醇血症者。该治疗价格昂贵,有创且存在感染风险。

2. **手术治疗** 对极严重的高胆固醇血症,如 HoFH 或对药物无法耐受的严重高胆固醇血症患者,可考虑手术治疗,包括部分回肠末段切除术、门腔静脉分流术及肝移植术等。

（五）**治疗过程的监测**　调脂治疗一般是长期的，甚至是终身的。对不同个体来说，同一治疗措施或药物的疗效和副作用差异很大，应严密监测血脂水平及其他相关指标。非药物治疗者，开始 3～6 个月应复查血脂，如达标则继续非药物治疗，但仍须每 6～12 个月复查 1 次。首次服用调脂药物者，应于用药 4～6 周内复查血脂、转氨酶及肌酸激酶；如血脂达标且无不良反应，逐步减为每 3～6 个月复查 1 次；如治疗 1～3 个月血脂仍未达标，应调整药物剂量或种类，或联合应用不同作用机制的调脂药物。每次调整药物种类或剂量均须在 4～6 周内复查血脂、转氨酶及肌酸激酶。

【预防和预后】　血脂异常的预防措施主要包括普及健康教育，提倡均衡饮食，增加体力活动及体育运动，预防肥胖，避免不良生活习惯，并与肥胖症、糖尿病及心血管疾病等慢性病防治工作的宣教相结合。经积极的综合治疗，本病预后良好。

（赵家军）

本章思维导图

第十一章 | 肥胖症

肥胖症(obesity)是一种由遗传、环境等多种因素相互作用引起的以体内脂肪过度蓄积为特征的慢性代谢性疾病。肥胖症是高血压、糖尿病、心脑血管疾病、肿瘤等慢性非传染性疾病的重要危险因素和病理基础。肥胖症及其相关疾病不仅严重损害患者的身心健康,影响生活质量,还可能缩短预期寿命。在全面提升国民健康水平,实现人民健康与经济社会协调发展的过程中,我们需要重视肥胖症的防治,推进健康中国建设。

【流行病学】 世界肥胖地图报告,2020年全球肥胖症患者人数达9.88亿,占人口总数的14%,2035年全球肥胖人数预计高达20亿,人数占比升至24%。中国是全世界肥胖发病率升高速度最快的国家之一。全国统计数据(2015—2019年)显示,6岁以下儿童的超重率为6.8%、肥胖率为3.6%;6~17岁儿童和青少年的超重率为11.1%、肥胖率为7.9%;成人(≥18岁)的超重率为34.3%、肥胖率为16.4%。我国居民超重率和肥胖率呈现出城市高于农村,东、中、西部地区依次降低的特征。

【分类】 按病因和发病机制,肥胖症可分为原发性和继发性两大类。原发性肥胖症不由特定疾病、药物使用或其他明确病因引起,这种类型的肥胖症最常见。而继发性肥胖症是由特定的病理生理状况引起,如库欣综合征、原发性甲状腺功能减退及皮质类固醇使用等。

依据脂肪分布部位,肥胖可分为中心性肥胖(腹型肥胖)和周围性肥胖(皮下脂肪型肥胖)。中心性肥胖以脂肪主要分布于腹部为特征,内脏脂肪增加,腰部增粗,呈现"苹果形"肥胖,多见于男性。周围性肥胖以脂肪积聚于股部、臀部等处为特征,呈现"梨形"肥胖,多见于女性。

根据是否伴发的代谢性心血管危险因素(高血糖、高血压和血脂异常),肥胖可分为代谢正常性肥胖和代谢异常性肥胖。与代谢正常性肥胖患者相比,代谢异常性肥胖患者有较高的肥胖相关并发症发病风险。

【病因和发病机制】 原发性肥胖症通常是由能量摄入持续超过能量消耗而引起的,是遗传、环境、社会及心理等多种因素相互作用的结果。

1. **遗传因素** 肥胖症有家族聚集倾向,大部分原发性肥胖症为多基因遗传,是多种微效基因作用叠加的结果,如体脂量和肥胖症相关基因(*FTO*)、黑皮质素4受体基因(*MC4R*)等。部分肥胖症由单基因突变引起,如Laurence-Moon-Biedl综合征和Prader-Willi综合征等遗传综合征。新近发现了数种单基因突变引起肥胖,如瘦素(*LEP*)、瘦素受体(*LEPR*)、阿黑皮素原(*POMC*)、激素原转换酶-1(*PCSK1*)、黑皮素4受体(*MC4R*)及过氧化物酶体增殖物激活受体γ(*PPARG*)等基因。

目前认为"节俭基因学说"是肥胖发生的重要机制。人类在食物短缺的情况下能有效利用能源生存下来,在食物丰富时可引起(腹型)肥胖和胰岛素抵抗。节俭基因(腹型肥胖易感基因)是多个基因构成的组合,包括β₃肾上腺素能受体、激素敏感性脂肪酶、PPARγ、PCSK1、胰岛素受体底物-1(IRS-1)等基因。

2. **环境因素** 摄入过多热量和缺乏运动是导致肥胖症患病率增加的主要环境因素。膳食模式也有一定影响,动物源性食品、深加工食品、含糖饮料及油炸食品等高糖高脂食品消费量激增显著增加肥胖的风险。吸烟、饮酒、睡眠及生物钟节律紊乱等也增加肥胖发生风险。生命早期宫内不良环境的暴露(如宫内异常的代谢环境、胎儿期母体营养不良及电磁场暴露等)和出生低体重通过影响胎儿期或婴幼儿早期的内分泌代谢系统,使儿童和青少年期更易发生肥胖。此外,多种环境内分泌干扰物,如邻苯二甲酸盐、二噁英及多氯联苯等,通过阻断激素受体或干扰激素信号的正常转导,引起或加重肥胖。

3. **社会心理因素** 社会经济地位影响饮食和运动选择,如经济困难者可能更多选择高热量食物。心理问题,如抑郁和焦虑,可能与饮食失衡相关,压力可能增加对高糖和高脂肪食物的偏好。

【病理生理机制】

1. **能量平衡和体重调节** 能量平衡和体重调节是由中枢和外周信号相互作用的复杂生理过程,由中枢神经系统、肝、脂肪、骨骼肌、胃肠道及胰腺等共同参与,受神经系统和内分泌系统双重调节。下丘脑是机体能量平衡调节的关键部位,下丘脑弓状核有各种食欲调节神经元,神经肽Y(NPY)和刺鼠相关蛋白(AgRP)可增加食欲,POMC和可卡因-苯丙胺调节转录物(CART)可抑制食欲。影响下丘脑食欲中枢的信号包括传入神经信号(以迷走神经为主,传入来自内脏的信息,如胃肠膨胀程度等)、激素信号(如瘦素、胰岛素、各种肠肽等)以及代谢产物(如葡萄糖)等。上述信号经过整合后通过神经-体液途径传出信号到靶器官,通过调控胃酸分泌量、胃肠排空速率、激素分泌及产热等,保持个体能量平衡。外周循环中参与能量代谢调节的重要激素包括:瘦素、脂联素、胰岛素、胃促生长素(ghrelin)、胰高血糖素样肽-1(GLP-1)、甘丙肽(galanin)、生长激素、甲状腺素及肾上腺素等。神经-体液调节途径的异常,可导致能量失衡,当摄入的能量持续超过消耗的能量时,会导致脂肪积累和体重增加,从而引发肥胖。

2. **脂肪组织和脂肪细胞** 人体脂肪组织分为三种,白色脂肪、棕色脂肪和米色脂肪,白色脂肪是人体中最常见的脂肪类型,主要负责储存能量。棕色脂肪的主要功能是能量消耗。米色脂肪,也称棕白色脂肪,是介于白色和棕色脂肪之间的类型。它在静息状态下储存能量,而在寒冷或特定刺激下,能产生热量,促进能量消耗。交感神经兴奋作用于棕色脂肪组织,通过β-肾上腺素能受体引起脂肪分解产生热量。脂肪细胞是一种高度分化的细胞,可以贮存和释放能量,而且能分泌数十种脂肪细胞因子、激素或其他调节物,包括瘦素、抵抗素(resistin)、脂联素(adiponectin)、肿瘤坏死因子-α(TNF-α)、血浆纤溶酶原激活物抑制物-1(PAI-1)、血管紧张素原及游离脂肪酸(FFA)等,在机体代谢和内环境稳定中发挥重要作用。肥胖患者的脂肪细胞数量增多(增生型)和/或体积增大(肥大型),伴脂肪组织炎症反应如吞噬细胞和其他免疫细胞浸润,脂肪因子分泌增多,出现胰岛素抵抗和低度的系统炎症(C反应蛋白、白介素-6、TNF-α等因子轻度升高)。

3. **"调定点"上调** 体重调定点是人体通过调控食欲和能量消耗来保持体重稳定的生理机制。当体重偏离设定点,人体会自动调整以恢复平衡。然而,长期高热量和高脂肪饮食引起肥胖,持续体重增加可引起体重调定点不可逆升高,即调定点上调。可逆性体重增加是脂肪细胞增大的结果,当引起体重增加的原因去除后,脂肪细胞缩小,体重恢复。不可逆性体重增加是脂肪细胞数目增加和体积增大的结果,体重恢复困难。

4. **其他** 此外,年龄、炎症和肠道菌群失调也与肥胖密切相关。随着年龄增长,新陈代谢率降低,导致能量过剩转化为脂肪。同时,年龄增长影响激素水平引发肥胖,特别是围绝经期女性,雌激素下降易导致腹部肥胖。肥胖、炎症反应与胰岛素抵抗密切相关,互相影响,形成恶性循环。肠道菌群失调产生的内毒素血症也是引发炎症反应、导致肥胖的重要因素。

【临床表现】 肥胖症可见于任何年龄和性别,多有进食过多和/或运动不足,常有肥胖家族史。轻度肥胖症多无症状;中重度肥胖症可引起气急、关节痛、肌肉酸痛,以及焦虑、忧郁等,发生肥胖相关并发症或伴发症;严重肥胖症患者可出现自卑、抑郁等精神心理问题。肥胖者的体型通常呈现出脂肪堆积明显的特征,如腹部、臀部、大腿和上臂等部位的脂肪明显增多。

【肥胖相关并发症】 肥胖症是多种疾病的基础疾病,常与糖耐量异常或糖尿病、血脂异常、脂肪肝、高血压及冠心病等疾病同时存在。肥胖症还可伴随或并发阻塞性睡眠呼吸暂停综合征、张力性尿失禁、胃食管反流综合征、胆囊疾病、高尿酸血症和痛风、骨关节病、静脉血栓、生育功能受损(女性出现多囊卵巢综合征),以及导致某些肿瘤(女性乳腺癌、子宫内膜癌,男性前列腺癌、结肠和直肠癌等)发病率增高等,且麻醉或手术并发症增多。

【诊断与鉴别诊断】

（一）**诊断**　详细询问病史,包括个人饮食、生活习惯、体力活动、病程、家族史、有无引起肥胖的用药史、有无心理障碍等,有无引起继发性肥胖疾病史如库欣综合征、甲状腺功能减退症等。并发症和伴发病须进行相应检查,如糖尿病、血脂异常、高血压等。

肥胖症的评估包括测量身体肥胖程度、体脂含量及脂肪分布。常用的测量方法如下。

1. **体重指数**（body mass index,BMI）　$BMI(kg/m^2)$=体重(kg)/[身高(m)]²。我国成人超重和肥胖的判定标准:BMI 18.5~23.9kg/m² 为正常,24.0~27.9kg/m² 为超重,≥28.0kg/m² 为肥胖。BMI 不能准确地描述体内脂肪的分布情况,不能区分脂肪和肌肉的含量,肌肉发达的人往往容易被误判。

2. **体重**（body weight,BW）　理想体重(kg)= 身高(cm)–105 或[身高(cm)–100]×0.9（男性）或 ×0.85（女性）。理想体重 ±10.0% 为正常,超过理想体重 10.0%~19.9% 为超重,超过理想体重 20.0% 为肥胖。

3. **腰围**　受试者站立位,双足分开 25~30cm,使体重均匀分配,在髂前上棘与第 12 肋下缘连线的中点水平,绕腹部一周的长度。男性腰围≥90cm、女性腰围≥85cm 作为中心性肥胖的切点。腰围是 WHO 推荐的用于评价中心性肥胖的首选指标。

4. **腰臀比**（waist/hip ratio,WHR）　臀围:测量环绕臀部的骨盆最突出点的周径。WHO 建议 WHR 男性>0.9,女性>0.85 诊断为中心性肥胖。但腰臀比相近的个体体重可以相差很大,该指标和腹部内脏脂肪堆积的相关性低于腰围。

5. **腰围身高比**（waist to height ratio,WHtR）　是腰围除以身高的比值,WHtR 大于 0.5,反映腹部脂肪积累过多。

6. **体脂含量**　是指人体内脂肪组织的总量,通常以百分比表示。男性的理想体脂含量通常在 10% 到 20% 之间,女性的理想体脂含量通常在 20% 到 30% 之间。

7. **CT 或 MRI**　测量皮下脂肪厚度或内脏脂肪量,是评估体内脂肪分布最准确的方法,但不作为常规检查。

（二）**鉴别诊断**　继发性肥胖症主要根据原发病的临床表现和实验室检查特点进行诊断。常见的继发性肥胖如下。

1. **库欣综合征**　向心性肥胖,常有满月脸、水牛背,内脏脂肪明显增加而四肢相对较瘦,血皮质醇增高或正常。

2. **下丘脑性肥胖**　脂肪分布以面、颈部及躯干部显著,皮肤细嫩,手指尖细,常伴有智力减退、性腺发育不良、尿崩症、甲状腺及肾上腺皮质功能不全等,头颅 CT 或 MRI 及内分泌功能测定有助于明确诊断。

3. **原发性甲状腺功能减退**　常伴基础代谢率明显降低,体重增加程度多为中度,可有黏液性水肿。甲状腺功能测定可鉴别。

4. **Laurence-Moon-Biedl 综合征**　常染色体隐性遗传病,婴儿期发病,表现为肥胖、智力低下、视网膜色素变性、多指/趾或并指/趾畸形及生殖器发育不良等。

5. **Prader-Willi 综合征**　染色体 15q11.2-q13 缺失所致。生长发育迟缓,身材矮小,手足小,智力低下。婴儿期喂养困难,语言发育差。儿童期因食欲旺盛进食过多、嗜睡导致肥胖。双额径窄,杏仁样眼睛,外眼角上斜,斜视。上唇薄,齿裂异常,小下颌,耳畸形。性腺发育不良,男性隐睾。

6. **药物**　抗精神病药、糖皮质激素等用药史。

【治疗】　治疗的关键是减少热量摄取及增加热量消耗。制订个体化减重目标极为重要。强调以饮食、运动等行为治疗为主的综合治疗,必要时辅以药物或手术治疗。继发性肥胖症针对原发病进行治疗。各种并发症及伴发病给予相应处理。

（一）**生活方式治疗**　通过健康教育使患者及其家属对肥胖症及其危害有正确认识,采取健康的生活方式,包括合理饮食和适量运动,并长期坚持,是治疗肥胖症最重要的措施。

1. **营养治疗** 是肥胖的最基本治疗方法,主要通过限制患者热量摄入,使摄入热量小于消耗。关键是限制碳水化合物和脂肪摄入量,同时供给充足的营养素,如必需氨基酸、维生素、矿物质等。尤其应注意足量蛋白质供给,以减少减重造成的蛋白质丢失。

首先要确定合适的热量摄入量,每日所需总热量 = 理想体重(kg)× 每千克体重所需热量(kcal/kg)(表7-11-1)。

表 7-11-1　成人每日热量供给量表　　　　　　　　　　　　单位:kcal/kg

体型	卧床	轻体力劳动	中体力劳动	重体力劳动
消瘦	30	35	40	40~45
正常	20~25	30	35	40
超重或肥胖	15~20	20~25	30	35

其次,须确定适当的营养素分配比例,分配原则是蛋白质占总热量的20%~25%,脂肪占25%~30%,碳水化合物占45%~60%。蛋白质应以优质蛋白为主(≥50%),如蛋、奶、肉、鱼及大豆蛋白质。摄入足够新鲜蔬菜和水果。尽量减少摄入高脂及油炸食品、高糖及含糖食物及饮料、深加工食品等,减少在外就餐及外卖点餐。

常用的减重膳食方案主要包括限制热量平衡膳食(calorie restrict diet,CRD)、低热量膳食(low calorie diet,LCD)、低碳水化合物膳食(low carbohydrate diet,LCD)、高蛋白质膳食(high protein diet,HPD)、轻断食膳食(intermittent fasting)及时间限制膳食(time-restricted feeding,TRF)等。

限制热量平衡膳食是在限制能量摄入的同时保证基本营养需求,应具有合理的营养素分配比例。CRD有3种方法:①在目标摄入量基础上按一定比例递减(减少30%~50%);②在目标摄入量基础上每日减少500kcal;③每日热量供给1 000~1 500kcal。该方法适用于所有需要控制体重者。

低热量膳食也称限制热量饮食,在满足蛋白质、维生素、矿物质、膳食纤维及水的基础上,适量减少脂肪和碳水化合物的摄取,成人每日摄入热量不低于1 000kcal。极低热量膳食指每日摄入400~800kcal热量,主要来自蛋白质,脂肪和碳水化合物摄入受到严格限制。该方法不适合妊娠期和哺乳期妇女及生长发育期的青少年。

低碳水化合物膳食是指膳食中碳水化合物供能比≤40%,脂肪供能比≥30%,蛋白质摄入量相对增加,限制或不限制总能量摄入的一类饮食。极低碳水化合物膳食以膳食中碳水化合物供能比≤20%为目标,生酮饮食是其一特殊类型。

高蛋白质膳食,每日蛋白质摄入量占总热量的20%~30%或1.5~2.0g/kg体重。该方法有助于改善单纯性肥胖伴血脂异常,适用于单纯性肥胖患者。

轻断食膳食,也称间歇式断食,指1周内5天正常饮食、其他2天(非连续)摄取平日热量的1/4的饮食模式。该方法有益于控制体重和改善代谢,不适用于存在低血糖风险、低血压及体质弱的患者,长期使用可能导致营养不良或酮症。

时间限制膳食是一种更为灵活的模式,要求人们在特定时间窗口内进食,而在其他时间完全不吃或只摄入非常少量的热量。如,一个常见的形式是16∶8,即每天有16小时的禁食和8小时的进食窗口。与其他模式相比,更易于让患者接受和坚持。

2. **运动干预** 合理的运动干预能减轻体重、改善血压、血脂及胰岛素抵抗,降低高血压、2型糖尿病及癌症的发生风险,降低全因死亡率和心血管疾病死亡率,提高肌肉质量和骨密度,以及减轻焦虑和抑郁,改善心理健康、认知健康及睡眠等。

运动方式和运动量应符合患者具体情况,注意循序渐进,有心血管并发症和肺功能欠佳的患者必须更为慎重,根据实际情况制订个体化运动处方。中重度以上肥胖患者常合并存在脂肪肝、2型糖尿病、高血压及冠心病等肥胖相关疾病,这些肥胖症患者运动时,应首先保证运动安全性。部分合并肥胖相关疾病的患者常需要服用药物,应指导患者合理安排服药时间和运动时间的间隔,以避免运动相关低血糖、低血压及脂肪肝加重等事件发生。

(二)药物治疗 药物治疗的适应证:①食欲旺盛,餐前饥饿难忍,每餐进食量较多;②合并高血糖、高血压、血脂异常及脂肪肝;③合并负重关节疼痛;④肥胖引起呼吸困难或有阻塞性睡眠呼吸暂停综合征;⑤BMI≥24kg/m² 有上述合并症情况,或 BMI≥28kg/m² 不论是否有合并症,经过 3～6 个月单纯控制饮食和增加活动量仍不能减重 5%,甚至体重仍有上升趋势者,可考虑用药物辅助治疗。下列情况不宜应用减重药物:①儿童;②妊娠和哺乳期妇女;③对该类药物有严重不良反应者;④有严重的心脏病、肝病或肾病的患者;⑤某些精神疾病的患者;⑥正在服用可能与减重药物产生相互作用的药物的患者。

1. 肠道脂肪酶抑制剂 奥利司他(orlistat)是胃肠道胰脂肪酶和胃脂肪酶抑制剂,减少脂肪的吸收。治疗早期有轻度消化系统副作用如肠胃胀气、大便次数增多及脂肪便等,可影响脂溶性维生素吸收,已有引起严重肝损害的报道,应引起警惕。推荐剂量为 120mg,每天 3 次,随餐服用。

2. 兼有减重作用的降糖药物 GLP-1 受体激动剂可通过抑制食欲、减少胃排空、促进白色脂肪棕色化发挥减重作用。代表药物为利拉鲁肽(liraglutide)和司美格鲁肽(semaglutide),已获批用于肥胖症的治疗。二甲双胍可促进组织摄取葡萄糖和增加胰岛素的敏感性,有一定的减重作用,但尚未获批用于肥胖症的治疗,其不良反应主要是胃肠道反应。此外,葡萄糖依赖性胰岛素释放肽(GIP)/GLP-1 双受体激动剂,如替尔泊肽(tirzepatide),已在我国获批用于成年肥胖症患者的治疗。

(三)外科治疗 外科治疗仅用于重度肥胖、减重失败而又有严重并发症患者。目前国内最常用的手术方式为腹腔镜胃袖状切除术,占 95% 以上。减重手术通过降低体重可显著降低严重肥胖患者的心血管死亡和全因死亡率。外科治疗可引起营养不良、贫血、消化道狭窄等,须严格把握适应证。术前应对患者全身情况进行充分评估和针对性处理,特别是并发糖尿病、高血压及心肺功能不全等的患者。

【预防】 肥胖症的发生与遗传和环境有关,环境因素的可变性为预防肥胖提供了可能性。应做好宣传教育工作,鼓励人们采取健康的生活方式。应早期发现有肥胖趋势的个体,并对高危个体进行个体化指导。预防肥胖应从儿童时期开始,尤其是加强对青少年的健康教育。

[附] 代谢综合征

代谢综合征(metabolic syndrome,MS)是指人体的蛋白质、脂肪及碳水化合物等物质发生代谢紊乱的病理状态,是一组复杂的代谢紊乱综合征。MS 的中心环节是肥胖和胰岛素抵抗。MS 是心脑血管疾病的危险因素,心血管事件的发生率及死亡风险是正常人群的 2～3 倍。我国 MS 发病率逐年升高,总体患病率已达 33.9%,加强该病的预防、早期诊断及干预是改善国民健康的迫切需要。

【病因和发病机制】 MS 是遗传与环境因素相互作用的结果。MS 各组分的发生发展过程密切相关、相互影响,可能存在共同的病理生理基础。胰岛素抵抗(insulin resistance,IR)是 MS 的中心环节,而肥胖(特别是中心性肥胖)与 IR 密切相关。IR 指胰岛素作用的靶器官(肝、肌肉、脂肪组织等)对胰岛素敏感性降低。在病程早期,机体为了克服 IR,代偿性分泌过多胰岛素,引起高胰岛素血症。IR 和高胰岛素血症与肥胖及 MS 的病理变化互为因果,关系错综复杂。肥胖引起 IR 的机制与脂肪细胞来源的激素/细胞因子水平异常有关,如游离脂肪酸(FFA)、肿瘤坏死因子-α(TNF-α)、瘦素、抵抗素及纤溶酶原激活物抑制物-1(PAI-1)等的增多及脂联素的不足。

IR 通过多种直接或间接机制参与 MS 相关疾病的发生。①2 型糖尿病(T2DM):IR 状态下,胰岛 β 细胞通过代偿性分泌胰岛素维持血糖正常,当胰岛 β 细胞出现功能缺陷,导致 IR 失代偿时,则发生 T2DM。②高血压:高胰岛素血症刺激交感神经,增加心排血量,引起血管收缩和平滑肌增殖,肾对钠的重吸收增加等。③血脂异常:IR 状态下,胰岛素抑制 FFA 释放的作用减弱,极低密度脂蛋白(VLDL)合成增加,脂蛋白脂肪酶(LPL)活性降低,使乳糜颗粒(CM)和 VLDL 分解减少。富含 TG 的脂蛋白（CM 和 VLDL）增加,在胆固醇酯转运蛋白（CETP）和肝脂酶（HL）作用下小而密的 LDL（sLDL）生成增加。富含 TG 的脂蛋白增加也使 HDL（特别是 HDL-2）减少。TG 增加、sLDL 增加及 HDL 降低是 MS 血脂异常的特征。④血管内皮细胞功能异常:IR 状态下,血糖增高、sLDL 增加、脂肪因子水平异常引起血管内皮细胞释放 NO 减少和血管舒张功能降低。⑤血液凝溶异常:IR 状态下,纤维蛋白原、血管性血友病因子（vWF）及 PAI-1 增加,抗血小板聚集作用降低,引起高凝状态。⑥慢性低度炎症状态:肥胖相关代谢病理变化引起促炎性细胞因子增多、急性期反应产物增加及炎症信号通路激活,发生慢性低度炎症反应。

IR 并非 MS 发生的唯一机制。MS 人群并不一定都有 IR,而有 IR 的人群也不一定都发生 MS,提示这种心血管病多种代谢危险因素集结在个体的现象,可能具有更为复杂或多元的病理基础。

【临床表现】　MS 的临床表现即其所包含各个疾病及其并发症、伴发病的临床表现,这些疾病可同时或先后出现。各疾病的临床表现,如肥胖症、血脂异常、糖尿病、高血压、冠心病和脑卒中等,分别见于相应章节。

【诊断】　代谢综合征诊断标准为具备以下 3 项或更多项:①腹型肥胖（即中心性肥胖）:腰围男性≥90cm,女性≥85cm;②高血糖:空腹血糖≥6.1mmol/L（110mg/dl）或糖负荷后 2 小时血糖≥7.8mmol/L（140mg/dl）和/或已确诊为糖尿病并治疗者;③高血压:血压≥130/85mmHg 和/或已确诊为高血压并治疗者;④空腹 TG≥1.7mmol/L（150mg/dl）;⑤空腹 HDL-C<1.04mmol/L（40mg/dl）。

【防治】　防治 MS 的主要目标是预防心血管病,对已有心血管病者须预防心血管事件再发。原则上先采用生活方式干预,如果不能达到目标,则应对各种危险因素进行药物治疗。

1. 生活方式干预　合理饮食、适当运动、减轻体重及戒烟是防治 MS 的基础措施。

2. 药物治疗　针对各种组分如糖尿病、高血压、血脂异常和肥胖等,选用相应药物治疗,控制达标。

3. 治疗目标　①体重:在 1 年内减轻 7%～10%,争取 BMI 和腰围正常化。②血压:糖尿病患者<130/80mmHg,非糖尿病患者<140/90mmHg。③LDL-C<2.6mmol/L、TG<1.7mmol/L、HDL-C>1.04mmol/L（男）或 1.3mmol/L（女）。④空腹血糖<6.1mmol/L、糖负荷后 2 小时血糖<7.8mmol/L 及 HbA1c<7%。

本章思维导图

（赵家军）

第十二章 | 水、电解质代谢和酸碱平衡失常

生物细胞的活动和代谢都必须在液态环境中进行。正常情况下,机体体液及其组分的波动范围很小,以保持体液容量、电解质、渗透压和酸碱度等的相对恒定。炎热、剧烈运动、某些疾病、创伤、感染等因素可引起机体内外环境发生变化,如机体代偿则内环境保持相对稳定,若失代偿则引起体液的代谢紊乱,造成水、电解质和酸碱平衡失调,重者可危及生命。

正常人的总体液量占体重的百分比随年龄增长而下降(表 7-12-1)。体液分布在细胞内外,其总量的 2/3 为细胞内液(约占体重的 30%~40%),细胞内液对维持细胞生理功能具有重要作用,但细胞内液的量及其中所含物质的交换均需细胞外液才能进行。细胞外液包括血浆和组织间液,二者维持动态平衡,其中血浆是血容量的主要成分。

表 7-12-1　水占体重的百分比　　　　　　　　　　　　　　　　单位:%

人群分类	总水量	细胞内液	血浆	组织间液
婴儿	75	45	4	26
成年男性	60	40	5	15
成年女性	50	35	4	11

成人每日需水量约 1 500~2 500ml,机体摄入的水分绝大部分来源于饮水及食物中的水,少量来源于体内代谢过程产生的内生水(300ml/d)。当有效循环血容量减少、体液高渗或口腔黏膜干燥时,刺激下丘脑的渴感中枢,引起口渴而增加水的摄入,当摄入量达到一定程度后,渴感消失。水的排泄主要依赖于抗利尿激素、醛固酮和肾的调节,汗液及呼吸也起部分调节作用:肾的日排水量约 800~1 000ml,皮肤排出量约 500ml,肠道排出量约 100~150ml,呼吸道排出量约 350ml。在上述调节机制作用下,机体每日摄入量与排出量达到平衡。

体液中的溶质分为电解质和非电解质两类。细胞外液的主要电解质有 Na^+、Cl^-、HCO_3^-;细胞内液的主要电解质有 K^+ 和 HPO_4^{2-}。血浆渗透压可用冰点渗透压计测定,或用下列公式计算:血浆渗透压 $[mOsm/(kg \cdot H_2O)]$=2×(血 Na^++血 K^+)+血糖+尿素氮(单位均为 mmol/L)。血浆渗透压正常范围为 280~310mOsm/(kg·H_2O),低于 280mOsm/(kg·H_2O)为低渗,高于 310mOsm/(kg·H_2O)为高渗。由于尿素氮能自由通过细胞膜,不能构成细胞外液的有效渗透压,因此在计算血浆有效渗透压时亦可省略尿素氮,血浆有效渗透压 $[mOsm/(kg \cdot H_2O)]$=2×(血 Na^++血 K^+)+血糖。Na^+ 为血浆中的主要阳离子,占血浆阳离子总量的 92% 左右,其含量占总渗透压比例的 50%,是维持血浆渗透压平衡的主要因素。

在水、电解质和酸碱平衡失常诊疗过程中,应详细分析病史、体征和实验室检查结果等,必要时立即复查或追踪观察化验结果,严密观察病情变化,分清主次、轻重、缓急,给予及时而恰当的处理。

第一节 | 水、钠代谢失常

水、钠代谢失常相伴发生。临床上多分为失水(water loss)、水过多(water excess)、低钠血症(hyponatremia)和高钠血症(hypernatremia)等,单纯性水(或钠)增多或减少较少见。

一、失水

失水是指体液丢失所造成的体液容量不足。根据水和电解质（主要是Na^+）丢失的比例和性质，临床上将失水分为高渗性失水、等渗性失水和低渗性失水。

【病因】

（一）高渗性失水

1. 摄水不足　①昏迷、创伤、拒食、吞咽困难、淡水供应断绝；②脑外伤、脑卒中等致渴感中枢迟钝或渗透压感受器不敏感。

2. 失水过多

（1）经肾丢失：①中枢性或肾性尿崩症；②糖尿病酮症酸中毒、高渗性昏迷、高钙血症等；③长期鼻饲高蛋白流质等所致的溶质性利尿（鼻饲综合征）；④使用高渗葡萄糖溶液、甘露醇、山梨醇、尿素等脱水药物或非溶质性利尿药。

（2）肾外丢失：①大量出汗；②烧伤开放性治疗丢失大量低渗液；③哮喘持续状态、过度换气、气管切开等使肺呼出的水分增多2～3倍。

（3）水向细胞内转移：剧烈运动或惊厥等使细胞内小分子物质增多，渗透压增高，水转入细胞内。

（二）等渗性失水

1. 消化道丢失　呕吐、腹泻、胃肠引流或肠梗阻等致消化液丢失。

2. 皮肤丢失　大面积烧伤、剥脱性皮炎等渗出性皮肤病变。

3. 组织间液贮积　胸、腹腔炎性渗出液的引流，反复大量放胸、腹水等。

（三）低渗性失水

1. 补充水分过多　高渗性或等渗性失水时补充水分过多。

2. 肾丢失　①过量使用噻嗪类、呋塞米等排钠性利尿药；②肾小管中存在大量不被吸收的溶质（如尿素），抑制钠和水的重吸收；③失盐性肾炎、急性肾衰竭多尿期、肾小管性酸中毒、糖尿病酮症酸中毒；④肾上腺皮质功能减退症。

【临床表现】

（一）高渗性失水

1. 轻度失水　失水多于失钠，细胞外液量减少，渗透压升高。当失水量达体重的2%～3%时，渴感中枢兴奋，刺激抗利尿激素释放，水重吸收增加，尿量减少，尿比重增高。如伴有多饮，一般不造成细胞外液容量不足和渗透压异常；如伴渴感减退，可发生高渗性失水。

2. 中度失水　当失水量达体重的4%～6%时，醛固酮分泌增加和血浆渗透压升高，此时口渴严重，咽下困难，声音嘶哑；有效循环容量不足，心率加快；皮肤干燥、弹性下降；进而因细胞内失水出现乏力、头晕、烦躁。

3. 重度失水　当失水量达7%～14%时，脑细胞失水严重，出现神经系统症状如躁狂、谵妄、定向力失常、幻觉、晕厥和脱水热。当失水量超过15%时，可出现高渗性昏迷、低血容量性休克、尿闭及急性肾衰竭，死亡率高。

（二）等渗性失水及低渗性失水　等渗性失水时，有效循环血容量和肾血流量减少，出现少尿、口渴，重者血压下降，但渗透压基本正常。低渗性脱水早期即发生有效循环血容量不足和尿量减少，但无口渴；重者导致细胞内低渗和细胞水肿。临床上，依据缺钠的程度大致分轻、中、重三度。

1. 轻度失水　当每千克体重缺钠8.5mmol（血浆钠130mmol/L左右）时，血压可在100mmHg以上，患者有疲乏、无力、尿少、口渴、头晕等。尿钠极低或测不出。

2. 中度失水　当每千克体重丢失钠在8.5～12.0mmol（血浆钠120mmol/L左右）时，血压降至100mmHg以下，表现为恶心、呕吐、肌肉挛痛、手足麻木、静脉下陷及直立性低血压。尿钠测不出。

3. 重度失水　当每千克体重丢失钠在12.8～21.0mmol（血浆钠110mmol/L左右）时，血压降至80mmHg以下，出现四肢发凉、体温低、脉细数等休克表现，并伴木僵等神经症状，严重者昏迷。

【诊断与鉴别诊断】 根据病史(钠摄入不足、呕吐、腹泻、多尿、大量出汗等)可推测失水的类型和程度,再结合必要的实验室检查确诊。如高热、尿崩症多考虑高渗性失水;呕吐、腹泻多考虑低渗性或等渗性失水。三种失水的比较见表7-12-2。

表7-12-2 三种失水的比较

临床表现	高渗性失水	等渗性失水	低渗性失水
脱水外貌	不明显	较明显	很明显
口渴	明显	有	无
肌肉挛痛	无	有	有
精神状态	烦躁、谵妄	烦躁或淡漠	淡漠、嗜睡
体温	升高	正常或稍低	正常或稍低
血压	正常,严重者下降	降低	降低,严重者休克
尿量	很少	减少	正常,严重者减少
尿钠	正常	减少	明显减少
血钠	>145mmol/L	130~145mmol/L	<130mmol/L
血液浓缩	+	+~++	++~+++
血浆渗透压	>310mOsm/(kg·H_2O)	正常	<280mOsm/(kg·H_2O)
失水、失钠与血浆浓度	失水>失钠	平衡	失水<失钠

注:通常指中度以上失水。

【防治】 积极治疗原发病,避免不适当的脱水、利尿、鼻饲高蛋白饮食等,依据失水的类型、程度和机体情况,决定补液方案。

(一)**补液总量** 应包括已丢失液体量及继续丢失的液体量两部分。

1. **已丢失量** 有4种计算方法。

(1)依据失水程度估算:轻度失水相当于体重的2%~3%;中度失水相当于体重的4%~6%,即2 400~3 600ml;重度失水相当于体重的7%~14%,更重者可达15%以上。

(2)依据原体重量估算:30~40ml/kg。

(3)依据血钠浓度计算:有3种计算方法,适用于高渗性失水。

1)丢失量 = 正常体液总量 − 现有体液总量。正常体液总量 = 原体重 ×0.6,现有体液总量 = 正常血清钠 ÷ 实测血清钠 × 正常体液总量。

2)丢失量 =(实测血清钠 − 正常血清钠)× 现体重 ×0.6/ 正常血清钠。

3)丢失量 = 现体重 ×K×(实测血清钠 − 正常血清钠)。系数 K 在男性为 4,在女性为 3。

(4)依据血细胞比容:适用于估计低渗性失水的失水量。可按下列公式计算:补液量(ml)=[(实测血细胞比容 − 正常血细胞比容)/正常血细胞比容]× 体重(kg)×200,正常血细胞比容:男性=0.48,女性=0.42。

2. **继续丢失量** 指就诊后发生的继续丢失量,包括生理需要量(约1 500ml/d)及继续发生的病理丢失量(如大量出汗、肺呼出、呕吐等)。

以上的公式计算只能大概反映机体的失水量。临床实践中,应根据患者的实际情况适当增减。

(二)**补液种类** 高渗、等渗和低渗性失水均有失钠和失水,仅程度不一,均需要补钠和补水。通常,高渗性失水补液中含钠液体约占 1/3,等渗性失水补液中含钠液体约占 1/2,低渗性失水补液中含钠液体约占 2/3。

1. **高渗性失水** 补水为主,补钠为辅。经口、鼻饲者可直接补充水分,经静脉者可补充 5% 葡萄糖溶液、5% 葡萄糖氯化钠溶液或 0.9% 氯化钠溶液。适当补钾及碱性液。

2. 等渗性失水　补充等渗溶液为主,首选 0.9% 氯化钠溶液,但长期使用可引起高氯性酸中毒。因为正常细胞外液的钠氯比值是 7∶5,0.9% 氯化钠溶液 1 000ml+5% 葡萄糖溶液 500ml+5% 碳酸氢钠液 100ml 的配方更符合生理需要。

3. 低渗性失水　补充高渗液为主。宜将上述配方中的 5% 葡萄糖溶液 500ml 换成 10% 葡萄糖溶液 250ml,必要时可再补充适量的 3%~5% 氯化钠溶液。补液量可按氯化钠 1g 含 Na^+ 17mmol 折算,但补充高渗液不能过快,一般以血钠每小时升高 0.5mmol/L 为宜。补钠量可参照下述公式计算:①补钠量 =(125mmol/L– 实测血清钠)×0.6× 体重(kg);②补钠量 =(142mmol/L– 实测血清钠)×0.2× 体重(kg)。0.6× 体重(kg)表示机体的体液总量,0.2× 体重(kg)表示细胞外液量。一般先补给补钠量的 1/3~1/2,复查生化指标后再确定后续治疗方案。

(三)补液方法

1. 补液途径　尽量口服或鼻饲,不足部分或中、重度失水者须经静脉补充。

2. 补液速度　宜先快后慢。重症者开始 4~8 小时内补充液体总量的 1/3~1/2,其余在 24~28 小时补完。具体的补液速度要根据患者的年龄,心、肺、肾功能和病情而定。

3. 注意事项　①记录 24 小时出入液体量;②密切监测体重、血压、脉搏、血清电解质和酸碱度;③急需大量快速补液时,宜采用鼻饲法补液;经静脉补充时应监测中心静脉压(<120mmH_2O 为宜);④宜在尿量>30ml/h 后补钾,一般浓度为 3g/L,当尿量>500ml/d 时,日补钾量可达 10~12g;⑤纠正酸碱平衡紊乱。

二、水过多和水中毒

水过多(water excess)是指机体摄入或输入水过多,以致水在体内潴留,引起血液渗透压下降和循环血量增多的一种病理状态。若过多的水进入细胞内,导致细胞内水过多则称为水中毒(water intoxication)。水过多和水中毒是稀释性低钠血症的病理表现。

【病因和发病机制】 多因水调节机制障碍,而又未限制饮水或不恰当补液引起。

1. 抗利尿激素代偿性分泌增多　其特征是毛细血管静水压升高和/或胶体渗透压下降,总容量过多,有效循环容量减少,体液积聚在组织间隙。常见于右心衰竭、缩窄性心包炎、下腔静脉阻塞、门静脉阻塞、肾病综合征、低蛋白血症、肝硬化等。

2. 抗利尿不适当综合征(SIAD)　详见本篇第四章第二节。其特征是体液总量明显增多,有效循环血容量和细胞内液增加,血钠低,无水肿。

3. 肾排泄水障碍　多见于急性肾衰竭少尿期、急性肾小球肾炎等致肾血流量及肾小球滤过率降低,而摄入水分未加限制时。水、钠滤过率低而肾近曲小管重吸收增加,水、钠进入肾远曲小管减少,水的排泄障碍(如补水过多更易发生),但有效循环血容量大致正常。

4. 肾上腺皮质功能减退症　盐皮质激素和糖皮质激素分泌不足使肾小球滤过率降低,在入水量过多时导致水潴留。

5. 渗透阈重建　肾排泄水功能正常,但能兴奋 ADH 分泌的渗透阈降低(如孕妇),可能与人绒毛膜促性腺激素分泌增多有关。

6. 抗利尿激素用量过多　见于本篇第四章第一节中枢性尿崩症治疗不当时。

【临床表现】

1. 急性水过多和水中毒　起病急,精神神经表现突出,如头痛、精神失常、定向力障碍、共济失调、癫痫样发作、嗜睡与躁动交替出现以至昏迷。也可呈颅内高压表现,如头痛、呕吐、血压增高、呼吸抑制、心率缓慢等。

2. 慢性水过多和水中毒　轻度水过多仅有体重增加;当血浆渗透压低于 260mOsm/(kg·H_2O)(血钠 125mmol/L)时,有疲倦、表情淡漠、恶心、食欲减退和皮下组织肿胀等表现;当血浆渗透压降至 240~250mOsm/(kg·H_2O)(血钠 115~120mmol/L)时,出现头痛、嗜睡、神志错乱、谵妄等神经精神症状；当血浆渗透压降至 230mOsm/（kg·H_2O）（血钠 110mmol/L）时，可发生抽搐或昏迷。血钠在 48 小时内迅速降至 108mmol/L 以下可致神经系统永久性损伤或死亡。

【诊断与鉴别诊断】 根据病史，结合临床表现及必要的实验室检查，即可诊断。

应注意与缺钠性低钠血症鉴别。水过多和水中毒时尿钠通常大于 20mmol/L，而缺钠性低钠血症时尿钠明显减少或消失。

【防治】 积极治疗原发病，记录 24 小时出入水量，控制水的摄入量和避免补液过多可预防水过多的发生或其病情的加重。

（一）轻症水过多和水中毒 限制进水量，使入水量少于尿量。适当服用依他尼酸或呋塞米等袢利尿药。

（二）急重症水过多和水中毒 保护心、脑功能，纠正低渗状态。

1. 高容量综合征 以脱水为主，减轻心脏负荷。首选呋塞米或依他尼酸等袢利尿药，如呋塞米 20～60mg，每天口服 3～4 次，急重者可用 20～80mg，每 6 小时静脉注射 1 次；依他尼酸 25～50mg，用 25% 葡萄糖溶液 40～50ml 稀释后缓慢静脉注射，必要时 2～4 小时后重复注射。有效循环血容量不足者要补充有效血容量，危急病例可采取血液超滤治疗，可用硝普钠、硝酸甘油等减轻心脏负荷。明确为抗利尿激素分泌过多者，除病因治疗，可选用利尿药、地美环素或碳酸锂治疗。

2. 低渗血症（特别是已出现精神神经症状者） 应迅速纠正细胞内低渗状态，除限水、利尿，应使用 3%～5% 氯化钠溶液，一般剂量为 5～10ml/kg，严密观察心肺功能变化，调节剂量及滴速，一般以分次补给为宜。治疗中注意纠正钾代谢失常及酸中毒。

三、低钠血症

低钠血症（hyponatremia）是指血清钠＜135mmol/L 的一种病理生理状态，与体内总钠量无关，可见于机体缺钠、水潴留或水与钠都潴留等不同情况。血钠可反映细胞外有效渗透压，并影响细胞内容量，因此低钠血症就是低渗透压的反映，又称为低钠性低渗综合征。

1. 缺钠性低钠血症 即低渗性失水。体内的总钠量和细胞内钠减少，血清钠浓度降低。见于胃肠道消化液丢失、皮肤水盐丢失、体腔转移丢失、肾性失钠、腹水引流等。

2. 稀释性低钠血症 即水过多，血钠被稀释。总钠量可正常或增加，细胞内液和血清钠浓度降低。见于精神性多饮、抗利尿激素分泌失调综合征、应激反应、肝硬化腹水等。

3. 转移性低钠血症 少见。机体缺钠时，钠从细胞外移入细胞内。总体钠正常，细胞内液钠增多，血清钠减少。

4. 特发性低钠血症 由于细胞内蛋白质分解消耗，细胞内渗透压降低，水由细胞内移向细胞外所致。多见于恶性肿瘤、肝硬化晚期、营养不良、年老体衰及其他慢性疾病晚期，亦称消耗性低钠血症。

5. 脑盐耗综合征（cerebral salt wasting syndrome，CSWS） 由于下丘脑或脑干损伤导致下丘脑与肾脏神经联系中断，导致远曲小管出现渗透性利尿，血钠、氯、钾降低，尿中含量增高。

任何存在神经系统受损的患者，在发生低钠血症时均应鉴别 CSWS 和 SIAD。前者血容量降低，伴有失水症状，血浆渗透压降低，尿钠和氯显著升高；后者血容量增多，血浆渗透压和中心静脉压降低，因此容量消耗是诊断 CSWS 的鉴别要点，血 AVP 升高可用于评价血容量减少的程度。

【诊断与鉴别诊断】 参阅低渗性失水、水过多和水中毒部分。高血糖是引起"假性低钠血症"最常见的原因之一，其他因素包括严重脂质异常血症、高蛋白血症等，对于高血糖因素引起者可计算校正血钠浓度 = 血钠测定值+2.4×（血糖-5.5）/5.5。

【治疗】 积极治疗原发病，并纠正电解质紊乱。

对于颅内疾病引起的 CSWS，可补充电解质和水，必要时应用 AVP 拮抗剂，如托伐普坦、考尼伐坦、莫扎伐普坦等。此外，可用氟氢可的松（fludrocortisone）0.05～0.1mg/次，每日 2 次，但不宜长期应用。

四、高钠血症

高钠血症(hypernatremia)是指血清钠>145mmol/L 的一种病理生理状态,机体总钠量可增高、正常或减少。

1. 浓缩性高钠血症　即高渗性失水,最常见。体内总钠减少,而细胞内和血清钠浓度增高。见于单纯性失水或失水多于失钠时。

2. 潴钠性高钠血症　较少见。主要因肾排泄钠减少和/或钠的入量过多所致,如右心衰竭、肾病综合征、肝硬化腹水、库欣综合征、原发性醛固酮增多症、颅脑外伤,以及急、慢性肾衰竭和补碱过多等。

3. 特发性高钠血症　较少见。本症分泌 AVP 的能力并未丧失,但是 AVP 释放的渗透压阈值提高,只有体液达到明显高渗状态时才能释放 AVP。

【临床表现和诊断】　浓缩性高钠血症的临床表现及诊断参阅高渗性失水部分。

潴钠性高钠血症以神经精神症状为主要表现,病情轻重与血钠升高的速度和程度有关。初期症状不明显,随着病情发展或在急性高钠血症时,主要呈脑细胞失水表现,如神志恍惚、烦躁不安、抽搐、惊厥、癫痫样发作、昏迷乃至死亡。

特发性高钠血症的症状一般较轻,常伴血浆渗透压升高。特发性高钠血症无明显脱水体征,持续高钠血症,机体仍有 AVP 分泌能力,肾小管对 AVP 仍有反应性。

【防治】　积极治疗原发病,限制钠的摄入量,防止钠输入过多。

早期补充足量的水分以纠正高渗状态,然后再酌情补充电解质。补液过速、降低高渗状态过快,可能引发脑水肿、惊厥、神经损害,从而导致死亡。浓缩性高钠血症的治疗参照高渗性失水部分。

潴钠性高钠血症除限制钠的摄入,可用 5% 葡萄糖溶液稀释疗法或鼓励多饮水,但必须同时使用排钠性利尿药。因这类患者多有细胞外容量增高,须严密监护心肺功能,防止输液过快、过多,以免导致肺水肿。上述方法未见效且病情加重者,可考虑应用 8% 葡萄糖溶液做透析疗法。

氢氯噻嗪和氯磺丙脲可缓解特发性高钠血症的症状。

第二节 │ 钾代谢失常

钾的主要生理作用是维持细胞的新陈代谢、调节渗透压与酸碱平衡、保持神经肌肉的兴奋性和心肌的正常功能。正常成年男性体内钾总量为 50～55mmol/kg,女性为 40～50mmol/kg。体内 98% 的钾分布在细胞内,2% 在细胞外,血钾仅占总量的 0.3%。

成人每日需钾约 0.4mmol/kg,即 3～4g 钾,主要来源于饮食,肉类、水果、蔬菜等均富含钾,普通膳食每日可供钾 50～100mmol。肾是排钾的主要器官,尿钾占 85%,粪和汗液分别排钾 10% 和 5%。肾有较好的排钠功能,但保钾能力差,即使不摄入钾,每日仍排钾 30～50mmol,尿钾排出量受钾的摄入量、远端肾小管钠浓度、血浆醛固酮和皮质醇的调节。细胞内液的钾约为细胞外液的 30～50 倍,这主要依赖于细胞膜上的 Na^+/K^+-ATP 酶,它以 3∶2 的比例将 Na^+ 转运出细胞并使 K^+ 进入细胞内,因此 Na^+/K^+-ATP 酶是维持细胞钾代谢平衡的重要因素。

一、钾缺乏和低钾血症

低钾血症(hypokalemia)是指血清钾<3.5mmol/L 的一种病理生理状态。造成低钾血症的主要原因是体内总钾量丢失,称为钾缺乏症(potassium depletion)。临床上,体内总钾量不缺乏,也可因稀释或转移到细胞内而导致血清钾降低;反之,虽然钾缺乏,但如血液浓缩,或钾从细胞内转移至细胞外,血钾浓度又可正常甚至增高。

【病因、分类和发病机制】

（一）缺钾性低钾血症 表现为体内总钾量、细胞内钾和血清钾浓度降低。

1. **摄入钾不足** 长期禁食、偏食、厌食，每日钾的摄入量<3g，并持续 2 周以上。

2. **排出钾过多** 主要经胃肠或肾丢失过多的钾。

（1）胃肠失钾：因消化液丢失而失钾，见于长期大量的呕吐（如幽门梗阻）、腹泻（如血管活性肠肽瘤、滥用泻药、霍乱等）、胃肠胆道引流或造瘘等。

（2）肾失钾：①肾疾病：急性肾衰竭多尿期、肾小管性酸中毒、失钾性肾病、尿路梗阻解除后利尿、Liddle 综合征；②内分泌疾病：原发性或继发性醛固酮增多症、库欣综合征、异位 ACTH 综合征等；③利尿药：如呋塞米、依他尼酸、布美他尼、氢氯噻嗪、美托拉宗、乙酰唑胺等排钾性利尿药，或甘露醇、山梨醇、高渗糖液等渗透性利尿药；④补钠过多致肾小管钠-钾交换加强，钾排出增多；⑤碱中毒或酸中毒恢复期；⑥某些抗生素，如青霉素、庆大霉素、羧苄西林、多黏菌素 B 等。

（3）其他原因所致的失钾：如大面积烧伤、放腹水、腹腔引流、透析、长期高温作业等。

（二）转移性低钾血症 因细胞外钾转移至细胞内引起，表现为体内总钾量正常，细胞内钾增多，血清钾浓度降低。见于：①代谢性或呼吸性碱中毒或酸中毒的恢复期，一般血 pH 每升高 0.1，血钾约下降 0.7mmol/L；②使用大量葡萄糖溶液（特别是同时应用胰岛素时）；③周期性瘫痪，如家族性低血钾性周期性瘫痪、Graves 病；④急性应激状态，可致肾上腺素分泌增多，促进钾进入细胞内；⑤棉籽油或氯化钡中毒；⑥使用叶酸、维生素 B_{12} 治疗贫血；⑦反复输入冷存洗涤过的红细胞，因冷存过程中可丢失钾 50% 左右，进入人体后细胞外钾迅速进入细胞内；⑧低温疗法使钾进入细胞内。

（三）稀释性低钾血症 细胞外液水潴留时，血钾浓度相对降低，机体总钾量和细胞内钾正常，见于水过多和水中毒，或过多过快补液而未及时补钾时。

【临床表现】 取决于低钾血症发生的速度、程度和细胞内外钾浓度异常的轻重。慢性轻型者的症状轻或无症状，急性而迅速发生的重型者症状往往很重，甚至致命。

（一）缺钾性低钾血症

1. **骨骼肌表现** 一般血清钾<3.0mmol/L 时，患者感疲乏、软弱、乏力；<2.5mmol/L 时，全身性肌无力，肢体软瘫，腱反射减弱或消失，甚而膈肌、呼吸肌麻痹，呼吸困难、吞咽困难，重者可窒息。可伴麻木、疼痛等感觉障碍。病程较长者常伴肌纤维溶解、坏死、萎缩和神经退变等病变。

2. **消化系统表现** 恶心、呕吐、厌食、腹胀、便秘、肠蠕动减弱或消失、肠麻痹等，重者肠黏膜下组织水肿。

3. **中枢神经系统表现** 萎靡不振、反应迟钝、定向力障碍、嗜睡或昏迷。

4. **循环系统表现** 早期心肌兴奋性增强，心动过速，可有房性、室性期前收缩；重者呈低钾性心肌病，心肌坏死、纤维化。心电图：血钾降至 3.5mmol/L 时，T 波宽而低，QT 间期延长，出现 U 波；重者 T 波倒置，ST 段下移，出现多源性期前收缩或室性心动过速；更严重者可因心室扑动、心室颤动、心搏骤停或休克而猝死。

5. **泌尿系统表现** 长期或严重失钾可致肾小管上皮细胞变性坏死，尿浓缩功能下降，出现口渴多饮和夜尿多；进而发生失钾性肾病，出现蛋白尿和管型尿等。

6. **酸碱平衡紊乱表现** 钾缺乏时细胞内缺钾，细胞外 Na^+ 和 H^+ 进入细胞内，肾远端小管 K^+ 与 Na^+ 交换减少而 H^+ 与 Na^+ 交换增多，故导致代谢性碱中毒、细胞内酸中毒及反常性酸性尿。

（二）转移性低钾血症 亦称为周期性瘫痪。常在半夜或凌晨突然起病，主要表现为发作性软瘫或肢体软弱乏力，多数以双下肢为主，少数累及上肢，重者累及颈部以上部位和膈肌，1～2 小时达高峰，一般持续数小时，个别可长达数日。

（三）稀释性低钾血症 主要见于水过多或水中毒时。

【诊断】 一般根据病史，结合血清钾测定可作出诊断。反复发作的周期性瘫痪是转移性低钾血症的重要特点，但其他类型的低钾血症均缺乏特异的症状和体征。特异的心电图表现（如低 T 波、QT

间期延长和 U 波)有助于诊断。病因鉴别时,要首先区分肾性(一般尿钾多>20mmol/L)或肾外性失钾;并对可能病因做相应的检查,必要时测定血浆肾素活性和醛固酮水平。一般情况下,血清钾水平可大致反映缺钾性低钾血症的缺钾程度(血清钾<3.5mmol/L 表示钾丢失达总量的 10% 以上)。

【防治】 积极治疗原发病,给予富含钾的食物。对缺钾性低钾血症者,除积极治疗原发病,应及时补钾。

在血容量减少、周围循环衰竭、休克致肾功能障碍时,除非有严重心律失常或呼吸麻痹等紧急情况,应待补充血容量、排尿达到 30～40ml/h 后,继续观察 6 小时,给予补钾。通常在尿量达 500ml/d 以上可予以补钾。

(一)补钾量 估计方法:①轻度缺钾:血清钾 3.0～3.5mmol/L,可补充钾 100mmol(相当于氯化钾 8g);②中度缺钾:血清钾 2.5～3.0mmol/L,可补充钾 300mmol(相当于氯化钾 24g);③重度缺钾:血清钾 2.0～2.5mmol/L 水平,可补充钾 500mmol(相当于氯化钾 40g)。但一般每日补钾以不超过 200mmol(相当于氯化钾 15g)为宜。

(二)补钾种类

1. 饮食补钾 肉、青菜、水果、豆类含钾量高,100g 约含钾 0.2～0.4g,而米、面约含钾 0.09～0.14g,蛋约含钾 0.06～0.09g。

2. 药物补钾 ①氯化钾:含钾 13～14mmol/g,最常用。②枸橼酸钾:含钾约 9mmol/g。③醋酸钾:含钾约 10mmol/g。枸橼酸钾和醋酸钾适用于伴高氯血症者(如肾小管性酸中毒)的治疗。④谷氨酸钾:含钾约 4.5mmol/g,适用于肝衰竭伴低钾血症者。⑤门冬氨酸钾镁溶液:含钾 3.0mmol/10ml、镁 3.5mmol/10ml,门冬氨酸和镁有助于钾进入细胞内。

(三)补钾方法

1. 途径 轻者给予富含钾的食物。口服补钾以氯化钾为首选;为减少胃肠道反应,宜将 10% 氯化钾溶液稀释于果汁或牛奶中餐后口服,或改用氯化钾控释片,或换用 10% 枸橼酸钾,或鼻饲补钾。严重病例须静脉滴注补钾。

2. 速度 一般静脉补钾的速度以 20～40mmol/h 为宜,不能超过 50～60mmol/h。

3. 浓度 常规静脉滴注法补钾,液体以含钾 20～40mmol/L 或氯化钾 1.5～3.0g/L 为宜。需要限制补液量和/或不能口服补钾的严重低钾患者,可行深静脉穿刺或插管,采用精确的静脉微量输注泵匀速输注。

(四)注意事项 ①补钾时须检查肾功能和尿量,尿量>500ml/d 或>30ml/h 则补钾安全;②低钾血症时将氯化钾加入生理盐水中静脉滴注,如血钾已正常,则将氯化钾加入葡萄糖溶液中静脉滴注,可预防高钾血症和纠正钾缺乏症,如停止静脉补钾 24 小时后血钾仍正常,可改为口服补钾(血钾 3.5mmol/L,仍缺钾约 10%);③对输注较高浓度钾溶液的患者,应持续心脏监护和每小时测定血钾,避免严重高钾血症和/或心脏停搏;④钾进入细胞内较为缓慢,细胞内外的钾平衡时间约 15 小时或更久,故应特别注意输注中和输注后的严密观察,防止发生一过性高钾血症;⑤难治性低钾血症须注意纠正碱中毒和低镁血症;⑥补钾后可加重原有的低钙血症,出现手足搐搦,应及时补给钙剂;⑦不宜长期使用氯化钾肠溶片,以免小肠处于高钾状态引发小肠狭窄、出血、梗阻等并发症。

二、高钾血症

高钾血症(hyperkalemia)是指血清钾浓度>5.3mmol/L 的一种病理生理状态,此时的体内钾总量可增多(钾过多)、正常或缺乏。急性高钾血症是指血清钾在数日内升高;慢性高钾血症是指在 1 年内高钾血症反复发作,往往存在慢性疾病基础,如慢性肾脏病、慢性心力衰竭、糖尿病、长期服用 RAAS 抑制剂等。

【病因和发病机制】

(一)钾过多性高钾血症 其特征是机体钾总量增多致血清钾过高。

1. **肾排钾减少**　主要见于肾小球滤过率下降和肾小管排钾减少。前者包括少尿型急性、慢性肾衰竭,后者包括肾上腺皮质功能减退症、低肾素性低醛固酮症、肾小管性酸中毒、氮质血症、长期使用潴钾性利尿药(螺内酯、氨苯蝶啶、阿米洛利等)、β受体拮抗剂、血管紧张素转换酶抑制剂、非甾体抗炎药等。

2. **摄入钾过多**　在少尿基础上,常因饮食钾过多、服用含钾丰富的药物、静脉补钾过多过快或输入较大量库存血或放射照射血等引起。

(二)转移性高钾血症　常由细胞内钾释放或转移到细胞外所致,少尿或无尿诱发或加重病情,但机体总钾量可增多、正常或减少。

1. **组织破坏**　细胞内钾进入细胞外液,如重度溶血性贫血,大面积烧伤、创伤,肿瘤接受大剂量化疗,血液透析,横纹肌溶解症等。

2. **细胞膜转运功能障碍**　①代谢性酸中毒时钾转移到细胞外,H^+进入细胞内,血pH降低,血清钾升高;②严重失水、休克致组织缺氧;③剧烈运动、癫痫持续状态、破伤风等;④高钾性周期性瘫痪;⑤使用琥珀胆碱、精氨酸等药物。

(三)浓缩性高钾血症　重度失水、失血、休克等致有效循环血容量减少,血液浓缩而钾浓度相对升高,多同时伴有肾前性少尿及排钾减少;休克、酸中毒、缺氧等使钾从细胞内进入细胞外液。

(四)假性高钾血症　由试管内溶血、静脉穿刺技术不良、血小板增多、白细胞增多等导致细胞内钾外移引起。

【临床表现】　高钾血症引起的临床症状主要与心肌、神经肌肉兴奋性降低相关,严重程度与血钾升高程度和速度以及是否合并其他电解质、水代谢紊乱有关。轻度高钾血症通常无临床症状,而急性的重度高钾血症则可能引起弛缓性麻痹、致死性心律失常,甚至心搏骤停等严重后果。

1. **心脏表现**　高钾血症主要影响心肌电生理活动,可表现为心电图改变、传导异常和心律失常。心电图是诊断高钾血症程度的重要参考指标:血清钾>6mmol/L时,出现基底窄而高尖的T波;7~9mmol/L时,PR间期延长,P波消失,QRS波群变宽,R波渐低,S波渐深,ST段与T波融合;>9~10mmol/L时,出现正弦波,QRS波群延长,T波高尖;进而心室颤动、蠕动。血压早期升高,晚期降低,出现血管收缩等类缺血症:皮肤苍白、湿冷、麻木、酸痛等。

2. **心脏外表现**　血钾轻度升高时,静息电位减小使神经肌肉兴奋性升高,表现为手足感觉异常、震颤或肌痛症状。严重高钾血症时,静息电位显著变小并接近阈电位水平,使快钠通道失活,肌细胞失去兴奋性,因此出现四肢软弱无力,甚至发生弛缓性麻痹。中枢神经系统可表现为烦躁不安或神志不清。高钾血症的其他表现还包括恶心、呕吐和腹痛等消化道症状。

【诊断与鉴别诊断】　有导致血钾增高和/或肾排钾减少的基础疾病,血清钾>5.3mmol/L即可确诊。根据血钾升高水平分为轻度(>5.3~5.5mmol/L)、中度(5.6~6.0mmol/L)和重度(>6.0mmol/L)高钾血症。血钾水平和体内总钾含量不一定呈平行关系:钾过多时,可因细胞外液水过多或碱中毒而使血钾不高;反之,钾缺乏时也可因血液浓缩和酸中毒而使血钾增高。诊断时须除外血液采样、送检等操作不当引起溶血所致的假性高钾血症,临床有怀疑时应重复送检以明确诊断,避免作出错误的临床处理。

【防治】　早期识别和积极治疗原发病,控制钾摄入,停用升高血钾的药物。高钾血症对机体的重要威胁是心脏抑制,治疗原则是迅速降低血钾水平,保护心脏。

(一)对抗钾的心脏抑制作用

1. **乳酸钠或碳酸氢钠液**　可碱化血液,促使钾离子进入细胞内;钠拮抗钾的心脏抑制作用;增加远端小管中钠含量和Na^+-K^+交换,增加尿钾排出量;Na^+增加血浆渗透压,从而扩容,稀释性降低血钾;Na^+有抗迷走神经作用,提高心率。在急危重症时,立即用11.2%乳酸钠液60~100ml(或4%~5%碳酸氢钠100~200ml)静脉滴注。注意事项:①注射中应注意防止诱发肺水肿;②乳酸钠或醋酸钠在肝内代谢成碳酸氢钠,因此肝病患者应慎用;③碳酸氢钠不能与葡萄糖酸钙混合使用,以免出现碳酸钙沉积。

2. **钙剂**　可对抗钾的心肌毒性。常用 10% 葡萄糖酸钙或 5% 氯化钙 10～20ml 加等量 25% 葡萄糖溶液，缓慢静脉注射。有心力衰竭者不宜同时使用洋地黄。钙离子并不能影响细胞内外液 K^+ 的分布，但可使静息膜电位与阈电位之间的差距增加，从而稳定心脏兴奋性，因此还须使用其他方法来降低血钾。

3. **葡萄糖和胰岛素**　使血清钾转移至细胞内。一般用 25%～50% 葡萄糖溶液，按每 3～4g 葡萄糖给予 1U 普通胰岛素，持续静脉滴注。

4. **选择性 $β_2$ 受体激动剂**　可促进钾转入细胞内。硫酸沙丁胺醇用法为 10～20mg，溶于 0.9% 氯化钠注射液 4ml，雾化吸入 10 分钟以上；或者 0.5mg 静脉推注 15 分钟以上。

5. **高渗盐水**　其作用机制与乳酸钠相似，常用 3%～5% 氯化钠溶液 100～200ml 静脉滴注，效果迅速，但可增加循环血容量、高氯性酸中毒、肺水肿，应慎用。若尿量正常，也可应用等渗盐水。

（二）促进排钾

1. **排钾性利尿药**　包括袢利尿药和噻嗪类利尿药。袢利尿药的排钾效果强于噻嗪类利尿药，袢利尿药中静脉给药的效果优于口服。两类利尿药联合使用效果较好，但肾衰竭时效果不佳。

2. **阳离子交换树脂**　该类药不被胃肠道吸收，以自身所含的钠离子或钙离子与结肠中的钾离子交换，减少钾离子吸收入血，促进钾离子通过粪便排出体外。聚苯乙烯磺酸钠，10～20g，每日口服 2～3 次；或 40g 加入 25% 山梨醇液 100～200ml 中保留灌肠。聚苯乙烯磺酸钙，每日 15～30g，分 2～3 次口服。可单独或并用 25% 山梨醇液口服，一次 20ml，每日 2～3 次，合用时应警惕结肠溃疡和坏死、电解质紊乱等风险。

3. **新型钾离子结合剂**　包括环硅酸锆钠和帕替罗姆（patiromer）；环硅酸锆钠是一种不可吸收的硅酸锆聚合物，在全胃肠道内高选择性地捕获钾离子，减少肠道内钾离子吸收，从而快速有效地降低血钾水平。起始剂量 10g，每日 3 次，口服，维持治疗阶段不宜超过 10g/d。不良反应主要是腹泻。帕替罗姆是一种不可吸收的球状有机聚合物，主要在钾离子浓度最高的远端结肠起作用。

4. **透析疗法**　血液透析适用于血钾持续 >6mmol/L 或心电图存在异常，且药物治疗效果差的患者，尤其适用于同时合并水负荷过重的心力衰竭患者。连续性静脉-静脉血液滤过适用于顽固性心力衰竭合并高钾血症。腹膜透析适用于需要血液透析降低血钾但血管通路建立困难的患者。

（三）减少钾的来源　①停止高钾饮食或含钾药物；②供给高糖高脂饮食或采用静脉营养，以确保足够热量，减少分解代谢所释放的钾；③清除体内积血或坏死组织；④避免应用库存血；⑤控制感染，减少细胞分解。

【预后】　血清钾水平与临床不良事件发生风险之间呈 U 形曲线关系，血钾 >5.3mmol/L 时患者死亡风险显著升高，高钾血症与死亡率增加相关（14%～41%）。

第三节　酸碱平衡失常

人体主要通过体液缓冲系统调节、肺调节、肾调节和离子交换调节 4 组缓冲对来维持及调节酸碱平衡。其中体液缓冲系统最敏感，包括碳酸氢盐系统、磷酸盐系统、血红蛋白及血浆蛋白系统，尤以碳酸氢盐系统最重要，正常时，碳酸氢盐 $[HCO_3^-]$/碳酸 $[H_2CO_3]$ 为 20∶1。肺调节一般在 10～30 分钟发挥作用，主要以 CO_2 形式排出挥发性酸。离子交换调节一般在 2～4 小时之后发挥作用。肾调节最慢，多在数小时之后发生，但其作用强而持久，且是非挥发性酸和碱性物质排出的唯一途径。体液缓冲系统和离子交换是暂时的，过多的酸性或碱性物质最终须依赖肺和肾的清除。如果体内酸和/或碱过多或不足，引起血液氢离子浓度改变，可导致酸碱平衡失常。

【酸碱平衡指标】　临床上主要测定 pH、呼吸性和代谢性因素三方面的指标。

1. **pH**　为 H^+ 浓度的负对数值。正常动脉血 pH 为 7.35～7.45，比静脉血约高 0.03，受呼吸和代谢双重因素的影响。pH>7.45 表示碱中毒；<7.35 表示酸中毒；7.35～7.45 有三种可能：①酸碱平衡

正常;②处于代偿期的酸碱平衡失常;③混合型酸碱平衡失常。单凭 pH 不能区别代谢性或呼吸性、单纯性或复合性酸碱平衡紊乱。人体的 pH 可耐受范围为 6.8~7.8。pH_{NR}(非呼吸性 pH)是血标本用 40mmHg 的 CO_2 平衡后测定的 pH,由于不受呼吸因素的影响,故可反映代谢性酸碱平衡情况。正常动脉血 pH_{NR} 为 7.40。

2. H^+ 浓度 正常动脉血的 H^+ 浓度为(40±5)nmol/L,H^+ 浓度与 pH 呈反对数关系。

3. 二氧化碳分压($PaCO_2$) 为溶解于动脉血中的 CO_2 所产生的压力。正常动脉血为 35~45mmHg,反映肺泡中的 CO_2 浓度,为呼吸性酸碱平衡的重要指标:增高表示通气不足,为呼吸性酸中毒;降低表示换气过度,属呼吸性碱中毒。代谢性因素可使 $PaCO_2$ 呈代偿性改变,代谢性酸中毒时 $PaCO_2$ 降低,代谢性碱中毒时升高。

4. 标准碳酸氢盐(standard bicarbonate,SB) 指在标准条件下所测得的 HCO_3^- 含量。标准条件是指在 37℃条件下,全血标本与 $PaCO_2$ 为 40mmHg 的气体平衡后,使血红蛋白完全氧合所测得的 HCO_3^- 含量。正常值为 22~26mmol/L。SB 不受呼吸因素的影响,反映 HCO_3^- 的储备量,是代谢性酸碱平衡的重要指标。SB 增加提示代谢性碱中毒,减低提示代谢性酸中毒。

5. 实际碳酸氢盐(actual bicarbonate,AB) 指在实际条件下所测得的 HCO_3^- 含量。AB 反映机体实际的 HCO_3^- 含量,故受呼吸因素的影响。

正常人 SB=AB=22~26mmol/L。SB 增高可能提示代谢性碱中毒或代偿后的呼吸性碱中毒。AB 与 SB 的差值反映呼吸因素对 HCO_3^- 影响的强度:AB>SB 表示 CO_2 潴留,提示呼吸性酸中毒;AB<SB 表示 CO_2 排出增多,提示呼吸性碱中毒;AB 与 SB 均低,而 AB=SB,提示失代偿的代谢性酸中毒;而 AB<SB 则可能为代偿后的代谢性酸中毒或代偿后的呼吸性碱中毒,也可能为代谢性酸中毒和呼吸性碱中毒并存;若 AB 与 SB 均高,AB=SB,提示失代偿的代谢性碱中毒;而 AB>SB 则可能为代偿后的代谢性碱中毒或代偿后的呼吸性酸中毒,也可能为代谢性碱中毒合并呼吸性酸中毒。

6. 缓冲碱(buffer base,BB) 是指血中能作为缓冲的总碱量,包括开放性缓冲阴离子(碳酸氢盐)、非开放性缓冲阴离子(血红蛋白、血浆蛋白、磷酸盐等)的总和。BB 只受血红蛋白浓度的影响,是反映代谢性酸碱平衡的另一指标,BB 减少表示酸中毒,增加表示碱中毒。

7. 碱剩余(base excess,BE)或碱缺乏(base deficit,BD) 指在温度为 37~38℃、CO_2 分压为 40mmHg 的标准条件下滴定血液标本,使 pH 等于 7.40 所消耗的酸量(BE)或碱量(BD),正常值(0±2.3)mmol/L。BE 说明 BB 增加,用正值表示;BD 说明 BB 减少,用负值表示。BE 表示代谢性碱中毒,BD 表示代谢性酸中毒;BE 和 BD 不受呼吸因素的影响。临床上常用的 BE 有全血 BE(BEb)和细胞外 BE(BEecf,BEHb5)两种。因血液血红蛋白(Hb)的变化可影响 BEb,故测定 BEb 时必须用实际的血液 Hb 浓度进行校正。

8. 二氧化碳结合力(CO_2CP) 是指血液中 HCO_3^- 和 H_2CO_3 中 CO_2 含量的总和,正常值 22~29mmol/L。CO_2CP 受代谢和呼吸双重因素的影响,减少可能为代谢性酸中毒或代偿后的呼吸性碱中毒,增多可能为代谢性碱中毒或代偿后的呼吸性酸中毒。

9. 阴离子间隙(anion gap,AG) 临床上常用可测定的阳离子减去可测定的阴离子之差表示,阴离子隙(mmol/L)=$(Na^+ + K^+) - (HCO_3^- + Cl^-)$,或 =$Na^+ - (HCO_3^- + Cl^-)$。AG 正常值 8~16mmol/L,>16mmol/L 常表示有机酸增多的代谢性酸中毒,<8mmol/L 可能是低蛋白血症所致。

【**酸碱平衡失常**】 体内产生或摄入的酸性或碱性物质超越了其缓冲、中和与排除的速度和能力,在体内蓄积,即发生酸碱平衡失常。早期由于 HCO_3^-/H_2CO_3 等的缓冲,尚能使其比值保持在 20:1,pH 和 H^+ 浓度维持在正常范围,称为代偿性酸中毒或碱中毒。当病情严重,代偿失效,$[HCO_3^-]/[H_2CO_3]$ 比值不能保持在 20:1,pH 和 H^+ 浓度超过正常范围时,则发生失代偿性酸中毒或碱中毒。

一、代谢性酸中毒

简称"代酸",见第五篇第十章慢性肾衰竭。

二、代谢性碱中毒

简称"代碱"。

【病因和发病机制】 大多数是由各种原因致肾小管 HCO_3^- 重吸收过多(如血容量不足、Cl^- 或钾丧失)引起。

(一)近端肾小管碳酸氢盐最大吸收阈增大

1. **容量不足性碱中毒** 呕吐、幽门梗阻、胃引流等致大量 HCl 丢失,而肠液中的 HCO_3^- 因未被胃酸中和而吸收过多,造成碱血症;血容量不足,肾重吸收钠和 HCO_3^- 增加,出现反常性酸性尿,血 HCO_3^- 和 pH 升高,导致容量不足性碱中毒。

2. **缺钾性碱中毒** 缺钾时,H^+ 转入细胞内,肾小管排 H^+ 增加,Na^+、HCO_3^- 重吸收增多,产生缺钾性代碱,多同时伴有 Cl^- 缺乏。

3. **低氯性碱中毒** ①胃液丢失造成一过性碱血症,由于肾小管细胞的 Cl^- 减少,Na^+、K^+、HCO_3^- 再吸收增加;②排钾性利尿药使排 Cl^- 多于排 Na^+;③原发性醛固酮增多症致低氯性碱中毒。上述情况经补氯后可纠正碱中毒,故称为"对氯有反应性碱中毒"。

4. **高碳酸血症性碱中毒** 慢性呼吸性酸中毒(如通气不足纠正过快,$PaCO_2$ 急剧下降)因肾重吸收 HCO_3^- 增加而致碱中毒。

(二)肾碳酸氢盐产生增加 进入终末肾单位的 Na^+ 增加,一方面促进肾泌酸,另一方面引起肾 HCO_3^- 产生增加(净酸排泌增加),造成肾性代碱。

1. **使用排钾保钠类利尿药** 使远端肾小管中钠盐增加。另外,利尿药还可造成血容量减少、低钾血症和低氯血症。

2. **盐皮质激素增加** 盐皮质激素过多促进肾小管 Na^+ 的重吸收,泌 H^+、泌 K^+ 增加可导致代碱。

3. **Liddle 综合征** 造成潴钠、排钾,导致肾性代碱。

(三)有机酸的代谢转化缓慢 是一过性代碱的重要原因。常见于糖尿病酮症酸中毒胰岛素治疗后,血液透析造成醋酸大量摄入等。

【代偿机制】 体内碱性物质增多,缓冲系统即刻将强碱转化为弱碱,使 HCO_3^- 消耗,而 H_2CO_3 增多,抑制呼吸中枢,肺通气减弱,CO_2 潴留,HCO_3^- 代偿性增加。肾碳酸酐酶活性减弱而 H^+ 形成和排泌减少,$NaHCO_3$ 重吸收也减少,使 $[HCO_3^-]/[H_2CO_3]$ 代偿性恢复到 20∶1,pH 正常。

【临床表现】 轻者被原发病掩盖。重者呼吸浅慢,由于蛋白结合钙增加、游离钙减少,碱中毒致乙酰胆碱释放增多,神经肌肉兴奋性增高,常有面部及四肢肌肉抽动、手足搐搦、口周及手足麻木。血红蛋白对氧的亲和力增加,致组织缺氧,出现头昏、躁动、谵妄乃至昏迷。伴低钾血症时,可表现为软瘫。

【诊断与鉴别诊断】 积极寻找和区别导致 H^+ 丢失或碱潴留的原发病因,确诊依赖于实验室检查。HCO_3^-、AB、SB、BB、BE 增加;如能除外呼吸因素的影响,CO_2CP 升高有助于诊断。尿电解质、pH、血管紧张素、醛固酮、促肾上腺皮质激素、皮质醇测定等有助于明确病因。失代偿期 pH>7.45,H^+ 浓度<35nmol/L;缺钾性碱中毒者的血清钾降低,尿呈酸性;低氯性者的血清氯降低,尿 Cl^->10mmol/L。

【防治】 轻、中度者以治疗原发病为主,循环血容量不足时用生理盐水扩容,低钾血症者补钾,低氯血症者给予生理盐水等。严重者亦应首选生理盐水。

避免碱摄入过多,应用排钾性利尿药或罹患盐皮质激素增多性疾病时注意补钾。

其他药物有:①氯化铵:可提供 Cl^-,且铵经肝转化后可提供 H^+。每次 1～2g,一日 3 次口服;必要时静脉滴注,补充量按每提高细胞外液 Cl^- 1mmol,补给氯化铵 0.2mmol,或每降低 CO_2CP 0.45mmol/L,每千克体重补给 2% 氯化铵 1ml 计算,用 5% 葡萄糖溶液稀释成 0.9% 等渗溶液,分 2~3 次静脉滴注,但不能用于肝功能障碍、心力衰竭和伴呼吸性酸中毒的患者。②稀盐酸:直接提供 Cl^- 和 H^+,一般 10% 盐酸 20ml 相当于氯化铵 3g,可稀释 40 倍,一日 4~6 次口服。③盐酸精氨酸:将 20g 精氨酸加入 500~1 000ml 配液中缓慢静脉滴注(持续 4 小时以上)。1g 精氨酸可补充 Cl^- 和 H^+ 各 4.8ml,适用于肝功能不全所致的代碱。④乙酰唑胺:对体液容量增加或水负荷增加的患者,碳酸酐酶抑制剂乙酰唑胺可使肾排出 HCO_3^- 增加。主要适用于心衰、肝硬化等容量负荷增加性疾病及噻嗪类利尿药所致代碱的治疗,亦适合呼吸性酸中毒合并代碱者。但代酸伴低钾血症、肾上腺皮质功能减退、肝昏迷、肾功能不全、肾结石患者不宜使用。

三、呼吸性酸中毒

简称"呼酸"。见第二篇第十六章呼吸衰竭相关内容。

四、呼吸性碱中毒

简称"呼碱"。

【病因和发病机制】 原发因素为过度换气。CO_2 的排出速度超过生成速度,导致 CO_2 减少,$PaCO_2$ 下降。

(一)中枢性换气过度

1. **非低氧因素所致** ①癔症等换气过度综合征;②脑部外伤或疾病:外伤、感染、肿瘤、脑血管意外;③药物中毒:水杨酸盐、副醛等;④体温过高、环境高温;⑤内源性毒性代谢产物:如肝性脑病、酸中毒等。

2. **低氧因素所致** ①高空、高原、潜水、剧烈运动等缺氧;②阻塞性肺疾病:肺炎、肺间质疾病、支气管阻塞、胸膜及胸廓疾病、肺气肿;③供血不足:心力衰竭、休克、严重贫血等。因缺氧刺激呼吸中枢而导致换气过度。

(二)外周性换气过度 ①呼吸机管理不当;②胸廓或腹部手术后,因疼痛而不敢深呼气;③胸外伤、肋骨骨折;④呼吸道阻塞突然解除;⑤妊娠或使用黄体酮等药物也可致换气过度。

【代偿机制】 CO_2 减少,呼吸浅而慢,使 CO_2 潴留,H_2CO_3 升高而代偿;当持续较久时,肾排 H^+ 减少,HCO_3^- 排出增多,HCO_3^-/H_2CO_3 在低水平达到平衡(代偿性呼碱)。

【临床表现】 主要表现为换气过度和呼吸加快。碱中毒可刺激神经肌肉兴奋性增高,急性轻者可有口唇及四肢发麻、刺痛,肌颤;重者有眩晕、昏厥、视物模糊、抽搐;可伴胸闷、胸痛、口干、腹胀等;在碱性环境中,氧合血红蛋白解离降低,组织缺氧,表现为脑电图和肝功能异常。

【诊断与鉴别诊断】 各种原因所致的呼碱的共同特点是换气过度。癔症所致的换气过度综合征常易引起注意,但高温、高热、高空、手术后等所致者易被忽视。确诊依赖于实验室检查:①$PaCO_2$ 降低,除外代谢因素影响的 CO_2 结合力降低,AB<SB;②失代偿期 pH 升高。

【防治】 主要是病因治疗,如心理疏导解除癔症患者的顾虑,合理给氧,加强呼吸机的管理,积极治疗原发病等。机械通气时调低呼吸频率和潮气量会使 pH 明显下降;用纸袋罩于口鼻外使患者吸回呼出的 CO_2 亦有一定作用;采取短暂强迫闭气法,含 5% CO_2 的氧气吸入法;乙酰唑胺每日 500mg 口服有利于排出 HCO_3^-。对持续时间较长患者,可试用 β 肾上腺素能受体拮抗剂减慢呼吸。急危重患者在有严格监视、抢救条件情况下,可用肌松剂阻断自主呼吸,然后气管插管进行辅助呼吸,以减慢呼吸速率和减少潮气量,但须对血 pH 和 $PaCO_2$ 进行密切监测。

五、混合型酸碱平衡障碍

在临床实践中,酸碱平衡失常几乎均为混合性,且随病情变化和治疗干预而不断改变(表 7-12-3)。

表 7-12-3　酸碱失衡类型判断

第一步	第二步	第三步	第四步
1. 高 HCO_3^- 高 $PaCO_2$ （或一高一正常）	（1）$PaCO_2 \times 0.6 > HCO_3^-$ 或 pH<7.4	代碱合并呼酸 呼酸	①呼酸合并代碱（$HCO_3^- > ^{\triangle\triangle}$） ②代偿性呼酸（$HCO_3^- = N$） ③失代偿性呼酸（$HCO_3^- < ^\triangle$） ④呼酸合并代碱（$HCO_3^- < ^\triangle$）
	（2）$PaCO_2 \times 0.6 = HCO_3^-$ 或 pH=7.4	呼酸 代碱	①～④ ⑤～⑧
	（3）$PaCO_2 \times 0.6 < HCO_3^-$ 或 pH>7.4	呼酸合并代碱 代碱	⑤代碱合并呼酸（$PaCO_2 > ^{\triangle\triangle}$） ⑥代偿性代碱（$PaCO_2 = N$） ⑦失代偿性代碱（$PaCO_2 < ^\triangle$） ⑧代碱合并呼酸（$PaCO_2 < ^\triangle$）
2. 高 HCO_3^- 低 $PaCO_2$		呼碱合并代酸 代碱合并呼碱	
3. 低 HCO_3^- 低 $PaCO_2$ （或一低一正常）	（1）$PaCO_2 \times 0.6 > HCO_3^-$ 或 pH<7.4	呼碱合并代酸 代酸	①代酸合并呼碱（$PaCO_2 > ^{\triangle\triangle}$） ②代偿性代酸（$PaCO_2 = N$） ③失代偿性代酸（$PaCO_2 > ^{\triangle\triangle}$） ④代酸合并呼碱（$PaCO_2 < ^\triangle$）
	（2）$PaCO_2 \times 0.6 = HCO_3^-$ 或 pH=7.4	代酸 呼碱	①～④ ⑤～⑧
	（3）$PaCO_2 \times 0.6 < HCO_3^-$ 或 pH>7.4	代酸合并呼碱 呼碱	⑤呼碱合并代酸（$HCO_3^- > ^{\triangle\triangle}$） ⑥代偿性呼碱（$HCO_3^- = N$） ⑦失代偿性呼碱（$HCO_3^- > ^{\triangle\triangle}$） ⑧呼碱合并代酸（$HCO_3^- < ^\triangle$）
4. 低 HCO_3^- 高 $PaCO_2$		呼酸合并代酸 代酸合并呼碱	

注：$^{\triangle\triangle}$ 预计代偿值的高值；$^\triangle$ 预计代偿值的低值；N:预计代偿值范围。

（一）**单因素混合型酸碱平衡失常**　致病因素为代谢性的或呼吸性的,有下列几种常见的组合方式。

1. **代偿性混合型酸碱平衡失常**　是指在代偿过程中出现的继发性酸碱平衡失常:①代酸伴代偿性呼碱:原发 HCO_3^- 减低,代偿导致继发性 H_2CO_3 减低,血 pH 下降（H^+ 浓度升高）;②代碱伴代偿性呼酸:原发 HCO_3^- 增高,代偿导致继发性 H_2CO_3 增高,血 pH 升高;③呼酸伴代偿性代碱:原发 $PaCO_2$ 增高,代偿导致继发性 HCO_3^- 增高,血 pH 下降;④呼碱伴代偿性代酸:原发 $PaCO_2$ 减低,代偿导致继发性 HCO_3^- 减低,血 pH 升高。

2. **加重性混合型酸碱平衡失常**　①混合型代酸,如糖尿病酮症酸中毒伴乳酸性酸中毒;②混合型代碱,如低钾性碱中毒合并低氯性碱中毒;③混合型呼酸,如慢性阻塞性肺气肿伴有脊柱弯曲畸形;④混合型呼碱,如胸外伤伴癔症换气过度综合征。

3. **抵消性混合型酸碱平衡失常**　①代酸并代碱,如糖尿病酮症酸中毒伴低钾性碱中毒;②呼酸并呼碱,如重症肺炎伴通气不足和高热所致的换气过度。

（二）**双因素混合型酸碱平衡**　指同时存在代谢性和呼吸性的致病因素。

1. **加重性混合型酸碱平衡失常** ①代酸并呼酸,如糖尿病酮症酸中毒伴严重肺部感染时,血 pH 明显下降,HCO_3^- 减少、$PaCO_2$ 升高;②代碱并呼碱时,血 pH 明显升高,HCO_3^- 增多,$PaCO_2$ 降低。

2. **抵消性混合型酸碱平衡失常** ①代酸并呼碱时,两种酸碱平衡紊乱互相抵消,血 pH 可正常、升高或降低,但 HCO_3^- 减少,$PaCO_2$ 降低;②代碱并呼酸时,两种酸碱度互相抵消,血 pH 可正常、升高或降低,但 HCO_3^- 增多,$PaCO_2$ 升高。

(三)三重酸碱失衡 如果 AG>16mmol/L,结合病史、临床表现等资料提示为代谢性酸中毒,诊断的前三步判断为呼吸性酸中毒+代谢性碱中毒或呼吸性碱中毒+代谢性碱中毒,则最终诊断是呼吸性酸中毒型三重酸碱失衡(代谢性酸中毒+呼吸性酸中毒+代谢性碱中毒)或呼吸性碱中毒型三重酸碱失衡(代谢性酸中毒+呼吸性碱中毒+代谢性碱中毒)。

(李　强)

本章思维导图

第十三章 | 高尿酸血症

高尿酸血症（hyperuricemia,HUA）是嘌呤代谢障碍所致的慢性代谢性疾病。临床上可分为两类，原发性多由先天性嘌呤代谢异常所致,常伴有肥胖、2型糖尿病、脂质异常血症、高血压、动脉硬化和冠心病等;继发性多由某些系统性疾病或药物所致。

我国HUA呈现逐年递增和年轻化趋势,总体患病率约为17.4%,男性高于女性,青少年HUA总患病率为33.6%。HUA存在地域差异性:南方高于北方,沿海高于内陆,经济发达地区高于欠发达地区。HUA已成为继糖尿病、高血压、脂质异常血症后的"第四高"。

【病因和发病机制】 尿酸是人体嘌呤代谢的产物。人体尿酸来源有两种,内源性为自身合成或核酸降解,约占体内总尿酸量的80%;外源性为摄入嘌呤饮食,约占体内总尿酸量的20%。正常情况下,人体每天尿酸的产生和排泄基本上保持动态平衡,凡导致血尿酸生成过多和/或排泄减少的因素均可以导致HUA。

嘌呤合成和代谢与尿酸形成途径见图7-13-1。

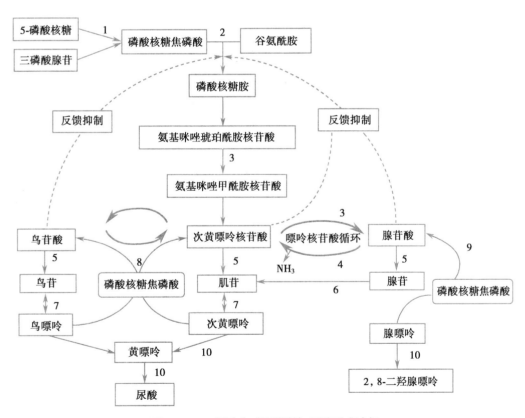

图 7-13-1　嘌呤合成和代谢与尿酸形成途径

1. 磷酸核糖焦磷酸(PRPP)合成酶;2. 磷酸核糖酰胺转移酶;3. 腺苷琥珀酸裂解酶;4. 腺苷酸脱氨酶;5. 5′-核苷酸酶;6. 腺苷脱氨酶;7. 嘌呤核苷酸化酶;8. 次黄嘌呤磷酸核糖转移酶(HPRT);9. 腺嘌呤磷酸核糖转移酶(APRT);10. 黄嘌呤氧化酶。

引自:《高尿酸血症相关疾病诊疗多学科共识》专家组. 中国高尿酸血症相关疾病诊疗多学科专家共识. 中华内科杂志,2017,56(3):235-248.

（一）原发性 HUA

1. **尿酸排泄减少** 80%～90% 的 HUA 具有尿酸排泄障碍，包括：①肾小管分泌减少，最为重要；②肾小球滤过减少；③肾小管重吸收增多；④尿酸盐结晶沉淀。

2. **尿酸生成增多** 由先天性嘌呤代谢障碍引起：①尿酸酶基因失活，是人类罹患 HUA 的主要原因；②尿酸合成过程中关键酶的基因缺陷；③尿酸转运关键离子通道的基因缺陷。

3. **混合型** 某些患者以上两种因素同时存在。

（二）继发性 HUA

主要病因有：①某些遗传性疾病，如 I 型糖原贮积症、莱施-奈恩（Lesch-Nyhan）综合征；②某些血液病，如白血病、多发性骨髓瘤、淋巴瘤及恶性肿瘤化疗或放疗后，因尿酸生成过多致 HUA；③慢性肾脏病，因肾小管分泌尿酸减少而使尿酸增高；④某些药物如呋塞米、依他尼酸、吡嗪酰胺、阿司匹林等均能抑制尿酸排泄而导致 HUA。

【临床表现】 高尿酸血症患者多于体检时化验发现，仅有血尿酸波动性或持续性增高，称为无症状性 HUA。较多患者伴有肥胖、2 型糖尿病、脂质异常血症、高血压、动脉硬化和冠心病等。从血尿酸增高至关节炎症状出现可长达数年至数十年。约有 5%～12% 的 HUA 患者最终会发展成为痛风（gout），出现反复发作的痛风性急性关节炎、间质性肾炎和痛风石，严重者伴关节畸形或尿酸性尿路结石。

【实验室和其他检查】

1. **血尿酸测定** 在正常嘌呤饮食状态下空腹采血，采用尿酸酶法测定。
2. **尿尿酸测定** 在正常嘌呤饮食期间收集尿液采用酶比色法进行测定。
3. **尿 pH** 尿液酸碱度主要采用复合 pH 指示剂法进行测定。

【诊断与分型诊断】

1. **诊断依据** HUA 的诊断标准为在正常嘌呤饮食状态下非同日两次空腹血尿酸水平超过正常上限值，即男性和绝经后女性血尿酸 $>420\mu mol/L$（7mg/dl），绝经前女性血尿酸 $>360\mu mol/L$（6mg/dl）。

2. **分型诊断** 低嘌呤饮食 5 天后，留取 24 小时尿检测尿尿酸水平，如果 24 小时尿尿酸排泄 $<600mg$（3.6mmol）则为尿酸排泄减少型，$\geqslant 800mg$（4.8mmol）则为尿酸产生过多型，其余为混合型。

考虑到肾功能对尿酸排泄的影响，可以用肌酐清除率（Ccr）校正，尿酸排泄分数（FEUA）=（血肌酐 ×24 小时尿尿酸）/（血尿酸 ×24 小时尿肌酐），$<7\%$ 为尿酸排泄不良型，$7\%～12\%$ 之间为混合型，$>12\%$ 为尿酸生成过多型。

【鉴别诊断】 应详细询问病史以排除其他系统性疾病及各种药物导致的血尿酸增高。继发性高尿酸血症或痛风具有以下特点：①儿童、青少年、女性和老年人更多见；②高尿酸血症程度较重；③40% 的患者 24 小时尿尿酸排出增多；④肾脏受累多见，痛风肾、尿酸结石发生率较高，甚至发生急性肾衰竭；⑤痛风性关节炎症状较轻或不典型；⑥有明确的相关用药史。

【治疗】 防治目的：①控制 HUA，预防尿酸盐沉积；②防治 HUA 相关的代谢性和心血管危险因素；③防治尿酸结石形成和肾功能损害。

（一）生活方式改变

生活方式改变是治疗 HUA 的核心，包括健康饮食、戒烟、戒酒、坚持运动和控制体重。饮食应以低嘌呤食物为主（如各种谷类制品、水果、蔬菜、牛奶、奶制品、鸡蛋），严格控制嘌呤含量高的食物（主要包括高果糖饮料、动物内脏、沙丁鱼、凤尾鱼、浓肉汤、啤酒、海味、肉类、豆类等）的摄入量。蛋白质摄入量限制在每日每千克标准体重 1g 左右。鼓励多饮水，使每日尿量在 2 000ml 以上，以增加尿酸的排泄。避免诱发因素和积极治疗相关疾病等。

（二）无症状 HUA 的治疗

尽管只有 5%～12% 的 HUA 最终发展成为痛风，但是 HUA 与许多传统的心血管危险因素相关联，大量流行病学研究已经证实 HUA 是心血管事件的独立危险因素和冠心病死亡的独立危险因素，高尿酸血症还可增加新发肾脏疾病风险并损害肾功能，因此应重视 HUA 的筛查与诊治。

无症状 HUA 合并心血管危险因素或心血管疾病（包括高血压、糖耐量减低或糖尿病、脂质异常血症、冠心病、脑卒中、心力衰竭或肾功能异常）时，血尿酸值＞480μmol/L（8mg/dl）给予药物治疗；无心血管危险因素或心血管疾病的HUA，血尿酸值＞540μmol/L（9mg/dl）给予药物治疗。鉴于HUA中因尿酸生成增多所致者仅占10%左右，绝大多数均由尿酸排泄减少引起。因此在选择治疗方案时，应综合考虑药物的适应证、禁忌证和HUA的分型。

无症状HUA治疗目标值：降尿酸治疗的目标是促进晶体溶解和防止晶体形成，需要使血尿酸水平低于单钠尿酸盐的饱和点，因此，血尿酸应＜360μmol/L（6mg/dl）。

1. **碱化尿液**　尿酸在酸性环境中不容易溶解，当尿pH小于6.0时须碱化尿液，防止尿酸盐在体内的沉积形成结石，可服用枸橼酸盐制剂、碳酸氢钠等。尿酸性肾结石、胱氨酸结石及低枸橼酸尿患者可服用枸橼酸盐制剂，一般用量9~10g/d。碳酸氢钠0.5~1.0g，每天3次，但不可剂量过大及长期应用，以防代谢性碱中毒、高血压、高钾血症等。在服用过程中应复查尿液pH，将尿pH维持在6.2~6.8最为合适。某些中草药如金钱草、青皮、陈皮等也有碱化尿液的作用。

2. **促进尿酸排泄的药物**　其作用机制是抑制肾近曲小管细胞顶侧刷状缘尿酸盐转运蛋白（URAT1），即抑制肾小管对尿酸的重吸收，促进尿尿酸排泄，从而降低血尿酸浓度。适用于肾功能正常、每日尿尿酸排泄不多的患者。这类药物有苯溴马隆（benzbromarone）、丙磺舒（probenecid）、磺吡酮（sulfinpyrazone）等。

苯溴马隆是临床常用的强效的促尿酸排泄药，成人起始剂量25~50mg/d，早餐后服用，1~3周后根据血尿酸水平调整剂量至50~100mg/d。肾功能不全时（Ccr＜60ml/min）剂量调整为50mg/d。不良反应可有胃肠不适、腹泻、皮疹。相对禁忌证是24小时尿尿酸排泄＞600mg（3.6mmol）或已有尿酸性结石形成者。

3. **抑制尿酸生成的药物**　其作用机制是竞争性地抑制黄嘌呤氧化酶，使次黄嘌呤、黄嘌呤合成尿酸受阻，能有效减少尿酸生成，从而降低血尿酸的浓度；动员沉积在组织中的尿酸盐，溶解痛风石。这类药物有别嘌醇（allopurinol）、非布司他（febuxostat）、奥昔嘌醇（oxipurinol）、托匹司他（topiroxostat）等。

别嘌醇成人50mg起始，一日1~2次，每周可递增50~100mg，至200~300mg/d，一日2~3次。每2周测血尿酸水平调量，最大量600mg/d。如Ccr＜60ml/min，则剂量调整为50~100mg/d，当Ccr＜15ml/min时禁用。非布司他20~80mg/d。

别嘌醇常见的不良反应为过敏，轻度过敏者（如皮疹）可以采用脱敏治疗；重度过敏者（迟发性血管炎，剥脱性皮炎）常致死，应禁用。*HLA-B*5801*等位基因显著增加超敏反应综合征（AHS）的发生风险，检测阴性才可用药。肾功能不全增加重度过敏的发生危险。其他不良反应为肝损害、血细胞进行性下降、腹泻、头痛、恶心和呕吐等。有研究显示，非布司他增加痛风患者心血管事件死亡风险。

4. **促进尿酸分解的药物**　该类药物的作用机制是催化尿酸氧化为水溶性更高的尿囊素从肾排泄，从而降低血尿酸水平。拉布立海（rasburicase）用于具有高危肿瘤溶解综合征的急性HUA尤其是化疗所致HUA，在化疗前或化疗早期使用。重组尿酸酶，如聚乙二醇尿酸酶（培戈洛酶，pegloticase）用于难治性HUA患者。该类药物不良反应有过敏反应、溶血、高铁血红蛋白血症。可用于治疗和预防具有高危肿瘤溶解综合征的血液恶性肿瘤病人的急性高尿酸血症，尤其适用于化疗引起的高尿酸血症病人。本品应在化疗前或化疗早期使用。

5. **辅助降低尿酸的药物**　氯沙坦用于高血压伴HUA患者，非诺贝特用于高甘油三酯血症伴HUA患者，SGLT2i或SGLT1/SGLT2双抑制剂（索格列净）用于2型糖尿病伴HUA患者，均有轻度的降尿酸作用。某些中药，如山慈菇、土茯苓、大黄、车前子、薏苡仁、苍术、金钱草、葛根等也具有一定的降低血尿酸作用。

6. **避免应用使血尿酸升高的药物**　如利尿药（尤其噻嗪类）、糖皮质激素、胰岛素、环孢素、他克莫司、尼古丁、吡嗪酰胺、烟酸等。阿司匹林对尿酸排泄具有双向调节作用，小剂量（＜2mg/kg）可减少尿酸排泄，大剂量（＞3mg/kg）则促进尿酸排泄。

7. 合并症及并发症防治 积极控制与血尿酸升高相关的代谢异常及心血管疾病危险因素,如脂质异常血症、高血压、高血糖、脂肪肝及肥胖等。

【预后】 HUA 总体预后良好,只有 5%～12% 的 HUA 最终会发展成为痛风,经过有效治疗后该比例大幅下降。中国学者基于非靶向代谢组学技术发现 7 种生物标志物(尿嘧啶、甘胆酸、甜菜碱、葫芦巴碱、哌啶酸、肉豆蔻酸、花生四烯酸),建立了风险预测模型,可预测 HUA 患者发生痛风的风险。许多研究显示,HUA 患者中合并慢性肾脏病的比例为 8.4%～13.3%,合并高血压的比例为 30.3%～47.2%,合并脂代谢紊乱的比例为 67%,合并糖尿病的比例为 12.2%,是代谢异常及心血管事件发生发展的独立危险因素,应高度重视,加强防治。

(李 强)

本章思维导图

第十四章 | 骨质疏松症

骨质疏松症(osteoporosis,OP)是一种由多种因素导致的以骨量(bone mass)降低和骨组织微结构破坏为特征的骨脆性增加的全身性骨病。按照病因可分为原发性和继发性两类。原发性包括绝经后骨质疏松症(postmenopausal osteoporosis,PMOP,I型)、老年性骨质疏松症(II型)和特发性骨质疏松症(青少年型)。PMOP一般发生在女性绝经后5~10年内;老年性OP一般指70岁以后发生的骨质疏松;特发性OP主要发生在青少年,病因尚未明。继发性OP是指由影响骨代谢的疾病、药物或其他明确病因导致的OP。本章主要介绍原发性OP。

【流行病学】 我国50岁以上人群OP患病率为19.2%,65岁以上为32.0%。尽管我国OP的患病率高,但知晓率及诊断率仍然很低。

【发病机制及危险因素】 OP是发病机制复杂的疾病,是遗传和环境因素交互作用的结果。为维持正常的生理功能,骨骼需要不断重复地进行时空偶联的骨吸收和骨形成,此过程称为骨重建。骨重建是一个持续的过程:破骨细胞在破骨过程降解局部骨质并形成吸收陷窝,随后由成骨细胞在骨形成过程中形成新骨并填充。成年前骨形成大于骨吸收,逐渐达到峰值骨量(peak bone mass,PBM);成年期骨重建平衡,维持骨量;此后随年龄增加,骨吸收大于骨形成,造成骨量丢失。骨重建受到内分泌激素、细胞因子及多条信号通路等多重因素的调控,任何导致骨吸收和骨形成失衡的因素都可能导致骨量减少、骨质疏松甚至骨折。

(一)骨吸收因素

1. **性激素缺乏** 雌激素水平降低会减弱对破骨细胞的抑制作用,导致骨吸收功能增强。绝经时间越早,雌激素缺乏越严重,骨丢失的量也越多。

2. **炎症介质** 增龄和雌激素缺乏使免疫系统持续低度活化,处于促炎症状态。炎症介质诱导巨噬细胞集落刺激因子和NF-κB受体激活蛋白配体(receptor activator of nuclear factor κB ligand,RANKL)的表达,刺激破骨细胞,造成骨量减少。

3. **活性维生素D缺乏和甲状旁腺激素(PTH)分泌增多** 由于高龄和肾功能减退等原因,导致肠钙吸收1,25-二羟维生素 D_3[1,25-$(OH)_2D_3$]生成减少,PTH代偿性分泌增多,导致骨转换加速和骨丢失。

4. **其他因素** 年龄相关的生长激素-胰岛素样生长因子轴功能下降、肌少症和体力活动减少可造成骨骼负荷减少,也会使骨吸收增加。

(二)骨形成因素

1. **峰值骨量降低** PBM是影响成年后骨量的重要因素,人体在30岁左右达到PBM。PBM主要由遗传因素决定,也与种族、脆性骨折家族史、发育、营养和生活方式等相关联。

2. **骨重建功能衰退** 成骨细胞的功能与活性缺陷导致骨形成不足和骨丢失,骨重建功能衰退可能是老年性OP的重要发病原因。

3. **骨质量下降** 骨质量主要与遗传因素相关,包括骨的几何形态、矿化程度、微损伤累积、骨矿质与骨基质的理化和生物学特性等。骨质量下降可导致骨脆性增加、骨折风险增高。

(三)危险因素 OP的危险因素分为不可控因素和可控因素。

1. **不可控因素** 种族、增龄、女性绝经、脆性骨折家族史等。

2. **可控因素** 不健康的生活方式,如体力活动减少、日晒少、过量饮用酒精或含咖啡的饮料、营养失衡、体重过低等,许多疾病和药物也可引起继发性OP(详见鉴别诊断)。

【临床表现】 初期通常没有明显的临床表现,但随着病情进展、骨量不断丢失、骨微结构破坏,患者会出现骨痛、脊柱变形,甚至骨质疏松性骨折。

1. **骨痛** 最常见的是不同程度、不同部位的骨骼疼痛,多无关节红肿及变形,常伴腰腿乏力,双下肢抽搐,弯腰、下蹲、翻身、行走等活动困难或受阻。

2. **身高缩短、脊柱变形** 严重 OP 者因椎体压缩性骨折,可出现身高变矮或脊柱驼背畸形等,身高如与年轻时相比缩短≥4cm 或较上一年缩短 2cm,应高度警惕 OP 可能。椎体骨折也可能导致胸廓畸形、腹部受压,影响心肺功能等。

3. **骨折** 轻微外力作用即可造成脆性骨折,如用力咳嗽、大笑均可导致骨折。常见部位为椎体(胸、腰椎)、肱骨近端、桡骨远端、肋骨、髋部(股骨颈、转子间)、踝部等。骨质疏松性骨折发生后,再骨折的风险显著增高。

4. **并发症** 驼背和胸廓畸形者常伴胸闷、呼吸困难,心肺功能下降,易合并心血管疾病和肺部感染。骨折后自理能力下降或丧失、活动受限,长期卧床加重骨丢失,使骨折极难愈合。对患者心理状态也会产生明显影响,如恐惧、焦虑、抑郁、自信心降低等。

【实验室和辅助检查】

(一) 实验室检查

1. **一般项目** 血常规、尿常规、肝肾功能、血钙、血磷、血碱性磷酸酶、25-羟维生素 D[25-hydroxyvitamin D_3,25-(OH)D]和 PTH 水平,以及尿钙、尿磷和尿肌酐等。

2. **骨转换标志物** 是指骨转换过程中产生的中间产物或酶类,分为骨形成指标和骨吸收指标两类,推荐血清 I 型原胶原 N-端前肽(procollagen type I N-prepeptide,P1NP)和血清 I 型胶原交联 C-末端肽(C-terminal telopeptide of type I collagen,CTX),分别为反映骨形成和骨吸收灵敏度较高的标志物。

3. 为进一步鉴别诊断的需要,可酌情选择以下检查:红细胞沉降率、性激素、甲状腺功能、尿游离皮质醇、血气分析、尿本周蛋白、血尿轻链等。

(二) 辅助检查

1. **骨密度** 骨密度是指单位体积或单位面积所含的骨量,测量方法较多,目前临床和科研常用的主要是双能 X 线吸收法(dual energy X-ray absorptiometry,DXA)、定量计算机断层成像(quantitative computed tomography,QCT)。DXA 是目前国内外公认的 OP 的诊断标准。

2. **其他影像学检查** 为了解椎体骨折情况或与其他继发性 OP 相鉴别,可酌情选择椎体 X 线、CT、MRI 甚至放射性核素骨扫描、骨髓穿刺、骨活检等检查。

【诊断与鉴别诊断】

(一) 诊断

1. **诊断线索** 多为老年人或绝经后女性,有不明原因的慢性腰背疼痛、身材变矮或脊椎畸形,存在 OP 危险因素如高龄、制动、低体重、长期卧床或服用糖皮质激素等。

2. **诊断标准** 诊断应根据临床病史、症状、体征、必要的辅助检查,排除各种原因引起的继发性 OP。OP 的诊断主要根据骨密度测量结果和/或脆性骨折判断。

(1) 基于骨密度测量的诊断:对于绝经后女性、50 岁及以上男性,建议参照 WHO 推荐的诊断标准(表 7-14-1)。DXA 测量的骨密度通常需要转换为 T 值用于诊断,T 值 =(骨密度的实测值 – 同种族同性别正常青年人峰值骨密度)/同种族同性别正常青年人峰值骨密度的标准差。

表 7-14-1 基于 DXA 测定骨密度的分类标准

诊断	T 值
正常	T 值≥-1.0
骨量减少	-2.5<T 值<-1.0
骨质疏松	T 值≤-2.5
严重骨质疏松	T 值≤-2.5+脆性骨折

对于儿童、绝经前女性和 50 岁以下男性,其骨密度水平的判断建议用同种族的 Z 值表示。Z 值 =(骨密度测定值−同种族同性别同龄人骨密度均值)/同种族同性别同龄人骨密度标准差。将 Z 值 ≤−2.0 视为"低于同年龄段预期范围"或低骨量。

（2）基于脆性骨折的诊断:OP 诊断标准见表 7-14-2。

表 7-14-2　骨质疏松症诊断标准

骨质疏松症诊断标准(符合以下三条之一者)
● 髋骨或椎体脆性骨折
● DXA 测定中轴骨骨密度或桡骨远端 1/3 骨密度 T 值≤−2.5
● 骨密度测量符合骨量减少(−2.5<T 值<−1.0)+肱骨近端、骨盆或前臂远端脆性骨折

（二）**鉴别诊断**　在诊断原发性 OP 之前,须排除继发性 OP,下列疾病和药物均可能导致继发性 OP。

1. **常见疾病**

（1）内分泌系统疾病:甲旁亢、甲亢、库欣综合征、性腺功能减退、糖尿病(1 型和 2 型)、垂体前叶功能减退、卵巢早衰(女性绝经年龄<40 岁)、神经性厌食等。

（2）血液系统疾病:多发性骨髓瘤、白血病、淋巴瘤、镰状细胞贫血和珠蛋白生成障碍性贫血、血友病等。

（3）风湿免疫性疾病:类风湿关节炎、系统性红斑狼疮、强直性脊柱炎、银屑病等。

（4）胃肠道疾病:炎症性肠病、吸收不良、乳糜泻、减重手术等。

（5）神经肌肉疾病:癫痫、肌萎缩、帕金森病、多发性硬化、脑卒中等。

（6）其他疾病:慢性代谢性酸中毒、终末期肾病、器官移植后骨病、慢性阻塞性肺疾病等。

2. **常见药物**　很多药物可影响骨代谢,从而引起 OP,如糖皮质激素、质子泵抑制剂、芳香化酶抑制剂、肿瘤化疗药、肝素、抗癫痫药、甲状腺素(过量)、促性腺激素释放激素类似物等。

【骨质疏松的防治】　OP 的预防应贯穿于生命全过程,绝不是成年期或老年期才关注。OP 的防治措施主要包括基础措施、药物干预和康复治疗。

（一）**基础治疗**

1. **调整生活方式**　包括加强营养、均衡膳食,保证充足的日照,规律运动,戒烟限酒,尽量避免或减少使用影响骨代谢的药物,避免跌倒等。

2. **钙剂和维生素 D**

（1）钙剂:不论何种 OP 均应补充适量钙剂,使每日元素钙的总摄入量达 800～1 200mg。每日膳食约摄入元素钙 400mg,尚需药物补充元素钙 500～600mg/d。常用的钙剂种类有碳酸钙、葡萄糖酸钙、枸橼酸钙等。

（2）维生素 D:除了充足的阳光照射,还可以口服普通维生素 D_2 或维生素 D_3。如存在肠道吸收不良或依从性较差,可使用维生素 D 肌内注射制剂。建议 OP 患者血清 25-(OH)D 水平长期维持在 30ng/ml 以上,但也要注意监测,避免 25-(OH)D 水平过高引起高钙血症。

（二）**抗骨质疏松药物**　有效的抗骨质疏松药物治疗可以增加骨密度、降低骨折的发生风险。按作用机制分为骨吸收抑制剂、骨形成促进剂、其他机制类药物等。

1. **骨吸收抑制剂**　包括双膦酸盐类、RANKL 单克隆抗体、降钙素、雌激素、选择性雌激素受体调节剂。

（1）双膦酸盐类:是目前临床上应用最为广泛的抗 OP 药物,它是焦磷酸盐的稳定类似物,其特征为含有 P-C-P 基团,与骨骼羟基磷灰石具有高亲和力,能够特异性结合到骨重建活跃部位,抑制破骨细胞功能,从而抑制骨吸收。目前用于治疗 OP 的双膦酸盐类药物主要包括:①阿仑膦酸钠:阿仑膦酸钠素片 10mg/片,口服,1 片/次,每日 1 次;或 70mg/片,口服,1 片/次,每周 1 次;阿仑膦酸钠维 D_3 片(含阿仑膦酸钠 70mg+ 维生素 D_3 2 800U 或 5 600U 的复合片剂)口服,1 片/次,每周 1 次。②唑来膦酸:唑来膦酸静脉注射剂,5mg 静脉滴注,每年 1 次。③其他双膦酸盐制剂:利塞膦酸钠、伊班膦酸钠、米诺膦酸等。双膦酸盐类药物总体安全性较好,但须关注胃肠道反应、一过性发热及骨痛等"类流感样"症状,以及肾功能损伤、颌骨坏死、非典型性股骨骨折等不良反应。治疗期间追踪疗效,并监测血钙、磷和骨转换标志物。

（2）RANKL 单克隆抗体:RANKL 与破骨细胞前体和成熟破骨细胞上的受体(RANK)相互作用,RANKL-RANK 相互作用促进破骨细胞的分化成熟和活化,开始骨吸收过程。地舒单抗(denosumab)是一种全人源单克隆抗体(IgG2 类),以高特异性和高亲和力与 RANKL 结合,阻止 RANKL 与其受体 RANK 结合,从而抑制破骨细胞形成和活化、减少骨吸收、增加骨密度。建议剂量 60mg,皮下注射,每半年 1 次。地舒单抗总体安全性良好,长期应用略增加颌骨坏死或非典型股骨骨折的风险。同时,应注意地舒单抗不存在药物假期,一旦停用,须序贯双膦酸盐类或其他药物,以防骨密度下降。

（3）降钙素:降钙素是一种钙调节激素,能抑制破骨细胞的活性和减少破骨细胞数量并增加骨量。此外,它还能有效缓解骨痛及用于治疗高钙血症。目前临床主要使用鲑降钙素和鳗鱼降钙素类似物依降钙素。主要制剂:①鲑降钙素:鲑降钙素鼻喷剂,鼻喷 200U,每日或隔日 1 次。鲑降钙素注射剂,每日 50U 皮下或肌内注射。②依降钙素注射剂:每次 20U 肌内注射,每周 1 次;依降钙素注射剂,每次 10U 肌内注射,每周 2 次。长期使用鲑降钙素与恶性肿瘤风险轻微增加相关,建议连续使用时间一般不超过 3 个月。

（4）雌激素:绝经激素治疗能预防绝经引起的骨转换加速和骨丢失,降低骨折的风险,可用于 PMOP 的预防和治疗。提倡女性 60 岁以前或绝经 10 年内启用,不仅能缓解绝经相关症状,还能获得心血管保护。常用制剂和用量:①结合雌激素,常规剂量 0.3～0.625mg/d。②戊酸雌二醇 0.5～2mg/d。③17β- 雌二醇 1～2mg/d。④替勃龙 1.25～2.5mg/d。⑤雌二醇贴剂 0.05～0.1mg/d。皮肤贴剂可避免药物首经肝及胃肠道,对凝血活性影响小,对肝功能不好和血栓风险的妇女更具优势。注意事项:雌激素治疗期间要定期进行妇科和乳腺检查,子宫内膜癌、乳腺癌、严重肝肾功能障碍、不明原因阴道出血或子宫内膜增生等禁用。

（5）选择性雌激素受体调节剂(selective estrogen receptor modulator,SERM):这类药物与雌激素受体(estrogen receptor,ER)结合后,在不同靶组织使 ER 空间构象发生改变,从而在不同组织发挥类似或拮抗雌激素的不同生物效应。如雷洛昔芬,该药物在骨骼发挥类雌激素的作用,抑制骨吸收增加骨密度;而在乳腺和子宫则发挥拮抗雌激素的作用,因而不刺激乳腺和子宫。

2. **骨形成促进剂** 甲状旁腺激素类似物(parathyroid hormone analogue,PTHa),间断使用小剂量 PTHa 能促进骨形成、增加骨量。国内已上市的特立帕肽是重组人甲状旁腺激素氨基端 1-34 片段。临床中特立帕肽注射制剂用法为 20μg/次,皮下注射,每日 1 次,疗程不超过 24 个月。

3. **其他机制类药物**

（1）活性维生素 D 及其类似物:目前国内上市的活性维生素 D 及其类似物有阿法骨化醇(1α-羟维生素 D)、骨化三醇[1,25-(OH)₂D₃]及艾地骨化醇。更适用于老年人、肾功能减退及 1α-羟化酶缺乏或减少的患者,注意服药期间不宜同时补充较大剂量的钙剂,定期监测血钙和尿钙水平。

（2）维生素 K 类:四烯甲萘醌是维生素 K_2 的一种同型物,是羧化酶的辅酶,在 γ- 羧基谷氨酸的形成中起着重要作用。γ- 羧基谷氨酸是骨钙素发挥正常生理功能所必需的,具有提高骨量的作用。

（三）**OP 性骨折的治疗** 治疗原则包括复位、固定、功能锻炼和抗 OP 治疗。

【预防】 加强卫生宣教,提倡运动和充足的钙摄入,早期发现 OP 易感人群,进行三级预防,降低 OP 及 OP 后骨折风险。

（秦贵军）

本章思维导图

第十五章 | 性发育异常疾病

性发育异常疾病（disorder of sex development，DSD）是指染色体、性腺、内生殖器、外生殖器性别不一致的一类疾病。由于染色体核型是诊断性发育异常时首先需要考虑的因素，因此，将性发育异常按照染色体核型的不同划分为以下三类：①性染色体异常 DSD；②46,XY DSD，即睾丸发育异常和女性化；③46,XX DSD，即卵巢发育异常和男性化。性发育异常疾病的分类见表 7-15-1。

表 7-15-1　性发育异常疾病的分类

一、性染色体异常疾病	三、46,XX 性发育异常疾病
1. 47,XXY（Klinefelter 综合征）	1. 性腺发育障碍
2. 45,X（Turner 综合征）	（1）卵巢发育障碍
3. 45,X/46,XY 嵌合	（2）卵睾
4. 46,XY/46,XX 嵌合	2. 雄激素过剩
二、46,XY 性发育异常疾病	（1）3β-羟类固醇脱氢酶 2 型（3β-HSD2）缺陷症
1. 睾丸发育障碍	（2）21-羟化酶（CYP21A2）缺陷症
（1）完全或部分性腺发育障碍	（3）P450 氧化还原酶（POR）缺陷症
（2）卵睾	（4）11β-羟化酶（CYP11B1）缺陷症
（3）睾丸退化	（5）芳香化酶（CYP19A1）缺陷症
2. 雄激素合成障碍	
3. 雄激素抵抗或不敏感	

第一节 | 性染色体异常疾病

一、Klinefelter 综合征

Klinefelter 综合征（克兰费尔特综合征），又称精曲小管发育不全症，是一种非整倍型染色体疾病。该疾病是原发性睾丸功能减退症中最常见的疾病，也是引起男性不育最常见的遗传性疾病。据报道克兰费尔特综合征在新生儿中的发病率约为 1/660，不存在种族或地域的差异。

【病因和发病机制】　克兰费尔特综合征的病因是性染色体异常，即患者具有两条或两条以上 X 染色体，包括标准核型、变异型等。47,XXY 核型约 40% 是精子减数分裂异常所致，约 60% 是卵子减数分裂异常所致。嵌合体核型（46,XY/47,XXY）是由合子在有丝分裂时发生性染色体不分离所致，在克兰费尔特综合征患者中所占比例约为 10%。克兰费尔特综合征的其他染色体亚型可有 48,XXYY、48,XXXY。导致性染色体异常的主要致病原因与父母生育时高龄、遗传因素等有关。

【临床表现】　临床特点为小而质韧的睾丸，雄激素缺乏和不育的表现。

1. **睾丸小**　青春期前，患者可能表现为睾丸容积较正常略小；青春期中后期，表现为小而质韧的睾丸，B 超监测双侧睾丸的平均容积为 4ml，约 1/3 的患者存在睾丸下降不良。

2. **第二性征男性化不全**　青春期启动的时间正常或延迟，大部分患者可在青春期出现无痛性双侧乳房发育、阴茎小，胡须、腋毛及阴毛稀疏。成年后约 70% 患者出现性欲和性能力的进行性下降。

3. **其他表现** 出生时体重低,头围小,可有身体畸形,如指趾弯曲。青春期,开始特征性的骨骼发育,一般能达到人群平均身高或更高,四肢与躯干比例失调,下部量大于上部量,指距的 1/2 大于上部量。患者存在认知方面的异常,但并非智力水平的整体下降,而是某些方面的缺陷,尤其是语言和执行能力。

4. **伴发异常** 雄激素缺乏可导致骨质疏松、肌力下降。患者还可有肥胖、糖耐量减低、糖尿病的表现,且糖尿病导致的死亡风险明显增高。克兰费尔特综合征的患者易发生生殖腺外的恶性生殖细胞肿瘤(如纵隔恶性非精原细胞瘤和中枢神经系统生殖细胞瘤),另外白血病、淋巴瘤等血液系统恶性疾病的发病率也增高。

【实验室检查及其他检查】

1. **激素测定** 青春期前的黄体生成素(LH)、卵泡刺激素(FSH)、睾酮(T)的基础水平与同龄儿童相比无差异。患儿能够经历同正常男孩相似的青春期启动过程,性激素水平表现为 LH、FSH 升高,睾酮水平也升高达正常水平或正常值低限。直至青春期中期,患儿的各种性激素异常才充分表现出来:LH、FSH 水平逐渐升高,达到高促性腺激素水平,尤以 FSH 的上升更为明显和迅速。血清睾酮水平下降,并在整个青春期都维持在较低水平。

2. **染色体核型分析** 外周血细胞的染色体核型分析可明确诊断。

3. **睾丸 B 超** 睾丸容积可通过触诊并与睾丸测量模具比较获得,准确的容积可通过睾丸 B 超确定。

4. **精液分析** 精子计数通常为零。

5. **睾丸活检** 伴随着青春期的启动,睾丸生精小管进行性萎缩和透明样变,间质逐渐纤维化,精原细胞丧失,睾丸支持(Sertoli)细胞退化、间质(Leydig)细胞增生。

【诊断与鉴别诊断】

1. **诊断** 典型病例根据患者睾丸小而硬、男性乳房发育、呈类无睾体型、第二性征发育不全等临床表现以及上述实验室检查可对本病作出诊断。进行染色体核型分析有特异性诊断意义,有助于对典型与不典型 Klinefelter 综合征作出鉴别诊断。

2. **鉴别诊断** 本病应与低促性腺激素性腺功能减退症鉴别,后者也具有睾丸小、血清 T 明显减低的特点,但低 LH、FSH 及染色体核型分析可相鉴别。还需要与其他原因的高促性腺激素性腺功能减退症鉴别。

【治疗】 当患者血清睾酮水平低于正常时,即可开始雄激素替代治疗,治疗目标为血睾酮达到正常中等水平,并持续终身治疗,替代治疗目的是改善患者雄激素不足的症状,促进第二性征发育,提高性功能和生活质量,以避免出现雄激素缺乏的症状和后遗症。国内制剂包括肌内注射和口服制剂。庚酸睾酮、十一酸睾酮肌内注射每次 200～250mg,每 2～4 周注射一次。十一酸睾酮等口服制剂,口服后经淋巴系统吸收,适用于长期服用。起始剂量 120～160mg/d,连续使用 2～3 周后,改为维持剂量 40～120mg/d,可分为早、晚 2 次。雄激素替代治疗对患者生育能力无改变。

二、Turner 综合征

Turner 综合征(Turner syndrome,特纳综合征)又称先天性卵巢发育不全症,也是一种较为常见的非整倍型染色体疾病,是由于 X 染色体部分或完全缺失以及结构异常所致的一种疾病。在存活的女婴中,其发生率为 1/5 000～1/2 500。

【病因和发病机制】 经典的 Turner 综合征(45,X)核型,约占半数;嵌合体 Turner 综合征(45,X/46,XX)约占 1/4;其余 1/4 为 X 染色体异常,如长臂或短臂缺失、等臂染色体或环状染色体等。

【临床表现】 Turner 综合征患者的临床表现差异大,典型者表现为身材矮小、性腺发育不全、淋巴水肿和躯体、内脏畸形,轻型者仅表现为最终身高略矮、卵巢早衰等。典型的面容表现为多发黑痣、眼睑下垂、鱼形嘴、斜视。躯体畸形表现为身材矮小(一般<140cm)、颈粗短、颈蹼、盾状胸、肘外翻

等,后发际低至颈部。第二性征发育不全,无乳房发育,无阴毛及腋毛生长,外生殖器为女性幼稚型。可伴发自身免疫病,如自身免疫性甲状腺炎、Graves 病及 1 型糖尿病等。

【实验室检查】

(一) 激素测定

1. **性腺激素**　雌二醇、孕酮水平低下,而促性腺激素如 FSH、LH 水平明显升高。

2. **生长激素**　患者存在不同程度的生长激素缺乏,可采用胰岛素低血糖试验、精氨酸兴奋试验评价生长激素的分泌能力。

(二) 染色体核型分析　染色体核型分析是确诊该疾病的直接依据。

(三) 影像学检查　确诊 Turner 综合征后,需要进行心脏超声及其他内脏超声检查来明确是否存在器官畸形,也可进一步采用 CT 或 MRI 检查明确。

【诊断与鉴别诊断】　凡是女孩在儿童期生长缓慢、青春期无月经来潮,且存在多发先天性躯体畸形和内脏畸形者,应考虑到该疾病的可能,尽早进行性激素的测定和染色体核型分析以明确诊断。超声检查发现颈部,如颈后囊性淋巴瘤以及全身水肿、浆膜腔积液、主动脉缩窄及左心发育畸形等,均提示 Turner 综合征可能。

应与垂体性侏儒症、呆小症及体质性青春期延迟等相鉴别。

【治疗】

1. **生长激素的治疗**　生长激素的治疗能够使大多数患者的最终身高提高 5～10cm。开始治疗年龄:如果患儿身高明显落后于正常生长曲线的第 5 百分位数时,学龄前(4～5 岁)就应当开始治疗。生长激素常用方法:每晚睡前皮下注射,剂量为 0.15U/(kg·d),每 4～6 个月测定一次身高增长速度。

2. **性激素替代治疗**　Turner 综合征的患者中,几乎均需要采用雌激素治疗诱导青春期启动,一般是在 15 岁开始。青春期结束后,还需要继续应用雌、孕激素模拟人工周期治疗。青春期及时、恰当地给予雌激素替代治疗非常必要,可确保乳房和子宫的充分发育,以便将来通过接受赠卵实现生育可能,并能有效的预防长期雌激素缺乏引起的骨质疏松和多种代谢紊乱。

第二节 ｜ 46,XY 性发育异常

一、睾丸发育障碍

完全型:性腺为条索状组织,外生殖器完全女性化。不完全型:外生殖器部分女性化或女性型外阴伴阴蒂肥大。

二、LH/HCG 受体功能缺陷

外生殖器表型多样,重度患者为完全女性型,轻度患者为小阴茎伴尿道下裂。

三、雄激素合成异常

雄激素的合成过程中任一酶活性异常将使雄激素合成通路被阻断,导致 46,XY 性发育异常。

1. **类固醇激素合成急性调节蛋白缺陷症(先天性类脂性肾上腺增生)**　患者具有严重的原发性肾上腺功能衰竭,表现为早发的糖皮质激素缺乏(例如低血糖和色素沉着过度)和盐皮质激素缺乏。

2. **P450 碳链裂解酶缺陷症**　普遍认为 CYP11A1 严重失活的患儿无法存活。

3. **3β-羟类固醇脱氢酶 2 型缺陷症**　表现型为失盐型和不失盐型两种。

4. **17α-羟化酶/17,20-裂解酶缺陷症**　表现型女性,青春期第二性征缺失,骨龄延迟,低肾素性高血压和低血钾碱中毒。

5. **17β-羟类固醇脱氢酶 3 缺陷症**　出生时有女性外生殖器,但青春期时会出现进行性的男性化。

6. P450 氧化还原酶缺陷症　46,XY 患者外生殖器女性化。

7. 5α-还原酶 2 型缺陷症　出生时均伴有外生殖器发育异常,小阴茎或阴蒂样阴茎、尿道下裂、阴囊裂、盲管阴道等。

四、雄激素作用异常

1. 完全型雄激素不敏感综合征(CAIS)　CAIS 患者具有正常女性表型,性腺为睾丸,可位于腹腔、腹股沟区或大阴唇内。

2. 部分型雄激素不敏感综合征(PAIS)　46,XY 患者出现男性化不全。出生时外生殖器可能有不同程度的发育异常。

第三节 | 46,XX 性发育异常

一、卵巢发育异常

1. 单纯性 46,XX 卵巢发育不良　青春期时由于女性化障碍而表现明显。

2. 46,XX 卵睾及 46,XX 睾丸　在极为罕见的情况下,46,XX 患者的卵巢中可能包含有睾丸组织(46,XX 卵巢睾丸 DSD),甚至性腺可以发育为有功能的睾丸(46,XX 睾丸 DSD)。

二、雄激素过多

如果高雄激素血症出现在胚胎 12 周以前,表现为小阴茎样阴蒂肥大,阴唇部分或几乎完全融合;如果出现在 12 周以后,则只有阴蒂肥大。包括以下几种。

1. 21-羟化酶缺陷症　有 3 种临床亚型。最多见的是失盐型,患儿常于出生后数日内出现严重的拒乳、呕吐、腹泻、脱水、低血钠、高血钾及酸中毒,此型患者外生殖器男性化程度亦较严重。其次单纯男性化型。非经典型 CYP21A2 缺陷发病率较低。

2. 11β-羟化酶 1 型缺陷症　表现为低肾素性高血压,部分患者伴有低血钾。进行性男性化,阴蒂肥大,阴唇融合。

3. 3β-羟类固醇脱氢酶 2 型缺陷症　表现为糖皮质激素缺乏的女婴出生时轻度阴蒂肥大(伴或不伴失盐)。

4. 芳香化酶缺陷症　患儿出生时有阴蒂肥大、不同程度的阴唇后融合,阴唇阴囊化,部分患者存在单孔阴道。对所有出生时伴有男性化的 46,XX 患儿,当排除 21-羟化酶缺陷后,都要考虑芳香化酶缺陷症这一重要诊断。

【性发育异常处理】　性发育异常患者治疗上需要关注性征发育和生育两方面问题。大部分 DSD 患者在出生时即存在外生殖器发育异常,此期的性别指认尤为重要,最好由一个包括内分泌科、外科、产科、儿科、心理科等多学科的合作小组共同商讨,对患者作出恰当的性别指认。同时为确保患儿正常的性心理发育,性别指认确定后应尽早施行外生殖器整形手术。DSD 患者大多存在性激素缺乏,性激素替代是青春期和成年期的主要治疗手段。在促性腺激素缺乏的男性 DSD 患者,可以使用促性腺激素,如人绒毛膜促性腺激素。在促性腺激素缺乏的女性 DSD 患者,可给予雌激素和孕激素的周期性替代治疗,做人工月经周期。在先天性肾上腺增生症患者,使用糖皮质激素替代治疗,能显著改善女性男性化体征。DSD 患者的生育能力受到严重影响,多需要借助辅助生殖技术生育,有些 DSD 患者完全失去生育能力。同时心理支持对 DSD 患者也具有重要意义。

(李小英)

本章思维导图

NOTES

第十六章 | 多内分泌腺体疾病

第一节 | 多发性内分泌腺瘤病

多发性内分泌腺瘤病(multiple endocrine neoplasia,MEN)为一组遗传性多种内分泌器官发生的肿瘤综合征的总称,有 2 个或 2 个以上的内分泌腺体累及。肿瘤可为良性或恶性,可为功能性(分泌活性激素并造成特征性临床表现)或无功能性,可同时出现或先后发生,间隔期长短不一,病情轻重及病程缓急均存在较大异质性。MEN 可分为两种类型:多发性内分泌腺瘤病 1 型(MEN1)及多发性内分泌腺瘤病 2 型(MEN2),后者又分为 2 种亚型:MEN2A、MEN2B。此外,还有不能归属于 MEN1 或 MEN2 的混合型 MEN。

一、多发性内分泌腺瘤病 1 型

MEN1 为常染色体显性遗传疾病,又称 Wermer 综合征,在普通人群中患病率约为(2~20)/10 万。MEN1 患者中约 10% 的基因突变属新出现的,称为散发性。MEN1 可有多种临床表现,其发生率在不同家系及同一家系不同患者中变化不一。

【发病机制】 *MEN1* 基因位于第 11 号染色体,11q13 带,编码含 610 个氨基酸的蛋白质,称为“多发性内分泌腺瘤蛋白”(menin)。*MEN1* 为抑癌基因,基因缺陷的性质多样化。除全身细胞的基因缺陷,在 MEN1 肿瘤组织中发现 *MEN1* 另一等位基因也发生缺失,*MEN1* 两个等位基因功能均丧失导致细胞增殖,发生肿瘤,这一现象符合两次打击致肿瘤抑制基因功能丧失致瘤的学说。约 20% 散发性甲状旁腺腺瘤及一部分散发性胰腺内分泌癌、肺类癌亦可出现 *MEN1* 基因突变,但此种突变只发生于肿瘤组织而不见于患者的正常细胞,故不形成疾病家族性集聚现象。

【临床表现】

1. 甲状旁腺功能亢进症 为 MEN1 中最常见且最早出现的病变,与腺瘤所致散发性甲旁亢病例相比较,起病较早(20 余岁),男女发病率相仿,在病理上为多个甲状旁腺增生,大小可不一致。诊断依据与一般散发病例相同。甲旁亢所致高钙血症可加重同时并存胃泌素瘤患者的症状,血胃泌素水平更高。

2. 肠胰内分泌瘤 可为功能性或无功能性,包括以下肿瘤:胃泌素瘤,常伴 Zollinger-Ellison 综合征,约占 MEN1 中肠胰瘤的 50%~60%。此种胃泌素瘤的特点为体积小、多中心性,且可为异位性,位于十二指肠黏膜下。诊断依据为同时存在高胃泌素血症及高胃酸分泌,据此可与常见的胃酸缺乏症伴高胃泌素血症相鉴别。必要时可做胰泌素(secretin)兴奋试验,胃泌素瘤患者血浆胃泌素升高。由于 MEN 中胃泌素瘤体积小,其定位诊断较困难,CT 及 MRI 可检出肝转移性病灶,但对胃泌素瘤往往难以确诊,进一步定位方法包括超声内镜、选择性动脉注射胰泌素后肝静脉采血测胃泌素,以及放射性核素标记奥曲肽扫描等。MEN1 中胰岛素瘤发生率约占起源于胰岛肿瘤的 20%,其余的为胰高血糖素瘤、舒血管肠肽瘤及无功能瘤。MEN1 中胰岛素瘤亦常为多中心性,定位亦较困难,超声内镜检查、选择性滴注钙剂后肝静脉采血测胰岛素等有助于定位。

3. 垂体瘤 发生率约为 25%,大多为催乳素瘤,可伴或不伴生长激素分泌增多,其次为生长激素瘤、无功能瘤及 ACTH 瘤伴库欣综合征。MEN1 中垂体瘤甚少为恶性,其诊断、治疗与散发病例相同。

4. 肾上腺腺瘤及其他病变 分泌皮质醇的腺瘤可见于 MEN1,MEN1 中出现库欣综合征有 3 种可能性:①肾上腺腺瘤;②垂体 ACTH 瘤;③类癌伴异位 ACTH 综合征,以垂体瘤较多见。在 MEN1 中甲状腺腺瘤及其他甲状腺疾病亦较为多见。在 MEN1 的家族成员中,出现皮下脂肪瘤、皮肤胶原瘤及多发性面部血管纤维瘤者约占 30%~90%,此类表现有助于对这些个体进行筛查,以明确携带 MEN1 缺陷基因者。

【治疗】 MEN1 中甲状旁腺功能亢进症的治疗为切除 3 个甲状旁腺,余下的那 1 个切除一半,留下半个甲状旁腺;也有主张做 4 个甲状旁腺全切除的,将外表上最接近正常的 1 个腺体的一半移植于一侧习惯上非主要使用的前臂肌肉中。手术治疗后甲旁亢持续存在或复发的频率均明显高于散发性甲旁亢患者。术后甲旁亢持续存在,即血钙与血甲状腺激素均未恢复正常者占 36%;复发者,指血钙恢复正常 3 个月以上甲旁亢又复发者占 16%;而散发病例术后疾病持续存在及复发者分别占 4% 及 16%。MEN1 中手术后甲旁亢持续存在发生率高的一个原因是甲状旁腺不止 4 个,或有异位的甲状旁腺组织;复发率高是由于剩余的甲状旁腺组织继续受到促进生长的刺激。

【筛查】 对 MEN1 患者的家族成员应做全面的病史采集及体检。重要的实验室检查为血钙浓度测定,或做血总钙测定加血浆蛋白测定作校正,从 15 岁起开始定期检查。此外,催乳素、胃泌素及空腹血糖测定也有助于诊断,有条件可进行 *MEN1* 基因突变检测。

二、多发性内分泌腺瘤病 2 型

MEN2 为一常染色体显性遗传病。其患病率约占普通人群的(1~10)/10 万,携带有 MEN2 缺陷基因者,其疾病外显率高于 80%。MEN2 可分为两种独立的综合征:MEN2A(又称 Sipple 综合征)及 MEN2B。MEN2A 的临床表现包括甲状腺髓样癌、嗜铬细胞瘤及甲状旁腺功能亢进症;MEN2B 则包括甲状腺髓样癌、嗜铬细胞瘤等,但甲状旁腺功能亢进症少见。

【发病机制】 MEN2 的发病机制是原癌基因 *RET* 发生突变。RET 为一单链穿膜含酪氨酸激酶的蛋白,在许多起源于神经嵴的细胞(如甲状腺、肾上腺、肠内部神经系统等)中表达,在机体的发育上起重要作用。RET 结构上的特征是在其胞外区域近细胞膜处聚集有多个半胱氨酸,在其胞内部分则含有一酪氨酸激酶的结构域。MEN2A 患者 *RET* 基因有突变存在,可为错义突变,或小的 DNA 片段的缺失或插入,均累及前述的半胱氨酸。家族性甲状腺髓样癌者往往可检出 MEN2A 中半胱氨酸突变。MEN2B 患者的 *RET* 基因突变不涉及 MEN2A 中的半胱氨酸及家族性甲状腺髓样癌中的氨基酸,其突变的 95% 以上为第 918 位密码子甲硫氨酸(Met)变为苏氨酸(Thr)。

【临床表现】

1. **甲状腺髓样癌(MTC)** 为 MEN2 中最常见且最早出现的病变,而且是决定病程进展的最重要因素。MTC 的病理演变开始时为产生降钙素(calcitonin)的甲状腺滤泡旁细胞增生,以后发展为癌,常为多中心性,并集中于甲状腺的上 1/3 处,此与正常甲状腺内滤泡旁细胞的分布状况相符。全部甲状腺髓样癌中约 1/4 为遗传性的,后者的分布约 45% 为 MEN2A,50% 为单一性家族性 MTC,5% 为 MEN2B,MEN2B 中的 MTC 在家族性病例中病情最重、发生最早(常在 5 岁前即出现)、进展最快。MTC 的扩散最初在甲状腺内,继而累及区域性淋巴结,后期可转移至肝、肺、骨骼。病理诊断为分化不良的甲状腺肿瘤,可用免疫组化染色显示降钙素阳性结果。细胞外淀粉样沉积物可与抗降钙素的抗血清起反应,也有助于诊断。

2. **嗜铬细胞瘤** 约见于 50% 的 MEN2 患者,多位于肾上腺,常为双侧性,恶性者少见。病理变化亦经过肾上腺髓质增生阶段,以后发展为肿瘤。诊断方法同一般嗜铬细胞瘤病例。

3. **甲状旁腺功能亢进症** MEN2 中的甲旁亢与 MEN1 一样,是由甲状旁腺增生所致,约见于 25% 的 MEN2A 患者,而于 MEN2B 中较少见。MEN2 中的甲旁亢对外科手术的反应较好,不似 MEN1 中者难治。

MEN2B 患者呈现一些 MEN2A 所不具备的临床表现,包括一些部位(舌、唇、眼睑及胃肠道)的黏膜神经瘤,类马方综合征体态(胸廓凹陷、肢体细长等)。

【治疗】 MEN2 中的甲状腺髓样癌,由于其病变为多中心性,应行全部甲状腺切除术及中心性淋巴结切除,部分甲状腺切除术将出现疾病复发。如同时存在嗜铬细胞瘤,应先切除嗜铬细胞瘤,以免在行甲状腺髓样癌手术时诱发高血压危象或心衰等。MRI 以及选择性静脉采血测降钙素有助于发现癌肿转移灶。已有转移者,手术治疗为姑息性,不能根治。化疗及放疗的效果有限,仅适用于晚期的患者。

MEN2 中嗜铬细胞瘤的治疗与散发性者相同,注意 MEN2 中的嗜铬细胞瘤可为双侧性,须加强检查。如为一侧性,则在切除后应密切随访,以便及早发现另一侧肿瘤并及时治疗。

【MEN2 的筛查】 由于 *RET* 基因突变的部位有限,对 MEN2 患者的家族成员应争取做基因检测,远较以往测定降钙素的筛查方法可靠。

第二节 | 自身免疫性多内分泌腺综合征

自身免疫性多内分泌腺综合征(autoimmune polyglandular syndrome,APS)为一组同时或先后出现的两种以上自身免疫性内分泌腺体或非内分泌腺体疾病,其中内分泌腺体或细胞功能减退占多数,常隐匿起病,可发生于不同年龄段,具有家族发病倾向。APS 患者血中可检测出循环特异性自身抗体,所累及的器官或组织伴有淋巴细胞浸润。根据病因及临床特征,APS 主要分为 APS-1 及 APS-2,其中以 APS-2 较为多见。

一、1 型自身免疫性多内分泌腺综合征

1 型自身免疫性多内分泌腺综合征(APS-1)也称为自身免疫性多内分泌病变-念珠菌病-外胚层发育不良(autoimmune polyendocrinopathy-candidiasis-ectodermal dystrophy,APECED),是一种罕见的常染色体隐性遗传病,主要由自身免疫调节基因(autoimmune regulator)*AIRE* 突变引起,好发于女性,主要临床表现为皮肤黏膜念珠菌感染及自身免疫性甲状旁腺与肾上腺皮质功能减退等,部分患者还伴有性腺功能减退及牙釉质发育不良等。

【发病机制】 APS-1 的发病机制尚未完全阐明,目前主要认为 APS-1 由位于 21 号染色体短臂上的 *AIRE* 基因突变所引起,该基因可编码免疫相关转录调节蛋白,后者在胸腺抗原提呈上皮细胞和淋巴细胞中高度表达。当 *AIRE* 基因突变后,胸腺中具有抗原特异性的自身反应性 T 细胞发生逃逸,在外周器官或组织被激活后可诱发特定组织自身免疫性破坏。

【临床表现】 APS-1 可累及多个器官或组织出现自身免疫病,临床表现往往与累及器官或组织相关,其中以慢性皮肤或黏膜念珠菌病、自身免疫性甲状旁腺功能减退症及原发性肾上腺皮质功能减退症(Addison 病)为典型表现,称为 APS-1 三联征,多数患者以皮肤及黏膜念珠菌感染为首发症状。APS-1 患者起病年龄、累及器官数量等往往差异较大,部分可伴有自身免疫性甲状腺功能减退症及 1 型糖尿病等。特征性 APS-1 患者在儿童时期即出现三联征中至少两种疾病,部分伴有慢性腹泻或便秘、牙釉质发育不全、自身免疫性肝炎、小脑性共济失调及眼部相关并发症(角膜炎、眼睑炎及视网膜炎)等,女性患者还易合并原发性卵巢功能不全。

1. **慢性反复性念珠菌感染** APS-1 患者易出现皮肤及黏膜慢性反复性念珠菌感染,与抑制性 T 淋巴细胞缺乏有关,好发部位为口腔颊部黏膜及指/趾甲等,食管、胃肠道及肺部少见,慢性口腔念珠菌感染患者后期患口腔黏膜癌风险显著增加。

2. **自身免疫性甲状旁腺功能减退** 易出现低钙性手足搐搦、癫痫甚至惊厥等神经系统症状,部分患者伴有磷、镁代谢异常等。

3. **自身免疫性肾上腺皮质功能减退症** 患者以糖皮质激素缺乏为主要表现,部分可伴有醛固酮缺乏等,出现乏力、恶心、呕吐及直立性低血压,严重者可发生肾上腺危象。

4. **其他自身免疫病** APS-1 累及多内分泌或非内分泌腺体时往往合并其他多种自身免疫病。

【实验室检查】　APS-1 临床表型变异较大,其诊断须综合考虑家族史、临床症状、腺体功能及自身抗体水平等,基因突变检测对于 APS-1 的诊断及分型也具有重要意义。

1. **念珠菌检查**　念珠菌检查应作为 APS-1 常规实验室筛查项目,一般可采集口腔或黏膜病变处组织标本涂片后显微镜检查,必要时活检做病理切片或组织培养等,而内镜下食管或胃肠道黏膜病变标本活检对于深部念珠菌感染同样具有重要价值。

2. **激素测定**　APS-1 患者伴有自身免疫性内分泌腺体功能减退时,可直接测定该腺体激素及代谢产物水平,必要时行激素兴奋试验等确诊。

3. **抗体检测**　APS-1 主要为自身免疫反应介导的组织或细胞破坏,通过测定组织或血浆中自身抗体水平可有助于诊断,如干扰素 ω 抗体及 α 抗体等。

【治疗】　针对 APS-1 患者的治疗主要分为对症治疗、抗真菌治疗及激素替代治疗等。

1. **对症治疗**　APS-1 患者出现轻度腹泻、便秘、恶心、乏力及水、电解质代谢紊乱可予以对症处理。

2. **抗真菌治疗**　对于慢性口腔或皮肤黏膜念珠菌感染的患者通常须采用抗真菌治疗,皮肤或指/趾甲等局部浅表感染可使用抗真菌药物如伊曲康唑(itraconazole)等,而口腔或深部真菌感染,一般使用两性霉素 B、制霉菌素、酮康唑及氟康唑等,但须监测患者肾功能及其他可能出现的不良反应等。

3. **激素替代治疗**　APS-1 患者伴有自身免疫性内分泌腺体功能减退时,体内激素绝对缺乏,应当及时行激素替代治疗,但当合并多个腺体功能减退时,须注意激素补充顺序及剂量等,尤其是伴有肾上腺皮质功能减退症时。

二、2 型自身免疫性多内分泌腺综合征

2 型自身免疫性多内分泌腺综合征(APS-2)较 APS-1 更为常见,主要好发于成人,女性多于男性,具有家族聚集倾向。与 APS-1 不同,APS-2 以原发性肾上腺皮质功能不全、自身免疫性甲状腺炎、自身免疫性 1 型糖尿病及原发性性腺功能减退等为主要表现。此外,少数患者可合并淋巴细胞性垂体炎、重症肌无力及活动性肝炎等。

【发病机制】　APS-2 发病机制尚不清楚,遗传易感性及环境因素等在发病过程中具有重要作用。APS-2 遗传特性与人白细胞抗原(HLA)密切相关,HLA 基因主要位于 6 号染色体短臂,该区域约 40% 的基因与免疫功能存在相关性。HLA 相关基因突变引起的器官特异性自身免疫,介导多腺体器官组织发生自身免疫性炎症反应,导致多腺体及细胞功能减退。近年来,陆续也有研究表明免疫检查点抑制剂(immune checkpoint inhibitor,ICPi)可作为 APS 新的触发因素,在使用针对免疫检查点"细胞毒性 T 淋巴细胞相关抗原 4(cytotoxic T-lymphocyte-associated antigen-4,CTLA-4)"和"程序性细胞死亡蛋白 1(programmed cell death protein-1,PD-1)"进行免疫治疗的肿瘤患者中,可出现 ICPi 治疗相关的免疫内分泌疾病,例如垂体炎、甲状腺功能减退、原发性肾上腺皮质功能不全及糖尿病等。

【临床表现】　同 APS-1 相似,APS-2 同样可累及多个内分泌腺体或非内分泌组织发生自身免疫性炎症反应。而与 APS-1 不同,APS-2 以自身免疫性甲状腺炎、原发性肾上腺皮质功能不全(Addison 病)及自身免疫性 1 型糖尿病多见。

1. **自身免疫性甲状腺炎**　APS-2 引起的自身免疫病中以自身免疫性甲状腺炎多见,多发生于成人女性患者,血清中往往可测得甲状腺自身抗体。其中以慢性淋巴细胞性甲状腺炎为主,常进展为甲状腺功能减退,少数为 Graves 病,可表现为心慌、手抖、出汗及甲状腺肿大等临床甲亢症状,部分患者也可伴有眼肌型重症肌无力。

2. **原发性肾上腺皮质功能不全**　同 APS-1 相似,APS-2 易合并原发性肾上腺皮质功能不全(Addison 病),以糖皮质激素缺乏为主要临床表现,少部分伴有醛固酮缺乏症,血清中往往可测得特异性抗 21-羟化酶自身抗体及抗类固醇激素合成酶抗体。

3. **1型糖尿病** 1型糖尿病是 APS-2 易发生的自身免疫性内分泌疾病,患者体内存在多种胰岛细胞自身抗体,例如谷氨酸脱羧酶抗体(GADA)、酪氨酸磷酸酶样蛋白抗体(IA-2A)及锌转运体 8 抗体(ZnT8A)等,病理结果常提示胰岛细胞内免疫细胞显著浸润。

4. **其他自身免疫病** APS-2 患者常常也可合并多种其他自身免疫病,包括淋巴细胞性垂体炎、炎症性肠病及疱疹性皮炎等。

【实验室检查及诊断】 APS-2 的实验检查及诊断主要依赖于病史询问、激素水平测定及自身抗体检测等,对于尚不能明确诊断的 APS-2 患者,应当建立长期随访。

1. **激素测定** 针对不同内分泌腺体的激素测定及功能评估对 APS-2 诊断分型有重要意义,而在合并多种内分泌腺体功能减退的 APS-2 患者中,激素水平测定对于疗效评价及预后评估具有重要价值。

2. **抗体测定** 特异性自身抗体一般先于临床症状或体征而出现,对血浆及腺体组织中特定自身抗体的测定及动态观察,对 APS-2 患者腺体功能评估及其他潜在腺体功能减退预测和诊断具有较好的临床价值。

【治疗】 与 APS-1 相似,APS-2 的主要治疗策略包括对症治疗、激素抑制或替代治疗等。除 Graves 病出现功能亢进须进行激素抑制治疗,其余大部分 APS-2 受累的内分泌腺体均出现功能减退,须及时予以激素替代治疗。

(杨 涛)

本章思维导图

第十七章 | 神经内分泌肿瘤

　　神经内分泌肿瘤（neuroendocrine neoplasm，NEN）是起源于神经内分泌细胞或肽能神经元的，具有神经内分泌功能特性并表达相关特异性标志物的一类相对少见/罕见的高度异质性肿瘤。NEN可发生于全身各处，主要为神经内分泌器官（垂体、胸腺及肾上腺等）及非神经内分泌器官（弥散的神经内分泌细胞），如胃肠道及肺等，其中以胃、肠、胰腺等消化器官最常见，约占所有NEN的2/3。

　　基于其增殖及分化潜能，当前WHO将NEN归纳为分化良好的神经内分泌瘤（neuroendocrine tumor，NET）及低分化的神经内分泌癌（neuroendocrine cancer，NEC）中。神经内分泌肿瘤多为散发性，其具体病因尚不清楚，少部分病例呈家族聚集现象，可能与遗传因素密切相关，如多发性内分泌肿瘤（MEN1）等。

　　【发病机制】　目前，NEN发病机制尚不明确，与非内分泌肿瘤不同，NEN中常见的致癌基因（RAS、FOS及MYC等）和抑癌基因（TP53、RB1）极少发生突变。现有研究显示，胰腺和胃肠道神经内分泌肿瘤的发病机制也不完全相同，其中胰腺神经内分泌肿瘤（pNEN）常见的等位基因缺失位点为染色体1p、1q、3p、11p和22p，而胃肠道NEN的缺失位点为18q、18p、9p和16q。表观遗传失调被认为可能在NEN的发病机制中发挥重要作用，约5%～10% NEN的发生与遗传因素存在显著相关性，如MEN1（80%以上存在pNEN）、MEN2、von Hippel-Lindau病及神经纤维瘤病（NF1）等。此外，某些罕见基因突变（如CDKN1A、CDKN2B及CKDN2C基因胚系突变）也与NEN密切相关。

　　【病理及分类】　神经内分泌细胞广泛存在于多器官组织中，其主要起源于胚胎期的内胚层，其中以中枢神经、胃肠道、胰腺及内分泌组织最常见。神经内分泌细胞可分泌多种激素及胺类物质，如胃泌素、胰岛素、胰高血糖素、生长抑素、脑啡肽、血管活性肠肽、胆囊收缩素及P物质等，但这些激素及类似物在血液循环中半衰期较短（<3分钟），无法成为有效的循环激素，因此往往作为神经介质或旁分泌激素作用于内分泌及消化道等多种腺体。NEN起源于神经内分泌系统，全身分布广泛。在细胞超微结构上，含多肽/胺、神经元特异性烯醇化酶、突触素和嗜铬粒蛋白等电子致密颗粒。组织形态学上具有细胞体积小、核均匀且有丝分裂率低等特征。

　　目前，按照肿瘤是否分泌激素并引起典型临床症状，将NEN分为功能性神经内分泌肿瘤（functional NEN，F-NEN，约占20%）和非功能性神经内分泌肿瘤（nonfunctional NEN，NF-NEN，约占80%）两大类。将能从血中检测到活性激素或其产物并产生典型临床表现的NEN称为F-NEN，而将无明确激素产生或无激素相关症状的肿瘤称为NF-NEN。需要注意的是，部分NF-NEN也可分泌大量激素前体但无法转化为具有生物活性的激素以发挥作用；而随着疾病进展，少部分NF-NEN也可发展成为F-NEN，因此激素水平的检测和动态观察具有重要意义。F-NEN主要好发于胰腺、小肠、肺及胸腺等组织，包括胰岛素瘤、胰高血糖素瘤、胃泌素瘤、血管活性肠肽瘤及生长抑素瘤等，尤以胰腺最常见，而小肠及肺NEN主要以类癌综合征多见。

　　【临床表现】　NEN临床表现主要取决于肿瘤发生位置、分泌激素种类及疾病进展速度等。NF-NEN主要表现为非特异性的消化道症状或肿瘤占位效应及转移浸润等，如进行性吞咽困难、腹痛、腹泻、腹部包块、黄疸、黑便及消瘦等，而临床出现的如复发难治性消化性溃疡、低血糖、糖尿病及高钙血症等往往是F-NEN的重要诊断线索，其主要与肿瘤组织分泌的具有生物学活性的物质有关。此外，部分NEN常出现"类癌综合征"等临床表现，如皮肤潮红、喘息、心动过速、腹泻、腹痛、肠道出血甚至支气管痉挛等症状。无典型症状的NEN（如肺类癌）往往在胸部X线等检查中被偶然发现，部分肺类癌也可分泌CRH或ACTH等激素，患者可出现库欣综合征等的临床表现。

【常见的功能性神经内分泌肿瘤】

1. **胰岛素瘤**　胰岛素瘤是胃肠道和胰腺 F-NEN 中最常见的类型之一,肿瘤主要位于胰腺内,大部分为良性肿瘤。其中,95% 胰岛素瘤为散发性孤立存在,但在 MEN1 中约 90% 的病例合并其他部位肿瘤,部分 pNEN 也可分泌多肽(嗜铬粒蛋白及胰多肽等),但这些多肽往往不会引起明显的临床综合征。此外,除胰岛素瘤,其余 pNEN 大多为恶性肿瘤。

2. **胃泌素瘤**　胃泌素瘤是一种位于胰腺或十二指肠的分泌性 NEN,往往以胃酸分泌过多为主,引起多种临床症状,如腹泻、食管反流及复发难治性消化性溃疡等,也称佐林格-埃利森综合征(Zollinger-Ellison syndrome,ZES),发病年龄多在 35~65 岁之间,通常多发于十二指肠(49%)、胰腺(24%)或相应周围淋巴结(11%)等。散发性胃泌素瘤常因症状不典型而被漏诊,其中约 22% 胃泌素瘤可发生于 MEN1 患者,这类患者通常年轻时起病,并伴有多发性肿瘤;另有少数患者可合并多个其他内分泌肿瘤(如甲状腺肿瘤、肾上腺瘤等)。胃泌素瘤病因尚不明确,反复发作性消化性溃疡引起的腹痛往往为最常见的首发症状,大多数溃疡发生在十二指肠,偶见于空肠等。早期胃泌素瘤患者腹痛通常类似于典型的消化性溃疡,但随着疾病进展,出现持续性腹痛且常规药物治疗效果差。晚期患者也可出现肿瘤转移及浸润等相关症状,其中约 50% 恶性胃泌素瘤患者在发现时伴有肝转移。此外,约 5% 的胃泌素瘤也可分泌 ACTH,从而导致库欣综合征等表现。

3. **胰高血糖素瘤**　胰高血糖素瘤主要以胰高血糖素过度分泌引起皮炎(坏死性游走性红斑)、糖尿病或糖耐量受损、消瘦、贫血及体重下降等为临床表现。通常患者血浆胰高血糖素水平出现显著升高(>1 000pg/ml),而正常人血浆胰高血糖素水平约为 150~200pg/ml。在伴有肾功能不全、急性胰腺炎、肝脏疾病、乳糜泻、严重应激及长时间禁食的患者中,胰高血糖素水平可无显著升高。

4. **血管活性肠肽瘤**　血管活性肠肽(vasoactive intestinal peptide,VIP)瘤常发生于胰腺,由异位分泌大量 VIP 而引起血管活性肠肽瘤。在成年人中,VIP 瘤通常好发于胰腺,约占 80%~90%,少数起源于肠道、食管或神经节等。在 10 岁以下青少年、儿童及少数成年人中,VIP 瘤多数为胰腺外神经节瘤或神经节神经母细胞瘤。VIP 瘤通常体积较大且孤立,50%~75% 位于胰腺尾部,40%~70% 在诊断时已发生转移。肿瘤释放的 VIP 为小肠和大肠分泌的强效刺激物,从而导致患者出现典型的临床症状。患者往往伴有严重及大量分泌性水样腹泻(>1L/d),且禁食后不缓解,易出现严重水电解质平衡紊乱。为了与其他导致大量腹泻的疾病(胃泌素瘤、假性 VIP 瘤等)进行鉴别,应测定患者禁食状态下血浆 VIP 浓度。正常人血浆 VIP 浓度往往小于 190pg/ml,而 90% 以上 VIP 瘤患者血浆 VIP 浓度远高于正常值。

5. **生长抑素瘤**　生长抑素瘤常发生于胰腺或小肠上段,异位分泌的生长抑素可抑制胃酸和胰酶分泌,阻碍肠道内氨基酸吸收和胆囊收缩,并抑制多种激素(胆囊收缩素、胃泌素等)的释放。生长抑素瘤极易漏诊或误诊,往往于腹腔探查术、胆囊切除术、内窥镜检查或影像学检查中被偶然发现,因此肿瘤体积往往较大(平均直径约 5cm)且多为孤立生长,60%~80% 的胰腺生长抑素瘤位于胰腺头部,大部分生长抑素瘤在诊断时已伴有肿瘤转移。此外,约 10% 十二指肠生长抑素瘤患者伴有神经纤维瘤病Ⅰ型(neurofibromatosis type Ⅰ,NF1),但通常为无症状性。生长抑素瘤综合征包括糖尿病、胆囊疾病、腹泻(脂肪泻)及体重减轻等,与十二指肠或小肠生长抑素瘤相比,胰腺生长抑素瘤患者中更易出现生长抑素瘤综合征。除了胰腺或肠道,其他部位肿瘤如小细胞肺癌、甲状腺髓样癌、嗜铬细胞瘤和副神经节瘤等,也可分泌生长抑素样免疫反应物,可通过影像学检查或生长抑素受体显像等明确肿瘤位置。

【实验室检查与诊断】　NEN 的诊断主要靠临床表现、激素测定、影像学及病理检查等,其中实验室检查中激素水平的动态监测对 NEN 抗肿瘤治疗及预后评估具有重要意义。

1. **激素测定**　在功能性神经内分泌肿瘤(F-NEN)中,临床诊断过程更强调特异性激素如胃泌素、VIP、胰岛素、胰高血糖素、ACTH、生长抑素及 5-HT 等检测。此外,部分胃肠道和胰腺 NEN 的瘤体组织中也存在多种激素受体如生长抑素受体(SSTR)等,受体显像技术可用于进一步鉴别诊断,为分泌生长抑素类物质的肿瘤治疗提供依据。经皮肝穿刺及脾静脉分段取血等也可提高定位诊断阳性率,但因方法复杂且创伤大,目前临床应用较少。此外,激素激发或抑制试验也有助于胃肠道和胰腺F-NEN诊断,如饥饿试验可用于胰岛素瘤的诊断;胰泌素和钙剂刺激试验可用于胃泌素瘤诊断等。非功能性NEN因无特异性症状,定性及定位诊断往往较困难。

2. **特异性标志物检测** 血清中生物学标志物的测定对诊断亦有较高的特异性,如嗜铬粒蛋白A、突触囊泡蛋白、神经元特异性烯醇化酶及胰多肽等。嗜铬粒蛋白A、嗜铬粒蛋白B和分泌粒蛋白Ⅱ(secretogranin Ⅱ,SgⅡ)属于弥散性神经内分泌系统酸性分泌蛋白家族成员,在激素分泌颗粒的形成和分泌中起重要作用。嗜铬粒蛋白A对鉴别神经内分泌肿瘤的良恶性具有一定价值。而神经元特异性烯醇化酶作为一种糖酵解烯醇化酶的异构体,可存在于神经内分泌细胞和神经元中,约90%NEN存在此酶,在诊断中具有重要意义。此外,突变基因检测也是确诊的精准方法,可用于判断DNA拷贝数、基因表达或突变等。

3. **影像学检查** 肿瘤定位诊断对于手术选择和指导治疗具有重要意义,影像学检查是NEN定位诊断及后期疗效评估的重要检查手段。胃肠道和胰腺NEN定位诊断首先考虑B超、CT或MRI等检查,而肺部及胸腺等NEN往往首选CT进行检查。此外,对于采用抗血管生成药物治疗的患者,CT同样在评估肿瘤血供等方面具有重要意义。生长抑素受体扫描成像及正电子发射断层成像(PET)可用于NEN进一步定位及确定转移病灶等。超过90%分化良好的NEN存在生长抑素(SST1~SST5)受体过表达,其中SST2受体表达率最高(约80%)。生长抑素受体扫描成像主要使用与SST2受体高亲和力的放射性同位素标记的生长抑素类似物进行显像。

4. **内镜及超声内镜检查** 内镜检查也是NEN定位及定性的重要检查方法之一,尤其是对于胃肠道NEN,通过内镜检查和病理活检有助于NEN的诊断和分型。内镜超声也被广泛用于胃肠道和胰腺NEN的定位以及胃和直肠NEN浸润深度的评估等,电子内镜及超声内镜目前已成为诊断消化系统NEN的重要手段。

5. **病理学检查** 病理检查及肿瘤标志物免疫组织化学染色在NEN诊断中同样具有重要价值,通过病理染色可判断肿瘤范围大小、有无周围血管或神经浸润及高倍镜下细胞核分裂情况等,有助于鉴别NEN良恶性程度,而肿瘤细胞中特殊标志物的免疫组织化学染色(如神经内分泌细胞嗜银染色),也有助于确定NEN类型。

【治疗及预后】 NEN治疗往往需要多学科协作。治疗方式主要包括手术治疗、药物治疗及一般治疗等。治疗的主要目的为控制肿瘤分泌激素或活性物质过多导致的临床症状及抑制肿瘤生长扩散,而手术治疗是达到根治的唯一手段。在诊断明确且可耐受手术的NEN患者中,评估病情后宜尽早手术切除原发肿瘤病灶。若诊断时患者已出现肿瘤转移或无法耐受手术时,可考虑药物治疗以控制病情,后者也适用于患者术前准备及术后处理等。此外,对于激素分泌过多者,也可选用激素分泌抑制剂或受体拮抗剂等。而对于恶性程度较高的神经内分泌肿瘤,除手术治疗,放疗、化疗、免疫治疗或多种手段联合也具有一定疗效。所有NEN患者应坚持终身随访,包括临床症状、生化检测及影像学检查等。由于NEN的高度异质性,临床预后取决于肿瘤的部位、功能状态、病理学分化程度和分级分期,以及治疗方式等。

(杨 涛)

本章思维导图

第十八章 | 异位激素分泌综合征

由非内分泌组织起源的肿瘤产生的某种激素或激素样物质,以及内分泌组织肿瘤分泌的(除该内分泌组织正常分泌的激素)其他激素均被称为异位激素(ectopic hormone),其所引起临床综合征称为异位激素分泌综合征(ectopic hormone secretion syndrome)或副肿瘤综合征(paraneoplastic syndrome)。目前,异位激素分泌综合征以非内分泌组织起源的恶性肿瘤占多数。此外,部分肿瘤除了分泌引起临床内分泌综合征的激素,还可产生其他相关激素如神经降压素(neurotensin)、血管活性肠肽(VIP)及生长抑素(somatostatin)等,但这些激素往往不引起明显的临床症状。

【异位激素的性质及特点】 异位激素主要为多肽激素,大多由起源于非内分泌组织的恶性肿瘤产生。肿瘤分泌的异位激素较常见,但导致异位激素分泌综合征的相对较少,可能主要与肿瘤分泌激素量少及生物活性低等有关。此外,异位激素常具有以下特点:①由于肿瘤细胞内基因转录、剪接及蛋白质加工功能不完善,合成激素的前体物、片段或亚基生物学活性常较低,部分激素因缺乏氨基端的信号肽而不能分泌出细胞;②因缺乏激素分泌调控机制,异位激素分泌过程多不受调控,且不能被抑制;③部分异位激素,如垂体糖蛋白激素(如 FSH、LH 和 TSH)可由异位垂体组织产生,极少由垂体外肿瘤产生,主要是由于此类激素的合成需要 α 和 β 两个亚基表达,且发生糖基化并形成完整具有生物学活性二聚体等过程需要酶类较多,合成结构完整的糖蛋白激素较困难。

【发病机制】 具有异位激素分泌功能的肿瘤细胞大多属于神经内分泌细胞,主要起源于外胚层神经嵴,部分可分化形成内分泌腺体,如垂体、胸腺、甲状腺、甲状旁腺及胰岛等,另有部分细胞散布在消化道黏膜,成为分泌消化道激素的细胞群。此外,在肺、肝、肾及交感神经节中也可见到此类细胞分布,它们具有相似的组织化学特性。正常状态下该类神经内分泌细胞及组织一般不具有激素分泌功能,但在发生肿瘤时,可异源合成和分泌多种激素,该过程被称为"返祖"现象(atavism phenomenon)。

现有研究认为异位激素与肿瘤之间主要存在以下关系:①部分细胞本身存在分泌激素功能,在肿瘤发生及细胞增殖等状态下,激素产生和分泌量大大增加;②部分癌基因可直接激活激素相关基因的转录和表达;③肿瘤组织可异常高表达某些转录因子,促进异位激素产生;④伴瘤激素可通过自分泌或旁分泌的方式刺激肿瘤细胞生长。

【常见的异位激素分泌综合征】

1. 异位 ACTH 综合征 异位 ACTH 综合征是最早发现并被广泛研究的异位激素分泌综合征,多见于 APUD 瘤(胺前体摄取和脱羧细胞肿瘤),主要见于小细胞肺癌及不同部位的类癌,另外胰岛细胞癌、甲状腺髓样癌、嗜铬细胞瘤、神经母细胞瘤、黑色素瘤及肝癌等也可引起。恶性肿瘤中 ACTH 前体阿黑皮素原(POMC)的表达相对较为常见,但由于缺乏将 ACTH 从其前体 POMC 中裂解出来的酶系,因此 POMC/ACTH 比值往往较高。异位 ACTH 综合征主要分为两种类型:第一型主要为小细胞肺癌患者,多见于男性,病情重,进展快,往往不以向心性肥胖及紫纹等库欣综合征症状为主要表现,而通常表现为高血压、严重低血钾伴肌无力、水肿及明显色素沉着等。第二型主要是肺、胰、肠类癌及嗜铬细胞瘤等,该型患者病程长,病情较轻,临床主要为较典型的库欣综合征表现,须与垂体性库欣病相鉴别。

2. 异位抗利尿激素综合征 异位抗利尿激素综合征为临床常见的肿瘤相关性低钠血症的主要病因之一,主要见于肺癌,尤其是小细胞肺癌等。恶性肿瘤细胞分泌释放大量的 AVP 而出现抗利尿激素分泌失调综合征(SIADH),导致水潴留,出现稀释性低钠血症、尿钠及尿渗透压升高等临床表现。当轻度低钠血症时患者可无明显症状,而当血钠明显下降时(<125mmol/L),即出现肌力减退,腱反射消失,呈木僵状态,或有抽搐发作,甚至昏迷,须立即治疗。此外,慢性低钠血症时,机体控制脑水肿的适应性反应使脑组织对血钠浓度上升极度敏感,因此补钠过快易引起渗透性脱髓鞘综合征(osmotic myelinolysis syndrome,OMS)。

3. 肿瘤相关性高钙血症　高钙血症是恶性肿瘤患者最常见的内分泌并发症之一,在所有肿瘤患者中约占10%。引起高钙血症的主要原因为:①肿瘤异位产生的甲状旁腺激素相关肽(PTHrP)与甲状旁腺激素(PTH)具有高度同源性,可与成骨细胞的PTH受体结合而发挥生物学效应,加强破骨细胞分化,促进骨吸收,引起高钙血症。②淋巴瘤等肿瘤组织可高表达1α-羟化酶,通过将血液循环中已存在的活性维生素D_3前体物25-$(OH)D_3$转化为1,25-$(OH)_2D_3$,引起高钙血症。③转移至骨的癌细胞(如肾癌)以及骨内的骨髓瘤细胞可产生一些刺激骨吸收的细胞因子(如肿瘤坏死因子、IL-1及IL-6等),引起高钙血症。无骨转移而伴高钙血症的肿瘤多为肺鳞状细胞癌、肾腺癌、乳腺癌、宫颈鳞状细胞癌、卵巢癌及胰腺肿瘤等。高钙血症程度较轻者常无明显症状,患者往往在系统性检查时偶然发现,而重度患者可出现厌食、恶心、呕吐、便秘、疲乏无力、心律失常、嗜睡、抑郁、精神错乱甚至昏迷等,可被误诊为恶性肿瘤脑转移。

4. 肿瘤相关性低血糖症　肿瘤相关性低血糖症也称Doege-Potter综合征,临床上主要以非胰岛细胞实性纤维瘤导致的低血糖症为特点。病因与肿瘤细胞分泌IGF-2有关,后者与胰岛素受体结合并将其激活,使外周组织摄取葡萄糖增加,肝输出葡萄糖减少,导致低血糖。临床表现与胰岛素瘤所致低血糖症状相似,病情常较重,多见于饥饿状态或呈自主性分泌特征,发作时血糖较低,但血清胰岛素水平往往不高,因此可与胰岛素瘤相鉴别。

5. 异位人绒毛膜促性腺激素综合征　人绒毛膜促性腺激素(HCG)正常时由胎盘滋养层细胞产生,正常组织(如肝、结肠)也可产生HCG。绒癌和畸胎瘤可产生HCG,但由于含滋养层细胞,不能视为异位HCG瘤。目前,已知的产生异位HCG的肿瘤有肺部肿瘤、肝母细胞癌、肾癌及肾上腺皮质癌等。具有活性的HCG在青春期儿童可引起性早熟,在成年男性可引起乳腺发育,而在成年女性中一般不引起症状,部分可出现不规则子宫出血。

6. 异位GHRH/GH分泌综合征　垂体以外的肿瘤可分泌GHRH,极少数分泌GH而引起肢端肥大症。分泌GHRH的肿瘤主要为类癌,其次为胰岛细胞瘤,较少见者为嗜铬细胞瘤、副神经节瘤。患者血中GHRH、GH及IGF-1均可升高,GH昼夜节律消失。临床表现与垂体性肢端肥大症无明显区别。约90%产生GHRH的类癌位于胸腔内,而极个别报道指出胰岛细胞瘤也可产生GH引起肢端肥大症。

【其他异位激素分泌综合征】

1. 肿瘤产生肾素引起高血压　肾肿瘤、小细胞肺癌、肺腺癌、肝癌、胰腺癌和卵巢癌等肿瘤可产生肾素,主要临床表现为醛固酮分泌增多伴高血压和低血钾,可用螺内酯或血管紧张素转换酶抑制剂等治疗。

2. 肿瘤所致骨软化症　间充质肿瘤、前列腺癌和肺癌可引起骨软化症伴严重低血磷及肌无力,应口服或静脉补充磷酸盐并增加维生素D摄入,评估后行手术切除肿瘤。

3. 非垂体肿瘤释放催乳素　较少见,部分肺癌及肾癌可产生和释放催乳素,在女性患者中引起溢乳及闭经,男性患者出现性功能低下及乳房发育等。

【实验室检查及诊断】

1. 实验室检查　除了测定异位激素分泌水平,下列检查有助于异位激素分泌综合征的诊断:①影像学检查:针对特定部位如胸、腹、肾上腺等部位进行X线、B超、CT及MRI等检查,明确有无肿瘤及进行肿瘤定位诊断;②血中嗜铬粒蛋白A测定:主要存在于神经内分泌细胞的嗜铬性颗粒中,此蛋白可由产生肽类激素细胞产生,可用以辅助不同系统神经内分泌相关肿瘤的定位诊断;③放射性核

素 ^{111}In 标记的奥曲肽显像技术:产生肽类激素的神经内分泌细胞上大多有生长抑素受体,利用核素标记的生长抑素八肽类似物扫描有助于肿瘤的定位。

2. 诊断依据　目前异位激素分泌综合征的主要诊断依据为:①肿瘤和内分泌综合征同时存在,而肿瘤又发生于非正常分泌该激素的内分泌腺组织;②肿瘤患者伴有血或尿中某种激素水平异常升高,并出现相应的临床综合征,而正常状态下该组织或细胞并不合成或分泌该类激素;③激素分泌呈自主性,不能被正常的反馈机制所抑制;④肿瘤经特异性治疗(如手术及放化疗等)后,相应激素水平下降,且因该类激素分泌过量所致的内分泌综合征症状得到逐步缓解或消失;⑤排除其他可引起有关综合征的原因。

【治疗及预后】　目前针对异位激素分泌综合征的治疗原则主要包括手术切除肿瘤原发病灶及抗异位激素治疗等。对于可以进行手术的肿瘤病灶,应当积极寻找并明确肿瘤功能及类型,根据具体病情选择手术、放疗、化疗及联合治疗等方式进行干预,有效控制异位激素分泌过多所导致的症状。对于无法明确或不能去除分泌异位激素的肿瘤病灶,应当予抗异位激素治疗,以缓解病情为主,采用合适药物抑制或阻断激素合成分泌(包括异位激素及其靶腺组织合成分泌的相关激素)。此外,通过手术切除异位激素作用的靶腺组织也是有效控制异位激素作用所致症状的治疗方式之一。

(杨　涛)

本章思维导图

推荐阅读

［1］GOLDMAN L,SCHAFER A I.Goldman-Cecil Medicine.26th ed.Philadelphia：Elsevier,2019.

［2］JAMESON J L,FAUCI A S,KASPER D L,et al.Harrison's Principles of Internal Medicine.20th ed.New York：McGraw Hill,2018.

［3］PAPADAKIS M A,MCPHEE S J,RABOW M W,et al.Current Medical Diagnosis and Treatment 2023.62nd ed.New York：McGraw Hill,2022.

［4］MELMED S,AUCHUS R J,GOLDFINE A B,et al.Williams Textbook of Endocrinology.14th.ed.Philadelphia：Elsevier,2019.

［5］JOHN P,BILEZIKIAN.Primer on the Metabolic Bone Diseases and Disorders of Mineral Metabolism.9th ed.New Jersey：A John Wiley & Sons,Inc.,Publication,2019.

［6］廖二元,袁凌青.内分泌代谢病学.4 版.北京：人民卫生出版社,2019.

［7］陈家伦,宁光.临床内分泌学.2 版.上海：上海科学技术出版社,2022.

第八篇
风湿免疫病

第一章 | 总 论

风湿性疾病(rheumatic disease)是一组累及骨与关节及其周围软组织(如肌肉、肌腱、滑膜、滑囊、韧带和软骨等),以及其他相关组织和器官的慢性疾病。风湿性疾病包含 10 大类 100 余种疾病,其病因多种多样,发病机制不甚明了,但多数与自身免疫异常密切相关。风湿性疾病既可是某一局限性区域的病理损伤,也可是全身性疾病,如果不及时诊治,大多数都有致残甚至致死风险,给社会和家庭带来沉重的负担。随着社会发展、卫生水平提高和生活方式改变,风湿性疾病的疾病谱也发生了显著变化,感染相关风湿性疾病已明显减少,而骨关节炎、痛风性关节炎发病率呈上升趋势。随着分子生物学、免疫学、遗传学的研究不断深入,IgG4 相关性疾病、自身炎症性疾病等许多新的风湿性疾病不断被认识,再加上生物制剂、小分子靶向药物等多种新药不断涌现,风湿病学的发展显示出了更广阔的前景。

【风湿性疾病范畴和分类】 风湿性疾病病因和发病机制复杂多样,大部分疾病的确切病因尚未明确,至今尚无完善分类。目前临床较为常用的分类方法仍是 1983 年美国风湿病协会(American Rheumatism Association, ARA)所制定的分类方法,根据其发病机制、病理和临床特点,将风湿性疾病分为 10 大类。表 8-1-1 列举了上述分类方法和常见疾病。

表 8-1-1 风湿性疾病范畴和分类

疾病分类	疾病名称
1. 弥漫性结缔组织病	类风湿关节炎、系统性红斑狼疮、干燥综合征、系统性硬化症、炎症性肌病、系统性血管炎、重叠综合征等
2. 血清阴性脊柱关节病	强直性脊柱炎、银屑病性关节炎、反应性关节炎、肠病性关节炎、未分化脊柱关节病等
3. 骨关节病	骨关节炎、关节退行性改变等
4. 遗传、代谢和内分泌疾病相关风湿性疾病	马方综合征、先天或获得性免疫缺陷病;痛风、焦磷酸钙沉积病;淀粉样变、肢端肥大症、甲减、甲旁亢相关关节病等
5. 与感染相关风湿性疾病	风湿热、莱姆病、Poncet 综合征等
6. 骨肿瘤	原发性(滑膜瘤、滑膜肉瘤等);继发性(白血病、多发性骨髓瘤、肿瘤骨转移等)
7. 神经血管疾病	神经性关节病(Charcot 关节)、压迫性神经病变(周围神经受压、神经根受压等)、反射性交感神经营养不良等
8. 骨与软骨病变	骨质疏松、骨软化、肥大性骨关节病、弥漫性原发性骨肥厚、骨炎等
9. 关节附属器官相关病变	关节周围病变(滑囊炎、肌腱病等)、椎间盘病变、特发性下腰痛、其他疼痛综合征(如纤维肌痛综合征)等
10. 其他有关节症状的疾病	药物相关风湿综合征、慢性活动性肝炎、结节病、维生素 C 缺乏症、回纹型风湿征等

随着疾病研究深入,风湿性疾病分类和诊断标准仍在逐步更新和完善中。近 10 年来系统性红斑狼疮、类风湿关节炎、干燥综合征、系统性硬化症、抗磷脂综合征、脊柱关节炎、系统性血管炎、炎症性肌病等多种风湿性疾病都更新了各自的诊断(分类)标准,部分疾病甚至更新了不止一版,诊断方式也由以前计算条目个数发展为计算不同条目权重评分的总分。新标准的颁布有力推动了风湿性疾病的早期诊治,也促使相关临床研究更加规范、标准。

【病史采集和体格检查】　风湿性疾病涉及多学科、多系统和多脏器,虽然血清自身抗体检查以及各种影像学检查极大地提高了风湿性疾病诊断水平,但认真而详细的病史采集和体格检查,始终是确定诊断和进行鉴别诊断的重要依据。

发病年龄、性别、家族史对诊断具有参考价值,如系统性红斑狼疮(systemic lupus erythematosus,SLE)多见于育龄女性;强直性脊柱炎(ankylosing spondylitis,AS)多见于青年男性,部分有家族史;骨关节炎(osteoarthritis,OA)多见于中老年患者。采集病史时,除了骨、关节和肌肉疼痛这些最常见的症状,还要询问肌肉骨骼系统以外的症状,如脱发、光过敏、雷诺现象、口腔及外阴溃疡、口眼干燥、腮腺肿大以及消化、呼吸、泌尿、神经、血液等系统的相关症状。病程的经过往往体现病理过程,对于有关节疼痛症状的患者,应详细询问其起病形式、受累部位、数目、疼痛性质与程度、功能状况及其演变。如类风湿关节炎(rheumatoid arthritis,RA)多表现为慢性、对称性多外周关节肿痛,后期可出现关节畸形。

体格检查除一般内科系统体格检查外,还应进行皮肤、肌肉、脊柱关节的检查。皮损形态和分布特征对疾病有一定提示,如蝶形红斑提示SLE,眶周紫红色水肿斑、双手关节伸面脱屑性斑丘疹提示皮肌炎(dermatomyositis,DM)。肌肉检查的要点在于有无肌肉萎缩、肌肉压痛及肌力下降。关节检查的要点在于受累关节有无发红、肿胀、压痛以及活动受限。

现将常见累及关节及关节周围附属器官病变的临床特点,和常见弥漫性结缔组织病的特异性临床表现分别列于表8-1-2和表8-1-3。

表 8-1-2　常见累及关节及关节周围器官病变的临床特点

体格检查	关节病变			关节周围及软组织病变	
	骨关节炎	炎性关节病	关节痛	滑囊炎或肌腱炎	肌肉筋膜病变
肿	各异	是	无	是	无
红	无	各异	无	是	无
热	无	是	无	是	无
痛	活动后加重	是	各异	关节周围	是
关节活动度	受限	受限	正常或受限	正常,多因疼痛受限	正常
主动/被动运动疼痛	两者均是	两者均是	通常两者均是	主动>被动	通常两者均是

表 8-1-3　常见弥漫性结缔组织病的临床症状及体征

疾病名称	临床表现及体征
系统性红斑狼疮	颧部蝶形红斑、环形红斑、盘状红斑,脱发,口腔溃疡、多关节肿痛,颜面、眼睑和下肢水肿,紫癜,精神症状,癫痫,偏瘫,截瘫
类风湿关节炎	对称性多关节肿痛,关节变形,晨僵,类风湿结节
干燥综合征	口干、眼干、腮腺肿大、猖獗齲、紫癜、夜尿增多、肢体软瘫
炎症性肌病	四肢近端肌痛及肌无力、吞咽困难、上眼睑紫红色水肿性红斑、Gottron 征、颈部呈 V 形充血、颈背部及双上臂外侧红斑、技工手、甲周红斑、皮下钙化、干咳、劳力性呼吸困难
系统性硬化症	雷诺现象,指端缺血性溃疡,硬指,皮肤肿硬、失去弹性,吞咽困难,反酸,干咳,劳力性呼吸困难,肺底爆裂音,杵状指
大动脉炎	发热,盗汗,无脉,颈部、腹部血管杂音,高血压
ANCA 相关血管炎	鞍鼻、咯血、劳力性呼吸困难、少尿、手足麻木、突眼、可触性紫癜
贝赫切特病	口腔溃疡、外阴溃疡、毛囊炎、结节红斑、针刺反应、关节肿痛、葡萄膜炎、视力下降

【实验室检查】

（一）**常规检查**　血、尿、便常规检查以及肝、肾功能的检查是必不可少的,如白细胞数量的变化、溶血性贫血、血小板减低、蛋白尿、镜下血尿都可能与风湿性疾病相关。血沉、C反应蛋白、球蛋白定量、补体的检查对于诊断及病情活动性的判断很有帮助。如RA、血管炎活动伴随炎性指标如血沉增快、C反应蛋白升高;SLE活动时常伴随补体C3、C4下降。

（二）**特异性检查**

1. **自身抗体**　患者血清中自身抗体是风湿性疾病的一大特点,即体内产生了针对自身组织、器官、细胞及细胞成分的抗体。自身抗体检测对风湿性疾病的诊断和鉴别诊断有极大帮助。但任何抗体检测灵敏度、特异度有一定范围,且存在一定的假阳性、假阴性率,因此诊断不能单纯根据抗体检查结果,而应该以临床表现为基础。现在应用于风湿病学临床的主要自身抗体有以下5大类。

（1）抗核抗体(anti-nuclear antibody,ANA):其靶抗原是核酸、组蛋白、非组蛋白及各种蛋白酶等多种物质,除了在细胞核,也在细胞质及细胞器中存在。因此现在对于ANA靶抗原的理解,已由传统的细胞核扩大到整个细胞。根据抗原分子的理化特性和分布部位,将ANA分成抗DNA、抗组蛋白、抗非组蛋白、抗核仁抗体及抗其他细胞成分抗体五大类。其中抗非组蛋白抗体中包含一组可被盐水提取的可溶性抗原(extractable nuclear antigen,ENA)的抗体,即抗ENA抗体,对于风湿性疾病的鉴别诊断尤为重要,但与疾病的严重程度及活动度无关。ANA阳性应警惕结缔组织病(connective tissue disease,CTD)可能,但正常老年人或其他疾病如肿瘤,血清中可能存在低滴度ANA。不同成分ANA有其不同临床意义,具有不同的诊断特异度,将在后面各章述及。

（2）类风湿因子(rheumatoid factor,RF):其靶抗原为变性IgG分子的Fc片段。变性的IgG可在炎症等病理条件下产生,也可以为IgG抗体参与免疫应答与相应抗原结合发生变性时产生。因此RF阳性不仅可见于RA、pSS(原发性干燥综合征)、SLE、SSc(系统性硬化症)等多种CTD,亦见于感染性疾病、肿瘤等其他疾病以及约5%正常人群。RF在RA的阳性率为80%左右,但特异性较差。

（3）抗中性粒细胞胞质抗体(antineutrophil cytoplasmic antibody,ANCA):其靶抗原为中性粒细胞胞质的多种成分,其中丝氨酸蛋白酶3(PR3)和髓过氧化物酶(MPO)与血管炎密切相关。该抗体对血管炎诊断有帮助(详见本篇第六章系统性血管炎)。

（4）抗磷脂抗体(antiphospholipid antibody,APL):其靶抗原为各种带负电荷的磷脂。目前临床常检测抗心磷脂抗体、抗β_2糖蛋白Ⅰ抗体、狼疮抗凝物。这些抗体常见于抗磷脂综合征、SLE等CTD,主要引起凝血系统改变,临床上表现为血栓形成、血小板减少和病理妊娠等。

（5）抗角蛋白抗体谱:其靶抗原为细胞基质中的聚角蛋白微丝蛋白,该组抗体对RA特异度较高,且有助于RA的早期诊断。临床常检测抗核周因子(APF)、抗角蛋白(AKA)及环瓜氨酸肽(CCP)。其中CCP为根据聚角蛋白微丝蛋白的cDNA序列而人工合成的环化肽,抗CCP抗体在RA诊断中较AKA有更好的灵敏度和特异度。

常用的自身抗体及临床意义见表8-1-4。

2. **人类白细胞抗原(HLA)检测**　HLA-B27与有中轴关节受累的脊柱关节炎密切关联。HLA-B27在AS中阳性率为90%,亦可见于反应性关节炎、银屑病关节炎等脊柱关节病,在正常人群中也有10%的阳性率。此外HLA-B5与贝赫切特病(BD),HLA-DR2、DR3与SLE,HLA-DR3、B8与pSS,HLA-DR4与RA也有一定关联。

3. **关节液检查**　可通过关节腔穿刺获取关节液,关节液的白细胞计数有助于鉴别炎性、非炎症性和化脓性关节炎。非炎性关节炎白细胞计数往往在$2\,000\times10^6$/L以下;当白细胞超过$3\,000\times10^6$/L以上,中性粒细胞达50%以上,提示炎性关节炎;化脓性关节液不仅外观呈脓性且白细胞数更高。此外在关节液中找到尿酸盐结晶或细菌涂片/培养阳性分别有助于痛风性关节炎和感染性关节炎的诊断。

表 8-1-4　抗核抗体谱常见自身抗体及临床意义

分类	抗体	临床意义
抗 DNA 抗体	抗 dsDNA 抗体	抗 dsDNA 抗体常被作为 SLE 活动指标,可用于监测 SLE 病情变化、SLE 疾病活动期判断、药物疗效等。
	抗 ssDNA 抗体	临床上实用价值不大,一般不用于临床常规检测。
抗组蛋白抗体	AHA 抗体	可以在多种 CTD 中出现,不具有诊断特异性,但 AHA 检测对 CTD 尤其是药物性狼疮诊断有重要临床价值。
抗 DNA 组蛋白抗体	抗核小体抗体	多见于活动性狼疮,特别是狼疮性肾炎,与抗双链 DNA 抗体和抗 Sm 抗体等 SLE 的其他特异性抗体同时检测,可明显提高 SLE 临床诊断的灵敏度和特异度。
抗非组蛋白抗体	抗 Sm 抗体	对 SLE 诊断具有较高特异性,是目前公认的 SLE 血清标记抗体。
	抗 U1RNP 抗体	与雷诺现象相关,对 CTD 诊断具有重要临床意义。
	抗 SSA 抗体	主要见于原发性 SS,阳性率达 40%~95%,也可见于 SLE(20%~60%)、类风湿关节炎、SSc(24%)等。
	抗 SSB 抗体	对诊断 SS 具有高度特异性,是 SS 的血清较特异的抗体。
	抗核糖体抗体(抗 rRNP 抗体)	为 SLE 特异性自身抗体,阳性率在 10%~40%。SLE 患者出现抗 rRNP 抗体与中枢神经系统受累相关。
	抗 Scl-70 抗体	为 SSc 血清标记性抗体,与肺间质病变相关。
	抗 Jo-1 抗体及抗合成酶抗体	为炎症性肌病血清标记性抗体,在 PM/DM 中阳性率为 20%~30%,且多数患者伴有间质性肺部疾病和多关节炎/关节痛等。
	抗着丝点抗体(ACA)	是 SSc 的局限型 CREST 综合征的特异性抗体,阳性率可达 80%~98%。
抗核仁抗体	抗核仁抗体	约 20%~40% 的 SSc 患者抗核仁抗体阳性。
抗磷脂抗体	抗心磷脂抗体(ACA)	中高滴度 IgG 型和 IgM 型 ACA 是诊断 APS 的重要指标之一。
	抗 β₂ 糖蛋白 I 抗体	中高滴度 IgG 型和 IgM 型抗 β₂ 糖蛋白 I 抗体是诊断 APS 的重要指标。
抗中性粒细胞胞质抗体(ANCA)	胞质型 ANCA(cytoplasmic ANCA,cANCA)靶抗原主要是抗蛋白酶 3(proteinase 3,PR3)	诊断肉芽肿性多血管炎特异度大于 90%,且该抗体持续阳性者易复发。
	核周型 ANCA(perinuclear ANCA,pANCA)靶抗原主要是髓过氧化物酶(myeloperoxidase,MPO)	主要与显微镜下多血管炎、嗜酸性肉芽肿性多血管炎相关,特异性稍差。
类风湿关节炎相关自身抗体	类风湿因子(rheumatoid factor,RF)	RF 在类风湿关节炎中的阳性率为 80% 左右,是诊断 RA 的血清学标准之一,但是 5% 的正常老年人可阳性,其阳性率随年龄的增高而增加。
	抗环瓜氨酸肽抗体(anti-cyclic citrullinated peptide antibody,anti-CCP)	是诊断 RA 的血清学标准之一,亦可更好地预测 RA 疾病进展和关节影像学改变。抗 CCP 抗体在早期 RA 时即可出现。
	抗角蛋白抗体(anti-keratin antibody,AKA)	RA 早期诊断和判断预后的指标之一。
	抗核周因子(anti-perinuclear factor,APF)	与 RA 的多关节痛、晨僵及 X 线骨破坏之间呈明显相关性,可弥补检测 RF 的不足。

注:抗 dsDNA 抗体,抗双链 DNA 抗体;抗 ssDNA 抗体,抗单链 DNA 抗体;SLE,系统性红斑狼疮;CTD,结缔组织病;SS,干燥综合征;SSc,系统性硬化症;PM/DM,多发性肌炎/皮肌炎。

4. 病理 活组织检查所见病理改变对诊断有决定性意义,并有指导治疗的作用。如肾脏活检对于狼疮性肾炎的病理分型、滑膜活检对于关节炎病因的判断、唇腺活检对干燥综合征的诊断,以及肌肉活检对于多发性肌炎/皮肌炎的诊断均有重要意义。

【影像学检查】 影像学是重要的辅助检测手段,一方面有助于各种关节、脊柱受累疾病的诊断、鉴别诊断、疾病分期、药物疗效的判断等;另一方面可用于评估肌肉、骨骼系统以外脏器的受累。X线是骨和关节检查最常用的影像学技术,有助于诊断、鉴别诊断和随访。可发现软组织肿胀及钙化、骨质疏松、关节间隙狭窄、关节侵蚀脱位、软骨下囊性变等改变。关节CT用于检测有多层组织重叠的病变部位,如骶髂关节、股骨头、胸锁关节、椎间盘等,比X线敏感性更高;近年来新出现的双能CT有助于检查痛风性关节炎患处的痛风结晶。MRI对骨、软骨及其周围组织(包括肌肉、韧带、肌腱、滑膜)有其特殊的成像表现,因此对软组织和关节软骨损伤、骨髓水肿、缺血性骨坏死、早期微小骨破坏和肌肉炎症等是灵敏可靠的检测手段。此外,近十年来超声在关节的检查中日益发挥重要作用,不仅可以早期发现关节滑膜、软骨的损伤,还能监测病情的变化。

影像学对于其他受累脏器的评估也非常重要,如胸部高分辨率CT用于肺间质病变的诊断;头颅CT、MRI用于SLE的中枢神经受累的评估;血管超声、CT血管造影(CTA)、磁共振显像血管造影(MRA)、血管造影甚至正电子发射断层成像(PET)检查有助于血管炎的评价等。

【治疗】 风湿性疾病种类繁多,多为慢性疾病,明确诊断后应尽早开始治疗,治疗的目的是维持关节、脏器的功能,缓解相关症状,提高生活质量,改善预后。治疗措施包括一般治疗(宣教、生活方式、物理治疗、锻炼、对症等),药物治疗,手术治疗(矫形、滑膜切除、关节置换等)。抗风湿性疾病药物主要包括非甾体抗炎药(NSAIDs)、糖皮质激素、改变病情的抗风湿药(DMARDs)及生物制剂,现将抗风湿性疾病药物种类和应用原则加以叙述。

1. 非甾体抗炎药(nonsteroidal anti-inflammatory drugs,NSAIDs) 该类药物共同的作用机制是通过抑制环氧化酶(COX),从而抑制花生四烯酸转化为前列腺素,起到抗炎、解热、镇痛的效果。该药应用广泛,起效快,镇痛效果好,但不能控制原发病的病情进展。该类药物对消化道、肾以及心血管系统有一定副作用,临床应用时需要随访,在有消化道及肾脏基础疾病、老年人群中应用时则更要谨慎。选择性COX-2抑制剂可减少胃肠道副作用。

2. 糖皮质激素(glucocorticoid,GC) 该类药物具有强大的抗炎作用和免疫抑制作用,因而被广泛用于治疗风湿性疾病,是治疗多种CTD的一线药物。GC制剂众多,根据半衰期可以分为短效GC,包括可的松、氢化可的松;中效GC包括泼尼松、泼尼松龙、甲泼尼龙、曲安西龙等,长效GC包括地塞米松、倍他米松等。其中氢化可的松、泼尼松龙和甲泼尼龙为11位羟基化合物,可不经过肝脏转化直接发挥生理效应,因此肝功能不全患者优先选择此类GC。长期大量应用GC不良反应多,包括感染、高血压、高糖血症、骨质疏松、撤药反跳、无菌性股骨头坏死、肥胖、精神兴奋、消化性溃疡等。故临床应用时要权衡其疗效和副作用,严格掌握适应证、剂量及疗程,并监测其不良反应。

3. 改善病情的抗风湿药(disease modifying anti-rheumatic drugs,DMARDs) 传统DMARDs和靶向DMARDs,该组药物的共同特点是具有改善病情和延缓病情进展的作用,可以防止和延缓特别是RA的关节骨结构破坏。其特点是起效慢,通常在治疗2～4个月后才显效,病情缓解后宜长期维持。这组药物作用机制各不相同,详见表8-1-5。

4. 生物制剂 通过基因工程制造的单克隆抗体,称为生物制剂,是近三十年来风湿免疫领域最大的进展之一。目前已广泛应用于RA、脊柱关节炎、SLE、系统性血管炎等的治疗。这类药物是利用抗体的靶向性,通过特异地阻断疾病发病中的某个重要环节而发挥作用。到目前为止,已有数十种生物制剂上市或正处在临床试验阶段。

以肿瘤坏死因子-α(TNF-α)为靶点的生物制剂率先在RA、脊柱关节炎的治疗中获得成功。这类生物制剂可迅速改善病情,阻止关节破坏,改善关节功能。IL-6受体拮抗剂、共刺激分子CTLA-4与IgG1 Fc片段的融合蛋白(阿巴西普,abatacept)用于治疗RA;抗CD20单克隆抗体(利妥昔单抗,

表 8-1-5 DMARDs 的主要作用机制

药名	作用机制
传统 DMARDs	
柳氮磺吡啶	本药在肠道分解为 5-氨基水杨酸和磺胺吡啶。前者抑制前列腺素并清除吞噬细胞释放的致炎性氧离子。关节炎患者服本药 12 周后,外周血中活化淋巴细胞减少
羟氯喹	通过改变细胞溶酶体的 pH,减弱巨噬细胞的抗原提呈功能和 IL-1 的分泌,也减少淋巴细胞活化
甲氨蝶呤	通过抑制二氢叶酸还原酶抑制嘌呤、嘧啶核苷酸的合成,使活化淋巴细胞合成和生长受阻
来氟米特	其活性代谢物通过抑制二氢乳清酸脱氢酶,抑制嘧啶核苷酸的合成,使活化淋巴细胞合成、生长受阻
硫唑嘌呤	干扰腺嘌呤、鸟嘌呤核苷酸的合成,使活化淋巴细胞合成和生长受阻
环磷酰胺	交联 DNA 和蛋白,使细胞生长受阻
吗替麦考酚酯	其活性代谢物通过抑制次黄嘌呤单核苷酸脱氢酶,抑制鸟嘌呤核苷酸,使活化淋巴细胞合成、生长受阻
环孢素	通过抑制 IL-2 的合成和释放,抑制、改变 T 细胞的生长和反应
他克莫司	通过抑制 IL-2 的合成和释放,抑制、改变 T 细胞的生长和反应
雷公藤多苷	抑制淋巴细胞增殖,减少免疫球蛋白合成
靶向 DMARDs	
托法替布	JAK 激酶抑制剂,阻断 JAK/STAT 信号转导通路
巴瑞替尼	选择性 JAK 激酶抑制剂,阻断 JAK/STAT 信号转导通路
乌帕替尼	选择性 JAK1 激酶抑制剂,阻断 JAK/STAT 信号转导通路

rituximab)已被批准应用于 ANCA 相关血管炎一线治疗,并在治疗难治性 SLE,特别是 SLE 相关肾炎、溶血性贫血、血小板减少等方面获得了不错的疗效。抗 B 细胞刺激因子单抗(贝利尤单抗,belimumab)、泰它西普用于标准治疗疗效不佳的 SLE 患者。同时,补体通路药物、细胞治疗等,在治疗风湿免疫病中也有一定的应用前景。生物制剂发展迅速,已成为抗风湿性疾病药物的重要组成部分。其主要的不良反应是感染、过敏反应等。临床使用时应严格把握适应证,注意筛查感染,尤其是乙型肝炎和结核,以免出现严重不良反应。

5. **辅助性治疗** 静脉输注免疫球蛋白、血浆置换、血浆免疫吸附等有一定疗效,作为上述治疗的辅助治疗,可用于一些风湿免疫病患者。

(曾小峰)

本章思维导图

第二章 | 类风湿关节炎

类风湿关节炎（rheumatoid arthritis，RA）是一种以侵蚀性、对称性多关节炎为主要临床表现的慢性、全身性自身免疫病。其确切发病机制不明。基本病理改变为关节滑膜的慢性炎症、血管翳形成，并逐渐出现关节软骨和骨破坏，最终导致关节畸形和功能丧失，是造成人类丧失劳动力和致残的主要原因之一。早期诊断、早期治疗至关重要。本病呈全球性分布，可发生于任何年龄，发病高峰年龄为35～50岁，女性患病率2～3倍于男性。我国 RA 的患病率为 0.42%，但呈现逐年递增趋势，我国 RA 的平均发病年龄为 47 岁。

【病因和发病机制】 病因和发病机制复杂，在遗传、感染、环境等多因素的共同作用下，自身免疫反应导致的免疫损伤和修复是 RA 发生和发展的基础。

1. **遗传易感性** 流行病学调查显示，RA 的发病与遗传因素密切相关，家系调查显示 RA 先证者的一级亲属患 RA 的概率为 11%。大量研究发现 *HLA-DRB1* 等位基因突变与 RA 发病相关。

2. **环境因素** 虽然未证实有导致 RA 的直接感染因子，但目前认为一些病原体（如细菌、支原体和病毒等）可能感染并激活的 T 细胞、B 细胞等淋巴细胞，使其分泌致炎因子，产生自身抗体，影响 RA 的发病和病情进展；病原微生物的某些成分也可通过分子模拟导致自身免疫反应。吸烟能够显著增加 RA 发生的风险。

3. **免疫功能紊乱** 免疫功能紊乱是 RA 的主要发病机制，活化的 CD4$^+$T 细胞和 MHC Ⅱ类分子复合物阳性的抗原提呈细胞（antigen-presenting cell，APC）浸润关节滑膜。关节滑膜组织的某些特殊成分或体内产生的内源性物质也可能作为自身抗原被 APC 提呈给活化的 CD4$^+$T 细胞，启动特异性免疫应答，导致相应的关节炎病变。此外，活化的 B 细胞、巨噬细胞及滑膜成纤维细胞等作为抗原提呈细胞及自身抗体的来源细胞，在 RA 滑膜炎症性病变的发生及演化中发挥了重要作用。

【病理】 RA 的基本病理改变是滑膜炎。急性期表现为滑膜渗出和细胞浸润。滑膜下层小血管扩张，内皮细胞肿大、细胞间隙增大，间质有水肿和中性粒细胞浸润。病变进入慢性期，滑膜变得肥厚，形成许多绒毛样突起，突向关节腔内或侵入到软骨和软骨下的骨质。绒毛又名血管翳（pannus），有很强的破坏性，是造成关节破坏的病理基础。血管翳在显微镜下呈现为滑膜细胞由原来的 1～3 层增生到 5～10 层或更多，其中大部分为具有巨噬细胞样功能的 A 型细胞及成纤维细胞样的 B 型细胞。滑膜下层有大量淋巴细胞，呈弥漫状分布或聚集成结节状，如同淋巴滤泡。其中大部分为 CD4$^+$T 细胞，其次为 B 细胞和浆细胞。还有新生血管和大量被激活的成纤维样细胞以及随后形成的纤维组织。

RA 不仅可以累及关节滑膜，还可以导致关节外的组织和器官损伤，其病理改变为血管炎。RA 的血管炎可累及中、小动脉和/或静脉，受累血管内膜有增生、管壁淋巴细胞浸润、纤维素样坏死，导致血管壁增厚、血管腔狭窄或闭塞。类风湿结节是血管炎的一种典型表现，结节中心为纤维素样坏死组织，周围有上皮样细胞浸润，排列成环状，最外层为肉芽组织。

【临床表现】 RA 多为慢性起病，以手、腕、足等双侧对称性多关节肿痛为首发表现，常伴有晨僵，可伴有乏力、低热、肌肉酸痛、体重下降等全身症状。少数患者急性起病，在数天内出现典型的关节症状。RA 的临床表现具有一定的个体差异性。

（一）关节表现

1. **晨僵**（morning stiffness） 是指关节部位的僵硬和胶着感。晨起明显，活动后减轻。通常持续超过半小时,常被作为判断疾病活动的指标之一,但主观性很强。可见于多种关节炎,但以 RA 最突出。

2. **关节肿胀** 多因滑膜增生、关节腔积液和关节周围软组织水肿所致,亦多呈对称性,多伴有关节疼痛。最常出现的部位为腕、掌指、近端指间关节,其次是足趾、膝、踝、肘、肩等关节。

3. **关节痛与压痛** 往往是 RA 最早的症状,关节疼痛和压痛部位通常与关节肿胀部位相一致,多为对称性、持续性。疼痛的关节往往伴有压痛。

4. **关节畸形** 见于较晚期患者。关节周围肌肉的萎缩、痉挛使畸形更为加重。最为常见的关节畸形是掌指关节的半脱位、手指向尺侧偏斜和呈 "天鹅颈(swan neck)" 样及 "纽扣花(boutonniere)" 样畸形,腕和肘关节强直亦较常见。

5. **特殊关节**

(1)肩、髋关节:由于其周围有较多肌腱等软组织包围,因此很难发现关节肿胀。最常见的症状是局部疼痛和活动受限,髋关节往往表现为臀部及下腰部疼痛。

(2)颞下颌关节:表现为讲话或咀嚼时疼痛加重,严重者有张口受限。

(3)颈椎关节:一些患者会出现颈椎关节受累,特别是病情长期控制不佳者。表现为颈痛、活动受限,最严重的表现为寰枢关节($C_1 \sim C_2$)半脱位,可导致脊髓受压。

6. **关节功能障碍** 关节肿痛和结构破坏都会引起关节活动障碍。美国风湿病学会(ACR)将因本病影响生活的程度分为 4 级:Ⅰ级,能照常进行日常生活和各项工作;Ⅱ级,可进行一般的日常生活和某种职业工作,但参与其他活动受限;Ⅲ级,可进行一般的日常生活,但参与某种职业工作或其他活动受限;Ⅳ级,日常生活的自理和参与工作的能力均受限。

(二)关节外表现

1. **皮肤类风湿结节** 是 RA 最常见的关节外表现,可见于30%~40%的患者,多发生在病情活动的患者,男性多见,多有长期大量吸烟史。类风湿结节可发生于任何部位,但多位于关节隆突部及受压部位,如前臂伸面、尺骨鹰嘴下方、跟腱、滑囊等处。结节大小不一,直径数毫米至数厘米不等,质硬、无压痛,呈对称性分布。此外,一些脏器如心、肺、胸膜、眼等亦可累及。其存在提示 RA 病情活动。

2. **皮肤血管炎** 通常见于长病程、血清 RF 阳性且病情活动的 RA 患者,整体发生率不足10%。其表现各异,包括瘀点、紫癜、指/趾坏疽、梗死、网状青斑等,病情严重者可出现皮肤的深大溃疡。须积极应用免疫抑制剂治疗。

3. **心脏受累** 心包炎最常见,多见于 RF 阳性、有类风湿结节的患者。但不足10%的患者会出现临床症状,近半数患者可通过超声心动图检查发现。

4. **肺** 肺受累很常见,其中男性多于女性,有时可为首发症状。

(1)肺间质病变:是最常见的肺病变,见于约30%的患者,主要表现为活动后气短,肺纤维化。肺功能和肺影像学如肺部高分辨率 CT 检查有助于早期诊断。

(2)胸膜炎:见于约10%的患者。为单侧或双侧少量胸腔积液,偶为大量胸腔积液。胸腔积液呈渗出性。

(3)结节样改变:肺内出现单个或多个结节,为肺内的类风湿结节表现。结节有时可液化,形成空洞。尘肺患者合并 RA 时易出现大量肺结节,称为 Caplan 综合征,也称类风湿性尘肺病。临床和胸部 X 线表现类似肺内的类风湿结节,数量多,较大。

5. **眼** 最常见的表现为继发干燥综合征所致的干眼症,可能合并口干、淋巴结肿大,须结合自身抗体,经口腔科及眼科检查进一步明确诊断。还有一些患者会出现巩膜炎,严重者可出现巩膜溃疡、穿孔,造成视力损害,是严重的关节外表现,其病理改变为巩膜血管炎,常为疾病活动的表现之一。

6. **神经系统** 神经受压是 RA 患者出现神经系统病变的常见原因。如正中神经在腕关节处受压可出现腕管综合征。RA 继发血管炎可以导致手足麻木或多发性单神经炎,均提示病情活动,需要积极治疗。$C_1 \sim C_2$ 颈椎受累可出现脊髓病变。

7. **血液系统** 贫血是最常见的血液系统表现,贫血程度与关节的炎症程度相关,在关节炎症得以控制后,贫血也可改善。病情活动的 RA 患者常见血小板增多,与疾病活动度相关,病情缓解后可下降。Felty 综合征是指 RA 患者伴有脾大、中性粒细胞减少,有的患者会伴有贫血和血小板减少。出现 Felty 综合征时关节炎并非都处于活动期,但关节外表现非常突出,很多患者合并有下肢溃疡、类风湿结节、发热、乏力、食欲减退和体重下降等疾病活动的全身表现。

8. **肾** RA 很少出现肾脏病变,偶有轻微膜性肾病、肾小球肾炎、肾内小血管炎以及肾的淀粉样变等。当患者出现肾损害时须警惕是否长期服用 NSAIDs 等药物。

【实验室和其他辅助检查】

(一)血液学改变 轻至中度贫血,以正细胞正色素性常见,多与病情活动程度相关。活动期患者血小板计数可增高,白细胞计数及分类多正常。免疫球蛋白升高,血清补体大多正常或者轻度升高。

(二)炎症标志物 血沉(ESR)和 C 反应蛋白(CRP)常升高,是反映病情活动度的主要指标,病情缓解时可降至正常。

(三)自身抗体

1. **类风湿因子(RF)** 是 RA 患者血清中针对 IgG Fc 片段上抗原表位的一类自身抗体,可分为 IgM、IgG 和 IgA 型。常规检测的为 IgM 型 RF,在 RA 患者中阳性率为 75%~80%。但 RF 并非 RA 的特异性抗体,一些慢性感染、其他自身免疫病及 1%~5% 的健康人也可出现 RF 阳性。RF 阴性亦不能排除 RA 的诊断。

2. **抗瓜氨酸化蛋白抗体(ACPA)** 是一类针对含有瓜氨酸化表位自身抗原的抗体的统称,包括抗环瓜氨酸肽(CCP)抗体、抗突变型瓜氨酸化波形蛋白(MCV)抗体、抗核周因子(APF)抗体、抗角蛋白抗体(AKA)和抗聚丝蛋白抗体(AFA)。其中抗 CCP 抗体的灵敏度和特异度均很高,约 75% 的 RA 患者可以检测到,且具有很高的特异度(93%~98%),亦可在疾病早期出现,与疾病预后相关。约 15% 的 RA 患者 RF 和 ACPA 均为阴性,称为血清学阴性 RA。

(四)关节滑液 正常人关节腔内的滑液不超过 3~5ml。关节有炎症时,滑液会增多。RA 患者的滑液呈淡黄色、透明、黏稠状,滑液中的白细胞明显增多,达 5 000~50 000×10^6/L,约 2/3 为多核白细胞。关节滑液检查可用于证实关节炎症,同时可与感染和晶体性关节炎鉴别,如痛风、假性痛风等,但不能通过关节滑液检查确诊 RA。

(五)影像学检查

1. **X 线** 双手、腕关节以及其他受累关节的 X 线检查对 RA 诊断、关节病变分期、病变演变的监测均很重要。早期可见关节周围软组织肿胀、关节附近骨质疏松(Ⅰ期);进而关节间隙变窄(Ⅱ期);关节面出现虫蚀样改变(Ⅲ期);晚期可见关节半脱位和纤维性及骨性强直(Ⅳ期)。

2. **MRI** 对早期诊断极有意义。可以显示关节软组织病变和/或滑膜炎症、水肿与增生、关节积液,以及骨髓水肿等,较 X 线更敏感。

3. **超声** 高频超声能清晰显示关节腔、滑膜、滑囊、关节腔积液、关节软骨厚度等,不仅能够反映滑膜增生情况,亦可通过血流信号反映滑膜的炎症活动程度,还可指导关节穿刺及治疗。

(六)关节镜及针刺活检 关节镜对 RA 的诊断及治疗均有一定价值,针刺活检是一种操作简单、创伤小的检查方法。

【诊断与鉴别诊断】

(一)诊断 RA 的临床诊断主要基于慢性关节炎的症状和体征、实验室及影像学检查。目前 RA 没有诊断标准,但可采用分类标准结合患者的临床表现来进行诊断。目前普遍采用 2010 年美国风湿病学会(ACR)和欧洲抗风湿病联盟(EULAR)联合提出的 RA 分类标准和评分系统,见表 8-2-1,该标准包括关节受累情况、血清学指标、滑膜炎持续时间和急性时相反应物 4 部分,总得分 6 分及以上可被分类为 RA。

表 8-2-1　　2010 年 ACR/EULAR 制定的 RA 分类标准

项目		评分
关节受累情况		（0～5分）
中大关节	1个	0
	2～10个	1
小关节	1～3个	2
	4～10个	3
至少一个为小关节	＞10个	5
血清学		（0～3分）
RF 和抗 CCP 抗体均阴性		0
RF 或抗 CCP 抗体低滴度阳性		2
RF 或抗 CCP 抗体高滴度阳性（正常上限 3 倍）		3
滑膜炎持续时间		（0～1分）
＜6 周		0
≥6 周		1
急性期反应物		（0～1分）
CRP 和 ESR 均正常		0
CRP 或 ESR 异常		1

注：受累关节指关节肿胀、疼痛，小关节包括：掌指关节、近端指间关节、第 2～5 跖趾关节、腕关节，不包括拇指腕掌关节、第 1 跖趾关节和远端指间关节；大关节指肩、肘、髋、膝和踝关节。

（二）**鉴别诊断**　　RA 须与以下疾病进行鉴别。

1. **骨关节炎**　　中老年人多发，主要累及膝、踝和脊柱等负重关节，多为非对称性。可有受累关节肿胀和积液。活动时关节疼痛加重，休息后减轻。手骨关节炎常多影响远端指间关节，尤其在远端指间关节出现赫伯登（Heberden）结节和近端指间关节出现布夏尔（Bouchard）结节时有助于诊断。膝关节病变有摩擦感，一般 RF、ACPA 均阴性。X 线示关节边缘呈唇样增生或骨疣形成，关节无破坏，可出现关节间隙狭窄。

2. **强直性脊柱炎**　　青年男性多见，主要侵犯骶髂关节及脊柱关节。当周围关节受累，特别是以膝、踝、髋关节病变为首发症状者，须与 RA 鉴别。强直性脊柱炎多见于青壮年男性，外周关节受累以非对称性下肢大关节炎为主，极少累及手关节，X 线检查可见骶髂关节骨质破坏、关节融合等。可有家族史，90% 以上患者 HLA-B27 阳性，RF 阴性。

3. **银屑病关节炎**　　多于银屑病若干年后发生，绝大多数患者关节受累为非对称的，少数患者可出现对称性多关节受累，与 RA 相似。但本病以远端指间关节受累更常见，表现为该关节的附着点炎和手指炎。同时可有骶髂关节炎和脊柱炎，血清 RF 多阴性。

4. **系统性红斑狼疮**　　部分患者以指关节肿痛为首发症状，也可有 RF 阳性、ESR 和 CRP 增高，易被误诊为 RA。但本病的关节病变一般为非侵蚀性，且关节外症状如蝶形红斑、脱发、皮疹、蛋白尿等较突出，抗核抗体、抗双链 DNA 抗体等阳性。

5. **其他关节炎**　　关节炎类疾病有多种，均各自有其原发病的特点，在充分了解相关的疾病后鉴别一般不难。

（三）**病情判断**　　判断 RA 的疾病活动性对于治疗方案的选择至关重要，也是衡量治疗是否达标的标准。目前均采用综合指标对 RA 的疾病活动度进行判断，包括晨僵持续时间、关节疼痛和肿胀的数目、炎性指标（如 ESR、CRP 等）、医生和患者对病情严重度和活动度的评估等。临床上常采用对 28

个关节进行评估的 DAS28 等标准来评判病情的活动度。此外,还应对影响其预后的因素,包括病程、躯体功能障碍(如 HAQ 评分)、关节外表现、自身抗体是否阳性,以及早期出现 X 线提示的骨破坏等进行评估。

【治疗】 目前 RA 不能根治。应按照早期、达标、个体化的治疗原则选择治疗方案,并密切监测病情变化,及时调整治疗,治疗的最终目的是减少致残。治疗的主要目标是达到临床缓解或低疾病活动度。临床缓解的定义是没有明显的炎症活动症状和体征。最佳的治疗方案需要临床医生与患者共同制订。

RA 的治疗措施包括:一般治疗、药物治疗、外科治疗等,其中以药物治疗最为重要。

(一) 一般治疗 包括患者教育、休息、关节制动(急性期)、关节功能锻炼(恢复期)和物理疗法等。卧床休息只适宜于急性期、发热以及内脏受累的患者。

(二) 药物治疗 治疗 RA 的常用药物分为六类,即非甾体抗炎药(NSAIDs)、传统 DMARDs、生物 DMARDs、靶向 DMARDs、糖皮质激素(glucocorticoid,GC)及植物药等。初始治疗必须应用一种 DMARDs。

1. **非甾体抗炎药(NSAIDs)** 具有镇痛抗炎作用,是缓解关节炎症状的常用药,但在控制病情方面作用有限,应与 DMARDs 同服。NSAIDs 可增加心血管事件的发生,因而应谨慎选择药物并以个体化为原则,避免 2 种或 2 种以上 NSAIDs 同时服用。

2. **传统 DMARDs** 包括甲氨蝶呤、来氟米特、柳氮磺吡啶、羟氯喹等,该类药物发挥作用慢,需 1~3 个月,不具备明显的镇痛和抗炎作用,但可延缓和控制病情进展。RA 一经确诊,应尽早开始使用传统 DMARDs,药物的选择和应用方案要根据患者病情活动性、严重性和进展情况而定,可单用,也可 2 种及以上 DMARDs 药物联合使用。推荐首选甲氨蝶呤治疗。各个 DMARDs 有其不同的作用机制及不良反应,在应用时需谨慎监测。

3. **生物 DMARDs** 是近 30 年来 RA 治疗的一个革命性进展,其治疗靶点主要针对在 RA 发病中起重要作用的细胞因子和细胞表面分子。TNF-α 抑制剂是首类获批治疗 RA 的生物制剂,其他生物制剂包括 IL-1 拮抗剂、IL-6 拮抗剂、CD20 单克隆抗体、细胞毒性 T 淋巴细胞相关抗原 4(cytotoxic T lymphocyteantigen-4,CTLA-4)融合蛋白等。目前使用最普遍的是 TNF-α 抑制剂、IL-6 拮抗剂。如最初的传统 DMARDs 治疗未能达标,或存在预后不良因素时,应考虑加用生物制剂。为增加疗效和减少不良反应,生物制剂宜与 MTX 联合应用。由于 TNF-α 抑制剂有增加一些特殊感染(如结核、肝炎病毒感染)复燃的风险,因此在使用前应进行结核和肝炎病毒感染的筛查。生物制剂主要的副作用包括注射部位反应和输液反应,可能增加感染(如呼吸道感染、带状疱疹病毒感染)的发生风险;有些生物制剂长期使用可能增加发生肿瘤的风险,用药前应除外肿瘤。

4. **靶向 DMARDs** 是一类通过选择性抑制 JAK 激酶,来抑制在 RA 发病中起重要作用的致炎性细胞通路的化学合成的靶向治疗药物,具有起效快、临床疗效肯定的特点,已经成为治疗 RA 的重要药物。目前临床上使用的 JAK 抑制剂包括托法替布、巴瑞替尼、乌帕替尼等。对传统 DMARDs 反应不足的 RA 患者,可以联合 JAK 抑制剂进行治疗。主要的不良反应包括白细胞减少、肝功能损害、感染风险增加(包括病毒性肝炎、结核以及疱疹病毒感染等)。JAK 抑制剂还可能增加心血管事件及血栓事件风险,具有心血管高危因素的患者须谨慎。

5. **糖皮质激素(GC)** 有强大的抗炎作用,能迅速缓解关节肿痛症状和全身炎症,因此可作为治疗 RA 的 "桥梁治疗(bridge therapy)" 药物,即在传统 DMARDs 起效前快速控制活动性疾病,待传统 DMARDs 起效后减停,因此,GC 治疗 RA 的原则是小剂量、短疗程。使用 GC 必须同时应用 DMARDs。有关节外表现,如伴有心、肺、眼和神经系统等器官受累,特别是继发血管炎的 RA 患者,应予以中到大量 GC 治疗。关节腔注射 GC 可用于控制单个关节炎症,但过频的关节腔穿刺可能增加感染风险,并可发生类固醇晶体性关节炎,一般 1 年内不宜超过 3 次。使用 GC 者均应注意补充钙剂和维生素 D,避免骨质疏松。

6. 传统中药及其有效成分 已有多种治疗 RA 的植物制剂，如雷公藤多苷、白芍总苷、青藤碱等，最常用者为雷公藤多苷，对缓解关节症状有较好作用，长期控制病情的作用尚待进一步研究证实。在使用雷公藤多苷期间，应注意其性腺抑制、胃肠道不适、肝损伤和骨髓抑制等副作用。

（三）**外科治疗** 包括人工关节置换和滑膜切除手术，前者适用于较晚期畸形且失去功能的关节，滑膜切除术可使病情得到一定的缓解，但当滑膜再次增生时病情又趋复发，所以必须同时应用 DMARDs。

【预后】 RA 患者的预后与病程长短、病情严重程度及治疗是否达标有关。近年来，随着人们对 RA 的认识加深、传统 DMARDs 的正确应用以及生物 DMARDs、靶向 DMARDs 的不断涌现，RA 的预后明显改善，经早期诊断、规范化治疗，80% 以上 RA 患者能实现病情缓解。

本章思维导图

（田新平）

第三章 | 系统性红斑狼疮

系统性红斑狼疮（systemic lupus erythematosus，SLE）是一种以致病性自身抗体和免疫复合物形成并介导器官、组织损伤的自身免疫病，临床上常存在多系统受累表现，血清中存在以抗核抗体为代表的多种自身抗体。SLE的患病率因人群而异，全球平均患病率为（12～39）/10万，北欧大约为40/10万，黑种人患病率约为100/10万。我国患病率为（30.13～70.41）/10万，以女性多见，尤其是20～40岁的育龄女性。在全世界的种族中，黄种人SLE发病率位居第二。通过早期诊断及综合性治疗，本病的预后已较前明显改善。

【病因】

（一）遗传

1. 流行病学及家系调查　有资料表明SLE患者第1代亲属中患SLE者8倍于无SLE者家庭，单卵双胞胎患SLE者5～10倍于异卵双胞胎。临床上SLE患者的家族中也常有患其他结缔组织病的亲属。

2. 易感基因　多年研究已证明SLE是多基因相关疾病。有HLA Ⅲ类的C2或C4缺失，HLA Ⅱ类的DR2、DR3频率异常。推测多个基因在某种条件（环境）下相互作用改变了正常免疫耐受而致病。SLE的发病是很多易感基因异常的叠加效应。然而，现已发现的SLE相关基因也只能解释大约15%的遗传可能性。

（二）环境因素

1. 紫外线　紫外线使皮肤上皮细胞出现凋亡，新抗原暴露而成为自身抗原。

2. 药物、化学试剂　一些药物可以使得DNA甲基化程度降低，从而诱发药物相关狼疮。

3. 病毒　如巨细胞病毒、新冠病毒也可诱发疾病。

（三）雌激素　女性患病明显高于男性，在围绝经期前阶段为9：1，儿童及老人为3：1。

【发病机制及免疫异常】　SLE的发病机制非常复杂，尚未完全阐明。目前认为主要是外来抗原（如病原体、药物等）引起人体B细胞活化。易感者因免疫耐受减弱，B细胞通过交叉反应与模拟自身组织组成成分的外来抗原相结合，并将抗原呈递给T细胞，使之活化，在T细胞活化刺激下，B细胞得以产生大量不同类型的自身抗体，造成大量组织损伤。

1. 致病性自身抗体　这类自身抗体的特性为：①以IgG型为主，与自身抗原有很高的亲和力，如抗DNA抗体可与肾组织直接结合导致肾小球损伤；②抗血小板抗体及抗红细胞抗体导致血小板和红细胞破坏，临床出现血小板减少和溶血性贫血；③抗SSA抗体经胎盘进入胎儿心脏，引起新生儿心脏传导阻滞；④抗磷脂抗体引起抗磷脂综合征（血栓形成、血小板减少、习惯性自发性流产）；⑤抗核糖体抗体与神经精神狼疮相关。

2. 致病性免疫复合物　SLE是一个免疫复合物病。免疫复合物（immune complex，IC）由自身抗体和相应自身抗原相结合而成，IC能够沉积在组织造成组织损伤。本病IC增高的原因有：①机体清除IC的机制异常；②IC形成过多（抗体量多）；③因IC的大小不当而不能被吞噬或排出。

3. T细胞和NK细胞功能失调　SLE患者的CD8$^+$T细胞和NK细胞功能失调，不能产生抑制CD4$^+$T细胞的作用，因此在CD4$^+$T细胞的刺激下，B细胞持续活化而产生自身抗体。T细胞的功能异常导致新抗原不断出现，使自身免疫持续存在。

【病理】　主要病理改变为炎症反应和血管异常，它可以出现在身体任何器官。中小血管因IC沉积或抗体直接侵袭而出现管壁的炎症和坏死，继发的血栓使管腔变窄，导致局部组织缺血和功能障碍。受损器官的特征性改变是:①苏木紫小体(细胞核受抗体作用变性为嗜酸性团块);②"洋葱皮样病变",即小动脉周围向心性纤维增生显著,明显表现于脾中央动脉,以及心瓣膜的结缔组织反复发生纤维素样变性而形成赘生物。此外,心包、心肌、肺、神经系统等亦可出现上述基本病理变化。SLE 肾脏受累的病理表现详见第五篇第三章第一节狼疮性肾炎。

【临床表现】　临床症状多样,早期症状往往不典型。

1. **全身表现**　大多数疾病活动期患者出现各种热型的发热,尤以低、中度热为常见。可有疲倦、乏力、食欲缺乏、肌痛、体重下降等。

2. **皮肤与黏膜表现**　80% 的患者在病程中会出现皮疹,包括颧部呈蝶形分布的红斑、盘状红斑、指掌部和甲周红斑、指端缺血、面部及躯干皮疹,其中以鼻梁和双颧颊部呈蝶形分布的红斑最具特征性。SLE 皮疹多无明显瘙痒。口腔及鼻黏膜无痛性溃疡和脱发(弥漫性或斑秃)较常见,常提示疾病活动。

3. **浆膜炎**　半数以上患者在急性发作期出现多发性浆膜炎,包括双侧中小量胸腔积液,中小量心包积液。狼疮性肾炎合并肾病综合征引起的低蛋白血症,或 SLE 合并心肌病变或重度肺动脉高压时,都可出现胸腔和心包积液,但并非是狼疮浆膜炎,临床评估狼疮活动性时需要仔细甄别。

4. **肌肉关节表现**　关节痛是常见的症状之一,出现在指、腕、膝关节,伴红肿者少见。常出现对称性多关节肿痛。10% 的患者因关节周围肌腱受损而出现 Jaccoud 关节病,其特点为可复的非侵蚀性关节半脱位,可以维持正常关节功能,关节 X 线片多无关节骨破坏。可以出现肌痛和肌无力,5%～10% 出现肌炎。有小部分患者在病程中出现股骨头坏死,目前尚不能肯定其是由本病所致,还是糖皮质激素的不良反应之一。

5. **肾脏表现**　27.9%～70% 的 SLE 病程中会出现临床肾脏受累。中国 SLE 患者以肾脏受累为首发表现的仅为 25.8%。肾脏受累主要表现为蛋白尿、血尿、管型尿、水肿、高血压,乃至肾衰竭。有平滑肌受累者可出现输尿管扩张和肾积水(详见第五篇第三章第一节狼疮性肾炎)。

6. **心血管表现**　患者常出现心包炎,可为纤维蛋白性心包炎或渗出性心包炎,但心脏压塞少见。可出现疣状心内膜炎(Libman-Sacks 心内膜炎),病理表现为瓣膜赘生物,与感染性心内膜炎不同,其常见于二尖瓣后叶的心室侧,且并不引起心脏杂音性质的改变。通常疣状心内膜炎不引起临床症状,但可以脱落引起栓塞,或并发感染性心内膜炎。约 10% 患者有心肌损害,可有气促、心前区不适、心律失常,严重者可发生心力衰竭导致死亡。可以有冠状动脉受累,表现为心绞痛和心电图 ST-T 改变,甚至出现急性心肌梗死。除冠状动脉炎可能参与了发病,抗磷脂抗体导致动脉血栓形成,长期使用糖皮质激素加速了动脉粥样硬化也参与其中。

7. **肺部表现**　SLE 所引起的肺间质性病变主要是急性、亚急性的磨玻璃样改变和慢性期的纤维化,表现为活动后气促、干咳、低氧血症,肺功能检查常显示弥散功能下降。约 2% 的患者合并弥漫性肺泡出血(DAH),病情凶险,病死率高达 50% 以上。肺泡灌洗液或肺活检标本的肺泡腔中发现大量充满含铁血黄素的巨噬细胞,或者肺泡灌洗液呈血性,对于 DAH 的诊断具有重要意义。肺动脉高压在 SLE 患者中并不少见,是 SLE 预后不良的因素之一。其发病机制包括肺血管炎、肺小血管舒缩功能异常、肺血栓栓塞和广泛肺间质病变。主要表现为进行性加重的干咳和活动后气短,超声心动图和右心漂浮导管可帮助确定诊断。

8. **神经系统表现**　神经精神狼疮(neuropsychiatric systemic lupus erythematosus,NPLE)又称狼疮脑病。中枢神经系统和周围神经系统均可累及。中枢神经系统病变包括癫痫、狼疮性头痛、脑血管病变、无菌性脑膜炎、脱髓鞘综合征、运动障碍、脊髓病、急性意识错乱、焦虑状态、认知功能减退、情绪障碍及精神病等。周围神经系统受累可表现为吉兰-巴雷综合征、自主神经病、单神经病、重症肌无力、脑神经病变、神经丛病及多发性神经病等。引起 NPLE 的病理基础为脑局部血管炎的微血栓、来自 Libman-Sacks 心瓣膜赘生物脱落的小栓子,或针对神经细胞的自身抗体,或并存抗磷脂综合征。腰穿脑脊液检查以及磁共振等影像学检查对 NPLE 诊断有帮助。

9. **消化系统表现** 可表现为食欲减退、腹痛、呕吐、腹泻等,其中部分患者以上述症状为首发。早期出现肝损伤与预后不良相关。少数患者可并发急腹症,如胰腺炎、肠坏死、肠梗阻,这些往往与 SLE 活动性相关。消化系统症状与肠壁和肠系膜血管炎有关。此外,SLE 还可出现失蛋白肠病和肝脏病变,早期使用糖皮质激素后这些表现通常都会很快得到改善。

10. **血液系统表现** 活动性 SLE 中血红蛋白下降、白细胞和/或血小板减少常见。其中 10% 属于 Coombs 试验阳性的溶血性贫血;血小板减少与血清中存在抗血小板抗体、抗磷脂抗体以及骨髓巨核细胞成熟障碍有关。部分患者可有无痛性轻或中度淋巴结肿大。少数患者有脾大。

11. **抗磷脂综合征**(antiphospholipid syndrome,APS) 近 1/3 SLE 患者合并抗磷脂抗体阳性,少部分患者可诊断 APS。其临床表现为动脉和/或静脉血栓形成、病理妊娠、血小板减少等,患者出现持续抗磷脂抗体阳性。SLE 患者血清可以出现抗磷脂抗体,但临床表现不一定符合 APS 诊断。(详见本篇第十二章抗磷脂综合征)

12. **干燥综合征** 有约 30% 的 SLE 患者有继发性干燥综合征并存,有唾液腺和泪腺功能不全(详见本篇第四章干燥综合征)。

13. **眼部表现** 约 15% 患者有眼底病变,如视网膜出血、视网膜渗出、视盘水肿等。其原因是视网膜血管炎。另外,血管炎可累及视神经,两者均影响视力,重者可数日内致盲。早期治疗,多数可逆转。

【实验室和其他辅助检查】

(一)**一般检查** 不同系统受累可出现相应的血、尿常规、肝肾功能、影像学检查等异常。有狼疮脑病者常有脑脊液压力及蛋白含量的升高,但细胞数、氯化物和葡萄糖水平多正常。

(二)**自身抗体** 患者血清中可以查到多种自身抗体,可以是 SLE 诊断的标记抗体、疾病活动性的指标,还可能提示可能出现的临床亚型。常见的自身抗体依次为抗核抗体谱、抗磷脂抗体和抗组织细胞抗体。

1. **抗核抗体谱** 出现在 SLE 的有抗核抗体(ANA)、抗双链 DNA(dsDNA)抗体、抗可提取核抗原(ENA)抗体。

(1)ANA:见于几乎所有的 SLE 患者,由于特异度低,因此单纯的 ANA 阳性不能作为 SLE 与其他结缔组织病的鉴别指标。

(2)抗 dsDNA 抗体:是诊断 SLE 的特异性抗体,为 SLE 诊断的标记抗体;多出现在 SLE 的活动期,抗 dsDNA 抗体的滴度与疾病活动性密切相关,稳定期的患者如抗 dsDNA 滴度增高,提示复发风险较高,需要更加严密的监测。

(3)抗 ENA 抗体谱:是一组临床意义不相同的抗体。①抗 Sm 抗体:是诊断 SLE 的标记抗体。特异度 99%,但灵敏度仅 25%,有助于早期和不典型患者的诊断或回顾性诊断。②抗 RNP 抗体:阳性率 40%,对 SLE 诊断特异性不高,往往与 SLE 的雷诺现象和肺动脉高压相关。③抗 SSA(Ro)抗体:与 SLE 中出现光过敏、血管炎、皮损、白细胞减低、平滑肌受累、新生儿狼疮等相关。④抗 SSB(La)抗体:与抗 SSA 抗体相关联,与继发干燥综合征有关,但阳性率低于抗 SSA(Ro)抗体。⑤抗 rRNP 抗体:往往提示有 NPLE 或其他重要内脏损害。

2. **抗磷脂抗体** 包括抗心磷脂抗体、狼疮抗凝物、抗 β_2 糖蛋白 I(β_2GP I)抗体等针对自身不同磷脂成分的自身抗体。结合其特异的临床表现可诊断是否合并有 APS。

3. **抗组织细胞抗体** 抗红细胞抗体,现以 Coombs 试验测得。抗血小板相关抗体导致血小板减少,抗神经元抗体多见于 NPLE。

4. **其他** 部分患者血清可出现 RF,少数患者可以出现抗中性粒细胞胞质抗体。

(三)**补体** 目前常用的有总补体(CH50)、C3 和 C4 的检测。补体低下,尤其是 C3 低下常提示有 SLE 活动。C4 低下除表示 SLE 活动性外,尚可能是 SLE 易感性(C4 缺乏)的表现。

(四)**病情活动度指标** 除上述抗 dsDNA 抗体、补体与 SLE 病情活动度相关外,仍有许多指标变化提示狼疮活动。包括脑脊液（CSF）变化、蛋白尿增多和炎症指标升高。后者包括红细胞沉降率（ESR）增快、血清 C 反应蛋白（CRP）升高等。

（五）肾活检病理　对狼疮性肾炎的诊断、治疗和预后估计均有价值，尤其对指导狼疮性肾炎治疗有重要意义（详见第五篇第三章第一节狼疮性肾炎）。

（六）X 线及影像学检查　有助于早期发现器官损害。如神经系统磁共振、CT 有助于发现和治疗脑部的梗死性或出血性病灶；胸部高分辨率 CT 有助于发现早期的肺间质性病变。超声心动图对心包积液、心肌、心瓣膜病变、肺动脉高压等的检出有较高的敏感性而有利于早期诊断。

【诊断与鉴别诊断】　目前推荐使用 2012 年系统性红斑狼疮国际协作组（SLICC）或 2019 年欧洲抗风湿病联盟（EULAR）/美国风湿病学会（ACR）制定的 SLE 分类标准对疑似 SLE 者进行诊断（表8-3-1）。在 2012 年分类标准中 11 项临床指标和 6 项免疫学指标中，满足 4 条标准，其中包括至少 1 条临床标准和至少 1 条免疫学标准，或者肾活检证实为狼疮性肾炎且 ANA 阳性或抗 dsDNA 阳性，即可诊断 SLE。2012 年分类标准灵敏度和特异度分别为 97% 和 84%。需要指出的是，关于 SLE 分类标准的主要是为满足开展 SLE 研究的需要，保证纳入研究患者的均一性。临床上借用此标准虽有助于确诊典型患者，但有部分 SLE 患者并不满足该标准。

表 8-3-1　2012 年系统性红斑狼疮国际协作组（SLICC）推荐的 SLE 分类标准

临床标准

1. 急性或亚急性皮肤狼疮

2. 慢性皮肤狼疮

3. 口腔或鼻咽部溃疡

4. 非瘢痕形成引起的脱发

5. 炎性滑膜炎：医师观察到的两个或以上肿胀关节或者伴有晨僵的压痛关节

6. 浆膜炎

7. 肾脏：尿蛋白/肌酐异常（或 24 小时尿蛋白＞500mg）或红细胞管型

8. 神经系统：癫痫发作、精神异常、多发性单神经炎、脊髓炎、外周或脑神经病变、脑炎（急性精神错乱状态）

9. 溶血性贫血

10. 白细胞减少（$<4\times10^9$/L，至少 1 次）或淋巴细胞减少（$<1\times10^9$/L，至少 1 次）

11. 血小板减少（$<100\times10^9$/L，至少 1 次）

免疫学标准

1. ANA 高于实验室正常参考值范围

2. 抗 dsDNA 抗体高于实验室正常参考值范围（ELISA 方法则要两次均高于实验室正常参考值范围）

3. 抗 Sm 抗体阳性

4. 抗磷脂抗体阳性，包括狼疮抗凝物（梅毒血清试验假阳性）、抗心磷脂抗体（至少 2 次异常或中高滴度）、抗 β_2GPⅠ阳性

5. 低补体：低 C3、低 C4、低 CH50

6. 直接 Coombs 试验阳性（非溶血性贫血状态）

注：确诊 SLE 须符合①肾活检证实为狼疮性肾炎且 ANA 阳性或抗 dsDNA 阳性；②满足 4 条标准，包括至少 1 条临床标准和至少 1 条免疫学标准。

SLE 存在多系统受累，每种临床表现均须与相应的各系统疾病相鉴别。SLE 可出现多种自身抗体及不典型临床表现，尚需与其他结缔组织病和系统性血管炎等鉴别。有些药物如肼屈嗪等，如长期服用，可引起类似 SLE 的表现（药物性狼疮），但极少有神经系统表现和肾炎，抗 dsDNA 抗体、抗 Sm 抗体阴性，血清补体常正常，可资鉴别。

【病情判断】 诊断明确后则要判定患者的病情以便采取相应的治疗措施。一般来说,可以根据以下三方面来判定。

1. **疾病的活动性或急性发作** 依据受累器官的部位和程度来进行判断。如出现脑受累表明病情严重;出现肾病变者,其严重性又高于仅有发热、皮疹者,有肾功能不全者较仅有蛋白尿的狼疮性肾炎为严重。狼疮危象是指急性的危及生命的重症 SLE,包括急进性狼疮性肾炎、严重的中枢神经系统损害、严重的溶血性贫血、血小板减少性紫癜、粒细胞缺乏症、严重心脏损害、严重狼疮性肺炎、弥漫性肺泡出血、严重狼疮性肝炎和严重的血管炎。

有多种标准可用于疾病活动度的评估。现用的标准有 SLEDAI、SLAM、SIS、BILAG 等。较为简明实用的为 SLEDAI,内容见表 8-3-2。根据患者前 10 天内是否出现上述症状进行打分,总分为 105 分,凡总分在 4 分及以下认为病情稳定,5~9 分为轻度活动,10~14 分为中度活动,15 分及以上为重度活动。

表 8-3-2　系统性红斑狼疮疾病活动度评分(SLEDAI)

评分	表现	定义
8	抽搐	近期出现,除外代谢、感染、药物所致者。
8	精神病	由于严重的现实感知障碍导致正常活动能力改变,包括幻觉,思维不连贯,思维奔逸,思维贫乏,不合逻辑,行为异常、行动紊乱、紧张行为。除外尿毒症或药物所致者。
8	器质性脑病综合征	智力改变,如定向力差,记忆力差,智能障碍。起病突然并有波动性,包括意识模糊,注意力减退,不能持续注意周围环境,加上下述至少 2 项:知觉障碍,语言不连贯,失眠,白天困倦,抑郁或亢奋,除外由代谢、药物或感染引起者。
8	视觉障碍	狼疮视网膜病变:包括细胞样体,视网膜出血,脉络膜出血或渗出性病变,视神经炎。除外由高血压、药物或感染引起者。
8	脑神经病变	近期出现的运动性、感觉性脑神经病变。
8	狼疮性头痛	严重、持续的疼痛,可以是偏头痛,镇静镇痛剂无效。
8	脑血管意外	近期出现,除外动脉粥样硬化。
8	血管炎	破溃、坏死,手指压痛性结节,甲床周围梗死,片状出血,或经活检或血管造影证实为血管炎。
4	关节炎	至少 2 个关节痛并有炎性体征,如压痛、肿胀或积液。
4	肌炎	近端肌痛,无力并有肌酸激酶(CK)升高,肌电图改变或活检证实有肌炎。
4	管型尿	红细胞管型,颗粒管型或混合管型。
4	血尿	>5 个红细胞/高倍视野,除外其他原因。
4	蛋白尿	>0.5g/24h,近期出现或近期增加。
4	脓尿	>5 个白细胞/高倍视野,除外感染。
2	皮疹	新出现或反复出现的炎性皮疹。
2	脱发	新出现或反复出现的异常,斑片状或弥漫性脱发。
2	黏膜溃疡	新出现或反复出现的口腔、鼻腔溃疡。
2	胸膜炎	胸膜炎所致胸痛,并有摩擦音或积液或胸膜肥厚。
2	心包炎	心包炎导致疼痛及心包摩擦音或积液(心电图或超声检查证实)。
2	低补体	CH50、C3、C4 下降,低于正常范围的低值。
2	抗 dsDNA 升高	放射免疫分析(RIA,即 Farr 法)应>25%,或高于正常。
1	发热	>38℃,除外感染。
1	血小板减少	<100×10⁹/L。
1	白细胞下降	<3×10⁹/L,除外药物所致。

2. **脏器功能状态和不可逆损伤** 随着 SLE 病情反复发作,造成的组织损伤不断积累叠加,同时长期应用糖皮质激素和免疫抑制剂引起的药物不良反应,均可导致不可逆病变和脏器功能减退,其程度决定了狼疮患者的远期预后。

3. **并发症** 动脉粥样硬化、感染、高血压、糖尿病等往往使 SLE 病情加重,预后更差。

【治疗】 SLE 目前尚不能根治,治疗要个体化,但经合理治疗后可以达到长期缓解。糖皮质激素联合免疫抑制剂依然是主要的治疗方案。治疗原则是急性期积极用药物诱导缓解,尽快控制病情活动;病情缓解后,调整用药,并维持缓解治疗使其保持缓解状态,保护重要脏器功能并减少药物副作用。重视伴发疾病的治疗,包括动脉粥样硬化、高血压、血脂异常、糖尿病、骨质疏松等的预防及治疗。针对患者及家属教育对于加强治疗依从性,保证患者规律随访、及时就诊甚为重要。

（一）**一般治疗** 非药物性治疗殊为重要,必须:①进行心理治疗使患者对疾病树立乐观情绪;②急性活动期要卧床休息,病情稳定的慢性患者可适当工作,但注意勿过劳;③及早发现和治疗感染;④避免使用可能诱发狼疮的药物,如避孕药等;⑤避免强阳光暴晒和紫外线照射;⑥缓解期才可进行防疫注射,但尽可能不用活疫苗。

（二）**对症治疗** 对发热及关节痛者可辅以非甾体抗炎药,对有高血压、血脂异常、糖尿病、骨质疏松等的患者应予相应的治疗。对于 SLE 神经精神症状可给予相应的降颅内压、抗癫痫、抗抑郁等治疗。

（三）**药物治疗**

1. **糖皮质激素(简称激素)** 在诱导缓解期,根据病情泼尼松剂量为每日 0.5～1mg/kg,病情稳定后 2 周或 6 周后,逐渐减量。如果病情允许,以泼尼松<10mg/d 的小剂量长期维持。在出现狼疮危象者应进行激素冲击治疗,即甲泼尼龙 500～1 000mg,静脉滴注每天 1 次,连用 3～5 天为 1 个疗程。如病情需要,1～2 周后可重复使用,这样能较快控制病情活动,达到诱导缓解的目的。

2. **羟氯喹** SLE 患者如无禁忌均建议服用羟氯喹作为基础治疗,可降低疾病活动度、降低发生器官损伤和血栓的风险,改善血脂情况,提高生存率。服用羟氯喹的患者,建议对其进行眼部相关风险评估,高风险的患者建议每年进行 1 次眼科检查,低风险的患者建议服药第 5 年起每年进行 1 次眼科检查。

3. **免疫抑制剂** 大多数 SLE 患者,尤其是在病情活动时须选用免疫抑制剂联合治疗,加用免疫抑制剂有利于更好地控制 SLE 活动,保护重要脏器功能,减少复发,以及减少长期激素的需要量和副作用。在有重要脏器受累的 SLE 患者中,诱导缓解期建议首选 CTX 或 MMF 治疗,如无明显副作用,建议至少应用 6 个月。在维持治疗中,可根据病情选择 1～2 种免疫抑制剂长期维持。常用免疫抑制剂见表 8-3-3。

表 8-3-3 常见免疫抑制剂用法及副作用

免疫抑制剂名称	用法	副作用
环磷酰胺(CTX)	0.4g,每周 1 次;或 0.5～1.0g/m² 体表面积,每 3～4 周 1 次;口服剂量为每日 1～2mg/kg	胃肠道反应、脱发、骨髓抑制、诱发感染、肝功能损害、性腺抑制、致畸、出血性膀胱炎、远期致癌性
吗替麦考酚酯(MMF)	每日 1.5～2g	胃肠道反应、骨髓抑制、感染、致畸
环孢素(CsA)	每日 3～5mg/kg	胃肠道反应、多毛、肝肾功能损伤、高血压、高尿酸血症、高血钾
他克莫司(FK506)	每日 2～6mg	高血压、胃肠道反应、高尿酸血症、肝肾功能损伤、高血钾
硫唑嘌呤(AZA)	每日 50～100mg	骨髓抑制、胃肠道反应、肝功能损害
甲氨蝶呤(MTX)	10～15mg,每周 1 次	胃肠道反应、口腔黏膜糜烂、肝功能损害、骨髓抑制,偶见肺纤维化
来氟米特(LEF)	每日 10～20mg	腹泻、肝功能损害、皮疹、WBC 下降、脱发、致畸
雷公藤多苷	20mg,每日 2 次或每日 3 次	生殖系统异常、胃肠道反应、骨髓抑制、肝肾功能损伤、皮损

4. 生物制剂　经激素和/或免疫抑制剂治疗效果不佳、不耐受或复发的 SLE 患者,可考虑使用生物制剂进行治疗。对难治性(经常规治疗效果不佳)或复发性 SLE 患者,使用生物制剂能较为显著地增加患者的完全和部分缓解率,降低疾病活动度、疾病复发率及减少激素用量。目前贝利尤单抗、泰它西普在我国已经获得适应证。尽管利妥昔单抗并未获得适应证,但在国际及国内指南中均提及其对于部分顽固性狼疮性肾炎和血液系统受累患者,可以有效控制病情,减少激素用量。

5. 其他药物治疗　病情危重或治疗困难病例,可根据临床情况选择静脉输注免疫球蛋白(IVIG)、血浆置换等。

【预后】　随着早期诊断的方法增多和 SLE 治疗水平的提高,SLE 的预后已明显改善。目前,SLE 患者的生存期已从 20 世纪 50 年代 50% 的 4 年生存率提高至 80% 的 15 年生存率;10 年存活率也已达 90% 以上。急性期患者的死亡原因主要是 SLE 的多脏器严重损害和感染,尤其是伴有严重神经精神狼疮、肺动脉高压和急进性狼疮性肾炎者;慢性肾功能不全和药物(尤其是长期使用大剂量激素)的不良反应,冠状动脉粥样硬化性心脏病等,是 SLE 远期死亡的主要原因。

随着现代免疫学研究的深入,大样本 SLE 患者队列长期随访资料不断完善,新型治疗药物不断涌现,患者教育和管理策略的加强,SLE 患者的预后必将进一步改善。

(曾小峰)

本章思维导图

第四章 | 干燥综合征

干燥综合征（Sjögren syndrome, SS）是一种慢性自身免疫病，主要累及唾液腺和泪腺等外分泌腺，腺体组织见淋巴细胞浸润与炎症，血清中自身抗体阳性，患者出现口干、眼干等症状。SS 还可累及腺体外器官组织，引起系统性表现。SS 分为原发性（病因不明）和继发性（继发于其他结缔组织病）两类，本章讲述原发性 SS（primary SS, pSS）。我国 pSS 患病率约为 0.33%～0.77%，好发年龄 30～60 岁，男女比约 1∶10。

【发病机制】 确切病因和发病机制不明。研究显示 HLA 基因、固有/适应性免疫和表观遗传因素均有参与。T 和 B 淋巴细胞浸润腺体组织，常形成三级淋巴器官（异位的淋巴结样结构），促进自身反应性 B 细胞分化为浆细胞，产生自身抗体，损害外分泌腺。腺外病变包括上皮组织炎（间质性肾炎、胆管炎）、免疫复合物沉积所致的血管炎（IgA 血管炎、冷球蛋白血症）、细胞或组织特异性自身免疫损害（血小板减少症、共济失调感觉神经节病、视神经脊髓炎谱系疾病）及结外淋巴组织增生（淋巴细胞性间质性肺炎）等。B 细胞异常增殖和分化可致高球蛋白血症、促进淋巴瘤形成。

【病理解剖和病理生理】 主要病理特征是外分泌腺（以唇腺活检组织为代表）中出现密集淋巴细胞浸润灶，淋巴细胞＞50 个称为 1 个淋巴细胞聚集灶，形成灶性淋巴细胞性唾液腺炎。pSS 淋巴细胞聚集灶常位于导管周围，与正常黏液腺泡相邻。老年人唾液腺常有腺泡萎缩、纤维化并有散在淋巴细胞浸润，多为非特异性唾液腺炎症所致，并非 pSS 的特征性病变。灶性评分（指数）是 4mm² 的腺体切面中淋巴细胞聚集灶数目，≥1 个为阳性，是 pSS 组织病理诊断标准。其他外分泌腺，如皮肤（汗腺）、呼吸道、胃肠道和阴道黏膜，以及肾小管、胆小管、胰腺导管等具外分泌腺体功能的器官组织也可出现类似的病理改变。

【临床表现】

（一）干燥的表现

1. **口腔干燥症** 唾液腺病变可引起下述症状：①口干：唾液减少，常频繁喝水，难以进食饼干等干燥食物，须用水送服。②猖獗龋：牙齿逐渐变黑，继而小片脱落，最终只留残根，是本病的特征之一。③舌痛，舌面干、裂，舌乳头萎缩，呈"镜面舌"样改变，口腔可出现溃疡或继发感染。④唾液腺炎：以腮腺受累最常见，累及单侧或双侧，可自行消退。

2. **干燥性角膜结膜炎** 泪液分泌减少导致眼睛干涩感、灼烧感、沙砾感或异物感，内眦分泌物黏稠，眼易疲劳，可出现视物模糊。泪液减少导致角膜上皮缺损或干燥性角膜结膜炎。

（二）**腺外表现** 可出现全身症状，如乏力、低热等，约 2/3 的患者出现其他外分泌腺体或系统性损害。

1. **肌肉骨骼** 关节痛常见，少数发生关节炎，对称性、多个关节受累，但无关节破坏。

2. **肾脏** 主要是间质性肾炎和肾小管酸中毒（RTA），表现为酸中毒、低钾血症、肾性尿崩症、肾性骨病、泌尿系结石或肾钙化。pSS 是 RTA 主要病因。肾小球损害相对较少，多为膜性肾病或冷球蛋白血症相关的系膜毛细血管性肾炎。

3. **呼吸系统** 气道黏膜分泌减少和气道干燥。肺病变主要是间质性肺炎，以非特异性间质性肺炎（NSIP）和淋巴细胞性间质性肺炎（LIP）多见。pSS 是 LIP 主要病因，CT 见肺实质有薄壁囊泡。

4. **消化系统** 咽部、食管干燥或食管运动异常可引起吞咽困难、恶心、烧心及上腹部不适。慢性萎缩性胃炎,胃酸分泌减少,消化不良症状亦常见。可合并肝损害,表现为原发性胆汁性胆管炎和自身免疫性肝炎。胰腺可受累,多为亚临床病变。

5. **神经系统** 可出现周围神经病变,多表现为对称性多发性神经病变,感觉性神经病变更突出,表现为四肢对称性手套、袜套样感觉减退,伴有麻木针刺感。脑神经中以三叉神经受累多见并具有特征性,可出现三叉神经痛及面部麻痹感。中枢神经系统也可受累,出现视神经脊髓炎等病变。

6. **血液系统** 三系血细胞均可受累。患者淋巴瘤发生率高于普通人群,以非霍奇金淋巴瘤为主,最常见类型为结外黏膜相关淋巴组织边缘区淋巴瘤(MALT)。易发淋巴瘤的危险因素有:持续腺体肿大、脾大和/或淋巴结肿大、紫癜、干燥综合征疾病活动指数(ESSDAI)>5、类风湿因子(RF)阳性、冷球蛋白血症、低 C4 血症、唇腺病理有异位生发中心样结构、灶性指数>3 等。

7. **甲状腺疾病** 可有甲状腺功能异常或自身免疫性甲状腺炎的表现。

8. **血管炎** 皮肤紫癜与 IgA 血管炎和冷球蛋白血症有关。累及较大血管可出现网状青斑或肢体溃疡。

9. **妊娠相关** 抗 SSA(Ro)和抗 SSB(La)抗体阳性的孕妇,新生儿出现新生儿狼疮和胎儿心脏传导阻滞风险增加。

【辅助检查】

(一) 血和尿液检查

1. **免疫学检查** 85% 患者 ANA 阳性,免疫荧光核型多为均质型或斑点型。抗 SSA(Ro)抗体阳性率为 60%~80%,抗 SSB(La)抗体阳性率约为 50%,它们是 pSS 标记性自身抗体。抗 SSA(Ro)抗体是主要的诊断指标,而抗 SSB(La)抗体不能进一步增加诊断灵敏度,故未纳入诊断标准。部分患者 RF 阳性。CRP 多正常。常有高球蛋白血症,是血沉增快的主因。少数有冷球蛋白血症或意义未明单克隆丙种球蛋白血症(MGUS)。

2. **常规检查** 可有贫血、白细胞减少或血小板减少。合并 RTA 者呈高血氯性代谢性酸中毒和反常性低钾血症(通常酸中毒多合并高钾血症)和碱性尿(通常酸中毒时尿液呈酸性)。

(二) 口腔科检查

1. **唾液流率** 是诊断口干燥症的敏感指标,包括未刺激基础唾液流率和动态唾液流率测定两种。前者指非刺激情况下,在一定时间内受检者舌下口底唾液积聚的总量,≤0.1ml/min 为阳性。

2. **唇腺活检** 唇腺活检是诊断 pSS 的 "金标准",特征性病理改变是灶性淋巴细胞性唾液腺炎。在详尽的临床及实验室评估后还不能确诊者,应考虑唇腺活检。

(三) 眼科检查

1. **泪液分泌试验(Schirmer 试验)** 主要反映泪液分泌功能,具体做法是将折叠的标准无菌滤纸条(Schirmer 试纸,5mm×35mm),头端内折放置在下眼睑外中 1/3 交界处的结膜囊。嘱患者轻轻闭眼,测量 5 分钟后滤纸条润湿长度。在没有局部麻醉的情况下润湿长度≤10mm 表明泪液分泌减少,而≤5mm 作为 pSS 诊断标准。

2. **泪膜破裂时间** 反映的是泪膜稳定性。做法是向患者结膜囊内滴入 1% 荧光素钠溶液(2μl),嘱患者瞬目 3~4 次使荧光素涂布于眼表,然后向前平视,用裂隙灯(钴蓝滤光片,宽光线)扫视角膜,记录从末次瞬目至泪膜出现第一个黑斑(即泪膜出现破裂)的时间,测量 3 次取平均值。泪膜破裂时间≤10 秒为阳性,提示泪膜稳定性下降。

3. **角膜结膜染色** 是指由于泪液存在质或量方面的异常,角膜和结膜容易损伤,用染色剂可检测到这些损伤。SS 国际临床合作联盟(SICCA)提出角膜结膜染色评分(OSS),采用荧光素钠和丽丝胺绿对角膜和结膜分别染色。根据染色点数量、形态和分布进行评分。角膜结膜染色达到一定严重程度时可提示 SS 的诊断。

【诊断与鉴别诊断】

1. **诊断标准** 目前多采用 2016 年美国风湿病学会(ACR)和欧洲抗风湿病联盟(EULAR)pSS

分类诊断标准(表 8-4-1)。须有至少 1 项干燥症状:①每日感到不能忍受的眼干,持续 3 个月以上;②有反复砂子进眼或磨砂感觉;③每日须用人工泪液≥3 次;④每日感觉口干,持续 3 个月以上;⑤吞咽干性食物时须用水送,或至少 1 条 ESSDAI 条目阳性;然后根据 5 条标准评分,合计≥4 分可诊断。

表 8-4-1 2016 年 ACR/EULAR 原发性干燥综合征分类标准

项目	得分
1. 唇腺活检病理提示灶性淋巴细胞性唾液腺炎且灶性指数≥1 个灶 /4mm^2	3
2. 抗 SSA(Ro)抗体阳性	3
3. 至少一只眼睛角膜结膜染色评分(OSS)≥5 分或孟加拉红染色(van Bijsterveld)评分≥4 分[*]	1
4. 至少一只眼睛 Schirmer 试验≤5mm/5min[*]	1
5. 未刺激的唾液流率≤0.1ml/min	1

注:诊断需要排除头颈部放疗史、活动性丙型肝炎病毒感染(PCR 证实)、艾滋病、结节病、淀粉样变、移植物抗宿主病、IgG4 相关性疾病。[*]服用抗胆碱药物的患者注意停药足够时间后再评估口干及眼干情况。

2. **鉴别诊断** 本病表现多样,以腺外症状为首发或突出表现时,如皮疹、关节痛、间质性肺炎、低钾性肌无力、RTA、胆汁性胆管炎、周围神经炎等,要考虑本病。注意与其他引起干燥症状和/或腺体肿大的情况鉴别,如药物或年龄相关的干燥症、IgG4 相关性疾病、结节病、慢性移植物抗宿主病、唾液腺肿瘤、丙型肝炎及 HIV 感染、糖尿病和情绪焦虑等。

3. **病情评估** ESSDAI 和干燥综合征患者报告指数(ESSPRI)用于评估病情。前者通过计算 12 项(全身症状、淋巴结、腺体、关节、皮肤、肺部、肾脏、肌肉、周围神经、中枢神经、血液系统、血清学)评分来评估整体疾病活动程度;后者是评估患者症状严重程度的自我报告,包括干燥、疼痛和乏力三方面症状的视觉模拟量表评分。这些评估较烦琐,多用于研究。

【治疗】 尚无根治方法,仅有干燥表现者给予对症和替代治疗,而合并内脏损害或系统性血管炎者须用糖皮质激素和/或免疫抑制剂治疗。

(一)口干、眼干的治疗

1. **一般治疗** 避免风吹及干燥环境,少量、多次饮水,无糖口香糖可减轻口干症状。避免应用加重口干的药物,如抗胆碱药物。保持口腔清洁,减少龋齿和口腔继发感染。

2. **人工泪液** 人工泪液可缓解干眼症状,预防角膜损伤,减少眼部并发症。夜间还可使用眼膏,以保护角膜、结膜。人工唾液临床少用。

3. **免疫抑制剂滴眼液** 局部使用环孢素或他克莫司滴眼液,可抑制眼表炎症,促进泪液分泌、改善中重度眼干症状。

4. **刺激唾液和泪腺的功能** 毛果芸香碱可刺激胆碱能受体,促进外分泌腺分泌,剂量为 5mg,每日 3~4 次。副作用为出汗、尿频、肠激惹等。消化道溃疡、哮喘和闭角型青光眼禁用。西维美林作用于外分泌腺的 M$_3$ 受体,特异性更好,剂量为 30mg,每日 3 次。

(二)腺外表现的治疗

1. **糖皮质激素** 合并显著的高球蛋白血症、脏器受累或疾病活动度较高时考虑激素治疗,根据病情决定用量,泼尼松 10~60mg/d,病情危重时可能要短期使用较大剂量的甲泼尼龙。

2. **免疫调节剂/免疫抑制剂** 羟氯喹对关节肌肉疼痛、乏力、皮疹、高球蛋白血症及腺体炎症有效,常用 5mg/(kg·d)。免疫抑制剂包括甲氨蝶呤、吗替麦考酚酯、硫唑嘌呤、环孢素、他克莫司、艾拉莫德、来氟米特和环磷酰胺等。

3. **生物制剂** 有严重或顽固的器官受累,如严重的冷球蛋白血管炎或顽固的血小板减少,可考虑利妥昔单抗。

4. 其他治疗 关节肌肉疼痛可用非甾体抗炎药。免疫球蛋白静脉滴注,0.4g/(kg·d),连用 3～5 天,对部分神经系统受累及严重的免疫性血小板减少有效。出现其他脏器损害应给予相应的治疗,如用枸橼酸钾或枸橼酸合剂纠正肾小管酸中毒。

【预后】 无内脏损害者预后良好。出现肺间质病变、中枢神经病变、肾功能不全、恶性淋巴瘤者预后较差。

(杨念生)

本章思维导图

第五章 脊柱关节炎

第一节 总 论

脊柱关节炎(spondyloarthritis,SpA),过去曾称血清阴性脊柱关节病(seronegative spondylo arthropathy)或脊柱关节病(spondyloarthropathy),是一组主要累及脊柱和/或外周关节的慢性炎症性疾病,可伴肌腱端炎、指/趾炎、前葡萄膜炎、升主动脉炎等其他临床表现和系统损害,包括强直性脊柱炎(ankylosing spondylitis,AS)、银屑病关节炎(psoriatic arthritis,PsA)、反应性关节炎(reactive arthritis,ReA)、炎症性肠病关节炎(inflammatory bowel disease arthritis,IBDA)及幼年型脊柱关节炎(juvenile-onset spondyloarthritis)。

流行病学调查显示 SpA 患病率为 0.9%～1.7%。不同亚型 SpA 具有相同的临床及免疫遗传学特征,主要包括:①常累及中轴关节,临床表现为炎性腰背痛,影像学检查可显示不同程度的骶髂关节炎改变;②外周关节炎常累及下肢大关节,多为不对称性;③常见指/趾炎和附着点炎;④与 HLA-B27 关系密切,有家族聚集患病倾向;⑤类风湿因子(rheumatoid factor,RF)阴性。

国际脊柱关节炎评估协会(ASAS)在 2009 年及 2011 年先后提出了中轴型 SpA(表 8-5-1)和外周型 SpA 分类标准(表 8-5-2)。中轴型 SpA 又分为 AS 和放射学阴性中轴型 SpA(non-radiographic axial spondyloarthritis,nr-axSpA)。

表 8-5-1 ASAS 推荐的中轴型脊柱关节炎分类标准

起病年龄＜45 岁,腰背痛≥3 个月的患者		
影像学提示骶髂关节炎*	+	≥1 个 SpA 临床特征**
或者		
HLA-B27	+	≥2 个 SpA 临床特征

注:*影像学提示骶髂关节炎(MRI 或 X 线):满足①或②。①MRI 提示骶髂关节活动性(急性)炎症,即明确的骨髓水肿及骨炎,高度提示与 SpA 相关的骶髂关节炎;②X 线提示双侧 2～4 级或单侧 3～4 级骶髂关节炎(根据 1984 年修订的 AS 纽约标准)。

**SpA 临床特征包括:

(1)炎性腰背痛:至少存在下列 5 项中的 4 项:①腰背痛 40 岁前发病;②隐匿发病;③运动后改善;④休息后无缓解;⑤夜间痛,起床后可缓解。

(2)关节炎:曾经或目前存在由医生确诊的急性滑膜炎。

(3)肌腱附着点炎(跟腱):曾经或目前存在跟腱附着部位或足底筋膜的自发疼痛或压痛。

(4)前葡萄膜炎:由眼科医生确诊的前葡萄膜炎。

(5)指/趾炎:曾经或目前存在由医生确诊的指/趾炎。

(6)银屑病:曾经或目前存在由医生确诊的银屑病。

(7)炎症性肠病:曾经或目前存在由医生确诊的克罗恩病或溃疡性结肠炎。

(8)对非甾体抗炎药反应良好。

(9)SpA 家族史:直系或 2 级亲属中患有 AS、银屑病、葡萄膜炎、反应性关节炎或炎症性肠病等。

(10)HLA-B27 阳性。

(11)C 反应蛋白升高。

表 8-5-2　ASAS 推荐的外周型脊柱关节炎
分类标准

无炎性腰背痛,仅有外周表现(关节炎、附着点炎或指/趾炎)

加上以下 ≥1 项 SpA 临床特征:
1. 葡萄膜炎
2. 银屑病
3. 克罗恩病/溃疡性结肠炎
4. 前驱感染史
5. HLA-B27 阳性
6. 影像学提示骶髂关节炎

或加上以下 ≥2 项 SpA 临床特征:
1. 关节炎
2. 肌腱附着点炎(肌腱端炎)
3. 指/趾炎
4. 炎性腰背痛既往史
5. SpA 家族史

【SpA 临床亚型】

1. 强直性关节炎　详见本章第二节。

2. 银屑病关节炎　一种银屑病相关的慢性关节炎,发病高峰年龄约 40 岁,表现为非对称性关节肿痛、附着点炎、指/趾炎及炎性腰背痛等。关节炎与皮肤损害的严重程度不一定平行,大多数患者关节症状在银屑病发病后出现,亦有少数患者关节炎先于银屑病或与银屑病同时出现。近半数诊断 2 年内出现关节侵蚀破坏,是一种致残性疾病。

3. 炎症性肠病关节炎　克罗恩病或溃疡性结肠炎相关的关节炎,表现为外周关节炎、脊柱炎或骶髂关节炎。外周关节炎常为非对称性,下肢多发,约 2/3 患者累及膝关节,关节炎常和肠病活动一致,缓解后不遗留关节畸形。约 5%~10% 患者呈慢性病程,关节炎可持续 1 年以上。

4. 反应性关节炎　一种关节外部位感染继发的无菌性关节炎。关节症状开始前 1~4 周常有前驱胃肠道或泌尿生殖道感染史。表现为非对称性寡关节炎(2~4 个关节),常累及下肢。关节炎常呈自限性,多在发作后 6~12 个月内缓解,约 15% 患者出现慢性关节炎。

5. 幼年型脊柱关节炎　幼年特发性关节炎的一种亚型,诊断平均年龄为 12 岁,男性居多。病程初期表现为关节炎和附着点炎,多为寡关节且呈非对称性,主要累及下肢大关节,部分患者在疾病后期出现骶髂关节和脊柱受累。关节外表现包括前葡萄膜炎、银屑病及炎症性肠病等。

第二节　强直性脊柱炎

强直性脊柱炎(ankylosing spondylitis, AS)是 SpA 常见的临床亚型,是一种以中轴关节受累为主的慢性炎症性疾病,可伴发关节外表现,严重者可发生脊柱畸形和强直。

【流行病学】　我国 AS 的患病率初步调查在 0.3% 左右,男女之比为(2~4):1,女性发病较缓慢且病情较轻。发病年龄通常在 15~40 岁,10%~20% 的 AS 患者在 16 岁以前发病,高峰在 18~35 岁,50 岁以上及 8 岁以下发病者少见。

【发病机制】　遗传和环境因素在本病的发病中起重要作用。AS 的发病存在明显家族聚集倾向,和 HLA-B27 密切相关。健康人群的 HLA-B27 阳性率因种族和地区不同差别很大,如欧洲的白种人为 4%~13%,我国为 6%~8%,而我国 AS 患者 HLA-B27 阳性率高达 90% 左右。AS 可能还与泌尿生殖道沙眼衣原体或某些肠道病原菌(如志贺菌、沙门菌和小肠结肠炎耶尔森菌)等感染有关,这些病原体激发了机体炎症和免疫应答,造成组织损伤而参与疾病的发生与发展。

【病理】　AS 的基本病理变化是附着点炎,即肌腱、韧带和关节囊等附着于骨关节部位的非特异炎症、纤维化乃至骨化。初期以淋巴细胞、浆细胞浸润为主,炎症过程引起附着点侵蚀、附近骨髓水肿,进而肉芽组织形成,最后受累部位钙化、新骨形成。在此基础上又发生新的附着点炎症、修复,如此多次反复,最终导致椎体方形变、韧带钙化、脊柱竹节样变等。骶髂关节炎是 AS 患者最早的病理表现,可出现滑膜炎、软骨变性、软骨下骨板破坏、肉芽组织增生和纤维化,最后关节间隙消失,出现关节融合和骨性强直。AS 外周关节病理变化以非特异性滑膜炎为主。关节外病理表现为虹膜睫状体、主动脉根、主动脉瓣、房室结和肺间质等处的纤维结缔组织炎症。

【临床表现】

（一）症状　AS全身表现多数较轻微,少数重症患者可有发热、贫血、乏力、消瘦、厌食等。

1. **关节表现**　中轴关节受累的首发症状常为炎性下腰背痛,可有夜间痛醒及晨起腰背部僵硬,也可表现为单侧、双侧或交替性臀部、腹股沟向下肢放射的酸痛等。症状在静止、休息时加重,活动后可减轻,对非甾体抗炎药治疗反应良好。病情持续进展者脊柱可自下而上发生强直,并可出现腰椎前凸消失、驼背畸形、颈椎活动受限和扩胸受限。

外周关节受累多表现为以下肢大关节为主的非对称性关节炎,常累及膝、髋、踝和肩关节,较少累及肘及腕关节,反复发作与缓解,关节破坏少见。

髋关节受累见于25%~35%的AS患者,多出现于发病前5年内,单侧受累多见,表现为腹股沟、髋部疼痛及关节屈曲、旋转、内收和外展活动受限,负重体位疼痛加重,致残率高。

肌腱附着点炎多见于足跟、足掌部,也见于膝关节、胸肋关节、脊椎骨突、髂嵴、大转子和坐骨结节等部位,表现为受累部位肿胀。手指或足趾的附着点炎常引起整个指/趾关节弥漫性肿胀,呈腊肠样,称为"腊肠指/趾"。

2. **关节外表现**　约30%的患者可在病程中出现眼部症状,典型病变为急性前葡萄膜炎,多为单侧发病,亦可双侧交替发作,表现为眼痛、充血、畏光、流泪、视物模糊等;常为自限性,与AS疾病活动无明显相关。其他少见的关节外表现包括主动脉瓣关闭不全、心脏传导阻滞、肺纤维化、肾淀粉样变性和IgA肾病等。

（二）体征　常见体征为骶髂关节压痛,Patrick(4字)试验阳性,脊柱前屈、后伸、侧弯和转动受限,胸廓活动度减低,枕墙距及指地距>0等。

【辅助检查】

（一）实验室检查　活动期可有血沉增快和血清C反应蛋白升高。90%以上患者HLA-B27阳性,HLA-B27阳性增加诊断的可能性,阴性亦不能排除AS。类风湿因子(RF)和抗核抗体(ANA)通常阴性。

（二）影像学检查

1. **X线**　骶髂关节X线是诊断AS的重要依据,主要表现为骶髂关节面模糊,关节周围骨侵蚀破坏,边缘骨质增生硬化,随着病情进展关节间隙狭窄甚至消失。根据纽约标准,骶髂关节X线表现可分为5个等级:0级为正常;Ⅰ级为可疑;Ⅱ级为轻度异常,可见局限性侵蚀、硬化,关节边缘模糊,但关节间隙正常;Ⅲ级为明显异常,存在侵蚀、硬化、关节间隙增宽或狭窄、部分强直等1项或1项以上改变;Ⅳ级为严重异常,表现为完全性关节强直。临床常规拍摄骨盆正位片,除可观察骶髂关节,还便于了解髋关节、坐骨和耻骨联合等部位的病变。

脊柱的X线表现有椎体骨质疏松和方形变,椎小关节面模糊,椎旁韧带钙化及骨桥形成。疾病晚期可呈特征性"竹节样变"。

2. **CT**　CT分辨率高,层面无干扰,能发现骶髂关节轻微的骨侵蚀、硬化等结构改变,较常规X线敏感性更高。

3. **MRI**　骶髂关节和脊柱MRI检查可发现AS中轴关节早期炎症改变。T_2压脂像能显示骨髓水肿等炎症改变,T_1加权像可见脂肪沉积、骨侵蚀、韧带骨赘或骨桥形成等结构改变。但MRI显示的骨髓水肿特异性不强,一些生理情况、感染或代谢性疾病亦可出现骨髓水肿,须仔细鉴别。

【诊断与鉴别诊断】

（一）诊断　目前临床诊断采用1984年修订的AS纽约标准,内容包括以下方面。

1. **临床标准**　①腰背痛、晨僵3个月以上,疼痛随活动改善,休息后无缓解;②腰椎在前后和侧屈方向活动受限;③胸廓活动度小于同年龄和性别的正常参考值。

2. **放射学标准**　骶髂关节炎双侧Ⅱ~Ⅳ级或单侧Ⅲ~Ⅳ级。

3. **诊断**　①肯定AS:符合放射学标准和1项(及以上)临床标准者;②可能AS:符合3项临床标

准,或符合放射学标准而不伴任何临床标准者。

（二）**鉴别诊断** 需要与椎间盘突出、脊柱或骶髂关节感染、弥漫性特发性骨肥厚、致密性骨炎、类风湿关节炎、滑膜炎-痤疮-脓疱疹-骨肥厚-骨髓炎综合征（synovitis-acne-pustulosis-hyperostosis-osteomyelitis syndrome，SAPHO）、骨关节炎等疾病鉴别。

【治疗】 AS 主要治疗目标是通过控制炎症和症状，防止或延缓关节结构进行性破坏，最大程度恢复躯体功能，避免远期关节畸形，提高生活质量。治疗 AS 需要药物与非药物相结合。

（一）**非药物治疗** AS 患者非药物治疗包括患者教育、规律锻炼和物理治疗。AS 患者应睡稍硬的床垫，多取低枕仰卧位，保持良好姿势，严格戒烟。合理坚持体育锻炼，针对脊柱、胸廓、髋关节的锻炼更为有效，但须避免过度负重和剧烈运动。其中游泳作为一种非负重运动，对疼痛、社会功能和精神健康方面的改善优于陆地运动。超声波、磁疗、热疗、电疗等对缓解关节肿痛有一定效果，可选择性使用。

（二）**药物治疗**

1. **非甾体抗炎药（NSAIDs）** NSAIDs 可迅速改善 AS 患者腰背部疼痛和晨僵症状，减轻关节肿痛，是 AS 药物治疗的一线用药。选用 NSAIDs 应个体化，使用某一种 NSAIDs 以最大剂量治疗 2～4 周，如疗效不明显则应改用其他不同类别的 NSAIDs。不推荐联用多种 NSAIDs。有高胃肠道风险的患者可选用选择性 COX-2 抑制类 NSAIDs。

2. **传统改善病情抗风湿药（DMARDs）** 外周关节受累患者可考虑使用传统 DMARDs 如甲氨蝶呤、柳氮磺吡啶等，目前未证实此类药物对 AS 中轴病变有效。

3. **生物制剂** 经 NSAIDs 治疗病情仍持续活动者可考虑使用生物制剂，目前常用 TNF-α 抑制剂和 IL-17 抑制剂。不同种类的 TNF-α 抑制剂治疗 AS 疗效相似。合并复发性葡萄膜炎和炎症性肠病的 AS 患者可优先使用单克隆抗体类 TNF-α 抑制剂。

4. **JAK 抑制剂** JAK 抑制剂如托法替布、乌帕替尼等可通过抑制细胞内 JAK-STAT 通路的信号转导缓解附着点炎和指/趾炎，用于 TNF-α 抑制剂或 IL-17 抑制剂疗效不佳或不耐受患者。

5. **糖皮质激素** 对急性葡萄膜炎、肌肉关节炎症可考虑局部注射糖皮质激素，循证医学证据不支持全身应用糖皮质激素治疗中轴关节病变。

（三）**外科治疗** AS 患者出现功能受限或关节畸形显著影响生活质量，如颈胸椎严重后凸、严重的进展性胸椎后凸畸形伴平视能力丧失、顽固性和持续性髋关节痛或髋关节强直于非功能位，充分药物治疗不能有效缓解病情时，可考虑行颈胸段矫形、胸腰段矫形或髋关节置换手术。

【预后】 AS 具有很强的异质性，部分患者病情反复发作、持续进展，部分患者病情可长期处于稳定状态。及时、正确的治疗可降低脊柱和关节畸形的风险。发病早、髋关节受累、HLA-B27 阳性、血沉增快和 C 反应蛋白持续升高是预后不良因素。此外，吸烟、诊断延迟及治疗不合理者预后较差。

（刘升云）

本章思维导图

第六章 系统性血管炎

第一节 | 概 论

血管炎(vasculitis)是指在病理上以血管壁炎症为特征的一组炎性自身免疫病,系统性血管炎指累及多个脏器的血管炎。总体来说,系统性血管炎发病率与患病率较低,临床表现复杂多样,可造成重要脏器的不可逆损伤,如不经治疗死亡率较高,是一类危重的自身免疫病。

【命名与分类】 目前采用的是2012年Chapel Hill会议标准,根据主要受累血管的大小对血管炎进行命名和分类,见表8-6-1。

表8-6-1 2012年Chapel Hill会议制定的血管炎分类

累及大血管的系统性血管炎	单器官血管炎
大动脉炎、巨细胞动脉炎	皮肤白细胞破碎性血管炎
累及中等大小血管的系统性血管炎	皮肤动脉炎
结节性多动脉炎、川崎病	原发性中枢神经系统血管炎
累及小血管的系统性血管炎	孤立性主动脉炎
ANCA相关血管炎(AAV)	与系统性疾病相关的血管炎
显微镜下多血管炎	红斑狼疮相关血管炎
肉芽肿性多血管炎	类风湿关节炎相关血管炎
嗜酸性肉芽肿性多血管炎	结节病相关血管炎
免疫复合物性小血管炎	与可能病因相关的血管炎
抗肾小球基底膜病	丙肝病毒相关冷球蛋白血症性血管炎
冷球蛋白性血管炎	乙肝病毒相关血管炎
IgA性血管炎	梅毒相关主动脉炎
低补体血症性荨麻疹性血管炎	血清病相关免疫复合物性血管炎
累及血管大小可变的系统性血管炎	药物相关性免疫复合物性血管炎
贝赫切特病、科根综合征	药物相关ANCA相关血管炎
	肿瘤相关血管炎

【病因和发病机制】

(一)**病因** 尚不完全清楚。一般认为与遗传、感染和环境因素有关。研究发现,*HLA-DRB1*01*、*HLA-DRB1*04*与巨细胞动脉炎易感性相关;*HLA-DRB52*01*与大动脉炎易感性相关;HLA-DP、HLA-DQ基因与抗中性粒细胞质抗体(ANCA)相关血管炎的易感性相关;病毒感染也与血管炎的发病相关,如10%的结节性多动脉炎(polyarteritis nodosa,PAN)患者伴有乙型肝炎病毒感染;80%的混合型冷球蛋白血症患者同时伴有丙型肝炎病毒感染。结核分枝杆菌感染与大血管炎如大动脉炎和白塞病的发病相关;另外,一些药物,如丙硫氧嘧啶、肼屈嗪和可卡因等也能通过诱导ANCA的产生而引起血管炎。

(二)**发病机制** 发病机制不清,但可能与遗传、感染、固有免疫系统和获得性免疫系统异常有关。

1. **感染** 外来感染原对血管的直接损害在发病中起一定作用。

2. **巨噬细胞及其细胞因子** 一些细菌或病毒可通过多种途径激活固有免疫系统,其中包括巨噬细胞。巨噬细胞被激活后,释放促炎性细胞因子如肿瘤坏死因子-α(TNF-α)和白介素-6(IL-6)、IL-1等,导致血管壁炎症。

3. **自身抗体** 自身抗体在血管炎发病中起重要作用,其中最重要的是 ANCA。ANCA 是第一个被证实参与血管炎发病的自身抗体。ANCA 的靶抗原为中性粒细胞胞质内的多种成分,如丝氨酸蛋白酶3(PR3)、髓过氧化物酶(MPO)、弹性蛋白酶、乳铁蛋白等,其中 PR3 和 MPO 是主要的靶抗原。

4. **补体系统** 补体系统是固有免疫反应的重要组成部分。在 ANCA 相关血管炎中,受到感染原攻击的中性粒细胞可以激活补体旁路途经,释放其中的一些成分,如 C5a 片段,造成血管与组织脏器损伤。

【病理】 血管炎的基本病理改变是血管壁的炎症和坏死。主要的病理改变有:①血管壁炎症与坏死:表现为包括中性粒细胞、淋巴细胞、巨噬细胞等多种炎症细胞浸润及血管壁的纤维素样坏死,后者是血管炎的特征性病理改变。在一些血管炎中,浸润的炎症细胞还会形成巨细胞,以及由不同炎症细胞组成的肉芽肿,如见于肉芽肿性多血管炎(GPA)的淋巴细胞性肉芽肿和 EGPA 的嗜酸性粒细胞性肉芽肿。②管壁结构破坏:发生炎症反应的血管壁会出现胶原沉积、纤维化,血管壁增厚、管腔狭窄,可继发血栓形成。血管壁的炎症还会造成弹性纤维和平滑肌受损,形成动脉瘤和血管扩张。同一名血管炎患者,可以存在一种以上的血管病理改变,即使在同一受累血管,其病变也常呈节段性。

【诊断】 血管炎诊断较困难,须根据临床表现、实验室检查、病理活检及影像学资料等综合判断,以确定血管炎的类型及病变范围。

(一) **临床表现** 血管炎的临床表现主要取决于受累血管的类型、大小以及受累的器官,因此临床表现复杂多样,且无特异性。常见的临床表现包括炎症引起的全身症状以及血管病变所在器官的炎症、缺血改变和功能异常。全身症状有乏力、发热、关节及肌肉疼痛、体重减轻等,脏器受累的表现根据累及器官不同而变化多端,如皮肤受累会出现多种皮疹;肺受累会出现咳嗽、咳痰、咯血、呼吸困难;肾脏受累会出现蛋白尿、血尿、高血压及肾功能不全;神经系统受累患者会出现头痛、眩晕、意识状态改变,以及脑卒中、周围神经病变引起的临床表现等。

恶性肿瘤、感染性心内膜炎、肌纤维发育不良、动脉粥样硬化和非血管炎性栓塞(抗磷脂综合征、弥散性血管内凝血、胆固醇栓塞及肿瘤性栓塞)等疾病可模拟系统性血管炎的临床表现,要注意加以鉴别。

(二) **实验室检查** 多数患者会出现血白细胞、血小板计数升高、慢性病贫血;在疾病活动期可出现血沉增快、C 反应蛋白升高;肾脏受累者可以出现血尿、蛋白尿、红细胞管型、血肌酐水平升高等。

(三) **特殊检查**

1. **ANCA** 有两种测定 ANCA 的方法,即间接免疫荧光法和酶联免疫吸附试验(ELISA)。间接免疫荧光检查中,中性粒细胞胞质呈荧光阳性则称为 C-ANCA 阳性,当中性粒细胞的细胞核周围呈荧光阳性时,则称为 P-ANCA 阳性。ELISA 法测定时若呈 PR3 抗体阳性,即 PR3-ANCA 阳性;ELISA 法测定时若呈 MPO 抗体阳性,即 MPO-ANCA 阳性。ANCA 与小血管炎相关,如 C-ANCA 与肉芽肿性多血管炎(GPA)相关,P-ANCA 与显微镜下多血管炎(MPA)和嗜酸性肉芽肿性多血管炎(EGPA)相关等,因此将 GPA、MPA、EGPA 统称为 ANCA 相关血管炎。

2. **抗内皮细胞抗体(AECA)** AECA 是近年来在部分大动脉炎、川崎病和贝赫切特病等血管炎患者中发现的一种新抗体,但也可见于多种非血管炎性疾病和感染等疾病,因此对血管炎诊断的灵敏度和特异度不高。

3. **病理** 活检是确诊血管炎的"金标准"。血管壁炎症细胞浸润,纤维素样坏死,肉芽肿形成,血管管腔狭窄、闭塞、血栓形成等都支持血管炎的诊断;而血管壁的纤维素样坏死是特征性的病理改变。然而,由于血管炎的病理改变可呈节段性,因此组织活检未见到血管壁炎症亦不能排除血管炎的诊断。

4. **血管造影** 是诊断大、中血管炎的重要依据,也是了解病变范围最确切、可靠的方法。可以表现为血管壁增厚、管腔狭窄和血管扩张,甚至血管瘤形成,少数患者可见血栓形成。

5. **血管彩色多普勒超声检查**　是非创伤性检查,适用于检查较大的、较浅表的血管管壁、管腔和狭窄状况,且有助于在病程中进行随诊、比较。但其准确性不如血管造影,且与检查者的经验有关。

6. **CT**　血管 CT 不仅可以观察到受累血管管壁和管腔情况,还能够观察到病变累及的范围,可以取代血管造影,作为诊断大、中血管炎的依据。

7. **MRI**　血管 MRI 不仅可以观察大血管的管壁与管腔情况,还可以反映管壁是否存在活动炎症,对大血管炎的诊断和病情判断很有价值。

【治疗原则】　一般来说系统性血管炎都是进展性的,不经治疗会引起不可逆的脏器损害,因此血管炎的诊治原则是早期诊断、早期治疗。系统性血管炎的治疗分为诱导缓解与维持缓解两阶段:诱导缓解阶段的目的是控制血管炎的急性炎症,最大限度地恢复脏器功能,减少脏器的不可逆损害;维持缓解阶段的治疗目标是维持疾病处于稳定状态,减少疾病复发,同时避免药物造成的不良反应,控制并发疾病。

糖皮质激素是治疗血管炎的基础药物,是诱导缓解的一线治疗药物。其剂量及用法因病变部位与病情严重程度不同而异。凡有肾、肺、神经系统、心脏及其他重要脏器受累者,不仅需要较大剂量的糖皮质激素治疗,还应及早加用免疫抑制剂。最常用的免疫抑制剂为环磷酰胺(cyclophosphamide,CTX),疗效明确,但不良反应较多,在应用过程中必须密切监测血常规、肝功能等,还要注意其性腺毒性。其他常用免疫抑制剂有硫唑嘌呤、甲氨蝶呤、吗替麦考酚酯、钙调磷酸酶抑制剂如环孢素、他克莫司等。近年来,靶向 CD20 的单克隆抗体的利妥昔单抗(RTX),用于 AAV 的诱导和维持缓解治疗,已有成功的临床试验并获得许可。有急进性肾、肺部损害和病情危重者可进行血浆置换、免疫吸附、静脉注射大剂量免疫球蛋白等治疗。

第二节 | 大动脉炎

大动脉炎(Takayasu arteritis,TA)是指累及主动脉及其一级分支的慢性、肉芽肿性全层动脉炎,导致受累动脉狭窄或闭塞,少数可引起动脉扩张或动脉瘤,造成所供血器官缺血,曾称为无脉症、高安病等。TA 的发病率为(0.4~2.6)/10 万,好发于亚洲、中东地区,据估计日本的发病率为 40/10 万,而欧美的发病率为(4.7~8)/10 万,男女发病率之比为 1:(8~9)。发病年龄为 5~45 岁,约 90% 的患者在 30 岁以前发病。

【病因】　本病病因未明,与遗传因素(如 *HLA-DRB52*01* 单倍体型)、感染(结核分枝杆菌、肺炎衣原体、疱疹病毒等)和性激素有关。

【病理】　病理改变可分为三期:第一期为急性期,炎症始于位于动脉中、外膜交界处的滋养血管,逐渐累及外膜、中膜与内膜。受累动脉管壁出现炎症细胞浸润、片状坏死、形成巨细胞肉芽肿,中膜弹性纤维断裂、平滑肌消失;内膜出现反应性纤维化和基质成分增加。第二期为慢性期,表现为管壁纤维化,可见瘢痕形成、血管增生,伴有散在的炎症反应。第三期为瘢痕期,出现动脉壁全层纤维化、管壁增厚,造成血管狭窄、闭塞;偶合并血栓形成;也可因弹性纤维断裂、平滑肌损伤严重,导致管壁变薄、血管扩张,最终形成动脉瘤。

【临床表现】　临床表现分二期,第一期又称为"无脉前期"或"全身期",以炎症表现为主,典型的表现为发热、全身不适、盗汗、关节痛、厌食、体重下降,偶有口腔溃疡和结节红斑等;可出现血管受累的表现,如颈部血管疼痛或压痛、背痛;此期因临床表现不特异,漏诊率极高;但仔细查体会在患者颈部、腹部或背部听到血管杂音。第二期为"无脉期",以组织器官缺血表现为主。受累血管不同,引起的临床表现亦有所不同。经典的是 Numano 提出的 TA 血管分型,共 5 型:①I 型:累及主动脉弓发出的三支病变,颈动脉和椎动脉狭窄引起头部不同程度缺血,表现为头痛、头晕、视物模糊、视力下降、咀嚼无力、颈痛等,少数患者可以出现脑卒中;锁骨下动脉或腋动脉受累引起上肢无力、发凉、酸痛、麻木等。体格检查时这些受累血管可出现压痛;颈动脉、桡动脉、肱动脉搏动减弱或消失,在颈部和锁骨下窝可闻及血管杂音。②Ⅱ型:累及升、降主动脉及主动脉弓的三个分支,其临床表现与Ⅰ型相似;部分患者会出现背痛,背部听诊可闻及血管杂音。③Ⅲ型:累及降主动脉与双侧肾动脉,临床上主要表现为顽固的高血压,少数患者腹主动脉的分支及下肢动脉也有可能受累,出现腹痛、间歇性跛行;可于背部、腹部闻及血管杂音,下肢血压低于上肢血压。④Ⅳ型:仅累及腹主动脉及双肾动脉,临床表现与Ⅲ型相似,但背部不能闻及杂音。⑤Ⅴ型:累及主动脉全程及其一级分支,可以出现所有前述表现。

【辅助检查】

(一)**实验室检查** 急性期或疾病活动期可出现血白细胞、血小板计数升高,血沉增快,C反应蛋白增高等非特异性改变。少数患者AECA及抗主动脉抗体阳性。

(二)**影像学检查**

1. **彩色多普勒超声** 可发现颈部动脉、锁骨下动脉、头臂干、上下肢动脉病变,出现血管壁三层结构界限不清、增厚,管腔狭窄,可呈"通心粉"征;病情重、病程长者可出现管腔闭塞及继发血栓形成;部分患者会出现动脉的瘤样扩张。

2. **动脉造影或CT血管造影(CTA)** 是确诊大动脉炎的依据。表现为主动脉及其一级分支动脉管壁增厚,管腔狭窄、闭塞,部分患者出现血管扩张和动脉瘤形成。

3. **磁共振显像血管造影(MRA)** 不仅能够观察到动脉造影或CTA所见的动脉异常,还能看到管壁是否存在炎性水肿信号,既可用于诊断,亦可用于判断疾病的活动状态。

4. **PET、PET-MRA** 在PET检查时,存在活动炎症的动脉管壁对同位素的摄取增加,结合MRA可用于判断疾病的活动性和活动程度。

【诊断】 2022年美国ACR和欧洲抗风湿病联盟(EULAR)共同制定了新的TA分类标准,通过权重积分的形式来对TA患者进行分类,其应用前提为患者存在大动脉炎症的临床和影像学证据,且发病年龄≤60岁,积分≥5分者,可被分类为TA(表8-6-2),但须除外先天性主动脉狭(缩)窄、动脉肌纤维发育不良、动脉粥样硬化、血栓闭塞性脉管炎、贝赫切特病、PAN及胸廓出口综合征等。

表8-6-2 2022年ACR/EULAR制定的TA分类标准

纳入标准:必须满足以下3个要求	
1. 大血管血管炎	
2. 诊断年龄≤60岁	
3. 血管炎的影像学证据	
评分项:	
临床表现	
1. 女性	+1
2. 血管炎引起的心绞痛或缺血性心脏疼痛	+2
3. 四肢间歇性跛行	+2
血管检查结果	
1. 动脉杂音	+2
2. 上肢动脉搏动减弱	+2
3. 颈动脉搏动减弱或压痛	+2
4. 双上肢收缩压差≥20mmHg	+1
血管造影和超声检查	
1. 病变动脉数(选择其中一项)	
1支	+1
2支	+2
≥3支	+3
2. 血管炎累及双侧对称的动脉分支	+1
3. 腹主动脉受累,合并肾动脉或肠系膜动脉受累	+3

【治疗】 治疗原则为控制活动性病变、缓解脏器缺血。活动期患者可用泼尼松 1mg/(kg·d),4～6 周后逐渐减量至停用。快速进展性疾病者可予大剂量糖皮质激素(500～1 000mg 甲泼尼龙)冲击治疗。对单用糖皮质激素疗效不佳者可合用免疫抑制剂,如 CTX、硫唑嘌呤、甲氨蝶呤、吗替麦考酚酯等。近年来有研究显示 TNF-α 拮抗剂和 IL-6 受体单抗治疗有效,用于糖皮质激素联合传统免疫抑制剂复发或激素减量困难的难治性患者。

对因血管狭窄造成重要脏器缺血、威胁患者生命或严重影响患者生活质量者,可采取手术治疗,如血管重建术、支架置入术等,病变广泛者可进行开放性血管搭桥术等;对因严重肾动脉狭窄造成的顽固性高血压,可考虑肾切除术。

【预后】 本病为进展性疾病,极少为自限性,但多数患者预后良好。5 年生存率为 93.8%,10 年生存率为 90.9%,主要死亡原因有心力衰竭、心脑血管意外、肾衰竭及手术并发症。

第三节 | 巨细胞动脉炎

巨细胞动脉炎(giant cell arteritis,GCA)又称颞动脉炎,是一种发生于老年人的慢性、肉芽肿性动脉全层炎症,病因未明。常累及主动脉弓及其一级分支,尤其是颞动脉。典型表现为颞侧头痛、头皮痛、间歇性下颌运动障碍和视力障碍。本病为 50 岁以上人群发病,发病年龄高峰为 74 岁;发病率为(1.4～27.3)/10 万,患病率地区性差异很大,是西方老年人最常见的血管炎,以北欧患病率最高,亚洲患病率最低。女性发病率比男性高 2～4 倍。

【病因】 病因不清,但与遗传因素(如 HLA-DRB1*01、HLA-DRB1*04 单倍体型)、高龄、血管本身的退行性变以及外来因素,如吸烟、病毒感染等有关。

【病理】 GCA 的病理改变与大动脉炎几乎相同,为累及管壁全层的肉芽肿性动脉炎,血管壁全层有炎症细胞浸润,常有内膜增生和内弹性膜断裂,可有巨细胞肉芽肿性病变。随着病变的发展,可以出现胶原沉积、纤维化,造成管壁增厚、管腔狭窄,可继发血栓形成。

【临床表现】 起病多隐袭。患者可有发热、全身不适、疲劳、关节肌肉疼痛、厌食、体重减轻等。70%的患者表现为一侧或双侧颞部头痛、头皮触痛、颞下颌关节间歇性运动障碍。颞浅动脉增粗、变硬,呈结节状,有压痛;枕后、颜面及耳后动脉亦可受累。30% 的患者有头、颈动脉缺血症状,表现为视力下降、复视、眼肌麻痹,甚至失明;听力减退、眩晕亦是常见的症状。15% 患者出现主动脉弓及其分支动脉缺血的表现,如上肢间歇性跛行、麻木、无力、脉弱或无脉、血压降低或测不出、双上肢血压不等。40%～60% 患者伴有风湿性多肌痛,表现为颈部、肩胛带、骨盆带肌肉酸痛和晨僵,但肌压痛及肌力减弱不显著。

【实验室检查】 贫血、白细胞和血小板计数升高常见,血沉明显增快为 GCA 最突出的实验室检查异常,平均高于 50mm/h,C 反应蛋白也升高。

【诊断】 50 岁以上老年人新近出现一侧或双侧颞部头痛、颞浅动脉搏动减弱或消失、动脉增粗变硬,颞动脉活检有肉芽肿性动脉炎可确诊 GCA。由于颞动脉病变的节段性分布容易造成活检阴性,因此颞动脉血管造影、CTA、磁共振颞动脉显像以及 PET 发现有颞动脉病变有助于 GCA 的诊断。

【治疗与预后】 本病对糖皮质激素治疗反应十分明显。泼尼松(龙)40～60mg/d,1 周内症状可消失,由于激素减量后本病非常容易复发,因此需小剂量长期维持。对于在激素缓慢减量过程中疾病复发者,可以加用免疫抑制剂,如甲氨蝶呤、硫唑嘌呤、CTX 等。但对于出现视力改变的患者,尤其是视力急剧下降者,则须考虑甲泼尼龙 500～1 000mg/d 冲击治疗 3 天。IL-6 单抗治疗 GCA 有良好疗效,且可减少糖皮质激素的使用剂量,已成为 GCA 的一线治疗药物。大多数患者预后良好。

第四节 | 结节性多动脉炎

结节性多动脉炎(polyarteritis nodosa,PAN)是一种累及中、小动脉的坏死性血管炎。估计年发病率(0~8)/100万,患病率为31/100万;男性发病多于女性,发病高峰年龄为40~50岁。

【病因】 迄今为止,PAN的病因不明。遗传因素和病毒感染的相互作用,与发病相关,既往发现乙型肝炎、丙型肝炎病毒和HIV病毒感染与发病相关,但是,随着乙型肝炎疫苗的普遍应用,乙型肝炎病毒感染相关PAN越来越少见,仅占PAN患者的5%以下。

【病理】 中、小动脉的局灶性全层坏死性血管炎,好发于血管分叉处。机体任何部位的动脉均可受累,但却很少累及肺动脉。急性期血管炎症损伤主要表现为纤维素样坏死和多种炎症细胞浸润,正常血管壁结构被完全破坏,形成动脉瘤,可见血栓形成。

【临床表现】 可以分为系统性和单器官性,单器官性以仅局限于皮肤的皮肤型最常见;系统性中包括特发性与HBV感染相关性二种。PAN的临床表现多种多样,系统性可表现为严重的全身多器官病变,部分患者的病情进展较快,而单器官性的病变仅限于受累器官。

(一)系统性PAN

1. 全身症状 发热、全身不适、体重减轻、关节肌肉痛是最常见的全身症状,见于90%的患者。

2. 系统症状 根据受累器官、系统等不同可出现相应的临床表现。

(1)神经系统:是PAN最常受累的系统,见于36%~72%的患者,以周围神经受累为主,偶有脑组织血管炎。周围神经受累表现为多发性单神经炎和周围神经炎,如垂腕、垂足、手足麻木、肢体感觉异常等。

(2)肾脏受累:30%~60%的患者出现不同程度的肾损害,但肾小球本身几乎不受累。肾入球血管受累可引起血肌酐水平升高、高血压、血尿、蛋白尿;肾血管的病变可导致肾的多发梗死。

(3)消化系统:近40%的患者会出现胃肠道表现,常见有腹泻、恶心、呕吐、腹痛、胃肠道出血、肠梗死和穿孔、肝功能异常等。

(4)生殖系统:20%的患者会出现睾丸疼痛、硬结、肿胀,但尸检发现80%的男性患者有附睾和睾丸受累。

(5)其他表现:眼部受累患者可以出现结膜炎、角膜炎、葡萄膜炎,一些患者可以出现视网膜血管炎,表现为视物模糊、复视、视力下降,甚至失明;外周血管受累者可出现下肢间歇性跛行、肢体坏疽等;心脏受累可有心脏扩大、心律失常、心绞痛,甚至心肌梗死、心力衰竭。

(二)皮肤型PAN

罕见。常见于40岁以上的女性,最常见的为皮肤溃疡、网状青斑、皮下结节、白色萎缩及紫癜。多见于下肢,但上肢和躯干亦可受累。易复发。

【辅助检查】

1. 实验室检查 一般无特异性,可见轻度贫血,白细胞、血小板计数轻度升高,尿液检查可见蛋白尿、血尿。还可有血沉增快、C反应蛋白增高、白蛋白下降、球蛋白升高,ANCA阴性,与乙型肝炎相关者HBsAg阳性。

2. 血管造影 肾、肝、肠系膜及其他内脏器官,下肢的中、小动脉有微小动脉瘤形成和节段性狭窄,典型的血管造影表现为节段性扩张和狭窄形成的"念珠样"改变,具有诊断特异性。

3. 病理 受累脏器进行活检,见到肌性血管壁炎症细胞浸润、血管壁纤维素样坏死、弹性纤维破坏、血管狭窄或血管瘤形成可以确诊。

【诊断】 PAN临床表现多样,缺乏特征性,早期不易确诊。因此发现可疑病例应尽早做病理活检和血管影像检查。1990年ACR的分类标准为:①体重下降:病初即有,无节食或其他因素;②网状青斑:四肢或躯干呈现斑点及网状斑;③睾丸痛或触痛:并非由感染、外伤或其他因素所致;④肌痛、无力或下肢触痛:弥漫性肌痛(不包括肩部、骨盆带肌)或肌无力,或小腿肌肉压痛;⑤单神经炎或多发性神经炎:单神经炎、多发性单神经炎或多神经炎的出现;⑥舒张压≥90mmHg:出现舒张压≥90mmHg

的高血压;⑦尿素氮或肌酐升高:血尿素氮≥14.3mmol/L 或血肌酐≥133μmol/L,非脱水或阻塞所致;⑧乙型肝炎病毒:HBsAg 阳性或 HBsAb 阳性;⑨动脉造影异常:显示内脏动脉闭塞或动脉瘤,除外其他原因引起;⑩中小动脉活检:血管壁有中性粒细胞或中性粒细胞、单核细胞浸润。在 10 项中有 3 项阳性者即可被分类为 PAN,但应排除其他结缔组织病并发的血管炎以及 ANCA 相关血管炎。

【治疗】　年龄在 65 岁以下,没有神经系统、肾脏和心脏损害的特发性系统性 PAN,单用糖皮质激素治疗即可;出现上述脏器损害者,则需泼尼松每日 1mg/kg 或相当剂量的糖皮质激素联合免疫抑制剂治疗,首选环磷酰胺;待疾病缓解后,可以采用其他免疫抑制剂如硫唑嘌呤、甲氨蝶呤等维持治疗。由于乙型肝炎相关的系统性 PAN 通常临床病变较特发性 PAN 重、神经系统病变更突出,因此须在抗病毒治疗的同时联合糖皮质激素治疗,抗病毒治疗需 6~12 个月。对于血管炎相关脏器受累控制不佳者,可以联合免疫抑制剂治疗。

【预后】　系统性 PAN 的预后取决于是否有内脏和中枢神经系统受累及病变严重程度。未经治疗者预后差,5 年生存率<15%,多数患者死亡发生于疾病的第一年,若能积极合理治疗,5 年生存率可达 83%。

第五节 | ANCA 相关血管炎

ANCA 相关血管炎(ANCA associated vasculitis,AAV)是一组以血清中能够检测到 ANCA 为最突出特点的系统性小血管炎,主要累及小血管(小动脉、微小动脉、微小静脉和毛细血管),但也可有中等大小动脉受累。包括显微镜下多血管炎(microscopic polyangiitis,MPA)、肉芽肿性多血管炎(GPA)和嗜酸性肉芽肿性多血管炎(EGPA)。

【病因和发病机制】　遗传因素、感染(尤其是细菌感染)与发病关系密切;除 ANCA,感染对血管壁的直接损害也起了很重要的作用。虽然 ANCA 参与发病,但在受累脏器中仅有极少量或无免疫复合物沉积。

【病理】　以小血管全层炎症、坏死,伴或不伴肉芽肿形成为特点,可见纤维素样坏死和中性粒细胞、淋巴细胞、嗜酸性粒细胞等多种细胞浸润,是诊断 AAV 的"金标准"。

【临床表现】

1. **全身表现**　多数患者有全身症状如发热、关节痛/关节炎、肌痛、乏力、食欲减退和体重下降等。

2. **皮肤、黏膜**　是 AAV 最常受累的器官之一,表现为口腔溃疡、皮疹、紫癜、网状青斑、皮肤梗死、溃疡和坏疽,多发指端溃疡常见。

3. **眼部表现**　常见表现有结膜炎、角膜炎、巩膜炎、虹膜炎、眼睑炎,眼底检查可以见到视网膜渗出、出血、血管炎表现和血栓形成,少数患者可出现复视、视力下降;一些患者会出现明显的突眼。

4. **耳、鼻、咽喉**　喉软骨和气管软骨受累可以出现声嘶、喘鸣、吸气性呼吸困难;耳软骨受累可出现耳廓红、肿、热、痛;鼻软骨受累可以导致鞍鼻;耳部受累以中耳炎、神经性或传导性听力丧失常见;脓血涕、脓血性鼻痂、鼻塞是鼻窦受累的主要表现,一些患者会出现嗅觉减退或丧失。

5. **呼吸系统**　咳嗽、咳痰常见,严重者会出现呼吸困难、喘鸣和咯血;肺部影像学上可以见到浸润影、多发结节、空洞和间质病变。

6. **神经系统**　神经系统是最常累及的系统之一,以周围神经受累多见,其中多发性单神经炎是最常见的周围神经系统病变;中枢神经系统受累可表现为头痛、器官性意识模糊、抽搐、脑卒中、脑脊髓炎等。

7. **肾脏**　血尿、蛋白尿、高血压常见,一些患者血肌酐升高,部分患者会出现急进性肾衰竭。

8. **心脏**　一些患者会出现心包积液、心肌病变、心脏瓣膜关闭不全;冠脉受累者可以出现心绞痛、心肌梗死。

9. **腹部**　腹痛、血性腹泻、肠穿孔、肠梗阻和腹膜炎表现是 AAV 腹部受累的常见表现。

【实验室检查】　贫血,白细胞、血小板计数升高等非特异表现常见;蛋白尿、血尿、红细胞管型也是常见异常;血沉增快、C 反应蛋白升高者常见;肾功能损害者血肌酐水平升高;ANCA 阳性是这组血管炎最突出的实验室检查特征。

【诊断与鉴别诊断】 对于这组系统性血管炎目前尚无统一的分类标准,须结合临床表现、血清 ANCA 检查、特征性的病理改变与影像学检查综合作出诊断。须与感染、其他系统性结缔组织病和恶性肿瘤相鉴别;尤其要警惕恶性肿瘤和一些感染会模拟 AAV 的临床表现。

2022 年美国 ACR/EULAR 共同对分类标准进行了更新,采用加权积分的方式对 3 种 AAV 从临床表现和实验室检查两方面进行评估。在使用这些分类标准时应明确患者所患疾病为 AAV,且除外了能够引起相似临床表现的其他疾病,如系统性风湿性疾病、感染和恶性肿瘤等模拟疾病。值得注意的是,分类标准的主要目的是将临床表现相似的 AAV 患者进行分类,以观察药物的临床疗效,并非为临床诊断而制定,因此可以作为诊断 AAV 的参考和依据。

【治疗】 糖皮质激素是一线治疗药物。诱导缓解治疗通常为足量糖皮质激素联合免疫抑制剂,其中最常用的为 CTX;维持缓解治疗主要为小剂量糖皮质激素联合免疫抑制治疗,如硫唑嘌呤、甲氨蝶呤等;近年来,充分的临床研究显示,针对 CD20 的单克隆抗体利妥昔单抗,既可以用于 AAV 的诱导缓解治疗,也可用于维持缓解治疗,成为重症 GPA 和 MPA 诱导缓解治疗的一线药物。

【预后】 预后取决于脏器受累的部位与严重程度。早期诊断和合理治疗已使本病的预后有了明显改观,80% 的患者存活时间已超过 5 年。延误诊断、未经合理治疗者死亡率仍很高。

第六节 | 贝赫切特病

贝赫切特病(Behcet disease,BD)也称白塞病,现统一称为白塞综合征。1937 年由土耳其 Behcet 教授首先描述了一种以口腔和外阴溃疡、眼炎为临床特征,并累及多个系统的慢性疾病。病情呈反复发作和缓解交替,除因内脏受损死亡,大部分患者的预后良好。贝赫切特病有较强的地域分布差异,多见于地中海沿岸国家、中国、朝鲜、日本。各地区的发病率差异较大,土耳其最高,为(100~370)/10 万,英国最低,为 0.6/10 万,中国北方为 110/10 万。男性发病略高于女性。

本病依其内脏系统的损害不同而分为血管型、神经型、胃肠型等。血管型指有大、中动脉和/或静脉受累者;神经型指有中枢或周围神经受累者;胃肠型指有胃肠道病变,如溃疡、出血、穿孔等。

【病因】 尚不清楚,可能与遗传因素及感染有关。

【病理】 本病的病理改变为血管炎,受累部位的血管壁有炎症细胞浸润、管壁增厚、管腔狭窄,严重者有血管壁坏死、血管瘤形成,可以见到继发血栓形成。与其他血管炎不同的是,本病可以累及大、中、小及微血管,且动、静脉均可受累。

【临床表现】

(一) 基本症状

1. 口腔溃疡 反复发作为特点,每年发作至少 3 次,在颊黏膜、舌缘、唇、软腭等处出现不止一个的痛性溃疡,直径一般为 2~3mm,7~14 天后自行消退,不留瘢痕;亦有持续数周不愈后遗瘢痕者。本症状见于 98% 以上的患者,且是本病的首发症状,是诊断本病最基本而必需的症状。

2. 外阴溃疡 见于约 80% 的患者,与口腔溃疡性状基本相似。常出现在女性患者的大、小阴唇,其次为阴道;在男性则多见于阴囊和阴茎,也可以出现在会阴或肛门周围。

3. 皮肤病变 呈结节性红斑、痤疮样皮疹、浅表栓塞性静脉炎等不同表现。其中以结节性红斑最为常见,见于 70% 患者,多见于膝以下部位,呈对称性,表面呈红色浸润性皮下结节,有压痛,分批出现,逐渐扩大,7~14 天后其表面色泽转为暗红,有的可自行消退,仅在皮面留有色素沉着,很少破溃。另一种皮疹为带脓头或不带脓头的毛囊炎,见于 30% 患者,面、颈部多见。针刺后或小的皮肤损伤后出现局部红肿或化脓反应也是本病一种较特异的皮肤反应。栓塞性浅静脉炎常在下肢见到,急性期在静脉部位出现条形红肿、压痛,急性期后可以扪及索条状静脉。

4. 眼炎　最常见的眼部病变是葡萄膜炎及由视网膜血管炎造成的视网膜炎,眼炎的反复发作可致视力障碍甚至失明。前葡萄膜炎(即虹膜睫状体炎)伴或不伴前房积脓,对视力影响较轻。视网膜炎可引起视神经萎缩,致视力下降。

(二) 系统性症状　除上述基本症状,部分患者会出现因血管炎引起的内脏系统病变,大多出现在基本症状之后。部分患者在疾病活动时发热、乏力、体重下降等。

1. 消化道受累　又称肠白塞病,大多出现在病情活动患者,按症状出现频率,最多见的是腹痛,并以右下腹痛为常见,伴有局部压痛和反跳痛,其次为恶心、呕吐、腹胀、食欲缺乏、腹泻、吞咽困难等。消化道的基本病变是多发性溃疡,可发生于自食管至降结肠的任何部位,发生率可高达50%。重者合并溃疡出血、肠麻痹、肠穿孔、腹膜炎、瘘管形成、食管狭窄等并发症,甚至可致死。

2. 神经系统　又称神经白塞病,见于20%患者,除个别外都在基本症状出现后数个月到数年内出现。脑、脊髓的任何部位都可因小血管炎而受损,临床表现随受累部位不同而异。多起病急骤,根据其症状可分为脑膜脑炎、脑干损害、良性颅内高压、脊髓损害、周围神经系统损害等类型。除中枢神经系统实质受累,中枢神经系统静脉血栓形成亦较常见,患者会出现明显的头痛。

3. 心血管　本病的血管病变指的是大、中血管病变,见于10%患者,又称血管白塞病。①大、中动脉炎:无论是体循环或肺循环的动脉受累都可出现狭窄和动脉瘤,甚至在同一血管这两种病变都会节段性交替出现,大动脉受累较中动脉更为常见。②大、中静脉炎:本病静脉受累的特点是除管壁炎症,尚有明显的血栓形成。大静脉炎主要表现为上、下腔静脉的狭窄和梗阻,在梗阻的远端组织出现水肿,并有相应表现。中静脉的血栓性静脉炎多见于四肢,尤其是下肢,亦见于脑静脉。③心脏:心脏受累不多。可出现主动脉瓣关闭不全、二尖瓣狭窄和关闭不全,亦可出现房室传导阻滞、心肌梗死和心包积液。

4. 关节炎　关节痛见于30%～50%的患者,表现为单个关节或少数关节的痛、肿,甚至活动受限。其中以膝关节受累最多见。大多数仅表现为一过性的关节痛,可反复发作,呈自限性。

5. 肺　肺的小动脉炎引起小动脉瘤或局部血管的栓塞,而出现咯血、胸痛、气短等症状。咯血量大者可致命。有肺栓塞者多预后不良。

6. 附睾炎　可累及双侧或单侧,表现为附睾肿大、疼痛和压痛。

(三) 实验室检查　贝赫切特病无特异血清学检查。急性期或疾病活动期可出现贫血、血白细胞和血小板计数升高,血沉增快和C反应蛋白升高;但抗核抗体谱、ANCA、抗磷脂抗体等均无异常。补体水平及循环免疫复合物亦正常,仅有时有轻度球蛋白增高。

(四) 针刺反应　是本病目前唯一的特异性较强的试验。消毒皮肤后用无菌针头在前臂屈面中部刺入皮内然后退出,48小时后观察针头刺入处的皮肤反应,局部若有红丘疹或红丘疹伴有白疱疹则视为阳性结果。患者在接受静脉穿刺检查或肌内注射治疗时,也会出现针刺阳性反应。

【诊断与鉴别诊断】　目前广为接受的是2014年国际白塞病诊断标准(表8-6-3),该标准采用权重积分的方式对每条标准进行评估,总分4分以上即可诊断为白塞病。因本病的口腔溃疡、关节炎、血管炎可在多种结缔组织病中出现,因此应与以下疾病相鉴别:反应性关节炎、Steven-Johnson综合征和系统性红斑狼疮等。

【治疗】　治疗可分为对症治疗、脏器受累和眼炎治疗、手术。

(一) 对症治疗　可根据的不同临床症状选用不同的药物。

1. 糖皮质激素制剂局部应用　①口腔溃

表8-6-3　国际白塞病诊断标准

体征/症状	评分
眼病	2
生殖器阿弗他溃疡	2
口腔阿弗他溃疡	2
皮肤病变	1
神经系统表现	1
血管表现	1
针刺试验阳性*	1

注:*针刺试验为可选项。口腔阿弗他溃疡:指每年至少有3次肯定的口腔溃疡。生殖器阿弗他溃疡:指经医师确诊或本人确有把握的外阴溃疡。眼病:包括前葡萄膜炎、后葡萄膜炎、视网膜血管炎、裂隙灯显微镜下的玻璃体内有细胞出现。皮肤病变:包括结节性红斑、假性毛囊炎、丘疹性脓疱疹,未用过糖皮质激素、非青春期者出现的痤疮样结节等。

疡者和生殖器溃疡者可局部涂抹软膏;②眼药水或眼药膏对轻型的前葡萄膜炎有一定的疗效。

2. 秋水仙碱 是防止皮肤黏膜病变复发,尤其是结节性红斑和生殖器溃疡复发的首选药物,对口腔溃疡者也有一定疗效。

3. 沙利度胺 对黏膜溃疡,特别是口腔黏膜溃疡有较好的疗效,每日剂量 25～100mg,有引起"海豹胎"畸形的不良反应,孕妇禁服。

(二)脏器受累和眼炎的治疗 治疗药物主要为糖皮质激素和免疫抑制剂,可根据病变部位和进展情况来选择药物的种类、剂量和途径。白塞综合征合并后葡萄膜炎可以使用糖皮质激素联合硫唑嘌呤、环孢素、干扰素 -α 或 TNF-α 抑制剂来治疗。对于出现急性深静脉血栓形成,应使用糖皮质激素联合免疫抑制剂(如硫唑嘌呤、环磷酰胺或环孢素)治疗;胃肠道受累的患者,建议使用糖皮质激素联合硫唑嘌呤或 TNF-α 抑制剂治疗;出现中枢神经系统受累者应使用大剂量糖皮质激素联合免疫抑制剂硫唑嘌呤或 TNF-α 抑制剂治疗。

(三)手术 有动脉瘤者应结合临床予以介入治疗或手术切除。对于肠道受累引起的穿孔、大出血和肠梗阻等需要进行急诊手术治疗。

本章思维导图

【预后】 大部分患者预后良好。有眼病者会出现视力下降,甚至失明。胃肠道溃疡出血、穿孔、肠瘘、吸收不良、感染等严重并发症是导致死亡率高的重要原因。

(田新平)

特发性炎症性肌病（idiopathic inflammatory myopathy，IIM）是一组主要累及横纹肌，伴或不伴皮肤受损为特征的异质性疾病，包括皮肌炎（dermatomyositis，DM）、青少年型 DM、抗合成酶综合征（antisynthetase syndrome）、包涵体肌炎（inclusion body myositis，IBM）、无肌病性皮肌炎（amyopathic dermatomyositis，ADM）、免疫介导的坏死性肌病（immune-mediated necrotizing myopathy，IMNM）、多发性肌炎（polymyositis，PM）等。主要表现为对称性近端肌无力和肌酶升高，常伴有肌外表现，如皮疹、关节炎、肺间质病变和心脏受累。国外报道发病率为（2.9~33）/10 万，其发病年龄有两个高峰，即 10~15 岁和 45~65 岁。我国尚无确切流行病学资料。

【病因】 病因未明，目前多认为是遗传易感个体在感染与非感染因素诱导下由免疫介导的疾病。

【病理学】 IIM 的病理特点为肌纤维肿胀，横纹消失，肌浆透明化，肌纤维细胞核增多，肌组织内炎症细胞浸润。PM 典型的浸润细胞为 CD8$^+$T 细胞，常聚集于肌纤维周围的肌内膜区，形成 CD8$^+$/MHC I 类分子复合物；DM 主要为 B 细胞和 CD4$^+$T 细胞浸润肌束膜、肌外膜和血管周围，肌束周围肌萎缩，肌纤维表达 MHC I 类分子上调。IMNM 的特征为大量肌细胞的坏死和/或再生，常伴膜攻击复合物（MAC）的沉积。IBM 的病理学改变与 PM 相似，但具有如红色镶边空泡、包涵体及淀粉样物质沉积等特点。皮肤病理改变无显著特异性。

【临床表现】 以对称性近端肌无力为特征，可累及皮肤、心、肺等器官。

1. **骨骼肌** 对称性近端肌无力和肌肉耐力下降为其最突出的临床表现，常亚急性或隐匿性起病，数周至数月发展至高峰。有些患者伴有自发性肌痛与肌肉压痛。骨盆带肌受累时出现髋周及大腿无力，难以蹲下或起立。肩胛带肌群受累时双臂难以上举，半数发生颈屈肌无力。咽和食管上端横纹肌受累可出现声音嘶哑、构音障碍、饮水呛咳、吞咽困难。

2. **皮肤** 皮疹可出现在肌炎之前、同时或之后，皮疹与肌肉受累程度常不平行。典型皮疹包括：①向阳疹：眶周的红色或紫红色斑疹，常伴水肿，光敏性皮疹可出现在头面部、胸前 V 区（V 形征）和肩背部（披肩征）；②Gottron 疹：肘关节、膝关节、掌指关节、指间关节伸面紫红色丘疹，上覆细小鳞屑，与 Gottron 疹分布相同的斑疹称为 Gottron 征；③技工手：双手桡侧掌面皮肤出现角化、裂纹，皮肤粗糙脱屑；④甲周病变：甲根皱襞处可见毛细血管扩张性红斑或瘀点等；⑤枪套征：股外侧的皮疹。其他有皮肤萎缩、色素沉着或脱失、毛细血管扩张或皮下钙化。

3. **其他** 肺部受累是最常见的肌肉外表现，ILD、胸廓肌肉和膈肌受累均可导致呼吸困难。ILD 为最常见的肺部病变，病理上有多种类型，如非特异性间质性肺炎、机化性肺炎、普通型间质性肺炎及弥漫性肺泡损伤，部分患者可表现为快速进展的 ILD（RP-ILD），预后差，死亡率高。出现食管下段扩张和小肠蠕动减弱，可引起反酸、食管炎、吞咽困难、上腹胀痛、吸收障碍等消化道症状。关节受累常表现为手足小关节的对称性非侵蚀性关节炎。部分患者伴发恶性肿瘤，称为肿瘤相关性皮肌炎。心脏受累者有心律失常、心肌病变、充血性心力衰竭等。

4. **包涵体肌炎** 好发于中老年人，以缓慢进行性肌无力和肌萎缩为主要临床特点，常被误诊为糖皮质激素不敏感的 PM。常表现为屈指无力；屈腕无力>伸腕无力；股四头肌无力（≤Ⅳ级）。主要病理特点包括：①炎症细胞浸润 1 个肌纤维的局部，这个肌纤维的其他部分形态完整；②镶边空泡；③细胞内类淀粉样物质沉积；④电镜检查发现管丝包涵体。

5. **无肌病性皮肌炎** 特征是存在典型皮肌炎的皮肤损害而无肌肉受累的客观表现，占皮肌炎所有病例的 2%~21%,可累及皮肤以外的全身器官,部分患者可发展为 ILD,有时病情严重且进展迅速。

6. 抗 MDA5 抗体阳性皮肌炎 指抗黑色素瘤分化抗原 5(anti-melanoma differentiation antigen 5,MDA5)抗体阳性的皮肌炎,表现出明显的皮损和 RP-ILD,多发于亚洲地区的女性,其恶化速度快,预后差。

7. 免疫介导的坏死性肌病 其特征是急性或亚急性起病,有严重的近端肌肉无力(下肢为主),可累及颈屈肌、呼吸肌等,常有抗信号识别颗粒(SRP)抗体或抗 HMG-CoA 还原酶(HMGCR)抗体阳性,血清肌酸激酶水平显著升高。糖皮质激素和免疫抑制剂治疗反应不佳,由于存在不可逆性肌肉损伤,部分患者疾病活动缓解后也不能恢复正常的肌力。

【辅助检查】

(一)一般检查 血常规可见轻度贫血,白细胞计数正常或减少,红细胞沉降率和 C 反应蛋白升高或正常,血清肌红蛋白增高,广泛肌肉损伤时可出现肌红蛋白尿。

(二)血清肌酶谱 肌酸激酶(creatine kinase,CK)、醛缩酶、天冬氨酸转氨酶、丙氨酸转氨酶、乳酸脱氢酶增高,尤以 CK 升高最敏感。不同 IIM 亚型的 CK 水平不同。CK 升高通常在临床复发之前,可用来判断病情进展和治疗效果,但是与肌无力程度并不完全平行。

(三)自身抗体 在肌炎患者中发现的自身抗体称为肌炎特异性自身抗体(myositis specific autoantibody,MSA)或肌炎相关性自身抗体(myositis-associated autoantibody,MAA),某些 MSA 与肌外表现(如皮肤和肺部受累)的关系比与肌炎本身的关系更密切。在同一个体中共存一个以上的 MSA 是罕见的,每个 MSA 都与一种独特的疾病模式或表型相关,这对了解肌炎潜在的免疫致病机制、诊断和制订个体化的治疗方法具有重要意义。

1. 肌炎特异性抗体 肌炎特异性抗体包括:抗氨酰 tRNA 合成酶抗体(抗 Jo-1、PL-7、PL-12、EJ、OJ、KS、Zo 和 YRS 抗体等),其中检出率较高的为抗 Jo-1 抗体,常表现为肺间质病变、发热、关节炎、"技工手"和雷诺现象,称为"抗合成酶综合征"。抗 Mi-2 抗体是 DM 的经典标志物,分别在约 30% 的成人和 10% 的青少年 DM 患者中检测到,此抗体阳性者 95% 可见皮疹,通常有较轻的肌病,但肺间质病变和恶性肿瘤的风险较低,与糖皮质激素治疗反应良好和预后良好相关。抗 MDA5 抗体多见于 ADM 患者,常出现 RP-ILD,预后差。抗 TIF-1γ 抗体常与成人恶性肿瘤相关,部分可见暗红色皮疹、日照性红斑、醉酒貌、发际线皮疹等,ILD 少见。抗 NXP2 抗体多见于年轻人,皮疹和肌肉病变均较重,与钙质沉着、缺血性肌肉受累和肿瘤相关。抗 SAE 抗体常伴吞咽困难、色素沉着性皮疹,皮损严重且通常先于肌肉表现,而肌无力、ILD 少见,预后较好。抗 SRP 抗体和抗 HMGCR 抗体为 IMNM 特异性抗体,通常会发展为急性坏死性肌病,伴有明显的肌肉损伤,肌酶显著升高,肌力差,无皮肤表现,很少出现肺间质病变,对糖皮质激素治疗反应差;部分抗 HMGCR 抗体阳性患者有他汀类药物服用史,肌无力明显。抗 cN-1A 抗体是唯一与包涵体肌炎相关抗体。

2. 肌炎相关抗体 指在其他可能发生肌炎的情况下出现的自身抗体,包括系统性硬化症和系统性红斑狼疮等。包括抗 SSA(Ro52、Ro60)抗体、抗 SSB(La)抗体、抗 PM-Scl 抗体、抗 Ku 抗体、抗 U1RNP 抗体等。

(四)肌电图 典型肌电图呈肌源性损害:表现为低波幅,短程多相波;插入(电极)性激惹增强,表现为正锐波,自发性纤颤波;自发性、杂乱、高频放电。

(五)磁共振成像 可用于显示活动性肌肉炎症(水肿),指导活检取材,还可以发现肌酶谱正常者的活动性病变。

(六)肌活检 约 2/3 的病例呈典型肌炎病理改变;另 1/3 的病例呈非典型变化,甚至正常。免疫病理学检查有利于进一步诊断。

【诊断与鉴别诊断】 目前 IIM 尚无明确的诊断标准,最新的成人和青少年 IIM 分类标准于 2017年由 ACR/EULAR 提出(表 8-7-1)。

表 8-7-1 2017 年 ACR/EULAR 关于特发性炎症性肌病的分类标准

变量	评分	
	无肌肉活检	有肌肉活检
疾病相关症状初发年龄		
18～<40 岁	1.3	1.5
≥40 岁	2.1	2.2
肌无力		
客观存在的对称性上肢近端肌无力,通常呈进行性加重	0.7	0.7
客观存在的对称性下肢近端肌无力,通常呈进行性加重	0.8	0.5
颈屈肌肌力弱于颈伸肌	1.9	1.6
下肢近端肌力弱于远端肌力	0.9	1.2
皮肤表现		
向阳疹	3.1	3.2
Gottron 疹	2.1	2.7
Gottron 征	3.3	3.7
其他临床表现		
吞咽困难或食管运动障碍	0.7	0.6
实验室检查		
抗 Jo-1(抗组胺酰 tRNA 合成酶)抗体阳性	3.9	3.8
血清 CK、LDH、AST 或 ALT 升高	1.3	1.4
肌肉活检特征-存在		
肌纤维周围单核细胞浸润肌内膜,未侵入肌纤维		1.7
肌束膜和/或血管周围单核细胞浸润		1.2
束周肌萎缩		1.9
镶边空泡		3.1
判定标准(评分总和)		
排除特发性炎症性肌病(概率<50%)	<5.3	<6.5
可疑特发性炎症性肌病(50%≤概率<55%)	5.3～<5.5	6.5～<6.7
拟诊特发性炎症性肌病(55%≤概率<90%)	5.5～<7.5	6.7～<8.7
确诊特发性炎症性肌病(概率≥90%)	≥7.5	≥8.7

符合 IIM 的患者再根据起病年龄、临床表现和肌活检特征分类。起病年龄<18 岁,伴典型皮疹诊断为青少年型 DM,无典型皮疹诊断幼年型肌炎;起病年龄≥18 岁伴典型皮疹,有肌无力诊断为 DM,无肌无力诊断为 ADM;起病年龄≥18 岁,无典型皮疹,通常诊断为 PM(IMNM),若出现屈指无力且治疗反应不佳或肌活检有镶边空泡诊断为 IBM。

【治疗】 治疗应遵循个体化原则,对患者进行全面评估后进行。首选糖皮质激素,初始阶段通常使用 0.75～1mg/(kg·d)泼尼松,持续 4～6 周,监测血清 CK 水平和评估肌力,然后逐渐减量或添加另一种免疫抑制剂,包括甲氨蝶呤、硫唑嘌呤、环磷酰胺、环孢素、他克莫司或吗替麦考酚酯。危重症者可应用甲泼尼龙、免疫抑制剂、大剂量免疫球蛋白静脉冲击治疗。皮肤损害者可加用羟氯喹。另外,肿瘤坏死因子拮抗剂、CD20 单抗、JAK 抑制剂、IL-6 受体单抗、血液净化治疗等已应用于少数病例并取得较好疗效,但缺乏大样本研究。ILD 是治疗的重点,也是影响预后的关键。重症患者应卧床休息,但应适时增加运动量,促进肌力恢复。

(徐 健)

本章思维导图

第八章 | 系统性硬化症

系统性硬化症（systemic sclerosis，SSc）又称硬皮病（scleroderma），是一种以自身免疫、血管病变和纤维化为基本病理特征的复杂自身免疫病，临床上以皮肤增厚和硬化为特征，常影响心血管、肺、消化道、肾、关节等全身器官。

全球范围内，SSc总体发病率为每年新发病例（8～56）/100万，患病率为（38～341）/100万。SSc患者大多为女性，男女比例为1∶（3～8）。本病虽然少见，却是目前死亡率最高的风湿性疾病之一，疾病负担沉重。

【发病机制】 SSc发病机制复杂，目前认为是免疫系统功能失调，进而引起血管内皮细胞的损伤和活化，刺激成纤维细胞合成过多的胶原，导致组织纤维化。

发病与遗传易感性、环境、性激素等多因素有关。遗传学研究提示，本病与多种HLA-Ⅱ类基因相关，患者一级亲属发生SSc或其他自身免疫病的风险也明显升高。环境因素方面，长期接触聚氯乙烯、有机溶剂、环氧树脂、L-色氨酸、博来霉素、喷他佐辛、紫杉醇、吉西他滨等化学物质可诱发皮肤硬化改变与内脏纤维化；在与煤矿、金矿和硅石尘埃密切接触的人群中，本病患病率较高，提示环境因素在SSc发病中占有重要地位。此外，雌激素与本病的发病可能有关，和其他多种自身免疫病一样，女性发病率明显高于男性。对于上述因素之间的相互作用以及具体的发病机制仍须深入研究。

【病理和病理生理】 组织血管病变、细胞外基质增生导致的纤维化是本病的基本病理特点。

1. **血管病变** 几乎在所有受SSc影响的器官中都可以出现。病理特征为增生性、闭塞性血管病变，中小动脉内膜增生，基底膜增厚；毛细血管稀疏缺失和纤维化。疾病早期可见炎症细胞围绕在血管周围。

2. **纤维化** 肌成纤维细胞合成过多细胞外基质，组织胶原纤维水肿与增生。随着病情进展，水肿消退，胶原纤维明显增多导致组织重塑。

【临床表现】

（一）分型 SSc可分为4种亚型。

1. **局限皮肤型SSc**（limited cutaneous systemic sclerosis） 特点为皮肤病变局限于肘（膝）的远端，不超过肘、膝，可有颜面和颈部受累。进展相对较慢，常合并肺动脉高压、严重消化道病变等。抗着丝点抗体（anti-centromere antibody，ACA）阳性率高。

2. **弥漫皮肤型SSc**（diffuse cutaneous systemic sclerosis） 特点为皮肤病变范围广，还可累及肢体近端、胸部和腹部皮肤。本型病情进展快，预后较差。多伴有内脏病变。抗Scl-70抗体阳性率高。

CREST综合征为本病的一种特殊类型，表现为软组织钙化（calcinosis）、雷诺现象（Raynaud phenomenon）、食管运动功能障碍（esophageal dysmotility）、硬指（sclerodactyly）及毛细血管扩张（telangiectasis）。主要见于局限皮肤型SSc，也可见于弥漫皮肤型SSc。

3. **无皮肤硬化的SSc**（systemic sclerosis sine scleroderma） 少数患者（<5%）有雷诺现象、特征性的内脏器官表现（如指端溃疡、肺动脉高压等）和血清学异常，但临床无皮肤硬化的表现。

4. **SSc重叠综合征**（systemic sclerosis overlap syndrome） 20%左右的SSc患者可以重叠其他结缔组织病，即同时符合两种及两种以上结缔组织病的诊断条件，如类风湿关节炎、系统性红斑狼疮、炎症性肌病等，称为SSc重叠综合征。SSc重叠综合征可出现于上述任何一种亚型中。

（二）症状 除皮肤受累，多系统受累是本病特征。系统检查器官受累情况及定期评估病情进展速度，对制订个体化治疗方案及判断预后非常重要。

1. 雷诺现象 起病隐匿,90% 以上患者首发症状为雷诺现象,可先于本病的其他表现几个月甚至数十年出现。

2. 皮肤 为本病的标志性病变,见于 95% 以上的患者。一般起始于手指及足趾,逐渐向躯体近端蔓延,呈对称性分布。典型皮肤病变一般经过 3 个时期:①肿胀期:皮肤呈非可凹性肿胀。②硬化期:皮肤逐渐紧硬,如被皮革裹住,皮肤不易被提起。面部皮肤受损造成正常皮纹消失,使面容刻板、鼻尖变小、鼻翼萎缩变软,嘴唇变薄、内收,口周皱褶,张口度变小,称"面具脸"。③萎缩期:如疾病不被控制,可出现皮肤萎缩,变得光滑且薄,紧贴皮下的骨面上,关节屈曲挛缩。受累皮肤可有色素沉着或与色素脱失相间,形成"椒盐征"。指端由于缺血,导致指垫组织丧失,出现下陷、溃疡、瘢痕。也可有毛细血管扩张、皮下组织钙化等。

3. 肺 通过高分辨率 CT 可发现 50%~65% 患者有肺间质病变,组织学上以非特异性间质性肺炎为主。另一常见病变是肺动脉高压,在长病程和毛细血管扩张的患者中更常见。如控制欠佳,最终进展为右心衰竭。相较于特发性肺动脉高压患者,其预后更差。

4. 心脏 包括心肌炎、局灶性心肌纤维化、充血性心力衰竭、心室舒张功能减退、心脏传导异常和心包病变等,也是本病主要的死亡原因之一。大部分患者隐匿发病,仅通过心电、超声心动图和心脏 MRI 等检查发现。

5. 胃肠道 90% 以上患者出现消化道异常。食管受累最常见,主要为食管中下段功能失调所致。胃窦和肠道可出现毛细血管扩张,引起消化道出血和贫血。因全胃肠低动力、蠕动缓慢,可出现腹胀和肠管扩张,有利于肠道细菌过度生长,导致吸收不良综合征、假性肠梗阻等并发症。直肠功能异常和肛门括约肌受损可引起大便失禁。下消化道受累患者需特别关注营养不良问题。

6. 肾 肾小管受累常见。1%~14% 患者出现肾危象(renal crisis),表现为急性肾衰竭和/或急进性恶性高血压,常伴其他微血管病表现。如不及时治疗,可在数周内出现肾衰竭,甚至死亡。肾危象多见于弥漫皮肤型 SSc 早期,特别是激素使用量大和抗 RNA 聚合酶Ⅲ阳性患者。早期使用血管紧张素转换酶抑制剂可显著改善预后。

7. 骨关节、肌肉 关节周围皮肤、筋膜、肌腱纤维化可引起关节疼痛、活动度下降,部分病例出现侵蚀性关节炎,晚期关节可僵直固定在畸形位置。指骨可溶解、吸收,指骨变短。

8. 其他 本病常伴疲劳,抑郁表现常见。也可出现口干、眼干症状。神经系统受累包括三叉神经痛、腕管综合征、周围神经病等。男性可出现勃起功能障碍。恶性肿瘤发生风险增加。

(三)体征 可见雷诺现象、皮肤毛细血管扩张,皮肤水肿、紧硬、萎缩、破溃等,典型病例可见面具脸、椒盐征。指端软组织丧失,指端下陷、溃疡、瘢痕。累及不同脏器及组织,可见相应体征。

【辅助检查】

1. 实验室检查 自身抗体可协助诊断以及判断预后。高达 95% 患者 ANA 阳性。SSc 特征性抗体包括抗拓扑异构酶Ⅰ(Scl-70)抗体,与弥漫皮肤型、进展性肺纤维化、指端溃疡相关;ACA 阳性多见于局限皮肤型和肺动脉高压;抗 RNA 聚合酶Ⅲ抗体与弥漫皮肤型和肾危象相关。

器官受累者可出现特定血清标志物的升高。如肺间质病变患者常 KL-6 升高,肺动脉高压及心脏受累患者 NT-proBNP 升高。

2. 影像学检查 高分辨率 CT 可用于肺间质病变筛查,也可以发现其他 SSc 相关病变,如食管扩张、肺动脉增宽等。肺功能可协助诊断肺间质病变。

心电图可筛查心律失常情况。肺动脉高压可用超声心动图检查筛查,确诊需要右心导管检查。二维斑点超声检查可用于筛查早期心肌受累。心脏 MRI 如出现晚期钆增强,提示心肌纤维化。

食管受累者吞钡透视可见食管蠕动减弱、消失,以至整个食管扩张或僵硬。高分辨率食管测压可对是否存在食管动力异常及程度进行判断。胃镜可见典型胃黏膜毛细血管扩张,呈宽条带,被称为"西瓜胃"。

【诊断与鉴别诊断】

1. 诊断 SSc 根据雷诺现象、皮肤表现、特征性内脏受累以及特异性抗体诊断,可依据以下 2013

年美国风湿病学会/欧洲抗风湿病联盟制定的 SSc 分类标准(表 8-8-1)和 1980 年美国风湿病协会制定的 SSc 分类标准(适合长病程患者)。

表 8-8-1 2013 年 ACR/EULAR 制定的 SSc 分类标准

项目	次级项目	评分
近端皮肤受累	双手手指皮肤增厚,向掌指关节近端延伸(充分标准)	9
手指皮肤增厚 (仅计算较高得分项目)	手指肿胀	2
	硬指(掌指关节远端,近端指间关节近端)	4
指尖病变 (仅计较高得分项目)	指尖溃疡	2
	指尖凹陷性瘢痕	3
毛细血管扩张		2
甲襞毛细血管异常		2
肺动脉高压或肺间质病变 (最高 2 分)	肺动脉高压	2
	肺间质疾病	2
雷诺现象		3
SSc 相关的自身抗体 (最高 3 分)	抗着丝点抗体	3
	抗拓扑异构酶 I 抗体	3
	抗 RNA 聚合酶 III 抗体	3

注:同一条目下选最高分值,≥9 分即可分类为 SSc。灵敏度和特异度分别是 91% 和 92%。

2. **鉴别诊断** 鉴别诊断要排除其他可导致皮肤硬化的疾病。注意两个排他性标准:①皮肤增厚,但不累及手指;②临床表现用其他类似疾病解释更为合理,如肾源性系统性纤维化、泛发性硬斑病、嗜酸性筋膜炎、糖尿病性硬肿病、硬化性黏液水肿、红斑性肢痛症、卟啉病、硬化性苔藓、移植物抗宿主病、糖尿病手关节病等。

【治疗】 早期治疗目标是阻止疾病进展,晚期治疗目标为提高生活质量,延长生存期。治疗方案应进行个体化选择。

1. **免疫抑制剂** 重度或进展性患者,应尽早启动免疫抑制剂治疗。常用免疫抑制剂包括环磷酰胺、吗替麦考酚酯、甲氨蝶呤、他克莫司等。常规治疗无效患者,可考虑使用利妥昔单抗、托珠单抗等生物制剂。

2. **抗纤维化药物** 对于快速进展肺间质病变,可考虑联合抗纤维化药物,如吡非尼酮、尼达尼布。

3. **血管扩张性药物** 对雷诺现象、指端溃疡、肺动脉高压等血管病变,应联合血管扩张性药物。根据病情轻重,选择钙通道阻滞剂、PDE-5 抑制剂、前列环素类似物、内皮素受体拮抗剂、鸟苷酸环化酶激动剂利奥西呱等。严重病变还可考虑上述血管扩张性药物联合使用。硬皮病肾危象应尽早启用 ACEI 或 ARB 治疗。

4. **糖皮质激素** 对皮肤病变、肌炎、肺间质病变的炎症期有一定疗效。但糖皮质激素与 SSc 肾危象的风险增加有关,通常不大剂量使用,且应用时须监测血压和肾功能。

5. **细胞治疗** 有小样本研究和个案报告难治性患者接受自体造血干细胞、CD19 CAR-T 治疗,对部分预后较差 SSc 患者可能有益。

6. **其他** 有肢端溃疡者,应注意局部伤口管理。肺间质病变者应适当锻炼以改善心肺功能。质子泵抑制剂可改善胃食管反流、避免微吸入。

【预后】 可死于肺、心脏、肾、消化道等的受累,预后较差。早诊断、给予合理的个体化治疗,是改善预后的最佳途径。

(穆 荣)

本章思维导图

第九章 | 痛 风

本章数字资源

痛风（gout）是单钠尿酸盐沉积在关节所致的晶体性关节炎,其发病基础是嘌呤代谢中尿酸（uric acid）生成过多和/或尿酸排泄障碍导致的高尿酸血症。临床前期为无症状高尿酸血症和/或尿酸盐晶体沉积,临床期表现为反复发作性急性关节炎、慢性痛风石性关节炎等,严重者可出现关节破坏、肾功能损害,常伴发高脂血症、高血压病、糖尿病、动脉硬化及冠心病。

本病见于世界各地,受地域、民族、饮食、年龄等影响,痛风患病率差异较大。据估计,我国痛风患病率为1%~3%,并呈逐年上升趋势,男女比为15:1,平均年龄约为48岁,患病率随年龄而增加,且有年轻化趋势。女性患者大多出现在绝经期以后。

【病因和发病机制】 病因和发病机制尚不十分清楚。

1. 高尿酸血症的形成 详见第七篇第十三章高尿酸血症。

2. 痛风的发生 痛风的发病基础为高尿酸血症,5%~12%高尿酸血症患者会发展为痛风。急性关节炎是由于尿酸盐结晶沉积到关节引起的炎症反应。长期尿酸盐结晶沉积招致中性粒细胞、单核细胞、上皮细胞和巨噬细胞浸润,形成异物结节,即痛风石。痛风根据高尿酸血症的病因分为原发性、继发性和特发性。原发性痛风占绝大多数,由遗传因素和环境因素共同促发,具有一定的家族易感性。继发性痛风是在其他疾病过程中发生或用药的结果,如糖原贮积症、果糖-1-磷酸醛缩酶缺乏、常染色体显性或隐性遗传多囊肾病、慢性肾脏病、药物等。

【临床表现】

(一) 痛风的自然病程 临床多见于40岁以上男性,女性多在围绝经期后发病。痛风的自然病程分为临床前期(无症状高尿酸及单钠尿酸盐沉积)和临床期(反复发作的急性关节炎、发作间期及慢性痛风石关节病期)。

1. 临床前期 仅有波动性或持续性高尿酸血症及单钠尿酸盐沉积,持续时间可达数年甚至终身。

2. 急性关节炎期及间歇期 常有以下特点:①多在午夜或清晨突然起病,关节剧痛,数小时内受累关节出现红、肿、热、痛和功能障碍;②单侧第1跖趾关节最常见;③发作呈自限性,多于2周内自行缓解;④可伴高尿酸血症,但部分急性发作时血尿酸水平正常;⑤关节液或痛风石中发现尿酸盐结晶。⑥秋水仙碱可迅速缓解症状;⑦可伴有发热等。间歇期是指两次痛风发作之间的无症状期。

3. 痛风石及慢性关节病期 痛风石是痛风的特征性临床表现,典型部位在耳廓,关节周围以及鹰嘴、跟腱、髌骨滑囊等处。外观为大小不一的、隆起的黄白色赘生物,表面菲薄,破溃后排出白色粉状或糊状物。慢性痛风石关节炎多见于未规范治疗患者。受累关节非对称性不规则肿胀、疼痛、畸形和功能障碍。关节内大量沉积的痛风石可造成关节骨质破坏。

(二) 肾脏病变和其他共病 痛风患者要特别注意同时存在的肾脏病变、代谢综合征和心脑血管疾病。

1. 肾脏病变 痛风患者尿酸盐可沉积在泌尿系统,导致急性或慢性尿酸盐肾病、尿路结石。

(1) 急性肾衰竭:大量尿酸钠结晶堵塞肾小管、肾盂甚至输尿管,患者突然出现少尿甚至无尿,可发展为急性肾衰竭。多由恶性肿瘤放化疗等继发。

(2) 慢性痛风性肾病:起病隐匿,多为尿酸钠结晶沉积在远端集合管和肾间质导致的慢性损害。临床表现为尿浓缩功能下降,出现夜尿增多、低比重尿、小分子蛋白尿、白细胞尿、轻度血尿及管型等。晚期可出现肾功能不全及高血压、水肿、贫血等。

NOTES

（3）尿酸性肾石病：可无明显症状，也可出现肾绞痛、血尿、排尿困难、肾积水、肾盂肾炎或肾周围炎等表现。

2. 其他共病

（1）代谢综合征：痛风患者往往伴有肥胖、高脂血症、高血压和糖耐量异常或 2 型糖尿病等代谢异常。

（2）心血管疾病：高尿酸血症是心血管疾病的独立危险因素，参与心血管疾病发生和发展。

（3）神经系统疾病：高尿酸血症促进缺血性脑卒中的发生，但生理浓度的血尿酸对维持神经系统功能是必要的，过低水平的血尿酸对神经系统反而是有害的。

【实验室和其他检查】

1. 常规化验 包括血、尿常规，肝、肾功，血糖，血脂，红细胞沉降率和 C 反应蛋白。

2. 血尿酸测定 成年男性血尿酸值为 $208\sim416\mu mol/L$（$3.5\sim7.0mg/dl$），女性为 $149\sim358\mu mol/L$（$2.5\sim6.0mg/dl$），绝经后接近于男性。血尿酸存在较大波动，应反复监测。

3. 尿尿酸测定 正常饮食 24 小时尿尿酸排出量少于 800mg，为尿酸排泄减少。

4. 关节液或痛风石内容物检查 偏振光显微镜下可见双折光的针形尿酸盐结晶。

5. 超声 关节超声检查可见双轨征或不均匀低回声与高回声混杂团块影。

6. X 线 可见软组织肿胀、软骨缘破坏、关节面不规则，特征性改变为穿凿样、虫蚀样骨质缺损。纯尿酸结石能被 X 线透过而不显影。

7. CT 与 MRI CT 在受累部位可见不均匀斑点状高密度痛风石影像；双能 CT 能特异性地识别尿酸盐结晶，可作为影像学筛查手段之一，可辅助诊断痛风，但应注意假阳性。MRI 的 T_1 和 T_2 加权图像呈斑点状低信号。

【诊断与鉴别诊断】

1. 诊断 目前采用 2015 年美国风湿病学会（ACR）和欧洲抗风湿病联盟（EULAR）共同制定的痛风分类标准（表 8-9-1）。

2. 鉴别诊断 应与化脓性关节炎、创伤性关节炎、反应性关节炎、类风湿关节炎、焦磷酸钙沉积病相鉴别。

【预防和治疗】 痛风防治原则：①控制高尿酸血症，预防尿酸盐沉积；②迅速控制急性关节炎发作；③防止尿酸盐结石形成和肾功能损害；④注意共病的控制。

（一）非药物治疗 痛风患者应遵循下述原则：①限酒；②减少高嘌呤食物摄入；③防止剧烈运动或突然受凉；④减少富含果糖饮料摄入；⑤足量饮水（每日 2 000ml 以上）；⑥控制体重；⑦增加新鲜蔬菜摄入；⑧规律饮食和作息；⑨规律运动；⑩禁烟。

（二）药物治疗

1. 急性痛风关节炎的治疗 秋水仙碱、非甾类抗炎药（NSAIDs）和糖皮质激素是急性痛风性关节炎治疗的一线药物，应尽早使用。急性发作期不进行降尿酸治疗，但已服用降尿酸药物者无须停用，以免引起血尿酸波动，导致发作时间延长或再次发作。

（1）非甾类抗炎药：可有效缓解急性痛风关节炎症状。常用药物：吲哚美辛、双氯芬酸、依托考昔等。常见不良反应有胃肠道溃疡及出血，应警惕心血管系统不良反应。活动性消化道溃疡禁用，伴肾功能不全者慎用。

（2）秋水仙碱：小剂量秋水仙碱（1.5mg/d 以内）有效，且不良反应少，在 48 小时内使用效果更好。

（3）糖皮质激素：用于 NSAIDs、秋水仙碱治疗无效或禁忌、肾功能不全者。短期口服中等剂量糖皮质激素或关节腔注射对急性痛风关节炎有明显疗效。

2. 发作间歇期和慢性期的处理 痛风患者降尿酸的目标是血尿酸＜6mg/dl（360μmol/L），并长期维持。对有痛风石、慢性痛风关节炎或急性痛风关节炎频繁发作（＞2 次/年）的患者，降尿酸治疗的目标是血尿酸＜5mg/dl（300μmol/L），但不应低于 3mg/dl（180μmol/L）。当以上情况改善，可将目标调至＜6mg/dl，并终身保持。目前降尿酸药物主要有抑制尿酸生成、促进尿酸排泄药物两类。单一药物

表 8-9-1　2015 年 ACR/EULAR 痛风分类标准

第一步:适用标准(符合准入标准方可应用本标准)　存在至少 1 个外周关节或滑囊肿胀、疼痛或压痛。
第二步:确定标准("金标准",直接确诊,不必进入分类诊断)　偏振光显微镜镜检证实在(曾)有症状关节或滑
　　囊或痛风石中存在尿酸钠结晶。
第三步:分类标准(符合准入标准但不符合确定标准时)　≥8 分即可诊断痛风。

项目	类别	评分
临床表现		
受累的有症状关节、滑囊分布	累及踝关节或足中段(非第 1 跖趾关节)单或寡关节炎	1
	累及第 1 跖趾关节的单或寡关节炎	2
发作时关节症状特点: ①受累关节皮肤发红(主诉或查体) ②受累关节触痛或压痛 ③活动障碍	符合 1 个特点 符合 2 个特点 符合 3 个特点	1 2 3
发作时间特点(符合以下 3 条中的 2 条,无论是否进行抗炎治疗): ①疼痛达峰<24h ②症状缓解≤14 天 ③2 次发作期间疼痛完全缓解	有 1 次典型发作 反复典型发作	1 2
有痛风石临床证据: 皮下灰白色结节,表面皮肤薄,血供丰富,皮肤破溃后可向外排出粉笔屑样尿酸盐结晶;典型部位;关节、耳廓、鹰嘴滑囊、手指、肌腱(如跟腱)		4
实验室检查		
血尿酸水平(尿酸酶法): 应在距离发作 4 周后、还未行降尿酸治疗的情况下进行检测,有条件者可重复检测;取检测的最高值进行评分	<4mg/dl(<240μmol/L) 6~<8mg/dl(360~<480μmol/L) 8~<10mg/dl(480~<600μmol/L) ≥10mg/dl(≥600μmol/L)	-4 2 3 4
对发作关节或者滑囊的滑液进行分析(应由受过培训者进行评估)	未做 尿酸盐阴性	0 -2
影像学特征		
存在(曾经)有症状关节滑囊尿酸盐沉积的影像学表现:关节超声有双轨征;双能 CT 有尿酸盐沉积(任一方式)		4
存在痛风关节损害的影像学证据:X 线显示手和/或足至少 1 处骨侵蚀		4

疗效不好、血尿酸明显升高、痛风石大量形成时可合用两类降尿酸药物。其他药物有碱性药物和尿酸氧化酶等。降尿酸治疗初期预防性使用小剂量秋水仙碱(0.5~1mg/d)3~6 个月,可减少降尿酸过程中出现的痛风急性发作。

(1)抑制尿酸合成药物:别嘌醇和非布司他抑制黄嘌呤氧化酶活性,减少尿酸合成。别嘌醇起始剂量 50~100mg/d,4 周逐渐增加剂量,最大剂量 600mg/d,不良反应有胃肠道反应、皮疹、药物热、肝功能异常等,肾功能不全者应减少起始剂量,*HLA-B*5801* 基因阳性者禁用。非布司他起始剂量 20~

40mg/d,最大剂量 80mg/d,轻中度肾功能不全者无须调整剂量,不良反应有肝功能异常、胃肠道反应、心血管不良事件等,合并冠心病者慎用。

（2）促进尿酸排泄的药物:苯溴马隆抑制近端肾小管尿酸盐转运体对尿酸盐的重吸收,增加尿酸的排泄。初始剂量 25～50mg/d,最大剂量 100mg/d。用药期间,应多饮水、碱化尿液。不良反应有皮疹、胃肠道反应、肝功能异常、肾绞痛等。估计肾小球滤过率<20ml/min 和尿路结石者禁用。

（3）其他降尿酸药物:尿酸酶制剂拉布立海和培戈洛酶将尿酸转化为尿囊素经肾脏排出,国内尚无适应证,不作为一线药物。

3. 共病的治疗　痛风常伴发代谢综合征中的一种或数种,如高血压、高脂血症、肥胖症、2 型糖尿病等,应积极治疗。降压药应选择氯沙坦或氨氯地平,降脂药选择非诺贝特或阿托伐他汀等。痛风合并慢性肾脏病者时,须使用对肾功能影响小的药物。

（三）手术治疗　必要时可选择剔除痛风石,对残毁关节进行矫形等手术治疗。

【预后】　痛风早期经规范治疗预后良好,未经规范治疗者可造成关节损毁、生活质量下降、预期寿命降低。

（杨娉婷）

本章思维导图

NOTES

第十章 | 骨关节炎

骨关节炎（osteoarthritis，OA）是一种以关节软骨损害为主，并累及整个关节组织的最常见的异质性关节疾病，最终发生关节软骨退变、纤维化、断裂、溃疡及整个关节面的损害。表现为关节疼痛、僵硬及活动受限。既往认为 OA 是单纯的软骨磨损性疾病，现代医学认为 OA 是与代谢、炎症密切相关的全关节疾病。随着人口老龄化进程加快和肥胖的患病率增加，OA 患病率越来越高。另外，OA 共病现象普遍存在，最常见的共病包括炎症性关节病、高血压、代谢紊乱等。

【流行病学】 本病好发于中老年人，是老年人致残的主要原因。患病率和年龄、性别、民族以及地理因素有关，且因骨关节炎的定义、部位不同而各异。国外报道超过 44 岁的症状性膝 OA 患病率为 7%～17%，我国流行病学调查显示，大于 65 岁人群中，OA 整体患病率为 8.1%。中国人髋关节 OA 患病率低于西方人。女性手 OA 多见，高龄男性髋关节受累多于女性。

【病因和发病机制】

1. **病因** OA 主要的发病危险因素包括患者年龄、性别、肥胖、遗传易感性、关节结构及力线异常，创伤，长期从事反复使用某些关节的职业或剧烈的文体活动、吸烟等。

2. **发病机制** OA 的发病是外界多种因素对易感个体作用的结果。生物机械学、生物化学、炎症基因突变及固有免疫为主的免疫学因素都参与了 OA 的发病过程。这些因素引发低级别炎症，最终导致 OA 患者出现关节软骨的特征性改变，并影响到所有关节结构。可以认为 OA 是一组由不同病因和多种因素重叠引发的疾病，因此 OA 是一种异质性疾病，存在不同的亚型。

【病理】 以关节软骨损害为主，还可以累及整个关节，包括软骨下骨、滑膜、韧带、关节囊和关节周围肌肉，最终发生关节软骨退变、纤维化、断裂、溃疡及整个关节面损害。

1. **软骨** 软骨变性是 OA 最基本的病理改变。初起表现为局灶性软化，失去正常弹性，继而出现微小裂隙、粗糙、糜烂、溃疡，软骨大片脱落可致软骨下骨板裸露。镜检可见关节软骨渐进性结构紊乱和变性，软骨细胞减少，基质黏液样变，软骨撕裂或微纤维化，溃疡面可被结缔组织或纤维软骨覆盖及新生血管侵入，最终全层软骨消失。

2. **软骨下骨** 软骨下骨可出现骨髓水肿，骨质疏松，随后骨质增厚和硬化，关节边缘骨赘（osteophyte）形成；关节近旁出现骨囊肿。

3. **滑膜** 滑膜炎一般为继发性，发生较晚，较类风湿关节炎程度轻。

【临床表现】 一般起病隐匿，进展缓慢。主要表现为受累关节及其周围疼痛、压痛、僵硬、肿胀、关节骨性肥大和功能障碍。临床表现随受累关节不同而异。疼痛多发生于活动后，休息可以缓解。随着病情进展，负重时疼痛加重，甚至出现静息痛，夜间痛。由于正常软骨无神经支配，疼痛主要由关节其他结构（如滑膜、骨膜、软骨下骨及关节周围的肌肉、韧带等）受累引起。晨僵时间较短，一般不超过 30 分钟。部分患者有疼痛的外周和中枢敏化的表现，疼痛严重而持续者，常伴发焦虑和抑郁状态。

（一）好发部位 OA 好发于膝、髋、颈椎和腰椎等负重关节及远端指间关节、近端指间关节、拇指腕掌关节和第 1 跖趾关节。也可累及跗骨间关节、踝关节、肩锁关节、颞下颌关节和肘关节。

1. **手 OA** 多见于中、老年女性，最常累及远端指间关节，也可见于近端指间关节和拇指腕掌关节。特征性表现为指间关节伸面内、外侧骨样肿大结节，位于远端指间关节者称 Heberden 结节，位于近端指间关节者称 Bouchard 结节，具遗传倾向。近端及远端指间关节水平样弯曲形成蛇样畸形。部分患者可出现屈曲或侧偏畸形。拇指腕掌关节 OA 可出现"方形手"。

2. 膝 OA 早期以疼痛和僵硬为主,单侧或双侧交替,多发生于上下楼时。体格检查可见关节肿胀、压痛、骨摩擦感以及膝内翻畸形等。随着病情进展,可出现行走时失平衡,下蹲、下楼无力,不能持重、活动受限、关节挛曲。可出现关节在活动过程中突然打软。还可出现关节活动时的"绞锁现象"(可因关节内的游离体或漂浮的关节软骨碎片所致)。

3. 髋关节 OA 多见于年长者,男性患病率较高。主要症状为隐匿发生的疼痛,可放射至臀外侧、腹股沟、大腿内侧,有时可集中于膝而忽略真正病变部位。体格检查可见不同程度的活动受限和跛行。

4. 足 OA 以第 1 跖趾关节最常见。症状可因穿过紧的鞋子而加重。跗骨间关节也可累及。部分可出现关节红、肿、热、痛,类似痛风的表现,但疼痛程度较痛风为轻。体征可见骨性肥大和外翻。

(二) OA 的特殊类型

1. 侵蚀性 OA 主要累及指间关节,有疼痛和压痛,可发生冻胶样囊肿,有明显的炎症表现。放射学检查可见明显的骨侵蚀。

2. 弥漫性特发性骨肥厚(diffuse idiopathic skeletal hyperostosis, DISH) 以脊椎边缘骨桥形成及外周关节骨赘形成为特征,多见于老年人,与 HLA-B27 不相关。

3. 快速进展性 OA 多见于髋关节,疼痛剧烈。6 个月内关节间隙减少 2mm 或以上者即可诊断。

【实验室和影像学检查】 无特异的实验室检查指标。血沉、C 反应蛋白大多正常或轻度增快/升高,RF、抗 CCP 抗体和其他自身抗体阴性。放射学检查对本病诊断十分重要,典型 X 线表现为受累关节软骨下骨质硬化、囊变,关节边缘骨赘形成,受累关节间隙非对称性狭窄。放射学表现可能与疼痛情况不一致,这表明疼痛机制复杂且可能和多种因素有关。关节超声和磁共振成像能显示滑膜炎、早期软骨病变,骨髓水肿等关节结构异常,有利于早期诊断。

【诊断与鉴别诊断】

1. 诊断 一般依据临床表现和 X 线检查,并排除其他炎症性关节疾病而诊断。美国风湿病学会提出了关于手、膝和髋 OA 的分类标准,见表 8-10-1～表 8-10-3。

表 8-10-1 **手 OA 分类标准**(1990 年)

临床标准:具有手疼痛、酸痛和晨僵并具备以下 4 项中至少 3 项可诊断手 OA
(1)10 个指定关节中硬性组织肥大≥2 个
(2)远端指间关节硬性组织肥大≥2 个
(3)掌指关节肿胀少于 3 个
(4)10 个指定的指关节中关节畸形≥1 个
(10 个指定关节是指双侧第 2、3 指远端和近端指间关节及拇指腕掌关节)

表 8-10-2 **膝 OA 分类标准**(1986 年)

1. 临床标准:具有膝痛并具备以下 6 项中至少 3 项可诊断膝 OA
(1)年龄≥50 岁
(2)晨僵<30 分钟
(3)骨摩擦感
(4)骨压痛
(5)骨性肥大
(6)膝触之不热
2. 临床加放射学标准:具有膝痛和骨赘并具备以下 3 项中至少 1 项可诊断膝 OA
(1)年龄≥40 岁
(2)晨僵<30 分钟
(3)骨摩擦感

表 8-10-3　髋 OA 分类标准（1991 年）

临床加放射学标准:具有髋痛并具备以下 3 项中至少 2 项可诊断髋 OA
（1）血沉≤20mm/h
（2）X 线示股骨头和/或髋臼骨赘
（3）X 线示髋关节间隙狭窄（上部、轴向和/或内侧）

2. 鉴别诊断　手和膝 OA 应与类风湿关节炎、银屑病关节炎、痛风、假性痛风等鉴别;髋 OA 应与髋关节结核、股骨头无菌性坏死鉴别。脊柱 OA 应与脊柱关节炎鉴别。

【治疗】　治疗的目的在于缓解疼痛,保护关节功能,改善生活质量。治疗应个体化,根据不同情况指导患者进行非药物治疗和药物治疗。

（一）**非药物治疗**　是 OA 的核心治疗,包括患者教育、运动和必要时减重。运动是 OA 治疗的基石。OA 患者无论年龄、并发症、疼痛严重程度抑或功能障碍程度如何,均应将运动锻炼作为核心治疗方案,但要制订个体化方案才能达到最佳效果。肥胖患者减轻体重就可以有效减轻骨关节炎的症状。一些理疗方法如针灸、水疗、蜡疗等也有一定的疗效。

（二）**药物治疗**　药物治疗包括控制症状药物、改善病情药物及软骨保护剂。

1. 控制症状药物　非甾体抗炎药（NSAIDs）既有镇痛又有抗炎作用,是最常用的一类控制 OA 症状的药物。应使用最低有效剂量,短疗程,药物种类及剂量的选择应个体化。轻症患者首先局部外用 NSAIDs 制剂和/或辣椒碱乳剂,可减轻关节疼痛,不良反应小。外用药物无法缓解的患者可以口服 NSAIDs。其主要不良反应有胃肠道症状、肾或肝功能损害、增加心血管不良事件发生风险。对部分伴有疼痛敏化患者可给予抗抑郁药物（如度洛西汀等）。应避免全身使用糖皮质激素,但对于急性发作的剧烈疼痛、夜间痛、关节积液等严重病例,关节内注射激素能迅速缓解症状,疗效持续数周至数个月,但在同一关节不应反复注射,注射间隔时间不应短于 3 个月。

2. 改善病情药物及软骨保护剂　目前尚无公认的保护关节软骨、延缓 OA 进展的理想药物。临床上常用的药物如硫酸氨基葡萄糖、硫酸软骨素、双醋瑞因和关节内注射透明质酸等,循证医学证据不一致,可能有一定的作用。

（三）**手术治疗**　对于关节疼痛已严重影响患者的日常生活、非手术治疗无效的患者可行关节置换术,能有效缓解疼痛,恢复关节功能。对于膝关节明显外翻或内翻者,可以进行力线调整手术。

【预后】　该病有一定的致残率。在美国,OA 是导致 50 岁以上男性工作能力丧失的第 2 位原因,也是中年以上人群丧失劳动能力、生活不能自理的主要原因。

（曾小峰）

本章思维导图

第十一章 | IgG4 相关性疾病

IgG4 相关性疾病（IgG4-related disease，IgG4-RD）是一种慢性炎症性自身免疫病，可累及几乎全身所有的解剖部位或器官组织，包括腺体、眼眶、鼻窦、腹膜后、胰腺、胆管、肺、肾、淋巴结，甚至血管、脑垂体等。发病高峰为 50～60 岁，其中男性占 62.7%～65.3%，主要表现为受累脏器的肿胀或者肿块，其典型特征为血清 IgG4 水平升高和受累组织 IgG4⁺浆细胞弥漫浸润。其典型病理特征包括大量浆细胞浸润、席纹状纤维化和闭塞性静脉炎。

早在 1995 年，Yoshida 等在既往慢性胰腺炎基础上提出了自身免疫性胰腺炎（autoimmune pancreatitis，AIP）的概念，发现其中部分患者存在胰腺弥漫性肿大，组织学上存在淋巴细胞浸润和纤维化，对激素治疗有效。直到 2000 年 Hamano 发现 AIP 患者存在血清 IgG4 水平显著升高。目前认为 1 型 AIP 即为 IgG4-RD 胰腺受累的表现。以泪腺炎和涎腺炎为表现的，称之为米库利奇（Mikulicz）病，同样被证实是 IgG4 相关的自身免疫病。

【病因和发病机制】 在疾病发病机制方面，目前认为环境因素、过敏、感染均可促进疾病的发生。既往研究发现，病原体感染导致抗原提呈细胞（antigen-presenting cell，APC）表面模式识别受体的激活可能是导致 IgG4-RD 发生的启动因素。TLR 或 NLR 等模式识别受体激活后，分泌 BAFF、APRIL 等细胞因子，后者能够激活 B 细胞、促进其产生 IgG4，同时进行抗原呈递，促进 CD4⁺T 细胞激活。T 细胞大量激活后分化为 Th1、Th2、Treg、Tfh 等细胞，产生 IL-4、IL-10、IL-13、IL-21 等一系列细胞因子，进一步促进 B 细胞活化、转化为浆母细胞和浆细胞，进一步产生 IgG4。Tfh 细胞产生的细胞因子 IL-21 可以反过来激活 Tfh 细胞，促进异位生发中心的形成。最终导致组织器官内 IgG4⁺的浆细胞浸润。而炎症细胞产生大量的 TGF-β 和局部组织中成纤维细胞的活化等进一步促进了纤维化的发生。

【病理】 典型表现为浆细胞浸润、席纹状纤维化形成及闭塞性静脉炎。受累组织中浆细胞高表达 IgG4，IgG4⁺与 IgG⁺浆细胞的比值常大于 40%。可伴有淋巴滤泡和生发中心形成，嗜酸性粒细胞浸润。伴有淋巴结病、泪腺炎、唾液腺炎者有大量 IgG4⁺浆细胞浸润（一般大于 50 个/HPF 且常常大于 100 个/HPF），常伴生发中心形成，血清 IgG4 水平更高，可伴外周血嗜酸性粒细胞升高。而腹膜后纤维化、硬化性肠系膜炎和纤维化纵隔炎中，组织浆细胞浸润数量较少且生发中心少见，席纹状纤维化更常见。

【临床表现】 常为亚急性起病，多因局部组织或脏器肿大，肿块压迫、阻塞或正常结构破坏产生相应的临床表现。可涉及全身各系统，临床表现多样，症状轻重不一。

1. **胰腺** 自身免疫性胰腺炎（autoimmune pancreatitis，AIP）中的 1 型称为 IgG4 相关性胰腺炎，占 AIP 的 40%～60%。胰腺受累占 IgG4-RD 患者的 25%～36%，主要表现为弥漫性胰腺肿大，可呈腊肠样改变，也可为胰腺局限性肿块，可伴胰管狭窄、无痛性梗阻性黄疸，甚至类似胰腺癌样表现。胰腺周围水肿可导致"包膜样边缘"的表现。这些患者通常没有胰腺炎的急性发作，部分患者可伴有新发的 2 型糖尿病。

2. **泪腺和眼眶** 32%～49% 患者可表现为泪腺和眶内软组织肿块，表现为眼睑肿胀、眼球突出和复视，视力下降者少见。

3. **唾液腺等腺体** 37%～57% 患者有颌下腺、腮腺等对称性肿大，有轻度的口干、眼干症状。唾液腺受累者常伴有颌下和颈部淋巴结肿大。

4. **肝胆系统** 约 13%～20% 患者可有胆道受累，为肝外、肝门和/或肝内胆管狭窄，表现为梗阻性黄疸或伴发热。影像学表现可以出现胆管缩窄和狭窄,狭窄呈长节段、形态光滑,导致近端胆管树扩张,胆管壁明显增厚、强化。以肝外胆管段受累为主,最常见为胆总管胰内段,同时胆囊也可增厚和强化。肝脏受累罕见,文献报道的发生率为 2.2%,主要表现为肿块,肝门常受累,几乎都存在硬化性胆管炎。肝脏受累时常伴有肝功能异常。

5. 泌尿系统　表现为腰痛、肾积水、泡沫尿、水肿,尿量减少等,可伴肾功能不全。肾脏受累占 7.9%～15.6%,常为肾小管间质性肾炎,表现为肾脏弥漫性肿大,伴单发或多发低密度灶。肾盂、输尿管和膀胱受累时,相应部位可有软组织占位或局灶性增厚,局部梗阻可导致肾积水。前列腺也可受累。

6. 主动脉周围炎/后腹膜纤维化　累及大动脉及其分支,表现为血管壁的炎症及血管壁周围软组织浸润,见于 23%～26% 患者。最常受累血管为肾动脉开口以下的腹主动脉,从而累及后腹膜组织、肾脏、输尿管等,致后腹膜纤维化,多表现为腹痛、腰背痛、水肿、肾积水。其次累及胸主动脉、髂总动脉、左右髂动脉;肠系膜动脉、颈总动脉、锁骨下动脉、主动脉也可累及。常表现为动脉瘤样扩张或动脉瘤形成。

7. 肺　约 13%～29% 的患者有肺受累,可有干咳、气促、呼吸困难。大部分为影像学异常但无症状者,表现为炎性假瘤、气管/支气管狭窄、间质性肺炎和胸膜炎。

8. 其他　如淋巴结、鼻窦炎、肠系膜、纵隔、硬脑膜、垂体、中耳乳突、声门等可表现为局部占位症状。皮肤主要表现为红斑、丘疹或斑丘疹等。可伴过敏性鼻炎、哮喘等过敏表现。此外,骨髓、心、胃肠道、乳腺、生殖腺亦有报道受累。

【实验室检查】　血清 IgG4 水平升高为特征。部分患者 IgE 及血嗜酸性粒细胞水平升高。

B 超、CT、MRI、PET-CT 等影像学检查有助于诊断,表现为组织器官的局限性或弥漫性肿,部分与恶性肿瘤或炎症性病变难以鉴别。IgG4 相关硬化性胆管炎多伴有弥漫或局部胆管或主胰管的不规则狭窄;实质脏器上的肿块在 PET-CT 上可伴有标准摄取值(SUV)升高。组织病理学检查对于诊断和鉴别诊断十分重要。

【诊断】　目前采用 2012 年日本风湿病学会提出的 IgG4-RD 诊断标准和 2019 年 ACR/EULAR 诊断标准。

(一)2012 年日本风湿病学会 IgG4-RD 诊断标准

1. 临床检查单个或多个脏器的局限性/弥漫性肿大。
2. 血清 IgG4 浓度升高(≥135mg/dl)。
3. 组织学表现:①淋巴细胞、浆细胞浸润和纤维化;②IgG4 阳性浆细胞浸润(IgG4⁺/IgG⁺ 细胞>40%,IgG4⁺浆细胞>10 个/HPF)。

符合上述 3 条标准为确诊,符合 1+3 为可能,符合 1+2 为疑似。

(二)2019 年 ACR/EULAR 关于 IgG4-RD 诊断标准(表 8-11-1)

表 8-11-1　2019 年 ACR/EULAR 关于 IgG4-RD 诊断标准

计分标准(项目和指标)	得分
组织病理学	0
活检未提供有效信息	
大量淋巴细胞浸润	4
大量淋巴细胞浸润和闭塞性静脉炎	6
大量淋巴细胞浸润和席纹状纤维化,伴或不伴闭塞性静脉炎	13
免疫染色 #	
IgG4⁺:IgG⁺ 比例为 0～40% 或不确定 **,IgG4⁺ 细胞(0～9)个/HPF	0
IgG4⁺:IgG⁺ 比例≥41%,IgG4⁺ 细胞(0～9)个/HPF 或不确定;或 IgG4⁺:IgG⁺ 比例为 0～40% 或不确定,IgG4⁺ 细胞≥10 个/HPF 或不确定	7

续表

计分标准（项目和指标）	得分
IgG4⁺：IgG⁺ 比例为 41%～70%,IgG4⁺ 细胞≥10 个/HPF；或 IgG4⁺：IgG⁺ 比值≥71%,IgG4⁺ 细胞（10～50）个/HPF	14
IgG4⁺：IgG⁺ 比值≥71%,IgG4⁺ 细胞≥51 个/HPF	16
血清 IgG4 浓度	
正常或未检测	0
高于正常值但低于 2 倍正常值上限（ULN）	4
（2～5）×ULN	6
>5×ULN	14
双侧泪腺、腮腺、舌下和颌下腺	
无腺体受累	0
一组腺体受累	6
两组或更多腺体受累	14
胸部	
未检查或无以下情况	0
支气管周围血管和间隔增厚	4
胸部椎体旁带样软组织	10
胰腺和胆管树	
未检查或无以下情况	0
弥漫性胰腺增大（分叶消失）	8
弥漫性胰腺增大和包膜样低强化带	11
胰腺（上述任何一种表现）和胆管树受累	19
肾	
未检查或无以下情况	0
低补体血症	6
肾盂增厚/软组织	8
双侧肾皮质低密度区	10
腹膜后	
未检查或无以下情况	0
腹主动脉壁弥漫性增厚	4
腹主动脉或髂动脉周围环形或前侧方软组织	8

注：[#] 来自淋巴结、胃肠道黏膜和皮肤的活检标本不可用于免疫染色的评分。

^{**}"不确定"是指病理医生无法清晰量化浸润的阳性染色细胞的数量，但仍可确定细胞数量至少为 10 个/HPF。由于许多原因（最常与免疫染色的质量相关），病理医生有时无法精确地计数 IgG4⁺ 浆细胞的数量，但仍能肯定地将病例归到合适的免疫染色结果组。

1. 入选标准 典型器官（如胰腺、唾液腺、胆管、眼眶、肾、肺、主动脉、腹膜后、硬脊膜或甲状腺）出现特征性的临床或放射学表现（指受累器官增大或出现肿瘤样肿块，不包括：①胆管，倾向于发生狭窄；②主动脉，典型表现是动脉壁增厚或动脉瘤扩张；③肺，支气管血管束增厚多见），或以上器官出现炎症伴不明病因的浆细胞浸润的病理证据。

2. 排除标准 ①临床：发热、糖皮质激素无效。②血清学：原因不明的淋巴细胞减少或血小板减少,外周嗜酸性粒细胞增多,ANCA(特别是抗 PR3 或 MPO)阳性,抗 SSA(Ro)或 SSB(La)抗体阳性,抗双链 DNA、抗 RNP 或抗 Sm 抗体阳性,出现其他疾病特异性自身抗体,冷球蛋白血症。③影像学:可疑肿瘤或感染、快速的放射学进展、长骨异常病变符合埃德海姆 - 切斯特(Erdheim-Chester)病、巨脾。④病理学:细胞浸润提示恶性肿瘤、标志物符合炎性肌纤维母细胞瘤、明显的中性粒细胞性炎症、坏死性血管炎、明显的坏死、以肉芽肿性炎症为主、巨噬细胞/组织细胞疾病的病理学特征。⑤已知诊断如下:多中心卡斯尔曼(Castleman)病、克罗恩病或溃疡性结肠炎(如果仅有胰胆管病变)、桥本甲状腺炎(如果仅累及甲状腺)。

满足入选标准、不满足排除标准,总分≥20 分可诊断。

【鉴别诊断】 IgG4 水平升高可见于多种炎症性疾病、肿瘤和过敏性疾病。因此,须鉴别的疾病有胰腺炎、淋巴瘤、浆细胞瘤、Castleman 病、罗萨伊 - 多尔夫曼(Rosai-Dorfman)病、组织细胞疾病、克罗恩病、原发性硬化性胆管炎、恶性肿瘤、感染、过敏性疾病及其他自身免疫病等。组织病理学检查有助于鉴别诊断。

【治疗和预后】 糖皮质激素治疗有效,泼尼松 30～40mg/d［0.5～0.6mg/(kg·d)］,一般推荐 2～4 周后可开始减量,每 1～2 周减 5mg 直至维持剂量,多需要减至 2.5～5mg/d,维持 1～3 年。可加用吗替麦考酚酯、来氟米特、环磷酰胺［口服 1～2mg/(kg·d)或每月 0.5～1.0g/m^2 静脉滴注］、硫唑嘌呤［1～2mg/(kg·d)］、艾拉莫德、甲氨蝶呤等免疫抑制剂。以激素为基础的治疗对 96% 的患者有效,33% 在减药期间复发,停药复发率高达 64%。CD20 单抗对复发性或难治性患者有一定的疗效,可减少复发,但感染风险可能增加。近期研究提示,IL-6R 单抗也有较好的疗效。经治疗后大部分患者预后较好。

(姜林娣)

本章思维导图

第十二章 | 抗磷脂综合征

抗磷脂综合征（antiphospholipid syndrome, APS）是一种以反复动、静脉血栓形成、病理妊娠、血小板减少为主要临床表现伴抗磷脂抗体持续中、高滴度阳性的自身免疫病，其临床表现复杂多样，全身各个系统均可受累，最突出表现为血管性血栓形成。APS是获得性易栓症最常见的病因之一，约15%～20%的深静脉血栓患者、近1/3新发青年脑卒中（年龄<50岁）患者，以及10%～15%的反复流产患者抗磷脂抗体（APL）阳性。30%～40%的SLE患者APL阳性，约10%～15%的SLE患者有APS相关临床表现。

【病因和发病机制】 APS确切发病机制尚未完全明确，APL是APS发生的决定因素，其结合的主要靶抗原为 β_2 糖蛋白 I（$\beta_2 GP I$）。APL通过多个途径导致血栓形成：APL与血管内皮细胞细胞膜上的磷脂结合，使得内皮细胞功能受损，导致前列环素 PGI_2 合成和释放减少；APL与血小板磷脂结合，释放血栓素 A_2，使得血小板聚集，促进血小板黏附功能激活；APL与抗凝血酶Ⅲ、蛋白C、蛋白S、凝血酶调节蛋白等直接结合，从而启动内源性、外源性凝血机制并使蛋白C系统抑制引起血栓形成。

【临床表现】 APS的临床症状主要包括如下几个方面。

1. 血栓事件 APS相关血栓事件的临床表现取决于受累血管的种类、部位和大小，可表现为单一血管或多血管受累（表8-12-1）。静脉栓塞在APS中更常见，最常见部位为下肢深静脉血栓，亦可累及肾、肝、视网膜、上腔和下腔静脉，以及颅内静脉窦等。动脉栓塞最常见的部位为颅内血管，亦可累及冠状动脉、肾动脉、肠系膜动脉等。微血管病变包括皮肤网状青斑、肾病、肺泡出血、肾上腺梗死等。

表8-12-1　APS血栓形成的临床表现

部位	静脉	动脉	微血管
肺脏	肺栓塞,肺动脉高压	肺梗死	肺泡出血
心脏	—	急性心肌梗死,冠状动脉旁路移植术后再梗死,缺血性心肌病,心腔内血栓形成	心肌病变
神经系统	颅内静脉窦血栓	脑卒中,短暂性脑缺血发作,缺血性脊髓炎	癫痫、舞蹈症、认知功能障碍
肾脏	肾静脉血栓	肾动脉血栓、肾梗死	APS肾病
肝、脾	Budd-Chiari综合征,肝小静脉闭塞症	肝梗死,脾梗死	—
胃肠道	肠系膜静脉血栓,肠坏死,肠穿孔	肠系膜动脉血栓	—
皮肤	—	—	网状青斑,葡萄状青斑,皮肤溃疡
肢体	深静脉血栓形成血栓性静脉炎	肢端坏疽	慢性下肢溃疡
大血管	上腔/下腔静脉综合征	腹主动脉狭窄,颈内动脉狭窄/闭塞,下肢动脉闭塞	—
眼	视网膜静脉血栓	视网膜动脉血栓	—
肾上腺	—	—	肾上腺梗死

少数 APS 患者可在 1 周内出现进行性多个(3 个或 3 个以上)器官的血栓形成,累及脑、肾、肝或心脏等重要脏器造成器官功能衰竭和死亡,并有病理证实小血管内血栓形成,称为灾难性 APS。其发生率约为 1.0%,但病死率高达 50%～70%,往往死于脑卒中、脑病、出血、感染等。其可能的发病机制为血栓风暴及炎症因子风暴。

2. **心脏瓣膜损害**　APS 最常见的心脏损害表现之一。临床表现包括瓣膜整体增厚(>3mm)、瓣叶近中部局限性增厚、瓣缘不规则的结节或者赘生物(Libman-Sacks 心内膜炎)及瓣膜中重度功能异常(反流、狭窄),二尖瓣最为常见,其次为主动脉瓣,但需除外风湿热和感染性心内膜炎病史。病变早期临床可无明显相关症状和体征,多数患者出现瓣膜严重损害或动脉血栓事件筛查病因时才发现。其可能的机制为受累瓣膜在免疫复合物沉积损伤基础上继发纤维素-血小板栓子形成。

3. **血液系统损害**　包括血小板减少和溶血性贫血。血小板减少是 APS 患者常见临床表现之一,发生率为 20%～53%,通常合并 SLE 的 APS 患者更易发生。程度往往为轻度或中度,可能的机制包括抗磷脂抗体直接结合血小板使其活化和聚集、血栓性微血管病消耗、大量血栓形成消耗等。

4. **病理妊娠**　APS 患者妊娠丢失往往发生在孕 10 周以后,称为胎儿死亡,亦可发生在更早期,表现为反复妊娠丢失,但此时需要与胚胎染色体异常、内分泌代谢病等病因所致相鉴别。APS 在妊娠中期多表现为胎儿宫内发育迟缓、羊水过少或者胎死宫内,亦可发展为严重的子痫或者子痫前期导致新生儿早产,或者 HELLP 综合征(溶血、肝酶升高、血小板减少)。

【实验室检查】　常规检查可见血小板减少、自身免疫性溶血性贫血、补体减低,轻度尿蛋白阳性或者异形红细胞;特异性检查指标包括如下几项。

1. **抗磷脂抗体谱**　一组以磷脂和/或磷脂结合蛋白为靶抗原的自身抗体总称,是 APS 最具特征的实验室标志物,亦是 APS 患者血栓事件和病理妊娠的主要风险预测因素。其中狼疮抗凝物(lupus anticoagulant,LAC)、抗心磷脂抗体(anticardiolipin antibody,ACA)及抗 β_2 糖蛋白 I 抗体(anti-β_2 glycoprotein-I antibody,aβ_2GPI)是纳入 APS 分类标准中的实验室指标。与 ACA、抗 β_2GPI 抗体相比,LAC 与血栓形成、病理妊娠之间存在更强的相关性。检测 LAC 是一种功能性试验,是基于 LAC 在体外能延长磷脂依赖的不同途径的凝血时间来确定机体是否存在 LAC。

2. **部分患者容易合并其他自身免疫病**　因此可见抗核抗体、抗 dsDNA 抗体、抗 ENA 抗体阳性。

3. **影像学检查**　血管彩色多普勒超声能够准确发现动、静脉血栓。放射性核素肺通气/灌注扫描、螺旋 CT 和电子束 CT 肺血管造影能够诊断肺血栓栓塞症。MRI 可以及早发现颅内微小梗死灶。

【诊断】

1. **诊断**　当患者出现如下情况须疑诊 APS:①不明原因的血栓事件;②反复发作的血栓事件;③肠系膜、肝静脉、肾静脉、颅内静脉窦血栓等非常见部位的血栓事件;④青年(<50 岁)脑卒中、心血管事件;⑤难以解释的神经系统症状:舞蹈症、横贯性脊髓炎、早期血管性痴呆;⑥SLE 及其他结缔组织病合并血栓事件者;⑦难以解释的血小板减少症、自身免疫性溶血性贫血;⑧反复流产或伴有早产的妊娠并发症;⑨网状青斑或者其他血栓事件相关的皮肤表现;⑩实验室检查意外发现 APTT 延长,梅毒血清检测假阳性。

抗磷脂综合征的诊断需要同时依靠临床表现和实验室检查两方面。根据 2006 年悉尼修订的 APS 分类标准,至少满足一条临床标准和一条实验室标准方可诊断 APS(表 8-12-2)。

2. **鉴别诊断**　APS 的鉴别诊断主要依据不同的临床表现加以鉴别。多种获得性或者遗传因素亦可导致妊娠丢失,和/或血栓栓塞性疾病。静脉栓塞需要与遗传性或者获得性凝血功能异常(如蛋白 C、蛋白 S、因子 V 莱登突变)、抗凝血酶缺陷症、恶性肿瘤和骨髓增殖性疾病、肾病综合征等鉴别。动脉栓塞需与动脉粥样硬化、栓塞事件、心房颤动、心房黏液瘤、感染性心内膜炎、脂肪栓塞、血栓性血小板减少性紫癜,以及系统性血管炎等鉴别。同时或者先后出现动脉和静脉栓塞时需与肝素诱导性血小板减少症、低纤维蛋白原血症或纤维蛋白原活化因子缺乏症、同型半胱氨酸血症、骨髓增殖性疾病、真性红细胞增多症、阵发性睡眠性血红蛋白尿症、华氏巨球蛋白血症、镰状细胞病、系统性血管炎等鉴别。

表 8-12-2 2006 年悉尼修订的 APS 分类标准

临床标准

1. 血栓形成:任何器官/组织发生 1 次或 1 次以上动、静脉或小血管血栓形成(浅表静脉血栓不做诊断指标),必须有客观证据(如影像学、组织病理学等),组织病理学如有血栓形成,必须是血栓部位的血管壁无血管炎表现。

2. 病理妊娠

(1) 1 次或多次无法解释的形态学正常的胎龄≥10 周胎儿死亡,必须经超声检查或对胎儿直接大体检查表明胎儿形态学正常。

(2) 在妊娠 34 周前,因重度子痫或重度子痫前期或严重胎盘功能不全所致 1 次或多次形态正常的新生儿早产。

(3) 连续 3 次或 3 次以上无法解释的胎龄<10 周的自然流产,须除外母亲生殖系统解剖异常,或激素水平异常,或因母亲或父亲染色体异常等因素所致。

实验室标准

1. 血浆中狼疮抗凝物阳性:依照国际狼疮抗凝物/磷脂依赖型抗体学术委员会制定的血栓和止血指南进行检测。

2. 采用标准化 ELISA 法检测血清或血浆中抗心磷脂抗体:IgG 型/IgM 型中高效价阳性抗体(IgG 型和 IgM 型分别>40IgG 磷脂单位或 IgM 磷脂单位,或大于第 99 百分位数)。

3. 采用标准化 ELISA 法检测血清或血浆抗 β_2GP I 抗体:IgG 型/IgM 型阳性(效价大于健康人效价分布的第 99 百分位数)。

注:ELISA 为酶联免疫吸附试验,上述检测均要求间隔 12 周以上,至少 2 次阳性,如果抗磷脂抗体阳性结果与临床表现之间间隔<12 周,或者间隔超过 5 年,则不能诊断 APS。

【治疗与预后】 APS 的治疗目的主要包括预防血栓和避免妊娠失败。治疗应做到个体化,根据不同患者的不同临床表现、病情严重程度及对治疗药物的反应等制订恰当的治疗方案。除药物治疗,亦应包括加强患者教育改善依从性及生活方式调整,包括戒烟、控制体重等。

长期充分抗凝是治疗血栓性 APS 的关键。常用的抗凝药物包括维生素 K 拮抗剂华法林及肝素或低分子量肝素,可单用亦可联合抗血小板药物阿司匹林。一般情况下糖皮质激素和免疫抑制剂在 APS 患者无须使用,仅当合并严重血小板减少、溶血性贫血及微血管病变时可以应用。产科 APS 患者可以根据既往有无血栓事件、病理妊娠和是否合并其他 CTD 等因素,选用小剂量阿司匹林(75～100mg 每日)或联合低分子量肝素治疗。灾难性 APS 一线治疗方案为肝素抗凝,联合大剂量糖皮质激素及血浆置换和/或静脉应用免疫球蛋白三联治疗,同时积极寻找并控制诱因,明确有无感染源及筛查恶性肿瘤等。

APS 患者整体预后相对良好,10 年生存率约为 90.7%,主要死亡原因为血栓事件、出血事件以及合并感染。血栓性 APS 如未规范治疗,5 年血栓事件再发风险超过 50%。未经治疗的产科 APS 妊娠成功率仅为 10%～30%,经规范治疗后活产率可显著升高至 70%～85%。

(曾小峰)

本章思维导图

第十三章 | 成人斯蒂尔病

本章数字资源

　　成人斯蒂尔病（adult-onset Still disease，AOSD）是一种少见的、病因不明的全身性自身炎症性疾病，主要临床表现为高热、一过性皮疹、关节炎、关节痛、咽痛、肝脾及淋巴结肿大，常伴有白细胞计数升高及血清铁蛋白升高。AOSD 全球发病率为（0.16～0.40）/10 万，20～40 岁为发病高峰年龄，约占全部病例的 70%，女性发病率稍高于男性。AOSD 可分为系统型和关节炎型：系统型以发热及全身系统性症状为主要表现；关节炎型以高热和关节炎为主要表现，全身系统性症状相对较轻，常演变为慢性关节炎。

　　【发病机制】　AOSD 病因和发病机制尚未完全明确，一般认为与感染、遗传和免疫异常有关。研究发现 AOSD 与感染有着某种联系，一些病原体可能参与或始动了 AOSD 发病，其临床表现酷似细菌性败血症，但多数反复血培养阴性，抗生素无效。遗传学研究显示 AOSD 可能的易感基因有 HLA-B17、HLA-B18、HLA-B35、HLA-DR2、HLA-DR7 等。固有免疫系统过度激活和促炎因子过度产生是 AOSD 发病机制中的关键环节。AOSD 活动期患者血清中存在高水平的 IL-1β、TNF-α、IFN-γ、IL-6、IL-18 等细胞因子，IL-18 和血清铁蛋白水平明显相关，可作为诊断疾病和判断疾病活动度的指标之一。

　　【临床表现】

　　1. 发热　发热是 AOSD 最突出的症状，几乎见于所有患者，发热持续时间>1 周，往往贯穿整个疾病过程。最高体温多在 39℃以上，发热高峰 1～2 次/日。热型以弛张热多见，也可呈现稽留热或不规则热。部分患者未经处理体温可自行恢复正常，热退后一般情况良好。

　　2. 皮疹　AOSD 的典型皮疹为一过性橘红色斑疹或斑丘疹，主要分布在四肢近端、颈部及躯干。皮疹多于高热时出现，热退消失，消退后不留痕迹。少数 AOSD 患者也可出现色素样丘疹、固定性线性荨麻疹和斑块性荨麻疹等持续性非典型的皮疹。

　　3. 咽痛　疾病早期约 70% 患者可出现咽痛，多以干痛为主，严重者饮水、吞咽困难，发热时加重，热退后缓解。体检可见咽部充血、咽后壁淋巴滤泡增生，咽拭子培养阴性。

　　4. 关节肌肉症状　逾 2/3 患者有关节受累，常与发热伴行，表现为关节疼痛或压痛，肿胀较轻，最常受累关节为膝、腕、踝关节。约 80% 患者有肌肉疼痛，多不伴肌酶升高及肌电图异常。

　　5. 脾及淋巴结肿大　AOSD 患者可见脾大和弥漫性对称性淋巴结肿大，淋巴结活检多为反应性增生或慢性非特异性炎症，亦可为坏死性淋巴结炎。

　　6. 其他　约 80% 患者出现肝大或肝酶升高，多数经治疗可完全恢复。心肺受累可出现心包炎、胸膜炎、机化性肺炎、浸润性肺疾病、肺泡损伤、肺动脉高压等。

　　7. 并发症　巨噬细胞活化综合征（macrophage activation syndrome，MAS）是 AOSD 一种严重且危及生命的并发症，发生率为 12%～15%。当 AOSD 患者出现持续性发热、外周血细胞计数进行性下降、纤维蛋白原下降、甘油三酯升高、血清铁蛋白明显升高、肝功能异常时，须警惕 MAS 发生。

　　【实验室检查】　活动期 AOSD 患者外周血白细胞计数升高，常波动在（10～20）×10⁹/L，部分患者可达 50×10⁹/L。中性粒细胞比例升高（>80%），其诊断价值高于白细胞计数。部分患者合并贫血或血小板计数升高。血沉增快和 C 反应蛋白升高与活动度密切相关。AOSD 患者血清铁蛋白水平显著升高，高于正常参考值 5 倍以上对诊断有重要提示作用，可作为评估疾病活动、监测疗效、预测MAS 风险的标志。骨髓检查可见粒细胞增生活跃，核左移，胞质中有中毒颗粒。绝大多数患者类风湿因子和抗核抗体阴性,个别可呈低滴度阳性。

【诊断与鉴别诊断】

(一)诊断 本病无特异性血清学、病理学诊断标志,主要依靠临床判断。目前使用的分类标准主要有日本 Yamaguchi 标准、美国 Cush 标准及法国 Fautrel 标准。

日本 Yamaguchi 标准临床应用较为广泛,具体如下。

主要标准:发热≥39℃并持续 1 周以上;关节炎/关节痛持续 2 周以上;典型皮疹;白细胞 ≥10×10⁹/L 且中性粒细胞≥80%。

次要标准:咽痛;淋巴结和/或脾大;肝功能异常;类风湿因子和抗核抗体阴性。

排除标准:排除肿瘤性疾病、感染性疾病和其他风湿性疾病。

符合 5 条或 5 条以上(其中至少 2 条是主要标准)可考虑诊断 AOSD。

(二)鉴别诊断 诊断 AOSD 须注意与感染、自身免疫或自身炎症性疾病、肿瘤及其他疾病相鉴别。

1. 感染性疾病 感染性疾病的病原体包括细菌、病毒、真菌、寄生虫等,感染除须排查呼吸道、尿道等常见部位,也应注意膈下、肾周、心脏瓣膜等隐匿部位。

2. 自身免疫/自身炎症性疾病 系统性红斑狼疮、炎症性肌病、血管炎等自身免疫病及家族性地中海热、肿瘤坏死因子受体相关周期性综合征等自身炎症性疾病也常出现发热、皮疹、关节痛等症状,可通过皮疹的特点、伴随表现、自身抗体及基因检测等鉴别。

3. 肿瘤性疾病 常需与血液系统肿瘤如淋巴瘤、白血病、骨髓增殖性疾病等鉴别,体格检查须注意有无浅表淋巴结肿大、胸骨压痛等体征。淋巴瘤诸多表现酷似 AOSD,淋巴结、骨髓穿刺等病理活检有助于鉴别。恶性实体肿瘤、心房黏液瘤、副肿瘤综合征等其他肿瘤性疾病亦可出现类似 AOSD 表现。

4. 其他疾病 如急性发热性嗜中性细胞皮肤病、亚急性甲状腺炎、组织细胞坏死性淋巴结炎、药物相关超敏反应等。

【治疗】 目前主要的治疗药物有非甾体抗炎药、糖皮质激素、免疫抑制剂、生物制剂及 JAK 抑制剂。轻型患者可首选非甾体抗炎药,约 1/4 患者可缓解且预后良好。糖皮质激素是本病治疗的首选药物,常用剂量为泼尼松 0.5~1.0mg/(kg·d),对常规剂量激素反应不佳或合并严重并发症者可考虑甲泼尼龙 500~1 000mg/d 静脉滴注,连用 3 天,必要时重复给药。免疫抑制剂如甲氨蝶呤可协同糖皮质激素控制病情,钙调磷酸酶抑制剂更适用于合并肝功能异常和/或发生 MAS 的患者,其他一些免疫抑制剂如来氟米特、硫唑嘌呤等也曾报道对本病有效。目前治疗 AOSD 的生物制剂主要包括 IL-6 拮抗剂、IL-1 拮抗剂等,可通过靶向阻断致病的细胞因子缓解病情,用于重症、难治、复发和疾病高度活动的患者。部分慢性关节炎型 AOSD 患者使用 TNF-α 抑制剂有效。JAK 抑制剂可用于难治性 AOSD,有助于疾病缓解和激素减量。严重患者还可采用大剂量免疫球蛋白静脉注射、血浆置换、免疫吸附等方法,其临床疗效有待进一步证实。

【预后】 AOSD 病情、病程多样,临床异质性大,多数患者预后良好。部分 AOSD 患者全身症状或关节炎反复发作,激素减量困难。存在严重肝损伤、心肺受累或合并 MAS 患者预后差,死亡风险高。

(刘升云)

本章思维导图

第十四章 复发性多软骨炎

复发性多软骨炎（relapsing polychondritis，RP）是一种主要累及软骨结构及富含蛋白聚糖成分器官的以复发为特征，免疫介导的罕见系统性疾病。年发病率为（0.35～9.0）/100万，好发于40～60岁，无性别差异。约1/3患者可伴发系统性血管炎等风湿性疾病、骨髓增生异常综合征等血液病及恶性肿瘤等。

【发病机制】 发病机制不明，可能与遗传易感人群免疫系统对因创伤、感染、化学侵袭等导致软骨结构破坏而暴露的软骨抗原产生免疫反应有关。

【临床表现】 本病异质性强，临床表现呈现反复发作和缓解的特点。主要表现为耳、鼻、咽喉、气管、支气管的炎症，还可累及心血管、关节、眼、皮肤、肾脏、神经和血液等多个系统。

最常见和特征性的表现是耳廓软骨炎，为突发的耳廓红肿疼痛，不累及耳垂，几天至几周可自行缓解，常反复发作，致外耳廓松弛、塌陷、畸形和局部色素沉着，称为"菜花耳""松软耳"。外耳道狭窄、中耳炎症、咽鼓管阻塞可导致传导性耳聋。还可累及内耳，出现听力下降和/或前庭功能受累。累及鼻软骨可出现鼻塞、流涕、鼻出血、鼻黏膜糜烂及鼻硬结等，反复发作可导致"鞍鼻"畸形。

约半数患者累及咽喉、气管及支气管软骨，表现为咽喉部疼痛和压痛、声嘶、刺激性咳嗽、呼吸困难和吸气性喘鸣，常合并呼吸道感染。咽喉和会厌软骨炎症可导致上呼吸道塌陷，造成窒息，严重者须行气管切开术。

约30%患者可累及心血管系统，表现为心肌炎、心内膜炎、心脏传导阻滞、主动脉瓣关闭不全，以及大、中、小血管炎。

约70%患者累及关节，多为非对称性、发作性、非侵蚀性关节炎。眼炎常表现为巩膜炎，可因巩膜变薄出现蓝色巩膜；也可表现为结膜炎、葡萄膜炎、溃疡性或坏死性角膜炎、视网膜血管炎或视神经炎等。皮肤受累可出现结节性红斑、紫癜、黏膜溃疡、网状青斑、指端坏死等。

【辅助检查】 无特异性血清学标志物，抗软骨细胞抗体、抗Ⅱ型胶原抗体及抗matrilin-1抗体有助于诊断。肺CT和纤维支气管镜检查可发现气管、支气管普遍狭窄。肺功能检查可发现阻塞性通气功能障碍。PET-CT可早期发现无症状的软骨炎。

【诊断与鉴别诊断】 临床上仍沿用1986年Michet提出的诊断标准（表8-14-1）。

表8-14-1 1986年复发性多软骨炎的Michet标准

主要标准	次要标准
1. 明确的发作性耳软骨炎	1. 眼炎
2. 明确的发作性鼻软骨炎	2. 听力下降
3. 明确的发作性喉、气管软骨炎	3. 前庭功能障碍
	4. 血清阴性多关节炎

注：2项主要标准或1项主要标准加2项次要标准可确诊。

耳部病变应与外伤、冻疮、丹毒、慢性感染、痛风、梅毒等鉴别。鼻软骨炎应与各种肉芽肿性疾病如肉芽肿性多血管炎、结核、梅毒等鉴别。空泡-E1酶-X连锁-自身炎症和体细胞（VEXAS）综合征患者有相当比例被临床诊断为RP。

【治疗】 急性发作期应卧床休息，保持呼吸道通畅，预防窒息。轻症患者可给予非甾体抗炎药、秋水仙碱。重症患者应用糖皮质激素,起始剂量为 0.5～1mg/(kg·d)。对有咽喉、气管及支气管、眼、内耳受累及系统性血管炎的急性重症患者,糖皮质激素的剂量可酌情增加,或大剂量甲泼尼龙冲击治疗。症状好转后逐渐减量,以最小剂量维持 1～2 年或更长时间。可酌情加用免疫抑制剂如环磷酰胺、甲氨蝶呤、吗替麦考酚酯、来氟米特、硫唑嘌呤、钙调磷酸酶抑制剂等。氨苯砜对部分患者的软骨炎症和关节炎可能有效。对于难治性或反复发作的患者,有小样本报道可使用 TNF-α 抑制剂、IL-6 受体单抗、IL-1 受体单抗、选择性 T 细胞共刺激调节剂、JAK 抑制剂等。持续气道正压通气可以防止软化的气道塌陷,减轻气道陷闭。对多处或较广泛的气管或支气管狭窄,可以在纤维支气管镜下或 X 线引导下置入金属支架。

【预后】 大部分患者表现为慢性病程,预后相对较好。常见的死亡原因是感染、气道受累和血管炎。其他预后不良因素包括心脏瓣膜病变、肾脏病变、合并恶性肿瘤和贫血。

(徐 健)

本章思维导图

第十五章 | 风湿热

风湿热(rheumatic fever)是致病性链球菌感染引起的迟发性炎症性后遗症,反复发作后常遗留轻重不等的心脏损害,导致风湿性心脏病。多发于冬春阴雨季节和贫困落后地区。最常见人群为5~15岁儿童和青少年。目前全球发病率已经明显降低,但根除本病仍有很大挑战。

【发病机制】 链球菌咽部感染是风湿热发生的必要条件,致风湿型链球菌常为A~C群,特别是A群。发病机制尚不完全明了,可能的发病机制如下:与自身抗原相似的链球菌成分,通过分子模拟机制激活自身反应性B细胞和T细胞,形成免疫复合物引发组织损伤,并通过表位扩展进一步加重组织损伤。

遗传易感性与发病相关,免疫球蛋白重链基因座和人类白细胞抗原Ⅱ类区域存在该病的易感位点。环境因素影响也较大。环境过度拥挤、常规使用抗生素治疗急性咽炎会造成本病高发。

【病理解剖】 风湿热可导致多种组织损伤。典型病理改变为阿绍夫小体(Aschoff body),由结缔组织、淋巴细胞浸润和异常组织细胞中增殖的纤维蛋白变性形成。

心脏瓣膜可增厚、钙化和扭曲,边缘呈新月形,伴T细胞浸润。最常受累的瓣膜为二尖瓣,其次为主动脉瓣。

【临床表现】

(一)**症状** 急性起病,通常在链球菌性咽炎(热带地区可能为链球菌性脓皮病)后1~5周内发病。主要表现包括关节炎、心脏炎、舞蹈病、皮下结节和环形红斑,可单独或合并出现。70%~75%患者表现为急性发热伴关节炎,常伴有心脏炎。

1. **关节炎** 最常见的症状,呈急性、多发性、游走性、非致畸性关节炎,膝、踝、肘和腕关节最常受累。持续时间常在1~7天。

2. **心脏炎** 典型病例为累及心包、心外膜、心肌和心内膜的全心脏炎,尤其是二尖瓣和主动脉瓣受累最多。心脏表现常在链球菌感染后3周内出现。重度或反复发作后,可发生风湿性心脏病和心力衰竭。

3. **舞蹈病** 常在链球菌感染后1~8个月出现,可以孤立存在,多见于女童。多在6周内完全康复,但在妊娠或口服避孕药时可能复发。

4. **环形红斑** 无瘙痒,遇热明显,数小时或1~2天消退。

5. **皮下结节** 表现为关节伸侧的质硬、无痛性皮下小结节。常对称分布,数量平均3~4个。持续1周至数周。

6. **其他临床表现** 包括发热、多汗、腹痛等。

(二)**体征** 可见环形红斑、皮下结节。窦性心动过速是心脏炎早期表现。心脏瓣膜受累者可见相应体征。

【辅助检查】

(一)**实验室检查**

1. 链球菌感染指标:详见表8-15-1。

2. 急性期80%患者ESR增快和CRP升高。

3. 关节滑液分析一般为无菌性炎性液体。

(二)**辅助检查** 所有疑似风湿热患者均应行超声心动图/多普勒超声、静息心电图检查。

【诊断与鉴别诊断】

1. 诊断 诊断可根据 2015 年美国心脏协会修订的 Jones 诊断标准（表 8-15-1）。

表 8-15-1 2015 年美国心脏协会修订的 Jones 诊断标准

A. 具有 1 次链球菌感染迹象的患者群体*	
诊断：初发急性风湿热	2 个主要表现，或 1 个主要表现+2 个次要表现
诊断：复发性急性风湿热	2 个主要表现，或 1 个主要表现+2 个次要表现，或 3 个次要表现

B. 主要表现	
低风险人群	中高风险人群
心脏炎	心脏炎
● 临床和/或亚临床	● 临床和/或亚临床
关节炎	关节炎
● 仅多关节炎	● 单关节炎或多关节炎
	● 多关节痛
舞蹈病	舞蹈病
环形红斑	环形红斑
皮下结节	皮下结节

C. 次要表现	
低风险人群	中高风险人群
多关节痛	单关节痛
发热（≥38.5℃）	发热（≥38℃）
ESR≥60mm/h 和/或 CRP≥3.0mg/dl	ESR≥30mm/h 和/或 CRP≥3.0mg/dl
PR 间期延长，须考虑年龄变异性（除非心脏炎是主要标准）	PR 间期延长，须考虑年龄变异性（除非心脏炎是主要标准）

注：*链球菌感染证据指咽拭子培养 A 群乙型溶血性链球菌阳性；或快速链球菌抗原检测为阳性；或抗 O 抗体滴度升高或逐渐上升，抗链球菌溶血素 O 或抗脱氧核糖核酸酶 B 任一抗体阳性。疑为链球菌感染时，可 2 周后重复采样一次。

关节表现中的关节炎和关节痛，心脏表现中的心脏炎和 PR 间期延长，只能作为符合 1 条主要或次要表现，而不是 2 条。

2. 鉴别诊断 多关节疼痛的病因须广泛鉴别，如感染、感染后免疫反应、其他风湿性疾病、恶性肿瘤等。

【治疗】 治疗目标包括 4 个方面：抗生素根除致病性链球菌感染；迅速控制临床症状；控制心力衰竭和舞蹈病等并发症和合并症；预防再次感染。

治疗方案应遵循个体化原则。根除链球菌目的是避免反复发作，首选青霉素。关节炎治疗首选非甾体抗炎药。

【预后】 约 70% 患者可在 2~3 个月内恢复。急性期心脏受累者如不及时合理治疗，可发展为风湿性心脏病，是最常见的获得性瓣膜病。

【预防】

1. 一级预防 及时诊断和抗生素治疗链球菌感染，预防风湿热发生。

2. 二级预防 对有明确病史或已患风湿性心脏病者持续应用有效抗生素，避免疾病再发，防止心脏损害加重。

（穆 荣）

本章思维导图

第十六章 纤维肌痛综合征

纤维肌痛综合征（fibromyalgia syndrome，FMS）是一种以全身弥漫性疼痛及发僵为主要临床特征，常伴有疲乏无力、睡眠障碍、情感异常和认知功能障碍等的慢性疼痛性非关节性风湿性疾病，在特殊部位有压痛点。患病率约为 2%，其中女性 3%～4%，男性 0～5%，随年龄增加呈线性增长。平均年龄为 49 岁，其中 90% 为女性，70～79 岁达到患病高峰。

【病因和发病机制】　FMS 病因不清，目前认为与遗传易感、睡眠障碍、神经内分泌紊乱、免疫紊乱、一些体内正常存在的氨基酸浓度改变以及心理因素有关。继发于外伤、骨关节炎、类风湿关节炎、系统性红斑狼疮及肿瘤等称为继发性 FMS，如不伴有其他疾患则称为原发性 FMS。

本病发病机制不清，有研究证明 FMS 患者肌肉疼痛来源于神经末梢，即疼痛感受器。机械性牵拉、挤压、P 物质、缓激肽、钾离子等化学刺激及缺血性肌肉收缩都会刺激神经末梢，引起肌肉疼痛。约 1/3 患者血清中胰岛素、胰岛素生长因子-1（IGF-1）以及与生长激素有关的氨基酸浓度均降低，而且脑脊液中这些因子浓度变化与 FMS 患者疼痛有关。另外，FMS 还可继发于骨关节炎、椎间盘突出症等疾病，这些疾病引起的外周伤害性疼痛因反复刺激脊髓第二背角神经元，导致中枢敏化作用，最终出现 FMS 典型慢性疼痛。

【临床表现】

1. **特征性症状**　FMS 核心症状是慢性全身性广泛性肌肉疼痛，大多数伴有皮肤触痛，时轻时重。13% 的患者有广泛性肌肉疼痛，43% 为局限性疼痛，以中轴骨骼（颈、胸、下背部）、肩胛带及骨盆带肌最常见，其他常见部位依次为膝、头、肘、踝、足、上背部、中背部、腕、臀部、大腿和小腿。FMS 的疼痛呈弥散性，患者自觉疼痛出现在肌肉、关节、神经和骨骼等多部位，难以准确定位。所有患者均有广泛的压痛点，分布具有一致性，多呈对称性，查体往往有 9 对（18 个）解剖位点压痛。这 18 个解剖点为：枕骨下肌肉附着点两侧，第 5～7 颈椎横突间隙前面的两侧，两侧斜方肌上缘中点，两侧肩胛冈上方近内侧缘的起始部，两侧第 2 肋骨与软骨交界处的外上缘，两侧肱骨外上髁远端 2cm 处，两侧臀部外上象限的臀肌前皱襞处，两侧大转子的后方，两侧膝脂肪垫关节褶皱线内侧（图 8-16-1）。女性比男性患者的压痛点多，具有 11 个以上压痛点的患者中 90% 为女性。软组织损伤、睡眠不足、寒冷及精神压抑均可引起疼痛发作，气候潮湿及气压偏低可加重疼痛。76%～91% 患者可有晨僵，其严重程度与睡眠障碍及病情活动程度有关。FMS 的晨僵感，与 RA 的晨僵以及风湿性多肌痛的"凝胶现象"相似，但是缺乏特异性而不能作为诊断依据。

2. **其他症状**　约 90% 患者伴有睡眠障碍，表现为失眠、易醒、多梦及精神不振。一半以上患者出现严重的疲劳，甚至感觉无法工作。另外，可出现头痛，包括偏头痛和枕区或整个头部压迫性钝痛，以及头晕、呼吸困难、肢体麻木、感觉异常、抑郁或焦虑等，但神经系统查体往往全部正常。患者常诉关节痛，可伴晨僵，但无关节肿胀等客观体征。30% 以上的患者可出现肠易激综合征，包括肠胀气、腹痛、大便不成形及大便次数增多。部分患者有虚弱、盗汗以及口干、眼干等表现，另外可出现膀胱刺激症状、骨盆疼痛、雷诺现象、不宁腿综合征等。天气寒冷潮湿、精神紧张和过度劳累时症状加重，局部受热、精神放松、良好睡眠、适度活动可减轻症状。

【实验室检查】　血沉（ESR）、C 反应蛋白（CRP）、自身抗体等检查往往无异常发现。脑部功能性磁共振成像（fMRI）可发现额叶皮质、杏仁核、海马和扣带回等部位激活反应异常以及相互之间的纤维联络异常。

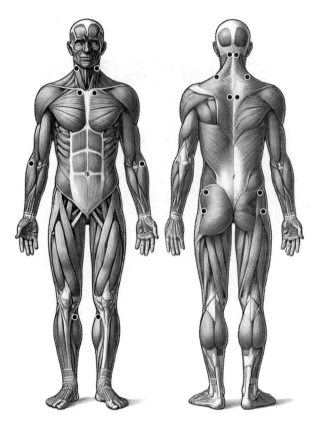

图 8-16-1 FMS 18 个压痛点的部位图示

【诊断】 根据患者存在慢性广泛性肌肉疼痛及发僵,常伴有失眠、易醒、多梦及精神不振等睡眠障碍表现,颈、胸、下背部、肩胛带及骨盆带肌最为常见等症状特点,结合全身可出现多处压痛点的典型体征,在排除风湿性多肌痛、慢性疲劳综合征等疾病后可作出诊断。

参考 2016 年美国风湿病学会(ACR)的诊断标准,满足 3 种条件可被诊断为纤维肌痛综合征:①广泛性疼痛指数(WPI)≥7 分且症状严重程度评分(SSS)≥5 分,或 WPI 在 4~6 分且 SSS≥9 分;②目前存在广泛性疼痛,指至少 5 处区域中的 4 处出现疼痛,但下颌、胸部、腹部的疼痛不包含在内;③症状持续存在 3 个月以上,FMS 的诊断独立于其他诊断,并且其诊断不能排除其他临床疾病。

【治疗与预后】 由于病因及病理生理机制不明,因此 FMS 无特异性治疗方法,主要是综合治疗,包括适当运动、减轻精神压力和对症镇痛等。

1. **药物治疗** 目的是阻断神经触发点,改善精神症状。抗抑郁药为首选治疗药物,能改善睡眠和疲劳,但是对压痛点的疼痛无效。其中,三环类抗抑郁药(TCAs)阿米替林(amitriptyline)应用最为广泛,选择性 5-羟色胺(5-HT)再摄取抑制剂(SSRIs)和高选择性单胺氧化酶抑制剂(MAOIs)也是常用药物,特别是与三环类抗抑郁药联合应用时效果更佳,能明显改善睡眠、减轻疼痛与疲劳,特别是缓解抑郁状态。第 2 代抗惊厥药普瑞巴林(pregabalin)是首个被美国食品药品监督管理局(FDA)批准用于 FMS 的治疗药物。对乙酰氨基酚对部分 FMS 患者有效,曲马多等弱阿片类药物可用于对其他药物治疗无应答的中-重度疼痛患者。

2. **非药物治疗** 包括认知行为治疗、热水浴疗法、需氧运动、柔性训练等,也可提高疗效,减少药物不良反应。

FMS 患者常见复发和缓解交替,但无内脏损害,预后良好。

(姜林娣)

本章思维导图

推荐阅读

［1］FIRESTEIN G S,BUDD R C,GABRIEL S E,et al. Kelley & Firestein's textbook of Rheumatology. 10th ed. Philadelphia: Elsevier,2017.

［2］HOCHBERG M C,SILMAN A J,SMOLEN J S,et al. Rheumatology. 6th ed.Philadelphia:Elsevier,2015.

［3］GOLDMAN L,SCHAFER A I. Goldman-Cecil Medicine. 26th ed. Philadelphia:Elsevier,2019.

第九篇

理化因素所致疾病

第一章 | 总 论

人类的生活环境中,危害身体健康的物理因素(温度、气压、电流、电离辐射、噪声和机械力等)和化学因素(强酸、强碱、化学毒物、动植物的毒性物质)有许多。本篇主要论述几种常见环境理化因素所致疾病,并以急性发病者为重点。

【物理致病因素】 环境中,引起人体发病的主要物理致病因素有:

1. **高温**(high temperature) 作用于人体引起中暑(heat illness)或烧伤(burn)。

2. **低温**(low temperature) 在低温环境中意外停留时间较长,易发生冻僵(frozen rigor,frozen stiff)、冻伤。

3. **高气压**(high pressure) 水下作业,气压过高,返回地面速度太快时,易发生减压病,此时血液和组织中溶解的氮气释放形成气泡,发生栓塞,导致血液循环障碍和组织损伤。

4. **低气压**(low pressure) 常见于高山或高原地区环境,由于空气中氧分压较低,短时间停留出现急性缺氧,发生急性高原病(acute high altitude sickness)。

5. **电流**(electrical current) 意外接触不同类型及强度的电流后,可引起电击伤(electrical shock injury),造成人体组织器官损害。

此外,洪涝灾害、水上操作或水上运动时意外落水可发生淹溺(drowning)。由于颠簸、摇动和旋转等引起晕车、晕船或晕机(即眩晕症),主要与前庭神经功能障碍等因素有关。噪声导致听力损害,强烈的紫外线、红外线致皮肤损伤等。

【化学致病因素】 化学致病因素,可来自自然界(重金属、有毒的动植物毒素),也可来自工业产品(农药、药物、有机溶剂)生产中产生的"三废"(即废水、废气和废渣)污染。因许多无机和有机化学物质具有毒性,称为"毒物(poison)"。毒物可通过呼吸道、消化道或皮肤黏膜等途径进入人体引起中毒(poisoning)。

1. **农药** 农药(pesticide)能杀灭有害的动植物。人体意外摄入常可中毒致死。如有机磷杀虫药(organic phosphorus insecticide,OPI)、氨基甲酸酯类杀虫药、灭鼠药和除草剂中毒。

2. **药物** 常见过量使用麻醉镇痛药、镇静催眠药和中枢神经系统兴奋药等引起的中毒。长期滥用(abuse)镇静催眠药或麻醉镇痛药会产生药物依赖(drug dependence),突然停药或减量会发生戒断综合征(abstinence syndrome),表现为神经精神异常。

3. **醇类** 一次或短时间大量饮酒会发生急性乙醇中毒(acute ethanol poisoning)。误饮甲醇可导致中枢神经系统和视神经损害、代谢性酸中毒,严重可致死。

4. **其他** 误服清洁剂或有机溶剂等中毒;一氧化碳(carbon monoxide)、氰化物和硫化氢为窒息性化合物,能使机体发生缺氧性中毒;强酸或强碱能引起接触性组织损伤;工业生产排出有毒化学物质,污染空气或水源,长期接触会发生慢性中毒;铊、汞和砷等中毒;有毒化学物品意外泄漏和军用毒剂引起急性中毒;毒蜂蜇伤、毒蛇等咬伤中毒、河鲀毒素和鱼胆等动物毒素中毒;毒蕈、乌头、曼陀罗、夹竹桃等有毒植物中毒。

【理化因素所致疾病防治研究进展】 人类对化学物质中毒的认识较早。公元前500年人们就已经认识到,未吸收入血的毒物不引起全身中毒。大多数中毒知识的积累主要来自所报告的中毒病例、流行病学研究和动物实验。20世纪30年代前由于毒理学知识缺乏,对中毒无特殊疗法,只能采用一般清除或支持疗法。此后,开始结合生理学和毒理学研究有效解毒疗法,应用亚硝酸盐-硫代硫酸钠来治疗氰化物中毒。20世纪40年代用二巯丙醇(BAL)治疗砷中毒。20世纪50年代用依地酸钙钠治疗铅中毒,开展了螯合剂治疗金属中毒的方法,同时碘解磷定用于治疗 OPI 中毒。20 世纪 60 年代,我国始用二巯丁二钠(DMS)治疗锑、铅、汞和砷等金属及其化合物中毒。近年来发现,中毒发病机制与受体、自由基、脂质过氧化及细胞内钙稳态有关,这为探索解毒疗法开拓了新思路。20 世纪 70 年代以来,中毒诊断和治疗取得长足进展,这有赖于毒理学的兴起和急诊医学的发展。毒理学从器官到分子水平乃至基因水平深入研究中毒发病机制,药理学对特效解毒药的研究及急诊医学血液净化(blood purification)技术、器官支持技术的发展,大大提高了中毒诊治水平,改善了预后。

人类对物理因素所致疾病的研究要晚于化学物质中毒。近年来,由于工业发展和军事需要,人们开始对环境中有害物理因素对人体健康的影响、人体环境适应性及适应不全进行研究,并取得很大进展。此外,急诊医学先进复苏技术的应用大大提高了对高原病、电击和淹溺等患者的救治水平,降低了致残率和病死率。

【理化因素所致疾病的诊断原则】 理化因素所致疾病的特点是病因明确,有特殊的临床表现。

1. 病因 此类疾病都在一定环境条件下发病,多数病因明确并有相应检测方法。如药物过量或毒物中毒均可通过检测估计出中毒量,对空气中的毒物可检测其浓度;环境温度、海拔高度和海水深度等都能测量。随着检测方法增多、灵敏度和特异度提高,对多数理化因素所致疾病的病因可明确诊断。

2. 受损靶部位 多种毒物都有其作用的靶器官和部位,如 OPI 吸收后抑制胆碱酯酶(cholinesterase,ChE);四氯化碳主要作用于肝;慢性苯中毒的靶器官是骨髓等。物理致病因素也各有其作用靶部位,如噪声主要作用于听神经;加速运动主要作用于前庭神经。

3. 剂量与效应关系 量效关系是评估理化致病因素作用的基本规律,暴露毒物的量,高、低温环境时间长短等都与病情严重程度相关,可作为判断预后的依据。

4. 流行病学调查分析 大多数理化因素所致疾病的特点是在同一时间可能有多数人发病,利用研究人群发病情况的流行病学调查方法,有助于明确环境中的致病因素和预防发病。

理化因素所致疾病虽然会出现一个或多个器官损伤或衰竭,但临床上往往缺乏特异性表现。诊断时,在考虑环境因素的同时,尚需结合接触史、临床表现和实验室检查,然后再与其他临床表现类似的疾病鉴别,综合分析、判断。

【理化因素所致疾病的防治原则】

1. 迅速脱离有害环境和危害因素 这是治疗理化因素所致疾病的首要措施。急性中毒时,尽快脱离毒物接触和清除体内或皮肤上的毒物,如处理局部污染、洗胃,对吸收入血的毒物采用血液净化疗法等。发现中暑或电击伤患者,立即转移到安全环境,再施行急救复苏措施。平时,应加强教育,防患于未然。

2. 稳定患者生命体征 理化因素所致疾病患者易出现神志、呼吸和循环障碍或衰竭,生命体征常不稳定,急救复苏的主要目的是稳定生命体征,加强监护,为进一步处理打下基础。

3. 针对病因和发病机制治疗 急性 OPI 中毒时,首先应用解毒药(如碘解磷定)使磷酰化胆碱酯酶(phosphoryl cholinesterase)复活,阿托品、盐酸戊乙奎醚抑制毒蕈碱样症状;纳洛酮竞争性结合阿片受体,治疗阿片类药物中毒;氟马西尼与苯二氮䓬受体竞争性结合,用于治疗苯二氮䓬类药物过量和中毒;甲吡唑为乙醇脱氢酶强效抑制剂,甲醇、乙二醇中毒首选;亚甲蓝属氧化还原剂,治疗亚硝酸盐、苯胺、硝基苯中毒等引起的高铁血红蛋白血症;亚硝酸盐-硫代硫酸钠序贯治疗氰化物中毒;二巯丙醇、二巯丙磺钠,巯基与重金属结合形成复合物后经尿液排出,用于治疗于砷、汞、铅、铜、锑等重金属中毒;氧治疗一氧化碳中毒等。

物理因素所致疾病的病因治疗:中暑高热时降温;冻僵时复温;急性高原病主要发病机制是缺氧,给氧是主要治疗措施;减压病主要是由高气压环境快速返回到低气压环境减压过快所致,治疗方法是进入高压氧舱(hyperbaric oxygen chamber)重新加压,再缓慢减压。

本章思维导图

4. 对症支持治疗 理化因素所致疾病多无特效疗法,大都采取对症治疗,以减少患者痛苦。部分患者须经器官支持过渡到毒物彻底清除和器官功能恢复。

总之,人类在生存过程中不断受到环境中不同有害因素影响,给人体健康带来危害。因此应学习有关理化因素所致疾病,对可预测的有害因素做好预防。已罹病者,要尽快诊断和进行有效治疗,促进康复。

(柴艳芬)

第二章 | 中 毒

第一节 | 概 述

进入人体的化学物质达到中毒量,导致组织和器官损害而引起的全身性疾病称为中毒。引起中毒的化学物质称毒物。根据毒物来源和用途分为:①工业性毒物;②药物;③农药;④有毒动植物。学习中毒疾病的目的是了解毒物中毒的途径和引起人体致病的规律。掌握和运用这些知识,指导预防和诊治疾病。

根据暴露毒物的毒性、剂量和时间,通常将中毒分为急性中毒(acute poisoning)和慢性中毒(chronic poisoning)两类。急性中毒是指机体一次大剂量暴露,或24小时内多次暴露于某种或某些有毒物质而引起的急性病理变化,发病急,病情重,变化快,如不积极治疗,常危及生命。慢性中毒是指长时间暴露,毒物进入人体蓄积中毒,起病慢,病程长,常缺乏特异性中毒诊断指标,容易误诊和漏诊。因此,疑有慢性中毒者,要认真询问病史和查体,并进行实验室相关毒物检查分析。慢性中毒常为职业中毒。

【病因和中毒机制】

(一)病因

1. 职业中毒 在生产过程中,暴露于有毒原料、中间产物或成品,如不注意劳动防护,即可发生中毒。在保管、使用和运输方面,如不遵守安全防护制度,也会发生中毒。

2. 生活中毒 误食、意外接触毒物、用药过量、自杀或谋害等情况下,大量毒物进入人体可引起中毒。

(二)中毒机制

1. 体内毒物代谢

(1)毒物侵入途径:通常,毒物经消化道、呼吸道或皮肤黏膜等途径进入人体引起中毒。毒物对机体产生毒性作用的快慢、强度和表现与毒物侵入途径和吸收速度有关。①消化道:是生活中毒的常见途径,如有毒食物、OPI和镇静催眠药等常经口摄入中毒。毒物经口腔或食管黏膜很少吸收。OPI和氰化物等在胃中吸收较少,主要由小肠吸收,经过小肠液和酶作用后,毒物性质部分发生改变,然后进入血液循环,经肝脏解毒后分布到全身组织和器官。②呼吸道:因肺泡表面积较大和肺毛细血管丰富,经呼吸道吸入的毒物较经消化道吸收入血的速度快20倍,能迅速进入血液循环导致中毒。因此,患者中毒症状严重,病情发展快。职业中毒时,毒物常以粉尘、烟雾、蒸气或气体状态经呼吸道吸入。生活中毒常见病例是一氧化碳中毒。③皮肤黏膜:健康皮肤表面有一层类脂质层,能防止水溶性毒物侵入机体。少数脂溶性毒物(如苯、苯胺、硝基苯、乙醚、三氯甲烷或有机磷化合物等)接触皮肤后易经皮脂腺吸收中毒。损伤皮肤的毒物(如砷化物、芥子气等)也可通过皮肤吸收中毒。皮肤多汗或有损伤时,都可加速毒物吸收。有的毒物也可经球结膜吸收中毒。毒蛇咬伤时,毒液可经伤口入血中毒。

(2)毒物代谢:毒物吸收入血后,与红细胞或血浆中某些成分相结合,分布于全身组织和细胞。脂溶性较大的非电解质毒物在脂肪和部分神经组织中分布量大;不溶于脂类的非电解质毒物,穿透细胞膜的能力差。电解质毒物(如铅、汞、锰、砷和氟等)在体内分布不均匀。大多数毒物在肝内通过氧化、还原、水解和结合等作用进行代谢,然后与组织和细胞内化学物质作用,分解或合成不同化合物。

如乙醇氧化成二氧化碳和水,乙二醇氧化成乙二酸,苯氧化成酚等。大多数毒物代谢后毒性降低,此为解毒过程(detoxification process)。少数毒物代谢后毒性反而增强,如对硫磷氧化为毒性更强的对氧磷。

(3)毒物排泄:进入人体的毒物多数经代谢后排出体外。毒物排泄速度与其组织溶解度、挥发度、排泄和循环器官功能状态有关。肾是排毒的主要器官,水溶性毒物排泄较快,利尿药可加速肾毒物排泄;重金属及生物碱主要由消化道排出,铅、汞和砷尚能由乳汁排出,可致哺乳婴儿中毒;易挥发毒物(如三氯甲烷、乙醚、酒精和硫化氢等)可以原形经呼吸道排出,潮气量越大,排泄毒物作用越强;一些脂溶性毒物可由皮脂腺及乳腺排出,少数毒物经汗液排出时可引起皮炎。有些毒物蓄积在体内一些器官或组织内,排出缓慢,再次释放又可导致中毒。

2. 中毒机制 毒物种类繁多,中毒机制不一,主要包括以下几种。

(1)腐蚀作用:强酸或强碱吸收组织中水分,与蛋白质或脂肪结合,引起接触部位皮肤组织细胞变性和坏死。

(2)组织和器官缺氧:如一氧化碳、硫化氢或氰化物等毒物阻碍氧的吸收、转运或利用。对缺氧敏感的脑和心肌易发生中毒损伤。

(3)麻醉作用:亲脂性强的毒物(如有机溶剂和吸入性麻醉药)易通过血脑屏障进入脑组织,抑制其功能。

(4)抑制酶活性:有些毒物及其代谢物通过抑制酶的活性产生毒性作用。如,OPI抑制ChE,氰化物抑制细胞色素氧化酶,含金属离子的毒物能抑制含巯基的酶等。

(5)干扰细胞或细胞器功能:在体内,四氯化碳经酶催化形成三氯甲烷自由基,后者作用于肝细胞膜中不饱和脂肪酸,引起脂质过氧化,使细胞膜的完整性受损,溶酶体破裂、线粒体及内质网变性和肝细胞坏死。酚类如二硝基酚、五氯酚和棉酚等可使线粒体内氧化磷酸化作用解偶联,阻碍三磷酸腺苷形成和贮存。

(6)竞争相关受体:如阿托品过量时,通过竞争性阻断毒蕈碱受体,产生毒性作用。

3. 影响毒物作用的因素

(1)毒物状态:毒物的毒性与其化学结构及理化性质密切相关。空气中有毒气溶胶颗粒越小,越易吸入肺,毒性越大。此外,毒物中毒途径、摄入量大小及作用时间长短都直接影响毒物对机体的作用。

(2)机体状态:中毒患者由于性别、年龄、营养及健康状况、生活习惯和对毒物毒性的反应不同,即使是同一毒物中毒,预后也不同。如婴幼儿神经系统对缺氧耐受性强,对一氧化碳中毒有一定抵抗力,老年人则相反。营养不良、过度疲劳和患有重要器官(心、肺、肝或肾)疾病等会降低机体对毒物的解毒或排毒能力。肝硬化患者肝功能减退和肝糖原含量减少,机体抗毒和解毒能力降低,即使摄入某些低于致死剂量的毒物时也可引起死亡。

(3)毒物相互影响:同时摄入两种及以上毒物时,有可能产生毒性相加或抵消作用。例如:一氧化碳可以增强硫化氢的毒性作用;酒精可以增强四氯化碳或苯胺的毒性作用。曼陀罗可以抵消OPI的毒性作用。

【临床表现】

(一)急性中毒 不同化学物质急性中毒表现不尽相同,严重中毒时共同表现有发绀、昏迷、惊厥、呼吸困难、休克和少尿等。

1. 皮肤黏膜表现

(1)皮肤及口腔黏膜灼伤:见于强酸、强碱、甲醛、苯酚、甲酚皂溶液、百草枯等腐蚀性毒物灼伤。硝酸灼伤皮肤黏膜痂皮呈黄色,盐酸灼伤痂皮呈棕色,硫酸灼伤痂皮呈黑色。

(2)皮肤颜色变化:①发绀:引起血液氧合血红蛋白减少的毒物中毒可出现发绀。亚硝酸盐、苯胺或硝基苯等中毒时,血高铁血红蛋白含量增加,出现发绀。②皮肤发红:一氧化碳中毒时皮肤黏膜呈樱桃红色。③黄疸:毒蕈、鱼胆或四氯化碳中毒损害肝脏,出现黄疸。

2. 眼部表现　瞳孔扩大见于阿托品、莨菪碱类中毒;瞳孔缩小见于 OPI、氨基甲酸酯类杀虫药中毒;视神经炎见于甲醇中毒。

3. 神经系统表现

(1)昏迷:见于催眠、镇静或麻醉药中毒;有机溶剂中毒;窒息性毒物(如一氧化碳、硫化氢、氰化物)中毒;致高铁血红蛋白毒物中毒;农药(如 OPI、拟除虫菊酯杀虫药或溴甲烷)中毒。

(2)谵妄:见于阿托品、乙醇或抗组胺药中毒。

(3)肌颤:见于 OPI、氨基甲酸酯类杀虫药中毒或急性异烟肼中毒、丙烯酰胺中毒及铅中毒等。

(4)惊厥:见于窒息性毒物、有机氯或拟除虫菊酯类杀虫药、四亚甲基二砜四胺(毒鼠强)、植物(毒蕈、曼陀罗、苦杏仁)、药物(异烟肼、茶碱类、阿托品)、重金属(铅、铊)等中毒。

(5)瘫痪:见于蛇毒、三氧化二砷、可溶性钡盐或磷酸三邻甲苯酯中毒。

(6)精神失常:见于一氧化碳、二硫化碳、酒精、阿托品、有机溶剂、抗组胺药中毒或药物依赖戒断综合征(withdrawal syndrome)等。

4. 呼吸系统表现

(1)呼出特殊气味:乙醇中毒呼出气有酒味;氰化物中毒有苦杏仁味;OPI、黄磷、二甲亚砜、铊或砷中毒时有蒜味;苯酚、甲酚皂溶液中毒有苯酚味;硝基苯中毒有鞋油味;锌或磷化铝中毒可闻及鱼腥味,甲苯或其他溶剂有胶水味。

(2)呼吸加快:水杨酸类、甲醇等中毒兴奋呼吸中枢;刺激性气体(如二氧化氮、氟化氢、硫化氢、氯化氢、溴化氢、磷化氢、二氧化硫等)中毒引起呼吸加快。

(3)呼吸减慢:催眠药或吗啡中毒,抑制呼吸中枢致呼吸麻痹,使呼吸减慢。

(4)肺水肿:吸入刺激性气体(光气、二氧化氮、氯气、氨气、溴化烷、丙烯醛等)、高浓度镉烟尘或镉化物粉尘,OPI 或百草枯等中毒常发生肺水肿。

5. 循环系统表现

(1)心律失常:洋地黄、夹竹桃、蟾蜍毒素中毒兴奋迷走神经,拟肾上腺素药、三环类抗抑郁药中毒兴奋交感神经,氨茶碱中毒所致心律失常的机制多样。

(2)心搏骤停:①心肌毒性作用:见于洋地黄、奎尼丁、锑剂或依米丁等中毒;②缺氧:窒息性气体(asphyxiating gas)中毒,如一氧化碳、硫化氢、氰化物或苯胺等;③严重低钾血症:见于可溶性钡盐、棉酚或排钾利尿药中毒。

(3)休克:强酸、强碱引起严重灼伤致血浆渗出;三氧化二砷中毒引起剧烈呕吐和腹泻;麻醉药过量、严重巴比妥类中毒抑制血管中枢致外周血管扩张。以上因素都可通过不同途径引起循环血容量绝对或相对减少,发生休克。

6. 泌尿系统表现　中毒后肾损害:肾小管堵塞(如砷化氢中毒致大量红细胞破坏物堵塞肾小管)、肾缺血或肾小管坏死(如头孢菌素类、氨基糖苷类抗生素、毒蕈和蛇毒等中毒),导致急性肾衰竭,出现少尿或无尿。

7. 血液系统表现　如砷化氢中毒、苯胺或硝基苯等中毒引起溶血性贫血和黄疸;水杨酸类、肝素或双香豆素过量、敌鼠钠盐、溴敌隆和毒蛇咬伤中毒引起止凝血障碍致出血;氯霉素、抗肿瘤药或苯等中毒引起白细胞减少。

8. 发热　见于阿托品、二硝基酚或棉酚等中毒。

(二)慢性中毒

1. 神经系统表现　痴呆(见于四乙铅或一氧化碳等中毒)、震颤麻痹综合征(见于一氧化碳、吩噻嗪或锰等中毒)、周围神经病(见于铅、砷或 OPI 中毒)。

2. 消化系统表现　砷、四氯化碳、三硝基甲苯或氯乙烯中毒引起中毒性肝病。

3. **泌尿系统表现** 镉、汞或铅中毒引起中毒性肾损害。

4. **血液系统表现** 苯、三硝基甲苯中毒可引起白细胞减少或再生障碍性贫血。

5. **骨骼系统表现** 氟中毒可引起氟骨症;黄磷中毒可引起下颌骨坏死。

【诊断】 中毒诊断通常根据接触史、临床表现、实验室毒物检查分析和调查周围环境有无毒物存在,与其他症状相似疾病鉴别后诊断。遇有急性中毒患者时,须向患者同事、家属、保姆、亲友或现场目击者了解情况。蓄意中毒患者,常不能正确提供病史。对慢性中毒患者,如不注意病史和病因,容易误诊和漏诊。诊断职业性中毒必须慎重。

(一)**病史** 病史通常包括接触毒物时间、中毒环境和途径、毒物名称和剂量、初步治疗情况和既往生活及健康状况。

1. **毒物接触史** 对生活中毒,如怀疑服毒时,要了解患者发病前的生活情况、精神状态、长期用药种类,有无遗留药瓶、药袋,家中药物有无缺少等以判断服药时间和剂量。对一氧化碳中毒要了解室内炉火、烟囱、煤气及同室其他人员情况。食物中毒时,常为集体发病;散发病例,应调查同餐者有无相同症状。水源或食物污染可造成地区流行性中毒,必要时应进行流行病学调查。对职业中毒应询问职业史,包括工种、工龄、接触毒物种类和时间、环境条件、防护措施及工作中是否有过类似情况等。总之,对任何中毒都要了解发病现场情况,查明接触毒物的证据。

2. **既往史** 对于中毒患者,尚应了解发病前健康状况、生活习惯、嗜好、情绪、行为改变、用药及经济情况。上述情况都有助于对中毒进行分析判断。

(二)**临床表现** 对不明原因突然昏迷、呕吐、惊厥、呼吸困难和休克的患者,或不明原因的发绀、周围神经麻痹、出血、贫血、白细胞减少、血小板减少及肝损伤患者都要想到中毒(表9-2-1)。

表 9-2-1 常见急性中毒诊治要点

	毒物	最小致死量	临床表现	治疗
腐蚀性毒物	强酸		皮肤灼伤	皮肤冲洗
	浓硫酸	5ml	吞服致口腔、消化道黏膜腐蚀,休克,食管或胃穿孔,后期食管狭窄	避免洗胃
	浓硝酸	5ml		饮牛奶、蛋清、氢氧化铝凝胶
	浓盐酸	5ml		抗休克:输液、镇痛
	强碱		同上	防止食管狭窄
	氢氧化钠	5g		皮肤冲洗
	浓氨水	10ml		保护剂:牛奶、蛋清
				抗休克:输液、镇痛
金属	汞		高浓度汞蒸气致口腔炎	脱离接触,应用 DMPS 或 DMS
	镉			
	硫酸镉(口服)	—	食入镉盐后,出现急性胃肠炎	尽早洗胃、对症治疗
	氧化镉(吸入)	—	吸入高浓度镉烟,出现呼吸道刺激症状,严重者4~10小时后可出现肺水肿	吸氧、消泡剂(10%硅酮)雾化吸入、肾上腺皮质激素防治肺水肿
	氯化钡	1g	食入或吸入可溶性钡盐2~3小时,出现急性胃肠炎,重者引起低钾血症、四肢瘫痪、呼吸肌麻痹和心律失常	洗胃:2%~5%硫酸镁或硫酸钠;口服硫酸钠30g,或10%硫酸钠10ml缓慢静脉注射,30分钟重复;吸氧,补钾,机械通气
	砷化氢	50mg/m³	吸入数小时至1~2天发生急性溶血,出现血红蛋白尿、贫血,重者2~3天出现急性肾衰竭	吸氧,碱化尿液防治急性肾衰竭必要时血液净化治疗

续表

	毒物	最小致死量	临床表现	治疗
有机溶剂	甲醇	30ml	吸入后,眼、上呼吸道明显刺激现象;饮入后引起胃肠炎、意识和视力障碍、酸中毒	纠正酸中毒:碳酸氢钠 解毒药:甲吡唑
	汽油	25g/m³ 40ml	饮入或吸入后,头痛、头晕,重者精神失常、昏迷、惊厥、呼吸麻痹	避免洗胃,以免汽油或煤油误入气管
	煤油	15g/m³ 100ml	误吸发生支气管炎、化学性肺炎	吸入性肺炎时,吸氧,抗生素
	苯	24g/m³ 15ml	吸入大量苯蒸气或饮入大量苯后,出现麻醉现象	脱离有毒环境 保持呼吸道通畅
	四氯化碳	90g/m³ 30ml	吸入或饮入,出现麻醉和消化道黏膜刺激征,重者出现肝、肾、心肌损害	保护肝、肾功能
刺激性气体	氨气	300mg/m³	接触或吸入,出现眼、上呼吸道黏膜刺激征,重者2~24小时可发生肺水肿	脱离有毒环境 吸氧 缓解支气管痉挛 防治肺水肿:糖皮质激素,消泡剂雾化吸入,必要时气管切开
	氯气	—		
	光气	20mg/m³		
	二氧化氮	—		
窒息性毒物	硫化氢	1.0g/m³	吸入,出现眼和上呼吸道黏膜刺激征、心悸、肺水肿、昏迷;吸入高浓度出现昏迷、惊厥,呼吸停止	脱离有毒环境 吸氧 机械通气
	氰化物		吸入或食入,呼出气苦杏仁味,头晕、头痛、嗜睡、呼吸困难、心率快、血压低、皮肤潮红、昏迷、惊厥、呼吸心跳停止	脱离有毒环境 吸氧
	氰化氢	120mg/m³		解毒药:立即给予亚硝酸异戊酯吸入,3%亚硝酸钠10ml静脉注射,随即50%硫代硫酸钠50ml静脉注射
	氰化钠	0.15g		
	氰化钾	0.2g		
	木薯	1 000g		
	苦杏仁	30粒		
	高铁血红蛋白生成性毒物		食入亚硝酸盐引起"肠源性发绀"。吸入、食入或皮肤吸收苯胺、硝基苯后,产生发绀。重者昏迷、抽搐,呼吸循环衰竭	口服中毒时,洗胃 用肥皂、清水彻底清洗皮肤污染 吸氧 解毒药:亚甲蓝 机械通气
	亚硝酸盐	5g		
	苯胺	4g		
	硝基苯	2ml		
杀鼠剂	磷化氢	27.8mg/m³	吸入磷化氢后1~3小时头晕、呕吐、胸闷,重者肺水肿、休克、惊厥、昏迷、心律失常、急性肾衰竭 食入磷化锌或磷化铝,表现同上	脱离有毒环境;用0.2%~0.5%硫酸铜溶液洗胃、硫酸钠导泻、复苏及支持治疗
	磷化锌	2~3g		
	磷化铝	1.5g		
	敌鼠钠盐	0.5~5g	食后头晕、恶心、呕吐、出血,凝血时间延长	解毒药:维生素 K₁,10~20mg,静脉注射,3次/日,连用3~5天; 烟酰胺200~400mg,1~2次/日静脉输注
	溴敌隆	—		
	灭鼠灵	—		
	氟乙酰胺	2~10mg/kg	口服后恶心、呕吐、烦躁不安、抽搐、昏迷、心律失常、休克、心力衰竭和呼吸衰竭	解毒药:乙酰胺2.5g,每6~8小时1次,肌内注射,至抽搐停止; 治疗脑水肿、抽搐和呼吸衰竭
	氟乙酸钠	2~10mg/kg		
	三氧化二砷（砒霜）	100mg	严重胃肠炎、休克,1~3周出现周围神经病、肝损害和皮肤角化	巯基解毒药:BAL、DMPS、DMS 抗休克:补液

续表

毒物		最小致死量	临床表现	治疗
除草剂	百草枯	5～15ml（20%）	口服中毒后,口咽烧灼感、口腔黏膜糜烂,恶心、呕吐、腹痛、腹泻、呕血、黑便、肝肾损害。以后出现胸闷、咳嗽和进行性呼吸困难。1～3周内发生肺间质纤维化	用清水或2%碳酸氢钠洗胃,然后用15%漂白土或活性炭灌胃吸附毒物,再用硫酸镁、硫酸钠或20%甘露醇导泻。早期行血液灌流或血浆置换及早应用抗氧化剂、糖皮质激素减轻肺水肿和肺纤维化
中西药物	水杨酸类 阿司匹林	10～20g 20g	口服过量时,恶心、呕吐、出汗、面色潮红、出血、呼吸性碱中毒和代谢性酸中毒,低钾血症和低血糖	碳酸氢钠溶液碱化尿液;纠正低钾血症、代谢性酸中毒;维生素K_1 10～25mg肌内注射止血;血液透析
	阿托品 颠茄 曼陀罗（洋金花） 异烟肼	10mg — 种子9粒 10g	口干、吞咽困难、皮肤干燥潮红、瞳孔散大、视力模糊、心动过速、排尿困难、发热;重者谵妄、幻觉、躁动、抽搐、昏迷; 大量摄入后,嗜睡、肌纤颤、惊厥、呼吸肌痉挛和窒息	躁动时:地西泮 10mg,肌内注射 惊厥时:地西泮、苯巴比妥钠 解毒药:维生素B_6 200～400mg/d,静脉输注;烟酰胺400mg/d,静脉输注
	乌头 附子 雪上一枝蒿（岩乌头）	— — —	食后数小时,口舌、四肢麻木/肌强直、抽搐;呕吐、腹泻、心动过缓、心律失常;呼吸和循环衰竭	解毒药:阿托品 心动过缓肌内注射阿托品;抗心律失常药;复苏措施
有毒动植物	毒蕈 捕蝇蕈 斑毒蕈 马鞍蕈 瓢蕈 白毒伞蕈	0.05g	1. 神经型:食后1～2小时出现副交感神经兴奋症状 2. 溶血型:食后6～12小时出现胃肠炎症状,继而出现溶血、急性肾衰竭 3. 肝病型:食后6～24小时出现胃肠炎症状,继而出现急性肝衰竭	副交感神经兴奋时,可服阿托品;出现阿托品中毒样症状时,可予地西泮; 溶血时,用肾上腺皮质激素 血红蛋白尿时,碱化尿液 贫血时输血 巯基解毒药:DMS或DMPS 各种毒蕈中毒严重者可行血浆置换
	河鲀	半条或河鲀毒素10μg/kg	食后1～2小时呕吐、腹泻、舌尖发麻、上睑下垂、四肢瘫痪、昏迷、休克、呼吸衰竭	排毒:输液利尿 呼吸衰竭时,给予吸氧、机械通气、糖皮质激素、血浆置换

【治疗】

（一）**治疗原则**　①立即终止毒物接触;②紧急复苏和对症支持治疗;③清除体内尚未吸收的毒物;④应用解毒药;⑤预防并发症。

（二）**急性中毒治疗**

1. **终止继续暴露毒物**　立即将患者撤离中毒现场,转到空气新鲜的地方;脱去污染衣物;用温水或肥皂水清洗掉皮肤和毛发上的毒物;用清水彻底冲洗,清除眼内毒物;清除伤口处毒物;对特殊毒物清洗与清除的要求见表9-2-2和表9-2-3。

表 9-2-2　特殊毒物清洗要求

毒物种类	清洗的要求
二硫化碳、苯酚、溴苯、苯胺、硝基苯	用10%酒精冲洗
磷化锌、黄磷	用1%碳酸钠溶液冲洗
酸性毒物(铊、磷、有机磷、溴、溴化烷、汽油、四氯化碳、甲醛、硫酸二甲酯、氯化锌、氨基甲酸酯)	用5%碳酸氢钠溶液或肥皂水冲洗后,再用清水冲洗
碱性毒物(氨水、氨、氢氧化钠、碳酸钠、硅酸钠)	用2%醋酸或3%硼酸、1%枸橼酸溶液冲洗

表 9-2-3　特殊毒物清除要求

毒物种类	清除的要求
黄磷	先用镊子、软毛刷清除毒物颗粒后,再用温水清洗干净
三氯化磷、三氯氧磷、五氧化二磷、芥子气	先用纸或布吸去毒物后,再用水清洗(切勿先用水冲洗)
焦油、沥青	先用二甲苯清除毒物后,再用清水或肥皂水冲洗皮肤,待水干后,用羊毛脂涂在皮肤表面

2. 紧急复苏和对症支持治疗　复苏和支持治疗目的是保护和恢复患者重要器官功能,帮助危重症患者度过危险期。急性中毒昏迷者,保持呼吸道通畅、维持呼吸和循环功能。观察神志、体温、脉搏、呼吸、血压等情况。严重中毒者出现心脏停搏、休克、循环衰竭、呼吸衰竭、肾衰竭、水电解质和酸碱平衡紊乱时,应立即采取有效急救复苏措施,稳定生命体征。惊厥时,选用抗惊厥药,如苯巴比妥、异戊巴比妥或地西泮等;脑水肿时,应用甘露醇或山梨醇和地塞米松等。给予鼻饲或肠外营养。

3. 清除体内尚未吸收的毒物　经口中毒者,早期清除胃肠道尚未吸收的毒物可明显改善病情,愈早、愈彻底愈好。

(1)催吐:用于意外中毒不能洗胃者。对清醒、合作的经口摄入中毒者,可考虑催吐法。因此法易引起误吸和延迟活性炭应用,还可能引起食管撕裂、胃穿孔、出血等,临床上已不常规应用。昏迷、惊厥、休克、腐蚀性毒物摄入、无呕吐反射者、近期上消化道出血或食管胃底静脉曲张者和孕妇禁用。

1)物理法刺激催吐:用手指或压舌板、筷子刺激咽后壁或舌根诱发呕吐。未见效时,饮温水 200～300ml,然后再用上述方法刺激呕吐,如此反复进行,直到呕出清亮胃内容物为止。

2)药物催吐:临床少用。①阿扑吗啡(apomorphine):吗啡衍生物,半合成中枢性催吐药,具有强多巴胺受体激动效应,直接作用于延髓催吐化学感受区,兴奋呕吐中枢,产生强烈催吐作用。2～5mg,皮下注射,5～10 分钟后即产生催吐作用。给药前先饮水 200～300ml,可增加催吐效果。本品不宜重复应用,禁用于麻醉药中毒、严重心血管疾病、胃和十二指肠溃疡者。②吐根糖浆:直接刺激胃肠黏膜感受器,反射性作用于呕吐中枢引起呕吐。口服 30ml,继而饮水 200ml。20 分钟后出现呕吐,持续30～120 分钟。

(2)洗胃(gastric lavage)

1)适应证:口服毒物 1 小时内者;吸收缓慢的毒物、胃蠕动功能减弱或消失者,可延长至 4～6 小时,对无特效解毒治疗的急性重度中毒,患者就诊时已超过 6 小时,仍可酌情考虑洗胃。

2)禁忌证:吞服强腐蚀性毒物、食管静脉曲张、惊厥或昏迷患者,不宜进行洗胃。

3)洗胃方法:洗胃时,患者头稍低并转向一侧。应用较大口径胃管,涂液体石蜡润滑后由口腔将胃管向下送入 50cm 左右。如能抽出胃液,证明胃管确在胃内;如不能肯定,可向胃管注适量空气,在胃区听到"咕噜"声,即可确定在胃内。首先吸出全部胃内容物,留送毒物分析。然后,每次向胃内注入 35℃左右的温开水 200～300ml。注意出入液量平衡,一次注入量过多易促使毒物进入肠腔内。反复灌洗,直至洗出液清亮为止。拔胃管时,要先将胃管尾部夹住,以免拔胃管过程中管内液体反流入气管内。

4)洗胃液选择:最常用的洗胃液是温开水。根据进入胃内毒物种类不同,可选用不同的洗胃液,通常洗胃液配制见表 9-2-4。

溶剂:口服脂溶性毒物(如汽油或煤油等)时,先用液体石蜡 150～200ml,使其溶解不被吸收,然后洗胃。

解毒药:解毒药与体内存留毒物起中和、氧化和沉淀等化学作用,使其失去毒性。

中和剂:强酸用弱碱(如镁乳、氢氧化铝凝胶等)中和,不用碳酸氢钠,因其遇酸后可生成二氧化碳,使胃肠充气膨胀,有穿孔危险。强碱可用弱酸类物质(如食醋、果汁等)中和。

表 9-2-4　洗胃液配制和应用注意要点

洗胃液配制	毒物种类	注意要点
清水或生理盐水	砷、硝酸银、溴化物及不明原因中毒	
1：5 000 高锰酸钾	镇静催眠药、阿片类、烟碱、生物碱、氰或砷化物、无机磷或士的宁	对硫磷（1605）等硫代类 OPI 中毒禁用
2% 碳酸氢钠	OPI、氨基甲酸酯类、拟除虫菊酯类、苯、铊、汞、硫、铬、硫酸亚铁或磷	敌百虫或强酸（硫酸、硝酸或盐酸）中毒禁用
0.3% H_2O_2	阿片类、士的宁、氰化物或高锰酸钾	
1%～3% 鞣酸	吗啡类、辛可芬、洋地黄、阿托品、颠茄、发芽马铃薯或毒蕈	
0.3% 氧化镁	阿司匹林或草酸	
5% 硫酸钠	氯化钡或碳酸钡	
5%～10% 硫代硫酸钠	氯化物、丙烯腈、碘、汞、铬或砷	
石灰水上清液	氟化钠、氟硅酸钠或氟乙酰胺	
10% 活性炭悬浮液	河鲀或生物碱	
鸡蛋清	腐蚀性毒物、硫酸铜或铬酸盐	
液体石蜡	硫黄、煤油、汽油	口服液体石蜡后再用清水洗胃
10% 面糊	碘或碘化物	

沉淀剂：有些化学物与毒物作用，生成溶解度低、毒性小的物质。乳酸钙或葡萄糖酸钙与氟化物或草酸盐作用，生成氟化钙或草酸钙沉淀。2%～5% 硫酸钠与可溶性钡盐作用，生成不溶性硫酸钡。生理盐水与硝酸银作用生成氯化银。

氧化剂：1：5 000 高锰酸钾液，可使生物碱、蕈类氧化而解毒。

胃黏膜保护剂：吞服腐蚀性毒物时，禁忌洗胃，可用胃黏膜保护剂，如牛奶、蛋清、米汤、植物油等保护胃肠黏膜。

5）洗胃并发症：胃穿孔或出血，吸入性肺炎或窒息等。

（3）活性炭吸附：活性炭是强力吸附剂，能吸附多种毒物。不能被活性炭很好吸附的毒物有乙醇、强酸、强碱、钾、铁、锂、碘、氰化物等。活性炭的效用呈时间依赖性，应在摄毒 1 小时内使用。活性炭结合为一种饱和过程，须应用超过毒物量的足量活性炭来吸附毒物。首次 1～2g/kg，加水 200ml，由胃管注入，2～4 小时重复应用 0.5～1.0g/kg，直至症状改善。活性炭解救对氨基水杨酸盐中毒的理想比例为 10：1，推荐量为 25～100g。应用的主要并发症有呕吐、肠梗阻和吸入性肺炎。

（4）导泻：不推荐单独使用导泻药物清除急性中毒患者的肠道毒物。通常不用油脂类泻药，以免促进脂溶性毒物吸收。洗胃或给予活性炭后，灌入泻药。常用导泻药有甘露醇、山梨醇、硫酸镁、硫酸钠、复方聚乙二醇电解质散等。硫酸镁 15g 溶于水内，口服或由胃管注入。镁离子吸收过多对中枢神经系统有抑制作用。肾衰竭或呼吸衰竭、昏迷和磷化锌、OPI 中毒晚期者不宜使用。

（5）灌肠：除腐蚀性毒物中毒，用于口服中毒 6 小时以上、导泻无效及抑制肠蠕动的毒物（巴比妥类、颠茄类或阿片类）中毒者。应用 1% 温肥皂水连续多次灌肠。

（6）全肠灌洗：全肠灌洗可通过促使排便，加快排出而减少毒物在体内的吸收。用于口服重金属、缓释药物、肠溶药物中毒以及消化道藏毒品者。聚乙二醇溶液不被吸收，也不会造成患者水和电解质的紊乱，用于全肠灌洗。

4. 促进已吸收毒物排出

（1）强化利尿和改变尿液酸碱度

　　1）强化利尿:增加尿量促进毒物排出。主要用于以原形由肾排除的毒物中毒。方法为:①快速大量静脉输注 5%～10% 葡萄糖溶液或 5% 葡萄糖氯化钠溶液,每小时 500～1 000ml;②同时静脉注射呋塞米 20～80mg。有心、肺和肾功能障碍者勿用此疗法。

　　2）改变尿液酸碱度:根据毒物溶解后酸碱度不同,选用能改变尿液酸碱度以增强毒物排除的液体。①碱化尿液:弱酸性毒物(如苯巴比妥或水杨酸类)中毒,静脉应用碳酸氢钠碱化尿液(pH≥8.0),促使毒物由尿排出;②酸化尿液:碱性毒物(苯丙胺、士的宁和苯环己哌啶)中毒时,静脉输注维生素 C(4～8g/d)或氯化铵(2.75mmol/kg,每 6 小时一次),使尿液 pH<5.0。

　　(2)供氧:一氧化碳中毒时,吸氧可促使碳氧血红蛋白解离,加速一氧化碳排出。高压氧治疗是一氧化碳中毒的特效疗法。

　　(3)血液净化:用于血液中毒物浓度明显增高、中毒严重、昏迷时间长、有并发症和经积极支持治疗病情仍日趋恶化者。

　　1）血液透析(hemodialysis):清除血液中分子量较小和非脂溶性的毒物(如苯巴比妥、水杨酸类、甲醇、茶碱、乙二醇和锂等)。短效巴比妥类、格鲁米特和 OPI 因有脂溶性,一般不进行血液透析。氯酸盐或重铬酸盐中毒能引起急性肾衰竭,首选血液透析。中毒 12 小时内进行血液透析效果好。如中毒时间过长,毒物与血浆蛋白结合,则不易透出。

　　2）血液灌流(hemoperfusion):血液流过装有活性炭或树脂的灌流柱,毒物被吸附后,再将血液输回患者体内。此法能吸附脂溶性或与蛋白质结合的化学物,能清除血液中巴比妥类和百草枯等,是目前最常用的中毒抢救措施。血液灌流时,血液正常成分如血小板、白细胞、凝血因子、葡萄糖、二价阳离子也能被吸附排出。因此,中毒患者进行血液灌流后,需要监测血液成分变化。

　　3）血浆置换(plasmapheresis):本疗法用于清除游离或与蛋白结合的毒物,特别是生物毒(如蛇毒、蕈中毒)及砷化氢等溶血毒物中毒。一般须在数小时内置换 3～5L 血浆。

　　5. 解毒药

　　(1)金属中毒解毒药:多属螯合剂(chelating agent),常用的有氨羧螯合剂和巯基螯合剂。①依地酸钙钠(disodium calcium ethylene diamine tetraacetate,EDTA Ca-Na₂):是最常用的氨羧螯合剂,可与多种金属形成稳定而可溶的金属螯合物排出体外,用于治疗铅中毒。1g 加于 5% 葡萄糖溶液 250ml,稀释后静脉输注,每日 1 次,连用 3 天为一疗程,间隔 3～4 天后可重复用药。②二巯丙醇(dimercaprol,BAL):含有活性巯基(—SH)。巯基解毒药进入体内可与某些金属形成无毒、难解离,但可溶的螯合物后由尿排出。此外,还能夺取已与酶结合的重金属,恢复酶活性,达到解毒目的。用于治疗砷、汞中毒。急性砷中毒治疗剂量:第 1～2 天,2～3mg/kg,每 4～6 小时 1 次,肌内注射,第 3～10 天,每天 2 次。本药不良反应有恶心、呕吐、腹痛、头痛或心悸等。③二巯丙磺钠(sodium 2,3-dimercaptopropane sulfonate,DMPS):作用与二巯丙醇相似,但疗效较好,不良反应少。用于治疗汞、砷、铜或锑等中毒。汞中毒时,用 5% 二巯丙磺钠 5ml,每日 1 次,肌内注射,用药 3 天为一疗程,间隔 4 天后可重复用药。④二巯丁二钠(sodium dimercaptosuccinate,DMS):用于治疗锑、铅、汞、砷或铜等中毒。急性锑中毒出现心律失常时,首次 2.0g,注射用水 10～20ml 稀释后缓慢静脉注射,此后每小时 1 次,每次 1.0g,连用 4～5 次。

　　(2)高铁血红蛋白血症解毒药:亚甲蓝。小剂量亚甲蓝可使高铁血红蛋白还原为正常血红蛋白,用于治疗亚硝酸盐、苯胺或硝基苯等中毒引起的高铁血红蛋白血症。剂量:1% 亚甲蓝 5～10ml(1～2mg/kg)稀释后静脉注射,根据病情可重复应用。注射药液外渗时易引起组织坏死。

　　(3)氰化物中毒解毒药:中毒后,立即吸入亚硝酸异戊酯。随即,3% 亚硝酸钠溶液 10ml 缓慢静脉注射。继而,用 50% 硫代硫酸钠 50ml 缓慢静脉注射。适量的亚硝酸盐使血红蛋白氧化,产生一定量的高铁血红蛋白,后者与血液中氰化物形成氰化高铁血红蛋白。高铁血红蛋白还能夺取已与氧化型细胞色素氧化酶结合的氰离子;氰离子与硫代硫酸钠作用,转变为毒性低的硫氰酸盐排出体外。

　　(4)甲吡唑(fomepizole):甲吡唑和乙醇是治疗乙二醇(ethylene glycol)和甲醇(methanol)中毒的

有效解毒药。甲吡唑和乙醇都是乙醇脱氢酶(ADH)抑制剂,前者较后者作用更强。乙二醇能引起肾衰竭,甲醇能引起视力障碍或失明。在暴露于甲醇和乙二醇后、出现中毒表现前给予甲吡唑,可预防其毒性;出现中毒症状后给予可阻止病情进展。乙二醇中毒患者肾损伤不严重时,应用甲吡唑可避免血液透析。静脉负荷量15mg/kg,加入100ml以上生理盐水中或5%葡萄糖溶液,输注30分钟以上。维持量10mg/kg,每12小时1次,连用4次。

(5)奥曲肽(octreotide):能抑制胰岛β细胞作用,用于治疗磺酰脲(sulfonylurea)类药物过量引起的低血糖。其抑制胰岛素分泌的作用是生长抑素的2倍。成人剂量50~100μg,每8~12小时皮下注射或静脉输注。

(6)高血糖素(glucagons):能诱导释放儿茶酚胺,是β受体拮抗药和钙通道阻滞药中毒的解毒剂,也可用于普鲁卡因、奎尼丁和三环类抗抑郁药过量。主要应用指征是心动过缓和低血压。首次剂量5~10mg,静脉注射,可反复给予。维持用药输注速率1~10mg/h。常见不良反应为恶心和呕吐。

(7)中枢神经抑制剂解毒药

1)纳洛酮(naloxone):阿片受体拮抗剂,是阿片类麻醉药的解毒药,对麻醉镇痛药引起的呼吸抑制有特异性拮抗作用。纳洛酮对急性酒精中毒有催醒作用,对各种镇静催眠药,如地西泮(diazepam)等中毒也有一定疗效。机体处于应激状态时,促使腺垂体释放β-内啡肽,可引起心肺功能障碍。纳洛酮能拮抗β-内啡肽对机体产生的不利影响。0.4~0.8mg静脉注射,重症患者1小时后重复1次。

2)氟马西尼(flumazenil):是苯二氮䓬类中毒的解毒药。

(8)OPI中毒解毒药:应用阿托品、盐酸戊乙奎醚和碘解磷定(pralidoxime iodide,PAM-I)。

6. **预防并发症** 惊厥时,保护患者避免受伤;卧床时间较长者,要定时翻身,以免发生坠积性肺炎、压疮(pressure sore)或血栓栓塞性疾患等。

(三)慢性中毒的治疗

1. **解毒疗法** 慢性铅、汞、砷、锰等中毒可采用金属中毒解毒药。用法详见本节"急性中毒的治疗"部分。

2. **对症疗法** 有周围神经病、震颤麻痹综合征、中毒性肝病、中毒性肾病、白细胞减少、血小板减少、再生障碍性贫血的中毒患者,治疗参见有关章节。

【预防】

1. **加强防毒宣传** 在厂矿、农村、城市居民中结合实际情况,因时、因地制宜地进行防毒宣传,向群众介绍有关中毒的预防和急救知识。在初冬宣传预防煤气中毒常识;喷洒农药或防鼠、灭蚊蝇季节,向群众宣传防治农药中毒常识。

2. **加强毒物管理** 严格遵守有关毒物管理、防护和使用规定,加强毒物保管。防止化学物质跑、冒、滴、漏。厂矿中有毒物的车间和岗位,加强局部和全面通风,以排出毒物。遵守车间空气中毒物最高允许浓度规定,加强防毒措施。注意废水、废气和废渣治理。

3. **预防化学性食物中毒** 食用特殊的食品前,要了解有无毒性。不吃有毒或变质的动植物性食物。不易辨认有无毒性的蕈类,不可食用。河鲀、木薯、附子等经过适当处理后,可消除毒性,如无把握不要进食。不宜用镀锌器皿存放酸性食品,如清凉饮料或果汁等。

4. **防止误食毒物或用药过量** 盛放药物或化学物品的容器要加标签。医院、家庭和托幼机构的消毒液和杀虫药要严加管理。医院用药和发药要执行严格查对制度,以免误服或用药过量。家庭用药应加锁保管,远离孩童。精神病患者用药,更要有专人负责。

5. **预防地方性中毒病** 地方饮水中含氟量过高,可引起地方性氟骨症,可通过打深井、换水等方法改善水源,以达到预防目的。地方井水含钡量过高,可引起地方性麻痹病,应设法降低饮水含钡量。棉籽油中含棉酚,食后可引起中毒。棉籽油加碱处理,使棉酚形成棉酚钠盐,即可消除毒性。

(柴艳芬)

第二节 ｜ 农药中毒

农药（pesticide）是指用来杀灭害虫、啮齿动物、真菌和莠草等防治农业病虫害的药品。农药种类很多，目前常用的包括杀虫药（OPI、氨基甲酸酯类、拟除虫菊酯类和甲脒类等）、灭鼠药（rodenticide）和除草剂（herbicide）等。截至 2022 年 12 月 31 日，我国登记的农药有效成分 751 种。农药在生产、运输、分销、贮存和使用过程中不注意防护，以及摄入农药污染食物、故意服毒或误服均可发生中毒。

农药在使用过程中因效果不好或对人畜毒性太大而不断被淘汰或被新品种替代。在 20 世纪 50 年代，有机氯类杀虫药（organochlorine insecticide，如滴滴涕、甲氧滴滴涕和六六六等）被最早开发和广泛使用。该类药性质稳定，对人畜毒性小，但在土壤、食品和生物体内残存时间持久，可造成环境污染和生态环境破坏。动物实验发现，该类药还能增加肝癌发病率，故许多国家已禁用。20 世纪 60 年代，世界各地普遍生产和使用 OPI。据不完全统计，世界上合成的有效 OPI 有数百种，其中大量生产的有 40 余种。20 世纪 70 年代后，相继生产氨基甲酸酯类、拟除虫菊酯类和甲脒类等新型农业杀虫药。1982 年，我国停止生产六六六，并限制使用此类农药。目前，我国不断淘汰对人畜毒性较大的 OPI。2007 年起，我国为保护粮食、蔬菜和水果等农产品的质量安全，停止使用对硫磷、甲基对硫磷、甲胺磷、磷胺和久效磷 5 种高毒 OPI。到 2009 年，基本停止有机氯类杀虫药（氯丹、灭蚁灵和滴滴涕）生产、使用和进出口。我国于 2022 年 9 月 1 日起禁止生产、2024 年 9 月 1 日起禁止销售和使用甲拌磷、甲基异柳磷、水胺硫磷、灭线磷原药及制剂。在农业生产中，由于鼠类破坏庄稼，灭鼠药应用广泛，也易引起人体中毒。本节重点介绍 OPI、百草枯、氨基甲酸酯类杀虫药和灭鼠药中毒。

一、急性有机磷杀虫药中毒

急性有机磷杀虫药中毒（acute organic phosphorus insecticide poisoning，AOPIP）是指 OPI 进入体内抑制乙酰胆碱酯酶（acetylcholinesterase，AChE）活性，引起体内生理效应部位 Ach 大量蓄积，出现毒蕈碱样、烟碱样和中枢神经系统等中毒症状和体征，患者常死于呼吸衰竭。

OPI 属于有机磷酸酯或硫化磷酸酯类化合物，大都为油状液体，呈淡黄色至棕色，稍有挥发性，有大蒜臭味，除敌百虫，难溶于水，不易溶于多种有机溶剂，在酸性环境中稳定，在碱性环境中易分解失效。甲拌磷和三硫磷耐碱，敌百虫遇碱能变成毒性更强的敌敌畏。常用剂型有乳剂、油剂和粉剂等。其基本化学结构式如图 9-2-1。R 和 R′ 为烷基、芳基、羟胺基或其他取代基团，X 为烷氧基、丙基或其他取代基，Y 为氧或硫。

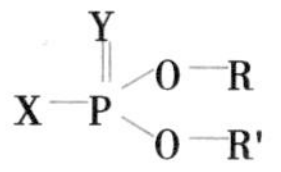

图 9-2-1 OPI 结构通式

【OPI 分类病因】 由于取代基不同，各种 OPI 毒性相差很大。国内生产的 OPI 的毒性按大鼠急性经口进入体内的半数致死量（LD_{50}）分为 4 类，对 OPI 中毒有效抢救具有重要参考价值。

1. 剧毒类 $LD_{50}<10mg/kg$，如甲拌磷（thimet，3911）、内吸磷（demeton，1059）、对硫磷（parathion，1605）、速灭磷（mevinphos）和特普（tetron，tetraethyl diphosphate，TEPP）等。

2. 高毒类 LD_{50} 10～100mg/kg，如甲基对硫磷（methylparathion）、甲胺磷（methamidophos）、氧乐果（omethoate）、敌敌畏（dichlorvos，dichlorphos，DDVP）、磷胺（phosphamidon）、久效磷（monocrotophos）、水胺硫磷（isocarbophos）、杀扑磷（methidathion）和砜吸磷（oxydemeton-methyl）等。

3. 中度毒类 LD_{50} 100～1 000mg/kg，如乐果（rogor，dimethoate）、倍硫磷（fenthion）、除线磷（dichlofenthion）、乙硫磷（1240）、敌百虫（dipterex）、乙酰甲胺磷（acephate）、二嗪磷（diazinon）和亚胺硫磷（phosmet）等。

4. 低毒类 LD_{50} 1 000～5 000mg/kg，如马拉硫磷（malathion，karbofos，4049）、辛硫磷（phoxim）、甲基乙酯磷（methylacetophos）、碘硫磷（iodfenphos）、氯硫磷（phosphorus chloride）和溴硫磷（bromophos）等。

【病因】

1. 生产中毒 生产过程中引起中毒的主要是在杀虫药精制、出料和包装过程中，手套破损或衣服和口罩污染;也可因生产设备密闭不严,OPI跑、冒、滴、漏或污染手、皮肤及吸入中毒。

2. **使用中毒** 在使用过程中,施药人员喷洒时,药液污染皮肤或湿透衣服由皮肤吸收,以及吸入空气中OPI;配药时手被原液污染也可引起中毒。

3. **生活中毒** 故意吞服、误服、摄入OPI污染的水源或食品;滥用OPI治疗皮肤病或驱虫也会发生中毒。

【毒物代谢】 OPI主要经胃肠、呼吸道及皮肤黏膜吸收。吸收后迅速分布至全身各器官,其中以肝内浓度最高,其次为肾、肺、脾等,肌肉和脑内含量最少。OPI主要在肝内进行生物转化和代谢。有的OPI氧化后毒性增强,如对硫磷通过肝细胞微粒体氧化酶系统氧化为对氧磷,后者对ChE抑制作用是前者的300倍;内吸磷氧化后首先形成亚砜$\overset{R}{\underset{R}{}}{>}SO$,其抑制ChE能力增加5倍。OPI经水解后毒性降低。在肝内,敌百虫侧链脱去氯化氢转化为敌敌畏,毒性增强,而后经水解、脱胺、脱烷基等降解后失去毒性。马拉硫磷在肝内经酯酶水解而解毒。OPI吸收后6~12小时血中浓度达高峰,24小时内通过肾由尿排泄,48小时后完全排出体外。

OPI进入人体后,迅速与ChE结合形成稳定的磷酰化胆碱酶,失去分解乙酰胆碱(acetylcholine, Ach)能力,Ach大量蓄积于神经末梢,过度兴奋胆碱能神经,出现一系列毒蕈碱样、烟碱样和中枢神经系统症状。

【中毒机制】 OPI能抑制许多酶,但对人畜毒性主要表现在抑制ChE。体内ChE分为真性胆碱酯酶(genuine cholinesterase)或乙酰胆碱酯酶(AChE)和假性胆碱酯酶或丁酰胆碱酯酶(butyrylcholine esterase)两类。真性ChE主要存在于脑灰质、红细胞、交感神经节和运动终板中,水解Ach作用最强。假性ChE存在于脑白质的神经胶质细胞、血浆、肝、肾、肠黏膜下层和一些腺体中,能水解丁酰胆碱,难以水解Ach。严重肝损害时,其活性减弱。OPI抑制的真性ChE,在神经末梢恢复较快,少部分被抑制的真性ChE第二天基本恢复。红细胞真性ChE受抑制后,一般不能自行恢复,待数月红细胞再生后才能恢复。假性ChE对OPI敏感,但抑制后恢复较快。

OPI毒性作用是与真性ChE酯解部位结合成稳定的磷酰化胆碱酯酶(图9-2-2),使ChE丧失分解Ach能力,致大量Ach积聚引起毒蕈碱、烟碱样和中枢神经系统症状,严重者常死于呼吸衰竭。

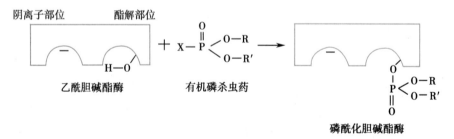

图9-2-2 真性ChE形成磷酰化胆碱酯酶示意图

长期暴露于OPI,ChE活性明显下降,但临床症状较轻,可能是由于人体对积聚的Ach耐受性增强。

【临床表现】

(一)急性中毒 急性中毒发病时间和症状与毒物种类、剂量、侵入途径和机体状态(如空腹或进餐)密切相关。口服中毒在10分钟至2小时内发病;吸入者数分钟至半小时内发病;皮肤吸收后约2~6小时发病。可为个体、家庭成员或群体中毒。中毒后,出现急性胆碱能危象(acute cholinergic crisis),表现如下。

1. **毒蕈碱样症状**(muscarinic sign) 又称M样症状。主要是副交感神经末梢过度兴奋,类似毒蕈碱样作用。平滑肌痉挛,表现为瞳孔缩小、腹痛、腹泻;括约肌松弛,表现为大小便失禁;腺体分泌增加,表现为大汗、流泪和流涎;气道分泌物增多,表现为咳嗽、气促、呼吸困难、双肺干性或湿性啰音,严重者发生肺水肿。

2. **烟碱样症状**（nicotinic sign）　又称 N 样症状。在横纹肌神经肌肉接头处 Ach 蓄积过多，出现肌颤、全身肌强直性痉挛，也可出现肌力减退或瘫痪，呼吸肌麻痹引起呼吸衰竭或停止。交感神经节节后纤维末梢释放儿茶酚胺，表现为血压增高和心律失常。

3. **中枢神经系统症状**　血 AChE 活性明显降低而脑 AChE 活性＞60% 时，通常不出现中毒症状和体征，脑 AChE 活性＜60% 时，出现头晕、头痛、烦躁不安、谵妄、抽搐和昏迷，有的发生呼吸、循环衰竭，甚至死亡。

4. **局部损害**　有些 OPI 接触皮肤后发生过敏性皮炎、皮肤水疱或剥脱性皮炎；污染眼部时，出现结膜充血和瞳孔缩小。

（二）**迟发性多发神经病**　急性重度和中度 OPI（甲胺磷、敌敌畏、乐果和敌百虫等）中毒患者，症状消失后 2~3 周可出现迟发性多发神经病（delayed polyneuropathy），表现为感觉、运动型多发性神经病变，主要累及肢体末端，发生下肢瘫痪、四肢肌肉萎缩等。目前认为这种病变不是由 ChE 受抑制引起，可能是 OPI 抑制神经病靶酯酶（neuropathy target esterase，NTE），使其老化所致。全血或红细胞 ChE 活性正常；肌电图检查提示神经源性损害。

（三）**中间型综合征**　中间型综合征（intermediate syndrome）多发生在重度 OPI（甲胺磷、敌敌畏、久效磷）中毒后 24~96 小时及 ChE 复活药用量不足的患者。经治疗胆碱能危象消失、意识清醒或未恢复和迟发性多发神经病发生前，突然出现颈屈肌和四肢近端肌无力，以及第Ⅲ、Ⅶ、Ⅸ、Ⅹ 对脑神经支配的肌肉无力，出现上睑下垂、眼外展障碍、面瘫和呼吸肌麻痹，引起通气障碍性呼吸困难或衰竭，可导致死亡。其发生与 ChE 长期受抑制，影响神经肌肉接头处突触后功能有关。全血或红细胞 ChE 活性在 30% 以下。高频重复神经电刺激提示波幅进行性递减。

【**实验室检查**】

1. **血 ChE 活性测定**　血 ChE 活性是诊断 OPI 中毒的特异性实验指标，对判断中毒程度、疗效和预后极为重要。以正常人血 ChE 活性作为 100%，急性 OPI 中毒时，ChE 活性在 50%~70% 为轻度中毒；30%~50% 为中度中毒；30% 以下为重度中毒。对长期 OPI 接触者，血 ChE 活性测定可作为生化监测指标。

2. **毒物检测**　患者血、尿、粪便或胃内容物中可检测到 OPI 或其特异性代谢产物成分。在体内，对硫磷和甲基对硫磷氧化分解为对硝基酚，敌百虫代谢为三氯乙醇。尿中测出对硝基酚或三氯乙醇有助于诊断上述毒物中毒。OPI 的动态血药浓度检测有助于 AOPIP 的病情评估及治疗。

【**诊断与鉴别诊断**】

（一）**诊断**　诊断依据如下。

1. OPI 暴露史。

2. OPI 相关中毒症状及体征，特别是出现呼出气大蒜味、瞳孔缩小、多汗、肺水肿、肌纤颤和昏迷。

3. 全血 ChE 活性不同程度降低。

4. 血、胃内容物检测出 OPI 及其代谢物。

此外，诊断时还须注意：乐果和马拉硫磷中毒患者，病情好转后，在数日至 1 周后可突然恶化，可再次出现 OPI 急性中毒症状或突然死亡。此种临床"反跳"现象可能与残留在体内 OPI 重吸收或解毒药停用过早有关。

（二）**鉴别诊断**　OPI 中毒应与中暑、急性胃肠炎或脑炎等鉴别，还须与拟除虫菊酯类中毒（皮肤红色丘疹或大疱样损害，血 ChE 活性正常）及甲脒类中毒（发绀、瞳孔扩大及出血性膀胱炎）鉴别。

（三）**急性中毒诊断分级**

1. **轻度中毒**　仅有 M 样症状，ChE 活性为 50%~70%。

2. **中度中毒**　M 样症状加重，出现 N 样症状，ChE 活性为 30%~50%。

3. **重度中毒**　具有 M、N 样症状，并伴有肺水肿、抽搐、昏迷、呼吸肌麻痹和脑水肿，ChE 活性在 30% 以下。

【治疗】

（一）迅速清除毒物 立即将患者撤离中毒现场。彻底清除未被机体吸收入血的毒物,如迅速脱去污染衣服,用肥皂水清洗污染皮肤、毛发和指甲;眼部污染时,用清水、生理盐水、2%碳酸氢钠溶液或3%硼酸溶液冲洗。口服中毒者,用清水、2%碳酸氢钠溶液(敌百虫忌用)或1∶5 000高锰酸钾溶液(对硫磷忌用)反复洗胃,即首次洗胃后保留胃管,间隔3~4小时重复洗胃,直至洗出液清亮为止。然后用硫酸钠20~40g溶于20ml水,口服,观察30分钟,无导泻作用时,再口服或经鼻胃管注入500ml水。

（二）紧急复苏 OPI中毒者常死于肺水肿、呼吸肌麻痹、呼吸衰竭。对上述患者,要紧急采取复苏措施:清除呼吸道分泌物,保持呼吸道通畅,给氧,根据病情应用机械通气。肺水肿应用阿托品,不能应用氨茶碱和吗啡。心脏停搏时,行体外心脏按压复苏等。

（三）解毒药 在清除毒物过程中,同时应用ChE复活药和胆碱受体拮抗药治疗。

1. **用药原则** 根据病情,要早期、足量、联合和重复应用解毒药,并且选用合理给药途径并择期停药。中毒早期即联合应用抗胆碱药物与ChE复活药才能取得更好疗效。

2. **胆碱酯酶复活药**（cholinesterase reactivator） 肟类化合物能使被抑制的ChE恢复活性。原理是肟类化合物吡啶环中季胺氮带正电荷,能被磷酰化胆碱酯酶的阴离子部位吸引,其肟基与磷酰化胆碱酯酶中磷形成结合物,使其与ChE酯解部位分离,恢复真性ChE活性(图9-2-3)。

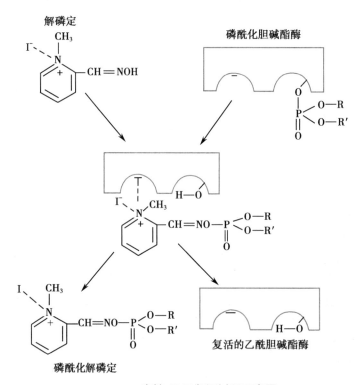

图9-2-3 真性ChE复活过程示意图

ChE复活药尚能作用于外周N₂受体,对抗外周N胆碱受体活性,能有效解除烟碱样毒性作用,对M样症状和中枢性呼吸抑制作用无明显影响。所用药物如下。

（1）氯解磷定（pralidoxime chloride,PAM-Cl,氯磷定）:复活作用强,毒性小,水溶性强,可供静脉或肌内注射,是临床上首选的解毒药。

首次给药要足量,外周N样症状(如肌颤)消失,血液ChE活性恢复至50%~60%以上为药物足量指征。如洗胃彻底,轻度中毒无须重复给药。中度中毒首次足量给药后一般重复1~2次即可,重度中毒首次给药后30~60分钟未出现药物足量指征时,应重复给药。如口服大量乐果中毒、昏迷时间长、对 ChE 复活药疗效差及血 ChE 活性低者,解毒药维持剂量要大,给药时间可长达 5～7 天。通常,中毒表现消失,血 ChE 活性在 50%～60% 以上,即可停药。

(2)碘解磷定(pralidoxime iodide,PAM-I):复活作用较差,毒性小,水溶性差,仅能静脉注射。为临床上次选的解毒药。

(3)双复磷(obidoxime,DMO₄):复活作用强,毒性较大,水溶性强,能静脉或肌内注射。

ChE 复活药对甲拌磷、内吸磷、对硫磷、甲胺磷、乙硫磷和辛硫磷等中毒疗效好,对敌敌畏、敌百虫中毒疗效差,对乐果和马拉硫磷中毒疗效不明显。双复磷对敌敌畏及敌百虫中毒疗效较碘解磷定好。ChE 复活药对中毒 24～48 小时后已老化的 ChE 无复活作用。对 ChE 复活药疗效不佳者,加用胆碱受体拮抗药(表 9-2-5)。

表 9-2-5　OPI 中毒患者用药

治疗药	轻度中毒	中度中毒	重度中毒
胆碱酯酶复活药			
氯解磷定 /g	0.5～0.75	0.75～1.5	1.5～2.0
碘解磷定 /g	0.4	0.8～1.2	1.0～1.6
双复磷 /g	0.125～0.25	0.5	0.5～0.75
胆碱受体拮抗药			
阿托品 /mg	2～4	5～10	10～20
盐酸戊乙奎醚 /mg	1～2	2～4	4～6

ChE 复活药不良反应有短暂眩晕、视力模糊、复视、血压升高等。用量过大能引起癫痫样发作并抑制 ChE 活性。碘解磷定剂量较大时,还会出现口苦、咽干、恶心。注射速度过快可导致暂时性呼吸抑制;双复磷不良反应较明显,有口周、四肢及全身麻木和灼热感,恶心、呕吐和颜面潮红,剂量过大可引起室性期前收缩和传导阻滞,有的会发生中毒性肝病。

3. 胆碱受体拮抗药(cholinoceptor blocking drug)　胆碱受体分为 M 和 N 两类。M 有三个亚型:M_1、M_2 和 M_3。肺组织有 M_1 受体,心肌为 M_2 受体,平滑肌和腺体上主要有 M_3 受体;N 受体有 N_1 和 N_2 两个亚型,神经节和节后神经元为 N_1 受体,骨骼肌上为 N_2 受体。

由于 OPI 中毒时,积聚的 Ach 首先兴奋中枢 N 受体,使 N 受体迅速发生脱敏反应,对 Ach 刺激不再敏感,并且脱敏的 N 受体还能改变 M 受体构型,使 M 受体对 Ach 更加敏感,导致 M 受体拮抗药(如阿托品)疗效降低。因此,联合应用外周性与中枢性抗胆碱药物具有协同作用。

(1)M 胆碱受体拮抗药:又称外周性抗胆碱药物。阿托品和山莨菪碱、盐酸戊乙奎醚等。

根据病情,阿托品每 10～30 分钟或 1～2 小时给药一次(表 9-2-5),直到患者 M 样症状消失或出现"阿托品化"。阿托品化指征为口干、皮肤干燥、心率增快(90～100 次 / 分)和肺部湿啰音消失。此时,应减少阿托品剂量或停用。如出现瞳孔明显扩大、神志模糊、烦躁不安、抽搐、昏迷和尿潴留等,即为阿托品中毒,应立即停用阿托品。

(2)N 胆碱受体拮抗药:又称中枢性抗胆碱药物(如东莨菪碱、苯那辛、甲磺酸苯扎托品、丙环定等),对中枢 M 和 N 受体作用强,对外周 M 受体作用弱。

(3)新型抗胆碱药物:盐酸戊乙奎醚(penehyclidine)是我国自主研发的一类新型选择性抗胆碱药物,对外周 M 受体和中枢 M、N 受体均有作用。对 M_1、M_3 受体选择性强,对 M_2 受体(位于心脏作用)作用极弱,不增加心率和心肌耗氧量。其较阿托品抗胆碱作用强,清除半衰期长达 10.3 小时,治疗有效剂量小,作用持续时间长。根据中毒严重程度选择首剂用量(表 9-2-5),肌内注射。首次用药须与氯解磷定合用。

根据 OPI 中毒程度选用药物:轻度患者单用胆碱酯酶复活药;中、重度患者可联合应用胆碱酶复活药与胆碱受体拮抗药。两药合用时,应减少胆碱受体拮抗药(阿托品)用量,以免发生中毒。

4. 复方制剂 是由胆碱受体拮抗药与胆碱酯酶复活药组成的复方制剂。国内有解磷注射液(每支含阿托品 3mg、苯那辛 3mg 和氯解磷定 400mg)。首次剂量:轻度中毒 1/2～1 支肌内注射;中度中毒 1～2 支;重度中毒 2～3 支。但还须分别另加氯解磷定,轻度中毒 0～0.5g,中度中毒 0.5～1.0g,重度中毒 1.0～1.5g。

对重度患者,症状缓解后逐渐减少解毒药用量,待症状基本消失,全血胆碱酯酶活性升至正常的 50%～60% 后停药观察,通常至少观察 3～7 天再出院。

(四) 对症治疗 重度 OPI 中毒患者常伴有多种并发症,如酸中毒、低钾血症、严重心律失常、脑水肿等。特别是合并严重呼吸和循环衰竭时,如处理不及时,应用的解毒药尚未发挥作用,患者就已死亡。

(五) 中间型综合征治疗 立即给予人工机械通气。同时应用氯解磷定每次 1.0g,肌内注射,酌情选择给药间隔时间,连用 2～3 天,积极对症治疗。

【预防】 向生产和使用 OPI 人员宣传、普及防治中毒常识;在生产和加工 OPI 的过程中,严格执行安全生产制度和操作规程;搬运和应用农药时应做好安全防护。对于慢性接触者,定期体检和测定全血胆碱酯酶活性。

二、急性百草枯中毒

百草枯(paraquat,PQ)又名克芜踪(gramoxone),为联吡啶杂环化合物,是一种全球使用的高效能非选择性接触型除草剂,于 1882 年合成,1962 年生产用作农业除草剂,1984 年进入中国。PQ 喷洒后迅速起效,进入土壤迅速失活,对人、畜有很强毒性作用。急性 PQ 中毒(acute paraquat poisoning)是指口服后突出表现为进行性弥漫性肺纤维化,最终死于呼吸衰竭和/或 MODS,病死率高达 90%～100%。PQ 有二氯化物和二硫酸甲酯盐两种,纯品呈白色结晶,易溶于水,在酸或中性溶液中稳定。我国市售的多为 20% 的蓝色溶液。该品无特效解毒药,欧美等 20 多个国家已禁止或严格限制使用百草枯。2012 年 4 月,我国农业部等颁布第 1745 号公告,自 2014 年 7 月 1 日起,撤销 PQ 水剂登记和生产许可,2016 年 7 月 1 日起全面停止 PQ 水剂在国内的销售和使用。近年来,百草枯中毒患者数量明显减少。由于存在敌草快、草甘膦等除草剂与百草枯混配和被百草枯替换等现象,仍时有百草枯中毒病例出现。因此,百草枯中毒诊治仍不能忽视。

【病因和发病机制】 常为口服自杀或误服中毒。成年人口服致死量为 2～6g。也可经皮肤、呼吸道吸收及静脉注射中毒。

口服 PQ,接触部位会出现腐蚀性损伤,吸收后迅速分布到全身组织器官,0.5～4 小时血浓度达高峰,很少与血浆蛋白结合。肺组织(含量为血液的 10 倍或数十倍)及骨骼肌浓度最高。PQ 在人体内很少降解,24 小时后 50%～70% 以原形经肾排出,约 30% 随粪便排出,也可经乳汁排出。实验发现,静脉注射 PQ 6 小时后,80%～90% 经肾排出,24 小时后几乎完全排出。PQ 还可透过血脑屏障引起脑损伤。

PQ 中毒机制尚不完全清楚,主要参与体内细胞氧化还原反应,形成大量氧自由基及过氧化物,引起组织细胞膜脂质过氧化,导致 MODS 或死亡。过氧化物损伤Ⅰ、Ⅱ型肺泡上皮细胞,肺泡表面活性物质生成减少。由于肺组织对 PQ 的主动摄取和蓄积特性,故肺损伤破坏严重,服毒者 4～15 天渐进性出现不可逆性肺纤维化和呼吸衰竭,最终死于顽固性低氧血症。有人称为 PQ 肺(paraquat lung)。

【病理】 PQ 肺基本病变为增殖性细支气管炎和肺泡炎。1 周内死亡者,肺泡细胞充血、肿胀、变性和坏死,肺泡间隔断裂及融合,出现肺水肿、透明膜形成,肺重量增加;1 周以上死亡者,肺间质细胞增生、肺间质增厚和肺纤维化。肺纤维化多发生在中毒后 5～9 天,2～3 周达高峰。也可见肾小管、肝小叶中央细胞坏死、心肌炎性变及肾上腺皮质坏死等。

【临床表现】　中毒患者表现与毒物摄入途径、量、速度及身体基础健康状态有关。

（一）**局部损伤**　接触部位皮肤迟发出现红斑、水疱、糜烂、溃疡和坏死。口服中毒者，口腔、食管黏膜灼伤及溃烂。毒物污染眼部时，可灼伤结膜或角膜。吸入者可出现鼻出血。

（二）**系统损伤**

1. **呼吸系统**　吞入 PQ 后主要损伤肺，2～4 天逐渐出现咳嗽、呼吸急促（可因代谢性酸中毒、误吸或急性肺泡炎所致）及肺水肿，也可发生纵隔气肿和气胸。肺损伤者多于 2～3 周死于弥漫性肺纤维化所致的呼吸衰竭。大量口服者 24 小时内发生肺水肿、肺出血，数天内死于 ARDS。中毒后迅速出现发绀和昏迷者，死亡较快。

2. **消化系统**　服毒后胸骨后烧灼感、恶心、呕吐、腹痛、腹泻、胃肠道穿孔和出血。1～3 天出现肝损伤和肝坏死。

3. **其他**　还可出现心悸、胸闷、气短、中毒性心肌炎症状；头晕、头痛、抽搐或昏迷；PQ 吸收后 24 小时发生肾损害，表现血尿、蛋白尿或急性肾衰竭；也可出现溶血性贫血或 DIC、休克。MODS 者常于数天内死亡。

（三）**临床分型**　根据服毒量分型如下。

1. **轻型**　摄入量 <20mg/kg，除胃肠道症状，其他症状不明显，多数患者能完全恢复。

2. **中 - 重型**　摄入量 20～40mg/kg，除胃肠道症状可出现多系统受累表现，1～4 天出现肾、肝损伤，数日至 2 周出现肺损伤，多在 2～3 周死于呼吸衰竭。

3. **暴发型**　摄入量 >40mg/kg，有严重胃肠道症状，1～4 天死于多器官功能衰竭（MOF）。

【实验室检查】

1. **毒物测定**　疑为 PQ 中毒时，取患者胃液或血标本检测 PQ。血 PQ 浓度 ≥30mg/L，预后不良。服毒 6 小时后，尿液可测出 PQ。

2. **影像学检查**　肺 X 线或 CT 检查可协助诊断。早期呈下肺野散在细斑点状阴影，可迅速发展为肺水肿样改变。

【诊断】　根据患者毒物接触史、肺损伤的突出表现及毒物测定诊断。

【治疗】　目前，对 PQ 中毒患者尚无特效解毒药。

（一）**复苏**

1. **保持气道通畅**　监测血氧饱和度或动脉血气。轻、中度低氧血症不宜常规供氧，吸氧会加速氧自由基形成，增强 PQ 毒性，提高病死率。PaO_2<40mmHg 或出现 ARDS 时，可吸氧（吸入气氧浓度 >21%），维持 PaO_2≥70mmHg。严重呼吸衰竭患者，机械通气治疗效果也不理想。

2. **低血压**　常为血容量不足所致，应快速静脉补液恢复有效血容量。

3. **器官功能支持**　上消化道出血者，应用质子泵抑制药，如奥美拉唑（omeprazole）、兰索拉唑（lansoprazole）或泮托拉唑（pantoprazole）；出现症状性急性肾衰竭者，可考虑血液透析。

（二）**减少毒物吸收**

1. **清除毒物污染**　即刻脱去 PQ 污染的衣物，用肥皂水冲洗污染皮肤；口服者，用复方硼砂漱口液或氯己定漱口；眼污染者，用 2%～4% 碳酸氢钠溶液冲洗 15 分钟，继而生理盐水冲洗。

2. **催吐、洗胃、吸附**　口服中毒者，立即刺激咽喉部催吐；用温清水或碱性液体（如肥皂水），每次 <300ml 低压反复洗胃，直至洗出液无色无味。洗胃最好在服毒 1 小时内进行。胃排空障碍或摄入量大者，超过 6 小时也可以洗胃；洗胃后可给予胃动力药（多潘立酮、莫沙必利）促进排泄。

3. **吸附与导泻**　洗胃后，及时给予吸附和导泻。15% 的白陶土溶液（成人 1 000ml，儿童 15ml/kg）或活性炭（成人 100g，儿童 2g/kg）口服吸附。也可用蒙脱石散 6g 用 50ml 水混匀口服，每 2～3 小时一次。每次服用蒙脱石散 30～60 分钟后序贯口服 20% 甘露醇 100～250ml 导泻，反复多次。导泻药除 20% 甘露醇，还有硫酸镁、硫酸钠、番泻叶（10～15g 加 200ml 开水浸泡后凉服）和大黄。

（三）**增加毒物排出**

1. **强化利尿**　积极充分静脉补液后，应用呋塞米维持尿量在 200ml/h。

2. 血液净化 应尽早(2~4 小时内)进行,首先选用血液灌流,其 PQ 清除率为血液透析的 5~7 倍。

(四)其他治疗

1. 免疫抑制药 早期静脉应用大剂量甲泼尼龙、地塞米松和/或环磷酰胺。

2. 抗氧化剂(antioxidant) 如应用大剂量维生素 C 或维生素 E、超氧化物歧化酶(superoxide dismutase,SOD)、乙酰半胱氨酸(acetylcysteine)、还原型谷胱甘肽、乌司他丁(ulilnastatin)或依达拉奉(edaravone)等。大剂量氨溴索也能直接清除体内自由基,减轻百草枯急性肺损伤作用,促进肺泡表面活性物质生成。

3. 抗纤维化药 吡非尼酮(pirfenidone)抑制成纤维细胞生物活性和胶原合成,防止、逆转纤维化及瘢痕形成。

4. PQ 竞争剂 普萘洛尔(10~20mg,口服,3 次/日)可促使与肺组织结合的 PQ 释放。小剂量左旋多巴能竞争性抑制 PQ 通过血脑屏障。

(五)中药治疗 贯叶连翘提取物有抗脂质过氧化作用。当归、川芎提取物能增加一氧化氮合成,降低肺动脉压,减轻肺组织损伤。血必净有抑制部分炎症因子活性,减轻中毒器官损伤的作用。

【预防】 预防胜于治疗。PQ 应集中管理使用,严禁私存,严禁在其他除草剂中混入 PQ;盛装 PQ 药液器皿应有警告标志,以防误服;使用前应进行安全防护教育,使用时应穿长衣长裤和戴防护镜,不宜暴露皮肤和逆风喷洒。

三、氨基甲酸酯类杀虫剂中毒

氨基甲酸酯类杀虫剂中毒(carbamate insecticide poisoning)又称氨基甲酸酯类农药中毒,是指机体经皮肤接触、呼吸道吸入或经口摄入氨基甲酸酯杀虫剂后,导致体内 AChE 活性被抑制,而引起以毒蕈碱样、烟碱样和中枢神经系统症状为特征的临床中毒表现。氨基甲酸酯类杀虫剂主要有萘基氨基甲酸酯类(如西维因)、苯基氨基甲酸酯类(如叶蝉散)、杂环二甲基氨基甲酸酯类(如异索威)、杂环甲基氨基甲酸酯类(如呋喃丹)、氨基甲酸肟酯类(如涕灭威)等品种,因其对昆虫选择性强、作用迅速、残毒低等特点,目前广泛应用于农业生产。

【病因】 生产中毒主要发生在加工生产、成品包装和使用过程中,生活中毒主要为故意摄入或误服,其他潜在原因有食用被污染的水果、面粉或食用油,以及穿着被污染的衣物。自服或误服中毒者病情较重。

【毒物的吸收和代谢】 多数氨基甲酸酯类杀虫剂可经消化道、呼吸道侵入机体,也可经皮肤黏膜缓慢吸收。吸收后分布于肝、肾、脂肪和肌肉中,其他组织中的含量甚低。在肝进行代谢,一部分经水解、氧化或与葡萄糖醛酸结合而解毒,一部分以原形或其代谢产物的形式迅速由肾排泄,24 小时可排出 90% 以上。

【发病机制】 氨基甲酸酯类杀虫剂的立体结构式与 ACh 相似,可与 AChE 阴离子部位和酯解部位结合,形成可逆性的复合物,即氨基甲酰化,使其失去水解 ACh 的活性,引起 ACh 蓄积,刺激胆碱能神经兴奋,产生相应的临床表现。与有机磷不同的是,氨基甲酸酯类是短效 AChE 抑制剂,会很快从 AChE 的作用部位上自发水解而使其复活,AChE 活性于数小时内恢复,因此不会发生"老化"现象。氨基甲酸酯类中毒的持续时间往往短于同等剂量有机磷造成的中毒,但这两类化学物质中毒的死亡率相近。

【临床表现】 生产中毒主要通过呼吸道和皮肤吸收,中毒后 2~6 小时发病;口服中毒发病较快,可在 10~30 分钟内出现中毒症状。

临床表现与 OPI 中毒相似,主要为 ACh 蓄积相关的毒蕈碱样、烟碱样和中枢神经系统症状。患者主要临床表现有:头晕、乏力、视力模糊、恶心、呕吐、腹痛、流涎、多汗、尿失禁、食欲减退和瞳孔缩小等;重症者可出现肌颤、肌无力、瘫痪、血压下降、意识障碍、抽搐、肺水肿、脑水肿、心肌损害等,可因呼吸衰竭而死亡。另外氨基甲酸酯类中毒患者亦可并发急性胰腺炎,极少数也可发生中间型综合征。

多数氨基甲酸酯杀虫剂较难通过血脑屏障,因此其中枢神经系统中毒症状通常较 OPI 中毒时相对要轻。

【诊断】 根据接触史、临床表现和血 AChE 活性降低,诊断并不困难。需要注意的是氨基甲酸酯类杀虫剂中毒导致的 AChE 活性抑制是可逆的,酶活性通常在 15 分钟降至最低水平,30~40 分钟后可恢复到 50%~60%,60~120 分钟后血 AChE 活性基本恢复正常,因此血 AChE 活性测定在氨基甲酸酯类杀虫剂中毒时应用受限。对诊断困难病例,可考虑测定血、尿、胃灌洗液中的毒物及其代谢产物。另外,若不确定患者是否摄入了氨基甲酸酯类杀虫剂,可尝试性给予阿托品,成人为 1mg,若阿托品激发后未见抗胆碱能效应的症状和体征,则强烈支持 AChE 抑制剂中毒。

【鉴别诊断】 本病需要与 OPI 中毒、毒蘑菇(捕蝇菌)中毒相鉴别。需要警惕的是,急性下壁心肌梗死时可产生过度迷走反应,出现类似胆碱酯酶抑制时的临床表现,心电图和心肌损伤标志物的测定有助于鉴别诊断。

【治疗】

1. 去污染治疗 对于经皮吸收的中毒患者,应完全脱去污染衣物,用肥皂水或碳酸氢钠溶液充分冲洗接触区域皮肤、毛发、指甲等。口服中毒在 4~6 小时内就诊者,意识清醒者可考虑催吐,如催吐效果不佳可以用温水或 1%~2% 碳酸氢钠溶液洗胃,并建议给予活性炭吸附治疗,标准剂量为 1g/kg,最大剂量 50g。洗胃和活性炭应用应警惕误吸风险,必要时须在气管插管保护气道和应用阿托品后进行。然后可服用硫酸镁或硫酸钠导泻。施救人员应注意自身和周围他人的防护。

2. 解毒药 应用足量的阿托品是氨基甲酸酯类杀虫剂中毒的重要治疗措施。对于中至重度胆碱能中毒的患者,阿托品起始剂量,成人 2~4mg,静脉注射,如果无效,应每 10~30 分钟重复给药一次,每次剂量加倍,直至症状缓解,维持治疗 24 小时左右。

ChE 复活药对氨基甲酸酯杀虫剂引起的 AChE 抑制无复活作用,并且会干扰 AChE 自动复活,故在明确诊断氨基甲酸酯类杀虫剂中毒的患者中应禁用 ChE 复活药。当有机磷农药和氨基甲酸酯类杀虫剂混合中毒时,可先使用阿托品,一段时间后再使用 ChE 复活药。

3. 对症支持治疗 意识障碍、气道分泌物明显增多或呼吸衰竭者应立即进行气管插管,保持呼吸道通畅。快速诱导插管时,可使用非去极化肌松药(如罗库溴铵),而不应使用琥珀胆碱,以免出现严重神经肌肉阻滞。休克患者进行容量复苏,并须警惕肺水肿、脑水肿加重。抽搐发作时应使用苯二氮䓬类药物控制。

四、灭鼠药中毒

灭鼠药(rodenticide)是指可以杀灭啮齿类动物(如鼠类)的化合物。国内外已有 10 余种灭鼠药。目前,灭鼠药广泛用于农村和城市,而多数灭鼠药在摄入后对人畜产生很强的毒力,因此国内群体和散发灭鼠药中毒事件屡有发生。按灭鼠药起效的急缓和灭鼠药毒理作用进行分类,对有效救治灭鼠药中毒具有重要参考价值。

为保护人民生命安全,我国分别于 1976 年和 2002 年,将急性灭鼠药氟乙酰胺、毒鼠强列入禁止使用农药名录,分别于 1982 年和 2003 年在《农药安全使用规定》和《国务院办公厅关于深入开展毒鼠强专项整治工作的通知》中明文规定禁止使用。近 20 年来,这两类灭鼠药中毒人数明显减少,但散发病例时有。目前最常见的是抗凝血类灭鼠药中毒。

【中毒分类】

(一)按灭鼠药起效急缓分类

1. 急性灭鼠药 鼠食后 24 小时内致死,包括毒鼠强(tetramine,化学名四亚甲基二砜四胺)和氟乙酰胺(fluoroacetamide)。

2. 慢性灭鼠药 鼠食后数天内致死,包括抗凝血类灭鼠药,如敌鼠钠盐(diphacinone-Na)和灭鼠灵[即华法林(warfarin)]等。

(二)按灭鼠药的毒理作用分类

1. 抗凝血类灭鼠药

(1)第一代抗凝血高毒灭鼠药:灭鼠灵、克灭鼠(coumafuryl)、敌鼠钠盐、氯敌鼠(chlorophacinone)。

（2）第二代抗凝血剧毒灭鼠药:溴鼠隆(brodifacoum)和溴敌隆(bromadiolone)。

2. 兴奋中枢神经系统类灭鼠药 毒鼠强、氟乙酰胺和氟乙酸钠。

3. 其他类灭鼠药 有增加毛细血管通透性药物安妥(ANTU);抑制烟酰胺代谢药杀鼠优(pyrinuron);有机磷酸酯类毒鼠磷(phosazetin);无机磷类杀鼠剂磷化锌(zinc phosphide);维生素 B_6 拮抗剂鼠立死(crimidine)。

【病因】 灭鼠药中毒的常见原因如下。

1. 误食、误用灭鼠药制成的毒饵。

2. 有意服毒或投毒。

3. 二次中毒 灭鼠药被动、植物摄取后,以原形存留其体内,当人食用或使用中毒的动物或植物后,造成二次中毒。

4. 皮肤接触或呼吸道吸入 在生产加工过程中,经皮肤接触或呼吸道吸入引起中毒。

【中毒机制及解救原理】

1. 毒鼠强 是我国最常见的致命性灭鼠药中毒原因,对人致死量为一次口服 5～12mg(0.1～0.3mg/kg),对中枢神经系统有强烈的兴奋性,中毒后出现剧烈的惊厥。有研究显示导致惊厥的中毒机制是毒鼠强拮抗中枢神经系统抑制性神经递质 γ-氨基丁酸(GABA)。当 GABA 对中枢神经系统的抑制作用被毒鼠强拮抗后,出现过度兴奋而导致惊厥。由于其剧烈的毒性和化学稳定性,易造成二次中毒。目前尚无特效解毒剂。

2. 氟乙酰胺 是一种无臭无味的水溶性白色粉末,人口服致死量为 0.1～0.5g,容易通过摄入、吸入、眼睛暴露、开放性伤口接触而被吸收。氟乙酰胺在体内经脱氨作用后形成氟乙酸,氟乙酸与辅酶 A 结合,在草酰乙酸作用下生成氟柠檬酸。氟柠檬酸与柠檬酸虽在化学结构上相似,但不能被乌头酸酶作用,反而拮抗乌头酸酶,使柠檬酸不能代谢产生乌头酸,中断三羧酸循环,称为"致死代谢合成"。同时,因柠檬酸代谢堆积,丙酮酸代谢受阻,使心、脑、肺、肝和肾细胞发生变性、坏死,导致肺、脑水肿。氟乙酰胺也易造成二次中毒。

乙酰胺(acetamide,解氟灵)为其特效解毒剂,其解毒机制为乙酰胺可与氟乙酰胺竞争酰胺酶等,减少氟乙酰胺转化为氟乙酸,同时可为辅酶 A 提供乙酰基形成乙酰辅酶 A,恢复三羧酸循环。

3. 溴鼠隆、溴敌隆 是全世界最常用的灭鼠剂,对啮齿类动物有剧毒,但对人类的安全性较高。此类灭鼠药通过抑制维生素 K 环氧化物还原酶,干扰肝脏利用维生素 K,使得维生素 K 依赖性凝血因子(包括因子Ⅱ、Ⅶ、Ⅸ、Ⅹ)γ-羧化受阻,使其不能结合钙而失去凝血活性,导致凝血时间延长。其分解产物亚苄基丙酮能严重破坏毛细血管内皮,致使血管壁通透性和脆性增加,易发生出血。维生素 K_1 为其特效解毒剂。

4. 磷化锌 常为粉末、小丸或片剂,是低成本的剧毒灭鼠药,人致死量 40mg/kg。口服后在胃酸作用下分解产生磷化氢和氯化锌。磷化氢抑制细胞色素氧化酶,致使细胞内呼吸功能障碍;氯化锌对胃黏膜的强烈刺激与腐蚀作用导致胃出血、溃疡。磷化锌吸入后会对心血管、内分泌、肝和肾功能产生严重损害,导致多器官功能衰竭。

磷化锌与硫酸铜反应可生成不溶于水的磷化铜而沉淀,高锰酸钾可使磷化锌转化为磷酸酐而失去毒性,因此口服中毒可使用硫酸铜溶液和高锰酸钾溶液解救。

【临床特点与诊断要点】 详见表 9-2-6。

【治疗】 灭鼠药中毒后应尽快进行去污染治疗。对于经皮吸收中毒或有皮肤污染的患者,应完全脱去污染衣物,充分冲洗接触区域皮肤、毛发、指甲等。口服中毒者应尽快进行胃肠道去污染,包括催吐、洗胃、吸附、导泻、全胃肠道灌洗等。具有特效解毒剂的毒物中毒时应尽快使用特效解毒剂。应监测患者生命体征,评估气道、呼吸、循环情况,警惕由洗胃、呕吐及抽搐等引起的气道阻塞风险,必要时进行器官支持治疗。详见表 9-2-7。

表 9-2-6　灭鼠药中毒的临床特点与诊断要点一览表

灭鼠药种类	诊断依据		
	中毒病史	主要临床特点	诊断要点
毒鼠强	误服、误吸、误用与皮肤接触及职业密切接触史	经呼吸道或消化道黏膜迅速吸收后导致严重阵挛性惊厥和癫痫大发作,常因剧烈抽搐导致窒息、呼吸衰竭;可有恶心、呕吐、腹痛、腹泻、肝功能异常等;部分患者可有心肌受累	1. 薄层层析法和气相色谱分析,检出血、尿及胃内容物中毒物成分。2. 中毒性心肌炎致心律失常和 ST 段改变。3. 心肌酶增高和肺损害。
氟乙酰胺	同上	潜伏期短,起病迅速,神经系统受累最为突出。临床分三型:1. 轻型:头痛、头晕、视力模糊、乏力、四肢麻木、抽动、口渴、呕吐、上腹痛。2. 中型:除上述,尚有分泌物多、烦躁、呼吸困难、肢体痉挛、心肌损害、血压下降。3. 重型:昏迷、惊厥、严重心律失常、瞳孔缩小、肠麻痹、大小便失禁、心肺功能衰竭。	1. 巯靛反应法在中毒患者检测标本中,查出氟乙酰胺或氟乙酸钠代谢产物氟乙酸。2. 气相色谱法检出氟乙酸钠。3. 血与尿中柠檬酸含量增高、血酮↑↑、血钙↓↓。4. CK 明显↑↑↑。5. 心肌损伤 ECG 表现:QT 延长,ST-T 改变。
溴鼠隆、溴敌隆	同上	1. 早期:恶心、呕吐、腹痛、低热、食欲不佳、情绪不稳定。2. 中晚期:皮下广泛出血,血尿,鼻和牙龈出血,咯血、呕血、便血和心、脑、肺出血,休克。	1. 出血时间延长,凝血时间和凝血酶原时间延长。2. Ⅱ、Ⅶ、Ⅸ、Ⅹ凝血因子减少或活动度下降。3. 血、尿和胃内容物中检出毒物成分。
磷化锌	同上	1. 轻者表现:胸闷、咳嗽、口咽/鼻咽发干和灼痛、呕吐、腹痛。2. 重者表现:惊厥、抽搐、肌肉抽动、口腔黏膜糜烂、呕吐物有蒜臭味。3. 严重者表现:肺水肿、脑水肿、心律失常、昏迷、休克。	1. 检测标本中检出毒物成分。2. 血中检出血磷↑↑。3. 心、肝和肾功能异常。

表 9-2-7　灭鼠药中毒治疗一览表

灭鼠药种类	综合疗法	特效疗法
毒鼠强	1. 迅速洗胃:越早疗效越好。2. 吸附、导泻:清水洗胃后,胃管内注入:(1)活性炭 50～100g 吸附毒物;(2)20%～30% 硫酸镁导泻。3. 保护心肌:静脉滴注 1,6-二磷酸果糖和维生素 B$_6$。4. 呼吸支持:常有窒息及呼吸衰竭风险,重度中毒者需要进行气管插管与机械通气。5. 禁用阿片类药。	无特效解毒剂,对症支持治疗为主。1. 抗惊厥:推荐苯巴比妥和地西泮联用,需要尽快彻底控制惊厥。(1)地西泮每次 10～20mg 静脉注射或 50～100mg 加入 10% 葡萄糖溶液 250ml 静脉滴注,总量 200mg。(2)苯巴比妥钠 0.1g,每 6～12 小时肌内注射,用 1～3 天。(3)羟丁酸钠 60～80mg/(kg·h)静脉滴注。(4)异丙酚 2～12mg/(kg·h)静脉滴注。(5)硫喷妥钠 3mg/(kg·h)间断静脉注射,直至抽搐停止。2. 解毒剂:二巯丙磺钠,第 1～2 天 0.125～0.25g,每 8 小时一次,肌内注射;第 3～4 天,0.125g,每 12 小时一次,肌内注射;第 5～7 天,0.125g,每天 1 次,肌内注射。3. 血液净化(血液灌流、血液透析、血浆置换),加速毒鼠强排出体外。

续表

灭鼠药种类	综合疗法	特效疗法
氟乙酰胺	1. 迅速洗胃:越早越好,使用清水或1:5 000高锰酸钾溶液洗胃,使其氧化或转化为不易溶解的氟乙酰(酸)钙而减低毒性。 2. 活性炭:尽早应用活性炭。 3. 支持治疗:保护心肌,纠正心律失常;惊厥患者在控制抽搐同时应气管插管保护气道;昏迷患者考虑应用高压氧疗法。	1. 特效解毒剂:乙酰胺,每次2.5~5.0g,肌内注射,3次/日。或按0.1~0.3g/(kg·d)计算总量,分3次肌内注射。重症患者,首次肌内注射剂量为全日量的1/2(即10g),连用5~7天/疗程。 2. 血液净化(血液灌流、血液透析):考虑用于重度中毒患者。
溴鼠隆、溴敌隆	1. 立即清水洗胃,催吐,导泻。 2. 胃管内注入活性炭50~100g吸附毒物。 3. 胃管内注入20%~30%硫酸镁导泻。	1. 特效对抗剂:维生素K$_1$,须根据疗效反应调整剂量。 (1) PT显著延长者:维生素K$_1$ 5~10mg肌内注射(成人或>12岁儿童);1~5mg肌内注射(≤12岁儿童)。 (2) 出血患者:初始剂量维生素K$_1$ 10~20mg(成人或>12岁儿童);5mg(≤12岁儿童)。稀释后缓慢静脉注射,根据治疗反应重复剂量,或静脉滴注维持。 2. 严重出血患者同时输新鲜冰冻血浆300~400ml。
磷化锌	1. 皮肤接触中毒:应更换衣服,清洗皮肤。 2. 吸入中毒:应立即转移患者,置于空气新鲜处。 3. 口服中毒:应考虑催吐、洗胃、导泻。 (1) 催吐、洗胃:可使用1%硫酸铜溶液催吐或0.2%~0.5%硫酸铜溶液洗胃,继之使用1:5 000高锰酸钾溶液洗胃,反复洗至无蒜臭味、澄清液止,须警惕铜中毒; (2) 导泻:洗胃毕后立即导泻,用硫酸钠20~30g或液体石蜡100ml口服导泻。禁用硫酸镁、蓖麻油及其他油类。 4. 对症支持治疗。	目前尚无磷化锌中毒特效治疗手段,临床上主要以支持治疗和对症治疗为主。

(柴艳芬 徐 军)

第三节 │ 急性毒品中毒

毒品(narcotics)是指国家规定管制的能使人成瘾的麻醉(镇痛)药(narcotic analgesic)和精神药(psychotropic drug),其具有药物依赖性、危害性和非法性。毒品是一个相对概念,用于治疗即为药品,滥用(abuse,misuse)即为毒品。我国毒品不包括烟草和酒类中的成瘾物质。短时间内滥用、误用或故意使用大量毒品,超过耐受量,产生相应临床表现时称为急性毒品中毒(acute narcotics poisoning)。急性毒品中毒者常死于呼吸或循环衰竭,有时发生意外死亡。急性毒品中毒多见于吸毒者。全球有200多个国家和地区存在毒品滥用。2020年,全球约2.75亿人使用毒品,吸食的毒品主要有大麻、苯丙胺类、海洛因、可卡因和氯胺酮等。我国在毒品滥用预防和管制方面取得显著成效,现有吸毒人数已由2017年底的234.5万降至2022年底的112.4万。受传统毒品获取困难影响,部分吸毒人员为缓解毒瘾,转而寻求其他麻精药品、新精神活性物质及未列管物质进行替代滥用,或交叉滥用非惯用毒品以满足毒瘾。全年查处滥用曲马多、氯硝西泮等麻精药品,以及氟胺酮、合成大麻素等新精神活性物质人数增多。

吸毒除损害身体健康,还给公共卫生、社会、经济和政治带来严重危害。第一次国际禁毒会议于

1909 年在上海召开,13 个国家的代表参加,讨论阿片国际管制问题,并通过了麻醉品管制的"四项原则",该原则被吸收到国际禁毒公约中。目前毒品中毒已成为许多国家继心、脑血管疾病和恶性肿瘤后的重要致死原因。为号召全球人民共同抵御毒品危害,联合国把每年的 6 月 26 日确定为"国际禁毒日(International Day Against Drug Abuse and Illicit Trafficking)"。为保证人民身体健康和社会安定,我国政府对制毒、贩毒和吸毒行为加大了打击力度。

【毒品分类】　我国将毒品分为麻醉(镇痛)药和精神药两类。本节重点介绍常见毒品。

(一)麻醉(镇痛)药

1. **阿片类**　阿片(opium,鸦片)是将未成熟的罂粟蒴果浆汁风干获取的干燥物,具有强烈的镇痛、止咳、止泻、麻醉、镇静和催眠等作用。阿片含有 20 余种生物碱(如吗啡、可待因、蒂巴因和罂粟碱等),其中蒂巴因与吗啡和可待因作用相反,改变其化学结构后能形成具有强大镇痛作用的埃托啡。罂粟碱不作用于体内阿片受体。阿片类镇痛药(opioid analgesic)包括天然阿片制剂(natural opiate)、半合成阿片制剂(表 9-2-8)和人工合成阿片制剂(表 9-2-9),能作用于体内阿片受体,产生镇痛作用。

表 9-2-8　天然、半合成阿片制剂

天然阿片制剂	半合成阿片制剂
吗啡(morphine)	海洛因(heroin)
可待因(codeine)	羟考酮(oxycodone)
蒂巴因(thebaine)	氢可酮(hydrocodone)
	二氢可待因(dihydrocodeine)
	氢吗啡酮(hydromorphone)
	羟吗啡酮(oxymorphone)
	丁丙诺啡(buprenorphine)
	埃托啡(etorphine)
	烟酰吗啡(nicomorphine)

表 9-2-9　人工合成阿片制剂

美沙酮(methadone)	非那佐辛(phenazocine)
哌替啶(pethidine)	曲马多(tramadol)
芬太尼(fentanyl)	洛哌丁胺(loperamide)
阿芬太尼(alfentanil)	罗通定(rotundine)
舒芬太尼(sufentanil)	布桂嗪(bucinnazine)
雷米芬太尼(remifentanil)	二氢埃托啡(dihydroetorphine)
卡芬太尼(carfentanil)	阿法罗定(alphaprodine)
喷他佐辛(pentazocine)	

2. **可卡因类**　包括可卡因、古柯叶和古柯膏等。可卡因(化学名苯甲酰甲基芽子碱,benzoyl methyl ecgonine)为古柯叶中提取的古柯碱。

3. **大麻类**(cannabis)　包括大麻叶、大麻树脂和大麻油等,主要含有的精神活性物质包括 Δ^9-四氢大麻酚(delta-9-tetrahydrocannabinol,Δ^9-THC)、大麻二酚、大麻酚及其相应的酸。

(二)精神药

1. **中枢抑制药**　镇静催眠药(sedative hypnotic drug)和抗焦虑药(antianxiety drug)中毒详见本篇第二章第五节。

2. **中枢兴奋药**(central stimulant)　滥用的有苯丙胺(amphetamine,AA)及其衍生物,如甲基苯丙胺(methamphetamine,MA,俗称冰毒)、3,4-亚甲二氧基苯丙胺(3,4-methylene-dioxyamphetamine,MDA)和 3,4-亚甲二氧基甲基苯丙胺(3,4-methylene-dioxymethamphetamine,MDMA,俗称摇头丸)等。

3. 致幻药（hallucinogen） 包括麦角二乙胺（lysergide）、苯环己哌啶（phencyclidine，PCP）、西洛西宾和麦司卡林等。氯胺酮（ketamine）俗称 K 粉，是 PCP 衍生物，属于第一类精神药品。

【中毒原因】 绝大多数毒品中毒是因为滥用。滥用方式包括口服、吸入（如鼻吸、烟吸或烫吸）、注射（如皮下、肌内、静脉或动脉）或黏膜摩擦（如口腔、鼻腔或直肠）。有时是因为误食、误用或故意大量使用。毒品中毒原因也包括治疗用药过量或频繁用药超过人体耐受。使用毒品者伴以下情况时易发生中毒：①严重肝、肾疾病；②严重肺部疾病；③胃排空延迟；④严重甲状腺或肾上腺皮质功能减退；⑤阿片类与酒精或镇静催眠药同时服用时；⑥体质衰弱老年人。滥用中毒者绝大多数为青少年。

【中毒机制】

（一）麻醉药

1. 阿片类药 阿片类药入体途径不同，其毒性作用起始时间也不同。口服 1~2 小时、鼻腔黏膜吸入 10~15 分钟、静脉注射 10 分钟、肌内注射 30 分钟或皮下注射约 90 分钟发生作用。阿片类药作用时间取决于肝脏代谢速度。约 90% 以无活性代谢物形式经尿排出，小部分以原形经尿排出，或在胆汁、胃液中随粪便排出。一次用药后，24 小时后绝大部分排出体外，48 小时后尿中几乎测不出。脂溶性阿片类药（如吗啡、海洛因、丙氧芬、芬太尼和丁丙诺啡）入血后很快分布于体内组织（包括胎盘组织），贮存于脂肪组织，多次给药可延长作用时间。吗啡在肝脏与葡萄糖醛酸结合或脱甲基形成去甲基吗啡；海洛因与阿片受体亲和力低，较吗啡亲脂性大，易通过血脑屏障，血中半衰期 3~9 分钟，经体内酯酶水解成 6-单乙酰吗啡，45 分钟代谢为吗啡在脑内起作用；去甲哌替啶为哌替啶活性代谢产物，神经毒性强，易致抽搐。

体内阿片受体（opioid receptor）主要有 μ（$μ_1$、$μ_2$）、κ 和 δ 三类，集中在痛觉传导通路及相关区域（导水管周围灰质、蓝斑、边缘系统和中缝大核）。此外，还分布于感觉神经末梢、肥大细胞和胃肠道。阿片受体的遗传变异能解释个体间对内源或外源性阿片类物质（opioid）反应的某些差异。阿片受体介导阿片类药的药理效应。成年人与儿童体内阿片受体数目相似。阿片类药分为阿片受体激动药（agonist）和部分激动药（agonist/antagonist）。激动药主要激动 μ 受体，包括吗啡、哌替啶、美沙酮、芬太尼和可待因等；部分激动药主要激动 κ 受体，对 μ 受体有不同程度拮抗作用，此类药有喷他佐辛、丁丙诺啡和布托啡诺等。进入体内的阿片类药通过激活中枢神经系统内阿片受体起作用，产生镇痛、镇静、抑制呼吸、致幻或欣快等作用。长期应用者易产生药物依赖性。阿片依赖性或戒断综合征可能具有共同发病机制，主要是摄入的阿片类药与阿片受体结合，使内源性阿片类物质（内啡肽）生成受抑制，停用阿片类药后，内啡肽不能很快生成补充，就会出现戒断现象。

成年人阿片的口服致死量为 2~5g；吗啡肌内注射急性中毒量为 60mg，致死量约为 250~300mg。首次应用者，口服 120mg 阿片或肌内注射吗啡 30mg 以上即可中毒，药物依赖者 24 小时静脉注射硫酸吗啡 5g 也可不出现中毒；可待因中毒剂量 200mg，致死量 800mg；海洛因中毒量为 50~100mg，致死量为 750~1 200mg；哌替啶致死剂量为 1.0g。

2. 可卡因 是一种脂溶性物质，为古老的局麻药，有很强的中枢兴奋作用。通过黏膜吸收后迅速进入血液循环，容易通过血脑屏障，有中枢兴奋和拟交感神经作用，通过使脑内 5-羟色胺（5-HT）和多巴胺转运体失活产生作用。滥用者常有很强的精神依赖性，反复大量应用还会产生生理依赖性，断药后可出现戒断症状，但成瘾性较吗啡和海洛因小。急性中毒剂量个体差异较大，中毒剂量为 20mg，致死量为 1 200mg。有时给予 70kg 重的成年人纯可卡因 70mg 即可立刻死亡。急性可卡因中毒引起多巴胺、肾上腺素、去甲肾上腺素和 5-HT 释放，这些神经递质作用于不同受体亚型而产生多种效应，其中肾上腺素和去甲肾上腺素能分别引起心率增快、心肌收缩力增加和血压升高。可卡因对心肌细胞 Na^+ 通道的阻滞作用类似于 I a 类抗心律失常药，急性中毒时偶见心脏传导异常。大剂量中毒时抑制呼吸中枢，静脉注射中毒可使心脏停搏。

3. 大麻 作用机制尚不清楚，急性中毒时与酒精作用相似，产生神经、精神、呼吸和循环系统损害。长期应用产生精神依赖性，而非生理依赖性。

（二）精神药

1. 苯丙胺类 AA 是一种非儿茶酚胺的拟交感神经胺,分子量低,吸收后易通过血脑屏障。主要作用机制是促进脑内儿茶酚胺递质(多巴胺和去甲肾上腺素)释放,减少抑制性神经递质 5-HT 的含量,产生神经兴奋和欣快感。急性中毒剂量个体差异很大。健康成年人口服致死量为 20~25mg/kg。MA 毒性是 AA 的 2 倍,静脉注射 10mg,数分钟可出现急性中毒,有时 2mg 即可中毒;吸毒者静脉注射 30~50mg、耐药者静脉注射 1 000mg 以上才能发生中毒。

2. 氯胺酮 为新的非巴比妥类静脉麻醉药,静脉给药后首先进入脑组织发挥麻醉作用,绝大部分在肝内代谢转化为去甲氯胺酮,然后进一步代谢为具有活性的脱氢去甲氯胺酮。此外,在肝内还可与葡萄糖醛酸结合。进入体内的氯胺酮小量原形和绝大部分代谢物通过肾排泄。氯胺酮为中枢兴奋性氨基酸递质 N-甲基-D-天冬氨酸(N-methyl-D-aspartate,NMDA)受体特异性拮抗药,选择性阻断痛觉冲动向丘脑-新皮质传导,产生镇痛作用,对脑干和边缘系统有兴奋作用,能使意识与感觉分离。对交感神经有兴奋作用,快速大剂量给予时抑制呼吸;尚有拮抗 μ 受体和激动 κ 受体作用。

【诊断】 通常根据滥用相关毒品史、临床表现、实验室检查及解毒药试验进行诊断,同时吸食几种毒品中毒者诊断较为困难。

（一）用药或吸食史 麻醉类药治疗中毒者病史较清楚。滥用中毒者不易询问出病史,经查体可发现应用毒品的痕迹,如经口鼻烫吸者可见鼻中隔溃疡或穿孔,静脉注射者皮肤可见注射痕迹。

精神药滥用常见于经常出入特殊社交和娱乐场所的青年人。

（二）急性中毒临床表现

1. 麻醉药

（1）阿片类中毒:常出现昏迷、呼吸抑制和瞳孔缩小(miosis)"三联征"。吗啡中毒时"三联征"典型,并伴发绀和血压降低;海洛因中毒还可出现非心源性肺水肿;哌替啶中毒时可出现抽搐、惊厥或谵妄、心动过速及瞳孔扩大;芬太尼中毒常引起胸壁肌强直;美沙酮中毒出现失明及下肢瘫痪。急性阿片类中毒者,大多数 12 小时内死于呼吸衰竭,存活 48 小时以上者预后较好。此外,阿片类中毒昏迷者还可出现横纹肌溶解、肌红蛋白尿、肾衰竭及腔隙综合征(compartment syndrome)。

（2）可卡因中毒:我国滥用者很少。急性重症中毒时,表现为奇痒难忍、肢体震颤、肌肉抽搐、癫痫大发作,体温和血压升高、瞳孔扩大、心率增快、呼吸急促和反射亢进等。

（3）大麻中毒:一次大量吸食会引起急性中毒,表现为精神和行为异常,如高热性谵妄、惊恐、躁动不安、意识障碍或昏迷。有的出现短暂抑郁状态,悲观绝望,有自杀念头。检查可发现球结膜充血、心率增快和血压升高等。

2. 精神药

（1）苯丙胺类中毒:表现为精神兴奋、动作多、焦虑、紧张、幻觉和神志混乱等;严重者,出汗、颜面潮红、瞳孔扩大、血压升高、心动过速或室性心律失常、呼吸增强,高热、震颤、肌肉抽搐、惊厥或昏迷,也可发生高血压伴颅内出血,常见死亡原因为 DIC、循环或肝肾衰竭。

（2）氯胺酮中毒:表现为神经精神症状,如精神错乱、语言含糊不清、幻觉、高热及谵妄、肌颤和木僵等。

（三）实验室检查

1. 毒物检测 口服中毒时,留取胃内容物、呕吐物或尿液、血液进行毒物定性检查,有条件时测定血药浓度协助诊断。

（1）尿液检查:怀疑海洛因中毒时,可在 4 小时后留尿检查毒物。应用高效液相色谱法可检测尿液 AA 及代谢产物。尿液检出氯胺酮及其他代谢产物也可协助诊断。

（2）血液检测

1）吗啡:治疗血药浓度为 0.01~0.07mg/L,中毒的血药浓度为 0.1~1.0mg/L,致死血药浓度 >4.0mg/L。

2）美沙酮:治疗血药浓度为 0.48～0.85mg/L,中毒血药浓度为 2.0mg/L,致死血药浓度为 74.0mg/L。

3）苯丙胺:中毒血药浓度为 0.5mg/L,致死血药浓度>2.0mg/L。

2.其他检查

（1）动脉血气分析:严重麻醉药类中毒者表现为低氧血症和呼吸性酸中毒。

（2）血液生化检查:血糖、电解质和肝肾功能检查。

（四）鉴别诊断 阿片类镇痛药中毒患者出现谵妄,可能是同时使用其他精神药物或合并脑疾病所致。瞳孔缩小患者应鉴别有无镇静催眠药、吩噻嗪、OPI、可乐定中毒或脑桥出血。海洛因常掺杂其他药(如奎宁、咖啡因或地西泮等),中毒表现不典型时,应想到掺杂物影响。阿片类物质戒断综合征患者无认知改变,出现认知改变者,应寻找其他可能原因。

（五）诊断性治疗 如怀疑某种毒品中毒,给予相应解毒药后观察疗效有助于诊断。如怀疑吗啡中毒,静脉给予纳洛酮后可迅速缓解。

【治疗】

（一）复苏支持治疗 毒品中毒合并呼吸循环衰竭时,首先应进行复苏治疗。

1.呼吸支持 呼吸衰竭者应采取以下措施:①保持呼吸道通畅,必要时行气管插管或气管造口;②应用阿托品兴奋呼吸中枢,或应用中枢兴奋药安钠咖(苯甲酸钠咖啡因)、尼可刹米。禁用士的宁或印防己毒素,因其能协同吗啡引起或加重惊厥;③机械通气,应用呼气末正压(PEEP)能有效纠正海洛因或美沙酮中毒所致的非心源性肺水肿。予高浓度吸氧、血管扩张药和袢利尿药。禁用氨茶碱。

2.循环支持 血压降低者,取头低脚高位,静脉输液,必要时应用血管升压药。丙氧芬诱发的心律失常避免用 I a 类抗心律失常药。可卡因中毒引起的室性心律失常应用拉贝洛尔或苯妥英钠治疗。

3.纠正代谢紊乱 伴有低血糖、酸中毒和电解质紊乱者应给予相应处理。

（二）清除毒物

1.催吐 神志清楚者禁用阿扑吗啡催吐,以防加重毒性。

2.洗胃 摄入致命剂量毒品时,1 小时内洗胃,先用 0.02%～0.05% 高锰酸钾溶液洗胃,后用 50% 硫酸镁导泻。

3.活性炭吸附 应用活性炭混悬液吸附未吸收的毒物。丙氧芬过量或中毒时,由于存在肠肝循环(enterohepatic circulation),多次活性炭疗效较好。

（三）解毒药

1.纳洛酮（naloxone） 可静脉、肌内、皮下注射或气管内给药。阿片中毒者,静脉注射 2mg。阿片依赖中毒者间隔 3～10 分钟重复应用,非依赖性中毒者间隔 2～3 分钟重复应用,总剂量达 15～20mg 仍无效时,应注意是否合并非阿片类毒品(如巴比妥等)中毒、头部外伤、其他中枢神经系统疾病或严重脑缺氧。长半衰期阿片类(如美沙酮)或强效阿片类(如芬太尼)中毒时,须静脉输注纳洛酮。纳洛酮对吗啡的拮抗作用是烯丙吗啡的 30 倍。1mg 纳洛酮能对抗静脉 25mg 海洛因的作用。

纳洛酮对芬太尼中毒肌肉强直有效,但不能拮抗哌替啶中毒引起的癫痫发作和惊厥,对海洛因、美沙酮中毒导致的非心源性肺水肿无效。

2.纳美芬（nalmefene） 治疗吗啡中毒优于纳洛酮。静脉注射 0.1～0.5mg,2～3 分钟渐增剂量,最大剂量 1.6mg/次。

3.烯丙吗啡（nalorphine,纳洛芬） 化学结构与吗啡相似,对吗啡有直接拮抗作用。用于吗啡及其衍生物或其他镇痛药急性中毒的治疗。5～10mg,肌内注射或静脉注射,必要时每 20 分钟重复应用,总量不超过 40mg。

4.左洛啡烷（levallorphan,烯丙左吗南） 为阿片拮抗药,能逆转阿片中毒引起的呼吸抑制。对于非阿片类中枢抑制药(如乙醇等)中毒所致的呼吸抑制非但不能逆转,反而加重病情。首次 1～2mg 静脉注射,继而 5～15 分钟后注射 0.5mg,连用 1～2 次。

5.纳曲酮（naltrexone） 与纳洛酮结构相似,与阿片受体亲和力强,与 μ 受体亲和力是纳洛酮的

3.6 倍,作用强度是纳洛酮的 2 倍、烯丙吗啡的 17 倍。口服吸收迅速,半衰期 4~10 小时,作用持续时间 24 小时,主要代谢物和原形由肾排除。适用于阿片类药中毒的解毒和预防复吸。推荐用量 50mg/d。

(四)对症治疗措施

1. **高热** 应用物理降温,如酒精擦浴、冰袋或冰帽等。

2. **惊厥** 精神类毒品中毒惊厥者可应用硫喷妥钠或地西泮。

3. **胸壁肌肉强直** 应用肌肉松弛药。

4. **严重营养不良者** 应给予营养支持治疗。

【预防】

1. 加强对麻醉镇痛药和精神药品管理,专人负责保管。

2. 严格掌握适应证、用药剂量和时间,避免滥用和误用。

3. 肝、肾或肺功能障碍患者应避免使用,危重症或年老体弱者应用时减量。

4. 用作治疗药时,勿与有呼吸抑制作用的药物合用。

5. 纳洛酮治疗有效的阿片类物质中毒患者应留观,以防止其作用消退后再次出现阿片类毒性。

(柴艳芬)

第四节 | 急性乙醇中毒

乙醇(ethanol)别名酒精,是无色、易燃、易挥发的液体,具有醇香气味,能与水和大多数有机溶剂混溶。一次饮入过量酒精或酒类饮料引起兴奋继而抑制的状态称为急性乙醇中毒(acute ethanol poisoning)或称急性酒精中毒(acute alcohol poisoning)。

【病因】 工业上乙醇是重要的溶剂。酒是含乙醇的饮品,谷类或水果发酵制成的酒含乙醇浓度较低,常以容量浓度(L/L)计,啤酒为 3%~5%,黄酒 12%~15%,葡萄酒 10%~25%;蒸馏形成烈性酒,如白酒、白兰地、威士忌等含乙醇 40%~60%。酒是人们经常食用的饮料,大量饮用含乙醇浓度高的烈性酒易引起中毒。

【发病机制】

(一)**乙醇代谢** 乙醇(CH_3CH_2OH)是一种水溶性醇,可快速通过细胞膜,通过胃肠系统吸收,主要是胃(70%)和十二指肠(25%),其余少量在小肠吸收。当胃中无内容物时,血液乙醇水平在摄入后 30~90 分钟达到峰值。由肾和肺排出的乙醇至多占总量的 10%,90% 在肝内代谢、分解。乙醇先在肝内由醇脱氢酶氧化为乙醛,乙醛经醛脱氢酶氧化为乙酸,乙酸转化为乙酰辅酶 A 进入三羧酸循环,最后代谢为 CO_2 和 H_2O。乙醇的代谢是限速反应。乙醇清除率为 2.2mmol/(kg·h)[100mg/(kg·h)],成人每小时可清除乙醇 7g(100% 乙醇 9ml)。血中乙醇浓度下降速度约 0.43mmol/h[20mg/(dl·h)]。虽然对血中乙醇浓度升高程度的耐受性个体差异较大,但血液乙醇致死浓度并无差异,大多数成人致死量相当于一次饮纯酒精 250~500ml。

(二)**中毒机制**

1. **急性毒害作用**

(1)中枢神经系统抑制作用:乙醇具有脂溶性,可迅速透过大脑神经细胞膜,并作用于膜上的某些酶而影响细胞功能。乙醇对中枢神经系统的抑制作用,随着剂量的增加,由大脑皮质向下,通过边缘系统、小脑、网状结构到延髓。小剂量出现兴奋作用,这是由于乙醇作用于大脑细胞突触后膜苯二氮䓬-GABA 受体,从而抑制 GABA 对脑的抑制作用。血中乙醇浓度增高,作用于小脑,引起共济失调;作用于网状结构,引起昏睡和昏迷。极高浓度乙醇抑制延髓中枢,引起呼吸或循环衰竭。

(2)代谢异常:乙醇在肝细胞内代谢生成大量还原型烟酰胺腺嘌呤二核苷酸(NADH),使之与氧化型的比值(NADH/NAD)增高,甚至可高达正常的 2~3 倍。相继发生乳酸增高、酮体蓄积导致的代谢性酸中毒以及糖异生受阻所致的低血糖。

2. 耐受性、依赖性和戒断综合征

（1）耐受性：饮酒后产生轻松、兴奋的欣快感。继续饮酒后，产生耐受性，需要增加饮酒量才能达到原有的效果。

（2）依赖性：为了获得饮酒后特殊快感，渴望饮酒，这是精神依赖性。生理依赖性是指机体对乙醇产生的适应性改变，一旦停用则产生难以忍受的不适感。

（3）戒断综合征：长期饮酒后已形成身体依赖，一旦停止饮酒或减少饮酒量，可出现与酒精中毒相反的症状。机制可能是戒酒使酒精抑制 GABA 的作用明显减弱，同时血浆中去甲肾上腺素浓度升高，出现交感神经兴奋症状如多汗、震颤等。

3. 长期酗酒的危害

（1）营养缺乏：酒饮料中每克乙醇供给 29.3kJ（7kcal）热量，但不含维生素、矿物质和氨基酸等必需营养成分，因而酒是高热量而无营养成分的饮料。长期大量饮酒时进食减少，可造成明显的营养缺乏。缺乏维生素 B_1 可引起 Wernicke-Korsakoff 综合征、周围神经麻痹。叶酸缺乏可引起巨幼细胞贫血。长期饮酒饥饿时，应补充糖和多种维生素。

（2）毒性作用：乙醇对黏膜和腺体分泌有刺激作用，可引起食管炎、胃炎、胰腺炎。乙醇在体内代谢过程中产生的自由基，可引起细胞膜脂质过氧化，造成肝细胞坏死，肝功能异常。

【临床表现】

（一）急性中毒 一次大量饮酒中毒可引起中枢神经系统抑制，症状与饮酒量和血乙醇浓度以及个人耐受性有关，临床上分为三期。

1. 兴奋期 血乙醇浓度达到 11mmol/L（50mg/dl）即感头痛、欣快、兴奋。血乙醇浓度超过 16mmol/L（75mg/dl），健谈、饶舌、情绪不稳定、自负、易激怒，可有粗鲁行为或攻击行动，也可能沉默、孤僻。浓度达到 22mmol/L（100mg/dl）时，驾车易发生车祸。

注：根据国家标准《车辆驾驶人员血液、呼气酒精含量阈值与检验》（GB 19522—2010），车辆驾驶人员血液中的酒精含量≥20mg/100ml，<80mg/100ml 的驾驶行为即为饮酒后驾车；车辆驾驶人员血液中的酒精含量≥80mg/100ml 的驾驶行为即为醉酒后驾车。

2. 共济失调期 血乙醇浓度达到 33mmol/L（150mg/dl），肌肉运动不协调，行动笨拙，言语含糊不清，眼球震颤，视力模糊，复视，步态不稳，出现明显共济失调。浓度达到 43mmol/L（200mg/dl），出现恶心、呕吐、困倦。

3. 昏迷期 血乙醇浓度升至 54mmol/L（250mg/dl），患者进入昏迷期，表现为昏睡、瞳孔散大、体温降低。血乙醇浓度超过 87mmol/L（400mg/dl），患者陷入深昏迷，心率快、血压下降，呼吸慢而有鼾音，可出现呼吸、循环麻痹而危及生命。

此外，重症患者可并发意外损伤，酸碱失衡，水、电解质紊乱，低血糖症，肺炎，急性肌病，甚至出现急性肾衰竭。

（二）戒断综合征 长期酗酒者在突然停止饮酒或减少饮酒量后，可发生下列 4 种类型的戒断反应。

1. 单纯性戒断反应 在减少饮酒后 6～24 小时发病。出现震颤、焦虑不安、兴奋、失眠、心动过速、血压升高、大量出汗、恶心、呕吐。多在 2～5 天内缓解自愈。

2. 酒精性幻觉反应 患者意识清晰，定向力完整。以幻听为主，也可见幻视、错觉及视物变形。多为被害妄想，一般可持续 3～4 周后缓解。

3. 戒断性惊厥反应 往往与单纯性戒断反应同时发生，也可在其后发生癫痫大发作。多数只发作 1～2 次，每次数分钟。也可数日内多次发作。

4. 震颤谵妄反应 在停止饮酒 24～72 小时后，也可在 7～10 小时后发生。患者精神错乱，全身肌肉出现粗大震颤。谵妄是在意识模糊的情况下出现生动、恐惧的幻视，可有大量出汗、心动过速、血压升高等交感神经兴奋的表现。

【实验室检查】

1. **血清乙醇浓度** 急性酒精中毒时呼出气中乙醇浓度与血清乙醇浓度相当。

2. **动脉血气分析** 急性酒精中毒时可见轻度代谢性酸中毒。

3. **血清电解质浓度** 急慢性酒精中毒时均可见低血钾、低血镁和低血钙。

4. **血糖浓度** 急性酒精中毒时可见低血糖症。

5. **肝功能检查** 慢性酒精中毒性肝病时可有明显肝功能异常。

6. **心电图检查** 酒精中毒性心肌病可见心律失常和心肌损害。

【诊断与鉴别诊断】 根据饮酒史结合临床表现,如急性酒精中毒的中枢神经抑制症状,呼气酒味;戒断综合征的精神症状和癫痫发作;慢性酒精中毒的营养不良和中毒性脑病等表现;血清或呼出气中乙醇浓度测定可以作出诊断。本病须与引起意识障碍的其他疾病相鉴别,如镇静催眠药中毒、一氧化碳中毒、脑血管意外、糖尿病昏迷、颅脑外伤等。

【治疗】

(一) 急性中毒

1. 轻症患者无须治疗,兴奋躁动的患者必要时加以约束。

2. 共济失调患者应休息,做好安全防护,以免发生意外损伤。

3. 昏迷患者应注意是否同时服用其他药物。重点是维持重要器官的功能:①维持气道通畅,供氧充足,必要时人工呼吸、气管插管;②维持循环功能,注意血压、脉搏,静脉输入 5% 葡萄糖氯化钠溶液;③心电监测心律失常和心肌损害;④保暖,维持正常体温;⑤维持水、电解质、酸碱平衡,血镁低时补镁。治疗 Wernicke 脑病,可肌内注射维生素 B_1 100mg。

4. 强化利尿对急性乙醇中毒无效。严重急性中毒时可进行血液透析,促使体内乙醇排出。透析指征有:血乙醇含量＞108mmol/L(500mg/dl),伴酸中毒或同时服用甲醇或其他可疑药物时。

5. 低血糖是急性乙醇中毒最严重并发症之一,应密切监测血糖水平。急性意识障碍者可考虑静脉注射 50% 葡萄糖 100ml,肌内注射维生素 B_1、维生素 B_6 各 100mg,以加速乙醇在体内氧化。对烦躁不安或过度兴奋者,可用小剂量地西泮,避免用吗啡、氯丙嗪、苯巴比妥类镇静药。

(二) 戒断综合征 患者应安静休息,保证睡眠。加强营养,给予维生素 B_1、维生素 B_6。有低血糖时静脉注射葡萄糖。重症患者宜选用短效镇静药控制症状,而不致嗜睡和共济失调。常选用地西泮,根据病情每 1～2 小时口服地西泮 5～10mg。病情严重者可静脉给药。症状稳定后,可给予维持镇静的剂量,每 8～12 小时服药 1 次。以后逐渐减量,1 周内停药。有癫痫病史者可用苯妥英钠。有幻觉者可用氟哌啶醇。

(三) 专科会诊 酗酒者应接受精神科医生治疗。

【预后】 急性酒精中毒多数预后良好。若有心、肺、肝、肾病变者,昏迷长达 10 小时以上,或血中乙醇浓度＞87mmol/L(400mg/dl)者,预后较差。饮酒驾车或醉酒驾车者易发生车祸,甚至导致死亡。长期饮酒可导致中毒性脑、周围神经、肝、心肌等病变以及营养不良,预后与疾病的类型和程度有关。早期发现、早期治疗可以好转。

【预防】 急性酒精中毒和其他酒精相关疾病是可预防性疾病,应积极响应 WHO《2022—2030 年全球酒精行动计划》(减少有害使用酒精全球战略)。

第五节 | 镇静催眠药中毒

镇静催眠药是中枢神经系统抑制药,具有镇静、催眠作用,过大剂量可麻醉全身,包括延髓。一次大剂量服用可引起急性镇静催眠药中毒(acute sedative hypnotic poisoning)。长期滥用催眠药可引起耐药性和依赖性而导致慢性中毒。突然停药或减量可引起戒断综合征。

【病因】 1950 年之前常用的镇静催眠药是巴比妥类,随后由苯二氮䓬类药物取代。当前镇静催眠药主要分为以下几类。

(一) 苯二氮䓬类

1. 长效类(半衰期>30 小时)　氯氮䓬(chlordiazepoxide)、地西泮(diazepam)、氟西泮(flurazepam)。
2. 中效类(半衰期 6~30 小时)　阿普唑仑、奥沙西泮(oxazepam)、替马西泮。
3. 短效类(半衰期<6 小时)　三唑仑(triazolam)。

(二) 巴比妥类

1. 长效类(作用时间 6~8 小时)　巴比妥和苯巴比妥(鲁米那)。
2. 中效类(作用时间 3~6 小时)　戊巴比妥、异戊巴比妥、布他比妥。
3. 短效类(作用时间 2~3 小时)　司可巴比妥、硫喷妥钠。

(三) 非巴比妥非苯二氮䓬类(中效至短效)　水合氯醛、格鲁米特(glutethimide,导眠能)、甲喹酮(methaqualone,安眠酮)、甲丙氨酯(meprobamate,眠尔通)。

(四) 吩噻嗪类(抗精神病药)　抗精神病药(antipsychotic)是指能治疗各类精神病及各种精神症状的药物,又称强安定剂或神经阻滞剂。根据药物侧链结构不同可分为三类:①脂肪族:如氯丙嗪(chlorpromazine);②哌啶类:如硫利达嗪(甲硫达嗪);③哌嗪类:如奋乃静、氟奋乃静和三氟拉嗪。

【发病机制】

(一) **药代动力学**　镇静催眠药均具有脂溶性,其吸收、分布、蛋白结合、代谢、排出以及起效时间和作用时间,都与药物的脂溶性有关。脂溶性强的药物易通过血脑屏障,作用于中枢神经系统,起效快,作用时间短,故称为短效药。

(二) **中毒机制**

1. **苯二氮䓬类**　中枢神经抑制作用与增强 GABA 能神经的功能有关。在神经突触后膜表面有由苯二氮䓬受体、GABA 受体和氯离子通道组成的大分子复合物。苯二氮䓬类药物与 GABA 受体复合物结合后,可加强 GABA 对 GABA 受体的亲和力,使与 GABA 受体偶联的氯离子通道开放而增强 GABA 对突触后的抑制功能。除抑制中枢神经系统,亦可抑制心血管系统,老年人对本类药物敏感性增高。

2. **巴比妥类**　对 GABA 能神经,巴比妥类药物与苯二氮䓬类药物作用相似,但由于两者在中枢神经系统的分布有所不同,作用也有所不同。苯二氮䓬类药物主要选择性作用于边缘系统,影响情绪和记忆力。巴比妥类药物分布广泛,通过抑制丙酮酸氧化酶系统从而抑制中枢神经系统,但主要作用于网状结构上行激活系统而引起意识障碍。巴比妥类药物对中枢神经系统的抑制有剂量-效应关系,随着剂量的增加,由镇静、催眠到麻醉,大剂量巴比妥类药物可抑制延髓呼吸中枢,导致呼吸衰竭,亦可抑制血管运动中枢,导致周围血管扩张,出现休克。

3. **非巴比妥非苯二氮䓬类**　该类镇静催眠药物对中枢神经系统作用与巴比妥类相似。

4. **吩噻嗪类**　主要作用于网状结构,能减轻焦虑紧张、幻觉妄想和病理性思维等精神症状。是药物抑制中枢神经系统多巴胺受体,减少儿茶酚胺生成所致。该类药物又能抑制脑干血管运动和呕吐中枢,阻断 α-肾上腺素能受体,还兼具抗组胺及抗胆碱能等作用。

吩噻嗪类药物临床用途较广,其中氯丙嗪使用最广泛。本组药物口服后肠道吸收很不稳定,有抑制肠蠕动作用,在肠内常可滞留很长时间,吸收后分布于全身组织,以脑及肺组织中含量最多,主要经肝代谢,大部分以葡萄糖醛酸盐或硫氧化合物形式排泄。药物排泄时间较长,半衰期达 10~20 小时,作用持续数天。

(三) **耐受性、依赖性和戒断综合征**　各种镇静催眠药均可产生耐受性和依赖性,因而都可引起戒断综合征。发生机制尚未完全阐明。长期服用苯二氮䓬类药物使苯二氮䓬受体减少,是发生耐受的原因之一。长期服用苯二氮䓬类药物,突然停药时,由于苯二氮䓬受体密度上调,故而出现戒断综合征。巴比妥类、非巴比妥类药物以及乙醇发生耐受性、依赖性和戒断综合征的情况更为严重。

【临床表现】

（一）急性中毒

1. 巴比妥类药物中毒 一次服用大剂量巴比妥类药物,引起中枢神经系统抑制,症状严重程度与剂量有关。

（1）轻度中毒:嗜睡、情绪不稳定、注意力不集中、记忆力减退、共济失调、发音含糊不清、步态不稳和眼球震颤。

（2）重度中毒:进行性中枢神经系统抑制,由嗜睡到深昏迷。呼吸抑制由呼吸浅而慢到呼吸停止。可出现低血压或休克、肌张力减低、腱反射消失、大疱样皮损等表现。长期昏迷患者可并发肺炎、肺水肿、脑水肿和肾衰竭。

2. 苯二氮䓬类药物中毒 中枢神经系统抑制较轻,主要症状是嗜睡、头晕、眩晕、乏力、言语含糊不清、意识模糊和共济失调。很少出现严重的症状,如长时间深昏迷和呼吸抑制等。如果出现,应考虑是否存在同时服用了其他镇静催眠药或酒等因素。

3. 非巴比妥非苯二氮䓬类药物中毒 其症状虽与巴比妥类中毒相似,但有其自身特点。

（1）水合氯醛中毒:呼出气体有梨样气味,初期瞳孔缩小,后期扩大,可有心律失常、肺水肿、肝肾功能损伤和昏迷等。

（2）格鲁米特中毒:意识障碍有周期性波动。循环系统抑制作用突出,出现低血压、休克等表现,有抗胆碱能神经症状,如瞳孔散大等。

（3）甲喹酮中毒:可有明显的呼吸抑制,出现锥体束征。

（4）甲丙氨酯中毒:与巴比妥类药物中毒相似,常有血压下降。

4. 吩噻嗪类中毒 最常见的为锥体外系反应,临床表现有以下三类:①震颤麻痹综合征;②静坐不能(akathisia);③急性肌张力障碍反应,如斜颈、吞咽困难和牙关紧闭等。对氯丙嗪类药物过敏的患者,即使是治疗剂量也可因引起剥脱性皮炎、粒细胞缺乏症及胆汁淤积性肝炎而死亡。一般认为当一次剂量达 2~4g 时,可有急性中毒反应。由于这类药物有明显抗胆碱能作用,患者常有心动过速、高热及肠蠕动减少;对 α-肾上腺素能受体的拮抗作用导致血管扩张及血压降低。由于药物具有奎尼丁样膜稳定及心肌抑制作用,中毒患者有心律失常、心电图 PR 及 QT 间期延长,ST 段和 T 波变化。一次过量也可有锥体外系症状,中毒后有昏迷和呼吸抑制;全身抽搐少见。

（二）慢性中毒 长期滥用大量催眠药的患者可发生慢性中毒,除有轻度中毒症状,常伴有精神症状,主要有以下三点。

1. 意识障碍和轻躁狂状态 出现一时性躁动不安或意识蒙眬状态。言语兴奋、欣快、易疲乏,伴有震颤、咬字不清和步态不稳等。

2. 智能障碍 记忆力、计算力和理解力均有明显下降,工作学习能力减退。

3. 人格变化 患者丧失进取心,对家庭和社会失去责任感。

（三）戒断综合征 长期服用大剂量镇静催眠药患者,突然停药或迅速减少药量时,可发生戒断综合征。主要表现为自主神经兴奋性增高和轻重度神经和精神异常。

1. 轻症 最后一次服药后 1 日内或数日内出现焦虑、易激动、失眠、头痛、厌食、无力和震颤。2~3 日后达到高峰,可有恶心、呕吐和肌肉痉挛。

2. 重症 突然停药后 1~2 日出现痫性发作(部分患者也可在停药后 7~8 天出现),有时出现幻觉、妄想、定向力丧失、高热和谵妄,数日至 3 周内恢复,患者用药量多为治疗量 5 倍以上,时间超过 1 个月。用药量大、时间长而骤然停药者症状严重。

滥用巴比妥类药物者停药后发病较多、较早,且症状较重,出现癫痫样发作及轻躁狂状态者较多。滥用苯二氮䓬类药物者停药后发病较晚,原因可能与中间代谢产物排出较慢有关,症状较轻,以焦虑和失眠为主。

【实验室检查】

1. **血、尿及胃液药物浓度测定** 对诊断有参考意义。血清苯二氮䓬类浓度对判断中毒严重程度有限,因其活性代谢物半衰期及个人药物排出速度不同。

2. **血液生化检查** 如血糖、尿素氮、肌酐和电解质等。

3. **动脉血气分析**

【诊断与鉴别诊断】

(一)诊断

1. **急性中毒** 有服用大量镇静催眠药史,出现意识障碍、呼吸抑制及血压下降。胃液、血液、尿液中检出镇静催眠药或其代谢产物。

2. **慢性中毒** 长期滥用大量催眠药,出现轻度共济失调和精神症状。

3. **戒断综合征** 长期滥用镇静催眠药突然停药或急速减量后出现震颤、焦虑、失眠、谵妄、精神病性症状和癫痫样发作。

(二)鉴别诊断 镇静催眠药中毒应与以下疾病相鉴别。

1. **急性中毒与其他意识障碍病因** 了解有无原发性高血压、癫痫、糖尿病、肝病、肾病等既往史,以及一氧化碳、酒精、有机溶剂等毒物接触史。检查有无头部外伤、发热、脑膜刺激征、偏瘫、发绀等。结合必要的实验室检查可作出鉴别诊断。

2. **慢性中毒与躁郁症** 慢性中毒轻躁狂状态患者易疲乏,出现震颤和步态不稳等,结合用药史可资鉴别。

3. **戒断综合征与神经精神病相鉴别** 原发性癫痫者既往有癫痫发作史。精神分裂症、酒精中毒均可有震颤和谵妄,但前者有既往史,后者有酗酒史。

【治疗】

(一)急性中毒的治疗

1. **维持昏迷患者重要器官功能**

(1)保持气道通畅:深昏迷患者应予气管插管保护气道,并保证氧供和有效的通气。

(2)维持血压:急性中毒出现低血压多由血管扩张所致,应输液补充血容量,如无效,可考虑给予适量多巴胺[10～20μg/(kg·min)作为参考剂量]。

(3)心脏监护:如出现心律失常,酌情给予抗心律失常药。

(4)促进意识恢复:病因未明的急性意识障碍患者,可考虑给予葡萄糖、维生素 B_1 和纳洛酮。

2. **清除毒物**

(1)洗胃。

(2)活性炭:对吸附各种镇静催眠药有效。巴比妥类药物中毒时可考虑使用多剂活性炭。

(3)碱化尿液与利尿:用呋塞米和碱化尿液治疗,只对长效巴比妥类药物中毒有效,对吩噻嗪类药物中毒无效。

(4)血液净化:血液透析、血液灌流可促进苯巴比妥和吩噻嗪类药物清除,危重患者可考虑应用,尤其是合并心力衰竭和肾衰竭、酸碱失衡和电解质异常、病情进行性恶化患者。苯巴比妥类药物蛋白结合率高,推荐选择血液灌流。血液净化治疗对苯二氮䓬类药物中毒作用有限。

3. **特效解毒药** 巴比妥类和吩噻嗪类药物中毒无特效解毒药。氟马西尼(flumazenil)是苯二氮䓬类受体拮抗剂,能通过竞争抑制苯二氮䓬受体而阻断苯二氮䓬类药物的中枢神经系统作用。用法:0.2mg,静脉注射 30 秒,如无反应,再给 0.3mg,如仍然无反应,则每隔 1 分钟给予 0.5mg,最大剂量3mg。此药禁用于已合用可致癫痫发作的药物的情况,特别是合用三环类抗抑郁药的患者;不用于对苯二氮䓬类药物已有躯体性依赖和为控制癫痫而用苯二氮䓬类药物的患者,亦不用于颅内压升高者。

4. **对症治疗** 多数镇静催眠类药物中毒以对症支持治疗为主,特别是吩噻嗪类药物中毒。吩噻嗪类药物中毒出现低血压时,应积极补充血容量,以维持血压。必要时可考虑去甲肾上腺素或盐酸去

氧肾上腺素等 α 受体激动剂。具有 β 受体激动作用的升压药物如肾上腺素、异丙肾上腺素及多巴胺，即使是小剂量，也应避免使用，否则可加重低血压（因激动外周 β 受体有血管扩张作用）。

5. **专科会诊** 应请精神科专科医师会诊。

（二）慢性中毒的治疗原则

1. 逐步缓慢减少药量，最终停用镇静催眠药。

2. 请精神科专科医师会诊，进行心理治疗。

（三）戒断综合征

治疗原则是用足量镇静催眠药控制戒断症状，稳定后逐渐减少药量以至停药。具体方法是将原用短效药换成长效药，如地西泮或苯巴比妥。可用同类药，也可调换成另一类药物。地西泮 10～20mg 或苯巴比妥 1.7mg/kg，每小时一次，肌内注射，直至戒断症状消失。然后以其总量为一日量，分为 3～4 次口服，待情况稳定 2 天后，逐渐减少剂量。在减药时，每次给药前观察患者病情，如未出现眼球震颤、共济失调、言语含糊不清，即可减少 5%～10%。一般在 10～15 天内可减完，停药。如有谵妄，可静脉注射地西泮使患者安静。

【预后】 轻度中毒无须治疗即可恢复。中度中毒经精心护理和适当治疗，在 24～48 小时内可恢复。重度中毒患者可能需要 3～5 天才能恢复意识。其病死率低于 5%。

【预防】 镇静催眠类药物的处方、使用和保管应严加控制，特别是对情绪不稳定和精神不正常者应慎重用药。要防止患者产生对药物的依赖性。长期服用大量催眠药者，包括长期服用苯巴比妥的癫痫患者，不能突然停药，应逐渐减量后停药。

第六节 │ 急性一氧化碳中毒

在生产和生活环境中，含碳物质不完全燃烧可产生一氧化碳（carbon monoxide，CO）。CO 是无色、无臭和无味气体，比重 0.967。空气中 CO 浓度达到 12.5% 时，有爆炸危险。吸入过量 CO 引起的中毒称急性 CO 中毒（acute carbon monoxide poisoning），俗称煤气中毒。急性 CO 中毒是常见的生活中毒和职业中毒。

【病因】 工业上，高炉煤气、发生炉煤气含 CO 30%～35%；水煤气含 CO 30%～40%。在炼钢、炼焦和烧窑等生产过程中，如炉门、窑门关闭不严，煤气管道漏气或煤矿瓦斯爆炸产生大量 CO，会导致吸入中毒。失火现场空气中 CO 浓度高达 10%，也可引起现场人员中毒。

日常生活中，CO 中毒最常见的原因是家庭中煤炉取暖及煤气泄漏。煤炉产生的气体含 CO 量高达 6%～30%，应用时不注意防护可发生中毒。每日吸烟 1 包，可使血液碳氧血红蛋白（COHb）浓度升至 5%～6%，连续大量吸烟也可致 CO 中毒。

【发病机制】 CO 吸入后经肺毛细血管膜迅速弥散，与血液中红细胞的血红蛋白结合，形成稳定的 COHb。CO 与血红蛋白的亲和力是氧与血红蛋白的亲和力的 240 倍。吸入较低浓度 CO 即可产生大量 COHb。COHb 不能携带氧且不易解离，是氧合血红蛋白解离速度的 1/3 600。CO 与血红蛋白中的血红素部分结合，抑制其他 3 个氧结合位点释放氧至外周组织的能力，导致血红蛋白氧解离曲线左移，加重组织细胞缺氧。CO 与还原型细胞色素氧化酶二价铁结合，抑制细胞色素氧化酶活性，影响细胞呼吸和氧化过程，阻碍氧的利用。

CO 中毒时，体内血管吻合支少且代谢旺盛的器官（如大脑和心脏）最易遭受损害。脑内小血管迅速麻痹、扩张。脑内三磷酸腺苷（ATP）在无氧情况下迅速耗尽，钠泵运转失常，钠离子蓄积于细胞内而诱发脑细胞水肿。缺氧使血管内皮细胞发生肿胀而造成脑部循环障碍。缺氧时，脑内酸性代谢产物蓄积，使血管通透性增加而产生脑细胞间质水肿。脑血液循环障碍可致脑血栓形成、脑皮质和基底节局灶性的缺血性坏死以及广泛脱髓鞘病变，致使部分患者发生迟发性脑病。

【病理】 急性 CO 中毒在 24 小时内死亡者，血呈樱桃红色；各器官充血、水肿和点状出血。昏迷数日后死亡者，脑组织明显充血、水肿；苍白球出现软化灶；大脑皮质可有坏死灶；海马区因血管供应少,受累明显;小脑有细胞变性;有少数患者大脑半球白质可发生散在性、局灶性脱髓鞘病变;心肌可见缺血性损害或心内膜下多发性梗死。

【临床表现】

（一）**急性中毒** 正常人血液中 COHb 浓度可达 5%~10%。急性 CO 中毒的症状与血液中 COHb 浓度有密切关系,同时也与患者中毒前的健康状况,如有无心、脑血管疾病及中毒时体力活动等情况有关。按中毒程度可分为 3 级。

1. **轻度中毒** 血液 COHb 浓度为 10%~30%。患者有不同程度头痛、头晕、恶心、呕吐、心悸和四肢无力等。原有冠心病的患者可出现心绞痛。脱离中毒环境吸入新鲜空气或氧疗,症状很快消失。

2. **中度中毒** 血液 COHb 浓度为 30%~40%。患者出现胸闷、气短、呼吸困难、幻觉、视物不清、判断力降低、运动失调、嗜睡、意识模糊或浅昏迷。口唇黏膜可呈樱桃红色。氧疗后患者可恢复正常且无明显并发症。

3. **重度中毒** 血液 COHb 浓度达 40%~60%。迅速出现昏迷、呼吸抑制、肺水肿、心律失常或心力衰竭。患者可呈去皮质综合征状态。部分患者合并吸入性肺炎。受压部位皮肤可出现红肿和水疱。眼底检查可发现视盘水肿。

（二）**迟发型神经精神综合征** 急性 CO 中毒患者在意识障碍恢复后,经过 2~60 天的"假愈期",可出现下列临床表现之一:①精神意识障碍:呈现痴呆、木僵、谵妄状态或去皮质状态;②锥体外系神经障碍:由于基底神经节损害,出现震颤麻痹综合征(表情淡漠、四肢肌张力增高、静止性震颤、前冲步态);③锥体系神经损害:如偏瘫、病理反射阳性或小便失禁等;④大脑皮质局灶性功能障碍:如失语、失明、不能站立及继发性癫痫;⑤脑神经及周围神经损害:如视神经萎缩、听神经损害及周围神经病变等。CO 急性中毒期间发生急性脑损伤的患者出现迟发型神经精神综合征的可能性更高。

【实验室检查】

1. **血液 COHb 测定** 目前临床上常用直接分光光度法定量测定 COHb 浓度。另外也可用简易方法定性分析,如加碱法:取患者血液 1~2 滴,用蒸馏水 3~4ml 稀释后,加 10% 氢氧化钠溶液 1~2 滴,混匀;血液中 COHb 增多时,加碱后血液仍保持淡红色不变,正常血液则呈绿色;通常在 COHb 浓度高达 50% 时才呈阳性反应。

2. **脑电图检查** 可见弥漫性低波幅慢波,与缺氧性脑病进展相平行。

3. **头部 CT 检查** 脑水肿时可见脑部有病理性密度减低区。

【诊断与鉴别诊断】 根据吸入较高浓度 CO 的接触史,短时间内出现的中枢神经损害的症状和体征,结合及时血液 COHb 测定的结果,按照国家诊断标准《职业性急性一氧化碳中毒诊断标准》(GBZ 23—2002),可作出急性 CO 中毒诊断。职业性 CO 中毒多为意外事故,接触史比较明确。疑有生活中毒者,应询问发病时的环境情况,如炉火烟囱有无通风不良或外漏现象,以及同室人有无同样症状等。

急性 CO 中毒应与脑血管意外、脑震荡、脑膜炎、糖尿病酮症酸中毒以及其他中毒引起的昏迷相鉴别。血液 COHb 测定是有价值的诊断指标,但采取血标本要求在脱离中毒现场 8 小时以内尽早抽取静脉血。

【治疗】

（一）**终止 CO 吸入** 迅速将患者转移到空气新鲜处,终止 CO 继续吸入。卧床休息,保暖,保持呼吸道畅通。

（二）**氧疗**

1. **吸氧** 中毒者给予吸氧治疗,如鼻导管和面罩吸氧。吸入新鲜空气时,COHb 释放出半量 CO 约需 4 小时;吸入纯氧时可缩短至 30~40 分钟;吸入 3 个大气压的纯氧可缩短至 20 分钟。

2. **高压氧舱治疗** 患者在超大气压的条件下用 100% 氧气进行治疗,可使 COHb 半衰期缩短,能增加血液中物理溶解氧,提高总体氧含量,促进氧释放和加速 CO 排出,可迅速纠正组织缺氧,缩短昏迷时间和病程,预防 CO 中毒引发的迟发性脑病。

目前尚无高压氧舱统一治疗指征,多数高压氧舱中心把头痛、恶心、COHb 浓度>25% 作为选择高压氧舱治疗的主要参考标准。临床医师也常用下述情形作为选择高压氧治疗的重要参考标准:昏迷、短暂意识丧失、ECG 提示心肌缺血表现、局灶神经功能缺陷等;孕妇 COHb 浓度超过 20% 或出现胎儿窘迫也应考虑高压氧治疗。

（三）**重要器官功能支持**　有严重冠状动脉粥样硬化病变基础的患者,COHb 浓度超过 20% 时有心搏骤停的危险,应密切进行心电监测。无高压氧舱治疗指征的 CO 中毒患者推荐给予 100% 氧治疗,直至症状消失及 COHb 浓度降至 10% 以下;有心肺基础疾病患者,建议 100% 氧治疗至 COHb 浓度降至 2% 以下。

（四）**防治脑水肿**　CO 严重中毒后,脑水肿可在 24~48 小时发展到高峰。在积极纠正缺氧的同时给予脱水治疗。20% 甘露醇 1~2g/kg 快速静脉滴注（10ml/min）,2~3 天后颅内压增高好转可减量。糖皮质激素有助于减轻脑水肿,但其临床价值有待验证。有频繁抽搐者首选地西泮,10~20mg 静脉注射。抽搐停止后再静脉滴注苯妥英钠 0.5~1g,可在 4~6 小时内重复应用。

（五）**防治并发症和后遗症**　保持呼吸道通畅,必要时行气管插管或气管切开。定时翻身,以防出现压疮和坠积性肺炎。给予营养支持。必要时鼻饲。

（六）**心脏并发症**　另外,约三分之一的中到重度 CO 中毒患者会出现心肌损伤,这部分患者的远期死亡率较无心肌损伤患者高 3 倍,因此急性 CO 中毒后建议早期筛查心肌酶,条件允许可完善心脏核素检查,评估心肌受损情况。

【预防】　加强预防 CO 中毒的宣传。居室内火炉要安装烟筒管道,防止管道漏气。厂矿工作人员应认真执行安全操作规程,加强矿井下空气中 CO 浓度的监测和报警。进入高浓度 CO 环境时,要戴好防毒面具。

第七节 ｜ 急性亚硝酸盐中毒

急性亚硝酸盐中毒（acute nitrite poisoning）是指由于误食亚硝酸盐或含亚硝酸盐、硝酸盐的食物或饮用亚硝酸盐含量高的井水、蒸锅水而引起的以组织缺氧为主要表现的急性中毒。亚硝酸盐毒性很大,成人摄入 0.2~0.5g 即可引起中毒,1~3g 可致死,小儿摄入 0.1g 即引起急性中毒,甚至死亡。

亚硝酸盐为白色的粉末或结晶,外观与食盐类似,味稍苦或微咸涩,主要以亚硝酸钠或亚硝酸钾形式存在,易溶于水。因其可与肉制品中的肌红素结合而具有防腐、成色、护色的作用,故食品加工业常将其作为防腐剂和发色剂;亚硝酸盐可抑制肉毒梭状芽孢杆菌的产生,可提高食用肉制品的安全性。亚硝酸盐是一种在肉制品生产加工中允许使用的食品添加剂,但其添加量若超过国家卫生标准规定的剂量,易引起中毒。亚硝酸盐与食品蛋白质中的胺类化合物结合生成亚硝胺和亚硝酸胺,在胃肠道酸性条件下转化为亚硝胺,亚硝胺有强烈的致癌作用,长期大量食用含亚硝酸盐的食物存在远期致癌风险;亚硝胺还能通过胎盘屏障进入胎儿体内,对胎儿有致畸形的作用。

我国多地区开展的流行病学调查表明:亚硝酸盐急性中毒的发病率与性别、年龄无关,也无明显的季节性和地域性。中毒场所以集体食堂、酒店餐饮业居多,中毒食物以肉类及其制品（如腌制咸菜）居首位,中毒原因主要是亚硝酸盐的误食误用。潜伏期及病情严重程度与摄入量有关,最短 1.5 分钟,一般 1~3 小时,偶有长达 20 小时。有研究认为,中毒食物中的亚硝酸盐含量平均超过标准值的 212 倍。

【病因】　常因误食亚硝酸盐而导致中毒,误将亚硝酸盐当食盐、白糖、食用碱等使用。食用亚硝酸盐过量的食品（超标使用亚硝酸盐作为食品添加剂）。有些新鲜蔬菜,如白菜、芹菜、菠菜、韭菜、莴苣、萝卜等,含有较多的硝酸盐或亚硝酸盐,这类蔬菜若糜烂变质、腌制不透（腌制的第 2~4 天亚硝酸盐含量增加,1~2 周达高峰）或烹调后放置过久,易在硝酸盐还原菌作用下形成亚硝酸盐,摄入过多易引起中毒。另外,长期食用含亚硝酸盐的苦井水可发生中毒。

【发病机制】 亚硝酸盐具有强氧化性,使正常的血红蛋白(Fe^{2+})氧化为失去携氧运输能力的高铁血红蛋白(Fe^{3+})。一般高铁血红蛋白量超过血红蛋白总量的1%时称为高铁血红蛋白血症;达总量的10%时,皮肤、黏膜出现发绀,引起全身组织器官缺氧;达总量的20%~30%时出现缺氧症状、头痛、疲乏无力;达总量的50%~60%时出现心动过速、呼吸浅快、轻度呼吸困难;>60%时可出现反应迟钝,意识障碍,呼吸、循环衰竭,甚至引起死亡。脑组织细胞对缺氧最敏感,故中枢神经系统最先受累,大脑皮质处于保护性抑制状态,患者出现头痛、头晕、反应迟钝、嗜睡甚至昏迷等表现。若缺氧时间较长,可致循环、呼吸衰竭和中枢神经系统的严重损害。亚硝酸盐还可松弛血管平滑肌致血压降低。

【临床表现】 食入富含硝酸盐的食物时,胃肠道内硝酸盐还原菌(以沙门菌和大肠埃希菌为主)大量繁殖,硝酸盐在其硝基还原作用下转化成亚硝酸盐,机体不能及时将大量的亚硝酸盐分解为氨排出体外,进入血液引起亚硝酸盐中毒,称为肠源性发绀。儿童胃肠功能紊乱或免疫力低下时较易出现,多为散发性。全身皮肤黏膜发绀表现最明显,以口唇及四肢末梢为著。轻者表现为头痛、心慌、恶心、呕吐、腹痛、腹胀等;重者可有口唇青紫、面色发绀、呼吸困难、心律不齐、血压下降,出现休克等表现;极重者伴有抽搐、心力衰竭、呼吸衰竭、肺水肿、脑水肿、昏迷等多器官衰竭的表现。

【实验室检查】 高铁血红蛋白含量显著高于正常;尿亚硝酸盐定性检测阳性;心电图可表现为窦性心动过速;伴有心肌损害时心肌酶偏高。

【诊断】 详细询问病史,结合临床表现、相关实验室检查,尤其是出现不能用基础疾病或者缺氧解释的皮肤黏膜发绀时,应高度怀疑亚硝酸盐中毒。高铁血红蛋白鉴定实验:取5ml静脉血在空气中用力震荡15分钟,若始终呈深棕色不变色(正常情况下血红蛋白与氧结合变为猩红色),可排除由呼吸循环衰竭引起的缺氧性发绀,考虑为高铁血红蛋白血症。剩余食物或呕吐物、血液毒物分析、血高铁血红蛋白鉴定试验和尿亚硝酸盐定性检查阳性,并且除外泌尿系统感染后可确诊。

【鉴别诊断】 亚硝酸盐中毒除与急性胃肠炎、肠梗阻、冠状动脉粥样硬化性心脏病、肺栓塞、CO中毒相鉴别,还须与以下疾病相鉴别。

1. 杀虫脒中毒 杀虫脒是一种有机氮类农业杀虫剂,中毒后引起高铁血红蛋白血症,杀虫脒中毒伴有其他典型症状:出血性膀胱炎(尿频、尿急、血尿),瞳孔散大。病情急重,病死率高,患者有明确的杀虫脒服用史或接触史。

2. 硫化血红蛋白血症 正常人血液中不含硫化血红蛋白,当血液中硫化血红蛋白含量达到4%以上或超过5g/L时可出现发绀。有些人服用非那西丁或磺胺类等药物后可出现硫化血红蛋白血症,可伴有溶血。硫化血红蛋白形成后在体内外都不能再恢复为血红蛋白,缺乏有效的治疗措施。因此,当亚甲蓝治疗无效时,要考虑到硫化血红蛋白血症的可能。

【治疗】 治疗原则为高流量氧气吸入、建立静脉通道、洗胃、催吐、导泻、使用解毒剂、吸痰、扩容、对症支持处理,注意保暖,密切监测生命体征变化。

1. 氧气吸入 氧流量4~6L/min,必要时行高压氧疗。高压氧疗尤为适用于严重缺氧伴急性肺水肿、脑水肿、昏迷等患者。高浓度氧可提高血氧张力、提高血氧弥散速度、增加缺血区的血流量、改善微循环血流动力学功能,进而改善脏器缺氧,降低颅内压,减轻肺脑水肿,打破缺氧-水肿的恶性循环,改善缺血缺氧状态,促进侧支循环建立,增加有效弥散面积。另外,血氧分压的增加可加速置换出与高铁血红蛋白结合的亚硝酸盐,恢复亚铁血红蛋白的携氧能力。

2. 解毒药应用 亚甲蓝是亚硝酸盐中毒的特效解毒药,每次1~2mg/kg,25%葡萄糖溶液40ml稀释后,静脉缓慢注射,30~60分钟后症状不见好转可重复注射1次。维生素C有较强的还原作用,可阻断体内亚硝酸盐的合成,与亚甲蓝协同作为治疗亚硝酸盐中毒的一线用药。1~5g加入5%葡萄糖溶液500ml中持续静脉滴注。轻度中毒者也可口服维生素C。高渗葡萄糖可提高血浆渗透压,增强解毒功能,为人体增加热量,增强亚甲蓝的作用,还有短暂的利尿作用。重型患者可同时联合肌内注射辅酶 A 50U,1～2 次 / 日,以增强亚甲蓝的还原性。

亚甲蓝随浓度的改变,表现出氧化和还原的双重特性。低浓度(1～2mg/kg)的亚甲蓝在还原型烟酰胺腺嘌呤二核苷酸磷酸(NADPH)的作用下使高铁血红蛋白转化为亚铁血红蛋白,恢复其携氧能力。高浓度亚甲蓝(5～10mg/kg)反而使亚铁血红蛋白转化为高铁血红蛋白。使用亚甲蓝的前 10～20 分钟内 SpO_2 下降,1～2 小时内基本恢复正常,可能是由于大量亚甲蓝进入体内,NADPH 相对较少,氧化型亚甲蓝含量增多,血红蛋白被氧化为高铁血红蛋白。故应小剂量、慢速给药,避免加重缺氧反应。此外还须密切观察患者应用亚甲蓝后球结膜、面色、口唇、四肢末端、尿液颜色变化,若呈蓝色,应立即停药。亚甲蓝液体呈蓝色澄明状,经肾脏完全代谢排出需 3～5 天,反复大剂量应用亚甲蓝易引起体内蓄积中毒,可出现皮肤黏膜及尿液呈蓝色、尿路刺激征、谵妄、兴奋、抽搐、溶血、黄疸、休克等严重不良反应。溶血性贫血、葡萄糖 -6- 磷酸脱氢酶(G-6-PD)缺乏症者慎用,严重肾功能不全者禁用,另外,亚甲蓝对血管有强刺激性,输注时应避免药液外渗引起组织坏死。

【预防】 加大《中华人民共和国食品安全法》及相关知识的宣传,增强公众对亚硝酸盐的认识,倡导公众改善不良生活习惯,加大亚硝酸盐生产、销售等环节的监管力度。

第八节 │ 有机溶剂中毒

有机溶剂常用作工业原料、实验的反应介质、稀释剂、清洗剂、去脂剂、黏胶溶剂、萃取剂、防腐剂、内燃机燃料等,品种繁多,达 500 种以上。有机溶剂通常具有以下共同特征:①常温下为液体,挥发性强;②大多易燃、易爆;③脂溶性强,不溶于水或微溶于水;④毒性方面,一般都有刺激和麻醉作用;⑤某些有机溶剂具有特殊毒性,如神经毒、肝肾毒及骨髓抑制作用等。

按化学组成,有机溶剂可分九类。

1. **脂肪开链烃类** 正乙烷、汽油、煤油。
2. **脂肪族环烃类** 环乙烷、环乙烯、萘烷。
3. **芳香烃类** 苯、甲苯、二甲苯、乙苯。
4. **卤代烃类** 氯甲烷、溴甲烷、三氯甲烷、四氯化碳、二氯乙烷、三氯乙烯。
5. **醇类** 甲醇、乙醇、氯乙醇、三氯丙醇。
6. **醚类** 乙醚、异丙醚、二氯乙醚。
7. **酯类** 甲酸甲酯、乙酸甲苯酯。
8. **酮类** 丙酮、丁酮、庚酮、环己酮、甲基正丁基酮。
9. **其他** 二硫化碳、二甲基甲酰胺、二甲基乙酰胺。

【中毒机制】 不同有机溶剂中毒机制有所差异,本节仅简述最常见的苯与苯胺中毒机制。

1. **苯中毒机制** 苯的亲脂性很强,且多聚集于细胞膜内,使细胞膜的脂质双层结构肿胀,影响细胞膜蛋白功能,干扰细胞膜的脂质和磷脂代谢,抑制细胞膜的氧化还原功能,导致中枢神经麻醉。

苯代谢产物(邻苯二酚、氢醌和苯醌)通过抑制骨髓基质生成造血干细胞,干扰细胞增殖和分化的调节因子,阻断造血干细胞分化过程而诱发白血病。同时苯的酚类代谢产物,可直接毒害造血细胞,并通过巯基作用导致维生素 C 和谷胱甘肽代谢障碍。

2. **苯胺中毒机制** 苯胺被吸收后,产生大量的高铁血红蛋白,其本身不仅不能携氧,还会阻碍血红蛋白释放氧,血红蛋白分子含有 4 个二价铁离子,如果有一个被氧化为三价铁离子,就会影响其他二价铁离子对氧的释放,导致组织缺氧,出现高铁血红蛋白血症。同时还原型谷胱甘肽减少,导致红细胞破裂,产生溶血性贫血。另外,苯胺中毒的代谢产物直接毒害珠蛋白分子中的巯基,使珠蛋白转变为不可逆性的变性沉淀物,形成红细胞内海因茨小体,导致红细胞的结构与功能出现缺陷,易遭受单核巨噬细胞破坏,而加重溶血性贫血。

苯胺中毒后,对肝、肾和皮肤均有严重损害,导致肝硬化和肾衰竭,还可导致化学性膀胱炎,出现一过性肉眼血尿。

【中毒表现】 常温、常压下的有机溶剂呈液体状态,易挥发。中毒途径以呼吸道吸入为主,亦可经皮肤接触或消化道吸收中毒,不同有机溶剂有其不同的中毒表现,按各系统的主要症状分类如下。

(一)**神经精神损害** 包括苯及苯胺在内的大多数有机溶剂中毒,均可出现不同程度的神经精神损害。

1. **急性中毒** 轻者头痛、头昏、眩晕。重者恶心、呕吐、心率慢、血压增高、躁动、谵妄、幻觉、妄想、精神异常、抽搐、昏迷甚至死亡。

2. **慢性中毒**

(1)神经衰弱综合征:头痛、头晕、失眠、多梦、厌食、倦怠和乏力等。

(2)中毒性脑病:反应迟钝、意识障碍、震颤、活动困难、生活不能自理和中毒性精神病表现。

(3)脑神经损害:①甲醇毒害视神经可导致双目失明;②三氯乙烯可毒害三叉神经,也可导致前庭神经麻痹和听力障碍。

(4)小脑功能障碍综合征:酒精中毒损害小脑功能,导致步态不稳,意向性震颤。

(5)周围神经病:①二硫化碳、正乙烷及甲基正丁基酮中毒损伤周围神经系统导致手足麻木、感觉过敏,手不能持物,肌肉无力,肌肉萎缩以至运动神经传导速度减慢;②三氯乙烯中毒出现周围神经病时伴有毛发粗硬和水肿。

(二)**呼吸道损害** 吸入有机溶剂蒸气中毒的患者均有呼吸道损害,有害气体刺激呼吸道黏膜,导致呛咳。

1. 吸入酮类或卤代烷类及酯类蒸气后,导致化学性肺炎、肺水肿。

2. 误吸入汽油及煤油后可致化学性肺炎,甚至肺水肿及渗出性胸膜炎。

(三)**消化道损害** 经口服有机溶剂中毒者均有明显的恶心、呕吐等胃肠症状。

乙醇、卤代烃类及二甲基甲酰胺中毒主要影响肝,导致肝细胞变性、坏死,中毒性肝炎、脂肪肝及肝硬化。

(四)**肾脏损害**

1. 酚、醇、卤代烃类中毒后皆可导致急性肾小管坏死、肾小球损害,发生急性肾衰竭,以非少尿型肾衰竭多见。

2. 四氯化碳、二硫化碳及甲苯中毒后可致慢性中毒性肾病。

3. 烃类化合物(汽油)吸入中毒后可导致肺出血肾炎综合征(Goodpasture 综合征)。

(五)**造血功能损害**

1. 亚急性或慢性苯中毒致白细胞减少、再生障碍性贫血,慢性苯中毒可致白血病。

2. 三硝基甲苯可引起高铁血红蛋白血症、溶血和再生障碍性贫血。

(六)**皮肤损害**

1. 有机溶剂急性皮肤损害,如皮肤丘疹、红斑、水肿、水疱、糜烂及溃疡。

2. 有机溶剂慢性皮肤损害,如皮肤角化、脱屑及皲裂。

3. 长期接触石油易导致皮肤色素沉着。

(七)**生殖功能损害** 苯、二硫化碳和汽油中毒对女性的损害表现为月经紊乱、性欲减退,受孕率降低,甚至会导致胎儿畸形。对男性损害表现为性欲降低、阳痿和精子异常。

(八)**心血管损害**

1. 苯、汽油、酒精、三氯乙烯、二氯乙烷、四氯化碳和二硫化碳中毒后不仅引起急性或慢性心肌损害,出现各种类型心律失常,还会使心脏对肾上腺素敏感性增强,易致恶性心律失常。

2. 长期接触二硫化碳及慢性乙醇中毒可致动脉粥样硬化。

（九）有机溶剂复合损害　当机体受到两种以上有机溶剂的毒害时,其毒性可相加或相减。

1. 乙醇可抑制甲醇在肝内代谢,减少甲醇的毒性作用,可作为抢救甲醇中毒的解毒药。

2. 乙醇和其他醇类可增加四氯化碳的毒性而加重肝、肾损害的程度。

【中毒诊断与治疗】　有机溶剂中毒诊断与治疗,不单纯是中毒相关的医学问题,还是政策性很强的工作,应根据国家统一颁布的《职业性急性化学物中毒诊断标准》执行。

（徐　军）

第九节 ｜ 毒蛇咬伤中毒

世界上有 3 000 多种蛇,其中约 15% 被认为会对人类构成危险,3 000 多种蛇中,毒蛇有 650 种,我国已知的毒蛇约 50 种,其中剧毒蛇 10 余种,主要有:①眼镜蛇科(眼镜蛇、眼镜王蛇、金环蛇、银环蛇);②蝰蛇科,分为蝰亚科(蝰蛇)、蝮亚科(尖吻蝮、竹叶青、蝮蛇、烙铁头);③海蛇科(海蛇)。常见且危害较大的毒蛇主要有金环蛇、银环蛇、眼镜蛇和眼镜王蛇,主要分布在长江以南;青环海蛇和长吻海蛇分布在我国东南沿海;蝰蛇、五步蛇、烙铁头、竹叶青和蝮蛇(其中各类蝮蛇数量多且分布范围广泛),主要分布在长江流域和东南、西南各省。全世界每年被毒蛇咬伤(venomous snake bite)者达 42 万以上,致死者约有 20 000～25 000 人,其中多数发生在南亚、东南亚和撒哈拉沙漠以南非洲。国内报道每年毒蛇咬伤者达 10 万余人次,被毒蛇咬伤机会较多的人群为农民、渔民、野外工作者、从事毒蛇研究和蛇产业的人员。咬伤部位以手、臂、足和下肢为常见。毒蛇咬伤以夏、秋两季为多见。

【发病机制】

（一）毒液释放机制　毒蛇口内有毒腺,经排毒导管与毒牙相连(图 9-2-4)。当毒蛇咬人时,毒腺收缩,蛇毒通过排毒导管,经有管道或沟的毒牙,注入人体组织。眼镜蛇科的一些蛇种甚至可以向短距离目标喷射毒液,目标通过黏膜吸收毒液,导致中毒。毒腺内贮有蛇毒液约 0.1～0.5ml,与蛇种、蛇体大小、近期捕食情况等有关,大的蛇可有 5ml,咬时约射出毒腺内贮量的一半。毒蛇液呈淡黄色、琥珀色或无色。蛇毒成分复杂,干蛇毒约 90% 为蛋白质,主要为酶或非酶多肽毒素以及非毒蛋白质。

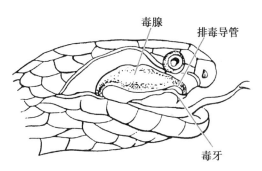

图 9-2-4　毒蛇的毒腺、排毒导管和毒牙模式图

（二）毒液对伤口局部作用　蛇毒中的神经毒可麻痹感觉神经末梢,引起肢体麻木;阻断运动神经与横纹肌之间的神经冲动,引起瘫痪。所含磷脂酶 A_2 可促使组胺、5-羟色胺和缓动素释放,引起伤口局部组织水肿、炎症反应和疼痛;透明质酸酶使局部炎症进一步扩展。蛋白质溶解酶破坏血管壁,引起出血、损伤组织或局部坏死。

（三）毒液全身作用机制　蛇毒成分比较复杂,一般分神经毒、血循毒和肌肉毒等。金环蛇、银环蛇、海蛇毒液以神经毒为主;蝰蛇、五步蛇、竹叶青、烙铁头等毒蛇毒液以血循毒为主;眼镜蛇、眼镜王蛇及蝮蛇毒液兼有神经毒和血循毒(混合毒)。此外,海蛇和眼镜蛇还有非常强烈的肌肉毒。

1. **神经毒**　具有阻断神经肌肉接头传导的作用,引起横纹肌弛缓性瘫痪,可导致呼吸肌麻痹、严重呼吸衰竭,为临床上主要致死原因。根据作用部位不同,神经毒包括突触前神经毒和突触后神经毒。β-银环蛇毒或蝮蛇毒是突触前神经毒,能抑制运动神经末梢释放神经递质乙酰胆碱;α-银环蛇毒、眼镜蛇毒、眼镜王蛇毒、海蛇毒为突触后神经毒,可与运动终板乙酰胆碱受体结合,使乙酰胆碱失去作用,骨骼肌不能兴奋收缩。银环蛇毒含有两种神经毒,对神经肌肉接头的传导有双重阻断作用,可迅速引起呼吸肌麻痹。此外,神经毒可作用于自主神经系统,抑制颈动脉体化学感受器,加重呼吸衰竭;兴奋肾上腺髓质中的神经受体,释放肾上腺素,使血压升高;胃肠道平滑肌兴奋性先增高,后抑制,出现肠麻痹;毒素还可影响延髓血管运动中枢和呼吸中枢,导致休克和中枢性呼吸衰竭。

2. 血循毒

(1)凝血毒和抗凝血毒:蝰蛇和澳大利亚眼镜蛇蛇毒可激活 X 因子,在 V 因子、磷脂、Ca^{2+} 参与下,使凝血酶原变成凝血酶。响尾蛇蛇毒可直接作用于纤维蛋白原,引起凝血。蝰蛇科大部分毒蛇的蛇毒中含有凝血酶样物质,使纤维蛋白原直接转变为纤维蛋白,有研究认为其在体外水解纤维蛋白原为纤维蛋白单体,后者凝聚为纤维蛋白,从而促进血液凝固,而在体内则由于水解纤维蛋白原,导致血纤维蛋白原水平下降,但不形成血凝块,表现为双重作用;另外,还可抑制血小板的黏附、聚集,表现为抗凝作用。还有些蛇毒可溶解纤维蛋白原或抑制纤维蛋白活性;促使纤溶酶原转化成纤溶酶;阻抑 V 因子,阻抑凝血酶形成,最终导致出血。

(2)出血毒和溶血毒:蛇毒中的蛋白水解酶能溶解组织蛋白,破坏肌肉组织,损伤血管壁,引起出血和组织坏死。蛇毒中的磷脂酶 A_2 可使毛细血管内皮细胞肿胀、溶解,基底膜中糖蛋白、纤维连接蛋白、IV 型和 V 型胶原及其他基质成分分解,导致毛细血管壁的通透性改变,组织水肿、出血和坏死;蛇毒还可使红细胞膜上卵磷脂变成溶血卵磷脂,从而溶解红细胞膜,引起溶血。有些毒蛇的毒液还含有直接溶血因子,可溶解红细胞膜,如蝰蛇、五步蛇毒液。

(3)心脏血管毒:蛇毒中的蛋白水解酶能释放组胺和血管活性物质;磷脂酶 A_2 也能促释放组胺、5-羟色胺、肾上腺素、缓动素等,使血管扩张、血压下降,甚至休克。蛇毒中的心脏毒能损害心肌细胞结构和功能,使心肌变性、坏死,出现心律失常甚至心搏骤停。眼镜蛇、蝰蛇等含有心脏毒。

3. 肌肉毒　主要包括肌肉毒素(膜毒素)、响尾蛇胺及其类似物、蛋白水解酶和磷脂酶 A_2。作用靶点一般为骨骼肌而非平滑肌,通过使肌细胞溶解、蛋白水解,引起组织坏死。中华眼镜蛇的肌肉毒主要引起局部组织坏死;海蛇的肌肉毒则能破坏全身骨骼肌细胞,引起肌肉疼痛、无力、肌红蛋白尿、高钾血症和急性肾损伤。

【临床表现】　眼镜蛇科和海蛇科的蛇毒分子小,咬后迅速进入受害者血液循环,因而发病很快;蝰蛇的蛇毒分子较大,由淋巴系统缓慢吸收后才出现症状。眼镜蛇和烙铁头的蛇毒接触黏膜被吸收后可引起全身中毒。根据蛇毒的主要毒性作用,毒蛇咬伤的临床表现可归纳为以下四类。

1. 神经毒损害　被眼镜蛇咬伤后,局部伤口反应较轻,仅有微痒和轻微麻木、疼痛或感觉消失。约 1~6 小时后出现全身中毒症状。首先感到全身不适、四肢无力、头晕、眼花,继而胸闷、呼吸困难、恶心和晕厥。接着出现神经症状并迅速进展,主要为眼睑下垂、视力模糊、斜视、语言障碍、吞咽困难、流涎、眼球固定和瞳孔散大。重症患者呼吸浅快且不规则,最终出现中枢性或周围性呼吸衰竭。

2. 心脏毒和凝血障碍毒损害　被蝰蛇和竹叶青蛇咬伤后,症状大都在 0.5~3 小时出现。局部有红肿、疼痛,常伴有水疱、出血和坏死。肿胀迅速向肢体近端扩展,并引起局部淋巴结肿痛。全身中毒症状有恶心、呕吐、口干、出汗,少数患者有发热。部分以释放血循毒为主的蛇类(如蝰蛇科的尖吻蝮蛇、竹叶青蛇)咬伤人体后可引起全身广泛出血,包括颅内和消化道出血。大量溶血引起血红蛋白尿,出现血压下降、心律失常、循环衰竭和急性肾衰竭。

3. 肌肉毒损害　被海蛇咬伤后局部仅有轻微疼痛,甚至无症状。约 30 分钟至数小时后,患者感觉肌肉疼痛、僵硬和进行性无力;腱反射消失、眼睑下垂和牙关紧闭。横纹肌大量坏死,释放钾离子引起高钾血症,出现严重心律失常;释放的肌红蛋白可堵塞肾小管,引起少尿、无尿,导致急性肾衰竭。海蛇神经毒损害的临床表现与眼镜蛇相似。

4. 混合毒损害　一些眼镜蛇、眼镜王蛇、蝰蛇、蝮蛇毒液兼有神经、心脏及出凝血障碍毒,根据临床表现有时很难鉴别是哪一类毒蛇咬伤,这时注意要区分临床表现的主次。眼镜王蛇、泰国眼镜蛇咬伤以神经毒为主,并常常引起呼吸衰竭而致死;中华眼镜蛇咬伤以局部组织坏死为主,常常带来截肢和肢体功能障碍的后遗症;蝮蛇咬伤则以血循毒为主。

【诊断】 根据致伤蛇外观、伤后临床表现及齿痕等,蛇咬伤的诊断一般并不困难,特别是已确认为某种蛇咬伤或已捕获到致伤蛇时。首先应鉴别是毒蛇咬伤还是无毒蛇咬伤,见表 9-2-10 和图 9-2-5;其次须明确致伤蛇种为何种类型毒蛇,用 ELISA 方法测定伤口渗液、血清、脑脊液和其他体液中的特异蛇毒抗原,约 15～30 分钟即可明确是何种毒蛇咬伤,但国内临床上未常规使用。毒蛇咬伤有时还须与毒蜘蛛或其他昆虫咬伤鉴别。

表 9-2-10 毒蛇和非毒蛇咬伤的鉴别

项目	毒蛇	非毒蛇
牙痕	2 个针尖大牙痕	2 行或 4 行锯齿状浅小牙痕
局部伤口	水肿、渗血、坏死	无
全身症状	神经毒	无
	心脏毒和凝血障碍	无
	出血	无
	肌肉毒	无

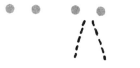

毒蛇咬伤牙痕　　　　无毒蛇咬伤牙痕

图 9-2-5 蛇咬伤牙痕

【治疗】 毒蛇咬伤的初步急救原则:减少毒素扩散并将患者迅速转运至恰当的医疗中心。蛇咬伤后须密切观察患者神志、血压、脉搏、呼吸、尿量和局部伤口等情况。如不能确切排除毒蛇咬伤,应按毒蛇咬伤观察和处理。抢救要分秒必争。被咬伤者须保持安静,不要惊恐奔走,以免加速毒液吸收和扩散。专业急救人员可在现场对伤口进行必要处理,非血循毒蛇类咬伤可对伤口做 “一” 字或 “十” 字微切口,长度 0.5cm 左右,并吸出或自近端至远端挤压排毒,但不宜做深大切口。血循毒蛇类咬伤不主张切开。非专业急救人员不要切开伤口,以免增加组织坏死和感染机会。

(一)局部处理

1. **绷扎** 被毒蛇咬伤的肢体应限制活动。用绷带包扎伤口上方的近心端肢体,阻断淋巴回流(图 9-2-6),可延迟蛇毒扩散。避免用止血带,以免影响绑扎部位远端肢体的血液供应,引起组织缺血性坏死。压力绷带法主要推荐用于神经毒毒蛇咬伤急救,但其普遍适用性仍有争议,眼镜蛇咬伤时易造成局部组织坏死,故一般不主张绷扎。

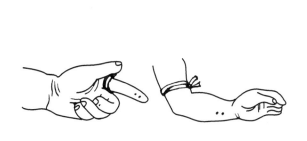 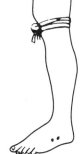

手指咬伤绷扎部位　　手掌或前臂咬伤绷扎部位　　脚趾咬伤绷扎部位　　下肢咬伤绷扎部位

图 9-2-6 蛇咬伤的绷扎部位

2. **伤口清创** 在伤口近心端有效绷扎后,立即用凉开水、泉水、肥皂水或 1∶5 000 高锰酸钾溶液冲洗伤口及周围皮肤,以洗掉伤口外表毒液。留在组织中的残牙用刀尖或针细心剔除。以牙痕为中心做十字切开,深至皮下,然后用手从肢体的近心端向伤口方向及伤口周围反复挤压,促使毒液从切开的伤口排出体外,边挤压边用清水冲洗伤口,冲洗—挤压—排毒须持续 20～30 分钟。为减少毒液吸收,将肢体放在低位。不要因绷扎和清创而延迟应用抗蛇毒血清。

3. **局部封闭**　早期局部处理有助于清除伤口残留的蛇毒,使蛇毒分解而失去毒性作用。用法为:糜蛋白酶、胰蛋白酶 4 000U 以 2% 利多卡因 5ml 溶解,不足时可适当用生理盐水稀释至 10ml,在伤口及周围皮下进行浸润注射,并在伤处近心端做环形注射封闭。注射后严密观察病情,注意过敏反应发生。

(二)尽早足量使用抗蛇毒血清

抗蛇毒血清是中和蛇毒的特效解毒药,应尽早足量使用。目前国内批准生产的抗蛇毒血清有 4 种,均为单价血清,分别是抗眼镜蛇毒血清(1 000IU/ 支)、抗银环蛇毒血清(10 000U/ 支)、抗蝮蛇毒血清(6 000U/ 支)、抗五步蛇毒血清(2 000U/ 支)。采用静脉滴注,眼镜王蛇或泰国眼镜蛇咬伤而病情危重者,也可稀释后静脉推注。

另外,我国还有一些 "军特药准字" 号产品。如成都军区昆明军事研究所研制的精制冻干多价抗蛇毒血清,分别有血循毒类多联抗毒血清、金环蛇类多联抗毒血清、眼镜蛇类多联抗毒血清。此外,还有 2 种单价冻干抗蛇毒血清:抗蝰蛇毒血清和抗竹叶青蛇毒血清。

1. 应做蛇毒血清皮肤过敏试验,反应阴性时才可使用。阳性者应常规脱敏注射。

2. 根据毒蛇咬伤类型使用相应抗蛇毒血清,对无特异性抗蛇毒血清的类型,可选用相同亚科的抗蛇毒血清。实验和临床研究证明抗五步蛇毒血清和抗蝮蛇毒血清均能中和烙铁头蛇毒或竹叶青蛇毒,抗眼镜蛇毒血清、抗银环蛇毒血清配伍能中和眼镜王蛇毒和泰国眼镜蛇毒,海蛇咬伤可联用抗银环蛇毒血清、抗眼镜蛇毒血清。如蛇种不明,可根据蛇毒的毒性作用类型选择抗蛇毒血清:有神经毒表现的用抗银环蛇毒血清,有血循毒表现的用抗蝮蛇毒血清和/或抗五步蛇毒血清,有混合毒表现的用抗眼镜蛇毒血清或抗蝮蛇毒血清加抗银环蛇毒血清。多价抗蛇毒血清,对蛇种不明者尤其适用。

3. 根据临床症状,结合被蛇咬伤时间来判断中毒程度,决定注射抗蛇毒血清剂量。具体用量和用法最好在相关专家的指导下进行。注意抗蛇毒血清只能中和未与靶器官结合的游离蛇毒。因此,使用血清的时间愈早愈好,力争在伤后 2 小时内用药。

4. 使用抗蛇毒血清期间应密切观察患者反应,出现过敏性休克者,立即停用,给予抗过敏休克相关治疗。

(三)中医中药治疗　临床实践证明中医中药在救治毒蛇咬伤方面有丰富的经验和实际的效果。我国研制出的针对毒蛇咬伤的中药制剂有广东蛇药、南通蛇药(即季德胜蛇药片)、上海蛇药、湛江蛇药、云南蛇药、福建蛇药等。以南通蛇药为例,首次口服 20 片,以后每隔 6～8 小时服 10 片,同时将适量药片(10～20 片,以能够覆盖肿胀区域为宜)碾末调制成糊状于伤处肿胀区域外敷,每日 1 次。治疗时间根据症状缓解情况而定。

(四)并发症防治　呼吸衰竭在毒蛇咬伤中出现早,发生率高,常需要数周甚至 10 周以上才能恢复。因此,及时、正确的呼吸支持在毒蛇咬伤救治中尤为关键。休克、心力衰竭、急性肾衰竭及弥散性血管内凝血等急症的及时处理也非常重要。血循毒为主的蛇毒可致弥散性血管内凝血及器官出血,临床上须严密观察,防止意外损伤发生。

(五)辅助治疗

1. **糖皮质激素**　糖皮质激素能抑制和减轻组织过敏反应和坏死,对减轻伤口局部反应和全身中毒症状均有帮助。每日剂量:氢化可的松 200～400mg 或地塞米松 10～20mg,连续 3～4 天。

2. **山莨菪碱**　报道称与地塞米松合用,可改善微循环、减轻蛇毒的中毒反应,有防治 DIC 及 MODS 的作用,可连续应用 3～4 天。

3. **防治感染**　蛇咬伤的伤口应按照污染伤口处理,故应常规给予抗生素和破伤风抗毒素 1 500U。

【预防】　蛇咬伤属于意外伤害,重点应对蛇类活动活跃地区的居民和易招致蛇咬伤的人群进行蛇咬伤救治及现场急救知识的宣传教育。相关的从业人员要根据情况穿戴防护手套和靴鞋,携带蛇药片以备急需。地方卫生部门应根据属地蛇类分布特点配备相应的抗毒血清,并对各级卫生部门进行蛇咬伤的救治培训,建立健全的蛇伤防治网,从组织上及人力上予以落实,做到任务明确,专人负责。

（柴艳芬）

本章思维导图

第三章 | 中　暑

中暑(heat illness)是在暑热天气、湿度大及无风环境中,患者因体温调节中枢功能障碍、汗腺功能衰竭和水、电解质丧失过多而出现相关临床表现的疾病。其发生率(17.6～26.5)/10万,高发地区(如沙特阿拉伯)可达250/10万。气候变化致全球平均气温升高,极端高温事件发生频率、持续时间和强度增加。近10年,欧洲、美洲、亚洲等世界多地遭遇极端高温天气。过去20年中,65岁人群高温相关死亡率增加54%。热(日)射病(heatstroke,sun stroke)是中暑死亡的主要原因。美国,热浪(heat wave)期中暑死亡人数约为非热浪期的10倍。美国运动员中,热射病是继脑脊髓损伤和心搏骤停后第三位死亡原因。

【病因】 大气温度升高(>32℃)、湿度较大(>60%)、对高热环境不能充分适应,以及工作时间长、剧烈运动或军事训练,又无充分防暑降温措施时极易发生中暑。此外,在室温较高而无空调时,肥胖、营养不良、年老体弱和慢性疾病患者更易发生中暑。据统计,心肌梗死、脑血管意外等疾病可使中暑发生率增加10倍。通常发生中暑的原因有:①环境温度过高:人体能从外界环境获取热量;②产热增加:重体力劳动、发热性疾病、甲状腺功能亢进症和应用某些药物(如苯丙胺)使产热增加;③散热障碍:如湿度大、肥胖、穿透气不良衣服或无风天气等;④汗腺功能障碍:人体主要通过皮肤汗腺散热,系统性硬化症、广泛皮肤瘢痕或先天性无汗症、抗胆碱药物或滥用毒品可抑制出汗。上述因素会促发和导致中暑。

【发病机制】 正常人腋窝温度36～37.4℃,直肠温度(中心温度)36.9～37.9℃。根据外界环境,下丘脑体温调节中枢通过控制产热和散热来维持体温的相对稳定。

(一)体温调节

1. 体温调节方式

(1)产热:人体产热主要来自体内氧化代谢过程,运动和寒战也能产生热量。气温在28℃左右时,静息状态下,人体产热量为210～252kJ(50.4～60.48kcal)/(h·m²)。体重70kg的人,基础代谢产热量约418.7kJ(100kcal),缺乏降温机制时,体温可升高1.1℃。人体剧烈运动产热量较静息状态时增加10～20倍,约2 520～3 780kJ(604.8～907.2kcal)/(h·m²),占人体总产热量的90%。

(2)散热:体温升高时,通过自主神经系统调节皮肤血管扩张,血流量约为正常的20倍,大量出汗促进散热,又会引起水盐丢失。人体与环境之间通过以下方式进行热交换:①辐射(radiation):约占散热量的60%。室温在15～25℃时,辐射是人体主要的散热方式。②蒸发(evaporation):约占散热量的25%。在高温环境下,蒸发是人体主要的散热方式。皮肤每蒸发1L汗液,散热2 436kJ(580kcal)。湿度大于75%时,蒸发减少。相对湿度达90%～95%时,蒸发完全停止。③对流(convection):约占散热量的12%。散热速度取决于皮肤与环境的温度差和空气流速。④传导(conduction):约占散热量的3%。水较空气热传导性强,人体皮肤直接与水接触时,散热速度是正常的20～30倍。

2. 高温环境适应 通常,在炎热环境中运动可产生1～2L/h汗水,有时甚至多达4L。在热环境每天工作100分钟,持续7～14天后,才能达到良好热适应。对抗高温时表现为心排血量和出汗量增加,汗液钠含量较正常人少,出汗散热量为正常的2倍。训练有素的马拉松运动员,直肠内温度高达42℃而无不适。无此种适应代偿能力者,易发生中暑。

(二)高温环境对人体各系统的影响

中暑损伤主要是由于体温过高(>42℃)对细胞产生直接损伤作用,引起酶变性、线粒体功能障碍、细胞膜稳定性丧失和有氧代谢途径中断,导致多器官功能障碍或衰竭。

1. **中枢神经系统** 高热能引起大脑和脊髓细胞快速死亡,继发脑局灶性出血、水肿、颅内压增高和昏迷。小脑浦肯野(Purkinje)细胞对高热反应极为敏感,常发生构音障碍、共济失调和辨距不良。

2. **心血管系统** 热射病患者常表现为高动力循环状态,外周血管阻力降低,心动过速(>180次/分),心脏指数、中心静脉压(CVP)升高。持续高温引起心肌缺血、坏死,促发心律失常,加重心力衰竭,继而心排血量下降,皮肤血流减少,影响散热,形成恶性循环。

3. **呼吸系统** 高热时,呼吸频率增快,通气量增加,持续不缓解会引起呼吸性碱中毒。热射病时可致肺血管内皮损伤,发生 ARDS。

4. **水和电解质代谢** 热适应后第二周,因出汗、排尿丢失及补充不足,体内总钾量减少 20%(500mmol)以上。大量出汗常导致水和钠丢失,引起脱水和电解质紊乱。

5. **肾脏** 由于严重脱水、心血管功能障碍和横纹肌溶解等,可发生急性肾衰竭。

6. **消化系统** 中暑时的直接热损伤和胃肠道血液灌注减少可引起缺血性溃疡,容易发生消化道大出血。热射病患者,发病 2~3 天后几乎都有不同程度的肝坏死和胆汁淤积。

7. **血液系统** 严重中暑患者,发病后 2~3 天可出现不同程度的 DIC。DIC 又可进一步促使重要器官(心、肝、肾)功能障碍或衰竭。

8. **肌肉** 劳力性热射病患者,由于肌肉局部温度增加、缺氧和代谢性酸中毒,常发生严重肌损伤,引起横纹肌溶解和血清肌酸激酶升高。

【病理】 热射病患者病死后尸检发现,小脑和大脑皮质神经细胞坏死,特别是 Purkinje 细胞病变较为突出。心脏有局灶性心肌细胞出血、坏死和溶解,心外膜、心内膜和瓣膜组织出血;不同程度肝细胞坏死和胆汁淤积;肾上腺皮质出血。劳力性热射病病死后病理检查可见肌肉组织变性和坏死。

【临床表现】 根据发病机制和临床表现不同,通常将中暑分为热痉挛(heat cramp)、热衰竭(heat exhaustion)和热(日)射病。上述三种情况可顺序发展,也可交叉重叠。

(一)**热痉挛** 剧烈活动后,大量出汗和饮用低张液体后出现头痛、头晕和肢体、腹壁肌群痛性痉挛,肢体活动受限,有时腹痛与急腹症表现相似,数分钟缓解,无明显体温升高,无神志障碍。热痉挛也可为热射病早期表现。

(二)**热衰竭** 多见于老年人、儿童和慢性病患者,是严重热应激时,体液和体内钠丢失过多引起循环容量不足所致。表现为多汗、疲乏、无力、头晕、头痛、恶心、呕吐和肌痉挛,心率明显增快,直立性低血压或晕厥。中心体温(core body temperature,CBT)升高,不超过 40℃,无神志障碍。实验室检查提示血细胞比容增高、高钠血症、轻度氮质血症和肝功能异常(肝转氨酶可升高至数千单位)。

(三)**热射病** 高热(CBT>40℃)伴神志障碍。早期受损器官依次为脑、肝、肾和心脏。根据患者发病时状态和发病机制,将热射病分为劳力性热射病(exertional heatstroke)和非劳力性热射病(non-exertional heatstroke)两种类型。前者是内源性产热过多,后者是因体温调节功能障碍致散热减少。美国疾病控制与预防中心(CDC)信息显示,发生热射病后,患者中心体温可在 10~15 分钟内飙升至 41.1℃或更高。

1. **劳力性热射病** 多发生在青壮年人群,剧烈运动或从事体力劳动后数小时发病,约 50% 患者大量出汗,心率 160~180 次/分,脉压增大,可发生横纹肌溶解、急性肾衰竭、肝衰竭(发病 24 小时后肝转氨酶可升至数万单位)、DIC 或 MODS,病死率高。

2. **非劳力性热射病** 多见于居住在通风不良环境的老年体衰者及产妇,其他高危人群包括精神分裂症、帕金森病、慢性酒精中毒及偏瘫或截瘫患者。84%~100% 患者无汗,皮肤干热和发红,直肠温度最高可达 46.5℃。病初可表现行为异常或痫性发作,继而出现谵妄、昏迷和瞳孔对称缩小,严重者出现低血压、休克、心律失常及心力衰竭、肺水肿和脑水肿。约 5% 患者发生急性肾衰竭,可有轻、中度 DIC,常在发病后 24 小时左右死亡。

【实验室检查】 严重患者常出现肝、肾、胰和横纹肌损伤的实验室参数改变,应紧急进行有关生化检查,如血清天冬氨酸转氨酶(AST)、丙氨酸转氨酶(ALT)、乳酸脱氢酶(LDH)、肌酸激酶(CK)、凝血功能及动脉血气分析,尽早发现重要器官功能障碍证据。怀疑颅内出血或感染时,应行脑 CT 和脑脊液检查。

【诊断与鉴别诊断】　炎热夏季,遇有高热伴昏迷者首先考虑中暑。热射病应与脑炎、脑膜炎、伤寒、斑疹伤寒、恶性疟疾、甲状腺危象、震颤性谵妄及下丘脑出血、抗胆碱药物中毒或抗精神病药恶性综合征鉴别。

【治疗】　中暑类型和病因不同,但基本治疗措施相同。

（一）**降温治疗**　迅速降温是治疗的基础,决定患者预后。降低劳力性热射病患者体温的推荐时间由原来的"黄金1小时"改为"黄金半小时"。

1. **体外降温**　将患者转移到通风良好的低温环境,脱去衣服,同时进行皮肤肌肉按摩,促进散热。无虚脱患者,迅速降温的"金标准"是冷水浸浴（cold water immersion,CWI）或冰水浸浴（ice water immersion,IWI）,将患者身体（不包括头部）尽可能多地浸入2.0～14.0℃冷水中,并且不停地搅动水,以保持皮肤表面有冷水,在头顶周围放置用湿毛巾包裹的冰块。此法能在20分钟内将体温从43.3℃降至40.0℃以下。对虚脱者采用蒸发散热降温,如用15℃冷水反复擦拭皮肤、用电风扇或空气调节器。体温降至39℃时,停止降温。

2. **体内降温**　体外降温无效者,用冰盐水进行胃或直肠灌洗,也可用无菌生理盐水进行腹膜腔灌洗或血液透析,或将自体血液体外冷却后回输入体内。

3. **药物降温**　热射病患者,解热镇痛药水杨酸盐治疗无效,而且可能有害。迅速降温出现寒战者,给予生理盐水500ml加氯丙嗪25～50mg静脉输注,并监测血压。

（二）**并发症治疗**

1. **昏迷**　应进行气管插管,保持呼吸道通畅,防止误吸。颅内压增高者静脉输注甘露醇1～2g/kg,30～60分钟输入。痫性发作时,静脉输注地西泮。

2. **液体复苏**　低血压患者,应静脉输注生理盐水或乳酸钠林格液恢复血容量,最初4小时平均补充1 200ml等张晶体溶液。必要时静脉滴注异丙肾上腺素,勿用血管收缩药,以免影响皮肤散热。

3. **多器官衰竭**　应予对症支持治疗。出现横纹肌溶解,尿量至少保持在2ml/（kg·h）,尿pH>6.5。心力衰竭合并肾衰竭伴有高钾血症时,慎用洋地黄。持续性无尿、尿毒症和高钾血症是血液透析或腹膜透析指征。应用 H_2 受体拮抗剂或质子泵抑制剂预防应激性溃疡及上消化道出血。DIC患者根据病情输注新鲜冰冻血浆和血小板。

（三）**监测**

1. 降温期间连续监测体温变化,逐渐使中心体温降到37～38℃。

2. 放置Foley导尿管,监测尿量,应保持尿量>30ml/h。

3. 中暑高热患者,动脉血气结果应予校正。体温超过37℃时,每升高1℃,PaO_2 降低7.2%,$PaCO_2$ 增加4.4%,pH降低0.015。

4. 发病后24小时可出现凝血障碍,更常见于48～72小时。应严密监测DIC相关的实验室参数（纤维蛋白原、纤维蛋白降解产物、凝血酶原时间和血小板）。

【预后】　热射病病死率为20%～70%,50岁以上患者高达80%。决定预后的不是发病初始体温,而是在发病30分钟内的降温速度。如果发病后30分钟内能将直肠内温度降至40℃以下,通常不发生死亡。降温延迟,病死率明显增加。器官衰竭数目决定预后。无尿、昏迷或心力衰竭患者病死率高。昏迷超过6～8小时或出现DIC者预后不良。血乳酸浓度可作为判断预后的指标。

【预防】

1. 暑热夏季加强预防中暑宣传教育,穿宽松浅色透气衣服。在阳光下活动时,戴宽边遮阳帽,使用防晒霜。

2. 炎热天气尽量减少户外活动,避免在11:00—15:00暴露于阳光太久。

3. 改善年老体弱、慢性病患者及产褥期妇女居住环境。

4. 改善高温环境中的工作条件,多饮用渗透压<200mOsm/（kg·H_2O）的钾、镁和钙盐防暑饮料。

5. 中暑患者恢复后,数周内应避免阳光下剧烈活动。

（柴艳芬）

本章思维导图

第四章 冻 僵

冻僵（frozen rigor,frozen stiff）又称意外低体温（accidental hypothermia），是指下丘脑功能正常者处在寒冷（-5℃以下）环境中，其中心体温（CBT）<35℃并伴有以神经和心血管系统损害为主要表现的全身性疾病，通常暴露于寒冷环境后6小时内发病。冻僵患者体温越低，病死率越高。通常CBT在25～27℃时难以复苏成功。寒冷导致的冻伤（frostbite）或组织坏死不属于本章讨论范畴。

【病因】 大多数患者发病有区域性和季节性。冻僵常见于以下三种情况：①长时间暴露于寒冷环境又无充分保暖措施和热能供给不足时，如登山、滑雪者和驻守在高山寒冷地区的边防军战士等；②年老、体衰、慢性疾病（痴呆、精神病和甲状腺功能减退症）和严重营养不良患者在低室温下也易发生；③意外冷水或冰水淹溺者。

【发病机制】 冻僵严重程度与机体暴露环境的温度、湿度、风速、时间、部位、机体的营养状态及抗寒能力有关。寒冷刺激引起交感神经兴奋，外周血管收缩。随着机体暴露时间延长，组织和细胞发生形态学改变，血管内皮损伤，通透性增强，血液无形成分外渗及有形成分聚集，血栓形成，导致循环障碍和组织坏死。细胞脱水及变性引起代谢障碍。冻僵时，患者CBT不同，体内代谢改变不同：①轻度冻僵（CBT介于35～32℃）：寒冷刺激致交感神经兴奋性增高，引起皮肤血管收缩，心率及呼吸频率增快，心排血量增加，血压升高，脑血流增加及寒冷性利尿（cold diuresis），机体防御性出现散热减少和基础代谢率增加。寒冷时，肌张力增高和寒战，消耗热量增加，加速寒冷伤害。②中度冻僵（CBT介于32～28℃）：此时体温调节机制衰竭，寒战停止，代谢明显减慢，引起MODS或MOF。体温每降低1℃，脑血流减少7%，代谢速度下降约6%。CBT<30℃时，窦房结起搏频率减慢引起心动过缓，胰岛素分泌减少，血糖升高，外周组织胰岛素抵抗。③严重冻僵（CBT<28℃）：内分泌和自主神经系统热储备机制丧失，基础代谢率下降50%，室颤阈下降，呼吸明显变慢；体温低于24℃时，全身血管阻力降低，不能测到血压，神智丧失，瞳孔散大，最终死于循环和呼吸衰竭。

【临床表现】

1. **轻度冻僵** 患者表现疲乏、健忘、多尿、肌颤、血压升高、心率和呼吸加快，逐渐出现不完全性肠梗阻。

2. **中度冻僵** 患者表情淡漠、精神错乱、语言障碍、行为异常、运动失调或昏睡。心电图示心房扑动或颤动、室性期前收缩和出现特征性的J波（位于QRS波群与ST段连接处，又称Osborn波）。体温在30℃时，寒战停止、神志丧失、瞳孔扩大和心动过缓。心电图显示PR间期、QRS波群和QT间期延长。

3. **严重冻僵** 患者出现少尿、瞳孔对光反应消失、呼吸减慢和心室颤动；体温降至24℃时，出现僵死样面容；体温≤20℃时，皮肤苍白或青紫、心搏和呼吸停止、瞳孔固定散大，四肢肌肉和关节僵硬，心电图或脑电图示等电位线。

【诊断】 通常根据长期寒冷环境暴露史和临床表现，一般不难诊断，CBT测定可证实诊断。CBT测定采用两个部位：①直肠测温：应将温度计探极插入15cm深处测定体温；②食管测温：将温度计探极放置于喉下24cm深处测取体温。

【治疗】 积极采取急救复苏和支持措施，防止体热进一步丢失。采取安全有效的复温措施，预防并发症。

（一）**现场处理** 迅速将患者移至温暖环境，立即脱去潮湿的衣服，用毛毯或厚棉被包裹身体。搬动时要谨慎，以防发生骨折。

（二）院内处理

1. 急救处理　在未获得确切死亡证据前,必须积极进行复苏抢救。对于反应迟钝或昏迷者,保持气道通畅,进行气管插管或气管切开,吸入加热的湿化氧气。休克患者复温前,首先恢复有效循环容量。CBT<30℃者,阿托品、电除颤或植入心脏起搏器常无效。也有报道 CBT 20.4℃除颤成功者。

2. 复温技术　根据患者情况,选择复温方法和复温速度。对于老年或心脏病患者,复温应谨慎。

（1）被动复温（passive rewarming）:即通过机体产热自动复温。适用于轻度冻僵者。将患者置于温暖环境中,应用较厚棉毯或棉被覆盖或包裹患者复温,复温速度为 0.3～2℃/h。

（2）主动复温（active rewarming）:即将外源性热传递给患者。适用于:①CBT<32℃;②循环状态不稳定者;③高龄老人;④中枢神经系统功能障碍;⑤内分泌功能低下;⑥疑有继发性低体温者。

1）主动体外复温:直接体表升温法,用于既往体健的急性低体温者。可用气热毯、热水袋或 40～42℃温水浴复温,复温速度 1～2℃/h。复温时,将复温热源置于胸部。肢体升温增加心脏负荷。

2）主动体内复温:通过静脉输注 40～42℃液体,或吸入 40～45℃湿化氧气,或用 40～45℃灌洗液进行胃、直肠、腹膜腔或胸腔灌洗升温,复温速度为 0.5～1℃/h。也可经体外循环快速复温,复温速度为 10℃/h。

心搏呼吸停止者,如果体温升至 28℃以上仍无脉搏,应行 CPR 及相关药物治疗。体温升至 36℃仍未恢复心搏和呼吸者,可中止复苏。

3. 支持和监护措施

（1）支持措施

1）补充循环容量和热能:静脉输注生理盐水或 5% 葡萄糖氯化钠溶液（输液量 20ml/kg）恢复血容量。低温患者肝脏不能有效代谢乳酸,勿输注乳酸钠林格液。同时,要注意纠正代谢及电解质紊乱,补充热能。

2）维持血压:早期维持平均动脉压（MAP）≥60mmHg。如补充容量和复温后血压未恢复,静脉予多巴胺 2～5μg/（kg·min）。血压正常患者,静脉小剂量硝酸甘油可改善重要器官血液灌注。

3）恢复神志:神志障碍者给予纳洛酮和维生素 B_1 治疗。

（2）监护措施

1）放置鼻胃管:冻僵患者胃肠运动功能减弱,常发生胃扩张或肠麻痹,放置鼻胃管行胃肠减压,以预防呕吐误吸。

2）生命体征监测:通过监测 CBT 评价复温疗效;通常经脉搏血氧仪（pulse oximeter）监测血氧饱和度无意义;持续心电监测,及时发现心律失常;避免放置 Swan-Ganz 导管,以防引起严重心律失常。

3）血糖监测:复温前,血糖升高（6.2～10.1mmol/L）无须胰岛素治疗,以免发生低血糖。复温后,热能需求增加,胰岛素分泌正常,血糖逐渐恢复正常。

4）放置 Foley 导尿管:观察尿量及监测肾功能。

4. 并发症治疗　低体温持续时间较长时,常发生非心源性肺水肿、应激性溃疡、胰腺坏死、心肌梗死、脑血管意外和深部静脉血栓形成等并发症。冻僵患者,能诱发支气管黏液溢（bronchorrhea）,由于保护性咳嗽反射丧失,常会发生肺不张、吸入性肺炎和复温后肺水肿。出现上述并发症应进行相应处理。

（柴艳芬）

本章思维导图

第五章 | 高原病

海拔 3 000m 以上地区称为高原。高原环境空气稀薄,大气压和氧分压低,气候寒冷干燥,紫外线辐射强。由平原移居到高原或短期在高原逗留的人,因对高原环境适应能力不足,发生以缺氧为突出表现的一组疾病称为高原病(high altitude sickness),或称高原适应不全症(unacclimatization to high altitude),又称高山病(mountain sickness)。高原病也可发生于海拔 3 000m 以下地区。急性高原病为自限性,预后相对良好,但发生高原肺水肿和高原脑水肿可致命。随着旅游业的发展,该病发病率与日俱增,并且是高原旅行者常见的病死原因。

【病因】 高原地区由于大气压和氧分压降低,进入高原地区后人体发生缺氧。随着海拔升高,吸入气氧分压明显下降,氧供发生严重障碍。低压性低氧血症是急性高原病的重要原因。海拔 2 400～2 700m 时,动脉血氧饱和度仅轻度降低;海拔 3 500～4 000m 时,动脉血氧饱和度降低到 90% 以下;海拔 5 000m 时,动脉血氧饱和度降低到 75%;海拔 5 500m 以上时,出现严重低氧血症和低碳酸血症,高原适应需要数周或数月,甚至完全不能适应;海拔 7 000m 时,动脉血氧饱和度降低到 60%;海拔上升到 8 000m 时,大气压 268mmHg(35.62kPa),约为海平面(760mmHg)的 1/3,吸入气氧分压仅为 56mmHg(7.46kPa)。高原病发病快慢、严重程度和发病率与所攀登高原海拔高度、攀登速度、高原停留时间和个体易感性有关。

【发病机制】 从平原进入高原,为适应低氧环境,机体需要适应性改变,以维持毛细血管内血液与组织间必要的压力阶差。每个人对高原缺氧的适应能力有限,过度缺氧时易发生适应不全。

1. **神经系统** 由于大脑代谢旺盛,耗氧量大,大脑皮质对缺氧的耐受性最低。急性缺氧时,最初发生脑血管扩张、血流量增加和颅内压升高,大脑皮质兴奋性增高,出现头痛、多言、失眠和步态不稳。随着缺氧加重,脑细胞无氧代谢加强,ATP 生成减少,脑细胞膜钠泵功能障碍,细胞内钠、水潴留,发生高原脑水肿。

2. **呼吸系统** 进入高原后,动脉血氧分压降低,刺激颈动脉体和主动脉体化学感受器,出现反射性呼吸加深、加快,使肺泡通气量和动脉血氧分压增加。过度换气呼出 CO_2 增多,导致呼吸性碱中毒。适应能力强者,肾代偿性排出 HCO_3^- 增多,以纠正呼吸性碱中毒。急性缺氧致肺小动脉痉挛,持续小动脉痉挛导致平滑肌层增厚,肺循环阻力增高,肺毛细血管楔压明显升高,血管壁通透性增强,血浆渗出增多,发生高原肺水肿。此外,肺泡壁和肺毛细血管损伤、肺泡表面活性物质减少和血管活性物质(花生四烯酸、PG、TXA_2)释放,加重肺毛细血管内皮损伤和渗漏,促使肺水肿加重,出现痰中带血。登山运动员血中内皮素水平较正常人升高 2 倍。内皮素与血管内皮细胞受体结合,通过活化钙通道收缩血管。氧供改善后,血中内皮素水平和肺动脉压下降。慢性高原病者,呼吸中枢对 CO_2 敏感性和外周化学感受器对低氧敏感性降低,肺泡通气不足。长期处于低氧环境可引起肺小动脉平滑肌肥厚及内膜纤维化,从而导致肺动脉高压,最终发生慢性高原病。

3. **心血管系统** 高原缺氧刺激颈动脉体和主动脉体化学感受器引起心率增快是机体最早的代偿性反应,心率增快,心排血量增加。急性缺氧时,体内血液重新分布,如皮肤及腹腔器官(特别是肾)血管收缩,使血供减少;心及脑血管扩张,血流量增加。血液重新分布是机体的重要代偿机制,有利于保证重要器官的血液供应。冠状动脉代偿性扩张有一定限度,严重和持久性缺氧将引起心肌损伤。长期移居高原者,肺动脉阻力持续增加导致肺动脉高压。肺动脉高压是机体代偿性改善低氧条件下肺血流灌注的结果,但是肺动脉压持续增高使右心负荷加重,出现右心室肥大,即高原性心脏病。高原性心脏病属于肺源性心脏病。缺氧引起继发性红细胞增多又可增加血液黏滞度,进一步加重心脏负荷。缺氧刺激血儿茶酚胺、抗利尿激素和肾上腺皮质激素分泌增加,肾素-血管紧张素-醛固酮系统活性增强使血压升高,进一步加重高原性心脏病。长期缺氧损伤心肌、破坏肾上腺皮质功能,也可出现收缩压降低和脉压缩小。

4. 造血系统 进入高原后,出现代偿性红细胞增多和血红蛋白增加也是缺氧适应反应。急性缺氧时,主要是刺激外周化学感受器,反射性引起交感神经兴奋性增高,使储血器官释放红细胞,糖无氧酵解增强,血乳酸增多,血 pH 下降,氧解离曲线右移,还原血红蛋白增多,2,3-二磷酸甘油酸(2,3-DPG)合成增加,氧与血红蛋白亲和力降低,使氧易于释放给组织。低氧血症还能刺激促红细胞生成素(erythropoietin)生成,促进骨髓红细胞系统增生,使红细胞数增多及红细胞内血红蛋白含量增加,增强血液携氧能力。

【病理】 高原病的基本病理学特征是细胞肿胀,脑、肺及外周血管常出现血小板、纤维蛋白栓子或静脉血栓。

1. 急性高原反应 没有特征性病理学变化。

2. 高原肺水肿 两肺重量明显增加、充血和水肿。在小气道和肺泡内有纤维蛋白渗出和透明膜形成,肺泡壁与毛细血管壁细胞膜变性,血管明显扩张、充血和通透性增强。肺中、小动脉和肺毛细血管有散在血栓形成。

3. 高原脑水肿 肉眼可见大脑皮质和软脑膜充血,可有脑疝形成。镜下可见脑细胞及其间质水肿、脑组织点状出血,局部有毛细血管损害、红细胞淤滞和血小板聚集,部分脑细胞变性或坏死。

4. 慢性高原病 右心室增大、室壁增厚和室腔扩张。镜下可见心肌细胞浊肿、心肌坏死灶、心肌纤维断裂和间质增生、水肿。右肺下动脉干扩张,肺动脉干弹性纤维消失,肺小动脉中层肌纤维肥大、结缔组织增生和肺细小动脉硬化。

【临床表现】 高原适应不全的速度和程度决定高原病发生的急缓和临床表现。

(一)**急性高原病**(acute high altitude sickness) 分为三种类型,彼此可互相交叉或并存。

1. 急性高原反应(acute high altitude reaction) 很常见,未适应者进入高原地区后6~24小时发病,出现双额部疼痛、心悸、胸闷、气短、厌食、恶心和呕吐等。中枢神经系统症状与饮酒过量时表现相似。有些病例出现口唇和甲床发绀。通常在高原停留24~48小时后症状缓解,数天后症状消失。少数可发展成高原肺水肿和/或高原脑水肿。

2. 高原肺水肿(high altitude pulmonary edema) 是常见且致命的高原病。通常在快速进入高原地区2~4天内发病,先有急性高原反应表现,继而心动过速、呼吸困难、干咳加重、端坐呼吸、咳白色或粉红色泡沫样痰,肺部可闻及干、湿啰音。摄盐过多、快速攀登、过劳、寒冷、呼吸道感染、服用安眠药和有高原肺水肿既往史者较易发病。

3. 高原脑水肿(high altitude cerebral edema) 又称神经性高山病(nervous puna),是罕见且严重的急性高原病。大多数于进入高原地区1~3天后发病,表现为剧烈头痛伴呕吐、精神错乱、共济失调、幻听、幻视、言语和定向力障碍,随着病情发展,出现步态不稳、嗜睡、木僵或昏迷,有的发生惊厥。

(二)**慢性高原病**(chronic high altitude sickness) 又称 Monge 病,较少见。主要发生在久居高原或少数世居海拔4 000m以上的人。有以下几种临床类型。

1. 慢性高原反应(chronic high altitude reaction) 是指急性高原反应持续3个月以上不恢复者,表现为头痛、头晕、失眠、记忆力减退、注意力不集中、心悸、气短、食欲缺乏、消化不良、手足麻木和颜面水肿,有时发生心律失常或短暂性昏厥。

2. 高原红细胞增多症 是对高原缺氧的一种代偿性生理适应反应。由于血液黏滞度过高,可有脑血管微小血栓形成。患者常出现头晕、头痛、记忆力减退、失眠或短暂性脑缺血发作,颜面发绀和杵状指。

3. 高原血压改变 久居或世居高原者通常血压偏低(≤90/60mmHg),常伴有头痛、头晕、疲倦和失眠等神经衰弱症状。血压升高时可诊断高原高血压,与原发性高血压表现相似,但很少引起心和肾损害。少数高原高血压患者可转变为高原低血压。

4. **高原心脏病**　多见于高原出生的婴幼儿,成年人移居高原 6～12 个月后发病。主要表现为心悸、气短、胸闷、咳嗽、发绀、颈静脉怒张、心律失常、肝大、腹水和下肢水肿。有的患者间断出现睡眠呼吸暂停或打鼾,应与肥胖低通气综合征(Pickwickian 综合征)鉴别。

【实验室检查】

1. **血液学检查**　急性高原病患者可有轻度白细胞增多;慢性者红细胞计数超过 7.0×10^{12}/L,血红蛋白浓度超过 180g/L,血细胞比容超过 0.60。

2. **心电图检查**　慢性高原心脏病患者表现电轴右偏、肺型 P 波、右心室肥大劳损、T 波倒置和/或右束支传导阻滞。

3. **胸部 X 线检查**　高原肺水肿患者胸片显示双侧肺野弥散性斑片或云絮状模糊阴影。高原心脏病者表现为肺动脉明显突出,右肺下动脉干横径≥15mm,右心室增大。

4. **肺功能检查**　动脉血气分析:高原肺水肿患者表现为低氧血症、低碳酸血症和呼吸性碱中毒;高原心脏病者表现为低氧血症和 $PaCO_2$ 增高。慢性高原病患者肺活量减少,峰值呼气流速降低,每分通气量下降。右心导管检查肺动脉压、右心房和右心室压升高,肺毛细血管楔压(PCWP)正常。

【诊断与鉴别诊断】

高原病的诊断依据:①进入海拔较高或高原地区后发病;②其症状与海拔高度、攀登速度及有无适应明显相关;③除外类似高原病表现的相关疾病;④氧疗或易地治疗明显有效。此外,不同临床类型高原病应与相关疾病鉴别。

1. **急性高原反应**　应与晕车和急性胃肠炎等鉴别。

2. **高原肺水肿**　应与肺炎、高原支气管炎、肺栓塞、肺梗死或气胸鉴别。如果出现肺水肿或ARDS,应与心源性或其他非心源性肺水肿(如药物或神经源性肺水肿)鉴别。

3. **高原脑水肿**　应与代谢或中毒性脑病、脑血管意外和颅脑创伤鉴别。

4. **高原红细胞增多症**　主要与真性红细胞增多症鉴别,后者常见于中老年人,脾大明显,除红细胞增多还有白细胞和血小板增多,对氧疗和易地治疗无效。

【治疗】

(一)急性高原反应

1. **休息**　一旦考虑急性高原反应,症状未改善前,应终止攀登,卧床休息和补充液体。

2. **氧疗**　经鼻导管或面罩吸氧(1～2L/min)后,几乎全部病例症状可以缓解。

3. **药物治疗**　头痛者应口服阿司匹林(650mg)、对乙酰氨基酚(650～1 000mg)、布洛芬(600～800mg)或丙氯拉嗪,恶心呕吐时,肌内注射丙氯拉嗪(或奋乃静);严重病例,口服地塞米松(4mg,每6 小时 1 次),或联合应用地塞米松(4mg,每 12 小时 1 次)和乙酰唑胺(500mg,午后顿服)。

4. **易地治疗**　症状不缓解甚至恶化者,应尽快将患者转送到海拔较低的地区,即使海拔高度下降 300m,症状也会明显改善。

(二)高原肺水肿

1. **休息**　绝对卧床休息,采取半坐位或高枕卧位,注意保暖。

2. **氧疗**　应用通气面罩吸入 40%～50% 氧气(6～12L/min)可有效缓解呼吸急促和心动过速。有条件者应用便携式高压(Gamow)气囊治疗。

3. **易地治疗**　氧疗无效时,应立即转送到海拔较低的地区。大多数病例转送到海拔 3 000m 以下地区两天后即可恢复。

4. **药物治疗**　不能及时转运的患者,舌下含化或口服硝苯地平(10mg,4 小时 1 次)降低肺动脉压和改善氧合,从而减轻症状。氨茶碱有解除支气管痉挛、强心、利尿和显著降低肺动脉压作用,0.25g 用 5%～50% 葡萄糖溶液 20～40ml 稀释后缓慢静脉注射,根据病情 4～6 小时重复。呋塞米

（40～80mg）静脉注射,减少血容量,减轻心脏负荷。严重者使用糖皮质激素治疗,氢化可的松 200～300mg 或地塞米松 10～20mg 静脉滴注。出现快速心房颤动时,应用洋地黄和抗血小板药物(阿司匹林、双嘧达莫、噻氯匹定或西洛他唑)。通常经上述治疗后,24～48 小时内恢复。

（三）高原脑水肿 治疗基本与急性高原反应和高原肺水肿相同。早期识别是成功治疗的关键。

1. **易地治疗** 如果出现共济失调,立即将患者转送到海拔较低的地区,海拔至少要下降 600m。

2. **氧疗** 应用通气面罩吸入 40%～50% 氧气（2～4L/min）。不能转送者应行便携式高压气囊治疗。

3. **药物治疗** 地塞米松 8mg,静脉注射,继而 4mg,每 6 小时一次。同时静脉给予甘露醇注射液和呋塞米（40～80mg）降低颅内高压。在最初 24 小时,尿量应保持在 900ml 以上。

4. **保持气道通畅** 昏迷患者注意保持气道通畅,必要时气管插管。因该病患者常存在呼吸性碱中毒,故不宜过度通气。

（四）慢性高原病

1. **易地治疗** 在可能情况下,应转送到海平面地区居住。

2. **氧疗** 夜间给予低流量吸氧（1～2L/min）能缓解症状。

3. **药物** 乙酰唑胺（125mg,2 次 / 日）或醋酸甲羟孕酮（20mg,3 次 / 日）,能改善氧饱和度。

4. **静脉放血** 静脉放血可作为临时治疗措施。

【预防】

1. 进入高原前,应进行有关高原环境特点、生活常识及高原病防治知识方面的教育。

2. 有器质性疾病、严重神经衰弱或呼吸道感染患者,不宜进入高原地区。

3. 攀登高原前,进行适应性锻炼;进入高原过程中,坚持阶梯升高原则。如果不能阶梯上升,于攀登前 24 小时预防性服用乙酰唑胺（250mg,每 8 小时一次)和/或地塞米松（4mg,每 6 小时一次）。

4. 进入高原后,避免剧烈运动,应减少劳动量及劳动强度,适应后逐渐增加劳动量。注意防冻保暖,避免烟酒和服用镇静催眠药,保证充分液体供给。

【预后】 急性高原病经及时诊断和积极治疗,一般预后良好。高原肺水肿和高原脑水肿,延误诊断和治疗常可致死。高原肺水肿恢复者,再次进入相同高原环境时容易复发。慢性高原病患者转移到平原后,多在 1～2 个月内恢复,高原心脏病伴有肺动脉高压和右心室肥大者,一般不易恢复。

（柴艳芬）

本章思维导图

第六章 | 淹溺

人体浸没于水或其他液体后,反射性引起喉痉挛和/或呼吸障碍,发生窒息性缺氧的临床死亡状态称淹溺(drowning)。突然浸没于至少低于体温5℃的水后出现心脏停搏或猝死,称为淹没综合征(immersion syndrome)。淹没后综合征(postimmersion syndrome)指淹没一段时间恢复后,因肺泡毛细血管内皮损伤和渗漏,引起肺部炎症反应、肺泡表面活性物质减少或灭活而出现的呼吸窘迫,是ARDS的一种类型。

淹溺常发生在夏季,多见于沿海国家和地区。据WHO数据报告,2019年全球每年约有23.6万人死于淹溺,半数以上年龄在30岁以下。我国每年因淹溺致死者约有5.9万人。淹溺事故常见于儿童和青少年,是14岁以下儿童首位致死原因。男性淹溺人数约为女性的3倍。

【病因和发病机制】

(一)**病因** 淹溺常见于从事水上运动者(游泳、划船意外等)、跳水者(头颈或脊髓损伤)或潜水员因癫痫、心脏病或心律失常、低血糖发作引起神志丧失;下水前饮酒或服用损害脑功能药物,以及水中运动时间较长致过度疲劳者;也可见于水灾、交通意外或投水自杀者等。

(二)**发病机制** 人体溺水后数秒内本能地屏气(<1分钟),引起潜水反射(呼吸暂停、心动过缓和外周血管剧烈收缩),以保证心脏和大脑血供。不能屏气后,出现非自发性吸气,水进入气道引起反射性咳嗽,有时出现喉痉挛。气道液体增多时导致严重呼吸障碍、缺氧、高碳酸血症和代谢性酸中毒。脑缺氧严重时,喉痉挛消失,发生窒息和昏迷,继而出现心动过速、心动过缓及无脉性电活动,最终心脏停搏。通常,淹溺过程从溺水到心脏停搏约为数秒到数分钟。

根据浸没介质不同,分为淡水淹溺和海水淹溺。

1. **淡水淹溺**(freshwater drowning) 约90%淹溺发生于淡水,其中50%在游泳池。淡水(江河、湖泊或池塘)较血浆或其他体液渗透压低。浸没后,通过呼吸道或胃肠道进入体内的淡水迅速吸收到血液循环,使血容量增加。严重病例引起溶血,出现高钾血症和血红蛋白尿。淡水吸入最重要的病理生理变化是肺损伤,肺泡表面活性物质灭活,肺顺应性下降、肺泡塌陷萎缩、呼吸膜破坏、肺泡容积急剧减小,发生通气血流比例失调。即使迅速复苏,仍不能终止急性肺损伤过程,出现广泛肺水肿或微小肺不张。此外,肺泡内液体也妨碍正常气体交换,氧合作用发生障碍。

2. **海水淹溺**(saltwater drowning) 海水含钠量约是血浆的3倍以上。因此,吸入的海水较淡水在肺泡内停留时间长,并能使血液中水进入肺泡腔,导致肺水肿、肺内分流,气体交换减少,发生低氧血症。此外,海水引起肺泡上皮及肺毛细血管内皮细胞损伤,通透性增加,促使肺水肿发生。尽管淡水和海水渗透梯度不同,但是两种淹溺的肺损伤程度相似,都可引起肺顺应性降低、肺水肿、肺内分流、低氧血症和混合性酸中毒。

吸入1~3ml/kg淡水或海水即能破坏肺泡表面活性物质,导致肺泡塌陷、肺不张、非心源性肺水肿、肺内分流和通气血流比例失调。淡水与海水淹溺所致的电解质失衡、溶血和液体腔隙转移的发病机制不同。大多数淹溺者猝死原因是严重心律失常。冰水淹溺迅速致死的原因常为心动过缓或心脏停搏。患者突然接触冷水,刺激迷走神经,导致QT间期延长及儿茶酚胺大量释放,发生心室颤动或心脏停搏和意识丧失。淹没综合征患者身体与淹溺介质间温差越大,预后越差。如果入水前用冷水润湿脸部和头部可能会有一定预防作用。淹溺引起的低体温有时可延长救治患者的时间,提高存活机会,因为低体温可降低大脑氧耗,延迟细胞缺氧和ATP消耗。体温由37℃降至 20℃ 的过程中,每降低 1℃,大脑氧耗率约减少 5%。严重脑缺氧,还可促使神经源性肺水肿的发生。

【病理】 尸检发现,大多数淹溺者吸入水量<4ml/kg。溺死者双肺含水量多、重量明显增加,有不同程度出血、水肿、肺泡壁破裂。约 70% 溺死者呼吸道有误吸的呕吐物、泥沙或水生植物。继发溺死患者肺泡上皮细胞脱落、出血,有透明膜形成和急性炎性渗出。尚可见急性肾小管坏死性病变。

【临床表现】 淹溺者神志丧失、呼吸停止或大动脉搏动消失,处于临床死亡状态。近乎淹溺患者临床表现个体差异较大,与溺水持续时间长短、吸入介质量多少、吸入介质性质和器官损伤严重程度有关。

1. **症状** 近乎淹溺者可有头痛或视觉障碍、剧烈咳嗽、胸痛、呼吸困难和咳粉红色泡沫样痰。溺入海水者,口渴感明显,最初数小时可有寒战和发热。

2. **体征** 淹溺者口腔和鼻腔内充满泡沫或泥污,皮肤发绀,颜面肿胀,球结膜充血,肌张力增高;精神和神志状态改变包括烦躁不安、抽搐、昏睡和昏迷;呼吸表浅、急促或停止,肺部可闻及干、湿啰音;心律失常、心音微弱或心搏停止;腹部膨隆,四肢厥冷。

诊断淹溺时,要注意淹溺时间长短、有无头部及颅内损伤。跳水或潜水淹溺者可伴有头部或颈椎损伤。

【实验室和其他检查】

1. **血和尿液检查** 外周血白细胞轻度增高。淡水淹溺者,血钾升高,血和尿液中可出现游离血红蛋白。海水淹溺者可有高钠血症或高氯血症。严重者,出现 DIC 实验室表现。

2. **心电图检查** 心电图显示窦性心动过速、非特异性 ST 段和 T 波改变、室性心律失常或完全性心脏传导阻滞。

3. **动脉血气检查** 约 75% 的患者有严重混合性酸中毒,所有患者都有不同程度低氧血症。

4. **X 线检查** 淹溺后数小时可出现肺浸润和肺水肿,X 线胸片显示斑片状浸润影。较早进行胸部 X 线检查可能会低估肺损伤严重性。住院 12~24 小时吸收好转或进展恶化。疑有颈椎损伤时,应进行颈椎 X 线检查。早期脑部 CT 检查无明显益处。脑部 MRI 能预测患者神经系统预后,淹溺 3~4 天后检查较为理想。

【治疗】

(一)**院前急救**

1. **现场急救** 尽快将溺水者从水中救出;迅速清除口、鼻腔中污水、污物、分泌物及其他异物;拍打背部促使气道内液体排出,保持气道通畅。疑有气道异物阻塞的患者,可予海姆立克(Heimlich)急救法排出异物。

2. **心肺复苏** 心搏、呼吸停止者,立即现场施行 CPR、气管插管和吸氧。水上救生员救出的淹溺者中仅有 5% 须行 CPR。经旁观者救出的淹溺者中约 30% 须行 CPR。只有经过专门训练的救援者才能在水中进行 CPR。复苏期间注意误吸的发生。患者转送过程中,不应停止心肺复苏。

(二)**院内处理**

1. **供氧** 吸入高浓度氧或高压氧治疗,根据病情采用机械通气。对溺水者应监测动脉血气。清醒患者可使用面罩或鼻罩持续气道正压吸氧。严重或进行性呼吸窘迫、缺乏气道反射保护、合并头胸部损伤的患者应行气管插管。$PaCO_2$ 超过 50mmHg,行气管插管和机械通气。经高流量吸氧后血氧饱和度低于 90% 或 PaO_2 低于 60mmHg 者须行气道正压通气。

2. **复温** 体温过低者,可采用体外或体内复温措施,使中心体温至少达到 30~35℃。

3. **脑复苏** 有颅内压升高或昏迷者,应用呼吸机增加通气,使 $PaCO_2$ 保持在 25~30mmHg。同时,静脉输注甘露醇降低颅内压,缓解脑水肿。可经验性应用纳洛酮治疗。

4. **抗生素治疗** 用于污水淹溺、有感染体征或脓毒症的淹溺者。

5. **处理并发症** 对合并惊厥、低血压、心律失常、肺水肿、ARDS、应激性溃疡伴出血、电解质和酸碱平衡失常者进行相应处理。

【预后】 淹溺所致肺损伤和脑缺氧严重程度与吸入介质量、淹溺时间有关,与吸入淡水还是海水无关。治疗 1 小时恢复神志的淹溺者预后好。从水中救出后到自主呼吸恢复的时间越短,预后越好。约 20% 淹溺者恢复后遗留不同程度脑功能障碍、中枢性四肢瘫痪、锥体外系综合征和周围神经或肌肉损伤。有时,持续昏迷、血流动力学不稳定和瞳孔散大的淹溺者也可恢复正常神经功能。近年来,淹溺病死率明显降低。

【预防】

1. 对从事水上作业者,定期进行严格健康检查。

2. 有慢性或潜在疾病者,不宜从事水上活动。

3. 酒精能损害判断力和自我保护能力,下水作业前不要饮酒。

4. 进行游泳、水上自救互救知识的学习和技能训练;水上作业时应备用救生器材。

5. 避免在情况复杂的自然水域游泳或在浅水区跳水或潜泳。

6. 下水前要做好充分准备活动,不宜在水温较低水域游泳。

(柴艳芬)

本章思维导图

第七章 电 击

一定量电流（electrical current）通过人体引起不同程度组织损伤或器官功能障碍或猝死称为电击（electrical injury），俗称触电（electrical shock）。电击包括低压电击（≤380V）、高压电击（＞1 000V）和超高压电击或雷击（lightning injury，电压在10 000万伏以上）三种电击类型。夏季，天气潮热多雨及人体大量出汗，电击事件增多。雷击多见于户外劳动的农民、建筑工人和运动员等。除洪水，雷击伤害位于天气相关（沙尘暴、寒潮、大风、霜冻）伤害的首位。

【病因】 意外电击常发生于工作或生活中违反用电操作规程者。风暴、地震或火灾致电线断裂时也可遭受意外电击。绝大多数电击发生于青少年男性和从事电作业者。

【发病机制】 电击对人体损伤程度与接触的电压（electric voltage）高低、电流类型［直流电（direct current，DC）和交流电（alternating current，AC）］、电流强度、频率高低、触电部位皮肤电阻（electric resistance）、触电时间长短、电流通过体内途径和所处环境气象条件密切相关。电击时，产生的电阻由电流通过体内途径决定。人体组织电阻由小到大依次为神经、血液、黏膜、肌肉、干燥皮肤、肌腱、脂肪和骨骼。500V以下AC较DC危害性更大，能使肌细胞膜除极导致肌肉持续痉挛性收缩，使触电者的手紧紧握住电源线不能脱离开电源，故AC对人体伤害较DC更大。不同频率AC对人体损伤也不同，低频AC（15～150Hz）较高频AC危害性大，50～60Hz低频家用AC更易引起心室颤动。电流强度为60～120mA时可发生心室颤动。

电击损伤包括电流对细胞的直接损伤和电阻产热引起的组织和器官损伤：如皮肤及皮下组织的烧伤；深部组织（肌肉、脂肪和肌腱等）局部水肿，压迫营养血管引起闭塞，发生缺血和坏死；接触超高压电能使组织迅速"炭化（carbonization）"；电流通过中枢神经系统会立即引起呼吸、心搏停止，导致死亡。大多数高压电击是热损伤，病理改变为凝固性坏死。尸检发现，高压电击致死者，中枢神经系统和全身组织器官均有充血、水肿、出血及坏死。

【临床表现】

1. **全身表现** 低压电击者，出现惊恐、心悸、头晕、头痛、痛性肌肉收缩和面色苍白等。高压电击特别是雷击时，发生意识丧失、心搏和呼吸骤停。幸存者遗有定向力丧失和痛性发作。部分患者有心肌和心脏传导系统损伤，心电图显示非特异性ST段降低、心房颤动或心肌梗死改变。大面积体表烧伤或组织损伤处体液丢失过多时，出现低血容量性休克。直接肾脏损伤、肌肉组织坏死产生的肌球蛋白尿（myoglobulinuria）和肌红蛋白尿（myohemoglobinuria）及溶血后血红蛋白尿（hemoglobinuria）都能促发急性肾衰竭，脱水或血容量不足时更能使病情加速或恶化。

2. **局部表现** 触电部位释放电能最大，局部皮肤组织损伤最严重。电击处周围皮肤组织烧伤较轻。如有衣服点燃可出现与触电部位无关的大面积烧伤。电流通过途经的组织和器官可发生隐匿性损伤。高压电击时，电流入口处烧伤严重，烧伤部位组织炭化或坏死成洞，组织解剖结构清楚，常发生前臂腔隙综合征（compartment syndrome）。因肌肉组织损伤、水肿和坏死，肌肉筋膜下组织压力增加，出现神经和血管受压体征，脉搏减弱，感觉及痛觉消失。由于触电后大肌群强直性收缩，可发生脊椎压缩性骨折或肩关节脱位。

3. **并发症和后遗症** 电击后24～48小时常出现并发症和后遗症：如心肌损伤、严重心律失常和心功能障碍；吸入性肺炎和肺水肿；消化道出血或穿孔、麻痹性肠梗阻；DIC或溶血；肌球蛋白尿或肌红蛋白尿和急性肾衰竭；骨折、肩关节脱位或无菌性骨坏死；大约半数电击者单侧或双侧鼓膜破裂、听力丧失;烧伤处继发细菌感染。电击后数天到数月可出现上升或横贯性脊髓炎、多发性神经炎或瘫痪等;角膜烧伤、视网膜脱离、单侧或双侧白内障和视力障碍。孕妇电击后,常发生流产、死胎或宫内发育迟缓。

【治疗】

1. **切断电源** 发现电击患者后,立即切断电源,应用绝缘物将患者与电源隔离。

2. **心肺脑复苏** 对心脏停搏和呼吸停止者,立即进行 CPR,挽救患者生命。对所有电击患者,应连续进行 48 小时心电监测,以便发现电击后迟发性心律失常。对心律失常者,选用相关抗心律失常药。

3. **急性肾衰竭** 静脉输注乳酸钠林格液,迅速恢复循环容量,维持尿量在 50~75ml/h。出现肌球蛋白尿时,维持尿量在 100~150ml/h。同时静脉输注碳酸氢钠(50mmol/L)碱化尿液,使血液 pH 维持在 7.45 以上,预防急性肾衰竭。严重肌球蛋白尿患者恢复有效血容量后尿量仍未增加时,可在 1L 乳酸钠林格液中加入甘露醇 12.5g。尿内肌球蛋白消失后即停用甘露醇。热灼伤者,常有严重血容量不足,恢复有效循环容量前,避免静脉输注甘露醇。严重急性肾衰竭时,根据病情进行血液透析。

4. **外科问题处理** 对于广泛组织烧伤、肢体坏死和骨折者,应进行相应处置。坏死组织应进行清创术,预防注射破伤风抗毒素(3 000U)。有继发感染者,给予抗生素治疗。对腔隙综合征患者,如果腔隙压力超过 30~40mmHg,需要行筋膜切开减压术。对于肢体电击伤后深部组织损伤情况不明者,可应用动脉血管造影或放射性核素氙-133 洗脱术或 ^{99m}Tc 焦磷酸盐肌扫描术检查,指导治疗。

【预防】

1. 普及宣传用电常识,经常对所用电器和线路进行检查和检修。

2. 雷雨天气,应关好门窗,留在室内,不宜使用无防雷措施的电视、音响等电器。

3. 从事室外工作者,切勿站在高处或在田野上走动或在树下避雨;不能接触天线、水管或金属装置。

4. 在空旷场地遇到雷电时,立即卧倒,不宜打伞,远离树木和桅杆。

(柴艳芬)

本章思维导图

推荐阅读

［1］RON M WALLS. Rosen's Emergency Medicine-Concepts and Clinical Practice. 10th ed. Philadelphia：Elsevier，2022.

［2］GOLDMAN L，COONEY K A. Goldman-Cecil Medicine. 27th ed. Philadelphia：Elsevier，2023.

［3］中国医师协会急诊医师分会. 急性中毒诊断与治疗中国专家共识. 中华急诊医学杂志，2016，25（11）：1361-1375.

［4］BRITCH S C，WALSH S L. Treatment of opioid overdose：current approaches and recent advances. Psychopharmacology，2022，239（7）：2063-2081.

［5］中国医师协会急诊医师分会. 急性百草枯中毒诊治专家共识（2022）. 中华急诊医学杂志，2022，31（11）：1435-1444.

［6］中国蛇伤救治专家共识专家组. 2018 年中国蛇伤救治专家共识. 中国急救医学，2018，38（12）：1026-1034.

［7］SZPILMAN D，BIERENS J J，HANDLEY A J，et al. Drowning. N Engl J Med，2012，366（22）：2102-2110.

中英文名词对照索引

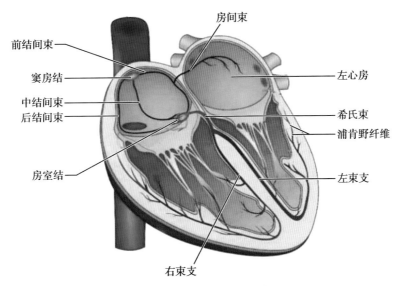

图 3-3-1　心脏传导系统示意图

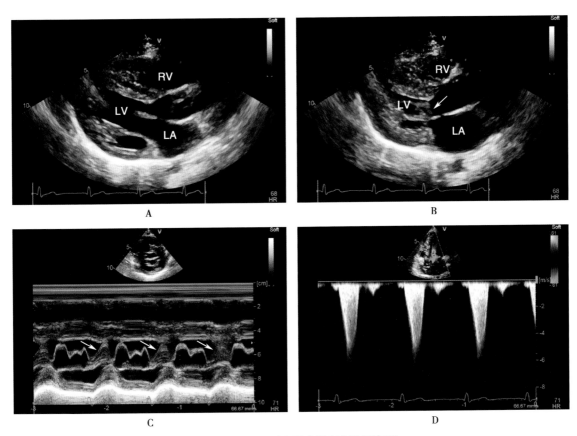

图 3-6-2　肥厚型心肌病超声心动图表现

1 例 56 岁男性左室流出道肥厚型梗阻性心肌病病人。左室流出道长轴及短轴切面可见左室壁显著增厚，以室间隔增厚为甚（A、B、C），收缩末期二维（B）及 M 型（C）超声心动图可见二尖瓣前叶前向运动并与肥厚的室间隔共同造成流出道梗阻(箭头所指)，心尖五腔心切面连续多普勒超声测得左室流出道峰压差为 144mmHg（D）。LA，左房；LV，左室；RV，右室。

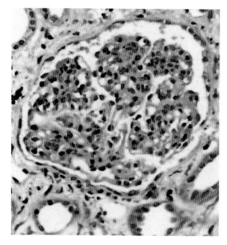

图 5-2-1　肾小球内皮细胞弥漫增生,中性粒细胞浸润(HE×400)

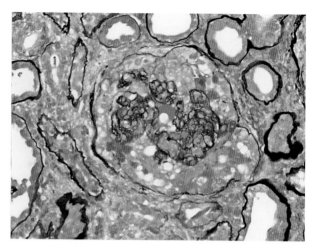

图 5-2-2　毛细血管袢破坏,新月体形成(PASM×200)

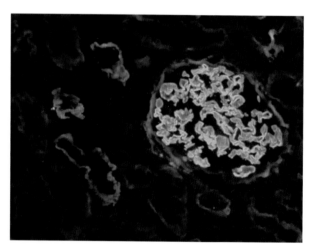

图 5-2-3　IgG 呈线条状沿肾小球毛细血管壁分布

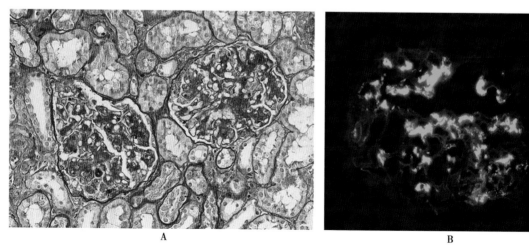

A

B

图 5-2-4　IgA 肾病病理图(系膜增生性肾小球肾炎病理表现)

A. 光镜下肾小球系膜细胞和系膜基质弥漫增生(PAS 染色);B. 免疫荧光检查 IgA 在肾小球的系膜区沉积。

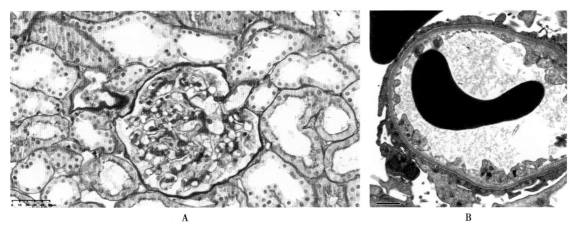

图 5-2-6　微小病变型肾病病理图
A. 光镜下正常肾小球（PAS 染色）；B. 电镜下肾小球（广泛的肾小球脏层上皮细胞足突融合）。

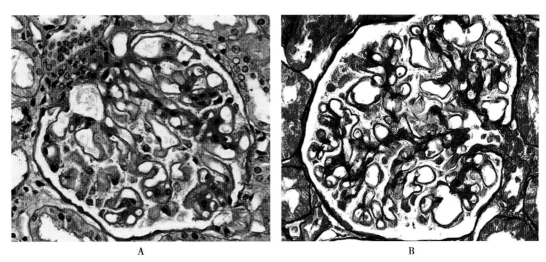

图 5-2-9　膜性肾病病理图
A. 光镜下肾小球基底膜僵硬增厚（PAS 染色）；B. 基底膜增厚，可见钉突形成（嗜银染色）。

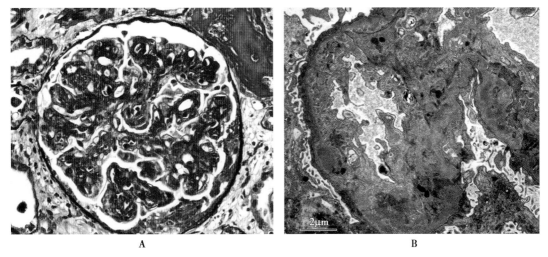

图 5-2-11　系膜毛细血管性肾小球肾炎病理图
A. 光镜下肾小球毛细血管袢呈"双轨征"（嗜银染色）；B. 电镜下系膜区和内皮下可见电子致密物沉积。

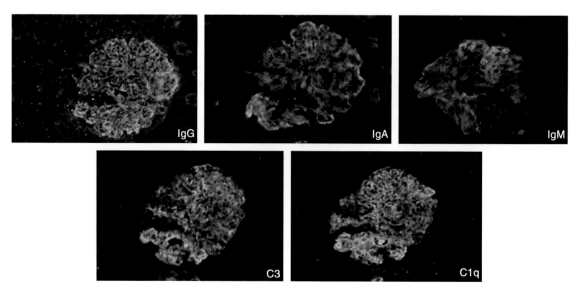

图 5-3-1 狼疮性肾炎免疫荧光呈现"满堂亮"

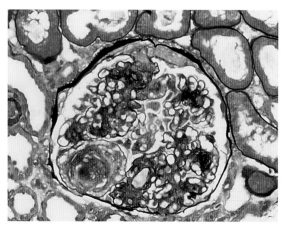

图 5-3-2 糖尿病肾脏病 K-W 结节（PASM×200）

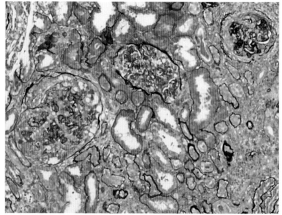

图 5-3-3 ANCA 相关小血管炎肾损害，新月体新旧不等（PASM×100）